U0105198

实用中医临床医学丛书

实用中医眼科学

彭清华 主编

中国中医药出版社

·北京·

图书在版编目（CIP）数据

实用中医眼科学/彭清华主编．—北京：中国中
医药出版社，2023.12
（实用中医临床医学丛书）
ISBN 978 - 7 - 5132 - 6557 - 7

Ⅰ.①实…　Ⅱ.①彭…　Ⅲ.①中医五官科学 – 眼科学
Ⅳ.①R276.7

中国版本图书馆 CIP 数据核字（2020）第 242097 号

中国中医药出版社出版

北京经济技术开发区科创十三街 31 号院二区 8 号楼
邮政编码　100176
传真　010 - 64405721
万卷书坊印刷（天津）有限公司印刷
各地新华书店经销

开本 787×1092　1/16　印张 94.25　彩插 0.75　字数 1965 千字
2023 年 12 月第 1 版　2023 年 12 月第 1 次印刷
书号　ISBN 978 - 7 - 5132 - 6557 - 7

定价　428.00 元
网址　www. cptcm. com

服 务 热 线　010 - 64405510
购 书 热 线　010 - 89535836
维 权 打 假　010 - 64405753

微信服务号　zgzyycbs
微商城网址　https：//kdt. im/LIdUGr
官 方 微 博　http：//e. weibo. com/cptcm
天猫旗舰店网址　https：//zgzyycbs. tmall. com

内容提要

本书分为中医眼科基础、眼的解剖生理与检查、眼科治疗、眼科病症和附篇五大部分。第一篇共六章，主要介绍中西医眼科的基础知识，包括中西医眼科学发展简史、眼与脏腑经络气血的生理关系、眼科独特学说、病因病机、眼科诊法、眼病的护理与预防；第二篇共两章，主要介绍眼的解剖生理与检查，包括眼的解剖与生理功能、眼科检查；第三篇共五章，重点介绍眼科治疗，包括眼科常用治法、眼科常用药物、眼科常用方剂、眼科针灸治疗、眼科激光治疗等；第四篇14~21章，详细介绍眼科病症，包括胞睑疾病、两眦疾病、白睛疾病、黑睛疾病、瞳神疾病、目眶疾病、外伤眼病和其他眼病，设病名、概述、源流、病因病机、临床表现、诊断依据、鉴别诊断、辨治思路、治疗、预后转归、预防调护、名医经验、文献选录、现代研究等栏目；附篇22~25章与附录、参考书目等，介绍了眼部先天异常、眼部常见肿瘤、常见全身疾病的眼部表现、防盲治盲的相关内容，以及眼科相关正常值、眼部解剖及眼科疾病名称中西医对照、方剂名录、全书主要参考书目等。

本书在突出中医眼科学特色和保持本学科系统性的基础上，对目前国内外研究比较深入的疾病进行了重点论述，传统而不失先进性。本书主要供从事中医眼科、中西医结合眼科工作的临床医生使用，也可供本专业教学、科研工作人员参考阅读。

《实用中医眼科学》编委会

出版说明

　　医学科学是综合性实践科学，它是研究社会中人的疾病发生、发展规律的实践活动，形成了现代的生物－心理－社会医学模式。

　　现代科学技术为医学科学的发展奠定了坚实的基础，助力其加速发展。但是临床医学实践经验的积累仍然需要临床医师不懈地努力，仍然需要时间的积累。经验的积累与科学技术的结合，使医学科学理论上升到更高水平。

　　理论的发展需要经验和时间的积累，学科的发展亦有其自身规律。中医药学经过新中国成立后70年的发展，无论在科研、教学还是临床方面，都得到了长足的发展，尤其是临床方面，借助于现代科技，对疾病认识得更加深入、细致，辨证更加具体，对药物的认识更加全面，用药经验也极大地丰富起来。同时，经过几代人的努力，各医疗机构都建立了自己的专业团队，这些专业人员，代表了本专业的学术水平。

　　将70年中医临床医学进行系统梳理，理清其发展脉络，总结其卓有成效的治病方法，理清其固有的治疗思路，将零散的经验纳入到中医临床医学理论体系中，这是新时代中医药事业的紧迫要求，关系到中医药事业今后的稳步发展。这也是《实用中医临床医学丛书》编写的初衷。

　　《实用中医临床医学丛书》按临床分科分册，体现了现在的中医临床实际。本丛书是一套真正反映中医辨证论治思维，汇集古今中医临证经验，既有系统理论，又含具体治病方法的实用中医临床医学学术著作，理论系统、内涵丰富、临床实用为本书的特点。

　　本丛书参编人员大都是各专业委员会的骨干，他们首先是临床医生，长期从事临床研究，拥有丰富的临床经验，具备鲜明的专业特点。同时，他们大都从事教学工作，带教博士、硕士，具有较高的理论水平。另外，他们长期承担国家或省区市的科研工作，对疑难病有较深的研究。所以，编写团队代表了现在中医临床的时代水平。

　　本书是中医书，不是中西医结合书，更不是西医书，所以在编写过程中，编写人员根据中医临床实际，妥善处理了现代医学参与临床的问题，体现了中医学与时俱进、开放包容的态度、做法及优势，又不失中医药自身的完整性与系统性。

　　本书不是为初学者编写，读者定位于主治医师及以上职称。

　　科学在发展，医学在进步，中医学同样在不断完善。我们希望这是阶段性总结，也希望有更多的经验、理论纳入中医学体系中来，将中医药事业发扬光大。

中国中医药出版社

目 录 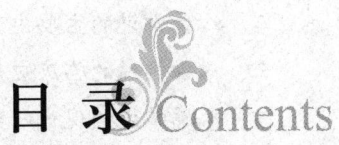Contents

第一篇　中医眼科基础

第一章　中医眼科学发展简史 ……………………………………………… 3

第一节　萌芽时期（南北朝以前） ……………………………………… 3

第二节　奠基时期（隋代至唐代） ……………………………………… 5

第三节　独立发展时期（宋代至元代） ………………………………… 8

第四节　兴盛时期（明代至清代鸦片战争之前） ……………………… 11

第五节　衰落与复兴时期（清代鸦片战争以后至今） ………………… 17

第二章　眼与脏腑经络气血的生理关系 ……………………………… 20

第一节　眼与脏腑的生理关系 …………………………………………… 20

一、眼与五脏的生理关系 …………………………………………… 20

二、眼与六腑的生理关系 …………………………………………… 24

第二节　眼与经络的生理关系 …………………………………………… 26

一、眼与十二经脉的关系 …………………………………………… 26

二、眼与奇经八脉的关系 …………………………………………… 28

三、眼与经别及经筋的关系 ………………………………………… 29

第三节　眼与气血津液的生理关系 ……………………………………… 30

一、眼与气血的生理关系 …………………………………………… 30

二、眼与津液的生理关系 …………………………………………… 32

第三章　眼科独特学说 ……………………………………………………… 34

第一节　五轮学说 ………………………………………………………… 34

一、五轮学说的起源、形成与发展 ………………………………… 34

二、五轮的解剖部位及脏腑分属 …………………………………… 38

三、五轮学说的临床应用 …………………………………………… 39

四、五轮学说的现代研究 …………………………………………… 39

第二节　八廓学说 ………………………………………………………… 43

一、八廓学说的简要沿革 …………………………………………… 43

二、八廓学说的主要内容 46

三、八廓学说的临床应用 47

四、八廓学说的现代研究 47

第三节 内外障学说 52

一、内外障学说的起源 52

二、内外障学说的形成 53

三、内外障学说的发展 54

四、内外障学说的现代研究 58

第四节 玄府学说 60

一、玄府学说的起源、形成和发展 61

二、玄府学说的临床意义 64

三、玄府学说的现代研究 64

第四章 病因病机 67

第一节 病因 69

一、六淫 69

二、疠气 71

三、七情内伤 71

四、饮食失宜 72

五、劳倦 72

六、眼外伤 72

七、先天不足与衰老 72

八、其他因素 73

第二节 病机 76

一、脏腑功能失调 76

二、气血功能失调 79

三、津液功能失调 80

四、经络功能失调 80

五、玄府功能失调 81

第五章 眼科诊法 85

第一节 眼科四诊 85

一、问诊 85

二、望诊 87

　　三、闻诊 ……………………………………………………………… 89

　　四、切诊 ……………………………………………………………… 89

　第二节　眼科常用辨证法 …………………………………………………… 90

　　一、辨外障与内障 …………………………………………………… 90

　　二、五轮辨证 ………………………………………………………… 91

　　三、辨眼科常见症状与体征 ………………………………………… 95

第六章　眼病的护理与预防 ………………………………………………… 99

　第一节　眼病的护理 ………………………………………………………… 99

　　一、医护合作，辨病施护 …………………………………………… 99

　　二、根据病情，合理休养 …………………………………………… 99

　　三、调畅情志，保养脏腑 …………………………………………… 99

　　四、饮食宜忌，视证酌定 …………………………………………… 100

　　五、煎服药物，注意方法 …………………………………………… 100

　　六、手术前后，护理得法 …………………………………………… 100

　第二节　眼病的预防 ………………………………………………………… 101

　　一、未病先防 ………………………………………………………… 101

　　二、既病防变 ………………………………………………………… 103

　　三、愈后防复 ………………………………………………………… 103

第二篇　眼的解剖生理与检查

第七章　眼的解剖与生理功能 ……………………………………………… 107

　第一节　眼球的解剖与生理 ………………………………………………… 107

　　一、眼球壁 …………………………………………………………… 107

　　二、眼球内容物 ……………………………………………………… 114

　第二节　眼附属器的解剖和生理 …………………………………………… 116

　　一、眼眶 ……………………………………………………………… 116

　　二、眼睑 ……………………………………………………………… 117

　　三、结膜 ……………………………………………………………… 119

　　四、泪器 ……………………………………………………………… 120

　　五、眼外肌 …………………………………………………………… 122

　第三节　视路 ………………………………………………………………… 124

　　一、视路解剖 ………………………………………………………… 124

二、视路生理功能 ··· 126
第四节　眼部的血液供应及神经支配 ·························· 127
一、眼部的血液供应 ··· 127
二、眼部的神经支配 ··· 129
第五节　中医对眼解剖与生理的认识 ·························· 130
一、眼珠 ··· 130
二、胞睑 ··· 132
三、两眦 ··· 133
四、泪泉、泪窍 ··· 133
五、眼带 ··· 133
六、目眶 ··· 133

第八章　眼科检查 ··· 134
第一节　眼科常规检查 ··· 134
一、视功能检查 ··· 134
二、眼前段检查 ··· 146
三、常规眼底检查 ··· 150
四、眼球突出度检查 ··· 152
五、眼位及眼球运动检查 ··· 153
六、眼压检查 ··· 153
七、前房角检查 ··· 156
八、青光眼诱发试验 ··· 158
九、泪器检查 ··· 158
第二节　眼科特殊检查 ··· 159
一、眼底照相 ··· 159
二、眼底血管造影检查 ··· 160
三、眼底自发荧光检查 ··· 162
四、视觉电生理检查 ··· 163
五、眼超声检查 ··· 168
六、眼部放射检查 ··· 170
七、磁共振成像 ··· 171
八、角膜地形图 ··· 171
九、角膜内皮细胞镜检查 ··· 171
十、光学相干断层扫描检查 ·· 172

十一、共焦激光眼底断层扫描仪 ························ 177

第三篇　眼科治疗

第九章　眼科常用治法 ························ 181

第一节　眼科常用内治法 ························ 181

一、疏风清热法 ························ 181

二、祛风散寒法 ························ 181

三、泻火解毒法 ························ 182

四、利水祛湿法 ························ 182

五、止血法 ························ 182

六、活血化瘀法 ························ 183

七、活血利水法 ························ 183

八、疏肝理气法 ························ 184

九、平肝法 ························ 184

十、补益气血法 ························ 184

十一、补益肝肾法 ························ 185

十二、滋阴降火法 ························ 185

十三、软坚散结法 ························ 186

十四、退翳明目法 ························ 186

第二节　眼科常用外治法 ························ 186

一、传统外治法 ························ 187

二、临床常用外治法 ························ 188

第十章　眼科常用药物 ························ 192

第一节　眼科常用内服中药 ························ 192

一、祛风药 ························ 192

二、清热药 ························ 205

三、芳香化湿药 ························ 229

四、利水渗湿药 ························ 232

五、祛风除湿药 ························ 240

六、温里药 ························ 245

七、理气药 ························ 247

八、消食药 ························ 252

九、止血药 ………………………………………… 255

十、活血化瘀药 …………………………………… 262

十一、化痰药 ……………………………………… 273

十二、平肝药 ……………………………………… 280

十三、养心安神药 ………………………………… 287

十四、补益药 ……………………………………… 291

十五、收涩药 ……………………………………… 312

十六、退翳明目药 ………………………………… 316

第二节　眼科外用中药 …………………………… 322

第十一章　眼科常用方剂 ………………………… 350

第一节　眼科常用内服方剂 ……………………… 350

一、治风剂 ………………………………………… 350

二、和解少阳剂 …………………………………… 366

三、清热剂 ………………………………………… 366

四、解表攻里剂 …………………………………… 383

五、祛湿剂 ………………………………………… 384

六、理血剂 ………………………………………… 386

七、疏肝解郁剂 …………………………………… 392

八、补益剂 ………………………………………… 396

九、养心安神剂 …………………………………… 414

十、温中散寒剂 …………………………………… 416

十一、化痰散结剂 ………………………………… 417

十二、退翳明目剂 ………………………………… 421

十三、杀虫消痹剂 ………………………………… 427

第二节　眼科常用外治方剂 ……………………… 428

一、眼用水剂 ……………………………………… 428

二、眼用粉剂 ……………………………………… 439

三、眼用膏剂 ……………………………………… 445

第三节　中药新药 ………………………………… 450

一、眼局部药物 …………………………………… 450

二、口服药物 ……………………………………… 452

第十二章　眼科针灸治疗 ………………………… 459

第一节　体针疗法 ………………………………… 459

一、眼周穴位 ……………………………………………………… 459

二、全身相关穴位 ………………………………………………… 460

第二节　耳针疗法 ………………………………………………… 465

一、常用耳穴 ……………………………………………………… 466

二、操作方法 ……………………………………………………… 467

第三节　穴位注射 ………………………………………………… 468

第四节　头皮针疗法 ……………………………………………… 468

第五节　梅花针疗法 ……………………………………………… 468

一、针刺部位 ……………………………………………………… 468

二、针刺方法 ……………………………………………………… 469

第六节　三棱针疗法 ……………………………………………… 469

一、针刺部位 ……………………………………………………… 469

二、操作方法 ……………………………………………………… 469

第七节　放血疗法 ………………………………………………… 469

第八节　电针疗法 ………………………………………………… 470

一、操作方法 ……………………………………………………… 470

二、注意事项 ……………………………………………………… 470

第十三章　眼科激光治疗 ………………………………………… 471

第一节　激光概述 ………………………………………………… 471

一、激光的生物学效应 …………………………………………… 471

二、激光对眼屈光介质的透射特性 ……………………………… 472

三、激光对眼屈光介质的吸收特性 ……………………………… 473

四、激光光凝的作用及临床分级 ………………………………… 473

第二节　眼科常用激光及其特点 ………………………………… 474

一、红宝石激光 …………………………………………………… 474

二、氩离子激光 …………………………………………………… 474

三、氪离子激光 …………………………………………………… 475

四、染料激光 ……………………………………………………… 475

五、Nd：YAG 激光 ……………………………………………… 476

六、二氧化碳激光 ………………………………………………… 477

七、氦氖激光 ……………………………………………………… 477

八、半导体二极管激光 …………………………………………… 477

九、准分子激光 …………………………………………………… 478

十、577nm 激光 ·· 479

十一、飞秒激光 ·· 479

十二、Er：YAG 激光 ·· 479

十三、Ho：YAG 激光 ·· 479

十四、光动力疗法 ·· 479

十五、经瞳孔温热疗法 ·· 480

第三节 激光在眼科疾病中的应用 ··································· 480

一、眼底病的激光治疗 ·· 480

二、青光眼的激光治疗 ·· 480

三、白内障的激光治疗 ·· 481

四、屈光性、治疗性角膜外科的激光治疗 ······························· 481

五、其他激光治疗 ·· 481

六、激光治疗的眼部并发症 ·· 481

第四节 激光治疗后中医药的应用 ····································· 482

一、中医药治疗可弥补激光单独治疗的不足 ····························· 482

二、中药激光联合治疗视网膜静脉阻塞 ······························· 483

三、中药激光联合治疗视网膜脱离 ····································· 484

四、中药激光联合治疗糖尿病视网膜病变 ······························· 484

第四篇　眼科病症

第十四章 胞睑疾病 ··· 489

第一节 针眼 ·· 489

第二节 眼丹 ·· 498

第三节 胞生痰核 ·· 504

第四节 风赤疮痍 ·· 509

第五节 睑弦赤烂 ·· 518

第六节 上胞下垂 ·· 526

第七节 胞肿如桃 ·· 534

第八节 胞轮振跳 ·· 541

第九节 椒疮 ·· 546

第十节 粟疮 ·· 555

第十一节 目劄 ·· 559

第十二节 睑内结石 ·· 566

第十三节　皮宽弦紧 …………………………………………………… 569

第十四节　睥翻粘睑 …………………………………………………… 573

第十五节　睥肉粘轮 …………………………………………………… 577

第十六节　鸡冠蚬肉 …………………………………………………… 581

第十五章　两眦疾病 ………………………………………………… 589

第一节　流泪症 ………………………………………………………… 590

第二节　漏睛 …………………………………………………………… 602

第三节　漏睛疮 ………………………………………………………… 614

第十六章　白睛疾病 ………………………………………………… 626

第一节　风热赤眼 ……………………………………………………… 626

第二节　天行赤眼 ……………………………………………………… 634

第三节　天行赤眼暴翳 ………………………………………………… 642

第四节　脓漏眼 ………………………………………………………… 650

第五节　赤丝虬脉 ……………………………………………………… 654

第六节　时复目痒 ……………………………………………………… 660

第七节　金疳 …………………………………………………………… 672

第八节　白涩症 ………………………………………………………… 679

第九节　胬肉攀睛 ……………………………………………………… 694

第十节　白睛溢血 ……………………………………………………… 703

第十一节　火疳 ………………………………………………………… 709

第十二节　白睛青蓝 …………………………………………………… 722

第十三节　流金凌木 …………………………………………………… 728

第十四节　黄油症 ……………………………………………………… 732

第十五节　偏漏 ………………………………………………………… 735

第十六节　状若鱼胞 …………………………………………………… 739

第十七章　黑睛疾病 ………………………………………………… 748

第一节　银星独见 ……………………………………………………… 749

第二节　聚星障 ………………………………………………………… 756

第三节　风轮赤豆 ……………………………………………………… 767

第四节　木疳 …………………………………………………………… 774

第五节　凝脂翳 ………………………………………………………… 781

第六节　湿翳 …………………………………………………………………… 793

第七节　花翳白陷 ……………………………………………………………… 800

第八节　黄液上冲 ……………………………………………………………… 810

第九节　混睛障 ………………………………………………………………… 817

第十节　黑翳如珠 ……………………………………………………………… 826

第十一节　蟹睛症 ……………………………………………………………… 832

第十二节　正漏 ………………………………………………………………… 838

第十三节　赤膜下垂、血翳包睛 ……………………………………………… 844

第十四节　疳积上目 …………………………………………………………… 851

第十五节　暴露赤眼生翳 ……………………………………………………… 859

第十六节　宿翳 ………………………………………………………………… 865

第十七节　旋螺突起 …………………………………………………………… 872

第十八节　旋胪泛起 …………………………………………………………… 875

第十九节　偃月侵睛 …………………………………………………………… 877

第十八章　瞳神疾病 ………………………………………………………… 884

第一节　黄仁疾病 ……………………………………………………………… 885

　一、瞳神紧小 ………………………………………………………………… 886

　二、瞳神干缺 ………………………………………………………………… 901

　三、瞳神欹侧 ………………………………………………………………… 911

　四、瞳神散大 ………………………………………………………………… 913

第二节　五风内障 ……………………………………………………………… 915

　一、绿风内障 ………………………………………………………………… 916

　二、青风内障 ………………………………………………………………… 932

　三、乌风内障 ………………………………………………………………… 950

　四、黄风内障 ………………………………………………………………… 959

　五、黑风内障 ………………………………………………………………… 962

第三节　晶珠内障 ……………………………………………………………… 973

　一、圆翳内障 ………………………………………………………………… 974

　二、胎患内障 ………………………………………………………………… 988

　三、惊振内障 ………………………………………………………………… 995

　四、金花内障 ………………………………………………………………… 1000

第四节　神膏疾病 ……………………………………………………………… 1004

　一、云雾移睛 ………………………………………………………………… 1004

　　二、血灌瞳神 ……………………………………………………… 1014
　第五节　暴盲 ……………………………………………………… 1026
　　一、络阻暴盲 …………………………………………………… 1028
　　二、络瘀暴盲 …………………………………………………… 1042
　　三、络损暴盲 …………………………………………………… 1058
　　四、目系暴盲 …………………………………………………… 1079
　第六节　视衣脱离 ………………………………………………… 1109
　第七节　消渴内障 ………………………………………………… 1123
　第八节　视瞻有色 ………………………………………………… 1153
　第九节　视瞻昏渺 ………………………………………………… 1168
　第十节　高风内障 ………………………………………………… 1184
　第十一节　青盲 …………………………………………………… 1199

第十九章　目眶疾病 ………………………………………………… 1226
　第一节　眉棱骨痛 ………………………………………………… 1226
　第二节　突起睛高 ………………………………………………… 1238
　第三节　鹘眼凝睛 ………………………………………………… 1247
　第四节　珠突出眶 ………………………………………………… 1259
　第五节　目眶瘀瘤 ………………………………………………… 1265

第二十章　外伤眼病 ………………………………………………… 1276
　第一节　异物入目 ………………………………………………… 1276
　第二节　撞击伤目 ………………………………………………… 1280
　第三节　真睛破损 ………………………………………………… 1286
　第四节　酸碱入目 ………………………………………………… 1294
　第五节　辐射伤目 ………………………………………………… 1301
　第六节　热烫伤目 ………………………………………………… 1305

第二十一章　其他眼病 ……………………………………………… 1309
　第一节　近视 ……………………………………………………… 1309
　第二节　远视 ……………………………………………………… 1324
　第三节　老视 ……………………………………………………… 1331
　第四节　目倦 ……………………………………………………… 1337
　第五节　通睛 ……………………………………………………… 1347

第六节 风牵偏视 ……………………………………… 1354

第七节 弱视 …………………………………………… 1364

第八节 辘轳转关 ……………………………………… 1373

第九节 目闭不开 ……………………………………… 1378

附　篇

第二十二章 眼部先天异常 …………………………… 1391

第一节 眼眶先天异常 ………………………………… 1391

一、先天性小眼球合并囊肿 …………………………… 1391

二、脑膜脑膨出 ………………………………………… 1391

三、Crouzon 综合征 …………………………………… 1392

第二节 眼睑先天异常 ………………………………… 1393

一、先天性上睑下垂 …………………………………… 1393

二、内眦赘皮 …………………………………………… 1393

三、先天性睑裂狭小综合征 …………………………… 1393

四、双行睫 ……………………………………………… 1394

五、先天性眼睑缺损 …………………………………… 1394

第三节 泪器先天异常 ………………………………… 1395

一、泪腺异常 …………………………………………… 1395

二、泪道异常 …………………………………………… 1395

第四节 角膜先天异常 ………………………………… 1396

一、圆锥角膜 …………………………………………… 1396

二、大角膜 ……………………………………………… 1397

三、小角膜 ……………………………………………… 1398

四、扁平角膜 …………………………………………… 1398

第五节 巩膜色调先天异常 …………………………… 1398

一、蓝色巩膜 …………………………………………… 1398

二、巩膜色素斑 ………………………………………… 1399

第六节 晶状体先天异常 ……………………………… 1399

一、晶状体形成异常 …………………………………… 1399

二、晶状体形态异常 …………………………………… 1400

三、先天性晶状体异位或脱位 ………………………… 1400

四、先天性白内障 ……………………………………… 1403

第七节　玻璃体先天异常 …………………………………………………… 1403

　　一、玻璃体动脉残留 ……………………………………………………… 1403

　　二、原始玻璃体增生症 …………………………………………………… 1403

第八节　葡萄膜先天异常 …………………………………………………… 1404

　　一、无虹膜 ………………………………………………………………… 1404

　　二、虹膜缺损 ……………………………………………………………… 1404

　　三、永存瞳孔膜 …………………………………………………………… 1404

　　四、虹膜色素上皮层异常 ………………………………………………… 1404

　　五、葡萄膜缺损 …………………………………………………………… 1405

第九节　视网膜的先天异常 ………………………………………………… 1406

　　一、有髓神经纤维 ………………………………………………………… 1406

　　二、先天性视网膜劈裂 …………………………………………………… 1407

　　三、家族性渗出性玻璃体视网膜病变 …………………………………… 1407

　　四、视网膜巨大血管 ……………………………………………………… 1407

　　五、视盘前血管襻 ………………………………………………………… 1407

　　六、家族性视网膜动脉迂曲 ……………………………………………… 1407

第十节　视神经先天异常 …………………………………………………… 1407

　　一、视神经未发育与发育不全 …………………………………………… 1407

　　二、视神经乳头的大小和形状异常 ……………………………………… 1408

　　三、先天性视神经乳头小窝 ……………………………………………… 1408

　　四、先天性视神经乳头缺损 ……………………………………………… 1409

　　五、牵牛花综合征 ………………………………………………………… 1409

第二十三章　眼部常见肿瘤 ………………………………………………… 1411

第一节　眼睑肿瘤 …………………………………………………………… 1411

　　一、良性肿瘤 ……………………………………………………………… 1411

　　二、恶性肿瘤 ……………………………………………………………… 1412

第二节　泪器肿瘤 …………………………………………………………… 1413

　　一、良性肿瘤 ……………………………………………………………… 1413

　　二、恶性肿瘤 ……………………………………………………………… 1413

第三节　结膜肿瘤 …………………………………………………………… 1414

　　一、良性肿瘤 ……………………………………………………………… 1414

　　二、恶性肿瘤 ……………………………………………………………… 1415

第四节　角膜肿瘤 …………………………………………………………… 1415

　　一、良性肿瘤 ……………………………………………………………… 1415

　　二、恶性肿瘤 ……………………………………………………………… 1416

　第五节　葡萄膜肿瘤 ……………………………………………………… 1416

　　一、良性肿瘤 ……………………………………………………………… 1417

　　二、恶性肿瘤 ……………………………………………………………… 1417

　第六节　视网膜肿瘤 ……………………………………………………… 1418

　　一、良性肿瘤 ……………………………………………………………… 1418

　　二、恶性肿瘤 ……………………………………………………………… 1419

　第七节　视神经肿瘤 ……………………………………………………… 1420

　第八节　眼眶肿瘤 ………………………………………………………… 1421

　　一、良性肿瘤 ……………………………………………………………… 1421

　　二、恶性肿瘤 ……………………………………………………………… 1423

第二十四章　常见全身疾病的眼部表现 ………………………………… 1424

　第一节　内科病的眼部表现 ……………………………………………… 1424

　　一、动脉硬化与高血压 …………………………………………………… 1424

　　二、糖尿病 ………………………………………………………………… 1425

　　三、肾脏疾病 ……………………………………………………………… 1426

　　四、血液病 ………………………………………………………………… 1426

　　五、结核病 ………………………………………………………………… 1427

　　六、维生素缺乏 …………………………………………………………… 1429

　第二节　外科病的常见眼部表现 ………………………………………… 1430

　　一、颅脑外伤 ……………………………………………………………… 1430

　　二、与外伤有关的视网膜病变 …………………………………………… 1431

　　三、面部疖肿及体内深部脓肿 …………………………………………… 1432

　第三节　妇产科病的常见眼部表现 ……………………………………… 1432

　第四节　儿科病的常见眼部表现 ………………………………………… 1433

　　一、早产儿视网膜病变 …………………………………………………… 1433

　　二、麻疹 …………………………………………………………………… 1436

　　三、风疹 …………………………………………………………………… 1437

　第五节　耳鼻喉科病的眼部表现 ………………………………………… 1437

　　一、耳鼻喉科炎症 ………………………………………………………… 1437

　　二、耳鼻喉科肿瘤 ………………………………………………………… 1438

　第六节　神经与精神科病的眼部表现 …………………………………… 1438

一、多发性硬化 ……………………………………………… 1438

二、视神经脊髓炎 …………………………………………… 1439

三、震颤麻痹 ………………………………………………… 1439

四、脑血管疾病 ……………………………………………… 1439

五、颅内肿瘤 ………………………………………………… 1440

六、颅内炎症 ………………………………………………… 1441

七、癔症 ……………………………………………………… 1441

第七节 皮肤及性传播疾病的眼部表现 ……………………… 1441

一、梅毒 ……………………………………………………… 1441

二、获得性免疫缺陷综合征 ………………………………… 1442

三、Stevens-Johnson 综合征 ……………………………… 1442

第八节 遗传性代谢性疾病的常见眼部表现 ………………… 1442

一、白化病 …………………………………………………… 1442

二、肝豆状核变性 …………………………………………… 1443

第九节 自身免疫性疾病引起的眼部表现 …………………… 1443

一、系统性红斑狼疮 ………………………………………… 1443

二、强直性脊柱炎 …………………………………………… 1444

三、白塞综合征 ……………………………………………… 1444

四、原发性干燥综合征 ……………………………………… 1444

五、重症肌无力 ……………………………………………… 1444

第十节 药物引起的眼部表现 ………………………………… 1445

一、糖皮质激素 ……………………………………………… 1445

二、乙胺丁醇 ………………………………………………… 1445

三、利福平 …………………………………………………… 1445

四、氯喹 ……………………………………………………… 1445

第二十五章 防盲治盲 …………………………………………… 1446

第一节 盲和视力损伤的标准 ………………………………… 1446

第二节 世界防盲治盲状况 …………………………………… 1447

第三节 我国防盲治盲的历史与现状 ………………………… 1448

一、历史 ……………………………………………………… 1448

二、现状 ……………………………………………………… 1449

三、几种主要致盲眼病的防治 ……………………………… 1450

第四节 盲和低视力的康复 …………………………………… 1453

一、光学性助视器 ………………………………………… 1454

二、非光学助视器 ………………………………………… 1455

附录1 眼科相关正常值 ………………………………… 1458

一、解剖生理正常值 ……………………………………… 1458

二、检查部分 ……………………………………………… 1459

附录2 眼科解剖及疾病名称中西医对照 …………… 1461

一、眼科解剖名称中西医对照 …………………………… 1461

二、眼科疾病名称中西医对照 …………………………… 1462

附录3 方剂名录 ………………………………………… 1467

参考文献 ………………………………………………… 1485

附：彩图 ………………………………………………… 1488

第一篇
中医眼科基础

第一章　中医眼科学发展简史

中医眼科学具有悠久的历史，它积淀了我国人民几千年来与眼病作斗争的丰富经验，是历代医家尤其是眼科医家的智慧结晶，是中医学的重要组成部分。它的形成与发展同社会及整个中医学的发展有着密切的内在联系，其发展进程可大致划分为以下5个时期。

第一节　萌芽时期（南北朝以前）

在我国南北朝以前，尚没有系统的眼科学专著，但随着人们对眼及眼病认识的深入，眼科的构建已初见端倪，体现在如下两个方面。

（一）早期非医学史料已有散在的眼及眼病的记述

最早记载眼及眼病的文字资料可追溯到公元前14世纪—公元前13世纪的殷朝武丁时代。河南安阳殷墟出土的甲骨文载有"贞王弗疾目""大目不丧明"等，可见当时将"眼"这一视觉器官称之为"目"，眼发生病变称之为"疾目"，眼病造成的视力丧失称之为"丧明"。西周时代对眼病的认识已有了进步，如《诗经·灵台》载有"矇瞍奏公"，据《毛传》注释："有眸子而无见曰矇，无眸子曰瞍。"即已将视力丧失根据眼球中的瞳孔完好与否区分为两类。春秋战国以后，有关眼及眼病的记录日益增多，如《韩非子·解老》篇对"盲"下的定义是："目不能决黑白之色谓之盲。"《荀子·非相》篇谓"尧舜参牟子"，《史记·项羽本纪》亦有"项羽亦重瞳子"之说，这是世界上对瞳孔异常最早的描记。《春秋左传·僖公二十四年》有"目不识五色之章为昧"之句，这是世界上有关色盲的最早概念。《山海经》记有"眴目""眯""瞢"等眼的病症名，以及7种治疗眼病的药物，如《西山经》谓："植楮……食之不眯。"《墨子·贵义》篇有"今有药于此，食之则耳加聪，目加明"的记述，显示当时已有作用于眼的内服药。《淮南子》中记载用梣木（秦皮）治疗眼病，还载有"目中有疵，不害于视，不可灼也"，表明当时已有治疗眼病的灼烙术。《晋书》亦载有手术治疗眼病的方法，谓："帝目有瘤疾，使医割之。"《庄子·外物》篇载有"眦撼可休老"，提出了按摩眼眦周围对眼有保健防衰之功。值得一提的是，公元前4世纪的扁鹊可称为最早的五官科医生，如《史记·扁鹊仓公列传》载："扁鹊过雒阳，闻周人爱老人，遂为耳目痹医。"

（二）秦汉医学著作为建立中医眼科学做了先期准备

大约成书于战国末期的《黄帝内经》，集先秦医学之大成，奠定了临床各科的发展基础，眼科的许多基本理论亦源于此。秦汉时期著有《神农本草经》，书中载有可用于防治眼病的药物达 80 余味。东汉末年张仲景著有《伤寒杂病论》，该书有关通过眼症与全身脉证合参辨证论治疾病的原则，为后世眼科的整体辨治起到了示范效应。晋朝王叔和著的《脉经》一书，已提及眼病的鉴别诊断，同时有专节论述眼病脉象。皇甫谧的《针灸甲乙经》总结了先秦两汉的针灸学成就，其中有 30 余穴在主治中提到了眼病，以头面部穴位居多。此外，葛洪的《肘后备急方》、龚庆宣的《刘涓子鬼遗方》、陶弘景的《肘后百一方》等，亦分别载有医治眼病的针灸穴位与方药。

（三）重要文献简介

1.《黄帝内经》 简称《内经》，托名黄帝所著，大约成书于战国至秦汉时期。它集先秦医学之大成，不仅较全面地阐述了中医学的基础理论和学术特点，亦奠基了临床各科发展的基础。中医眼科学的五轮、八廓、内外障学说以及脏腑辨证等许多基本理论都源于《内经》。

《内经》中有关眼科方面的论述有 238 条之多。其中《素问》116 条，《灵枢》122 条，可归纳为生理、病理、诊断及治疗四个部分。该书从整体观念出发，用大量的经文阐述了眼是机体的一部分，与脏腑经络有密切关系，五脏六腑之精气皆不断上输于目，脏腑经络有病又可外显于目。同时，它首次明确指出了眼部的主要解剖结构名称，对眼的生理功能也做了精辟的分析，涉及眼部疾病计 40 余种；对眼病病因的论述，述及内因、外因和医源性致病等多个方面；对眼病的诊断，从病位、病性等方面进行阐述；对眼病的治疗，涉及了较多的针灸和少量药物的记载。

2.《神农本草经》 托名神农所著，是我国现存最早的药物学专著，大约成书于秦汉时期，比较全面地总结了秦汉以前甚至远古的药学成就。全书 3 卷，收集药物 365 味，其中明目或治疗眼病的药物 80 余味。例如，决明子，主青盲、目淫肤、赤白膜、眼赤痛、泪出；白芷，主侵目泣出；秦皮，主目中青翳白膜；伏翼（夜明砂），主目瞑、明目、夜视有精光等。经长期临床实践证明，书中所载大多数药物的功效比较正确，至今仍为眼科所常用。这充分反映了当时眼科药物治疗已达到较高水平。

3.《伤寒杂病论》 东汉张仲景博采东汉以前基础医学和临床医学之精华，结合自己临床经验撰集而成。该书以六经论伤寒，脏腑杂病论，首创了理、法、方、药和辨证论治的原则，对临床各科均具有普遍的指导意义。虽然该书主要阐述全身性疾病，但涉及眼部病症有关条文 20 余条，列眼部病症 20 余种。其中所载"狐惑"一病，主要表现为目赤如鸠眼，阴部及口腔溃疡，并提出清热、解毒、除湿的治法，至今仍为眼科治疗该病的常用方法之一。书中所列诸多方剂，如麻黄汤、五苓散、小柴胡汤、承气汤、白虎汤、苓桂术甘汤、炙甘草汤、泻心汤等至今仍为眼科广泛应用。仲景所创的六经辨证，对后世中医眼科应用全身辨证和经方治疗眼病影响深远，如近代著名中医眼科专家陈达夫教授，通过多年潜心研究和临床探索，将仲景六经辨证大法与眼科传统的局部辨证及全身辨证有机结合起来，创立了独具一格的中医眼科六经辨证理论体系。

4.《针灸甲乙经》 现存最早的针灸专著，为晋代皇甫谧撰集，大约成书于259年。本书是将《黄帝素问》《针经》（即《灵枢》古名）、《明堂孔穴针灸治要》三部，"使事类相从，删其浮辞，除其重复，论其精要，厘为十二卷"，名为《针灸甲乙经》。该书论述了针灸经络、病因病理、腧穴部位、针灸手法与禁忌，以及各类疾病证候的针灸取穴等，对先秦两汉针灸学成就进行了系统总结。其中有30余穴在主治中提到了眼病，但以头面部穴位居多，如攒竹、睛明、承泣、四白、颧髎、上关、上星、水沟、神庭、本神、头临泣、风池等；远道穴位次之，如内关、解溪等。主治眼病症状中，在前人基础上，增加了远视不明、白膜覆瞳子、目白翳、目痒等病症名，为后世针灸治疗眼病奠定了基础。

第二节　奠基时期（隋代至唐代）

隋唐时期，中医眼科从基础理论到临床实践各方面都有了很大进展，其发展的重要标志体现在如下方面。

（一）医学分科教育为中医眼科学的建立奠定了基础

唐初武德年间，设置了负责医疗保健和管辖医学教育的太医署，太医署设九科，眼病、耳病与口齿病一并从原所依附的内、外科分出，组成耳目口齿科，这是中医眼科朝着专科方向发展的重要一步。

（二）眼科专著问世为中医眼科学的建立开辟了道路

《隋书·经籍志》载有《陶氏疗目方》和甘浚之的《疗耳目方》，可谓我国最早的眼科方书，惜已散佚。《外台秘要》转载的《天竺经论眼》，《通志·艺文略》记载的《龙树眼论》和刘皓《眼论准的歌》，均为我国早期的眼科专书。其中《龙树眼论》目前被公认为我国第一部眼科专著，刘皓《眼论准的歌》则是在《龙树眼论》的影响下著成，眼科著名的五轮学说、内外障学说均源自该书，对后世中医眼科学术的发展影响深远。

（三）重要医籍中的眼科论述为中医眼科的建立创造了条件

这一时期重要医籍对眼病的认识与研究均取得了较大进展。如隋代巢元方等人所著的《诸病源候论》有"目病诸候"一卷，载有眼病38候，加上与全身病相关的眼症，共计收入眼病50余种，为后世眼科病症学的发展起了先导作用。唐初孙思邈撰集《备急千金要方》，书中载有眼病十九因，为后世眼科病因病机学说的形成作出了贡献。晚唐王焘编撰的《外台秘要·卷第二十一》有专篇论述眼科，该书认为眼产生辨色视物之功必须具备三个条件：一是"黑白分明，肝管无滞"，即眼的组织结构须正常；二是"外托三光"，即须有光线照明；三是"内因神志"，即须大脑的整合，这种见解与现代眼科的认识十分相似。书中有我国关于针拨白内障的最早记载。

此外，唐代已能配制义眼。据《太平御览》记载："唐崔嘏失一目，以珠代之。"《吴越备史》亦载：唐立武选，周宝参选时"为铁钩摘一目"，用"木睛以代之"，并称此木睛"视之如真睛"。可见我国为世界上配制义眼最早的国家，并且已达到一定水准。

（四）重要文献简介

1.《诸病源候论》 隋代巢元方等人所撰（公元610年），是我国现存的第一部病因病理专书。全书分67门，列证候1720条。该书卷二十八目为目病诸候，载列目病38候。此外，在风病、虚劳病、解散病、伤寒病、时气病、温病、妇人病、小儿病等诸候中记载与目病有关的症候18候，共计56候。在眼的解剖方面，该书首次使用了睑、眉、睫毛、缘等解剖名称；在眼病的病因病机方面，该书强调目病之因以风热为先，脏腑失和可致目病，但以肝脏病机为主；在眼病的病名方面，该书收载了不少新的眼病病名，如针眼、蜡目、雀目、目偏视、目珠管、伤寒毒攻眼、时气毒攻眼、热病毒攻眼、温病毒攻眼等。该书对许多眼病的病症描述形象而具体，其中有些病症是最早的记载，如《诸病源候论·目病诸候》中雀目候谓："人有昼而睛明，至瞑则不见物，世谓之雀目。言其如鸟候，瞑便无所见也。"这种入暮则视物不清的夜盲症的描述，在欧洲则晚到17世纪才有记载。又如目肥候，其症为"白睛上生点注，或如浮萍，或如榆荚，有如胡色者，有作青黑色者，似羹上之脂，致令目暗，也呼之肥目"。可见该书对内障和外障眼病均有了较系统的认识。

2.《备急千金要方》《千金翼方》 《备急千金要方》简称《千金要方》，为唐代孙思邈著，大约成书于7世纪中叶，共30卷。该书虽名为方书，但内容却十分丰富，较系统地总结了唐代以前的医学成就。其卷六和卷三十集中记载了眼科方面的资料。《千金翼方》是孙氏为补充《千金要方》所撰，亦分为30卷，眼科中药资料收载于该书卷一之中。该书首次对眼病的病因进行了总结，明确提出了易致眼病的19种因素，为后世中医眼科病因病机学说的形成奠定了基础；对眼部病症的记载较多，达百余个，其中首次记载了老人目昏；对眼病的治疗主张内治与外治并重，对外治用药方面的记载尤为详细，介绍内服和外用药方共81首，首先提出羊肝治疗雀目的方法，书中载有点、熏、洗、渍、熨、敷等外治法，并首次记载了赤白膜（胬肉攀睛）的割除手术。书中还记载了较系统的眼科针灸资料，如卷六载有 28 种眼病及卷三十载有 34 种眼病证候的针灸处方，大大超过了以前各书。所以，《千金要方》《千金翼方》对后世眼科影响很大。

3.《外台秘要》　为晚唐时期王焘所编（公元 752 年），是汇集唐代及其以前的数十种医学著作分类选编而成。全书共 40 卷，卷二十一集中收载眼科资料。该书作者首次采用证候分类法将眼病分为 19 类，对各类眼病，简述证候，并有治疗处方，这种分类法为后世许多眼科著作所采用。该书卷二十一首先记载了印度医学理论的《天竺经论眼》，谓眼为六神之主，身由地、水、火、风四大原质所成。在眼的解剖生理方面，认为眼乃轻膜裹水，外膜白睛重数有三，黑睛水膜只有一重；对眼的生理功能也有新的见解。在眼病的病机方面，提出了绿翳青盲之类的眼病为"皆从内肝管缺眼孔不通所致"的独特见解。在眼病鉴别诊断方面也有较大提高，如强调绿翳青盲（类似于西医学的青光眼）须与脑流青盲（类似于西医学的白内障）相鉴别。在眼病的治疗方面，以内治法为主，针灸治疗则只用灸法而未采用针法，并提出脑流青盲眼（晶珠变混的内障眼病）的治疗"宜用金篦决，一针之后豁若开云而见白日"，这是我国首次提到"金篦决"治法的医著。此外，该书还辑录了晋唐间医书中有关诊治眼病的大量资料，收载了 150 余首眼科方剂，并且将其按 19 类眼病进行了分类。因此，该书是一部很有价值的参考文献。

4.《龙树眼论》　我国著名的眼科专著。因原书已散佚，其作者和成书年代均不详。但在北宋《崇文总目》（公元 1034—1042 年）中首次记载了此书，后见于南宋初叶郑樵所著《通志》（公元 1161 年），可见唐代确有此书。再从唐代白居易（公元 772 ~ 846 年）"案上漫铺龙树论，盒中虚捻决明丸"，以及元稹（公元 779 ~ 831 年）"复有比丘溢，早传龙树方"的诗句来看，说明《龙树眼论》一书在唐代较为盛行，故推测此书应为唐或唐以前的著作。至明代金礼蒙编著的《医方类聚》中则将其改名为《龙树菩萨眼论》，后世所见者即是从《医方类聚》中辑出之本。

据该书体裁格式，大体可分为总论与各论两部分。总论有"眼疾因起，谬误失理，应伏宜治，枡理诚约"四节，各论三十节。总论所述病因病机与《诸病源候论》相似，多主张风热为病；对有关医德方面的见解，与《外台秘要》所载略同。各论所载的眼病资料缺乏分类，排列也无一定规律，其收载处方或无名方，或处方名同而药异，这些都符合隋唐时期眼科文献的一般情况。书中所用的眼部解剖名词和病症名多见于隋唐文献，并有所发展。收载的病症主要有内障、绿盲、乌风、黑风、雀目、青盲、坐起生花、瘀眼（神膏混浊）、瘀热（外障眼病）、天行赤眼、暴风、息肉眼（小眦赤脉）、顺翳、逆翳、翳如旋螺、损翳（蟹睛）、倒睫、漏睛眼、睑皮里生赤肉、上睑皮里有核、栗子疾、风眼胎赤、疼痛突出、撞刺生翳、撞打睛出、神祟眼以及偏风牵行等 30 余种。对眼病的治疗，提出内障（圆翳内障）"唯用金针拨之"；绿盲"初觉即疗之"；睑皮里有核宜"翻眼皮，可针破，捻去物"；栗子疾可"翻眼皮，其针拨去";对胬肉攀睛的治疗,首创割烙法等。此外,该书对每一病症依次介绍症状或病名或病因或病机,再介绍治疗或预后或注意事项等,初步形成了中医眼科的辨证论治体系,这对后世眼科的发展影响很大。

5. 刘皓《眼论准的歌》 我国早期眼科专著,原著亦已散佚。该书名首载于南宋初叶郑樵所著《通志》,提示该书是宋以前的文献。该书在《宋史》中又称为刘皓《眼论审的歌》。据日本人丹波元胤考证,现存《秘传眼科龙木论》中"审的歌"即属刘皓《眼论准的歌》的内容。

该书为诗歌载体,将眼病分为内障、外障72症,这是我国最早论述内外障具体内容的文献;所载"五轮歌"首次指出了眼科五轮的解剖位置,并将各部与五脏联系起来,即"眼中赤翳血轮心,黑睛属肾水轮深,白睛属肺气轮应,肝应风轮位亦沉,总管肉轮脾脏应,两睑脾应病亦津。"这些对后世中医眼科学术的发展影响深远。

第三节 独立发展时期(宋代至元代)

宋元时期,中医眼科学有了长足的进步,从基础理论到临床实践均已具备了独立发展的内外环境,其体现在如下方面。

(一)设立眼科为专科建设打开了发展空间

北宋元丰年间,太医局将眼科从耳目口齿科分离出来单独教授,将《龙树眼论》列为专科教材之一,并有专习眼科的学生。从此,中医眼科作为一门独立的学科得以发展起来。

(二)眼科基本理论的创立为中医眼科学的独立发展提供了内在依据

宋代以来,眼科领域出现五轮、八廓、内外障七十二症学说,反映了中医眼科独特理论的形成,成为眼科这门独立学科所必须具备的理论框架。五轮学说起源于《内经》,完善于宋代,北宋王怀隐的《太平圣惠方》对五轮的配位做了改动,强调"五轮应于五脏",将五轮与五脏紧密地联系起来。南宋杨士瀛的《仁斋直指方》对五轮的脏腑配属及定位更加明确,推进了五轮学说的临床应用。南宋开始出现八廓学说,陈言的《三因极一病证方论》首次提出"八廓"一词,但无具体内容,其后的葆光道人《眼科龙木集》论述了八廓的具体名称及其与脏腑的关系。元代危亦林的《世医得效方》以绘图的方式,将八廓分属于眼部外表的八个部位,配上了"天、地、水、火、风、雷、山、泽"八象名词。元末托名孙思邈著的《银海精微》又为八廓加上了八卦名称,至此,八廓学说有了较为完善的内容。与此同时,宋元医家辑前人眼科著述而成的《秘传眼科龙木论》提出了内外障七十二症学说,并有相应的治法与方药,初具眼科辨证论治体系。

（三）眼科治疗方法及药物不断丰富深化了中医眼科的内涵建设

北宋之初的《太平圣惠方》收载治疗眼病的方剂 500 余首，并详细介绍了金针拨内障及胬肉割烙术。其后的《圣济总录》载有眼科方 700 余首。此期著名的眼科专书《银海精微》除介绍五轮八廓的基本理论外，重点讲述了 81 种眼病的证因脉治，并附有简明插图。该书还载有治疗眼病药物的药性以及外用药的制法，可谓一应俱全。在这一时期，许叔微的《普济本事方》、刘完素的《素问玄机原病式》及《宣明论方》、张从正的《儒门事亲》、李杲的《兰室秘藏》及《脾胃论》等书中皆有不少关于眼科的论述，丰富了眼科理论及治疗手段，推进了眼科学术向前发展。

此外，宋代已开始使用眼镜，如南宋的《洞天清录》中载有"叆叇，老人不辨细书，以此掩目则明"。《正字通》注释：叆叇即眼镜。此处当为用眼镜矫正老视。

（四）重要文献简介

1.《太平圣惠方》　北宋之初王怀隐等人集体编撰，成书于公元 902 年，收集了北宋以前的各种医学著作。全书共 100 卷，卷三十二、三十三为眼科专篇。该书收载的眼科病症约 60 种，其中新病名有坠睛、眼睑垂肿、睑生风粟、眼血灌瞳仁、眼被物撞打、眼赤脉冲贯黑睛、丹石毒草攻眼等。在眼生理解剖的方面，该书并载《内经》《外台秘要》及刘皓《眼论准的歌》三家之说；对五轮学说的论述，该书对五轮的配位进行了改动，并应用《内经》之五行生克原理，将五轮学说首次明确地运用于眼病的病机理论方面，从而推进了五轮学说的临床应用，更以"眼通脏腑，气贯五轮"的著名学术观点，强调以五轮学说为基础的整体观念；在眼病的病因方面，该书在《千金要方》19 因之基础上，去掉 5 因，又添 10 因；在眼病的治疗方面，该书较全面地介绍了前代眼科的内治与外治方药，收载眼科方 500 余首，对眼科手术的收集也较全面，尤其是对金针开内障法的介绍较为详细。因此，该书有较高的参考价值。

2.《圣济总录》　北宋末叶由朝廷组织编撰，由宋代及宋代以前历代医籍及民间验方整理汇编而成，刊于公元 1117 年。全书共 200 卷，第 102～113 卷为眼目门。该书体裁承《太平圣惠方》，每一病症的条目下先论病因病机，后述症状，再列多个方剂。该书收录的眼科病症有 58 种，载方达 700 余首，介绍了治疗眼病的钩、割、针、劆等手术方法，以及熨、烙、淋洗、包扎等外治法。该书未载录五轮学说及金针拨内障法。该书收集资料丰富，是一部具有研究价值的历史医学文献。

3.《世医得效方》　元代危亦林所著，成书于公元 1345 年。全书共计 19 卷，卷 16 为眼科资料。其内容分总论、各论、附篇三部分。总论主要阐述五轮八廓学说。对五轮学说，该书遵循《内经》的生理解剖观点，将五轮所配眼位与《灵枢·大惑论》所划眼部和脏腑相应的关系相吻合，形成沿用至今的五轮配位法；对八廓学说，该书不仅首次配上了八象名称，而且还将每廓配属了眼位，充实了八廓学说内容。各论列眼病72症，颇似对刘皓《眼论准的歌》的白话解，多数眼病有治有方，少数病症被认为难治或不可治，其治疗方法以内治为主，外治甚少，更无手术治疗。附篇是对各论的补遗，介绍危亦林对16种眼病的辨证论治，与各论所述72症没有明显的联系。

4.《秘传眼科龙木论》 现存的最早版本是明代万历三年黄毅刊行本，但该书并非明代医著，据考证，为宋末元初之医家辑前人著作而成。全书共10卷，其内容可分为三部分。第一部分由《龙木论》刘皓《眼论准的歌》及其他部分组成，即卷1～6；第二部分由诸病秘要名方、针灸经、诸方辨论药性组成，即卷7～10；第三部分为葆光道人《眼科龙木集》，即卷11～12，其内容辑自《太平圣惠方》《内经》《七十二证眼论》等医著。

《秘传眼科龙木论》为我国古代著名的眼科专著，在形成眼科独具特色的理论体系和治疗方法上，占有重要的历史地位。本书的主要成就：其一，将眼病分内障与外障两大类，创病症归纳大纲，这对后世眼科的发展影响深远。例如，《世医得效方》《医宗金鉴》的眼科部分，《一草亭目科全书》《秘传眼科七十二症全书》等眼科医著，在编写体例上均沿用本书以内外障为纲、病症为目之方法。其二，列眼病七十二症，初具眼科辨证论治之体系。该书所列七十二症，比较全面地概括了宋以前认识到的眼病，并且所载的病症名开始从前代较为笼统的目赤痛、失明、目翳等常见病症名向更能揭示眼病的病因病机病位特点之病症名分化，如圆翳内障、胎患内障、惊振内障、高风雀目等。对眼病的记载采用先冠以病症名，再描述病变的初期表现，演变后症状，病因病机和治疗方法，并提示必要的禁忌，歌诀随后，继列方药。可见，对眼病的编写，从病名、症状、病因病机、病程演变，到治疗方药各个环节都已基本具备，已初具眼科辨证论治的体系，该书对眼病的这种归纳方法，奠定了眼科病症学基础。其三，保存了历史上有案可稽却又散佚的眼科名著——《龙木论》刘皓《眼论审的歌》，从而使后人得知五轮学说的最早记载。其四，重内外合治，集唐宋眼科治疗学之大成。在《千金要方》《外台秘要》等医著中，所载疗目方药多为广收单方、验方、秘方而成，其药物组成无明显规律，但本书在疗目方剂的药物组成上开始出现用药规律，即注重调理脏腑功能，尤以调理肝肾为多，清肝泻火解毒之剂也被大量运用，从而使眼病的治疗与脏腑功能失调等病因病机得以密切结合，使眼科方剂从前代主要选择经验方转变为有一定法度的便于掌握和推广应用的方剂，从而促进了中医眼科脏腑辨证的发展。对眼病的外治，该书在较全面系统地介绍眼科外治法的同时，病症的选择更为合理，并且绝大多数病症都采用内外合治的方法。

5.《银海精微》 著成及成书年代均不详，托名孙思邈著，据考为宋代以后、明以前的中医眼科著作。全书共2卷，其内容可分为三部分。第一部分为序论；第二部分为各论，重点介绍81种眼病的病因病机与证治，并附有简明插图；第三部分为附篇，从眼的生理、病理、辨证与治疗，以及中药药性、炮制、常用方剂、外用药制法等一应俱全，这部分的文字较前两部分精练，不像是原作，很有可能是后人补辑的。

《银海精微》是一部著名的早期眼科专著。该书始终遵循《内经》所倡导的整体观思想来阐述眼的生理、眼病的病理、诊断和治疗。对眼生理的论述，该书强调眼须依赖脏腑气血的濡养，谓："目者，肝之外候也，肝肾之气充则精彩光明""眼者，乃五脏之专精也；目者，乃心之窍也；瞳仁者，肾之精也。宗精之水所以不出行，血裹之，气辅之，共奏于目。"对眼病病机的阐述，认为脏腑功能失调以及阴阳气血失和是导致目病发生的内在原因，从而形成了具有中医特色的眼科发病学，如论述痛如神祟的病机是"阴阳升降不和，气血偏盛，相攻使然"；蝇翅黑花是"肾水衰，肾水不能济于肝木则虚热"；坐起生花是"肝血衰，肝肾二经虚"等。该书十分推崇五轮学说，于首篇即详细叙述五轮与五脏的分属，绘制五轮八廓图，并认为眼病"或蕴积风热，或七情之气，郁结不散，上攻眼目，各随五脏所属而见"。根据黑睛风轮属肝之论，认为花翳白陷责之于"肝风热极"，这种用五轮联系五脏去认识眼病的观点，对后世五轮辨证的形成产生了深远的影响。关于眼病的治疗，该书强调内服药物、兼顾外治、力主祛邪。可见，《银海精微》在理论上崇尚《内经》，始终贯穿眼脏一体、天人合一的观点，在临床上从辨证立论到遣方用药都符合实际，是一部很有价值的参考文献。

第四节　兴盛时期（明代至清代鸦片战争之前）

明清两代是中医眼科学发展的鼎盛时期。这一时期，不论是眼科文献的数量和质量，还是眼科理论与临床知识的深度和广度，均大大超过以往各代。其兴盛之势可体现在如下方面。

（一）中医眼科专著的大量涌现营造了浓厚的眼科学术氛围

元末明初倪维德著《原机启微》，该书总结前人之经验，结合自身临床体会，深入地阐析了眼病的病因病机，倡导药物与手术并用，内治与外治同施，遣方用药强调君臣佐使，是一部在理论和实际应用上均有很高价值的眼科专著。明末傅仁宇纂辑的《审视瑶函》，又名《眼科大全》，转录前人论述，结合本人经验著成，兼收并蓄，持论公允，内容丰富，实用性强，为中医眼科必读之书。清代黄庭镜编著的《目经大成》，此书后经邓学礼增补而成《目科正宗》，于1810年出版，该书发挥和充实了五轮、八廓学说；继承和整理了针拨术，总结出著名的针拨八法（审机、点睛、射覆、探骊、扰海、卷帘、圆镜、完璧）；强调端正医疗作风，提倡详细记录病历；勇于实践，敢于革新，修订病名，如将多年沿袭的"黄膜上冲"修正为"黄液上冲"，使之符合临床实际。该书在中医眼科学术体系中有较高的学术地位。清代顾锡著《银海指南》，较为全面地论述了眼病的病因病机及辨证要点；比较详细地阐述了眼与全身病的关系，堪称这方面的代表作；其循经用药可谓独树一帜。此外，袁学渊的《秘传眼科全书》、邓苑的《一草亭目科全书》、马云从的《眼科阐微》、王子固的《眼科百问》、顾筱园的《眼科约编》、张子襄的《眼科要旨》，以及撰人不详的《异授眼科》及《眼科奇书》，对后世眼科均产生积极影响。

（二）著名医家充实了中医眼科理论与临床，提高了眼科整体水平

明代王肯堂所辑的《证治准绳》，有眼病专篇，收载眼部病症170余种，凡肉眼所能见到的症状，几乎描绘无遗，书中的病症名多为后世眼科所采用；并首次提出了瞳神含有神水、神膏，使瞳神更具解剖学特征。明代朝鲜人金礼蒙等汇集的《医方类聚》，保存了较完整的《龙树眼论》原文，收录了26部医籍中有关眼科的论述，以及59种文献中的眼科方剂，计1300余首，其数量之多前所未有；而且内服外用俱全，膏丹丸散均有，食疗药膳齐备。明代杨继洲的著作《针灸大成》，叙述了106个穴位治疗眼病的功效，记载了63种眼病的针灸处方90余首，是眼科针灸较为系统的总结。清初张璐编著的《张氏医通》，详述了金针拨障术的适应证、操作方法，以及拨针的制造与消毒等。书中提及"过梁针"使用、术中常见的出血情况及处理措施，足见其较高的手术水平。此外，如朱橚等编汇的《普济方》、徐春甫著的《古今医统大全》、李时珍著的《本草纲目》、张介宾著的《景岳全书》、吴谦等编纂的《医宗金鉴》等，均有眼科专病专方专药的记载，推动了眼科理论与临床不断向纵深发展。

（三）重要文献简介

1.《原机启微》 元末明初倪维德所撰，刊于1370年，共2卷。原著佚失，今之所见《原机启微》辑录于《薛氏医案》与《古今医统大全》，上卷按病因病机将眼部病症分为18类，即淫热反尅之病、风热不制之病、七情五贼劳役饥饱之病、血为邪盛凝而不行之病、气为怒伤散而不聚之病、血气不分混而遂结之病、热积必溃之病、阳衰不能抗阴之病、阴弱不能配阳之病、心火乘金水衰反制之病、内急外弛之病、奇经客邪之病、为物所伤之病、伤寒愈后之病、强阳搏实阴之病、亡血过多之病、斑疹余毒之病、深疳为害之病。这种病因病机分类法充分体现了中医学之"同病异治""异病同治"精神，具其卓见，为中医眼科创立了系统的审证求因、辨证论治理论体系，突破了自唐宋以来把眼囿于局部而使病陷于孤立的传统思维。在阐述眼病的病因病机方面，突出"内因为主导的思想"；治疗以内服中药为主，对外障眼病还恰当地配合外用药物或手术治疗。下卷为附方，首论用药组方原则，继列治疗眼病的方剂40余首和前贤医案10篇。每首方剂均有明确的君臣佐使，用药以升发药、清热药以及调和胃气药居多。因该书论述理论比较系统，临床实用，故对后世中医眼科学的发展影响深远。

2.《普济方》 明初朱橚与滕硕等编著，成书于1406年，是一部广泛收集明以前医著之作。该书原为168卷，后于清初编《四库全书》时将其改为426卷，100余

门。该书"身形"部"眼目门"载有眼科资料16卷。"眼目门"是由数十种医籍中的眼科资料汇成，而且大多是原文摘要，对眼部病症的不同记述多达300余种，为明清时期中医眼科病名的大量增加奠定了基础。书中所列每个病症项下，首述该病的病因病机、症状或预后等，次列若干处方，包括主治、剂量、用法等。因该书收集资料丰富，载方众多，故有重要的学术参考价值。

另外，据陈明举考证，该书所引用的资料基本上都是摘要，唯独全文收载了《龙木论》，与黄毅刊行的《龙木总论》基本相同，但比黄毅本早169年。这可谓是当今所能见到的最早的《龙木论》，对校勘研究《龙木论》具有较大的参考价值。

3.《医方类聚》 是朝鲜人金礼蒙等汇集150多种明代以前的中医古籍编成的一部巨著，成书于1446年。该书卷64～70为"眼门"，不仅全文收录《龙树菩萨眼论》，而且还汇集了其他26部古籍中有关眼科的论述和59种文献中的眼科方剂。该书是目前唯一保存有完整的《龙树眼论》原文的文献，因而是一部研究中医眼科学的重要资料。

4.《薛氏医案》 明代薛己所撰。薛氏根据嘉靖壬辰南京礼部祭司主事王庭所藏《原机启微》抄本，校印整理而收录于《薛氏医案》，同时还有王庭所加的《原机启微》序言，从而使已近绝传的《原机启微》得以流传至今。目前所能见到的《原机启微》单行本，就是从《薛氏医案》中辑录的。此外该书在《原机启微》之后附录了各医家论述摘要，前贤医案、按十剂分类的40余个处方，以及治疗小儿眼病的25个处方，具有较高的参考价值。

5.《古今医统大全》 明代徐春甫所著，成书于1556年，共100卷。该书同样收载了《原机启微》十八篇内容，但无序言和附录。该书在眼科总论部分，载有五轮病症、八廓病症，并简要论述各轮的病因病机，所主病症及其治法；阐述各廓的所属脏腑及所主病症。同时，该书首次对八廓学说提出异议，认为于理不通，也无临床价值。各论列述圆翳、冰翳、滑翳等七十二症。对眼病的治疗，提出行血为治目之纲，散热为治目之要的治疗学观点。

6.《证治准绳》 明代王肯堂所撰集，成书于1602年。全书包含伤寒、疡医、幼科、女科、杂病证治准绳及杂病证治类方六个部分，故名《六科证治准绳》。该书在杂病中的"七窍门"列有眼科专篇。眼科专篇的内容可分为三部分：第一部分为总论，列历代有关论目的文献，述说五轮八廓、开导法、点眼药法、钩割针烙法等；第二部分为各论，分述眼科病症170余种，对肉眼所能见到的眼病，几乎均做了描述；第三部分为附录，汇集治疗眼病的单方、针灸，并附有前贤医案28则。

《证治准绳》虽非眼科专著，但书中所载眼论，是自唐代以来，在中医眼科发展史中占有十分重要地位的医著。该书对眼科的基础理论以及临床病症的论述，均较前人有较大的发展。在眼的生理解剖方面，该书首次阐述了神水、神膏、神光、真气、真血、真精的含义及其相互关系；对五轮学说的论述，该书不仅首次对五轮、八廓名词的含义进行了诠释，而且首次将过去八廓与五轮重叠的配位法改为八方配位法；对眼部病症的记载，该书大胆地突破了自唐代以来大多拘于的七十二症之说，全面详细地记载了当时所知的170多种眼部病症，当今眼科临床中医诊断所用病名，大多源于本书。对眼病的分类，该书以症统病，即先按症状分类法将眼病分为41类，每类又列若干证。如目痛类，分为白睛痛、天行赤热证、暴风客热证、火胀大头证、羞明怕热证、睑硬睛疼证、赤痛如邪证、气眼证、痛如针刺证、热结膀胱证、大小雷头风证、左右偏头风证、阴邪风证、阳邪风证、卒脑风证、颠顶风证、游风证、邪风证18种，对眼病的治疗，该书主张采用内治与外治兼用，其中手术方法治疗目偏视为王氏首次提出，他在"瞳神反背"中指出："其珠斜翻侧转，白向外而黑向内也，药不能疗，止用拨治，须久久精熟，能识其向入和眦或带上带下之分，然后拨之，则疗在反掌。"可见，《证治准绳》是一部具有较高参考价值的医著。

7.《景岳全书》 明代张景岳所撰，成书于1640年。全书共64卷。在杂证谟的眼目卷以及古方八阵的因阵中均列有眼科专篇。

《景岳全书》对眼科基础理论的论述，既重经典，亦取众家，更敢于提出自己不同的见解。在眼目卷首，作者摘引了《内经》有关眼目的经文31条，并命题为"经义"。同时，也客观地引述了对眼科具有影响的七条名家论述，命名为"述古"。这七条论述各有侧重，有的偏于病因，有的则侧重于治疗禁忌；有的则以五轮为纲论述眼与五脏的关系；有的则指出退翳时的用药先后所宜；有的则是阐述眼科外用药多辛热，慎用苦寒的道理；还有李东垣所补充脾与眼关系的论述。可见，书中"述古"七条展示了中医眼科辨证论治的规律和治疗手段的丰富，以及眼与脏腑的密切关系。对明清时期众家所推崇的五轮八廓学说以及七十二症之说，作者提出"眼目之证，虽古有五轮八廓及七十二证之辨，余尝细察之，似皆非切当之论，徒资惑乱，不足凭也"的反对意见。这种学术争鸣，有利于学术发展。

对眼科辨证的阐述，该书强调八纲辨证，在八纲中更突出虚实，谓："凡病目者非火有余则阴不足耳，但辨以虚实二字可尽矣。"对内障的辨证，该书提出将内障分为两大类，一是瞳神内有障蒙蔽（即圆翳内障），另一类是瞳神内无障遮蔽，唯珠或瞳神散大等。可以说，这是有关狭义内障与广义内障之分的最早论述。对内障病因的认识，作者也不受内障多虚之束缚，提出内障既有肾气不足所致者，也有因七情不节、肝气上逆、或夹火邪而蒙昧不明者。再次强调虚实二纲对眼科临床辨证的指导意义。

对眼病的治疗，既强调整体，也不忽略局部，其治疗方法包括内服药、外用药（洗剂、散剂、膏剂），点刺出血等。其中，对火邪内炎上攻于目的外治方法，作者继承了前人王节斋关于冰片的论述，认为如火之微者所致眼病，因热势不深，可用黄连膏之类点之，浮热去而目疾自愈；若火之甚者，欲以寒凉济此炎炎之盛势，反而产生闭热之害，故以冰片点眼，取其辛热，以散其邪，以散其热，达到拔出火邪之目的，故赞点眼药材用辛热，洗眼用热汤。

8.《审视瑶函》 明末傅仁宇所撰眼科专著，刊于1644年，又名《眼科大全》。全书共6卷。卷首介绍前贤名医医案24例、五轮八廓定位图、运气学说等。卷一所载目为至宝论、五轮八廓所属论、钩割针烙宜戒慎论等，是从不同角度阐述眼科临床与理论方面的一些重要问题，并提出了许多独特的见解。其中，"识病辨症详明金玉赋"全面系统地总结了眼病辨证经验，其参考价值尤高，其理论精深而明确实用。卷二为全文转录《原机启微》18篇论述。卷三至卷六，按病症分节，详述108种眼症的症状、诊断和治疗。此外，书中还附有详细的针灸资料、手术方法、外用药的处方及配制法。因该书具有篇幅大、内容多、论述精的特点，故又名《眼科大全》，是一部流传极广、参考价值较高的眼科专著。

9.《张氏医通》 清代张璐所著，成书于1695年，全书共16卷。该书在"七窍门"中汇集了明清以前20余种医著中的眼科资料，其内容可分为总论和各论两部分。总论阐述眼的生理解剖、病因病机，以及外用药、手术等内容。对五轮八廓学说，该书只赞成五轮学说，不推崇八廓学说，认为八廓与治疗无关。其各论部分，宗《证治准绳》体裁，按症状分类，以症统病，列述约160种眼症。该书对各病症的阐述具体而通俗，是一部比较实用的参考文献。

10.《医宗金鉴》 清代吴谦等人所辑的一部丛书，成书于1722年，全书共90卷。该书卷77~78为"眼科心法要诀"。其总论部分，主要阐述五轮、八廓及三因学说等，对八廓不配五脏而只配六腑与命门、包络，为其特殊之处；各论部分，主要根据《秘传眼科龙木论》的病名，先述内外障72症（内障24症、外障48症），后补遗10症，因此，该书实述眼病82症。其体例是每症之前，冠以歌诀，后附注释，并重配方剂。"眼科心法要诀"中载106个内服方和7个外用方，但没有手术治疗方法。对眼胞菌素、针眼、眼丹、胞生痰核、椒疮、粟疮、皮翻证、目中胬肉等需要手术治疗的眼病，作者则将其收载于《医宗金鉴·外科心法要诀》中。该书采用七言诗歌、便于记诵，内容简明，适于初学者参考。

11.《目经大成》 清代黄庭镜所著，全书3卷，卷一述及眼的解剖、生理、辨证、治疗及一些杂论；卷二阐述12类病因、81症及似因非症8条；卷三收载200余首方。该书是一部自成一格的眼科专著，有不少突出的见解。该书的主要特点有：其一，对五轮八廓学说的新见解。该书认为"方以日月，定名曰轮"，乃是以日月之圆与转来比喻目之五轮；又曰："张小使大，开扩五轮之旨，故曰廓。"意指八廓由五轮扩大而来，对五轮八廓的含义做了新的解释。在五轮八廓的配位方面，黄氏认为五轮中血轮的部位除两眦外，还应包括内眦头如珠之肉（即泪阜）；水轮包括金井（瞳孔）以及膏中状如水晶棋子之"珠"；对八廓则从命名到眼部配位均另立新说。其二，对针拨术的发展。该书对针拨术总结出了审机、点睛、射覆、探骊、扰海、卷帘、圆镜、完璧等八法，使手术操作过程规范化，并首先提出进针的部分。其三，独创病名多。该书对很多病名做了改动。其中有的改得比原名贴切，如将"黄膜上冲"改为

"黄液上冲"，但有些改得并不合理，如"春水扬波""虚潭呈月"等已不符合医学病症命名原则。其四，强调端正医风与详细记录病历。黄氏反对迷信与巫医；强调诊病时要耐心细心，处理时既要慎重又要大胆。为便于总结经验教训，要详细做好病历记录。其五，处方详细，便于应用。该书所载248首方，每个方剂的药物组成与制作法、服用法、适应证、方解等均很详细，便于临床选择应用。

总之，该书虽有不少缺点，但也有不少独到之处。以后，此书曾经邓赞夫增补，易名为《眼科正宗》，于公元1810年出版。

12.《银海指南》 清代顾锡所著之眼科专著，成书于1807年，又名《眼科大成》，全书共4卷。卷一，阐述眼科五轮八廓、五运六气、六淫七情与眼病的关系等。卷二，主要叙述脏腑主病，气血疾郁等杂病及临床各科常见疾病的病因病机、眼部表现和治疗原则。卷三，选载眼科常用内服方药170余首、外用方10余首及其制法。卷四，收录眼科医案170余例。书中该书以病因、脏腑等分析归纳眼部病症的方法，明确而实用。治疗方面以内治为主，外治方面除主张运用药物外，不赞成施用手术。本书最显著的特点是对眼病的病因病机之论述精辟而详尽，对眼科病因病机学说的发展产生了深远的影响。

13.《眼科阐微》 清代康熙年间马云从编著，共4卷。卷之一主要为眼科之辨证理论，如辨眼症虚实论、辨五轮生克论、辨肺金克肝木黑睛生翳膜论、辨年久眼病先补气血论、辨眼见五色花论等30余篇论文。卷之二专论老年眼病，根据《内经》之旨，阐述老年眼病的生理病理及治疗，也含药膳治疗。卷之三介绍眼科病症，如时行赤眼症、四季犯发眼症、眉骨疼眼症、火盛眼症、痰盛眼症等21种病症，每症先述病因病机，症状，继列若干方剂，供临床选用。卷之四为小儿眼症及杂论杂方等。全书共计250余方。本书立论精辟，辨证详明，可供临床参考。

14.《秘传眼科纂要》 本书原为黄岩纂集，后经程名成重订而刊行。全书分上下两卷。上卷包括四个方面内容，一是眼科药要，即将药物按归经及主要作用分类介绍，如心经药、肝经药、祛风药、凉血药等；二是选择介绍眼科的基本理论，如五轮八廓、五脏受病、论内外障、论表里等；三是介绍五脏用药的补泻及其代表方剂43首；四是具体论述眼科病症的症状、病机与治疗，如鸡冠蚬肉、胬肉攀睛、拳毛倒睫、玉翳遮睛、花翳白陷、血贯瞳仁等，计23节。下卷也有四方面的内容，一是接着论述痒极难忍、天行赤眼、风牵出睑、小儿通睛、赤膜上贯、蝇头蟹眼、冰瑕翳等病症的症状、病机与治疗，计25节；二是验案症方14条，如漏睛眼、雀目、瞳神散大等，先列症再列方，还介绍了部分外用方；三是按病因病机分类，分别介绍医案178则，其中包括前贤医案23则；四是列方剂46首，如羌活胜风汤、柴胡复生汤、冲和养胃汤、石斛夜光丸、酒调散、茶调散等。这大概是他在临床上用之有效者。

本书与其他著作不同之处，主要是将眼科常用药按归经与功能进行分类，紧密结合了眼科临床，值得参考。

15. 《眼科百问》　清代王子固编著。全书用问答形式进行阐述，分上下两卷。上卷 42 问，主要论述眼科的基础理论，如五轮八廓、五运六气、七表八里、三阴三阳等，以及部分眼科病症的治疗。下卷 79 问，仍接着阐述眼科病症的治疗，如妇女、小儿、老人、眼外伤、屈光不正等眼病。共计 111 问，选方 199 首。书末还有眼科杂论，收载外治法及单方验方计 55 首。

16. 《眼科奇书》　作者不详，于 1886 年由孙奉铭在重庆天府庙李氏老叟处抄得。曾石印 3 次，流传民间。本书分五部分，即外障眼病、内障眼病、内外障兼病、治眼病根底要诀、眼病禁忌药品及炮制法。本书篇幅不长，论少经验多，药量重得出奇。作者认为，外障是寒，投以四味大发散（麻黄、蔓荆子、藁本、细辛）或八味大发散（即前方加羌活、防风、白芷、川芎），其用量超过常规用量的 3 倍。内障是气，主张先用枳壳、槟榔、郁金、香附行气破气（药量超过常规用量 4 倍），再服补中益气汤或熟益巴戟汤（熟地黄、巴戟天、益智仁各一至二两）补足正气。这种用药经验，与寒凉派形成鲜明对照，临证可供参考，但必须因地、因时、因人制宜。

第五节　衰落与复兴时期（清代鸦片战争以后至今）

自 1840 年鸦片战争以后直到 1949 年前，以及从新中国成立后至今，中医眼科经历了两个截然不同的阶段。

（一）半殖民地半封建社会中的中医眼科发展停滞衰落

清代鸦片战争以后的百余年间，我国逐步沦为半殖民地半封建社会，帝国主义的侵略，反动政府的扼杀与摧残，使中医学处于岌岌可危的境地，中医眼科亦受到相应影响。此期间在眼科医家的不懈努力下，编印了极为有限的眼科专著，如黄岩的《秘传眼科纂要》、陈国笃的《眼科六要》、刘耀先的《眼科金镜》、康维恂的《眼科菁华录》、王锡鑫的《眼科切要》等。此外，在西医眼科传入的影响下，出现了具有中西医眼科结合倾向的专著，如徐庶遥的《中国眼科学》、陈滋的《中西医眼科汇通》，其学术思想具有进步意义，但由于历史条件的限制，未能取得明显的成就。

（二）新中国成立后中医眼科蓬勃发展

1955 年在北京成立了中国中医研究院，开设了研究中医眼科的科室。1956 年起全国各地相继建立了中医院校，培养了一大批中医眼科教师与医师。1959 年后，一批西医学习中医的眼科医生加入到中医眼科队伍中，壮大了中医眼科的力量。1960 年出版了第一部全国统编的《中医眼科学》教材，至今已出版十一版规划教材，先后由广州中医学院（一至四版）、廖品正（五版）、祁宝玉（六版）、曾庆华（七版、八版）、彭清华（九版、十版、十一版）任主编。1978 年后，陕西、成都、北京、湖南等地的中医药院校先后招收了中医眼科硕士、博士研究生，培养了具有较高学术水平的一代新人。1980 年后，各省市陆续成立了中医眼科学会、中西医结合眼科学会，为中医眼科及中西医结合眼科学术发展搭建了平台。1987 年后，一些中医院校开设了中医五官科专业，专门培养眼科人才。20 世纪 80 年代后创办了《中西医结合眼科杂志》《中国中医眼科杂志》及《中医眼耳鼻喉科杂志》，促进了中医及中西医结合眼科学术的研讨、争鸣与发展，经过不断努力，《中国中医眼科杂志》已进入中文核心期刊行列。

新中国成立以来，我国出版了大量中医及中西医结合的眼科专著。有名老中医的经验总结，如路际平著的《眼科临证笔记》、陆南山著的《眼科临证录》、姚和清著的《眼科证治经验》、陈达夫著的《中医眼科六经法要》、庞赞襄著的《中医眼科临床实践》、张望之著的《眼科探骊》、黄叔仁著的《眼病的辨证论治》、陆绵绵著的《中西医结合治疗眼病》，以及韦玉英编写的《韦文贵眼科经验选》、马德祥编写的《陈溪南眼科经验》、周奉建编写的《张皆春眼科证治》、彭清华主编的《眼科名家临证精华》《全国中医眼科名家学术经验集》和《中医眼科名家临床诊疗经验》。有文献方面的整理，如杨维周编的《中医眼科历代方剂汇编》、曹建辉编著的《眼科外用中药与临床》等。有专业参考书，如唐由之、肖国士主编的《中医眼科全书》，李传课主编的《新编中医眼科学》和《中医药学高级丛书·中医眼科学》，彭清华主编的《中西医结合眼底病学》和《中西医结合眼表疾病学》，王明芳等主编的《中国传统临床医学丛书·中医眼科学》等。有眼科学术专著，如彭清华著的《眼科活血利水法的研究》、李志英著的《中医眼科疾病图谱》等。众多眼科论著的出版发行，对继承和弘扬中医眼科学发挥了重要作用。

随着时代的进步，科学技术的发展，大量现代仪器设备如裂隙灯显微镜、检眼镜、眼压计、视野计、眼底照相机、眼超声检查仪、眼电生理检查仪、眼科计算机图像检测分析仪以及眼用激光机等，在中医眼科临床中广泛应用，提高了诊疗水平。既往中医眼科疾病多以肉眼观察到的形态来命名，而其中眼底病由于古人受历史条件的限制，不能微观眼底变化，常以患者的自觉症状为命名依据，这种自觉症状可以是多种眼底病的共同表现，也可以是一种眼底病的不同阶段，难以明确疾病的本质和部位，给诊疗带来了困难。当代中医眼科利用检查设备就能观察眼底的病理变化，为诊治这类疾病创造了条件。20 世纪 80 年代，湖南学者彭清华等提出应规范中医眼科病名并对暴盲病名进行分化，1993 年欧阳琦主编的《临床必读》和新世纪规划教材《中医眼科学》根据眼底的不同表现，创立了部分眼底病新的病名，推动了中医眼科学向前发展。

为了加强中医医疗技术标准规范化建设，国家中医药管理局从 1983 年开始编制了部分中医病证诊疗标准，在部分省市试行；经过 10 余年实践和多次审定，于 1994年 6 月发布了《中医病证诊断疗效标准》，其中眼科 46 个病证规定了病证名、诊断依据、证候分类、疗效评定标准。1997 年 10 月 1 日，由朱文锋教授为主编制的《中医临床诊疗术语》作为国家标准在全国实施，其中包括中医眼科标准病名 91 个，新增了目倦、酸碱伤目等多个病名。2007 年 11 月国家中医药管理局推出了 18 个眼科重点专科（专病）建设项目及 7 个特色专科（专病）建设项目。2011 年 6 月国家中医药管理局发布了 22 个专业 95 个病种的《中医诊疗方案》及《中医临床路径》，其中包括 7 个眼科病种。2012 年中华中医药学会发布了 20 个《中医眼科常见病诊疗指南》，2015 年中华中医药学会又启动了《中医眼科常见病诊疗指南》的修订和增补工作，这些均有力地促进了中医眼科标准规范化建设。

　　近年来，中医眼科在手术、针灸、药物等方面都取得了较大发展，一些眼科疑难病症进入了现代科研领域，并取得了阶段性成果，已研制出了获国家食品药品监督管理局批准生产的专治眼科疾病的多种中药新药。在广大中医眼科工作者的共同努力下，中医眼科事业蒸蒸日上，展现了广阔的发展前景。

参考文献

1. 成都中医学院. 中医眼科学 [M]. 北京：人民卫生出版社，1985：1 - 25.

2. 彭清华，李传课. 先秦眼科史略 [J]. 中华医史杂志，1988，18（2）：75 - 78.

3. 李涛，毕华德. 中国眼科学史大纲 [J]. 中华眼科杂志，1956（5）：398 - 401.

4. 张宝昌. 甲骨文中的人体知识 [J]. 中华医史杂志，1981，11（4）：235 - 237.

5. 肖国士. 内外障学说简史 [J]. 云南中医学院学报，1991，14（3）：10 - 12.

6. 李传课. 诸病源候论眼科学术成就 [J]. 中医杂志，1988，29（1）：51 - 53.

7. 陈明举. 五轮八廓学说的沿革与争议 [J]. 中西医结合眼科杂志，1982（1）：49.

8. 董尚朴.《儒门事亲》眼科成就评述 [J]. 中国中医联科杂志，1994，4（2）：105.

9. 曾明葵.《银海精微》学术思想初探 [J]. 江西中医药，1986（6）：3 - 4.

10. 李传课. 角膜炎史略 [J]. 新中医，1984（11）：53 - 55.

11. 祁宝玉. 试析《景岳全书》眼目卷 [J]. 中医杂志，1984（8）：61 - 63.

12. 邱德文. 论《眼科金镜》的学术成就 [J]. 北京中医杂志，1986（4）：41 - 42.

13. 曾樨良. 从解放三十年看中医眼科的发展 [J]. 成都中医学院学报，1982（2）：61 - 63.

14. 杨钧，吴乐正. 眼科学发展史//李凤鸣. 中华眼科学 [M]. 北京：人民卫生出版社，2005：3 - 22.

15. 王明芳，谢学军. 临床传统医学丛书·中医眼科学 [M]. 北京：中国中医药出版社，2004：1 - 22.

16. 曾庆华. 中医眼科学 [M]. 第 2 版. 北京：中国中医药出版社，2007：1 - 6.

17. 谢学军. 中西医临床眼科学 [M]. 北京：中国医药出版社，2001：3 - 13.

18. 陈耀真. 中国眼科学发展史 [J]. 眼科学报，1986（2）：3 - 5.

19. 殷纳新. 眼科中西医结合历史的回顾 [J]. 中华医史杂志，2002，32（1）：57 - 59.

20. 彭清华. 中医眼科学 [M]. 北京：中国中医药出版社，2016：1 - 7.

21. 李传课. 中医药学高级丛书·中医眼科学 [M]. 北京：人民卫生出版社，2011：3 - 22.

第二章 眼与脏腑经络气血的生理关系

眼为五官之一，主司视觉。中医眼科学认为眼虽属局部器官，但与整体，特别是以五脏为中心的脏腑经络有着密切的内在联系。脏腑的各种功能活动又是以精、气、血、津液为物质基础的。眼之所以能辨色视物，即是凭借脏腑通过经络将精、气、血、津液输送至眼，为眼完成视觉功能创造了条件。

第一节 眼与脏腑的生理关系

眼禀脏腑先天之精所成，受后天之精所养。故《灵枢·大惑论》说："五脏六腑之精气，皆上注于目而为之精。"说明了眼的发育、形成以及视觉的产生是五脏六腑精气作用的结果。精气是人体生命活动，包括视觉产生的物质条件。《审视瑶函·内外二障论》指出："眼乃五脏六腑之精华上注于目而为明。"若脏腑功能失调，精气不能上输充养于眼，就会影响到眼的功能，甚至引发眼病。因而《太平圣惠方·眼论》明言："明孔遍通五脏，脏气若乱，目患既生。"

一、眼与五脏的生理关系

（一）眼与心的关系

1. 心主领血，血养目珠 《证治准绳》说："目为血所养明矣。"《审视瑶函》进一步提出："夫目之有血，为养目之源，充和则有发生长养之功，而目不病；少有亏滞，目病生焉。"显示血液的充盈及运行的通畅，是目视睛明的重要条件。现代解剖生理学指出，眼的脉络膜血流量与肾脏相似，为脑血流量的 2 倍，肝血流量的 3 倍，在全身器官中，几占首位。循环至目的血液均始发于心，又归集于心。《素问·五脏生成》说："诸血者，皆属于心。"《景岳全书》亦指出，血"生化于脾，总统于心"，并说"凡七窍之用……无非血之用也"。血液在心的统领下，通过血脉源源不断地输送至目，以供养眼目，包括神水、神膏与瞳神。《审视瑶函》说："血养水，水养膏，膏护瞳神。"

2. 心合血脉，诸脉属目 《素问·调经论》说："五脏之道，皆出于经隧，以行血气。"血从心上达于目，须以经脉为通道。而"心主身之血脉（《素问·痿论》)，"心之合脉也"（《素问·五脏生成》)。揭示了全身的血脉均与心相通。遍布全身各组织器官的经脉，以分布于眼的经脉最为丰富，故《素问·五脏生成》说："诸脉者，皆属于目。"《灵枢·口问》更加明确指出："目者，宗脉之所聚也，上液之道也。"经脉在目的广泛分布，保证了血液上养于目有足够的通道。

3. 心舍神明，目为心使　《素问·灵兰秘典论》说："心者，君主之官，神明出焉。"心主神明，指人的精神、意识、思维乃至人的整个生命活动均由心主宰。《灵枢·本神》提出："所以任物者谓之心。"表明接受外来事物或刺激并做出相应反应是由心来完成的，包括眼接受光线刺激而产生的视觉。故《灵枢·大惑论》指出："目者，心使也；心者，神之舍也。"《外台秘要》强调，视觉产生的一个重要条件是"内因神志"。神志包括了心和脑的作用，中医学称为心神。《证治准绳》认为，心主火，并把心神作用于目的活动称为神光，谓"火在目为神光"。所谓"神光"是指受心神主导的视功能，类似于现代生理学关于视觉形成的一系列神经活动。此外，《素问·解精微论》说："夫心者，五脏之专精也，目者其窍也。"因此，人体脏腑精气的盛衰，以及精神活动状态均可反映于目。

（二）眼与肝的关系

1. 肝开窍于目，目为肝之外候　《素问·金匮真言论》说："东方青色，入通于肝，开窍于目，藏精于肝。"其意为五脏应四时，同气相求，各有所归，目是肝与外界相通的窍道。一方面肝所受藏的精微物质可供养于目；另一方面肝的功能状况，可从目窍表现出来。《灵枢·五阅五使》谓："五官者，五脏之阅也。"其中"目者，肝之官也"，即言五官为五脏的外候，而肝外候于目。《灵枢·本脏》说："视其外应，以知其内脏，则知所病矣。"所谓外应即外候，指体内脏腑生理功能及病理变化外露于体表组织器官的信息。通过对体表组织器官信息的测定，可以了解体内脏腑的状况。肝对应于目，故欲知肝脏状态，可从眼目测知。

2. 肝气通于目，肝和则目能辨色视物　五脏六腑之气血皆可上达于目，由于目为肝窍，肝气直通于目，故肝气的调和与否直接影响到眼的视觉功能。一是肝气可调畅气机，肝气的充和条达，有利于气血津液上输至目，目得所养而能辨色视物。故《灵枢·脉度》说："肝气通于目，肝和则目能辨五色矣。"二是肝气能条达情志，肝和则疏泄有度，七情平和，气血均衡，眼即能明视不衰。故《灵枢·本神》指出："和喜怒而安居处……如是，则僻邪不至，长生久视。"这与当今心身医学强调心理调适是防治衰老的论点如出一辙。

3. 肝主藏血，肝受血而目能视　肝主藏血，肝藏之血是眼目产生视觉功能的物质基础，因而《素问·五脏生成》有"肝受血而能视"之论。肝藏之血含有眼目所需的各种精微物质，故特称之为"真血"。《审视瑶函》阐释说："真血者，即肝中升运于目轻清之血，乃滋目经络之血也。此血非比肌肉间混浊易行之血，因其轻清上升于高而难得，故谓之真也。"肝还有根据视觉需要而调节血量和质之功。现代研究发现，肝脏能调节血浆维生素 A 的浓度，以满足视网膜杆状细胞的需要，肝病时就失去了这种调节功能，使眼的夜视力下降。虽然中医学所言之肝与现代解剖之肝有异，但现代研究提示了肝血可直接影响到眼的功能状态。

4. 肝主泪液，润泽目珠 五脏化生五液，其中肝化液为泪。故《素问·宣明五气》说："五脏化液……肝为泪。"《银海精微》明确指出："泪乃肝之液。"泪液有润泽目珠的作用，《灵枢·口问》说："液者，所以灌精濡空窍者也。"泪液的生成和排泄与肝的功能密切相关，在肝的制约作用下，泪液运行有序而不外溢。若肝的功能失调，不能收制泪液，则会出现泪下如泣，故《灵枢·九针》说："肝主泣。"

（三）眼与脾的关系

1. 脾化精气，上贯于目 脾主运化，化生水谷精微，为后天之本。脾运健旺，精气生化有源，目得精气之养，则目光锐敏。若脾失健运，精气化生不足，目失所养则视物不明。《素问·玉机真脏论》在论及脾的虚实时说："其不及则令人九窍不通。"包含了脾虚而致目窍不通所发生的眼病。《兰室秘藏·眼耳鼻门》更加明确指出："夫五脏六腑之精气，皆禀受于脾，上贯于目……故脾虚则五脏六腑之精皆夫所司，不能归明于目矣。"这就突出了脾之精气对视觉功能的重要性。除此之外，脾运化水谷之精，有滋养肌肉的作用。眼睑肌肉及眼带（眼外肌）得脾之精气充养，则眼睑开合自如，眼珠转动灵活。

2. 脾升清阳，通至目窍 目为清阳之窍，位于人体上部，脉道细微，唯清阳之气易达之。《素问·阴阳应象大论》说："清阳出上窍。"李东垣在《脾胃论·五脏之气交变论》进一步提出："耳、目、口、鼻，为清气所奉于天。"说明清阳之气上达目窍是眼维持辨色视物之功不可缺少的要素。而清阳之气上行至目，有赖脾气的升运。目得清阳之气温煦才能窍通目明，若"清阳不升，九窍为之不利"（《脾胃论·脾胃虚则九窍不通论》）。目为九窍之一，清阳之气不升，则阴火上乘目窍而致目为病。

3. 脾气统血，循行目络 《兰室秘藏》说："脾者，诸阴之首也；目者，血脉之宗也。"血属阴，脉为血府，血液能在目络中运行而不外溢，借助脾气的统摄。《难经·四十二难》谓：脾"主裹血"。由于目为宗脉所聚之处，若脾气虚弱，失去统摄之力，则可导致眼部，尤其是眼底发生出血病症。《景岳全书》阐释了脾虚出血的机制，指出："盖脾统血，脾气虚则不能收摄；脾化血，脾气虚则不能运化，是皆血无所主，因而脱陷妄行。"

（四）眼与肺的关系

1. 肺为气本，气和目明 《素问·五脏生成》说："诸气者，皆属于肺。"《素问·六节藏象论》亦指出："肺者，气之本。"肺主气，司呼吸，不但与大自然之气进行交换，并与体内水谷之气相结合，与此同时，肺朝百脉，肺气充和，全身气机调畅，五脏六腑精阳之气顺达于目，目得温煦濡养则明视万物；若肺气不足，脏腑之气不充，目失所养则视物昏暗，正如《灵枢·决气》所说："气脱者，目不明。"

2. 肺气宣降，眼络通畅　肺之宣，指肺能宣布发散气血津液至全身；肺之降，指肺能清肃下降，通调水道，维持正常的水液代谢。宣发与肃降，相互制约，互济协调，使全身血脉通利，眼络通畅。一方面使目得到气血津液的濡养；另一方面避免体液滞留于目。此外，肺主表，肺宣降有序，可将卫气与津液输布到体表，使体表及眼周的太阳脉络得其温煦濡养，卫外有权，以阻止外邪对眼的伤害。

（五）眼与肾的关系

1. 肾主藏精，精充目明　《灵枢·大惑论》说："目者，五脏六腑之精也。"寓含眼的形成与视觉的产生，有赖精的供养。而肾主藏精，"受五脏六腑之精而藏之"（《素问·上古天真论》）。肾既藏先天之精，亦藏后天之精。《审视瑶函》指出："真精者，乃先后二天元气所化之精汁，起于肾……而后及乎瞳神也。"肾藏之精的盛衰直接影响到眼的视觉功能，正如《素问·脉要精微论》所言："夫精明者，所以视万物，别白黑，审短长，以长为短，以白为黑，如是则精衰矣。"

2. 肾生脑髓，目系属脑肾主骨生髓　《素问·阴阳应象大论》说："肾生骨髓。"诸髓属脑，"脑为髓之海"（《灵枢·海论》）。由于脑与髓均为肾精所化生，肾精充足，髓海丰满，则目视精明；若肾精不足，髓海空虚，则头晕目眩，视物昏花。故《灵枢·海论》明言："髓海不足，则脑转耳鸣……目无所见。"而眼之目系"上属于脑，后出于项中"（《灵枢·大惑论》）。王清任进一步阐述了肾—脑—眼（目系）密切的内在联系，其在《医林改错》中指出："精汁之清者，化而为髓，由脊骨上行入脑，名曰脑髓……两目即脑汁所生，两目系如线，长于脑，所见之物归于脑。"

3. 肾主津液，滋润目珠　《素问·逆调论》说："肾者水脏，主津液。"明示肾脏对体内水液的代谢与分布起着重要作用。《灵枢·五癃津液别》指出："五脏六腑之津液，尽上渗于目。"津液在肾的调节下，不断输送至目，为目珠外围润泽之水及充养目珠内液提供了物质保障。目珠内充满津液，除具有滋养之功外，还可维持眼圆润如珠的形状。故《外台秘要》说："其眼根寻无他物，直是水耳。轻膜裹水，圆满精微，皎洁明净，状如宝珠。"

4. 肾寓阴阳，顾护瞳神　肾寓真阴真阳，为水火之脏，水为真阴所化，火为真阳所生，为全身阴阳之根本。五脏之阳由此升发，五脏之阴靠此滋养。肾之精华化生以养护瞳神，《审视瑶函》说："肾之精腾，结而为水轮。"水轮属瞳神，而神光藏于瞳神。《证治准绳》认为瞳神"乃先天之气所生，后天之气所成，阴阳之妙蕴，水火之精华"。说明瞳神内含阴阳是产生视觉的基础，肾精的滋养，命门之火的温煦是视觉产生的条件。《灵枢·大惑论》谓："阴阳合抟而精明也。"张志聪在《黄帝内经灵枢集注》中阐释说："火之精为神，水之精为精，精上于抟神，共凑于目而为睛明。"

说明阴阳交合，水火互济才能产生视觉。

二、眼与六腑的生理关系

眼与六腑的关系，主要表现为五脏与六腑具有相互依赖、相互协调的内在联系。六腑除三焦为孤腑外，其他的与五脏互为表里。在生理上，脏行气于腑，腑输精于脏，故眼不仅与五脏有密切关系，与六腑亦有不可分割的联系。六腑的功能是主受纳、司腐熟、分清浊、传糟粕，将消化吸收的精微物质传送到周身，以供养全身包括眼在内的组织器官。《灵枢·本脏》说："六腑者，所以化水谷而行津液者也。"《素问·六节藏象论》明确指出："脾、胃、大肠、小肠、三焦、膀胱者，仓廪之本，营之居也，名曰器，能化糟粕，转味而入出者也。"六腑的功能正常，目得所养，才能维持正常的视功能。眼与六腑有如下具体关系。

（一）眼与胆的关系

肝与胆脏腑相合，肝之余气溢入于胆，聚而成精，乃为胆汁。《灵枢·天年》认为胆汁关系到眼的视力状况，人年老体衰，因胆汁分泌减少而视力随之减退。谓："五十岁，肝气始衰，肝叶始薄，胆汁始灭，目始不明。"《证治准绳》在前人有关胆汁与眼关系论述的基础上指出："神膏者，目内包涵膏液……此膏由胆中渗润精汁积而成者，能涵养瞳神，衰则有损。"提出胆汁在神膏的生成及养护瞳神方面起着重要作用，若胆中精汁衰减，可造成神膏的损伤，进而波及视力，这与西医学中老年玻璃体液化及其他玻璃体病变而影响视力有相似之处。

（二）眼与小肠的关系

《素问·灵兰秘典论》说："小肠者，受盛之官，化物出焉。"饮食水谷由胃腐熟后，传入小肠，并经小肠进一步消化，分清别浊，其"清"者，包括水谷之精微和津液，出脾输布到全身，从而使目得到滋养；其浊者下注大肠，多余的津液下渗膀胱。此外，心与小肠脏腑相合，经脉相互络属，其经气相通。心为火脏，小肠为火腑，因此易引动火热之邪上炎于目而为病。

（三）眼与胃的关系

胃为水谷之海，食物入胃而被受纳，其精微物质经过脾的运化，以供养全身。脾胃密切配合，完成气血的生化，故合称为"后天之本"。其中对眼有温煦濡养作用的清阳之气主要源于胃气。《内外伤辨惑论》说："夫元气、谷气、荣气、清气、生发诸阳上升之气，此六者，皆饮食入胃，谷气上行，胃气之异名，其实一也。"李东垣进一步指出了胃气对眼的重要性，其在《脾胃论》中说："九窍者，五脏主之，五脏皆得胃气乃得通利"，若"胃气一虚，耳、目、口、鼻，俱为之病。"可见胃气的正常与否直接关系到眼的功能状态。

（四）眼与大肠的关系

《素问·灵兰秘典论》说："大肠者，传导之官，变化出焉。"大肠主司传导之责，与肺脏腑相合，其上承清纯之气，下输糟粕之物。大肠传导之功是完成食物消化、吸收、排泄的最后阶段。若肺失肃降，大肠传导之令不行，热结于下，熏蒸于上而发为眼病；反之，大肠积热，腑气不通，亦可使肺气不降，气壅于上而导致眼病。

（五）眼与膀胱的关系

膀胱在脏腑中，居于最下层，为水液汇聚之处，其在人体的水液代谢过程中，有贮藏津液、化气行水、排泄尿液的功能。故《素问·灵兰秘典论》说："膀胱者，州都之官，津液藏焉，气化则能出矣。"当水液聚集膀胱之后，在肾中命门真火的蒸化作用下，将其中清彻者，气化升腾为津液，以濡润包括目窍在内的脏腑官窍；其重浊者由肾气推动，成为尿液而排出体外。膀胱的气化作用主要取决于肾气的盛衰。由于津液多上渗于目，若在水湿津液的代谢过程中，肾与膀胱的功能失常，就会在眼部出现水湿泛滥之证。同时水湿停聚可变生湿热，不仅可表现为小便淋涩，还可产生湿热蕴蒸的眼病。如李东垣在《兰室秘藏》中记载的眼生翳障，隐涩难开的眼病即为"太阳膀胱为命门相火煎熬逆行"所致。

（六）眼与三焦的关系

三焦为孤腑，主通行元气、运化水谷和疏理水道。《难经·三十一难》说："三焦者，水谷之道路，气之始终也。"《难经·八难》还指出，肾间动气是"三焦之原"。说明肾之元气须借三焦才能敷布全身，以激发、推动各脏腑器官的功能活动。脏腑的精气、津液均须通过三焦而上行灌注，使目得到滋养。此外，《证治准绳》认为，眼内所涵的房水，是由"三焦而发源"。若三焦功能失常，神水化生不足，使目失濡润与充养而导致多种眼病。

总之，眼之所能辨色视物，有赖于脏腑化生和受藏的精、气、血、津液的濡养及神的整合。《灵枢·本脏》说："人之血气精神者，所以奉生而周于性命者也。"但眼与五脏六腑的关系各有特点，如《审视瑶函》所说："大抵目窍于肝，生于肾，用于心，润于肺，藏于脾。"但人体是一个有机整体，无论脏与脏、脏与腑，还是腑与腑之间均有经络相互联系，它们在生理上相互协调，相互依存。因此，临床上诊察眼病时，应以整体观为基点，从实际出发，具体病症具体分析，制定出治疗眼病的最佳方案。

第二节　眼与经络的生理关系

经络是运行气血，沟通上下、内外、表里，联系脏腑器官的通路。眼与经络有密切的内在关系，《灵枢·口问》说："目者，宗脉之所聚也。"《灵枢·邪气脏腑病形》亦说："十二经脉，三百六十五络，其血气皆上于面而走空窍，其精阳气上走于目而为睛。"《灵枢·本脏》还指出："经脉者，所以行气血而营阴阳。"显示了眼与脏腑之间的联系是靠经络来实现的，眼所需要的营养物质亦是靠经络来输送的，正是有了经络的作用，眼才能得以发挥正常的视功能。

一、眼与十二经脉的关系

十二经脉是经的主干线，首尾相贯，旁支别络纵横交错，三阴三阳表里相合。其始于手太阴，终于足厥阴，如环无端，周而复始，运行不息。十二经脉均直接或间接地与眼发生着联系，由于"手之三阳，从手走头；足之三阳，从头走足"（《灵枢·逆顺肥瘦》）。头为诸阳之会，故直接与眼发生联系的主要是阳经，阴经中与眼密切相连的是肝经和心经，现分述于后。

（一）循行于目外眦的经脉

1. 足少阳胆经　《灵枢·经脉》说："胆足少阳之脉，起于目锐眦，上抵头角，下耳后，……其支者从耳后入耳中，出走耳前，至目锐眦后。其支者，别锐眦，下大迎，合于手太阳，抵于𬱟。"即足少阳胆经之本经起于目外眦之瞳子髎穴，在此与手少阳经交接。由听会过上关，向上抵额角之额厌，下行耳后，经风池至颈。其耳部支脉，从耳后入耳中，出耳前，行至外眦瞳子髎。其外眦部支脉，从瞳子髎下走大迎，会合手少阳经，到达眼眶下方。此外，足少阳之正，亦上行头面，系目系，合足少阳经于目外眦。

2. 手少阳三焦经　《灵枢·经脉》说："三焦手少阳之脉，起于小指次指之端，……其支者从膻中上出缺盆，上项，侠耳后直上，出耳上角，以屈下颊至𬱟；其支者从耳后入耳中，出走耳前，过客主人前，交颊，至目锐眦。"即手少阳三焦经有两条支脉与眼发生联系，一支脉从胸上项，沿耳后经翳风上行，出耳上角，至角孙，屈曲下行过面颊，直达眶之下。另一支脉，从耳后入耳中，经耳门出走耳前，与前一条支脉相交于颊部，至目外眦的瞳子髎与足少阳胆经交接。

（二）循行于目内眦的经脉

1. 足太阳膀胱经　《灵枢·经脉》说："膀胱足太阳之脉，起于目内眦，上额，交颠……其支者，从颠入于脑，还出别下项。"《灵枢·寒热病》说："足太阳有通项入于脑者，正属目本，名曰眼系。"即足太阳膀胱经之本经起于目内眦睛明穴，在此与手太阳经相交，上前额循攒竹，斜行交督脉于颠顶百会穴。其直行者，从颠入脑，连属目本（即目系）。

2. 足阳明胃经　此经经过目内眦睛明穴，与足太阳膀胱经交会。

（三）循行于两眦的经脉

手太阳小肠经　《灵枢·经脉》说："小肠手太阳之脉，起于小指之端……其支者，从缺盆循颈上颊，至目锐眦，却入耳中；其支者，别颊上䪼，抵鼻，至目内眦，斜络于颧。"即手太阳小肠经的支脉，上至目外眦。另一支脉至目内眦睛明穴，与足太阳经相接。

（四）循行于目眶下部的经脉

1. 手阳明大肠经　《灵枢·经脉》说："大肠手阳明之脉，起于大指次指之端……其支者从缺盆上颈贯颊，入下齿中，还出夹口，交人中，左之右，右之左，上夹鼻孔。"即手阳明大肠经的支脉，上行头面，左右相交于人中之后，上夹鼻孔，循禾髎，终于眼下鼻旁之迎香穴，与足阳明胃经相接。

2. 足阳明胃经　《灵枢·经脉》说："胃足阳明之脉，起于鼻之交頞中，旁约太阳之脉，下循鼻外，入上齿中。"即足阳明胃经之本经起于眼下鼻旁之迎香穴，与手阳明大肠经相交，上行而左右相交于鼻根部，过内眦睛明穴，与旁侧之足太阳膀胱经交会，再循鼻外侧经眼下方正中下行，经承泣、四白、巨髎，入上齿中。同时其本经行至目眶下，又循于目内眦。

此外，手少阳三焦经的支脉"以屈下颊至䪼"；手太阳小肠经"别颊上䪼"；足少阳胆经的支脉"抵于䪼"。三条支脉循行眼眶下方，与目发生联系。

（五）与目系有联系的经脉

1. 足厥阴肝经　《灵枢·经脉》说："肝足厥阴之脉……循喉咙之后，上入颃颡，连目系，上出额，与督脉会于颠。"即足厥阴肝经沿喉咙之后，上入颃颡，本经直接与目系相连，再上出前额，与督脉相会于颠顶之百会穴。

2. 手少阴心经　《灵枢·经脉》说："心手少阴之脉，起于心中……其支者，从心系上夹咽，系目系。"即手少阴心经的支脉，系目系。其手少阴之别，属目系。同时手少阴之正合目内眦，与手太阳经的支脉会合于目内眦之睛明穴。

综上所述，从头走足的足三阳之本经均起于眼或眼的周围，而从手走头的手三阳经皆有1~2条支脉终止于眼或眼的附近。此外，足厥阴肝经以本经、手少阴心经以支脉连于目系。由于经脉广泛地分布环卫于眼及眼的周围，使眼与脏腑联系为一个有机的整体，脏腑的精、气、血、津液通过经络源源不断地输送至目，为眼与脏腑在物质和功能上的密切联系奠定了基础。

二、眼与奇经八脉的关系

奇经八脉之间无表里配合，与脏腑无直接络属关系，然而它们纵横交叉贯穿于十二经脉之间，具有加强经脉间的联系和调节正经气血的作用。在奇经八脉的作用下，使正经的气血流畅充盈，保证了眼对营养物质的需要。奇经八脉中起、止、循行路径与眼直接有关的，主要有督脉、任脉、阴跷脉、阳跷脉及阳维脉等。

（一）督脉

督有"总督"之意，督脉总督一身之阳经，故称"阳脉之海"。主要运行于头项背后的正中线，《素问·骨空论》说："督脉者，起于少腹以下骨中央……别绕臀，至少阴，与巨阳中络者合少阴，上股内后廉，贯脊属肾，与太阳起于目内眦，上额交巅，上入络脑……其少腹直上者，贯脐中央，上贯心，入喉，上颐还唇，上系两目之下中央。"即督脉起于少腹下骨中央，有一支别络绕臀而上，贯脊柱里，与足太阳膀胱经交于目内眦，上额交巅，上入络脑；另一支脉则从少腹直上，上系两目之下中央。

（二）任脉

任有"总任"之意，任脉总主一身之阴经，故称"阴脉之海"。主要运行于颈喉胸腹的正中线，《素问·骨空论》说："任脉者，起于中极之下，以上毛际，循腹里，上关元，至咽喉，上颐，循面入目。"即任脉起于中极之下，沿着腹里上行，系两目下之中央，至承泣而终。

（三）阴跷脉、阳跷脉

跷有"轻健跷捷"之意。阴跷、阳跷脉分别主一身左右之阴阳。阴跷脉起于足跟内侧，上目内眦而入通于太阳、阳跷。阳跷脉起于足跟外侧，上目内眦而合于太阳、阴跷。两脉均通达并相交于目内眦之睛明穴，二经之气并行回还，有濡养眼目，司眼睑开合的作用。

（四）阳维脉

维有"维系"之意，阳维脉维系联络诸阳经脉。《难经·二十八难》说："阳维脉起于诸阳会也。"阳维脉起于外踝下足太阳之金门穴，经肢体外后侧，上行至头颈，到前额，经目之眉上，再由额上顶，折向项后，与督脉会合。

此外，阴维脉、冲脉、带脉虽然与眼无直接联系，但阴维脉维系诸阴经，冲脉为血海，带脉约束联系纵行躯干部的各条足经，故其均与眼有间接联系。总之，奇经八脉进一步密切了十二经脉及肝、肾、脊髓、脑等与眼的联系。

三、眼与经别及经筋的关系

（一）眼与经别的关系

经别是十二经脉别出而行的部分，是正经别行深入体腔的支脉，亦是人体气血运行的通道。通过经别离、入、出、合的循行分布，使十二经脉对人体各部分的联系更趋周密，作用更加协调。其中与眼发生直接联系的经别有以下几条。

1. 与目外眦　有联系的经别为足少阳与足厥阴之经别。《灵枢·经别》说："足少阳之正，绕髀，入毛际，合于厥阴，别者，入季胁之间，循胸里，属胆，散之肝，上贯心……散于面，系目系，合少阳于外眦也。"即言足少阳经脉别出而行的正经，与足厥阴经脉合并；其别出一脉，入季胁间，沿胸里入属本经胆腑，散行于肝，上贯心部，上行于面部，系于目系，与足少阳本经合于目外眦。

2. 与目内眦　有联系的经别为手太阳与手少阴之经别。《灵枢·经别》说："手太阳之正……入腋走心，系小肠也。手少阴之……属于心，上走喉咙，出于面，合目内眦。"即言手太阳经脉别出而行的正经，入心脏，系于小肠本腑。手少阴经脉别出而行的正经，入属心本脏，上走面部，与手太阳合于目内眦。

3. 与目系有联系的经别及络脉

（1）足少阳之正：《灵枢·经别》中有"足少阳之正……别者……系目系"。

（2）足阳明之正：《灵枢·经别》中有"足少阳之正，……上颊颐，还系目系，合于阳明也"。即言足阳明经脉别出而行的正经，上行至鼻梁及眼眶上方，联系目系，与足阳明本经相合。

（3）足太阳之正：《灵枢·寒热病》中有"足太阳有通项入于脑者，正属舌本，名曰眼系"。眼系即指目系。

（4）手少阴之别：《灵枢·经别》中有"手少阴之别，名曰通里……循经入于心中，系舌本，属目系"。《灵枢·经别》中之"别"是别出而行的正经，并非支脉，而《灵枢·经脉》中之"别"，是指本经所属贯通阴阳，相互灌注的络脉，"别"与"络"同义，马莳说："夫不言络而曰别者，以此穴由本经而走邻经也。"手少阴心经的别出络脉，称为通里，本络由此别出，沿本经入于心中，系于舌根，会属于目系。

（二）眼与经筋的关系

经筋是经脉之气结聚散络于筋肉关节的系统，循行分布与同名经脉多相吻合，但部位表浅，不与内脏相连，有约束骨骼，活动关节，维络周身，主司人体正常活动的功能。十二经筋隶属于十二经脉，十二经筋中手足三阳经筋与眼的关系更为密切。

1. 足太阳之筋　《灵枢·经筋》说："足太阳之筋……其支者，为目上网，下结于頄……其支者，出缺盆，邪（斜）上出于頄。"指足太阳的经筋有一条支筋像网络一样围绕眼上胞，然后向下结聚于颧骨处，再有分支从缺盆出来，斜上结于鼻旁部。

2. 足阳明之筋　《灵枢·经筋》说："足阳明之筋……其支者……上合于太阳，太阳为目上网，阳明为目下网。"指足阳明之经筋有一条直行的支筋，从鼻旁上行与太阳经筋相合，太阳经的经筋网维于眼上胞，阳明经经筋网维于眼下睑，二筋协同作用，统管胞睑开合运动。

3. 足少阳之筋　《灵枢·经筋》说："足少阳之筋……支者结于目眦为外维。"指足少阳的经脉有一条支筋，结聚于眼外眦为眼的外维。外维为维系目外眦之筋，此筋收缩即可左右盼视。正如《类经》注释："此支者，从颧上斜趋结于目外眦，而为目之外维，凡人能左右盼视者，正以此筋为之伸缩也。"

4. 手太阳之筋　《灵枢·经筋》说："手太阳之筋……直者出耳上。下结于颔，上属目外眦。"指手太阳一条直行的经筋出耳上，前行而下结于下颔，又上行联属眼外眦。

5. 手少阳之筋　《灵枢·经筋》说："手少阳之筋……其支者，上曲牙，循耳前，属目外眦，上乘颔，结于角。"

6. 手阳明之筋　《灵枢·经筋》说："手阳明之筋……其支者，上颊，结于頄；直者，上出手太阳之前，上左角，络头，下右颔。"指手阳明的支筋走向面颊，结于鼻旁颧部；直上行的走手太阳经筋前方，上左侧额角者，络于头部向下至右侧颔部。而右侧之筋则上右额角，下至左侧颔部。

总之，上述网维结聚于眼及其周围的经筋，共同作用支配着眼睑的开合，眼珠的转动，以及头面部其他筋肉的正常活动。值得一提的是足厥阴肝之筋，虽未直接分布至眼，然而肝主一身之筋，足厥阴肝之筋络诸筋，所以与眼仍有着重要关系。

第三节　眼与气血津液的生理关系

气血津液是维持视功能的基本物质，眼为清窍，其位至高，脉道幽深，结构复杂，唯气血津液轻清精微者方能上达于目，视为至宝。中医眼科文献中常将上注于眼的气血津液特称为"真气""真血""神水"等，以显示其重要性。

一、眼与气血的生理关系

（一）眼与气的关系

气有两方面的含义，一方面指构成人体和维持生命活动的精微物质；另一方面指人体的功能活动。气具有活动性强、流动性大的特点，全身各组织器官无处不到，"升降出入"则是气的基本运动形式。《素问·六微旨大论》说："升降出入，无处不到。"作为人体视觉器官的眼，要维持和发挥其功能，亦离不开气的作用。《太平圣惠方》指出："眼通五脏，气贯五轮。"《景岳全书》强调了气对眼的重要性，谓："气之为用，无所不至，一有不调，则无所不病。"气与眼的关系主要体现在如下方面。

1. 温养作用　《灵枢·大惑论》说："五脏六腑之精气皆上注目而为之精。"即言眼受五脏六腑上输精气的温养，才能维持其正常的视觉功能。《审视瑶函·目为至宝论》将往来出入于眼之经络脉道的具有生养之气称为"真气"，谓："真气者，即目经络中往来生用之气，乃先天真一发生之元阳也。大宜和畅，少有郁滞，诸病生焉。"《证治准绳》指出了气的充养对眼生长发育及发挥视功能的重要作用，认为眼的核心部分之瞳神"乃先天之气所生，后天之气所成"。

2. 推动作用　人体生命活动，包括视觉活动的出现与展现，血液与津液的运行，无不依靠气的激发与推动，具体而言，与肾气的充盈、心气的推动、脾气的升降、肝气的疏泄、肺气的敷布密切相关。在气升降出入的作用下，才能将精、血、津液输送至眼，以维持和发挥视觉功能之需。

3. 固摄作用　从眼的角度来看，气的固摄作用体现在三个方面。其一是统摄血液，使血行脉中，不致溢出脉道之外。若气虚失统，可引发眼部尤其是内眼出血；其二是固摄津液，使眼内之津液不致溢出眼外，气虚则会出现泪溢；其三是固敛瞳神，中医眼科认为瞳神为水火之精华，肾精胆汁升腾于中，元阳真气聚敛于外而成。《原机启微》认为瞳神可因"气为怒伤散而不聚"。《银海指南》亦指出"气不裹精"则"瞳神散大"。

4. 防御作用　气有护卫肌表，防御外邪入侵的作用，人体正气充和，卫外固密，外邪无从侵入，眼病就不会发生。即使外邪已侵入人体，只要正气强盛，亦能驱邪外出。《素问·刺法论》说："正气存内，邪不可干。"正气是指人体的抗病能力。若正气不足，则易发生外感眼病，或病后迁延不愈，反复发作。

（二）眼与血的关系

血为水谷精微所化生，正如《灵枢·决气》所言："中焦受气取汁，变化而赤，是谓血。"血由心所主，由肝所藏，由脾所统，循行于脉中，周流全身，是眼维持和发挥视功能的重要物质。《景岳全书》指出，血"灌溉一身，无所不及，故凡七窍之灵……无非血之用也"。血与眼的关系主要体现在如下方面。

1. 濡养作用　《难经·二十二难》说："血主濡之"，这是对血的营养和滋润作用的概括，这种作用对于眼尤为明显。《审视瑶函·开导之后宜补论》指出："夫目之有血，为养目之源，充和则有发生长养之功，而目不病，少有亏滞，目病生矣。"该书还将在眼内经脉中往来运行具有滋养作用的轻清之血称为"真血"，并在《审视瑶函·目为至宝论》谓："真血者，即肝中升运于目，轻清之血，乃滋目经络之血也。此血非比肌肉间混浊易行之血，因其轻清上升于高而难得，故谓之真血也。"

2. 化生作用 血与津液同为人体之阴液。津液的输布，离不开血，津液在脉道中为血的组成部分，血伴送津液循环全身。津液在眼的另一种存在形式是生理之水，称之为"神水"，神水由细小血脉中的血液产生，从眼珠排出又还归血脉。神水透明又富含营养，以濡养神膏、晶珠等；血液还能化生为真水，转化为膏汁。《审视瑶函·识病辨症详明金玉赋》谓："夫血化为真水，在脏腑而为津液，升于目而为膏汁。"从而保证了瞳神的正常视觉功能。故《审视瑶函·目为至宝论》说："血养水，水养膏，膏护瞳神。"同时"血为气之母"，血不断地为气的功能活动提供水谷精微，使其持续地得到能源补充。气血同行脉中，气血充盈，目得所养，则目光敏锐。

二、眼与津液的生理关系

津液是体内正常的体液，清而稀者为津，浊而稠者为液。津液来源于饮食水谷，在脾气运化转输、肺气宣降通调、肾气气化蒸腾升清降浊作用下，以三焦为通道，随气的升降出入及血的运行，灌注于目。津液与眼的关系主要体现在如下方面。

（一）滋润营养补益作用

《灵枢·五癃津液别》说："五脏六腑之津液尽上渗于目。"眼之所以能明视万物，离不开津液的滋润营养。故《灵枢·口问》指出："液者所以灌精濡空窍者也……液竭则精不灌，精不灌则目无所见。"津液上渗于目，在目外化为泪液，润泽目珠；在目内化为神水与神膏，神水滋养神膏，又能养护瞳神。《证治准绳》说："大概目圆而长，外有坚壳数重，中有清脆，内包黑稠神膏一涵，膏外则白稠神水，水以滋膏，水外则皆血，血以滋水。"又谓："神膏、神水、神光、真气、真元、真精，皆滋目之源液也。"此外，津液能补益脑髓，目系上属于脑，为脑向前延伸的部分。若津液匮乏，髓海不足，则脑转耳鸣，目无所见。

（二）维持眼珠形状及眼压作用

眼之所以得以维持圆润如珠的形状，主要取决于津液在眼内的充填。神水的产生与排出处于动态的平衡状态，才能维持正常的眼内压力。所以《外台秘要》说："其眼根寻无他物，直是水耳。轻膜裹水，圆满精微，皎洁明净，状如宝珠。"《审视瑶函·目为至宝论》亦指出："大哉目之为体，乃先天之孔窍，肇始之元明，经络之精华，营卫之膏液，故有金珠玉液之称。"若因外伤或其他病变，导致神水神膏流失耗损，则眼珠变软或塌陷；水液运行障碍则会引起眼压升高而成绿风内障等。

（三）调节眼的阴阳平衡作用

津液属阴类，津液的充盈与亏损关系到眼的阴阳平衡，若津液不足则阴阳失去平衡，反应为水亏火旺，阴虚阳亢，导致眼病的产生。如《审视瑶函·目为至宝论》说："水衰则有火盛燥暴之患，水竭则有目轮大小之疾，耗涩则有昏眇之危，亏者多，盈者少，是以世无全精之目。"《审视瑶函·识病辨症详明金玉赋》还将这种调节眼的阴阳平衡的津液称为"真水"，认为"得之则真水足而光明，眼目无疾，失之则火邪盛而昏蒙，翳障即生"。

第三章 眼科独特学说

五轮八廓学说及玄府学说是中医眼科学阐述眼与脏腑之间特殊关系的独特理论，在中医眼科形成与发展进程中，历代眼科医籍对五轮八廓玄府之论多有研究，成为中医眼科学基本理论的独特学说，是中医眼科学基本理论的重要组成部分。

第一节 五轮学说

中医眼科学家遵循五行学说将眼由外至内分为胞睑、两眦、白睛、黑睛与瞳神五个部分，分别命名为肉轮、血轮、气轮、风轮与水轮五轮（图3-1-1），内应于脾、心、肺、肝与肾五脏。五轮学说即是借五轮与五脏的关系来说明眼的解剖、生理、病理，并用于指导临床诊断与治疗的一种基本理论。

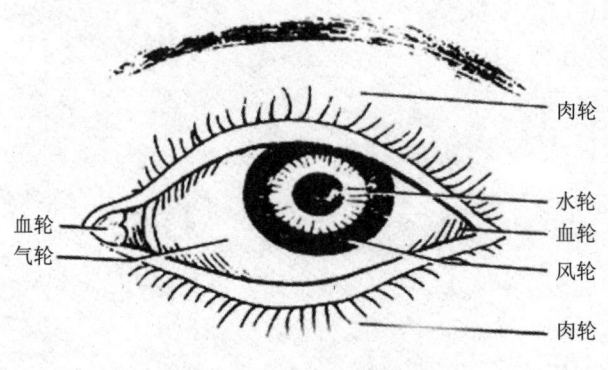

图3-1-1 五轮示意图

一、五轮学说的起源、形成与发展

（一）五轮学说的起源

五轮学说起源于《黄帝内经》，《灵枢·大惑论》说："五脏六腑之精气，皆上注于目而为之精，精之窠为眼，骨之精为瞳子，筋之精为黑眼，血之精为络，其窠气之精为白眼，肌肉之精为约束，裹撷筋骨气血之精，而与脉并为系，上属于脑，后出于项中。"其说为五轮学说的形成奠定了基础。该学说在我国现存医籍中，以《太平圣惠方·眼论》记载为最早。此后，《医学纲目》《审视瑶函》《银海指南》《眼科临证录》《中医眼科学》等书，均做了相同或相似的论述，但也存在着一些问题需加以说明。

从五轮学说的命名来说，五轮的"轮"，取眼球圆而运转或圆转层护之意。《审视瑶函》明确指出："五轮者，皆五脏之精华所发，名之曰轮，其象如车轮圆转，运动之意也。"《银海指南》亦指出："目有五轮，禀于五行，原于五脏，轮取圆转层护，犹之周庐环卫，以奠皇居也。"再从五轮与《黄帝内经》的五体（气、血、筋、骨、肉）学说来看，彼此之间只有气、血、肉三者相同，而五轮中的"风"和"水"分别属于六气与五行，这有两种可能，首先要从学说本身的发展找原因。中医学的任何一种学说都有一个从无到有、从不完善到完善的发展过程，而且它的发展与社会生产的发展、哲学思想的发展、临床实践的发展紧密联系在一起。五轮学说以"风、水"代替"筋、骨"，这是学说本身不断发展、不断改进的结果。黑睛属肝，肝主筋，筋之精为黑眼，从生理上看，黑睛确是名副其实的筋轮，黑睛的主要组织是角膜，占角膜全厚90%的角膜基质层，是由多达100~200层纤维薄板平行排列胶黏而成。但从病理上看，该区域的病变历来具有发展快、变证多、反应强烈的特点，与"风者善行而数变"的特征相似。同时肝在六气中主风，所以改称风轮，进一步强调了黑睛在病理上的重要性。瞳神属肾，肾主骨，"骨之精为瞳子"，这与整个中医理论体系是一脉相承的，但如把瞳神命名为骨轮，却与瞳神内在的组织形态不符。《银海指南》说："若夫灵明默远，鉴万物，察秋毫，则有瞳神在焉。"华元化曰："目形类丸，瞳神居中而向前，犹日月之丽东南，而晦西北也。目有神膏、神水、神光、真血、真气、真精，皆滋目之源液也。"瞳神内的"三神""三真"，确是"烛照鉴视"的物质基础。而"三神"中的神膏、神水，"三真"中的真血、真精，都属阴液的范围，瞳神内多水，水为金所生，所以又有"金井"之称。同时肾在五行主水，所以改称水轮。五轮学说也有可能与印度医学有关，因《龙树菩萨眼论》中载有五轮的论述，即"人有双眸，如天之有两耀，乃一身之至宝，聚五脏之精华，其五轮者应行。"印度医学的理论核心是地火风水四原质学说。在古医书中，伪托圣贤所著的不少，相传龙树为印度古代哲学家和著名佛教领袖，在佛教盛行的唐代，伪托的可能性也是存在的，同时古代医学在创立和改进五轮时，是否吸收了印度医学中的某些术语，如以风、水取代筋、骨二字，也难以完全排除。

（二）五轮学说的形成

据陈明举考证，五轮学说最早见于南宋以前，晚唐时期的刘皓《眼论准的歌》把眼划分为五个部位，并将各部与五脏联系起来。其歌词是"眼中赤翳血轮心，黑睛属肾水轮深，白睛属肺气轮应，肝应风轮位亦沉；总管肉轮脾脏应，两睑脾应病亦浸。"刘皓的生平事迹无可查考。刘皓《眼论准的歌》曾载入郑樵所著《通志》二十略等文略中，该书的问世，不仅奠定了中医眼科七十二症学说，而且促使中医眼科真正走向了独立发展的道路。日本丹波元胤考证，现存《秘传眼科龙木论·龙木总论》中的"审的歌"，即是刘皓《眼论准的歌》，"龙木总论"实际上是以"审的歌"为主体参合其他资料而成的。

北宋初期问世的《太平圣惠方》，首先引用刘皓所创的五轮学说，且在配位上做了一些改进，如肾瞳仁改配水轮，该书首次借助于五脏、五行、五方、五色、五味、十干等来说明五轮与肌体内在生理病理关系。例如，在《眼论》中说："眼有五轮，风轮、血轮、气轮、水轮、肉轮，五轮应于五脏，随令之主也。肝者在脏为肝，其色青，其味酸，属东方甲乙木也，主于春，肝气通于目，左目属甲为阳，右目属乙为阴，肝生风，眼者风轮也。虽有其名，形状难晓，与水轮相辅也。"由此可见，《太平圣惠方》对五轮学说的内容做了多方面的补充，但在配位上除水轮定于瞳仁外，其他都混而不清，甚至把原本对的改错了。如原来把气轮定位于白睛，而这里却把肉轮定位在白睛，把气轮定位于隐而不见的肉轮之下，这种定位上的分歧直到明代才基本得到统一。

成书于北宋后期的《龙木总论》与南宋刘昉编著的《幼幼新书》仍宗刘皓《眼论准的歌》，成书于南宋的葆光道人《眼科龙木集》却宗《太平圣惠方》，而且照抄原文，未做任何改易。至南宋后期，杨士瀛对五轮学说在定位上的改进，具有划时代的意义。他在《仁斋直指方》一书中说："眼者五脏六腑之精华，如日月丽天，著明而不可掩者也。其首尾赤属心，其满眼白睛属肺，其乌睛圆大属肝，其上下肉轮属脾，而中间黑瞳一点如漆者，肾实主之，是属五脏，各有证应，然论其所主，则瞳子之关系重焉。"自此，五轮的配属已定，流传至今未变。首先宗《仁斋直指方》的是元代危亦林编著的《世医得效方》，本书在"眼科总论"中按《仁斋直指方》的定位列出五轮之图，并在病因证治上做了补充。例如，该书说："风轮病，因喜怒不常，作劳用心，昼凝视远物，夜勤读细书，眼力既劳，风轮内损，其候眦头尤涩，睛内偏疼，视物不明，胞眩紧急，宜祛风药。"《世医得效方》对五轮在病因和证治上的补充很有意义，使五轮这一理论逐步与临床实践相结合，但它又是在《仁斋直指方》等书的基础上归纳增减而成的，其学术上的继承性是显而易见的。在元代，医家对五轮尚未统一认识，如《银海精微》并列的两种五轮学说，一是《仁斋直指方》的五轮配属，一是在"五轮图"内仍沿用刘皓《眼论准的歌》中的"五轮歌"。由于《秘传眼科龙木论》是《龙木总论》与葆光道人《眼科龙木集》两书的合订本，收录的五轮学说自然是刘皓《眼论准的歌》与《太平圣惠方》两种。

（三）五轮学说的发展

明代以后，采用五轮学说的越来越多，有的宗《仁斋直指方》的五轮配属法；有的在《仁斋直指方》的基础上做了某些改进和补充，如把肉轮的上下眼睑和血轮的内外两眦分开，分别属于脾胃和心与小肠（心与心胞）；有的把《仁斋直指方》与《太平圣惠方》的五轮内容合而为一；也有少数医家仍宗《太平圣惠方》或另做配属的。宗《太平圣惠方》的有明初朱橚的《普济方》，而《眼科百问》却将血轮配经络，《医学心悟》将肉轮配眼眶、血轮配红丝、气轮配白色、风轮配黑色、水轮配瞳仁。在整个明清及以后的发展过程中，以《仁斋直指方》为基础而加以补充的逐渐上升为主流，并为广大医家所公认。

明代徐春甫编著的《古今医统》，对五轮病症又在《世医得效方》的基础上做了一些修改和补充。例如，该书说："血轮病因心经火热惊恐所生，宜泻心凉肝，所病大小眦赤烂，多先浮翳，血灌瞳人，大眦先赤，小眦后赤，左眼先病传右眼，皆属心。"本书所论证的五轮病症，最大的特点是：在论治上主张各轮所配的本脏与邻脏兼治，从而为临床治疗提供了更多的理论依据。

明代李梴编著的《医学入门》，又在《古今医统》的基础上，将每轮分列2~4个证型论治，并提出各个证型的具体治法。例如，在论述肉轮时说："肉之精曰肉轮，又上胞睑，内锐眦，系足太阳经脉。风证，轻者胞弦紧急，重者上下睑似朱涂而生疮，久则生翳，乃风热也。或眼皮有如胶凝，肿似桃李，时出热泪，乃风毒也。宜点花草膏（即二百花草膏）。"使五轮学说与眼科临床的辨证论治紧密地联系起来。

明代王肯堂的《证治准绳》，以《仁斋直指方》和《太平圣惠方》为基础，吸取明以前其他医家论述五轮学说的某些内容，从理论上做了全面系统的整理，写成"五轮"专论。例如，"气轮者，目之白睛是也。内应乎肺，西方庚辛甲酉之金，肺主气，故曰气轮，肺为华盖，部位至高，主气之升降，小有怫郁，诸病生焉。血随气行，气若怫郁，则火胜而血滞，火胜而血滞则病变不测。火克金，金在木外，故气轮先赤，金克木而后及于风轮也。金色宜白，故白泽者顺也"。将五脏、五行、五方、五色、天干、地支、生理、病理等结合起来论述，从而成为最有权威的学术观点，凡尊重五轮学说者多推崇此书。

明末清初傅仁宇的《审视瑶函》，最推崇五轮学说。他在《证治准绳》所论五轮的基础上，撰写了"五轮所属论"与"五轮不可忽论"两篇专论，对五轮与五脏相应的标本学说在理论上又做了系统的总结，如在"五轮不可忽论"中说："夫目之有轮，各应乎脏，脏有所病，必现于轮，势必然也。肝有病则发于风轮，肺有病则发于气轮，心有病则发于血轮，肾有病则发于水轮，脾有病则发于肉轮，此五轮之易知者。木青、金白、水黑、火赤、土黄，此五色之易知者。轮也色也，已灼然而现证，医犹不知为目病之验。又况亢则乘，胜则侮，并病合病，自病传病，生克制化，变通之妙，岂能知之乎？"此书对轮与脏标本关系所作的论述，以后诸书无出其右。

在清代以前运用五轮学说的众多眼科专著中，《异授眼科》一书别具一格，书中介绍了"按五轮治疗捷法"的经验，即根据五轮的配脏配位，结合时令和证候，分别主以泻肝汤、泻心汤、泻肺汤、泻肾汤、泻脾汤。根据五轮学说，创立五泻之方，对治疗临床多见的眼科火证很有临床意义，确为初学眼科的人提供了一条入门的捷径。

又《眼科阐微》载有"辨五轮病源用药论"和"辨五轮生克论",阐述了用五轮学说指导具体用药的规律。该书说:"夫两眼角红丝穿入白珠如线者,乃心火克肺金也,当用柴胡、黄连、菊花以泻心火,肺金自得其平。白珠红赤贯入黑睛,乃肺金克肝木也,当用桑白皮、枳壳、黄芩以泻肺火,肝木自得其平。黑珠凸出胀痛,两胞红肿难开,乃肝木克脾土也,当用赤芍、胆草、生地、麦冬以泻肝火,脾土自得其平。两胞肿,黑珠下陷难开,是脾土克肾水也,当用栀子、石膏以泻脾土,肾水自得其平。"

二、五轮的解剖部位及脏腑分属

(一) 肉轮

胞睑,包括眼睑皮肤、皮下组织、肌肉、睑板和睑结膜。眼睑分上、下两部分,司眼之开合,有保护眼珠的作用。上下眼睑的游离缘,称睑弦,生有排列整齐的睫毛。胞睑在脏属脾,脾主肌肉,故称肉轮。脾与胃相表里,所以胞睑与脾胃关系密切。

(二) 血轮

内外两眦,包括内外眦部的皮肤、结膜、血管及内眦的泪阜、半月皱襞和泪道的起端。上下睑弦鼻侧联合处交角钝圆,称内眦或大眦;颞侧联合处交角锐小,称外眦、锐眦或小眦。近内眦的上下睑弦各有一小孔,称泪窍,是排泄泪液的通道开口。外眦外上方有泪腺,是泪液分泌之所。两眦在脏属心,心主血,故称血轮。心与小肠相表里,所以两眦与心和小肠关系密切。

(三) 气轮

白睛,包括球结膜、球筋膜和前部巩膜,为眼球外壁的中后部分。其表层无色,薄而透明,称白睛表层,或白睛外膜;里层色白,质地坚韧,具有保护眼珠内部组织的作用,称白睛里层。白睛在脏属肺,肺与大肠相表里,所以白睛与肺和大肠关系密切。

(四) 风轮

黑睛,即角膜。位于眼珠前部的中央,质地透明而坚韧,是光线进入眼内的第一道窗口,并有保护眼内组织的作用。角膜后方与虹膜相邻,二者之间有充满房水的前房,通过透明的角膜与前房而能透见后方黑褐色的虹膜,故称之为黑睛。黑睛在脏属肝,肝与胆相表里,所以黑睛与肝胆关系密切。

（五）水轮

瞳神，除狭义的瞳孔外还包括葡萄膜、视网膜、视神经、房水、晶状体及玻璃体等。故水轮是眼珠结构的核心，为眼能明视万物的主要部分。瞳神在脏属肾，肾与膀胱相表里，所以瞳神与肾和膀胱关系密切。但由于瞳神包括多种不同的组织，且结构复杂，故除与肾和膀胱关系密切外，尚与其他脏腑有着密切的内在联系。

五轮在解剖上互为彼邻，不能截然分割，如血轮为肉轮与气轮交汇形成，气轮与风轮相互移行。此外，眼外肌相当于约束，为肉轮所属；黄仁位居黑睛之后，合之而构成黑睛，生理上可将黄仁划归风轮；而瞳神乃由黄仁围成，故瞳神的功能直接与黄仁有关，因此黄仁与风轮、水轮皆有关系。

三、五轮学说的临床应用

五轮学说揭示了眼局部与全身整体的联系。应用五轮与五脏的相属关系，通过观察各轮的外显症状，去推断相应脏腑内蕴病变的方法，这就是中医眼科独特的五轮辨证。《审视瑶函·五轮不可忽论》指出："脏有所病，必现于标……大约轮标也，脏本也，轮之有证，由脏不平所致。"在临床上，五轮辨证实际上是一种从眼局部进行脏腑辨证的方法，五轮本身在辨证中主要起确定病位的作用，临证时须与八纲、病因、气血、津液等辨证结合起来应用。例如，睑弦红赤湿烂者，病位在肉轮，内应于脾，而红赤湿烂系湿热为患，因而证属脾胃湿热。若病变发生在多轮，则应考虑多个脏腑功能失调的表现，如胞睑与白睛同时红肿，当属脾肺实热。又若数轮先后发病，则可从相应的脏腑之间的生克关系来认识病变的发生与发展变化，如先发白睛红赤，继而出现黑睛星翳，常属肺金乘肝木之证。

鉴于五轮学说对临床具有一定的指导意义和应用价值，因而眼科医家应用较为普遍，尤其是自宋以降，《审视瑶函》还专门立论，强调五轮不可忽视，认为轮脏标本相应，既不知轮，则不知脏，是为标本不明。然而应该认识到五轮辨证有其明显的局限性，五轮学说理论受五行学说影响，过分强调"轮脏相应"的关系，往往忽略了眼各部位之间、眼与脏腑经络之间复杂的整体关系。临床上，某一轮的病变，并不一定均为相应的脏腑病变所致，如白睛发黄，病位虽在气轮，却并非肺之为病，实为脾胃湿热交蒸肝胆，胆汁外溢所致。又如瞳神为水轮，不仅只因于肾，还常与其他脏腑失调有关。因此，临证时既要查五轮，亦应注意从整体出发，四诊合参，将局部辨证与全身辨证结合起来，全面分析，才能得出正确的诊断以指导治疗。

四、五轮学说的现代研究

在清代以前的医学文献中，论及五轮学说者可按是否尊重的态度分为尊重派、反对派、中间派三类，前面所引录的医家和医著以及尚未引录而赞成五轮学说的医家和医著，都属于尊重派，提出公开反对的只有张景岳、陈修园，以及编著《眼科锦囊》的日人等极少医家。如张景岳说："眼目一证，虽然有五轮八廓及七十二证之辨，余尝细察之，似皆非切当之论，徒资惑乱，不足凭也。以愚论之，则凡病目者，非火有余则阴不足耳。但辨以虚实二字，可尽之矣。"属于中间派的有李东垣、朱丹溪、成无己以及倪维德等，倪维德根据病因将眼病分为18类论述，并附以施治经验，为我国眼科在病因学上创立了系统的理论依据，其理论核心是病因学说。

五轮学说在现代出版的眼科专著中受到多数学者的尊重，如上海陆南山在《眼科临证录·五轮学说简介》中指出"中医眼科辨证的理论依据以五轮学说为主""该学说也可称之为眼部的藏象学说"。四川陈达夫在《眼科六经法要》中提出"目病，须分五轮，审八廓，辨六经。五轮者何？划分眼部之代名词也""诊断眼科病，仍须用四诊，与内科相同，但望诊尤为重要，历代眼科医家，于望诊中补充了许多理论和方法，其中五轮八廓是最重要的环节"。山东张皆春在《张皆春眼科证治》中说："轮为眼位，内联五脏，禀于五行，脏为轮之根源，轮为脏之外候，察轮之征，乃知脏腑之病，故外察五轮，明析脏腑，尊其纲纪，诊断有规可循，治疗有据可考，可见五轮学说在眼科临床中之重要。"

河北庞赞襄《中医眼科临床实践》一书，从中西医结合的角度评价了五轮学说，如"风轮：指黑睛（包括角膜和虹膜），角膜呈环面而透明，有透光和屈光作用，虹膜呈棕黄色或棕黑色，古称为黄仁（又名睛帘），由于虹膜的展缩作用，使进入眼内的光线适当，视物得以清晰。黑睛在脏属肝，肝主风所以叫风轮，它有透光、集光和调节光线的作用，肝与胆相表里，故风轮疾病多与肝胆病变有关。如角膜炎症，用泻肝之剂，多能奏效。"南京陆绵绵《中西医结合治疗眼病》一书也有专节评价五轮辨证。该书说："五轮是视觉器官一些部位的名称。古人于临床实践中逐步发现了视器除了与五脏六腑有密切的联系外，它的某些部位往往与某些脏腑之间，有着更为具体的联系。五轮的病变，部分反映了其所属的脏腑的病变。"同时采用中西医结合的形式，从生理、病理及轮外证候三个方面做了详细评价。在西医眼科专著中，上海第一医学院眼耳鼻喉医院眼科教研组编著的《眼科学》也详细评价了五轮学说，该书指出"中医轮脏相关的学说，用以指导诊治眼科疾病，确有一定的临床实用价值。特别强调了眼的局部病变和全身整体的关系。在临床上有重要的指导意义""五轮辨证就是从五轮出现的证候来推断五脏的病变所在，从而得出正确的治疗措施"。

在现代高等中医教育中，五轮学说被列为中医眼科的一个重要内容加以讲授。同时用西医生理解剖名词，充填于五轮之中，使其具有新的含义和内容。以水轮为例，从主观症状到客观体征，从肉眼所见到眼底检查所见，都进行了归纳和整理，所列的辨证要点包括三个方面：一是瞳仁形色改变，凡瞳仁变形或瞳仁稍大，头昏目胀，兼有虹视，来势缓慢，反复发作，或瞳神缩小，干缺不圆，时轻时重，微红隐痛均为肾阴不足，虚火上炎之证。瞳仁色白，视力暂减，多为肾精虚弱，目失濡养所致。二是视觉改变，凡眼前黑花茫茫，云雾如荡，旌旗异彩者，病初起多属肝胆湿热，日久者多属脾肾两虚；目光暗淡，视物渐昏而眼无外候，是肝精血耗损或肝肾不足；外观端好而暴盲者多属气逆血闭或气血俱伤；青盲者，多肝肾不足或气血两虚；夜盲者，多肾阴不足或肝肾阴虚；能近怯远，多属气虚，反之则多属血虚。三是眼底改变，血管痉挛、充血及血流壅滞等均属气血瘀滞范畴。每因肝气郁结，气血失和，或血瘀阻滞，或肝经郁热，实火上燔，或肝阳上亢，或阴虚火旺，或心脾两虚，失眠惊悸等诱发。视盘、视网膜水肿，多属气血瘀滞，血热壅盛，气机不利，或脾失健运，或肾气不足，气化失职，水湿停滞而致的水气上凌，或湿热熏蒸，化火上炎所致。玻璃体尘状或团状混浊及视网膜、脉络膜上黄白色团状渗出物，多属肺气不宣，或脾运不畅，或肾水上泛等引起的痰湿蕴聚，或肝气郁结，气滞血瘀所致。网膜下渗出物弥漫性者，多属脾肾阳虚，升降失司，浊气上泛；若渗出物边界清楚，表面闪光者，多属正气亏损，瘀滞久郁不化，正虚邪留。早期，血斑颜色鲜红，呈火焰状，位于浅表者，证情较轻，多属火热实邪，迫血妄行，但也有阴虚火旺所致；若血斑颜色暗红，呈片状、团状，位于深层者，证情较重，多属瘀热在里。反复出血，新旧血斑混杂或玻璃体积血者，多属肺脾不足，统摄失职；或肝阳上亢，阴虚火旺，虚火上炎；或过用寒凉，寒凝血滞；或气血两伤，血不内循等所致。日久血斑颜色暗旧，或反复出血，已成机化者，为气机失利，血凝不行，气滞血瘀，郁而成结。凡出血性眼病所致的增殖性改变，多属气血凝滞，久郁成结。凡炎性渗出所致的增殖性改变，多属痰湿蕴聚，日久不解。凡气滞血瘀，痰浊停聚，或肝风内动，风痰上壅；或肝胆火炽，肝火上炎，火灼脉络致血不循经；或愤怒暴悖，肝气上逆，气血郁闭等，均可导致络脉瘀阻（血管栓塞）。眼底病变，日久不愈，耗气伤血，或肝肾不足，阴阳两虚，目失濡养，精明失用，均可导致内眼组织的退行性变。通过眼底检查，可以看清水轮内在的组织形态和病理变化，再配合视力或其他特殊检查，这些直观所见和客观指标，克服了过去把水轮病变专责之于肾的局限性，填补了过去认识水轮病变的某些空白。

五轮学说的现代研究报道较多，姚芳蔚认为五轮学说既然是在五行学说的指导下，同时又根据五脏与眼的关系发展起来的，就不能离开五行与藏象等观点，临床运用也必须与阴阳、五行、藏象等中医基本理论紧密结合。这不仅说明了眼与内脏的联系，说明了眼的生理病理现象，而且也为辨证论治提供了参考和依据。肖国士曾对五轮学说的命名和渊源做过一些研究。从五轮学说源出《黄帝内经》，不排除中印医结合，杨士瀛定位传经至今，王肯堂博取众长等，均直接间接地探讨了争论中的某些问题。姚芳蔚认为"本学说产生于一千年前的古代社会里，缺点问题很多，这就需要我们通过实践，加以整理、充实、提高"。概括起来，其缺点主要表现在三个方面：①过分强调单一的轮脏关系，忽视了眼与脏腑间的整体关系；②完全强调内在因素而忽视了外界因素；③对水轮论述不详、概念不清，对目系又未提及。侯清岩按五轮辨证，对上睑下垂用补中益气法，胬肉攀睛用清热祛风法，流泪用补益肝肾法，流行性结膜炎用疏风泻肺清热法，结膜溢血用清热散血法，角膜炎用泻肺清火、疏风退翳法，角膜溃疡用泻肝清热法，埃迪综合征用滋补肝肾、固摄肾气法，中心性视网膜脉络膜炎用滋阴补肾、疏肝利水法，皆取得较好疗效。应用五轮学说，结合现代临床，对常见的病种和治法，进行临床研究和疗效观察，是很必要的。虞存五用万能电表代替经络测定仪测试眼病的轮属、脏腑经络的失衡状态，共测 258 例，阳性率为 98%。眼病愈后，经络恢复平衡者占 89%，与 581 例正常人相比，有显著性差异。从而得出五轮与脏腑经络存在内在联系的结论。张敬先认为五轮学说应该突破自身的局限，接纳新概念，特提出眼轮 – 脏腑辨证弹性框架，横列以五轮为纲，统属各解剖层次，并作弹性延伸，以接纳房角、睫状体等；纵列以五脏为纲，分列其证候，并向下弹性延伸，以接纳经络、气血等，按实践调查结果充填框架空白，统计分析，进而使眼与脏腑的内在联系规范化、客观化。

此外，马一民对五轮学说的定位，从现代解剖生理做了对比和探讨，他对照郭秉宽、齐强以及 1973 年上海中医学院编的《五官科学》、1975 年广东省中医院编的《中医眼科》、1977 年北京中医学院编的《五官科讲义》五种解剖定位法加以归纳，择善而从，取长补短，提出了自己的定位意见。详见五轮学说近代定位表（表 3 – 1 – 1）。

表 3 – 1 – 1　五轮学说近代定位

	肉轮	血轮	气轮	风轮	水轮
郭秉宽	上下睑表面、睑结膜	内外眦、睑缘及所属皮肤、结膜	球结膜、巩膜表面	角膜、虹膜表面	瞳孔、晶体表面
齐强	眼睑（全层）眼外肌	内外眦、泪小点等	球结膜、前巩膜	角膜、虹膜、睫状体	瞳孔、房水及后部眼内组织等
上海中医药大学	上下眼睑	内外眦之血络	球结膜、巩膜	角膜、虹膜	瞳孔
广东省中医院	眼睑（全层）	两眦皮肤、结膜、泪器	球结膜、巩膜	角膜、前房、虹膜等	瞳孔及后部眼内组织
北京中医药大学	上下眼睑、眼肌	球结膜、小血络	球结膜、巩膜	角膜、虹膜	色素膜及后部眼内组织等
马一民	眼睑	两眦部的球结膜血管	球结膜、巩膜、眼球、筋膜	角膜	瞳孔、房水、葡萄膜等后部眼内组织

上述研究和设想，对深入认识和不断完善五轮学说很有启迪，只有进一步深入研究，才能取得突破性的进展。

第二节　八廓学说

八廓学说是将外眼化分为八个部位或方位（亦称廓位），分属于脏腑，在病理情况下，借验廓位脉络变化来测定眼与机体内在的某些生理病理关系，从而指导临床辨证的理论。名之曰"廓"，取其匡廓卫御之意。正如《证治准绳》所说："八廓应乎八卦，脉络经纬于脑，贯通脏腑，达血气往来，以滋于目。廓如城郭，然各有行路往来，而匡廓卫御之意也。"由于历代医家对八廓的名称、定位、所属脏腑及临床意义，见解各异，众说纷纭，故在眼科临床上应用较少。

一、八廓学说的简要沿革

八廓的"廓"从文字上考，其义主要有三。一是空阔之意，《说文》："廓，空也。"二是扩大之意，《尔雅·释诂》："廓，大也。"三是名词，《管子·度地》："内为之城，城外为之廓。"经初步查阅，《黄帝内经》中用"郭"（廓）字的地方有七处。《素问·汤液醪醴论》有"津液充郭"；《灵枢·胀论》有"夫胸腹，脏腑之郭也""夫胀者，皆在于脏腑之外，排脏腑而郭胸胁，胀皮肤，故命曰胀"；《灵枢·五癃津液别》有"肠胃充郭，故胃缓，胃缓则气逆，故唾出"；《素问·天元纪大论》有"太虚寥廓，肇基化元，万物资始，五运终天"；《素问·五常政大论》有"太虚寥廓，五运回薄"；《灵枢·岁露论》有"至其月郭空，则海水东盛"；《素问·八正神明论》有"月郭满，则血气实，肌肉坚；月郭空，则肌肉减，经络虚，卫气去，形独居……月郭空而治，是谓乱经"。在古代，郭与廓两字可以通用。"廓"既可作为眼外部的方位标志，又可作为眼内部的联络图网。所以《银海指南》说："廓取恢廓之意。廓其输将精液之道路，犹之径途九轨以通往来也?"《证治准绳》亦说："廓为城廓，然各有行路往来，而匡廓卫御之意也。"

"八廓"一词，最早见于南宋陈言《三因极一病证方论》。该书说："故方论有五轮八廓、内外障等，各各不同，尤当分其所因及脏腑阴阳，不可混滥。"宋·严用和《济生方》亦说："方论载有五轮八廓，内障外障，青盲雀盲，倒睫拳毛，胬肉攀睛，风沿烂眼，能近视不能远视，能远视不能近视等证，兹不及备叙。"上两书虽提到八廓之名，但未论述到具体内容。约成书于南宋的葆光道人《眼科龙木集》首次记载了八廓学说的内容。其歌词是"关泉廓：小肠之腑属关泉，受病先从心经传，两眦多生热泪痒，但调经脉自然痊。养化廓：三焦有病肝中藏，冒暑冲风必犯光，凉膈邪犹留中宫，连投热药病难当。抱阳廓：内抱真阳是命门，眼前花乱色难分，不能补肾调肝胆，赤脉交加热有根。传道廓：传道为土本经根，肺家壅滞热风侵，太阳若顺应须愈，病湿之时翳犯睛。水谷廓：食气伤脾在胃中，更加积热两相冲，胞沿渐肿侵睛赤，不解中宫热不通。津液廓：膀胱为水肾为元，冷热相刑本截居，青赤翳来轮廓内，非凭妙手不能除。清净廓：视物依稀似雾中，似雾隐乎障睛瞳，更加冷泪频频下，此是肝家虚冷攻。会阴廓：肾中之病有因由，酒色气多有带忧，莫道睛疼无大咎，那堪障翳裹睛休"。以上歌词中所论述的八廓着眼点还是脏腑，并对每一廓的病因和病证做了初步的描述。由于书中没有定位图和定位词，无法确定当时定位的情况。因也无八卦之名，故定位很可能是以脏腑为标志并与五轮重叠在一起的。

元代危亦林《世医得效方》对八廓学说做了多方面的改进，首次绘有八廓图，并将八廓配在眼的相应部位上，同时对每一廓的病因病证做了补充，从而使定位辨病趋于明确和具体。其次是首次在每一廓上配上天、水、山、雷、风、火、地、泽八卦的副名，使八廓与八卦紧密连在一起。该书说："天廓（传送）病，因云中射雁，月下看书，多食腥膻，侵冒寒暑，致天廓有病内动，视物生烟，睛疼难开，不能辨认。地廓（水谷）病，因湿渍头上，冷灌睛眸，致气有病，眼弦紧急，瘀血生疮。火廓（胞阳）病，因心神恐怖，赤脉侵眦，血灌瞳仁，热泪如倾，其症睑头红肿，睛内偏疼，热泪难开。水廓（会阴）病，因大劳，努力争斗，击棒开弓，骤骑强力，致令生病，常多暗昏，睛弦泪多。风廓（养化——肝）病，因枕边窗穴有风，不能遮闭，坐卧当之，脑中邪风，攻于风廓，以致黑睛多痒，两睑常烂，或昏多泪。雷廓（关泉——小肠）病，因失枕睡卧，酒后行房，血脉溢满，精宣闭滞，风虚内聚上攻，故令眦头赤肿，睑内生疮，倒睫拳毛，遮睛胬肉。山廓（清净——胆）病，因撞刺磕损，致令肉生两睑，翳闭双睛，若不早治，永沉昏暗，瘀血侵睛。泽廓（津液——膀胱）病，因春不宣解，冬聚阳毒，多吃脂肥，过餐热物，致令脑脂凝聚，血泪攻潮，有如雾笼，复见飞蜂缭绕，黑花常满，难于瞻视。"在八廓与脏腑的配属上仍采用与五轮重叠法，由于对每一廓的病因病证做了大量的补充，从而丰富了八廓学说的内容。

元代托名孙思邈编著的《银海精微》，对八廓学说采取两说并存的立场，把有名无位和五轮重叠配位法均收录书中，同时又加入八卦正名，从而更加密切了八廓与八卦的关系。该书说："至若八廓，元位有名，大肠之腑为天廓，脾胃之腑为地廓，命门之腑为火廓，肾之腑为水廓，肝之腑为风廓，小肠之腑为雷廓，胆之腑为山廓，膀胱之腑为泽廓，斯为眼目之根本。"在"八廓之图"下，又把八廓的三种名称融为一体，其与脏腑、八卦的配属是："天廓配属大肠，传送，肺、金、乾卦；火廓配属心、抱阳、命门，离卦；地廓配属脾胃，水谷，坤卦；水廓配属肾，会阴，坎卦；山廓配属胆，清净，艮卦；风廓配属肝，养化，巽卦；雷廓配属心、小肠关泉，震卦；泽廓配属膀胱，津液，兑卦。"在论述八廓病症上，除养化廓外，其余与葆光道人《眼科龙木集》的八廓歌基本相同。

明清时代的医家论述八廓学说的较多，不同观点、不同流派的争鸣，推动了八廓学说的发展，使八廓与八卦的关系融为一体。在这些不同学派中，仍宗有名无位说的有《张氏医通》《类证治裁》《眼科百问》等；宗《世医得效方》与五轮重叠配位法的有《医学入门》《目经大成》《医宗金鉴》《秘传眼科纂要》等。首先倡导八方配位法的是《证治准绳》，而《审视瑶函》《眼科入门》《银海指南》等书又做了相应的补充和发挥。其次也出现了公开的反对派和提出质疑的怀疑派，或既不反对也不采用的中间派。明代徐春甫《古今医统》对八廓学说采取"存而辨之"的观点，书中载有八廓病症，其内容为"开泉廓属小肠经病，主瘀肉侵睛；水谷廓属脾经病，主头额常痛，眵泪，多黑花；会阴廓属肾经病，主昏暗，泪生睛痛；抱阳廓属命门病，主睑肉赤肿，睛痛多瘀血；清净廓属胆经病，主两眦痒痛泪出；传送廓属大肠病，主昏朦多泪；津液廓属（胆经）膀胱病，主血丝侵睛，胬肉生睑；养化廓属肝经，主赤筋，拳毛倒睫。"同时提出八廓学说为后世龙木禅师所创。明代李梴《医学入门》，写有"八廓寄位"一节，其内容为"乾为天廓，位两白睛中间，属肺与大肠。坎为水廓，位瞳子，属肾。艮为山廓，位神光，属胆。震为雷廓，位白睛上截向小眦，属小肠。巽为风廓，位乌珠瞳人，外属肝。离为火廓，位大小眦，属心与命门。坤为地廓，位上下睑，属脾胃。兑为泽廓，位白睛下截向大眦，属膀胱。"本书所载的八廓定位，虽未绘图，但用词确切，与《世医得效方》《银海精微》相同，同时提出"八廓不必深泥"的观点。

明代王肯堂《证治准绳》对八廓学说首次提出八方定位法，并从经络学说的角度结合八卦、八方、脏腑做了系统的论述。本书首先把八廓作为眼目外部定位划区的标志，并对八廓的意义、每一廓的命名做了解释。如说"八廓应乎八卦，脉络经纬于脑，贯通脏腑，以达气血往来，以滋于目，廓为城廓，然各有行路往来，而匡廓卫御之意也。乾居西北，络通大肠之腑，脏属肺，肺与大肠相为阴阳，上运清纯，下输糟粕，为传送之官，故曰传送廓。坎正北方，络通膀胱之腑，脏属于肾，肾与膀胱相为阴阳，主水之化源以输津液，故曰津液廓。艮位东北，络通上焦之腑，脏配命门，命门与上焦相为阴阳，会合诸阴，分输百脉，故曰会阴廓。震正东方，络通胆之腑，脏属于肝，肝胆相为阴阳，皆主清净，不受浊秽，故曰清净廓。巽位东南，络通中焦之腑，脏属于肝，肝与中焦相为阴阳，肝络通血以滋养，中焦分气以化生，故曰养化廓。离正南方，络通小肠之腑，脏属于心，心与小肠相为脏腑，为阳受盛之胞，故曰胞阳廓。坤位西南，络通胃之腑，脏属于脾，脾胃相为脏腑，主纳水谷以养生，故曰水谷廓。兑正西方，络通下焦之腑，脏配肾络，肾与下焦相为脏腑，关主阴精化生之源，故曰关泉廓。"认为八廓与八卦相应，是通过纵横交错的脉络与机体联系，而使眼目得到血气的滋养。并把三焦分为上、中、下三部，分别配命门、肝、肾络而为会阴、胞阳、关泉之廓。对肝肾所配两廓，该书仍用经络学说解释说"脏腑相配，《内经》已有定法，而三焦分配肝肾者，此目之精法也。盖目专窍于肝而主于肾，故有三络之分别焉"。对两眼八廓的统一，该书运用阴阳顺逆的理论，使之左右两眼内外方位相同，所谓"左目属阳，阳道顺行，故廓之经络法象亦以顺行；右目属阴，阴道逆行，故廓之经络法象亦以逆行。察乎二目两眦之分，则昭然可见阴阳顺逆之道矣"。这种八方标记的特点是：离与坎相对，震与兑相对，左眼按时钟顺行，右眼按时钟逆行，使左右两眼内外的卦名不变。这与 1909 年制定的柱轴方向标记法——国际通用方式相同，即验光架上标示出 0°～180°的不同经线，正中为 90°，0°起于每眼的鼻侧，180°终于每眼的颞侧。

明末清初傅仁宇《审视瑶函》，除把《证治准绳·八廓》改写为"八廓所属论"外，还写了"勿以八廓为无用论"的专论加以强调。该书说："夫八廓之经络乃验病之要领，业斯道者岂可忽哉！盖验廓之病与轮不同，轮以通部形色为证，而廓惟以轮上血脉丝络为凭，或粗细连断或乱直赤紫，起于何部，侵犯何部，以辨何脏何腑之受病，浅深轻重，血气虚实，衰旺邪正之不同，察其自病传病，经络之生克顺逆而调治耳？"同时对有名无位说做了批驳，如说："人有谓此八廓如三焦之有名无实，以为无用者，此谬之甚者也。愚观《内经》，黄帝少俞，论士勇怯。言：勇士刚急，三焦肉横；怯士柔缓，三焦肉纵。夫肉则有状，此《难经》之颇误也。今八廓有位有形，故如三焦之比，八廓丝络，比之三焦更为有据，三焦虽然有据。三焦在内而不见，尚有膈上膈下之分。八廓则明见于外，病发则有丝络之可验，安得谓之无用哉！"

二、八廓学说的主要内容

（一）八廓的名称

八廓的名称繁多，一廓常有数种名称，可归纳为以下几种命名法。

1. 用自然界八种物质现象命名 以《世医得效方》为代表，将八廓分别命名为天廓、水廓、山廓、雷廓、风廓、火廓、地廓、泽廓。

2. 用八卦命名 以《银海精微》为代表，将八廓分别命名为乾廓、坎廓、艮廓、震廓、巽廓、离廓、坤廓、兑廓。

3. 用相应的脏腑功能命名 以《秘传眼科龙木论》为代表，分别称为传导廓、会阴廓、抱阳廓、关泉廓、津液廓、养化廓、水谷廓、清净廓等；《目经大成》则命名为行健廓、宣化廓、镇靖廓、虚灵廓、资生廓、育德廓、定光廓、成能廓。

4. 用自然界八种物质现象结合八卦命名 以《医宗金鉴》为代表，八廓名称为乾天廓、坎水廓、艮山廓、震雷廓、巽风廓、离火廓、坤地廓、兑泽廓。

（二）八廓的定位

关于八廓在眼部的定位，历代医家的见解有分歧，可概括为以下几种情况。

1. **八廓有名无位** 如葆光道人《眼科龙木集》《张氏医通》《眼科百问》等医著只记载了廓名，没有提出具体的定位。

2. **八廓与五轮重复定位** 如《世医得效方》《银海精微》《眼科捷径》等医著描述的八廓定位与五轮重复。

3. **八廓以八方配位** 如《证治准绳》《审视瑶函》《中医眼科六经法要》等医著

按眼部的八个方位进行八廓定位。《中医眼科六经法要》明确将八廓定位为白睛上四方四隅八个方位。

（三）八廓的脏腑归属

八廓与脏腑相应，但何廓属何脏何腑，各医家未达成共识，有的八廓属脏或属腑，有的一廓属脏又属腑，有的将八廓归属六腑、包络和命门。

三、八廓学说的临床应用

由于八廓的定位和所属脏腑等历代争议较大，医家意见不统一，因而其临床应用不甚广泛。但一些医著的记载亦反映了八廓学说的临床应用情况。例如，《世医得效方》记述了八廓主病，谓："天廓……其候视物生烟，眦疼难开，不能辨认。""地廓……其候眼弦紧急，瘀血生疮。""水廓……其候常多昏暗，清弦泪多。""风廓……其候黑睛多痒，两眦常烂，或昏多泪。""雷廓……其候眦头赤肿，睑内生疮，倒睫拳毛，遮睛胬肉。"《审视瑶函》提出了临床验廓方法，认为"八廓之经络乃验病之纲领……盖验廓之病与轮不同，轮以通部形色为证，而廓惟以轮上血脉丝络为凭"。例如，在论述"黄膜上冲"时就应用了八廓学说，指出"于风轮下际，坎位之间，神膏内，初起而色黄者……此经络寒极，三焦关格，火土诸邪之盛实也"。《中医眼科六经法要》对八廓学说应用较多，对白睛发生赤脉，主以八廓进行辨证。例如，在"少阴目病举要篇"中说："突然目赤，坎离两廓血丝较多，不畏光，无眵，而头痛如锥，就是少阴表虚伤风……若目不全赤，坎离两廓仅血丝一二缕，则属于虚，治不同法。"

总之，八廓辨证是一种局部辨证方法，由于历史原因，没有自成体系，因而临床应用实例较少，所以八廓学说的临床应用，有待于加以研究充实提高。

四、八廓学说的现代研究

在现代眼科专著中评价八廓学说的有《眼科全书》第一册、《中医眼科学》、《张皆春眼科证治》、《中医眼科六经法要》等。《眼科全书》第一册为毕华德等著名眼科教授所编著，书中说："据郭秉宽研究，可能是表面组织以气风肉血水五轮标志，内部深层组织以八廓为符号，认为五轮八廓学说乃内外统一学说的具体表现。又陈任研究认为八廓是指八种生理机能与八种眼部相适应的学说，配合八卦在宋代始出现，八廓于眼部寄位见之于李梴之《医学入门》，这样八廓始成为完整的学说。"中医高等院校第二版教材《中医眼科学》把八廓学说列为附篇内容，旨在留待进一步探讨研究。在《八廓概要》中收载的八廓定位和八廓图，本承《医宗金鉴·眼科心法要诀》，即八廓分属于六腑命门与包络，是八廓与五轮重叠法的翻版。《张皆春眼科证治》一书写有"八廓概要"一节，认为"八廓是按八卦定位的，以轮上血络的变化，来说明脏腑经络的病变，此血络上系于脑，下贯脏腑，输布精气，滋养于目，所以观察轮上血脉丝络的粗细、连断、乱直及起止部位，便可测知病变的深浅、轻重、虚实、盛衰，自病传病，生克顺逆"。很显然，该书的八廓定位和论述，是本承《证治准绳》与《审视瑶函》两书，书中所绘的八廓图及识图法，均遵《审视瑶函》。现代中医眼科专家陈达夫十分重视八廓理论。他在充分研究古代文献和结合临床进行认真观察之后，于所著《中医眼科六经法要·开卷明义篇》中指出："八廓，是说某种眼病发生的表现，并非每个病员都有廓病，更不是一般正常的人也分八廓。"并说明八廓有定位，位于白睛上四正四隅八个方位，其代表名称为后来流行的八卦。八个方位分别内应六腑及包络、命门。当气轮出现异常赤脉时，可以通过观察赤脉的起止方位、粗细、色泽等进行辨证。该书还为临床分辨具体病证提供了宝贵的经验。

陈明举在编写《高等中医院校教学参考丛书·中医眼科学》时，对八廓学说做了细致的文献整理，如表3-2-1至表3-2-3即来源于此。

表3-2-1　八廓有名无位概览

	眼科龙木集	张氏医通	类证治裁	眼科百问
廓名 脏腑	传道廓 肺	天、传道廓 大肠之府	天廓 大肠	传导廓 肺、大肠
廓名 脏腑	会阴廓 肾	水、会阴廓 肾之府	水廓 肾	会阴廓 肾
廓名 脏腑	清净廓 肝	山、清净廓 胆之府	山廓 胆	清净廓 胆
廓名 脏腑	关泉廓 小肠	雷、关前廓 小肠之府	雷廓 小肠	关泉廓 小肠
廓名 脏腑	养化廓 三焦、肝	风、养化廓 肝之府	风廓 肝	养化廓 三焦
廓名 脏腑	抱阳廓 命门	火、抱阳廓 命门之府	火廓 命门	抱阳廓 心包、命门
廓名 脏腑	水谷廓 脾胃	地、水谷廓 脾胃之府	地廓 脾胃	水谷廓 脾胃
廓名 脏腑	津液廓 膀胱、肾	泽、津液廓 膀胱之府	泽廓 膀胱	津液廓 膀胱

表3-2-2　八廓与五轮重复配位法概览

	世医得效方	银海精微	医学入门	医宗金鉴	秘传眼科纂要	目经大成	眼科捷径
廓名 配位 脏腑	天、传导 白睛 肺、大肠	乾、天、传送 白睛 肺、大肠	乾、天 白睛中间 肺、大肠	乾、天、传导 白睛 大肠	乾、天、传送 寄于白睛 大肠	乾、行建 白珠 肺与大肠	乾、天、传道 白睛 肺、大肠

续表

	世医得效方	银海精微	医学入门	医宗金鉴	秘传眼科纂要	目经大成	眼科捷径
廓名 配位 脏腑	水、会阴 瞳仁 肾	坎、水、会阴 瞳仁 肾	坎、水 瞳子 肾	坎、水、津液 瞳仁 膀胱	坎、水、会阴 瞳仁 肾	坎、宣化 神膏 肾与膀胱	坎、水、会阴 瞳仁 肾
廓名 配位 脏腑	山、清净 寄于瞳仁 胆	艮、山、清净 寄于瞳仁 胆	艮、山 神光 胆	艮、山、会阴 外眦 包络	艮、山 寄于瞳仁 胆	艮、育德 上睑 脾与命门	艮、山、清净 外眦上方 胆
廓名 配位 脏腑	雷、关泉 小眦、白睛 小肠	震、雷、关泉 小眦、眼睑 心、小肠	震、雷 白睛上截向小眦 小肠	震、雷、关泉 内眦 命门	震、雷、关元 寄于上睑 小肠	震、请、镇 青睛 肝与胆	震、雷、关泉 内眦下 心、小肠
廓名 配位 脏腑	风、养化 黑睛 肝	巽、风、养化 乌睛 肝	巽、风 乌珠瞳仁 肝	巽、风、养化 黑睛 胆	巽、风、养化 乌睛 肝	巽、定光 金井 肝膈与髓海	巽、风、养化 黑睛 肝
廓名 配位 脏腑	火、抱阳 大小眦 心、命门	离、火、抱阳 白睛小眦部 心、命门	离、火、大 小眦 心、命门	离、火、抱阳 内眦 小肠	离、火、抱阳 大、小眦 心、心包、命门	离、虚灵 内眦 心与小肠	离、火、抱阳 内眦上 命门、心包络
廓名 配位 脏腑	地、水谷 胞睑 脾、胃	坤、地、水谷 胞睑 脾、胃	坤、地 上下睑 脾、胃	坤、地、水谷 胞睑 胃	坤、地、水谷 上下睑 脾、胃	坤、资生 下睑 脾与胃	坤、地、水谷 胞睑 脾、胃
廓名 配位 脏腑	泽、津液 寄于下睑 膀胱	兑、泽、津液 寄于下睑 膀胱	兑、泽 白睛下截向大眦 膀胱	兑、泽、津液 外眦 三焦	兑、泽、清净 寄于大小眦 膀胱、三焦	兑、成能 锐眦 肾脂于膻中	兑、泽、津液 外眦下部 膀胱

表3-2-3　八廓八方配位法概览

	论治准绳	审视瑶函	银海指南	眼科入门	中医眼科 六经法要
廓名 配位 脏腑	乾、传导 西北方 肺、大肠	乾、天、传送 锐眦下 肺、大肠	乾、传导 锐眦下 肺、大肠	乾、天、传送 小眦下 肺、大肠	乾、天、传导 西北 大肠
廓名 配位 脏腑	坎、津液 正北方 肾、膀胱	坎、水、津液 正下方 肾、膀胱	坎、津液 正下方 肾、膀胱	坎、水、津液 正下方 肾、膀胱	坎、水、津液 北 膀胱
廓名 配位 脏腑	艮、会阴 东北方 命门、上焦	艮、山、会阴 内眦下 命门、上焦	艮、会阴 内眦下 命门、上焦	艮、山、会阴 内眦下 命门、上焦	艮、山、会阴 东北 包络
廓名 配位 脏腑	震、清净 正东方 肝、胆	震、雷、清净 内眦部 肝、胆	震、清净 内眦部 肝、胆	震、雷、清净 内眦部 肝、胆	震、雷、抱阴 东 命门
廓名 配位 脏腑	巽、养化 东南方 肝络、中焦	巽、风、养化 内眦上 肝络、中焦	巽、养化 内眦上 肝络、中焦	巽、风、养化 内眦上 肝络、中焦	巽、风、清净 东南 胆

续表

	论治准绳	审视瑶函	银海指南	眼科入门	中医眼科六经法要
廓名 配位 脏腑	离、抱阳 正南方 心、小肠	离、火、抱阳 正上方 心、小肠	离、抱阳 正上方 心、小肠	离、火、抱阳 正上方 心、小肠	离、火、养化 正南方 小肠
廓名 配位 脏腑	坤、水谷 西南方 脾、胃	坤、地、水谷 小眦上 脾、胃	坤、水谷 小眦上 脾、胃	坤、地、水谷 小眦上 脾、胃	坤、地、水谷 西南 胃
廓名 配位 脏腑	兑、关泉 正西方 肾络、下焦	兑、泽、关泉 小眦部 肾络、下焦	兑、关泉 小眦部 肾络、下焦	兑、泽、关泉 小眦部 肾络、下焦	兑、泽、关泉 西 三焦

  姚芳蔚曾撰有专论，并发现许多疾病在球结膜微循环上有病灶反应点，直接或间接地为八廓学说提供了科学依据。例如，Noboru Kunitoma、周跃曾等先后提出了关于在裂隙灯显微镜下正常球结膜微循环的变化范围。同时，宋振英、周跃曾等又报道了球结膜微循环病理所见。Elliot 与骆秉铨等先后采用记分法对球结膜微循环改变提出了分级与分期标准。医学家们通过临床观察，认为冠心病、糖尿病、高血压动脉硬化、低血压及尿毒症等都可以将球结膜微循环的改变作为诊断的参考。骆秉铨等观察冠心病患者球结膜微血管病发生率为 50%，对照组为 15%；重度泥流为 55%，对照组为 5.5%。Davis 观察 100 例缺血性心脏病，发现球结膜血管硬化约占 70%，对照组为 29%。Danilov 对 107 例糖尿病患者做了球结膜微循环的观察，发现眼底正常的病例中有 68% 结膜微循环发生了改变，而有视网膜病变者，结膜微循环全部出现紊乱。刘崇晏观察了高血压、糖尿病与视网膜中央静脉阻塞等病，发现球结膜微循环障碍在高血压组为 20%。Vodovosov 等应用荧光血管造影研究了结膜和视网膜的微血管，发现结膜微血管的改变早于视网膜血管的改变。有人应用测微计检查了高血压球结膜微血管的管径，发现小动脉的管径明显地小于健康人，在低血压则静脉的管径大于健康人。同时动脉硬化时，结膜的静脉弯曲，小动脉变直、变细，毛细血管数减少，血管内红细胞常出现聚集现象。周跃曾指出尿毒症病例球结膜血管的改变，表现为弯曲、细直、粗细不匀、血管瘤、囊样扩张、血流中断或停滞和局部缺血等，球结膜血管细直的出现率高于视网膜血管。

  同时，Huneranuyk 对初期视神经萎缩，高度近视，视网膜中央动、静脉阻塞与虹睫炎等眼内、眼底病 70 例进行观察，发现球结膜微循环也有改变，表现为结膜水肿、小出血点、血铁质沉着、类脂质沉着、小静脉扩张、小静脉小动脉瘤、小动静脉比率变小、毛细血管管径不均和血流紊乱等。

  微循环是指毛细血管前后动静脉的循环状况。正常毛细血管直径不过 3.5μm，比正常红细胞还小，所以红细胞通过毛细血管必须变形。由于衰老或其他多种原因，红细胞变形性下降，不易通过毛细血管，则形成微循环障碍，而微循环障碍必致组织缺氧而发生种种病理变化。此外，微循环障碍与血液成分及流速的改变也有关。由于这些因素可进一步造成微循环障碍，形成恶性循环，导致疾病的进一步发展。因此，研究微循环对进一步了解发病机制与病理变化，探讨治疗用药与预后等都有积极的意义。由于球结膜以白色的巩膜为底板，同时用裂隙灯显微镜下观察可明显地了解微血管的动态与静态的改变，所以常作为检查微循环的窗口。

球结膜血管有睫状前动脉与结膜后动脉，二者有吻合支，球结膜微循环障碍每在该处出现，鉴于睫状动脉来自眼动脉，为大脑中动脉的分支，因此结膜微循环障碍不仅仅反映了外周微循环的状况，同时也反映了颅内血管的循环状况，也有可能反映了其他疾病的病理变化。程世明用裂隙灯显微镜检查，观察八廓特定方位上的球结膜微循环情况，取得了可喜的进展。主要分2组进行，一组为全身性疾病39例，中医辨证与八廓辨证相符者占74.3%；另一组为73例，相符者占64.4%。作者认为八廓学说有位有形，血脉病变，明见于外，八廓辨证能较客观地反映机体对疾病的应激指标及眼与脉络、经络之间的临床应用，并进行对比观察。共观察300例，其结果表明：后天窄三焦配位图、后天宽三焦配位图和眼针宽三焦配位图的诊断符合率均为82%。先天窄三焦配位图为77%，先天宽三焦配位图为75%，且全身性疾病的符合率高于眼病，男性左眼符合率高于右眼，女性右眼高于左眼，在一定程度上显示出男女左右眼之间的区别。这五种配位图以先天八卦和后天八卦及三焦的宽窄为划分依据，认为在八廓配位中应扩大三焦应用的范围，将其视为一个独立完整的理论体系，则更有临床使用价值。

全息胚学说的广泛运用，进一步揭示了八廓学说，学者认为生物体是由不同发育阶段的不同特化程度的全息胚组成，在多细胞体内，细胞是发育程度最低的全息胚，全息胚在生物体内广泛分布，且各个部位的全息胚分别在整体或其他全息胚内有各自的对应部位，一个部位的全息胚内有各自的对应部位，一个部位的全息胚在该全息胚的其他部位与整体或其他全息胚内的相对应的部位，有相似的生物性特性，各部位在一全息胚的分布规律与各对应部位在整体或其他全息胚有相同的分布规律，可见生物个体的新整体观与中医的整体观不谋而合。八廓学说就是眼睛这个全息胚与整体及各脏腑对应部位的学说，能用于识病辨证，探求病机与指导治疗，同时也可判断病情与预后，且有可能作为某些疾病早期诊断的参考。

实践是检验真理的标准，对八廓学说历代均有不同的观点，其焦点在于有无应用价值，以上研究提示它具有科学性与实践性，因而有必要进一步研究。

【文献选录】

《审视瑶函·五轮不可忽论》："夫目之有轮，各应乎脏，脏有所病，必现于轮，势必然也。肝有病则发于风轮；肺有病则发于气轮；心有病则发于血轮；肾有病则发于水轮；脾有病则发于肉轮，此五轮之易知者。木青、金白、水黑、火赤、土黄，此五色之易知者。轮也、色也，已灼然而现证，医犹不知为目病之验。又况亢则乘，胜则侮，并病合病，自病传病，生克制化，变通之妙，岂能知之乎。大约轮标也，脏本也，轮之有证，由脏之不平所致。未有标现证，而本不病者，今不知轮之证，则不知乎脏矣。夫轮脏相应，既不知轮，则是标本俱不明，标本既不明，何以知孰宜缓、孰宜急，而能治人之疾哉。间有知轮脏标本，而不知其中生此克此，自病传病，或并或合之不同，则乘侮制化变通之妙，又不能知。又有知标本缓急自传并合等症，而又不知人之强者弱者，在血在气，所受所与，当补当泻之不同，是顺逆、反正、攻守之治，必不能知。如此之医，岂能治人之疾乎。"

《审视瑶函·勿以八廓为无用论》曰："古人云，经络不明，盲子夜行。夫八廓之经络，乃验病之要领，业斯道者，岂可忽哉。盖验廓之病与轮不同，轮以通部形色为证。而廓惟以轮上血脉丝络为凭，或粗细连断，或乱直赤紫，起于何位，侵犯何部，以辨何脏腑之受病，浅深轻重，血气虚实，衰旺邪正之不同，查其自病传病，经络之生克逆顺而调治之耳。人有谓此八廓如三焦之有名无实，以为无用者，此谬之甚也。"

《秘传眼科纂要·五轮八廓论》曰："五轮之位皆实而可据，八廓之位皆虚而难凭。虽古来有关元、水谷、会阴、胞阳、清净、传送、津液、养化等名，然考其所论症治，仍不外五脏也，徒多名目，以滋惑乱，今概不录，惟录五轮，分五脏配五行（金、木、水、火、土）使简而可认。"

《异授眼科·看眼法》曰："夫天地之五行，配人身之五脏，身之五脏，合目之五经也。如两眦属心，心属火，其色红也；黑珠属肝，肝属木，其色青也；两睑属脾，脾属土，其色黄也由珠属肺，肺属金，其色白也；瞳人属肾，肾属水，其色黑也。察其五色，观其五脏、五经，配于五脏者也。察乎五行，辨其生克，审其所感、所因，用药医治，无有不愈。"

第三节　内外障学说

内外障学说以病变部位和证候特点为依据，将眼分为内外两大类。它是阴阳学说在眼科领域里的运用，对眼科临床具有重要的指导意义，受到历代医家的高度重视。

一、内外障学说的起源

从文字上考证，内外二字是区别事物定位划界的客观标志和常用术语，"内"，《说文》"入也"，《增韵》"中也"。"外"，《说文》"远也"，《韵会》"内之对，表也"。在《黄帝内经》，内外二字广泛运用于生理病理，成为阴阳学说的重要内容。首先在生理上用内外来说明人体表里之间以及人体与外界环境之间的复杂关系。例如，

《素问·阴阳离合论》说"外者为阳，内者为阴"，《素问·阴阳应象大论》说"四时阴阳，尽有经纪，外内之应，皆有表里。""阴在内，阳之守也；阳在外，阴之使也"。《素问·金匮真言论》进一步把内外与阴阳的关系具体化，谓"夫言人之阴阳，则外为阳，内为阴。言人身之阴阳，则背为阳，腹为阴。言人身之脏腑中阴阳，则脏者为阴，腑者为阳"。从病理上看，亦用内外来阐明各种病因和发病机制，如《素问·阴阳别论》说"阴争于内，阳扰于外，魄汗未藏，四逆而起"。《素问·生气通天论》说"失之则内闭九窍，外壅肌肉，卫气散解"。《素问·调经论》还把内外与阴阳、虚实、寒热等病机融为一体，谓"阳虚则外寒，阴虚则内热，阳盛则外热，阴盛则内寒"。《素问·风论》还具体论述了风邪导致眼病的内外病机，谓"风气与阳明入胃，循脉而上至目内眦，其人肥则风气不得外泄，则为热中而目黄；人瘦则外泄而寒，则为寒中而泣出"。就眼目本身的内外与阴阳的关系而言，《灵枢·大惑论》明确指出"黑眼瞳子法于阴也，白睛赤脉法于阳也，阴阳合传而睛明也"。目有内外，必有阴阳，黑眼瞳子居内属阴，白睛赤脉居外属阳。内外障学说把胞睑、两眦、白睛的病变归属于外障，把瞳神的病变归属于内障就源于此。黑睛介于内外之间，且又有浅深外内之分，《黄帝内经》之所以把它归属于阴，乃阳中之阴也。黑睛浅层外部的病变，位虽在瞳神之外，但在白睛两眦之内，故属阳中之阴，现把它归属于外障范围，与《黄帝内经》所论是一致的，而黑睛深层内部的病变，如黄仁、神水病变，则属于内障的范围。

内外障学说的"障"字，具有阻隔遮蔽之义。"隔也""界也"，这是《说文》与《广韵》对"障"字的诠释。《吕氏春秋·贵直》说"欲闻枉而恶直言，是障其源而欲其水也"。《法华经》说"欺为信障，怠为进障，瞋为念障，恨为定障，怨为慧障"。更加阐明了此义。在内外障学说里，主要取其遮蔽之义，《审视瑶函》说得好："障者遮也，如物遮隔，故云障也。内外障者，一百零八证之总名也。"

二、内外障学说的形成

"内外障"一词，最早见于南宋陈言《三因极一病证方论》，并与五轮八廓相提并论而成为三足鼎立的眼科传统专用理论。以后严用和《济生方》亦做了相似的论述。最早论述具体内容的是刘皓《眼论准的歌》，据陈明举考证，眼科内外障72症学说，是隋唐眼科文献的综合和发展。刘皓《眼论准的歌》把内外障72症编成歌诀，从而使中医眼科真正走向独立发展的道路。遗憾的是刘皓《眼论准的歌》今无原书可查，只能从《秘传眼科龙木论·龙木总论》中所收藏的"审的歌"窥其梗概。因为"审的歌"很可能与刘皓《眼论准的歌》具有传承关系。而《秘传眼科龙木论·龙木总论》所列以内外障为纲，下分72症的具体内容，是以"审的歌"为主体，然后分析各证的病因、病机和证候，列举各证的具体治法和方药，以解释和发挥歌诀的义理。"审的歌发挥"明确指出"每逢同道，皆言眼疾有七十二般，及问其数，名迹难言一半。今则谨按诸家眼论，风夜搜求，敢推眼疾之名，果有七十二种。据其疾状，患者颇多，论录为歌，以贻后代……眼看疾状，认识既不差错，治疗又有所凭"。从此可以看出，"审的歌"的作者，对综合补充前人经验，编撰 72 症歌诀是经过长期临床实践，不断加以总结才创造出来的，内外障 72 症的确定，确实是中医学继承与发扬结合的产物，流传至今，影响极其深远。内外障 72 症，是"龙木总论"的主体，所载内障 23 症，其名为圆翳、冰翳、滑翳、涩翳、散翳、浮翳、沉翳、横翳、绿风、乌风、黑风、青风、胎患、惊振、偃月翳、枣花翳、白翳黄心、黑水凝翳、高风雀目、肝虚雀目、肝风目暗、五风变内障、雷头风内障。从所列证候分析，属白内障的有 14 症，属青光眼的有 6 症，属眼底病的有 3 症；其中白内障论述最详，包括成熟的与不成熟的、硬性的与软性的、绕核性的与周边性的、颜色白的与颜色黑的、前房浅的与前房深的、可针拨的与不可针拨的等，且老年性、并发性、外伤性、先天性俱备。所列外障 49 症中，其名为混睛、胬肉侵睛、两睑粘睛、鹘眼凝睛、鸡冠蚬肉、睑生风粟、漏睛脓出、冲风泪出、风牵睑出、风牵喎偏、风赤疮痍、胎风赤烂、暴风客热、胞肉胶凝、辘轳转关、眯目飞尘、倒睫拳毛、突起睛高、旋螺尖起、睑硬睛痛、神祟疼痛、蟹睛疼痛、肝虚积热、膜入水轮、钉翳根深、冰瑕翳深、黑翳如珠、花翳白陷、玉翳浮满、逆顺生翳、撞刺生翳、小儿通睛、小儿疳眼、小儿青盲、瞳神干缺、血灌瞳人、天行后赤眼、眼痛如针刺、眼痒极难忍、眼起坐生花、眼黄膜上冲、眼赤膜下垂、眼小眦赤脉、小儿睑中生赘、小儿斑疮入眼、因他病后生翳、偶被物撞破、暴赤眼后急生翳、伤寒热病后患目。从所列证候分析，瞳人干缺、血灌瞳人、小儿青盲、眼起坐生花，四证属内障眼病外，尚有外障 45 症，其中属角膜病的有 16 症，属眼睑病的有 9 症，属结膜病的有 7 症，属眼外伤的有 4 症，其他还有 9 症。细审之以角膜病论述最详，包括炎性的与非炎性的，急性的与慢性的，浅层的与深层的，原发的与继发的，穿孔的与未穿孔的，化脓性的与非化脓性的，均已例举了。

关于内外障 72 症的病名，从元代起，到清代吴谦等编撰的《医宗金鉴》为止，流行了几百年，其中各医家虽略有增减，但仍以此为基础，如元代危亦林著《世医得效方》所制的内外障 72 症，其内障 23 症与《秘传眼科龙木总论》完全相同，外障 49 症，在《秘传眼科龙木总论》的基础上减少了伤寒热病后患目、因他病后生翳、起坐生花、小儿斑疮入眼、小儿疳眼 5 症，仍凑满 72 症之数。《银海精微》一般认为是元代的医家所辑，虽未标明内外障，但所列 80 症外障占 90% 以上，比《秘传眼科龙木总论》增加了 24 症，而内障却减少了 15 症，但《秘传眼科龙木总论》中大部分病症还是被《银海精微》所收载。

三、内外障学说的发展

至明代，内外障学说已经得到众多医家的广泛应用，而且在争鸣中又有很大的发展。如明代徐春甫著《古今医统》所列的72症。虽未标分内外障，但排列有序，前23症为内障，是在《秘传眼科龙木总论》的基础上减肝虚雀目、青风内障，加入青盲、伤寒热病后黑昏2症，后49症为外障，亦是在《秘传眼科龙木总论》的基础上，减伤寒热病后患目，因他病后生云翳，突起睛高，撞刺生翳，风赤疮痍，小儿青盲6症，加碧翳、青膜、早上疼痛、午后昏蒙、天行赤眼暴翳、女人血气逆流、痛极憎寒6症。本书可贵之处在于首次把72症编为便于记忆的歌诀，其歌词是"圆冰滑涩散浮沉，白翳黄心横翳新。枣花黑偃兼风变，惊震雷头雀目生，绿乌青黑黄风障，胎患伤寒热后昏。肝经夹热混睛膜，青肉攀睛两眼粘。黑翳如珠花翳陷，冰瑕深翳入水轮。钉翳根深浮玉翳，偶然顺逆突然成。鸡冠蚬肉睑生粟，胞肉胶凝与漏睛。蟹睛突起还风泪，倒睫拳毛碧翳分。鹘眼凝睛神祟痛，旋螺突起辘轳形。打伤撞损风牵睑，血灌瞳人眯目尘。天行赤眼暴生翳，胎赤风弦客热侵。睑硬睛冷痛如刺，瞳人干缺痒难任。黄膜上冲赤膜下，睑中生赘与通睛。疳眼斑疮青膜障，青盲起坐更生星。血翳包睛女子逆，早晨午后有其因。痛极憎寒与伤损，七十二候此分明"。同时指出："七十二证，古者有之，兹录之以成全书。至于论治，则又不可执于是而昧法之大纲也。夫大纲者，标本也，气血也，风火也。知此三者，目病其庶几乎。"治疗眼病，强调行血与散热，所谓"行血为治目之纲"，散热为治目之要。"血气壅肿，四物汤加龙胆草、防己、防风、羌活之属"。"目病发，壅肿两睑如桃，合而为一，痛不可忍者，宜用防风通圣散下之立愈"。"病之初起，可以峻用寒凉，或兼七情郁滞，气血停凝，以致热壅而为目病者，则当于苦寒剂中，而加之以辛温之药而发散之，导滞开郁，而气血风火，岂不从而发散者乎"。这些论述，对眼科临床很有指导意义。

明代楼英《医学纲目》列有"内障""外障"两篇专论，并把内障分为可见（瞳人里隐隐青白）与不可见（瞳人里无隐隐青白）两大类，言简意赅，由博返约。对内障的分类颇具卓识，成为显性与隐性分类的先河。对于外障，强调辨表里寒热，谓"凡赤脉翳初从上而下者属太阳，以太阳主表，其病必连眉棱骨，或脑项痛，或半边头肿痛是也，治法宜温之散之"。"赤脉翳从下而上者，或从内眦出外者，皆属阳明，以阳明主里，其症多热或便实是也，治法宜下之寒之"。翳膜在外障眼病中居重要地位，对此楼英亦做过精辟的论述，说："邪气未定，谓之热翳而浮；邪气已定，谓之冰翳而沉；邪气牢而深者，谓之陷翳。当用做发之物，使其邪气再动，翳膜乃浮，佐之以退翳之药而能自去也。病久者不能速效，宜以岁月除之。"这些都是经验之谈，为翳的动静分类和刺激疗法治疗陷翳提供了理论依据。

明代王肯堂《证治准绳》，对内外障内容做了一些重大的修改和补充。首先修改明以前医书先论内障后论外障的顺序，使思维规律符合眼目先外后内的客观实际，"论外障"条下，所列外障35症，主要是指白睛与黑睛两个区域的病变，较之以前医书，已从广义的外障向狭义的外障前进了一步。在"论内障"条下，所列28症，主要是指瞳神前部的病变，即瞳神变色、变形的显性内障，而瞳神无变色、变形的隐性内障25症则列在"目昏花"条下和"论眦漏"之后。两者共53症，比以前医书所论内障的内容更加丰富，也更切合临床实际。胞睑两眦的病变，所列45症则属外障范围，加上外伤眼病、妇人目病、小儿目病，总共193条177症，从而集内外障眼科病名之大成，为中医眼科学的发展做出了杰出的贡献。

明代傅仁宇《审视瑶函》对内外障学说有不少精辟的论述，如在"内外二障论"中说："且夫内障之证，不红不紫，非痛非痒，惟觉昏蒙，有如薄纱笼者，有如云雾中者，有如见黑花者，有如见蝇飞者，有如见蛛悬者，有眉棱骨痛者，有头旋眼黑者，皆为内障……其外障者乃睛外为云翳所遮，故云外障，然外障可治者，有下手处也，内障难治者，外不见症，无下手处也。且内障之人，二目光明，同于无病者，最难分别，惟目珠不动，微可辨耳。"上述内障病，多属今之眼底病变，在眼底检查镜没有发明以前，因无从查看眼底病变的详细病情，治疗甚感棘手。至于外障，可以据五轮而验证，直接观察和推测五脏的虚实，施用手术疗法和药物外治法，因此没有治疗眼底病那样困难。该书所列内外障的具体病症，既遵从《证治准绳》又有很大的删改，所谓"昔人载一百六十证则失之滥，上古载七十二证则失之简，是函摘要删繁，纤钜备当，定为一百有八证"。该书所列目病139案，属内障的有38条、34症；属外障的有101条、74症。在删减的69症中，有些是可删的，如目泪病中的迎东、迎西两症，但有20多个是不可删的也删了，如眼外伤中青黄牒出、振胞瘀痛、触伤真气、膏伤珠陷等，外障中的神珠自胀、圆翳外障、银星独见、黑翳如珠、斑脂翳、黄油障等，内障中的如金内障、珠中气动、光华晕大等。

明代邓苑《一草亭目科全书》以内外障学说为纲和分型论治为显著特点，是临床经验之作。如在"目论"中说："有七十二证之名，总不越内外二障而已。"在外障中列46症，对黑睛病变的命名有所创新，书中载有白翳、红翳、青翳、黄翳、黑翳、湿翳、干翳、浮翳、实翳、冰轮翳、梅花翳、旋螺、针头翳、赤筋贯瞳、翳膜遮睛、垂帘翳障、乌珠突出、乌珠下陷、撞破生翳、时聚时散翳等20症，为澄清翳的概念和把翳定位于黑睛提供了文献依据。同时认为"外障者，风凝热积血滞也，法当除风散热、活血明目，须用加减金液汤（前胡、桔梗、防风、独活、赤芍、知母、薄荷、蔓荆、柴胡、黄芩、荆芥穗）主之。"为初学者治疗外障眼病提供了一条入门的捷径。通用加减之剂治疗外障或内外二障，其他眼科专著亦有记载，如《异授眼科》的四季加减煎药方，《眼科切要》的宁木汤，《眼科秘书》的日月并明散，《眼科集成》的揭障丹，均属此类，可供临床选用。在内障中列24症（其中有6症属外障），认为"内障者，血少神劳，肾虚也，法当养血补阴，安神明目"。该书将内障分为肾阴虚、肾阳虚、心阴虚、心脾两虚、肝郁化火、中气下陷等证型，列六味地黄丸、八味地黄丸、还少丹、天王补心丹、千金磁朱丸、加味逍遥散、补中益气汤等治疗，把需要用针拨的圆翳内障所属14症全部删掉，所以都可以用药物内治法治疗。

清代吴谦等编撰的《医宗金鉴·眼科心法要诀》，宗《秘传眼科龙木总论》、"七十二症方论"，将其内容稍作改动和补充，如内障减去了肝虚目暗内障，增加了五风变内障，把原书列为外障的瞳神干缺改为内障，外障中增加了睑生痰核，减少了起坐生花，补遗了能近怯远、能远怯近、瞳神散大、瞳神缩小、干涩昏花、白眼痛、女子逆经、妊娠目病、产后目病10症。全书共计82症，每症首列歌括，以资提要，便于记诵，并撰有内外二障总名歌，其歌词是"内障初患变五风，黄绿黑乌青圆冰，滑涩浮沉横散偃，黄心黑水枣花形，雷头惊振及瞳缺，雀目高风胎患名，二十四症为内障，须当一一辨分明""外障暴赤血灌瞳，硬睛赤垂与黄冲，蟹睛旋螺并胬肉，鸡冠蚬肉祟疼同。突睛漏睛连鹘眼，拳毛倒睫胞凝逢，眦赤花陷及螺钉，喎僻冰瑕粘睛并。玉翳水轮逆顺障，睑出风粟又混睛，撞破撞刺及针刺，眼痒泪出疮痍生。客热伤寒并肝热。因他痰核天水行，青盲赤烂斑疮病，转关生赘痔眼名。小儿通睛恙虽小，还有眯目症为轻，此为外障四十八，熟读方知各症情"。

《眼科奇书》，不知何时何人所撰，由孙奉铭于清光绪十二年在重庆天府庙李氏老叟处抄得，方选辛温重剂，治法独树一帜，虽系方药书体裁，直说病情药方，不谈医理脉象及用药意见，但仍以内外障学说为理论基础，全书分5个部分，列有"外障眼病""内障眼病""内外障兼病"。并说"症虽多，总不外内障外障两大纲。何谓外障？外障是寒。何谓内障？内障是气。按此主方，百无失一"。该书以辛温、补益立法，很可能是高寒地区与眼病作斗争的经验总结，即使平原，寒性眼病并非罕见，有是证则用是药，才不失中医辨证论治的特色，幸勿以其主温热而忽之或非之。至于份量过重，可改两为钱，获效再酌加。

成书于清末宣统三年的《眼科金镜》，是刘耀先在继承清以前眼科专著主要学术成就的基础上，结合自己长期的临证经验编著而成的。其理论价值和实用价值在于以内外障为纲，病证为目，较系统地论述了91种常见眼病的证治。首先在病因病机的论述上有所深化，如在"凡例"中指出：《医宗金鉴》论内因七情即内障，外感六淫即外障，其理亦不甚详，忧思则气结，气结则不舒，郁遏于肝，肝经血脉受伤，故风轮多生陷翳，是内因而得外障病，或偶遇外感头痛，甚至瞳仁散大者，是外感而得内障病，非独外感即外障，内因即内障。并进一步指出：忧思伤脾，怒动肝火，温热郁积，元气不固，虚热上腾，心肝肾三经受病，为引起内障眼病的主要原因；风寒犯表，腠理闭寒，气机不畅，郁火不能外达，上攻头目，是引起外障眼病的主要原因。其次在病证分类上较为系统全面，分列内障眼病为43种，包括西医的白内障（圆翳、水翳、浮翳、沉翳、横翳、枣花翳、垂帘翳等）、青光眼（五风变、青风、绿风、乌风、黑风、雷头风等）、眼底病（青盲、暴盲、目昏、云雾移睛、萤星满目、视正反斜、视定反动、视大反小、视一为二、神光自现、黑夜睛明、高风障等）、瞳孔病（瞳仁散大、瞳神欹侧等）、屈光不正（能近怯远、能远怯近）等内眼病变的内容，其症状记载均比《秘传眼科龙木论》、《医宗金鉴·眼科心法要诀》详细。分列外障眼病48种，包括西医的眼睑病（状若鱼胞、拳毛倒睫、皮紧缩小、胞翻粘睑、椒疮、粟疮、胞生痰核、眼弦赤烂等）、泪器病（睛漏、目泪等）、结膜病（目赤、暴风客热、天行赤眼、胬肉攀睛、鸡冠蚬肉等）、角膜病（蟹睛、陷翳、暴赤生翳、撞刺生翳、混睛障翳、疮毒害目、旋胪浮起、痛如针刺等）、妇女目疾（产后患眼、受孕目病、经脉目病等）、小儿目疾（小儿疳伤）等。所列内容均较以前眼科专著详细丰富。再次，在治疗方药上，共载内障眼病方 115 首，其中以内服补益药物为主选方 100 首，配伍解表药物方 85 首，清热药物方 82 首，祛痰湿药方 66 首，并常加入活血、理气、平肝的药物，突出解表药的使用是本书治疗内障眼病的一大特点。共载外障眼病方 200 首（包括外用方 35 首），其中以内服解表药为主选方 130 首，配伍补益药方 127 首，清热药方 126 首，活血化瘀药方 105 首，并根据病情常加入祛痰祛湿、泻下理气的药物，强调使用补益药是本书治疗外障眼病的突出特点，所选外用方有点眼剂、滴眼剂、洗眼剂、敷眼剂、吹耳剂，大多具有解毒消肿、杀虫止痒、燥湿生肌、活血止痛、明目退翳的作用，为中医眼科外治法提供了宝贵的资料。

清以前的医药学文献中，对内外障学说，绝大多数持肯定态度，由此可见它在中医眼科发展史上的重要地位。

四、内外障学说的现代研究

现代内外障学说受到多数学者的重视。例如，《中医眼科六经法要·眼科概说》说："关于眼科七十二症的学说，已经流传几百年了。多数医家奉为准则，其间虽有增损，大体上仍是赞同这种分类原则的。"该书特别强调三点：第一，强调突出眼病的表里虚实，重在追求病理和辨证施治。所谓"参考古代中医眼科医书，不可被七十二症或一百零八症等说所束缚""用药不可偏寒、偏热、偏补、偏泻，从症不得拘泥于前有无症名，必辨明病理，随证施治即可"。第二，强调眼科的内障和外障，不能从内因外因上来划分。该书引用《证治准绳》论"目昏花"的内容为论据，反驳《医宗金鉴·眼科心法要诀》所载"内障之病，皆由七情过伤……外障之病，皆由六淫所惑"的论述。认为不论内障和外障，都有属于六淫或七情者，饥饱不节、劳役过度的，也可以说是内外两因都有，要在临证时细心观察。第三，强调医治内障，不得从补字着手。并把《审视瑶函》所载"久病生郁，久郁生病……倘正气虚而邪气有余，头先驱其邪气，而后补其正气，斯元助邪害正之弊"的论述，视为临证准则而加以称颂。

陆南山《眼科临证录》，对内外二障从狭义的角度，结合西医病理，做了多方面的论述。例如，在"外障概述"中说："患于眼之外部，而能障碍视功能者谓之外障。……外障的常见病，首先是黑睛疾病。"在论述分辨外障中翳膜星障时指出，黑睛有片状的炎症或云翳称为翳；黑睛被一层很薄的薄膜蔽盖称为膜；黑睛的炎症呈点状者谓之星；障是一般视力障碍的泛称，凡翳膜星皆属于外障。在论述外障凝脂翳如何分辨肥浮脆嫩时指出，凝脂翳发病较速，初起虽仅一点，但此一点能迅速向外蔓延浸润，此种浸润，肉眼亦能观察到，故称为肥；病证进行时期，必有坏死组织浮在患处表面，故称为浮；发病严重时，往往患处能向深层进展，从而使角膜穿破，故称为脆；病情恶化，尚未稳定，故称为嫩。嫩与老是相对的，嫩亦可解释为新病。对肉眼不易觉察的前房混浊和角膜后沉着物，亦从证治上做了分析。作者认为前房混浊应归属于热证，是虚热还是实热，当视全身症状而定。角膜后沉着物有阳明内热和痰湿两证，前者主白虎汤，或竹叶石膏汤加知母，或玉女煎加减施治；后者主麦门冬汤，或小柴胡汤加减，或二陈汤、温胆汤等治疗。对内障只论及瞳神变色变形的圆翳内障、绿风内障、青风内障三证。认为圆翳内障虚者多而实者少，宜补肝肾、益精髓、长筋骨、明耳目，主熟地首乌汤（熟地黄、何首乌、枸杞、玄参、磁石、黄精）治疗，并根据具体情况，以增强体质为主。作者认为绿风内障以阴虚血少、肝阳上亢、脾胃虚弱多见；青风内障是脾虚不能制水，导致水湿上泛而成。应根据具体病情选清肝泻火汤（黄连、黄柏、黄芩、龙胆、牡丹皮、赤芍、生地黄、玄参、麦冬、天麻、青葙、夏枯草、嫩钩藤）或平肝健脾利湿方（生石决明、白茯苓、猪苓、桂枝、泽泻、楮实子、苍术、白术、菊花、陈皮）等治疗。上述见解和治疗方药，是陆南山长期临证所得，有补于眼科文献。

成都中医学院的《中医眼科学》，对内外障设专节辨证。首列辨外障，从病位、病因、证候特点几方面选录了历代有关医家的论述，认为病位在胞睑、两眦、白睛、黑睛；病因以六淫侵袭，痰湿积滞，脾虚气弱，虚火上炎多见；证候特点为红赤肿胀、翳膜胬肉、湿烂生疮、眵泪交流等外候，以及眼痛焮热、沙涩发痒、羞明难睁等自觉症状。次列辨内障，认为病位在黄仁、神膏、视衣、目系；病因以气血两亏，目失濡养，阴虚火旺，虚火上炎，忧思郁怒，七情过伤，气滞血瘀，玄府闭塞，风火痰湿，上扰清窍多见；其证候特点为眼外观端好，或有瞳神形态色泽改变，视力有不同程度减退，或自觉视物昏蒙，有如薄纱笼罩、云雾中行，或眼前黑花、萤星满目、蛛丝飘舞、飞蝇幻视、视灯如虹，或视物变色变形，入夜目盲等，全身可兼见肝肾不足或气血两虚或阴虚火旺等证。因内障病变在瞳神之内，组织结构精细，病情比较复杂，须进行仪器检查诊断，并结合全身症状辨证求因、审因论治。

在现代高等中医教育中，内外障学说亦被列为眼科的讲授内容。例如，1960年统编的《中医眼科学讲义》明确指出"眼科列证虽繁，按其特征，大都不出外障、内障的范围""外障发生于胞睑、两眦、白睛、黑睛等部，多属六淫邪毒外侵，或内有食滞、湿热、痰火，或外伤等因而起。局部症状明显，如眼部红赤，肿胀流泪，眵多胶结，或脓样，或干结，或出现星点、云翳、赤膜、胬肉，自觉眼睛焮痛、羞明，或沙涩不舒，或痛痒并作，间或伴有寒热头痛，二便不利等全身症状。或一眼发，或两眼齐发，病情发展较快，多属邪实有余之证。"在外障的病位、病因、证候特点和类型等方面，做了简明扼要的归纳，为临床提供了辨证依据。该书对内障论述更详："内障主要发生于水轮或眼珠内部，多由七情内伤或耗精劳神等导致脏腑经络失调所引起。眼睛表面无特殊症征，亦间有瞳神变色或变形的，自感视觉昏蒙，有如薄纱笼罩者，有如行如在雾中者，亦有眼前飘荡着黑花、红花、蛛丝等幻状者。全身症状多表现为肝肾不足，或气血两虚，或阴虚火旺等证，且多先患一眼，继则两眼俱损。病情发展缓慢，多属内虚不足之证。"但同时又强调"不可拘泥于外障为实、内障为虚，必须探本求原，分清虚实，才能审证的确，不致混淆"。1979 年改编的《中医眼科学》把辨外障、内障提高到眼科常用证法的首位，并在"辨内眼常见变化"中，对眼底检查所见的各种病理改变结合中医理论，做了简要的论述，补充了古代医家无法观察和记述的内容，这些都是当今从事中医眼科必须掌握的基本技能。

1985 年改编的《中医眼科学》，仍把辨外障与内障列为眼科常用辨证法的第一要法，明确提出内障有广义与狭义之分。所谓"狭义内障专指瞳神中生翳障者，其主要病变在晶珠；而广义的内障则泛指水轮疾病，即包括发生于瞳神及其后一切眼内组织的病变"。该书还根据眼底检查所见审症求因，为中医治疗眼底病提供了新的理论依据。

至于内外障学说的现代研究，因学者认识较一致，则报道较少。肖国士《眼科临床治疗手册》将眼病分为外障、内障、其他三类。其中外障包括胞睑疾患、两眦疾患、白睛疾患、黑睛疾患、其他外障，内障包括显性内障、隐性内障，其他疾患包括妇人目疾、小儿目疾、外伤目疾。共收集眼科疾病 131 种。

"外障眼病多实，内障眼病多虚"，以及五轮辨证中"瞳神属肾"等，是中医眼科基本理论之一，一直指导着眼科临床。随着现代科学技术的高度发展，眼科医者可以借助现代先进的检测手段诊治眼病，这些传统眼科理论的临床实用价值究竟如何？彭清华等通过对 917 例外障眼病的辨证分析，发现 13 种常见外障眼病辨证属实证者814 例，占 88.77%；虚实夹杂证者 95 例，占 10.36%；属虚证者仅 8 例，占 0.87%，说明外障眼病确实多实证，虚证较少。对 1725 例内障眼病的虚实辨证分析发现，18 种常见内障眼病中辨证属实证 555 例，占 32.17%；属虚证者 411 例，占 23.83%；属虚实夹杂证者 753 例，占 43.65%。除生理性衰退性内障眼病外，其他内障眼病以实证和虚实夹杂证为主，说明内障眼病并非多虚证。内障眼病在脏腑辨证中的分布，由肝脏功能失调引起者 635 例，占 36.81%；由肾脏功能失调引起者 80 例，占 4.64%；由脾脏功能失调引起者 218 例，占 12.64%；由肝肾同病引起者 705 例，占 40.87%；由脾肾同病引起者 41 例，占 2.38%。说明瞳神眼病并非只属肾，相反，以肝肾同病多见，其次属肝。

综上所述，内外障学说在中医眼科发展史上占有极其重要的地位，它既是分类学说，又是辨证纲领，将在统一中医眼科病名和指导眼科实践中发挥越来越大的作用。

第四节　玄府学说

"玄府"一词最早见于《黄帝内经》，《素问·调经论》曰："上焦不通利……玄府不通，卫气不得泄越，故外热。"《素问·水热穴论》曰："所谓玄府者，汗空也。"《灵枢·小针解》曰："玄府者，汗孔也。"可见当时"玄府"一词确实是指皮肤的汗孔而言的。金元时期"玄府"的概念有了扩展，并用于指导眼科理论。刘完素在其所著《素问玄机原病式》中认为"然玄府者，无物不有，人之脏腑皮毛，肌肉筋膜，骨髓爪牙，至于世间万物，尽皆有之，乃气出入升降之道路门户也，人之眼、耳、鼻、舌、身、意、神，识能为用者，皆升降出入之通利也。有所闭塞者，不能为用也"。这一论述指出了目耳鼻舌身四肢百骸均有玄府，玄府是气升降出入的通道。明初医家楼英在《医学纲目》一书中论述目病时说："目盲耳聋，鼻不闻臭，舌不知味，手足不能运用者，皆由玄府闭塞，而神气出入升降之道路不通利。"他认为"盖目主气，血盛能使玄府通利从而目明，血虚使玄府无以出入升降而昏"。其论继承了河间眼科玄府学说，进一步指出了血盛使玄府通利从而目明，血虚使玄府无以出入升降而致目昏的病因病机。晚明医家王肯堂在玄府学说与内眼病的关系方面有了明显的发展。例如，《证治准绳》关于青盲症的论述："目内外并无障翳气色等病。只自不见者是，乃玄府幽邃之源，郁遏不得发此灵明耳。"清末眼科名医刘耀先将小儿青盲症（相当于小儿视盘炎、视神经萎缩）的病机归结为"热留经络，壅闭玄府"。新中国成立后中医眼科也随着时代的进步和中医事业的兴旺而得到较快的进步。1985年出版的《中国医学百科全书·中医眼科学》在"眼的结构及功能"一节中对眼科玄府学说的定义做了如下解释："玄府，又称元府。眼中之玄府为精、气、血等升运出入之通路门户，若玄府郁滞，则目失滋养而减明，若玄府闭塞，目无滋养而三光绝。"这是迄今为止关于眼科玄府学说最精确和最具权威的论述。

玄府学说是中医眼科的基础理论之一。源出《黄帝内经》，为金代刘河间所倡导，经后世医家不断补充和发挥，今已成为独特的辨证方法，广泛地运用于指导内障眼病的辨治，颇具临床意义，其在人体的生物学特性有待进一步研究。

一、玄府学说的起源、形成和发展

（一）玄府学说的起源

"玄府"一词最早见于《黄帝内经》，《黄帝内经》用"玄府"处有三，主要用于阐明"脚肿""阳盛则外热"及"火郁目赤心热"的机制。《素问·水热穴论》说："勇而劳甚则肾汗出，肾汗出逢于风，内不得入于脏腑，外不得越于皮肤，客于玄府……所谓玄府者，汗空也。"张景岳注释说："汗属水，水色玄，汗之所居，故曰玄府，从孔而出，故曰汗空，然汗由气化，出乎玄微，是亦玄府之义。"《灵枢·小针解》："玄府者，汗孔也。"在古代汉语里，"空"和"孔"可以通用，"汗空"系指皮肤的汗孔而言。

《素问·调经论》说："上焦不通利，则皮肤致密，腠理闭塞，玄府不通，卫气不得泄越，故外热。"《素问·六元正纪大论》说："目赤心热，甚则瞀闷懊憹，善暴死，刻终大温，汗濡玄府。"从以上论述说明玄府即汗孔，玄府不通，外感内伤均可导致，并可引起机体发生很多病变，其中尤以水肿和热证为多。应该指出，在《黄帝内经》里与玄府同义的词，除"汗空"外，还有"气门"和"鬼门。"例如，《素问·生气通天论》说："故阳气者，一日而主外，平旦人气生，日中而阳气隆，日西而阳气已虚，气门乃闭。"张景岳注释说："气门，玄府也，所以通行营卫之气，故曰气门。"《素问·汤液醪醴论》说："平治于权衡，去宛陈莝，微动四极，温衣，缪刺其处，以复其形，开鬼门，洁净腑，精以时服。"王冰注释说："开鬼门是启元府之遗气也。"张隐庵也说："鬼门，毛孔也，开鬼门，发表汗也，鬼门开，则肺窍通而水津布，所谓外窍开则内窍通，上窍通则下窍泄矣。""玄府"又名"元府"，这是由于古代封建制度的避讳法规，玄、元可以通用之故。

（二）玄府学说的形成

金代刘河间运用《黄帝内经》中的一些论述，结合自己的经验，提出许多新的见解和理论。"玄府学说"是火热学说里的一个分支，是在《黄帝内经》论述"玄府"的基础上引申和发展起来的。在他的代表作《素问玄机原病式》里，对这一学说首次做了系统的论述，其基本内容可概括为以下几个方面。

1. 认为"玄府"是汗孔的组成部分　他说："然皮肤之汗孔者，谓泄气液之孔窍也。一名气门，谓泄气之门也；一名腠理者，谓气液出行之肌膜纹理也；一名鬼神门者，谓幽冥之门也；一名玄府者，谓玄微府也"。把"气门""鬼神门""腠理""玄府"四者并列于汗孔之内。

2. 认为"玄府"是气出入升降之道路和门户　他说："然玄府者，无物不有，人之脏腑皮毛、肌肉筋膜、骨髓爪牙，至于世之万物，尽皆有之，乃气出入升降之道路门户也。"

3. 认为"玄府"对人体的生理病理具有多方面的影响　他说："人之眼耳鼻舌身意神能为用者，皆由升降出入之通利也，有所闭塞者不能为用也。若目无所见，耳无所闻，鼻不闻臭，舌不知味，筋痿、骨痹、齿腐，毛发脱落，皮肤不仁，肠不能渗泄者，悉由热气怫郁，玄府闭塞而致，气液血脉营卫精神，不能升降出入故也。"

4. 认为"玄府闭塞"是目眛不明的病理基础　他说："故知热怫于目，无所见也。故目微昏者，至近则转难辨物，由目之玄府闭小故也，隔帘视物之象也，或视如蝇翼者，玄府有所闭合者也。"基于热郁于目的认识，在治疗上主以散热饮子（防风、羌活、黄连、黄芩）治疗眼久病昏涩，因发而久不愈者，主以宣毒散（芒硝、雄黄、乳香、没药）和宣风散（川芎、甘菊、乳香、没药）嗜鼻，以开头脑之郁闭。首创的防风通圣散为临床常用的表里双解之剂，具有宣发玄府闭塞的特殊作用。他说："劳汗出于玄府，脂液所凝，去芒硝，倍加芍药、当归，发散玄府之风。"至于针刺亦以宣泻为主，如刺手少阳小肠经井穴少泽治疗眼大眦病，刺手少阳三焦经井穴关冲治疗小眦病，大刺八关（十指间出血）治疗目疾睛通欲出。

上述几个方面，均以气的运行为生理病理基础。就人体而言，气的存在和运行，是生命的标志，气在人体内的运行不外乎出入升降，出入升降离不开相应的道路和门户，气出入升降的道路和门户就是玄府。由此推而广之，其生理病理就可延伸到很多方面了。但也并非没有重点，刘河间把重点落在眼病上，并为眼提供了辨证论治的经验和方法。

（三）玄府学说的发展

玄府学说，后世医家多有发挥。首先补充发挥此学说的是明代楼英。他在《医学纲目》一书中说："诚哉！河间斯言也！目盲耳聋，鼻不闻臭，舌不知味，手足不能运用者，皆由玄府闭塞，而神气出入升降之道路不通故也。故先贤治目昏花，如羊肝丸用羊肝引黄连等药入肝，解肝中诸郁，盖肝主目，肝中郁解，则目之玄府通利而明矣，故黄连之类解郁热也；椒目之类解湿热也；茺蔚之类解气郁也；芎归之类解血郁也；羌活之类解经郁也；磁石之类解头目郁，坠邪气使下降也；蔓菁下气通中，理亦同也。凡此诸剂，皆治气血郁结目昏之法，而河间之言，信不诬矣……盖目主气血，气血盛则玄府得通利，出入升降而明，虚则玄府不能出入升降而昏，此则必用参芪四物等剂助气血运行而明也。"楼英在这里主要应用玄府学说指导目昏的治疗，并在选药配方的技巧上做了补充和发挥，目昏所含的病证甚多，临床极为常见，因此楼英的补充论述对指导内障眼病的治疗具有普遍意义。

《证治准绳》在论述目昏花的病机时，曾经整段引用刘河间的玄府学说，并认为云雾移睛、神光自现、青盲、视正反斜、视赤如白、绿风内障等证，均由玄府闭塞所致，如描述云雾移睛的证候时说："乃玄府有伤，络间精液耗涩，郁滞清纯之气，而为内障之证。"在描述"青盲"的证候时说："乃玄府幽邃之原郁遏，不得发此灵明耳。"在描述"神光自现"的证候时说："乃阴精耗损，清气怫郁，玄府大伤，孤阳飞越，神光欲散。"在描述"视正反斜"的证候时说："此内之玄府郁滞有偏，而气重于半边。"在描述"视赤如白"的证候中说："此内络气郁，玄府不和之故。"由此可见《证治准绳》对玄府学说的补充和发挥，已经深入到具体病证了。

《审视瑶函》除引录《证治准绳》有关玄府学说的论述外，并认为目昏是通光脉道瘀塞所致。他说："夫目属肝，肝主怒，怒则火动痰生，痰火阻隔肝胆脉道，则通光之窍遂蔽，是以二目昏蒙如烟如雾，目一昏花，愈生郁闷。故云久病生郁，久郁生病。"所以他临证时"所用煎剂，惟以宽中解郁，顺气消痰，滋阴降火，补肾疏风为主"。通光脉道，可能是指神光发越的线路，虽未明言玄府即通光脉道，但已寓此意于其中了。《目经大成》在论述"青盲"时不但赞成《证治准绳》的论点，而且明确指出"经脉即元府"。所谓"盖经即手足三阴三阳六经，脉乃五官血脉之脉，元府即经脉流行，不舍昼夜之气血"。这两本书已把玄府的内涵延伸到神光和经脉。《目经大成》还在论目血时说："系老年及有心计之人，元神虚惫，忽感风热，一脉上游，真血未归元府。"将玄府闭塞所致的具体病证又扩大到了瞳神的血证。

清代陈善堂编著的《眼科集成》首创解郁逍遥散随证加减，主治玄府闭塞所致的眼病。该方由当归、白芍、白蔻仁、茯苓、柴胡、薄荷、鹿茸、夜明砂、青皮、槟榔、半夏、浙贝、磁石、菊花、蒙花、石决明、草决明、谷精草等组成。并云："治目盲昏暗，不红不痛之证，皆由元府闭塞而神气出入升降之道路不通利所致也，治当以解肝郁为主。"解郁逍遥散虽以解肝郁为主，兼能解血郁、气郁、痰郁、热郁、食郁以及退翳明目。诸郁解，玄府通，目昏之病，就会随之而愈，其组方颇具深意，如果是单纯一点的肝郁化热、玄府闭塞目昏，选用《目经大成》羚犀逍遥散更为合适。

"五风变，与视歧。诸昏暗，痰火郁。升降息，玄府闭。如开泉，生垢腻。善治法，分次第。"这是《眼科三字经》为疗五风内障、视一为二、视正反斜、视瞻昏渺等内障眼病从玄府论治的高度概括。该书补注分次第的善治法是"先开郁，而后扶正。开热郁用黄连羊肝丸（川黄连去须为末，白羚羊肝1个，同入覆盆中，研细为丸服），解气郁用苏合香丸，实者以吹冲法开之。扶正用磁朱丸、熊胆丸、生熟地黄丸。开补兼行，用皂角丸、明目升光丸。明目升光丸由磁石、朱砂、神曲、麦芽、羚羊角粉、菟丝子、潼蒺藜组成，为胡氏治内障诸病之方，曾视为枕秘而不示人，久服此方，则光升而目自明"。

二、玄府学说的临床意义

玄府学说作为中医眼科理论的基本内容之一，在指导中医眼科临床诊疗活动中发挥着一定的作用，但从实际意义上分析，玄府学说仍然处于理论假说阶段，它与人体组织解剖，生理学的内在联系，即其本质与机制尚未被实验研究证实。如何运用中西医结合的观点，对中医眼科"玄府"的本质给出科学的解释，有待于进行大量艰苦细致的研究。与肝窍学说、五轮八廓学说等比较起来，玄府学说与人体组织解剖和生理学内容的关系可能更为接近一些。中医眼科玄府学说可能与西医学领域中的几种学说关系更为密切，如神经生理和微循环学说、房水循环学说、眼科免疫学说等。

三、玄府学说的现代研究

现代全国许多眼科名老中医也常用玄府学说。姚和清在《眼科证治经验》一书里指出"高热，热甚伤阴，目内阴液耗损，热邪留恋，客于经络，以致玄府郁闭，脏腑精气不能上升"，是引起青盲的主要原因。陈达夫在《中医眼科六经法要》一书里，对刘河间倡导的玄府学说深表赞同，书中有七节涉及玄府学说。例如，"太阳目病举要篇"有"畏光，是寒邪闭塞了目中玄府"；"阳明目病举要篇"论述羞明的病理时有"羞明，自然是玄府闭塞"；"少阳目病举要篇"讨论暴盲的病理时有"寒气伤人，闭塞玄府，在表在里均是实证"；讨论青盲的病理时有"皆属神败精亏，真元不足，无以上供目用，并致目中玄府衰竭自闭，郁遏光明"。由此可见，运用玄府学说的范围，已从内障眼病扩大到畏光、羞明等外障眼病。

成都中医学院编著的《中医眼科学》认为，青盲、暴盲、视物易色、视瞻有色、绿风内障、乌风内障、黄风内障等眼疾，均与玄府闭塞有关。唐由之主编的《中国医学百科全书·中医眼科学》中，涉及玄府学说的有目暗内障、视物易色、神光自现、青盲、小儿青盲等，该书把内障分为目暗内障、五风内障、雀目内障、圆翳、散翳、枣花翳内障等多个类型，而目暗内障又包括许多病证，多由玄府闭塞所致，如说："热气怫郁，玄府幽深之源闭塞，使脉络气血、营卫津液，不能升降出入，或损伤气血，耗其精华，目眊眊无所见，而成青盲目暗等内障。"韦玉英在《中医症状鉴别诊断学·小儿青盲》中，分析血虚肝郁小儿青盲时说此证"多由温热病后，治疗不及时或不彻底，余邪未尽，热留经络，玄府郁闭，精血不能上荣所致……治宜疏肝解郁、养血活血、滋补肝肾，方选验方逍遥散（当归、白术、丹皮、茯苓、山栀、菊花、白芍、枸杞子、石菖蒲），参以健筋活络、息风定惊之品，瞳神散大酌加五味子、山萸肉、灵磁石补肾收敛，镇肝缩瞳"。

关于玄府学说的现代研究，国内期刊上专论玄府学说的亦不少，但都是理论性的探讨。肖志正认为"房角闭塞、房水排泄障碍以及瞳孔闭缩而引起的眼压提高，血液循环障碍引起的栓塞、出血、组织渗出、水肿，营养代谢障碍引起的晶状体混浊、玻璃体混浊以及继炎症后的萎缩与退性变等，可能与玄府闭塞有关"。钟渠认为玄府闭塞有轻重虚实之别，认为"轻则畏光流泪，重则盲而不见""实则邪气闭塞目中之玄府，虚则无以上供目用，目中玄府衰竭自闭"。史金虎认为"热气怫郁，气血郁滞，寒邪真中，精血亏竭，气血虚弱等均可使目中玄府闭塞"。陈明举认为：①玄府是构成物质的基本单位，其含义在非生物界与现代所说的分子结构同义，在生物界则与细胞结构同义。②升降出入是任何物质都具有的一种不断的变化运动形式，其含义在非生物界与物质的衰变过程同义，在生物界与生物的新陈代谢过程同义。③升降出入是通过玄府进行的。玄府正常，则升降出入活动正常，玄府闭小则升降出入活动不利，玄府闭塞则升降出入活动停息。这种解释确具新意，并超出了以经解经的范围及生物界的范围。马庆余认为"玄府作为人体无处不有的一种基本结构，不论外邪的侵袭、七情的失调、饮食劳倦所伤、气血津液失养，均可影响其正常的畅通，而致闭塞，而玄府闭塞不通，又会导致气、血、津、液、精、神的升降出入障碍，而形成种种病变，在眼底病中表现尤为突出"。又认为"玄府闭塞所产生的病变虽多，但归纳起来，不外气滞、血瘀、水停、精闭、神阻五个方面，五者为病，既各有偏重，又密切相关"。在治疗上强调开通，所谓"中医治法虽多，用药虽广，然而可一言以蔽之……开通玄府，若能使郁闭的玄府开张，阻滞的气血、津液、精、神通畅，则诸病可随之而解"。由此可见，玄府学说在眼科中的重要地位。肖国士认为玄府学说的中心是讲气的升降出入，玄府闭塞多属气郁不调，这种病证临床表现有四多，即矛盾交织多、虚实互见多，寒热错杂多，脏腑病变多。治疗之法，多从调理着手。气郁不调，虽然虚实互见，寒热错杂，但总有一方居于主导地位。抓住主证，酌情施治。在此基础上再结合其他辨证，玄府学说运用于眼科临床的要领即在其中。

参考文献

1. 郭秉宽. 祖国医学在眼科学上的成就 [J]. 上海第一医学院学报，1956 (1)：1 - 4.

2. 姚芳蔚. 五轮学说在眼科临床上的应用 [C] //眼科中西医结合资料汇编 [A]，1981，1：16.

3. 肖国士. 试论五轮学说的命名与渊源 [J]. 江西中医药，1987 (4)：4 - 6.

4. 侯清岩. 五轮八廓学说在眼科临床上的应用 [J]. 中西医结合眼科杂志，1989 (4)：145 - 147.

5. 虞存五. 五轮病变相关脏腑经络井穴皮肤电阻测试 [J]. 眼科通讯，1987 (1)：3 - 4.

6. 张敬先. 五轮学说发展试探 [J]. 中西医结合眼科，1985 (5)：1 - 3.

7. 马一民. 关于五轮学说和眼部解剖关系的探讨 [J]. 浙江中医杂志，1982 (9)：422 - 423.

8. 齐强. 浅谈眼的五轮学说 [J]. 辽宁中医杂志，1982 (8)：21 - 22.

9. 肖国士. 八廓学说探讨 [J]. 浙江中医学院学报，1985 (6)：10 - 12.

10. 肖国士. 八廓学说的源头与应用 [J]. 中西医结合眼科，1985 (3)：3 - 4.

11. 姚芳蔚. 八廓学说的存废与实用性探讨 [J]. 中西医结合眼科，1990 (4)：153 - 155.

12. 程世明. 八廓辨证与球结膜微循环病变初探 [J]. 眼科通讯，1988 (5)：1 - 2.

13. 彭清华. 对"外障多实、内障多虚"理论的初步探讨 [J]. 辽宁中医杂志，1991 (11)：6 - 8.

14. 彭清华. 对"内障多虚、瞳神属肾"理论的临床考察 [J]. 江苏中医，1992 (7)：28 - 29.

15. 肖志正. 刘河间玄府学说与眼病初探 [J]. 中西医结合眼科，1983 (2)：1 - 3.

16. 钟渠. 玄府在眼科中的重要性 [J]. 中国中医眼科杂志，1992 (3)：183 - 184.

17. 史金虎. 试论气机升降与眼的关系 [J]. 中西医结合眼科，1985 (1)：5 - 6.

18. 陈明举. 升降出入与玄府之含义新解 [C]. 全国中医眼科学会第二届年会眼科论文集 [A]，1993：301.

19. 马庆余，马珊. 浅谈玄府说在眼底病中的运用 [J]. 中华现代眼科学杂志，2005，15 (9)：840 - 842

20. 肖国士. 刘河间与玄府学说 [J]. 贵阳中医学院学报，1985 (4)：9 - 11.

第四章 病因病机

病因是指能导致人体阴阳气血及脏腑功能失调而发生疾病的原因。一切内外环境的致病因子，均可能导致眼病的发生，这就是眼病的病因。

病机是指疾病发生、发展、变化、结局的机制，亦称病理。眼科病理学，是研究致病因素在导致眼病过程中，病邪在体内的各种变化和机体对致病因子产生应变反应的机制和一般规律。

眼科病因病机，即是眼科发病学，是认识和治疗眼病的重要依据。中医眼科的发病学，以整体观念为指导思想，既重视研究各种致病因素的性质及致病特点，也重视眼病发生、发展、变化的机制和诸致病因素间的相互联系与转化规律，还注重探讨各种致病因素所致眼病的相同或不同临床表现，以指导临床诊断和治疗用药。依据分析眼病的临床表现而识辨病因病机，即审证求因，是中医眼科认识眼病病因的重要方法，故中医眼科发病学，亦可称之为辨证病理学。

中医眼科病因病机学说，是中医眼科学理论的重要组成部分，是我国劳动人民在长期同眼病作斗争的实践中逐步认识，并通过历代医家的不断积累而形成的。《黄帝内经》确立的病因病机的理论体系，对中医眼科发病学的形成和发展具有深远的影响。《内经》创立的以五脏为主体、外应四时气候变化、眼脏相关、脏窍一体的藏象学说，以正邪相搏的观点阐述疾病的发生和变化，强调"正气存内，邪不可干"的疾病观，是中医眼科发病学理论形成和发展的基础。《内经》中有关"五脏六腑之精气，皆上注于目而为之精""肝开窍于目""足厥阴肝经连目系""肝气通于目，肝和则目能辨五色""肝受血而能视""久视伤血""气脱者，目不明"等有关生理病理论述，至今仍是中医认识眼病病因病机的重要理论基础。现存论述眼病病因病机较早和较详的《诸病源候论·目病诸候》，对中医眼科发病学有较大的贡献。分析该书目病诸候，其病因涉及虚者（肝虚、气血虚、脏腑虚衰）13候，与风邪外犯有关者14候，因热邪害目者10候，风热合邪者8候，与痰饮有关者5候，与瘀滞有关者2候。可见其病因多从风邪、热邪及脏腑虚衰立论，并涉及痰饮瘀滞，这些病因学知识，至今仍有临床意义。

至唐·孙思邈著《备急千金要方·七窍病》，受《内经》"久视伤血"观点的影响，十分强调用眼不当、饮食劳倦因素，为害目丧明之本，对中医眼科病因学的形成和发展有积极意义。宋代的《太平圣惠方》及《三因极一病证方论》，均遵循孙思邈的病因观并在不同方面都有所发挥，尤其是陈氏对眼病病因的三因分类观点，对眼科病因学的发展，有一定影响，如《秘传眼科龙木论》和《审视瑶函》等均遵其说。

金元医家刘完素、张子和强调目病皆属火热；李东垣强调眼病与脾胃关系密切；朱震亨论眼病实则风热，虚则肾水不足等病因观，至今仍被眼科医家推崇。宋元时代的眼科专著《秘传眼科龙木论》《银海精微》以及元末成书的《原机启微》，均从不同角度丰富和发展了眼科病因学说的内容。至此，中医眼科病因学说的理论体系基本形成。明代《医学入门》在《备急千金要方》和《三因极一病证方论》有关眼病病因学说的基础上，又有所补充和完善，书中将其病因概括为内因与外因两大类。并认为外因在表，伤目之标；内因在里，伤目之本。明末傅仁宇著《审视瑶函》，继承和总结了明代以前的眼科成就，为中医眼科病因学说的发展，作出了较大贡献。该书的"目为至宝论"及"识病辨证详明金玉赋"两篇，从眼的生理联系病因和审证求因的不同角度，集中论述了眼病的病因病机，比较系统和详尽，是研究病因病机颇具参考意义的佳篇。尤其是书中提出的"久病生郁，久郁生病"的病因观及凝脂翳乃血滞气壅的病机观，至今仍有重要意义。清代眼科专著《目经大成》，用大量篇幅，从整体的角度，遵循《内经》的病因观，以内科为基础进行病因学论述，对眼科病因学有一定的积极意义。而清代眼科医家顾锡著《银海指南》，是体现古代眼科病因学成就的代表作，标志着中医眼科传统病因学理论的成熟。该书全面而系统地论述了六淫、七情所致眼病的发生机制和临床表现；论述了六淫之邪的相互兼夹、转化关系及致病特点，并认识到风火为患者多；对七情内伤致眼病的机制与防治均有新颖见解；对气血失调致目病、杂症目病及眼外伤等的病因病机分析，亦有其超乎前人的认识。

由前所述，中医眼科发病学，以《黄帝内经》的整体观和疾病观作为指导思想，最先由隋代《诸病源候论》进行了初步的论述，至唐代《备急千金要方》有了病因的详述，宋代《太平圣惠方》的补充以及《三因极一病证方论》的归类，宋元时代《秘传眼科龙木论》的总结和发挥，古代眼科病因学说已基本形成。至明清时代，眼科专著和载有眼科篇章的综合性医药著作，在前人经验的基础上，对中医眼科发病学，从不同角度作出了贡献，推动了眼科发病学理论的发展并使之逐步完善。以整体观念作指导思想的中医眼科发病学，首先必须遵循中医学认识和研究病因病机的一般原则，同时也要结合眼科自身特点。也就是既要重视眼脏一体，着眼整体寻求疾病的原因；更应注重眼睛局部，从眼睛自身的解剖构造和生理特性方面去探求其疾病发生、发展、变化的规律。例如，目乃清窍，其位至高，易为风袭，易被火炎，易招浊邪等；眼的构造精细，组织娇嫩，功能独特；目窍玄府，最宜和畅；目之组织富含水液和血管，亦有全无血管的透明组织；目与脏腑经络、气血津液息息相关等，都是我们研究和探索眼病病因病机时应该考虑的因素。而这些因素决定着眼科病因病机的独特性。中医眼科发病学，包括病因和病机，病因是指导致疾病发生的原因，病机是疾病发生、发展、变化的机制。在理论阐述时，二者显然有别，但在临床实际中，病因病机却难以区分，往往是相互关联和包容的，有时病因病机相提并论。例如，风热不制、淫热反克、为物所伤、肝经风热，既是病因，也包含病机。又如，临床常见的痰饮水湿和瘀血，既是病理产物，也常是眼病的致病原因。现根据中医病因病机学一般规律，将病因和病机分别论述。

第一节 病 因

引起眼病的原因十分复杂，历代医家多有阐述。唐代医家孙思邈《备急千金要方》中指出："生食五辛，接热饮食，热餐面食，饮酒不已，房事无节，极目远视，数看日月，夜视星火，夜读细书，月下看书，抄写多年，雕镂细作，博弈不休，久处烟火，泣泪过多，刺头出血过多，右十六件并是丧明之本。养性之士宜熟慎焉。又有驰骋田猎，冒涉风霜，迎风追兽，日夜不息者，亦是伤目之媒也。"宋代陈无择提出致病"三因"学说，将眼病病因归纳为内因、外因及不内外因三个方面，认为"喜怒不节，忧思兼并，致脏气不平，郁而生涎，随气上厥"为内因；"数冒风寒，不避暑湿，邪中于项，乘虚循系以入于脑"为外因；"嗜欲不节，饮酒无时，生食五辛，熟啖炙煿，驰骋田猎，冒涉烟尘"等为不内外因。综合古今认识，结合现代临床，眼病常见病因有外感六淫、疠气、内伤七情、饮食不节、劳倦、眼外伤、先天与衰老及其他因素。这些因素即可单独为患，又可并存出现或相互影响。

一、六淫

六淫为异常的六气，即为天时不正之气。风、寒、暑、湿、燥、火为自然界的六种气候变化，正常情况是对人体无害的，若太过，不及或非时而至，就会导致人体发病，即为六淫之邪。《银海精微·六气总论》对六淫在眼部的致病特点做了精辟论述，文中指出："风则流泪赤肿，寒则血凝紫胀，暑则红赤昏花，湿则沿烂成癣，燥则紧涩眵结，火则红肿壅痛。"《医宗金鉴·眼科心法要诀》进一步指出："外障皆因六淫生，暑寒燥湿火与风，内热召邪乘隙入，随经循系上头中。"说明六淫之邪往往乘虚入侵，从肌表或口鼻而入，也可直接侵犯眼部，其可单独为害，亦可相兼致病，其中以风、火、湿对眼的危害较大。六淫为害可致多种眼病，尤以外障眼病为多。

（一）风

1. 风邪致病特点

（1）风为阳邪，其性开泄：风具有升发、向上、向外的特性。《素问·太阴阳明论》说："伤于风者，上先受之。"眼位居高，易受风邪；再者，肝为风木之脏，开窍于目，同气相求，故许多眼病的发生都与风邪相关。

（2）风性善行数变：风邪引起的眼病有发展迅速、变化较快的特点。

（3）易与他邪相合：《素问·风论》说："风者，百病之长也。"风作为六淫之首，每先侵袭体表、皮毛或流于肌肉、腠理之间，易与寒、热、暑、湿、燥诸邪相合为患。

2. 风邪致病的常见眼部症状 目痒，目涩羞明，流泪，上胞下垂，胞轮振跳，目劄，黑睛生翳，目偏视，口眼㖞斜等症。

（二）火

1. 火邪致病特点

（1）火为阳邪，其性炎上：火为阳，阳主升，主动，火邪升腾炎上，容易上攻头目，引起眼疾。热为火之渐，火为热之极，二者难截然分开。《素问玄机原病式》谓"目昧不明，目赤肿痛，翳膜眦疡，皆为热也。"《儒门事亲》中云："目不因火则不病"，其说虽有偏颇，但反映出火邪容易引发眼病。

（2）火热生眵：《景岳全书》曰："眼眵多结者必因有火，盖凡有火之候，目必多液，液干而凝，所以多眵。"说明眼眵与火热有关。

（3）易伤津液：眼部津液在目外为泪液，目内为神水、神膏，火热之邪易灼伤津液，引起多种眼部疾患。

（4）灼伤脉络，迫血妄行：火邪灼伤眼部脉络，易致眼部出血。

（5）热胜则肿，火易致疡：火热易致眼部疮疡，眼部组织红肿，溃烂成脓。

2. 火邪致病的常见眼部症状 眼珠干燥，红赤焮痛，碜涩羞明，眵多黄稠，热泪频流，生疮溃脓，黑睛溃烂，黄液上冲，血灌瞳神，白睛溢血，眼部血脉怒张甚则紫赤，眼底出血等。

（三）湿

1. 湿邪致病的特点

（1）湿邪重浊黏滞：湿邪犯目，眼症多黏滞而不爽，缠绵难愈。

（2）内外湿邪，相互影响：外湿入里，脾阳受困，运化失司，可致内湿；内湿不化，又可招致外湿，上犯于目而为病。《银海精微·湿》曰："脾湿则多眼癣眼菌，肺湿则多黄膜，心经湿则多胬肉如脂，肝经湿则多星障，黑珠如雾混浊，肾经湿则瞳神呆钝，色淡昏眊无光。"

（3）湿为阴邪，易阻遏气机：湿邪犯目，可致眼部气机升降失调，经脉不畅，清阳不升则目无所养，浊阴不降则清窍被蒙。

2. 湿邪致病的常见眼部症状 胞睑湿烂，眵泪胶黏，白睛黄浊，黑睛生翳，灰白混浊，眼部组织水肿、渗出等。

（四）寒

1. 寒邪致病特点

（1）寒为阴邪，易伤阳气：寒邪犯目，阳气受损则目失温养。

（2）寒性凝滞：寒邪常致经脉气血阻塞不通，不通则痛，引起眼痛且常头目相引。

（3）寒性收引：《灵枢·经筋》谓："经筋之病，寒则反折筋急。"寒邪伤及头面，可致经脉拘急。

2. 寒邪致病的常见眼部症状　头目疼痛，冷泪翳障，胞睑紫暗硬胀，眼紧涩不舒，口眼㖞斜，目珠偏斜，血脉紫滞或淡红等。

（五）暑

1. 暑邪致病的特点

（1）暑为阳邪，其性炎热：暑为夏令之主气，乃火热所化，眼部多出现阳热症状。

（2）暑多夹湿，相合为患：夏季多雨，气候炎热，暑湿蒸郁，且多饮冷纳凉，湿邪内停，故暑热易兼感湿邪。

2. 暑邪致病的眼部症状　目赤视昏，眵泪，肿胀。

（六）燥

1. 燥邪致病的特点　《素问·阴阳应象大论》曰："燥胜则干。"燥邪犯目，易伤津耗液，常导致与干燥相关的眼病。

2. 燥邪致病常见眼部症状　胞睑皮肤干燥，白睛红赤失泽，干涩不适，眼眵干结等。

二、疠气

疠气是指具有强烈传染性和流行性的致病邪气，又称疫疠、时气、天行、疠气等。《素问·刺法论》描述了疠气的致病特点："皆相染易，无问大小，病状相似。"《瘟疫论·原病》指出："疫者，感天地之疠气……此气之来，无论老少强弱，触之者即病。"

疠气致病来势急猛，传染性强，流行性广，临床症状与风火所致的眼症相似，虽一年四季都可发生，但以夏季气候炎热时为多，如天行赤眼、天行赤眼暴翳等。

三、七情内伤

七情内伤是指喜、怒、忧、思、悲、恐、惊七种情志的过度变化，超过了机体的适应范围，从而导致气机紊乱，经络阻滞，脏腑功能失调。《素问·举痛论》曰："怒则气上，喜则气缓，悲则气消，恐则气下，惊则气乱，思则气结。"七情过激，则气机运行不畅，升降出入失调，则可导致多种内障疾病，如绿风内障、青风内障、络阻暴盲、目系暴盲等。七情太过，还可直接损伤脏腑，怒伤肝，喜伤心，思伤脾，忧伤肺，恐伤肾。脏腑内损，精气不能上注于目，目失所养，则可发生视瞻昏渺、视瞻有色、青盲等病。

四、饮食失宜

饮食失宜主要包括饥饱失常、饮食偏嗜及饮食不洁三个方面。

1. 饥饱失常 若摄食不足，气血生化乏源，气血不能上荣于目，可出现眼部虚证；饮食过饱则肠胃积滞，郁而化热，可出现眼部实证。

2. 饮食偏嗜 《素问·生气通天论》曰："阴之所生，本在五味，阴之五官，伤在五味。"若过食生冷，寒湿内生，可致虚寒眼症；偏食辛辣炙煿，脾胃积热，可致实热眼症，眼部疮疡。

3. 饮食不洁 饮食不洁，肠道染虫，可致眼部寄生虫病，疳积上目等病。

五、劳倦

眼科劳倦主要指目力、脑力、体力和房事过度等。《素问·宣明五气》曰："久视伤血，久卧伤气，久坐伤肉，久立伤骨，久行伤筋。"《灵枢·邪气脏腑病形》曰："若入房过度，则伤肾。"《审视瑶函》曰："久视伤睛成近视。"用眼过度，损伤肝血，易出现视疲劳，能近怯远等眼病；脑力过度，暗耗阴血，目失所养，可致虚损性眼病；体力过度，外损筋骨，内伤脏腑，亦可致多种眼病；房事不节，耗损肾经，瞳神失养，可致视瞻昏渺、青盲等内障眼病。

六、眼外伤

造成眼部外来伤害主要包括异物入目、钝力伤目、锐器伤目、烧灼伤目。

1. 异物入目 沙尘随风吹入眼内，或金属碎屑、玻璃细渣等异物溅入眼内，或细小昆虫飞扑入眼等。

2. 钝力伤目 多因眼部受钝力所伤，如球类、拳掌、棍棒等击伤，或碰撞、跌扑等外伤。

3. 锐器伤目 多因眼部受锐器所伤，如刀剪、铁钉、铁丝、玻璃、竹签等穿破眼珠，或爆炸碎片飞溅入目等。

4. 烧灼伤目 包括烫伤和烧伤。烫伤多由高温的水、蒸汽、油及熔化的金属等造成；烧伤多由火焰，或酸碱等化学物质引起；此外紫外线、红外线等射线亦可灼伤眼部。

七、先天不足与衰老

1. 先天不足 先天禀赋不足，孕期将息不当致邪气内结胎中，或先代遗传造成与生俱来的眼病，如胎患内障、高风内障、辘轳转关、旋胪泛起等。

2. 衰老　《灵枢·天年》云："五十岁，肝气始衰，肝叶始薄，胆汁始减，目始不明。"年老体衰，肝肾亏虚，精血不足，目失濡养，可致多种眼病，如圆翳内障、视瞻昏渺、能远怯近等。

八、其他因素

1. 全身疾病引起　如糖尿病、高血压、血液病、肾病等均可引起相关视网膜病变，风湿病可引发葡萄膜炎，维生素 A 缺乏可致角膜软化症等。

2. 药物不良反应　过用激素可引起白内障、继发青光眼；过用乙胺丁醇可引起视神经萎缩等。

【文献选录】

《银海指南·六气总论》："《素问·天元纪大论》曰，天有五行，以御五位，以生寒、暑、燥、湿、风、火，是为六气，当其位则正，过则淫。人有犯其邪者，皆能为目患。风则流泪赤肿，寒则血凝紫胀，暑则红赤昏花，湿则沿烂成癣，燥则紧涩眵结，火则红肿壅痛""盖风为百病之长，如夹寒、夹暑、夹湿、夹燥、夹火之类有相从而化者。如风邪化火、寒邪化火、湿邪化火、燥邪化火之类。风邪发于前者，火邪继于后，故凡人之病目者，皆认为风火也；又有相杂而至者，以四时言之，冬月致病只三字，风寒火是也；春兼四字，风寒湿火是也；夏兼五字，风寒暑湿火是也；秋只四字，风寒燥火是也。然其中有伏藏有变化亦不得执一而治。"

《银海指南·七情总论》："但目之为病，出于六淫者易治，由于七情者难治。盖喜大虚则肾气乘矣。一经自具一气，一经又各兼五气，五五二十五气，变化难穷，苟不得其要，终难获效。然七情中悲伤心胞，惊伤胆者，间或有之；喜伤心，忧伤肺者绝少也。惟思伤脾，恐伤肾，怒伤肝者最多。诚能存养此心使志意和平，精神淡定，悲怒不起，惊忧不扰，则天君泰然，百体从令自然，勿药有喜，何必乞灵于草根树皮哉。"

【现代研究】

1. 眼科传统病因学说研究的深入　中医眼科传统的病因学说，不外乎六淫、疠气、七情、饮食失宜、劳倦、外伤、遗传等方面。以六淫而言，自古以来眼科医家均认为风、寒、暑、湿、燥、火是外障眼病最常见的发病原因，但由六淫所导致的内障眼病则极少见，故古今医家极少行关于六淫所致内障眼病的论述。然而现代有些医者根据眼底检查所见，不仅认为火邪是眼内炎性、出血性疾病发病的常见病因之一，治疗时宜用泻火法，而且认为风邪也是许多眼底疾病的常见病因，治疗时加用羌活、防风等祛风药可提高临床疗效。这些观点发展了眼科六淫病因学，扩大六淫所致眼病的范畴。

　　由于肝主情志，目为肝窍，眼因与肝在生理病理上密切相关，因而七情为病在眼病病因学中一直占有重要地位。临床观察表明，情志失调不仅可诱发眼病、导致眼病的产生，而且可加重和复发眼病。现代研究发现，情志失调是视神经疾病、青光眼、中心性浆液性视网膜脉络膜病变等疾病最常见的致病或诱发因素。例如，有人对中心性浆液性视网膜脉络膜病变患者的个性进行调查，发现患者中 A 型性格者占 71.67%。且 A 型性格者的血清 TH 和 CH 与正常人相比有高度显著性，提示情绪急躁和时间紧迫感是中心性浆液性视网膜脉络膜病变发病的重要危险因素。也有人采用艾森克（成人）人格问卷表（简称 EPQ）对眼病肝郁证患者的人格特征进行调查，发现眼病肝郁证患者的 N 分值（N 分值高，提示情绪不稳定，易激惹、焦虑、紧张，往往又兼有抑郁，对多种刺激反应过于强烈，情绪激发后难于平复。N 分较高，有可能罹患心身疾病）和 L 分位（L 分高，表示掩饰、自我保护的人格倾向，易于掩饰某些心理活动，提示心理负担较重）均高，提示情志急躁或抑郁是眼病肝郁证产生的原因。

　　对于古代医家关于外障眼病多因风热、内障眼病多因脏腑功能失调以及五轮之中瞳神疾病多属肾的论述在现代临床的实用价值如何，彭清华等从临床角度对此进行了探索。通过对 917 例外障眼病病因的分析，发现 13 种常见外障眼病因属六淫之邪为病者 796 例，占 86.80%（其中属风热为病者 449 例，占 48.96%；属火热为病者 288 例，占 31.41%）；属痰浊为病者 31 例，占 3.38%；属瘀血为病者 18 例，占 1.96%；其他原因而致者 72 例，占 7.85%。可见外障眼病确实多为六淫为患，六淫之中又以风热、火热之邪多见。在对 1725 例内障眼病的病因分析中，由肝脏功能失调引起者 635 例，占 36.81%；由肾脏功能失调引起者 80 例，占 4.64%；由脾脏功能失调引起者 218 例，占 12.64%；由肝肾同病而起者 705 例，占 40.87%；由脾肾同病引起者 41 例，占 2.38%。说明瞳神疾病中单纯由肾脏功能失调引起者极少，人体内各脏腑的功能失调均可引起，其中又以肝脏功能失调引起者最常见。故现代有不少学者报道，对中心性浆液性视网膜脉络膜病变、视网膜静脉阻塞、视网膜静脉周围炎、视神经炎、视神经萎缩、妊娠中毒性和动脉硬化性视网膜病变、眼底其他出血等眼底病变从肝论治，取得了良好的临床疗效，并有人明确提出眼底病从肝论治，其疗效较治肾为好。这是对古代眼科病因学说的补充和发展。

　　另对于眼底疾病，随着现代检查仪器在眼科临床的广泛应用，人们对内眼疾病的认识较之以往更直观、更具体，不再是仅凭患者自觉症状而是凭客观检查来诊断。由于对内眼疾病诊断研究的逐步深入，人们对各种内障眼病的发病原因也就有了新的认识，原有的病因学理论已解释不了众多的发病现象，因而各种内障眼病的病因学也就应运而生。例如，通过大量的临床实践，人们认识到古代统属于"暴盲"的视神经炎，其病变早期多为肝气郁结所致，中期多因肝火上炎所致，后期多因肝阴亏虚所致；眼底出血血色鲜红者多为血热所致，血色暗红者多为血瘀所致等，从而使眼科病因学说逐步得以完善。

关于眼病血瘀病因学，古代多局限于眼外伤及眼内外出血患者。现代医者通过大量的临床观察，发现眼部的许多病变其发病与血瘀有关，如眼睑及结膜颜色暗红或青紫，或有瘀点瘀斑；眼内外的各种出血与积血；球结膜或视网膜血管怒张、扭曲或呈波浪状及网状畸形；眼底血管显著变细；眼内外各部的新生血管；眼局部组织的增化物（如颗粒、结节、硬结、肿块）；视神经乳头苍白色；视野显著缩小；眼球胀痛或刺痛等，均与血瘀有关，或夹杂有血瘀病理。因而使血瘀为病的范畴在现代得到了较大的扩展。

痰饮病因学说在现代也得到了广泛的应用，现代有些医者不仅对霰粒肿、云雾移睛、视瞻昏渺等一些常见眼病从痰饮论治，而且遵古人"怪病多由痰作祟"之说，对一些少见病或疑难病如辘轳转关、花翳白陷、眼内肿瘤等亦从痰饮论治，并取得了较好的临床疗效。说明对于一些眼科疑难杂证从痰饮为病的角度来探索其发病原因有一定的临床价值，值得进一步扩大病种深入探索。

再者，还有一些医者对于一些常见眼病提出了新的病因观点。例如，对于病毒性角膜炎（聚星障），古今医家均认为其病因为风热外袭所致，但现代有的医者却提出了"毒邪"致病之说，认为治疗病毒性角膜炎应注重解毒药的应用，如用紫草、千里光、蒲公英等，并经临床验证，取得了一定的疗效。又如彭清华等对于眼外伤如眼睑挫伤、眼球挫伤、外伤性前房积血、外伤性玻璃体积血、视网膜震荡伤、视神经挫伤及青光眼术后、视网膜脱离术后、眼内异物术后等患者，提出其为水血互结病理的新观点，治疗采用既活血又利水的方法，临床疗效甚为满意。

2. 现代检测方法的应用对眼科病因学说的促进　随着现代检测手段在眼科临床与实验研究中的逐步深入，对眼科疾病发病原因的研究也取得了一定的进展。例如，对中心性浆液性视网膜脉络膜病变患者，彭清华等研究发现其血浆睾酮（T）值下降，雌二醇（E_2）和 E_2/T 比值均升高，而这些指标的变异又符合肾虚的病理改变。因而提出本病产生的根本原因为肾脏亏虚，治疗时不应违背补肾的治疗原则。

又如对病毒性角膜炎、色素层炎患者，现代研究发现，此两种疾病之所以具有容易复发，疾病缠绵难愈的特点，是因为人体免疫功能低下，抗病能力降低的结果，故治疗时应注意应用增强机体抵抗力、增强人体免疫功能的药物。

又如对糖尿病性视网膜病变的患者，现代医者研究发现，其甲皱和球结膜微循环在微血流、微血管通透性等方面有明显障碍；其血液流变性中全血比黏度、全血还原黏度和血浆比黏度、血沉和血沉方程 K 值明显升高，红细胞电泳时间明显延长；其血小板的黏附性和聚集性增高，并和糖尿病的发生发展密切相关；其凝血因子Ⅷ明显升高，体外血栓形成时间缩短，血栓长度增长和血栓重量增加等。因而认为糖尿病性视网膜病变的发病与血瘀有密切关系，故治疗时宜采用养阴活血法。

再如对视网膜静脉阻塞患者，现代研究发现，其球结膜、舌尖和甲皱微循环异常，表现为血管扩张，微血流中红细胞聚集，局部血流停滞，血管扩张；眼血流动力学障碍，表现为眼血流量减少。血流阻力增加，流速减慢，血管紧张度增加，血液流变性异常，表现为全血黏度、血浆比黏度、红细胞电泳时间明显增高，血栓弹力图反应时间和凝血时间、血沉明显降低；血液的血红蛋白、血液黏度、总胆固醇、甘油三酯增高，高密度脂蛋白降低，凝血时间缩短；电镜下观察可见血小板扩大型、聚集型和聚集数均明显增加，而圆型和树突型血小板明显减少等。由此显示瘀血阻络是视网膜静脉阻塞的主要致病原因，故临床治疗时应以活血化瘀为主。

而对于视网膜色素变性患者，现代医者研究发现，它除有视网膜静脉阻塞患者的上述相改变外。还表现为血小板活化功能亢进和血管内皮细胞受损，体现在其血浆 β-血栓球蛋白、血栓素 B_2、血小板膜颗粒蛋白和血管性假血友病因子含量均升高，6-酮-前列腺素 $F_{1\alpha}$ 降低等。上述研究结果表明视网膜色素变性的发病与血瘀病理有关，而不仅仅是古人所说的因时不仅要补虚，还应注重活血通络。

以上研究成果，均为眼科疾病的病因学说提供了新的内容，尤其是从现代病理学角度证实了血瘀所致眼病范畴的广泛性。但有关这方面研究的眼科病种还很少，研究面较窄，所采用的研究方法也不多等，均有待在以后的研究工作中加以重视并逐步解决。

第二节　病　机

眼病的发生、发展和变化，一般受致病邪气的性质、轻重，发病的部位，体质的强弱，治疗调护当否等诸多因素的影响，其机制十分复杂。但亦有一定的规律可循，往往不外乎邪正盛衰、阴阳失调、气血津液失常、经络及脏腑功能紊乱等方面。《原机启微》十分重视眼病病机的论述，以病机概念对眼病进行分类，是该书的重要特色，所论病机概念有淫热反克，风热不制，七情五贼，劳役饥饱，血为邪盛凝而不行，气为怒伤散而不聚，血气不分混而遂结，热积必溃，阳衰不能抗阴，阴弱不能配阳，心火乘金，水衰反制，为物所伤，奇经客邪，强阳抟实阴，亡血过多等。对眼病病机论述很是全面，并有不少独到见解。眼病的病机主要体现为脏腑功能失调、气血功能失调、津液代谢失调、经络功能失调、玄府功能失调。

一、脏腑功能失调

眼的正常功能的发挥，有赖于五脏六腑之精气的濡养。而脏腑功能的失调，常会导致眼的病理改变。故傅仁宇曰："脏腑之疾不起，眼目之患即不生。"可见脏腑病理变化，在眼病病机中占重要地位，而五轮学说更是对这一病机观的强化。从眼科临床实践来看，除外感病邪及外伤因素可直接害目，许多眼病的发生均与脏腑功能失调有关，其他如气血津液及阴阳的失调，无不与脏腑功能紊乱有关联。

从眼病病机的角度来看，脏腑病机的基础和前提是脏腑的生理，须从眼与脏腑的生理关系去理解脏腑病机与眼病的关系。在叙述眼病的脏腑病机时，常需涉及眼病的表现，用临床症状印证病机，这就难免与诊断部分的脏腑辨证和五轮辨证有某些必要的重复。但叙述的着眼点有区别，前者侧重于机制，后者侧重于症状。

1. 肝和胆 肝开窍于目，肝脉上连目系，肝受血而能视，肝气通于目，肝和则能辨五色，泪为肝之液，风轮黑睛内属于肝，故眼与肝关系最为密切。由于肝与胆相表里，眼内神膏由胆之精汁升聚而成，肝胆有病除可引起黑睛病变外，还可引起瞳神疾病。

(1) 肝经风热：肝之经脉上行至目，外感风热可循肝经上犯于目，可致目赤流泪、黑睛生翳、瞳神紧小等病症。

(2) 肝气郁结：肝主疏泄，性喜条达，若情志不舒或郁怒伤肝，肝郁气滞，可致目珠胀痛、绿风内障、青风内障、视瞻昏渺等病症。

(3) 肝火上炎：引发肝火的原因很多，如肝郁气滞，日久化火，或五志过极，引动肝火，或暴怒伤肝，气火上逆，可致绿风内障、眼部出血、黑睛生翳、瞳神紧小等病症。

(4) 肝阳上亢：多为肝肾阴虚，阴不制阳，阳亢于上，可致青风内障、绿风内障、眼部出血、络阻暴盲、络损暴盲等病症。

(5) 肝风内动：肝主风，风主动。凡眼部之筋肉跳动，目睛瞤动等，均与肝有关。肝风内动，火动痰生，阻滞脉络，可致暴盲、目偏视、口眼㖞斜等病症。

(6) 肝血不足：血之生化不足，或阴血亏损，目失濡养，可导致眼干涩不适、不耐久视、视物昏花、入夜盲无所见、疳积上目等病症。

(7) 肝胆湿热：湿邪内壅肝胆，日久化热，湿热上蒸，可致聚星障、凝脂翳、混睛障、瞳神紧小等病症。

2. 心和小肠 心主血脉，诸脉皆属于目，目得血而能视；心主神明，目为心之使，血轮两眦内属于心，故心有病影响到眼，主要反映为视觉的变化和目中血脉及两眦病变。又心与小肠相表里，心有热可移热于小肠，小肠有热亦可上扰于心。

(1) 心火内盛：多由五志化火，五气化火所致。火邪上炎于目，可致两眦红赤、胬肉肥厚、漏睛生疮、眦帷赤烂。火灼目络，迫血外溢，可致眼内出血、视力骤降。若心火内扰神明，神乱发狂，可致目妄见、神志昏迷、目不识人等症。

(2) 心阴亏虚：多由失血过多，殚视竭虑，阴血暗耗所致。阴不制阳，虚火上扰，可致两眦微微疼痛、白睛溢血、神光自现、萤星满目等症。

(3) 心气不足：多由思虑劳心或久病体弱所致。心气不足，心阳不振，可致脉道瘀阻，出现视物昏蒙；或神光不能发越于远，出现能近怯远等病症。

(4) 小肠实热：多由心热下移小肠所致，可出现口舌生疮、小便黄赤、视力下降、眦部赤肿等症。

3. 脾和胃 脾与胃相表里，为后天之本，气血生化之源。《兰室秘藏·眼耳鼻门》曰："五脏六腑之精气皆禀受于脾，上贯于目。"若饮食有节，胃纳脾输正常，则目得所养；脾升胃降则目窍通利，脾气统血则目中血液而不外溢。由于肉轮胞睑内属于脾，故脾胃受损，功能失调可致眼病，尤易引发胞睑疾病。

（1）脾虚气弱：多由饮食失调，劳倦忧思过度，或其他疾病伤及脾胃所致。脾虚气弱，运化失司，脏腑精气不能上养目窍，可致上胞垂缓不用、目珠干涩不润、不耐久视、视物昏蒙、夜盲等症。

（2）脾不统血：脾气虚弱，统摄无权，可致目中血不循经而溢于络外，出现眼部出血、视物昏蒙、云雾移睛、血贯瞳神等病症。

（3）胃热炽盛：多由热邪犯胃或过食辛辣炙煿之品引起。火邪循经上犯头目，常致目赤肿痛；若火毒壅滞胞睑，气血阻滞，经络不畅，可致胞睑肿硬、或发疮疡、针眼；胃热炽盛，复感风邪，内外合邪，结于睑弦，可致睑弦赤烂、赤痒等病。

（4）脾胃湿热：多由外感湿热或饮食不节，脾湿健运所致。湿热内壅，上犯胞睑，可致胞睑湿烂、痒痛，甚则生疮溃脓。湿热熏蒸，浊气上犯，可致神膏混浊、视衣水肿、渗出，甚则脱离。脾湿生痰，痰湿上壅，可致胞生痰核等病症。

4. 肺和大肠 肺主气且主宣降，肺气调和则气和目明。肺与大肠相表里，大肠通利有助于肺气肃降，肺气通利则大肠传导无碍，目中气血津液运行正常，目得滋养而不病。由于气轮白睛内属于肺，故肺与大肠功能失调可致眼病，尤易引起白睛病变。

（1）肺经燥热：外感燥邪，循肺经上犯于目；或肺宣降失职，肺火偏盛，上攻于目，可致眼干涩不舒、白睛赤脉显露、白睛出现玉粒样小泡等症。

（2）肺气亏虚：久病亏耗，伤及肺气，气虚不固，可致视物昏花、眼前白光闪烁，甚至视衣脱离等病症。

（3）肺气不宣：多由外邪犯肺，肺失治节引起。肺被邪伤，失于宣降，导致气血津液敷布失常，可致白睛溢血、水肿，甚至红赤肿胀等症。

（4）肺阴不足：多由燥热之邪耗伤肺阴引起。肺阴不足常致白睛干涩、赤丝隐隐难退、白睛溢血，或出现金疳等症。

（5）肺热壅盛：多由外感热邪或风寒之邪郁久化热所致。肺热上壅可致白睛红赤，眵多胶黏；热灼血络可致白睛溢血；血热相搏，滞结于白睛深层，可见白睛里层呈紫红色结节隆起，肺金凌木可致黑睛生翳等病症。

（6）热结肠腑：大肠热结，肺气不宣，可见白睛红赤壅肿等症。

5. 肾和膀胱 肾藏精，主骨生髓，肾精充足则脏腑精气充沛，脑髓丰满，目得所养而视物精明。肾为水脏，主津液，肾与膀胱相表里，二者气化功能正常则水不犯目。水轮瞳神内属于肾，若肾与膀胱功能失常，可致眼病发生，尤其是瞳神疾病。

（1）肾阴不足：多为年老体衰，劳倦内伤或热病伤阴所致，肾阴不足则目外少润泽之水，内缺充养之液。常致头晕目眩、眼干不适、视瞻昏渺、高风内障、青盲、圆翳内障、青风内障、瞳神干缺、目系暴盲等病症。

（2）肾阳虚衰：多由先天禀赋不足，房劳伤肾，或久病体虚，阴损及阳。眼之神光发于命门，皆火之用事，肾阳不足，命门火衰，神光不能发越于远，可致能近怯远；阳衰不能抗阴，可致高风内障；阳虚水犯，可致视衣水肿、渗出，甚至视衣脱落等病症。

（3）肾精不足：多由劳伤竭视，久病伤肾，年老精亏或先天禀赋不足所致。肾精不足，目失濡养则可致视物昏蒙、圆翳内障、高风内障、视瞻昏渺，甚至目无所见等病症。

（4）热结膀胱：湿热蕴结，膀胱气化失常，水液潴留，可致水湿上犯清窍，可引起视衣水肿、渗出等病症。

眼病的发生，发展和变化，虽可由一脏一腑功能失调所致，但由于脏与腑、脏与脏、腑与腑之间的联系和影响，临床上多个脏腑同时发生病变也常有之，故临床需认真分析，全面了解。

二、气血功能失调

气和血流行周身，是脏腑、经络和一切组织器官进行生理活动的物质基础，又是脏腑功能活动的产物，气还是脏腑功能的体现，人体病理变化也包括眼病，无不与气血失常有关。气血失常，概括了气和血的不足及其各自生理功能的异常。古人认为百病皆生于气，强调治眼病调血顺气为先，行血为治目之要。

1. 气 气与眼的关系密切，其正常与否常反映于眼病。一般可按虚实归纳为气虚气陷、气滞气逆两大类。

（1）气虚气陷：多由劳倦伤气，久病失养，先天不足或年老体衰所致。气机衰微，不能敷布精微以充养五脏，目失濡养，可出现上胞下垂、冷泪常流、不耐久视、晶珠混浊、云雾移睛、黑睛翳陷久不平复、视衣水肿甚至脱落，气虚不能摄血，还可致眼内出血。

（2）气滞气逆：多由情志郁结，或痰湿停聚，食滞不化，外伤跌仆等引起。气行不畅，血脉瘀阻，滞塞不通，可致头目疼痛、络阻暴盲；气逆于上，升降失度，血随气逆，可致血溢络外、青风内障、绿风内障、云雾移睛、络损暴盲等。

2. 血 《审视瑶函·开导之后宜补论》曰："夫目之有血，为养目之源，充和则有发生长养之功而目不病；少有亏滞，目病生矣。"《古今医统·眼科》进一步指出："目得血而能视，故血为目之主，血病则目病，血凝则目胀，血少则目涩，血热则目肿。"血之功能失调可引起眼病。

（1）血热：多因外感邪热或脏腑郁热不解，入于营血，或阴虚内热，虚火上炎所致。邪热侵入血分，血受热迫而妄行；虚火入于血分，灼伤脉络，血溢络外，均可引起白睛溢血及眼内出血病变。一般实热所致出血较急，量多色鲜红；虚热所致出血相对较缓，量少且易复发。

（2）血虚：多因失血过多或生化不足，以及久病失养，竭思瞻视，阴血耗伤所致。血虚不能上荣于目，可致头晕眼花、白睛干涩、黑睛不润、视瞻昏渺、青盲等；血虚生风，上扰于目，可致胞轮振跳、目眴不适。

（3）血瘀：多由外伤、出血、久病、气虚、寒凝、气滞等所致。常与气滞并见，或与痰浊互结。瘀于胞睑，可见胞睑青紫；瘀于白睛，可见赤脉粗大、虬丝乱脉；瘀于黑睛，可见赤膜下垂，甚至血翳包睛；瘀于视衣，可致视衣脉络阻塞，形成出血或缺血、视力骤降；瘀血阻塞神水流出之通道，可致眼压升高、头目胀痛、视力急剧下降。

三、津液代谢失调

津液由水谷精微所化生，经脾气运化传输，肺气宣降通调，以及肾气的气化蒸腾，升清降浊，以三焦为通道，随气的升降出入和运行上输于目。其在目外为润泽之水，如泪液和其他腺液；其在内则为充养之液，如神水、神膏。津液代谢失调在眼部主要表现为津液亏损与水湿停聚两方面。

1. 津液亏损 多由燥热之邪耗伤津液，或大汗、失血、吐泻不止造成津液亏损，目窍失养。在目外常见泪液减少，可致干涩羞明、白睛表面不润、枯涩疼痛、黑睛暗淡失泽，甚至呈灰白混浊，以及眼球转动滞涩不灵等；目内充养之液不足，可致视物昏蒙或目无所见等。

2. 水湿停聚 多因肺脾肾三脏功能失调，三焦气化不利，膀胱开阖失司所致。若肺失宣降，气机升降失司，可致水液敷布失常；若脾失健运，可致水湿停聚；肾气亏损，气化无力，可致水液潴留。在胞睑可为水肿；在白睛可见浮壅高起，甚则肿起如鱼胞；在视衣可为水肿、渗出；若水液积聚视衣之下，可致视衣脱离；神水瘀滞，可致青风内障、绿风内障等。

痰由湿聚，既是病理产物，又为致病因素，常与风、火、气、血搏结于上而为患，在胞睑可致睑弦赤烂，胞生痰核，生疮溃脓；在眼眶可结聚成块，致珠突出眶；肝风夹痰攻目，亦可变生绿风内障等。

四、经络功能失调

眼通五脏，气贯五轮。一方面，经络是联系人体五脏六腑、四肢百骸、上下内外及气血运行的通路，起着主要贯通的作用；另一方面，经络又是邪气内外传注的通路。从临床实践来看，眼科的脏腑病机就包含了经络病机。某些情况下，经络失调亦可致眼病。《审视瑶函·识病辨症详明金玉赋》曰："症候不明，愚人迷路；经络不明，盲子夜行。"许多经络或分支起止于眼的周围。

首先经络的气血偏盛偏衰，可导致相应脏腑的功能过亢或减退，从而导致眼病的发生或加重；若经络不通，五脏六腑之精气不能上输于目，目失濡养，可致上睑下垂、白睛干涩、黑睛失泽、晶珠混浊、神膏混浊、视瞻昏渺等；其次经络气血的逆乱，升降运行失调，可以影响脏腑功能，以致眼病发生；再次邪中经络，导致经气不利而气血阻滞，出现白睛赤丝虬脉、眼底脉络瘀滞、络阻暴盲等；还因邪中经络，也可致目珠偏斜等。但更多情况下是经络病机结合五轮理论，如足厥阴肝经和足少阳胆经病变导致黑睛病变，足阳明胃经失调出现胞睑病，手太阴肺经和少阳明大肠经的病变出现白睛病变等。

五、玄府功能失调

眼与玄府关系密切，眼的视觉功能不仅要靠脏腑所产生的气血津液等精微物质通过经络上注于目，同时还得由玄府作为气血津液升降出入的道路和门户。玄府通利，则精微物质循行输布正常，目得濡养而明视万物；若玄府闭塞，气机升降出入失常，则气血津液等精微物质无以上注于目，目失濡养，则可致多种眼病，如暴盲、青盲、视瞻昏渺、绿风内障、青风内障等。

【文献选录】

（一）《黄帝内经》

《素问·金匮真言论》曰："东方青色，入通于肝，开窍于目，藏精于肝。"

《素问·生气通天论》曰："阳气者，烦劳则张，精绝，辟积于夏，使人煎厥。目盲不可以视，耳闭不可以听，溃溃乎若坏都，汩汩乎不可止。"

《素问·风论》曰："风气与阳明入胃，循脉而上至目内眦，其人肥则风气不得外泄，则为热中而目黄；人瘦则外泄而寒，则为寒中而泣出。"

《灵枢·邪气脏腑病形》曰："十二经脉，三百六十五络，其血气皆上于面而走空窍，其精阳气上走于目而为睛。""微滑为骨痿，坐不能起，起则目无所见。"

《灵枢·脉度》曰："跷脉……气不荣，则目不合。"

《灵枢·论疾诊尺》曰："诊目痛，赤脉从上下者，太阳病；从下上者，阳明病；从外走内者，少阳病。"

《素问·缪刺论》曰："邪客于足阳跷之脉，令人目痛，从内眦始。"

《灵枢·经筋》曰："足阳明之筋……引缺盆及颊，卒口僻，急者目不合，热则筋纵，目不开。"

《灵枢·热病》曰："热病……目不明，热不已者死。"

《灵枢·决气》曰："气脱者，目不明。"

《灵枢·五癃津液别》曰："五脏六腑，心为之主，耳为之听，目为之候，肺为之相，肝为之将，脾为之卫，肾为之主外。故五脏六腑之津液，尽上渗于目，心悲气并则心系急，心系急则肺举，肺举则液上溢。夫心系急，肺不能常举，乍上乍下，故咳而泣出矣。"

《灵枢·大惑论》曰："五脏六腑之精气皆上注于目而为之精，精之窠为眼，骨之精为瞳子，筋之精为黑眼，血之精为络，其窠气之精为白眼，肌肉之精为约束，裹撷筋、骨、血、气之精而与脉并为系，上属于脑，后出于项中。故邪中于项，因逢其身之虚，其入深，则随眼系以入于脑，入于脑则脑转，脑转则引目系急，目系急则目眩以转矣。邪中其精，其精所中不相比也，则精散，精散则视歧，视歧见两物。目者，五脏六腑之精也，营卫魂魄之所常营也，神气之所生也。故神劳则魂魄散，志意乱。是故瞳子、黑眼法于阴，白眼、赤脉法于阳也，故阴阳合抟而睛明也。目者，心之使也。心者，神之舍也。故神分精乱而不抟，卒然见非常处，精神魂魄散不相得，故曰惑也。"

《灵枢·海论》曰："髓海不足，则脑转耳鸣，胫酸眩冒，目无所见，懈怠安卧。"

（二）《原机启微》

1. 淫热反克之病 "膏粱之变，滋味过也。气血俱盛，禀赋厚也。亢阳上炎，阴不济也。邪入经络，内无御也。因生而化。因化而热，热为火，火性炎上。足厥阴肝为木，木生火，母妊子，子以淫胜，祸发反克。而肝开窍于目，故肝受克，而目亦受病也。"

2. 七情五贼劳役饥饱之病 "或因七情内伤，五贼外攘，饥饱不节，劳役异常。足阳明胃之脉，足太阴脾之脉，为戊己二土，生生之原也。七情五贼，总伤二脉，饥饱伤胃，劳役伤脾，戊己即病，则生生自然之体，不能为生生自然之用，故致其病，曰七情五贼劳役饥饱之病。其病红赤睛珠痛，痛如针刺，应太阳，眼睑无力，常欲垂闭，不敢久视，久视则酸疼。生翳，皆成陷下。"

3. 血为邪盛凝而不行之病 "凡是邪盛，血病不行，不行渐滞，滞则易凝，凝则病始外见。以其斜络眦耶，以其起于目内眦耶。故病环睛黰，如被物伤状，重者白睛亦黰，轻者或成斑点，然不痛不痒，无泪眵眊瞭羞涩之证，是曰血为邪胜，凝而不行之病。"

4. 血气不分混而遂结之病 "《难经》曰，血为荣，气为卫，荣行脉中，卫行脉外。此血气分而不混，行而不阻也，明矣！故如云腾水流之不相杂也。大抵血气如此，不欲相混，混则为阻，阻则成结，结则无所去还，故隐起皮肤之中，遂为疣病。"

5. 强阳抟实阴之病 "足少阴肾为水，肾之精上为神水，手厥阴心包络为相火，火强抟水，水实而自收。其病神水紧小，渐小而又小，积渐之至，瞳人竟如菜子许。又有神水外围，相类虫蚀者，然皆能睹而不昏，但微觉眊瞭羞涩耳。是皆阳气强盛而抟阴，阴气坚实而有御，虽受所抟，终止于边鄙皮肤也，内无所伤动。治法当抑阳缓阴则愈。"

6. 亡血过多之病　"手少阴心生血，血荣于目。足厥阴肝，开窍于目，肝亦多血，故血亡目病。男子衄血便血，妇人产后崩漏，亡之过多者，皆能病焉。其为病睛珠痛，珠痛不能视，羞明隐涩，眼睫无力，眉骨太阳，因为酸痛，当作芎归补血汤主之，当归养荣汤主之，除风益损汤主之，滋阴地黄丸主之。"

（三）《银海指南·气病论　血病论　郁病论》

"百病生于气也。行医不识气，治病从何据，堪笑道中人，未到知音处。盖气之为用，无所不至，一有不调，无所不病。气有不调之处，即病根所在之处也。明者撮而调之，犹如解结，一举手而即脱然矣。目得血而能视。血者，气之所化也。故血盛则形强，人生所赖惟斯而已。润经络，泽脏腑，养筋骨，充满一身，而目受其荫。固宜通流，而不宜瘀滞也。血本阴类、其动者皆由于火。或外邪不解，而火郁于经，或纵饮不节，而火动于胃，遂使血热妄行，致成目赤眦疡。或壅瘀于经络，则睛珠胀闷。或郁结于脾眦，则胬肉堆突。或乘风热，则发椒疮粟疮之类。总以行血散血为治。夫人之气血不顺，脉不和平，即是郁症。乃因病而郁也。至若情志之郁，则有三焉，一曰怒郁，一曰思郁，凡芸窗秀士，茅店羁人，以及室女尼姑，心有所忆而生意，意有所属而生思，思有未遂而成郁，结于心者必伤于脾。一曰忧郁，或衣食之累，或因利害之牵，终日攒眉而致郁者，志意乖违，神情消索，心脾渐至耗伤，气血日消，饮食日少，遂至发为目症。五气之郁，因病而郁者也，情志之郁，因郁而病者也。凡患是症者，宜自为节制，皆非草木所能奏效。所谓妙药难医心上病也，不可不慎之。"

参考文献

1. 唐由之，张丽霞. 中医眼科现代化初探［J］. 中国中医眼科杂志，2006，16（2）：63.

2. 庄曾渊，邓晓辉. 眼底病辨证方法的研究［J］. 中国中医眼科杂志，2005，15（3）：751.

3. 王明芳，谢学军. 中国传统临床医学丛书·中医眼科学［M］. 北京：中国中医药出版社，2004：78－82，95－116.

4. 亢泽峰，庄曾渊，冯俊. 瞳神络病理论探微及其研究思路［J］. 中国临床康复，2003，7（32）：4402－4403.

5. 亢泽峰，庄曾渊，万素君，等. 血虚证大鼠视网膜病理改变的研究［J］. 中国中医基础医学杂志，2001，7（3）：43－46.

6. 管怀进，龚启荣. 现代基础眼科学［M］. 北京：人民军医出版社，1998：433－500，549－564.

7. 李凤鸣. 中华眼科学（上册）［M］. 北京：人民卫生出版社，2005：386－409.

8. 彭清华. 对"外障多实、内障多虚"理论的初步探讨［J］. 辽宁中医杂志，1991（11）：6－8.

9. 彭清华. 对"内障多虚""瞳神属肾"理论的临床考察［J］. 江苏中医，1992（7）：28－29.

10. 彭清华. 中西医结合眼科学 ［M］. 北京：中国中医药出版社，2010.

11. 罗萍，彭清华，喻京生，等. 视网膜静脉阻塞血浆血栓素 B_2 和 6 – 酮 – 前列腺素 F1α 的改变 ［J］. 辽宁中医杂志，1996，23（5）：198.

12. 崔凡明. 60 例中心性浆液性脉络膜视网膜病变患者的个性调查 ［J］. 中国心理卫生杂志，1993，7（1）：29.

13. 马立，刘武，傅文青. 中心性浆液性脉络膜视网膜病变患者的 A 型行为及人格特征 ［J］. 中华眼底病杂志，1997，13（2）：108.

14. 彭清华，罗萍，李波. 中心性浆液性脉络膜视网膜病变男性患者血清性激素变化及其辨证论治的初步研究 ［J］. 中国中医眼科杂志，1995，5（1）：4 – 7.

15. 李春湘，彭清华. 原发性闭角型青光眼患者 A 型行为及人格特征的调查 ［J］. 辽宁中医学院学报，2001，3（3）：174 – 177.

16. 彭清华，李传课. 视网膜色素变性虚中夹瘀的机制研究小结 ［J］. 中国医药学报，1993（6）：7 – 10.

17. 彭清华，胡欣平，曾自明，等. 视网膜色素变性辨证论治与血清性激素关系的初步研究 ［J］. 中国中医眼科杂志，1993，3（2）：80 – 83.

18. 谢立科，张明亮，彭清华，等. 从眼底荧光血管造影看视网膜色素变性的血瘀机理 ［J］. 辽宁中医杂志，1995，22（9）：392 – 393.

19. 彭清华. 从眼病学角度探讨血瘀证的诊断标准 ［J］. 云南中医杂志，1991，12（1）：11 – 13.

第五章　眼科诊法

第一节　眼科四诊

眼科四诊是指在诊察眼病时所运用的望、闻、问、切四种方法。由于眼特殊的结构和功能，以及眼与脏腑经络的密切联系，决定了在眼科四诊之中重在望诊与问诊。望诊的重点是在眼部，其次是望舌、颜面、形体及其他；问诊主要是询问与眼病有关的病史与自觉症状，包括眼部与全身的临床症状；切诊亦应以眼部触诊为主。至于切脉，医家多认为其重要性居于问诊与眼部望、触诊之后。正如《审视瑶函·目不专重诊脉说》指出："如目病……尤望闻问居其先，而切脉居于后……必于诊脉之外，更加详视，始不至有误矣。"

现代科技的进步，使中医的四诊也产生了一个飞跃，从原来仅用人的五官和手进行简单的四诊方法，发展为利用现代科学技术技术手段，从各个角度对眼病进行诊察。眼科主要是利用现代科学仪器（尤其是光学仪器）进行眼部检查，它是传统望诊和切诊的发展，使四诊的内容更加丰富而具体确切，大大提高了诊断的正确率，并使疗效及预后的对比判断更具科学性。

一、问诊

问诊是通过询问患者或家属以了解眼病的发生、发展、治疗经过、现在症状和其他与眼病有关的情况以诊察眼病的方法。问诊必须按照辨证要求，有目的、有次序地进行，既要突出重点，又要全面了解。临床上首先要询问患者眼部的自觉症状，有关眼病的病史，如发病时间、起病情况及治疗经过等，再问全身的自觉症状，如头痛、饮食、二便、妇女经带胎产情况等。

（一）主诉

主诉是指患者的主要陈述，通常为最明显的主观感受及就医的主要原因。记载眼病主诉应简明扼要，包括患者感觉最痛苦的主要症状或最明显的体征及其性质、持续时间与部位等。

（二）问病史

问病史包括问眼病的现病史、既往史及家族史。

1. 问现病史

（1）发病的时间与情况：问发病时间，单眼或双眼，初发或复发，是否有季节性，起病急骤或缓慢，病情发展快或慢。主要症状的性质以目痛眵泪为主，或以视觉变化为主，有何伴随症状。由此可以初步辨别其为外障或内障，是新感或旧病等。

（2）可能引起发病的各种因素：有无烈日暴晒或迎风疾走，有无工作紧张、过用目力或熬夜，有无情志波动；是否饮食不节及小儿喂养不当；有无发热及眼部外伤史、手术史；是否被虫咬过或点过什么眼药及戴过什么眼镜等。对目赤眵多者，要问是否接触过红眼病患者。目的是了解发病的原因，属外感六淫、内伤七情、劳倦饮食及外伤中的何种因素。若怀疑属遗传性眼病，则要问亲属的健康情况，是否有类似眼病。

（3）治疗经过：问是否经过治疗，曾用过什么药物，效果如何，目前是否还在继续使用，等等。详细了解以往治疗情况，可以作为今后用药的参考。

2. 问既往史 询问患者过去眼病史、既往健康情况，可帮助诊断现有疾病。

3. 问家族史 询问家族情况可帮助诊断某些传染性疾病和遗传性疾病。

（三）问眼部症状

眼部自觉症状是眼科辨证论治的重要依据，也是问诊的重点内容之一。有些眼病全身症状不明显，这时主要是通过对眼部症状的分析，结合眼部检查来诊断。

1. 视觉 询问视力有无下降，是外观端好而突然视力下降，或是逐渐目昏；是看远模糊，或是看近不清，还是视远近皆昏蒙，或注视后才感不清；是白昼如常而入暮目暗，还是与此相反；行动是否方便，有无经常碰撞周围物件等；眼前有无黑影，是固定还是飘动的，是急起还是缓起的；视物有无变形、变色、视一为二，若有，应询问是单眼看还是双眼看才有；视灯光有无红绿彩晕（虹视），是在什么情况下出现的；眼前有无闪光感觉，若有，应询问闪光的程度、时间。结合是否伴黑睛生翳、是否戴过眼镜等情况，可了解此病属于外障或内障、近视或远视，是否为高风内障等，亦可作为辨虚、实证之参考。

2. 眼痛 询问眼痛的性质、部位、时间及有关兼症。疼痛的性质是剧痛、胀痛、刺痛、抽痛，还是灼痛、涩痛、隐痛；疼痛的部位是眼前部痛、眼后部痛或眼珠转动时痛，是白昼痛甚或夜痛难忍，是隐隐胀痛或胀痛如突，目痛持续不减或寸作时止，或阅读后痛，痛时喜按或拒按，目痛是否伴有躁闷不安、恶寒肢冷或恶心呕吐，是否伴有头痛、眉棱骨痛。由此可初步了解是外障眼病，还是绿风内障，或其他内障眼病，其证属虚或属实。

3. 眼痒 询问眼痒的程度，是轻微作痒还是痒极难忍，发作是否与季节有关；是否遇暖加重，遇冷减轻；是否迎风痒极，无风则减；是痒如虫行或微痒不舒，或痛痒兼作；是起病即痒或病减时痒；目痒与饮食、睡眠是否有关。问此可以了解是否具有时复的特点，目痒属风、属火，还是属血虚。

4. 目涩　询问目涩的性质、程度和兼症，目涩是否兼有目赤、生翳，有无异物入目，有无泪液减少，是否伴有口、鼻、咽喉皆干涩。

5. 眼眵　询问是否有眼眵，属骤起或常有；量多量少，眵多粘睫或仅限于眦头；是稠而粘结或稀而不结，或呈丝状；色黄或色白，如脓或似浆。由此可以了解肺热之虚实，以及是否兼夹湿邪等。

6. 眼泪　询问是热泪如汤或冷泪长流；迎风泪出或无时泪下；胀痛泪下或目昏流泪。若情绪激动亦无眼泪溢出，问其是否伴有眼干、口干。了解这些，可初步考察属外感眼病的症状之一，还是因肝虚不能敛泪或不能生泪所致。

7. 目妄见　询问眼前有无暗影似蚊蝇飞舞，如烟雾缭绕，或如黑幕降落，阻挡视线；是否眼前正中某一方位有固定暗影；有无视一为二、视物变形、视物变色等情况。可结合内眼检查，四诊合参，测知病在何位，在气或在血。

（四）问全身症状

1. 问头痛情况　头痛原因甚多，眼病也常伴有头痛，必须仔细询问头痛的时间、部位与性质及诱因。是暴痛或久痛，是持续不减或时作时止；头痛部位是在额部、颞部、头顶或后部，是满头痛或偏头痛；是痛如锥刺、痛如裹或痛如劈，是胀痛或掣痛；是否伴有恶心呕吐等。一般来说，由眼病引起的头痛是先有眼痛，病情加剧时放射至头部，或是在阅读时才引起头痛。

2. 问头面部其他情况　询问头发是否突然脱落、变白，有无耳鸣、耳聋，是否有鼻塞流涕、口疮、龋齿、咽部疼痛等。

3. 问口干口渴与口味　询问是否口渴欲饮，喜冷饮或热饮，或渴不喜饮，或夜间口干；是否兼有口苦、口腻等。借以了解其证属热、属湿，还是阴虚血少。

4. 问饮食与二便　问食欲是否正常，食量有无增减，有无食后饱闷或嘈杂易饥。小便是否黄少或清长，大便干结或溏泻。由此可以了解脾胃的虚实，以及是否有心经实热、阳明腑实、肾阳不足等。

5. 问妇女经带胎产情况　问月经提前或延后，量多或量少，有无经前胸胀或经来腹痛；白带量多或量少，是否黏稠腥臭；分娩时是否出血过多。通过这些可以了解有无气滞血瘀。

二、望诊

中医眼科自古以来非常重视望诊。《灵枢·本脏》说："视其外应，以知其内脏，则知所病矣。"早在《银海精微》中就专立"看眼法""察翳法"，总结了望诊的方法和顺序。医生用肉眼或借助现代仪器观察眼部一系列改变及全身出现的异常变化，借以了解病情、诊断疾病的方法，均归入望诊。现代科学仪器如裂隙灯显微镜、检眼镜、眼底照相机等的应用，进一步扩大、丰富了传统望诊的内容，是对眼科望诊的一大发展。

（一）望胞睑

望胞睑包括看胞睑是否开闭自如，有无目闭不全或目开不闭，或上胞下垂、欲睁不能，两眼胞睑是否对称；睑弦有无内翻或外翻，睫毛排列是否整齐，有无睫毛乱生、倒入或睫毛脱落，睫毛根部有无红赤、鳞屑、脓痂、溃疡或缺损；胞睑皮肤有无水疱、脓疱、红肿、水肿等，若有应注意其部位、范围和程度。若有外伤史，则望胞睑有无擦伤、裂口及皮下瘀血，有无瘢痕。胞睑内面脉络是否清晰分明或模糊不清，睑内表面是否光滑，有无椒样或粟样颗粒，有无瘢痕，有无结石，有无异物存留，有无卵石样排列的颗粒等。望胞睑内面时必须翻胞睑，其方法有以下几种。

1. 下胞睑翻转法 嘱被检者眼向上看，检查者用拇指将下睑轻轻往下拉，即可暴露下睑和穹隆部结膜。

2. 上胞睑翻转法 嘱被检者眼向下看，检查者将大拇指放在被检眼上睑中央部近睑弦处，食指放在相当于眉弓下凹陷处，两指同时夹住相应部位皮肤向前下方轻拉，然后用食指轻压睑板上缘，拇指同时将眼皮向上捻转，上睑即可翻转。

3. 婴幼儿胞睑翻转法 检查者与家长对坐，患儿平卧在家长两膝上，家长用两肘夹住患儿两腿，双手按住患儿两手。检查者用两膝固定患儿头部不使乱动，然后用两手拇指轻轻拉开其上、下睑，并稍加挤压，眼睑即可翻转。但有黑睛疾患或外伤时应禁止使用本法，以免引起眼珠穿孔，可改用眼睑拉钩轻轻牵开上、下睑进行检查。

（二）望两眦

注意两眦皮肤有无红赤糜烂，内眦处有无红肿，注意红肿范围，有无瘘管存在；泪窍是否存在，有无外倾或内卷，有流泪主诉者应做泪道冲洗以资诊断。干涩无泪者应检查泪腺分泌功能是否正常。

（三）望白睛

检查白睛时，应轻轻用拇指与食指将上、下睑分开，并嘱被检者将眼向上、下、左、右各方向转动。望白睛是否红赤，红赤的范围及程度，是整个白睛混赤（混合充血），还是红赤远离黑睛推之可移（结膜充血），还是围绕黑睛作抱轮状（睫状充血）；白睛表面是否光滑，有无结节隆起或小疱疹，其数目、部位、大小及周围的红赤情况如何；白睛是否润泽，有无皱纹或混浊干燥斑；白睛有无膜状物，并注意膜状物的进展方向及赤脉的粗细多少；白睛颜色有无黄染、青蓝等；浅层下有无出血，出血的部位与范围；白睛浅层与眼睑有无粘连；若有外伤，应注意白睛有无异物、裂口，裂口的大小及部位，是否有眼内容物嵌顿于创口等。

（四）望黑睛

望黑睛大小与透明度如何，有无光泽，表面是否光滑，知觉是否正常。应重点观察有无翳障及其形态与部位。注意其形状是星点状、片状、树枝状、地图状、圆盘状，还是凝脂状或蚕食状；是位于浅层还是深层；在正中还是偏旁；可用荧光素钠染色法进一步观察。若有外伤，应注意黑睛有无异物及其性质和部位，有无穿透伤及穿透伤口的大小，有无黄仁脱出等。黑睛后壁有无沉着物，其大小、颜色、数目及分布情况如何。

（五）望瞳神、黄仁、晶珠

要注意瞳神的大小、形态、位置与对光反应，且要两眼对比。还要观察黄仁纹理是否清晰，瞳仁中央有无膜状物；瞳神形状是否为正圆，或呈梨形、菊花形及其他不规则形状；瞳神位置是在正中或偏斜于一方；若有外伤，应注意瞳孔是否变形。

望黄仁颜色是否正常，纹理是否清楚，有无肿胀、膨隆、缺损、萎缩；有无新生血管与结节存在；其前是否与黑睛粘连，或其后是否与晶珠粘连。用散瞳药物后其粘连能否拉开，粘连的部位及范围。若有外伤，要注意黄仁是否存在，根部是否断离，当眼球转动时黄仁有无震颤现象。

黄仁之后是晶珠，要注意晶珠前壁是否有色素沉着，有否混浊，混浊的形态、部位，注意晶珠有无脱位，是半脱位还是全脱位，必要时应散瞳检查。眼底检查也属于望瞳神范畴，但必须用检眼镜检查。

（六）望眼珠

注意眼珠大小及位置是否正常，两侧是否对称。眼珠是否突出，突出程度、方向及其眼别。眼珠有无低陷，是单侧还是双侧。眼珠有无震颤及震颤的方向。

三、闻诊

闻诊指听声音与闻气息。前者是听患者的语言、呻吟、咳嗽等声音；后者是嗅病室、病体等的异常气味，亦可通过闻诊了解患者的排泄物如痰涎、大小便等的气味来协助鉴别疾病。

四、切诊

切诊包括触诊和切脉两部分。

触诊如触按胞睑有无肿块、硬结及压痛，肿块的软硬及是否与皮肤粘连；胞睑、眶内生脓肿可借触诊判断脓成与否；用两手食指触按眼珠的软硬，以估计眼压情况；若眼眶外伤，注意触摸眶骨有无骨折、皮下有无气肿等。若眼珠突出，应触查眶压是否增高，眶内有无肿块，肿块的部位、质地、大小和边界是否清楚，表面是否光滑以及有无弹性等。按压内眦睛明穴处应注意有无脓液或黏液从泪窍溢出。

切脉是中医诊病的重要方法之一。外障眼病之脉多见浮、数、滑、实等；内障眼病之脉多见沉、细、微、弱、弦等。

第二节 眼科常用辨证法

辨证是眼科诊断的重要内容，是中医诊治眼病的重要环节。长期以来，在中医学基础理论的指导下，经过历代医家的反复临床实践和理论探索，创立了一些具有中医眼科特色的辨证方法。随着现代科技的发展，特别是西医学检测手段的应用，已能观察到眼内各组织的改变，这对提高中医眼科诊断水平、发展中医眼科学术起到了积极的促进作用。临床对眼科疾病的诊治在强调辨证的同时，也不能忽视辨病，只有辨证与辨病相结合，才能取得理想的效果。中医眼科的辨证方法内容较丰富，现将临证时使用较多的几种介绍如下。

一、辨外障与内障

外障、内障是中医眼科对眼病的一种分类方法，依据发病部位的不同，分为内障和外障两大类。

（一）辨外障

1. 病位 发生在胞睑、两眦、白睛、黑睛的眼病。

2. 病因 多因六淫之邪外袭或外伤所致，亦可由痰湿内蕴、肺火炽盛、肝火上炎、脾虚气弱、阴虚火炎等引起。

3. 特点 一般外显证候较为明显，如红赤、肿胀、湿烂、生眵、流泪、痂皮、结节、上胞下垂、胬肉、翳膜等。多有眼痛、痒涩、羞明、眼睑难睁等自觉症状。

（二）辨内障

1. 病位 发生在瞳神、晶珠、神膏、视衣、目系等眼内组织的眼病。

2. 病因 多因内伤七情、脏腑内损、气血两亏、阴虚火炎、气滞血瘀以及外邪入里、眼外伤等因素引起。

3. 特点 一般眼外观端好，多有视觉变化，如视力下降、视物变形、视物易色、视灯光有如彩虹、眼前黑花飞舞、萤星满目及夜盲等症。也可见抱轮红赤或白睛混赤，瞳神散大或缩小、变形或变色，以及眼底出血、渗出、水肿等改变。

二、五轮辨证

《审视瑶函·五轮不可忽论》载："夫目之有轮，各应乎脏，脏有所病，必现于轮……大约轮标也，脏本也，轮之有证，由脏之不平所致。"五轮辨证就是应用五轮理论，通过观察各轮所显现的症状，去推断相应脏腑内蕴病变的方法，是眼科独特的辨证方法。临床运用五轮辨证时，还应当与八纲、病因、脏腑等辨证方法合参。

（一）肉轮辨证

1. 辨胞睑肿胀

（1）胞睑肿胀，按之虚软，肤色光亮，不红不痛不痒，多为脾肾阳虚，水气上泛。

（2）胞睑红肿，呈弥漫性肿胀，触之灼热，压痛明显，多为外感风热，热毒壅盛。

（3）胞睑局限性红赤肿胀，如涂丹砂，触之质硬，表皮光亮紧张，为火毒郁于肌肤。

（4）胞睑边缘局限性红肿，触之有硬结、压痛，为邪毒外袭。

（5）胞睑局限性肿胀，不红不痛，触之有豆状硬核，为痰湿结聚而成。

（6）胞睑青紫肿胀，有外伤史，为络破血溢，瘀血内停。

2. 辨睑肤糜烂

（1）胞睑皮肤出现水疱、脓疱、糜烂渗水，为脾胃湿热上蒸；若因局部使用药物引起者，为药物过敏。

（2）胞睑边缘红赤糜烂，痛痒并作，为风、湿、热三邪互结所致；若睑缘皮肤时时作痒，附有鳞屑样物，为血虚风燥。

3. 辨睑位异常

（1）上胞下垂，无力提举，多属虚证，常由脾胃气虚，或因风邪中络引起。

（2）胞睑外翻，多为局部瘢痕牵拉，或因风邪入络所致。

4. 辨胞睑𥆦动

（1）胞睑频频掣动，多为血虚有风。

（2）上下胞睑频频眨动，多为阴津不足；若是小儿患者，多为脾虚肝旺。

（3）频频眨目或骤然紧闭不开，数小时后自然缓解，多为情志不舒，肝失条达引起。

5. 辨睑内颗粒

（1）睑内颗粒累累，形小色红而坚，多为热重于湿兼有气滞血瘀；形大色黄而软，多为湿重于热。

（2）睑内红色颗粒，排列如铺卵石样，奇痒难忍，为风、湿、热三邪互结。

（3）睑内黄白色结石，为津液受灼，痰湿凝聚。

（二）血轮辨证

1. 内眦红肿，触之有硬结，疼痛拒按，为心火上炎或热毒结聚；内眦不红不肿，指压泪窍出脓，为心经积热。

2. 眦角皮肤红赤糜烂，为心火兼夹湿邪；若干裂出血，多为心阴不足。

3. 两眦赤脉粗大刺痛，为心经实火；赤脉细小、淡红、稀疏、干涩不舒，为心经虚火上炎。

4. 眦部胬肉红赤臃肿，发展迅速，头尖体厚，为心肺风热；胬肉淡红菲薄，时轻时重，涩痒间作，发展缓慢或静止不生长，为心经虚火上炎。

（三）气轮辨证

1. 辨白睛红赤

（1）白睛表层红赤，颜色鲜红，为外感风热或肺经实火；赤脉粗大迂曲而暗红，为热郁血滞。

（2）抱轮红赤，颜色紫暗，眼疼痛拒按，为肝火上炎兼有瘀滞；抱轮淡赤，按压眼珠疼痛轻微，为阴虚火旺。

（3）白睛表层赤脉纵横，时轻时重，为热郁脉络或阴虚火旺。

（4）白睛表层下呈现片状出血，色如胭脂，为肺热伤络或虚火上炎，亦有外伤引起者。

2. 辨白睛肿胀

（1）白睛表层红赤水肿，眵泪俱多，骤然发生，多为外感风热；若紫暗水肿，眵少泪多，舌淡苔薄白，为外感风寒。

（2）白睛表层水肿，透明发亮，伴眼睑水肿，多为脾肾阳虚，水湿上泛。

（3）白睛表层红赤肿胀，甚至脱于睑裂之外，眼珠突起，多为热毒壅滞。

3. 辨白睛结节

（1）白睛表层有疱性结节，周围赤脉环绕，涩疼畏光，多为肺经燥热；结节周围脉络红，且病久不愈，或反复发作，则多为肺阴不足，虚火上炎。

（2）白睛里层有紫红色结节，周围发红，触痛明显，多为肺热炽盛。

4. 辨白睛变青

（1）白睛局限性青蓝，呈隆起状，高低不平，多因肺肝热毒。

（2）白睛青蓝一片，不红不痛，表面光滑，乃先天而成。

5. 辨其他病症

（1）白睛表层与眼睑粘连，为脾肉粘轮，多因椒疮后遗或酸碱烧伤结瘢而成。

（2）白睛枯涩，失去光泽，多为阴津不足，津液耗损。

（3）白睛污浊稍红，痒极难忍，为肺脾湿热而成。

（四）风轮辨证

1. 辨黑睛翳障

（1）黑睛初生星翳，多为外感风邪；翳大浮嫩或有溃陷，多为肝火炽盛。

（2）黑睛混浊，翳漫黑睛，或兼有血丝伸入，多为肝胆湿热，兼有瘀滞。

（3）黑睛翳久不敛，或时隐时现，多为肝阴不足，或气血不足。

2. 辨黑睛赤脉

（1）黑睛浅层赤脉排列密集如赤膜状，逐渐包满整个黑睛，甚至表面堆积，多为肺肝热盛，热郁脉络，瘀热互结。

（2）黑睛深层出现赤脉，排列如梳，且深层呈现舌形混浊，多为肝胆热毒蕴结，气血瘀滞而成。

（3）黑睛出现灰白色颗粒，赤脉成束追随，直达黑睛浅层，多为肝经积热或虚中夹实。

3. 辨黑睛形状改变

（1）黑睛形状大小异常，或比正常大，或比正常小，多为先天异常。

（2）黑睛广泛突起，或局部突起，多为肝气过亢，气机壅塞。

（五）水轮辨证

1. 辨瞳神大小

（1）瞳神散大，色呈淡绿，眼胀欲脱，眼硬如石，头痛呕吐，多为肝胆风火上扰。

（2）瞳神散大，眼胀眼痛，时有呕吐，病势缓和，多为阴虚阳亢或气滞血瘀引起。

（3）瞳神散大不收，或瞳神歪斜不正，又有明显外伤史，为黄仁受伤所致。

（4）瞳神紧小，甚至小如针孔，神水混浊，黑睛后壁沉着物多，或黄液上冲，抱轮红赤，多为肝胆实热。

（5）瞳神紧小，干缺不圆，抱轮红赤，反复发作，经久不愈，多为阴虚火旺。

2. 辨瞳神气色改变

（1）瞳神内色呈淡黄，瞳神散大，不辨明暗，此为绿风内障后期。

（2）瞳神紧缩不开，内结黄白色翳障，如金花之状，此为瞳神干缺后遗而成。

（3）瞳神展缩自如，内结白色圆翳，不红不痛，视力渐降，多为年老肝肾不足，晶珠失养。

（4）瞳神变红，视力骤减，红光满目，多属血热妄行，或气火上逆；反复发作者多为阴虚火旺引起。

（5）瞳神变黄，白睛混赤，目珠剧痛，眼珠变软，多为火毒之邪困于睛中；若瞳神变黄，状如猫眼，眼珠变硬，多系眼内有恶瘤。

3. 辨眼后段改变 眼后段病变属中医"内障"范畴。辨眼后段改变，就是将通过检眼镜等检查仪器所见到的眼后段病理性改变，结合中医理论进行辨证的一种方法。眼后段涉及的脏腑经络极为广泛，正如《审视瑶函·目为至宝论》中所指出的，瞳神"内有大络者五，乃心肝脾皆悬贯于脑，下达脏腑，通乎血气往来以滋于目。故凡病发，则目中有形色，丝络一一显见而可验，方知何脏何腑之受病"。所以其辨证较复杂。

眼后段病变常见体征有瘀血、充血、出血、缺血、水肿、渗出、机化、色素沉着或萎缩等，多由炎症、血液循环障碍和组织变性等引起。由炎症所致者，表现多为组织的充血、水肿及渗出；由血液循环障碍所致者，表现为组织的瘀血、出血与缺血；若组织营养障碍，则多表现为组织的萎缩、变性或坏死。炎症、出血反复发作，可使组织增生、机化。由组织变性所致者，可出现色素沉着及萎缩。各组织病理性改变的辨证如下。

（1）辨玻璃体改变：①玻璃体内出现尘埃状混浊，眼内有炎性病变或病史，多为湿热蕴蒸，或为肝胆热毒煎灼。②玻璃体内出现片状、条状混浊，眼内有出血性病变或病史或外伤史，多为火热上攻，或为气滞血瘀。③玻璃体内出现丝状、棉絮状或网状混浊，眼底有高度近视等退行性病变，多为肝肾不足，或气血虚弱。

（2）辨视盘改变：①视盘充血隆起，颜色鲜红，边缘模糊，多为肝胆实火，或肝气郁结，郁久化火，或兼气滞血瘀。②视盘轻度充血，或无明显异常而视力骤降，眼球转动时有痛感多为肝失条达、气滞血瘀。③视盘颜色淡白或苍白，生理凹陷扩大加深，多为肝血不足或气血两虚，或素体禀赋不足、肝肾两亏等，致目系失养而成；若兼视盘边界模糊，则为气滞血瘀；若视盘色淡，边界不清，周围血管伴有白线者，多为虚实夹杂。④视盘血管迂曲，偏向鼻侧，杯盘比增大，或有动脉搏动，多为痰湿内阻，或气血瘀滞。⑤视盘水肿、高起，若颜色暗红者，多为气血瘀滞，水湿内停，或为痰湿郁遏，气机不利；若颜色淡红者，多属肾阳不足，命门火衰，水湿蕴积。

（3）辨视网膜改变：①视网膜出血。早期视网膜出血颜色鲜红，位于视网膜浅层，呈火焰状者；或位于视网膜深层，呈圆点状出血者；或出血量多，积满玻璃体者，可因心肝火盛，灼伤目中脉络，迫血妄行；或阴虚阳亢，气血逆乱、血不循经；或脾虚气弱，气不摄血；或瘀血未去，新血妄行；或眼受外伤，脉络破损等因素引起。视网膜出血颜色暗红，多为肝郁气结气滞血瘀，脉络不利，血溢脉外而成；若出血日久，有机化膜者，为气滞血瘀、痰湿郁积。若视网膜反复出血，新旧血液夹杂，或有新生血管，则多为阴虚火炎，煎灼脉络；或脾虚气弱统血失权；或虚中夹瘀，正虚邪留。②视网膜水肿。视网膜局限性水肿常位于黄斑部，可因肝郁脾虚，水湿上泛或肝肾不足,目失所养;亦可因脉络瘀滞,血瘀水停而成水肿。视网膜弥漫性水肿多因脾肾阳虚,水湿上泛。外伤后的视网膜水肿则为气滞血瘀。③视网膜渗出。视网膜肝肾不足兼有气滞血瘀。④视网膜萎缩与机化。视网膜萎缩,多为肝肾不足,或气血虚弱,视多属肾阴虚损或命门火衰;视网膜色素黄黑相兼,状如椒盐,则多属脾肾阳虚,痰湿上泛。

(4) 辨视网膜血管改变:①血管扩张。视网膜血管粗大,扩张扭曲,或呈串珠状,常伴有肝肾阴亏,虚火上炎;因气血不足,无力疏通,血行瘀滞。②血管细小。视网膜血管细小,甚至呈白线条状,多为肝郁气滞,气血瘀阻;视网膜血管痉挛,动脉变细,反光增强,或动、静脉交叉处有压迹,或黄斑部有螺旋状小血管,多为肝肾阴虚,肝阳上亢。③血管阻塞。视网膜血管阻塞多为气滞血瘀,或气虚血瘀,或痰湿阻络;亦可因肝气上逆、气血郁闭,或肝火上炎、火灼脉道。

(5) 辨黄斑区改变:①黄斑水肿与渗出。黄斑水肿渗出多为肝气犯脾,水湿停聚;水肿消退,遗留渗出物,多为气血瘀滞;若新旧渗出物混杂,多为阴虚火旺;若渗出物较为陈旧,多为肝肾不足;若黄斑水肿经久不消,多属脾肾阳虚,气化不利,水湿停滞。②黄斑出血,多为思虑过度,劳伤心脾,脾不统血;或热郁脉络;或阴虚火旺;或为外伤引起。③黄斑色素沉着或黄斑囊样变性,多为肝肾不足;或脾肾阳虚,痰湿上泛。

五轮辨证对临床有一定指导意义,但有其局限性。若白睛发黄,病位虽在气轮,但其因多不在肺,而是脾胃湿热交蒸肝胆,胆汁外溢所致;流泪一症,病位虽在内眦,病因病机多与肝、肾、脾经相关。故临证时不可拘泥于五轮,应从整体观念出发,四诊合参,才能得出正确的辨证结论。

三、辨眼科常见症状与体征

(一) 辨视觉

1. 视物不清,伴白睛红赤或翳膜遮睛,属外感风热或肝胆火炽。

2. 视力骤降,伴目赤胀痛、瞳神散大者,多为头风痰火。

3. 眼外观端好而自觉视物渐昏者,多为气血不足,肝肾两亏,阴虚火旺或肝郁气滞。

4. 自觉眼前黑花飞舞,云雾移睛者,多为浊气上泛,阴虚火旺或肝肾不足。

5. 若动作稍过则坐起生花,多属精亏血少。

6. 目无赤痛而视力骤降者,多为血热妄行,气不摄血,气滞血瘀;或肝火上扰,肝气上逆。

7. 内障日久,视力渐降而至失明者,多属肝肾不足或气血两亏。

8. 入夜视物不见伴视野缩小者,多属肝肾精亏或脾肾阳虚。

9. 能近怯远者，为阳气不足或久视伤睛；能远怯近者，多为阴精亏损。

10. 目妄见、视物变色、视正反斜等，多为肝郁血滞，或虚火上炎，或脾虚湿聚。

11. 视一为二，多为风邪入络，或精血亏耗。

（二）辨目痛

1. 外障眼病引起的目痛常为涩痛、碜痛、灼痛、刺痛，多属阳证。

2. 内障眼病引起的目痛常为酸痛、胀痛、牵拽痛、眼珠深部疼痛，多属阴证。

3. 暴痛属实，久痛属虚；持续疼痛属实，时发时止者属虚；痛而拒按属实，痛而喜按属虚；肿痛属实，不肿微痛属虚。

4. 赤痛难忍为火邪实，隐隐作痛为精气虚；痛而喜冷属热，痛而喜温属寒。

5. 午夜至午前作痛为阳盛，午后至午夜作痛为阴盛。

6. 痛连颠顶后项，属太阳经受邪；痛连颞颥，为少阳经受邪；痛连前额鼻齿，为阳明经受邪。

7. 目赤碜痛、灼痛伴眵多黏结，多为外感风热；头目剧痛，目如锥钻，为头风痰火，气血瘀阻；目珠胀痛，多为气火上逆，气血郁闭。

8. 眼内灼痛，为热郁血分；眼珠刺痛，为火毒壅盛，气血瘀滞；眼珠深部疼痛，多为肝郁气滞或肝火上炎。

（三）辨目痒目涩

1. 目痒而赤，迎风加重者，多为外感风热；痒痛并作，红赤肿甚者，为风热邪毒炽盛；睑弦赤烂，瘙痒不已，多为脾胃湿热蕴积；目痒难忍，痒如虫行，为风湿热三邪蕴结；痒涩不舒，时作时止，多为血虚生风。

2. 目干涩，多为津液耗损或精血亏少；目碜涩，伴目痒赤痛，羞明流泪，多为外感风热。

（四）辨羞明

1. 羞明而伴赤肿痒痛流泪，多为风热或肝火；羞明而伴干涩不适、无红肿者，多为阴亏血少，风邪未尽；羞明较轻，红赤不显，多为阴虚火炎。

2. 羞明既无眼部红赤疼痛，又无赤脉翳膜，只是眼睑常欲垂闭，多为脾气不足或阳虚气陷。

（五）辨眵泪

1. 目眵属外障眼病的常见症状，多属热。眵多硬结为肺经实热；眵稀不结为肺经虚热；眵多黄稠似脓为热毒炽盛；目眵胶黏多为湿热。

2. 迎风流泪或热泪如汤多为外感风热，责之肝肺；冷泪长流或目昏流泪，多为肝肾不足或排泪窍道阻塞所致；眼干涩昏花而泪少者，多为阴精亏耗，有碍泪液生成，或为椒疮等后遗症。

（六）辨翳膜

1. 辨黑睛生翳　古人将黑睛和晶珠的病变统称为翳。本处讨论的翳专指黑睛之翳，有新翳、宿翳之别。西医学的"翳"相当于中医学"宿翳"的范畴。

（1）新翳：病初起，黑睛混浊，表面粗糙，轻浮脆嫩，基底不净，边缘模糊，具有向周围与纵深发展的趋势，荧光素溶液染色检查阳性，并伴有不同程度的目赤、碜涩疼痛、畏光流泪等症。

黑睛属肝，故新翳多从肝辨证，因新翳有发展趋势，易引起传变，黑睛新翳亦可由他轮病变发展而来，病变亦可波及黄仁及瞳神，病轻者经治疗可以消散，重者留下瘢痕而成宿翳。

（2）宿翳：指黑睛混浊，表面光滑，边缘清晰，无发展趋势，荧光素溶液染色检查阴性，不伴有赤痛流泪等症状，为黑睛疾患痊愈后遗留下的瘢痕。

根据宿翳厚薄浓淡的不同程度等，常将宿翳分为以下4类。①冰瑕翳：翳菲薄，如冰上之瑕，须在聚光灯下方能查见，西医学称云翳。②云翳：翳稍厚，如蝉翅，似浮云，自然光线下即可见，西医学称斑翳。③厚翳：翳厚，色白如瓷，一望即知，西医学称角膜白斑。④斑脂翳：翳与黄仁黏着，瞳神倚侧不圆，西医学称粘连性角膜白斑。

宿翳对视力的影响程度主要决定于翳的部位，而大小、厚薄次之。若翳虽小，但位于瞳神正中，则对视力有明显影响；若翳在黑睛边缘，虽略大而厚，对视力也无太大影响。

2. 辨膜　自白睛或黑白之际起障一片，或白或赤，渐渐向黑睛中央蔓延者，称为膜。若膜上有赤丝密布者，为赤膜，属肝肺风热壅盛，脉络瘀滞；赤丝细疏，红赤不显者，为白膜，属肺阴不足，虚火上炎。凡膜薄色淡，尚未掩及瞳神者，病情较轻；膜厚色赤，掩及瞳神者，病情较重。

（七）辨眼位改变

1. 辨眼珠突出

（1）单侧眼珠突出，转动受限，白睛浅层红赤水肿，多为风热火毒结聚。

（2）双侧眼珠突出，红赤如鹘眼，多因肝郁化火，火热上炎，目络涩滞所致。

（3）眼球骤然突于眶外，低头呕恶加重，仰头平卧减轻，多为气血并走于上，郁滞所致。

（4）眼珠突出，胞睑青紫肿胀，有明显外伤史，为眶内血络受损，血溢络外所致。

（5）眼珠进行性突出，常为眶内肿瘤所致。

2. 辨眼球低陷

（1）眼珠向后缩陷，称为膏伤珠陷，多因肾精亏耗或眶内瘀血机化；大吐大泻后眼球陷下，多为津液大伤。

（2）眼珠萎缩塌陷，可由眼珠穿破或瞳神紧小失治所致。

3. 辨眼珠偏斜

（1）眼珠骤然偏斜于一侧，转动受限，视一为二，恶心呕吐，多为风痰阻络。

（2）双眼交替向内或向外偏斜，自幼得之，多为先天禀赋不足。

4. 辨眼珠震颤

（1）眼珠震颤突然发生，伴有头晕目眩等症，多为风邪人袭或肝风内动引起。

（2）眼珠震颤自幼即有，视力极差，多为先天禀赋不足，眼珠发育不良所致。

第六章　眼病的护理与预防

第一节　眼病的护理

调护是眼科临床工作的一个重要组成部分，在眼部保健及眼病康复过程中发挥着重要作用，调护质量的好坏直接影响眼病的转机和预后。

一、医护合作，辨病施护

医护既要分工，更要密切合作。正确的调护可以缩短眼病病程，提高疗效。临证时，应针对不同眼病辨病施护。例如，传染性眼病，嘱患者及时清理眼部分泌物，患者用过的毛巾、手帕、枕巾等要煮沸消毒。医生检查患者后要及时消毒，避免交叉感染。又如，一眼先患病，不可交叉擦拭；卧位宜取患侧，以免眵泪流入对侧，引起健眼发病。同时禁止封盖患眼，以免加重病情。眼局部用药时，要严格查对患者的信息，在核对准确后，将用药方法、用药次数、用药后的反应等向患者说明。滴眼时，药瓶不要碰触睫毛。眼部操作动作要轻巧，特别是真睛破损的患者，更须遵循《秘传眼科龙木论·黑翳如珠外障》中"不用强看将手擘，恐因手重出青涎（注：青涎，意为眼内容物）"的告诫。护理时除应注意伤眼情况外，还应注意健眼情况，避免误诊或漏诊交感性眼炎。局部外敷药物时，勿将药末掉入眼内，不要直接将药敷于眼上。

二、根据病情，合理休养

休养包括目力、体力、房事等方面。凡眼病患者，应少用目力，减少阅读、抄写、雕镂等增加目力负担的工作，避免因用目过度而加重眼病。若为黑睛疾病，外出时应戴有色眼镜，避免强光刺激；室内窗户可置帘幔，灯光适当遮挡，以免光线刺激患眼。眼内出血和视衣脱落等患者，须限制活动或卧床休息，并遵医嘱采取适当的体位，以免增加眼内出血或视衣脱落范围加大。居住环境要安静舒适，以有利于病情的痊愈。对于肾虚引起的内障眼病，则须节制或暂忌房事。《秘传眼科龙木论·肝风目暗内障》说："此眼初患之时，眼蒙昏暗，并无赤痛，内无翳膜，此是肾脏虚劳……如此患者，切忌房室。"

三、调畅情志，保养脏腑

情志内伤导致气机紊乱，气血运行异常，脏腑精气不能上养于目而诱发眼病。情志异常不仅可直接引起眼病，还可使病情加剧甚至反复。例如，暴怒伤肝，肝气（火）上攻，可致眼部红赤肿痛，黑睛生翳，甚至暴盲；悲思太过，肺气耗伤，脾失健运，精血化源不足，目失所养。因此，调和情志，加强精神调养，则脏腑安和，气血调畅，有助于眼病的康复和预防。《审视瑶函》说："盖心清则火熄，欲寡则水生，惜视则目不劳，缄光则膏常润，脏腑之疾不起，眼目之患即不生。"对于难以速愈或预后较差的患者，要注意了解患者的思想情况，使其保持平和心态，正确对待疾病，从而树立治疗信心，积极配合医生治疗。医护人员对患者应温和体贴，同时要言谈谨慎，避免增加患者的思想负担而影响治疗。

四、饮食宜忌，视证酌定

中医学非常重视饮食调养，强调在治疗疾病时，除药物、手术等外，正确的饮食宜忌有助于眼病的康复。饮食调养的一般原则，要饮食适量、冷热相宜及洁净卫生，食物多样又富于营养、易于消化。凡属实热性眼病，不宜食五辛、煎炒炙煿及腥发之物，以免助热生火，或蕴成脾胃湿热，加重病情。虚寒性眼病当戒食寒凉凝滞之物，以免损伤脾胃，妨碍康复。年老体胖患者，以清淡饮食为宜，少食肥甘厚味，如过食则有助湿生痰变生他证之弊。年幼体虚患者则以综合饮食为妥，多食动物肝、瘦肉、蛋类、青菜等，不可偏嗜或偏食。吸烟对身体有害，应少吸或不吸；至于饮酒，对于眼病患者亦以不饮为宜。只有掌握正确的饮食宜忌，才有助于眼病的恢复。

五、煎服药物，注意方法

合理的煎煮服药方法，能够确保药物发挥最佳治疗作用。急性眼病应以汤剂为主，发挥汤剂吸收快、作用速、加减灵活的优点；慢性或恢复期眼病，可服用膏、丹、丸、散，方便患者长期治疗，以图缓功。大凡辛散轻扬类药物，以武火急煎为宜；味厚滋补类药物，以文火久煎为妥；介壳类、矿石类药物，可另包打碎先煎；芳香挥发性药物，宜后下；粉剂易溶，可溶化冲服；贵重而难煎药，可采用磨调，亦可研末兑服。至于服药时间，以进食后半小时至1小时服药为宜。内障眼病肝肾两虚型患者，则宜于睡前或空腹服药，有利充分吸收。至于热服还是冷服，可根据病情而定，对于热甚的患者，可用冷服的方法，但其他眼病一般以温服居多。

六、手术前后，护理得法

1. 术前调护 术前按时滴用抗生素眼药水，手术当日冲洗泪道与结膜囊。点药前应修剪指甲、洗手，明确眼别。眼药水应滴在下结膜囊，避免直接滴到角膜。滴药后压迫泪囊2~3分钟，避免药液经鼻泪管进入口中引起不良反应。术前训练患者按要求转动眼球，有利于手术操作或术后观察。指导患者如何控制咳嗽和打喷嚏，避免术中及术后突然震动而引起出血或切口裂开。术前食用营养丰富且易消化的食物，保持大便通畅。局麻患者术前不要过饱，以免术中呕吐，全麻患者术前 12 小时应禁食禁水。协助患者做好个人卫生清洁，换好干净的衣裤，进入手术室时应取下隐形眼镜和所戴饰品。

2. 术后调护　术后嘱患者安静卧床休息，头部放松，全麻患者按全麻手术后护理常规，监测生命体征并记录。根据病情术眼加盖眼罩或敷料、眼垫，防止碰撞，每日更换敷料，观察敷料有无松脱移位及渗血，以及绷带的松紧情况。叮嘱患者术后摇头、挤眼动作不宜过大。术后所用眼药水应为新开药物，避免医源性感染。患者若有疼痛、呕吐等，应及时与医生沟通并及时处理。门诊患者嘱咐按医嘱用药、换药及复查，做好相关自我保健知识宣教。

第二节　眼病的预防

预防即防患于未然，预防眼病即是保护视力。中医学早已认识到疾病预防的重要性。《素问·四气调神大论》指出"圣人不治已病治未病，不治已乱治未乱"，《难经·七十七难》亦说"上工治未病，中工治已病"，均提出了"治未病"的预防学思想。眼病的预防主要体现在未病先防、既病防变、愈后防复三个方面。

一、未病先防

眼病的预防应从调养真气、戒除不良嗜好、提高正气和防止病邪侵害等方面着手。

1. 顺应四时，防御外邪　人与天地相参，与日月相应，自然界四时寒暑变化与人体健康密切相关。眼居高位，直接暴露于外，更易受外邪的侵袭。若四时不正之气上犯，可导致多种眼病。例如，风性轻扬，最易伤头目，致睛珠偏斜、眼睑眨动；火热炎上，上攻犯眼，致胞睑红赤肿痛、黑睛生翳、瞳神干缺、甚至暴盲等。因此，顺应四时，适其寒温，避其时邪是预防疾病的重要内容。疫疠之气流行季节，易患天行赤眼，最有效的预防措施是隔离患者，避免接触。对于机关、学校、幼儿园等集体单位，可采用鱼腥草眼药水滴眼，薄荷、板蓝根、桑叶、金银花等煎水内服，做到及早预防，以免广泛流行。

2. 讲究卫生，保护视力　加强卫生宣传教育，注意个人卫生是预防疾病的有效措施。个人要养成良好的卫生习惯，如勤剪指甲，勤洗手，不用脏手、脏毛巾擦眼。与传染性眼病患者接触后，应用肥皂水将手洗净。传染性眼病流行季节或正值流行时节，公共浴室、游泳场所要严加管理。严格消毒各种眼科检查器械、药品、敷料。注意用眼卫生、保护视力是眼科保健的主要方面。从小养成良好的用眼习惯，阅读书写时姿势要端正，以距离阅读书写折书本 30cm 左右为宜；连续读书写字较长时间后，要休息片刻，闭目或两眼远眺；光线照明度应适宜，不要在昏暗的弱光下读书写字，更不能在直接日光下或眩目刺眼的电灯下读书写字；避免躺卧阅读，或于坐车乘船之际、行走之中阅读或操作精细手工等。坚持每日按摩眼周穴位，有助于疏通经络气血，消除视力疲劳，改善视力。若发现有视力下降、视力疲劳症状，应及时去医院诊治。

3. 饮食有节，起居有常 能增强体质、预防眼病的发生。饮食是人体气血精微的本源，因此日常生活不可暴饮暴食或忌偏嗜或过度，以防脾胃受损，气血运化失健，目失濡养而致眼病发生，如疳积上目、肝虚雀目、能近怯远等眼病，皆与饮食失衡相关。应遵循"四时五脏，病随五味所宜"的原则，特别是罹患眼病以后，应严格饮食宜忌，不可乱开忌口，并根据季节、个人体质等合理选择食物。过度吸烟能损害人体视功能，久服热酒则可引起机体阳气偏亢、气血壅滞、湿热痰浊内生而为眼病，因此，应注意避、戒烟酒。起居有常就是生活、工作要有规律，要顺应自然、合乎自然。做到劳逸结合、生活丰富多样，避免起居失常、过度用眼、伤害目力而引发眼病。

4. 加强锻炼，增强体质 "正气存内，邪不可干"，坚持锻炼，增强体质，培育正气，能有效抵御外邪入侵，减少或防止眼部疾病的发生。例如，五禽戏、太极拳、八段锦、易筋经等传统运动健身方法，对预防眼病的发生有重要作用。《诸病源候论·目病诸候》养生导引法载有"伸左胫，屈右膝内压之，五息止，引肺去风虚，令人目明"，说明导引养生对眼具有良好的保健作用。同时，应选择适合自身情况的锻炼项目与方式，以避免不当的活动引起眼部损伤，如高度近视不宜做剧烈活动，以免诱发视衣脱离等。

5. 注意安全，防止外伤 外伤是眼病重要的致病因素，易造成严重的视力损害。因此，加强安全意识，防止外伤，是预防眼外伤的关键所在。要做好预防眼外伤的日常宣传教育工作，使广大群众了解眼外伤的基本预防知识。基层单位的医务人员要掌握眼外伤的初步诊断和处理技能。厂矿和农村要根据不同工种，建立和健全各种规章制度，增加防护措施，减少眼外伤的发生。农民在播种收割等繁忙季节，应注意避免异物伤目等农业性眼外伤。应对儿童进行安全教育，禁止儿童玩耍有棱角、尖刺之类玩具及雷管等危险品，并告诫儿童勿用弹弓、爆竹伤人。一旦发生眼外伤，须及时到医院诊治。

6. 防止遗传性眼病及预防全身疾患导致的眼病 遗传性眼病不仅造成视功能严重损害，还常伴有全身其他系统的异常。例如，高度近视、色盲、家族遗传性角膜营养不良、糖脂代谢性白内障、先天性遗传性青光眼、视网膜色素变性、遗传性视神经萎缩等眼病，遗传因素起着关键性作用。许多全身性遗传性疾病，如染色体畸变、遗传代谢病等，亦常伴有眼部改变。因此，从预防学、优生学的角度来说，必须提倡优生优育，避免近亲结婚，最大限度地控制遗传性眼病的发生。对可能导致眼病发生的全身性疾病，如结核、梅毒、风湿性关节炎、动脉硬化、高血压、肾炎、妊娠中毒症、心脑血管疾病等，必须及时治疗，以降低引发眼病的风险。

二、既病防变

既病防变是指眼病已经发生后，应及早治疗，防止眼病的发展与传变而变生他症。例如，绿风内障一旦发生，则应及时处治；若失治误治，将导致目系严重受损而变生青盲，造成视力难以恢复。椒疮经久不治，可并发血翳包睛、睥肉粘轮、睛珠干燥混浊等症而严重障碍视物。因此，既病防变是中医学"治未病"思想的重要内容。对萌芽时期的眼病，采取积极措施阻止或延缓疾病的进一步发展，对保护好视力至关重要。

三、愈后防复

愈后防复是眼病治疗的组成部分，特别是对病毒性角膜炎、葡萄膜炎等有复发倾向的眼病，若愈后调摄失当，极易导致病情复发，因此愈后防复具有重要的临床意义。愈后防复要做到起居有常，饮食适宜，劳逸适度。还应顺应四季气候变化，做到"虚邪贼风，避之有时"；对体质虚弱者，应加强锻炼，增加营养，提高机体的抗病能力。同时，愈后要定期复查，随时了解眼病愈后的情况，以便及时发现问题，早期诊治。对由于久服药物，脾胃受损，运化功能减退的患者，应加强调理脾胃，以资气血化生之源，在防止眼病复发的同时，有助于进一步提高疗效。

【附】眼保健操

国家教育委员会早在1972年就规定：小学生每天做2次课间眼保健操。眼保健操通过按摩眼周经络穴位，以消除疲劳，保护视力。实践表明，眼保健操同用眼卫生相结合，可以控制近视的发病率，起到保护作用。如果做眼保健操敷衍了事或者是姿势穴位不正确，无异于隔靴搔痒，起不到应有的作用。

在中国，眼保健操最初是从20世纪60年代开始的，北京市是全国首先推行眼保健操的城市。1961年，北京市教育局在全市中小学生中进行了一次普查，结果显示学生的近视率随着年龄增长明显增高，许多人意识到，保护中小学生视力已是当务之急。由此，严亦柔、于凤鬖、陈永馥3人在北京医学院刘世铭先生所自创眼保健操的基础上，进行了改进与推广。为了验证其可行性，1963年，她们决定首先在北京第28中学进行试点。后来，这一套8节的眼保健操在北京市部分中小学中逐渐扩大试点。

现将2009年卫生部下发的最新眼保健操的操作方法简介如下。

第一节按揉太阳穴 食指轻按太阳穴，其余四指微握拳，力道适中揉一圈，醒脑醒眼好处多。随音乐口令有节奏地按揉穴位，每拍一圈，做四个八拍。

第二节按揉上眼眶 拇指轻按太阳穴，食指微屈刮眉下，攒竹、鱼腰和丝竹空，多刮两下眼轻松。随音乐口令有节奏地按揉穴位，每四拍一次，做四个八拍。

第三节按揉下眼眶 拇指轻按太阳穴，食指微屈刮眼下，由内向外慢慢走，预防眼病很有效。随音乐口令有节奏地按揉穴位，每四拍一次，做四个八拍。

第四节按揉风池穴 食指中指哥俩好，并齐放在颈凹处，清头明目活经络，找准位置很重要。随音乐口令有节奏地按揉穴位，每拍一圈，做四个八拍。

第五节揉捏耳郭 拇指食指轻捏耳，从上到下四节拍，耳郭边缘穴位多，常揉常捏好身体。随音乐口令有节奏地捏揉穴位，每四拍一圈。

第二篇
眼的解剖生理与检查

第七章　眼的解剖与生理功能

眼为视觉器官（visual organ），主要包括眼球、附属器和视路三个部分。

第一节　眼球的解剖与生理

眼球（eye ball）近似球形。正常新生儿眼球的前后径约为 16mm，3 岁时长至 23mm，成年时为 24mm。成年时眼球的垂直径约为 23mm，水平径约为 23.5mm。

眼球位于眼眶的前半部，借筋膜、韧带、肌肉与眶壁相连，周围垫衬脂肪，以此缓冲外力，维持眼球位置和转动。其前面有眼睑保护，后部受眶骨壁保护。正常情况下，眼球向前平视时，突出于眶外侧缘 12～14mm，且两眼突出度之差不超过 2mm。

眼球前面顶点称为前极，后面顶点称为后极。在前后极之间绕眼球一周称赤道。临床上，通常以经过晶状体后极点的冠状面为界将眼球分为眼前段（anterior segment）和眼后段（posterior segment）。眼球由眼球内容物和眼球壁组成（彩图 7 – 1 – 1）。

一、眼球壁

眼球壁由三层膜组成，外层为纤维膜，中层为葡萄膜，内层为视网膜。

（一）外层纤维膜

由坚韧致密的纤维组织构成，故称纤维膜（fibrous tunica）。在眼球的剖面图上，其前 1/6 的弧长为透明的角膜，后 5/6 的弧长为瓷白色不透明的巩膜。两者移行区称角巩膜缘。纤维膜具有保护眼球内部组织、维持眼球形状的作用，前部透明的角膜更是眼重要的屈光间质。

1. 角膜（cornea）　为位于眼球正前方，呈半球状向前突出的透明组织片，略呈横椭圆形。其横径为 11.5～12mm，垂直径为 10.5～11mm。周边厚度约为 1mm，中央为 0.5～0.55mm。其曲率半径前表面为 7.8mm，后表面为 6.8mm。组织学上，角膜由外向内分为五层（图 7 – 1 – 2）。

（1）上皮细胞层：厚约 35μm，由 5～6 层细胞复层鳞状上皮构成，在角膜缘处与球结膜上皮细胞相延续。此层易与前弹力层分离，对细菌有较强的抵抗力，再生能力极强，损伤后在无感染的条件下，约于 24 小时修复，且不留瘢痕。

（2）前弹力层（Bowman's membrane）：厚约 12μm，是一层均匀无结构的透明薄

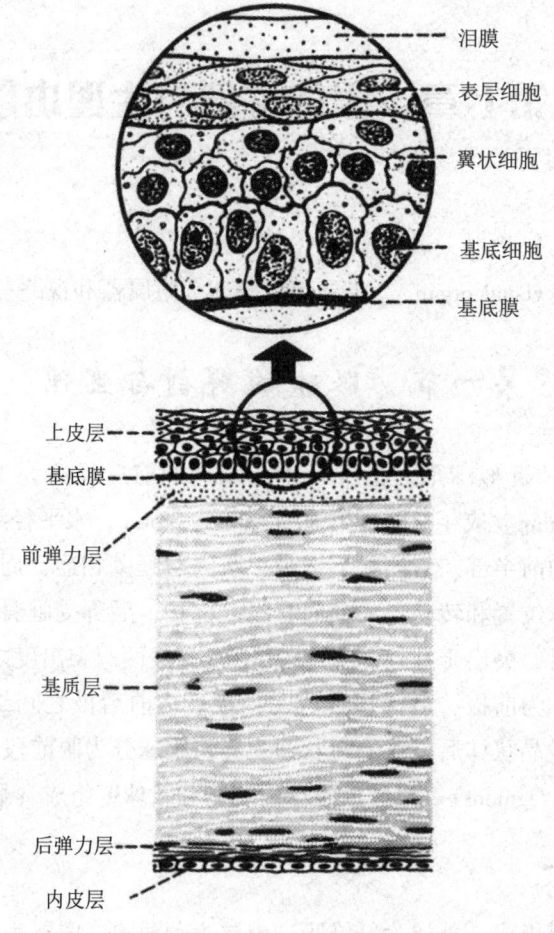

图 7 -1 -2 角膜结构示意

膜，类似上皮细胞的基底膜。损伤后不能再生。

（3）基质层（实质层）：厚约 500μm，占角膜全厚 90%，约由 200 层排列整齐的纤维薄板构成，并向后延伸至周围的巩膜组织中。板层间互相交错排列，与角膜表面平行，非常规则，具有相同的屈光指数。板层由胶原纤维构成，其间有角膜细胞和少数游走细胞，以及黏蛋白和糖蛋白。此层损伤后不能完全再生，而由不透明的瘢痕组织代替。

（4）后弹力层（Descemet's membrane）：厚 10 ~ 12μm，系一层透明薄膜，富有弹性，类似内皮细胞的基底膜。此层坚韧、抵抗力较强，损伤后可再生。

（5）内皮细胞层：厚约 5μm，由一层六边形扁平细胞构成。紧贴于后弹力层后面，具有角膜 - 房水屏障作用。内皮细胞的数量随年龄增长而逐渐减少，损伤后不能再生，缺损区依靠邻近的内皮细胞扩展和移行来覆盖。若角膜内皮细胞损伤较多，就会出现角膜内皮失代偿，而引起角膜水肿或大泡性角膜病变。

除上述五层外，在角膜表面还有一层泪液膜（precorneal tear film），具有防止角膜干燥，维持角膜光滑及光学性能的作用。泪液膜由外到内包括脂质层、水液层、黏蛋白层三层结构。

角膜的生理特点：①透明性。角膜无角化层，无血管，细胞无色素，组织结构排列非常规则均匀，保证外界光线的透入。②屈光性。角膜的屈光指数为 1.337，与空气的屈光指数（为1）相差大，其前后面有一定的弯曲度，一般具有 +43D 的屈光力。③无血管。角膜营养主要来源于角膜缘血管网和房水。代谢所需的氧80%来自空气，15%来自角膜缘血管网，5%来自房水。④感觉敏锐。第Ⅴ对脑神经的眼支密布于上皮细胞之间，无髓鞘，感觉灵敏，起保护角膜、眼球的重要作用。⑤角膜与结膜、巩膜、虹膜在组织学上有密切联系，一些疾病常互相影响。

2. 巩膜（sclera）　一层质地坚韧、不透明的纤维组织膜，呈瓷白色。前部与角膜相连，其后稍偏内有视神经穿出，形成多孔的筛板。巩膜厚度各处不同，0.3～1.0mm。其外面包裹眼球筋膜，四周有眼外肌肌腱附着，前面有结膜覆盖。巩膜表面因血管、神经出入而形成许多小孔。后部的小孔在视神经周围，为睫状后动脉及睫状神经所通过。中部在眼赤道后4～8mm处，有涡静脉的出口。前部距角膜缘2～4mm处，有睫状前血管通过。组织学上，巩膜由外向内分为三层。

（1）表层由疏松结缔组织构成，与眼球筋膜相连。此层血管、神经较丰富，发炎时充血明显，有疼痛、压痛。

（2）基质层由致密结缔组织和弹力纤维组成。纤维合成束，互相交叉，排列不整齐，不透明，血管、神经极少。

（3）棕黑板层结缔组织纤维束细小、弹力纤维显著增多，有大量的色素细胞，使巩膜内面呈棕色外观。

巩膜的生理特点：①除表层富有血管外，深层血管、神经极少，代谢缓慢，故炎症时不如其他组织急剧，但病程迁延。②巩膜各处厚度不同。视神经周围最厚约为1mm，视神经穿过的筛板处最薄弱，易受眼内压影响，青光眼时形成特异性凹陷，称青光眼杯。赤道部厚0.4～0.6mm，直肌肌腱附着处约为0.3mm。③巩膜组织致密、坚韧、不透明，具有维持眼球形状、保护眼球内部组织及遮光等作用。

3. 角膜缘和前房角

（1）角膜缘（limbus）：从透明的角膜到不透明的巩膜之间灰白色的连接区。一般认为，角膜缘前界位于连接角膜前弹力层止端与后弹力层止端的平面，后界位于经过房角内的巩膜突或虹膜根部并垂直于眼表的平面，平均宽1.5～2.5mm，且各象限不同。在外观上，角膜缘部可见约1mm宽的前部半透明区（即从前弹力层止端到后弹力层止端），以及后部的白色巩膜区（即后弹力层止端到巩膜突或虹膜根部，包含有小梁网及Schlemm管等组织结构）。

（2）前房角（angle of anterior chamber）：位于前房的周边部。由角膜缘、睫状体及虹膜根部围绕而成，其前外侧壁为角膜缘，后内侧壁为睫状体前端和虹膜根部。角膜缘的内面有一环形凹陷称巩膜内沟，沟的前缘为角膜后弹力层的止端，前房角镜下呈一条灰白色发亮略突起的线称 Schwalbe 线。沟的后缘为白色的巩膜突起称巩膜突，其内侧面附着有睫状肌纵行纤维。沟的底部有一围绕前房角一周的环行管称 Schlemm 管，向外通过巩膜内静脉网或直接经房水静脉将房水运出球外。沟内为网状组织称小梁网，房水即通过小梁网流入 Schlemm 管。因此，在房角镜下依次可以看到 Schwalbe 线、小梁网和 Schlemm 管、巩膜突、睫状体带及虹膜根部（彩图 7 - 1 - 3）。

角膜缘、前房角的临床意义：①后弹力层止端与巩膜突之间的前房角结构（Schlemm 管、小梁网等），是房水排出的主要通道，与各种类型青光眼的发病和治疗有关。②角膜缘处是内眼手术切口的重要进路。③角膜缘处组织结构薄弱，眼球钝挫伤时，容易破裂。

（二）中层葡萄膜

由于此层颜色近似紫色葡萄故称葡萄膜（uvea），也称色素膜、血管膜，具有遮光、供给眼球营养的功能。自前向后由虹膜、睫状体和脉络膜三部分组成。

1. 虹膜（iris） 位于葡萄膜最前部，为一圆盘状膜，自睫状体伸展至晶状体前面，从而将眼球前部腔隙分隔成前房和后房。虹膜中央有一直径为 2.5 ~ 4mm 的圆孔，称瞳孔（pupil）。虹膜表面不平坦，有凹陷的隐窝和辐射状条纹皱褶称虹膜纹理。距瞳孔缘约 1.5mm 处，有一环形锯齿状隆起，称虹膜卷缩轮（iris frill），是虹膜小动脉环所在部位。此轮将虹膜分为虹膜瞳孔部和虹膜睫状体部。虹膜与睫状体相连处称虹膜根部，此部很薄，当眼球受到挫伤时易发生虹膜根部离断。在虹膜根部稍后方有虹膜动脉大环。虹膜有环行瞳孔括约肌（副交感神经支配）和放射状的瞳孔开大肌（交感神经支配），能调节瞳孔的大小，其中括约肌的力量远大于开大肌的力量。瞳孔可随光线的强弱而改变其大小，称瞳孔对光反射。

虹膜的组织结构主要由前面的基质层和后面的色素上皮层组成。

（1）基质层由疏松结缔组织和色素细胞构成。环行的瞳孔括约肌分布于此层的瞳孔缘部。

（2）色素上皮层由前后两层细胞组成，细胞内均含有色素，其前层梭形细胞分化出放射状的瞳孔扩大肌。

虹膜的生理特点：①通过改变瞳孔的大小调节进入眼内的光线。②虹膜上密布第 V 对脑神经纤维，炎症时眼痛明显。

2. 睫状体（ciliary body） 贴附于巩膜内面，前接虹膜根部，后与脉络膜相连，是葡萄膜中间部分，宽 6 ~ 6.5mm。睫状体自前向后分为睫状冠和睫状体平坦部两部分。其中前 1/3 宽约 2mm 较肥厚，称睫状冠，其内侧面有 70 ~ 80 个纵行放射状突起称睫状突，其上皮细胞可分泌房水；后 2/3 宽 4 ~ 4.5mm，薄而平坦称睫状体平坦部（或睫状环）。从睫状体至晶状体赤道部有纤细的晶状体悬韧带与晶状体联系。

睫状体内有睫状肌（副交感神经支配），与虹膜中的瞳孔括约肌、瞳孔开大肌统称为眼内肌。

组织学上，睫状体从外向内主要由睫状体棕黑板、睫状肌、睫状上皮细胞等构成。睫状肌含有三种平滑肌纤维，即内侧的环行肌纤维、中间的放射状肌纤维和外侧的纵行肌纤维。睫状上皮细胞由外层的色素上皮和内层的无色素上皮两层细胞组成。

睫状体的生理特点：①睫状突的上皮细胞产生房水，与眼压及眼球内部组织营养代谢有关。②参与调节。当睫状肌收缩时（主要是环行肌），悬韧带松弛，晶状体在其本身的弹性作用下变凸，屈光力增加，从而看清近处的物体。③睫状体含有大量三叉神经末梢，故炎症时眼痛明显。

3. 脉络膜（choroid） 葡萄膜最后部，向前起于锯齿缘和睫状体扁平部相连，向后止于视盘周围。脉络膜与外侧的巩膜连接疏松，二者之间存在潜在间隙称脉络膜上腔，与内侧的视网膜色素上皮层则连接紧密。

组织学上，脉络膜自外向内分为三层。

（1）脉络膜上组织（构成脉络膜上腔）。

（2）血管层，从外向内依次为大血管层、中血管层和毛细血管层。每支小动脉具有一定的灌注区，呈节段状划区供应。

（3）玻璃膜（Bruch膜）。

脉络膜的生理特点：①含有大量血管，具有营养视网膜外层、晶状体和玻璃体等的作用。由于血流量大，流速较慢，病原体易在此处滞留，导致脉络膜疾病产生。②含有丰富的色素，有遮光作用。

（三）内层视网膜

视网膜（retina）是由胚胎时期神经外胚叶形成的视杯发育而来，视杯外层形成单一的视网膜色素上皮层（retinal pigment epithelium，RPE）层，视杯内层则分化成视网膜感觉层（neurosensory retina）。因此视网膜是由色素上皮层和视网膜感觉层组成，生理上两者间具有一潜在间隙，病理情况下两者可分开，称为视网膜脱离。视网膜感觉层是一层透明的薄膜，而色素上皮层为富含色素的细胞，不透明。两者前起于锯齿缘，与睫状体上皮层的细胞相延续，后部终止于视盘边缘。

1. 视网膜色素上皮层 此层与脉络膜的玻璃膜连接紧密，由排列整齐的单层六角形柱状色素上皮细胞组成。相邻的细胞间有连接复合体，其紧密连接构成了血-视网膜外屏障。视网膜色素上皮层的主要作用为：①支持光感受器细胞，贮存并传递视觉活动必需的物质如维生素A。②吞噬、消化光感受器外节盘膜以及视网膜代谢产生的一些物质。③作为血-视网膜外屏障，维持视网膜内环境的稳定。④将脉络膜毛细血管营养输送给视网膜光感受器细胞。⑤遮光、散热作用。⑥再生和修复作用等。视网膜色素上皮细胞的异常总是引起光感受器细胞的病变及坏死。

2. 视网膜感觉层　感觉层视网膜由三级神经元、神经胶质细胞和血管组成。最外层为第一级神经元，为光感受器细胞（photoreepter cells），是接收、转变光刺激的神经上皮细胞。光感受器细胞有两种：一种是视锥细胞，主要集中在黄斑区，有辨色作用，能感受强光，司明视觉，具有精细辨别力，形成中心视力；一种是视杆细胞，分布在黄斑区以外的视网膜，无辨色功能，能感受弱光，司暗视觉，形成周边视力（视野）。第二级神经元为双极细胞，位于第一、第三级神经元之间，起联络作用。居于内层的第三级神经元为传导神经冲动的神经节细胞，其轴突（神经纤维）向视盘汇集成视神经。其中黄斑区发出的纤维（盘斑束）呈弧形排列到达视盘颞侧；颞侧周边部纤维以水平线为界，分别由上、下方绕过黄斑纤维而到达视盘颞侧盘斑束纤维所在的上、下方；鼻侧纤维则直接向视盘鼻侧汇集。光感受器细胞接受光照刺激后，其中的感光色素发生化学变化产生膜电位改变，形成神经冲动，通过双极细胞传到神经节细胞，最后通过视神经沿视路传递到大脑枕叶视觉中枢产生视觉。

3. 组织学上，视网膜由外向内包括10层结构（彩图7-1-4），依次为：

（1）视网膜色素上皮层：由色素上皮细胞组成。

（2）视锥、视杆层：由光感受器细胞的内、外节组成。

（3）外界膜：为一层网状薄膜，由光感受器和Müller细胞的结合处形成。

（4）外核层：又称外颗粒层，由光感受器细胞的细胞核组成。

（5）外丛状层：为光感受器细胞的终球与双极细胞树突及水平细胞突起连接的突触部位。

（6）内核层：又称内颗粒层，由双极细胞、水平细胞、无长突细胞及Müller细胞的细胞核构成。

（7）内丛状层：为双极细胞、无长突细胞与神经节细胞相接触形成突触的部位。

（8）神经节细胞层：由神经节细胞核组成。

（9）神经纤维层：由神经节细胞轴突组成。

（10）内界膜：是介于视网膜与玻璃体间的一层透明薄膜。

4. 光感受器细胞（锥细胞和杆细胞）　超微结构包括外节、内节、连接纤毛、体部和轴突。在生理功能上，外节具有重要作用。外节由许多扁平膜盘堆积组成，约含700个。外节的外周为浆膜所围绕。锥细胞外节呈圆锥形，其膜盘与浆膜连续，膜盘内含有三种与色觉相应的感光色素；杆细胞外节则为圆柱形，膜盘与浆膜分离，膜盘内仅有一种感光色素。当光感受器接收光照刺激时，膜盘脱落，脱落的膜盘被视网膜色素上皮细胞吞噬。目前对杆细胞的光化学反应过程研究得较为清楚。杆细胞外节中含有视紫红质，由维生素A醛和视蛋白相结合而成。在光的作用下，视紫红质褪色、分解为全反-视黄醛和视蛋白。全反-视黄醛在视黄醛还原酶和辅酶Ⅰ的作用下，又还原为无活性的全反-维生素A，并经血流入肝脏，再转变为顺-维生素A。顺-维生素A再经血入眼内，经视黄醛还原酶和辅酶Ⅰ的氧化作用，转变为有活性的

顺 – 视黄醛，在暗处再与视蛋白合成视紫红质。在上述光化学反应中，如果缺乏维生素 A 等，就会导致视紫红质再合成发生障碍，引起暗适应功能降低或消失，于是在弱光线下（晚上），看不见东西，临床上称夜盲症。已知锥细胞中含有视紫蓝质、视紫质、视青质，也是由一种维生素 A 醛及视蛋白结合而成，是锥细胞感光功能的物质基础，与明视觉和色觉有关，但其光化学反应比较复杂，尚未得以充分认识。

5. 视盘（optic disc）　也称视乳头，位于眼球后极稍偏鼻侧，尺寸约 1.5mm×1.75mm，是视神经纤维汇集穿出眼球的部位。视网膜的神经纤维向视盘汇集的过程中排列极其规则，黄斑纤维从视盘颞侧汇入，颞侧纤维以水平缝为界，分别由视盘的颞上和颞下汇入，鼻侧纤维则直接由鼻侧汇入视盘。另外，来自周边视网膜的神经纤维排列在视盘周边穿出眼球，来自中央的神经纤维则从视盘的中央穿出眼球（彩图7 – 1 – 5）。视盘中央呈漏斗状，称生理凹陷，视网膜中央动、静脉由此通过。视盘无感光细胞故无视觉，其对应的视野为一个盲点称生理盲点。视盘上无色素上皮和脉络膜层，有丰富的血管，所以呈淡红色。视盘表面的视神经纤维层由来自视网膜中央动脉的毛细血管供应，而筛板和筛板前的血供则来自睫状后短动脉的分支，即在视盘周围的巩膜内组成 Zinn-Haller 环的分支，此环与视网膜中央 A 也有沟通。

6. 黄斑（macula lutea）　视网膜内面正对视轴，在视盘的颞侧稍偏下方约 3mm 处，有一椭圆形凹陷区称黄斑（因富含叶黄素而得名）。其直径 1～3mm，为锥细胞集中处。该区中央部位只有锥细胞，为视网膜最薄处，视网膜的其他各层向旁侧散开，呈斜坡状，正好在中央形成一小凹，称中心凹（彩图7 – 1 – 6）。光线到达中心凹时能直接照射到锥细胞上，故而是视力最敏锐之处。由黄斑至视盘的神经纤维约占视神经所含全部纤维一半，从而保证了黄斑敏锐的视功能。

7. 锯齿缘（ora serrata）　为视网膜感觉部前端的终止处，距角巩膜缘 6.6～7.9mm，视杯之潜在间隙在此处吻合闭锁。

8. 视网膜的血供特点　视网膜的营养来自两个血管系统，即视网膜中央血管和睫状血管。视网膜中央血管系统与脑部循环结构相一致，属于终末循环。视网膜中央动脉从视盘穿入眼球后，分成 4 根分别供应以视盘为中心的 4 个象限的视网膜，静脉则与同名动脉相伴行。两者均走行于神经纤维层内，在其交叉处，有一共同的外膜包绕，是视网膜分支静脉阻塞发病的解剖基础。视网膜中央动脉继续分支，形成前毛细血管，以后毛细血管分为深浅两组，浅组仍走行在神经纤维层内，深组走行到内颗粒层和外丛状层内，垂直走向的分支将这两组毛细血管网连接起来。深组毛细血管网较密，被认为属于静脉系统，主要供应双极细胞营养；浅组者较疏，被认为属于动脉系统，主要供应神经节细胞营养。而视网膜上最重要的感光细胞则是由脉络膜供给营养。由于双极细胞和神经节细胞在黄斑中心凹处是向四周散开的，故在黄斑中心 0.4mm 直径范围内为无血管区，视网膜的毛细血管在其四周形成毛细血管拱环。另外，视网膜的毛细血管由于管壁的内皮细胞间存在有完整的封闭小带以及壁内周细胞，所以在生理情况下，视网膜毛细血管中的物质不会渗漏到视网膜神经上皮层，它形成了视网膜的内屏障，即血-视网膜屏障。相反，来自睫状血管系统的脉络膜毛细血管管壁通透性较大，生理状态下，血管中的血浆等成分漏出，弥散至脉络膜。但是，由于色素上皮细胞之间也有封闭小带，从而阻止了这些物质进入视网膜神经上皮层，因此色素上皮就构成了视网膜的外屏障，即脉络膜-视网膜屏障。正是由于视网膜有这样内、外两个屏障，才使得视网膜神经上皮层在生理状态下始终保持相对干燥，保证了正常的感光功能。临床上许多视网膜疾病的发生都与这两个屏障的破坏密切相关。

二、眼球内容物

包括房水、晶状体和玻璃体三种透明物质。它们与角膜一起称为眼的屈光间质。均具有一定的屈光能力，起到透光和成像的作用。

（一）房水（aqueous humor）

房水为充满前、后房的透明液体。房水由睫状突上皮细胞产生，总量为 0.25～0.3mL。其中角膜内皮与虹膜前面和晶状体瞳孔区之间的空隙称前房（anterior chamber），容积为 0.2mL，中央部深 2.5～3mm。在虹膜后面，玻璃体前面，睫状体和晶状体赤道部之间的环形间隙称后房（posterior chamber），容积约 0.06mL。

房水的主要成分为水，含有乳酸、维生素 C、葡萄糖、肌醇、谷胱甘肽、尿素及钠、钾、氯等，蛋白质微量（0.2mg/mL）。房水呈弱碱性（pH 值 7.5～7.6），比重较水略高（1.006）。房水的流出易度为 0.22～0.28μL/（min·mmHg）。房水的氧分压约 55mmHg，二氧化碳分压 40～60mmHg。

房水主要循环途径：睫状突上皮细胞分泌房水→后房→瞳孔→前房→前房角→小梁网→Schlemm 管→集液管和房水静脉→进入巩膜表层的睫状前静脉而进入血液循环。少量房水在虹膜表面隐窝处被吸收。另有少部分房水经脉络膜上腔吸收（图 7-1-7）。

房水的生理特点：①维持眼内压。房水的产生和排出与眼内压关系密切，正常时两者处于平衡状态。当某种因素使平衡失调，可导致眼压的增高或降低，对眼组织和视功能造成损坏。②供给眼内组织，尤其是晶状体、玻璃体的营养和氧气，并排出其代谢产物。③屈光间质之一，屈光指数为 1.3336。

（二）晶状体（lens）

晶状体为一个双凸透镜状富有弹性的透明体。位于虹膜、瞳孔之后，玻璃体之前，借晶状体悬韧带与睫状体联系以固定其位置。晶状体前表面的曲率半径约 10mm，后表面约 6mm，前后两面交界处称晶状体赤道部，两面顶点分别称晶状体前极和后

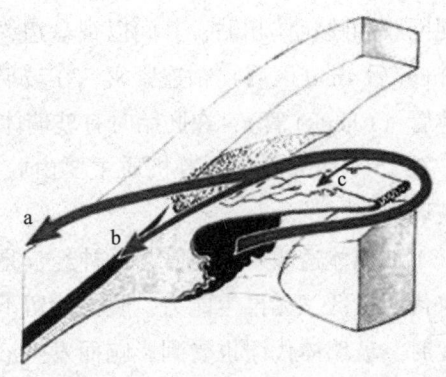

图7-1-7　房水流出途径示意

a. 小梁网途径，b. 脉络膜上腔途径，c. 虹膜途径

极。成人晶状体直径9~10mm，厚度4~5mm。晶状体是重要的屈光间质之一。晶状体的组织结构：

（1）晶状体囊膜：是一层富于弹性的透明薄膜，完整地包绕在晶状体周围，类似于晶状体上皮细胞的基底膜。前面的称前囊，后面的称后囊。前囊比后囊厚约一倍，后极部最薄约4μm，赤道部最厚约23μm。

（2）上皮细胞：位于前囊内面直到赤道部，为一单层立方细胞，能不断分裂增殖推向赤道部，在赤道部逐渐延长，向前后伸展，最后变成晶状体纤维。后囊膜下没有上皮细胞。

（3）晶状体纤维：是晶状体的主要构成成分。其结构层次类似洋葱头，可分为晶状体皮质与晶状体核两部分。新形成的晶状体纤维位于囊膜下，居于外层，质软，构成晶状体皮质。旧的纤维被挤向中央、脱水、硬化而形成晶状体核。晶状体核自内向外可分为胚胎核、胎儿核、婴儿核、成人核。

（4）晶状体悬韧带：又称睫状小带，由一系列透明、坚韧、无弹性的纤维组成。从视网膜边缘、睫状体到达晶状体赤道部前后，将晶状体悬挂在生理位置上，同时协助睫状肌作用于晶状体而起到调节作用。

晶状体的生理特点：①晶状体透明、无血管、无神经，是重要的屈光间质之一，屈光力约为+19D。其营养主要来自房水，新陈代谢复杂。当代谢障碍或囊膜受损时，晶状体逐渐混浊，形成白内障而影响视力。②晶状体具有弹性，通过睫状肌、悬韧带的作用改变其屈光力而进行调节。随年龄的增加，晶状体变硬，弹性减弱而导致调节作用减退，出现老视。

（三）玻璃体（vitreous）

为具有一定弹性的无色透明胶质体。充满玻璃体腔内，约4.5mL，占眼球内容积的4/5。前面有一凹面称玻璃体凹（也称髌状凹），以容纳晶状体后面，两者间有一环形粘连，其他部分与视网膜和睫状体相贴，其间以视盘边缘、黄斑中心凹周围和玻璃体基底部（锯齿缘前2mm后4mm区域）粘连紧密。在玻璃体中央可见密度较低的狭长漏斗状管，称玻璃体管（Cloquet 管），在胚胎时有玻璃体动脉通过。

玻璃体的99%是水，0.15%是大分子，有机质主要由胶原纤维及酸性黏多糖组成，其表层致密，形成玻璃样膜。

玻璃体的生理特点：①玻璃体透明、无血管、无神经，是屈光间质之一。其营养来自脉络膜和房水。本身代谢极低，无再生能力，脱失后留下的空隙由房水填充。当玻璃体周围组织发生病变时，玻璃体代谢也受到影响而发生液化、变性和混浊。②玻璃体起着支撑视网膜和维持眼内压的作用。若玻璃体液化、脱失、变性或形成机化条带，不仅会影响其透明度，而且易导致视网膜脱离。

第二节　眼附属器的解剖和生理

眼的附属器包括眼眶、眼睑、结膜、泪器和眼外肌五部分。

一、眼眶

眼眶（orbit）为类似四边锥形的骨腔，左右各一，互相对称，由额骨、蝶骨、筛骨、腭骨、泪骨、上颌骨和颧骨共7块骨组成（彩图7-2-1）。成人眶深40~50mm，容积为25~28mL。眼眶有四个壁，即上壁、下壁、内侧壁和外侧壁。除外侧壁比较坚固外，其他三壁骨质均菲薄。上壁与前颅凹、额窦，下壁与上颌窦，内侧壁与筛窦、蝶窦、鼻腔相邻。临床上眼眶病变可能损害眼球和视神经，还可引起鼻窦和颅内病变。同样，各鼻窦及颅内的病变也可波及眶内组织。

眼眶内容物有眼球、视神经、眼外肌、泪腺、脂肪、血管、神经等。眼眶骨壁有许多孔、裂、窝结构。

1. 视神经孔　位于眶尖部，呈垂直椭圆形，直径4~6mm，视神经管由此孔向后内侧，略向上方通入颅腔。视神经管由蝶骨小翼构成，长4~9mm，管内有视神经、眼动脉和交感神经纤维通过。

2. 眶上裂　位于视神经孔外侧，眶外壁与眶上壁分界处，长约22mm，与颅中窝相通。动眼神经、滑车神经、外展神经、三叉神经第一支（眼神经）、眼静脉及交感神经纤维等由此裂通过。此处受损伤则出现眶上裂综合征。

3. 眶下裂　在眶外壁与眶下壁之间，有眶下神经，三叉神经第二分支，眶下动脉及眶下静脉与翼腭静脉丛的吻合支等通过。

4. 眶上切迹（或孔）　在眶上缘外2/3和内1/3交界处，可触及。系眶上神经和眶上动脉通过处。眶上神经痛时此处触痛明显。

5. 眶下孔　在眶下缘中部，缘下4~8mm处，有眶下神经、眶下动脉通过。

6. 眼眶的窝　眼眶外上角处有泪腺窝，容纳泪腺。在眼眶内上角处有滑车窝，此处有滑车，供上斜肌通过。眼眶内侧壁前下方有泪囊窝，泪囊位于窝内。泪囊窝前缘为泪前嵴，为泪囊手术时重要解剖标志。后缘为泪后嵴，下方接骨性鼻泪管。

二、眼睑

眼睑（eye lids）是覆盖在眼球前面能灵活运动的帘状组织，起保护眼球的作用。眼睑分为上睑和下睑，游离缘称睑缘，上、下睑缘间裂隙称睑裂，内、外端联合处称内眦和外眦。正常平视时睑裂高度约8mm，上睑遮盖角膜上部1~2mm。内眦处有一小的肉样隆起称泪阜，为变态的皮肤组织。睑缘有前后两唇。前唇钝圆，有2~3行排列整齐的睫毛。睫毛的根部有毛囊，周围有皮脂腺（Zeis腺）及变态汗腺（Moll腺），其排泄管开口于毛囊。后唇边缘较锐，紧贴于眼球前部。两唇间皮肤与黏膜交界处形成浅灰色线，称灰线。在灰线与后唇之间，有排成一行的睑板腺腺管开口。近内眦部上、下睑缘各有一乳头状隆起，中央有一小孔称上、下泪点，为泪小管的开口。

组织学上眼睑从外向内可分成五层（图7-2-2）。

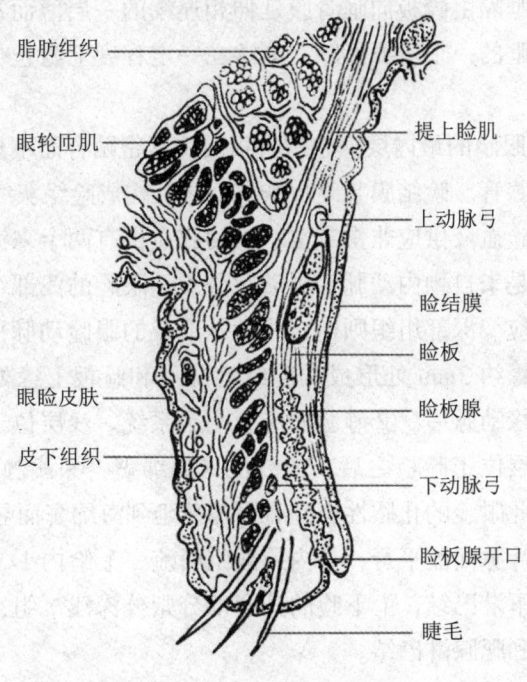

脂肪组织

眼轮匝肌

眼睑皮肤

皮下组织

提上睑肌

上动脉弓

睑结膜

睑板

睑板腺

下动脉弓

睑板腺开口

睫毛

图7-2-2　眼睑剖面示意

（1）皮肤层：是人体最薄软的皮肤之一，细嫩而富于弹性，易形成皱褶。

（2）皮下组织：为疏松结缔组织和少量脂肪构成，是人体最松软的组织之一。利于眼睑活动，最易引起水肿和瘀血。

（3）肌肉层：包括眼轮匝肌和提上睑肌。①眼轮匝肌为横纹肌，肌纤维的走行是以睑裂为中心，环绕上下睑，形似一个扁环形，分为眶部、睑部和泪囊部。由面神经支配，司眼睑闭合。②提上睑肌起于视神经孔周围的总腱环，沿眶上壁向前至眶缘呈扇形分布，可分成前、中、后三部分。前部为薄而宽的腱膜穿过眶隔，止于睑板前面，部分纤维穿过眼轮匝肌止于上睑皮肤下，形成重睑。中部为一层平滑肌纤维（Müller 肌），止于上睑板上缘（下睑的 Müller 肌起源于下直肌，附着于下睑板下缘），受交感神经支配，协助开睑。后部亦为一腱膜，止于上穹隆部结膜。提上睑肌属横纹肌，由动眼神经支配，司上睑提起。提上睑肌的力量远较眼轮匝肌弱，其肌力仅能提起上睑，因此临床上常见各种原因引起的上睑下垂。在眼轮匝肌与睑板之间有肌下组织层，使眼轮匝肌可以自由活动。此层内神经纤维特别丰富，是眼睑的感觉神经分布区，手术时应将麻醉药物注入此层。

（4）睑板层：由睑板和眶隔两部分组成。①睑板由致密结缔组织及弹力纤维构成。质硬如软骨，构成眼睑的支架。其长度和形状与眼睑相似，呈半月状，前凸后凹，两端借内、外眦韧带固定于内外侧眶缘上。睑板内含有丰富的与睑缘呈垂直方向排列的睑板腺（Meibom 腺），开口于睑缘后唇，分泌类脂质，参与泪膜的构成，并对眼表起润滑作用。②眶隔由睑板向眶骨膜延伸相连续的一层薄而富有弹性的结缔组织膜，是隔开眼睑与眼眶的一个重要屏障，能够在一定程度上阻止炎症渗出物或出血等向眼眶蔓延。

（5）睑结膜：为眼睑的最内层，它与睑板腹侧紧密贴合而不易分离，可见小血管走行和透见部分睑板腺管。睑结膜与睑皮肤移行之处构成睑缘灰线。

眼睑的血管：眼睑血液供应非常丰富。①动脉血供有两个来源。一是来自颈外动脉的面动脉分支；二是来自颈内动脉的眼动脉分支。眼睑的浅部组织由这些动脉分支吻合形成的动脉网供应。深部组织则由这些动脉形成的眼睑动脉弓供应。一般上睑有两个动脉弓，即离睑缘约 3mm 处形成的睑缘动脉弓和睑板上缘处形成较小的周围动脉弓；下睑只有下睑缘动脉弓。②静脉回流分两个系统。浅层位于睑板之前，回流到颈内和颈外静脉；深层位于睑板之后，最终汇入海绵窦，深浅静脉系统之间有吻合。眼睑静脉无瓣膜，因此眼睑的化脓性炎症有可能蔓延到海绵窦而导致病情危重。

眼睑的淋巴：与静脉回流平行，分内外两组引流。上睑内 1/3 和下睑内 2/3 由内侧淋巴组引流汇入颌下淋巴结；上下睑的其余部分则分深浅二组，分别由外侧淋巴组引流汇入耳前淋巴结和腮腺淋巴结。

眼睑的神经：包括运动神经、感觉神经和交感神经三种。①运动神经，面神经的分支（颞支和颧支）支配眼轮匝肌，司眼睑闭合；动眼神经的分支（上支）支配提上睑肌，司上睑的抬举。②感觉神经由三叉神经的第一支（眼支）发出的泪腺神经，司外眦附近感觉；眶上神经为上睑的主要感觉神经；滑车上、下神经支配内眦部上下睑。由三叉神经的第二支（上颌支）发出的眶下神经，主要司同侧下睑感觉。③交感神经，来自颈交感神经的分支，主要支配 Müller 肌，并分布于血管及皮肤腺体。

三、结膜

结膜（conjunctiva）为一层薄而柔软的半透明黏膜，按其部位不同分为覆盖在眼睑内面的睑结膜和部分眼球前表面的球结膜（止于角巩膜缘），以及反折部分（睑结膜到球结膜）形成的穹隆部结膜，此三部分结膜形成的囊状间隙称为结膜囊，睑裂相当于其开口处（图7-2-3）。

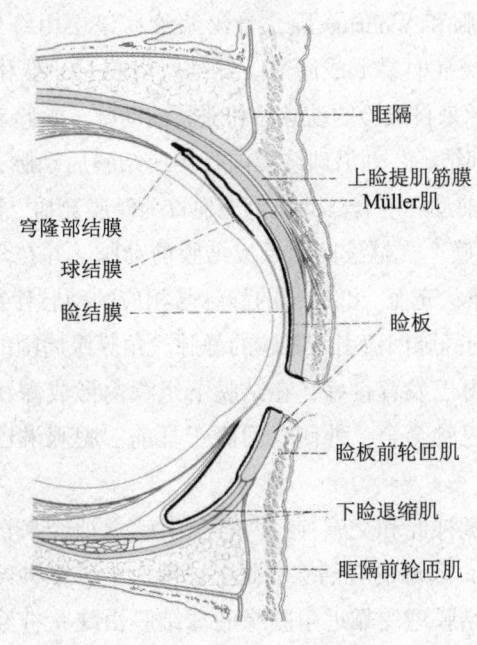

图7-2-3　结膜示意

（一）睑结膜

覆贴于睑板之后，与睑板紧密粘连。在距上睑缘后唇2mm处，有一与睑缘平行的浅沟，常为细小异物存留之处。

（二）球结膜

覆盖于眼球前部的巩膜表面，与巩膜表面的眼球筋膜疏松连接，富于弹性，易推动。球结膜下注射即在此部位进行。在角膜缘后3mm处结膜与眼球筋膜、巩膜融合，在角膜缘处其上皮细胞移行为角膜上皮细胞，因而结膜病可累及角膜。在泪阜的颞侧有一半月形结膜皱褶称半月皱襞，相当于低等动物的第三眼睑。

（三）穹隆部结膜

为睑结膜和球结膜的反折部分，是结膜中最厚、最松弛的部分，多皱襞，以便于眼球转动。上穹隆部有提上睑肌纤维附着，下穹隆部有下直肌鞘纤维融入。

结膜是一层黏膜，分为上皮层和固有层。上皮层含有 2~5 层细胞，分布在各部位的厚度和细胞形态不尽相同。睑缘部为扁平上皮，睑板到穹隆部由立方上皮渐过渡成柱状上皮，至球结膜细胞又变成扁平形，角膜缘部渐变为复层鳞状上皮，然后过渡到角膜上皮。杯状细胞是单细胞黏液腺，主要分布在睑结膜和穹隆部结膜的上皮细胞层内，分泌黏液。固有层含有血管和淋巴管，分腺样层和纤维层。腺样层较薄，穹隆部发育较好，含 Krause 腺和 Wolfring 腺，分泌浆液；该层由纤细的结缔组织网组成，期间有多量淋巴细胞，炎症时易形成滤泡。纤维层由胶原纤维和弹力纤维交织而成。

结膜的血管：①动脉来自眼睑的动脉弓和睫状前动脉。眼睑动脉弓发出分支穿过睑板分布于睑结膜、穹隆部结膜，并沿球结膜前行构成结膜后动脉，分布于球结膜，在距角膜缘约4mm处与结膜前动脉吻合。此血管充血称为结膜充血。睫状前动脉在角膜缘外3~5mm处分出细小的巩膜上支继续向前形成结膜前动脉，并在角膜缘周围形成深层血管网。此血管充血称为睫状充血。②结膜的静脉与相应的动脉伴行。来自睑结膜、穹隆部结膜和大部分球结膜的静脉回流引入眼睑的静脉。角膜缘周围的静脉回流于眼静脉。

结膜的淋巴：结膜淋巴发育良好，在结膜下组织内形成深浅两个淋巴管网。深浅两层淋巴管都与眼睑淋巴管会合，外侧者回流于耳前、腮腺淋巴结，内侧者汇入颌下淋巴结。

结膜的神经：有感觉神经和交感神经两种。①感觉神经来自三叉神经的第一、二分支。从第一支（眼支）起源的有泪腺、眶上，滑车上、下神经，分别支配上睑、上穹隆部结膜及大部分球结膜球。靠近角膜缘的球结膜由睫状神经支配，也属三叉神经的第一支。从第二支（上颌神经）起源的眶下神经主要支配下睑结膜和下穹隆部结膜。②交感神经纤维来自眼动脉的交感神经丛，分布于结膜血管。

四、泪器

泪器（lacrimal organs）由分泌部和排出部两部分组成。分泌泪液部分为泪腺；排泄泪液部分为泪道。

（一）泪腺（lacrimal gland）

泪腺位于眼眶前部外上方的泪腺窝内，长约20mm，宽约12mm，借结缔组织固定于眶骨膜上，被提上睑肌肌腱分隔为较大的眶部和较小的睑部泪腺，两部在后面有桥样腺组织相连接，正常时从眼睑不能触及。其排泄导管10~20根，开口于外上穹隆部结膜处。在结膜上尚有散在分布的副泪腺。

泪腺的血供：来自眼动脉的分支泪腺动脉。

泪腺的神经：为混合性神经，含有三种成分，包括来自第Ⅴ脑神经眼支的感觉纤维和起源于颈内动脉丛的交感纤维，以及来自桥脑泪腺核的分泌纤维（副交感神经），司泪液的分泌。

（二）泪道（lacrimal passages）

泪道包括泪小点、泪小管、泪囊和鼻泪管（图7-2-4）。

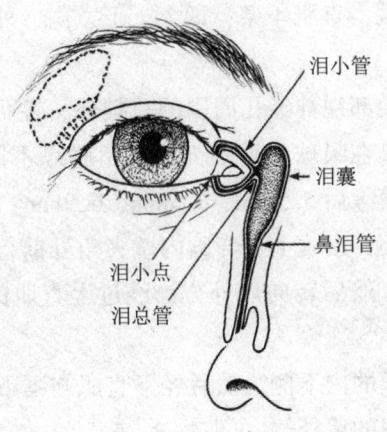

图7-2-4　泪道示意

1. 泪小点为泪道的起始部，位于距内眦约6mm的睑缘上。上下各一，分别称上泪小点和下泪小点，直径0.2~0.3mm。泪小点开口面向泪湖。

2. 泪小管始于泪小点，起初垂直于睑缘，长1~2mm，然后转为水平向鼻侧进行，长约8mm，最后上、下泪小管汇合成泪总管，再与泪囊相接。有时上、下泪小管不汇合而直接与泪囊连接。泪小管的管径0.5~0.8mm。

3. 泪囊位于泪骨的泪囊窝内，上部在内眦韧带的后面，为一囊状结构，其顶端闭合成盲端，下端与鼻泪管相接。正常泪囊长约12mm，管径4~7mm。

4. 鼻泪管上与泪囊相接，向下开口于下鼻道。上部位于上颌骨和泪骨所形成的骨管内，长约12mm；下部由鼻腔软骨与黏膜围成，长约5mm。鼻泪管的管径3~6mm。鼻腔疾病可引起泪道感染或鼻泪管阻塞而发生溢泪。

泪液自泪腺分泌排出到结膜囊后，依靠眼睑的瞬目运动分布于眼球表面，向内眦汇集于泪湖，通过眼轮匝肌的"泪液泵"作用和泪小管的虹吸作用而后进入泪点、泪小管，通过泪囊、鼻泪管排到鼻腔。一部分泪液经眼表蒸发。

泪液为弱碱性透明液体，除含有少量蛋白和无机盐外，尚含有溶菌酶、免疫球蛋白A（IgA）、补体系统、β溶素和乳铁蛋白。泪液除具有湿润眼球作用外，还具有清洁和灭菌作用。在正常情况下，泪液每分钟分泌0.9~2.2μL，16小时内分泌泪液0.5~0.6mL。在睡眠状态下，泪液的分泌基本停止，当疼痛或情绪激动时则大量分泌，当眼部遭到外来有害物质刺激时，则反射性地分泌大量泪液，以冲洗和稀释有害物质。

五、眼外肌

眼外肌（extraocular muscles）是附着于眼球外部的肌肉，相对于眼内肌（睫状肌、瞳孔开大肌和括约肌）而得名。眼外肌是司眼球运动的横纹肌，每眼各有 6 条，按其走行方向分直肌和斜肌，直肌 4 条，即上、下、内、外直肌；斜肌 2 条，即上斜肌和下斜肌。

四条直肌均起始于眶尖部视神经孔周围的总腱环。各肌的肌纤维自成一束，包围视神经分别向前展开，附着在眼球赤道前方，距角膜缘不同距离的巩膜上。内、下、外、上直肌分别附着于角膜缘后 5.5mm、6.5mm、6.9mm、7.7mm 处。

上斜肌也起始于总腱环，沿眶上壁与眶内壁夹角处前行，在接近眶内上缘处变为肌腱，穿过滑车的纤维环，然后转向后外方，经过上直肌的下面到眼球赤道部后方，附着于眼球后外上部。

下斜肌起源于眶壁前部的内下侧，然后经下直肌与眶下壁之间，向外后伸展至眼球赤道部后方，附着于眼球的后外侧（图 7 - 2 - 5）。

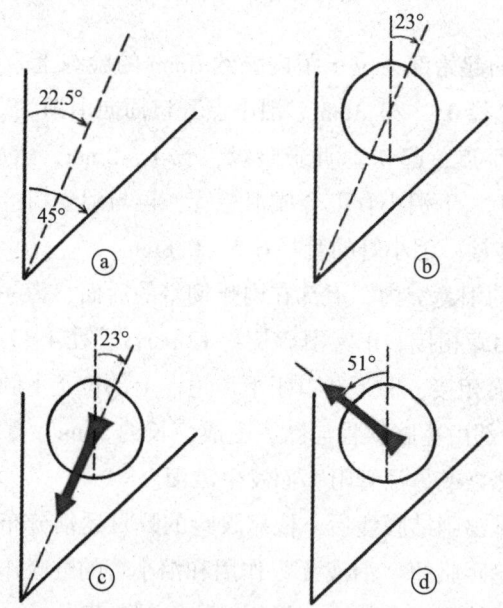

图 7 -2 -5　横断面眼外肌力线示意
a. 眼眶内外侧壁夹角及眶轴；b. 眼轴与眶轴夹角；
c. 上下直肌与眼轴夹角；d. 上下斜肌与眼轴夹角

眼外肌的功能是司眼球旋转运动。为了更好地定义眼球的旋转运动，我们引入 Listing 平面的概念，是一个假想的眼球额状赤道平面，通过眼球旋转中心并含有 Fick 轴（图 7 -2 -6）。

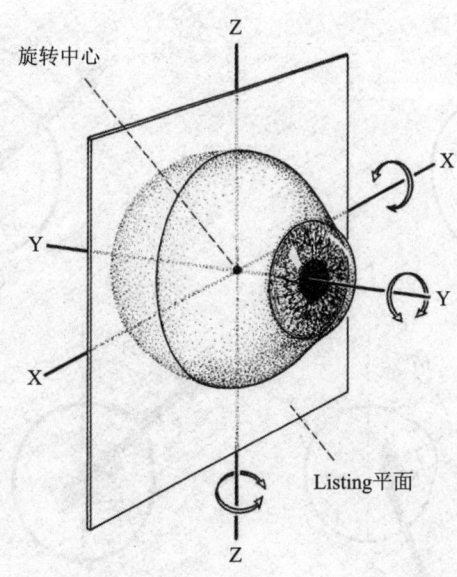

图 7 -2 -6　Listing 平面和 Fick 轴

图中可以看出，当眼球以 X 轴为轴转动时称为上转或下转，以 Z 轴为轴转动时称为内转或外转，而以 Y 轴为轴转动时则称为内旋或外旋。

在第一眼位时，由于内、外直肌的力线在眼球矢状面的投影恰好与眼轴重合，故内、外直肌的作用只是内转和外转。而上、下直肌的力线在眼球横断面的投影与眼轴成23°夹角，因此上直肌的作用是上转、内转、内旋；下直肌的作用是下转、内转、外旋。上、下斜肌的力线在眼球横断面的投影与眼轴成51°夹角，且力的作用点在眼球赤道后，力的作用方向与直肌相反斜向内前方，所以上斜肌的作用是外转、下转、内旋；下斜肌的作用是外转、上转、外旋。当改变眼位，眼球外转23°时，其上、下直肌的力线在眼球横断面的投影与眼轴重合，因此仅有上转和下转功能（图 7 -2 -7）；眼球内转51°时，上、下斜肌的力线在眼球横断面的投影与眼轴重合，因此仅有下转和上转功能（图 7 -2 -8）。临床上正是利用这种各肌肉对眼球运动的作用不同，通过在不同眼位上对眼球位置的观察，特别是通过复像检查来确定受累肌肉，以诊断麻痹性斜视。

眼外肌的血液来自眼动脉分出上、下的肌支，泪腺动脉和眶下动脉。除外直肌由泪腺动脉分出的一支血管供给外，其余直肌均由两条睫状前动脉供血，并与睫状体内的动脉大环交通。

6 条眼外肌中，除外直肌受外展神经支配，上斜肌受滑车神经支配外，其余4 条肌肉均受动眼神经支配。

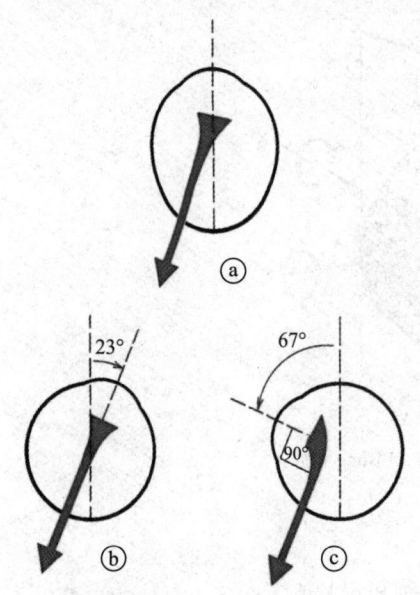

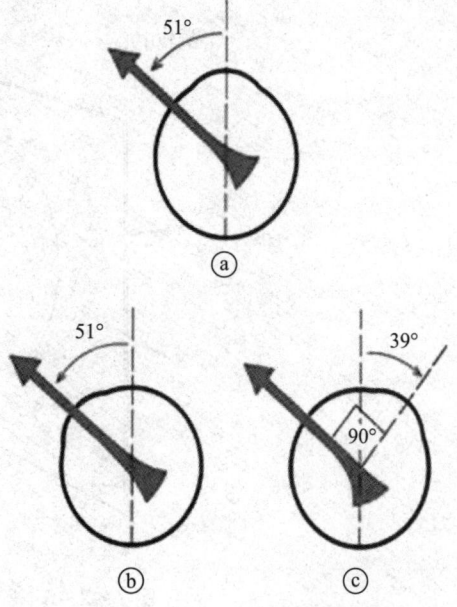

图 7 -2 -7　右上直肌的作用

a. 第一眼位时,有上转、内转、内旋作用;

b. 外转23°时,仅有上转作用;

c. 内转67°时,仅有内旋作用

图 7 -2 -8　右上斜肌的作用

a. 第一眼位时,有下转、外转、内旋作用;

b. 内转51°时,仅有下转作用;

c. 外转39°时,仅有内旋作用

第三节　视　路

视路(visual pathway)指视觉信息从视网膜光感受器开始到大脑枕叶视中枢的传导通路。临床上通常指从视神经开始,经视交叉、视束、外侧膝状体、视放射,到枕叶视中枢的神经传导通路(图7 -3 -1)。

一、视路解剖

(一)视神经

视神经(optic nerve)由100万~120万个视网膜神经节细胞的轴突汇集而成,是中枢神经系统的一部分。从视盘开始后成束穿过脉络膜及巩膜筛板出眼球,经视神经管进入颅内至视交叉前脚止,全长约40mm。从前向后由球内段、眶内段、管内段和颅内段四部分组成。

1. 球内段　由视盘起到脉络膜巩膜管为止,包括视盘和筛板部分,长约1mm,是整个视路中唯一可用肉眼看到的部分。筛板前的神经纤维无髓鞘(直径1.5mm),穿过筛板之后有髓鞘包裹(直径3.0mm)。由于视神经纤维通过筛板时高度拥挤,故临床上容易出现视盘瘀血、水肿。

2. 眶内段 位于肌锥内，系从眼球至视神经管的眶口部分。在眶内呈"S"状弯曲，全长约25mm，长于眼球后部至视神经孔的18mm距离，以保证眼球灵活转动。

3. 管内段 为视神经通过骨性视神经管部分，长4～9mm。本段视神经与蝶窦、后组筛窦等毗邻。因有骨管紧密围绕，当颅骨骨折时可导致此段视神经严重损伤。

4. 颅内段 此段指视神经出视神经骨管到视交叉前脚部分，长约10mm，直径4～7mm。两侧视神经越向后，越向中央接近，最后进入视交叉前部的左右两侧。

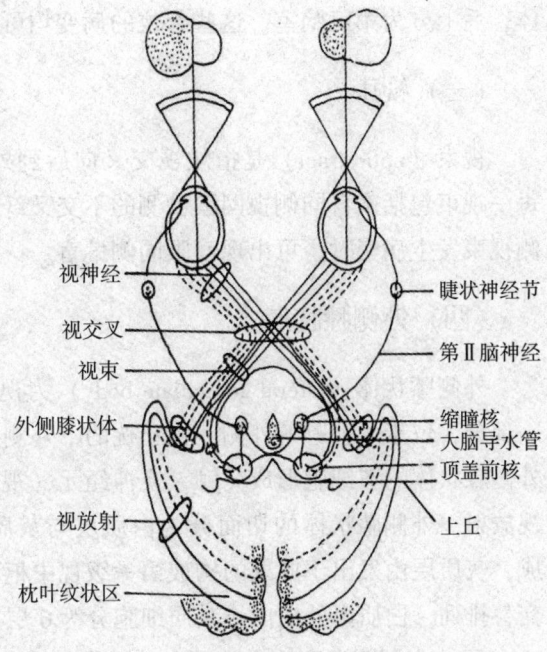

图7-3-1 视路和瞳孔反射径路

视神经的外面有神经鞘膜包裹，由外向内由三层脑膜（硬脑膜、蛛网膜、软脑膜）延续而来。其中蛛网膜和软脑膜包裹着视神经一直向前止于眼球后面，而硬脑膜进入眼眶后分成两层，内层包裹着视神经一直向前止于眼球后面与巩膜融合，外层则贴着眶壁向前组成眶骨膜。眶骨膜仅在眶缘处与骨壁连接紧密。因此，视神经硬脑膜下与蛛网膜下间隙前端是盲端，向后与大脑同名间隙相通，其中充有脑脊液。临床上颅内压增高时，脑脊液可将压力传递到视神经前端，引起视盘水肿，而眶深部感染也能累及视神经周围的间隙扩散到颅内。

视神经的血液供应：眼内段、视盘表面的神经纤维层由视网膜中央动脉来的毛细血管供应，而视盘筛板及筛板前的血供则由视盘周围巩膜内睫状后短动脉小分支吻合所成的Zinn-Haller环供应。二者之间有沟通。眶内、管内、颅内段则由视神经中的动脉及颅内动脉、软脑膜血管供应。

（二）视交叉

视交叉（optic chiasma）位于蝶鞍之上，为双眼视神经在颅内交叉接合膨大部，略呈扁平长方形的神经纤维块，横径约12mm、前后径约8mm、厚3～5mm，外被软脑膜包围。视交叉包括交叉和不交叉两组纤维。通过黄斑中心凹的垂直线将视网膜分为鼻侧和颞侧。来自双眼视网膜鼻半部的纤维交叉进入对侧视束，来自双眼视网膜颞半部的纤维不交叉进入同侧视束。同样，来自视网膜黄斑的纤维也分为交叉与不交叉两部分。视交叉的前上方为大脑前动脉和前交通动脉，两侧为颈内动脉，下方为脑垂体，后上方为第三脑室。这些部位的病变均可侵犯视交叉而引起特征性的视野缺损。

（三）视束

视束（optic tract）是指从视交叉向后到外侧膝状体间的视路纤维，长 4~5mm。每一视束包括来自同侧视网膜颞侧的不交叉纤维和对侧视网膜鼻侧的交叉纤维。当一侧视束发生病变时，可出现双眼同侧偏盲。

（四）外侧膝状体

外侧膝状体（lateral geniculate body）为视觉的皮质下中枢，为间脑（后丘脑）的一部分，位于大脑脚的外侧，视丘枕的下外侧。来自视网膜的神经纤维约 70% 在此与外侧膝状体的节细胞形成突触，换神经元（视路的第四级神经元）后发出的纤维构成视放射。外侧膝状体的切面分为白质层与灰质层，白质层由视束的有髓神经纤维组成，灰质层由发出于此处的构成第一级视中枢的神经细胞的细胞核构成，灰质和白质交替排列，白质由外向内将灰质细胞分为 6 层，由对侧视网膜来的交叉纤维止于第 1、4、6 层，由同侧视网膜来的不交叉纤维止于 2、3、5 层。由灰区发出的纤维组成了视放射。

（五）视放射

自外侧膝状体节细胞发出的纤维呈扇形分开形成视放射（optic radiation）。通过内囊和豆状核的后下方分成背侧束、外侧束和腹侧束，绕侧脑室颞侧角形成 Meyer 环，到达枕叶。

（六）视皮质

视皮质（visual cortex）位于大脑枕叶皮质相当于 Brodmann 分区的 17、18 和 19 区，即距状裂上、下唇和枕叶纹状区，系人类视觉的最高中枢。每侧与双眼同侧一半的视网膜相关联，如左侧视皮质与左眼颞侧和右眼鼻侧视网膜有关。视网膜上部的纤维终止于距状裂的上唇，下部的纤维终止于下唇。黄斑的盘斑束纤维终止于枕叶纹状区的后极部。交叉纤维终止于深内颗粒层，不交叉纤维终止于浅内颗粒层。

二、视路生理功能

由于视网膜不同部位的纤维在视路不同段行程中有精确的排列和投射部位，当视觉传导在不同部位受损，则出现不同的特定视野改变，临床上细微的检查视野，按其缺损变化可做出相关部位病变的定位诊断。

1. 瞳孔光反射 光线入眼引起瞳孔缩小，称瞳孔光反射。分直接、间接光反射两种。光照一眼，引起被照眼瞳孔缩小称直接光反射；引起对侧眼瞳孔同时缩小称间接光反射。光反射径路分传入和传出径路。①传入径路：光照一眼后，除引起视觉冲动外，也同时引起光反射传入纤维的冲动。开始光反射纤维和视觉纤维伴行入颅，经视交叉时一部分纤维交叉到对侧视束，另一部分纤维不交叉进入同侧视束。当接近外侧膝状体时，光反射传入纤维离开视束，经四叠体上丘臂进入中脑顶盖前区，终止于顶盖前核。在核内交换神经元后，一部分纤维绕过大脑导水管，与同侧缩瞳核（Eolinger-Westphal 核，简称 E-W 核）相联系；另一部分纤维经后联合交叉到对侧，与对侧的缩瞳核联系。②传出径路：光反射的传出纤维由两侧的 E-W 核发出，随同动眼神经入眶，终止于睫状神经节。在节内交换神经元后，发出节后纤维，经睫状短神经进入眼球，止于瞳孔括约肌，引起两眼同时缩瞳。间接光反射得以完成，是由于传入纤维在后联合处有纤维互相交叉，使每侧的 E-W 核包含有两眼传入的神经冲动之故。

2. 视近反射　当双眼同时注视一近处目标时，双眼同时产生瞳孔缩小，晶状体变凸（调节）及两眼向内侧集合运动，这三种联合反射称为视近反射。其目的是使外界物体成像清晰并投射在双眼的黄斑上。视近反射的管辖为中枢性，主要由大脑皮质的协调作用来完成。婴儿无近反射现象。一般认为其传入途径与视路相同。传出纤维发自纹状周围区，经枕叶 – 中脑束分别到达两侧动眼神经缩瞳核和两侧动眼神经的内直肌核。由缩瞳核发出的纤维随动眼神经入眶达睫状神经节，经睫状短神经到达瞳孔括约肌和睫状肌，司瞳孔缩小和晶状体的调节作用；由内直肌核发出的纤维到达双眼内直肌，使两眼产生集合作用（辐辏作用）。

第四节　眼部的血液供应及神经支配

一、眼部的血液供应

（一）眼球的血液供应

眼球的血供来自眼动脉。眼动脉自颈内动脉分出后经视神经管入眶，分成两个独立的血管系统。一为视网膜中央血管系统，主要供应视网膜内 5 层（第二、三神经元）和视神经眼内部分；二是睫状血管系统，供应除视网膜中央血管供应区外的眼球其他部分。包括葡萄膜、视网膜外 5 层（第一神经元）、视神经、巩膜及角膜等（彩图 7 – 4 – 1）。

1. 视网膜中央血管系统

（1）视网膜中央动脉（central retinal artery）：在眶内从眼动脉发出，于眼球后 9~12mm 处穿入视神经中央，从视盘穿出。多数情况下，首先在视盘上分出上、下两支，以后每一支再分出鼻侧、颞侧分支，即形成鼻上、鼻下、颞上、颞下四支，它们相互间不吻合，属终末动脉，分布于视网膜神经纤维层内。中央动脉经五级分支形成毛细血管网，毛细血管网分深、浅两组。浅组仍在神经纤维层内，深组分布到内核层和外丛状层内。颞上、下支向颞侧伸展围绕黄斑向中央分出毛细血管细支，但不到中心凹处，在黄斑区中心凹约 0.4mm 直径范围内为无血管区。此处营养主要依靠脉络膜血管。

（2）视网膜中央静脉（central retinal vein）：血管及分支走行大致和同名动脉相同，但不平行，和动脉交叉处有共同鞘膜，分支间互相不吻合。血液经眼上静脉汇入海绵窦。

2. 睫状血管系统

（1）动脉

①睫状后短动脉（short posterior ciliary artery）：为眼动脉的一组分支，分鼻侧和颞侧两个主干，在球后视神经周围穿入巩膜前分为约 20 小支，进入脉络膜内再逐级分支，形成血管网，直至毛细血管，呈小叶状分布划区供应。除营养脉络膜外，还供应视网膜外 5 层。睫状后短动脉在穿过巩膜之后进入脉络膜之前，在巩膜内邻近视盘周围互相吻合形成巩膜内血管环（称 Zinn 环或 Haller 环），营养筛板前、筛板处的视神经。在视盘的颞侧缘有时睫状后短动脉发出细支，分布到视网膜黄斑区及其附近叫睫状视网膜动脉（cilio-retinal artery）。它供应范围虽小，但当视网膜中央动脉完全阻塞时，可使黄斑视力得以保留。

②睫状后长动脉（long posterior ciliary artery）：自眼动脉分出，共两支，于视神经鼻侧和颞侧，在离视神经稍远处斜行穿过巩膜到脉络膜上腔，经脉络膜上腔水平位置前行直达睫状体，与睫状前动脉的分支吻合形成虹膜大环。并由此环发出分支再形成虹膜小环，少数分支返回脉络膜前部。主要供应虹膜、睫状体和脉络膜前部。

③睫状前动脉（anterior ciliary artery）：是由眼动脉四条直肌的肌动脉而来。除外直肌仅有一支外，其他三条直肌均有两支肌动脉。这七支睫状前动脉随直肌前行，距角膜缘 3～5mm 处主要分为大的穿通支和巩膜上支、巩膜内支。a. 大的穿通支以接近垂直的角度穿过巩膜进入睫状体和睫状后长动脉吻合，参与虹膜大环的组成，以营养睫状体、虹膜。b. 巩膜上支前行至角膜缘组成角膜缘血管网，并构成结膜前动脉。c. 巩膜内支穿入巩膜终止于 Schlemm 管周围，组成角膜缘深层血管网。深层血管网在正常情况下看不到，当角膜、虹膜及睫状体炎症或眼压升高时，这部分血管充血即可见到，临床上称为睫状充血。

（2）静脉

①涡静脉（vortex vein）：位于眼球赤道后 4～8mm 处，在上、下直肌两侧，共4～6 条。收集部份虹膜、睫状体和全部脉络膜血液，斜向穿过巩膜，分别经眼上静脉、眼下静脉进入海绵窦。涡静脉干在进入巩膜前呈壶腹状扩大，且因有放射状及弯曲的静脉支加入，使其外观呈旋涡状，故名涡静脉。

②睫状前静脉（anterior ciliary vein）：收集部分虹膜、睫状体的血液及 Schlemm 管流出的房水。上半部流入眼上静脉，下半部流入眼下静脉，大部分经眶上裂注入海绵窦，一部分经眶下裂注入面静脉及翼腭静脉丛，入颈外静脉。睫状前静脉与房水的流畅有密切关系。

（二）眼附属器的血液供应

眼附属器除由来自颈内动脉分支眼动脉供应外，尚有颈外动脉分支面动脉、颞浅动脉、眶下动脉供应。

二、眼部的神经支配

眼部的神经分布丰富，12 对脑神经中 6 对与眼有关。

（一）运动神经

1. 动眼神经支配上直肌、下直肌、内直肌、下斜肌、提上睑肌。动眼神经副交感纤维构成睫状神经节的短根。
2. 滑车神经支配上斜肌。
3. 外展神经支配外直肌。
4. 面神经的颞支和颧支支配眼轮匝肌。

（二）感觉神经

1. 三叉神经第一支（眼神经）司眼球、上睑、泪腺等部感觉。
2. 三叉神经第二支（上颌神经）司下睑感觉。

（三）睫状神经节及鼻睫状神经

1. 睫状神经节（ciliary ganglion） 位于外直肌和视神经之间，呈扁平长方形，前后径 2mm，垂直径 1mm，距眶尖约 10mm。睫状神经节的节前纤维，由三种不同来源的神经根组成。①感觉根：即长根，来自三叉神经第一支眼神经的鼻睫神经，长 6～12mm，通过神经节时不换神经元，直接通过。此根含有来自角膜、虹膜、睫状体的向心性感觉纤维司眼球的感觉。②运动根：即短根，来自动眼神经下斜肌分支，长 1～2mm，含有副交感神经纤维，在神经节内换神经元。司瞳孔括约肌和睫状肌运动。③交感根：来自颈内动脉四周的交感神经丛，经过神经节时不换神经元。司眼内血管的舒缩和瞳孔开大肌的运动。睫状神经节的节后纤维即组成睫状短神经。由此发出分支，司虹膜睫状体、角膜和巩膜的感觉，其副交感纤维分布于瞳孔括约肌及睫状肌，交感神经纤维至眼球内血管，司血管舒缩。睫状神经节内含有支配眼球组织的感觉纤维，临床上做眼内手术时常施行球后麻醉，以阻断此神经节，达到镇痛作用。

2. 鼻睫神经（nasociliary nerve） 为三叉神经眼支的分支，在眶内又分出睫状神经节长根、睫状长神经、筛后神经和滑车下神经等。睫状长神经在眼球后分两支分别在视神经两侧穿过巩膜进入眼内，走行于脉络膜上腔，司角膜感觉。其中加入的交感神经纤维分布于睫状肌和瞳孔开大肌。

第五节　中医对眼解剖与生理的认识

在古代中医医籍记载中，对眼的解剖与生理的描述较为粗略，且不完善，早期各家有异，后渐有共识。眼为视觉器官，又名"目""银海"，为肝之窍，由眼珠、胞睑、泪泉、眼带、眼眶、目系等组成，具有视万物、别黑白、审长短、辨五色之功能。

一、眼珠

眼珠之名见于《外台秘要·卷二十一》，该书曰："轻膜裹水，圆满精微，皎洁明净，状如宝珠，称曰眼珠。"眼珠又名睛珠、眸子、目珠、目睛等。相当于西医学的眼球。

《审视瑶函·卷之一》曰："大概目圆而长，外有坚壳数重，中则清脆，内包黑稠神膏一函，膏外则白稠神水，水以滋膏，水外则皆血，血以滋水。"说明了眼球的形状及眼内的大概结构。眼珠由白睛、黑睛等构成外壳，珠后连目系，入通于脑。珠内有神水、黄仁、晶珠、神膏、视衣等组织，内含真气、真血、真精、神水等，各司其职，相互为用，能审视万物、分辨颜色。

1. 黑睛 其名见于《诸病源候论·卷二十八》。黑睛又名黑眼、乌睛、乌轮、乌珠、青睛、黑珠，在五轮中称风轮。相当于西医学的角膜。

黑睛位于眼珠前端中央，形圆无色透明，因后方黄仁颜色衬托而呈黑色故名。《审视瑶函·目为至宝论》所说："风轮者，白睛内之青睛是也。"《外台秘要·卷二十一》记载："黑睛水膜止有一重，不可轻触。"《目经大成·卷一》中认为黑睛"至清至脆，不可磨涅，晶莹如小儿之目为正"。即表明其组织晶莹透明并可透视其后组织，如有触犯，便会混浊生翳。因此，西医学认为黑睛是明视万物、分辨颜色的重要组成部分。

2. 白睛 其名见于《诸病源候论·卷二十八》。白睛又名白眼、白仁、白珠、眼白等，在五轮中称气轮。西医学上包括球结膜、球筋膜和前部巩膜。

白睛前端与黑睛紧密连接，质地坚韧，与黑睛共同组成眼珠的外壳。且一旦有病变，则容易相互影响。早在《证治准绳·七窍门》中就有记载"白珠独坚于四轮"；《外台秘要·卷二十一》中记载"人白睛重数有三，设小小犯触，无过损伤"。说明了白睛质地坚韧，有保护眼珠内组织的作用。《张氏医通·七窍门》在记载金针开内障时说："针尖划损白珠外膜之络而见血。"表明其白睛外膜有血管依附。

3. 黄仁　其名见于《银海精微·卷之上》。黄仁又名眼帘、虹彩等。相当于西医学的虹膜。

黄仁位于黑睛之后，晶珠之前，状似圆盘，色如棕黄故名，中有圆孔为瞳仁。《银海精微·辘轳展开》中说："瞳人之大小随黄仁之展缩，黄仁展则瞳人小，黄仁缩则瞳人大。"《张氏医通·金针开内障轮》中说："进针之后，触着黄仁而血灌瞳神，急当出针。"表明黄仁具有展缩功能，其组织娇嫩，血络丰富。

4. 神水　其名见于《证治准绳·杂病·七窍门》。相当于西医学的房水和泪液。

《证治准绳·杂病·七窍门》中说："神水者，由三焦而发源，先天真一之气所化，在目之内……血养水，水养膏，膏护瞳神。"同时又说："在目之外，则目上润泽之水是也。"这不仅说明神水包括今之房水和泪液，还阐明了与眼中某些组织之间的关系及神水具有营养部分眼组织的作用。

5. 瞳神　其名见于《证治准绳·杂病·七窍门》。瞳神又名瞳子、瞳人、瞳仁、金井等，在五轮中称水轮。瞳神含义有二，其一指狭义的瞳神，仅指黄仁中央圆孔，相当于西医学的瞳孔；其二为广义的瞳神，泛指眼内组织及重要的视功能，包括晶珠、神膏、视衣、目系、神光、真血等有形无形之物。

《银海指南》中说："能鉴万类，察秋毫，所谓瞳神者也。"《目经大成·卷之一》中说："神光幽潜之所，四轮不能视物，惟此明察秋毫。"说明了瞳神的作用。

6. 晶珠　其名见于 20 世纪五版教材《中医眼科学》，又名睛珠、黄精。相当于西医学的晶状体。

《目经大成·卷一》将其解剖位置、生理功能均做了较精练的记述，其曰："膏中有珠，澄澈而软，状类水晶棋子，曰黄精。"充分说明晶珠位于瞳仁之后，神膏之前，其质清澈透明、是软而富有弹性的双面凸透镜，具有调节视功能之效。若晶珠浑浊，即内障而影响视力。

7. 神膏　其名见于《证治准绳·杂病·七窍门》。又名护睛水。相当于西医学的玻璃体。

中医眼科学中对神膏的认识较为统一，神膏位于晶珠之后，是富含水液、无色透明、没有血络的胶质体，具有支撑作用，令眼保持为珠状。因其透明，也是眼明视万物、分辨颜色的保障。在《疡医大全·卷十一》中就记载了神膏的解剖部位及生理功能，如书中说："白睛最坚属肺金，内藏护睛水，如鸡子清之稠浓。"此外，《证治准绳·杂病·七窍门》的记载中指出，神膏外有白睛，还有一层"黑稠"，即书中说："大概自圆而长，外有坚壳数重，中有清脆，内包黑稠神膏一函，膏外则白稠神水，水以滋膏。"

8. 视衣　早期的医著中并无视衣一名，只是近代中医眼科著作中应用此名，泛指西医学的脉络膜及视网膜。视衣为珠壁的内层，与视觉即神光的发生有关。

9. 目系 其名见于《灵枢·大惑论》。又名眼系、目本。

目系连目珠，通于脑，所见之物归于脑。可见眼珠–目系–脑是产生视觉功能的重要组织。《灵枢·大惑论》中指出："裹撷筋骨血气之精，而与脉并为系，上属于脑，后出于项中。"又如《证治准绳·杂病·七窍门》中说："目珠者，连目本，目本又名目系，属足厥阴之经也。"《医林改错·脑髓说》中就明确地记载了有关内容，书中说："两目系如线，长于脑，所见之物归于脑。"

从上可知，目系不仅包括了西医学的视神经及包裹在视神经周围的组织及血管，如视网膜的中央动、静脉及鞘膜等组织，而且还包括产生视觉功能的视路。

10. 神光 产生视觉功能的神经活动称为神光，即视功能。形为神之体，神为形所用，神气生于精气、营卫，舍于血脉，又能统驭精气和营卫，使之营养头目。神光之强弱与脏腑功能，尤其与命门及心火之盛衰密切相关。《审视瑶函·目为至宝论》中说："神光者，谓目中自然能视之精华也。夫神光源于命门，通于胆，发于心，皆火之用事。神之在人也大矣……在目能见。"《审视瑶函·内外二障论》曰："在五脏之中，惟肾水神光，深居瞳神之中，最灵最贵，辨析万物，明察秋毫。"

11. 玄府 又称元府。《素问》中的玄府系指汗孔而言。刘河间在《素问玄机原病式》中认为玄府无物不有，即眼有玄府。该书谓："玄府者，无物不有。人之脏腑、皮毛、肌肉……尽皆有之，乃气出入升降之道路门户也……人之眼耳鼻舌意识，能为用者，皆由升降出入之通利也。有所闭塞者，不能为用也，若目无所见……。"可见目中玄府是精津气血升降出入之通道。

12. 真精、真气、真血 即精、气、血，均为滋目之源液，因目中脉道幽深细微，非轻清精微之性，难以升腾上达，故曰真。《审视瑶函·目为至宝论》说："真血者，即肝中升运于目轻清之血，乃滋目经络之血也。此血非比肌肉间混浊易行之血，因其轻清上升于高而难得，故谓之真血。真气者，即目经络中往来生用之气，乃先天真一发生之元阳也，大宜和畅，少有郁滞，诸病生焉。真精者，乃先后二天元气所化之精汁，先起于肾，次施于胆，而后及乎瞳神也。凡此数者，一有所损，目病生矣。"

二、胞睑

胞睑之名见于《银海精微·卷之上》。胞睑又名目胞、眼胞、眼睑、肉胞、目脾等，在五轮中称肉轮。在较多的医籍中仅粗略地将胞睑分为上胞、下睑，并将其中的组织分别命名，如睑弦、睫毛等。胞睑相当于西医学的眼睑，睑弦相当于西医学的睑缘。

胞睑位于眼珠之前外，具有保护其内部组织的作用。对于这一功能，在《医宗金鉴·刺灸心法要诀》中也有记载，说："目胞者，一名目窠，一名目裹，即上下两目外卫之胞也。"

三、两眦

两眦之名见于《灵枢·癫狂》。两眦又名目眦、眦、眦头，分内眦及外眦，在五轮中称血轮。两眦为上下睑弦的联合处。关于内眦、外眦的定位，《灵枢·癫狂》中指出："在内近鼻侧者，为内眦。"《医宗金鉴·刺灸心法要诀》又说："目外眦者，乃近鬓前之眼角也。"内眦又名大眦，外眦又名小眦、锐眦等。内眦及外眦与西医学解剖名称相同。

四、泪泉、泪窍

泪泉一名来源于《眼科临证笔记》，相当于西医学的泪腺。位于眼眶外上方的眶缘凹窝内，其主要功能是分泌泪液。

泪窍又名泪堂，此在《银海精微·充风泪出》中就有记载，说："大眦有窍，名曰泪堂。"同时也指出了泪窍的解剖位置之所在。

五、眼带

眼带见于《杂病源流犀烛》。又名睛带。《太平圣惠方·坠睛》中说坠睛是风寒之邪"攻于眼带"，还有《银海精微·辘轳展开》中说辘轳展开是"风充入脑，眼带吊起"。从上述叙述推知，眼带相当于西医学的眼外肌。具有带动眼珠运动之功能。

六、目眶

目眶一名见于《医宗金鉴·刺灸心法要诀》，又名眼眶、目眶等。对其解剖部位描述简明且较准确的当是《医宗金鉴·刺灸心法要诀》，书中说："目眶者，目窠四围之骨也，上曰眉棱骨，下即顺，骨之外即颧骨。"眼眶是略成四边、锥形的骨眶，底端向前而尖端向后，眶内容物纳目珠、目系、血脉等，为眼珠有力的保护结构。

从上可知，古代医籍在眼的解剖、生理方面的认识比较粗略，还需结合现代知识，以利于充实和发展中医眼科基础理论。

第八章　眼科检查

第一节　眼科常规检查

一、视功能检查

视功能检查是眼科最基本的检查方法，主要包括视力、视野、色觉、立体视觉、暗适应、对比敏感度等心理物理学检查以及视觉电生理检查，由于视觉电生理检查的内容较多，将其单列介绍。

（一）视力检查

视力即视锐度（visual acuity），又称中心视力，是指测量最小可分辨空间目标的大小，即眼睛分辨视野中空间距离非常小的两个物体的能力，视力依赖于精确的视网膜聚焦、眼神经成分的完整和脑的分析能力，主要反映黄斑的视功能，包括远视力检查、近视力检查和矫正视力检查。

1. 远视力检查　视力检查是眼科心理物理学检查的一项最常用和简单的方法，有多种视力表，现国内多使用国际标准视力表与对数视力表进行检查。视力表应为标准灯箱或置于明亮照明下，此外投射型视力表也得到广泛的应用。视力表的测试视标多种多样，如英文字母、本国字母、手形视标、小动物视标等，其特点是视标逐渐增大或缩小，检查时找出受试者能够正确判断的空间分辨力阈值大小。国外常用 Snellen 表，国内常用国际标准视力表和对数视力表。

（1）国际标准视力表：为 E 字视标，视力表（图 8-1-1）与被检者相距一般为 5m，也可为 3m（3 米视力表）或 4m（4 米视力表），表上第 10 行视标应与被检眼向前平视时高度大致相等。检查时两眼分别进行，遮盖一眼（勿压迫眼球），先查右眼后查左眼，如戴镜者应先查裸眼视力，再查戴镜视力。嘱被检查者辨别视标的缺口方向，自视标 0.1 顺序而下，至患者不能辨别为止，记录其能看清的最后一行为视力结果，如能看清 1.0 全部视标，则记录为 1.0。若此行有几个视标辨认不清，或再下一行能辨清几个，则用加减法表示，如 1.0^{-2}（表示 1.0 视标还有 2 个辨认不清），1.0^{+2}（表示 1.0 视标能全部看清外，1.2 视标还可看清 2 个）。正常视力为 1.0 及其以上。若被检查者在 5m 处不能辨明 0.1 视标时，则嘱患者逐渐向视力表移近，至刚能辨清为止，测量其与视力表的距离，然后按下列公式计算：视力＝被检查者与视力表距离（m）/5m×0.1。

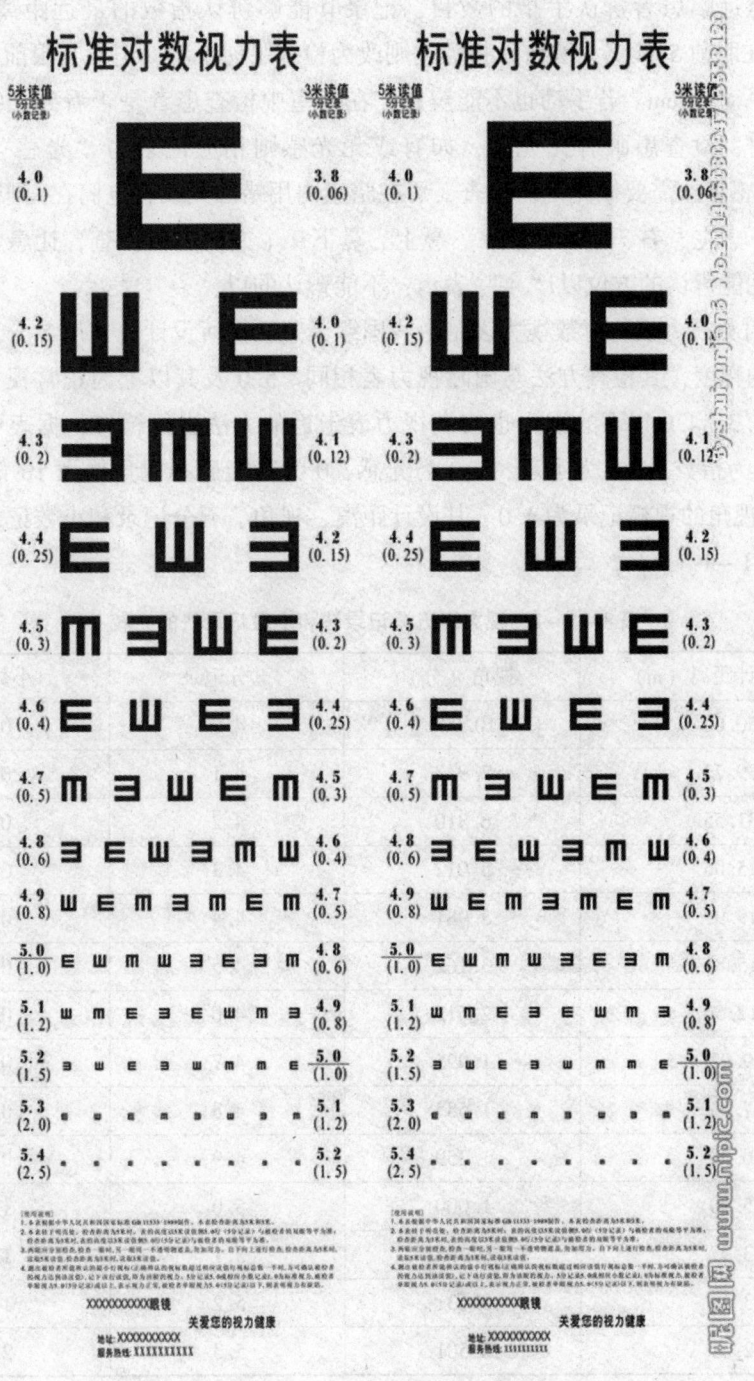

图 8 -1 -1　国际标准视力表

例如，被检查者在 2m 处看清 0.1 视标，则视力为 2/5 × 0.1 = 0.04，依此类推。若在 1m 处仍不能辨别 0.1 视标时，则嘱患者背光而坐，医生散开手指置于被检者眼前，由近至远嘱患者辨认手指的数目，记录其能够辨认指数的最远距离，如指数/30cm。若在眼前 5cm 仍无法辨认指数，则改为检查眼前手动，记录其眼前手动的最远距离，如手动/30cm。若手动也不能辨别，在暗室中检查患者是否看到光线，在眼前以灯光照射，检查患眼有无光感，如有或无光感则相应记录为"光感"或"无光感"。有光感者，需要做光定位检查，可在暗室内用蜡烛光或者电筒在离眼 1m 处自正中、上、下、左、右、颞上、颞下、鼻上、鼻下 9 个方向进行检查，让患者辨认光源的方位。凡能辨认的方位以"+"表示，不能辨认的以"-"表示。

（2）对数视力表：对数视力表是由我国缪天荣教授所设计，系用 5 分记录法表示视力增减的幅度，其检查方法与国际视力表相同。5.0 及其以上为正常视力，最佳视力可测至 5.3。4.0 以下的视力也按向视力表走近的方法进行检查，据表可查出视力记录。3.0 为指数，2.0 为手动，1.0 为光感，0 为无光感。视角增大 10 倍减去 1.0，也即 10 分视角的视标记录为 4.0。其设计距离、视角、五分记录和小数记录的对应关系见表 8 - 1 - 1。

表 8 - 1 - 1　视力表五分记录法和小数记录法的比较

视标设计距离（m）	视角（分）	五分记录	小数记录
50.00	10.000	4.0	0.10
39.72	7.943	4.1	0.12
31.55	6.310	4.2	0.15
25.06	5.012	4.3	0.20
19.91	3.981	4.4	0.25
15.81	3.162	4.5	0.30
12.56	2.512	4.6	0.40
9.98	1.995	4.7	0.50
7.93	1.585	4.8	0.60
6.30	1.259	4.9	0.80
5.00	1.000	5.0	1.00
3.97	0.794	5.1	1.20
3.15	0.631	5.2	1.50
2.51	0.501	5.3	2.00

国外应用的 logMAR 视力表也是一种对数视力表，其字母的大小根据字母所对的弧的自然对数而定。MAR 指最小分辨视角（minimum angle of resolution，MAR），如果

患者视力为 1.0（20/20），分辨率对应 1'视角，则 log1.0＝0，如果患者视力为 0.1（20/200），对应 10'视角，则 log10＝1，logMAR 视力为 0 或负数是正常的，负数表示临床视力小于 1'视角，即优于 Snellen 视力表的 20/20（即 1.0）的视力。其记录从－0.3 到 1.6，每行相差 0.1，logMAR 视力表用于需要进行精细视力统计时，计算的方法是将所能全部读出行的视力加上 0.10 再减去未能完全读出行中未能读出的字母个数和 0.02 的乘积。

2. 近视力检查　常用的有标准近视力表或 Jaeger 近视力表。检查须在充足的自然光线或灯光下进行，将标准近视力表置于受检眼前 30cm 处，两眼分别进行检查，让受检者由上而下进行辨认。若能辨别 1.0 以上或 J1 视标缺口方向者，则该眼近视力正常；若不能辨别者，可以调整其距离，至看清为止，然后将视力与距离分别记录，如 1.0/20cm，0.5/40cm 等。

远视力表和近视力表的配合使用可以帮助了解受检者是否存在屈光不正或老视眼，必要时需辅以屈光检影技术来判断视力矫正的情况。

3. 矫正视力检查　矫正视力是相对于裸眼视力而言的，一般多针对屈光不正的被检查者。相对于裸眼视力，矫正视力排除了屈光不正对黄斑功能评估的影响，更加能反映出黄斑的实际分辨能力。矫正的方式有多种，主要有框架眼镜、角膜接触镜、小孔，记录检查结果时，要注明使用何种方式矫正而得的视力，如果是眼镜，需要注明镜片的度数，即右眼裸眼视力 0.1，佩戴 550 度的近视镜后，矫正视力为 1.2。

（二）视野检查

视野是指眼向前方固视时所见的空间范围。相对于视力的中心视锐度而言，它反映了周边视网膜的视力。距中心注视点 30°以内的范围称为中心视野，30°以外的范围为周边视野。许多眼病及神经系统疾病可引起视野的特征性改变，所以视野检查在疾病诊断中有重要意义。

1. 视野检查的种类　视野检查分动态和静态视野检查。随着科学技术的发展，视野检查经历了三个阶段，第一阶段为动态视野测试，以平面视野计及弧形视野计为代表，完全由人工控制；第二阶段为动态视野和静态视野的联合应用，以 Goldmann 视野计检测为代表；第三阶段为计算机控制的自动视野，目前已经得到广泛的应用。常用的视野检查方法有以下几种。

（1）对照法：检查者与受试者面对面而坐，距离约 1m。检查右眼时，受试者遮左眼，右眼注视医生的左眼；而医生遮右眼，左眼注视受试者的右眼。医生将手指置于自己与受试者之间等距离处，分别从各方位向中央移动，嘱受试者看到手指出现时即告知，这样检查者就能以自己的正常视野比较受试者视野的大致情况。此法的缺点是不精确，且无法记录供以后对比。

（2）平面视野计：是简单的中心 30°动态视野计。其黑色屏布为 1m²，中心为注视点，屏两侧水平径线 15°~20°，用黑线各标一竖圆示生理盲点（图 8 − 1 − 2）。检查时用不同大小的视标绘出各自的等视线。

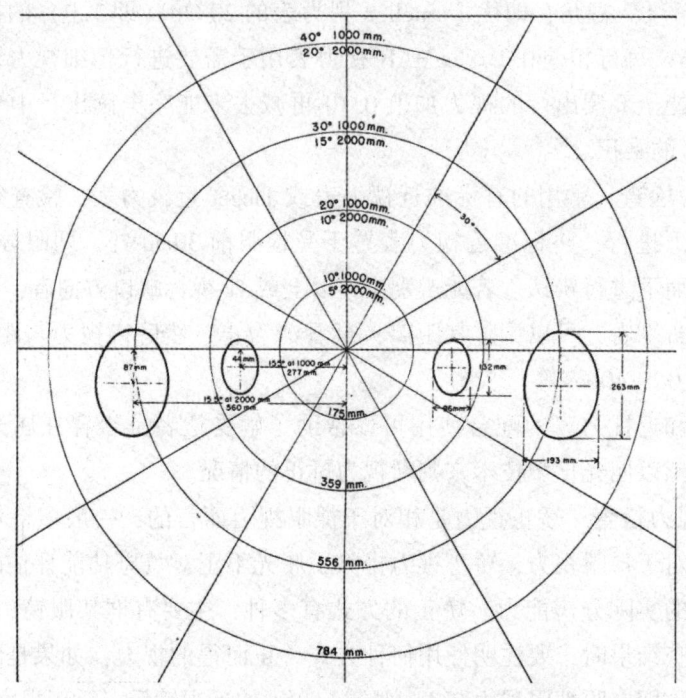

图 8 − 1 − 2　平面视野计屏

（3）Amsler 方格表：为 $10cm^2$ 的黑底白线方格表，检查距离为 33cm，相当于 10°范围的中心视野，其纵横边 20 × 20 个方格，中央的小圆点为注视点。主要用于检查黄斑功能或测定中心、旁中心暗点。黄斑病变者会感到中央暗影遮盖、直线扭曲、方格大小不等（图 8 − 1 − 3）。

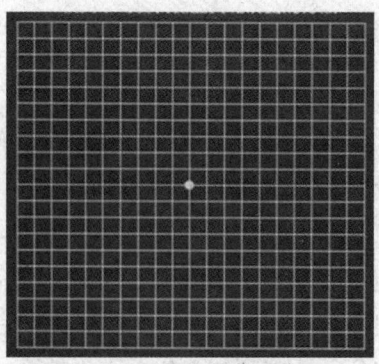

图 8 − 1 − 3　Amsler 方格表

（4）弧形视野计：是简单的动态周边视野计。其底板为 180°的弧形板，半径为 33cm，其移动视标的钮与记录笔同步运行，操作简便。

（5）Goldmann 视野计：为半球形视屏投光式视野计，半球屏的半径为 30cm，背景光为 31.5asb，视标的大小及亮度都以对数梯度变化，视标面积大小共 6 种。视标亮度以 0.1 对数单位（1.25 倍）变换，共 20 个光阶。此视野计（图 8-1-4）为以后各式视野计的发展提供了刺激光的标准。

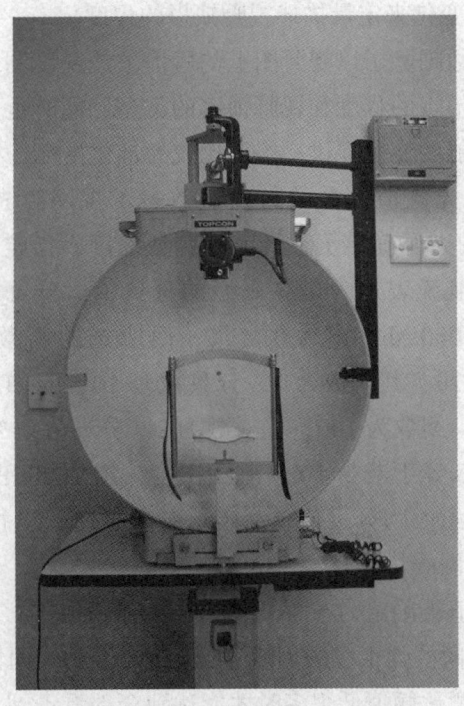

图 8-1-4　Goldmann 视野计

（6）自动视野计：是电脑控制的静态定量视野计（图 8-1-5）。有针对青光眼、黄斑疾病、神经系统疾病的特殊检查程序，能自动监控受试者固视的情况，能对多次随诊的视野进行统计学分析，提示视野缺损是改善还是恶化。Octopus、Humphrey 视野计具有代表性，与此同时，国内厂家也有自动视野计在临床应用，原理与进口视野计相同（图 8-1-6）。

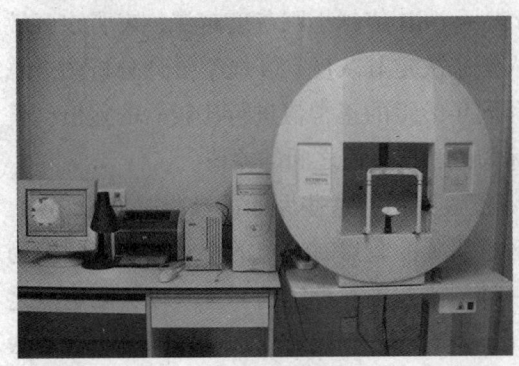

图 8-1-5　Octopus 计算机自动视野计

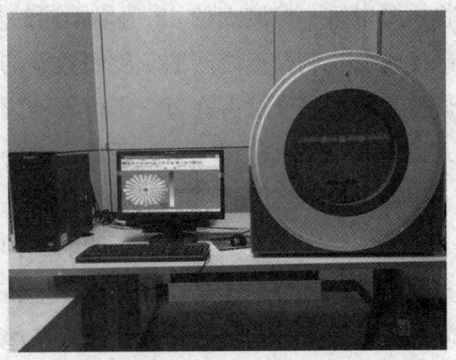

图 8-1-6　国产品牌的计算机自动视野计

计算机自动视野分析仪一般有筛选、阈值和自动诊断三种检查系列可供选用。自动视野计主要用于进行静态视野测试，测定每个视标刺激点处的阈值。由于自动视野计的背景照明亮度、视标大小和视标刺激时间等条件设定后，在检查过程中不再发生变化，所以只是通过视标亮度的变化来测试各个刺激点受试者有反应的最小光亮度（阈值），并以光阈值的变化来定量描述视野缺损的程度。

静态阈值视野计的数据除了以视野图上的阈值数或灰度图表示外，还提供一些视野指数，用于表示视野损害的程度和视野损害的类型，同时也为视野损害的追踪随访或视野改变与其他视功能的变化提供一组可比较的量化指标。

自动视野计规定以光阈值倒数的自然对数表示视网膜光敏感度，单位为分贝（dB），每一种视野计的光源确定了它最大的刺激强度，指定为 0dB，1 分贝相当于 0.1 对数单位。较低的刺激表达为最亮刺激的分贝值。分贝数字越大，刺激越暗。假如最亮的刺激是 10 000asb，定为 0 分贝，而所选的刺激是 1000asb，则 1000/10 000 为 0.1，倒数为 10，其对数为 1，分贝数是 10；假如所选的刺激为 100asb，则 100/10 000 为 0.01，倒数为 100，其对数为 2，分贝值为 20。就是说，0dB 是最强的照明度，增加 10dB 等于减少 10 倍刺激强度，增加 20dB 等于减少 100 倍的刺激强度，依此类推。注意因为分贝值越高表示刺激越暗，当打印在视野纸上时，较高的数值表示较大的视网膜敏感性。

在视野检查中，阈值被确定为 50% 次能看到的刺激水平。比阈值亮的刺激看到的次数大于 50%，直到比阈值强很多的刺激才能 100% 看到。同样地，比阈值暗的刺激偶能看到，但只有当刺激比阈值低很多时才能达到全部看不到。我们在看得见和看不见之间测量的阈值不是一个绝对值而是一个边缘区。实际的阈值（多次测量的平均）在边缘区的中间。实际上，我们接受的阈值总是真正阈值的估计。估计值接近实际阈值的程度依据于我们测量的方法和测量的次数。

自动视野计的结果打印方式有：①单点定性打印。主要用于筛选程序中阈上值检测，用一种符号代表看见，而用另一种符号代表没有看见。②数字定量打印。将每个检测位点两次检测所得的实际敏感度以 dB 值在相应的位置上打印出来。③灰度图。将视野中每一检测点的 dB 值以不同的灰阶表示，dB 值越小则灰度越深，表明该区敏感度越低，刺激点之间的灰度用数学的插入法来决定其灰度。④概率统计分析图。总偏差概率图是受检者在每一个位置的阈值和同年龄组的正常值进行比较后的差值，模式偏差概率图表示每一位点所检测到的实际阈值和期望值之间的差值。

静态阈值视野计的数据以视野图上的阈值数表示，这些原始的数据是很重要的，必须仔细阅读。但是，辨认不明显的抑制区或明确的暗点有一定的困难，灰度图因为直观而变得较普遍接受。在灰度图上，每一种阈值范围被设定为一种灰度，测定点之间的区域用数学的方法加上，所以某些情况下可能会产生误导。加上打印机色带的浓淡不同，阅读时需和数据图一起考虑。

　　每一种视野计都提供了许多测试程序，可根据需要选用。临床最多采用30°和10°视野阈值程序测量。但要注意30°视野的点与点之间距离为6而10°视野的点与点之间的距离为2。有些视野计还设计自选程序，可供使用者根据需要自行设计检测程序。

　　视野检查在临床得到广泛的应用，各种视网膜及视路疾病都会表现视野缺损。视网膜病变通过详细的眼底检查、荧光素眼底血管造影和ICG血管造影可以判断，视野检查可对这些病变区的视功能进行定量的评价。但是，视野的主要应用是在青光眼和视路病变患者，此外也可用于慢性中毒性病变和功能性视野缺损的评价。

　　视野检查属一种主观视功能检查，目前没有一种绝对的判断标准或硬指标以评价视野，对视野结果的解释在相当程度上仍依赖于医生的临床经验和对视野检查方法学的理解。在观看视野检查结果并进行分析时，要注意下面问题：①了解视野检查的类型。包括测试视野的区域、测试刺激的模式、刺激大小、刺激颜色、背景照明强度、用于测试盲点的刺激大小、用于确定阈值的实验法。②患者的基本情况。患者姓名、出生年月、视野检查日期、患者身份证号码、试验开始的时间、检查患者所用的矫正镜、瞳孔直径、视力、测试眼别、患者年龄、试验所用时间、光标投射次数。③视野检查的可靠性。固视丢失率、假阳性率、假阴性率、短期波动。④判断视野是否异常。关于视野正常或异常的信息可看阈值图、中央凹阈值、灰度图、总变异图、概率图、平均变异、青光眼半侧试验。⑤视野异常的模式。根据灰度图、模式变异图、青光眼半侧试验、矫正模式标准差进行判断。⑥视野异常由疾病或人工伪迹引起。自动视野检查的常见人工伪迹很多，如填错出生日期、眼镜框影响、眶缘影响、眼睑影响、眉弓影响、学习效果、长期波动、疲劳效应、瞳孔大小的影响、屈光不正影响、来自于葡萄肿的屈光性暗点、固视不正确、投射灯泡变暗等。⑦判断视野随时间的改变。一般来讲，如果受试者的视野随眼病的发展或改善而变差或变好，则结果较为可靠。在临床证据不足的情况下，推迟视野评价、进行更详细的临床观察或重复视野检查更为明智。

　　2. 正常视野　正常人动态视野的平均值约为：上方55°，鼻侧60°，下方70°，颞侧90°（图8-1-7）。生理盲点的中心在注视点颞侧15.5°，水平中线下1.5°，其垂直径为7.5°，横径5.5°。生理盲点的大小及位置因人而稍有差异。在生理盲点的上、下缘均可见到有狭窄的弱视区，为视盘附近大血管的投影。

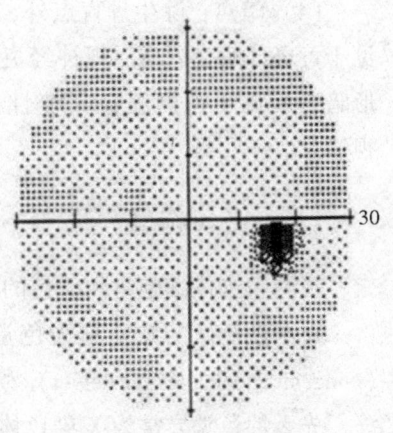

30

图8-1-7　正常视野

　　3. 病理性视野　因疾病不同而有多种。

　　（1）向心性视野缩小：常见于视网膜色素变性、青光眼晚期、球后视神经炎等。

　　（2）偏盲：以注视点为界，视野的半边缺损称偏盲，对视路疾病定位诊断很重要。同侧偏盲有部分性、完全性、象限性三类，以部分同侧偏盲多见，多为视交叉后的病变引起。颞侧偏盲常从轻度颞上方视野缺损到双颞侧全盲，多为视交叉病变引起（图8-1-8）。

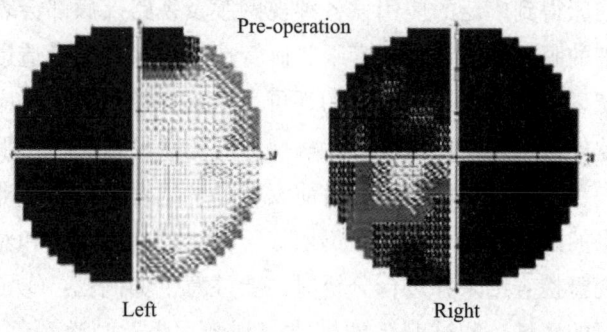

图8-1-8 偏盲视野

（3）扇形缺损：以鼻侧阶梯多见，为青光眼早期视野改变，象限盲则为视放射前部损伤（图8-1-9、图8-1-10）。

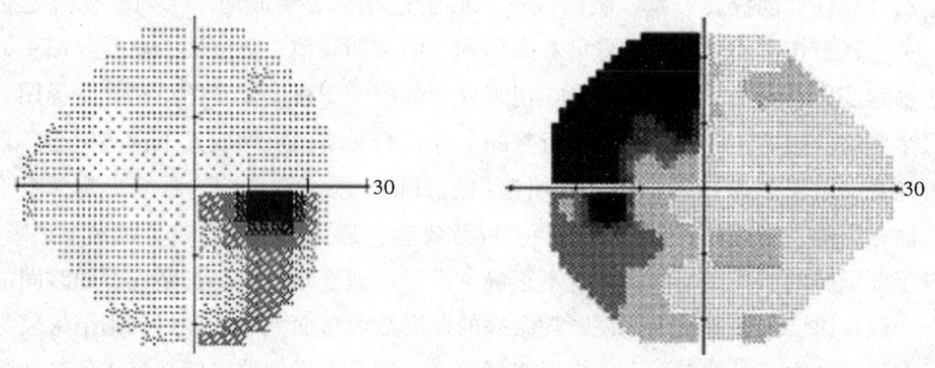

图8-1-9 扇形缺损视野一图   8-1-10 扇形缺损视野二

（4）暗点：除生理盲点外，在视野范围内出现任何暗点均为病理性。中心暗点常见于黄斑部病变、球后视神经炎；弓形暗点常见于青光眼、缺血性视神经病变等；环形暗点多见于视网膜色素变性；生理性盲点扩大则见于视盘水肿、缺损、高度近视等。

（三）色觉检查

视网膜锥体细胞辨别颜色的能力称色觉。

对颜色辨认的缺陷称为色觉异常（color vision defect），可分为先天性色觉异常（congenital color vision defect）和后天性色觉异常（acquired color vision defect）。

先天性色觉异常为X染色体隐性遗传，其发病率在不同种族和不同民族都不同，我国汉族先天性色觉异常的发病率在男性约5%，在女性约0.8%。先天性色觉异常具有出生时就存在、一生中不发生改变、双眼对称和向后代遗传的特点。

后天性色觉异常为眼病、全身病、中毒等原因引起的色觉异常，可单眼起病，色觉异常随疾病的好转或恶化而改变。

检查色觉的方法有多种，如假同色图（即色盲检查本）、FM－100色彩试验及D－15色盘试验、色觉镜检查、色线检查等。

最常用的方法是假同色图检查，应在白昼日光下进行，但不能戴有色眼镜，色盲表距离被检者眼前约50cm，图本要放正，每个版面辨认时间不得超过5秒钟，如发现辨色力不正常，可参照说明书进行确定。色觉障碍包括色盲与色弱，对颜色完全丧失辨别能力的称色盲，对颜色辨别能力减弱的称色弱。色盲有红色盲、绿色盲、全色盲等，以红绿色盲最常见。

此外还有排列试验也应用较多，根据前后连接的颜色样本系列的相似性排列颜色样本。这些颜色样本一般装配在色相子中，背后印有数字，可以随意移动。排列试验可用于估计精细的色调辨别力、色混淆、看为灰色的颜色和饱和度辨别力。临床最常应用的排列试验为Panel D－15试验和FM 100－hue试验，见图8－1－11。

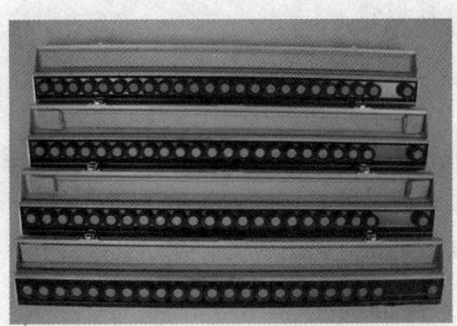

图8－1－11　FM 100－Hue试验

（四）立体视觉

立体视觉亦称深度觉、空间视觉，一般是以双眼单视为基础。立体视觉不仅认识物体平面形状，还认识立体形状和与人眼的距离，以及物体与物体间相对远近距离关系。

立体视觉必须具备5个条件：①双眼视力正常或相近。②双眼视网膜对应关系正常，无交替抑制等现象。③双眼正位、眼球活动正常，眼睛注视各个方向物体时能使目标落在黄斑区。④双眼有足够大小的视野重叠，视神经、视交叉及视中枢的发育正常。⑤双眼有正常的融合功能。

检测立体视锐度就是检测双眼视差的最小辨别阈值，视差是产生立体视觉的主要因素，经过大脑对视差信号加工处理后就产生了立体深度知觉，其检测器具可分为两类，一类属于二维的检测方法，具有视差的图对都是二维平面图形，观察时要分离双眼视野，受试者需要戴特种眼镜（偏振光眼镜或红绿眼镜）。另一类是属于三维检测方式，被检查者不需戴任何眼镜。

临床用于检测立体视觉的工具为随机点立体图对（random-dot stereogram，RDS），它根据双眼视差原理设计制成，将左图印红色专供左眼看，右图印绿色专供右眼看，两色套印在一起，通过特别的红绿眼镜分别传递两眼信息，则获得立体的效果。当用随机点立体图检查时，戴上红绿眼镜，当左眼看左图、右眼看右图时，在两眼视网膜的成像便出现了像的视差，因此，当正常人用立体镜观察这两张图时，就能看见一个具有明显深度感觉的立体图像，视差越大，立体深度越高。应用随机立体图检查可测定零视差、交叉视差、非交叉视差和中心性抑制暗点的定量测定。

检查应在良好的自然光线下进行，受检者戴特制红绿眼镜，红色在右，绿色在左，检查距离为30~40cm，双眼同时注视。若有屈光不正或老视者，应同时戴矫正眼镜。在临床上，用随机点立体图检查时，一般把60角秒的立体阈值作为立体视正常的参考标准。

国外检测立体视觉最常使用立体视觉测试板。用同视机检查也可将受试眼分为双眼单视、融合和立体视三种类型。

（五）暗适应检查

当从明亮处进入暗处时，人眼开始一无所见，随后逐渐能看清暗处的物体，这种对光的敏感度逐渐增加并达到最佳状态的过程称为暗适应（dark adaptation）。暗适应检查可对夜盲症状进行量化评价。暗适应的检查方法有以下两种。

1. 对比检查法 检查者和被检查者同时从同一明亮处进入暗室，两人距视力表同等距离，分别记录两人看清弱光下的远视力表第一行所需的时间，以粗略地判断被检查者的暗适应是否正常。此检查要求检查者的暗适应必须正常。

2. 暗适应计检查法 目前常用的是 Goldmann Weeker 半球形暗适应计，可以测定暗适应曲线及其阈值。

图 8-1-12 显示暗适应仪的外观。其记录表的横坐标为在黑暗中测试的时间（以分钟表示），纵坐标以光强度表示（mlx）。其他仪器如 Tubinger 视野计也可进行暗适应的测量。暗适应是受试者从光亮处进入暗室后在黑暗中视觉感受性逐渐提高的过程，测量时以不同的时间间隔测量受试者刚能感受到最低强度弱光的阈值。将这些阈值记录在记录表上就成为一条暗适应曲线。

典型的暗适应曲线由两条平滑的曲线组成。第一条曲线代表视锥系统感受性的改变，第二条曲线代表视杆系统感受

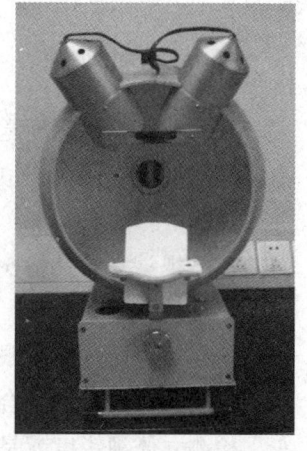

图 8-1-12 Goldmann Weeker 暗适应仪

性的改变。两者之间形式一个明显的转折,通常称为α角。大多出现于进入暗室后6~8分钟,表明锥体视觉向杆体视觉的转换,图8-1-13显示一例正常人的暗适应曲线。

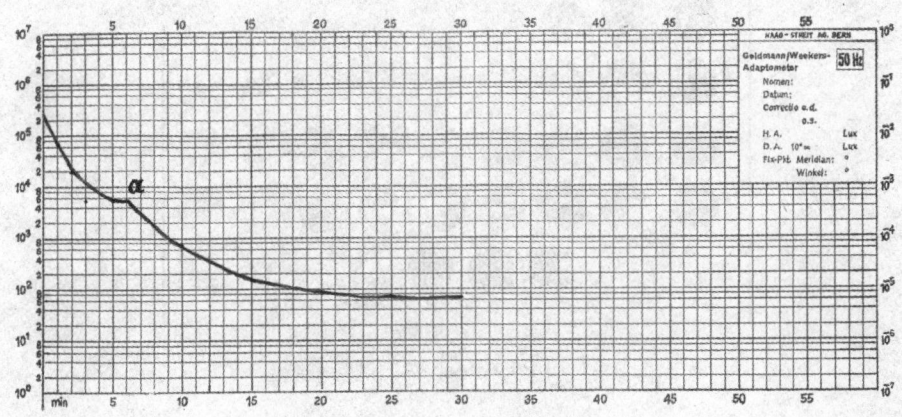

图8-1-13 正常人的暗适应曲线

完整的暗适应结果应提供视锥系统光阈值、α角出现的时间、视杆系统光阈值。常规的暗适应检查测试时间为30分钟,可提供暗适应开始后30分钟的光阈值,但根据需要可适当延长,文献中有报道测试延长至120分钟者。

(六) 对比敏感度检查

对比敏感度(contrast sensitivity,CS)是指在明亮对比变化下,人眼对不同空间频率的正弦光栅视标的识别能力。CS被定义为视觉系统能觉察的对比度阈值的倒数,即CS=1/对比度阈值。对比度阈值低,则CS高,表示视觉功能好,用其评价视觉功能具有普通视力表无法替代的作用。

临床应用:①视觉对比敏感度测定,用于多发性硬化、视神经损伤、视神经炎、青光眼、黄斑部病变、弱视及眼外伤等疾病的视觉功能评价,并且可更加科学地评估角膜屈光手术的疗效。②视网膜视力测定,了解先天性白内障及白内障术后无晶状体眼的视功能,预测术后视功能的恢复情况。③眩光对比敏感度测定,可测定黄斑病变所致明适应功能的损害程度,对角膜屈光手术患者进行眩光对比度测定可预测手术对患者眩光对比度的影响程度。

对比敏感度的测试仪器有硬拷贝测试表、电子显示和光学显示三种形式。

1. 硬拷贝测试表 空间对比敏感度的测试多采用硬纸板上呈现的测试条栅,如Arden对比敏感度表、Vistech对比试验系统卡(VCTS)、Ginsburg对比敏感度表、剑桥低对比敏感度表、Pelli-Robson对比度表、里根字母表等,图8-1-14为最常使用的Vistech对比试验系统卡(VCTS)。

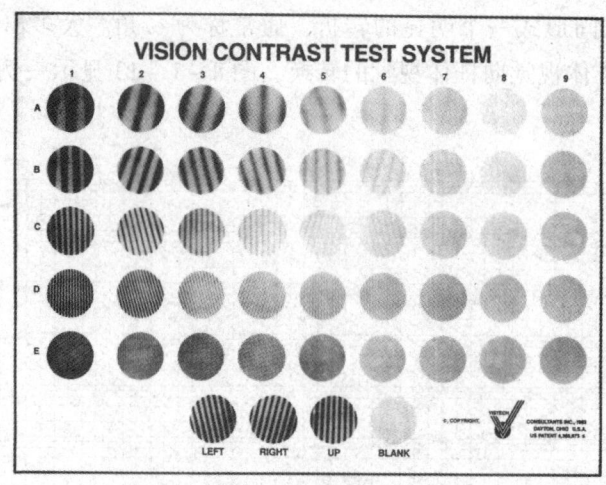

图 8 –1 –14　Vistech 对比试验系统卡

2. 微机控制和电子显示测试仪　Nicolet CS – 2000 视觉检查仪为微机控制而由监视器产生光栅进行测试，每种空间频率的光栅随机出现 4 次，微机根据每种空间频率的 4 次结果平均而确定对比敏感度的测试结果。

3. 光学显示的测试仪　OPTEC 3500 Vision Tester 为一种光学仪器，在光路上插上不同空间频率的条栅图像，每张图像呈现相同空间频率而有 9 种对比度的条栅，检查时要求受检者在每张图上从容易辨认的高对比度处向难辨认的低对比度处逐个读出每种对比度图像中条栅的方向。将受试者刚刚能辨认的对比度定为该种空间频率下的对比敏感度。然后将各种空间频率的测试结果画在结果表上就可得到对比敏感度函数。

在一个空间频率范围用对比敏感度作图称为对比敏感度函数，正常人对比敏感度函数呈钟形曲线，大约在 5cpd 处敏感性最高，较高空间频率处敏感性快速下降，在低空间频率处下降较慢，如图 8 – 1 – 15 所示。对比敏感度函数与横坐标的交点叫做高频截止，即在最大（100%）对比下可发现的最小图像，有时被称为条栅视力（grating acuity，GA），可用于确定视力。对正常人来说，30cpd 的高频截止相当于 20/20（1.0）的视力。

二、眼前段检查

（一）角膜屈度检查

角膜屈度检查最简单的方法是 Placido 板检查。受试者背光而坐，将 Placido 板有白色

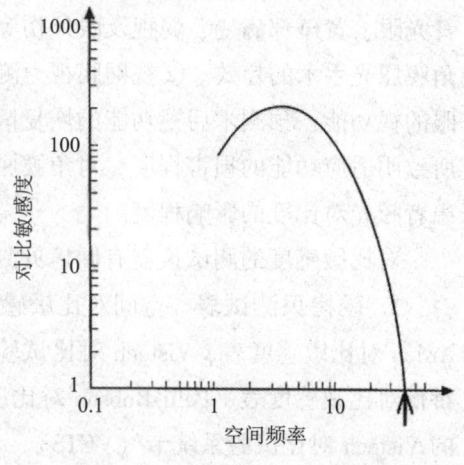

图 8 – 1 – 15　正常人对比敏感度

环形的面板面向受试者，通过板中央的圆孔观察 Placido 板在角膜上的映象，正常应呈规则而清晰的同心圆，规则散光者呈椭圆形，不规则散光则呈不规则形。精细的角膜屈度检查需借助角膜曲率计及角膜地形图检查。

（二）角膜感觉检查

简单的方法是将小线状纤维丝（如消毒棉签抽出小束棉花纤维拧成丝状）从受检者侧面移向角膜并轻触角膜，观察患者瞬目反射的情况。

（三）瞳孔检查

正常成年人在自然光线下瞳孔直径为 2.5～4.0mm，幼儿及老年人较小，检查时要注意两侧瞳孔是否等圆等大，形状是否规则，瞳孔是否居中，必要时检查与瞳孔有关的各种反射，可提供视路及全身病变的诊断依据。

1. 直接对光反射 在暗室内用电筒照射受检眼，其瞳孔迅速缩小的反应，需要受检眼瞳孔反射传入和传出神经通路完整。

2. 间接对光反射 在暗室内用电筒照射对侧眼，在受检眼看到瞳孔迅速缩小的反应，需要受检眼瞳孔反射传出神经通路的参与。

3. 集合反射 先嘱受检者注视远方目标，然后立即改为注视 15cm 处自己的食指，可见到两眼瞳孔缩小，同时双眼内聚，也称为辐辏反射或近反射。

4. 病理性瞳孔对光反射 在一些病理情况下，可以引出异常的瞳孔反射，最常见为 Argyll-Robertson 瞳孔和 Marcus-Gunn 瞳孔。

（1）Argyll-Robertson 瞳孔：也称为阿－罗瞳孔，表现为直接光反射消失而集合反射存在，是神经梅毒的一种重要体征。

（2）Marcus-Gunn 瞳孔：用电筒照射一侧眼使其瞳孔缩小，然后迅速移动电筒照在对侧眼上，可见到对侧眼瞳孔扩大，表明对侧眼的间接对光反应存在而直接对光反射缺陷，由瞳孔对光反射的传入途径缺陷所引起，也称为相对性传入性瞳孔障碍。

（四）裂隙灯检查

裂隙灯显微镜简称裂隙灯（图 8 - 1 - 16），它以强而可调节的集中光源和双目显微镜的放大作用相配合，可放大 10～16 倍，不仅能准确观察眼前部各组织的细微病变，而且可以调节焦点和光源宽窄，形成光学切面，观察到角膜、晶状体及玻璃体前 1/3 的情况。若配合前置镜、接触镜、三面镜、前房角镜等，可进行玻璃体后部、眼底以及前房角的检查。如果裂隙灯配合照相机以及图像处理系统，还可以进行眼前段照相，储存图像（图 8 - 1 - 17）。

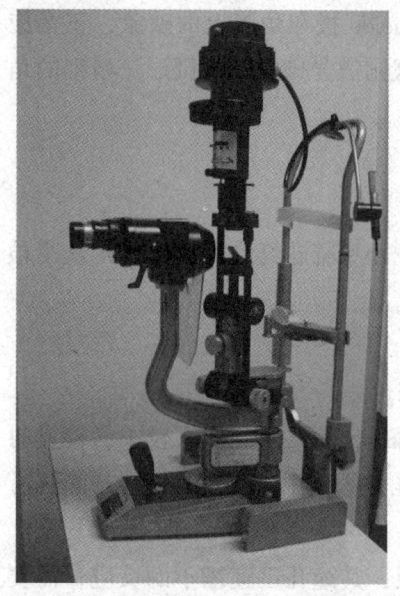
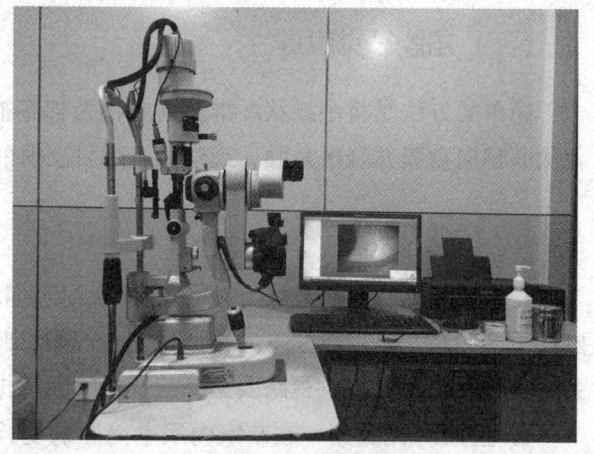

图 8 - 1 - 16　裂隙灯显微镜　　　　图 8 - 1 - 17　带有眼前段照相系统的裂隙灯显微镜

1. 裂隙灯主要检查方法　裂隙灯检查在暗室进行。检查时，一般使光线自颞侧射入，与显微镜成45°左右；在检查深部组织如晶状体或玻璃体前部时角度要小，可在30°或30°以下；检查玻璃体后部和眼底时，角度以5°～10°为宜。常用检查方法有弥散光线照射法、角膜缘分光照射法、直接焦点照射法、后部反光照射法及间接照射法等5种，应根据检查目的及部位不同而选择不同的检查法。

（1）弥散光线照射法：照明系统斜向投射并将裂隙充分开大进行观察，称为弥散光线照射法。主要用于检查眼睑、结膜、巩膜等组织。

（2）角膜缘分光照射法：又称角膜散射照明法或巩膜弥散照明法。将裂隙光照在角膜缘，角膜缘的其他部位出现明亮的光晕，尤其在对侧特别清楚，将显微镜焦点对准角膜，能看到角膜混浊的情况，如角膜薄翳、角膜水疱、角膜沉着物、角膜血管、角膜穿孔伤痕等。

（3）直接焦点照射法：是最常用的检查方法，将显微镜的焦点对准角膜、前房、虹膜或晶状体而将裂隙灯从右侧或左侧斜向投射。显微镜与裂隙灯焦点合一是本法的关键。从光学切面中可以了解病变的深浅层次、各层组织的细微病变、组织的弯曲度及厚薄程度。在虹膜睫状体炎时，若要观察房水混浊产生的 Tyndall 现象，需将裂隙的长度和宽度调整到最小（约0.2mm），察看房水中的细胞则需运用稍阔的裂隙光（约0.5mm）。

（4）后部反光照射法：也称为后方照明法，或后照法，适用于检查角膜及晶状体。检查时将灯光照在目标的后方，可分为直接后照法和间接后照法，直接后照法时将显微镜位于反射光路中，间接后照法则显微镜不在反射光路中，而将瞳孔作为背景。可用于发现角膜后或晶状体后的混浊物。

（5）间接照射法：将灯光聚焦在目标的旁侧，再用显微镜观察目标。若将灯光聚焦于角膜缘附近的巩膜上，则使检查角膜缘的角膜部分变得容易。

2. 角膜荧光素染色 将 1%～2% 的荧光素溶液滴于结膜囊内，嘱患者眨眼数次，如果角膜出现黄绿色染色，可显示角膜损伤及溃疡的部位及范围，用裂隙灯显微镜加蓝色光检查也可发现细小的角膜上皮缺损。

3. 裂隙灯显微镜 配合透镜对眼底和玻璃体的检查对于眼后段的检查需借助前置镜、接触镜和三面镜才能完成，而进行这些检查时，患者的瞳孔应充分散大。使用接触镜及三面镜检查时需用表面麻醉药对角膜进行麻醉。

（1）Hruby 前置透镜：将前置透镜置于裂隙灯显微镜的导轨上，并联合使用前置镜手柄使前置镜置于显微镜观察的光路与眼底之间，可观察到眼底后极部，尤其适合于观察视盘杯盘比、黄斑裂孔及某些隆起性实质性病变，也可对周边部视网膜进行观察。尽管患者向上、下、左、右方向转动眼球，加大了观察范围，但是周边部的观察往往欠满意。此种检查得到的眼底像为倒像，且观察到的图像较小。

（2）Goldmann 眼底接触镜：用 Goldmann 眼底接触镜检查时，接触镜与角膜之间充填甲基纤维素，可减少各种界面之间的折射，使眼底图像较为清晰，观察到的眼底像较前置镜下所观察到的眼底像大，利于观察较为细微的病变。

（3）三面镜：三面镜（图 8-1-18）的面世，使得利用裂隙灯显微镜可以观察到整个眼底的情况，利用中央接触镜部分可以观察到眼后极部约 30° 范围内的眼底，利用 75° 倾角的反射镜（梯形镜）可以观察到眼底 30° 至赤道部的眼底，利用 67° 倾角的反射镜（长方形镜）可以观察到赤道部至锯齿缘部的眼底，利用 59° 倾角的反射镜（半月形镜）可以见到锯齿缘

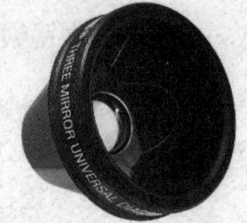

图 8-1-18 三面镜

附近的眼底和前房角。检查时要注意调整投射光的角度和三面镜的角度，避免反射镜和三面镜表面的眩光，此外检查时要注意三面反射镜与眼底的位置关系，如反射镜在 12 点钟方位时，观察到 6 点钟的眼底像，反射镜在 3 点钟位置时，观察到 9 点钟处的眼底像，反之也然。只要按照顺序和一定方向旋转三面镜并进行观察，便可观察到整个眼底的图像。

（4）全眼底透镜（前置镜）（图 8-1-19）：全眼底透镜（panfundus lens）为非球面镜，可配合裂隙灯进行检查，有 54D、60D、66D、72D、78D、84D、90D、100D 和 120D 的透镜可选，一般临床检查以 90D 的透镜最为常用。较低屈光度的透镜可详细检查黄斑和视盘，较高屈光度的透

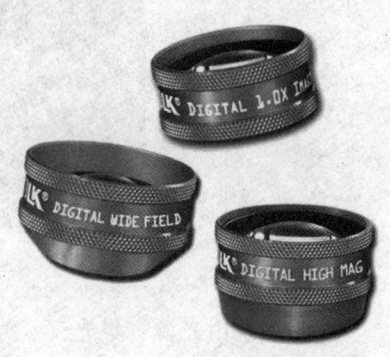

图 8-1-19 前置镜

镜可快速检查较宽的视网膜区域。78D 的透镜还可以在手术期间通过显微镜快速观察眼底。其检查方法与 Hruby 前置透镜的方法相似，但能保持眼底图像较大。与 Gold-mann 前置镜和三面镜检查的差异是不需要接触角膜，而且观察范围较大，可快速完成检查。

用接触镜或三面镜检查眼底时，要注意玻璃体中的情况，若玻璃体有不完全脱离或对黄斑牵拉的征象，则为引起黄斑裂孔的危险因素，黄斑部前方玻璃体中有炎症细胞存在是黄斑部炎症与变性的鉴别要点，若在周边部发现有内层神经上皮向玻璃体内呈球形隆起，有劈裂孔和视网膜血管呈架桥样外观，则对诊断视网膜劈裂有帮助。

眼底的光学切面对于区别病变性质、决定病变层次等极为重要。裂隙灯投射角度足够大时，眼底光学切面第一条光带从内界膜反射出来，边界清楚，色泽较亮白；第二条光带从脉络膜反射出来，光带较暗且边界模糊。两条光带之间为暗黑色条带，代表透明的视网膜，其厚度视裂隙灯光投射角度而异。当某些部位由于视网膜水肿、视网膜扁平脱离或囊样改变、色素上皮脱离等可使此带加宽，视网膜裂孔处则可见到第一条光带中断。利用三面镜时除见到上述征象外，尚可发现周边视网膜变性改变及寻找视网膜脱离的裂孔。

三、常规眼底检查

（一）检眼镜检查

有直接检眼镜和双目间接检眼镜检查。眼底检查在暗室进行。检眼镜检查不仅可观察眼底，还可查见角膜、晶状体、玻璃体有无混浊。

1. 直接检眼镜检查　直接检眼镜（图 8 - 1 - 20）所看到的眼底像是放大 16 倍的正像。由照明系统、观察系统及辅助部件所组成。

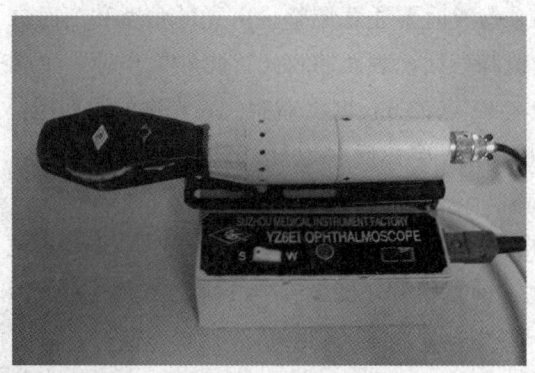

图 8 - 1 - 20　直接检眼镜

照明系统由光源、集光镜、光栏圈、投射镜和反射镜所组成。集光镜将灯丝发出的光线转变为平行光，光栏圈用于调整投射光斑大小，投射镜和反射镜有利于将光线投射到眼底。一般先在小瞳孔下初步观察，若瞳孔过小或欲详查眼底各部，可在排除青光眼的情况下散大瞳孔后检查。食指放在检眼镜的转盘上，以便拨动转盘。检查患者右眼时，检查者站在被检者右侧，用右手持检眼镜，用右眼检查。检查左眼时则相反。

用于检查屈光介质有无混浊。把转盘拨到 + 8 ～ + 10 屈光度，距被检眼 10 ～ 20cm，将检眼镜光线射入被检眼瞳孔区。正常时，瞳孔区呈均匀橘红色反光；如果屈光介质有混浊，则在红色的背影下可见点状、丝状或片状黑影。判断混浊部位的方法是：令被检者转动眼球，若黑影移动方向与眼球转动方向一致，则混浊在角膜上；若眼球转动时黑影的位置不变，则混浊位于晶状体上；若黑影移动的方向与眼球转动方向相反，且在眼球突然停止转动后黑影仍有飘动，则混浊位于玻璃体内。

检眼镜尽量靠近被检眼，将转盘拨到"0"处。若检查者有屈光不正，可拨动转盘到看清眼底为止。首先检查视盘，令患者向正前方平视，光线自颞侧约15°处射入，视盘便可窥清。然后沿视网膜动静脉分支，检查视网膜血管及后极部各象限视网膜。检查黄斑部时，将检眼镜光源稍向颞侧移动即可。最后让患者向上、下、左、右各方向注视，并改变检眼镜的投照角度，以检查视网膜各部。

2. 双目间接检眼镜检查　双目间接检眼镜（图 8 - 1 - 21）所看到的眼底像为放大 4 倍的倒像。常用于检查视网膜脱离，查找裂孔（术前、术后）、眼底隆起物，或用直接检眼镜察看眼底困难者等。被检眼充分散大瞳孔，采用坐位或卧位。检查者若有屈光不正，先戴矫正眼镜，再戴上间接检眼镜，调好瞳距，站在被检者头侧，相距约为 0.5m。将集光镜对准被检眼瞳孔，先用弱光观察瞳孔区红光背景下的角膜、晶状体、玻璃体有无混浊。然

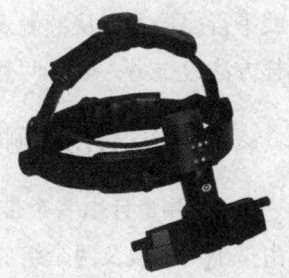

图 8 - 1 - 21　双目间接检眼镜

后检查者用左手拇指与食指持物镜，以无名指牵开眼睑并固定于眶缘，物镜常用 +20D凸透镜，较凸的一面朝向被检者，置于被检眼前 5cm 处（ +20D 透镜的焦距为 5cm），便可看清眼底后极部的视盘、黄斑等的倒像。检查眼底近周边部时，让患者向各方转动眼球予以配合。检查锯齿缘附近时，应先在结膜囊滴 0.5%的地卡因表面麻醉，检查者右手食指或中指戴巩膜压迫器协助检查。双目间接检眼镜检查虽然眼底像为倒像，放大倍数较小，但可见范围大，在同一视野内可以观察视盘、黄斑及后极部视网膜。结合巩膜压迫器的使用，易于发现视网膜周边部病变。

（二）眼底检查内容及记录

视盘检查时应注意视盘的大小、形状、颜色，边界是否清楚，盘面有无新生血管，生理凹陷有无加深、扩大，以及杯盘比值的改变，有无出血、水肿、渗出、充血，视盘上动脉有无搏动及血管是否呈屈膝状等。

视网膜血管应注意血管的粗细、比例、行径、弯曲度、管壁反光、分支角度及动

静脉有无压迫或拱桥现象，血管有无阻塞，血管壁有无白鞘及有无新生血管形成等。

黄斑部检查时应注意中心凹反光是否存在，视网膜有无水肿、出血、渗出、色素紊乱及黄斑变性或裂孔等。

视网膜检查时应注意有无水肿、出血、渗出及色素沉着，有无机化物、新生血管及肿瘤，有无裂孔及脱离等。

眼底检查结果可以用示意图记录。应记录病变的部位、范围及病变的形态、颜色、边界等，在示意图上用文字或有色铅笔予以标志。

四、眼球突出度检查

若怀疑眼球突出或测量眼球突出程度，应测量眼球突出度。我国正常人眼球突出度为 12～14mm，两眼差不超过 2mm，眶距约为 98mm。其测量方法有以下两种。

（一）小尺测量法

嘱患者平视前方，检查者将透明小尺的一端紧贴其眶外侧的前缘，小尺与患者视平线平行，检查者从颞侧观察角膜正中顶点在小尺上的毫米数，即为眼球突出度。以同样方法检查另一侧，两侧进行对比。此法简单但不够准确。

（二）眼球突出计测量法

Hertel 测量计由一个带有尺度的水平杆及装于此杆两端的两个测量器组成。测量器由一小刻度板及两个组成 45°角的平面镜组成，一个测量器固定在杆上，另一个可以在杆上滑动。检查时将测量器嵌于患者双眼之外侧眶缘，嘱其向前平视，然后检查者用单眼分别观察测量器的反光镜，查出两眼角膜顶点投影在标尺上的毫米数，即为眼球的突出度。例如，右眼球突出度为 14mm，左眼 13mm，眶距 98mm，记录时按如下方式表示：14＞—98—＜13mm，应同时记录眶距，再次测量时眶距应一致（图 8－1－22）。

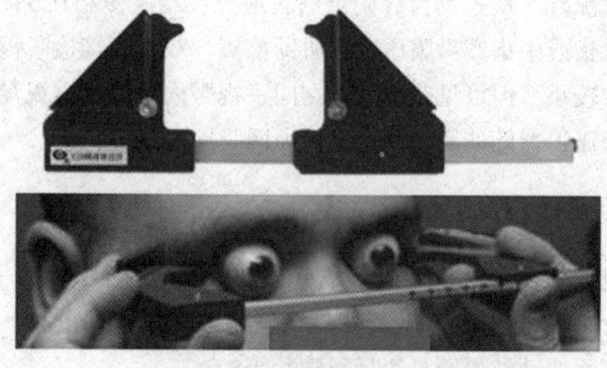

图 8－1－22　Hertel 眼球突出计测量法

五、眼位及眼球运动检查

眼位及眼球运动检查是观察眼球位置是否偏斜，眼球运动有无障碍，以了解眼外肌的功能。最常用的检查方法有以下几种。

（一）眼球运动检查

嘱患者头部固定不动，医生伸出食指让患者注视之，并跟随食指向左、右、上、下、左上、左下、右上、右下各方向转动，观察眼球转动情况。正常情况下，当眼球向外转动时，角膜颞侧缘可达外眦角；向内转动时，瞳孔鼻侧可与上下泪小点成一条垂直线；向上转动时，瞳孔上缘可接近上睑缘；向下转动时，瞳孔下缘可被下睑遮盖。且双眼对称等同，否则为不正常。

（二）角膜光点投影法（角膜映光法）

医生与患者相对而坐，用手电筒或集光灯自 33cm 远投照于受检者鼻根部位，嘱患者注视灯光，检查者观察两眼角膜反光点位置，正常者反光点位于角膜中央。若反光点偏于鼻侧，为外斜视；偏于颞侧，为内斜视。根据反光点偏位的程度可以估计斜视的度数。一般是将角膜中央至角膜缘的连线划为 3 等份，每等份相当于 15°。若反光点位于瞳孔缘约为 15°，位于瞳孔缘与角膜缘中间约为 30°，位于角膜缘处约为 45°（图 8 - 1 - 23）。

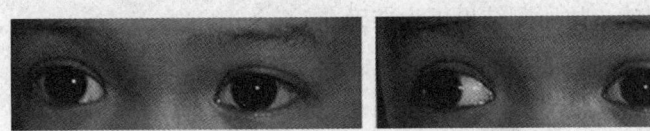

图 8 - 1 - 23　角膜光点投影法

（三）交替遮盖法

嘱患者向前注视 33cm 远的目标，医生用遮板交替遮盖一眼，观察眼球是否移动。例如，遮盖右眼，左眼注视，当遮盖板迅速移遮左眼时，若右眼由内向外移动，则为内斜视；若由外向内移动，则为外斜视。以同样方法检查左眼。当遮盖任何一眼时另一眼不动，则为正位。若光点投影法检查正常而遮盖法系斜视，为隐斜视；两者检查结果均系斜视者，为显斜视。光点投影法与交替遮盖法可结合进行。

六、眼压检查

眼压又称眼内压，是眼内容对眼球壁的压力。正常眼压为 10 ~ 21mmHg （1mmHg ＝0.133kPa），病理值≥24mmHg。双眼眼压差 < 5mmHg，24 小时眼压波动范围 <

8mmHg。检查方法有两种，一种是指测法，一种是眼压计测量法。

（一）指测法

检查时令患者双眼自然向下注视，检查者双手食指尖置于一眼上睑皮肤面，两指尖交替轻压眼球，借指尖的感觉以大致估计眼压的高低。记录时用"Tn"表示眼压正常，"T_{+1}"表示眼压轻度升高，"T_{+2}"表示眼压中度升高，"T_{+3}"表示眼压极高；"T_{-1}"表示眼压稍低，"T_{-2}"表示中等度减低，"T_{-3}"为眼压极低。本法简单易行。

指测法需有一定检查经验，不肯定时可以另一眼或另一正常眼压的人作对照。在有眼压计测量条件的情况下，注意不要用指测眼压后再用眼压计检测，以免影响结果的准确性。

本法主要用于患有急性结膜炎、角膜溃疡、角膜白斑、角膜葡萄肿、圆锥角膜、眼球震颤等不宜用眼压计检查眼压者。眼睑病变者会影响结果的判断。眼球穿破者禁用此法触压眼球。

（二）眼压计测量法

1. Goldmann 压平眼压计测量法　Goldmann 压平眼压计（图 8 - 1 - 24）是将嵌有棱镜的测压头和附有杠杆的弹簧测压器装在裂隙灯上进行测量。其基本原理是角膜压平面积恒定不变（直径 3.06mm，面积 7.354mm^2），根据使用压力的不同测量眼压。由于角膜压平的面积小，引起眼内容积的改变很小，使所测量的眼压几乎不受巩膜硬度与角膜弯曲度的影响，故所测结果更为准确。

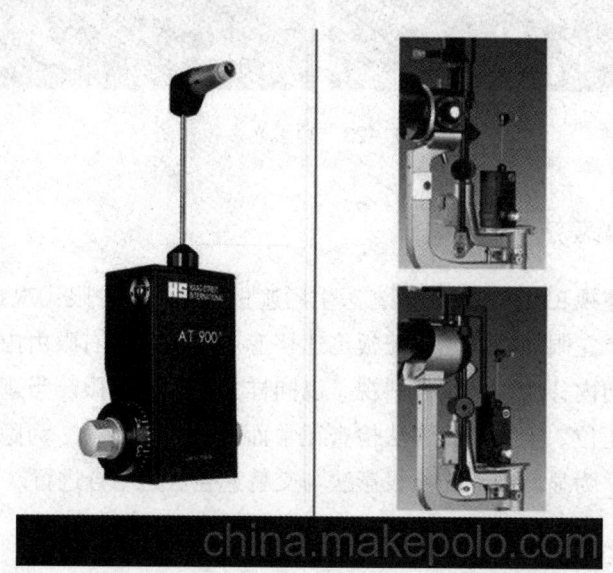

图 8 - 1 - 24　Goldmann 眼压计

检查时为了更好地分辨泪膜和角膜（它们有相似的屈光指数），在麻醉的结膜囊内滴入一滴荧光素，将测压头与角膜表面相接触。当眼的前表面被钴蓝滤镜照明时，荧光素染色的泪膜呈现亮的黄绿色，当检查者通过接触眼的分离棱镜看时，可以看见中央的蓝色环（压平的角膜）被两个黄绿色的半圆围绕，观察荧光素环，调节两个荧光素染色环的半圆大小相等、位置对称、宽窄均匀一致后，轻轻移动压平眼压计的加压旋钮，使两个半圆的内侧缘在它们中点处形成相连的光滑 S 屈，就获得适当程度的压平。将旋钮旁刻度读数（以克表示）乘以 10 即为以毫米汞柱表示的眼内压。

Goldmann 眼压计相当精确，如果使用恰当可重复性良好。个体间差异在 0 ~ 3mmHg，比眼内压的昼夜变异还小。

2. Schiotz 眼压计测量法　Schiotz 眼压计（图 8 - 1 - 25）主要结构包括眼压计支架、与砝码连结在一起的压针及杠杆和指针。眼压的高低决定于角膜被压陷的深度，并通过杠杆和指针，在刻度盘上指示出一定的读数，再从换算表上查得眼压的实际数值。

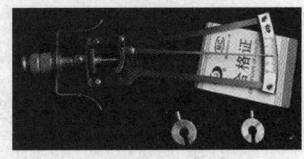

图 8 - 1 - 25　Schiotz 眼压计

检查前先在试盘上测试，指针应在刻度 "0" 处，否则应进行校正。然后用 75% 乙醇消毒底盘待干。患者取低枕仰卧位，用表面麻醉药滴眼，待角膜刺激症状消失、双眼能自然睁开时开始测量。嘱患者注视正上方一指定目标，使角膜保持水平正中位。检查者用左手拇指和食指分开上、下眼睑并固定于上、下眶缘，避免对眼球施加任何压力。右手持眼压计垂直放在角膜中央，迅速读出指针的刻度读数。先用 5.5g 砝码，当读数小于 3 时，应依次更换 7.5g、10g、15g 砝码测量。记录方法为：砝码重量/刻度读数 = mmHg（kPa）（从换算表中查出）。例如，5.5/5 = 17.30mmHg。测量完毕应在结膜囊滴入抗生素滴眼液以防感染。该方法操作方便，其缺点是易受巩膜硬度的影响。

3. 非接触眼压计测量法　非接触性眼压计（图 8 - 1 - 26）用一束空气压平角膜，所以眼压计与眼表面之间没有直接接触。非接触性眼压计由三个系统组成：①气流系统。利用压缩空气准确地输出随时间递增的气体脉冲压力，将一股气体喷向受试者角膜表面，压平角膜表面直径为 3.6mm 的面积。②压平监视系统。检验角膜被压平瞬间的情况。③反射器械及角膜的校准系统。检查

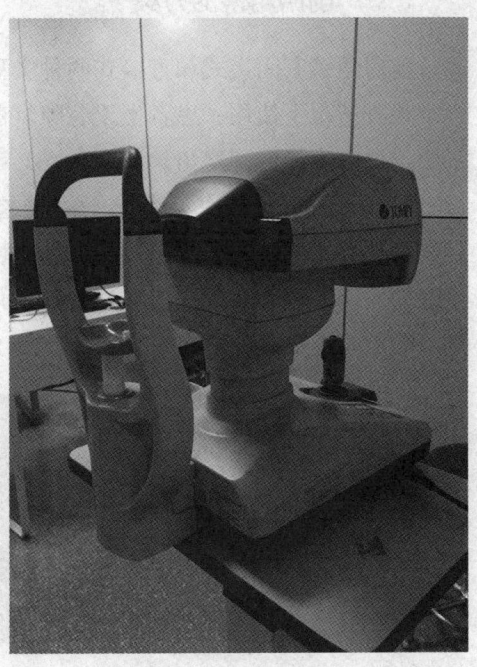

图 8 - 1 - 26　非接触眼压计

时，患者取坐位，不需麻醉，将下颌置于托架上，前额紧靠额带，在自动测量模式下，移动调焦手柄将测压头对准待测眼的角膜，把屏幕上的对准点放在内对准标记里，空气自动喷射，眼压测量值显示于荧光屏上，如测量距离不正确会显示"Too close（太近）"或"Forward（向前）"。理论上不需要消毒器械，但现在的研究发现空气气流可能产生潜在性含感染物质的泪膜气雾。

因为非接触性眼压计可由非医学专业人员操作，仪器与眼之间没有直接接触，对眼压的筛选很有用。从非接触性眼压计获得的眼压读数与 Goldmann 眼压计的读数相关性好，但几个毫米汞柱的差别并非少见，尤其是高于 20mmHg 时。这种眼压计检查不需局部麻醉，但在麻醉下较为精确。非接触性眼压计测量时，需在短时间内测量多次（一般为三次）并将读数进行平均。仪器有内置的校正系统。

七、前房角检查

因为角膜的弯曲度和眼与空气屈光指数的差异，来自周边虹膜、房角隐窝和小梁网的光线被角膜完全内反射，使临床医师在没有使用接触镜排除空气－角膜界面时无法看到这些结构。前房角检查对青光眼的诊断、治疗方法的选择及判断预后有极为重要的意义。此外，对房角异物、肿瘤及外伤所致房角损伤等的诊断亦十分重要。目前临床上普遍使用间接型 Goldmann 前房角镜，借助裂隙灯显微镜照明并放大，使房角结构清晰可见。前房角由前壁、后壁及所夹的隐窝三部分组成。

（一）前房角镜的分类

前房角镜有间接式和直接式两种类型，间接检查法用反射光检查房角，因为能在标准检查情况下使用，患者坐于裂隙灯前，因此较普遍使用；直接检查法时患者需要平卧，可以直接看到房角。

1. Goldmann 前房角镜属于间接检查法 利用接触镜来抵消角膜屈光力，在接触镜中装有呈 62°夹角的反射镜，患者取坐位并配合裂隙灯显微镜检查，可以得到较满意的照明及放大效果。但看到的前房角的方向与实际相反，必须转动前房角镜才能逐一看完 4 个象限的前房角（图 8 - 1 - 27）。

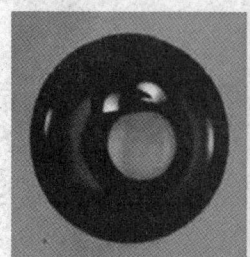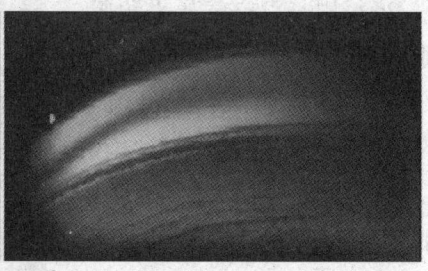

图 8 - 1 - 27 Goldmann 前房角镜以及检查所见

2. Zeiss 前房角镜属于间接检查法 有 4 面反射镜，不必转动即可观察到全部前房角，并可行压陷检查以区别周边膨隆与虹膜周边前粘连，但不易固定。

3. Koeppe 前房角镜属于直接检查法 使用生理盐水作为偶合物，患者需要平卧，可以直接看到房角。

（二）前房角镜的检查描述

前房角镜检查的房角分类法多种多样，主要有 Scheie 分类法、Shaffer 分类法、Spaeth 分类法、前房角色素分级、前房角虹膜突分级。各种分类法有不同的标准。

Scheie 房角分级中前房角结构在前房角镜下由前向后依次如下（图 8 - 1 - 28）。

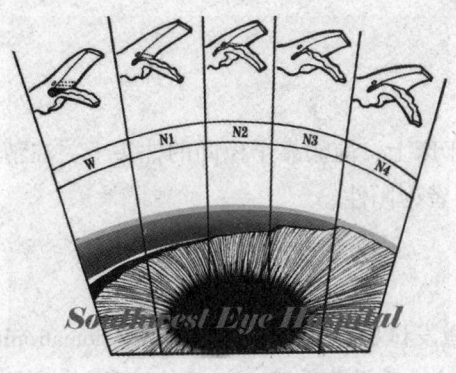

图 8 - 1 - 28 Scheie 房角分级

Schwalbe 线为房角的前界，又为角膜后弹力层终止处，是前壁的起点，呈一条灰白色略为突起的线条，是角膜与小梁的分界线。

小梁网是一条微黄色的小带，宽约 0.5mm，Schlemm 管位于其外侧，是房水主要引流的区域。正常情况下，Schlemm 管不易看清，如用前房角镜对眼球加压，可看到充满血液的 Schlemm 管呈红色线条。一般在小梁后 2/3 处色素较多。

巩膜突是小梁的后界，也是前壁的终点，为一淡白色线条。

睫状体带介于巩膜突和虹膜根部之间，由睫状体前端构成，相当于房角的隐窝部分，呈一条灰黑色带。

虹膜根部房角后壁为虹膜根部，为房角的后界。Shaffer 按所见的虹膜平面与小梁面形成的夹角分类，此角 > 20° 为宽角，< 20° 为窄角。Scheie 则提出在眼球处于原位时能看见房角的全部结构者为宽角，否则为窄角，并进一步将窄角分为四级，即在动态下才能看清睫状体带者为窄 Ⅰ，能看清巩膜突者为窄 Ⅱ，能见前部小梁者为窄 Ⅲ，仅能见到 Schwalbe 线者为窄 Ⅳ，小梁被虹膜根部贴附粘连为房角堵闭，否则为房角开放。

八、青光眼诱发试验

青光眼诱发试验主要用于闭角型青光眼，下面叙述主要的临床试验。

（一）暗室试验

暗室试验前应停用抗青光眼药物 48 小时，检查前按常规进行眼压测量，然后安排受试者在绝对暗室中（或包双眼）停留 1~2 小时，由于青年人的瞳孔反应灵敏，一般 1 小时即可，老年人瞳孔小、不易散大，以 2 小时为宜。试验后在暗光（或红光）下迅速测量眼压。将检查前后的眼压进行比较，一般认为眼压升高 8mmHg 者为阳性。

（二）俯卧试验

嘱受试者面向下卧于床上，前额靠于稳固的枕头上，在清醒状态下闭眼俯卧 1 小时，若眼压升高 8mmHg 者为阳性。

（三）其他试验

其他少用的青光眼激发试验包括 2% 后马托品（homatropine）散瞳试验、新福林（neosynephrine）散瞳试验、毛果芸香碱 – 新福林试验、读书试验、暗室加俯卧试验、百里安（thymoxamine）缩瞳试验等。随着超声生物显微镜（ultrasound biomicroscopy，UBM）的应用，也有采用暗室 UBM 房角检查。

九、泪器检查

（一）泪器外观检查

注意泪点有无外翻及闭塞，泪囊区有无红、肿、压痛及瘘管，压挤泪囊时是否有分泌物流出，泪腺区有无压痛及肿块。

（二）泪道检查

对于泪道情况可用以下方法进行估计：①荧光素钠试验。将 1%~2% 的荧光素钠滴入结膜囊内，约 2 分钟后擤鼻涕，如鼻涕带绿黄色，表示泪道通畅。②泪道冲洗。用小注射器套上 5 号钝针头，从下泪点通过下泪小管注入生理盐水，如感到有水到达口、鼻或咽部，表示泪道通畅。③X 线碘油造影。将碘油按泪道冲洗的方法注入到泪囊，然后进行 X 线照相，可估计泪囊的大小及形态，为手术方式提供参考。

(三) 泪液检查

对于泪液分泌的估计有两个经典的试验: ①Schirmer 试验。将 5mm × 35mm 的滤纸的一端折弯 5mm,并置于下睑内 1/3 处,其余部分悬于皮肤表面,轻闭双眼 5 分钟,测量滤纸浸湿的长度,正常长于 5mm。②泪膜破裂时间。在结膜囊滴入 0.125% 荧光素钠一滴后,嘱受检者眨眼数次,然后通过裂隙灯蓝光照明下观察,检查者在受检者睁眼开始持续观察受检者角膜,到出现第一个黑斑 (泪膜缺损) 时的时间为泪膜破裂时间,10 秒钟以上为正常。

第二节　眼科特殊检查

一、眼底照相

眼底照相是检查玻璃体、视网膜、脉络膜和视神经疾病的重要方法。可利用眼底照相机和全景眼底扫描系统进行检查。将所得到的电脑存档,是保存眼底患者信息的最直接方法。

(一) 眼底照相机检查

眼底照相机问世已有 20 年,目前较新的机型有 Zeiss 公司的 Visucam224,除此以外,还可以直接使用眼底荧光血管造影机自带的眼底照相功能进行操作。眼底检查时,一般是事先散瞳,但是使用快速散瞳药物的恢复时间也比较长,一般需要 6 小时,在这段时间里,患者会很不舒服,在这样的背景下,免散瞳眼底照相应运而生。免散瞳眼底照相避免了部分患者瞳孔无法散大的局限性,利用高感光原理,提高相机的感光度,使用较弱光线 (瞳孔较大) 对眼底进行照相,再到计算机上进行观察和分析 (彩图 8 - 2 - 1、彩图 8 - 2 - 2)。即使这样,眼底照相机检查时仍有不便之处,就是所得到眼底照片的可见范围有限,一般仅有 45°视角 (免散瞳眼底照相仅有 30°视角)。要得到周边部眼底照片或大范围眼底照片很困难,虽然可以使用眼底照片拼图技术,但还是需要很好的操作技术和较长的检查时间。

(二) 超广角眼底照相检查

超广角眼底照相检查主要依靠 Optos 全景眼底扫描系统进行,实现了小瞳孔状态下检查 80% 视网膜范围的突破,是眼底激光扫描系统的一个飞跃。

超广角眼底照相检查 (图 8 - 2 - 3) 超越了传统的光学设备,能够得到图像质量清晰、高分辨率的数字图像,扫描范围广泛,可以在瞳孔直径小至 2mm 情况下,一次扫描到接近 200°约 80% 的视网膜面积。这是传统的眼底镜检查和眼底照相做不到的。该设备操作简单易学，检查速度快，图像获取时间只有 0.25~0.40 秒。检查过程免散瞳、无痛无创，不需要受检者特殊配合，从儿童到成年人均适合，获取图像方便快捷，能够为广大患者提供准确客观的眼底资料，患者满意度高，增加患者的信任度，可作为健康教育和病情随访的资料。

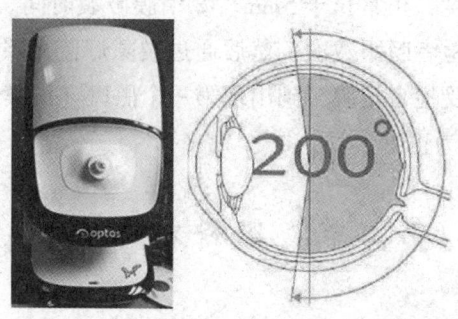

图 8 -2 -3 超广角眼底照相系统以及视角 200°的视网膜面积示意

二、眼底血管造影检查

眼底血管造影是将造影剂从肘静脉、手背静脉等静脉处注入，利用眼底照相机和特定的滤光片，拍摄眼底血管及其灌注过程的一种检查方法（图 8 -2 -4）。它是一种观察眼底微循环动态和静态改变的有效方法，对眼底病的发病机制、诊断、指导治疗、评估疗效及推测预后等各方面均可提供有价值的资料。它分为荧光素眼底血管造影（fundus fluorescein angiography，FFA）和吲哚菁绿血管造影（indocyanine green angiography，ICGA）两种。前者以荧光素钠为造影剂，主要观察眼底视网膜血管循环情况；后者以吲哚菁绿为造影剂，观察脉络膜血管动态循环情况，有助于黄斑病变、脉络膜疾病等眼病的诊断与鉴别诊断。

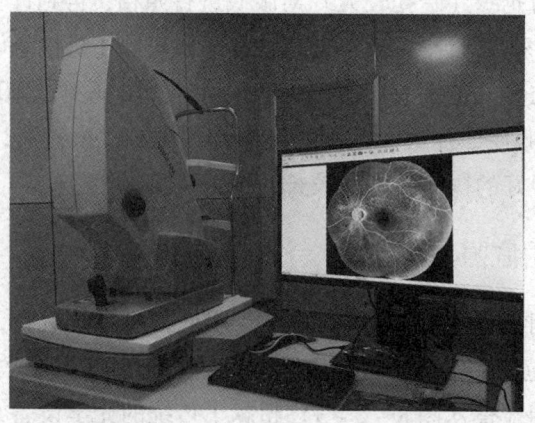

图 8 -2 -4 眼底血管造影机

（一）荧光素眼底血管造影（FFA）

1. FFA 的分期

（1）正常人臂 - 视网膜循环时间（A - RCT）：即荧光素钠从肘静脉注入后随血流到达眼底的时间，为 7~12 秒。

（2）FFA 视网膜血管循环的分期：静脉内注射荧光素钠后，从眼底血管（脉络膜血管、视网膜血管）开始出现荧光至荧光素在眼底血管内逐渐消退的时间，称为荧光素视网膜循环时间。其分期各家看法不同，通常分为 5 期：①动脉前期，脉络膜血管充盈荧光，称背景荧光，见眼底有地图状或小斑状朦胧荧光。②动脉期，视网膜动脉在短时间内见到完全充满荧光。③动静脉期，从静脉有层流开始，至静脉内全部充盈荧光的时间。④静脉期，时间较长，从静脉层流消失开始至视网膜血管慢慢消退的时间。静脉荧光强度高于动脉荧光强度（图 8 - 2 - 5）。⑤晚期，视网膜血管内及视盘上荧光基本消退，仅见视盘周边有朦胧荧光环或有病变的视网膜内留有异常强荧光。

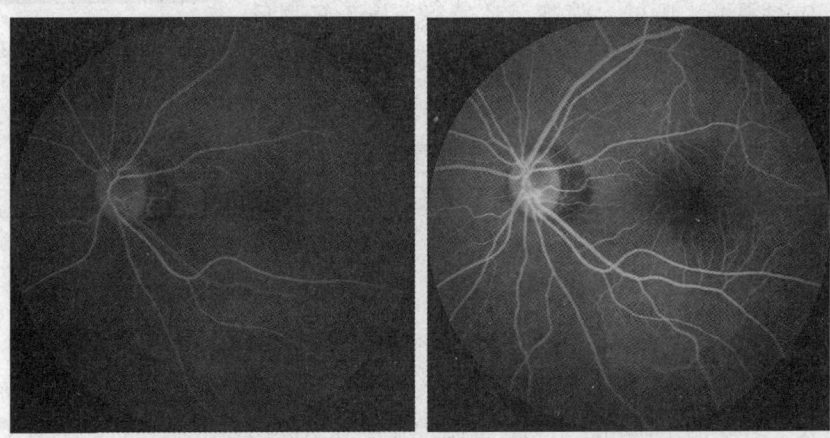

图 8 - 2 - 5 FFA 的动静脉期以及静脉期

2. 常见的异常眼底荧光形态

（1）高荧光：①透见荧光，又称窗样缺损。造影早期出现，在造影过程中其大小形态不变，亮度随背景荧光的增强而增强、消退而消退。常见于各种原因引起的色素上皮萎缩、先天性色素上皮的色素减少。②渗漏。当视网膜内屏障或外屏障受损害时则产生荧光素渗漏。渗漏一般分为两种情况，一是视网膜渗漏。由于视网膜内屏障受到破坏，染料渗入到组织间隙，出现在造影晚期。黄斑血管渗漏常表现为囊样水肿。二是脉络膜渗漏，分为池样充盈和组织染色。前者荧光素积聚在视网膜神经上皮层下或色素上皮层下；后者指视网膜下异常结构或物质可因脉络膜渗漏而染色，形成晚期强荧光，如玻璃膜疣染色、黄斑瘢痕染色。③新生血管，可发生于视网膜、视盘上、视网膜下，并可伸入玻璃体内。越新鲜的新生血管荧光素渗漏越强。视网膜新生血管主要因视网膜缺血所致，最常见于视网膜静脉阻塞缺血型、糖尿病视网膜病变、视网膜静脉周围炎（Eales病）等。脉络膜新生血管常见于年龄相关性黄斑变性等。④异常血管及其吻合，反映视网膜缺血缺氧。常见的有微动脉瘤、侧支循环、血管迂曲扩张等。微动脉瘤绝大多数呈现为荧光亮点，造影后期其周围出现荧光晕。

（2）低荧光：①荧光遮蔽。由于色素、出血、渗出物等的存在，表现为在正常情况时应显示荧光的部位荧光明显减低或消失（图8-2-6）。②充盈缺损。由于血管阻塞，血管内无荧光充盈所致的弱荧光，如无脉病、颈动脉狭窄、眼动脉或视网膜中央动脉阻塞。视网膜静脉病变可致静脉充盈不良。若毛细血管闭塞则可形成大片无荧光的暗区，称为无灌注区，常见于糖尿病视网膜病变、视网膜静脉阻塞等。

3. 荧光素钠的不良反应　注射荧光素钠后，较常见的不良反应是恶心、呕吐、喷嚏、眩晕等，属于轻型反应，发生率为1%~15%。若仅出现上述反应，一般检查尚可以完成，但亦有极少数出现过敏性休克而导致死亡者，因此进行本项检查时必须具备急救所需的设备。检查前必须详细了解患者有无禁忌证，有严重心、肝、肾疾病者禁用。

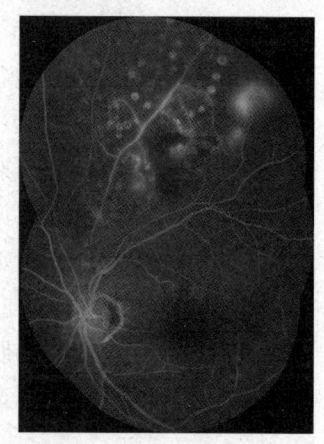

图8-2-6　患者左眼视网膜分支静脉阻塞

可见出血所致的荧光遮蔽、血管扩张所致的荧光渗漏、激光斑所致的荧光染色

（二）吲哚菁绿血管造影（ICGA）

吲哚菁绿血管造影是以吲哚菁绿为造影剂，使用红外线作为激发光，可穿透视网膜色素上皮、较厚的出血和渗出物，清晰地显示脉络膜的血液循环状况，对于发现脉络膜或视网膜新生血管膜有其独特优势。临床主要用于脉络膜新生血管形成类的疾病，如年龄相关性黄斑变性、中心性渗出性脉络膜视网膜病变等，视网膜大动脉瘤，脉络膜肿瘤、多种脉络膜炎及息肉样脉络膜病变等眼病的诊断与鉴别诊断（图8-2-7、图8-2-8）。

检查禁忌证：有过敏史尤其是碘过敏患者，严重肝脏疾病，尿毒症，孕妇。

三、眼底自发荧光检查

眼底自发荧光（fundus autofluorescence，FAF）检查是一种新近发展的眼底成像技术，具有非侵入性、不接触性、无损伤性、检查时间短及可重复性强等优点。其基本原理是脂褐质在蓝光激发下能发出荧光，无需注射染料，是自然发光，故称为自发荧光（autofluorescence，AF）。脂褐质是由视网膜色素上皮细胞（retinal pigment epithelium，RPE）吞噬光感受器外节盘后形成的代谢产物堆积而成，被认为是眼底产生AF的

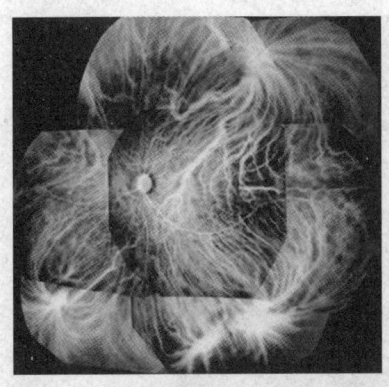

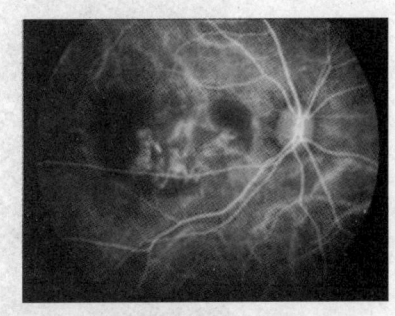

图8-2-7 正常眼底的 ICGA 造影图像 　　　图8-2-8 黄斑病变的 ICGA 造影图像

最主要物质，FAF 技术就是利用 RPE 中脂褐质的特性而设计的。一般认为自发荧光的水平代表脂褐质积聚与清除之间的平衡状况，而脂褐质积聚代表着许多视网膜和黄斑疾病共有的发病途径。因此，FAF 可显示 RPE 细胞内成分异常导致的改变，评估相关眼病的 RPE 细胞的功能及其代谢情况（图8-2-9）。

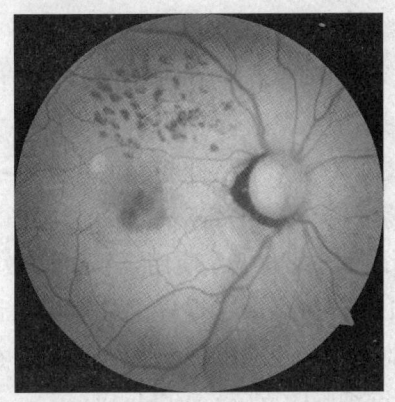

图8-2-9 眼底自发荧光

临床最常用于 RPE 的分布及其功能改变的眼病，如年龄相关性黄斑变性、视网膜色素变性、中心性浆液性视网膜脉络膜病变、Stargardt 病、Best 病、特发性黄斑裂孔、特发性视网膜毛细血管扩张症Ⅱ型等。

四、视觉电生理检查

常用的视觉电生理检查包括视网膜电图（electroretinogram，ERG）、视觉诱发电位（visual evoked potential，VEP）和眼电图（electro-oculography，EOG），其中又以前两种更为常用。目前有能将 EOG、ERG、VEP 多种检查功能合为一体的眼电生理仪（图8-2-10），为检查带来了方便。

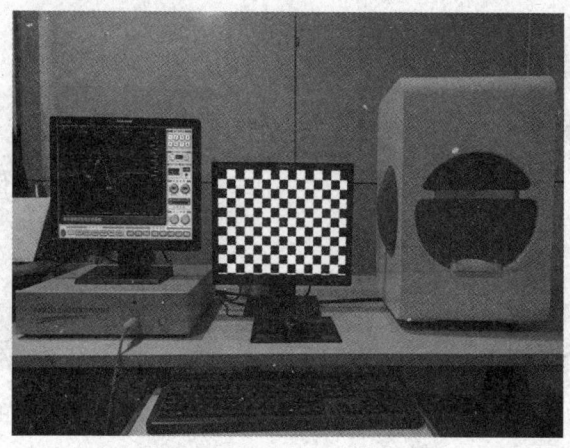

图 8 -2 -10　眼电生理仪

（一）视网膜电图

ERG 是光线或图像刺激眼球后在角膜记录到的一组电反应。可反映视杆或视锥系统的功能状况并估计视网膜各层的功能状况。

根据适应状态、刺激形式、刺激范围、刺激光颜色可有多种多样的分类。最常用者为全视野闪光视网膜电图和图形视网膜电图。

1. 闪光 ERG（F-ERG） 主要由一个负相的 a 波和一个正相的 b 波组成，叠加在 b 波上的一组小波为振荡电位（oscillatory potentials，OPs）。

采用角膜接触镜电极作为记录电极，使用全视野刺激器（标准闪光强度 1.5 ~ 3.0cd/m²，背景光亮度用 17 ~ 34cd/m²）提供闪光刺激。记录五种反应图形，如图 8 -2 -11 所示，即视杆细胞系统的反应、最大视网膜反应（包括两种光感受器系统的混合反应）、振荡电位、视锥细胞的反应、闪烁反应。

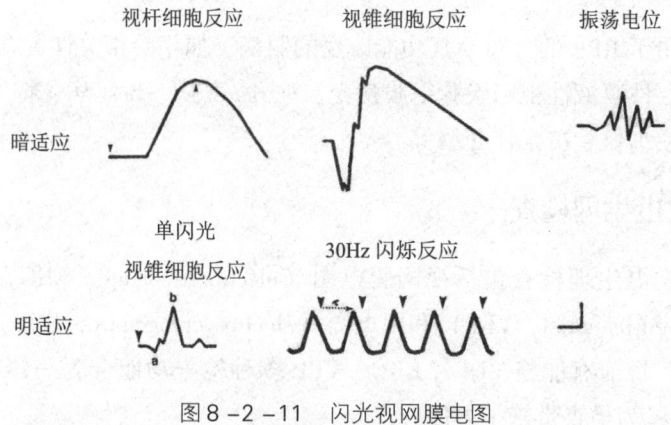

图 8 -2 -11　闪光视网膜电图

暗适应下视杆细胞系统反应反映视杆细胞的功能状况，暗适应下最大视网膜反应反映视杆细胞系统和视锥细胞系统的混合反应，暗适应下振荡电位受视网膜循环状态影响较大，视锥细胞反应和闪烁反应主要反映视锥系统的状况。从波形来讲，a 波主要反映视杆、视锥细胞的功能，b 波主要反映双极细胞和 Müller 细胞的功能，特殊条件下记录到的 c 波主要反映视网膜色素上皮的功能。

由于闪光全视野视网膜电图记录全视网膜的反应，对于发现局部性病变的阳性率低，所以临床上设计局部光刺激以增加发现异常的可能性，称为局部视网膜电图（focal electroretinogram），常用的仪器有手持眼底镜式刺激器、红外线眼底电视摄像系统、发光二极管（LED）局部光刺激器系统、电视显示器作局部光刺激器系统、其他方法（氦-氖激光、全视野 ERG 的 Ganzfeld 球）。采用角膜接触镜电极作为作用电极，常用的适应光为持续的白光或蓝光，刺激光为白光或红光，基本原则是适应光能满意地抑制弥散光反应，记录到局部反应。适应光与刺激光亮度的最佳比例为 1∶15。各波改变的临床意义主要有：①a 波和 b 波均下降，提示视网膜内层和外层均有损害，可见于视网膜色素变性、脉络膜视网膜炎、广泛视网膜光凝后、视网膜脱离等。②b 波下降、a 波正常，反映视网膜内层功能受损，可见于青少年视网膜劈裂症、视网膜中央动脉或静脉阻塞等。③OPs 波下降或熄灭，提示视网膜血液循环障碍，主要见于糖尿病视网膜病变、视网膜中央静脉阻塞等。

2. 图形 ERG（P-ERG）　正常 P-ERG 由起始的一个小的负波（a 波）、接着一个较大的正波（b 波）和随后一个较大的负后电位组成。它的起源与神经节细胞的活动密切相关，其正相波有视网膜其他结构的活动参与。临床主要用于原发性开角型青光眼、黄斑病变等眼病的检查。

P-ERG 采用非接触镜电极（细的导电纤维或金箔）作为记录电极，安置于下穹隆部，刺激图形为黑白翻转方格，刺激野在 10°~16°，分别测定大、中、小方格刺激的图形视网膜电图。主要用于检测视网膜神经节细胞的功能。

3. 多焦 ERG（multifocal ERG，mfERG）　mfERG 即多点位视网膜电图。其结果可用任意分区的平均值、波描记阵列或伪彩色三维立体图表示。mfERG 最突出的优势是对于发现黄斑区局灶性病变具有直观性和灵敏性。临床主要应用于黄斑疾病、遗传性视网膜变性类疾病等的诊断。

mfERG 应用计算机 m 系列控制随离心度增加而增大的六边形阵列刺激图形，可以得到视网膜视锥细胞反应密度分布图，对于发现黄斑区局灶性病变具有灵敏和直观的优点。刺激矩阵的个数可以由检查者确定，有 1、7、19、37、61、103、241 个刺激单元等可选，也可自行确定，临床上以 103 个刺激单元的模式最为常用。刺激野半径约为 25，在刺激时每个六边形均分别根据 m 系列信号作黑白翻转。m 系列的长度为 $2^{15}-1$ 或 $2^{16}-1$，速率 67 次/秒，刺激时间约为 8 分钟或 16 分钟。结果可以任意分区的平均值表示、波描记阵列表示或伪彩色三维立体图表示，见彩图 8-2-12。

（二）视觉诱发电位

从视网膜神经节细胞到视皮质之间的任何部位神经纤维病变都可引起 VEP 的异常。由于黄斑部纤维终止于枕叶纹状区后极部，因此 VEP 亦是检测黄斑功能的一种方法。根据刺激光形态的不同，又分为闪光 VEP（F-VEP）、图形 VEP（P-VEP）及多焦视觉诱发电位（multifocal VEP，mfVEP）。

F-VEP、P-VEP 在临床上主要应用于：①诊断视神经和视路疾病，多表现为 P100 波的峰潜时延长和振幅下降。②诊断特发性脱髓鞘性视神经炎，多表现为 P100 波峰潜时延长。③评估弱视的治疗效果。④判断婴幼儿和无语言能力儿童的视力。⑤鉴别伪盲。⑥预测屈光介质混浊的患者术后视功能。P-VEP 的检测结果比 F-VEP 更可靠，但视力低于 0.1 时则须用 F-VEP 检查。

F-VEP 和 P-VEP 的波形有所不同。

闪光刺激诱发的 VEP 由一系列的成分组成，由 3~7 个波所组成，较不稳定，通常用于视力很差而不能固视的患者。完整的波形首先是一个 30ms 左右的负向波（N_1），跟着依次是 55ms 左右的正向波、75ms 左右的负向波、110ms 左右的振幅比较大的主要正向波、140ms 的负向波、175ms 的正向波和 220ms 的负向波。正波和负波分别用 P 和 N 表示；字母后是表示波形出现先后次序的数字下标，见图 8-2-13。

图形翻转棋盘格诱发的 VEP 包括约 75ms 处的负向成分，约 100ms 处的正向高振幅成分和约 145ms 处的负向成分，即所谓的 NPN 复合波。图形翻转 VEP 最常用的命名法是按各自的平均峰潜时而定，如上面提到的三个波依次命名为 N_{75}、P_{100} 和 N_{145}。其中的 P 波正向成分是最稳定的，是 NPN 复合波的代表成分，也是临床评价图形翻转 VEP 的最常用指标，见图 8-2-14。

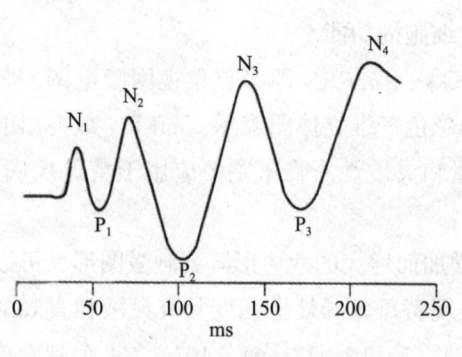

图 8-2-13　闪光刺激诱发的 VEP

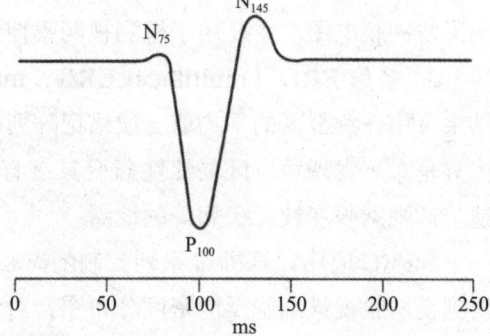

图 8-2-14　图形刺激诱发的 VEP

mfVEP 应用计算机 m 系列控制随离心度增大而增大的六边形阵列刺激图形或飞镖盘刺激图形，从枕部皮肤电极记录的反应由计算机分析后，得出各个刺激部位的视诱发电位，见图 8-2-15。结果可以任意分区的平均值表示、波描记阵列或三维立体图表示，目前在青光眼和部分视路病变中得到一定的应用。

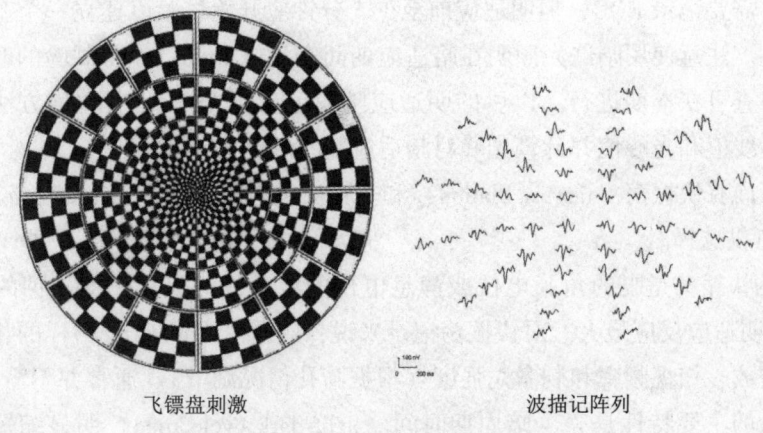

飞镖盘刺激　　　　　　波描记阵列

图 8 -2 -15　多焦视诱发电位结果示意

（三）眼电图

EOG 测定随光适应状态改变或药物诱导而使眼球静息电位发生改变的规律性变化。主要测试视网膜色素上皮 - 光感受器复合体的功能。

常规 EOG 测定使用视网膜的全视野球刺激。固视视标诱导水平子午线上大约 30°角的眼球运动。EOG 的记录有两种方式。

1. 光峰对暗谷比值　此种记录需要进行 15 分钟的暗适应和 15 分钟的明适应，每一分钟取 10 次测量值进行平均，作为所在时间段的电位平均值。为了记录暗谷，应当关闭室光并在黑暗中记录 EOG 值 15 分钟。设定在此期间的最小振幅为暗谷，最常出现于 11 ~ 12 分钟，但可以较早或较迟出现。然后打开明适应灯，并在明适应下记录 15 分钟，将此期电位最高处定为光峰电位。记录暗适应下的暗谷时间、暗谷电位，明适应下的光峰时间、光峰电位，光峰电位/暗谷电位的比值称为光峰/暗谷比或 Arden 比，正常为 1.8 ~ 2.5，见图 8 -2 -16。

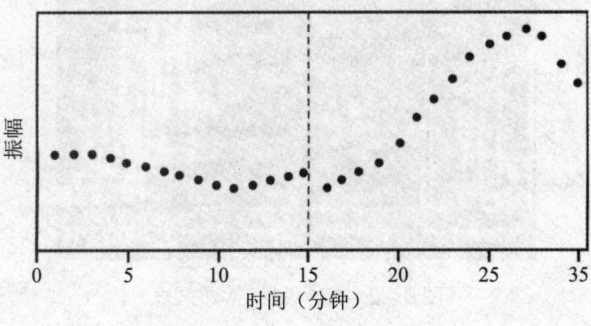

图 8 -2 -16　EOG 测量结果

2. 光峰对暗适应基线比值 建立一个稳定的基线需要至少 40 分钟的暗适应。在这个期间不需要记录 EOG，但明适应前至少 5 分钟应开始试验以建立一个基线并保证它的稳定性。注意使用暗红光照明在暗适应期间安放电极可以保留试验的时间。临床暗适应计检查可在本期进行。以后的明适应阶段记录与光峰/暗谷比值方法相同。记录暗适应基线值和光峰值并计算光峰对暗适应基线的比值。

此外，尚有快振荡（fast oscillation）和非光反应性眼电图（nonphotopic electro-oculogram）可供选择。

EOG 的快振荡是眼的角膜电位或静息电位的波动，对大约 1.1 分钟的暗适应和 1.1 分钟的明适应反应最大。对快振荡记录来说，应当使用像 EOG 一样的相同放大设备、电极安放、扫视频率和刺激光强度（根据瞳孔情况调节）。通常并不需要预适应。快振荡记录的主要特性是亮 - 暗周期时间（light-dark cycle time）明显缩短。推荐每个周期各 60～80 秒的交替亮和暗期，至少 6 个完全的亮 - 暗周期。因为每个周期短，整个试验期间连续记录扫视较为理想。休息期间可能丢失反应峰或谷。报告应当包括平均峰谷比值、峰的平均潜伏期或相位移。应当注意谷处静息电位的绝对值。

眼的静息电位能被非光刺激视网膜色素上皮反应所改变。例如，高渗透压、碳酸氢化物和醋唑磺胺在体外降低转膜电位，在体内降低眼静息电位。这些反应分别称为高渗透压反应（hyperosmolarity response）、碳酸氢化物反应（bicarbonate response）和醋唑磺胺反应（diamox response）。

五、眼超声检查

（一）A 型超声

A 型超声将探测组织的每个声学界面的回声以波峰形式，并按回声返回到探头的时间顺序依次排列在基线上，构成与探测方向一致的一维图像（图 8 - 2 - 17）。波峰的高度表示回声的强度。其优点是测距精确、回声强弱量化。

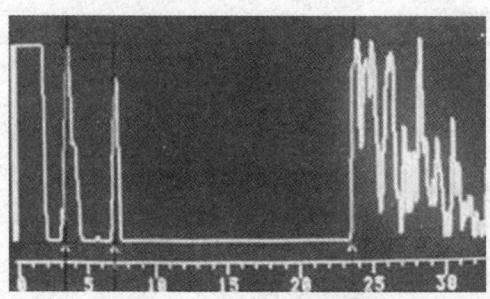

图 8 - 2 - 17　眼科 A 超图像

临床应用：将探测方向作用于眼轴上，可以得到前房深度、晶状体厚度、玻璃体腔长度，进而可以得到眼轴长度的测量值。多用于白内障手术前的眼球的眼轴长度测量。

（二）B型超声

B型超声通过扇形或线阵扫描，将界面反射回声信号转变为大小不等、亮度不同的光点。光点的明暗代表回声的强弱，回声形成的众多光点构成一幅局部组织的二维声学切面图像（图8-2-18）。

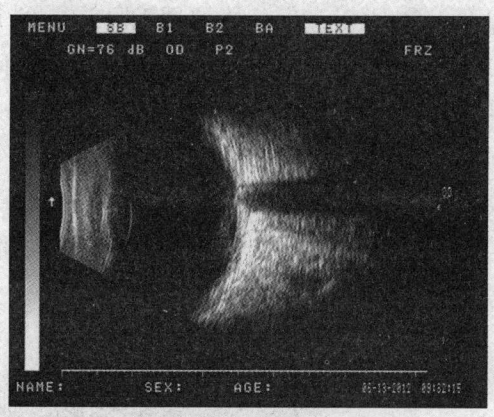

图8-2-18 眼科B超图像

临床应用：①在屈光介质混浊时，超声扫描是显示眼球内病变的首选检查方法。②探查眼内肿物。③探查眼内异物。④玻璃体切割术前常规检查，以确定病变的范围和程度。⑤眼球突出的病因诊断。⑥视网膜脱离的诊断。

（三）彩色多普勒成像

彩色多普勒成像（color Doppler imaging，CDI）是利用多普勒原理，将血流特征以彩色的形式叠加在B型灰阶图上，红色表示血流流向探头（常为动脉），蓝色表示血流背向探头（常为静脉），见图8-2-19。

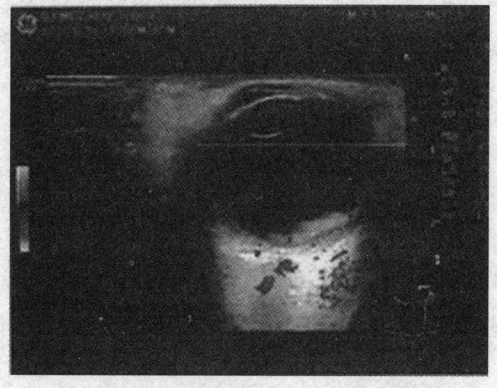

图8-2-19 眼部彩超图像

临床应用：可检测眼动脉、视网膜中央动脉、睫状后动脉血流等，故多用于眼和眶部血流动力学的研究。

（四）超声生物显微镜

超声生物显微镜（ultrasound biomicroscopy，UBM）属于实时 B 型超声波成像仪，由于换能器的频率高，因此可以获得高分辨率图像，其最大分辨率可达 50μm，与光学显微镜的分辨水平相等（图 8 - 2 - 20）。主要用于眼前节检查。它可以在非侵入条件下获得任意子午线的眼前节结构的二维图像，突破了以往眼前节结构在活体状态下的限制，可以清晰地显示虹膜、睫状体、晶状体赤道部和悬韧带、后房、周边玻璃体、眼外肌止端等结构；可测量各种参数，如角膜直径、前房深度、晶状体厚度、相对晶状体位置、睫状突厚度、睫状体晶状体距离、小梁睫状体距离、虹膜悬韧带距离、虹膜晶状体接触距离、房角开放距离、眼外肌厚度等，弥补了其他眼科检查方法如裂隙灯显微镜、前房角镜及普通超声波检查的不足。

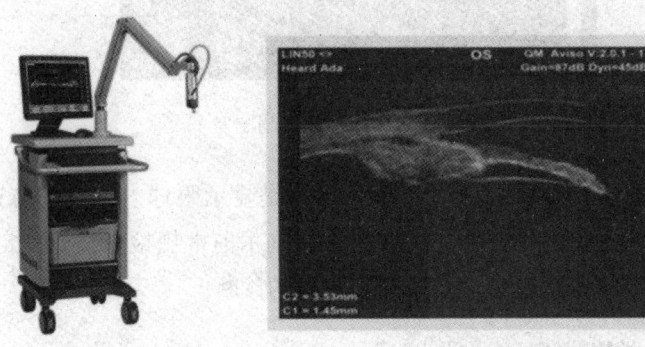

图 8 - 2 - 20　UBM 仪器以及所获图像

临床应用：①青光眼的发病机制研究和治疗方法选择。②眼前节囊肿和实质性肿瘤的诊断和鉴别诊断。③周边玻璃体混浊与周围组织的关系。④精确揭示角膜、巩膜穿通伤的位置及大小和房角有无后退等。⑤可作为角膜移植术前的常规检查之一。⑥鉴别前巩膜疾病。⑦眼外肌手术前后肌肉位置及邻近组织的改变等。

六、眼部放射检查

（一）X 线检查

X 线检查为眼科常用的检查诊断方法之一。眼科多采用 Waters 位 X 线平片检查，这样在正位片上可以避免颞骨岩部重叠于眼眶。视神经孔采用后前或前后斜位分侧投照。

临床应用：主要用于眼眶肿瘤、眼部外伤、眼内及眼眶金属异物等的诊断与鉴别诊断，尤其是用于眼内金属异物及其他高密度异物的定位。

（二）CT 检查

计算机断层扫描（computed tomography，CT）是以电离射线为能源，用计算机的辅助来显示多个横断面影像的技术。成像面可分为轴向、冠状位、重建冠状位和重建矢状位。每次扫描的层厚常为 3mm，检查视神经则用 1.5mm 厚度。CT 可用于观察骨性结构或软组织。

临床应用：①眼外伤眶骨骨折，眼内及眶内异物的诊断和定位。②眼眶病变，包括肿瘤和急慢性炎症、血管畸形。③眼内肿瘤。④不明原因的视力障碍、视野缺损等，探查视神经和颅内占位性病变。

七、磁共振成像

磁共振成像（magnetic resonance imaging，MRI）是通过射频探测病变的检查方法，用于眼内、眶内及颅内病变的诊断。在发现病变、确定病变性质、位置及其与周围组织的关系方面，磁共振成像的灵敏度优于 CT。

临床应用：因其可消除骨质的干扰与伪影，故特别适宜于各段视神经及与眼相关的脑神经病变的检测。但禁忌探测磁性异物及心脏起搏器。

八、角膜地形图

计算机辅助的角膜地形图（computer-assisted corneal topography，CCT）以其能够精确地分析整个角膜表面的形态和曲率的变化为特点，使系统地、客观地、精确地分析角膜性状成为可能（彩图 8-2-21）。角膜地形图仪由 Placido 盘投射系统、实时图像监测系统、计算机图像处理系统三部分组成。CCT 是对整个角膜表面进行分析，其中每一投射环上均有 256 个点计入处理系统，因此，整个角膜就有约 7000 多个数据点进入分析系统。由此可见，CCT 具有系统性、准确性和精确性。CCT 将 7000 个数据点采入分析系统计算角膜前表面曲率，折算成屈光度，以彩色编码地形图（color coded map）形式，用十余种不同色级表明不同屈光度的分布，了解角膜不同区域的曲率分布。角膜上不同曲率半径采用不同的颜色。暖色则代表屈光力强的部位，冷色则代表屈光力弱的部位，使角膜地形图显示的结果十分直观醒目。

临床应用：①更充分、准确地评价角膜曲率。②监测各种类型的眼部手术后角膜形态的变化。③指导角膜屈光手术的有效开展。④评估角膜接触镜的佩戴效果。⑤定量分析角膜散光、圆锥角膜等。

九、角膜内皮细胞镜检查

角膜内皮镜主要用于检查角膜内皮，其光源通过一系列棱镜或平面镜直接照射角膜内皮使其显现出来，检查结果内容及处理资料由显微镜的电脑软件系统进行处理，结果可以打印出来供分析、存档（图8-2-22、图8-2-23）。

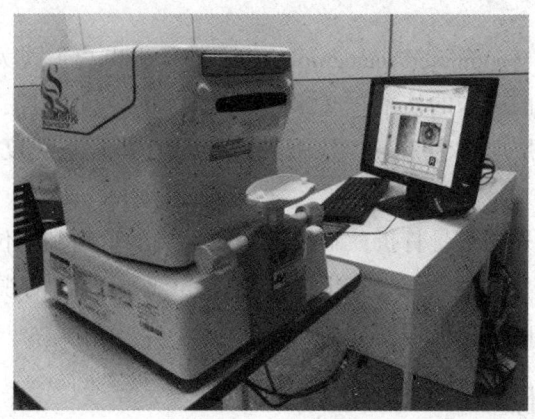

图8-2-22　角膜内皮镜

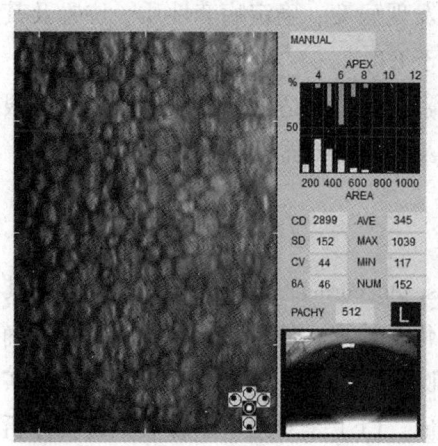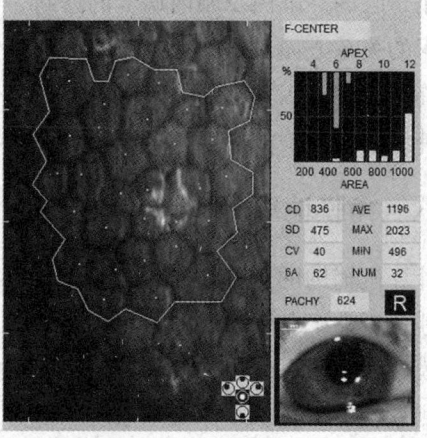

图8-2-23　正常角膜内皮计数以及角膜内皮数减少的图像

临床主要应用于：①白内障手术，术前了解角膜内皮的功能状态，对提高手术安全性、筛选高危角膜患者具有重要意义。②穿透性角膜移植术，术前检查供体角膜内皮细胞的密度等参数，为选择优质的供体提供依据。③圆锥角膜的辅助诊断。④评估角膜接触镜及眼内炎症、青光眼等眼病对角膜内皮的损伤程度。

十、光学相干断层扫描检查

光学相干断层扫描检查（optical coherence tomograpby，OCT）是一种高分辨率、非接触性的生物组织成像技术。根据光学原理以光扫描形式获得的信息经计算机处理，再以图形或数字形式显示，提供量化诊断指标。该检查方法分为视网膜OCT和眼前节OCT。近年来出现的Angio-OCT还能实现眼底血管成像的功能。

（一）视网膜 OCT

OCT 可用于眼后段结构（包括视网膜、视网膜神经纤维层、黄斑和视盘）的活体上查看、轴向断层以及测量，它以伪彩色或黑白图像清楚表示组织截面，可用于解释眼部组织解剖上的病理改变；轴向分辨率可达 10μm，而且可以精确地测量眼部组织的厚度，可对某些疾病进行准确的诊断，可对患者进行反复无创性的追踪观察，还可对手术的效果进行客观评价。特别用作帮助检测和管理眼疾（包括但不限于黄斑裂孔、黄斑囊样水肿、糖尿病性视网膜病变、老年性黄斑变性和青光眼）的诊断设备。OCT 现在分为时域（TD-OCT）和频域（FD-OCT）两类，FD-OCT 出现时间较晚，分辨率更高，提高了采样速度，目前应用较为广泛。FD-OCT 又可再分为两种：①激光扫描 OCT（SS-OCT），这种 OCT 利用波长可变的激光光源发射不同波长的光波。②光谱 OCT（SD-OCT），它利用高解像度的分光光度仪来分离不同波长的光波。见图 8 - 2 - 24。

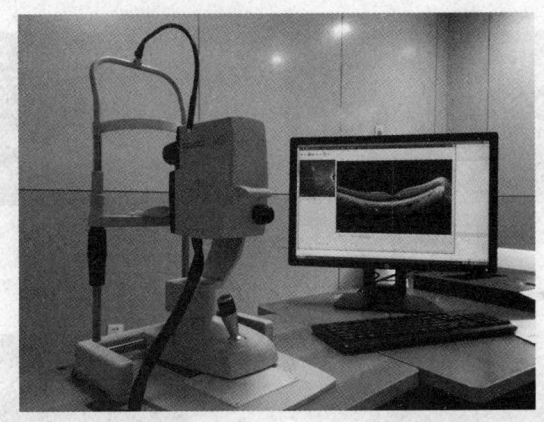

图 8 - 2 - 24　海德堡频域 OCT

OCT 利用近红外线及光学干涉原理进行成像。简单地说就是将光源发出的光线分成两束，一束发射到被测物体（血管组织），这段光束被称为信号臂，另一束到参照反光镜，称为参考臂。然后把从组织（信号臂）和从反光镜（参考臂）反射回来的两束光信号叠加。当信号臂和参考臂的长度一致时，就会发生干涉。从组织中反射回来的光信号随组织的形状而显示不同强弱。把它与从反光镜反射回来的参考光信号叠加，光波定点一致时信号增强（增加干涉），光波定点方向相反时信号减弱（削减干涉）。形成干涉的条件是频率相同，相位差恒定。利用干涉原理，OCT 比较标准光源与反射信号以增强单一反射，减弱散射光线的放射。由于干涉只发生在信号臂和参考臂长度相同时，所以改变反光镜的位置，就改变了参考臂的长度，则可以得到不同深度的组织的信号。这些光信号经过计算机处理便可得到组织断层图像。见图 8 - 2 - 25、彩图 8 - 2 - 26。

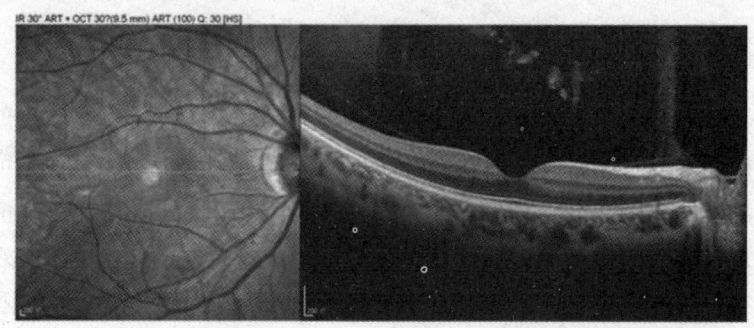

图 8 –2 –25　正常黄斑的 OCT 图像

　　视网膜 OCT 的临床应用：①最常用于黄斑疾病（如玻璃体视网膜界面疾病、黄斑水肿、年龄相关性黄斑变性、中心性浆液性脉络膜视网膜病变等）的诊断和追踪观察（图 8 –2 –27、图 8 –2 –28）。②青光眼视网膜神经纤维层厚度测量和视乳头立体结构的分析（彩图 8 –2 –29）。③鉴别视网膜脱离和视网膜劈裂症等。

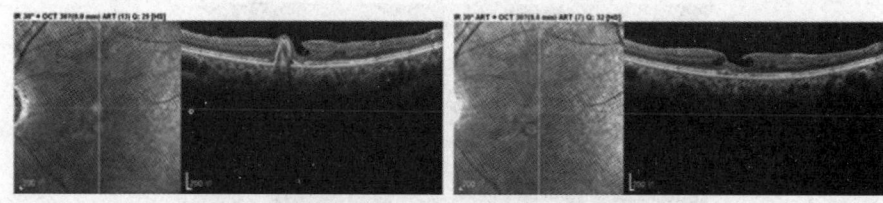

图 8 –2 –27　黄斑病变的 OCT 图像

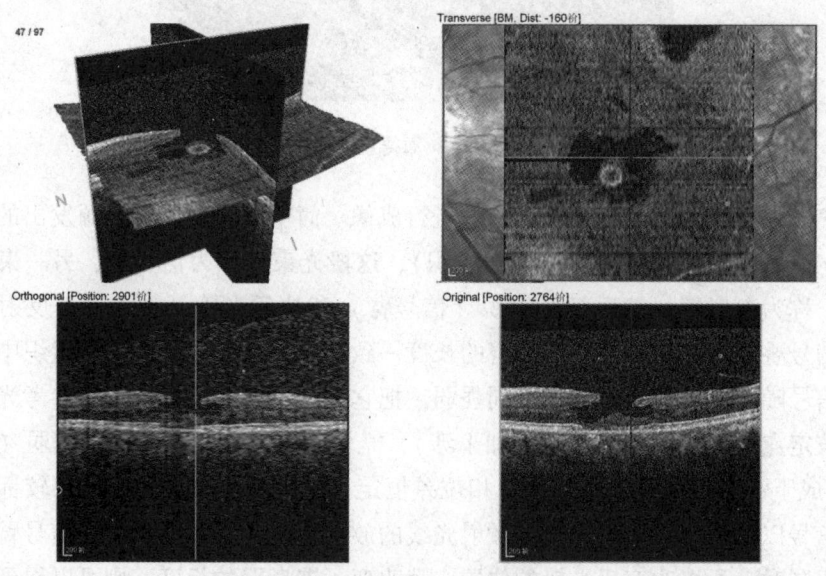

图 8 –2 –28　黄斑病变 OCT 的 t-scan 图像

（二）眼前节 OCT

近年发展的眼前节 OCT 可清晰地显示眼前节组织的病理改变（图 8 - 2 - 30、图 8 - 2 - 31）。眼前节 OCT 是根据眼组织结构的不同光学散射性，采用光干涉法进行二维显像和定量分析的新技术。具有非接触性、高分辨率、可重复性高、获取图像快等优点。

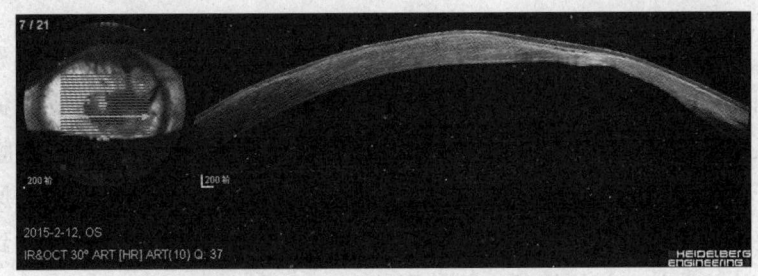

图 8 - 2 - 30　眼前节 OCT 对角膜的显示

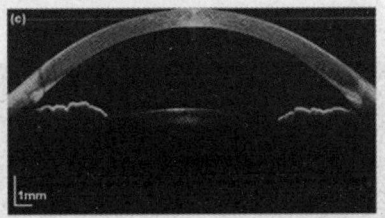

图 8 - 2 - 31　眼前节 OCT 对房角的显示

眼前节 OCT 的临床应用：目前可应用于角膜、房角、晶状体等眼前节结构的生物测量和眼病研究，并可进行术前、术后的动态观察和实时成像。

（三）Angio-OCT

尽管通过 OCT 的眼底视盘和黄斑、神经纤维层的图像可以为许多眼科疾病的诊疗及病情检测提供有效的帮助，但却不能清晰地提供脉络膜及视网膜血管的信息，为了解决这一问题，由此产生了在 OCT 基础上运用分频幅去相关血管成像（split-spectrum amplitude-decorrelation angiography，SSADA）的 OCT 血管成像（angiography OCT，Angio-OCT），这是一种新型的、无创性的眼底血管成像方法，能够为视网膜、黄斑区及视盘提供高分辨率、分层分析的三维图像，并且 Angio-OCT 首次实现在活体上对视盘、黄斑区的血流分析达到组织解剖水平，为眼科多种疾病的研究及诊疗提供证据。

Angio-OCT 作为一种新型定量测量眼部血流的工具，其测量血流的原理是在视网膜同一位置反复横向扫描产生运动的对比，然后眼底一定区域的反复扫描形成 Angio-OCT 的体积三维数据，这些数据通过多次横向扫描后显示结构发生变化，从中得到血流、血细胞运动信号和去相关信号，所得结果包含了视网膜表层血管、视网膜深层血管、脉络膜血管等血管的所有信息。在横向扫描中，血流和血细胞运动引起变化，去相关信号测量这种运动变化所导致的对比，从中直观地显示出视网膜和脉络膜血管的三维结构，用来区分运动的血管组织和静态的周围组织，我们认为眼组织中唯一运动信号来自血管中的红细胞，所以这些去相干信号认为是血管的红细胞运动信号，这些信号可能在眼球非常小的运动后导致小结构在扫描中产生变化，进而产生了去相关信号。

FFA 及 ICGA 目前仍是临床检查眼底血管病变的金标准，但两种检查方法都需要注射造影剂，耗时费力。FFA 和 ICGA 的另一个缺点在于渗漏的荧光素模糊了眼底图像及新生血管的边界，同时提供的是 2D 血管造影图像，不能够划分视网膜血管结构层次以至于不能辨别病变发生深度。因此，渗漏的荧光素和立体观测差的原因使定位病变深度及鉴定新生血管大小变得困难，在 FFA 和 ICGA 的检查中很难做到常规地对不同层次结构的分割。与传统的血管造影法相比，Angio-OCT 的优势为无创性、无需注射任何造影剂、不受时间影响，所以 Angio-OCT 可成为 FFA 的一种替代选择。见图 8 – 2 – 32、图 8 – 2 – 33。

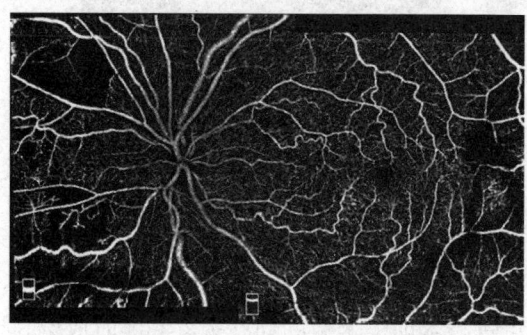

图 8 – 2 – 32　Angio-OCT 对视网膜无灌注区的显示

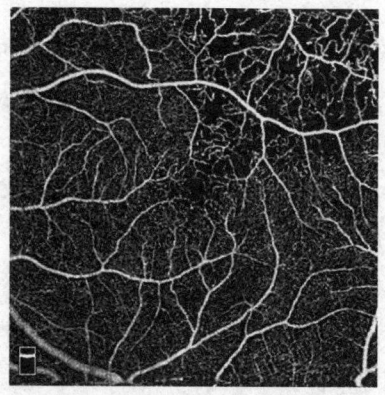

图 8 – 2 – 33　Angio-OCT 对视网膜静脉回流障碍的显示

Angio-OCT 的临床应用：应用于多种疾病，如视网膜血管疾病（如视网膜动静脉阻塞、糖尿病视网膜病变）；脉络膜新生血管（清晰地辨别出 CNV 的轮廓和深度，并且定量测量新生血管面积）；青光眼（观察视盘及视盘旁放射状视网膜两个区域的毛细血管网络形态，并且定量测量视盘灌注的指标）等。

十一、共焦激光眼底断层扫描仪

共焦激光眼底断层扫描仪（heidelberg retinal tomography，HRT）可以对视盘及视神经纤维层各项参数如视盘面积、视杯面积、盘沿面积、杯盘面积比、沿盘面积比、视网膜神经纤维层的平均厚度等进行快速、自动、客观的定量检测，为早期发现视网膜神经纤维层（retinal nerve fibre layer，RNFL）及视盘、视杯、黄斑区的改变提供帮助。该法的准确性及可重复性较好。利用它可以获取视盘的三维地形图，通过对图像的分析处理，得到视盘和视网膜神经纤维层厚度的定量描述，并且可用于地形图变化的定量分析。

临床应用：青光眼早期诊断和视神经损害程度的监测。HRT 具有分辨率较高、图像获取的变异性较小及对早期青光眼诊断的敏感性和特异性较高的优点。

第三篇

眼科治疗

第九章　眼科常用治法

第一节　眼科常用内治法

内治法广泛运用于内、外障眼病，尤其对于某些内眼的疾病更具独到之处。眼病十分复杂，常由脏之不平所致，而且亢则乘，胜则侮，每每并病合病，脏腑间有生克制化及传变特点，不论外感眼病或内伤眼病，皆应根据眼部表现，结合全身症状进行辨证，分清标本缓急，通过内治法来调整脏腑功能或攻逐病邪，以达到治疗效果。现将常用内治法介绍如下。

一、疏风清热法

本法以疏风清热为主要作用，是外障眼病最常用的治疗方法之一。适用于外感风热或风邪束表，内有郁热所致的眼病，如风热犯肺，肺失宣降，可引起泪热多眵、白睛赤热肿痛；风热入侵肌腠，上壅胞睑，可引起胞睑灼痒刺痛，或红肿焮痛；风热侵扰肝经，可引起黑睛生翳等。全身症状见发热头痛、恶风、口渴咽燥、苔薄黄、脉浮数等风热表证。

疏风清热法通常选用金银花、连翘、桑叶、菊花、薄荷、蔓荆子、牛蒡子、蝉蜕等发散风热的辛凉药物组合成方。常用方剂如银翘散、驱风散热饮子、菊花决明散等。

临床运用时要仔细区分是风偏胜还是热偏胜。此外，也可选用羌活、独活、防风、荆芥、白芷、川芎之类发散风寒药物，或黄芩、山栀子、黄连、石膏之类清热药物组合成方，如羌活胜风汤、防风通圣散、新制柴连汤等。

二、祛风散寒法

本法以祛风散寒为主要作用。本法适用于外感风寒所致的眼病，如外感风寒，肺气不宣，脉络收缩，可引起眉头作痛、畏光流泪、目痒、眼紧涩不爽、白睛血丝淡红等。全身症状见恶寒发热、头痛流涕、身痛无汗或少汗，苔薄白、脉浮紧等风寒表证。

祛风散寒法通常选用麻黄、细辛、羌活、防风、荆芥、川芎、白芷、藁本等发散风寒的辛温药物组合成方。常用方剂如祛风一字散等。

发散风寒药多性燥，常可伤津液，不宜久用，阴虚者更要慎用。

三、泻火解毒法

本法以清泻火热毒邪为主要作用。适用于实热毒邪所致的眼病，如火热毒邪引起眼病常表现头目剧痛、羞明泪热、眵稠色黄、胞睑红肿、白睛红赤或混赤、黑睛翳溃、黄液上冲、瞳神紧小、瞳神散大、眼内出血、眼珠灌脓、目珠高突、眼动受限等。全身症状见口干欲饮、便结溲黄、舌红苔黄、脉数等实热之象。

泻火解毒法通常选用蒲公英、紫花地丁、金银花、野菊花、大青叶、黄连、黄芩、连翘、山栀子、石膏、知母、大黄、龙胆、夏枯草之类清热泻火解毒之品组合成方。常用方剂如泻心汤、泻肺汤、龙胆泻肝汤、黄连解毒汤等。

临床常根据症情辅用其他治法。若有表邪者，酌加升麻、白芷、荆芥、防风之类疏风散邪；眼部红肿焮痛甚者，酌加牡丹皮、赤芍、乳香、没药之类清热凉血活血止痛；眼部疮痈成脓而不易溃穿者，酌加穿山甲、皂角刺、生黄芪之类脱毒透脓。

如果为郁火之患，则根据"火郁发之"，清热为主，辅以发散。如果热入脉络引起眼内外出血者，不可妄加发散之品，以免助火燔燎。因寒凉之品易伤脾胃阳气，泻火清热不宜过早、过多，中病即止。脾胃虚弱者慎用。

四、利水祛湿法

本法以利水祛湿为主要作用。适用于湿浊之邪外侵或内生上犯眼部所引起的一切眼病。湿浊上犯眼部可引起胞睑浮肿、痒痛湿烂、眵泪胶黏、白睛污黄、黑睛雾状混浊、黑睛混浊色灰白、翳如虫蚀、神水混浊、瞳神缩小或边缘如锯齿、视物模糊、视物变形、眼前黑影、眼底可见渗出水肿等。全身症状见体倦身重、胸胁痞满、纳呆便溏、苔滑或厚腻等湿邪为病的表现。

利水祛湿法通常选用猪苓、茯苓、车前子、薏苡仁、泽泻、木通等利水渗湿药物组合成方。常用方剂如五苓散等。

运用本法时，应根据湿邪所在的部位不同、合邪不同、湿邪所产生的病理产物不同等，选用不同的方剂，如肝胆湿热者宜选用龙胆泻肝汤等，脾胃湿热者宜选用三仁汤等，风湿夹热者宜选用除湿汤等，痰湿互结者宜选用涤痰汤等，湿热内蕴者宜选用猪苓散等。

利水祛湿药有耗液伤阴之弊，养阴药亦易留湿，治疗用药时应酌情处理好养阴与祛湿的关系。

五、止血法

本法以止血为主要作用。适用于出血性眼病的出血阶段，如白睛溢血、血灌瞳神、视衣出血等。

止血法通常选用大蓟、小蓟、侧柏叶、白茅根、仙鹤草、白及、藕节、三七、蒲黄、紫草、地榆、槐米等止血药物组合成方。导致出血的原因不同，止血的方法也有差异。若血热妄行而出血，宜清热凉血止血，常选用十灰散等方；虚火伤络而出血者，宜滋阴凉血止血，常选用宁血汤等方；气不摄血而出血者，宜益气摄血，常选用归脾汤等方；眼外伤者，宜止血祛瘀，常选用生蒲黄汤等方。

临床若出血已止而无再出血的趋势，当逐渐转向活血化瘀治法，以促进瘀血的吸收。单纯固涩止血易致留瘀，故常于止血方中配伍活血化瘀之品，或可选用兼有活血作用的止血药物。

六、活血化瘀法

本法是以消除瘀滞、改善血行为主要作用。适用于眼部血瘀证，如眼部肿胀刺痛、红肿青紫、肿块结节、组织增生、眼内渗出、水肿、出血、缺血、血管痉挛或扩张或阻塞，眼底组织机化、萎缩、变性、眼外肌麻痹、外伤、手术后、眼部固定性疼痛、舌有瘀斑等。

活血化瘀法通常选用丹参、牡丹皮、川芎、鸡血藤、毛冬青、益母草、五灵脂、桃仁、红花、乳香、没药、三棱、莪术、牛膝、水蛭等活血化瘀药物组合成方。

临床运用根据不同病因病机，选择不同的方剂，若为瘀血阻塞血络，常用桃红四物汤、失笑散、血府逐瘀汤等方；血瘀热壅者，常用归芍红花散等方；气虚血瘀者，常用补阳还五汤等方；撞击伤目、血灌瞳神者，常用祛瘀方等方；血分郁热、血灌瞳神者，常选用大黄当归散等方；血瘀水停者，常用桃红四物汤合四苓散等方。

本法不宜久用，久用易伤正气，尤其是破血药，祛瘀力量峻猛，气血虚弱者及孕妇忌用。

七、活血利水法

本法是以活血化瘀、利水渗湿为主要作用。用于治疗眼部血水互结或血瘀水停证，如胞睑瘀肿、白睛出血肿胀、血灌瞳神、眼内渗出、水肿、出血，五风内障及其术后，视衣脱离术后等。

活血利水法通常选用蒲黄、牛膝、益母草、茺蔚子、楮实子、泽泻、泽兰、地龙、车前子、葛根、白茅根、赤小豆、合欢皮等活血利水药物组合成方。

临床运用根据不同病情，选择不同的方剂。若为胞睑瘀肿，白睛出血肿胀，眼底外伤、出血、水肿、渗出，常选用桃红四物汤合四苓散；血灌瞳神中后期，采用养阴增液活血利水法，常选用生蒲黄汤和猪苓散。若为络瘀暴盲，阳亢血瘀证，采用平肝潜阳、活血利水法，常选用镇肝息风汤加活血利水药；气滞血瘀证采用理气通络、活血利水法，常选用血府逐瘀汤加利水渗湿药。消渴内障采用益气养阴、活血利水法，常选用六味地黄丸合生脉饮加活血利水药；青风内障采用疏肝理气、活血利水法，常选用逍遥散或柴胡疏肝散加活血利水药；五风内障及视衣脱离术后，采用益气养阴、活血利水法，常选用补阳还五汤加利水药。

八、疏肝理气法

本法是用具有疏肝解郁、调理气机作用的方药，以改善肝气郁滞的病理状况，从而达到明目作用的治法。适用于因肝气郁结而致气机不调的一切内外障眼病。肝开窍于目，由于郁怒伤肝，疏泄失职，肝气郁结使眼部气机失调而导致目疾者，颇为常见。其中尤以青风内障、绿风内障、视瞻昏渺等内障眼病为多。全身症见精神抑郁，或情绪紧张、急躁易怒、忧愁善虑，或胸胁胀闷，乳房胀痛，月经不调，嗳气、咽部似有物阻，脉弦等。

疏肝理气法通常选用柴胡、枳壳、青皮、香附、郁金、川芎、川楝子等药物组合成方。常用方剂如柴胡疏肝散、逍遥散等。郁久化火者，宜酌加清火之品，以清肝解郁，常用方如丹栀逍遥散等；肝郁兼有血虚或脾气虚弱者，宜与养血健脾药同用。

由于理气药物多辛燥，故对阴亏之人须慎用或注意配伍。

九、平肝法

平肝法是以平息内动之肝风为主要作用的治疗方法。适用于眼病由肝风内动所致者，如肝肾阴虚，阳失所制，亢而动风；邪热亢盛，燔灼肝经，肝热动风；热邪久留，耗伤阴血，虚风内动。除导致目睛𥆦动、小儿通睛、目珠偏斜、口眼㖞斜、胞轮振跳、上睑下垂之类眼症外，尤常引起容易致盲的绿风内障、青风内障、暴盲等严重眼病。平肝法在眼科临床的运用十分重要，由于发病有阳亢动风、热盛动风和虚风内动等不同病机，故有镇肝息风、凉肝息风和滋阴息风等相应治法。

镇肝息风常选用石决明、龙骨、牡蛎、代赭石、磁石、龟板之类潜镇息风的药物组合成方，常用方如镇肝熄风汤等；凉肝息风常选用羚羊角、钩藤、琥珀、菊花、地龙之类清热凉肝、息风止痉的药物组合成方，常用方如绿风羚羊饮等；滋阴息风常选用生地黄、玄参、阿胶、白芍、天冬、鸡子黄、龟板、鳖甲之类滋阴养血、潜阳息风的药物组合成方，常用方如养肝熄风汤等。

平肝药物多性味寒凉，或是金石介类，脾胃虚寒者应慎用。

十、补益气血法

本法是用具有补养气血作用的方药，消除气血虚弱的证候而达到明目作用的治法。主要适用于各种原因造成的气血不足的眼病，多为慢性内外障眼病，如肝劳、青盲、黑睛陷翳日久不愈、圆翳内障、视瞻昏渺、视瞻有色、青风内障、高风内障、视衣脱离术后等。全身症状可有神疲乏力、少气懒言、动则汗出、面色少华、心慌心悸、爪甲淡白、舌淡脉虚等。

补益气血法通常选用人参、党参、黄芪、山药、当归、熟地黄、阿胶、白芍、大枣等药物组合成方。常用方剂如四物汤、八珍汤、参苓白术散、益气聪明汤等。

临床根据气血偏虚程度上的不同，又有所侧重。若睁眼乏力，常欲闭垂，舌淡脉弱者，偏于气虚，应以益气为主；若因失血或久病，头晕眼花，不耐久视，心悸失眠，多梦易醒，舌淡脉细者，偏于血虚，应以养血为先。由于脾胃为后天之本，气血生化之源，故补气养血时，常要兼顾脾胃。如属虚实夹杂，则可攻补兼施或先攻后补、先补后攻。

邪气亢盛而无虚候者，忌用本法。

十一、补益肝肾法

本法是用具有补益肝肾作用的方药，消除肝肾亏虚证候而达到明目作用的治法。主要适用于肝肾不足的眼病。以成年人居多，常见症状如眼干涩不舒、哭而无泪或冷泪长流、黑睛边缘陷翳或星点云翳时隐时显、视物昏蒙或夜视不见、眼前黑影等。全身症状可有头晕耳鸣、健忘、腰膝酸软、夜间口干、男子遗精、女子月经不调、舌红少苔、脉细无力等。

补益肝肾法通常选用枸杞子、菟丝子、桑椹子、女贞子、熟地黄、五味子、山茱萸、巴戟天、肉桂、补骨脂、淫羊藿、淮山药等药物组合成方。常用方剂如杞菊地黄丸、加减驻景丸、金匮肾气丸、左归饮、右归丸、二至丸、三仁五子丸等。

临床在补益肝肾亏虚的原则下，还应区分阴阳侧重。肝肾同源，肝肾之阴相互滋生，导致肝肾阴虚或肝肾精血不足，故临床常常肝肾同治。至于肾阳偏虚，腰膝酸冷，夜间尿多，畏冷脉沉者，则当重在温补肾阳。

凡实证忌用本法，湿邪未尽者不宜早用。

十二、滋阴降火法

本法是用滋养阴液、清降虚火的方药，解除阴虚火旺的证候，从而达到明目效果的治法。主要适用于阴虚火旺的眼病。临床表现多有起病较缓、症状时轻时重、病程长而易反复发作的特点，如目珠干涩、白睛微赤、黑睛星翳乍隐乍现、瞳神干缺、视瞻昏渺等。全身症状多见头晕眼花、潮热盗汗、失眠梦遗、五心烦热、口苦咽干、舌质红、苔少、脉细数等。

滋阴降火法通常选用生地黄、石斛、天冬、麦冬、沙参、玄参、知母、黄柏、青蒿、秦艽、白薇、地骨皮等药物组合成方。常用方剂如知柏地黄丸、天王补心丹、滋阴降火汤等。

本法在具体应用时，尚须进一步辨证。例如黑睛生翳，抱轮微赤，烦躁易怒，属肝经虚火；两眦血脉稀疏，心烦失眠，属心经虚火；白睛淡红，鼻干咽燥，属肺经虚火；瞳神干缺，眼底少量出血，耳鸣腰酸，五心烦热，属肾经虚火等。宜结合脏腑所属，选方用药。

滋阴药易滞气碍胃，使用时当注意顾护脾胃；滋阴药有留邪之弊，临床常结合祛邪之品。

十三、软坚散结法

本法是用具有祛痰软坚、消滞散结作用的方药来治疗眼病的方法。主要适用于眼科疾病出现痰湿互结、气血凝滞的证候，如胞睑肿核、白睛结节隆起、神膏混浊、眼内陈旧渗出及机化物形成等。

软坚散结法通常选用昆布、海藻、海浮石、牡蛎、僵蚕、贝母、鸡内金、半夏、竹茹等药物组合成方。常用方剂如二陈汤、化坚二陈汤、温胆汤、涤痰汤等。

临床运用根据不同病变区别用药，病在血分者，配伍行气活血化瘀药；痰凝所致者，当加强祛湿化痰以消滞；阴虚而津液不足者，当配伍养阴增液之品以利结块软化而助消散。应用软坚散结法者，多为慢性眼病和顽症，病程多冗长，尤其是内障眼病，往往有虚的一面，且久病多郁，故还应注意适当配伍解郁和补虚之品。

十四、退翳明目法

本法是用具有退翳作用的方药，以消除黑睛翳障、减少瘢痕形成，从而达到明目作用的治疗方法，是中医眼科独特的内治法。适用于黑睛生翳者。

退翳明目法通常选用蝉衣、木贼、菊花、秦皮、白蒺藜、谷精草、密蒙花、决明子、青葙子、珍珠母、石决明、夏枯草等药物组合成方。常用方剂如石决明散、菊花决明散、拨云退翳丸、滋阴退翳汤、消翳汤等。

退翳之法，须有次第。若病初起，星翳点点，红赤流泪，风热正盛，当以疏风清热为主，配伍少量退翳药；若风热渐减，里热较盛，黑睛翳大而深，症状较重，当以清热泻火以退翳；病至后期，邪气已退，遗留翳障而正气已虚者，则须兼顾扶正，结合全身症状，酌加益气养血或补养肝肾之品。黑睛属肝，故凡清肝、平肝、疏肝药物多有退翳作用，可配伍运用。

黑睛生翳后期，以退翳为主，用药不可过于寒凉，以免邪气冰伏，气血凝滞，翳不易退。若白翳光滑如磁，为气血已定，用药难以消散，故退翳必须及时。

第二节　眼科常用外治法

眼科外治法是运用具有祛风、清热、除湿、活血通络、祛瘀散结及退翳明目等各种不同作用的药物和手段，对眼病从外部进行治疗的方法。临床应用甚为广泛，常与内治法密切配合，尤其外障眼病更是如此。

眼科传统外治法种类很多，除用药物点滴、熏洗、敷、熨外，也重视钩、割、劀洗、烙、针等治疗方法。现代中医眼科不仅继承了传统的外治法，而且积极改进，有所发展。现将常用的外治法介绍如下。

一、传统外治法

1. 劀洗法　以锋针或表面粗糙之器物轻刺或者轻刮患眼病灶处的一种治疗方法。因劀洗后常须洗去邪毒瘀血，故称劀洗法。本法具有直接对病灶施治而祛瘀泻毒的作用，还可以在治疗后形成新鲜创面，使之后的局部用药更容易吸收而发挥作用等优点。本法适用于胞睑内面有瘀滞或粗糙颗粒的眼病，如椒疮、粟疮等。

方法：用表面麻醉药麻醉后，翻转胞睑，通常用消毒的针头或海螵蛸棒轻刺或轻刮睑内粗大颗粒或瘀积处，以出血为度，劀毕用氯化钠注射液或抗生素滴眼液点眼，以冲出瘀血。

2. 钩割法　以钩针挽起病变组织，用刀或铍针割除的一种治疗方法。这是古代眼科手术的常用方法。现代亦常用镊子夹起或穿线牵起，然后用剪刀剪除之。主要用于切除胬肉、息肉及其他眼部赘生物。钩割时必须避免损伤正常组织，尤其不能损伤黑睛。

3. 熨烙法　以药物熨敷及火针熨烙治疗眼病的方法。

熨，即用药物加热，或掌心擦热，或用汤器放置患部熨之，或在患处来回移动以治疗眼病的方法。具有热敷及药物治疗的作用，熨时温度不宜过高，注意保护健康组织及眼珠。

烙，即用一种特制的烙器或火针对患部进行熨烙。常于钩割后继用火烙，其目的在于止血，同时预防病变复发，如胬肉攀睛手术时多用此法。

4. 割烙术　由古代割、烙法改进而成，主要用于治疗蚕食性角膜溃疡等，尤其是用其他疗法不能奏效者。

方法：置开睑器，距离角膜缘后2mm处剪开溃疡方位的球结膜，剪开范围要超过病变范围两端3~4mm。去除巩膜上充血增厚组织及角膜表面病变组织，清除必须彻底，尤其应注意剔除溃疡边缘及两端部分。分离结膜与球筋膜，用血管钳夹持分离后的球筋膜5~6mm剪除之。残端用烙器灼烙，暴露巩膜区的出血点及血管，加以灼烙，注意灼烙不宜太过，以免导致巩膜组织坏死。最后将结膜创缘后退并固定缝合于巩膜上，暴露巩膜区6~8mm。手术毕，结膜囊涂抗生素眼膏，轻压包扎。

5. 针法

（1）三棱针法：用三棱针刺破皮肤使其出血的治疗方法。又可分为开导法和挑刺法两种。

开导法，是用三棱针针刺穴位部位皮肤放出少量血液的方法，故又可称放血法。此法有通经活络、泻热消肿的作用。适用于实证、热证，如治疗眼部红肿热痛或黑睛新翳者，常在耳尖、指尖等部位放血。

挑刺法，是用三棱针将一定部位反应点、皮肤红点或穴位部位的皮肤挑破，挤出黏液或血水即可，如治疗针眼，有找出背脊部皮肤的红点而挑破之的挑刺疗法。

（2）铍针法：铍针尖如剑锋，两面有刃，既可刺又可切割。适用于切除胬肉及眼部其他赘生物，可以用于穿刺或切开痰核与眼部疮疡，还能拨除嵌在白睛或黑睛上的异物。

（3）金针拨内障法：是中医眼科治疗圆翳内障的传统手术方法。又名针内障眼法、开内障眼、开金针法、金针开内障等。早在《外台秘要》即有金篦决治脑流青盲眼的记载，《目经大成》将其操作方法归纳为八点，谓："一曰审机，二曰点睛，三曰射覆，四曰探骊，五曰扰海，六曰卷帘，七曰圆镜，八曰完璧。"现代医家在其基础上，吸收西医手术的优点，曾创造了中西医结合的"白内障针拨套出术"。

二、临床常用外治法

1. 点眼药法 将药物直接点于眼部，以达到消红肿、去眵泪、止痛痒、除翳膜、散大或缩小瞳孔等目的。适用于胞睑、白睛、两眦、黑睛部位的外障眼病及部分内障眼病。点眼药时必须严格掌握药物的适应证、用法、用量。常用剂型有眼药水、眼药粉与眼药膏三种。

（1）滴滴眼液：是将药物直接滴入下穹隆结膜的一种方法，也是外治法中最常用的给药途径。多由清热解毒、祛风活血、明目退翳的复方药物或单味药物制成。适用于外障眼病、瞳神紧小、绿风内障、圆翳内障、眼外伤等。

方法：滴眼时患者取坐位或卧位，坐位时令头部稍微仰起，卧位时令头微偏向患眼侧，眼向上看，操作者用手指或用棉签牵拉患眼下睑，将药物滴入结膜囊内，并将上睑稍提起使药水充盈于整个结膜囊。嘱患者轻闭眼2~3分钟。

注意勿将药水直接滴在角膜上，以免引起反射性闭眼；滴管头部勿触及胞睑的皮肤与睫毛，以免污染滴管与药液；滴某些特殊药物如阿托品等，需用棉球压迫泪囊区3~5分钟，以免药液经泪道流入泪囊和鼻腔被吸收而引起中毒反应。同时使用两种以上滴眼液时，滴一种药后须间隔15分钟左右再滴另一种眼药。

（2）点眼药粉：将眼药粉直接点于眼部或病灶处的方法，是古代眼科外治法的常用剂型和给药方法。多由祛风解毒、收湿敛疮、活血化瘀、退翳明目等药物组方制成。适用于胞睑红肿、胬肉攀睛、火疳、黑睛翳障、瞳神紧小、圆翳内障等。

方法：用消毒眼用玻璃棒头部蘸湿生理盐水，挑蘸药粉约半粒到一粒芝麻大小，医生用手指轻轻撑开上下眼睑，一般将药物轻轻放置于内眦处，令患者闭目片刻。若用于胬肉翳膜者，亦可将药物置于病变处。

注意一次用药不可太多，否则容易引起刺激而带来不适，甚至可致红肿刺痛等反应。同时注意玻璃棒头部要光滑，点时不能触及黑睛，尤其是黑睛有新翳者更要慎重。

（3）涂眼药膏：将眼药膏直接涂于眼的下穹隆结膜或眼睑局部的方法。膏剂具有保存及作用时间长、性能较稳定、便于携带、保管等优点，还有润滑和保护眼球的作用。宜于夜晚睡前使用，常与眼药水相互配合使用，互为补充，各有所长。其药物组成、适应证与眼药水基本相同。

方法：用玻璃小棒挑适量眼膏涂于眼内下穹隆结膜或眼睑患处。若是管装眼药膏，可直接将药膏挤出涂于眼部，轻提上睑然后闭合，使眼药膏在结膜囊内分布均匀。

2. 熏洗法 熏法是利用药液煮沸后的热气蒸腾上熏眼部，洗法是将煎剂滤清后淋洗患眼。一般多是先熏后洗，合称熏洗法。这种方法具有物理温热及药物治疗的双重作用，能疏邪导滞，畅行气血，同时可以通过不同的药物直接作用于眼部，达到疏通经络、退红消肿、收泪止痒等效果。适用于胞睑红肿、羞明涩痛、眵泪较多的外障眼病。

临床上可根据不同病情选择适当的药物煎成药液，也可将内服药渣再度水煎作熏洗剂。若属胞睑疾患，闭目即可；若属眼珠上的疾患，则要频频瞬目，使药力达于病所。

洗眼时可用消毒纱布或棉签清洗或用洗眼杯盛药液进行冲洗。常用于眵多脓稠、胞睑粘连难开、化学物质残留眼表，以及内外眼手术前皮肤及结膜囊清洗等。

注意熏眼煎剂蒸汽温度不宜过高，以免烫伤，但也不宜过冷而失却治疗作用。洗剂必须过滤，以免药渣进入眼部引起不适，甚至刺伤。眼部有新鲜出血或患有恶疮者，忌用本法。

3. 敷法 分热敷、冷敷、药物敷三种。具有消肿止痛、活血散结、清凉止血等作用。临床根据病情需要，分别采用不同的敷法。

（1）热敷：分湿热敷和干热敷两种。

湿热敷法是用药液或热水浸湿纱布趁热敷眼，以治疗眼病的一种方法，亦可用湿毛巾包热水袋外敷。热敷时注意温度适宜。主要用于眼睑疖肿、黑睛生翳、火疳、瞳神紧小、眼外伤48小时后的胞睑及白睛瘀血等。

干热敷法与熨法类似，可用毛巾裹用热水袋外敷眼部，亦可用生盐、葱白、生姜、艾叶、吴茱萸等温散寒邪之药炒热，布包趁热敷熨患眼或太阳穴、百会穴、涌泉穴等，能散寒温通气血，用于治疗阴寒内盛的头眼疼痛、外伤瘀滞不散等。

脓成已局限的病灶和新出血的眼病，忌用此法。

（2）冷敷：将冰块等冷物置于患眼局部以治疗眼病的一种方法，亦可用冷水浸湿纱布或毛巾外敷。冷敷具有散热凉血、止血定痛之功效。适用于眼部顿挫伤出血之早期24小时内、眼局部灼热赤肿痛甚者。因有寒凝气血之弊，只可暂用，不宜久施。

（3）药物敷：选用具有清热凉血、舒经活络、散瘀定痛、化痰软坚、收敛除湿、祛风止痒等各种作用不同的药物，直接敷于胞睑及其附近皮肤上的方法。适用于各种外障眼病。胞睑疾患与外伤用之为多。

敷药时先将药物研成细末，根据需要，选用水或茶水、蜜、人乳、姜汁、醋、胆汁、麻油、鸡蛋清、鸡蛋油等，将药末调成糊状，敷于胞睑之上，或敷于太阳穴、额部等处。若为新鲜带汁的药物，则洗净后捣烂，用纱布包后敷之，亦有用药物煎剂或盐水作湿热敷者。

若用干药粉调成糊状敷眼，则干了就再涂，以保持局部湿润为度。若为新鲜药物，则以做到清洁无变质、无刺激性、无毒性为要。注意防止药物进入眼内，以免损伤眼珠。

4. 冲洗法

（1）结膜囊冲洗：用生理盐水或药液直接冲洗结膜囊，适用于眵泪较多的胞睑、白睛疾患、结膜囊异物、手术前准备及眼化学伤的急救措施等。

方法：一般是用盛以生理盐水或药液的洗眼壶或吊瓶的胶管来冲洗。冲洗时，如患者取坐位，则令头稍向后仰，受水器紧贴颊部；如患者取卧位，则令头稍偏向患眼侧，受水器紧贴耳前皮肤，轻轻拉开胞睑，进行冲洗，同时令患者睁眼及转动眼珠，以扩大冲洗范围。眼眵较多或结膜囊异物多者，应翻转上下胞睑，暴露眼睑内面及穹隆部结膜，彻底冲洗。冲洗毕，用消毒纱布揩干眼外部，然后除去受水器。

冲洗时应注意，若为卧位冲洗，受水器一定要紧贴耳前皮肤，以免水液流入耳内，或预先于耳内塞一小棉球亦可。若一眼为传染性眼病，应先冲洗健眼，后冲洗患眼，并注意防止污染及冲洗液溅入健眼。

（2）泪道冲洗：用水液或药液冲洗泪道的方法。可用来探测泪道是否畅通及清除泪囊中积存的分泌物。适用于冷泪症及漏睛患者，也作为眼内手术前的常规准备操作。

方法：患者取仰卧位或坐位，用蘸有地卡因溶液的短棉签，夹在大眦头上下泪点之间，令患者闭眼3~5分钟，以麻醉泪道黏膜。操作者准备好含有冲洗液的针筒并确认冲洗针头通畅，备好泪小点扩张器。冲洗者以左手将下睑往下拉，固定于眼眶缘部以暴露下泪小点。若泪小点过小，可先用泪点扩张器扩张之。继而右手持装有冲洗液的注射器，将冲洗针头垂直插入下泪点1~2mm，然后向内转90°呈水平位，沿泪小管缓慢向鼻侧推进，待进针3~5mm时，缓缓注入冲洗液。若遇阻力，不可用力强行通过。

若泪道通畅者，冲洗液可从泪道流入鼻咽部；若鼻泪管狭窄，冲洗时有一定的阻力，大部分冲洗液从上、下泪点反流，仅少量冲洗液通过；若鼻泪管阻塞，则冲洗时阻力很大，鼻咽部无水，冲洗液全部从上、下泪点反流；若从泪小点反流出黏液脓性分泌物，则为漏睛症；若冲洗液自原泪点溢出，或针头缓进时觉有坚韧的抵抗感，则可能为泪小管阻塞。

5. 眼部注射法

（1）球结膜下注射：将药物注射入结膜下的方法。适用于白睛、黑睛病变和眼内病变及手术局部麻醉。

方法：注射前冲洗结膜囊，用麻醉药做表面麻醉。注射时，患者的头应固定不动，注射者用一手的拇指或食指牵开下睑，另一手持盛有药液的注射器，嘱患者向上注视，充分暴露下方球结膜，然后将注射针头针孔向上，在角膜缘与穹隆部之间，使针头与角膜缘平行，避开血管，约呈45°角，刺入球结膜下，缓缓注入药液，一般用量为0.2~0.5mL。若需在上方球结膜下注射者，则嘱患者向下注视，并牵拉上睑，方法同上。注射后闭目2~3分钟，涂入抗生素眼膏，加眼垫包眼。注意勿刺伤角膜及巩膜。

注意：结膜下注射可多次反复进行，但注射部位需经常更换，以免造成粘连。患眼如有较多分泌物者，不可用此法。

(2) 球后、球旁注射：为将药物注入眼球后部、眼球周边部的方法。多用来治疗眼底病变，或用于内眼手术的麻醉、手术后抗感染。

方法：常规消毒患眼下睑及近下睑的眶缘皮肤。嘱患者眼球尽量向内上方注视，在眶下缘外、中1/3交界处，将盛有药液的注射器，用球后注射针头垂直刺入皮肤10~15mm，然后将针尖倾斜向鼻上方，指向眶尖部，缓缓推进，深达25~30mm，针尖恰好在肌椎内睫状神经节与球壁之间（当针进入肌椎时，有轻微抵触感），抽吸无回血后，即可缓缓注入药液，一般注射量为1.5~2.5mL。出针后稍压针孔，并轻轻压迫眼球以防止出血并促进药液扩散。球旁注射同球后注射，只是垂直进针深度约2cm，抽吸无回血时即可注入。

注意：注射后若出现眼球突出、转动受限，则为球后出血现象，应迅速以绷带加压包扎1~2天，并给用止血药。

(3) 玻璃体腔注药：为将药物注入玻璃体腔内的方法。可用来治疗多种内眼疾病，如黄斑部脉络膜新生血管生成疾病、黄斑水肿、视网膜新生血管性疾病、新生血管性青光眼、感染性眼内炎等。可用于玻璃体腔注射的药物有抗血管内皮生长因子药物、糖皮质激素、抗生素、抗病毒、抗真菌药物等。

方法：患者仰卧位，常规消毒患眼皮肤及结膜囊，进行球结膜表面麻醉，在颞上或颞下角膜缘后3.5~4mm处将针头透过球结膜、巩膜及睫状体扁平部到达玻璃体腔内，向眼球中央方向穿刺入5mm深，针头指向玻璃体腔中央，针头斜面应避免对向视网膜，缓慢注入药液，注射完毕后拔出针头，用消毒棉签压迫1分钟左右即可。注射前也可抽取玻璃体0.1~0.2mL进行细菌培养及涂片检查。

第十章　眼科常用药物

眼科常用药物包括内服与外用两方面。历代眼科对药物治疗非常重视，所涉及的药物品种较多，本章仅对临床上眼科常用的药物作一介绍。

第一节　眼科常用内服中药

一、祛风药

眼位至高，极易受风邪侵袭，而祛风药有祛风解表、消肿止痛、止痒收泪及退翳作用，故在眼科运用甚为广泛，尤其是外障眼病的初期。由于祛风药性多辛散，易劫伤津液，故凡阳盛火升，内热壅盛者勿用。阴虚血少或表虚多汗者，宜慎用之。眼科常用的祛风药有祛风清热药与祛风散寒药两类。

（一）祛风清热药

本类药性味以辛凉为主，能发散风热。适用于风热侵目所致的胞睑肿胀微赤，白睛红赤，黑睛浅层生翳，热泪不止，磨痛作痒等症。

桑叶

本品为桑科落叶小乔木植物桑的干燥叶片，因系初霜后采集入药，故又有霜桑叶、冬桑叶之处方名。味甘、苦，性寒。归肺、肝经。煎服用量 5～10g；或入丸、散；亦可煎水洗眼。

【功效】疏风散热，清肺润燥，平抑肝阳，清肝明目。

【眼科应用】

疏散风热：用于风热所致的目赤肿痛，迎风流泪等。由于桑叶祛风作用较弱，故只用于风热之轻证。

清肝明目：用于肝阳偏亢、肝火上炎之目赤肿痛。常与菊花、决明子等药配伍。

养阴滋肝：用于肝阴不足所致的头昏目眩，眼干不舒。常与枸杞子、何首乌、女贞子等药配伍。

【文献选录】

《古今医统》曰："桑叶浸水洗目，去风热止泪，除昏明目。"

《本草纲目》曰："治劳热咳嗽，明目，长发。"

《本草求真》曰："清肺泻热，凉血燥湿，去风明目。"

《本草蒙筌》曰："煮汤，洗眼去风泪。"

《本草经疏》曰："桑叶，甘所以养血，寒所以凉血，甘寒相给合，故下气而益阴，是以能主阴虚寒热及因内热出汗，其性兼燥，故又能除脚气水肿，利大小肠，除风，经霜则兼清肃，故又能明目而止渴。发者血之余也，益血故又能长发，凉血故又能止吐血。"

《本草便读》曰："凡一切目疾头风等证，由于风热者，皆可用之。"

《本草易读》曰："目中微翳，车前叶、枸杞叶，手中揉汁，以桑叶两重包之，悬阴处一宿，取点目，五次愈也。"

《本草纲目拾遗》曰："桑叶露：治目疾红筋，去风清热（金帖）。"

《普济方》曰："用桑叶为末，裹纸内，烧烟熏鼻效，治暴赤眼。"

【现代研究】 本品含有脱皮固醇，芸香苷、桑苷、槲皮素、异槲皮素、东莨菪素以及酚类、氨基酸、维生素 C、维生素 B_1、维生素 B_2 等成分。桑叶中的芸香苷及槲皮素能保持毛细血管正常的抵抗力，减少血管通透性；同时还有抗炎作用，能显著抑制大鼠创伤性水肿，并能阻止结膜炎、耳郭炎、肺水肿的发展。在试管内对病毒、真菌、葡萄球菌等有抑制作用。此外，桑叶还能降血糖、降血脂、降血压、抗衰老作用。

菊花

本品为菊科植物菊的干燥头状花序。因其产地和加工方法不同，又有亳菊、滁菊、贡菊、杭菊之分，以亳菊和滁菊品质最优。由于花的颜色不同，又有黄菊花和白菊花之分。疏风散热宜用黄菊花，平肝、清肝明目宜用白菊花，为眼科常用药，内障、外障均可用之。味辛、甘、苦，性微寒。归入肺、肝经。煎服用量为 5~10g；或入丸、散；亦可煎水代茶饮；还可作为外洗剂。

【功效】 疏风散热，平抑肝阳，清肝明目，清热解毒。

【眼科应用】

疏风散热：用于风热眼病所致的目赤肿痛，畏光流泪。由于菊花疏风力弱，清热力强，故常与桑叶、薄荷等药同用。

清肝明目：用于肝火上炎所致的目赤肿痛，黑睛生翳等症。常与青葙子、决明子等药配伍。

平抑肝阳：用于肝阳上亢所致的头晕、目眩、眼胀。常配珍珠母、钩藤等药配伍。

养肝止泪：用于肝肾不足所致的冷泪长流，眼目昏暗。常与枸杞子、熟地黄等药配伍。

清热解毒：用于眼部疮疖及目赤肿痛，尤以野菊花为佳。常与金银花、蒲公英等药配伍。

退翳消障：用于翳膜遮睛，圆翳内障。常与木贼草、白蒺藜等药配伍。

【文献选录】

《本草经集注》曰："主治风头，头眩，肿痛，目欲脱，泪出。"

《本草蒙筌》曰："养眼血收眼泪翳膜，明眼目无双。"

《本草通玄》曰："翳膜遮睛，冷泪流溢，珍为要品。"

《本草汇言》曰："为目睛涩障、畏风羞明，或肿痛难开，或珠胀欲脱，或胞沿浮痒，或泪流不止，菊能清风清热，养血养肝，故头目诸疾，所用必需者也。"

《本草新编》曰："菊花明目，明虚人之目，而非明有患者之目也。有病之目，即可用菊花治，亦必与发散之药同治，而不可单恃之以去风去火也。"

【现代研究】　本品主要含有挥发油如龙脑、樟脑、菊花酮、木犀草素、刺槐苷、绿原酸及菊苷、腺嘌呤、黄酮、水苏碱、氨基酸、维生素 B_1、维生素 E 等成分。具有改变细菌细胞的渗透压而达到广谱的杀菌活性，对金黄色葡萄球菌、多种致病性杆菌及皮肤真菌有一定抗菌作用。能影响小鼠毛细血管的通透性，增加毛细血管抵抗力，从而具有抗炎作用，此外还有解热镇静、降压扩冠、抗病毒、抗肿瘤、抗衰老等作用。

薄荷

本品为唇形科植物薄荷的干燥茎叶。味辛，性凉。归入肺、肝经。气清凉芳香，性轻扬升浮，擅治在上在表之风热，为外障眼病常用之品。煎服用量为 3～6g，宜后下；亦可煎水外洗。

【功效】　疏风散热，清利头目，利咽透疹，疏肝行气。

【眼科应用】

疏风散热：用于风热所致目赤肿痛等外障眼病。常与荆芥、防风、金银花等药同用。

祛风退翳：用于风热所致的黑睛生翳，尤宜病毒所致者。常与柴胡、大青叶等药配伍。

疏风止痒：用于风邪所致睑肤瘙痒，睑弦赤烂，目痒难忍。常与蝉蜕、蒺藜等药配伍。

疏肝解郁：用于肝气郁滞而致眼胀目痛，视物昏蒙等症。常与柴胡、白芍等药配伍。

解毒透疹：用于麻疹疹透不畅，白睛红赤。常与葛根、蔓荆子、升麻等药配伍。

【文献选录】

《本草纲目》曰："薄荷入手太阴、足厥阴，辛能发散，凉能清利，专于消风散热，故头痛头风眼目咽喉口齿诸病，小儿惊热及瘰疬疮疥，为要药。"

《本草征要》曰："散风热，清头目。利咽喉，净龈舌。辟口臭，畅鼻塞。透疹疹，通关节。下滞气，除秽恶。"

《本经逢原》曰："辛能发散，专于消风散热。凉能清利，故治咳嗽失音、头痛头风，眼目口齿诸病。"

《本草汇言》曰："薄荷辛凉发散，清上焦风热之药也（李时珍）。主伤风咳嗽（方喜人稿），热壅痰盛，目风珠赤，隐涩肿痛，贼风关节不利，头风头皮作疼，惊风壮热搐搦，喉风咽痛肿闭等病。"

《得配本草》曰："辛、微苦，微凉。入手太阴、足厥阴经气分。散风热，清头目，利咽喉口齿耳鼻诸病。配生姜汁，治眼弦赤烂。"

【现代研究】　本品主要含有薄荷脑、薄荷酮、异薄荷酮、胡薄荷酮、α-蒎烯、柠檬烯及有机酸类、氨基酸类等成分。对单纯疱疹病毒等多种病毒及对金黄色葡萄球菌、铜绿假单胞菌及皮肤真菌等均有抑制作用。薄荷油具有解热消炎镇痛、止痒抗刺激等作用，其乳剂对小鼠耳肿胀度及肿胀率有降低作用；且能抑制醋酸致小鼠扭体反应。另外还有祛痰、止咳、抗早孕等作用。

柴胡

本品为伞形科植物柴胡或狭叶柴胡的干燥根。味苦、辛，性微寒。归入肝、胆经。气味轻清升微，为眼科常用药。煎剂用量为 3~10g；或入丸、散剂。

【功效】　解表退热，疏肝解郁，升举阳气。

【眼科应用】

疏解风热：用于风热或郁热所致的眼病，伴有少阳头痛者用之更佳。常与前胡、薄荷、黄芩等药配伍。

退翳明目：用于黑睛生翳，早期常配其他祛风清热药物；后期常配其他退翳药，以促进翳障的消退。

疏肝解郁：用于肝气郁滞引起的眼病。常与白芍、薄荷、郁金等药配伍。

升提阳气：用于中气不足、清阳下陷所致的上胞下垂，视疲劳，圆翳内障等。常与升麻、黄芪等药配伍。

引药入肝：本药擅入肝胆。凡疏肝、清肝、泻肝之剂，常用本药引药入经。

【文献选录】

《神农本草经》曰："久服，轻身、明目、益精。"

《本草易读》曰："清胆经之火邪，退肝家之烦热，开胸胁之硬满，止头目眩昏。行经于表里阴阳之间，奏效于寒热往来之会。口苦咽干最灵，目赤耳聋良效。"

《本草通玄》曰："主伤寒疟疾，寒热往来，呕吐胁痛，口苦耳聋，头角疼痛，心下烦热，宣畅气血，除饮食、痰水结聚，理肩背痛，目赤眩晕，妇人热入血室，小儿五疳羸热。"

《本草汇言》曰："又治小儿五疳羸热、能食而瘦、痘后余热、两眼赤烂等症，悉用柴胡治之。"

《本草述钩元》曰："升清阳，达胃气，推陈致新，宣畅气血，治阳气下陷，去心腹肠胃结气、胸中邪气，除心下痞、胸膈痛、两胁刺痛、胆瘅痛，止偏头痛、目昏赤痛、头昏眩晕、耳聋耳鸣。"

【现代研究】　本品主含柴胡皂苷、挥发油、α-菠菜甾醇、多糖、黄酮类、木脂素类等成分。柴胡皂苷具有抑制渗出、白细胞游走、炎症介质释放及毛细血管通透性等多种炎症过程。现代药理研究证明，柴胡注射液对单纯疱疹病毒性角膜炎有效。此外其挥发油可镇静止痛解热，其余成分还具有镇咳、保肝利胆、降血压、抗病毒、抗肿瘤等药理活性。

葛根

本品为豆科多年生落叶藤本植物野葛或甘葛藤的干燥根。味甘、辛，性凉。归入脾、胃经。煎剂用量为 9~15g；或入丸、散。

【功效】解肌退热，发表透疹，生津止渴，升阳止泻。

【眼科应用】

疏散风热：常与柴胡、菊花等药配伍，用于风热眼病。因葛根入阳明经，故眼病兼有前额头痛、眉棱骨痛者，用之更佳。若与麻黄、桂枝、芍药等药同用，亦适宜风寒眼病。

祛风解痉：常与地龙、全蝎等药配伍，用于视网膜动脉痉挛、动脉硬化而致眼底出血。若见血管阻塞者，还需配伍当归、赤芍等其他活血药同用。

发表透疹：用于麻疹初起，疹发不畅，白睛红赤。常与升麻等药配伍。

生津止渴：风热眼病兼有口渴者，用之更佳。常与麦冬、天花粉等药配伍。

升阳止泻：用于脾胃气虚，清气不升，目昏，泄泻者。常与黄芪、升麻等药配伍。

【文献选录】

《本草易读》曰："除眼眶项背之强痛，退胸膈心下之邪热。"

《本草述钩元》曰："阳明经行经的药。疗阳明头额痛。目痛鼻干。"

《医法圆通》曰："治两眼皮红肿痛甚。眼皮上下皆阳明所主，今为风热所闭，抑郁而为红肿痛甚。葛根汤力能解阳明风热，故治之而愈。"

【现代研究】　本品含有效成分葛根素、大豆苷、大豆素等异黄酮类化合物。研究发现葛根素滴眼液通过滴眼用药能降低地塞米松引起兔眼高压，并能抑制由快速注射葡萄糖引起的眼压升高；葛根素滴眼液还对青少年近视进展有较好抑制作用，与消旋山莨菪碱作用相当，其作用机制可能与其降眼压的作用有关。此外葛根还具有解热、抗炎、镇痛、降血压、降血糖、降血脂、抗氧化、抗肿瘤、解酒等作用。

蔓荆子

本品为马鞭草科落叶小灌木单叶小蔓荆的干燥成熟果实。味辛、苦，性微寒。归膀胱、肝、胃经。本品因质轻而浮，上升而散，常用于眼部风热诸症。煎剂用量为 6~10g；或入丸、散。

【功效】疏风散热，清利头目。

【眼科应用】

疏风散热：用于风热目赤肿痛。常与菊花、薄荷、金银花等药配伍。

疏风止痛：用于风热头痛，眼眶痛，眉骨疼痛。常与白芷、川芎、防风等药配伍。

疏风退翳：用于风热翳膜，畏光流泪。常与蝉蜕、白蒺藜、木贼草等药配伍。

升提清阳：用于气虚清阳不升，目昏，久视酸痛。常与升麻、黄芪等药配伍。

【文献选录】

《汤液本草》曰："气清，味辛温苦、甘，阳中之阴。太阳经药。治太阳经头痛，头昏闷，除目暗，散风邪药。"

《本草易读》曰："泻热解毒，利水明目。"

《雷公炮制药性解》曰："味苦甘辛，性微寒无毒，入肝经。主散风寒，疗头风，除目痛，去翳膜坚齿牙，利九窍，杀百虫。"

《本草正》曰："主散风邪，利七窍，通关节，去诸风头痛、脑鸣、头沉昏闷，搜肝风，止目睛内痛、泪出，明目，坚齿。"

《本草备要》曰："搜风凉血，通利九窍。治湿痹拘挛，头痛脑鸣，目赤齿痛，头面风虚之证。明目固齿，长发泽肌。"

《本草便读》曰："蔓荆子辛苦性平。虽属子而体质轻浮。入肺经上行宣散。故能清利头目。"

【现代研究】 本品含有萜类、黄酮类、蒽醌类、木脂素类、酚酸类、甾醇及挥发油等多种类型化学成分。具有抗炎作用，主要通过抑制脂多糖诱导的细胞因子表达，对毛细管通透性增加具有显著的抑制作用，对于二甲苯致小鼠耳郭肿胀、鸡蛋清致大鼠足肿胀有抑制作用；蔓荆子可预防由晶状体醛糖还原酶为主要诱因引起的白内障及由多羟基化合物引发的糖尿病并发症如坐骨神经痛、肾病及视网膜病变等作用。此外还具有抗氧化、解热镇痛、抑制组胺释放、抗肿瘤等多种生物活性。

前胡

本品为伞形科植物白花前胡或紫花前胡的干燥根。味辛、苦，性微寒。归入肺经。煎剂用量为6~10g；或入丸、散。

【功效】疏散风热，降气化痰。

【眼科应用】

疏散风热：用于风热犯肺，咳嗽痰黄，白睛红赤。常与桑白皮、杏仁等药配伍。

祛风退翳：用于风邪生翳，羞明流泪，抱轮红赤。常与羌活、柴胡等药配伍。

【文献选录】

《本草经集注》曰："治伤寒寒热，推陈致新，明目益精。"

《本草经解》曰："味苦清火，所以明目，同甘菊、丹皮，治风热目疼。"

【现代研究】 本品主要有香豆素类、挥发油、黄酮、色原酮、聚炔、木质素、简单的苯丙衍生物等，其中以香豆素类为主要的药效活性成分。其甲醇总提取物能够抑制炎症初期血管的通透性；挥发油成分对大肠埃希菌、金黄色葡萄球菌、伤寒杆菌和弗氏志贺菌四种供试病原菌，有一定抑菌或杀菌作用。此外还具有主要有祛痰、镇咳、平喘、解痉、镇静等药理作用。

升麻

本品为毛茛科植物大三叶升麻、兴安升麻或升麻的干燥根茎。味辛、微甘。性微寒。归入肝、脾、胃、大肠经。煎剂用量为 $3 \sim 10g$；亦可入丸、散剂。

【功效】 发表透疹，清热解毒，升举阳气。

【眼科应用】

透疹发表：用于麻疹初起，白睛红赤。常与牛蒡子、葛根等药配伍。

清热解毒：用于脾胃热毒，眼睑肿痛，白睛红赤。常与黄连、黄芩等药配伍。

升举阳气：用于脾虚气陷，眼胞下垂，提举无力，黑睛翳陷，目昏内障。常配伍党参、黄芪等药。

【文献选录】

《本草汇言》曰："味苦寒平，禀天地极清之体，故能效升散之用，所以风寒之邪，发热无汗，风热之邪，头风攻痛，并目疾肿赤，乳蛾喉胀，升麻并皆治之。"

《要药分剂》曰："主阳明头痛连齿颊，寒热，肺痿吐脓，下痢后重脱肛，崩中带下，足寒阴痿，目赤。"

【现代研究】 本品主要含有苯丙素类、色原酮类、生物碱类、三萜及其皂苷类升麻酸、β – 谷甾醇、异阿魏酸等成分。一般认为升麻属植物中的酚酸类化合物是其抗炎作用的活性成分，如阿魏酸、异阿魏酸、咖啡酸等，均被证明具有抗炎作用。此外还具有抗肿瘤、抗病毒、抗核苷转运、抗骨质疏松、抗氧化、抗抑郁等诸多生物活性。

（二）祛风散寒药

本类药性味辛温、能发散风寒。适用于风寒侵目所致胞睑浮肿，白睛微赤，黑睛浅层生翳，羞明流泪，眼疼头痛，鼻塞流涕等症。本类药发汗作用较强，对于表虚有汗者禁用，阴虚津伤血少者，亦须慎用。

荆芥

本品为唇形科植物荆芥的干燥地上部分。单用花穗者称为荆芥穗。味甘，性微温。归入肺、肝经。其气芳香，温而不燥，质地轻扬，药性和缓，为发散风寒药中药性最为平和之品。炒黑又有止血之用，与辛凉药配伍，还可用于风热。煎剂用量为 $5 \sim 10g$，不宜久煎；亦可入丸、散；或煎水外洗。

【功效】 祛风解表，透疹止痒，止血。

【眼科应用】

发散风寒：用于外感风寒，头痛鼻塞，涕泪交流，白睛红赤。常与防风、羌活等药配伍。

发散风热：用于外感风热，咽痛鼻干，白睛红赤，眵泪较多。常与金银花、连翘等药配伍。

祛风止痛：用于风寒眼病伴有目痛者。常与防风、柴胡、川芎等药配伍。

祛风止痒：用于目赤不显之目痒。常与川乌、川芎、羌活等药配伍。

祛风退翳：荆芥发散力强，对黑睛生翳早期有促进星翳消退的作用，常配羌活、防风等药同用。

理血散瘀：荆芥入血分，并能通血中滞气。常与四物汤同用，治眼外伤引起的眼痛或瘀滞证。亦可与清热药同用，治眼睑疮疖。炒炭可止血，用于眼内出血。常与其他止血药配伍。

【文献选录】

《本草通玄》曰："散风热，清头目，利咽喉，消疮毒，化瘰疬，破结聚，下瘀血。"

《本草汇言》曰："荆芥，轻扬之剂，散风清血之药也。主伤风肺气不清，喉风肿胀难开，头风脑痛眩运，血风产后昏迷，痰风卒时仆厥，惊风手足搐搦，目风肿涩流泪，湿风黄疸闷满，热风斑疹痘瘰，疮疥疙瘩，并寒热鼠瘘，瘰疬生疮之类。"

《本草新编》曰："能引血归经，清头目之火，通血脉，逐邪气，化瘀血，除湿痹，破结聚，散疮痎。"

《本草求真》曰："辛苦而温，芳香而散，气味轻扬，故能入肝经气分，驱散风邪。凡风在于皮里膜外，而见肌肤灼热，头目昏眩，咽喉不利，身背疼痛者，用此治无不效。"

【现代研究】　本品化学成分主要为挥发油及黄酮类化合物。腹腔注射荆芥内酯能够使发热模型大鼠体温明显降低，且荆芥中有效成分通过抑制相关致炎因子含量、缩短其细胞生长周期，发挥抗菌、抗病毒、抗肿瘤作用；此外还具有镇痛、镇静、止痒、止血等作用。

防风

本品为伞形科植物防风的干燥根。味辛、甘，性微温。归入膀胱、肝、脾经。其性轻浮，以擅去风邪著称。因其质润，故味辛而不燥，性温而缓和，乃风药中润剂，不论风寒或风热均可用之。煎剂用量为 5~10g；亦可入丸、散。

【功效】　祛风解表，胜湿止痛，止痉。

【眼科应用】

祛风止痛：通过配伍可用于风寒、风热或风湿眼痛，眉棱骨痛，偏头痛。

祛风止痒：用于风在睑肤肌腠，或药物过敏，肤痒如虫行，痒极难忍。常与荆芥、蝉蜕、蛇蜕等药配伍。

祛风通络：用于风邪入络所致上胞下垂，目偏视等。常与炙全蝎、天麻等药配伍。防风还有通络解痉作用，可治动脉痉挛等。

祛风退翳：用于风寒或风热所致黑睛生翳。常与蝉衣、木贼草等药同用。

散结祛瘀：与祛痰软坚药同用，治眼部硬结肿胀。与活血化瘀药同用，治眼部瘀滞证。

【文献选录】

《神农本草经》曰："主大风、头眩痛，恶风风邪，目盲无所见，风行周身，骨节疼痹，烦满。"

《本草蒙筌》曰："收滞气面颊，尤泻肺实有余；驱眩晕头颅，更开目盲无见，故云除上焦风邪要药。"

《本草纲目》曰："治三十六般风，男子一切劳劣，补中益神，风赤眼，止冷泪及瘫痪，通利五脏关脉，五劳七伤，羸损盗汗，心烦体重，能安神定志，匀气脉。"

《本草易读》曰："疗诸般风，治一切劳。除骨蒸之疼痛，解肌体之挛急。青盲赤目，头痛胁痛。除盗汗而驱烦满，止冷泪而起瘫痪。"

《雷公炮制药性解》曰："泻肺金、疗诸风，开结气，理目痛。"

《本草正》曰："气味俱轻，故散风邪，治一身之痛，疗风眼，止冷泪。"

《本草备要》曰："又行脾胃二经，为去风胜湿之要药，散目赤、疮疡。"

《得配本草》曰："散风，治一身尽痛，目赤冷泪，肠风下血。"

【现代研究】 本品主要含色原酮类、香豆素类、有机酸、多糖类、聚炔类、甾醇类、甘油酯类、β-谷甾醇、胡萝卜苷、多种无机元素及微量元素等成分。防风具有抗菌和抗炎作用，其对金黄色葡萄球菌、乙型溶血性链球菌、肺炎双球菌等均有抑制作用，还对痢疾杆菌、枯草杆菌、某些皮肤真菌及病毒也有一定的抑制作用。此外在解热、镇痛、抗肿瘤、抗惊厥等方面也显示出积极的作用。

羌活

本品为伞形科植物羌活或阔叶羌活的干燥根茎或根。味辛、苦，性温。归膀胱、肺经。因本品辛温燥烈，不可重用。煎剂用量为3～9g；亦可入丸、散剂。

【功效】 解表散寒，祛风除湿，止痛。

【眼科应用】

发散风寒：用于外感风寒，头痛目赤，涕泪交流。常与防风、荆芥等药配伍。

祛风退翳：用于风寒或风湿所致的黑睛生翳。常与防风、荆芥、蝉衣等药配伍。

祛风止痛：羌活祛风止痛作用强，用于风寒或风湿眼痛、头痛，尤宜太阳经头痛。常与柴胡、川芎等药配伍。

除湿通痹：用于风湿痹痛，关节疼痛伴发火疳、瞳神紧小。常与独活、秦艽、威灵仙等药配合。

祛风止泪：用于风寒阻络所致的流泪。常与白芷等药配伍。

【文献选录】

《本草易读》曰："搜风解表，胜湿去痹。头旋目赤要剂，脊痛项强良药。"

《本草通玄》曰："小无不入，大无不通，故能散肌表八风之邪，利周身骨节之痛，头旋掉眩，失音不语，手足不随，口眼歪斜，目赤，肤痒，理女子疝瘕，散痈疽恶血。"

《本草汇言》曰："以此苦辛之剂，功能条达肢体，通畅血脉，攻彻邪气，发散风寒、风湿，故疡证以之能排脓托毒，发溃生肌；目证以之治羞明隐涩，肿痛难开；风证以之治痿痉癫痫，麻痹厥逆。"

《要药分剂》曰："泻肝气。搜肝风。小无不入。大无不通。治风湿相搏。本经头痛。刚痉柔痉。中风不语头旋。主目赤要药。"

《增广和剂局方药性总论》曰："治目赤目疼及伏梁水气，五劳七伤，虚损冷气，骨节酸疼，通利五脏。"

《本草详节》曰："主项强，腰脊痛，头痛，周身节痛，贼风失音不语，手足不遂，口面㖞斜，眼赤肿，散新旧风湿，痈疽败血。"

【现代研究】　本品的化学成分主要有挥发油、香豆素以及糖类、氨基酸、有机酸、甾醇等。羌活挥发油对铜绿假单胞菌、伤寒杆菌、大肠埃希菌126有抑制作用，提取物对金黄色葡萄球菌也有明显的抑制作用。此外还具有镇痛、消炎、抗心律失常、增加脑血流量等作用。

白芷

本品为伞形科植物白芷或杭白芷的干燥根。味辛，性温。归肺、胃、大肠经。其气芳香，通利九窍，温通上达，以擅治头面诸病为长。煎剂用量为3～10g；或入丸、散。

【功效】解表散寒，祛风止痛，通鼻窍，燥湿止带，消肿排脓。

【眼科应用】

祛风散寒：用于外感风寒，头痛鼻塞，目赤流泪。常与防风、荆芥等药配伍。

通窍止痛：对眼病兼有鼻塞不通，前额痛、眉棱骨痛、眼眶痛者。常配伍川芎、防风、蔓荆子等药。

消肿排脓：眼睑疮疖，早期用之能消散，溃后用之能排脓。常与蒲公英、紫花地丁、天花粉等药同用。

通窍止泪：用于风寒流泪，肝虚冷泪。常与白芷、枸杞子等药配伍。

【文献选录】

《神农本草经》曰："主女人漏下赤白，血闭，阴肿，寒热，风头侵目泪出。"

《本草经集注》曰："治风邪，久渴，吐呕，两胁满，风痛，头眩，目痒，可作膏药面脂，润颜色。"

《证类本草》曰："能治心腹血刺痛，除风邪，主女人血崩及呕逆，明目止泪出。治目赤胬肉，及补胎漏滑落。"

《本草蒙筌》曰："乃本经头痛中风寒热解利之要药，亦女人漏下赤白血闭阴肿之仙丹。作面脂去面瘢，散目痒止目泪。"

《本草正》曰："其性温散，败毒，逐阳明经风寒邪热，止头痛头风、头眩、目痛、目痒泪出。"

《本草择要纲目》曰："主治风邪。止渴呕吐，头风侵目，迎风泪出，头眩目痒，目赤胬肉。治疮痍疥癣。排脓长肌肉。"

【现代研究】 本品主要含有香豆素类及正十二醇、萜品 - 4 - 醇、甲基 - 环癸烷、乙酸正十二醇等挥发油，还含有胡萝卜苷、生物碱、谷甾醇以及多种微量元素。白芷具有抗菌作用，对大肠埃希菌、痢疾杆菌、伤寒杆菌、铜绿假单胞菌、革兰阳性菌以及人型结核杆菌等细菌均有不同程度的抑制作用，且挥发油成分对神经中枢作用非常显著，有明显的镇痛效果。呋喃香豆素能通过抑制环氧合酶 - 2（COX-2）发挥抗炎作用。此外还具有预防和治疗色素沉着、抗氧化、扩冠、降血压、抗癌、兴奋神经中枢、解痉等作用。

细辛

本品为马兜铃科植物北细辛、汉城细辛或华细辛的干燥全草。味辛，性温，有小毒。归肺、肾、心经。因本品性温燥烈，易伤阴耗气，用量宜轻，煎剂不超过3g；散剂每次服0.5～1g。阴虚阳亢头痛，肺燥伤阴干咳者忌用。不宜与藜芦同用。

【功效】 解表散寒，祛风止痛，通窍，温肺化饮。

【眼科应用】

发散风寒：用于重症风寒眼病，伴头痛鼻塞、恶寒无汗者。常与麻黄、防风等药配伍。

祛风止痛：用于风寒头痛、眼痛比较剧烈者。常与羌活、川芎等药配伍。

温散寒湿：因痰湿所致的眼底陈旧性渗出，可通过配伍少量细辛，以促进渗出吸收。由于细辛燥烈，易伤阴动火，故常与当归、白芍配伍同用，以减少细辛的副作用。

祛风止泪：用于风寒阻络所致的流泪、泪液清稀，迎风更甚。常与白芷、桂枝等药配伍。

【文献选录】

《神农本草经》曰："久服，明目、利九窍，轻身、长年。"

《证类本草》曰："治咳逆上气，恶风风头，手足拘急，安五脏六腑，添胆气，去皮风湿痒，能止眼风泪下，明目，开胸中滞，除齿痛，主血闭，妇人血沥腰痛。"

《本草征要》曰："风寒湿痹，头痛鼻塞。下气破痰，头面游风。百节拘挛，齿痛目泪。"

《本草易读》曰："息风目泪淋，兼治睫倒，通齆鼻气塞，亦解耳聋。不可过用。"

《本草正》曰："开通关窍，散风泪目疼。"

【现代研究】　本品含有甲基丁香酚、黄樟醚、十五烷、十四酸、芝麻素、α－松油烯等挥发油类，以及β－谷甾醇、山奈酚－3－O－葡萄糖苷、马兜铃酰胺Ⅰ、马兜铃酸Ⅳa等非挥发性成分。北细辛的水煎液能明显减轻小鼠炎症肿胀度，经处理后不含马兜铃酸的细辛也具有抗炎作用，此外在神经系统中，可以镇痛解热、催眠镇静、抗惊厥、局部麻醉等，在心血管中可以降压、强心、抗心肌缺血等，还有抗衰老、抗菌、杀虫等作用。细辛有一定的毒性，临床需谨慎使用。

藁本

本品为伞形科植物藁本或辽藁本的干燥茎或根。味辛，性温。归膀胱经，为治太阳头痛之常用药。煎剂用量为3～10g；或入丸、散。

【功效】　祛风散寒，除湿止痛。

【眼科应用】

祛风散寒：用于风寒外侵，恶寒无汗，头痛身痛，畏光流泪。常与羌活、防风等药配伍。

祛风止痛：用于风邪目痛，头颠顶痛，痛连齿颊。常与细辛、白芷等药配伍。

祛风治伤：用于真睛破损初期，风邪乘隙侵入，珠痛目赤。常与川芎、防风等药配伍。

【文献选录】

《银海精微》曰："藁本味辛，入膀胱经。去颠头痛，引药上行。"

《秘传眼科七十二症全书》曰："止头目痛及颠顶痛。"

《本草再新》曰："治风湿痛痒，头风目痛，泄泻痢疟。"

【现代研究】　本品主要活性部位为挥发油，含有萜类、香豆素类、苯酞类、烯丙基苯类等，还含有二聚藁本内酯、β－谷甾醇、阿魏酸、胡萝卜苷、香草酸等单体化合物。其中丁基苯酞是藁本抗炎的主要活性成分之一，可抑制炎症区域花生四烯酸释放和中性粒细胞浸润而发挥抗炎作用。藁本内酯是解热镇痛的活性成分之一，其解热机制可能与氯丙嗪相似，也是中枢抑制的活性成分之一。此外还具有扩张血管、改善脑部微循环、抗心肌缺血缺氧、抑制血小板聚集，对抗血栓形成、利胆等作用。

麻黄

本品为麻黄科小灌木草麻黄或木贼麻黄的干燥草质茎。味辛、微苦，性温。归肺、膀胱经。煎剂用量为2～9g。

【功效】　发汗散寒，宣肺平喘，利水消肿。

【眼科应用】

发散风寒：用于外感风寒，恶寒无汗，头痛身痛，目赤泪多。常与荆芥、防风等药配伍。

升发退翳：用于陈寒积冷，翳膜久伏，目痛流泪，羞明隐涩。常与藁本、细辛等药配伍。

宣肺消肿：用于风寒束肺，肺气不利，白睛水肿，隐涩不适。常与杏仁、石膏等药配伍。

【文献选录】

《本草纲目》曰："去营中寒邪，泄卫中风热（元素）。散赤目肿痛，水肿风肿，产后血滞。"

《本草易读》曰："理温疟而破癥结，开毛孔而通九窍，平疹痹而去麻木，消斑毒而退痰哮，目赤肿痛之疾，水肿风肿之疴。有汗者勿用。"

【现代研究】 本品发挥作用的有效成分主要为麻黄碱、伪麻黄碱和挥发油等成分。近期有研究认为，麻黄可通过神经途径影响下丘脑的体温调节中枢从而发挥其发汗作用，挥发油对实验性气喘有明显的抑制作用，水溶性提取物有镇咳作用，水煎剂和挥发油对多种细菌有不同程度的抗菌作用，此外还有抗炎、抗过敏、抗病毒、正性肌力及调控血压、兴奋中枢、利尿等作用，临床在内、外、妇、儿、男、五官科及疑难杂症等方面有广泛应用。

桂枝

本品为樟科植物肉桂的干燥嫩枝。味辛、甘，性温。归心、肺、膀胱经。煎剂用量为 3~9g。

【功效】 发汗解肌，温通经脉，助阳化气。

【眼科应用】

发表散寒：用于风寒外袭，恶寒无汗，白睛红赤，涕泪交流。常与麻黄、藁本等药配伍。

温通血脉：用于虚寒内障，视物昏暗，眼底血管细小甚则闭塞。常与当归、细辛等药配伍。

温阳通痹：用于寒湿痹阻，关节冷痛，瞳神紧小，畏光冷泪。常与黄芪、防风、羌活等药配伍。

温阳利水：用于阳虚气化不利，水湿停滞，视网膜下积液，黄斑水肿者。常与茯苓、泽泻、猪苓等药配伍。

【文献选录】

《珍珠囊》曰："去伤风头痛，开腠理，解表发汗。"

《本草再新》曰："温中行血，健脾燥胃，消肿利湿，治手足发冷作麻，筋抽疼痛，兼外感寒凉等症。"

《药品化义》曰："专行上部肩臂，能领药至痛处，以除肢节间痰凝血滞。"

【现代研究】 本品含有以桂皮醛为主的挥发性成分，尚含有有机酸类、鞣质类、糖类、甾体类、香豆素类等成分。其肉桂酸具有抗菌、升高白细胞、利胆、抗突变、抗肿瘤等药理作用。桂皮醛有明显的镇静、镇痛作用，并能兴奋唾液及胃液分泌而健胃，解热平喘发汗，同时改善外周循环。原儿茶酸是植物中抗炎、抗菌的活性成分，对金黄色葡萄球菌、白色葡萄球菌、铜绿假单胞菌、变形杆菌、甲型链球菌、乙型链球菌均有明显的抑菌作用。此外还具有抗过敏、抗惊厥、抗血小板聚集、抗凝血等多种药理活性。

二、清热药

火性炎上，故眼病热证甚为常见。清热药性寒凉，具有退红、解毒、消肿、止痛等作用，故适用于热毒火邪引起的各种热证眼病。但寒凉之性，易伤胃气，故凡目病脾胃虚弱者当慎用。常用的清热药可分为清热泻火药、清热燥湿药、清热解毒药、清热凉血药等。

（一）清热泻火药

本类药多性寒味苦。寒能清，若能降，故具有清热泻火作用。用于火热攻目的眼病，而眼病常出现有肺火、肝火、胃火、大肠火及心火等，须辨别何一脏腑为主的火证而着重清泻。

石膏

本品为硫酸盐类矿物硬石膏族石膏。味甘、辛，性大寒。归肺、胃经。擅长清泻肺胃气分实热，乃治阳明经证之要药。煎剂用量为 15～60g，宜先煎；若火煅去水，质地酥松，名煅石膏，为外用药。

【功效】生用，清热泻火，除烦止渴。煅用，敛疮生肌，收湿，止血。

【眼科应用】

清阳明热邪：用于胃火炽盛，胞睑疮疖、黄液上冲，瞳神紧小，伴有口渴欲饮等气分证候。常与知母、炒山栀等药配伍。

清泻肺热：用于肺热亢盛，白睛红赤，或白睛有小泡样隆起等症。常与桑白皮、菊花等药配伍。

清热止渴：用于胃热津伤，口渴尿多，消渴内障。常与天花粉、石斛等药配伍。

收湿敛疮：用于睑皮溃烂，久不收口，或湿疹瘙痒，或睑弦赤烂者。常以煅石膏研末外敷。

【文献选录】

《汤液本草》曰："太上云，石膏发汗……仲景治伤寒阳明证，身热，目痛鼻干，不得卧。"

《眼科锦囊》曰："石膏者，其质松软而光亮，烧之则白烂如粉，其性清凉，而兼解肌，故内服而散郁逐毒，发汗解热，除翳退膜。煅炼为末，配于点剂，亦能有脱翳之力矣。"

【现代研究】 本品主要成分为含水硫酸钙，还含有锌、铜、铁、锰等丰富的微量元素，其中钙含量最大，经胃酸作用部分变为可溶性钙盐，能抑制神经肌肉而起镇痉作用，并能减低血管之通透性。此外还具有抑制体温调节中枢的亢进而产生有力的解热作用。有报道用石膏为君药自组方小石膏汤治红眼病效果良好。

知母

本品为百合科植物知母的干燥根茎。味苦、甘，性寒。归肺、胃、肾经。因性寒质润，故能上清肺热，中泻胃火，下滋肾水。煎剂用量为6~12g。

【功效】 清热泻火，滋阴润燥。

【眼科应用】

清泻肺胃：用于肺胃热盛，胞睑疮肿，目赤疼痛，黄液上冲，伴烦渴、发热等。常与石膏、黄芩等药配伍。

滋阴润燥：用于肝肾阴虚，阴虚火旺所致的内外障眼病。常与黄柏、熟地黄等药配伍。

生津止渴：用于津伤口燥，口渴尿多，视物昏花。常与天花粉、玉竹等药同用。

【文献选录】

《雷公炮制药性解》曰："知母入肾，为生水之剂，水盛则火息。所谓壮水之主，以制阳光也。口渴干咳眼花目眩，便赤腰痛，褥劳，烦躁不眠，此皆阳盛阴衰之证，服之皆愈。"

《本草汇言》曰："又如伤寒邪热有余，烦渴引饮，目赤唇焦，若暑疟热烦闷乱，日燥咽干，是皆内热火盛之证，惟此可以清之。"

【现代研究】 本品的主要化学成分包括菝葜皂苷元、马尔可皂苷元、新吉托皂苷元、薯蓣皂苷元和十几种呋甾皂苷类等和芒果苷、生物碱类、氨基酸类、挥发油类等。具有抗血小板血栓、改善阿尔茨海默症、降低血糖、降血脂、抗肿瘤、抗炎、解热等作用。

大黄

本品为蓼科植物掌叶大黄、唐古特大黄或药用大黄的干燥根及根茎。味苦，性寒。归脾、胃、大肠、肝、心包经。因性猛下行，具有清泻之功，本品生用则峻下，熟用则缓下，酒制后擅清上焦之火，炒炭后又以止血为长。煎剂用量为3~12g，用于泻下不宜久煎；外用适量，调敷患处。

【功效】 泻下攻积，清热泻火，凉血解毒，逐瘀通经。

【眼科应用】

通腑泻热：用于眼部红肿热痛，瞳神紧小，凝脂溃陷，黄液上冲，而伴有大便燥结的火毒炽盛证候。常与黄连、黄芩等药配伍。

泻火解毒：用于胞睑疮肿，漏睛疮等。常与白芷、黄芩等药同用。

凉血行瘀：大黄既可泻血分实热，又能祛瘀，促进眼内瘀血的吸收，善治热迫血分引起的眼内出血。常与黄连、牡丹皮等药配伍。

【文献选录】

《雷公炮制药性解》曰："味苦，性大寒无毒，入脾胃大肠心肝五经。性沉而不浮，用走而不守，夺土郁而无壅滞，定祸乱而致太平，名曰将军。又主痈肿及目疾痢疾暴发，血关火闭，推陈致新。"

《本草汇言》曰："若光明科以之治目，在时眼初发时，以之泻火可也。"

《要药分剂》曰："东垣曰，大黄下走，用之于下必用生，若邪在上，必酒浸，引上至高之分，驱热而下。若止用生，则遗至高之邪热，是以愈后，或目赤，或喉痹，或头肿，或膈上热痰生也。"

《本草纲目》曰："暴赤目痛，四物汤加熟大黄，酒煎服之（《传信适用方》）。"

【现代研究】 本品的主要有效成分为大黄素、大黄酸、大黄酚、大黄素甲醚、芦荟大黄素、没食子酸以及大黄多糖等。现代药理研究表明大黄主要对细菌细胞核酸和蛋白质合成以及糖代谢的抑制作用，对葡萄球菌、溶血性链球菌、铜绿假单胞菌、白喉杆菌、痢疾杆菌、伤寒杆菌及大肠埃希菌等均有抑制作用，尤其对葡萄球菌、淋病双球菌最敏感。大黄素具有双向调节免疫作用。此外在止泻、抗病毒、止血、抗炎、利尿、保护肝脏以及治疗肠梗阻、胰腺炎、肾炎、急性呼吸窘迫综合征等方面均具有显著的临床疗效。

栀子

本品为茜草科植物栀子的干燥成熟果实。又名山栀子。味苦，性寒。归心、肺、三焦经。煎剂用量为 5 ~ 10g，若炒黑则止血力增强；若外敷则生品适量研末调敷。

【功效】 泻火除烦，清热利湿，凉血解毒。

【眼科应用】

清热泻火：栀子清三焦火邪，用于热毒、实火所致的目赤肿痛，黑睛凝脂，黄液上冲等。常与黄连、黄芩等药配伍。

清热解毒：用于胞睑疮肿等。常与蒲公英、黄连等药同用，可研末外敷患处。

清热利湿：用于湿热眼病，目赤眵黏，黑睛生翳、神水混浊等。常与茵陈、黄芩等药配伍。

清热解郁：用于肝郁化热，胸闷胁胀，内障目昏。常与柴胡、牡丹皮等药配伍。

凉血止血：用于血热妄行所致的眼部出血。常与生地、牡丹皮等药配伍。

【文献选录】

《证类本草》曰："主五内邪气，胃中热气，面赤酒疱，渣鼻白癞，赤癞疮疡，疗目热赤痛，胸心大小肠大热，心中烦闷，胃中热气。"

《本草纲目》曰："栀子，目赤热痛，明目。"

《秘传眼科龙木论》曰："栀子味苦，寒，大寒无毒，疗目热赤痛，胃中热气。"

《银海精微》曰："山栀子味苦，入肺经。泻肺火，除五脏热。目热赤肿宜用，要炒。"

【现代研究】 本品主要有效成分包括环烯醚萜烷类、环烯醚萜苷类、环烯醚萜二缩醛酯类以及裂环烯醚萜苷类、栀子黄色素、绿原酸和熊果酸等。现代药理研究表明栀子可抑制炎症早期水肿和渗出，而且可抑制炎症晚期的组织增生和肉芽组织生成，具有抗炎、解热、镇痛、保肝、利胆、降血脂、抗血栓、神经保护、镇静催眠等作用。

夏枯草

本品为唇形科植物夏枯草的干燥果穗。味辛、苦，性寒。归肝、胆经。煎剂用量为 9 ~ 15g；或熬膏服；亦可泡水代茶饮。

【功效】 清火明目，散结消肿。

【眼科应用】

清肝明目：用于肝火引起的目赤肿痛，黑睛生翳，眼组织水肿、渗出、出血，眼胀头痛等。常配伍石决明、菊花等药同用。由于夏枯草有降压作用，故肝火眼病伴有高血压者更为适宜。

平肝止痛：用于肝气过亢，眼胀痛，目珠夜痛。常与香附、柴胡等药配伍。

软坚散结：对火疳引起的白睛里层结节隆起，可配伍白桑皮、黄芩等药同用。对视网膜血管阻塞，眼底有硬性渗出斑与机化物者，可配伍丹参、半夏、昆布等药同用。

【文献选录】

《证类本草》曰："治肝虚目睛疼，冷泪不止，筋脉痛及眼羞明怕日。"

《滇南本草》曰："肝热，除肝风、暴赤火眼，目珠夜胀痛。"

《本草纲目》曰："补养厥阴血脉，故治目痛如神。"

《原机启微》曰："楼全善先生曰，夏枯草治目珠疼，至夜则疼甚者神效。"

《银海精微》曰："夏枯草禀纯阳之气，得阴气则枯，能止泪去风，以阳补阴之理。"

【现代研究】 本品主要含有三萜及其苷类、甾醇及其苷类、黄酮类、香豆素、有机酸、挥发油、糖类及钾盐等成分。其水煎剂有广谱抗菌活性，对耐药金黄色葡萄球菌敏感，对大肠埃希菌、金黄色葡萄球菌、枯草杆菌、青霉和黑曲霉均有明显的抑菌作用。夏枯草提取物通过抑制眼眶成纤维细胞的增生，并在 γ - 干扰素的刺激下使透明质酸及其黏附分子的表达增多，从而对甲状腺相关性眼病具有良好的作用。此外还有降糖、降压、抗炎、抗过敏及抗病毒等作用。

淡竹叶

本品为禾本科植物淡竹叶的干燥茎叶。味甘、淡，性寒。归心、胃、小肠经。煎剂用量为 6 ~ 10g。

【功效】清热泻火，除烦，利尿。

【眼科应用】

清心泻火：用于心火上炎，眦部红肿，眵部白睛红赤，漏睛疮。常与黄芩、赤芍等药配伍。

【文献选录】

《秘传眼科龙木论》曰："如目赤胬肉侵睛者，用淡竹叶汤调下。"

【现代研究】　本品的化学成分主要以黄酮类为主，此外还包括挥发油类、三萜类、酚酸、多糖、氨基酸及多种微量元素等成分。淡竹叶的醇提物对金黄色葡萄球菌、溶血性链球菌、铜绿假单胞菌、大肠埃希菌均有一定的抑制作用。有报道用淡竹叶汁局部涂抹治疗睑腺炎（麦粒肿），有一定疗效。此外还有解热、利尿、抗氧化、保肝、收缩血管、抗病毒、降血脂、心肌保护等作用。

桑白皮

本品为桑科落叶乔木植物桑的干燥根皮。味甘，性寒。归肺经。煎剂用量为5~15g。

【功效】泻肺平喘，利水消肿。

【眼科应用】

清肺泻热：用于肺经热盛，白睛红赤，金疳、火疳结节。常与地骨皮、黄芩等药配伍。

泻肺行水：用于肺热壅滞，白睛浅层红赤、水肿。常与杏仁、葶苈子等药配伍。

【文献选录】

《秘传眼科七十二症全书》曰："味甘，性寒，退肿，清肺。"

《本草纲目》曰："泻肺，降气，散血。"

《本草求原》曰："治脚气痹挛，目昏，黄疸，通二便，治尿数。"

【现代研究】　本品主要含有黄酮醇、二氢黄酮、查尔酮、桑白皮素、芪类化合物、香豆素类化合物及多糖类、甾体、萜类、鞣质和挥发油等成分。桑白皮中黄酮类化合物能够抑制环氧合酶-2的活性，具有显著的抗炎作用。有较强镇咳、平喘、祛痰作用，有显著利尿作用且对肾功能无明显损伤。此外还具有降血糖、降血脂和降血压作用抗菌、抗病毒、美白、延缓衰老、抗抑郁等功效。

莲子心

本品为睡莲科植物莲的成熟种子的青嫩胚芽。味苦，性寒。归心、肾经。煎剂用量为2~6g。

【功效】清心安神，交通心肾，涩精止血。

【眼科应用】

清心降火：用于心火过盛，眦部目赤肿痛。常与生地黄、牡丹皮等药配伍。

交通心肾：用于眼病伴有心肾不交，失眠梦遗，头昏心烦等。常与玄参、麦冬等药配伍。

【文献选录】

《本草再新》曰："清心火，平肝火，泻脾火，降肺火，消暑除烦，生津止渴，治目红肿。"

《温病条辨》曰："莲心，由心走肾，能使心火下通于肾，又回环上升，能使肾水上潮于心。"

【现代研究】　本品含有莲心碱、异莲心碱、莲心季铵碱、甲基莲心碱、荷叶碱、去甲基乌药碱等生物碱类及 β - 谷甾醇正辛烷酸酯、水溶性多糖成分及锌、铜、铁、钙等多种微量元素。具有协同抗肿瘤、降压、正性肌力、抑制增生性瘢痕、内皮保护作用等。

芦根

本品为禾本科植物芦苇的新鲜或干燥根茎。地上部分名苇茎。二者功用相似。味甘，性寒。归肺、胃经。煎服干品用量为 15～30g，鲜品用量加倍或捣汁用。

【功效】清热泻火，生津止喝，除烦，止呕，利尿。

【眼科应用】

清胃降火：用于胃热目赤，黄液上冲，疼痛流泪。常与石膏、知母等药配伍。

清热生津：用于胃热消渴，口渴尿多，视物昏暗。常与天花粉、石斛等药配伍。

【文献选录】

《名医别录》曰："主消渴客热。"

《天宝本草》曰："清心益肾，去目雾、头昏、耳鸣、疮毒、夜梦颠倒，遗精。"

《本草经疏》曰："芦根味甘气寒而无毒，甘能益胃和中，寒能除热降火，热解胃和，则津液流通而渴止矣。"

【现代研究】　本品最主要的化学成分为多糖类，其次为黄酮类、甾体类、蒽醌类、生物碱、挥发性成分、小分子类等多种成分。芦根的药理作用主要有抗氧化作用和保肝作用两方面。目前临床报道可以治疗感冒、急慢性支气管炎、扁桃体炎、肺脓肿等症。另经临床实践发现芦根还可用于治疗急慢性肝炎及胆囊炎。

天花粉

本品为葫芦科植物栝楼或双边栝楼的干燥根。味甘、微苦，性微寒。归肺、胃经。煎剂用量为 10～15g。不宜与乌头类药材同用。

【功效】清热泻火，生津止渴，消肿排脓。

【眼科应用】

清热泻火，消肿排脓：用于胞睑疮肿，漏睛疮等。常与白芷、黄芩等药配伍。

养阴生津：用于阴津亏乏，口咽干燥，眼内干涩，视物目昏。常与生地黄、麦冬等药配伍。

滋阴退翳：用于阴虚翳障，翳如冰瑕，眼内干涩，或痘疹后生翳。常与蝉蜕、蒺藜等药配伍。

【文献选录】

《证类本草》曰："味苦，寒，无毒。主消渴，身热，烦满，大热，补气安中，续绝伤，除肠中固热，八疸身面黄，唇干口燥，短气，通月水，止小便利。"

《本草易读》曰："痘后目障，同蝉蜕焙末，将羊肝批开，入药末，米泔煮熟食之。"

《日华子本草》曰："通小肠，排脓，消肿毒，生肌长肉，消扑损瘀血。"

【现代研究】　本品主要含有天花粉总皂苷、瓜氨酸、γ-氨基丁酸、天花粉蛋白、天花粉多糖、天花粉凝血素等成分。天花粉具有抑菌、降低血小板的作用；天花粉蛋白有终止妊娠、抗炎、抗病毒等作用。此外，天花粉还具有降血糖、抗肿瘤、通经络的作用。

（二）清热燥湿药

本类药多性寒味苦，苦能燥湿，寒能清热，清热之中，燥湿力强。用于湿热所致的睑弦赤烂、目赤肿烂、黑睛生翳、眵泪黏腻、神水混浊、视衣水肿等症。因其苦降泻热力大，故本类药物多有清热泻火作用，亦用于火热攻目的眼病。本类药物苦寒性大，燥湿力强，过服易伐胃伤阴，故一般用量不宜过大。脾胃虚寒、阴亏津伤者，应慎用，必要时可与健胃药或养阴药同用。

黄连

本品为毛茛科植物黄连、三角叶黄连或云连的干燥根茎。味苦，性寒。归心、脾、胃、胆、大肠经。煎剂用量为 3~5g；外用适量。

【功效】　清热燥湿，泻火解毒。

【眼科应用】

清热燥湿：用于湿热或痰热所致的胞睑疖肿，目赤肿痛，睑弦赤烂，黑睛生翳，瞳神紧小，视衣水肿、渗出等。常与黄芩、栀子、半夏、竹茹等药配伍。

泻火解毒：黄连泻心火、解热毒，故眦部红痛常用之。若配伍黄芩、黄柏、连翘等药，可用于一切热毒上炎所致的内外障眼病。

清热凉血：用于血热妄行，眼内出血。常与生地黄、牡丹皮等药配伍。

【文献选录】

《证类本草》曰："主热气，目痛眦伤泣出，明目。"

《神农本草经疏》曰："诸眼目疾，及障翳、目疾皆主之。"

《本草纲目》曰："消目赤肿，泻肝胆心火，不可久服。赤目痛痒，出泪羞明，浸鸡子白点。"

《本草易读》曰："退目痛及眦伤之火。"

《药鉴》曰："且治一切时气，又解诸般热毒秽毒，及肿毒疮疡，目疾之暴发者。"

《本草约言》曰："其如欲上清头目，口疮之类，酒炒尤佳。"

《秘传眼科龙木论》曰："黄连味苦。寒。微寒无毒。主热气目痛。眦伤泪出。明目益胆。"

《金匮启钥》曰："盖肝主目，肝中郁解，则目之玄府通利而明矣，故黄连之类解郁热也。"

《本草图经》曰："凡眼目之病，皆以血脉凝滞使然，故以行血药合黄连治之。血得热即行，故乘热洗之，用者无不神效。"

【现代研究】 本品主要有黄连碱、小檗碱、表小檗碱、小檗红碱、掌叶防己碱、非洲防己碱、木兰花碱、黄柏酮等成分。其抗菌谱较广，能够抵抗金黄色葡萄球菌、霍乱弧菌、痢疾杆菌、溶血链球菌等多种细菌，因此，被用于金黄色葡萄球菌、铜绿假单胞菌等有肠道感染的中耳炎、眼部结膜炎等病的治疗中；还可对抗多种病毒。此外还有抗心律失常、抗心力衰竭、保护心肌缺血、改善急性脑缺血缺氧等作用，还具有降血糖、抗高血压、利胆、止泻等功效。

黄芩

本品为唇形科植物黄芩的干燥根。味苦，性寒。归肺、胆、脾、大肠、小肠经。煎剂用量为 3～10g，清热多用生，止血、安胎多用炒。

【功效】 清热燥湿，止血安胎。

【眼科应用】

清热燥湿：用于湿热所致的睑缘赤烂，目赤肿痛，黑睛生翳，瞳神紧小，黄液上冲等。常与龙胆、炒山栀子等药配伍。

清肺火：治肺热亢盛所致的白睛红赤，白睛有小疱样隆起或有紫红色结节等。常与桑白皮、知母等药配伍。

清热解毒：用于热毒所致的胞睑红肿生疮、眦部流脓等。常用与金银花、连翘等药相配。

清热凉血：用于热毒炽盛、迫血妄行所致的眼部出血。常与生地黄、牡丹皮等药配伍。

【文献选录】

《本草汇言》曰："黄芩苦能燥湿，苦能泄热，苦能下气。如中枯而轻飘者，主上行，清肺部而止嗽化痰，并理目赤疸痛。"

《原机启微》曰："黄芩疗湿热，去目中赤肿。"

【现代研究】 本品中主要含黄芩苷、黄芩素、汉黄芩素、汉黄芩苷等黄酮类物质，挥发油及多糖、多种二萜苷类和多种微量元素，同时还包含了多种氨基酸、淀粉、苯甲酸、黄芩酶等化学成分。黄芩的有效成分均具有广谱抗菌和抗病毒作用，对金黄色葡萄球菌、大肠埃希菌、铜绿假单胞菌等均具有较强的抑制作用。黄芩素对人类免疫缺陷病毒（HIV）具有较强的抑制作用。此外还具有解热镇痛、抗炎、抗过敏、抗肿瘤、抗氧化等作用。

黄柏

本品为芸香科植物黄皮树的干燥树皮。味苦，性寒。归肾、膀胱、大肠经。以清肾为长，常用于肝肾阴虚火旺之眼疾。煎剂用量为3~12g；外敷适量。

【功效】清热燥湿，泻火解毒，除骨蒸。

【眼科应用】

清热燥湿：用于湿热所致的目赤肿痛，黑睛生翳，瞳神紧小等。常与黄连、黄芩等药配伍。

清热解毒：用于热毒所致的胞睑生疮，眦部流脓，目赤肿痛。常用与金银花、黄芩等药相配。

滋阴降火：用于肾阴不足、虚火上炎而致瞳神紧小，抱轮红赤，目昏内障。伴有骨蒸潮热者用之更佳。常与知母、地黄等药配伍。

【文献选录】

《本草纲目》曰："目热赤痛，泻阴火。时行赤目，浸水蒸洗；婴儿赤目，浸人乳点。"

《雷公炮制药性解》曰："明眼目，利小便。"

《药性赋》曰："明目凉肝解热毋遗黄柏。"

《秘传眼科龙木论》曰："黄柏味苦寒无毒。疗目热赤肿。日华子洗肝。明目止泪。"

【现代研究】　本品含有黄柏酮酸、黄柏酮、黄柏内酯、小檗碱、黄柏碱、甾醇类、白鲜交酯等物质。黄柏对金黄色葡萄球菌、表皮葡萄球菌、甲及乙型链球菌、变形杆菌等均有明显的抑菌作用。此外还具有抗癌、调节血糖及血压、抗氧化、抗溃疡、抗过敏、抗炎解热等多种作用。

龙胆

本品为龙胆科植物多叶龙胆、三花龙胆或坚龙胆的干燥根皮茎。味苦，性寒。归肝、胆经。煎剂用量为6~9g。

【功效】清热燥湿，泻肝胆火。

【眼科应用】

泻肝胆火：用于肝胆火盛所致的目赤肿痛，胬肉肥厚，黑睛生翳，瞳神紧小，眼珠胀硬等。常与栀子、黄芩等药配伍。

清热燥湿：用于湿热所致的目赤肿烂，黄液上冲，白睛黄浊，视衣水肿、渗出。常与黄连、茵陈等药配伍。

【文献选录】

《本草汇言》曰："主散目赤，去眵膜。"

《本草述钩元》曰："治眼中之病必用，如两目赤肿睛胀，瘀肉高起。"

《玉楸药解》曰："龙胆草除肝胆郁热，治眼肿赤痛，瘀肉高起。"

《原机启微》曰："龙胆草疗眼中诸疾。"

《银海精微》曰："龙胆草味苦性凉，入肝经。益肝胆气，治目赤肿，除胃家伏热。"

【现代研究】　本品主要含有龙胆苦苷、獐牙菜苷、獐牙菜苦苷等裂环烯醚萜类化合物及熊果酸、齐墩果酸等其他物质。具有对肝脏化学损伤和免疫损伤有保护作用、对 D - 氨基半乳糖中毒引起的脾脏肿大有抑制作用，此外还具有抗氧化、解痉止痛、抗高血脂、抗肿瘤等作用。

秦皮

本品为木犀科落叶乔木植物苦枥白蜡树、尖叶白蜡树或宿柱白蜡树的干燥根皮或干皮。味苦，性寒。归肝、胆、大肠经。为外障眼病之常用药。煎剂用量为 6 ~ 12g；外科适量，煎汤洗。

【功效】　清热燥湿，收涩止痢，止带，明目。

【眼科应用】

清热燥湿：用于湿热目赤肿痛，眵多黏稠。常与黄芩、黄连等药配伍；亦可煎汤外洗。

清热退翳：用于肝热目赤，黑睛星翳，疼痛流泪。常与防风、板蓝根等药配伍。

燥湿止痒：用于睑肤目赤作痒，睑肤湿烂。常与滑石、黄连等药配伍。

【文献选录】

《证类本草》曰："主明目，去肝中久热，两目赤肿疼痛，风泪不止。治小儿身热，作汤浴瘥。皮一升，水煎澄清，冷洗赤眼极效。"

《本草从新》曰："泻热、治目疾、涩止痢。"

《秘传眼科龙木论》曰："秦皮味苦。微寒，大寒无毒。去风除热，目中青翳白膜。可作汤洗目。"

《神农本草经》曰："味苦，微寒。主风寒湿痹，洗洗寒气，除热，目中青翳、白膜。久服，头不白、轻身。"

《本草易读》曰："明目除热，益精止带。治热痢下重，祛赤目肿痛。"

《雷公炮制药性解》曰："主散风寒湿痹，去肝中久热，两目赤肿，青白翳晕，流泪不止，及丈夫精衰，女子崩带，小儿风热惊痫。"

《本草撮要》曰："以秦皮煎汤，日日温洗，治赤眼生翳效。"

《本草便读》曰："洗厥阴湿火之阳邪，祛风明目。"

《本草详节》曰："主两目赤肿，风泪不止，及青盲白膜，男精衰，妇崩带，儿痫身热，又除热痢下重，风寒湿痹。"

【现代研究】　本品主要含有秦皮甲素、秦皮乙素、秦皮素、秦皮苷、东莨菪苷、异莨菪亭、香豆素、伞形花内酯、菊苣苷、木通苯乙醇苷、车前草苷、大黄素等成分。秦皮提取物对大肠埃希菌、金黄色葡萄球菌、铜绿假单胞菌等9种细菌均具有显著的抑制、杀灭作用；秦皮总香豆素对大鼠急性痛风性关节炎具有良好的治疗作用；秦皮乙素具有较好的抗新城疫病毒活性。此外，秦皮还具有抗氧化、抗肿瘤、抗过敏、利尿与抗高尿酸血症活性、保肝、保护中枢神经系统活性等作用。

白鲜皮

本品为芸香科植物白鲜的干燥根皮。味苦，性寒。归脾、胃、膀胱经。煎剂用量为5~10g；外用适量，煎汤洗。

【功效】　清热燥湿，祛风解毒。

【眼科应用】

清热燥湿：用于湿热睑肤糜烂渗水，红赤疼痛。常与苦参、苍术配伍；可内服、外洗。

祛风止痒：用于目痒，甚则痒极难忍。常与防风、蝉蜕、蛇蜕等药配伍。

【文献选录】

《医学入门》曰："又治时行头风目痛。"

《日华子本草》曰："通关节，利九窍及血脉，并一切风痹筋骨弱乏，通小肠水气，天行时疾，头痛眼痛。"

【现代研究】　本品主要有生物碱、柠檬苦素、黄酮、倍半萜及其苷类、甾醇等成分。以生物碱和柠檬苦素为主，对葡萄球菌、大肠埃希菌、普通变形杆菌、枯草杆菌等均有抑制作用，水提物能使黑色素细胞增殖，可用来治疗白癜风。此外还有抗HIV、抗病毒、抗肿瘤、抗炎、抗变态反应、抗抑郁及神经保护、抗虫、抗过敏、止血、抗氧化、保肝等多种药理作用。

苦参

本品为豆科多年生灌木植物苦参干燥根。味苦，性寒。归心、肝、胃、大肠、膀胱经。煎剂用量为5~10g；外用适量，煎汤洗。

【功效】　清热燥湿，杀虫利尿。

【眼科应用】

清热燥湿：用于湿热胞睑生疮，睑肤湿烂、脓水渗溢、红赤疼痛。常与白鲜皮、车前草等药配伍。亦可单味煎水外洗。

祛风止痒：用于目痒，肤痒如虫行，痒极难忍。常与蝉蜕、蛇蜕等药配伍。

【文献选录】

《神农本草经》曰："主心腹结气，癥瘕积聚，黄疸，溺有余沥，逐水，除痈肿，补中，明目止泪。"

《本草纲目》曰："苦参、细辛，并明目，益肝胆，止风眼下泪。"

【现代研究】　本品主要含有苦参碱、槐定碱、二氢黄酮、乙酸甲酯、氨基酸类、糖类、三萜及三萜皂苷类、木脂素类、酚酸类等成分。苦参对大肠埃希菌、金黄色葡萄球菌、甲型链球菌、乙型链球菌、痢疾杆菌、鸡白痢沙门杆菌以及变形杆菌均有明显抑制作用，且对耐甲氧西林金黄色葡萄球菌临床株具有一定的抗菌作用。此外还有抗心律失常、抗心肌纤维化、抗肿瘤、抗炎、抗肝损伤以及对免疫系统和神经系统的调节作用等。

胡黄连

本品玄参科植物胡黄连的干燥根茎。味苦，性寒。归肝、胃、大肠经。煎剂用量为 2 ~ 9g。

【功效】 清湿热，退虚热蒸，除疳热。

【眼科应用】

清热燥湿：用于湿热上熏，睑肤湿烂渗水。常与龙胆、黄芩等药配伍。

消疳退翳：用于小儿疳积上目，白睛干燥，黑睛生翳。常与白术、使君子等药配伍。

【文献选录】

《证类本草》曰："大寒。主骨蒸劳热，补肝胆，明目。"

《本草纲目》曰："胡黄连，浸人乳，点赤目。小儿，涂足心。"

《秘传眼科龙木论》曰："胡黄连味苦辛平无毒，疗风。唐本补肝胆，明目。"

《银海精微》曰："味苦寒，入肝经。退骨热潮热，补肝胆明目，能治小儿疳伤不下食，霍乱热痢疾，小儿药多用之。"

【现代研究】 本品主要有胡黄连苦苷、桃叶珊瑚苷和梓醇环烯醚萜类，葫芦素糖苷类、酚苷类等化合物及甘露醇和有机酸等成分。具有保肝利胆、抗肿瘤、抗糖尿病、调节血糖及血脂的作用、对神经细胞损伤的保护作用、免疫调节作用、还具有抗哮喘，对胃溃疡的保护作用，抗真菌抗炎等作用。

（三）清热解毒药

本类药性寒凉，清热之中更长于解毒，主要适用于热毒炽盛的眼病。临床用药时，根据病情的需要，给以相应的配伍，若热在血分，可与凉血药配伍；火热炽盛，可与泻火药配伍；夹湿者，可与燥湿药相配。本类药物易伤脾胃，中病即止，不可过服。部分草药鲜品可捣烂，敷于眼睑患处，但不能入目内。

金银花

本品为忍冬科多年生木质藤本植物忍冬、山银花或毛花柱忍冬的干燥花蕾或带初开的花。味甘，性寒。归肺、心、胃经。以清热解毒著称，为疮疡肿毒之要药。煎剂用量为 6 ~ 15g，热毒重者可重至 20 ~ 30g。疏风泻热以生品为佳，露剂多用于暑热烦渴。

【功效】 清热解毒，疏散风热。

【眼科应用】

清热解毒：用于胞睑红肿热痛，黑睛凝脂大片，黄液上冲，突起睛高等热毒炽盛证。常与蒲公英、野菊花、黄芩等药配伍。

疏风清热：用于外感风热，或天行疫疠，眼睑红肿，白睛红赤，眵泪交流，黑睛星翳。常与连翘、防风、板蓝根等药配伍；亦可制成滴眼剂，治疗多种外障眼病。

【文献选录】

《本草问答》曰："金银花散阳明头目之风热。"

《本经逢原》曰："金银花，解毒去脓，泻中有补，痈疽溃后之圣药。但气虚脓清，食少便泻者勿用。"

【现代研究】　本品主要活性成分是机酸类、黄酮类、挥发油和环烯醚萜类化合物，主要有效成分有绿原酸、木犀草素等成分。具有抗菌、抗炎、抗氧化、降血脂、抗病毒、抗肿瘤、抗过敏、解热镇痛的药理作用；亦有抗早孕和提高机体免疫功能的作用。现代药理及临床报道证实，用金银花提取物配制的眼药水治疗结膜炎、角膜炎、角膜溃疡有效，特别是对急性结膜炎奏效更捷。

连翘

本品为木犀科灌木植物连翘的干燥果实。味苦，性微寒。归肺、心、小肠经。煎剂用量为 6~15g。

【功效】　清热解毒，消肿散结，疏散风热。

【眼科应用】

清热解毒：用于眼胞疮疖肿毒，红肿疼痛，或糜烂渗水。常与金银花、野菊花、蒲公英等药配伍。

祛风清热：用于风热眼疾，白睛红赤，黑睛星翳，畏光流泪。常与金银花、荆芥、野菊花等药配伍。

消肿散结：用于胞睑痰核，炎性假瘤。常与夏枯草、牡蛎等药配伍。

【文献选录】

《本草汇言》曰："连翘散风清热，解疮毒之药也（《日华子》），主瘰疬结核（沈孔庭集），诸疮痈肿，热毒炽盛，未溃可散，已溃解毒，眼证肿赤涩痛。"

《本草问答》曰："连翘亦象心包，而质轻扬，味微苦，则轻清上达，清心与上焦头目之火。"

【现代研究】　本品主要化学成分包括苯乙醇苷类、木脂素类、C6 - C2 天然醇及其苷类、萜类及挥发油、黄酮类、酚酸类、甾醇及生物碱等。对金黄色葡萄球菌等革兰阳性菌的抑制效果比较显著，其药理活性还包括解热、抗炎、抗病毒、保肝、抗肿瘤、止呕镇吐、免疫调节和抗氧化作用。

大青叶

本品为十字花科植物菘蓝的干燥叶。味苦，性寒。归心、胃经。煎剂用量为 9 ~

15g，鲜品 30~60g；外用适量。

【功效】清热解毒，凉血消斑。

【眼科应用】

清热解毒：用于外感疫疠邪毒，眼睑丹毒，天行赤眼，或星翳丛生或成树枝状。常与板蓝根、防风等药配伍。

清热凉血：用于血热斑疹，或瞳神紧小，渗出物多。常与生地黄、赤芍等药配伍。

【文献选录】

《本草纲目》曰："主热毒痢，黄疸，喉痹，丹毒。"

《本草经疏》曰："时行热毒，头痛大热口疮，为胃家实热之证，此药乃对病之良药也。"

【现代研究】 本品主要含有吲哚类生物碱靛蓝和靛玉红，喹唑酮，水杨酸、丁香酸、菘蓝苷、甾醇类、蔗糖、氨基酸类、少量挥发性成分及多种微量元素。对乙型脑类病毒、腮腺炎病毒、流感病毒等均有抑制作用，煎剂有广谱的抗菌作用，对金黄色葡萄球菌、甲链球菌、脑膜炎球菌、肺炎球菌等均有一定作用，且对多种耐药菌株仍敏感；还可杀钩端螺旋体。此外还有抗内毒素、解热、抗炎、增强免疫能力、抗肿瘤、保肝利胆等作用。

板蓝根

本品为十字花科植物菘蓝的干燥根。味苦，性寒。归心、胃经。以擅治天行热毒为长。煎剂用量为 9~15g。

【功效】清热解毒，凉血，利咽。

【眼科应用】

清热解毒：用于疫疠邪毒，白睛红赤，羞明流泪，咽喉肿痛。常与大青叶、金银花、蒲公英等药配伍。

解毒退翳：用于疫毒生翳，翳呈星点，连缀成片，畏光流泪。常与菊花、木贼、黄芩等药配伍。

凉血止血：用于热入血分所致的胞睑丹毒、疖痈。常与生地黄、牡丹皮等药配伍。

【文献选录】

《本草蒙筌》曰："消赤眼暴发，止吐衄时来。"

《日华子本草》曰："治天行热毒。"

《本草便读》曰："清热解毒，辟疫，杀虫。"

【现代研究】 本品主要化学成分包括 1-硫氰酸-2-羧基-3-丁烯、腺苷、棕榈酸、β-谷甾醇、蔗糖、靛蓝、靛玉红及精氨酸等。板蓝根多糖对特异性和非特异性免疫均有一定的作用，提取物对大肠埃希菌、金黄色葡萄球菌、溶血性链球菌和肺炎球菌等多种病原菌有抗菌活性。此外还有抗内毒素、抗病毒、抗肿瘤、抑制血小板凝集等作用。

紫花地丁

本品为堇菜科植物紫花地丁的干燥全草。味苦、甘，性寒。归心、肝经。煎剂用量为15~30g；外用鲜品适量，捣烂于患处。

【功效】清热解毒，凉血消肿。

【眼科应用】

清热解毒：用于眼睑疮疖痈肿，或目赤肿痛，黑睛凝脂，眵呈黄绿，甚或眼球高突等热毒证。常与蒲公英、野菊花、金银花等药配伍。

【文献选录】

《本草备要》曰："泻热解毒。"

《本草正义》曰："地丁专为痈肿疔毒通用之药。"

【现代研究】　本品主要含有黄酮、香豆素类成分，同时还分离鉴定了一些含氮化合物、挥发油、有机酸等化合物。紫花地丁提取物对大肠埃希菌、金黄色葡萄球菌、表皮葡萄球菌和沙门菌等均有较强的抑菌作用。此外还有抗病毒、抗炎、抗氧化、抗肿瘤、降脂等作用。

蒲公英

本品为菊科植物蒲公英、碱地蒲公英或同属数种植物的干燥全草。味苦、甘，性寒。归肝、胃经。煎剂用量为9~15g；外用鲜品适量捣敷或煎汤熏洗患处；亦可制成滴眼液。

【功效】清热解毒，消肿散结，利湿通淋。

【眼科应用】

清热解毒：用于热毒上攻所致的目赤肿痛，目赤肿痛。常与金银花、野菊花等药配伍。

消肿散结：由于蒲公英入胃经，故对胞睑痈肿者用之更佳，若配鱼腥草、天花粉则可增其消痈排脓作用。

清热利湿：用于湿热星翳、凝脂翳、湿翳，瞳神紧小，黄液上冲。常与茵陈、车前子等药配伍。

【文献选录】

《本草正义》曰："蒲公英，其性清凉，治一切疔疮、痈疡、药肿热痛诸证。"

【现代研究】　本品活性成分主要有黄酮类、萜类、酚酸类、蒲公英色素、植物甾醇类、倍半萜内酯类和香豆素类等。蒲公英具有良好的广谱抗菌、抗病毒、抗自由基、抗感染、抗肿瘤、利胆保肝、抗高血糖、通乳、增强免疫力、抗血栓、抗胃损伤等功效。

鱼腥草

本品为三白草科植物蕺菜的干燥地上部分。味辛，性微寒。归肺经。煎剂用量为15~25g，鲜品用量加倍；或捣汁服；外用适量，捣敷或煎汤熏洗患处。

【功效】清热解毒，消痈排脓，利尿通淋。

【眼科应用】

清热解毒：用于眼睑疮疖肿毒，或毒攻全珠。常与金银花、连翘等药配伍。

清热退赤：用于目赤肿痛，眵多黏稠。常与黄芩、桑白皮、防风等药配伍。

清热退翳：用于热毒生翳，黑睛凝脂。常与龙胆、栀子、金银花等药配伍。

【文献选录】

《本草纲目》曰："散热毒痈肿。"

《本草经疏》曰："治痰热壅肺，发为肺痈吐脓血之要药。"

【现代研究】　本品主要有效成分为癸酰乙醛及月桂醛，还含有槲皮苷、芸香苷、油酸、绿原酸、硫酸钾、头花千金藤二酮、马兜铃酸内酰胺等。有抗菌、抗病毒、抗炎镇痛、增强免疫力、抗肿瘤、抗放射等药理作用。有报道，鱼腥草滴眼液治疗流行性角结膜炎、急性卡他性结膜炎等，有效果好、安全性高、经济价值明显特点。

千里光

本品为菊科植物千里光的干燥全草。味苦，性寒。归肺、肝、大肠经。煎剂用量为 9~15g，鲜品 30g；外用适量。

【功效】清热解毒，清肝明目。

【眼科应用】

清热解毒：用于热毒所致胞睑疮肿，目赤肿痛，眵多黄稠。常与蒲公英、紫花地丁等药配伍。

清肝明目：用于肝热所致的黑睛生翳，赤脉下垂。常与决明子、夏枯草等药配伍。

【文献选录】

《串雅内外编》曰："俗谚云，'有人识得千里光，全家一世不生疮'，亦能明目去翳，活蛇咬伤，又名金钗草。"

《本草汇言》曰："治烂弦风眼。用新鲜千里光，以笋壳叶包，火煨熟，滴入目中。"

《本草求真》曰："研细水飞点目，能消外瘴，痘后眼翳。"

《普济方》曰："以千里光与甘草煮作饮服。治眼暗。"

《万氏家抄济世良方》曰："千里光（味苦甘，寒，无毒）退热明目。"

《银海精微》曰："千里光入心经，去风解毒热，明目。……一种草药名千里光，采其嫩叶，净洗捣汁，熬成膏，单用点眼，退翳明目。"

【现代研究】　本品主要含有野百合碱、阿多尼弗林碱、脱氢克氏千里光碱、克氏千里光碱、千里光碱、千里光菲灵碱、金丝桃苷、槲皮素等成分。千里光对金黄色葡萄球菌、铜绿假单胞菌、大肠埃希菌等有一定的抑制作用；千里光对多种炎症模型小鼠均有明显的抗炎作用；千里光还具有抗氧化、清除自由基、抗病毒、抗肿瘤、保肝、抗滴虫等作用。

土茯苓

本品为百合科植物尖叶菝葜的干燥根茎。味甘淡，性平。归肝、胃经。煎剂用量为 15～60g；外用适量。

【功效】解毒，除湿，通利关节。

【眼科应用】

清热解毒：用于梅毒致翳，瞳神紧小，目赤羞明，视物不清。常与金银花、甘草等药配伍。

清热除湿：用于湿热眼病，眼睑湿烂，瘙痒渗液。常与苦参、车前子等药配伍。

【文献选录】

《本草纲目》曰："健脾胃，强筋骨，去风湿，利关节，止泄泻，治拘挛骨痛，恶疮痈肿。"

《本草正》曰："疗痈肿，喉痹，除周身寒湿、恶疮。"

【现代研究】　本品含已糖、淀粉、琥珀酸、棕榈酸、阿魏酸、白藜芦醇、赤土茯苓苷、谷甾醇、胡萝卜苷、蛋白质等多种化学成分。对铜绿假单胞菌、大肠埃希菌、金黄色葡萄球菌、粪肠球菌、肺炎克雷伯菌、洋葱伯克霍尔德菌均有抑制作用，还有抑制痛风性关节炎、抗心肌缺血及缺血再灌注损伤、β受体阻滞作用、抗动脉粥样硬化及抗血栓、细胞免疫抑制作用、利尿、镇痛、保肝、抗脑缺血、抗肿瘤、缓解棉酚中毒、抗胃溃疡等药理作用。

半边莲

本品为桔梗科植物半边莲的干燥全草。味辛，性平。归心、小肠、肺经。煎剂用量为 10～15g，鲜品 30～60g；可捣汁服，亦可捣烂外敷。

【功效】清热解毒，利水消肿。

【眼科应用】

清热解毒：用于眼睑疮疖肿毒，红肿疼痛。内服外敷均可。常与金银花、连翘、蒲公英等药配伍。

清热利水：用于湿热睑肤糜烂渗水，红赤疼痛。常与苦参、苍术配伍；可内服、外洗。

【文献选录】

《本草纲目》曰："治蛇虺伤，捣汁饮，以渣围涂之。"

《生草药性备要》曰："敷疮，消肿毒。"

【现代研究】　本品含生物碱、黄酮苷、氨基酸等成分。动物实验有显著而持久的利尿作用，并伴血压下降。

半枝莲

本品为唇形科植物半枝莲的干燥全草。味辛、苦，性寒。归肺、胆、肾经。煎剂用量为 15～30g，鲜品加倍；外用适量，捣敷患处。

【功效】 清热解毒，化瘀利尿。

【眼科应用】

清热解毒：用于眼睑疮疖肿毒。常与金银花、紫花地丁、蒲公英等药配伍。

清热退翳：用于热毒致翳，凝脂大片，黄液上冲，眵多黄绿，目赤疼痛。常与菊花、黄芩等药配伍。

【现代研究】 本品主要含有黄酮、二氢黄酮、野黄芩苷、新克罗烷型二萜，还有挥发油类、生物碱、甾体、酚类、鞣质及多糖等成分。其提取物具备抗癌、抑菌、遏制肿瘤细胞增长繁殖、诱使肿瘤细胞凋亡、增进免疫及抗病毒、抗氧化、抗致突变等功效。

穿心莲

本品为爵床科植物穿心莲的干燥地上部分。味苦，性寒。归心、肺、大肠、膀胱经。煎剂用量为 6～9g，煎剂易致呕吐，故多作丸、散、片剂；外用适量。

【功效】 清热解毒，凉血消肿，燥湿。

【眼科应用】

清热解毒：用于胞睑疮疖，目赤肿痛。可单服穿心莲片剂，亦可制成眼膏点眼。

燥湿消肿：用于湿热睑肤糜烂渗水。常与苦参等药配伍，外洗。

【现代研究】 本品含有穿心莲酮、四甲氧基黄酮、穿心莲甲素、穿心莲内酯等成分。去氧穿心莲内酯或脱水穿心莲内酯均能减少二甲苯、醋酸所致小鼠皮肤或腹腔毛细血管通透性增高而具有抗炎作用，此外还有抗癌、抗心肌缺血再灌注损伤、提高机体免疫力、预防溶栓后再闭塞、抗血小板聚集等作用。

马齿苋

本品为马齿苋科植物马齿苋的全草。味酸，性寒。归大肠、肝经。煎剂用量为 9～15g，鲜品 30～60g；外用适量捣敷。

【功效】 清热解毒，凉血止血，止痢。

【眼科应用】

清热解毒：用于眼睑疮疖痈肿，或带状疱疹、湿疹、丹毒。可煎服，亦可以鲜品捣烂外敷。

解毒退翳：用于热毒致翳，星翳丛生，反复发作。常与金银花、防风等药配伍。

【文献选录】

《开宝本草》曰："主目盲白翳，利大小便，去寒凉，杀诸虫，止渴，破癥结痈疮。"

【现代研究】 本品主要含有马齿苋酰胺、甜菜红色素、芹菜素、山奈酚、原儿茶酸、阿魏酸、马齿苋单萜，还含有挥发油和多糖等成分。马齿苋具有抗惊厥、止咳平喘作用，并在抗炎、镇痛、抑菌、降血脂、降血糖、抗氧化、抗肿瘤、抗疲劳、增强免疫、细胞保护上都有显著作用。

白花蛇舌草

本品为茜草科植物白花蛇舌草的带根全草。味微苦、甘，性寒。归胃、大肠、小肠经。煎剂用量为15~60g；外用适量，捣敷。

【功效】清热解毒，利湿通淋。

【眼科应用】

清热解毒：用于眼睑痈肿疔疮。可单味煎服或捣汁外敷；亦可与其他清热解毒药配伍。

【文献选录】

《泉州本草》曰："清热散瘀，消痈解毒，治痈疽疮疡，又能清肺火，泻肺热。治肺热喘咳，咳嗽胸闷。"

【现代研究】　本品主要含有山柑子酮、异山柑子萜醇、山柰酚、槲皮素、乙酰车叶草苷、β-谷甾醇、豆甾醇及蒽醌类、多糖类、生物碱、氨基酸、挥发油和无机微量元素等成分。白花蛇舌草最重要的药理活性就是抗肿瘤作用，对革兰阳性菌和革兰阴性菌有一定的抑制效果，能极显著提高机体的特异性免疫和非特异性免疫功能，此外还具有抗氧化、保肝利胆活性，治疗痤疮、抗化学诱变和神经保护作用。

皂角刺

本品为豆科植物皂荚的干燥棘刺，又名皂荚刺。味辛，性温。归肝、胃经。煎剂用量为3~10g；外用适量，醋蒸涂患处。

【功效】消肿，排脓。

【眼科应用】

消肿排脓：用于眼睑痈肿疮疖初起及漏睛疮初起或脓成不溃。常与穿山甲、白芷、金银花等药配伍。痈疽已溃者忌用。

【文献选录】

《本草汇言》曰："皂角刺，拔毒祛风。凡痈疽未成者，能引之消散；将破者，能引之以出头；已溃者，能引之以行脓。"

【现代研究】　本品主要成分为刺囊酸等三萜类及皂苷、黄酮、酚酸、刺囊酸糖苷、香豆素等。皂荚皂苷水溶液对大肠埃希菌、金黄色葡萄球菌、铜绿假单胞菌、阴沟肠杆菌、沙门肠杆菌5种细菌具有完全抑制作用；可抑制血管内皮细胞增生或可能达到防治糖尿病视网膜新生血管的目的。另外具有抗病毒作用，提高免疫力、抗氧化、抗肿瘤、抗凝血、抑制血栓形成、降低缺血再灌注损伤等作用。

鬼针草

本品为菊科植物鬼针草（婆婆针）的全草，又名婆婆针、盲肠草。味苦，性平。归脾、大肠、肺经。煎剂用量为15~30g。

【功效】清热解毒，活血散瘀。

【眼科应用】

清热解毒：用于眼睑疮疖肿毒，咽喉肿痛。常与金银花、连翘等药配伍。

清热退赤：用于目赤肿痛。常与黄芩、桑白皮等药配伍。

散瘀生津：用于神水将枯，眼干泪少，目赤羞明。常与麦冬、南沙参、石斛等药配伍。

【现代研究】 本品主要含有查尔酮类、黄酮醇类、胆碱、咖啡酸、奎尼酸、原儿茶酸、多炔类化合物、挥发油、氨基酸和微量元素等。具有抗菌、消炎、镇痛、抗疟疾、抗糖尿病、降高血压、降高血脂、抑制血小板聚集、保护肝脏、抗肿瘤等多种药理作用。其中鬼针草的化学成分中因含有大量胆碱，可引起唾液分泌、流泪等拟胆碱作用，为治疗干眼症的理想中药。临床应用中药润目灵（主药为鬼针草）治疗干眼有促进泪液分泌、延长泪膜破裂时间和促进角膜病变修复的作用。

（四）清热凉血药

本类药物性味多苦寒或咸寒，偏入血分以清热。用于热入血分所致的胞肿如桃，白睛红赤，白睛溢血，瞳神紧小，血灌瞳神，以及眼底出血、渗出等。

生地黄

本品为玄参科植物地黄的根。味甘、苦，性寒。归心、肝、肾经，为眼科凉血滋阴的常用药。煎剂用量为10~15g，鲜品用量加倍；或以鲜品捣法汁入药。

【功效】 清热凉血，养阴生津。

【眼科应用】

凉血止血：用于血热妄行所致的血灌瞳神、眼底出血、白睛溢血等。常与藕节、侧柏叶、大蓟、小蓟等药配伍。适合于眼内出血的早期、出血未止、视力急剧下降者。

凉血退红：用于热郁血分，白睛红赤，血络粗大，视网膜血管充血或渗出水肿。急性者常与龙胆、栀子炭等药配伍；慢性者常与牡丹皮、赤芍等药配伍。

养阴生津：用于阴虚有热之眼病，伴有多饮多尿，目昏内障。常与麦冬、天花粉、石斛等药配伍。

滋阴明目：用于阴虚内障，头昏耳鸣，眼内干涩，视物昏渺，青盲，夜盲。常与熟地黄、山药、山茱萸等药配伍。

滋阴润肠：用于津枯便秘又有内障者。常与麦冬、麻仁等药配伍。

【文献选录】

《神农本草经疏》曰："通血脉，益气力，利耳目者，皆脏安之验也。"

《本草纲目》曰："通血脉，利耳目，黑须发。"

《本草汇言》曰："生则凉血而明目。"

《本草述钩元》曰："治目暴赤痛。"

《珍珠囊补遗药性赋》曰："生地黄宣血，更医眼疮。"

【现代研究】　本品主要含有水苏糖、棉子糖、葡萄糖等糖类，毛蕊花糖苷、梓醇等环烯醚萜苷，以及氨基酸和多种微量元素等成分。具有抗氧化、抗衰老、免疫兴奋、降血糖、抗癌、抗脑缺血、保护神经中枢、促进造血等药理作用。

牡丹皮

本品为毛茛科物牡丹的干燥根皮。味辛、苦，性微寒。归心、肝、肾经。因苦凉清热，辛通散瘀，故凉血而不留瘀，散瘀而不妄行。煎剂用量为 6～12g；或入丸、散剂。

【功效】　清热凉血，活血祛瘀。

【眼科应用】

清热凉血：用于血热妄行所致的眼部出血。早期常与生地黄、赤芍等药配伍；中后期常与三七、丹参等药配伍。

和血祛瘀：常配伍当归、赤芍，治血热致瘀的眼病，症见胞睑红肿、硬结暗紫、白睛红赤、血管粗大等；亦可用于外伤眼内瘀血停留者。

滋阴清热：常与熟地黄、生地黄、地骨皮等药配伍，用于阴虚内热，视物昏蒙，眼干涩不适。可配伍紫草、板蓝根等药配伍，用于眼部热毒痈疮。

【文献选录】

《秘传眼科七十二症全书》曰："散血，行血，凉血。治骨蒸无汗。"

《本草纲目》曰："治血中伏火，除烦热。"

【现代研究】　本品主要成分包括丹皮酚、芍药苷、丹皮酚苷、丹皮酚原苷等。其中丹皮酚具有较好的抗肿瘤作用，对黄色八叠球菌、枯草芽胞菌、金黄色葡萄球菌以及大肠埃希菌增殖均具有一定的抑制作用，增强免疫、保护组织缺血、抗心律失常、改善机体微循环、抗动脉硬化症；芍药苷还可清除氧自由基。

赤芍

本品为毛茛科植物芍药或赤芍的干燥根。味苦，性微寒。归肝经。煎剂用量为 6～12g。不宜与藜芦同用。

【功效】　清热凉血，散瘀止痛。

【眼科应用】

清热凉血：用于血热妄行，眼内出血，白睛溢血。常与生地黄、牡丹皮、炒山栀子等药配伍。

清热散瘀：用于热结瘀滞所致的胞睑痈疮，红肿热痛者。常与金银花、连翘、黄芩、天花粉等药配伍。

散瘀止痛：用于眼外伤、振胞瘀痛；或眼内出血，日久不散，瘀血内停。常与三七、丹参等药配伍。

清肝退赤：用于肝经风热所致的目赤肿痛，畏光流泪。常与夏枯草、黄芩、荆芥等药配伍。

【文献选录】

《本草纲目》曰："赤芍药，并主风热，赤目肿痛。"

《药鉴》曰："赤芍利小水，消痈肿，又为火眼要药。"

《药论》曰："赤芍入肝、肺，去眸眦之赤热，清脏腑之瘀红。"

【现代研究】　本品含有芍药苷、芍药内酯苷、没食子酸乙酯、芍药醇、氧化芍药苷、芍药吉酮、芍药新苷、芍药新苷、芍药内酯 A 等成分。具有抗肿瘤、抗凝、抗血栓、降血脂、保肝、抗动脉硬化、扩张冠脉、扩张肺血管等药理作用。

玄参

本品为玄参科植物玄参的干燥根。味甘、苦、咸，性微寒。归肺、胃、肾经。煎剂用量为 10～15g。不宜与藜芦同用。

【功效】　清热凉血，泻火解毒，滋阴。

【眼科应用】

滋阴降火：用于阴虚火旺，内障视昏，视网膜反复渗出、水肿。常与知母、黄柏等药配伍。

滋阴凉血：用于阴虚血热，眼内反复出血。常与生地黄、牡丹皮等药配伍。

泻火解毒：用于热毒所致的眼部疮疖，白睛红赤，瞳神紧小等。常与紫草、银花、蒲公英等药配伍。

滋阴润燥：用于阴虚干燥，眼内干涩，视物昏花，口干咽燥。常与麦冬、石斛等药配伍。

软坚散结：用于痰火郁结，胞睑痰核，眼底渗出物多或机化。常与昆布、贝母、牡蛎等药配伍。

【文献选录】

《本草纲目》曰："玄参，补肾明目。赤脉贯瞳，猪肝蘸末服。"

《本草征要》曰："解烦渴，利咽喉，明眼目，清蒸热。"

《本草通玄》曰："通小便，明眼目。"

《药性赋》曰："除风热，明眼目。"

《秘传眼科龙木论》曰："玄参味苦咸，微寒无毒，补肾气，令人目明。"

【现代研究】　本品主要含有哈帕苷、毛蕊花糖苷、赛斯坦苷、β-谷甾醇、微量挥发油、氨基酸、油酸、亚麻酸等成分。不仅对大肠埃希菌、金黄色葡萄球菌、铜绿假单胞菌均具有抗菌活性，而且还有降血压、扩冠、促纤维溶解、抗血小板聚集、改善高尿酸血症、抗疲劳、抗脑缺血损伤、抗炎镇痛、增强免疫力、保肝、抗氧化等多种药理作用。另外还有研究表明玄参对小鼠糖性白内障具有一定的干预作用。

紫草

本品为紫草科植物新疆紫草或内蒙紫草的干燥根。味甘、咸，性寒。归心、肝经。煎剂用量为 5~10g；外用适量，熬膏或用植物 油涂擦。

【功效】　清热凉血，活血，解毒透疹。

【眼科应用】

凉血活血：用于血分郁热，白睛红赤，眼部出血，瞳神紧小等。常与生地黄、牡丹皮等药配伍。

清热解毒：用于热毒所致胞睑痈疮，白睛红赤等。常与蒲公英、金银花等药配伍。

解毒透疹：用于血热斑疹，透之不畅，白睛红赤。常与牛蒡子、山豆根等药配伍。

解毒退翳：用于热毒生翳，羞明流泪。常与板蓝根、蝉蜕等药配伍。

【文献选录】

《神农本草经》曰："主心腹邪气，五疸，补中益气，利九窍。"

《本草纲目》曰："治斑疹，痘毒，凉血活血，利大肠。"

《本草图经》曰："治伤寒时疾，发疮疹不出者，以此作药，使其发出。"

【现代研究】　本品主要含有萘醌类化合物—左旋紫草素及其衍生物。具有多种生物活性，有一定的抗炎、抗病毒功效，如紫草素可抗人乳头瘤病毒、抗副流感病毒和甲型流感病毒、抗 HIV、抗肝炎病毒，另外还有显著的抗肿瘤、抗氧化、抗炎、治疗水火烫伤及促进伤口愈合作用。

水牛角

本品为牛科动物水牛的角。味苦，性寒。归心、肝经。煎剂用量为 15~30g，宜先煎 3 小时以上。可用为犀角的代用品。

【功效】　清热凉血，解毒，定惊。

【眼科应用】

清热凉血：用于血分实热，迫血妄行，眼内出血。常与生地黄、牡丹皮等药配伍。

清热解毒：用于心火热毒，眼底渗出水肿，云雾移睛。常与连翘、黄连等药配伍。

【文献选录】

《本草蒙筌》曰："水牛角，味苦冷，时疫头痛惟宜……肝助肝血明目。"

《名医别录》曰："疗时气寒热头痛。"

《日华子本草》曰："煎，治热毒风并壮热。"

【现代研究】　本品与犀角疗效相近，且沿用已久，二者药理作用相似，且化学成分也相似，均含有相似的甾醇、氨基酸类、肽类、胍基衍生物类、蛋白质类、微量元素等成分，在临床已广泛替代犀角使用。具有抗内毒素、解热镇痛抗炎等作用，在治疗紫癜、高热、出血、皮肤病、相关眼病都有明确的临床疗效。

地骨皮

本品为茄科灌木植物枸杞或宁夏枸杞的干燥根皮。味甘，性寒。归肺、肝、肾经。煎剂用量为9~15g。

【功效】 凉血除蒸，清肺降火。

【眼科应用】

清热凉血：用于阴虚发热，骨蒸潮热，眼内反复出血，视物昏蒙。常与知母、黄柏、生地黄等药配伍。

清肺降火：用于肺火郁结，白睛小泡或结节，紫赤高突，疼痛流泪。常与桑白皮、黄芩等药配伍。

【文献选录】

《汤液本草》曰："泻肾火，除肺中伏火，去胞中热，退热。"

《本草纲目》曰："去下焦肝肾虚热。"

《本草述》曰："主治骨劳发热，往来寒热，诸见血证。"

【现代研究】 本品含有地骨皮甲素、地骨皮乙素、咖啡酰基酰胺、戊烷并吡咯烷型生物碱、阿托品和东莨菪碱、甜菜碱、胆碱等，还含有有机酸类、蒽醌类、环肽类等其他生物活性成分。具有降血糖、降血压、降血脂、抑菌抗病毒、解热镇痛、调节免疫等多重作用。

银柴胡

本品为石竹科植物银柴胡的干燥根。味甘，性微寒。归肝、胃经。煎剂用量为3~9g。

【功效】 清虚热，除疳热。

【眼科应用】

清热凉血：用于阴虚发热，骨蒸潮热，眼内反复出血。常与地骨皮、生地黄、牡丹皮等药配伍。

清热消疳：用于小儿疳热，疳积上目，黑睛翳障。常与胡黄连、白术、密蒙花等药配伍。

【文献选录】

《本草正义》曰："退热而不苦泄，理阴而不升腾，固虚热之良药。"

《本草求原》曰："清肺、胃、脾、肾热，兼能凉血。"

【现代研究】 本品主要含有α-菠甾醇、β-咔啉类生物碱、环肽类化合物、香草酸、挥发油类等物质。银柴胡提取物能明显抑制脚叉菜胶诱发小鼠的踝关节肿胀而具有良好的抗炎作用，此外还具有抗菌、解热、抗过敏、抗动脉粥样硬化、杀精子、抗癌、扩血管等作用。广泛用于临床热证、过敏性疾病、癌症中。

三、芳香化湿药

芳香化湿药多属辛温香燥之品，有化湿醒脾、行气和胃作用。适用于湿阻脾胃、湿浊上泛之眼病。症见胞睑湿烂，白睛黄浊，黑睛混浊，眼底水肿，兼脘腹胀满，食欲不振等。

藿香

本品为唇形科植物广藿香的干燥地上部分。味辛，性微温。归脾、胃、肺经。煎剂用量为 5～10g，鲜品加倍。

【功效】芳香化湿，开胃止呕，发表解暑。

【眼科应用】

芳香化湿：用于湿邪内阻，脘腹胀满，胞睑湿烂，黑睛生翳，缠绵不愈。常与苍术、厚朴等药配伍。

发表解暑：用于外感暑湿，头痛寒热，白睛红赤，视物昏花。常与苏叶、青蒿等药配伍。

【文献选录】

《本草图经》曰："治脾胃吐逆，为最要之药。"

《本草再新》曰："解表散邪，利湿除风，清热止渴，治呕吐霍乱，疟痢疮疥。"

【现代研究】 本品含有广藿香酮、广藿香醇、木栓酮、齐墩果酸等 121 种挥发性成分，此外还含有黄酮类、甾醇类和三萜类化合物等物质。广藿香酮和广藿香醇对金黄色葡萄球菌、幽门螺旋杆菌、大肠埃希菌、痢疾杆菌、肠炎沙门菌、枯草杆菌、沙门菌等多种细菌都有不同程度的抑制作用，抗真菌、抗疟原虫，还可以增强肠胃运动功能、促进各种消化液的分泌、保护肠胃功能正常工作、提高免疫调节功能；同时广藿香还具有止吐、镇痛、抗炎、促进新陈代谢，抗病毒等药理活性。

佩兰

本品为菊科植物佩兰的干燥地上部分。味辛，性平。归脾、胃、肺经。煎剂用量为 5～10g，鲜品加倍。

【功效】芳香化湿，发表解暑。

【眼科应用】

芳香化湿：用于湿浊内阻，脘腹胀满，胞睑湿烂，黑睛生翳，缠绵不愈。常与藿香、厚朴等药配伍。

发表解暑：用于外感暑湿，头痛寒热，目赤肿痛。常与藿香、青蒿等药配伍。

【文献选录】

《本草纲目》曰："按《素问》云，五味入口，藏于脾胃，以行其精气，津液在脾，令人口甘，此肥美所发也。其气上溢，转为消渴，治之以兰，除陈气也。"

【现代研究】 本品中主要含有对‐聚伞花烃、橙花醇乙酯、5‐甲基麝香草醚、延胡索酸、琥珀酸、甘露醇、邻香豆酸、麝香草氢醌，另外还有甾醇类、双稠吡咯啶生物碱等物质。佩兰挥发油对细菌、霉菌、酵母菌均有一定的抑菌作用，能够对由巴豆油引起的小鼠耳郭肿胀有明显抑制作用，并且抗炎作用随着剂量增加而增强；对－伞花烃具有明显的祛痰作用；此外佩兰还有抗肿瘤、增强免疫作用、兴奋胃平滑肌等作用。

厚朴

本品为本兰科植物厚朴或凹叶厚朴的干燥干皮、枝皮或根皮。味辛、苦，性温。归脾、胃、大肠、肺经。煎剂用量为 3 ~ 10g。

【功效】燥湿消痰，下气除满。

【眼科应用】

燥湿消痰：用于湿阻气滞，脘腹胀满，胞生痰核，黑睛生翳，混睛障，眼底水肿、渗出。常与苍术、半夏、陈皮等药配伍。

【文献选录】

《本草经集注》曰："治鼠瘘，明目，益气。"

《证类本草》曰："调关节杀腹脏虫，除惊，去烦闷，明耳目。"

【现代研究】 本品中主要含有厚朴酚、和厚朴酚、桉叶油醇、异喹啉生物碱、棕榈酮、槲皮苷、芦丁等成分。能调节胃肠运动功能，促进消化，保护胃黏膜，其煎剂对葡萄球菌、肺炎球菌及铜绿假单胞菌等均有明显的抑制作用；和厚朴酚对视网膜新生血管形成具有抑制作用。尚有抗炎、镇痛、抗氧化、抗抑郁、抗乙酰胆碱等作用。

苍术

本品为菊科植物茅苍术或北苍术的干燥根茎。味辛、苦，性温。归脾、胃、肝经。煎剂用量为 5 ~ 10g；或入丸、散。

【功效】燥湿健脾，祛风散寒，明目。

【眼科应用】

燥湿健脾：用于湿困脾胃所致的眼病。因苍术温燥而辛烈，主要用于寒湿较重的眼病，舌苔白腻厚浊者。对湿热眼病，亦可配石膏、知母、黄柏用之。

燥湿消肿：用于脾湿不运，水湿内停，眼底水肿，视物昏花。常与猪苓、茯苓等药配伍。

燥湿止泪：用于冷泪常流，视物昏花。常与木贼、白芷等药配伍。

燥湿止痒：用于睑肤湿疹，瘙痒难忍。常与白鲜皮、黄柏等药配伍。

祛风除湿：用于风湿痹阻，肢节疼痛，火疳结节，瞳神紧小。常与羌活、防风等药配伍。

补虚明目：用于肝虚夜盲，眼目昏涩之症。常配羊肝、石决明等同用。

【文献选录】

《奇效良方》曰："常服除湿，壮筋骨，明目。"

《奇效良方》曰："补下部，明目，治内外障丸子，传效方。金州苍术（拣大块，刮令净，秤一斤，分作四分，一分用无灰好酒浸三日，一分用米醋浸三日，一分用童子小便浸三日，一日两换，一分用米泔水浸五日，一日一换），上浸日数足，漉出，更不淘洗，切作片，或晒或焙干，入黑芝麻三四两，同入铫上炒令干香，捣为细末，以前浸药余酒煮糊为丸，如梧桐子大。若酒少，入醋些少丸，每服四五十丸，白汤或酒送下。"

《本草易读》曰："乌发驻颜，壮筋明目，除风润肌，同茯苓蜜丸服。治内外目障，酒、醋、糯泔、童尿各浸，同芝麻炒，酒丸服。眼昏涩，同木贼末服。青盲雀眼，为末，掺猪肝内煮熟，先熏后食。补虚明目，同熟地丸服。"

【现代研究】　本品中的化学成分主要有倍半萜及其苷类、烯炔类、三萜和甾体类、芳香苷类、苍术醇类等。具有抑制胃酸分泌、促进肠胃运动及胃排空、降血糖、抗菌抗炎、心血管保护和神经系统作用等。此外苍术中富含的胡萝卜素，在人体肠内经胆汁酸盐的帮助，可转化为维生素A，据此将其应用于治疗由于缺乏维生素A而导致的夜盲症，效果颇佳。

砂仁

本品为姜科植物阳春砂、绿壳砂或海南砂的干燥成熟果实。味辛，性温。归脾、胃、肾经。煎剂用量为3~6g，宜后下。

【功效】　化湿行气，温中止泻，安胎。

【眼科应用】

化湿运脾：用于脾虚失运，脘腹胀满，食欲不振，大便溏薄，视物昏花。常与白术、茯苓等药配伍。

行气防滞：本品味辛芳香，能散能行，对于眼底病需要长时间服用滋阴药者，可伍少量砂仁，有防滋阴助湿、滞气碍脾之弊。

【文献选录】

《本草汇言》曰："砂仁，温中和气之药也，若上焦之气梗逆而不下，下焦之气抑遏而不止，中焦之气凝聚而不舒，用砂仁治之，奏产最捷。"

《药品化义》曰："砂仁，辛散苦降，气味俱厚。主散结导滞，行气下气，取其香气能和五脏，随所引药通行诸经。"

【现代研究】　本品中主要含有α-柯巴烯、β-荭烯、α-荭烯、荭烯、龙脑、樟脑、乙酸龙脑酯等挥发油成分；另外还有槲皮苷、异槲皮苷和无机成分。砂仁能明显抑制克雷伯菌、葡萄球菌、铜绿假单胞菌、沙门菌、大肠埃希菌、枯草芽胞杆菌等，并且具有较强的抗氧化作用，此外还有一定的抗炎、镇痛、止泻、增强胃肠蠕动、抗溃疡等作用。

白豆蔻

本品为姜科植物白豆蔻或爪哇白豆蔻的干燥成熟果实。又名白蔻仁。味辛，性温。归肺、脾、胃经。煎剂用量为 3~6g，宜后下。

【功效】 化湿行气，温中止呕。

【眼科应用】

温中化湿：用于湿阻中焦，胸腹胀满，食少无力，头重睑肿，黑睛翳膜，瞳神紧小，云雾移睛，视瞻昏渺。常与茯苓、薏苡仁等药配伍。

行气消滞：用于肝气郁滞，火疳结节，白睛红赤。常与桑白皮、牡丹皮等药配伍。

【文献选录】

《汤液本草》曰："专入肺经，去白睛翳膜。红者，不宜多用。"

《本草易读》曰："行气温胃，消食解酒，止呕宽膨，补肺益脾。治噎膈而除寒疟，疗反胃而收脱气。退白睛之翳膜，除红筋于目眦。"

《本草纲目》曰："治赤眼暴发，去太阳经目内大眦红筋，用少许。"

《本草蒙筌》曰："温脾土却疼，退目云去障。"

【现代研究】 本品主含挥发油，内含 d-龙脑、d-樟脑、葎草烯及其环氧化物等成分。具有抑菌作用，特别对痢疾杆菌有显著抑制作用，促进胃液分泌，兴奋肠管蠕动，抑制肠内异常发酵，有良好健胃、止呕作用；其所含成分还有明显平喘作用，提取物可增强机体对肿瘤的免疫功能，破坏癌细胞外围防护因子，使癌组织容易被损害。

四、利水渗湿药

本类药味多甘淡，具有淡渗利湿、利水消肿、利尿通淋等作用。适用于水湿滞目所致胞睑水肿、黑睛混浊、神水混浊、云雾移睛、眼底水肿等。若兼有脾虚，配健脾药同用；兼有湿热，配伍清热燥湿药；兼有肾阳虚弱，配温补肾阳药同用。本类药易耗伤津液，对阴亏津少、肾虚者，宜慎用或忌用。

茯苓

本品为多孔菌科真菌茯苓的干燥菌核。味甘、淡，性平。归心、脾、肾经。茯苓菌核中抱有松根的白色部分，曰茯神，长于养心安神，茯苓菌核接近外皮部的淡红色部分，曰赤茯苓，长于渗利湿热。煎剂用量为 9~15g；或入丸、散。

【功效】 利水渗湿，健脾，宁心。

【眼科应用】

利水渗湿：用于水湿停滞眼部而致的胞睑水肿，黑睛混浊水肿，神水混浊，云雾移睛，眼底水肿。常配车前子、猪苓等药同用。

健脾补中：用于脾虚气弱，四肢乏力，上胞下垂，视疲劳，夜盲。常配黄芪、白术等药同用。

养心安神：用于眼病兼有失眠、心悸者。以茯神为佳，常与酸枣仁、远志、夜交藤等药配伍。

【文献选录】

《明目至宝》曰:"治老人赤眼不退。"

《秘传眼科七十二症全书》曰:"味甘淡,性温,去肾邪,益气生津,补虚劳。"

《用药心法》曰:"茯苓,淡能利窍,甘以助阳,除湿之圣药也。味甘平补阳,益脾逐水,生津导气。"

【现代研究】 本品含有羊毛甾型四环三萜、羊毛甾、茯苓多糖、辛酸、月桂酸、麦角甾醇、过氧麦角甾醇、腺嘌呤、组氨酸、树胶等成分。现代药理学研究表明,茯苓具有调节机体免疫功能、抗肿瘤、抗炎、抗衰老、利尿等多方面药理作用,还有抗肝硬化、减轻卡那霉素中毒性耳损害、抗迟发型超敏反应、抑制 CMC 诱导的精子畸变等作用。

薏苡仁

本品为禾本科植物薏苡的干燥成熟种子。味甘、淡,性凉。归脾、胃、肺经。煎剂用量为 9 ~ 30g;或入丸、散。

【功效】 利水渗湿,健脾,除痹,清热排脓。

【眼科应用】

健脾渗湿:用于脾虚湿聚、水湿停滞眼部而致的胞睑水肿,黑睛混浊水肿,神水混浊,云雾移睛,眼底水肿。常配茯苓、猪苓等药同用。

利湿清热:用于湿热上承,黑睛翳障,瞳神紧小,火疳结节。常与栀子、黄芩等药配伍。

清热排脓:用于针眼、漏睛,脓毒不尽,稀脓常流;或黄液上冲反复发作。常与栀子、皂角刺等药配伍。

【文献选录】

《本草纲目》曰:"健脾益胃,补肺清热,去湿胜风。"

《本草经疏》曰:"薏苡仁,性燥能除湿,味甘能入脾补脾,兼淡能渗泄,故主筋急拘挛不可屈伸及风湿痹痛,除筋骨邪气不仁,利肠胃,消水肿,令人能食。"

【现代研究】 本品成分有薏苡仁酯、棕榈酸、硬脂酸及其甘油酯、薏苡仁多糖、多种必需氨基酸、甾醇类、三萜类、苷类、生物碱类化合物,还含有多种微量元素。其中薏苡仁酯、薏苡仁油等具有抑制肝癌细胞增殖作用,被证实为有效抗癌活性物质;还能增强机体免疫,抗炎镇痛,降血糖、血脂、血钙、血压、胆固醇,抑制骨质疏松、美白等。

猪苓

本品为多孔菌科寄生植物真菌猪苓的干燥菌核。味甘、淡,性平。归肾、膀胱经。煎剂用量为 6 ~ 12g。

【功效】 利水渗湿。

【眼科应用】

淡渗利湿：用于水湿停滞眼部而致的胞睑水肿，黑睛混浊水肿，神水混浊，云雾移睛，眼底水肿。常配车前子、泽泻等药同用。因本药无补脾作用，若见脾虚水肿，常与白术、茯苓等药配伍；湿热上乘，常与滑石、萹蓄等药配伍。

【文献选录】

《本草汇言》曰："猪苓，渗湿气，利水道，分解阴阳之的药也。"

【现代研究】 本品含有水溶性多聚糖、麦角甾醇、猪苓酮、α-羟基-二十四酸、苏氨酸、缬氨酸等17种氨基酸、维生素 B_1、B_2、B_6、B_{12}，维生素 E 及无机元素等成分。猪苓提取液可显著增加大鼠尿量，具有利尿活性；猪苓多糖可抑制肿瘤活性；还具有抗炎、免疫调节、保肝、抗氧化、抑菌、抗突变、抗辐射等药理作用。

泽泻

本品为泽泻科多年生沼泽植物泽泻的干燥块茎。味甘，性寒。归肾、膀胱经。煎剂用量为 6～10g。

【功效】 利水渗湿，泻热。

【眼科应用】

利水渗湿：用于水湿停滞眼部而致的胞睑水肿，黑睛混浊水肿，神水混浊，云雾移睛，眼底水肿。常配车前子、猪苓等药配伍。

清热利湿：用于湿热熏蒸，混睛障，神水混浊。常与滑石、车前子等药配伍。

清泻肾火：用于肾阴不足，虚火亢盛之眼病。常与熟地黄、牡丹皮等药配伍。

【文献选录】

《神农本草经》曰："久服，耳目聪明，不饥、延年、轻身，面生光，能行水上。"

《本草蒙筌》曰："泽泻多服虽则昏目，暴服亦能明目。其义何也？盖味咸能泻伏水，则胞中留久陈积之物由之而去也。泻伏水，去留垢，故明目；小便利，肾气虚，故昏目。"

《本草正》曰："第其性降而利，善耗真阴，久服能损目痿阳；若湿热壅闭而目不明者，此以去湿，故亦能明目。"

【现代研究】 本品主要含有泽泻醇、愈创木烷型倍半萜类、贝壳杉烷型四环二萜类、烟酰胺、甘油棕榈酸酯，亦含有多糖、生物碱、脂肪酸、蛋白质、氨基酸等物质。具有十分显著的降血糖、降血脂、降血压、抗炎、免疫调节、利尿、抗肾炎、抗草酸钙结石、抗氧化、保护血管内皮、抗肿瘤等作用。

玉米须

本品为禾本科植物玉蜀黍的花柱及柱头。味甘，性平。归膀胱、肝、胆经。煎服用量为 15～30g，鲜者加倍。

【功效】 利水消肿，利湿退黄。

【眼科应用】

利水消肿：用于水湿停滞眼部而致的云雾移睛，视网膜水肿。常配车前子、猪苓等药配伍。

【文献选录】

《滇南本草》曰："宽肠下气。治妇人乳结红肿，乳汁不通，红肿疼痛，怕冷发热，头痛体困。"

【现代研究】 本品主要含有木犀草素，芹菜素，金圣草素，葡萄糖、甘露糖等多种糖类及软脂酸、硬脂酸、亚油酸等物质，还富含氨基酸、维生素、微量元素。可以降低血浆中甘油三酯及胆固醇的水平，促进糖尿病小鼠的糖异生和糖代谢；可以提高小鼠巨噬细胞的吞噬功能和体液免疫，对抗Ⅰ型变态反应。此外还有利尿排石、抗菌、抗肿瘤、抗氧化等作用。

冬瓜皮

本品为葫芦科植物冬瓜的干燥外层果皮。味甘，性凉。归脾、小肠经。煎剂用量为15～30g。

【功效】 利水消肿，清热解暑。

【眼科应用】

利水消肿：用于眼睑水肿，黄斑水肿，视瞻昏渺。常与车前子、茯苓等药同用。

消热解暑：用于眼病兼有暑热口渴，小便短赤。可与西瓜皮煎水服。

【文献选录】

《滇南本草》曰："止渴，消痰，利小便。"

《分类草药性》曰："消水肿，痔疮，大健脾。"

【现代研究】 本品中富含冬瓜皮多酚、色素、多糖、膳食纤维、过氧化氢酶及过氧化物酶等成分。具有抗氧化、减少尿毒素活性、降糖、降血脂、降压利尿、抗过敏等作用。可食药两用，广泛应用于呼吸、循环、泌尿、内分泌等系统疾病，临床治疗荨麻疹、急慢性肾小球肾炎、高血压等有良好效果。

车前子

本品为车前科植物车前或平车前的干燥成熟种子。味甘，性微寒。归肝、肾、肺、小肠经。本品可利可补，利者清其热，补者益其阴，为眼科常用药。煎剂用量为9～15g，宜包煎。若全草入药曰车前草，性味、功用基本与车前子相似，但偏于清凉。

【功效】 清热渗湿，利尿通淋，清肝明目，祛痰。

【眼科应用】

利水渗湿：用于水湿、痰湿滞目所致的黑睛混浊，胞睑水肿，眼珠胀硬，云雾移睛，眼底水肿、渗出等。不论虚实所致，皆可配伍应用。

清热渗湿：用于湿热上承，睑肤湿疹，睑眩赤烂，瞳神紧小。常与黄芩、黄连等药配伍。

清肝明目：与决明子、青葙子等药同用，用于肝热所致的赤痛翳膜，羞明流泪。与黄芩、龙胆、石决明等药配伍，用于肝经风热所致目赤肿痛，眵泪黏稠。

益阴明目：用于阴虚内障，青盲、夜盲、视物昏渺，云雾移睛。常与枸杞子、菟丝子等药配伍。

【文献选录】

《本草经集注》曰："男子伤中，女子淋沥，不欲食，养肺，强阴，益精，令人有子，明目，治赤痛。"

《证类本草》曰："车前子，君，味甘，平。能去风毒，用中风热，毒风冲眼，目赤痛，瘴翳，脑痛泪出，压丹石毒，去心胸烦热。"

《汤液本草》曰："止痛，利水道，通小便，除湿痹，男子伤中，女子淋沥，不欲食，养肺；强阴益精，令人有子；明目，治目热赤痛；轻身耐老。"

《神农本草经疏》曰："子主气癃，利水道，疗肝中有风热冲目。"

《本草蒙筌》曰："驱风热冲目赤痛，旋去翳膜诚妙。"

《本草汇言》曰："又明目疾，疗痹痛，行肝疏肾，畅郁和阴，同补肾药用，令强阴有子；同和肝药用，治目赤目昏。"

《本经逢原》曰："又治目疾，水轮不清，取其降火而不伤肾也。"

《本草述钩元》曰："明目去风毒，肝中风热，毒风冲眼，赤痛障翳，脑痛泪出。"

《眼科集成》曰："车前子，治肝经热毒，从小便出，补肝益肾，久服强筋骨，聪耳明目。"

【现代研究】 本品主要含有高车前苷、木犀草素、齐墩果酸、熊果酸、车前子胶、挥发油类、氨基酸、蛋白质、生物碱以及环烯醚苷类，还含有丰富的铁、铝、锌、镁等微量元素。车前苷可作用于人体的呼吸中枢，发挥减缓呼吸频率的作用，在平喘、祛痰以及镇咳方面均具有较高的应用价值。还具有降脂、降压、护肝利胆、抗氧化、利尿及预防肾结石形成、抗衰老、抗菌、抗癌、抗病毒、通便、免疫调节等多种功效。

木通

本品为木通科植物木通、三叶木通或白木通的干燥藤茎。关木通为马兜铃科植物东北马兜铃的藤茎，所含的马兜铃酸为有毒成分，关木通用量过大，可引起急性肾功能衰竭，故用木通或川木通代替关木通。味苦，性寒，有毒。归心、小肠、膀胱经。煎剂用量为 3~6g。

【功效】 利尿通淋，清心火，通经下乳。

【眼科应用】

清利湿热：用于湿热熏目，目赤肿痛，瞳神紧小。常与龙胆、黄芩等药配伍。

清心导热：用于心热移于小肠，口疮目赤，小便黄赤。常与生地黄、淡竹叶等药配伍。

【文献选录】

《本草正》曰："清火退热，除烦渴、黄疸，治耳聋目痛、天行时疾、头痛鼻塞、目眩。"

《本草通玄》曰："利小便，消水肿，宣血脉，通关节，明耳目，治鼻塞，破积聚，除烦渴，安心神，散痈肿，清伏热，醒多睡，去三虫，堕胎下乳。"

【现代研究】　目前临床上广泛使用的为川木通，主要含有三萜皂苷、齐墩果酸、β-谷甾醇、常春藤皂苷、5-甲基色原酮、胡萝卜苷、儿茶素、豆甾醇、麦角甾醇、阿魏酸、咖啡酸等成分。对金黄色葡萄球菌、大肠埃希菌、铜绿假单胞菌、变形杆菌均有一定杀菌能力，且有显著利尿作用；对肾功能影响小，具有很高的药用价值和开发价值且毒性小。

滑石

本品为硅酸盐类矿物滑石族滑石。味甘、淡，性寒。归膀胱、肺、胃经。煎剂用量为10~20g，宜包煎；外用适量。

【功效】利尿通淋，清热解暑，收湿敛疮。

【眼科应用】

清热利湿：常与甘草配伍，组成六一散入药包煎，用于湿热眼病。热病恢复期也可于滋阴药中配滑石，使余热从小便出，以致补而不留邪。

清热解暑：用于眼病兼有暑热烦渴，小便短赤者。常与金银花、连翘等药配伍。

收湿敛疮：用于眼睑湿疹，黄水渗出。以本品研末撒于创面，可收湿敛疮。

【文献选录】

《本草述钩元》曰："此药大养脾肾之气，通九窍六腑，去留结，益精气，壮筋骨，和气通经脉，消水谷，保真元，明耳目，安魂定魄，强志轻身。"

《本草纲目》曰："疗黄疸，水肿脚气，吐血，衄血，金疮出血，诸疮肿毒。"

《本草通玄》曰："利窍除热，清三焦，凉六腑，化暑气。"

【现代研究】　本品主要含硅酸镁，尚含氧化铝，杂有黏土、石灰、铁等成分。滑石粉对伤寒杆菌、副伤寒杆菌有抑制作用；外用时对皮肤、黏膜有保护作用，既可减少局部摩擦，防止外来刺激，亦能吸收大量化学刺激物或毒物；并有吸收分泌液，促进干燥、结痂作用。内服时可以保护胃肠黏膜而发挥镇吐、止泻作用，尚可阻止毒物在胃肠道的吸收。

地肤子

本品为藜科植物地肤的干燥成熟果实。味辛、苦，性寒。归肾、膀胱经。煎剂用量为9~15g；外用适量，煎汤熏洗。

【功效】利尿通淋，清热利湿，止痒。

【眼科应用】

清热利湿：用于湿热眼病，内眼病兼有水肿、尿赤痛者。常与木通、滑石等药配伍。用于眼部有痒感的外眼病。常与白鲜皮、蝉蜕等药配伍。

【文献选录】

《神农本草经》曰："久服，耳目聪明、轻身、耐老。"

《名医别录》曰："地肤子，捣绞取汁，主赤白痢；洗目去热暗、雀盲、涩痛。"

《证类本草》曰："治目痛及眦忽中伤，因有热瞙者。取地肤子白汁注目中。"

《得配本草》曰："得生地，治风热赤眼。"

【现代研究】 本品主要含有正十八烷酸、β-谷甾醇、齐墩果酸、胡萝卜苷、高级脂肪酸酯等成分。对金黄色葡萄球菌、表皮葡萄球菌、石膏样毛癣菌、红色毛癣菌、羊毛小饱子菌、阴道滴虫等均有较好的抑制作用；其水提物可降低小鼠单核巨噬系统的吞噬功能，醇提物可抑制炎症和变态反应。此外还有降血糖、抗胃黏膜损伤等作用。

瞿麦

本品为石竹科多年生草本植物瞿麦的干燥地上部分。味苦，性寒。归心、小肠经。煎剂用量为9~15g。

【功效】 利尿通淋，破血通经。

【眼科应用】

清利湿热：用于湿热目赤，黑睛生翳，云雾移睛，眼底水肿、渗出。常与车前子、茯苓等药配伍。

清心导热：用于心火上承，赤脉传睛，小便涩痛。常与木通、栀子等药配伍。

【文献选录】

《神农本草经》曰："主关格，诸癃结，小便不通，出刺，决痈肿，明目去翳，破胎堕子，下闭血。"

《本草纲目》曰："并眼目肿痛及肿毒，捣敷。"

《本草正》曰："性滑利，能通小便，降阴火，除五淋，利血脉。兼凉药，亦消眼目肿痛；兼血药，则能通经破血下胎。"

《太平圣惠方》曰："治目赤肿痛，浸淫成疮。用瞿麦捣汁，点大眦内。"

《本草撮要》曰："然性利善下。故能消肿明目去翳。"

【现代研究】 本品全草含有花色苷等黄酮类成分，含有挥发油、植物醇、醋酸金合欢酯及大黄素甲醚、大黄素、4-羟基甲酸甲酯等成分。其水和乙醇提取物对大肠埃希菌、副伤寒沙门菌、金黄色葡萄球菌、枯草杆菌和变形杆菌均有抑制作用，能抑制人体B细胞免疫球蛋白的分泌，有明显的利尿作用。此外还有抗脂质过氧化、兴奋子宫、抑制心肌、扩张血管、降压及兴奋肠管、止痛、抗肝病毒等作用。

萹蓄

本品为蓼科植物萹蓄的干燥地上部分。味苦，性微寒。归膀胱经。煎剂用量为

9～15g；外用适量，煎洗患处。

【功效】利尿通淋，杀虫止痒。

【眼科应用】

清热利湿：用于湿热上承，云雾移睛，眼底水肿、渗出。常与猪苓、苍术等药配伍。

杀虫止痒：用于眼睑湿疹、瘙痒。可用本品煎洗患处。

【文献选录】

《食疗本草》曰："丹石发，冲眼目肿痛：取根一握，洗。捣以少水，绞取汁服之。若热肿处，捣根茎敷之。"

《药性论》曰："主丹石毒发冲目肿痛，又敷热肿效。"

【现代研究】　本品主要含有萹蓄苷、槲皮苷、胡桃宁、杨梅树皮苷、山奈酚、黄芪苷、丁香脂素、绿原酸、羟基苯甲酸、齐墩果酸、多糖及微量元素等成分。对大肠埃希菌、致病性大肠埃希菌、金黄色葡萄球菌、伤寒杆菌、痢疾杆菌5种细菌均有抑菌活性，且有明显利尿作用；此外还有杀螨杀虫、降压、降血糖和尿糖、舒张血管、抗癌、抗氧化和衰老、减肥、抗肝纤维化等作用。

萆薢

本品为薯蓣科植物绵萆薢和粉萆薢的干燥根茎。味苦，性平。归肾、胃经。煎剂用量为9～15g。

【功效】利湿化浊，祛风除痹。

【眼科应用】

清利湿热：用于湿热目赤，瞳神紧小，眼前黑花，视瞻昏渺。常与赤茯苓、石菖蒲等药配伍。瞳神紧小兼风湿痹痛者，用之更佳。

【文献选录】

《证类本草》曰："治痈缓软，风头旋，痫疾，补水脏，坚筋骨，益精，明目，中风失音。"

《银海指南》曰："浊是气病，膀胱不化也，宜通关五苓散之类，其目眵泪赤肿，湿热相火也，宜萆薢分清饮。"

【现代研究】　本品主要含有螺甾烷类皂苷、呋甾烷类皂苷、孕甾烷类皂苷和胆甾烷类皂苷、二芳基庚烷类、木脂素类、三萜皂苷类、黄酮类和香豆素类物质。在降尿酸、肾脏保护、抗炎镇痛、免疫调节及抗骨质疏松等方面疗效显著，且有抗肿瘤作用，同时在抗炎镇痛，免疫调节和抗氧化等方面均具有一定的作用。

茵陈

本品为菊科植物滨蒿或茵陈蒿的干燥地上部分。味苦、辛，性微寒。归脾、胃、肝、胆经。煎剂用量为6～15g；外用适量，煎汤熏洗。

【功效】清利湿热，利胆退黄。

【眼科应用】

利湿清热：用于阴虚湿热，口舌生疮，瞳神紧小。常与麦冬、石斛、黄柏等药配伍。

利湿止痒：用于睑肤湿疮，瘙痒不止。可用本品煎汤熏洗。

【文献选录】

《本草纲目》曰："眼热赤肿：山茵陈、车前子等分。煎汤调（茶调散），服数服。"

《本草易读》曰："眼热赤肿，同车前子末，茶下。"

《雷公炮制药性解》曰："主伤寒大热，黄疸便赤。治眼目，行滞气，能发汗，去风湿。"

《本草撮要》曰："得车前治眼目湿热赤肿。"

【现代研究】　本品中主要含有简单香豆素、呋喃香豆素、黄酮醇的糖苷和苷元、绿原酸、咖啡酸等成分。茵陈有松弛胆道括约肌、促进胆汁分泌、增加胆汁中胆酸和胆红素排出量等功效，通过诱导肝脏酶系统增加肝脏对胆红素的摄取、结合、排泄能力，以及保肝杀菌作用治疗黄疸。此外还有解热抗炎镇痛、抗菌、细胞保护、抗肿瘤疾病、降压、降糖、降血脂、免疫调节等作用。

葶苈子

本品为十字花科植物独行菜或播娘蒿的成熟干燥种子。味苦、辛，性大寒。归肺、膀胱经。煎剂用量为 5~10g；研末服 3~6g。

【功效】 利水消肿，泻肺平喘。

【眼科应用】

利水消肿：用于白睛水肿，眼底水肿久不消者。常配车前子、泽泻等药同用。

【文献选录】

《本草述钩元》曰："治皮间邪水上出面目浮肿。"

《神农本草经》曰："主癥瘕积聚结气，饮食寒热，破坚逐邪，通利水道。"

《名医别录》曰："下膀胱水，伏留热气，皮间邪水上出，面目浮肿。身暴中风热痱痒，利小腹。"

【现代研究】　本品含有糖芥苷、葶苈苷、卫矛单糖苷、肉豆蔻酸、二十碳烯酸、环硫丁烷衍生物、胡萝卜苷、芥子碱、芥子苷、亚油酸、亚麻酸等成分。其中芥子苷为葶苈子止咳有效成分，苄基芥子油具有广谱抗菌作用，葶苈苷对急性冠状血管紊乱的兔，可使心收缩增加，心肌摄氧量增加，具有强心作用。此外还具有抗肿瘤、调血脂等作用。

五、祛风除湿药

本类药味多辛苦，性或温或凉，具有祛除风湿、通经活络、散寒通痹、活血止痛、补肝肾、强筋骨作用。用于风湿犯目或眼病兼有风湿者。辛温性燥的祛风湿药，易伤阴耗血，阴血亏虚者应慎用。

独活

本品为伞形科植物重齿毛当归的干燥根。味辛、苦，性微温。归肾、膀胱经。煎剂用量为3~9g；外用适量。

【功效】 祛风湿，止痛，解表。

【眼科应用】

祛风除湿：用于风湿痹痛，瞳神紧小，瞳神干缺，羞明隐涩。常与羌活、蔓荆子等药配伍。

祛风退翳：用于风邪上犯，翳膜渐生，目赤涩痛。常与羌活、防风等药配伍。

祛风止痛：用于风湿头痛，目痛、眉骨疼痛，鼻塞流涕。常与川芎、细辛等药配伍。

【文献选录】

《本草纲目》曰："治一切风并气，筋骨挛拳，骨节酸疼，头旋目赤疼痛，五劳七伤，利五脏及伏水气。"

《秘传眼科七十二症全书》曰："性热，去风，亦去诸风，不论新旧，明目，治黑花。"

《本草通玄》曰："治失音不语，手足不随，口眼歪斜，目赤肤痒。"

【现代研究】 本品主要成分包括蛇床子素、香豆素类、挥发油类，以及少量甾醇和糖类等成分。具有抗炎镇痛作用，研究表明，中、高剂量的独活能抑制或明显抑制蛋清致大鼠足肿胀，大鼠佐剂性关节炎的原发性和继发性肿胀以及小鼠腹腔毛细血管的通透性。此外还有抗老年痴呆、抗胃溃疡、抗血管生成、抑菌、抗氧化及抗肿瘤等作用。

威灵仙

本品为毛茛科威灵仙、棉团铁线莲或东北铁线莲的干燥根皮及根茎。味辛、咸，性温。归膀胱经。煎剂用量为6~10g；外用适量。

【功效】 祛风湿，通络止痛，消骨鲠。

【眼科应用】

祛风除湿：用于风湿痹阻，关节疼痛，游走不定，巩膜结节，瞳神紧小。常与羌活、独活等药配伍。

【文献选录】

《证类本草》曰："此药治丈夫、妇人中风不语，手足不随，口眼㖞斜，筋骨节风，胎风头风，暗风心风，风狂人。"

【现代研究】 本品含白头翁素、白头翁醇、白头翁内酯、甾醇、皂苷、氨基酸及生物碱等成分。具有抗炎作用，威灵仙注射剂能显著抑制二甲苯引起的小鼠耳郭肿胀，能显著抑制纸片引起的大鼠肉芽组织生长。此外，还有抑菌、镇痛、松弛平滑肌、免疫抑制、抗肿瘤等作用。

川乌

本品为毛茛科植物乌头的干燥母根。味辛、苦，性大热，有大毒。归心、肝、肾、脾经。煎剂用量为1.5～3g，宜先煎、久煎，内服需炮制用，酒浸、酒煎服易致中毒。不宜与贝母、半夏、白及、白蔹、天花粉、瓜蒌同用。

【功效】 祛风湿，温经止痛。

【眼科应用】

祛风止痒：用于风邪外袭，眼部奇痒难忍。常与羌活、防风等药配伍。

温寒退翳：用于寒邪外袭，翳如蚕蚀，目痛难忍。常与蝉蜕、蛇蜕等药配伍。

【文献选录】

《神农本草经》曰："主中风恶风，洗洗出汗，除寒湿痹，咳逆上气，破积聚寒热。"

《长沙药解》曰："温燥下行，其性疏利迅速，开通关腠，驱逐寒湿之力甚捷，凡历节、脚气、寒疝、冷积、心腹疼痛之类并有良功。"

【现代研究】 本品主要含乌头碱、次乌头碱、中乌头碱等多种生物碱及乌头多糖等成分。具有抗炎、麻醉镇痛、免疫抑制、扩张血管、降血压、强心、降血糖以及抑制肿瘤细胞生长等作用。

乌梢蛇

本品为游蛇科动物乌梢蛇除去内脏的干燥全体。味甘，性平。归肝经。煎剂用量为9～12g；研末冲水服2～3g；或入丸剂、酒浸服；外用适量。

【功效】 祛风，通络，止痉，止痒。

【眼科应用】

祛风止痒：用于风邪目痒，甚至痒极难忍。常与蝉蜕、防风等药配伍。

祛风解痉：用于风邪所致，胞轮振跳。常与天麻、防风等药配伍。

【文献选录】

《开宝本草》曰："主诸风瘙瘾疹，疥癣，皮肤不仁，顽癣诸风。"

《医林纂要》曰："滋阴明目。"

【现代研究】 本品含氨基酸、蛋白质、脂肪及无机元素等成分。其水提液对大鼠关节炎症有一定的治疗作用；尚有镇痛、消肿、解毒等作用。

蚕沙

本品为蚕蛾科蚕之粪便。味辛、甘，性温。归肝、脾、胃经。煎剂用量为5～15g，布包煎服；外用适量。

【功效】 祛风湿，和胃化浊。

【眼科应用】

祛风除湿：用于风湿痹痛，火疳结节。常与当归、防风等药配伍。

祛风止痒：用于眼睑湿疹，睑弦赤烂。用本品焙焦研细，香油调搽患处。

【文献选录】

《本草通玄》曰："其性温燥，能胜风去湿。麻油浸研，主烂弦风眼，涂之二三次，顿瘥。"

《本草纲目》曰："治消渴，癥结及妇人血崩，头风，风赤眼，去风除湿。"

《名医别录》曰："主肠鸣，热中消渴，风痹瘾疹。"

【现代研究】　本品的化学成分包括生物碱、黄酮类化合物、木质素类化合物、萜类化合物、植醇、叶绿素盐、氨基酸及其他等。蚕沙具有显著的抗炎镇痛作用，能抑制二甲苯所致的小鼠耳郭肿胀和角叉菜胶所致的足跖肿胀，还显著减轻由醋酸引起的疼痛，提高热板实验中小鼠的痛阈值。研究表明，蚕沙的药理作用还有抗肿瘤、保肝、抗病毒、补血、抗菌及治疗糖尿病等。

路路通

本品为金缕梅科落叶乔木枫香的干燥成熟果实。味苦，性平。归肝、肾经。煎剂用量为 5～10g。

【功效】　祛风活络，利水，通经。

【眼科应用】

祛风除湿：用于风湿痹痛，腰膝酸痛，瞳神紧小。常与独活、桑寄生等药配伍。

活血通络：用于视网膜动脉、静脉阻塞，兼有视网膜水肿。常与丹参、川芎等药配伍。

【文献选录】

《纲目拾遗》曰："辟瘴却瘟，明目除湿，舒经络拘挛，周身痹痛。"

【现代研究】　本品含有萜类、挥发油、路路通酸等成分。其挥发油对枯草杆菌、金黄色葡萄球菌、黄曲霉、大肠埃希菌均有一定的抑制作用；路路通注射液通过扩张血管使血肿周围的缺血得到改善，降低全血黏度和血细胞比容，使患者的红细胞凝集性降低，血流动性增加，减弱脑水肿。尚有保肝、抑制关节炎肿胀、抗炎、止痛、利尿、通乳、抗痉挛等作用。

海风藤

本品为胡椒科植物风藤的干燥藤茎。味辛、苦，性平。归肝经。煎剂用量为 6～12g；外用适量。

【功效】　祛风湿，通经络，利小便。

【眼科应用】

祛风通络：风湿犯目，目赤疼痛，瞳神紧小，关节屈伸不利。常与秦艽、独活等药配伍。

【文献选录】

《本草再新》曰："行经络，和血脉，宽中理气，下湿除风，理腰脚气。"

【现代研究】　本品主要含木脂素类、挥发油、生物碱类、黄酮类、环氧化合物及其他类化合物。具有显著的抗肿瘤活性。海风藤提取物可以拮抗大鼠静脉注射内毒素引起的动脉血压下降，并能减轻内毒素血症时肺血管壁通透性增高引起的肺水肿。还有抗炎、镇痛，抗氧化活性，局部缺血组织保护作用，以及抑制血小板活化因子等作用。

秦艽

本品为龙胆科植物秦艽、麻花秦艽、粗茎秦艽或小秦艽的干燥根。味辛、苦，性微寒。归肾、肝、胆经。煎剂用量为 3 ~ 10g。

【功效】　祛风湿，通络止痛，退虚热，清湿热。

【眼科应用】

祛风除湿：用于湿热侵犯，痹阻经络、上犯于目，火疳结节，目赤疼痛，关节肿痛。常与羌活、独活等药配伍。

清利湿热：用于湿热犯目，视物昏渺。常与车前子、滑石等药配伍。

清退虚热：用于小儿疳热，骨蒸潮热，白睛干涩，黑睛生翳。常与胡黄连、地骨皮等药配伍。

【文献选录】

《神农本草经》曰："主寒热邪气，寒湿风痹，肢体痛，下水，利小便。"

《日华子本草》曰："主骨蒸，治疳及时气。"

《珍珠囊》曰："去阳明经风湿痹，仍治口疮毒。"

【现代研究】　本品主要含有龙胆苦苷、马钱苷、环烯醚萜苷类、木脂素类，黄酮类及三萜类等化学成分。具有抗炎作用，大叶秦艽 65% 乙醇回流提取物和麻花秦艽水煎煮、95% 乙醇回流提取物也能分别减轻蛋清引起的小鼠足跖肿胀和角叉菜胶所致的 Wistar 大鼠足跖肿胀，前者还显著降低醋酸引起的小鼠腹腔毛细血管通透性增加。此外，还有镇痛、保肝、免疫抑制、降血压、抗病毒、抗肿瘤等作用。对细菌、真菌有一定的抑制作用。

防己

本品为防己科植物防己的干燥根。味苦、辛，性寒。归入膀胱、肺经。煎剂用量为 5 ~ 10g。

【功效】　祛风湿，止痛，利水消肿。

【眼科应用】

祛风利湿：用于风湿关节疼痛，瞳神紧小，目赤疼痛。常与防风、独活等药配伍。

【文献选录】

《神农本草经疏》曰："治湿风口眼㖞斜，手足拘痛，真由中风湿而病者，方可用之。"

《本草纲目》曰："目睛暴痛：防己酒浸三次，为末。每一服二钱，温酒下。（《摘玄方》）"

《本草再新》曰："利湿，除风，解火，破血，治膀胱水种，健脾胃，化痰。"

《医林纂要》曰："泻心，坚肾，燥脾湿，功专行水决渎，以达于下。"

【现代研究】　本品主要含粉防己碱、防己诺林碱、轮环藤酚碱、氧防己碱等成分。活体实验显示粉防己碱能明显抑制兔晶状体后囊膜混浊和人工晶状体前膜的形成，抑制术后前房中脂质过氧化反应，减轻眼局部组织的损伤；体外研究显示其对兔皮肤纤维母细胞和结膜成纤维细胞的生长增殖以及视网膜母细胞瘤生长有显著抑制作用；5g/L浓度汉防己甲素滴眼液可有效抑制角膜移植排斥反应，且无明显毒副作用。此外还有镇痛、解热、抗过敏、免疫抑制、降血压、扩张冠脉、抗癌等多种药理作用。

六、温里药

本类药均味辛而性温热，具有温里祛寒、温经止痛作用。因其主要归经的不同而有多种效用，主入脾胃经者，能温中散寒止痛；主入肺经者，能温肺化饮；主入肝经者，能暖肝散寒止痛；主入肾经者，能温肾助阳；主入心、肾两经者，能温阳通脉或回阳救逆。眼科主要用于脾肾阳虚的冷泪常流，黑睛边缘蚕蚀，瞳神干缺，青盲、夜盲、绿风内障，视衣渗出、水肿。温里药性多辛热燥烈，易伤阴耗液，助火动血，凡实热证、阴虚火旺、津血亏虚者忌用。

附子

本品为毛茛科植物乌头的子根的加工品。加工炮制为盐附子、黑附片、白附片、淡附片、炮附片。味大辛、甘，性大热，有毒。归心、肾、脾经。煎剂用量为3～10g，本品有毒，宜先煎0.5～1小时，至口尝无麻辣感为底。不宜与半夏、瓜蒌、天花粉、贝母、白蔹、白及同用。内服须炮制。若内服过量，或炮制、煎煮方法不当，可引起中毒。

【功效】　回阳救逆，补火助阳，散寒止痛。

【眼科应用】

温中散寒：用于中焦虚寒，黑睛边缘蚕蚀，畏光流泪，舌淡苔白滑。常与干姜、白术等药配伍。

温肾助阳：用于肾阳虚衰，水气内停，胞睑水肿或视网膜水肿。常与茯苓、白术等药配伍。

温经通络：用于寒湿阻滞，经络不通，关节冷痛，瞳神干缺。常与独活、桑寄生等药配伍。

【文献选录】

《秘传眼科龙木论》曰："附子味辛甘，温，大热有大毒。主风寒。张文仲方，疗眼暴赤肿，碜痛不得开，又泪出不止。削附子黑皮。"

《眼科锦囊·卷四·洗蒸剂之部》曰："附子蒸剂治疼痛眼无热者。"

【现代研究】　本品主要化学成分有生物碱、多糖、苷类、甾醇、无机盐等。研究发现附子酸性多糖可提高正常小鼠和免疫功能低下小鼠脾脏和胸腺指数，促进抗体生成，提高淋巴细胞转化能力，增强自然杀伤细胞活性，具有明显的免疫调节作用。此外，还有抗肿瘤、保护心肌细胞、降血脂、抗菌等作用。

肉桂

本品为樟科常绿乔木植物肉桂的干燥树皮。味辛、甘，性大热。归肾、脾、心、肝经。煎剂用量为 1~4.5g，宜后下；研末冲服，每次 1~2g。不宜与赤石脂同用。

【功效】　补火助阳，散寒止痛，温经通脉，引火归原。

【眼科应用】

温肾助阳：用于肾阳不足，神光衰弱，青盲，夜盲。常与制附子、熟地黄、山茱萸等药配伍。

温经止痛：用于风湿痹阻，关节冷痛，瞳神干缺，眼痛流泪。常与独活、威灵仙、防风等药配伍。

【文献选录】

《日华子本草》曰："通九窍，利关节，益精，明目，暖腰膝。"

《汤液本草》曰："补命门不足，益火消阴。"

【现代研究】　本品含挥发油，主要成分为桂皮醛，尚含肉桂醇、肉桂醇醋酸酯、肉桂酸香豆素等。具有增强心脏收缩力、扩张外周血管、增加冠脉及脑血流量、降血压等作用。能抗血小板聚集，抗凝血。能促进胃肠运动，排出肠道气体，缓解胃肠痉挛，能抑制动物实验性胃溃疡的形成。能改善性功能，延缓衰老，抗炎，镇痛，镇静，解热，抗惊厥。此外，还能降血糖、促进胆汁分泌，对革兰阳性菌及多种致病性皮肤真菌均有明显抑制作用。

干姜

本品为姜科植物姜的干燥根茎。味辛，性热。归脾、胃、肾、心、肺经。煎剂用量为 3~10g。

【功效】　温中散寒，回阳通脉，温肺化饮。

【眼科应用】

温中散寒：用于脾胃虚寒，溏泻不止，疳积上目。常与白术、党参等药配伍。

温中止血：用于脾胃虚寒，脾不统血，眼底出血。常与黄芪、侧柏叶等药配伍。

【文献选录】

《本草纲目》曰："赤目痛痒，出泪羞明……同冬青煎点；同干姜、杏仁煎点。"

《本草纲目》曰："冷泪目昏，干姜粉一字（炮），汤点洗之。赤眼涩痛，白姜末，水调贴足心，甚妙。"

《秘传眼科龙木论》曰："眼中生翳。干姜四两。末温和温服。覆取汗得解。集验方。治头旋眼眩。干姜为末。热酒调半钱。立效。"

《本草经疏》曰："久服损阴伤目。"

【现代研究】　本品主要含挥发油，主要化学成分有姜辣素、二苯基庚烷等，其他尚含树脂、淀粉及多种氨基酸。具有显著的止呕作用。能保护胃黏膜，抑制动物实验性溃疡。抗缺氧、镇痛抗炎、改善心功能，改善局部血液循环。此外还有镇静、保肝利胆、抗肿瘤、催眠、抑菌等作用。

吴茱萸

本品为芸香科植物吴茱萸、石虎或疏毛吴茱萸的干燥近成熟果实。味辛、苦，性热，有小毒。归肝、脾、胃、肾经。煎剂用量为 1.5 ~ 4.5g；外用适量。

【功效】　散寒止痛，降逆止呕，助阳止泻。

【眼科应用】

温胃止呕：用于肝胃虚寒，胃气上升，干呕，吐涎沫，眼胀头痛，瞳神散大，视力下降。常与党参、陈皮等药配伍。

温脾止泻：用于脾肾阳虚，内障目昏。常与补骨脂、干姜等药配伍。

【文献选录】

《本草纲目》曰："开郁化滞，治吞酸，厥阴痰涎头痛，随毒腹痛，疝气，血痢，喉舌口疮。"

《本经逢原》曰："茱萸善上，故服吴茱萸者，有冲膈冲眼，脱发咽痛，动火发疮之害。"

【现代研究】　本品含吴茱萸碱、吴茱萸次碱、吴茱萸内酯、挥发油、吴茱萸苦素等化学成分。具有一定的抗溃疡、止泻、止呕作用，给急性溃疡性结肠炎小鼠口服吴茱萸次碱，可以抑制炎性浸润、渗出及组织增生，减轻结肠黏膜的病理损害和抑制肠道平滑肌的运动。还具有抗肿瘤作用，有研究发现，吴茱萸碱能抑制肿瘤细胞生长并且诱导肿瘤细胞凋亡、坏死。此外，还具有强心、升压、抗炎、镇痛以及抗菌等作用。

七、理气药

本类药性味多辛苦温而芳香。其味辛能行，味苦能泻，芳香能走窜，性温能通行，故具有理气健脾，疏肝解郁，理气宽胸，行气止痛，破气散结等功效。用于气机失调所致眼病，眼科以肝气郁结之眼病较为多见，因肝失疏泄，气机不畅，气血失调，可致多种内障眼病；郁久化火，火动风生，风火上逆，又可致五风内障等症。理气药多辛温香燥，易耗气伤阴，故气阴不足者慎用。

陈皮

本品为芸香科植物橘及其栽培变种的干燥成熟果皮。又名橘皮。味苦、辛，性温。归肺、脾经。煎剂用量为 3 ~ 9g；或入丸、散。

【功效】 理气健脾，燥湿化痰。

【眼科应用】

化痰散结：用于痰湿互结，胞生痰核。常与茯苓、法半夏等药配伍。

健脾燥湿：用于脾虚湿盛，水湿停滞，眼睑水肿，或视衣水肿。常与茯苓皮、薏苡等药配伍。

和胃止呕：用于胃气不和，胃气上逆，头痛眼胀，恶心呕吐。常与法半夏、竹茹等药配伍。

理气消滞：用于脾虚气滞，脘腹胀满，饮食不思，眼胀不适。常与砂仁、枳壳、白术等药配伍。

【文献选录】

《医学启源》曰："去胸中寒邪，破滞气，益脾胃。"

《本草纲目》曰："橘皮，苦能泻能燥，辛能散，温能和，其治百病，总是取其理气燥湿之功，同补药则补，同泻药则泻，同升药则升，同降药则降。"

【现代研究】 本品含有挥发油、黄酮类苷及维生素等成分。对胃肠平滑肌具有双向作用而以松弛为主，能促进消化液分泌、抗溃疡、利胆保肝；对支气管平滑肌收缩有明显保护作用，能平喘、去痰。此外，还有抑制子宫平滑肌痉挛、兴奋心脏、扩张血管、双向调节血压、降低毛细血管的通透性、拮抗组胺、降低血清胆固醇、抗氧化、抗过敏、抗菌、抗炎、抗病毒等作用。

青皮

本品为芸香科植物橘及其栽培变种的干燥幼果或未成熟果实的果皮。味苦、辛，性温。归肝、胆、肾经。煎剂用量为 3 ~ 9g。

【功效】 疏肝破气，消积化滞。

【眼科应用】

疏肝破气：用于肝气郁结，胸胁胀痛，眼球胀痛。常与柴胡、香附等药配伍。

消痰散结：用于痰气结聚，胞生痰核，眼眶炎性假瘤。常与贝母、牡蛎等药配伍。

【文献选录】

《本草图经》曰："主气滞。下气，破积结及膈气。"

《秘传眼科七十二症全书》曰："散血，行血，消肿。"

《本草纲目》曰："治胸膈气逆，胁痛，小腹疝气，消乳肿，疏肝胆，泻肺气。"

【现代研究】 本品含挥发油、黄酮苷、氨基酸等化学成分。能松弛胃肠平滑肌，促进胃液分泌，排出肠内积气；能促进胆汁分泌，有明显利胆保肝作用；尚能祛痰、平喘、松弛支气管平滑肌。其注射液静脉注射有显著的升压、兴奋心脏、增强心肌收缩、抗休克等作用。

枳实

本品为芸香科植物酸橙及其栽培变种或甜橙的干燥幼果。味苦、辛、酸，性温。归脾、胃、大肠经。煎剂用量为 3～9g。炒后性较平和。

【功效】破气消积，化痰除痞。

【眼科应用】

破气化瘀：用于肝气不疏，气滞血瘀，视网膜动脉、静脉阻塞，视力急剧下降。常与柴胡、川芎等药配伍。

化痰消积：用于痰气结聚，脘腹痞满胀痛，胞生痰核，眼眶炎性假瘤。常与贝母、牡蛎、山楂等药配伍。

【文献选录】

《本草经集注》曰："安胃气，止溏泄，明目。"

《本草再新》曰："破气，化痰，消食宽肠。"

《名医别录》曰："除胸胁痰癖，逐停水，破结实，消胀满，心下急痞痛，逆气，胁风痛，安胃气，止溏泄，明目。"

【现代研究】 本品含有黄酮类、生物碱类、挥发油等成分。能缓解小肠痉挛，增加胃肠收缩节律，兴奋胃肠平滑肌；能抗溃疡，增加胆囊收缩，且能抑制血栓形成；调节子宫功能。注射液有强心、抗休克，升血压，增加冠脉、脑、肾血流量的作用。此外，还能抗氧化，抗变态反应，抗炎、抗菌，抗病毒，利尿及镇痛等。

枳壳

本品为芸香科植物酸橙及其栽培变种的接近成熟的果实（去瓤）。味苦、辛、酸，性温。归脾、胃经。煎剂用量为 3～10g。

【功效】理气宽中，行滞消胀。

【眼科应用】

理气宽中：用于眼病兼有肠胃气滞，腹部胀满者。

【文献选录】

《证类本草》曰："破癥结痃癖，五膈气，除风，明目及肺气水肿。"

《秘传眼科七十二症全书》曰："枳壳，味苦酸，微寒无毒，止风痛。"

《日华子本草》曰："健脾开胃，润五脏，下气，止呕逆，消痰。"

【现代研究】 枳壳主要含有挥发油、黄酮类及生物碱类等活性物质。能兴奋胃肠平滑肌，增强胃肠蠕动，降低胃肠平滑肌的张力；具有维持血管正常渗透压，降低血管脆性、缩短出血时间、降血脂及防治动脉粥样硬化的作用。本品尚能调节免疫力、降血脂、抗炎、保肝、抗氧化、抗肿瘤。

木香

本品为菊科植物的干燥根。味辛、苦，性温。归脾、肾、大肠、三焦、胆经。煎剂用量为 3～6g。

【功效】行气止痛，健脾消食。

【眼科应用】

行气止痛：用于视疲劳，视久眼胀痛，眉骨疼痛。常与川芎、香附等药配伍。

行气退翳：用于气滞翳膜，如云翳、冰瑕翳等。常与蝉蜕、木贼、丹参等药配伍。

行气防滞：在大量补益药中，常伍时少量，以防补剂滞气碍脾。

【文献选录】

《珍珠囊》曰："散滞气，调诸气，和胃气，泄肺气。"

《本草求真》曰："木香，下气宽中，为三焦气分要药。"

【现代研究】 本品含有挥发油、内酯类、甾醇类、木脂素、有机酸等类型的化合物。能促进胃的排空和消化液分泌，增强肠蠕动，对抗肠痉挛；且能抗胃溃疡，促进胆囊收缩；有一定的镇痛作用；能解除支气管痉挛；具有兴奋心脏、扩张血管、降压作用。此外，还有抑制血小板聚集、抗菌、利尿、促进纤维蛋白溶解等作用。

香附

本品为莎草科植物莎草的干燥根茎。味辛、微苦、微甘，性平。归肝、脾、三焦经。煎剂用量为6~9g，酸炙止痛力增强。

【功效】疏肝解郁，调经止痛，理气调中。

【眼科应用】

疏肝解郁：用于肝郁气滞，视瞻昏渺，青盲、目系暴盲。常与柴胡、白芍等药配伍。

行气止痛：用于气滞性眼珠胀痛，或夜间痛甚。常与夏枯草、丹参等药配伍。

行气调经：用于月经不调，行经腹痛，经期目赤疼痛。常与当归、白芍等药配伍。

行气和血：用于妇人产后，气血不和，目昏不明，午后为甚。常与熟地黄、当归等药配伍。

【文献选录】

《本草纲目》曰："散时气寒疫，利三焦，解六郁，消饮食积聚，痰饮痞满，跗肿腹胀，脚气，止心腹肢体头目齿耳诸痛。"

《本草易读》曰："睛痛冷泪羞明，同夏枯草末下。"

《目经大成》曰："妇人一切风热不制，改目淡红微翳，眵泪眊矂，频年不瘥。此盖忧思郁怒，潜伤肝脾，致春升之气不能上营，虽治易愈，未几复来。一回重一回，药遂罔应。香附气芬味苦辛，专入肝脾而平蕴结，今渍以七物，非制其悍，实助其能，用疗上症，尤为合式。"

《御药院方》曰："治眼赤肿痛，眵泪生疮。香附子（炒）、槐花（炒各一两）、大黄（半两）。"

《眼科阐微》曰："治目珠、眉棱骨及头半边痛。夏枯草（三两）、香附（二两）、甘草（四钱）。"

【现代研究】 本品含挥发油类、黄酮类、萜类、生物碱类等化学成分。香附酮可抑制未孕大鼠离体子宫肌的自发性收缩，并可抑制由缩宫素引起的离体子宫收缩；具有抑制胃排空，促进肠传输作用。此外，还具有解热镇痛、抗炎、抗抑郁等作用。

佛手

本品为芸香科植物佛手的干燥果实，又名佛手柑。味辛、苦，性温。归肝、脾、胃、肺经。煎剂用量为 3~9g。

【功效】 疏肝理气，理气和中，燥湿化痰。

【眼科应用】

疏肝和中：用于肝郁气滞，胃气不和，视久眼胀，眉骨酸痛，恶心欲呕。常与木香、砂仁等药配伍。

燥湿化痰：用于痰湿所致的胞生肿核、眼底渗出等。常配陈皮、茯苓等药配伍。

【文献选录】

《滇南本草》曰："补肝暖胃，止呕吐，消胃寒痰，治胃气疼痛，止面寒疼，和中行气。"

《本草再新》曰："治气疏肝，和胃化痰，破积，治噎膈反胃，消癥瘕瘰疬。"

【现代研究】 本品含黄酮类、挥发油、有机酸、微量元素及多糖等成分。能抑制肠道平滑肌，对十二指肠痉挛有明显的解痉作用；能扩张冠脉血管，增加冠脉血流量，提高耐氧能力，保护心肌缺血；能祛痰、止咳、平喘。此外，尚能抗炎、镇痛、免疫调节、催眠、抗惊厥、抗氧化、抗病毒及抗肿瘤等作用。

槟榔

本品为棕榈科植物槟榔的干燥成熟种子。味辛、苦，性温。归胃、大肠经。煎剂用量为 3~10g；驱绦虫、姜片虫用 30~60g。生用力佳，炒用力缓。

【功效】 杀虫消积，行气，利水，截疟。

【眼科应用】

杀虫消积：用于蛔虫、蛲虫、绦虫等多种虫积，腹胀气滞，眨目频繁。常与使君子、雷丸、南瓜子等药配伍。

消疳退翳：用于疳积上目，黑睛生翳，白睛干燥。常与白术、胡黄连等药配伍。

降压止痛：用于五风内障，眼压增高，头痛目赤。近代多制成槟榔碱滴眼剂或药膜局部应用。

【文献选录】

《名医别录》曰："主消谷逐水，除痰癖，杀三虫，疗寸白。"

《药性论》曰："宣利五脏六腑壅滞，破坚满气，下水肿。"

《日华子本草》曰："除一切风，下一切气，通关节，利九窍。"

【现代研究】 本品含有生物碱、缩合鞣质、脂肪及槟榔红色素等成分。生物碱主要为槟榔碱，为有效驱虫成分。对猪、牛绦虫有较强的瘫痪作用，对蛲虫有麻痹作用，对蛔虫可使之中毒，但对钩虫则无影响。槟榔碱的作用与毛果芸香碱相似，可兴奋 M 胆碱受体引起腺体分泌增加，特别是使唾液分泌增加，可增加肠蠕动，收缩支气管，减慢心率，并可引起血管扩张，血压下降，兔应用后引起冠状动脉收缩。槟榔药膜及滴眼液滴眼时可使闭角型青光眼的瞳孔缩小，眼压降低。

八、消食药

本类药多味甘性平，具有消食化积，健脾开胃，和中的作用。眼科常用用于饮食无节，消化不良，疳积上目，频频眨眼，或眼病兼有不思饮食，胃脘胀痛者。消食药虽多数效缓，但仍有耗气之弊，故气虚而无积滞者慎用。

山楂

本品为蔷薇科植物山里红或山楂的干燥成熟果实。味酸、甘，性微温。归脾、胃、肝经。煎剂用量为 10 ~ 15g。

【功效】 消食化积，行气散瘀。

【眼科应用】

化食消滞：用于内外障眼病，兼有肉食积滞，脘腹胀满。常与神曲、莱菔子等药配伍。

化食消脂：用于高脂血压症，视网膜动脉硬化，视物模糊。常与毛冬青、茯苓等药配伍。

行气消瘀：用于眼底出血，瘀积停滞，日久不散。常与当归、丹参等药配伍。

【文献选录】

《本草纲目》曰："化饮食，消肉积瘕痕，痰饮痞满，吞酸，滞血痛胀。"

《随息居饮食谱》曰："醒脾气，消肉食，破瘀血，散结消胀，解酒化痰，除疳积，止泻痢。"

【现代研究】 本品含有黄酮类、黄酮醇类、三萜类、甾体类、有机酸、氨基酸等成分。能促进脂肪分解和肉食消化，增加胃中消化酶的分泌；能扩张血管，增加冠状动脉血流量，保护缺血、缺氧心肌和强心，抑制血小板聚集，促进肠系膜微循环，降压，收缩子宫，利尿，抗氧化和防癌等。其煎剂有明显抑制痢疾杆菌、大肠埃希菌及铜绿假单胞菌的作用。

麦芽

本品为禾本科植物大麦的成熟果实经发芽干燥而得。味甘，性平。归脾、胃、肝经。煎剂用量为 9 ~ 15g，大剂量 30 ~ 120g。生麦芽功偏消食健胃，炒麦芽多用于回乳消胀。

【功效】 消食健脾胃，回乳消胀。

【眼科应用】

消食健脾：用于饮食伤脾，脾虚食少，疳积上目，黑睛生翳，眨目频繁。常与神曲、白术、茯苓等药配伍。眼病兼有纳食不香者，常用之。

疏肝解郁：用于肝郁气滞，胁痛脘胀，视瞻昏渺。常与柴胡、白芍等药配伍。

【文献选录】

《名医别录》曰："消食和中。"

《本草纲目》曰："消化一切米面诸果食积。"

【现代研究】 本品含有淀粉酶、催化酶、维生素、麦芽糖及大麦芽碱、胆碱、氨基酸等成分。其煎剂对胃酸及胃蛋白酶的分泌有轻度促进作用，有助于消化；其浸剂口服可使家兔与正常人血糖降低，还有抑制催乳素分泌的作用。大麦芽碱具有类似麻黄碱的作用。此外，麦芽还有抗氧化及抗血小板聚集，调节内分泌腺功能、调节血脂。保护肝脏等作用。

谷芽

本品为禾本科植物稻的成熟果实经发芽干燥而成。又名稻芽。味甘，性温。归脾、胃经。煎剂用量为 9~15g，生用长于和中，炒用偏于消食。

【功效】 消食和中，健脾开胃。

【眼科应用】

健脾和中：用于脾胃气虚，饮食不思，目昏内障，黄斑水肿。常与茯苓、猪苓等药配伍。

消食化积：用于小儿消化不良，饮食积滞，眨目频繁。常与麦芽、山楂等药配伍。眼病兼有纳食不香者，常用之。

【文献选录】

《本草纲目》曰："快脾开胃，下气和中，消食化积。"

《本草逢原》曰："启脾进食，宽中消谷，而能补中。"

【现代研究】 本品含有蛋白质、脂肪油、淀粉、淀粉酶、麦芽糖、氨基酸等成分。能增加消化液的分泌，有助于食物消化。

神曲

本品系面粉和其他药物混合后经发酵而成的加工品。味辛、甘，性温。归脾、胃经。煎剂用量为 6~15g，消食宜炒焦用。

【功效】 消食和胃。

【眼科应用】

消食健脾：用于饮食不节，脾胃受伤，疳积上目，黑睛翳障。常与白术、茯苓等药配伍。

和胃防滞：用于内障眼病需要常服滋阴药者。以此少量，以防滋阴助湿碍脾。

【文献选录】

《药性论》曰："化水谷宿食，癥结积滞，健脾暖胃。"

《本草纲目》曰："按倪维德《启微集》云：神曲治目病，生用能发其生气，熟用能敛其暴气也。"

【现代研究】 本品有含酵母菌，多种消化酶如淀粉酶、蔗糖酶、蛋白酶，维生素，脂肪油，挥发油及苷类等成分。具有对脾虚小鼠肠道菌群调整作用，并可促进损伤肠组织的恢复；有促进消化、增强食欲、促进消化液分泌、提高消化能力等作用。

莱菔子

本品为十字花科植物萝卜的干燥成熟种子。味辛、甘，性平。归肺、脾、胃经。煎剂用量为 6 ~ 10g；布包煎。

【功效】 消食除胀，降气化痰。

【眼科应用】

消食除疳：用于小儿疳积，消化不良，腹胀嗳气，黑睛翳障。常与菊花、密蒙花等药配伍。

【文献选录】

《滇南本草》曰："下气宽中，消膨胀，降痰，定哮喘，攻肠胃积滞。"

《本草纲目》曰："下气定喘，治痰，消食，除胀。"

【现代研究】 本品含大量脂肪油、少量挥发油、含硫化合物、生物碱类、维生素类、糖类及多种氨基酸等成分。能增强实验动物离体回肠的节律性收缩，提高胃幽门部环形肌紧张性和降低胃底纵行肌紧张性；其水提物有抑制葡萄球菌、肺炎链球菌、大肠埃希菌、伤寒杆菌及痢疾杆菌的作用。此外，还有抗炎、降压、镇咳、祛痰、防止冠状动脉粥样硬化等作用。

鸡内金

本品为雉科动物家鸡的干燥沙囊内壁。味甘，性平。归脾、胃、小肠、膀胱经。煎剂用量为 3 ~ 10g；或入、丸散。

【功效】 消食健胃，涩精止遗。

【眼科应用】

消食健胃：用于小儿疳积，饮食不思，食积不化；或疳积上目，黑睛混浊。常与党参、白术、茯苓等药配伍。

健脾消积：用于脾虚失运，水湿停滞，黄斑渗出、水肿，渗出物积滞不消。常与山楂、丹参、当归等药配伍。

【文献选录】

《本经逢原》曰："鸡肫胵俗名鸡内金，治食积腹满，反胃泄利，及眼目障翳。"

《滇南本草》曰："宽中健脾，消食磨胃。治小儿乳食结滞，肚大筋青，痞积疳积。"

【现代研究】　本品含氨基酸、胃蛋白酶、胃激素、角蛋白、淀粉酶、维生素及微量元素等成分。能明显增强胃液分泌量、酸度及消化力,增强胃运动功能,使胃运动期延长及蠕动波增强,胃排空加快;体外实验证明,鸡内金能增强胃蛋白酶、胰脂肪酶活性;可加强膀胱括约肌收缩,减少排尿次数;其酸提取物能加速放射性锶的排泄。

九、止血药

止血药多适用于眼部出血早期,视力继续下降,眼部检查有新鲜出血者。因其药性有凉、温、散、敛之异,故止血药分为凉血止血、收敛止血、化瘀止血药等。

(一) 凉血止血药

本类药物性属寒凉,味多甘、苦,入血分,能清泻血分之热而止血,适用于血热妄行之眼部出血。本类药物虽有凉血之功,但清热作用不强,在治疗血热出血病症时,常配伍清热凉血药;若为血热夹瘀之出血,常配伍化瘀止血药;急性出血较甚者,如玻璃体积血,可配伍收敛止血药以加强止血之效。

大蓟

本品为菊科植物蓟的干燥根或地上部分。味甘、苦,性凉。归心、肝经。煎剂用量为 10~15g,鲜品可用 30~60g;外用则多用鲜品捣烂敷患处。

【功效】凉血止血,解毒消肿。

【眼科应用】

凉血止血:用于血热妄行所致的眼部出血,如前房积血,玻璃体积血,视网膜出血。常与小蓟、槐花、炒栀子等药配伍。

解毒消肿:用于眼睑疮疖肿毒。以鲜品捣烂外敷。

【文献选录】

《溪秘传简验方》曰:"一切血疾,破血止血。大蓟,生捣汁一小盏,和蜜少许服。小蓟亦可。"

《得配本草》曰:"甘,凉。破血,退热,消痈。除沃漏崩中,去蜘蝎咬毒。得酒,治九窍出血。配小蓟,治崩中 (血瘀则妄行)。"

《本草汇言》曰:"大蓟凉血止血之药也 (朱丹溪)。本草主吐血、衄血 (瞿秉元稿),凡血热妄行,溢出上窍,用此立止,因其性凉故也。但凉而利,止血而又能行瘀,故外科方以此消痈肿可知矣。"

《本草从新》曰:"舌硬出血不止、或九窍出血、鲜蓟捣汁、酒服、干者为末、冷水服。"

《奇方类编》曰:"忽然九窍出血:用大蓟一把,绞汁。以好酒半盏调和顿服。如无鲜者,干者为末,服三钱亦妙。"

【现代研究】 本品主要含黄酮类、甾醇类、木脂素类、长链炔烯醇类、苷类和挥发油类等化合物。其水煎剂能显著缩短凝血时间，其水浸剂、乙醇－水浸出液和乙醇浸出液均有降低血压作用，酒精浸剂对人型结核杆菌有抑制作用，水提物对单纯疱疹病毒有明显的抑制作用。此外，尚有抗氧化、抗肿瘤等作用。

小蓟

本品为菊科植物刺儿菜的干燥地上部分。味甘、苦，性凉。归心、肝经。煎剂用量为 10 ~ 15g，鲜品加倍；外用则多用鲜品捣烂敷患处。

【功效】 凉血止血，解毒消痈。

【眼科应用】

凉血止血：用于血热之眼内出血。常与大蓟、白茅根等药配伍。

解毒消肿：用于眼睑疮疖肿毒。以鲜品捣烂外敷。

【文献选录】

《溪秘传简验方》曰："一切血疾，破血止血。大蓟，生捣汁一小盏，和蜜少许服。小蓟亦可。"

《简要济众》曰："治九窍出血。以小蓟根叶捣绞汁一二盏，以酒半和温服，如无鲜汁，捣干者为末，白汤调服三钱。"

《神农本草经疏》曰："取小蓟叶捣汁，温服。"

《本草详节》曰："味苦、甘，气温。虽系两种，气味不殊。生各处。惟北平蓟门者胜。大蓟，苗高三四尺，叶多青刺而皱，花红，如髻。小蓟，止尺许，花亦如之，但叶刺而不皱为异。主呕血，衄血，暴下血，血崩，九窍出血，金疮流血不止，破瘀血，生新血。"

【现代研究】 本品主要含有黄酮类、萜类、苯丙素类、苯乙醇苷类、生物碱类、植物甾醇类等化学成分。具有明显的促进血液凝固作用，可使出血时间明显缩短；体外实验表明，小蓟煎剂对白喉杆菌、肺炎球菌、溶血性链球菌、金黄色葡萄球菌、结核杆菌等有一定的抑制作用。此外，尚有降脂、利胆、利尿、强心、镇静、升压等作用。

白茅根

本品为禾本科植物白茅的干燥根茎。味甘，性寒。归肺、胃、膀胱经。煎剂用量为 15 ~ 30g，鲜品为 30 ~ 60g。多生用，止血亦可炒炭用。

【功效】 凉血止血，清热利尿，清肺胃热。

【眼科应用】

凉血止血：用于各种血热妄行之眼部出血。常与大蓟、小蓟、山栀炭等药配伍。

清热生津：白茅根能清肺胃伏热，又能生津，可治肺胃之火攻目所致的眼病，兼口渴、咽痛者。常与石斛、天花粉等药配伍。

利尿消肿：用于因热而致的目肿，视网膜水肿。常与车前子、木通等药配伍。

【文献选录】

《滇南本草》曰："止吐血，衄血，治血淋，利小便，止妇人崩漏下血。"

《本草纲目》曰："白茅根，甘能除伏热，利小便，故能止诸血、哕逆、喘急、消渴，治黄疸水肿，乃良物也。"

【现代研究】　本品主要含有白头翁素、有机酸类、三萜类、甾醇类、糖类等化学成分。能显著缩短出血和凝血时间，其水煎剂和水浸剂有利尿作用；对肺炎球菌、卡他球菌、流感杆菌及黄色葡萄球菌等有抑制作用，有一定的抗 HBV 病毒能力。此外，尚有镇痛、抗炎、抗氧化、降血压、保肝、调节机体免疫功能等药理作用。

槐花

本品为豆科落叶乔木槐树的干燥花及花蕾。味苦，性微寒。归肝、大肠经。煎剂用量为 10～15g；止血多炒炭用，清热则生用。

【功效】凉血止血，清肝泻火。

【眼科应用】

凉血止血：槐花能泻肝之火，用于热伤血络之眼内出血，对高血压、血管炎引起的眼内出血用之更佳。常与生地黄、栀子炭配伍。

清肝明目：用于目热目赤肿痛，头痛。常与决明子，夏枯草等药配伍。

【文献选录】

《证类本草》曰："味苦，平，无毒。治五痔，心痛，眼赤，杀脏藏虫及热，治皮肤风并肠风泻血，赤白痢，并炒服。"

《本经逢原》曰："槐花苦凉，阳明、厥阴血分药也。故大小便血，及目赤肿痛皆用之。目得血而能视，赤肿乃血热之病也。"

《本草纲目》曰："槐花，退目赤。胎赤，以枝磨铜器汁，涂之。"

《药论》曰："槐花入肝、胆，止便红，除血痢，咸藉清肠之力；疗五痔，明眼目，皆资涤热之功。"

《潜斋简效方》曰："眼角出血，槐花炒焦煎服。"

【现代研究】　本品含有芸香苷，槐花甲素、乙素，鞣质等成分。其水浸剂能明显缩短出血和凝血时间，制炭后促进凝血作用更强；其煎剂有减少心肌耗氧量，保护心功能的作用；对多种皮肤真菌有不同程度的抑制作用。本品生用能降低血压、毛细血管通透性和脆性，保持毛细血管正常抵抗力。

侧柏叶

本品为柏科植物侧柏的干燥枝梢及叶。味苦、涩，性寒。归肺、肝、脾经。煎剂用量为 10～15g；外用适量。止血多炒炭后，化痰止咳多生用。

【功效】凉血止血，化痰止咳。

【眼科应用】

凉血止血：用于血热妄行所致的眼部出血。常与大蓟、小蓟、山栀炭等药配伍。

【文献选录】

《本草征要》曰："止吐衄来红，定崩淋下血。历节风疼可愈，周身湿痹能安。柏子仁安神定悸，壮水强阳。润血而容颜美少，补虚而耳目聪明。"

《名医别录》曰："治吐血，衄血，痢血，崩中赤白。"

《医林纂要》曰："泄肺逆，泻心火，平肝热，清血分之热。"

【现代研究】 本品含挥发油、黄酮类、鞣质、脂肪类及微量元素等成分。其煎剂能明显缩短出血时间及凝血时间，其止血有效成分为槲皮素和鞣质。此外，尚有镇咳、祛痰、平喘、镇静抗炎、抗氧化、抗肿瘤等作用。体外实验表明，本品对金黄色葡萄球菌、卡他球菌、痢疾杆菌、伤寒杆菌、白喉杆菌等均有抑制作用。

（二）化瘀止血药

本类药大多味甘苦，性平或温，既能止血，又能化瘀，具有止血而不留瘀的特点。适用于瘀血阻滞而致的眼部出血，然随证配伍也可用于其他各种出血之证。本类药物具有行散之性，对于出血而无瘀者及孕妇宜慎用。

三七

本品为五加科植物三七的干燥根。味甘、微苦，性温。归肝、胃经。多研末吞服，每次1.5~2.5g，每日2次；煎剂用量为3~10g；亦可入丸、散；外用适量，研末外掺或调敷。

【功效】 化瘀止血，活血定痛。

【眼科应用】

化瘀止血：用于眼部各种出血。常配蒲黄、茜草等药，亦可单独应用。

化瘀通脉：用于视网膜静脉阻塞。常与当归、丹参等药配伍。

活血定痛：对外伤所致眼部瘀肿、胀痛尤宜。常与牛膝、丹参等药配伍。

【文献选录】

《本草易读》曰："赤眼，磨汁涂眼四围。"

《要药分剂》曰："主吐血衄血。血痢血崩。目赤。痈肿。金疮杖疮。跌扑伤。俱嚼涂。或末掺。其血即止。及经水不止。产后恶血不下。血晕血痛。（纲目）"

《本草从新》曰："治吐血衄血，血痢血崩，目赤痈肿（醋磨涂即散，已破者为末掺之）。"

《本草正义》曰："亦主吐血、衄血、下血、血痢、崩中、经水不止、产后恶血不下、血晕血痛，赤目，痈肿，虎咬蛇伤。"

《冯氏锦囊秘录》曰："三七，止血散血有神功，痈疽肿毒为妙药（疼痛不止，醋研涂之即散，已破为末掺之）。箭刀杖朴，嚼涂即定；血崩血痢，泔服可痊；赤眼毒眼，磨汁搽之；蛇伤虎伤，为末敷掺。"

【现代研究】 本品主要含皂苷、黄酮苷、氨基酸等成分。能缩短出、凝血时间，抗血小板聚集及溶栓，能减少外伤性前房的出血；促进多功能造血干细胞的增殖，具有造血作用；能降低血压，减慢心率，对各种药物诱发的心律失常均有保护作用；能够降低心肌耗氧量和氧利用率，扩张脑血管，增强脑血管流量；能够加速消除运动性疲劳，增强体质，增强脑力和记忆力；能调节免疫、镇痛、抗炎、抗衰老、抗肿瘤等。

茜草

本品为茜草科植物茜草的根及根茎。味苦，性寒。归肝经。本品止血而不留邪，活血而不致妄行，为眼科常用止血良药。煎剂用量为 10～15g，大剂量可用 30g；亦入丸、散。

【功效】 凉血、化瘀止血，通经。

【眼科应用】

凉血止血，行血祛瘀：与大小蓟、侧柏叶等相配，用于血热妄行之眼部出血，止血而不留瘀。与桃仁、红花、当归等同用，治眼部瘀滞之证。

【文献选录】

《医学正传》曰："烂翳验方：用茜草根烧灰，以灯心点之，须臾大痛，以百节草刮之。"

《药性论》曰："治六气伤心肺，吐血，泻血。"

《珍珠囊》曰："去诸死血。"

《本草正义》曰："茜草根性寒，所主多血热失血之症。"

【现代研究】 本品主要含蒽醌类、糖苷类、萘醌及苷类等成分。有明显的促进血液凝固作用；能促进组织修复，具有抗炎、调节免疫力作用，对急、慢性结膜炎有一定的疗效；其煎剂有明显的镇咳和祛痰作用，水提取液对金黄色葡萄球菌、肺炎链球菌、流感杆菌和部分皮肤真菌具有一定的抑制作用。另对碳酸钙结石的形成也有抑制作用。

蒲黄

本品为香蒲科植物水烛香蒲、东方香蒲或同属植物的干燥花粉。味甘，性平。归肝、心包经。煎剂用量为 5～10g，布包煎。外用适量，敷患处。生用活血力强，炒炭则止血力强。

【功效】 止血，化瘀，利尿。

【眼科应用】

化瘀止血：用于眼内外出血，止血不留瘀。若出血严重者，须用炒蒲黄，常配三七、大蓟、小蓟等药。用于瘀滞证，常与桃仁、红花配伍。

【文献选录】

《本草蒙筌》曰："苗采作荐，乃名香蒲。除臭烂口中，驱邪气心下。聪耳明目，耐老坚牙。"

《神农本草经》曰："主心腹膀胱寒热，利小便，止血，消瘀血。"

《本草汇言》曰："凡生用则性凉，行血而兼消；炒用则味涩，调血而且止也。"

【现代研究】 本品主要成分为黄酮类、脂肪油、生物碱及氨基酸等。能促进凝血，且作用显著而持久，对眼底出血有一定的治疗作用；能降低血压，减轻心脏负荷，增加冠脉血流量，改善微循环；提高机体耐缺氧能力，减轻心肌缺血性病变；对离体子宫有兴奋性作用，可使离体肠蠕动增强；能降低血脂和抗动脉粥样硬化。此外，还有抗炎、利胆、利尿、镇痛、平喘及抗缺血再灌注损伤等作用。

花蕊石

本品为变质岩类岩石蛇纹大理岩的石块。味酸、涩，性平。归肝经。煎剂用量为 10～15g；若研末冲服，每次日 1～2g；外用适量，研末外掺或调敷。

【功效】 化瘀止血。

【眼科应用】

化瘀止血：用于眼底反复出血或出血的后期，既需止血又需活血的病症。常与三七、血余炭等药配伍。

化瘀退翳：用于多年障翳，视物昏暗。常与川芎、防风等药配伍。

【文献选录】

《本草易读》曰："酸，涩，无毒。一切金疮之良剂，诸般失血之灵丹。能除目翳，尤止血晕。"

《本草述钩元》曰："味酸涩。气平，厥阴经血分药。主金疮出血，疗妇人血晕恶血，及一切失血伤损。治内漏目翳。又能下死胎。落胞衣。去恶血，恶血化，则胎与胞无阻滞之患。东垣所谓胞衣不出。"

【现代研究】 本品主要为钙、镁的碳酸盐，并混有少量铁盐、铅盐及锌、铜、钴等元素。能缩短凝血及出血时间，减少出血量，并能增加外周血小板数量；尚有抗惊厥作用。

（三）收敛止血药

本类药大多味苦涩，或为炭类，或质黏，故能收敛止血。用于眼部各种出血。然其收涩，有留瘀恋邪之弊，临证每多配化瘀止血药同用。对于出血有瘀或出血初期邪实者，当慎用之。

白及

本品为兰科植物白及的干燥块茎。味苦、甘、涩，性寒。归肺、肝、胃经。煎剂用量为 3～10g，大剂量可用 30g；亦可入丸、散；研粉吞服，每次 1.5～3g；外用适量。不宜与乌头类药同用。

【功效】 收敛止血，消肿生肌。

【眼科应用】

收敛止血：常与旱莲草、仙鹤草等药配伍，用于阴虚有热，或气不摄血之眼部出血，尤宜眼病后期，反复出血者。

消肿生肌：与穿山甲、黄柏等药配伍，用于眼部疮疖或溃口不收者。

【文献选录】

《本草纲目》曰："白及性涩而收，得秋金之令，故能入肺止血，生肌治疮也。"

《用药法象》曰："止肺血。"

【现代研究】 本品主要含菲类衍生物、胶质和淀粉等成分。其煎剂可明显缩短出血和凝血时间；对胃黏膜损伤有明显保护作用，能抑制溃疡形成；白及粉对实验性犬胃及十二指肠穿孔有明显治疗作用，可迅速堵塞穿孔，阻止胃及十二指肠内容物外漏并加速大网膜的遮盖；对实验性烫伤、烧伤动物模型能促进肉芽生长，促进创面愈合。此外，还有抗菌、活血止血、抗肿瘤、防龋及修复牙槽骨缺损等作用。

仙鹤草

本品为蔷薇科植物龙牙草的全草。味苦、涩，性平。归心、肝经。煎剂用量为6～12g，大剂量可用30～60g；外用适量。

【功效】 收敛止血，止痢，截疟，补虚。

【眼科应用】

收敛止血：用于各种眼部出血。对虚证出血用之更佳。血热妄行之出血，须配凉血止血药同用。

解毒消肿：用于眼睑疮疖肿毒。以鲜品捣烂外敷。

【文献选录】

《生草药性备要》曰："理跌打伤，止血，散疮毒。"

【现代研究】 本品含仙鹤草素、鞣质、黄酮类、三萜类、甾醇和挥发油等多种化学成分。仙鹤草醇浸膏能收缩周围血管，有明显的促凝血作用；仙鹤草对疟原虫和阴道滴虫有抑制和杀灭作用。尚有抗菌、消炎、抗肿瘤、镇痛、降血糖、抗氧化、抗心律失常等多种药理作用。

棕榈炭

本品为棕榈科植物棕榈的叶鞘纤维。采棕时割取叶柄下延部分和鞘片，除去纤维状的棕毛，煅制成炭。味、苦、涩，性平。归肺、肝、大肠经。煎剂用量为3～10g；若研末吞服，每服1～2g。

【功效】 收敛止血。

【眼科应用】

收敛止血：用于眼部各种出血之早期。常与大蓟、小蓟等药配伍。

【文献选录】

《本草纲目》曰："棕灰性涩，若失血去多，瘀滞已尽者，用之当切，所谓涩可去脱也。"

《本草备要》曰："烧黑能止血，治吐衄下痢、崩带、肠风失血过多者。"

【现代研究】 本品含有大量纤维及鞣质,并含有较丰富的金属元素。实验中,棕榈子粉的醇提取物能收缩子宫,并有一定的凝血作用。

藕节

本品为睡莲科植物莲的干燥根茎节部。味甘、涩,性平。归肝、肺、胃经。煎剂用量为 10~15g,大剂量可用 30g;鲜用加倍,捣汁;亦可入丸、散。

【功效】 收敛止血。

【眼科应用】

收敛化瘀止血:本品既能收敛止血,又兼能化瘀,有止血而不留瘀的特点。用于眼部各种出血,如前房出血,眼底出血,眶内出血。

【文献选录】

《普济方》曰:"尘芒入目:大藕洗捣,绵裹,滴汁入目中,即出也。"

《本草纲目》曰:"能止咳血、唾血、血淋、溺血、下血、血痢、血崩。"

《本草纲目拾遗》曰:"藕节粉,开膈,补腰肾,和血脉,散一切瘀血,生一切新血,产后及吐备者食之尤佳。"

【现代研究】 本品含有莲碱、荷叶碱、槲皮素、木犀草素、天冬素、山柰酚、芸香苷、碳水化合物、胡萝卜素、硫胺素、核黄素、抗坏血酸、琥珀酸、草酸等成分。具有止血功能,能缩短凝血时间;通过对糖尿病肾病大鼠肾组织 p-JAK2、p-STAT3 及凋亡因子 Bcl-2、Bax 表达的影响,减少尿蛋白,从而延缓糖尿病肾病进展。

血余炭

本品为人发制成的炭化物。味苦,性平。归肝、胃经。煎剂用量为 6~10g;研末冲服,每次 1.5~3g。

【功效】 收敛止血,化瘀利尿。

【眼科应用】

止血散瘀:用于眼底反复出血。常与侧柏炭、棕榈炭等药配伍。本品既能收敛止血,又兼能化瘀,有止血而不留瘀的特点。

【文献选录】

《神农本草经》曰:"主五癃,关格不通,利小便水道,疗小儿痫,大人痉。"

《医学衷中参西录》曰:"血余者,发也,不煅则其质不化,故必煅为炭然后入药。其性能化瘀血、生新血有似三七,故善治吐血、衄血。"

【现代研究】 本品含炭素、胱氨酸及脂类等成分。能明显缩短出血、凝血时间及血浆复钙时间,具有内源性系统凝血功能;对金黄色葡萄球菌、伤寒杆菌及痢疾杆菌等有较强的抑制作用。

十、活血化瘀药

本类药大多味辛性偏温,辛能散能行,温则可以行血,故具有行血、祛瘀、消肿、定痛等作用。用于血滞或血瘀所致的眼部出血久不吸收，胞睑肿块、结节，赤脉粗大或伸入黑睛，视网膜血管细小或阻塞，眼底渗出、变性，眼部固定性疼痛，眶内肿块或瘀血机化等。本类药大多辛温香燥，既易耗气伤阴，又可坠胎下血，故气阴不足者慎用，孕妇尤当慎用或忌用。

丹参

本品为唇形科植物丹参的干燥根及根茎。味苦，性微寒。归心、肝经。擅长活血化瘀，凡内障、外障兼有血瘀者，均可用之。煎剂用量为9~15g；或入丸、散。不可与藜芦同用。

【功效】　活血祛瘀，通经止痛，凉血消痈，除烦安神。

【眼科应用】

活血祛瘀：用于一切眼病兼有气血瘀滞者，尤其是眼内瘀血、陈旧性渗出等，用之更佳。对眼底脉络阻塞，可用丹参注射液静脉滴注，或穴位注射。

除烦安神：用于眼病，兼心神不宁，头昏失眠者。常与酸枣仁、柏子仁等药配伍。

凉血消痈：常与蒲公英、连翘等药配伍，用于眼睑疮疖。

【文献选录】

《本草蒙筌》曰："专调经脉匀，善理骨节痛，生新血去恶血，落死胎安生胎，破积聚癥坚，止血崩带下，脚痹软能健，眼赤肿可消，散瘿赘恶疮，排脓生肉，辟精魅鬼祟，养正驱邪。更治肠鸣幽幽，滚下如走水状。"

《本草从新》曰："气平而降，味苦色赤，入心与包络，破宿血，生新血……又治目赤疝痛，疮疥肿毒，排脓生肌，养神定志，通利血脉。虽能补血，长于行血，无瘀，斟酌用之。畏咸水。忌醋。反藜芦。"

《增广和剂局方药性总论》曰："味苦，微寒，无毒。主心腹邪气，肠鸣，寒热积聚，破癥除瘕，止烦满，益气，养血，去心腹痼疾结气，腰脊强，脚痹，除风邪留热。日华子云：养神定志，通利关脉，治冷热劳，骨节疼痛，四肢不遂。排脓止痛，生肌长肉，破宿血，补新生血，安生胎，落死胎，止血崩带下，调妇人经脉不匀，血邪心烦，又治恶疮疥癣，瘿赘肿毒，丹毒，头痛，赤眼。反：藜芦。"

《本草述钩元》曰："丹参久服多眼赤。"

【现代研究】　本品主要含丹参酮、隐丹参酮、异丹参酮、丹参素、丹参酸、原儿茶酸、原儿茶醛等成分。能改善微循环，促进血液流速；改善血液流变性，降低血液黏度，抑制血小板和凝血功能，激活纤溶酶原，对抗血栓形成；可通过扩张血管，增加毛细血管的通透性；改善神经根及马尾神经的微循环、消除水肿等作用。此外，还有抗炎、抗氧化应激损伤及保护神经、抗纤维化、抗肿瘤等作用。对多种致病菌有不同程度的抑制作用。

桃仁

本品为蔷薇科植物桃或山桃的干燥成熟种子。味苦、甘，性平。归心、肝与大肠经。煎剂用量为 5 ~ 10g。

【功效】 活血祛瘀，润肠通便，止咳平喘。

【眼科应用】

活血化瘀：常与红花、当归、川芎等药配伍，用于眼外伤，瘀血内停，视网膜血管阻塞等一切瘀滞证。

润燥通便：用于瘀滞之眼病，兼有肠燥便秘者尤宜。

【文献选录】

《海上方》曰："治面上疮黄水出，并眼疮。"

《秘传眼科七十二症全书》曰："散血行血，去滞生新血，亦破血、活血。"

《本草经疏》曰："夫血者阴也，有形者也，周流夫一身者也，一有凝滞则为癥瘕，瘀血血闭，或妇人月水不通，或击扑损伤积血，及心下宿血坚痛，皆从足厥阴受病，以其为藏血之脏也。桃核仁苦能泻滞，辛能散结，甘温通行而缓肝，故主如上等证也。"

【现代研究】 本品主要含苦杏仁苷，其他化学成分包括挥发油、脂肪油、苦杏仁酶、蛋白质、氨基酸等成分。能抑制实验性小梁切除术的家兔炎症细胞及纤维母细胞增生；能明显增加脑血流量，增加股动脉的血流量降低血管阻力；改善血液流变学状况，具有抗凝血、抗血栓作用。此外，尚有镇痛、抗菌、保肝、润肠、镇咳平喘等药理作用。

红花

本品为菊科植物红花的干燥花。味辛，性温。归心、肝经。煎剂用量为 3 ~ 10g；或入丸、散。

【功效】 活血通经，祛瘀止痛。

【眼科应用】

活血祛瘀：红花少用养血，多用破血通经，常与桃仁配伍，用于眼部一切瘀滞证，如眼外伤，瘀血内停，视网膜血管阻塞等。

破血消瘀：用于瘀滞性眼睑肿硬，眼底渗出、色素斑块。常与丹参、桃仁等药配伍。

【文献选录】

《本草纲目》曰："活血，润燥，止痛，散肿，通经。"

《本草汇言》曰："红花，破血、行血、和血、调血之药也。"

《秘传眼科七十二症全书》曰："除恶血，散血，行血。"

《本草便读》曰："红花行散之品，专入心肝血分，破瘀活血，是其所长。至于消肿治风，理伤疗产等法，亦在人之善用耳。"

【现代研究】 本品含有红花醌苷、新红花苷、红花黄色素及黄色素，另含黄酮类、聚炔类、生物碱类、木脂素类、有机酸类、甾族类、甾醇类等化学成分。通过对高眼压兔模型注射藏红花提取液，发现藏红花具有改善视网膜血液循环，减轻视网膜水肿，改善视网膜病理损害作用。尚有扩张血管、抑制血小板聚集和增加纤溶作用，防止血栓形成。此外，还有清除自由基、抗炎镇痛、免疫调节、降血脂、抗肿瘤等作用。

川芎

本品为伞形科植物川芎的干燥根茎。味辛，性温。归肝、胆、心包经。煎剂用量为3~10g；或入丸、散。

【功效】活血行气，祛风止痛。

【眼科应用】

活血行气：川芎为血中气药，用于眼内各种血证。若血虚者，配熟地黄、当归、白芍等药；血瘀者，配桃仁、红花等药；出血者，配茜草、蒲黄等药。

祛风止痛：用于一切因风、因气、因血瘀、因血虚所致的目痛、头痛。气痛配香附；风痛配防风；血虚配当归、鸡血藤；血瘀或外伤配桃仁、红花。

祛风止痒：川芎亦治风邪目痒，或痒如虫行，痒极难忍。常配川乌、荆芥等药同用。

【文献选录】

《神农本草经疏》曰："主中风入脑头痛，寒痹筋挛缓急，金疮，妇人血闭无子，除脑中冷痛，面上游风去来，目泪出，多涕唾，忽忽如醉，诸寒冷气，心腹坚痛，中恶，卒急肿痛，胁风痛，温中除内寒。"

《本草约言》曰："味辛，气温，无毒，阳也，可升可降，入手足厥阴经、少阳经。本经药。助清阳而开郁气，活滞血而养新血。散肝经风邪外侵，止少阳首痛如裂。上行头目，下行血海，血中之气药也。不可多服，多服则走真气。"

《冯氏锦囊秘录》曰："能助清气而利头目，排脓消瘀，筋挛寒脾，解诸郁直达三焦，为通阴阳气血之使。"

《罗氏会约医镜》曰："其性善走，为血中气药。润肝燥，补肝虚（肝以泻为补，所谓辛以散之，辛以润之）。治风湿头痛、血虚头痛，破瘀蓄，通血脉，祛胁痛，调经候（因辛散也）。目泪多涕（肝热）。理崩带眩运（以气升也）。疗痈疽疮疡（痈生六腑，疽生五脏，皆阴阳相滞而成，芎、归能和血行气而通阴阳）。抚芎止利开郁，亦上升辛散之功也。按川芎补不足而散有余，以辛多而甘少也，若单服久服，令人走散真气，能致暴亡。至于阴虚火炎，及三阳火壅于上而头痛者，得升反甚。若不明升降，而但知川芎治头痛，谬亦甚矣！"

【现代研究】　本品含挥发油、生物碱（如川芎嗪）、阿魏酸等成分。川芎嗪可调节各种血管活性物质的释放，对抗交感神经的缩血管作用，扩张微血管，改善微循环，溶解血浆纤维蛋白原，增加红细胞膜脂区流动性，降低血小板的聚集性，抑制血栓形成。可明显改善持续高眼压兔眼循环情况，使血黏度降低，血流速度加快，并减少出血、渗出，使视神经轴突肿胀减轻，从而起到保护视神经的作用。此外，还有镇痛、镇静、解痉、降血压、抗肿瘤、抑菌、平喘等作用。

牛膝

本品为苋科植物牛膝的干燥根。味苦、甘、酸，性平。归肝、肾经。对于肝肾虚弱之内障眼病又须活血化瘀者，为常用之品。煎剂用量为 5~10g；或入丸、散。

【功效】活血通经，补肝肾，强筋骨，利水通淋，引火（血）下行。

【眼科应用】

活血祛瘀：用于眼部各种瘀血证，因性善下行，对气火上逆所致的出血尤宜。常与当归、丹参等药配伍。

补益肝肾：用于肝肾亏虚之眼病。眼病有各种瘀滞而兼有腰膝酸软者用之更佳。常与熟地黄、枸杞子等药配伍。

【文献选录】

《本草经疏》曰："走而能补，性善下行。"

《药性论》曰："治阴痿，补肾填精，逐恶血流结，助十二经脉。"

《圣惠方》曰："治眼卒生珠管。"

《得配本草》曰："连叶捣汁，频点眼生珠管。"

【现代研究】　本品主要含有三萜皂苷、甾酮类、多糖以及多肽类物质，此外还含有有机酸、生物碱、黄酮、甾醇、氨基酸和挥发油等化学成分。牛膝多糖对糖尿病大鼠视网膜病变具有一定的保护作用；对心脏有抑制作用，能扩张血管、改善微循环，抗凝血、改善血液流变学；能明显兴奋子宫平滑肌；有短暂的降血压及轻度利尿作用。此外，还有抗骨质疏松、调节免疫、抗肿瘤、抗病毒、抗炎、镇痛等作用。

泽兰

本品为唇形科植物毛叶地瓜儿苗的干燥地上部分。味苦、辛，性微温。归肝、脾经。煎剂用量为 10~15g；外用适量。

【功效】活血调经，利水消肿。

【眼科应用】

活血祛瘀：用于眼部一切血瘀证。常与丹参、川芎等药配伍。

利水消肿：用于眼部肿块、视网膜水肿等。常与泽泻、茯苓等药配伍。

【文献选录】

《药性论》曰："味苦辛，主产后腹痛，频产血气衰冷成劳瘦羸。又治通身面目大肿。"

《本草蒙筌》曰："消身面四肢浮肿，湿中宜求。破宿血去癥瘕殊功，行瘀血疗扑损易效。散头风目痛，追痈肿疮脓。"

《雷公炮制药性解》曰："味苦，性微温无毒，入小肠经。通肝脾之血，产前后百病皆治，通九窍，利关脉。又主头风目痛，鼻红吐血。治痈排脓，防己为之使。"

《要药分剂》曰："主金疮。痈肿疮脓。（本经）产后腹痛。频产血气衰冷。成劳羸瘦。妇人血沥腰痛。（甄权）胎前产后百病。通九窍。利关节。养血气。破宿血。消症瘕。通小肠。长肌肉。消扑损瘀血。治鼻血吐血。头风目痛。女人劳瘦。丈夫面黄。（大明）"

《本草述钩元》曰："消身面水肿。并痈肿及头风目痛。"

《冯氏锦囊秘录》曰："理胎产百病淹缠，消身面四肢湿肿，破宿血去癥瘕行瘀血，疗扑损，散头风目痛，追痈肿疮脓，长肉生肌，总皆行血和血，行中带补之功也。"

《罗氏会约医镜》曰："疗扑损、头风目痛，（血虚有热。）"

【现代研究】　本品主要含三萜类、酚酸类、黄酮类、挥发油、氨基酸等化学成分。其有效成分能显著抑制急性血瘀证大鼠血栓的形成并调节其凝血功能。还具有保护胃黏膜、降血脂、保肝、抗氧化、杀菌、改善免疫力等方面的药理作用。

益母草

本品为唇形科植物益母草的干燥地上部分。味辛、苦，性微寒。归心、肝、膀胱经。煎剂用量为 10～30g；熬膏；或入丸剂；外用适量捣敷。

【功效】　活血调经，利水消肿，清热解毒。

【眼科应用】

活血消肿：用于视瞻昏渺，视网膜水肿。常与丹参、茯苓等药配伍。

调经明目：用于月经不调，行经腹痛，经期目病复发或加重。常与当归、白芍等药配伍。

【文献选录】

《雷公炮制药性解》曰："益母草味辛甘，性微寒无毒，入诸阴经。主行血养血，安胎利产，消浮肿恶毒疔疮，治头风血虚目疾，瘾疹发痒，堪作浴汤。"

《要药分剂》曰："血崩及瞳子散大，均忌，惟热血欲贯瞳仁者。可与凉血药同用。时珍曰，血滞目病宜用，故曰明目。"

《神农本草经》曰："益母草子气味辛，甘、微温，无毒。主明目益精，除水气。"

《本草蒙筌》曰："益母草其子味相同，亦理胎产，善除目翳，易去心烦。"

《本草择要纲目》曰："益母草主明目益精。"

《得配本草》曰："入凉血药，治热血灌瞳人。崩漏，瞳子散大，二者禁用。"

【现代研究】　本品含有生物碱、二萜、阿魏酸、挥发油、黄酮类、多糖等多种化学成分。益母草对于晚期小视野青光眼患者，可以改善其视神经视网膜缺血再灌注，促使部分尚未造成不可逆的视神经视网膜功能的恢复；有抗血小板、降低血液黏度，增强纤维蛋白溶解活性，抗凝血系统，解除平滑肌痉挛、改善微循环，降血脂，改善心肌缺血，抗血栓等药理作用。

茺蔚子

本品为唇形科植物益母草的干燥成熟果实。味辛、苦，性微寒。归心包、肝经。瞳子散大者忌用。煎剂用量为 5～10g。

【功效】 活血调经，清肝明目。

【眼科应用】

活血祛瘀：用于瘀血内阻所致的眼病，兼有水肿者，用之更佳。泽兰等药配伍。

清肝明目：常与青葙子、石决明等药配伍，治肝经热盛所致的目赤肿痛、黑睛生翳、瞳神紧小等。

【文献选录】

《本草经集注》曰："味辛、甘，微温、微寒，无毒。主明目，益精，除水气。"

《新修本草》曰："主明目益精，除水气，疗血逆大热，头痛，心烦。"

《神农本草经疏》曰："茺蔚子味辛甘，微温微寒无毒，入手足厥阴经。目者，肝之窍也。益肝行血故明目益精。"

《本草备要》曰："治血分风热，明目调经，用子为良。"

《千金翼方》曰："味辛甘，微温，微寒，无毒。主明目，益精，除水气。疗血逆，大热，头痛，心烦。久服轻身。"

《雷公炮制药性解》曰："子名茺蔚，益精明目，除水气，疗血逆大热，头痛心烦，下腹中死胎，理产后血胀。"

《本草分经》曰："茺蔚子（益母草之子）明目行中有补，血滞血热者宜之。"

《本草求真》曰："明目益精调经。则用子。然气味辛散。瞳子散大者。其切忌之。"

【现代研究】 本品含有生物碱类、黄酮类、脂肪酸类、苯丙醇苷类、二萜类、挥发油类等化学成分。其挥发油中主要含有环己酮、柏木脑等成分。具有降血压、收缩子宫、调节血脂、抗氧化等作用。

五灵脂

本品为鼯鼠科动物复齿鼯鼠的干燥粪便。味苦、咸，性温。归肝经。煎剂用量为 3～10g，布包入煎。不与人参同用。

【功效】 活血止痛，散瘀止血。

【眼科应用】

散瘀止痛、活血止血：用于眼部出血、瘀滞已久，或因瘀而致目痛等。常与蒲黄、乳香等药配伍。

【文献选录】

《本草易读》曰："甘，温，无毒。足厥阴药也。血目最良，肝疟亦效。"

《雷公炮制药性解》曰："味甘，性温无毒，入心肝二经。主心腹冷气疼痛，肠风产后血晕，小儿疳疾。去目翳，辟疫气，解蛇毒。"

《本经逢原》曰："治目中生翳往来不定。"

《得配本草》曰："怪症，目中白珠墨黑，视物如常，毛发直如铁丝，能食而不能语，昏昏如醉，名曰血溃。服五灵脂末二钱，即愈。"

【现代研究】　本品含有尿嘧啶、尿素、尿酸等含氮物质，以及三萜类、黄酮类、木质素类等化学成分。可抑制血小板聚集，降低全血、血浆黏度，可以改善脑缺血，降低心肌细胞耗氧量；能增强正常机体的免疫功能；缓解平滑肌痉挛，改善实验性微循环。此外，还具有抗炎、抑菌等作用。

鸡血藤

本品为豆科植物密花豆的干燥藤茎。味苦、微甘，性温。归肝、肾经。煎剂用量为 10 ~ 30g；或入丸、散。

【功效】　行血补血，调经，舒筋活络。

【眼科应用】

行血补血：用于血虚内障，视网膜退行性病变，视网膜血管细小。常与熟地黄、白芍、鸡血藤等药配伍。

舒筋活血：用于风湿痹痛，关节屈伸不利，瞳神紧小，常与牛膝、独活等药配伍。

【文献选录】

《饮片新参》曰："去瘀血，生新血，流利经脉。治暑痧，风血痹症。"

《本草纲目拾遗》曰："其藤最活血，暖腰膝，已风瘫。"

【现代研究】　本品含有黄酮类、萜类、甾醇类、木质素类及蒽醌类等化学成分。具有促进造血，能促进正常及贫血小鼠骨髓细胞增殖；能扩张小血管，抑制血小板聚集，抗血栓形成；降血脂、抗血栓等作用，还具有抗肿瘤、降血压、抗病毒、抗炎、镇痛、抗氧化、免疫调节等多种药理活性。

郁金

本品为姜科植物温郁金、姜黄、广西莪术或蓬莪术的干燥块根。味辛、苦，性寒。归肝、胆、心经。煎剂用量为 5 ~ 12g；研末服，2 ~ 5g。不与丁香同用。

【功效】　活血止痛，行气解郁，清心凉血，利胆退黄。

【眼科应用】

凉血祛瘀：常与牡丹皮、丹参等药配伍，用于血热瘀滞之眼病。

行气止痛：用于肝气郁滞、肝气上逆所致的一切眼病，兼有头痛、胸胁满痛、食少嗳气者。

辛香通窍：常与石菖蒲、远志等药配伍，用于清窍郁滞，玄府不通，青盲内障、视物昏暗，或一些比较顽固的眼病，视力难以上升者。

【文献选录】

《本草衍义补遗》曰："治郁遏不能散。"

《本草汇言》曰："其性轻扬，能散郁滞，顺逆气，上达高颠，善行下焦，心肺肝胃气血火痰郁遏不行者最验，故治胸胃膈痛，两胁胀满，肚腹攻疼，饮食不思等症。"

【现代研究】　本品含挥发油、姜黄素、姜黄酮、淀粉、多糖、脂肪油等成分。能降低全血黏度，抑制血小板聚集，醇提物能降低血浆纤维蛋白含量；有保护肝细胞，促进肝细胞再生、去脂及抑制肝细胞纤维化作用；挥发油及姜黄素能促进胆汁分泌和排泄，减少尿内尿胆原。此外，还有抗癌、降血脂、抑菌、抗炎等作用。

乳香

本品为橄榄科植物乳香树及其同属植物皮部渗出的树脂。味辛、苦，性温。归心、肝、脾经。煎剂用量为 3～10g；外用适量。

【功效】　活血行气止痛，消肿生肌。

【眼科应用】

活血逐瘀：常配没药等药，用于外伤所致眼部瘀血肿痛，眼底陈旧性渗出等。

消肿止痛：常与金银花、穿山甲等药配伍，治眼部疮肿疼痛，或溃后不收口者。

【文献选录】

《本草易读》曰："口目歪斜，烧烟熏之。"

《珍珠囊》曰："定诸经之痛。"

《本草纲目》曰："消痈疮诸毒，托里护心，活血定痛，伸筋，治妇人难产，折伤。"

【现代研究】　本品主要含有五环三萜、四环三萜、大环二萜等萜类物质和多种挥发油类成分。有明显的镇痛作用，能抑制炎症，加速炎症渗出、排泄、吸收，促进伤口愈合；能明显减轻阿司匹林、利血平所致胃黏膜损伤及应激性黏膜损伤，减低幽门结扎性溃疡指数及胃液游离酸度；有保肝、抗肿瘤、诱导分化凋亡、抗溃疡、降糖、改善学习记忆、抗哮喘、抗氧化等药理活性。

没药

本品为橄榄科植物没药或其同属植物茎干皮部渗出的油胶树脂。味辛、苦，性平。归心、肝、脾经。煎剂用量为 3～10g；外用适量。

【功效】　活血止痛，消肿生肌。

【眼科应用】

活血止痛：用于眼外伤，组织损伤，眼内瘀血，疼痛剧烈。常与乳香、血竭等药配伍。

消肿生肌：用于眼睑疮疖肿毒，漏睛疮，脓液未成。常与金银花、白芷等药配伍。

【文献选录】

《汤液本草》云："主破血止痛，疗金疮杖疮，诸恶疮，痔漏卒下血，目中翳，晕痛，肤赤。"

《神农本草经疏》曰："味苦，平，无毒。主破血止痛，疗金疮，杖疮，诸恶疮，痔漏，卒下血，目中翳，晕痛，肤赤……肝开窍于目，目得血而能视，肝经血热则目为赤痛浮翳，没药散肝经之血热则目病除矣。"

《本草易读》曰："除目中障翳。"

《本草通玄》曰："苦平。破血攻瘀，止痛消肿，生肌明目。乳香活血，没药散血，故止痛生肌约略相同。外科每每相兼而用。修治与乳香同。"

《本草简要方》曰："主治破血，止痛消肿，生肌，去目翳。"

【现代研究】　本品含有树脂、树胶、挥发油和苦味素等成分。能改善微循环和红细胞聚集状态，显著降低血液及血浆黏度；能抑制血小板聚集；有抗炎、镇痛、抗肿瘤、降血脂、黏膜保护等多种药理活性。

苏木

本品为豆科植物苏木的干燥心材。味甘、咸、辛，性平。归心、肝经。苏木少用和血，多用则破血。煎剂用量为 3～10g。

【功效】　活血疗伤，祛瘀通经。

【眼科应用】

活血疗伤：用于眼外伤出血及瘀肿胀痛。常与乳香、血竭等药配伍。

活血祛瘀：用于眼内瘀血，出血陈旧。常与丹参、鸡血藤等药配伍。

活血散结：用于胞生痰核，眼底陈旧性渗出、色素斑块。常与当归、鸡血藤等药配伍。

【文献选录】

《本草纲目》曰："少用则和血，多用则破血。"

《本经逢原》曰："苏木阳中之阴，降多升少，肝经血分药也。"

【现代研究】　本品主要含有苏木素类、原苏木素类、黄酮类、色原酮类和二苯类化合物。苏木提取物能直接作用于肿瘤细胞，抑制其生长，并能诱导其凋亡；其水提液对流感球菌、肺炎链球菌、百日咳杆菌及金葡菌等多种菌群均有明显的抑制作用。此外，还具有免疫抑制、血管舒张、抗氧化性、降糖、抗癌、抗炎、神经保护等作用。

延胡索

本品为罂粟科植物延胡索的干燥块茎，又名玄胡索。味辛、苦，性温。归心、肝、脾经。煎剂用量为 3～10g；研末服，每次 1～3g。

【功效】　活血，行气，止痛。

【眼科应用】

理气止痛：用于气滞血瘀之眉骨痛，经行目痛，眼外伤目痛。常与白芷、香附等药配伍。

【文献选录】

《本草纲目》曰："能行血中气滞，气中血滞，故专治一身上下诸痛，用之中的，妙不可言。"

《本草汇言》曰："玄胡索，凡用之行血，酒制则行，醋制则止；用之破血，非生用不可；用之调血，非炒用不神。随病制宜，应用无穷者也。"

【现代研究】 本品含有延胡索甲素、延胡索乙素、延胡索丙素、有机酸、树脂及挥发油等有效成分。能明显减轻大鼠神经功能障碍，同时对局灶性脑缺血再灌注损伤有保护作用。尚有抗肿瘤、镇痛、镇静、抗血栓、抗糖尿病及糖尿病并发症、提高机体应激能力等活性。

穿山甲

本品为鲮鲤科动物穿山甲的鳞甲。味咸，性微寒。归肝、胃经。煎剂用量为 3 ~ 10g，一般炮制后用；研末服，每次 1 ~ 1.5g。

【功效】 活血通经，下乳，消肿排脓。

【眼科应用】

活血通络：穿山甲性走窜，有搜风活络之效。用于气血瘀滞，风邪入络所致的目偏视、胞轮振跳、眼底血管阻塞等。

消肿排脓：用于眼部疮疖未成脓或脓成不破溃者。若已溃忌服。常与皂角刺、白芷等药配伍。

【文献选录】

《滇南本草》曰："破气行血，胸膈膨胀逆气，治膀胱疝气疼痛。"

《本草纲目》曰："能经脉，下乳汁，消痈肿，排脓血，通窍杀虫。"

【现代研究】 本品主要含有蛋白质、硬脂酸、胆甾醇、氨基酸、挥发油、生物碱等成分。具有扩张血管、促进血液循环、降低血液黏度及延长凝血时间作用。此外，还有抗炎、抑菌、抗癌、抗心律失常及促进核酸代谢等作用。

血竭

本品为棕榈科藤本植物麒麟竭及同属植物的果实和枝干渗出的树脂。味甘、咸，性平。归肝经。多入丸、散；研末服，每次 1 ~ 2g；外用适量，研末外敷。

【功效】 活血定痛，化瘀止血，敛疮生肌。

【眼科应用】

化瘀定痛：用于机械性眼外伤，眼睑瘀血肿痛，前房积血不散，疼痛难忍。常与乳香、没药等药配伍。

敛疮生肌：用于睑皮溃烂，久不收口。常研末外敷。

【文献选录】

《种杏仙方》曰："一方治眼中云翳。用血竭一分，入油核桃半个，研烂，入人乳汁半酒盏，用新绢三四层滤汁，又滤清汁点之。"

《本经逢原》曰："血竭，助阳药中同乳香、没药用之者，取以调和血气，而无留滞壅毒之患。"

《本草经疏》曰："骐驎竭，甘主补，咸主消，散瘀血，生新血之要药。"

《海洋本草》曰："主打伤折损，一切疼痛。"

【现代研究】 本品主要成分为血竭素、血竭红素、去甲血竭素、黄酮类、甾体皂苷等成分。能改变血流动力学，防止血栓；对烫伤所致炎症能加速结痂，促进伤口愈合。此外，尚有改善机体免疫功能、抗炎止痛、降血糖、降血脂、抗菌、抗氧化等作用。

十一、化痰药

化痰药具有祛痰、消痰、软坚、散结、止咳平喘作用。不仅用于痰多咳嗽，还可用于痰湿滞目形成的肿块、结节、渗出、机化物等，以及痰湿阻络所致的上胞下垂、目偏视、视一为二等。祛痰药根据性能不同，分温化寒痰药、清化热痰药、软坚化痰药、豁痰开窍药。

（一）温化寒痰药

本类药味多辛苦，性多温燥。有温肺祛痰，燥湿化痰之功。适用于寒痰、湿痰所致的目疾。临床应用时，常与燥湿健脾的药物配伍。本类药性温燥，阴虚动风或热甚动风者忌用。

半夏

本品为天南星科植物半夏的干燥块茎，经加工炮制后名法半夏。味辛，性温，有毒。归脾、胃、肺经。一般经炮制后使用，煎剂用量为 3～10g。不与川乌类药同用。

【功效】 燥湿化痰，降逆止呕，消痞散结；外用消肿止痛。

【眼科应用】

化痰散结：常与陈皮、茯苓等药配伍，用于寒湿、痰湿所致的胞生肿核，黑睛生翳反复不愈，瞳神紧小等。对眼底渗出、机化物等，常配海藻、昆布等药同用。

和胃降逆：用于眼病有泛恶症状者，对绿风内障，有恶心呕吐者尤宜。

【文献选录】

《本草经集注》曰："味辛，平、生微寒、熟温，有毒。主治伤寒寒热，心下坚，下气，喉咽肿痛，头眩，胸胀，咳逆，肠鸣，止汗。消心腹胸中膈痰热满结，咳嗽上气，心下急痛坚痞，时气呕逆，消痈肿，胎堕，治萎黄，悦泽面目。"

《本草纲目》曰："补肝风虚（好古），除腹胀，目不得瞑，白浊梦遗带下（时珍）。"

《灵验良方汇编》曰："凡眼目打伤青肿，以生半夏为末，水调，涂之即愈。"

【现代研究】 本品含有挥发油、甾醇类、葡萄糖苷、皂苷、生物碱及氨基酸等成分。具有镇咳、祛痰作用；有镇吐和催吐作用；可抑制唾液腺、胃腺的分泌，能抑制应激性胃溃疡的发生；有防治实验性硅沉着病（矽肺）的作用；能降低全血黏度、明显抑制红细胞的聚集、提高红细胞的变形能力、抗心律失常、镇静催眠；有抗惊厥、抗肿瘤、抗菌抗炎等药理作用。

天南星

本品为天南星科植物天南星、异叶天南星或东北天南星的干燥块茎。如用牛胆汁炮制则名胆南星。味苦、辛，性温，有毒。归肺、肝、脾经。一般炮制后用，煎剂用量为3~10g；外用生品适量，研末以醋或酒调敷患处。

【功效】燥湿化痰，祛风解痉；外用散结消肿。

【眼科应用】

燥湿化痰、息风解痉：常与地龙、僵蚕、茯苓等药配伍，用于风痰阻络所致的目偏视、上胞下垂，以及视网膜血管痉挛、动脉硬化等。

消肿散结：配少许冰片外涂，以消较小胞睑肿核。

【文献选录】

《本草通玄》曰："主风痰麻痹，眩运，口噤身强，筋脉拘缓，口眼肿邪，坚积痈疽，利水去湿，散血堕胎。"

《千金方》曰："以一味南星，醋制末服，治妇人头风，攻目作痛。"

《疡医大全》曰："敷火眼、痛眼、风热眼，天南星、赤小豆各等分，研细生姜汁，调敷太阳穴。"

【现代研究】 本品含有三萜皂苷、安息香酸、淀粉、氨基酸、生物碱类、脂肪酸、甾醇类及黄酮类等成分。其水煎剂具有抗惊厥、镇静、镇痛、祛痰作用；水提取液经醇处理的制剂有抗肿瘤作用；有抗脂质过氧化作用。此外，尚有抗惊厥、抗心律失常、抗肿瘤、抗凝血等药理活性作用。

白附子

本品为天南星科植物独角莲的干燥块茎，又名禹白附。味辛、甘，性温，有毒。归胃、肝经。煎剂用量为3~5g，宜炮制后用，先煎。

【功效】燥湿化痰，祛风止痉，止痛，解毒散结。

【眼科应用】

燥湿化痰：用于风痰中络，眼睑下垂或口眼㖞斜，目珠偏斜。常与胆南星、全蝎、茯苓等药配伍。

祛风止痛：用于风痰头痛，眉骨疼痛。常与全蝎、僵蚕、白芷等药配伍。

祛风止痉：用于风痰阻络所致视网膜血管痉挛、动脉硬化。常与天南星、防风、茯苓等药配伍。

【文献选录】

《万病回春》曰："白附子（治迎风冷泪）。"

《本草经集注》曰："主治心痛血痹，面上百病，行药势。"

《本草备要》曰："辛甘有毒，大热纯阳。阳明经药，能引药势上行，治面上百病

（阳明之脉萦于面，白附能去头面游风。作面脂，消斑疵）。补肝虚，祛风痰，治心痛血痹，诸风冷气，中风失音，阴下湿痒。"

【现代研究】　本品含有黏液质、草酸钙、蔗糖、皂苷、胆碱挥发油及脂肪酸等化学成分。具有祛痰、镇静、抗惊厥、抗肿瘤及止痛作用；能抑制胰蛋白酶活性；其注射剂对结核杆菌有抑制作用；煎剂或混悬液对实验动物关节肿胀有较强的抗炎作用。

（二）清化热痰药

本类药多属寒性，有清热化痰之功，部分药物兼有润燥，软坚散结的作用。适用于痰热所致的目疾。临床应用时，常与清热泻火，养阴润肺药配伍。本类药性寒凉，脾胃虚寒及湿痰证不宜用。

浙贝母

本品为百合科植物浙贝母的干燥鳞茎。味苦，性寒。归肺、心经。另有川贝母，功用基本相同，清热散结作用以浙贝母为胜。煎剂用量为 3～10g。不宜与乌头类药同用。

【功效】清热化痰，散结消痈。

【眼科应用】

清热化痰：浙贝母苦寒较重，清火散结作用较强，用于痰热所致的白睛紫红结节、眼底渗出及机化物等。

解毒散结：常与蒲公英、天花粉等药配伍，治热毒聚集所致的眼部疮疖。

【文献选录】

《本草正》曰："味大苦，性寒。阴也，降也。乃手太阴、少阳，足阳明、厥阴之药。大治肺痈、肺痿、咳喘、吐血、衄血，最降痰气，善开郁结、止疼痛、消胀满、清肝火、明耳目，除时气烦热、黄疸、淋闭、便血、溺血，解热毒，杀诸虫，及疗喉痹、瘰疬、乳痈、发背、一切痈疡肿毒、湿热恶疮、痔漏、金疮出血、火疮疼痛。为末可敷，煎汤可服。性味俱厚，较之川贝母清降之功，不啻数倍。"

【现代研究】　本品含有多种生物碱及胆碱、甾类等化学成分。有镇咳、祛痰作用；有中枢抑制作用，能镇静、镇痛；贝母生物碱具有阿托品样作用，低浓度可使支气管松弛，高浓度则对支气管有轻微收缩作用。此外，大剂量可使血压中等程度降低、呼吸抑制，小量可使血压微升。

瓜蒌

本品为葫芦科植物栝楼或双边栝楼的成熟果实。味甘、微苦，性寒。归脾、胃、大肠经。煎剂用量全瓜蒌为 10～20g，瓜蒌皮为 6～12g，瓜蒌仁为 10～15g 打碎入煎。不与川乌类药同用。

【功效】清热化痰，宽胸开结，润肠通便。

【眼科应用】

清热化痰：用于痰热所致的目疾，兼有大便干结者。其中瓜蒌皮专主清肺化痰，宽中理气；瓜蒌仁偏主润燥滑肠；全瓜蒌两者兼有，选择用之。

散结消肿：用于眼部疮肿初起，白睛隆起结节等。常与金银花、桑白皮等药配伍。

【文献选录】

《名医别录》曰："主胸痹。"

《本草纲目》曰："润肺燥，降火，治咳嗽，利咽喉，消痈肿疮毒。"

【现代研究】　本品含有皂苷、有机酸、盐类、树脂、脂肪油、色素、甾醇、糖类及氨基酸类多种成分。具有祛痰作用；可增加冠脉流量，抗心律失常；有抑制肠管收缩，抗溃疡作用。此外，还有抑制血小板聚集、耐缺氧、抗癌、抗菌、延缓衰老等作用。

竹茹

本品为禾本科植物青秆竹、大头典竹或淡竹的茎的中间层。味甘，性微寒。归肺、胃经。煎剂用量为 6～10g。

【功效】清热化痰，除烦止呕。

【眼科应用】

清热化痰：用于痰火互结，胞生痰核，或痰火攻目，瞳神紧小。常与黄连、茯苓等药配伍。

化痰止呕：用于痰火呕吐，瞳神散大，头目胀痛。常与钩藤、茯苓等药配伍。

【文献选录】

《本经逢原》曰："竹茹专清胃府之热，为虚烦、烦渴、胃虚呕逆之要药。"

《本草再新》曰："泻火除烦，润肺开郁，化痰凉血，止吐血，化瘀血，消痈痿肿毒。"

【现代研究】　本品含有酚性成分、氨基酸、有机酸、糖类等化学成分。有止咳、祛痰、止吐作用。竹茹粉对白色葡萄球菌、枯草杆菌、大肠埃希菌及伤寒杆菌等有较强的拮抗作用。

桔梗

本品为桔梗科植物桔梗的干燥根。味苦、辛，性平。归肺经。煎剂用量为 3～10g。

【功效】宣肺，祛痰，利咽，排脓。

【眼科应用】

宣肺利目：桔梗宣肺、升中有降，可用于某些外眼病早期。若风热犯目，配金银花、连翘等药；风寒犯目，配荆芥、防风等药。

祛痰排脓：常与薏苡仁、冬瓜子配伍，用于眼部疮疖。

升提作用：桔梗可载药上行，达于头目。

【文献选录】

《本草易读》曰："口舌疮疡悉疗，目赤肿痛亦医。"

《本草正》曰："载凉药，清咽疼喉痹，亦治赤目肿痛。"

《本草通玄》曰："清上焦热，凡头目、咽喉、口鼻诸症，一切主之。"

《本草汇言》曰："头目之病，非此不疗，以其有载药上行之妙。"

《要药分剂》曰："利窍，治肺部风热，清利头目咽嗌胸膈滞气及痛。"

《本草述钩元》曰："主治喉咽痛，肺热气促嗽逆，除鼻塞，清利头目，口舌生疮，赤目肿痛，肺部风热，胸膈滞气及痛。疗胸胁痛如刀刺，胸腹胀满，肠鸣幽幽，惊恐悸气。下一切气。"

《本草择要纲目》曰："肺热气奔促咳逆肺痈，排脓，开提气血，咽中痛，非此不能除，清利头目，破滞及积块，诸药有此不能下沉。谓之舟楫。"

《本草分经》曰："苦辛平，入肺经气分兼入心胃，开提气血，表散寒邪，清利头目咽喉，开胸膈滞气，能载诸药上浮，引苦泄峻下之剂至于至高之分成功。"

【现代研究】 本品含有皂苷类、多糖类、甾醇类、酚类及脂肪酸和挥发油等成分。具有祛痰、镇咳作用；有镇痛抗炎和免疫增强作用；水和醇提取物有降血糖作用；粗制桔梗皂苷有抑制胃液分泌和抗溃疡作用；有降低血压、减慢心率、抑制呼吸作用；有镇静、镇痛、解热作用；有降低胆固醇作用；能抑制肠管收缩及利尿消肿、抗过敏、抗肿瘤等。

（三）软坚化痰药

本类药大多味咸性寒，具有软坚散结化痰作用。眼科主要用于痰湿互结之胞生痰核，炎性假瘤，金疳，火疳，或眼底渗出，或眼底反复出血，瘀血机化等痰瘀病变。运用本类药物，常与活血化瘀药配伍，以增强疗效。

海藻

本品为马尾藻科植物海蒿子或羊栖菜的干燥藻体。味咸，性寒。归肝、肾经。煎剂用量为 10～15g。不宜与甘草同用。

【功效】 消痰软坚，利水消肿。

【眼科应用】

消痰软坚：用于痰瘀互结，胞睑痰核，或眼眶炎性假瘤、神膏混浊。常与昆布、牡蛎、当归等药配伍。

软坚化瘀：用于气滞血瘀，瘀血机化，组织增生，增殖性视网膜病变等。常与当归、川芎等药配伍。

利水消肿：用于眼底水肿、渗出。但其利水作用弱，常与猪苓、茯苓、泽泻等药配伍。

【文献选录】

《神农本草经》曰："主瘿瘤气，颈下核，破散结气，痈肿癥瘕坚气。"

《药性论》曰："治气痰结满，疗疝气下坠，疼痛肿核。"

【现代研究】 本品含有褐藻胶、甘露醇、不饱和脂肪酸、酶、多肽、氨基酸、牛磺酸、碘及盐藻多糖等生物活性成分。从中萃取的新型多糖化合物可以明显保护高糖所导致的视网膜色素上皮细胞的异常增殖；海藻多糖可以通过提高免疫力而产生一定的抵抗细菌和病毒感染的能力。此外，还具有抗凝血、降血压、降血脂等药理作用。

昆布

本品为海带科或翅藻科植物昆布的干燥叶状体。味咸，性寒。归肝、肾经。煎剂用量为 6~12g。

【功效】 消痰软坚，利水消肿。

【眼科应用】

化痰、软坚散结：常与海藻、牡蛎等药配伍，用于眼部肿块、结节，神膏混浊，眼底渗出、机化等。

利水消肿：用于眼底水肿、渗出。但其利水作用弱，常与猪苓、茯苓、泽泻等药配伍。

【文献选录】

《名医别录》曰："主十二种水肿，瘿瘤聚结气，瘘疮。"

《本草从新》曰："顽痰积聚。"

【现代研究】 本品含有多糖类、昆布素、甘露醇、无机盐、维生素、氨基酸及蛋白质等成分。其中氨基酸有利于眼部组织的新陈代谢，碘能促进病理产物及渗出的吸收、抑制结缔组织增生，甘露醇有利于水肿、渗出的吸收，从而有助于中心性浆液性视网膜炎患者视力的恢复；其对缺碘性甲状腺肿有预防治疗作用；有降压、降血脂、抗凝、降血糖作用；有解热、镇痛、镇咳、平喘等作用；有调节免疫、抗肿瘤、抗辐射、抗氧化等作用。

瓦楞子

本品为蚶科动物毛蚶、泥蚶或魁蚶的贝壳。味咸，性平。归肺、胃、肝经。煎剂用量为 10~15g，宜打碎先煎；或入丸剂；外用适量。生用消痰散结，煅用制酸止痛。

【功效】 消痰软坚，化瘀散结，制酸止痛。

【眼科应用】

化瘀软坚：用于痰核互结，眼底反复出血，机化。常与昆布、海藻等药配伍。

敛湿止痒：用于睑肤湿疹，或睑弦赤烂。可与枯矾研末麻油调擦。

【文献选录】

《日用本草》曰："消痰之功最大，凡痰膈病用之。"

《丹溪心法》曰："能消血块，次消痰。"

【现代研究】　本品主要含有碳酸钙、磷酸钙及少量镁、铁等化学成分。碳酸钙有抗胃酸作用；能缩短出血时间、促进创面愈合，其膏剂能治疗小面积烧伤。

（四）豁痰开窍药

木类药大多味甘，性寒凉，具有豁痰开窍作用。眼科可用于窍道不利，玄府不通之青盲、暴盲以及小儿高热病后视物昏暗不明等病症。

石菖蒲

本品为天南星科植物石菖蒲的干燥根茎。味辛、苦，性温。归心、胃经。煎剂用量为 3~9g。

【功效】　豁痰开窍，化湿开胃，宁神益志。

【眼科应用】

豁痰开窍：用于痰湿上泛，眼络阻塞，玄府不通，青盲，暴盲。常与胆南星、法半夏等药配伍。

养心明目：用于心气不足，能近怯远。常与党参、黄芪、茯苓等药配伍。

化湿醒脾：用于湿浊上泛，头目胀痛，恶心欲呕。常与法半夏、茯苓等药配伍。

【文献选录】

《本草备要》曰："补肝益心，开心孔，利九窍，明耳目，发音声。去湿逐风，除痰消积，开胃宽中。"

《本草述钩元》曰："通九窍，明耳目，治耳鸣或痛。"

《本草害利》曰："芳香利窍，辛温达气，宣五脏，开心孔，利九窍，明耳目，发声音，去湿除风，逐痰消结，开胃宽中，疗噤口毒痢。口噤虽是脾虚，亦有热闭胸膈所致。"

《本草约言》曰："利四肢能除湿痹，运枢纽能出音声，通脉隧能明耳目，开心孔能益聪明，疗鬼气而导滞，泄逆气而宽中，除身表之疮毒，杀腹中之诸虫。"

《罗氏会约医镜》曰："芳香利窍，辛温达脾，可聪耳明目，开心长智。"

《危氏得效方》曰："天丝入目：石菖蒲捶碎。左目塞右鼻，右目塞左鼻，百发百中。或用木梳垢为小丸，放眼角边，即出。"

《药性赋》曰："菖蒲，开心明耳目，去湿痹风寒。"

【现代研究】　本品含有挥发油、氨基酸、有机酸和糖类等成分。能抑制病毒对角膜的损害，促进角膜病灶的修复，抑制新生血管的长入；对中枢神经系统具有双向调节作用，既能镇静安神、抗惊厥，又能兴奋和抗抑郁。并能增智、促进记忆获得、改善记忆障碍；促进消化液的分泌，制止胃肠异常发酵，延缓肠管平滑肌痉挛。此外，还有抗心律失常、抑制血小板聚集、扩张冠脉、降血脂、止咳、祛痰、平喘、解痉、抗肿瘤、抑菌等作用。

竹沥

本品为禾本科植物淡竹及苦竹的茎秆经火烤沥出的液汁。味甘，性寒。归心、肺、肝经。冲服用量为30~50g。

【功效】 豁痰利窍，清热镇惊。

【眼科应用】

豁痰利窍：用于痰热上泛，眼络阻塞，玄府不通，青盲，暴盲。常与浙贝母、法半夏等药配伍。

开窍明目：用于肝阳化风，风阳上扰，窍道不利，视力剧降。常与羚羊角、天麻等药配伍。

【文献选录】

《证类本草》曰："竹烧沥治卒中风，失音不语，苦者治眼赤。"

《万氏家抄济世良方》曰："苦竹叶及沥疗口疮、目赤痛。"

《药论》曰："竹沥入肺：消经络之痰以疗淋痹，脾虚不食者何害？濡肠胃之燥以消烦渴，三阳闭结者尤当。耳鸣目晕金浆，天吊惊痫玉随。中风而牙关紧闭，游刃有余；伤寒而狂热兼痰，拾芥之易。"

《外台秘要方》曰："小儿眼痛，取淡竹沥拭之。"

《本草单方》曰："赤目眦痛，不得开者。肝经实热所致，或生障翳。用苦竹沥五合，黄连二分，绵裹，浸一宿，频点之，令热泪出。"

《蠢子集》曰："竹沥竹黄皆精妙。二药能利窍明目。"

【现代研究】 本品含有酚性成分、有机酸、氨基酸及葡萄糖、果糖、蔗糖等化学成分。有镇咳、祛痰作用。对细菌和真菌均具较强的抑制作用。

十二、平肝药

平肝药具有平肝潜阳、平肝息风等作用。适用于肝阳上亢、肝风内动所致的眼病。平肝药分平抑肝阳药（平肝潜阳药）、平肝息风药等。本类药物有性偏寒凉或性偏温燥之不同，临床应用需当注意，阴虚血亏者，当忌温燥之品；脾胃虚寒者，不宜用寒凉之品。

（一）平抑肝阳药

本类药多为质重介类或矿石类药物，具有平抑肝阳或平肝潜阳之功效。适用于肝阳上亢所致的目赤、眼胀痛、眉骨痛，以及眼底水肿、渗出、出血等，伴有头痛、耳鸣、失眠、面部烘热、烦躁易怒者。某些药物还具有退翳明目作用。平肝潜阳药多属于矿石介类之品，有伤气伐脾之弊，临证需当注意。

石决明

本品为鲍科动物杂色鲍、皱纹盘鲍、羊鲍、澳洲鲍、耳鲍或白鲍的贝壳。味咸，性寒。归肝经。煎剂用量为 3 ~ 15g，宜打碎先煎。平肝、清肝宜生用，外用点眼宜煅用、水飞。

【功效】平肝潜阳，清肝明目。

【眼科应用】

平肝潜阳：用于肝阳上亢，头痛眩晕，视物昏暗。常与钩藤、龙骨、牛膝等药配伍。

清肝退翳：用于黑睛生翳、血翳包睛、圆翳内障等。常与青葙子、白蒺藜等药配伍。

养肝明目：肝肾阴虚所致夜盲、青盲。常与夜明砂、苍术、枸杞子等药配伍。

清肝退赤：用于肝火目赤，瞳神紧小。常与决明子、青葙子等药配伍。

【文献选录】

《证类本草》曰："主目障翳痛。"

《雷公炮制药性解》曰："石决明本水族也，宜足以生木而制阳光，故独入肝家，为眼科要药。"

《本草求真》曰："研细水飞点目，能消外瘴，痘后眼翳。"

《银海精微》曰："石决明入肝经。去目障明目，有沉坠之功。"

《本草纲目》曰："雀目，同石决明、苍术末，煮食。"

【现代研究】　本品主要含有碳酸钙、角质蛋白、氨基酸，尚含少量无机微量元素，具有强而持久的降压作用；对白内障大鼠的晶状体有保护作用，可延缓白内障的发展；能改善创面血运，消除局部炎症，促进肉芽组织生长。此外，还具有止血、抗氧化损伤、中和胃酸、镇静、解痉、抑菌、解热、保肝等作用。

珍珠母

本品为蚌科动物三角帆蚌、褶纹冠蚌或珍珠贝科动物马氏珍珠贝的贝壳。味咸，性寒。归肝、心经。煎剂用量为 10 ~ 25g，宜打碎先煎；或入丸、散；外用适量。

【功效】平肝潜阳，定惊明目，镇惊安神。

【眼科应用】

平肝潜阳：用于肝阳上亢之眼病。常与夏枯草、决明子等药配伍。

清肝退翳：用于黑睛生翳。常与青葙子、密蒙花等药配伍。

清肝退赤：用于肝热目赤，瞳神紧小。常与菊花、夏枯草等药配伍。

定惊安神：用于眼病兼有心悸、失眠者。常与龙骨、茯神、炙远志等药配伍。

【文献选录】

《饮片新参》曰："平肝潜阳，安神魂，定惊痫，消热痞，眼翳。"

【现代研究】　本品主要含有碳酸钙，尚含有机质、微量元素及氨基酸等化合物。能镇静催眠、抗惊厥、对抗实验性白内障、抑制大鼠应激性胃溃疡。此外，还具有延缓衰老、增强免疫功能、抗肿瘤、抗过敏性休克、保肝以及抗氧化等作用。

磁石

本品为氧化物类矿物尖晶石族磁铁矿。味咸，性寒。归心、肝、肾经。煎剂用量为 9～30g，宜打碎先煎；或入丸、散。

【功效】 平肝潜阳，聪耳明目，镇惊安神，纳气平喘。

【眼科应用】

平肝潜阳：用于肝阳上亢，头晕目眩，头痛耳鸣。常与石决明、决明子等药配伍。

益精明目：常与辰砂、生神曲、枸杞子等药配伍，用于肝肾不足所致的冷泪长流，视物模糊等。

平肝退翳，潜阳纳气：常配其他滋肾平肝药，治黑翳如珠。亦可用于肾虚所致的瞳孔散大。

镇惊安神：用于小儿痰热惊风而致目系猝病，视力下降。

【文献选录】

《证类本草》曰："养益肾气，补填精髓，肾虚耳聋目昏皆用之。"

《本草蒙筌》曰："药和点目瞖。"

《本草纲目》曰："目昏内障，神水散大，同磁石、神曲丸服。"

《秘传眼科龙木论》曰："磁石味辛咸寒无毒。日华子治眼昏。"

《审视瑶函》曰："磁石之类，解头目郁。"

【现代研究】 磁石主要含四氧化三铁，尚含锰、镉、铬、钴、铜、锌、铅、钛等成分。火煅醋淬后，主要含三氧化二铁及醋酸铁。能抑制中枢神经的兴奋性，有镇静、催眠及抗惊厥作用；能显著抑制醋酸诱发小鼠的扭体反应，降低戊巴比妥钠的阈剂量，缩短入睡潜伏期时间，降低角叉菜胶引起小鼠足肿胀度，缩短出血，凝血时间。此外，还有抗炎、镇痛等作用。

龙骨

本品为古代多种大型哺乳动物象类、三趾马类、犀类、鹿类、牛类等骨骼的化石。味甘、涩，性平。归心、肝、肾经。煎剂用量为 15～30g，宜先煎；外用适量。平肝潜阳多用生，收敛固涩宜煅用。

【功效】 平肝潜阳，镇惊安神，收敛固脱。

【眼科应用】

潜阳安神：用于肝阳上亢，肝肾阴虚之眼病，伴有头痛、盗汗、失眠者，常配牡蛎同用。

收涩敛疮：用于眼睑湿疹，黄水渗溢，或睑弦赤烂。可将本品研末调搽。

【文献选录】

《药性论》曰："逐邪气，安心神，止冷痢及下脓血，女子崩中带下，止梦泄精。"

《本草纲目》曰："益肾镇惊，止阴疟，收湿气，脱肛，生肌敛疮。"

《本草求真》曰："龙骨功与牡蛎相同，但牡蛎咸涩入肾，有软坚化痰清热之功；此属甘涩入肝，有收湿止脱镇惊安神之妙。"

【现代研究】　本品主要含有碳酸钙、磷酸钙、五氧化二磷、氧化镁、三氧化二铁和少量的铝、镁、氯等成分。具有抗惊厥作用，对实验动物的自主活动有明显抑制作用，能明显增加巴比妥钠小鼠的入睡率。其所含钙离子能促进血液凝固，降低血管壁通透性，并能减轻骨骼肌的兴奋性。

牡蛎

本品为牡蛎科动物长牡蛎、大连湾牡蛎或近江牡蛎的贝壳。味咸，性微寒。归肝、胆、肾经。煎剂用量为9~30g，宜打碎先煎。收敛固涩宜煅用，其他宜生用。

【功效】重镇安神，平肝潜阳，软坚散结，收敛固涩。

【眼科应用】

益阴潜阳：用于肝阳上亢之眼病，伴有头痛、眼胀、盗汗、失眠、口渴者。常与龙骨、牛膝等药配伍。

软坚散结：用于云雾移睛，眼底陈旧性渗出、机化物等。常与夏枯草、昆布等药配伍。

【文献选录】

《本草纲目》曰："小儿疳眼流泪，加牡蛎、猪肝煮食。"

《本草纲目》曰："化痰软坚，清热除湿。止心脾气痛，痢下，赤白浊。消疝瘕积块，瘿疾结核。"

《药性论》曰："止盗汗，除风热，止痛。"

【现代研究】　本品主要含有碳酸钙，尚含有微量元素及氨基酸等化学成分，并含有水及有机质。煅烧后有机质被破坏，碳酸盐被分解，产生氧化钙等。具有镇静、催眠、抗惊厥作用。煅品能抗实验性胃溃疡，并能使胃液分泌量减少。此外，还具有增强免疫功能、延缓衰老、保肝、降血糖、抗氧化、抗病毒、抗肿瘤、抗凝血、抗血栓等作用。

白蒺藜

本品为蒺藜科植物蒺藜的成熟干燥果实，又名刺蒺藜。味辛、苦，性微温。有小毒。归肝经。煎剂用量为6~9g；或入丸、散。

【功效】平肝疏肝，祛风明目。

【眼科应用】

平肝疏肝：用于肝阳上亢、肝郁气滞所致的头目胀痛，视物模糊等。若配熟地黄、白芍等药，亦可用于肝肾阴虚之眼病。

平肝退翳：用于黑睛生翳。常与青葙子、密蒙花等药配伍。

祛风退赤：用于风热所致的目赤、多泪。常与蔓荆子、桑白皮等药配伍。

祛风止痒：用于风热所致的目痒。常与防风、地肤子、白鲜皮等药配伍。

【文献选录】

《本草述钩元》曰："治男妇肝肾风毒上攻，眼赤痒痛，羞明多泪……能明目。"

《银海精微》曰："白蒺藜不入汤药，宜丸。入肝经，明目去风止痒。炒，杵去刺用。"

【现代研究】 本品含有皂苷类、黄酮类、生物碱、多糖类等化合物，尚含甾醇类、氨基酸类、萜类、脂肪酸、无机盐等成分。对慢性高眼压兔视网膜神经节细胞以及对光损伤视网膜均具有保护作用；具有降压、利尿、抗过敏及增强心肌收缩力、抗动脉粥样硬化、抗血小板聚集、降血脂、降血糖、增加冠脉血流量和脑部缺血部位血供、抗疲劳、抗衰老、促进精子产生、增强性功能、抗肿瘤、抗菌、抗炎、镇痛等作用。

（二）平肝息风药

本类药息风力强。适用于风阻经络所致的上胞下垂、目偏视、视一为二等；肝阳上亢，肝风上扰所致的视网膜血管痉挛或阻塞、瞳神散大、眼珠胀硬等；以及血虚生风所致的胞轮振跳等。肝阳上亢，多肾水亏虚，水不涵木，在平肝潜阳之时需配以滋阴养肾之品；肝风上扰，常兼风痰，在平肝息风之时又当配伍祛风化痰之品。

钩藤

本品为茜草科植物钩藤、大叶钩藤、毛钩藤、华钩藤或无柄果钩藤的干燥带钩茎枝。味甘，性凉。归肝、心包经。煎剂用量为 3~12g，宜后下。

【功效】 清热平肝，息风止痉。

【眼科应用】

清热平肝：用于肝热上扰或肝阳上亢之眼病，并有头晕目眩者。对阴虚生风者，常配何首乌、生地黄、熟地黄同用。兼有高血压者用之更佳。

平肝息风：肝风上扰所致胞轮振跳、视网膜血管痉挛或阻塞。常与天麻、白蒺藜等药配伍。

清肝退赤：用于肝热目赤，目痛流泪。常与菊花、夏枯草等药配伍。

【文献选录】

《本草纲目》曰："大人头旋目眩，平肝风，除心热，小儿内钓腹痛，发斑疹。"

《本草述》曰："治中风瘫痪，口眼㖞斜，及一切手足走注疼痛，肢节挛急。"

《本草新编》曰："钩藤，去风甚速，有风症者，必宜用之。"

【现代研究】 本品主要含有钩藤碱、异钩藤碱等生物碱类及黄酮类、三萜类，尚含甾醇类、多酚类、糖苷类等成分。有降血压、镇静、抗惊厥、抗癫痫、镇痛、抑制心功能、抗心律失常、逆转心肌重构、抗血小板聚集、抗血栓、降血脂、抗癌、抑菌、抗炎、抑制免疫、抑制组胺引起的豚鼠哮喘、兴奋大鼠离体子宫等作用。

天麻

本品为兰科植物天麻的干燥块茎。味甘，性平。归肝经。煎剂用量为 3 ~ 9g；研末吞服，每次 1 ~ 1.5g。

【功效】 息风止痉，平抑肝阳，祛风通络。

【眼科应用】

平肝息风：用于肝风内动，或肝虚生风之眼病，兼头痛、头晕、失眠者。常与钩藤、牛膝等药配伍。

平抑肝阳：用于肝阳上亢，头晕目眩，头痛耳鸣。常与石决明、决明子等药配伍。

消风化痰：常与僵蚕、地龙、半夏等药同用，治风痰阻络之眼病。

【文献选录】

《珍珠囊》曰："治风虚眩晕头痛。"

《本草汇言》曰："主头风，头痛，头晕虚旋，癫痫强痉，四肢挛急，语言不顺，一切中风，风痰。"

【现代研究】 本品含天麻素、天麻苷元、对羟基苯甲醇、对羟基苯甲醛、香草醇、氨基酸以及微量元素等成分。对糖尿病大鼠视网膜神经节细胞具有保护作用；有镇静、催眠、抗惊厥、降低血压和外周阻力、镇痛、抗焦虑、抗眩晕等作用。此外，还能减慢心率、增加心输出量、抗衰老、抑制血小板聚集、抗凝血、抗血栓形成、增强免疫、降血脂、抗肿瘤、抗炎、抗放射，并对心肌和脑部缺血、缺氧有保护作用。

全蝎

本品为钳蝎科动物东亚钳蝎的干燥体。如单用尾，名蝎尾或蝎梢。味辛，性平，有毒。归肝经。煎服用量为 3 ~6g。

【功效】 息风镇痉，通络止痛，攻毒散结。

【眼科应用】

祛风止痉：全蝎祛风力强，有较强解痉作用，适用于风阻经络之眼病。对肝风内动所致的视网膜血管痉挛、阻塞，常与地龙、荆芥等药同用。血虚生风者忌服。

通络止痛：用于风湿所致的目痛。对痰火动风上攻于目而致的目胀痛，可在辨证基础上加本药。

祛风止痒：用于眼痒不休者。常与乌梢蛇、防风、川芎等药配伍。

解毒散结：用于胞睑疮肿、漏睛疮等。常配蒲公英、紫花地丁等药配伍。

【文献选录】

《开宝本草》曰："疗诸风瘾疹及中风半身不遂，口眼㖞斜，语涩，手足抽掣。"

《本草备要》曰："治诸风掉眩，惊痫抽搐，口眼㖞斜，疟疾，风疮。"

【现代研究】 本品含有肽类、蛋白质、甜菜碱、牛黄酸、胆甾醇、卵磷脂、氨基酸及微量元素等成分。具有抗炎作用，对慢性泪囊炎有一定的治疗作用；对中枢神经系统有显著的抑制作用，能抗惊厥、抗癫痫、镇痛、抗血栓形成、抗凝血。蝎毒可使离体豚鼠心肌收缩力增加，同时出现部分房室传导阻滞，引起心率减慢和心律不齐。此外，还有降压、抑菌、抑制免疫、抗肿瘤、促进宫缩导致早期流产等作用。

蜈蚣

本品为蜈蚣科动物少棘巨蜈蚣的干燥体。味辛，性温，有毒。归肝经。煎剂用量 3~5g；研末冲服 0.6~1g；外用适量。

【功效】 息风镇痉，攻毒散结，通络止痛。

【眼科应用】

息风镇痉：用于风邪阻络之目疾及某些眼底血管病变。常与全蝎、地龙等药配伍。

【文献选录】

《本草纲目》曰："小儿惊痫风搐，脐风口噤、丹毒、秃疮、瘰疬、便毒、痔漏、蛇瘕、蛇瘴、蛇伤。"

【现代研究】 本品主要含有蛋白质、多肽、多糖、脂肪酸、氨基酸、微量元素等化学成分。本品对中枢神经有抑制作用，能镇静、抗惊厥、镇痛、解痉、降血压、加强心肌收缩力、抗心肌缺血。并能保护血管内皮细胞、防治内皮细胞增生、降低血液黏滞度、改善微循环。此外，还有抗菌、抗炎、改善机体免疫功能、延缓衰老、抗肿瘤、调节脂代谢、增强胃肠功能、抑制怀孕子宫正常收缩、延长凝血时间等作用。

地龙

本品为钜蚓科动物参环毛蚓、通俗环毛蚓、威廉环毛蚓或栉盲环毛蚓的干燥体。味咸，性寒。归肺、肝、脾、膀胱经。煎剂用量为 5~10g，鲜品 10~20g；外用适量。

【功效】 消热息风，通络，平喘，利尿。

【眼科应用】

祛风通络：用于风邪阻络之上胞下垂、目偏视，以及经络不舒而致的视网膜血管痉挛、硬化等。常与防风、天麻等药配伍。

清热平肝：用于肝热之眼病，兼有瘀肿者。常与石决明、青葙子等药配伍。

【文献选录】

《本草纲目》曰："风赤眼痛：地龙十条，炙为末，茶服三钱。"

《本草纲目》曰："主伤寒疟疾大热狂烦，及大人小儿小便不通，历节风痛，肾脏风注，头风，齿痛，风热赤眼。"

【现代研究】 本品含有脂类、蛋白质、核苷酸、氨基酸及微量元素等化学成分。有助于心血管及血液循环的调节，能够降低血压，有效抵抗癌症以及血栓等，提高自身免疫力。具有解热、镇静、抗惊厥、平喘。此外，还有降压、抗心律失常、抑菌、利尿、促进伤口愈合、抑制瘢痕形成及促进子宫收缩等作用。

僵蚕

本品为蚕蛾科昆虫家蚕的幼虫而感染白僵菌致死的干燥体。味咸、辛，性平。归肝、肺、胃经。煎剂用量为 5~9g；外用适量。

【功效】　息风止痉，祛风止痛，化痰散结。

【眼科应用】

息风化痰：用于风痰阻络之眼病，如目珠偏斜，上胞下垂、胞轮振跳等；或肝风上扰所致的视网膜血管痉挛或阻塞，瞳神散大。常与全蝎、当归等药配伍。

化痰散结：用于胞生痰核初起者。常与南星、贝母等药配伍。

祛风散热：用于风热所致的目赤、目痒。常与荆芥、桑叶等药配伍。

【文献选录】

《本草便读》曰："可从治上焦头目风热。"

《日华子本草》曰："治中风失音，并一切风疾，小儿客忤，男子阴痒痛，女子带下。"

《医学启源》曰："去皮肤间诸风。"

《本草纲目》曰："散风痰结核，瘰疬，头风，风虫齿痛，皮肤风疮。"

【现代研究】　本品主要含有蛋白质及脂肪，尚含核苷、碱基类以及多种氨基酸和微量元素等。具有抗惊厥、催眠、抗凝、抗血栓、促纤溶以及抗癌、降血糖、降血脂、抑菌、抗氧化、抗生育等作用。

十三、养心安神药

本类药大多味甘质润。具有养心益阴、安神定志的作用。主治心血不足、肝阴亏虚所致慢性眼病，如是白涩症、眼底病，兼有心悸怔忡，虚烦不眠，健忘多梦，盗汗者，常与滋阴养血或重镇安神等药配伍。

酸枣仁

本品为鼠李科植物酸枣的干燥成熟种子，味甘、酸，性平。归心、肝、胆经。煎剂用量为 9~15g。

【功效】　养心益肝，安神，敛汗，生津。

【眼科应用】

养心安神：用于心神不宁，失眠头昏，眠则多梦，视瞻昏渺。常与茯神、远志等药配伍。

滋补肝阴：用于肝阴不足，目失濡养，视物昏花，青盲，白涩症。常与枸杞子、熟地黄等药配伍。

【文献选录】

《名医别录》曰："主心烦不得眠。"

《本草再新》曰："平肝理气，润肺养阴，温中利湿，敛气止汗，益志定呵，聪耳明目。"

《圣济总录》曰："治眼冲风寒多泪，酸枣仁（一两）五味子（一两）蕤仁（一两）。"

【现代研究】 本品主要含有酸枣仁皂苷、斯皮诺素、酸枣黄素、白桦脂酸、白桦脂醇、美洲茶酸、麦珠子酸、酸枣仁碱等成分。酸枣仁总皂苷的作用主要包括改善血液流变学、抑制动脉粥样硬化、降低血压、对心肌细胞的保护作用、抗心律失常等；酸枣仁油具有抗炎作用；酸枣仁总黄酮有较好的抗焦虑、抗抑郁作用。

柏子仁

本品为柏科植物侧柏的干燥成熟种仁。味甘，性平。归心、肾、大肠经。煎剂用量为 3～9g。

【功效】 养心安神，润肠通便。

【眼科应用】

养心安神：用于心神不宁，头昏失眠，视瞻昏渺。常与五味子、酸枣仁等药配伍。

润肠通便：用于年老内障，兼阴津不足，大便干结。常与玄参、麦冬等药配伍。

【文献选录】

《汤液本草》曰："《本草》云，主安五脏，除风湿痹，益气血。能长生，令人润泽，美颜色，耳目聪明。用之则润，肾之药也。"

《雷公炮制药性解》曰："主安五脏，定惊悸，补中气，除风湿，兴阳道，暖腰膝，去头风，辟百邪，润皮肤，明耳目。"

《本草从新》曰："益智宁神。聪耳明目（香通窍）。"

《本草崇原》曰："主治惊悸，益气，除风湿，安五脏。久服令人润泽美色，耳目聪明，不饥不老，轻身延年。"

《删补颐生微论》曰："柏子仁味甘辛性平。无毒。入心、脾、肾三经。畏菊花、羊蹄草。蒸晒微炒。养心益智，安神定悸，益血兴阳，去邪魅，除风湿，美颜色，耳目聪明。"

【现代研究】 本品主要含有红松内酯、α-雪松醇、柏子仁双醇、胡萝卜苷、柏子仁皂苷、β-谷甾醇，以及少量挥发油皂苷、维生素A和蛋白质等成分。柏子仁多糖有一定的降血糖功效，同时能够缓解糖尿病小鼠肾病并发症的发生，且柏子仁多糖对糖尿病小鼠的脂类代谢也有一定的调节作用；柏子仁还具有改善睡眠、轻度促进鸡胚背根神经节突起生长的作用。

远志

本品为远志科植物远志或卵叶远志的干燥根。味苦、辛，性温。归心、肾、肺经。煎剂用量为 3～9g。

【功效】 安神益智，祛痰开窍，消散痈肿。

【眼科应用】

安神益智：用于心神不宁，失眠多梦，健忘头昏，视物昏花，视瞻昏渺。常与柏子仁、酸枣仁等药配伍。

养心益气：用于心气不足，能近怯远，视久眼胀。常与党参、石菖蒲等药配伍。

祛痰开窍：用于眼底病后期，痰瘀互阻，视物昏暗者，常与郁金、石菖蒲等药配伍。

【文献选录】

《神农本草经》曰："味苦，温。主咳逆伤中，补不足，除邪气，利九窍，益智慧，耳目聪明，不忘，强志倍力。久服，轻身、不老。"

《证类本草》曰："味苦，温，无毒。主咳逆伤中，补不足，除邪气，利九窍，益智慧，耳目聪明，不忘，强志，倍力，利丈夫，定心气，止惊悸，益精，去心下膈气，皮肤中热，面目黄。久服轻身不老，好颜色，延年。"

《本草征要》曰："定心气，止惊益智，补肾气，强志益精。治皮肤中热，令耳目聪明。疗咳逆而愈伤中，培不足以除邪气。"

《本草求真》曰："强志益精。凡梦遗善忘，喉痹失音，小便赤涩。因于肾水衰薄而致者。宜用是药以补。盖精与志皆藏于肾，肾气充则九窍利，智慧生，耳目聪明。邪气不能为害。肾气不足则志气衰。不能上通于心。故迷惑善忘。"

《本草述钩元》曰："主治强志补中，定心气，止惊悸，治健忘，益智慧，利九窍，聪耳明目。"

《蠡子集》曰："远志、菖蒲皆通九窍。"

【现代研究】　本品主要含有远志皂苷、远志醇、远志酸、寡糖酯类化合物、香豆素、木质素、苯丙素及黄酮等成分。远志皂苷 2D、3D 对大肠埃希菌和金黄色葡萄球菌的生长有抑制作用；远志水提取物可调节糖尿病周围神经病变大鼠的血糖；远志皂苷元对平滑肌具有兴奋作用。此外，远志还具有祛痰镇咳、抗癌、增强免疫、抑制乙醇吸收、活血止痛等功效。

首乌藤

本品为蓼科植物何首乌的干燥藤茎。味甘，性平。归心、肝经。煎剂用量为 9～15g。

【功效】　养血安神，祛风通络。

【眼科应用】

养心安神：用于心神不宁，心烦不眠，头昏眼胀。常与珍珠母、柏子仁等药配伍。

祛风止痒：用于睑肤红赤、痒甚。常与蝉蜕、地肤子等药配伍。

【文献选录】

《饮片新参》曰："养肝肾，止虚汗，安神催眠。"

《本草正义》曰："治夜少安寐。"

《本草纲目》曰："风疮疥癣作痒，煎汤洗浴，甚效。"

【现代研究】　本品主要含二苯乙烯苷、虎杖苷、白藜芦醇、芦荟大黄素、大黄素－8－β－D 吡喃葡萄糖苷、大黄素、大黄素甲醚、表儿茶素、芦丁等成分。首乌藤具有抑菌作用，有效减轻组胺引起的水肿反应；具有消肿止痛、抗病毒、抗癌和降血脂等作用；同时在维持脂蛋白平衡、降血脂、调节胆固醇代谢、降血压、抗血栓、预防癌变等方面亦具有重要作用。

合欢皮

本品为豆科植物合欢的干燥树皮。味甘，性平。归心、肝、肺经。煎剂用量为6～12g。

【功效】 解郁安神，活血消肿。

【眼科应用】

解郁安神：用于精神抑郁，虚烦不眠，头昏健忘，内障目昏。常与首乌藤、柏子仁等药配伍。

活血消肿：用于眼睑痈疮肿毒，红赤疼痛。常与蒲公英、野菊花等药配伍。

【文献选录】

《雷公炮制药性解》曰："味甘，性平无毒，入心经。主安五脏，利心志，杀诸虫，消痈肿，续筋骨，令人欢乐无怒，轻身明目，花主小儿撮口，煎汤洗拭，跌打伤疼，热酒调下。"

《本经逢原》曰："《本经》安五脏合心志，令人欢乐无忧，久服轻身明目。"

《本草从新》曰："和血止痛，明目消肿。"

《本草害利》曰："甘平安五脏，和心志，令人欢乐无忧，和血止痛，明目消肿，续筋骨，长肌肉，杀虫，和调心脾，得酒良。"

《冷庐医话》曰："《医赘》所列单方有绝胜者，录之以广其传。取鲜合欢皮两许，煎服，治鸡盲颇效。"

《友渔斋医话》曰："（合欢皮）甘平，安五脏，悦心志，和血止痛，明目消肿，结续长肌。"

【现代研究】 本品主要含有三萜皂苷、槲皮素、儿茶酚、左旋丁香树脂醇二葡萄糖苷、甾醇、胡萝卜苷、吡啶衍生物、脂肪酸甘油酯、鞣质及多糖等成分。合欢皮皂苷对肿瘤生长有明显抑制作用；合欢皮能够促进小鼠 T 细胞增殖能力和吞噬细胞吞噬作用；同时合欢皮还具有镇静安神、抗抑郁作用。

灵芝

本品为多孔菌科紫芝或赤芝的子实体。又名灵芝菌、灵芝草。味甘，性平。归心、肺、肝、肾经。煎剂用量为6～12g；研末吞服1.5～3g。现多制成糖浆剂、酊剂、片剂量或注射剂使用。

【功效】 补气安神，止咳平喘。

【眼科应用】

补肺益气：用于脾肺气虚，内障目昏，视久眼胀，青盲，夜盲。常与党参、黄芪等药配伍。

养心安神：用于眼病兼有心神不宁，失眠多梦，健忘。常与桑椹子、酸枣仁等药配伍。

【文献选录】

《本草蒙筌》曰："兴仁恕强志，明眼目安魂。"

《冯氏锦囊秘录》曰："灵芝草，色分六品，味应五行。青芝应木专补，肝气与仁恕，强志明眼目安魂。"

【现代研究】　本品化学成分主要含有灵芝酸 A、灵芝酸 B、灵芝酸 C、灵芝酸 D、灵芝酸 F、半乳糖、甘露糖、木糖、氨基酸、核苷、生物碱、甾醇等成分。灵芝多糖能显著抑制小鼠因巴豆油、烟雾和大肠埃希菌内毒素所致的各种炎症反应，抑制大鼠关节肿胀；灵芝还具有抗肿瘤、保肝解毒、抗衰老作用。此外，灵芝还具有镇静、抗惊厥、增强学习记忆能力、美容养颜、改善睡眠质量的功能，同时具有平喘止咳祛痰和治疗慢性气管炎等作用；灵芝孢子滴眼液可有效改善兔眼辐射性损伤。

十四、补虚药

本类药具有为补气、补血、补阴、补阳作用，有的还兼有祛寒、润燥、生津、清热等作用。适用于气、血、阴、阳不足之眼病。根据补虚药的性能、功效及适应证的不同，补虚药分为补气、补血、补阴、补阳药。

（一）补气药

本类药大多味甘，性温或平。具有补脾益肺作用。用于气虚之眼病。常见肺气虚、脾气虚之证。症见胞睑开合无力，黑睛翳陷、病久难愈，眼底反复出血、色淡，视网膜脱离、云雾移睛、夜盲、视力疲劳等。本类药多滞，临床应用时宜配伍行气药；补药留邪，对邪实而正不虚者忌用。

人参

本品为五加科植物人参的干燥根。产于吉林的名吉林参，产于辽宁的名辽参，产于朝鲜的名朝鲜参、别直参、高丽参，产于日本的名东洋参。野生者名山参，洗净晒干的称晒参或白干参，蒸熟晒干的称红参，煮后置糖汁中浸泡晒干称白参、糖参，沸水浸煮晒干的称大力参。根须入药称须参。味甘、微苦，性温。归肺、脾、心经。煎剂用量为 3 ~ 9g，文火另煎，兑服；研末服，每次 1 ~ 3g。不宜与藜芦同用。

【功效】　大补元气，补脾益肺，生津，安神益智。

【眼科应用】

大补元气、补肺益脾：用于气虚之眼病，以及气不摄血之眼部出血。常与黄芪、茯苓等药配伍。

益气生津：用于气阴不足之眼病，兼有心悸、失眠者。常与麦冬、五味子等药配伍。

补气退翳：用于黑睛生翳后期，溃陷日久不能修复。常与黄芪、蒺藜等药配伍。

【文献选录】

《神农本草经》曰："味甘，微寒。主补五脏，安精神，定魂魄，止惊悸，除邪气，明目、开心、益智。久服，轻身、延年。"

《本草易读》曰："目珠陷塌，参、干姜、云苓、桂枝、首乌煎服。"

《本草备要》曰："明目，开心益智，添精神，定惊悸。"

《神农本草经百录》曰："明目，五脏六腑之精皆上注于目，此所云明乃补其精之效，非若他药，专有明目之功也。"

《本草崇原》曰："明目者，五脏之精上注于目也。"

《增广和剂局方药性总论》曰："味甘，微寒、微温，无毒。主补五脏，安精神，定魂魄，止惊悸，除邪气，明目，开心益志，疗肠胃中冷，心腹鼓痛，通血脉，破坚积。"

【现代研究】　本品主要生理活性成分是人参皂苷，此外还含有糖类、脂溶性成分、氨基酸、维生素、蛋白质、多肽、有机酸以及微量元素等多种化学成分。人参挥发油具有抑菌、改善心肌缺血损伤的作用；人参皂苷具有抗炎、解毒、抗肿瘤、调节神经系统、抑制血管细胞凋亡等作用；人参多糖具有提高机体免疫力、降血糖、抗氧化、抗疲劳等功效。

党参

本品为桔梗科植物党参、素花党参或川党参的干燥根。味甘，性平。归脾、肺经。煎剂用量为9～30g；或入、丸散。不宜与藜芦同用。

【功效】　补脾肺气，补血，生津。

【眼科应用】

补气升清：用于脾肺气虚，清气下陷，眼易疲劳，上胞下垂，青盲，夜盲。常与黄芪、白术等药配伍。

补气生血：用于气不生血，面色萎黄，目昏内障。常与当归、熟地黄等药配伍。

补气托毒：用于正气虚弱，余毒未尽，疮疡溃破日久不愈，如针眼、漏睛疮等。常与金银花、皂角刺等药配伍。

【文献选录】

《本草征要》曰："党参功同人参，而力量较薄，但能久服、可无大弊。"

《本草从新》曰："补中益气，和脾胃，除烦渴。"

《本草正义》曰："党参力能补脾养胃，润肺生津，健运中气，本与人参不甚相远。其尤可贵者，则健脾运而不燥，滋胃阴而不湿，润肺而不犯寒凉，养血而不偏滋腻，鼓舞清阳，振动中气，而无刚燥之弊。"

【现代研究】　本品主要成分为党参苷、丁香苷、α-菠甾醇、α-菠甾酮、豆甾醇、豆甾酮、胆碱、党参酯、烟酸、菊糖、蒲公英萜醇、丁香醛等。党参醇提物具有抗菌消炎的作用，以及调节血糖、促进造血功能、降压、抗缺氧、耐疲劳、增强机体免疫力、延缓衰老、调节胃收缩及抗溃疡等多种作用。党参扶脉液可提高视网膜脱离手术后眼内压，促进视功能恢复。

太子参

本品为石竹科植物异叶假繁缕的干燥块根。味甘、微苦，性平。归脾、肺经。煎剂用量为 9～30g。

【功效】补气健脾，生津润肺。

【眼科应用】

补气生津：用于气阴两虚之白涩症，消渴目病。常与麦冬、沙参等药配伍。

【现代研究】 本品主要含有太子参皂苷 A、刺槐苷、尖叶丝石竹皂苷、β-胡萝卜苷、尿嘧啶核苷、α-槐糖、麦芽糖、蔗糖、精氨酸、苏氨酸、谷氨酸等成分。太子参多糖可明显降低空腹血糖水平；挥发油成分具有抗菌消炎、抗病毒的功效；太子参中的苷类和多糖能够增强免疫作用。此外，太子参还具有保护心肌、抗氧化、改善记忆、抗应激、抗疲劳等作用。

黄芪

本品为豆科植物蒙古黄芪或膜荚黄芪的干燥根。味甘，性微温。归脾、肺经。煎剂用量为 9～30g；或入丸、散。

【功效】补气健脾，升阳举陷，益卫固表，利尿消肿，托毒生肌。

【眼科应用】

益气升阳：用于气虚之上胞下垂、胞举乏力，视力疲劳，黑睛翳陷、久不收敛等。常与党参、升麻等药配伍。

益气摄血：治气不摄血之眼部反复出血。常与党参、黄芪、茜草等药配伍。

健脾利水：用于脾虚气弱所致的胞睑浮肿、黄斑水肿等。常与茯苓、泽泻等药配伍。

托毒生肌：用于眼部痈疮溃口难收，或脓成久不溃破者。常配人参、川芎、皂角刺等药配伍。

【文献选录】

《珍珠囊》曰："黄芪甘温纯阳，其用有五：补诸虚不足，一也；益元气，二也；壮脾胃，三也；去肌热，四也；排脓止痛，活血生血，内托痈疽，为疮家圣药，五也。"

《本草正义》曰："黄芪具春令升发之性，味甘气温色黄，皆得中和之正，故能补益中土，温养脾胃，凡中气不振，脾土虚弱，清气下陷者最宜。"

【现代研究】 本品主要含有黄芪皂苷、黄芪多糖、黄芪黄酮、氨基酸以及大量微量元素、槲皮素、叶酸、异鼠李素、胆碱等成分。黄芪可以改善糖尿病视网膜病变、单疱病毒性角膜炎、视网膜色素变性、青光眼等作用；黄芪还具有抗血小板聚集、抗肝细胞凋亡、保护心肌再灌注损伤、保护血管内皮细胞、降血糖、抗肿瘤等作用。此外，芪黄明目胶囊具有保护视网膜的作用；黄斑明目颗粒对视网膜缺血再灌注损伤有保护作用。

白术

本品为菊科植物白术的干燥根茎。味甘、苦，性温。归脾、胃经。煎剂用量为 6～12g；或入丸、散。

【功效】 益气健脾，燥湿利水，止汗，安胎。

【眼科应用】

益气健脾：用于脾虚气弱，视力疲劳，黑睛翳陷，青盲，夜盲。常与党参、茯苓等药配伍。

燥湿利水：用于脾虚气弱、水湿停留所致的眼部水肿。常与茯苓、猪苓等药配伍。

【文献选录】

《医学启源》曰："除湿益燥，和中益气，温中，去脾胃中湿，除胃热，强脾胃，进饮食，和胃，生津液。主肌热，四肢困倦，目不欲开，怠惰嗜卧，不思饮食。止渴，安胎。"

《本草汇言》曰："白术，乃扶植脾胃，散湿除痹，消食除痞之要药也。"

【现代研究】 本品主要含有白术内酯、苍术酮、倍半萜糖苷、黄酮苷、苍术苷A、苍术苷B、紫丁香苷、半乳糖、鼠李糖、阿拉伯糖、甘露糖、木糖、氨基酸等成分。白术中的苍术酮和白术内酯Ⅰ、Ⅱ、Ⅲ具有抗炎、抗氧化作用；白术内酯和挥发油具有抑制肿瘤细胞生长的作用。此外，白术还具有利尿、抗胃痉挛、调节胃肠运动、保肝、调节免疫等作用。

山药

本品为薯蓣科植物薯蓣的块根。味甘，性平。归脾、肺、肾经。煎剂用量为 15～30g；或入丸、散。

【功效】 益气养阴，补脾肺肾，固精止带。

【眼科应用】

补脾益气：用于脾胃气虚，清气不升，青盲，夜盲。常与党参、黄芪、当归等药配伍。

补肾益阴：用于肾阴亏虚，目失濡养，内障目昏，干涩昏花。常与熟地黄、枸杞子等药配伍。

补阴生津：用于肺肾阴虚，津液亏乏，消渴多饮，内障视昏。常与石斛、天花粉等药配伍。

【文献选录】

《汤液本草》云："主补中益气，除热强阴。主头面游风，风头眼眩。下气，充五脏，长肌肉，久服耳目聪明，轻身耐老，延年不饥。"

《本草易读》曰："甘，平，无毒。入手足太阴。补中益气，助肾强阴，聪耳明目，镇心安神，健脾立胃。"

《本草经解》曰："久服耳目聪明，所以益肝而强阴也。久服，气温益肝。肝开窍于目，目得血则明。"

《食疗本草》曰："山药味温平，无毒。主伤中，补虚羸，除寒热邪气，补中益气力，长肌肉。又云，主头面游风，头风眼眩，下气，止腰痛，补劳瘦，充五脏，除烦热，强阴。久服耳目聪明，轻身不饥，延年。"

【现代研究】　本品主要含有皂苷、黏液质、胆碱、尿囊素、多巴胺、山药碱、淀粉、淀粉酶、糖蛋白、维生素 C、甘露聚糖及 17 种以上氨基酸等成分。山药多糖类成分能提高宿主的免疫功能达到抗病毒活性的作用；山药多糖对糖尿病小鼠的血糖有明显降低作用；山药具有抗肿瘤、抗突变作用。此外，山药还具有调整胃肠功能、抗氧化、抗衰老、增强免疫调节作用等。

大枣

本品为鼠李科植物枣的干燥成熟果实。味甘，性温。归脾、胃经。煎剂用量为 6～15g。

【功效】　补中益气，养血安神。

【眼科应用】

补中益气：用于脾胃气虚，视疲劳，青盲，夜盲。常与党参、黄芪等药配伍。

养血安神：用于血虚脏躁，面色萎黄，头昏眼花。常与熟地黄、当归等药配伍。

【文献选录】

《名医别录》曰："补中益气，坚志强力。"

《本草求真》曰："大枣味甘气温，色赤肉润，为补脾胃要药。经曰里不足者，以甘补之；形不足者，温之以气。大枣甘能补中，温能益气。"

【现代研究】　本品主要含有阿拉伯糖、鼠李糖、核糖、甘露糖、半乳糖、葡萄糖、桦木酸、桦木酮酸、齐墩果酸、齐墩果酮酸、马斯里酸、苹果酸、酒石酸、儿茶酸等成分。大枣多糖对 S－180 肿瘤细胞具有一定的杀伤效应，且呈剂量依赖关系；大枣具有保肝、抗过敏、抗疲劳的作用。此外，大枣还具有延缓衰老、抗氧化、提高免疫等作用，在临床中对高血压、高胆固醇、心源性休克、糖尿病等疾病具有较好的疗效。

甘草

本品为豆科植物甘草、胀果甘草或光果甘草的根及根茎。味甘，性平。归心、肺、脾、胃经。煎剂用量为 3～9g。生用可清热解毒，若用蜜炙为炙甘草，补益作用增强。

【功效】　补脾益气，祛痰止咳，缓急止痛，清热解毒，调和诸药。

【眼科应用】

补脾益气：用于脾胃虚弱，眼胞抬举无力，陷翳不愈，内障目昏。常与党参、黄芪等药配伍。

清热解毒：用于疮疖肿痛，目赤热痛，畏光流泪。常与黄连、黄芩等药配伍。

调和诸药：配伍于方剂中，以缓和药性，调和诸药，解百药毒。

【文献选录】

《本草汇言》曰："甘草，和中益气，补虚解毒之药也。"

《本草正》曰："甘草，味至甘，得中和之性，有调补之功，故毒药得之解其毒，刚药得之和其性，表药得之助其外，下药得之缓其速。"

【现代研究】　本品主要含有芹糖甘草苷、异甘草苷、甘草酸、甘草次酸、甘草素、乌拉尔素、槲皮素、生物碱、香豆素和糖类成分等成分。甘草酸和甘草次酸具有抗炎作用；甘草多糖注射液能提高小鼠的细胞免疫功能；甘草酸、甘草次酸和甘草多糖具有较强的抗病毒作用；甘草具有缓急止痛的作用。此外，甘草还具有镇咳平喘、抗心律失常等作用。

（二）补血药

本类药大多味甘，性平或偏温或偏凉，具有补血生血作用。用于血虚之眼病。症见眼干不舒、视物模糊、不耐久视、眼前有黑花飞舞及某些慢性眼病。通过配伍，可用于血虚生风，血虚血滞之眼病。因补血药性多滋腻黏滞，故脾虚湿阻，气滞食少者慎用，必要时可配伍化湿行气消食药，以助运化。

当归

本品为伞形科植物当归的根。味甘、辛，性温。归肝、心、脾经。煎剂用量为5~15g。补血常用当归身，活血常用当归尾，和血则用全当归。补血润肠可生用，通经活血多酒炒。

【功效】补血调经，活血止痛，润肠通便。

【眼科应用】

补血和血：常与熟地黄、白芍等药配伍，用于血虚之眼病。与赤芍、川芎等药配伍，用于血滞之眼病。

活血止痛：用于血瘀作痛，如振胞瘀痛，眼球痛疼。常与川芎、丹参等药配伍。

活血宣痹：用于风湿痹痛，瞳神紧小，抱轮红赤，常与防风、羌活等药配伍。

润燥通便：用于血虚眼病，兼有便秘者。大便溏泻者慎服。

【文献选录】

《注解伤寒论》曰："脉者血之府，诸血皆属于心，凡通脉者必先补心益血，故张仲景治手足厥寒，脉细欲绝者，用当归之苦温以助心血。"

《本草正》曰："当归，其味甘而重，故专能补血，其气轻而辛，故又能行血，补中有动，行中有补，诚血中之气药，亦血中之圣药也。"

【现代研究】　本品主要含有藁本内酯、丁烯基酞内酯、当归酮、月桂烯、大茴香酸、香茅醛、樟脑酸、苯酚、阿魏酸、当归多糖、氨基酸、维生素等成分。当归可降低由青光眼引起的高血液黏滞度，达到治疗慢性青光眼的作用；当归中的藁本内酯可有效缓解小鼠醋酸致痛和热板致痛；苯酚类和黄酮类化合物具有明显的抗氧化作用；当归可明显抑制微炎症及慢性肾小球肾炎；当归可促进造血细胞增殖与分化、刺激造血微环境释放造血生长因子，从而诱导造血细胞的生成。此外，当归还有保护脏器器官、抗肿瘤、抗老年痴呆、舒张胃肠平滑肌、促进透皮吸收、治疗糖尿病和冻疮等作用。

熟地黄

本品为玄参科植物地黄的块根，经加工炮制而成。味甘，性微温。归肝、肾经。煎剂用量为 10～30g。

【功效】　补血养阴，益精填髓。

【眼科应用】

补血养血：用于血虚眼病，视物昏花，不耐久视。常配当归、白芍等药配伍。

滋阴明目：常与枸杞子、女贞子等药配伍，用于肝肾阴虚之眼病。与知母、黄柏等药配伍，用于阴虚火旺之眼病。

【文献选录】

《汤液本草》曰："通血脉，益气力，利耳目。"

《雷公炮制药性解》曰："利耳目，乌须发，治五劳七伤，能安魂定魄。"

《本草备要》曰："滋肾水，补真阴，填骨髓，生精血，聪耳明目（耳为肾窍，目为肝窍。目得血而能视。耳得血而能聪），黑发乌髭。"

《秘传眼科七十二症全书》曰："生血养血，治虚目昏。"

【现代研究】　本品主要含有梓醇，地黄素，桃叶珊瑚苷，地黄苷A、B、C、D，益母草苷，单蜜力特苷，双氢梓醇，水苏糖，葡萄糖，果糖，蔗糖，甘露三糖，氨基酸等成分。熟地黄中的甘露三糖具有促进造血细胞的增殖、提高免疫力、降血糖、抗肿瘤等作用；熟地具有提高记忆能力、延缓脑组织衰老等作用；熟地党参汤在老年初发性白内障患者术后的应用可更大幅度恢复优势眼视功能并提高生存质量。

阿胶

本品为马科动物驴的皮去毛后经熬制而成的胶块。如用蛤粉或蒲黄粉炒成珠用，则为阿胶珠。味甘，性平。归肺、肝、肾经。用量为 6～15g，烊化兑服。

【功效】　补血，滋阴，润肺，止血。

【眼科应用】

补血止血：用于血虚之眼部出血，常见视网膜出血后期、近视黄斑出血、视网膜静脉周围炎所致反复出血者。常与熟地黄、当归等药配伍。

滋阴润肺：常与党参、沙参配伍，治热病后肺胃阴伤、视物模糊者。与白芍、钩藤等药配伍，用于阴虚风动之眼病。

【文献选录】

《本草纲目》曰："阿胶，大要只是补血与液，故能清肺益阴而治诸症。"

《本草经疏》曰："经曰：经不足者，补之以味。味者阴也，此药具补阴之味，俾入二经（肝肾）而得所养，故能疗如上诸症也。血虚则肝无所养，益阴补血，故能养肝气。入肺肾补不足，故又能益气，以肺主气，肾纳气也。"

【现代研究】　本品主要含有明胶、蛋白质、赖氨酸、组氨酸、精氨酸、苏氨酸、丝氨酸、谷氨酸、脯氨酸、甘氨酸、丙氨酸、蛋氨酸、亮氨酸、异亮氨酸等成分。阿胶可通过改变细胞基因表达，诱导肿瘤细胞凋亡；阿胶可有效延缓疲劳的产生、提高机体组织对疲劳的耐受力。此外，阿胶还有补血造血、保护卵巢、修复耳蜗损伤、防治哮喘、增强免疫力、抗衰老、促进骨愈合等作用。

何首乌

本品为蓼科植物何首乌的成熟块根。经加工炮制后称为制首乌。味苦、甘、涩，性微温。归肝、肾经。煎剂用量 10 ~ 30g。

【功效】制用：补益精血。生用：解毒，截疟，润肠通便。

【眼科应用】

补肝益肾：用于肝肾亏虚、精血不足之眼病，兼有腰膝酸软、须发早白者。常与熟地黄、枸杞子等药配伍。

滋补肝血：用于肝血不足，目失濡养，面色萎黄，夜盲，青盲，圆翳内障。常与枸杞子、当归等药配伍。

养血祛风：用于血虚生风或肝风上扰之眼病。常与天麻、钩藤等药配伍。

【文献选录】

《本草纲目》曰："此物气温味苦涩，苦补肾，温补肝，涩能收敛精气，所以能养血益肝，固精益肾，健盘骨，乌髭发，为滋补良药。"

《本草蒙筌》曰："主瘰疬痈疽，疗头面风疹。"

《雷公炮制药性解》曰："消瘰疬，散痈肿，疗五痔，止肠风，乌须发，美容颜，补劳瘦，助精神，长肌肉，坚筋骨，添精髓，固腰膝，除风湿，明眼目，及治妇人产后带下诸血。"

【现代研究】　本品主要含有卵磷脂、大黄酚、大黄素、大黄素甲醚、大黄酸、食用大黄苷、胡萝卜苷、拟石黄衣醇、二苯乙烯苷、何首乌丙素、儿茶素、β-谷甾醇等成分。何首乌的醇提物对金黄色葡萄球菌、四联球菌和大肠埃希菌显示出较强的抑制活性，水提物对金黄色葡萄球菌和荧光假单胞菌显示出一定的抑制活性；何首乌乙醇提取物可明显抑制致炎动物的局部肿胀程度，降低血管通透性；何首乌的蒽醌类成分能够产生泻下的作用效果，抑制对脂质的吸收，加速胆汁酸从肠道排出。此外，何首乌还具有抗衰老、提高免疫力、保护神经、抗癌抗诱变、保护心肌、兴奋肾上腺皮质功能、治疗脱发及乌发等作用。

白芍

本品为毛茛科多年生植物芍药的干燥根。味苦酸，性微寒。归肝、脾经。煎剂用量为6~15g。不宜与藜芦同用。

【功效】 养血敛阴，柔肝止痛，平抑肝阳。

【眼科应用】

养血敛阴：用于阴血不足，内障目昏，青盲，夜盲，白涩症。常与熟地黄、当归等药配伍。

柔肝止痛：用于血虚肝旺、肝气不和所致的胞轮振跳，眼珠胀痛，眉棱骨痛等。常与当归、柴胡等药配伍。

【文献选录】

《雷公炮制药性解》曰："主怒气伤肝，胸腹中积聚，腰脐间瘀血，腹痛下痢，目疾崩漏，调经安胎。赤者专主破血利小便，除热明眼目。"

《本草通玄》曰："泻肝安神，收胃止泻，实腠理，和血脉。痢疾腹痛，脾虚中满，胎产诸疾，退热除烦，明目，敛疮口。"

《本草备要》曰："白芍治鼻衄目涩，肝血不足。赤芍药主治略同，尤能泻肝火，散恶血，治腹痛坚积，血痹疝瘕（邪聚外肾为疝，腹内为瘕），经闭肠风，痈肿目赤（皆散泻之功）。"

《冯氏锦囊秘录》曰："白芍药，专入脾经血分，能泻肝家火邪，补劳退热，除烦益气，泻肝安脾，明目安胎，收胃气，敛阴气。"

《日华子本草》曰："治头痛，明目，目赤胬肉。"

【现代研究】 本品主要含有芍药苷、牡丹酚、芍药花苷、芍药内酯苷、氧化芍药苷、苯甲酰芍药苷、芍药吉酮、羟基芍药苷、苯甲酸、倍单宁、β-谷甾醇等成分。白芍能明显降低小鼠毛细血管通透性，减少炎性渗出；白芍煎剂对多种常见致病菌均有不同程度的抑制作用，酊剂能抑制铜绿假单胞菌。此外，白芍有解除腹部痉挛作用，对胃、肠管、子宫平滑肌均有抑制或解痉作用；并有解热，镇痛，镇静和抗惊厥的作用；还有抗溃疡、对多种致病菌及某些病毒有抑制作用等。

（三）补阴药

本类药大多味甘或咸，性偏凉。具有润肺益胃，滋补肝肾、养阴增液作用。用于阴分不足之眼病。常见肺阴虚、肺胃阴虚、肝肾阴虚、肾阴虚之证。肺胃阴虚证，症见眼干不舒，眨目频繁，白睛溢血，白睛有小泡隆起，以及热病后目系病变，并兼有鼻干咽燥，口渴咳嗽等；肝肾阴虚证，症见冷泪长流，眼部干涩，视物模糊，不耐久视，以及某些眼病恢复期，可兼有腰膝酸软，头昏耳鸣等。本类药大多有一定滋腻性，脾胃虚弱，痰湿内阻，腹满便溏者慎用。

沙参

本品有南北之分，南沙参为桔梗科沙参属植物轮叶沙参或杏叶沙参的干燥根；北沙参为伞形科植物珊瑚菜的根。两者性味基本相同。味甘，性微寒。归肺、胃经。煎剂用量为9~15g。不宜与藜芦同用。

【功效】 养阴清肺，益胃生津。南沙参还有补气，化痰。

【眼科应用】

养阴清肺，益胃生津：用于肺热阴伤所致的眼干涩、白睛红赤色淡、泪液减少，以及热病后期肺胃阴伤之眼病。常与麦冬、石斛等药配伍。

【文献选录】

《本草正》曰："能养肝气，治多眠，除邪热，益五脏阴气，清肺凉肝，滋养血脉，散风热瘙痒、头面肿痛，排脓消肿，长肌肉，止惊烦，除疝痛。"

《本草从新》曰："和中明目。主咳嗽消渴强中。"

《玉楸药解》曰："清肺气，生肾水，涤心胸烦热，凉头目郁蒸。"

【现代研究】 北沙参主要含有补骨脂素、佛手柑内酯、异欧前胡素、欧前胡素、新香豆素苷、芸香苷、丁香苷、柠檬油精、槲皮素、芦丁、斯巴醇、辛酸丙酯等成分。北沙参中的法卡林二醇具有很强的抗革兰阳性菌活性；北沙参的水提取物和有机溶剂提取物均有显著抑制过氧化物的生成；北沙参还具有抑制血栓素 A_2 生成、促进前列环素生成。此外，北沙参还具有抑制酪氨酸酶活性、抗突变、抗肿瘤、镇咳祛痰、增强免疫力等作用。

南沙参主要含有南沙参多糖、β-谷甾醇、β-谷甾醇棕榈酰酯、胡萝卜苷、棕榈酰胡萝卜苷、蒲公英萜酮、羽扇豆烯酮、木栓酮、羽扇豆烯醇醋酸酯等成分。沙参水浸剂对奥杜益小芽胞癣菌、羊毛状小芽胞癣菌有抑制作用；南沙参还具有增强免疫力、抗辐射、抗肿瘤、抗衰老、改善学习记忆障碍、清除自由基、保肝、强心、祛痰等作用。

麦冬

本品为百合科植物的干燥块根。味甘、微苦，性微寒。归胃、肺、心经。煎剂用量为6~12g。

【功效】 养阴润肺，益胃生津，清心除烦。

【眼科应用】

养阴润肺：用于阴虚肺燥所致的白睛溢血，白睛有泡隆起，眼干涩，眵干而硬等。常与沙参、百合等药同用。亦治肺肾阴虚所致的眼部反复少量出血。

益胃生津、清心除烦：用于阴虚眼病，兼有心烦不眠、口渴欲饮者。常与石斛、天花粉等药同用。

【文献选录】

《秘传眼科七十二症全书》曰："清心，除肺热，解烦渴，明目，生津。"

《本草备要》曰："明目悦颜（益水清火）。"

《增广和剂局方药性总论》曰："主心腹结气，伤中伤饱，胃络脉绝，羸瘦短气，身重目黄，心下支满，虚劳客热，口干烦渴。"

【现代研究】　本品主要含有沿阶草皂苷 A、B、C、D，β－谷甾醇，氨基酸，维生素 A，甲基麦冬黄烷酮 A、B，果糖，水杨酸，香草酸，谷氨酸酚等成分。麦冬粉对白色葡萄球菌、枯草杆菌、大肠埃希菌及伤寒杆菌等均有较强的抑制作用；川麦冬多糖能显著降低四氧嘧啶引起的糖尿病小鼠的空腹血糖和提高血清胰岛素水平；短葶山麦冬具有显著体内外抗炎活性。此外，麦冬还具有抗肿瘤、增强免疫力、抗心肌缺血等作用。

天冬

本品为百合科植物天冬的块根。味甘、苦，性寒。归肺、肾、胃经。煎剂用量为 6~12g。

【功效】　养阴润燥，清肺生津。

【眼科应用】

养阴清肺：用于肺阴不足，眼干涩，赤丝虬脉，金疳。常与麦冬、生地黄等药配伍。

养阴生津：用于肺胃阴虚，口干欲饮，或多饮多尿，视物昏花。常与石斛、天花粉等药配伍。

养阴补肾：用于肾阴不足，视一为二，视物昏花。常与山药、熟地黄等药配伍。

【文献选录】

《药性论》曰："主肺气咳逆，喘息促急，除热通肾气，疗肺痿生痈吐脓，治湿疥，止消渴。"

《本草纲目》曰："润燥滋阴，清金降火。"

【现代研究】　本品主要含有天冬素，氨基酸，新酮糖，天冬多糖 A、B、C、D，菝葜皂苷元，多糖蛋白，葡萄糖，果糖，鼠李糖，β－谷甾醇，胡萝卜苷，棕榈酸等成分。天冬水提物可以通过抑制 IL－1 的分泌从而抑制 TNF－α 的分泌，并且天冬水提物对中枢神经系统有一定的抗炎活性；天冬降糖胶囊能明显降低四氧嘧啶高血糖小鼠的血糖，并对四氧嘧啶引起的胰岛损伤具有保护作用。此外，天冬还具有抗氧化、延缓衰老、镇咳、祛痰、降血压等作用。

玉竹

本品为百合科植物玉竹的干燥根茎。味甘，性微寒。归肺、胃经。煎剂用量为 6~12g。

【功效】　养阴润燥，生津止渴。

【眼科应用】

养阴润燥：用于肺经燥热，干咳无痰，赤丝虬脉，白睛小泡结节。常与沙参、麦冬等药配伍。

养胃生津：用于胃阴不足，津伤口渴，多饮多尿，目昏内障，眼内干涩。常与麦冬、天花粉等药配伍。

【文献选录】

《本草正义》曰："主目痛、眦烂、泪出，则息风退热之力。"

《本草经集注》曰："心腹结气，虚热、湿毒，腰痛，茎中寒，及目痛眦烂泪出。"

《本草纲目》曰："主风淫四末，两目泪烂。"

《本草征要》曰："养肝而理眦伤泪出。"

《本草易读》曰："目赤涩痛，同当归、赤芍、黄连煎洗。眼花赤痛，少佐薄荷、生姜煎服。"

《本草新编》曰："治腰脚冷痛，定狂止惊，眼目流泪，风淫手足，皆治之殊验。"

【现代研究】　本品主要含有螺甾烷醇类甾体皂苷、呋甾烷醇类甾体皂苷、铃兰苦苷、槲皮素、高异黄烷酮、果糖、甘露糖、半乳糖醛酸、葡萄糖、十六酸等成分。玉竹总皂苷对四氧嘧啶高糖小鼠具有降血糖的作用；玉竹30%乙醇提取物对内毒素诱导内毒素血症小鼠具有保护作用；玉竹具有增强环磷酰胺造成免疫抑制模型小鼠免疫作用的功能。此外，玉竹还具有抗氧化、抗衰老、抗肿瘤、抑制血栓形成等作用。

百合

本品为百合科植物百合或细叶百合的干燥肉质鳞叶。味甘，性微寒。归肺、心、胃经。煎剂用量为6～12g。

【功效】　养阴润肺，清心安神。

【眼科应用】

养阴润肺：用于肺阴不足，眼内干涩，白睛干燥，金疳，赤丝虬脉。常与麦冬、沙参等药配伍。

【文献选录】

《神农本草经疏》曰："味甘，平，无毒。主邪气腹胀心痛，利大小便，补中益气，除浮肿胪胀，痞满寒热，通身疼痛，及乳难喉痹，止涕泪。"

《本草征要》曰："保肺止咳，驱邪定惊。耳聋耳痛，百合诸病。止涕泪多，利大小便。"

《得配本草》曰："甘、苦、平。入手太阴及手少阴经。润肺宁心，清热止嗽，利二便，除浮肿，疗虚痞，退寒热，定惊悸，止涕泪，治伤寒百合病。"

【现代研究】　本品主要含有甾体皂苷，对香豆酸，阿魏酸，绿原酸，没食子酸，香草酸，丁香酸，百合皂苷1、2，麦冬皂苷D，薯蓣皂苷等成分。百合多糖可剂量依耐性地降低四氧嘧啶致高血糖小鼠的血糖浓度；卷丹提取物可显著减缓香烟烟雾暴露下小鼠的体重降低，并抑制巨噬细胞和中性粒细胞向气道的浸润；百合膳食纤维可减缓肥胖大鼠体重增长，剂量依赖性地降低血清中总胆固醇、甘油三酯、低密度脂蛋白含量。此外，百合还具有止咳、祛痰、平喘、抗抑郁、抗氧化、抗肿瘤、增强免疫力等作用。

石斛

本品为兰科植物环草石斛、马鞭石斛、黄草石斛、铁皮石斛或金钗石斛的新鲜或干燥根茎。味甘，性微寒。归胃、肾经。煎剂用量为 6～12g，鲜品加倍，15～30g。

【功效】益胃生津，滋阴清热。

【眼科应用】

益胃生津：用于津伤口渴，多饮多尿，眼内干涩，视物昏花。常与天花粉、玉竹等药配伍。或用于热病伤阴，久病阴虚内热所致的眼病。常与生地黄、麦冬等药配伍。

滋阴退障：用于阴虚内障，年老体弱，圆翳内障，视物昏花。常与枸杞子、熟地等药配伍。

滋阴补肾：用于肾虚眼前黑花，青盲，夜盲。常与菟丝子、楮实子等药配伍。

滋阴平肝：用于肝阳偏亢，瞳孔渐大，视物日昏。常与牛膝、蒺藜等药配伍。

【文献选录】

《秘传眼科七十二症全书》曰：“石斛，味辛，性寒，明盲目。”

《纲目拾遗》曰：“清胃除虚热，生津，已劳损，以之代茶，开胃健脾。”

【现代研究】　本品主要含有石斛碱、倍半萜苷、黄酮苷、苯并素苷、三萜苷、异甘草苷、胡萝卜苷、玫瑰石斛素、鼓槌联苄、香草醛、对羟基苯甲醛、罗布麻宁、丁香醛、丁香酸等成分。石斛对金黄色葡萄球菌、大肠埃希菌、肺炎链球菌等有良好的杀菌能力；金钗石斛提取液可以抑制糖性白内障的关键酶醛糖还原酶和延缓半乳糖性白内障；石斛通过双向调节胰岛 α、β 细胞分泌的激素水平来发挥降血糖作用；石斛中的菲类化合物具有抗炎作用。此外，石斛还具有抗疲劳、抗氧化、抗肿瘤、保肝、降血压、降血脂等作用；而石解夜光丸则多用于治疗青盲、暴盲、视瞻昏渺、云雾移睛等内障眼病。

枸杞子

本品为茄科植物宁夏枸杞的果实。味甘，性平。归肝、肾经。煎剂用量为 6～15g；或入丸、散。

【功效】滋补肝肾，益精明目。

【眼科应用】

滋补肝肾：枸杞子平补阴阳、亦能补血，用于肝肾不足所致的内外障眼病。常配菊花、熟地黄等药配伍。

补肝退翳：用于老年体弱，肝肾虚弱，圆翳内障，视物昏花。常与熟地黄、生地黄、石决明等药配伍。

补肝止泪：用于肝虚流泪，冷泪长流，迎风更甚，视物昏暗。常与玉竹、蒺藜、菊花等药配伍。

【文献选录】

《本草蒙筌》曰："明耳目安神，耐寒暑延寿。添精固髓，健骨强筋。"

《本草易读》曰："滋肾润肺，益精明目。"

《雷公炮制药性解》曰："明眼目，补劳伤，坚筋骨。"

《本草通玄》曰："补肾益精，水旺则骨强，而消渴目昏、腰疼膝痛无不愈矣。"

《甄氏方》曰："治内损不足，精元失守，以致骨髓空虚，腰脊无力，血亏眼花，虚蒙昏涩。"

《本草经解》曰："治肾虚目暗。"

《得配本草》曰："疗痘风眼，止阴虚腰痛，疗肝虚目暗。"

《本草详节》曰："主去虚劳，补精气，滋肾润肺，心病嗌干，心痛，渴而引饮，肾消，明目。"

《调疾饮食辨》曰："为强阴益精，补血明目之要药。"

【现代研究】 本品主要成分为枸杞多糖、维生素、类胡萝卜素、氨基酸、甜菜碱、颠茄碱、天仙子胺、蜂花酸、豆蔻酸、棕榈酸等成分。枸杞子中含有丰富的类胡萝卜素，具有养肝明目功能；枸杞多糖对胰岛细胞产生一定的保护作用，从而有效调节血糖平衡。此外，枸杞子还具有增强免疫力、抗衰老、保护肝脏、降血压、降血脂、提高生殖能力等作用。

女贞子

本品为木犀科植物女贞的干燥成熟果实。味甘、苦，性凉。归肝、肾经。煎剂用量为 6 ~ 12g；或入丸、散。

【功效】 滋补肝肾，乌须明目。

【眼科应用】

滋补肝肾：与枸杞子、楮实子等药同用，治肝肾阴虚之眼病。本品善治阴虚内热证，常配墨旱莲，用于阴虚内热所致的眼内出血、视物不清等。

【文献选录】

《本草征要》曰："滋肝阴以明目，益肾阴以聪耳……治头目昏疼，祛血凝热肿。"

《本草正》曰："亦清肝火，可以明目、止泪。"

《本草备要》曰："甘苦而平。少阴之精，隆冬不凋。益肝肾，安五脏，强腰膝，明耳目，乌髭发，补风虚，除百病。"

《本草害利》曰："苦甘凉，益肝肾，补中，黑须发，明目，养精神。"

《本草便读》曰："入肾脏以益阴。目昏复见。达下焦而退热。发白重乌。女贞子即冬青树之子。色紫黑。味甘苦平。此树凌冬不凋。禀少阴之精。故能入肾益阴。水足则目明热退。"

【现代研究】 本品主要含有棕榈酸、熊果酸、女贞苷、特女贞苷、新女贞子苷、毛蕊花苷、大黄素甲醚、β-谷甾醇、胡萝卜苷、柚皮素、槲皮素等成分。女贞子浸出液对白色葡萄球菌、金黄色葡萄球菌、乙型链球菌、甲型链球菌、变形杆菌、铜绿假单胞菌、枯草芽胞杆菌、大肠埃希菌等均有一定的抑制作用；女贞子可以减少神经细胞的凋亡，保护神经；女贞子中的齐墩果酸能抑制肝糖原的分解及流失，从而控制血糖。此外，女贞子还具有增强免疫力、保肝、抗氧化衰老、抗癌、强心等作用。

墨旱莲

本品为菊科植物鳢肠的干燥地上部分，又名旱莲草。味甘、酸，性寒。归肾、肝经。煎剂用量为 6～12g；或入丸、散。

【功效】 滋补肝肾，凉血止血。

【眼科应用】

补益肾阴：用于肾阴亏损，以及肾虚有热之眼病，兼有腰膝酸痛。常与枸杞子、女贞子等药配伍。

凉血止血：用于阴虚火旺，迫血妄行所致的眼内出血。常与女贞子、生地黄等药配伍。

【文献选录】

《本草纲目》曰："乌须发，益肾阴。"

《本草正义》曰："鳢肠，入肾补阴而生长毛发，又能入血，为凉血止血之品。"

【现代研究】 本品主要含有蒲公英赛烷型三萜、齐墩果烷型三萜皂苷、旱莲苷 A-D、呋喃型香豆素、芹菜素、槲皮素、蒙花苷、单噻吩、豆甾醇、β-谷甾醇、胡萝卜苷等成分。墨旱莲水煎剂对多种致炎剂引起的组织水肿和炎症渗出导致的急性毛细血管通透性增高，以及慢性炎症均有明显的抑制作用；墨旱莲能促进毛细血管收缩、缩短出血与凝血时间。此外，墨旱莲还具有保肝、抗氧化、降血脂、抗蛇毒、增强免疫功能、抗诱变等作用。

桑椹

本品为桑科植物桑的干燥果穗。味甘、酸，性寒。归肝、肾经。煎剂用量为 9～15g。

【功效】 滋阴补血，生津润燥。

【眼科应用】

滋补肝肾：用于肝肾阴虚，头昏耳鸣，须发早白，眼珠干涩，视物昏花。常与何首乌、女贞子等药配伍。

滋补肝血：用于肝血不足，青盲，夜盲，视瞻昏渺，萤星满目。常与熟地黄、当归、白芍等药配伍。

生津润燥：用于津液亏虚，口渴引饮，视物昏花。常与石斛、天花粉等药配伍。

【文献选录】

《滇南本草》曰："桑椹子，味甘、酸。益肾脏而固精，久服黑发明目。"

《本草撮要》曰："安魂镇神，聪耳明目。"

《养生通论》曰："桑椹补五脏，明耳目，利关节，和经脉，通血气。"

《中医辞典·名药》曰："用于头晕、目眩、耳鸣，心悸、头发早白，血虚便秘。津伤口渴，内热消渴。"

【现代研究】 本品主要含有芸香苷，花青素，芦丁，胡萝卜苷，桑色素，磷脂酰胆碱，溶血磷脂酰胆碱，磷脂酰乙醇胺，氨基酸，维生素 A、B、C，水杨酸等成分。桑椹子对高脂血症大鼠具有显著的降脂、抗动脉粥样硬化作用；桑椹子可以显著降低高血糖大鼠血糖水平。此外，还具有提高造血功能、增强机体免疫力、抗氧化、延缓衰老、降低红细胞膜 $Na^+ - K^+ - ATP$ 酶的活性。

楮实子

本品为桑科植物构树的干燥成熟果实。味甘，性寒。归肝、肾经。煎剂用量为 6~10g；或入丸、散。

【功效】 滋肾，清肝，明目，利尿。

【眼科应用】

滋补肝肾：用于肝肾阴虚之眼病。常与枸杞子、女贞子等药配伍。

清肝退翳：常与决明子、青葙子等药同用，治肝热生翳，亦治小儿翳眼。兼有眼部水肿、小便不利者尤宜。

【文献选录】

《本草新编》曰："阴痿能强，水肿可退，充肌肤，助腰膝，益气力，补虚劳，悦颜色，轻身壮筋骨，明目，久服滑肠。"

《得配本草》曰："入足太阴经气分。益颜色，充肌肤，利阴气，通九窍，逐水明目。"

《杂著·本草详节》曰："主起阴痿，除水肿，益气，明目。"

【现代研究】 本品主要含有胡萝卜苷棕榈酸酯、胡萝卜苷、氨基酸、壬二酸、β-谷甾醇、蔗糖、棕榈酸甲酯、棕榈酸乙酯等成分。楮实子通过提高血中高密度脂蛋白水平和体内超氧化物歧化酶活性，直接淬灭体内过多的过氧化脂质，降低血中总胆固醇和三酰甘油水平；楮实子还具有促进记忆、增强免疫、抗氧化、抗肿瘤等作用。

黄精

本品为百合科植物滇黄精、黄精或多花黄精的干燥根茎。味甘，性平。归肺、脾、肾经。煎剂用量为 9~15g；或入丸、散。

【功效】 养阴补气，健脾，润肺、益肾。

【眼科应用】

滋肾润肺：用于肺肾阴虚，口渴咽干，干涩昏花，视惑易色。常与熟地黄、山药、石斛等药配伍。

补脾益气：用于脾胃气虚，青盲、夜盲。常与山药、党参、归当等药配伍。

【文献选录】

《圣惠方》曰："治精神不足，肝虚目暗，毛发憔槁，足膝乏力，并大风癞疮，一切顽疾，偏痹不愈，总能治之。"

《本草撮要》曰："味甘，入足太阴阳明经。功专补诸虚，安五脏。得枸杞补精益气，得蔓荆养肝明目。"

【现代研究】　本品主要含有黄精多糖，黄精低聚糖，黄精皂苷 A、B，异甘草素，甘草素，乌苏酸型五环三萜皂苷积雪草苷，羟基积雪草苷，人参皂苷等成分。黄精多糖对大肠埃希菌、沙门菌、金黄色葡萄球菌及蜡样芽胞杆菌均表现出一定的抑制效果；黄精多糖可显著降低实验性糖尿病鼠血糖和血清糖化血红蛋白浓度；黄精多糖可降低小鼠血中总胆固醇、三酰甘油含量。此外，黄精还具有预防骨质疏松症、抗肿瘤、强心、抗氧化、抗衰老、增强免疫力、抗抑郁、改善记忆功能等作用。黄精多糖滴眼液可有效治疗单纯疱疹病毒性角膜炎；黄精多糖眼药水能消除兔模型结膜充血、水肿、分泌物增加等局部症状。

鳖甲

本品为鳖科动物的背甲。味甘、咸，性寒。归肝、肾经。煎剂用量为 9～24g；或入丸、散。

【功效】　滋阴潜阳，退热除蒸，软坚散结。

【眼科应用】

滋阴清热：用于阴虚内热，干涩昏迷花，青盲。常与知母、玄参等药配伍。

软坚散结：用于视网膜增殖机化。常与昆布、海藻等药配伍。

【文献选录】

《本草汇言》曰："鳖甲，除阴虚热疟，解劳热蒸骨之药也。"

《本草新编》曰："鳖甲善能攻坚，又不损气，阴阳上下有痞滞不除者，皆宜用之。"

【现代研究】　本品主要含有动物胶、骨胶原、氨基酸、碳酸钙、磷酸钙、角蛋白、碘、维生素 D、氨基半乳糖、氨基葡萄糖、甘露糖、半乳糖醛酸等成分。复方鳖甲软肝片高、中、低 3 种剂量均能够降低高脂饲料大鼠血中总胆固醇水平，升高高密度脂蛋白水平，减少脂肪的吸收，促进脂肪的代谢；鳖甲提取物对体外生长的小鼠腹水肉瘤细胞 S180、肝癌细胞 H22 和小鼠肺癌细胞 Lewis 有抑制作用；鳖甲还具有增强免疫力、预防辐射损伤、抗疲劳、抗突变、抗肝纤维化、补血作用、增加骨密度等作用。

（四）补阳药

本类药物味多甘、辛、咸，性多温热，具有温补肾阳作用。用于阳气不足之眼病。常见肾阳不足、脾肾阳虚之证，症见胞睑水肿、冷泪长流、视物模糊，兼腰膝酸冷、遗精尿频等。本类药物性多温燥，易助火伤阴，故对阴虚火旺者忌用。

补骨脂

本品为豆科植物补骨脂的干燥成熟果实。味苦、辛，性温。归肾、脾经。煎剂用量为 5~15g。

【功效】 补肾壮阳，固精缩尿，温脾止泻，纳气平喘。

【眼科应用】

补肾壮阳：用于肾阳不足之眼病，兼腰膝酸冷、遗精尿频。常与菟丝子、杜仲等药配伍。

温脾止泻：用于脾肾阳虚五更腹泻，目昏内障。常与吴茱萸等药配伍。

【文献选录】

《证类本草》曰："兴阳事，治冷劳，明耳目。"

《神农本草经疏》曰："凡病阴虚火动，阳道妄举，梦遗，尿血，小便短涩，及目赤，口苦，舌干，大便燥结，内热作渴，火升目赤，易饥嘈杂，湿热成痿，以致骨乏无力者，皆不宜服。"

《本草择要纲目》曰："五痨七伤，男子腰疼，时冷，妇人血气，堕胎，兴阳事，明耳目，治肾泄，通命门。"

《奇效良方》曰："弥久则延年益气，悦心明目，补添筋骨。"

《本草简要方》曰："敛精神，明耳目，暖丹田，壮元阳，疗肾泄，及五劳七伤。"

【现代研究】 本品主要含有补骨脂素、异补骨脂素、8-甲氧补骨脂素、白芷素、补骨脂定、异补骨脂定、双羟基异补骨脂定、补骨脂香豆雌烷、槐属香豆雌烷等成分。补骨脂乙醇提取物对耐甲氧西林葡萄球菌有显著的生长抑制作用；补骨脂可抑制白菜黑斑病菌、黑曲霉、尖孢镰刀菌和小麦纹枯病菌的菌丝生长；补骨脂提取物具有显著的抗肿瘤活性；补骨脂还具有抗丝虫活性、抗氧化、抗抑郁、护肝、抗骨质疏松症、平喘、提高免疫力、降血脂、降血糖、抗血小板凝集等活性。

菟丝子

本品为旋花科植物菟丝子的干燥成熟种子。味辛、甘，性平。归肾、肝、脾经。煎剂用量为 6~20g；或入丸、散。

【功效】 补肾益精，养肝明目，止泻，安胎。

【眼科应用】

补肾益精、养肝明目：用于肝肾不足所致的慢性眼病。常与楮实子、枸杞子等药配伍。

【文献选录】

《神农本草经》曰："味辛，平。主续绝伤，补不足，益气力，肥健。汁去面皯，久服，明目、轻身、延年。"

《本草蒙筌》曰："肥健肌肤，坚强筋骨。服之久久，明目延年。"

《神农本草经疏》曰："久服明目轻身延年者，目得血而能视，肝开窍于目，瞳子神光属肾，肝肾实则目自明，脏实精满则身自轻，延年可必矣。"

《神农本草经》曰："称为续绝伤，益气力，明目精，皆由补肾养肝，温理脾胃之征验也。"

《本草新编》曰："益气强阴，补髓添精，止腰膝疼痛，安心定魂，能断梦遗，坚强筋骨，且善明目。"

《本草备要》曰："祛风明目，补卫气，助筋脉，益气力，肥健人。"

《本草从新》曰："寒血为积，祛风明目，止泻进食。"

《得配本草》曰："治梦交泄精，尿血余沥，赤白带浊，腰疼膝冷，去风明目，止泻固精。"

《本草简要方》曰："治目眩耳聋。"

《圣惠方》记载验方："肝伤目暗：菟丝子三两。酒浸三日，曝干为末，鸡子白和丸梧子大。空心温酒下二十丸。"

【现代研究】 本品主要含有山柰酚、槲皮素、金丝桃苷、紫云英苷、新芝麻脂素、软脂酸、硬脂酸、花生酸等成分。菟丝子对大鼠半乳糖性白内障具有延缓和治疗作用；菟丝子提取物对神经细胞凋亡有延缓或抑制作用；菟丝子具有增强生殖系统功能、保肝、强心、降血压、抗动脉粥样硬化、抗氧化、提高免疫力等。

沙苑子

本品为豆科植物扁茎黄芪的干燥成熟种子，又名沙苑蒺藜、潼蒺藜。味甘，性温。归肝、肾经。煎剂用量为 10～20g；或入丸、散。

【功效】 补肾固精，养肝明目。

【眼科应用】

补益肝肾：用于肝肾不足之眼病。常与菟丝子、枸杞子等药配伍。

退翳明目：用于圆翳内障，视物昏花。常与女贞子、楮实子等药配伍。

养肝止泪：用于肝虚冷泪，时流不止，迎风更甚。常与枸杞子、白芷等药配伍。

【文献选录】

《本草征要》曰："补肾止遗，强阴益精。目昏腰痛，带下尿频。"

《本草汇言》曰："补肾涩精之药也。其气清香，能养肝明目，润泽瞳仁，色黑象肾，能补肾固精，强阳有子，不烈不燥，兼止小便遗沥，乃和平柔润之剂也。"

《要药分剂》曰："沙苑蒺藜可明目。"

《本草从新》曰："补肾，强阴，益精明目。"

【现代研究】　本品主要含有氨基酸、脂肪酸、沙苑子多糖、β-谷甾醇、紫云英苷、沙苑子苷、胡萝卜苷、土麻苷、异槲皮苷等成分。沙苑蒺藜水煎剂可显著延长小鼠痛反应潜伏期；沙苑蒺藜能显著抑制甲醛性、角叉菜胶、组胺引起的关节肿和炎性肉芽肿的形成；沙苑蒺藜黄酮类成分能有效降低血中甘油三酯含量。此外，沙苑蒺藜还有改善血液流变学、降血压、保肝、增强免疫力等作用。

益智仁

本品为姜科植物益智的干燥成熟果实。味辛，性温。归肾、脾经。煎剂用量为3~10g。

【功效】　暖肾固精缩尿，温脾开胃摄涎。

【眼科应用】

补肾固精：用于肾虚遗精，夜尿频繁，视物昏花，夜视罔见。常与菟丝子、熟地黄等药配伍。

【文献选录】

《本草拾遗》曰："治遗精虚漏，小便余沥。"

《医学启源》曰："治脾胃中寒邪，和中益气。"

【现代研究】　本品主要含有益智酮甲、益智酮乙、益智醇、益智新醇、白杨素、杨芽黄素、伊砂黄素、β-谷甾醇、胡萝卜苷、豆甾醇、香橙烯等成分。益智仁水提取物能够抑制局部缺血造成的神经元细胞凋亡；益智仁水提物可用于治疗非特异性过敏性疾病；益智仁挥发油对大肠埃希菌、金黄色葡萄球菌和铜绿假单胞菌均有明显的抑制作用；益智仁还具有提高学习记忆能力、抗氧化、抗衰老、抗肿瘤、抗应激、强心、抑制肌肉收缩、杀虫活性等作用。

肉苁蓉

本品为列当科植物肉苁蓉的干燥带鳞叶的肉质茎。味甘、咸，性温。归肾、大肠经。煎剂用量为10~15g。

【功效】　补肾助阳，润肠通便。

【眼科应用】

补肾壮阳：用于肾阳亏虚，阳痿精冷，腰膝酸软，视力缓降，视物昏暗，眼前黑花。常与菟丝子、枸杞子等药配伍。

润肠通便：用于老年阴亏，大便干结。常与火麻仁、生地黄等药配伍。

【文献选录】

《神农本草经》曰："养五脏，强阴，益精气。"

《本草汇言》曰："养命门，滋肾气，补精血之药也。"

【现代研究】　本品主要含有肉苁蓉苷A-I、松果菊苷、红景天苷、海胆苷、麦角甾苷、类叶升麻苷、异类叶升麻苷、毛蕊花糖苷等成分。肉苁蓉具有增强生物体特异性和非特异性免疫功能；肉苁蓉对神经细胞凋亡具有抑制作用；肉苁蓉还具有通便、延缓衰老、抗氧化以及雄性激素样作用等。

杜仲

本品为杜仲科植物杜仲的干燥树皮。味甘，性温。归肝、肾经。煎剂用量为10~15g。

【功效】补肝肾，强筋骨，安胎。

【眼科应用】

补肝肾，强筋骨：用于肝肾不足之眼病，兼有腰膝酸软，阳痿尿频用之更佳。常与菟丝子、肉苁蓉等药配伍。

补肝降压：用于肾虚血压升高，头痛头晕，视物昏花。常与牛膝、钩藤等药配伍。

【文献选录】

《神农本草经》曰："主腰脊痛，补中益精气，坚筋骨，强志，除阴下痒湿，小便余沥。"

《玉楸药解》曰："益肝肾，养筋骨，去关节湿淫。"

【现代研究】　本品主要含有双环氧木脂素、单环氧木脂素、新木脂素、倍半木脂素、京尼平苷酸、杜仲素A、橄榄素、柑桔素B、绿原酸等成分。杜仲可通过诱导血管内皮产生舒血管物质、内皮依赖性超极化因子来达到降压的功效；杜仲多糖能有效降低四氧嘧啶致糖尿病小鼠的血糖；杜仲的95%乙醇提取物具有抗鲍氏不动杆菌、金黄色葡萄球菌和真菌（烟曲霉菌）的作用；杜仲还具有降脂、抗骨质疏松、保护神经、抗氧化、保肝利胆、增强免疫力等作用。

续断

本品为川续断科植物川续断的干燥根。味辛、苦，性微温。归肝、肾经。煎剂用量为9~15g；或入丸、散。

【功效】补益肝肾，强筋健骨，止血安胎，疗伤续折。

【眼科应用】

补益肝肾：用于肝肾不足，腰膝酸软，目昏内障。常与杜仲、牛膝等药配伍。

疗伤续折：用于眼外伤，眶骨折伤，瘀血疼痛。常与乳香、没药等药配伍。

【文献选录】

《本草汇言》曰："续断，补续血脉之药也，大抵所断之血脉非此不续，所伤之筋骨非此不养，所滞之关节非此不利，所损之胎孕非此不安，久服常服，能益气力，有补伤生血之效，补而不滞，故女科、外科取用恒多也。"

《本草经疏》曰："为治胎产、续绝伤、补不足、疗金疮、理腰肾之要药也。"

《神农本草经》曰："主伤寒，补不足，金疮痈伤。折跌，续筋骨，妇人乳难。"

【现代研究】　本品主要含有三萜皂苷、生物碱类、环烯醚萜、挥发油等成分。

有降低组织呼吸作用的基础代谢，提高氧利用率，增强心肌代谢应激能力，能减少自由基对机体的损伤，具抗氧化作用；有抗维生素 E 缺乏症，有止血、镇痛作用，能促进脓疡排脓及组织再生，促进成骨细胞的增殖作用等。此外，还有抗炎、抗过敏、抗衰老和免疫功能、离体和在体子宫增重等作用。

巴戟天

本品为茜草科植物巴戟天的干燥根。味甘、辛，性微温。归肾、肝经。煎剂用量为 5～15g；或入丸、散。

【功效】补肾助阳，祛风除湿。

【眼科应用】

补肾助阳：用于肾阳亏虚，阳痿遗精，腰膝酸痛，头昏耳鸣，圆翳内障初期，眼前黑花，视物昏蒙，夜盲。常与肉苁蓉、菟丝子等药配伍。

补肾止泪：用于肝肾虚弱，冷泪时流，迎风更甚。常与枸杞子、白芷等药配伍。

【文献选录】

《神农本草经》曰："主大风邪气，阴痿不起，强筋骨，安五脏，补中增志益气。"

《名医别录》曰："补五劳，益精。"

《本草备要》曰："补肾益精，治五劳七伤。"

《神农本草经疏》曰："巴戟天性温属阳，故凡病相火炽盛，思欲不得，便赤口苦，目昏目痛，烦躁口渴，大便燥闭，法咸忌之。"

《要药分剂》曰："凡相火炽。思欲不得。便赤口苦。目昏目痛。烦躁口渴。大便燥结者。均忌。"

【现代研究】 本品主要含有甲基异茜草素、水晶兰苷、四乙酰车叶草苷、车叶草苷、车叶草苷酸、环烯醚萜内酯、环烯醚萜苷、棕榈酸等成分。海巴戟根乙醇提取物具有一定的抗炎作用；海巴戟提取物对沙门菌、铜绿假单胞菌、金黄色葡萄球菌、克雷伯菌和大肠埃希菌有抗菌活性；巴戟天寡糖能促进小鼠海马神经细胞再生及神经元生长；巴戟天还具有助阳、保肝、抑制骨质疏松、抗肿瘤、抗抑郁、抗氧化作用等。

十五、收涩药

本类药物味多酸涩，性温或平。有敛耗散，固滑脱之功。用于久病体虚，正气不固，脏腑功能衰退所致的眼病。眼科多用于眼病兼有自汗、盗汗、久泻、遗精、尿频等症。本类药物性涩敛邪，故表邪未解、湿热内蕴者忌用。

浮小麦

本品为禾本科植物小麦未成熟的干燥颖果。味甘，性凉。归心经。煎剂用量为 15～30g；研末服 3～5g。

【功效】固表止汗，益气，除热。

【眼科应用】

益气，除热，止汗：用于更年期眼病兼有自汗、盗汗、心烦者。常与酸枣仁等药配伍。

【文献选录】

《本草蒙筌》曰："敛虚汗。"

《本草纲目》曰："益气除热，止自汗盗汗，骨蒸劳热，妇人劳热。"

【现代研究】　本品主要含有淀粉、糖类、酶类、油酸、5-二十一烷基间苯二酚、亚油酸、卵磷脂、氨基酸等成分。浮小麦具有降低高脂血症小鼠血清胆固醇及甘油三酯含量的作用；浮小麦还可以降低小鼠肝组织中脂质及过氧化脂质含量，具有保肝作用。

糯稻根

本品为禾本科植物糯稻的根茎及根。味甘，性平。归心、肝经。煎剂用量为15～30g。

【功效】固表止汗，益胃生津，退虚热。

【眼科应用】

益胃生津，止汗：用于更年期干眼兼有自汗、盗汗者。常与浮小麦、五味子等药配伍。

【文献选录】

《本草再新》曰："补气化痰，滋阴壮胃，除风湿。"

【现代研究】　本品含有多种氨基酸、山柰素、果糖、葡萄糖、小麦黄素、β-谷甾醇等成分。糯稻根具有治疗肝炎、护肝的作用。

五味子

本品为兰科植物五味子或华中五味子的成熟干燥果实。前者亦称为北五味子，后者又名南五味子。味酸、甘，性温。归肺、心、肾经。煎剂用量为3～6g；研末服为1～3g。

【功效】收敛固涩，益气生津，补肾宁心。

【眼科应用】

益气生津，补肾宁心：用于气阴两虚之眼病，兼有心烦、自汗、盗汗者。常与麦冬、太子参等药配伍。

生津止渴：用于津虚口渴，多饮多尿，视物昏花。常与天花粉、麦冬等药配伍。

【文献选录】

《本草易读》曰："敛肺滋肾，益气生津；补虚明目，强阴涩精。定喘嗽而止呕泻，除烦渴而消水肿。嗽初起脉数有火者勿用。"

《本草通玄》曰："滋肾家不足之水，收肺气耗散之金，强阴固精，止渴止泻，定喘除嗽，敛汗明目。"

《本草求真》曰："益气生津。补虚明目。"

《得配本草》曰："收瞳子之散大，敛阴阳之汗溢。"

《本草分经》曰："性温，五味俱备，酸咸为多，敛肺补肾，益气生津，涩精明目，强阴退热，敛汗止呕，宁嗽定喘，除渴止泻，夏月宜常服之以泻火而益金，北产者良。"

《本草详节》曰："主暖水脏，强阴益精，喘嗽，燥咳上气，止渴止泻，敛汗，明目，奔豚冷气，水肿，心腹气胀，止呕逆，生阴中肌。"

《医学衷中参西录》曰："其至酸之味，又善入肝，肝开窍于目，故五味子能敛瞳子散大。"

【现代研究】 本品主要含有五味子甲素、五味子乙素、五味子丙素、五味子醇甲、五味子醇乙、五味子酯甲、五味子酯乙、柠檬醛等成分。五味子具有抗菌消炎的作用，能抑制铜绿假单胞菌、葡萄球菌、肺炎球菌、伤寒杆菌、志贺痢疾杆菌等；南五味子水提取物可使正常小鼠血清总胆固醇、甘油三酯、低密度脂蛋白胆固醇降低；五味子还具有保肝、抗肿瘤、抗抑郁、镇静安眠、抗氧化与抗衰老等作用。

乌梅

本品为蔷薇科植物梅的干燥、近成熟果实。味酸、涩，性平。归肝、脾、肺、大肠经。煎剂用量为 3～10g。

【功效】 生津止渴，敛肺止咳，敛肠止泻，安蛔止痛。

【眼科应用】

生津止渴：用于津虚口渴，多饮多尿，视物昏花。常与天花粉、麦冬等药配伍。

收敛止泻：用于脾虚久泻，疳积上目。常与白术、茯苓等药配伍。

【文献选录】

《本草纲目》曰："敛肺涩肠，止久嗽泻痢。"

《神农本草经》曰："主下气，除热烦满，安心，肢体痛，偏枯不仁，死肌，去青黑痣、恶肉。"

《圣济总录》曰："治风赤及胎赤。乌梅煎点眼方乌梅（七枚）浆水（一升）古字铜钱（二七文）青盐（半两）上四味。先将乌梅入浆水内，浸七日，次将古钱每一重钱，著一重青盐，迭钱重重，填钱孔中令满足，将入火中，烧之通赤，取出去灰尘，投入前乌梅浆内，入瓷瓶子中盛，用油纸封瓶头，掘地中埋，三七日后取出，以新绵滤去滓，每以铜箸点少许，在目眦头，日三度。"

【现代研究】 本品主要含有苹果酸、柠檬酸、草酸、乙醇酸、乳酸、琥珀酸、焦精谷氨酸、甲酸、延胡索酸等成分。乌梅及其制剂在体外对大肠埃希菌、伤寒杆菌、霍乱杆菌、金黄色葡萄球菌、肺炎球菌、铜绿假单胞菌等均有抑制作用；山楂乌梅降脂茶能明显抑制高脂血症大鼠总胆固醇、甘油三酯的增高；乌梅还具有抗肿瘤、镇咳、抗生育、抗纤维化、抗结石、镇静、抗惊厥、抑制黑色素作用等。

山茱萸

本品为山茱萸科植物山茱萸的干燥成熟果肉。味酸、涩，性微温。归肝、肾经。既能益精，又可助阳，为平补阴阳之要药。煎剂用量为6~12g；或入丸、散。

【功效】补肝益肾，涩精固脱。

【眼科应用】

补益肝肾：用于肝肾不足之眼病，兼有腰膝酸软、遗精、盗汗者。与熟地黄、枸杞子等药配伍，用于肝肾阴虚之眼病；与补骨脂、巴戟天等药配伍，用于肾阳虚之眼病。

【文献选录】

《本草经集注》曰："味酸，平、微温，无毒。主治心下邪气，寒热，温中，逐寒湿痹，去三虫。肠胃风邪。寒热，疝瘕，头脑风，风气去来，鼻塞，目黄、耳聋，面疱，温中，下气，出汗，强阴，益精，安五脏，通九窍，止小便利。久服轻身，明目，强力，长年。"

《本草通玄》曰："味酸微温，肝肾之药也。暖腰膝，兴阳道，固精髓，缩便溺，益耳目，壮筋骨，止月水。"

【现代研究】　本品主要含有山茱萸苷、山茱萸新苷、马钱苷、莫诺苷、獐牙菜苷、獐芽菜苦苷、齐墩果酸、熊果酸、槲皮素等成分。山茱萸提取液对大肠埃希菌、枯草芽胞杆菌、假丝酵母、金黄色葡萄球菌具有抑制作用；山茱萸醇提取物对肾上腺素或四氧嘧啶诱发的糖尿病大鼠有明显的降血糖作用；山茱萸水煎剂能抑制醋酸引起的小鼠腹腔毛细血管通透性的增高，大鼠棉球肉芽组织的增生。此外，山茱萸还具有保护神经、保护心肌、抗肿瘤、抗氧化、抗心律失常、抗休克等作用。

芡实

本品为睡莲科植物芡的成熟干燥种仁。味甘、涩，性平。归脾、肾经。煎剂用量为10~15g。

【功效】益肾固精，健脾止泻，除湿止带。

【眼科应用】

健脾除湿：用于脾虚湿聚、水湿停滞眼部而致的胞睑水肿，黑睛混浊水肿，神水混浊，云雾移睛，眼底水肿。常配茯苓、猪苓等药同用。

益肾固精：用于肾虚之眼病兼有膝酸软、遗精。常与山茱萸、菟丝子等药配伍。

【文献选录】

《本草纲目》曰："湿痹，腰脊膝痛，补中，除暴疾，益精气，强志，令耳目聪明。"

《本草征要》曰："补肾固精，而遗浊有赖，益脾养气，而泄泻无虞。使耳目聪明，愈腰脊酸痛。"

《本草易读》曰："补精强志，聪耳明目。"

《雷公炮制药性解》曰："主安五脏，补脾胃，益精气，止遗泄，暖腰膝，去湿痹，明耳目，治健忘。"

《本草正》曰："能健脾、养阴、止渴，治腰膝疼痛，强志益神，聪耳明目，补肾固精，治小便不禁、遗精、白浊、带下，延年耐老。"

《食疗本草》曰："主温，治风痹，腰脊强直，膝痛。补中焦，益精，强志意，耳目聪明。作粉食之，甚好。此是长生之药。"

【现代研究】　本品主要含有为24-甲基胆甾醇-3β-O-葡萄苷、24-乙基胆甾醇-3β-O-葡萄苷、豆甾醇-3β-O-葡萄糖苷、十六酸、亚油酸等成分。芡实壳提取物对与调节血糖相关的基因蛋白酪氨酸磷酸脂酶1B基因的表达起到一定的抑制作用；芡实还具有抗氧化、抗衰老、抗疲劳、抗心肌缺血、抗肿瘤等作用。

十六、退翳明目药

本类药物大多味甘性平，质轻升浮，擅走上窍。具有退翳消障作用，部分还有祛风止痒等作用。用于黑睛翳障、目赤肿痛、夜盲目昏、目痒。根据黑睛翳障形成的原因选择退翳明目药，若黑睛病初起，星翳点点，红赤流泪，风热正盛，当以疏风清热退翳；若肝热或里热较盛，黑睛翳大而深，症状较重，当以清肝泻火退翳；病至后期，邪气已退，遗留翳障而正气已虚者，则扶正祛邪退翳作用。

蝉蜕

本品为蝉科昆虫黑蚱的若虫羽化时脱落的皮壳。味甘，性寒。归肺、肝经。因体轻性浮，为眼科退翳良药。煎剂用量为3~6g。

【功效】　疏风散热，退翳明目，利咽开音，透疹，息风解痉。

【眼科应用】

祛风退翳：常配柴胡、菊花等药，用于风热引起的黑睛生翳。恢复期亦可配其他退翳药同用。

祛风止痒：用于外障眼病，有明显目痒者。常与荆芥、菊花、蛇蜕等药配伍。

祛风止痉：用于风热所致小儿频频眨目，胞轮振跳，目偏视等。常与防风、僵蚕等药配伍。

【文献选录】

《本草纲目》曰："除目昏障翳。蝉蜕去翳膜，取其蜕义也。蝉性蜕而退翳，蛇性窜而祛风，因其性而为用也。"

《明代本草·本草正》曰："此物饮风吸露，气极清虚，故能疗风热之证；亦善脱化，故可疗痘疮壅滞、起发不快。凡小儿惊痫、壮热烦渴、天吊口噤、惊哭夜啼及风热目昏翳障、疔肿疮毒、风疹痒痛、破伤风之类，俱宜以水煎服。"

《本草新编》曰："蝉蜕，去目内翳膜、并侵睛胬肉。"

《本草易读》曰："除风热，发痘疹，退目翳，治哑病。"

《本草通玄》曰："开腠理，宣风热，发痘疹，除目翳，出音声，止疮痒，小儿噤风天吊。"

《本草撮要》曰："退目翳，以羊肝汤送蝉蜕末一钱，治痘后目翳。"

【现代研究】　本品主要含有甲壳质、蛋白质、有机酸、酚类、黄酮类、甾体类、糖类、油脂类、挥发油、乙醇胺、氨基酸等成分。对过期伤寒杆菌所致的发热兔和角叉菜胶致热大鼠，蝉蜕煎剂有显著的解热作用；蝉蜕醇提物成分具有较强的抑菌活性；蝉蜕煎剂能阻断猫颈上交感神经节的传导作用；蝉蜕还具有抗惊厥、镇咳、祛痰、平喘、免疫抑制、抗肿瘤、保护心脑血管系统等作用。

蛇蜕

本品为游蛇科动物黑眉锦蛇、锦蛇或乌梢蛇等多种蜕下的干燥表皮膜。味甘、咸，性寒。归肝经。煎剂用量为 1.5~3g；研末，每次 0.3~0.6g；外用适量。

【功效】　祛风，定惊，退翳，解毒止痒。

【眼科应用】

祛风退翳：用于肝经风热所致的黑睛生翳等。常与蝉蜕、木贼草等药配伍。

疏风止痒：用于皮肤瘙痒，目痒，或痒极难忍。常与防风、蝉蜕、生地黄等药配伍。

【文献选录】

《本草经集注》曰："味咸、甘，平，无毒。主治小儿二十种惊痫，瘈疭，癫疾，寒热，肠痔，虫毒，蛇痫，弄舌摇头，大人五邪，言语僻越，恶疮，呕咳，明目。"

《秘传眼科龙木论》曰："蛇蜕，味咸甘平无毒，主明目。"

《本草纲目》曰："被动风，杀虫，烧末服，治妇人吹奶，大人喉风。退翳目，消木舌。"

《汤液本草》曰："去翳膜用之，取其意也。"

《神农本草经疏》曰："明目，今人亦用以催生、去翳膜者，取其善脱之义也。"

《本草从新》曰："治皮肤疮疡。产难目翳。"

《本草简要方》曰："主治，祛风毒，退目翳。"

【现代研究】　本品主要含有骨胶原、不饱和脂肪酸、多种氨基酸等成分。蛇蜕具有抑制白细胞游走、抑制足跖水肿、抑制血管通透性作用；蛇蜕还可抑制加压引起的溶血等作用。

木贼草

本品为木贼科植物木贼的干燥地上部分。味甘、苦，性平。归肺、肝经。煎剂用量为 3~10g；或入丸、散。

【功效】　疏散风热，明目退翳。

【眼科应用】

祛风退翳：用于肝经风热，目赤翳膜，羞明流泪。常与蝉蜕、谷精草等药配伍。

祛风止泪：用于迎风流泪，视物不爽。常与防风、白蒺藜等药配伍。

升散郁火：用于郁火目赤，日久不退。常与防风、柴胡等药配伍。

【文献选录】

《本经逢原》曰："主目病风热暴翳，止泪，取其发散肝胆风邪，久翳及血虚者非宜，多服令人目肿。"

《本草经疏》曰："木贼草，首主目疾，及退翳膜，益肝胆而明目也。"

《本草求真》曰："形质有类麻黄，升散亦颇相似，但此气不辛热，且入足少阳胆、足厥阴肝，能于二经血分驱散风热，使血上通于目，故为去翳明目要剂。"

《本草从新》曰："甘苦而平，治目疾迎风流泪，翳膜遮睛（翳乃肝邪郁遏、不能上通于目）。"

《本草择要纲目》曰："目疾。退翳膜。益肝胆。解肌止泪。与麻黄同形同性。亦能散火郁风湿而发汗。"

《本草分经》曰："甘苦平，治目疾，有升散火郁风湿之功，去节能发汗，多服损肝。"

【现代研究】 本品主要含有山柰酚、草棉苷、棉黄苷、槲皮素、丁二酸、阿魏酸、咖啡酸、香荚兰醛、葡萄糖、果糖、树脂、皂苷等成分。木贼草对试管内金黄色葡萄糖球菌、大肠埃希菌、乙型链球菌、铜绿假单胞菌、痢疾杆菌等具有抑制作用；木贼草具有镇痛作用；木贼草还具有扩张血管、降低血压、抗凝等作用。谷精草配木贼草，则有促进眼底渗出吸收的作用。

谷精草

本品为谷精草科植物谷精草的干燥带花茎的头状花序。味辛、甘，性平。归肝、肺经。煎剂用量为 5～10g；或入丸、散。

【功效】 疏散风热，明目，退翳。

【眼科应用】

散风热、退翳膜：用于风热所致目生翳膜、目赤肿痛等。常与木贼草、蝉衣等药配伍。

养肝明目：用于肝虚小儿夜盲，眨目频繁。可与羊肝或猪肝煮食，或与夜明砂、蛤粉等药配伍。

【文献选录】

《本草纲目》曰："谷精草体轻性浮，能上行阳明分野，凡治诸病加而用之，甚良。明目退翳之功，似在菊花之上。"

《本草正义》曰："谷精草，其质轻清，故专行上焦直达颠顶，能疏散头部风热，治目疾头风，并疗风气痹痛者，亦以轻清之性，善于外达也。"

《神农本草经疏》曰："以其入肝，补益肝气，故为治目散翳之上药。"

《本经逢原》曰："治目中诸痛甚良，而去翳尤为专药，明目退翳之功在菊花之上，痘后生翳亦用之。"

《开宝方》曰："主喉痹、目障、齿痛、头风、疮疥诸疾，五证皆君相二火，上壅攻作，热则生风，风火相扇，故为是病。"

《明目方》曰："治目中翳膜。谷精草、防风等分，为末。米饮服之，甚验。"

邵真人《济急方》曰："治痘后目翳，隐涩泪出，久而不退。用谷精草为末，以肺或猪肝片蘸食。一方加蛤粉等分，同入猪肝内煮熟，日食之。"

【现代研究】 本品主要含有高车前素、泽兰黄酮、棕矢车菊素、万寿菊素、芸香苷、槲皮万寿菊素、芹菜素 – 7 – O – β – D – 葡萄糖苷、原儿茶酸等成分。谷精草水煎剂在试管中对须疮癣菌、絮状表皮癣菌、石膏样小孢子菌、羊毛状小孢子菌有抑制作用；谷精草乙醇提取物对 6 – OHDA 诱导的 PC12 细胞损伤具有保护作用；谷精草还具有抗氧化、致突变、α – 葡萄糖苷酶抑制作用等；谷精草黄酮类化合物对引起众多眼部疾病的晶状体醛糖还原酶具有抑制作用。

决明子

本品为豆科植物决明或小决明的干燥成熟种子，又名草决明。味甘、苦、咸，性微寒。归肝、大肠经。煎剂用量为 10～15g；或入丸、散；亦可泡饮。

【功效】 清热明目，润肠通便。

【眼科应用】

清肝明目：用于肝火上炎，目赤肿痛，羞明流泪，黑睛生翳，视物昏花等症之内外障诸病。常与夏枯草、龙胆等药配伍。

平肝潜阳：用于肝阳偏亢，头晕目眩，视物昏暗。兼有高血压者用之更为适宜。常与石决明、钩藤等药配伍。

滋补肝阴：用于肝肾阴虚，视瞻昏渺，青盲，夜盲。常与菊花、枸杞子等药配伍。

润肠通便：用于阴亏便秘，内障目昏。常与生地黄、何首乌等药配伍。

【文献选录】

《神农本草经》曰："治青盲，目淫肤赤白膜，眼赤痛泪出，久服益精光。"

《本草求真》曰："除风散热，凡人目泪不收，眼痛不止，多属风热内淫，以致血不上行，治当即为驱逐；按此苦能泄热，咸能软坚，甘能补血，力薄力浮，又能升邪风散，故为治目收泪止痛之要药。"

《本草正义》曰："决明子明目，乃滋益肝肾，以镇潜补阴为义，是培本之正治，非如温辛散风，寒凉降热之止为标病立法者可比，最为有利无弊。"

《本草蒙筌》曰："除肝热尤和肝气，收目泪且止目疼。诚为明目仙丹，故得决明美誉。"

《本草易读》曰："入厥阴肝经。泻肝明目，退热除风。一切目疾皆疗，头风肿毒悉医。"

《神农本草经百种录》曰："久服，益精光，不但能治目邪，而且能补目之精也，其咸降清火功。"

《奇效良方》曰："治眼卒生翳膜，视物昏暗，及翳覆裹瞳仁。"

《本草易读》曰："泻肝明目，退热除风。一切目疾皆疗，头风肿毒悉医。"

【现代研究】 本品主要含有大黄酚、大黄素甲醚、美决明子素、黄决明素、决明素、橙黄决明素、大黄素、芦荟大黄素、红镰玫素、决明子苷等成分。决明子有激活眼组织中乳酸脱氢酶，防治近视及明目的作用；决明子醇浸液、水煎液对皮肤真菌和细菌有不同程度抑制作用；决明子能抑制血清胆固醇升高和主动脉粥样硬化斑点形成；决明子的水浸液、醇水浸液和乙醇浸出液对麻醉的狗、猫、兔有降压及利尿作用。此外，决明子还具有抗氧化、清除自由基活性、保肝、增强免疫力、泻下通便等作用。

青葙子

本品为苋科植物青葙的干燥成熟种子。味苦，性微寒。归肝经。煎剂用量为 9 ~ 15g；或入丸、散。

【功效】 清热泻火，明目退翳。

【眼科应用】

清肝泻热：用于肝热目赤，瞳神紧小，黑睛生翳，疼痛流泪。常与龙胆、菊花等药配伍。

平肝潜阳：用于肝阳偏亢，血压增高，头痛眩晕，视物昏花。常与石决明、夏枯草等药配伍。

【文献选录】

《药性论》曰："治肝脏热毒冲眼，赤障青盲翳肿。"

《日华子本草》曰："治五脏邪气，益脑髓，明耳目。"

《本草正》曰："能清肝火血热，故治赤眼，退翳障，消翳肿，镇肝明目耳。"

《本草正义》曰："青葙，即鸡冠花之同类，其子苦寒滑利，善涤郁热，故目科风热肝火诸症统以治之。"

《滇南本草》曰："明目，治泪涩难开，白翳遮睛。"

《本草备要》曰："泻肝，明目，味苦微寒。入厥阴（肝）。祛风热，镇肝明目。治青盲障翳，虫疥恶疮。瞳子散大者忌服（能助相火）。"

《本草详节》曰："主肝热冲眼，赤障，青盲，翳肿，风寒湿痹，唇口青色，恶疮，疥疮。"

《冯氏锦囊秘录》曰："多治眼科，去肝脏热毒上冲，青盲翳肿，除心经火邪暴发，赤障昏花。"

【现代研究】 本品主要含有齐墩果酸、氨基酸、棕榈酸、棕榈油酸、硬酯酸、油酸、亚油酸、亚麻酸、花生酸、胡萝卜苷、β-谷甾醇、豆甾醇等成分。青葙子水提液对 Fenton 反应所致的晶状体氧化损伤具有较好的防护作用；青葙子的乙醇抽提物具有抗生素活性，对白色念球菌、铜绿假单胞菌、金黄色葡萄球菌和蜡样芽胞杆菌显示出很强的抑制作用；青葙子乙醇提取物可以降低四氧嘧啶诱导大鼠的糖尿病的血糖；青葙子还具有抗肿瘤、保肝等作用。

密蒙花

本品为马钱科植物密蒙花的干燥花蕾及其花序。味甘，性微寒。归肝、胆经。煎剂用量为 9 ~ 15g；或入丸、散。

【功效】 清热泻火，养肝明目，退翳。

【眼科应用】

清热凉肝：用于肝热目赤，赤脉粗大，畏光流泪。常与黄芩、青葙子等药配伍。

退翳明目：用于黑睛生翳，羞明畏日，疼痛流泪。常与菊花、木贼等药配伍。

养肝明目：用于肝虚所致的视物昏花，目暗不明，或疳积上目，夜盲。常与菟丝子、苍术等药配伍。

【文献选录】

《开宝本草》曰："主青盲肤翳，赤涩多眵泪，消目中赤脉动，小儿麸豆及疳气攻眼。"

《本草经疏》曰："密蒙花观《本经》所主，无非肝虚有热所致。盖肝开窍于目，目得血而能视，肝血虚则为青盲肤翳，肝热甚则为赤肿、眵泪、赤脉，及小儿痘疮余毒，疳气攻眼。此药甘以补血，寒以除热，肝血足而诸证无不愈矣。"

《本草正》曰："专理目疾，疗青盲，去赤肿多泪，消目中赤脉、肤翳、羞明畏日及小儿疮痘、疳气攻目，风热糜烂、云翳遮睛。"

《本草汇言》曰："养目血，去目风，解目热之药也。《王氏方》言专入肝经，治眼目诸病，不拘久暴，或风热暴感而目赤肿痛，眵障泪流，或血气久虚而睛失所养，昏蒙不见，或青盲肤翳，或畏日羞明，或小儿麸痘成翳，疳气攻眼，浸淫湿烂诸证，密蒙花统能治之，盖肝开窍于目，肝气调和，目无病矣。此药治目之外，并无他用。"

《要药分剂》曰："主清盲肤翳赤肿。多眵泪。消目中赤脉。及疳气攻眼。疗羞明怕日。"

【现代研究】 本品主要含有刺槐素、木犀草素、芹菜素、刺槐苷、密蒙花新苷、毛蕊花苷、异毛蕊花苷、肉苁蓉苷 F、紫葳新苷 II、荷包花苷、仙人球苷、连翘酯苷 B 等成分。密蒙花醛糖还原酶抑制剂可以预防和延缓糖尿病并发症；密蒙花水提物及其黄酮类单体成分体外对金黄色葡萄球菌和乙型溶血性链球菌等具有抑制作用。此外，密蒙花还具有抗炎、抗氧化、抗肿瘤、增强免疫力等作用。密蒙花黄酮类化合物和雄激素均为杂环多酚类化合物，可用于治疗雄激素水平下降所致的干眼症。

夜明砂

本品为蝙蝠科脊椎动物蝙蝠的干燥粪便。味甘，性寒。归肝经。煎剂用量为 3 ~ 10g，布包煎。

【功效】 清肝明目，散血消积。

【眼科应用】

清肝退翳：用于肝热目赤，翳膜遮睛，畏光流泪。常与木贼、蝉蜕等药配伍。

消疳明目：用于小儿疳积，常与胡黄连、陈皮等药配伍。用于肝虚雀目，常与苍术、海蛤、猪肝等药配伍。

【文献选录】

《本草纲目》曰："治目盲障翳，明目除疟。"

《本草衍义》曰："治疳有效。"

《本草求真》曰："入肝经血分，活血，为治目盲障翳之圣药。"

《本草经疏》曰："夜明砂，今人主明目，治目盲障翳。其味辛寒，乃入足厥阴经药，《本经》所主诸证，总属是肝所发，取其辛能散内外结滞，寒能除血热气壅故也，然主疗虽多，性有专属，明目之外，余皆可略。"

《本草汇言》曰："消疳明目之药也，专入肝经血分。故前古主破积聚，除寒热，消瘰疬；又唐氏方，治小儿无辜疳疾，及大人血瘀气滞肝逆而成翳障目盲之证。"

《要药分剂》曰："入肝经，为散血明目之品。主明目，治目盲障翳。"

【现代研究】 本品主要含有尿素、尿酸、胆甾醇、少量维生素 A 及无机盐等成分。夜明砂可用于多种眼疾的治疗，主要包括角膜薄翳、夜盲症、视网膜色素变性、单疱病毒性角膜炎、白内障、青光眼等；此外夜明砂还可治疗小儿厌食症、腋臭、胎死不下等症。

第二节　眼科外用中药

本类药大多是矿石类、动物类药物。具有清热解毒、退赤消肿、除眵收泪、散风止痒、散瘀定痛、退翳明目、收湿敛疮、滋补润燥等作用。大多适用于外障眼病有红肿热痛、眵泪黏结、湿疮痒疹、翳膜遮睛等症者。其药剂可由单味药或多味药配制而成，有水、散、膏、膜等剂型，用来点、洗、敷眼，与内服药配合应用，则可收到内外合治的效果。有些外用药毒性大，副作用多，不可多用久用，严格控制适应证。

麝香

本品为鹿科动物林麝、马麝或原麝成熟雄性体香囊中的干燥分泌物。味辛，性温，芳香浓烈。归心、脾经。为眼科外用良药，用量 0.03～0.1g，多入丸、散用；外用适量，以本品去囊壳及杂质，研细与其他药物调和，外用点眼。

【功效】 开窍醒神，活血通经，消肿止痛，退翳明目。

【眼科应用】

活血通络：用于眼底脉络瘀阻，如视网膜血管阻塞，视力剧降。常与桃仁、红花等药配伍。

退翳除障：用于一切翳障，新老翳膜，胬肉攀睛，圆翳内障。常与珍珠等药配伍。

清热消肿：用于风热睑肿，疮疖肿毒，目赤疼痛。常与牛黄、珍珠等药配伍外用。

收湿止痒：用于睑弦湿烂，睑弦赤烂，刺痒难忍。常与炉甘石、琥珀等药配伍外用。

散瘀定痛：用于瘀滞肿痛，或外伤瘀痛。常与乳香、没药等药配伍外用。

【文献选录】

《本草经集注》曰："主辟恶气，杀鬼精物，温疟，蛊毒，痫痓，去三虫，治诸凶邪鬼气，中恶，心腹暴痛胀急，痞满，风毒，妇人产难，堕胎，去面䵷目中肤翳。"

《本草蒙筌》曰："吐风痰不梦寤魇寐，点目疾去翳膜泪眵。"

《本草易读》曰："解恶气而杀鬼精，止惊痫而解魇寐，治疟疾而吐风痰，退目翳而疗耳聋。"

《雷公炮制药性解》曰："主恶气鬼邪，蛇虺蛊毒，惊悸痫疰，中恶心腹暴痛胀满，目中翳膜，泪眵风毒，温疟痫痓，通关窍，杀蛊虿催生堕胎，忌大蒜。"

《本草新编》曰："通关利窍，除恍惚惊怖，镇心安神，疗痫肿疮疽，蚀脓逐血，吐风痰，启寐魇，点目去膜止泪。"

【现代研究】 本品主要含有麝香酮、环十四酮、羟基麝香吡啶A、羟基麝香吡啶B、麝香吡啶、胆固醇脂、胆固醇、胆甾醇、氨基酸、麝香–51、麝香–65、甘油二软脂酸等成分。麝香酮的稀释液，在试管内能抑制大肠埃希菌和金黄色葡萄球菌；麝香醇提取物能抑制大鼠巴豆油引起的肉芽囊液的渗出，说明有抗炎作用；麝香还具有保护中枢神经系统、强心、抗溃疡、抗肿瘤、增强免疫力以及雄性激素样作用等。而含有麝香的中成药八宝拨云散、拨云复光散、拨云眼膏、麝雄至宝丸等则具有祛暑清热退翳功效。

冰片

本品为龙脑香科植物龙脑香树脂的加工品。现为樟脑、松节油等用化学方法合成的加工制品，称"机制冰片"。或由菊科植物艾纳香叶的升华物经加工劈削而成，称"艾片"。味辛、苦，性微寒。归入心、脾、肺经。本品芳香浓烈，点入眼内凉爽舒适，为眼科常用外用药。用量为0.1~0.3g，入丸、散用；外用适量，配伍他药研细末点眼。

【功效】 开窍醒神，清热止痛，去翳明目。

【眼科应用】

退翳明目：用于黑睛宿翳、赤脉下垂、胬肉攀睛等。常与熊胆、荸荠粉等药配伍外用。

清热止痛：用于目赤肿痛。常与珍珠、黄连等药配伍外用。

【文献选录】

《雷公炮制药性解》曰："主心腹邪气积聚，喉闭乳蛾，舌肿，痔疮，通九窍，消风气，明耳目，杀诸虫，解蛊毒。又主小儿惊痫，大人痰迷。"

《增订伪药条辨》曰："按冰片，《唐本草》名龙脑香，以白莹如冰，及作梅花片者为上品。气味辛苦微寒，无毒，故喉症、目疾、痔疮、外科多用之，且功能通诸窍，散郁火。"

《本草述钩元》曰："疗喉痹肿塞。风涎闭塞。目赤内外肤翳。眼目昏暗属肝肾虚者。不宜入点药。误用必致昏暗难疗。"

《玉楸药解》曰："冰片味辛，性凉，入手太阴肺、足厥阴肝经。去翳明目，开痹通喉。冰片辛凉开散，治赤目白翳，喉痹牙疼，鼻瘜，舌出肠脱，杀虫消痔，开窍散火。"

《喻选古方试验》曰："目赤生膜，冰片、雄雀屎各八分为末，以人乳一合，调成膏，日日点验。（《圣惠方》）"

《救生集》曰："目疾：冰片、熊胆各一分，研极细末，点之亦效。"

【现代研究】 本品主要成分为右旋龙脑，同时含有莳草烯、石竹烯等在内的多种倍半萜，以及齐墩果酸、麦珠子酸等三萜化合物。冰片对金黄色葡萄球菌、白色葡萄球菌、耐药金黄色葡萄球菌有明显的抑制作用；冰片还有消肿止痛、抗炎、促进创面愈合等作用；冰片具有中枢神经保护作用，以及对局灶性脑缺血再灌注损伤大鼠的脑组织具有保护作用等；冰片能够增加眼角膜的通透性，是眼用制剂中常用的渗透促进剂。

牛黄

本品为牛科动物牛的干燥胆结石。味苦，性凉。归心、肝经。用量为 0.15 ~ 0.3g，入丸、散；外用适量，取本品置石灰缸中收干，研细末入散剂外用。

【功效】 化痰开窍，凉肝息风，清热解毒。

【眼科应用】

清热解毒：用于热毒炽盛，目赤肿痛，眼睑疮疖。常与大黄、黄芩等药配伍。

清热退翳：用于肝热生翳，畏目差明，疼痛流泪。常与冰片、硼砂等药配伍。

清热息风：用于热极生风，小儿抽搐，或小儿通睛。常与地龙、僵蚕等药配伍。

【文献选录】

《本草正》曰："能清心退热，化痰凉惊，通关窍，开结滞，治小儿惊痫客忤、热痰口噤，大人癫狂、痰壅中风发痉，辟邪魅中恶、天行疫疾，安魂定魄，清神志不宁，聪耳目壅闭，疗痘疮紫色、痰盛躁狂。"

《本草求真》曰："九窍多滞（唇缓便闭，舌短耳聋，鼻塞目瞀），方可投服。若使中腑而见四肢不着，中经而见口眼㖞斜。"

《本草蒙筌》曰："惟入肝经，专除筋病。疗小儿诸痫惊吊，客忤口噤不开；治大人癫狂发痓，中风痰壅不语。除邪逐鬼，定魄安魂。更得牡丹菖蒲，又能聪耳明目。"

【现代研究】 本品主要含有胆酸、脱氧胆酸、鹅脱氧胆酸、熊脱氧胆酸、牛磺胆酸、甘氨胆酸、牛磺脱氧胆酸、甘氨脱氧胆酸、游离胆红素、胆红素钙、胆红素酯等成分。牛黄类药材对炎症的各个阶段都有显著的抑制作用；牛黄对金黄色葡萄球菌、链球菌、四叠球菌等多种病原微生物具有抑制作用；牛黄对中枢神经系统具有镇静、抗惊厥、解热和镇痛的作用。此外，牛黄对心血管系统、血液循环系统、消化系统、呼吸系统及免疫系统等方面具有明显的干预作用。

熊胆

本品为熊科动物黑熊或棕熊的干燥胆。味苦，性寒。归肝、胆、心经。用量为0.25~0.5g，本品有腥苦味，宜用胶囊剂；外用适量，取本品去尽皮膜，烘干研细，制成水剂点眼。

【功效】 清热解毒，息风止痉，清肝明目。

【眼科应用】

清热解毒：用于目赤肿痛，瞳神紧小，畏光流泪。常配牛黄、黄连、硼砂等药外用。

退翳明目：用于黑睛生翳，胬肉攀睛，圆翳内障。常与珍珠、海螵蛸等药配伍外用。

【文献选录】

《本草正》曰："能退热清心，疗时气黄疸，平肝明目，去翳障。"

《本草从新》曰："凉心平肝明目。"

《本草述钩元》曰："点眼，去翳开盲。"

《本经逢原》曰："又能杀虫，明目，除翳瘴疳痔，虫牙，蛔痛，小儿惊痫瘛疭，以竹沥化豆大许服之，去心中涎。痔疮赤肿水化点之即消。"

《玉楸药解》曰："熊胆苦寒，清君相二火，泻肝明目，去翳杀虫，宁魂止惊，治牙疳鼻衄，耳疮痔瘘之属。"

《冯氏锦囊秘录》曰："如红赤者，以熊胆点之。"

《慈幼新书》曰："有初生眼闭者，由产母食热物毒物所成，以熊胆少许，蒸水洗之，日七次。"

《眼科锦囊》曰："预防痘疮入目，上好熊胆调和净水，点眼目，日两次，必无一失。"

《银海精微》曰："熊胆，退热降火，去目赤热。。"

【现代研究】 本品主要含有胆酸、鹅脱氧胆酸、熊脱氧胆酸、脱氧胆酸、牛磺熊脱氧胆酸、牛磺鹅脱氧胆酸、胆红素、胆黄素、胆黄褐素、胆绿素等成分。熊胆对二甲苯所致小鼠耳部炎症有抑制作用；熊胆对金黄色葡萄球菌、枯草芽胞杆菌等具有抑制作用；熊胆具有显著的降温作用。此外，熊胆还具有利胆、保肝、溶解胆石、镇静、抗惊厥、解痉、降血糖、镇咳、抗缺氧、抗疲劳等作用；熊胆开明片临床常应用于治疗急性虹膜睫状体炎以及原发性开角型青光眼。

硼砂

本品为天然矿物硼砂的矿石，经提炼精制而成的结晶体。味甘、咸，性凉。归肺、胃经。外用适量，取本品结晶晒干，或锅内炒热，炒至鼓起小泡成雪白结晶，研极细末外用。

【功效】外用清热解毒，去翳退红。内服清肺化痰。

【眼科应用】

清热解毒：用于白睛红赤、有小泡隆起，睑内粟疮累累等。常与黄连、西瓜霜等药配伍外用。

退翳明目：用于黑睛生翳，胬肉攀睛。常与珍珠、熊胆相配外用。

收涩止痒：用于流泪症，睑缘湿烂，目痒等。常与干姜、枯矾合用外敷。

【文献选录】

《本草易读》曰："消痰止嗽，清咽利膈；除热生津，退翳疗疮。"

《本草易读》曰："胬肉瘀突，同冰片少许，灯草点之。"

《本草从新》曰："故治噎膈积块。结核胬肉目翳。"

《本草择要纲目》曰："治痰热眼目障翳用之者，取其去垢也。"

《得配本草》曰："治上焦痰热，瘰结，喉痹，骨哽，恶疮胬肉，翳障，口齿诸病。得生姜片，蘸揩木舌肿强。得冰片少许，研细末，灯草蘸点胬肉翳障。"

《古今医统大全》曰："白硼砂，明目清热退火。"

《罗氏会约医镜》曰："胬肉瘀突，硼砂少入冰片点之。"

【现代研究】本品主要含有含水四硼酸钠，少量铅、铜、钙、镁、铝、铁、硅等杂质。硼砂对大肠埃希菌、铜绿假单胞菌、炭疽杆菌、伤寒杆菌等具有抑制作用；硼砂还具有防腐、抗惊厥等作用。

鲤鱼胆

本品为鲤科动物鲤鱼的胆。味苦，性寒。归肝、心、脾经。外用适量。

【功效】清热消肿，明目退翳。

【眼科应用】

清热退翳：用于目赤肿胀，黑睛翳障，畏日羞明，疼痛流泪。可与熊胆、猪胆、羊胆等药熬膏点眼。

【文献选录】

《神农本草经》曰："主目热赤痛，青盲，明目。"

《证类本草》曰："点眼治赤肿翳痛。""

《千金翼方》曰："主目热赤痛，青盲明目，久服强悍，益志气。"

《本草纲目》曰："赤眼肿痛：《圣济总录》：用鲤鱼胆十枚，腻粉一钱，和匀瓶收，日点。《十便良方》：用鲤胆五枚，黄连末半两，和匀，入蜂蜜少许，瓶盛，安饭上蒸熟。每用贴目眦，日五七度。亦治飞血赤脉。"

《急救良方》曰："治眼目赤肿翳痛，用鲤鱼胆点之。亦治雀盲。"

《卫生易简方》曰："治眼赤肿翳痛，用鲤鱼胆点眼中。治内障眼用鲤鱼胆同脑子研匀，贴太阳穴。"

《医心方》曰："治目白膜覆瞳了无所见方：以鲤鱼胆涂铁镜面，一宿令干，刮取之，曝干。末涂目翳上，日再，神验。"

猪胆

本品为猪科动物猪的干燥胆。味苦，性寒。归肝、胆、肺经。用量为 3～6g，取汁冲服；或入丸、散；外用适量，以本品与他药熬膏或制成粉剂点眼。

【功效】清热，润燥，解毒。

【眼科应用】

清热解毒：用于热毒目赤，睑眩赤烂。常与熊胆、羊胆配伍外用。

退翳明目：用于黑睛翳膜，新老久障，胬肉攀睛，椒粟丛生。常与荸荠、冰片等药配伍点睛。

【文献选录】

《太平圣惠方》曰："治眼青盲方。上取猪胆五枚，取汁，于铜器中，慢火煎令可丸，即丸如黍米大。纳眼中为验。"

《圣济总录》曰："治飞血赤脉，及疼痛。点眼猪胆膏方，獖猪胆（不拘多少取汁）上一味，入银石器中，慢火熬，以少浆水调如膏，每点少许，日三五度。"

《验方新编》曰："又，月内目闭不开，羞明肿痛，生甘草，猪胆汁炙为末，米泔水调少许，灌之即愈。"

《文堂集验方》曰："治赤脉贯瞳仁。及胬肉青盲眼。点之极效。猪胆皮曝干。作两股绳如箸大。烧灰出火毒。点之亦效。"

《外台秘要》曰："目翳重者。取猪胆皮曝干，作两股绳，如箸大，烧灰，出火毒，点之，不过三五度，瘥。"

【现代研究】　本品主要成分为猪胆酸、脱氧胆酸、鹅脱氧胆酸、石胆酸猪脱氧胆酸、卵磷脂和胆红素等。猪胆对百日咳杆菌、金黄色葡萄球菌、肺炎双球菌、甲型链球菌等具有抑制作用；猪胆还具有镇咳、平喘、祛痰、抗过敏等作用。

羊胆

本品为牛科动物山羊或绵羊的干燥胆。味苦，性寒。归肝、胆、胃经。用量为 0.3～0.6g，熬膏为或烘干研粉装胶囊；外用适量。

【功效】清火，明目，解毒。

【眼科应用】

清火明目：用于火眼暴赤，肿痛流泪，黑睛翳障，睑弦风烂。可与蜂蜜与冰片、鲤鱼胆配成药膏外用。

【文献选录】

《备急千金要方》曰："青羊胆汁，冷无毒，主诸疮，治青盲，明目。"

《秘传眼科龙木论》曰："青羊胆主明目。药性论。青羊肝服之明目。胆点眼。主赤障白膜风泪。食疗治肝风虚热。目赤暗痛。热病后失明者。以青羊胆或子肝薄切。水浸。敷之极效。生子肝吞之尤妙。主目失明。"

《证类本草》曰："治眼暗，热病后失明。以羊胆敷之，旦、暮时各一敷之。"

《世医得效方》曰："治患眼肿痛涩痒，昏泪羞明。羖羊胆（一枚，饭上蒸熟）上以冬蜜研和，入朱砂末少许，频研成膏，食后临卧，匙抄少许含咽，亦可点目。"

《卫生易简方》曰："治眼赤肿痛：用腊月羖羊胆一个，更加蜂蜜灌满，挂令自干。有患者，取米粒大一颗放眼内，疼痛即愈。"

《卫生易简方》曰："治眼中赤障、白膜、风泪用青羊胆点眼中。"

《顾松园医镜》曰："一人患目赤泪流，或痛或痒，用二百味花草膏。（羊胆一枚，去其中脂，入蜜拌匀蒸之，候干研膏，方名以蜂采百花，羊食百草故也。）频挑噙化，三日痊愈。"

【现代研究】 本品主要成分为胆酸、脱氧胆酸、鹅脱氧胆酸、胆色素、黏蛋白及碳酸氢钠等。羊胆对百日咳杆菌、结核杆菌具有抑制作用；羊胆还具有明显的抗炎作用等。

青黛

本品为爵床科植物马蓝、蓼科植物蓼蓝、十字花科植物菘蓝的叶或茎叶经加工而成的干燥粉末或团块。味咸，性寒。归肝、肺经。用量为 1.5 ~ 3g，入丸、散；外用适量。胃寒者慎用。

【功效】 清热解毒，凉血消斑，清肝泻火，定惊。

【眼科应用】

清热解毒：用于睑弦赤烂，风热眼。常与黄连、西瓜霜等药配伍外用。

【文献选录】

《得配本草》曰："配川连，洗风热眼。"

《本草易读》曰："烂眼皮，同黄连泡汤洗之。"

《溪秘传简验方》曰："风眼烂弦。青黛、黄连。泡汤。日洗。"

【现代研究】 本品主要成分为靛玉红、靛蓝、吲哚醌、色胺酮、青黛素等。青黛对紫色癣菌、絮状表皮癣菌、红色癣菌等真菌具有抑制作用；青黛具有抗病毒作用，且对幽门螺杆菌的体外抗菌活性较好。此外，青黛还具有抗炎镇痛、抗肿瘤、护肝、破坏白血病细胞、增强免疫力等作用。

西瓜霜

本品为西瓜皮和皮硝混合制成的白色结晶。味咸，性寒。归脾、肺经。制成水剂量点眼。

【功效】 清热明目，消肿止痛。

【眼科应用】

清热解毒：用于热邪所致的外障眼病。常与黄连素、硼砂相配外用。

退赤消翳：用于白睛红赤、黑睛生翳。常与熊胆、薄荷脑等药配伍外用。

【现代研究】 本品主要含有丁香苷、松柏苷、豆甾 - 7 - 烯 - 3 - O - β - D - 葡萄糖苷、β - 谷甾醇、氨基酸、腺苷等成分。西瓜霜对大肠埃希菌、金黄色葡萄球菌、伤寒杆菌等具有抑制作用；西瓜霜可有效抑制小鼠皮肤毛细血管通透性增高；西瓜霜还具有抗炎、消肿、止痛等作用。此外，复方西瓜霜滴眼液可用于治疗视疲劳（肺胃郁热证）。

荸荠

本品为莎草科植物荸荠的地下球茎。又名地栗。味甘，性微寒。归肺、胃、大肠经。煎剂用量为 30～60g；外用适量，取本品洗净去皮，磨碎，滤过取汁，澄清取沉淀，晒干研细，配散，膏点眼。

【功效】 清热化痰，生津止渴，退翳明目。

【眼科应用】

清热生津：用于阴虚有热，烦渴多饮，视物昏花。常与麦冬、芦根等药配伍。

清热退翳：用于目赤肿痛，胬肉攀睛，新老翳膜，圆翳内障。可与冰片、麝香等药配伍点睛。

【文献选录】

《救生集》曰："又除翳障方荸荠（去皮，取山塘野小者佳）捣烂，忌铁器，将水浆滤去，渣阴干末成极细粉，每一两加冰片一钱。用骨簪点两眼。"

《得配本草》曰："辟蛊，晒干研末服。治胀，去皮食。作粉，可点目翳。有冷气、孕妇禁食。"

《食疗本草》曰："可作粉食。明耳目，止渴，消疸黄。"

《本草征要》曰："本品又是眼科去翳之妙品。"

《秘方集验》曰："眼中起星，取荸荠槌碎，将水洒纸上，成粉候干刮取，点患处。"

《验方新编》曰："目中生障翳：荸荠去皮捣烂（忌铁器），沥去渣，将浆汁用瓷盘阴干研细末。每一钱加冰片一分，用簪点两眼角。"

《疑难急症简方》曰："又法荸荠澄粉，点目神效。"

【现代研究】 本品主要含有亚油酸、棕榈酸、油酸、棕榈油酸、硬脂酸、香兰素、月桂酸、角鲨烯、荸荠酚甲、丁香脂素、阿魏酸等成分。荸荠皮提取液对大肠埃希菌、金黄色葡萄球菌、枯草芽胞杆菌有抑制作用；荸荠还具有抗氧化、抗肿瘤作用等。

珍珠

本品为珍珠贝科动物马氏珍珠贝、蚌科动物三角帆蚌或褶纹冠蚌等双壳类动物受刺激形成的珍珠。味甘、咸，性寒。归心、肝经。用量为 0.1~0.3g，入丸、散；外用适量。

【功效】 安神定惊，明目消翳，解毒生肌。

【眼科应用】

清热解毒：用于眼部疮疖，对其溃口难收者，掺于溃口内，以生肌敛口。常与牛黄、冰片、青黛等药配伍，研极细外敷。

清肝退翳：用于黑睛宿翳，胬肉，赤脉下垂。常与珊瑚、海螵蛸、熊胆等药配伍点眼。

【文献选录】

《本草蒙筌》曰："捣细末务如粉霜，开青盲兼除翳障。（渍水洗眼亦妙。）"

《本草征要》曰："外用收口生肌，点睛退翳。"

《雷公炮制药性解》曰："主手足皮肤逆胪，镇心润颜，止渴坠痰，点目去膜，塞耳除聋，催生下死胎，又主小儿惊热风癫。"

《本草通玄》曰："镇安心神，点降固翳。"

《本草便读》曰："生肌肉而翳退。"

《新修本草》曰："患眼痛，取珍珠并黄连内其中，良久汁出，取以注目中，多瘥。"

《本经逢原》曰："珍珠入手足厥阴二经，故能安魂定神，明目退翳。解痘疔毒及痘疮入眼，治耳暴聋，出水研细末吹之，待其干脱自愈。"

《玉楸药解》曰："珍珠味甘、咸，微凉，入手太阴肺、足厥阴肝经。明目去翳，安魂定魄。珍珠凉肺清肝，磨翳障，去惊悸，除遗精白浊，下死胎胞衣，涂面益色，敷疔拔毒，止渴除烦，滑胎催生。"

《卫生易简方》曰："治青盲，又方用珍珠四分，白蜜二合，鲤鱼胆一枚。同煎三两沸，以绵裹少少点之，须半月见效。"

【现代研究】 本品主要含有氨基酸、碳酸钙、牛磺酸、小分子活性肽、B 族维生素等成分。珍珠水解液具有显著的抑制实验引起的小鼠耳郭肿胀、大鼠足跖肿胀和毛细血管通透性增高；珍珠水解液能疏通微循环，增加兔眼球结膜的毛细血管交点数，增加血流速度，改善实验所致的兔眼球结膜微循环障碍和阻止微循环障碍的形成；具有保护大鼠晶状体内水溶性蛋白、超氧化物歧化酶和还原型谷胱甘肽的能力，能抑制脂质过氧化和清除活性氧自由基；珍珠粉对中枢神经系统有一定程度的抑制作用；珍珠还具有抗衰老、抗心律失常、增强免疫力等作用。珍珠明目滴眼液则主要用于治疗视力疲劳症和慢性结膜炎，长期使用可以保护视力。

海螵蛸

本品为乌贼科动物无针乌贼或金乌贼的内壳。又名乌贼骨。味咸、涩，性微温。

归脾、肾经。煎剂用量 6~12g；外用适量，取本品置淡水浸泡，每日换水 1 次，至无咸味为止，刮去外层皮壳，入三黄汤煮沸 1 小时，烘干水飞，外用点眼。

【功效】固精止带，收敛止血，制酸止痛，收湿敛疮，。

【眼科应用】

止血祛瘀：用于局部，可止血。睑内颗粒累累者，可用海螵蛸棒摩擦，以祛瘀生新。

燥湿止泪：用于睑弦湿烂、迎风流泪。常与炉甘石、明矾等药配伍外用。

退翳除障：用于黑睛生翳、血翳包睛。常与珍珠、蝉衣等药配伍。

【文献选录】

《验方新编》曰："目中生障翳：又方：乌贼骨，研细末，和白蜜点之，亦效。"

《本草易读》曰："治血枯血瘕血崩血闭，疗疟痢疔虫目翳泪出。"

《本草易读》曰："酸，涩，无毒。一切金疮之良剂，诸般失血之灵丹。能除目翳，尤止血晕。"

《证类本草》曰："圣惠方，治伤寒热毒气攻眼，生赤白翳。用乌贼鱼骨一两，不用大皮，杵末，入龙脑少许令细，日三、四度，取少许点之。"

《证类本草》曰："乌贼骨末粉敷之，良。经验方：治疳眼。"

《要药分剂》曰："点眼治热泪浮翳。"

《本草述钩元》曰："眼中热泪，及一切浮翳，研末和蜜点之。"

《冯氏锦囊秘录》曰："赤白目翳，用乌贼骨一两，去皮为末，入片脑少许，点之。"

《医学纲目》曰："乌贼骨，主目中一切浮翳，细研和蜜点之。又骨末治目中热有效。（丹）治眼翳。樗白皮索为绳，日干，烧为灰，研细点之，自渐退妙。又方。猪胆皮去汁，捻为绳，烧灰点之亦妙。"

【现代研究】 本品主要含有碳酸钙、甲壳质、黏液质，以及少量的氯化钠、磷酸钠、镁盐等成分。乌贼骨具有抗胃溃疡、接骨、抗辐射等作用。现代用海螵蛸棒（削成铅笔状，煮沸消毒后备用）浸蘸治疗沙眼药物，摩擦眼结膜以治疗沙眼滤泡性结膜炎，有柔和而彻底的刮治作用。

朱砂

本品为硫化物类矿物辰砂族辰砂。味甘，性微寒，有毒。归心经。用量为 0.1~0.5g，加入丸、散服；外用少量，取本品用磁铁吸去铁屑，研细水飞（不可火煅），配方点眼。

【功效】清心镇惊，安神解毒，退翳明目。

【眼科应用】

解毒镇痛：常与黄连、黄芩、冰片等药配伍，治热毒引起的目赤肿痛。与血竭、乳香、没药等药配伍，治外伤所致的目肿瘀痛。

退翳明目：用于黑睛生翳、血翳包睛等。常与黄连、秦皮、白芷等药配伍。

【文献选录】

《局方本草》云："丹朱味甘，微寒。无毒。养精神，安魂魄，益气明目，通血脉，止烦渴。"

《要药分剂》曰："主身体五脏百病，养精神，安魂魄，益气，明目。"

《本草从新》曰："辟邪清肝，明目祛风。"

《本草择要纲目》曰："故可以养心，可以明目，可以安胎，可以解毒，可以发汗。"

《药性四百味歌括》曰："朱砂味甘，镇心养神，惊痫癫狂，眠安目明。（生饵无害，炼服杀人。）"

【现代研究】 本品的主要成分为硫化汞，常夹杂有少量有机物。朱砂对病毒的蛋白酶有灭活作用；朱砂外用能抑杀皮肤细菌及寄生虫；朱砂还具有抑制中枢神经系统兴奋、抗心律失常、抗惊厥等作用。

炉甘石

本品为碳酸盐类矿物方解石族菱锌矿。味甘，性平。归胃经。常作为多种眼药之基质，故有凡眼药以炉甘石为君之说，为眼科外用之要药。外用适量，取净炉甘石，火煅，研细水飞，配方外用。

【功效】 解毒退翳明目，收湿敛疮止痒。

【眼科应用】

退翳明目：用于黑睛宿翳、胬肉攀睛、赤脉下垂。常与珍珠、熊胆等药研极细点眼。

收湿敛疮：用于睑弦湿烂、睑皮湿疹，目痒不止等。常与乌贼骨、黄连等药配伍外用。

祛风退赤：常与防风、黄芩、菊花等药相配，用于白睛红赤。

【文献选录】

《神农本草经疏》曰："主止血，消肿毒，生肌，明目去翳退赤，收湿除烂。"

《本草易读》曰："明目去翳，退赤收湿，除烂止血，消肿生肌。同冰片点目一切诸疾。"

《本草正》曰："能止血，消肿毒，生肌，敛疮口，去目中翳膜、赤肿，收湿烂。"

《本草从新》曰："除烂退赤去翳。为目疾要药。"

《药性切用》曰："性味甘温，入阳明而燥湿消肿，去翳除烂，为目疾专药。煅红，童便淬七次，细研水飞用。"

《罗氏会约医镜》曰："消肿，止血，生肌，除目翳翳障、赤肿烂弦，一切目疾要药。"

《本草择要纲目》曰："止血消肿毒。生肌明目。去翳退赤。收湿除烂。同龙脑点治目中一切诸病。炉甘石阳明经药也。受金银之气。故治目病为要药。"

《冯氏锦囊秘录》曰："辛温能散风热，性涩则卤黏物，故能除翳而点目翳，去口中赤烂目翳也。治一切目疾，真炉甘石半斤用黄连四两，锉碎，入银石器内，水二碗煮二伏时，去黄连，以甘石为末，入龙脑香二钱半，研匀罐收，每点少许，频用取效。"

《本经逢原》曰："时珍常用炉甘石煅飞、海螵蛸、硼砂等分，为细末，点诸目疾皆妙。又煅过水飞，丸如弹圆，多攒簪孔烧赤，煎黄连汁，淬数次，点眼皮湿烂及阴囊肿湿，其功最捷。"

【现代研究】　本品主要含有碱性碳酸锌、碳酸锌、氧化钙、氧化镁以及镁、铝、钠、硅、锰、铜等元素。炉甘石能部分溶解、吸收创面的分泌液，抑制葡萄球菌的生长，具有收敛、保护和消炎止痛作用；炉甘石还具有抗缺锌作用。拨云散（制炉甘石、冰片、麝香、熊胆）可用于治疗结膜炎。

诃子

本品为使君子植物诃子的成熟干燥果实。味苦、酸、涩，性平。归肺、大肠经。煎剂用量为 3～10g。

【功效】涩肠止泻，敛肺止咳，利咽开窍。

【眼科应用】

退翳明目：常与炉甘石等药配伍外用，治黑睛生翳、目昏流泪。

退障明目：常与石燕、熊胆等药配伍外用，治翳膜遮睛及内外眼疾。

【文献选录】

《海药本草》曰："肉炙，治眼涩痛。"

《证类本草》曰："又取其核，入白蜜研，注目中，治风赤涩痛，神良。"

《证类本草》曰："并宜使皮其主嗽，肉炙治眼涩痛。"

《本草纲目》曰："磨白蜜注目，去风赤涩痛，神良（苏颂）。"

《救生集》曰："子丹仙翁治赤眼翳膜等症。大诃子一枚，以蜜磨。点目中。"

【现代研究】　本品主要含有反式苯丙烯酸、苯甲酸、原儿茶酸、没食子酸、莽草酸、榄仁黄素 A－D、诃子鞣质、诃子次酸、阿江榄仁酸、阿江榄仁素、槲皮素等成分。诃子对多种革兰阴性菌及革兰阳性菌均有明显抑制作用；诃子对多种病毒具有抑制作用；诃子及其制剂在各种炎症模型中均显示良好的抑制活性；诃子还具有抗氧化、增强免疫力、抗肿瘤、降糖、保肝、解毒、抗突变、强心等作用。

赤石脂

本品为硅酸盐类矿物多水高岭石族多水高岭石。味甘、酸、涩，性温。归大肠、胃经。煎剂用量为 9～12g；外用适量，取本品除去杂质，打碎研粉水飞，或火煅醋淬二次，研细水飞，配方外用。

【功效】涩肠止泻，收敛止血，敛疮生肌。

【眼科应用】

敛疮生肌：用于睑肤湿疹，脓血渗溢，睑眩赤烂，睑肤瘙痒。常与乌贼骨、血竭等药配伍外搽。

【文献选录】

《名医别录》曰："主养心气，明目，益精。"

《神农本草经疏》曰："邪气痈肿，疽痔恶疮，头疡疥瘙。"

《名医别录》曰："主养心气，明目，益精，治腹痛，泄澼，下痢赤白，小便利，及痈疽疮痔，女子崩中漏下，产难，胞衣不出。"

【现代研究】　本品化学成分主要为含水硅酸铝，尚含相当多的氧化铁等物质，有吸附作用。能吸附消化道内的有毒物质、细菌毒素等代谢产物。减少对肠道黏膜的刺激，而有止泻作用。对胃肠黏膜有保护作用，能制止胃肠道出血，显著缩短家兔血浆再钙化时间。

明矾

本品为硫酸盐类矿物明矾石经加工而成，主要成分为含水硫酸铝钾。将明矾石用水溶解，滤过，滤液加热浓缩，放冷后结晶即为明矾（白矾）。生用或煅用。煅后称为枯矾。味甘、涩，性寒。归肺、脾、肝、大肠经。外用适量，研末撒布、调敷或化水洗患处；内服0.6～1.5g，入丸、散。

【功效】外用解毒杀虫，燥湿止痒；内服止血，止泻，化痰。

【眼科应用】

燥湿止痒：常与炉甘石、朱砂等药相配外用，治胞睑红赤、肿胀、起水疱、湿疹，以及目痒等。

杀虫解毒：常与川槿皮、轻粉等药同用，蘸擦患处，勿入眼内，治眼癣。

【文献选录】

《要药分剂》曰："主寒热泄痢，白沃，阴蚀恶疮，目痛，坚骨齿。除痼热在骨髓。去鼻中息肉。（开宝）除湿追涎。化痰坠浊。除风杀虫。止血定痛。蚀恶肉。生好肉。治惊痫，喉痹，齿痛，风眼。"

《本草纲目》曰："妇人血气心痛，合金疮止血，明目，去肤赤息肉（藏器）。主风烂眼泪出（之才）。"

《本草纲目》曰："烂弦风眼，铜青，水调涂碗底，以艾熏干，刮下，涂烂处。（《卫生易简方》）"

《急救良方》曰："赤目风肿：甘草水磨明矾敷眼胞上效，或用枯矾频擦眉心。"

《验方新编》曰："飞丝入目：凡诸药不效，赤肿痛甚者，以滚水一杯，入食盐少许，明矾三钱，将舌尖浸入水中片刻，其丝自落水中而愈。"

《济世神验良方》曰："眼皮烂，用红枣一枚，去核，入明矾二分，入枣肉，面包，慢火煨熟，搽眼皮，二日愈。”

《蒙竹堂集验方》曰：“点翳眼方：小红枣一枚，去核，将明矾五、六厘藏在内，用纸包枣浸湿入热灰内煨，以化为度。起明矾碾细，用灯草点翳上，三、五次愈。”

《溪秘传简验方》曰：“目赤痒痛。黄连，少加明矾、人乳浸，蒸。点角。”

《古今医统大全》曰：“明矾（明者研末入药）。除风止泪，开翳膜，明目，收烂弦用枯过者。”

【现代研究】　本品主要成分为碱性硫酸铝钾。明矾低浓度具有收敛防腐作用，高浓度侵蚀溃疡。内服刺激性很大，一般均外用。明矾对肠道致病菌、铜绿假单胞菌、金黄色葡萄球菌、白色念珠菌等具有抑制作用；明矾还具有抗阴道滴虫、止汗、硬化皮肤等作用。

蜂蜜

本品为蜜蜂科昆虫中花蜜蜂或意大利蜜蜂所酿的蜜。味甘，性平。归肺、脾、大肠经。煎服或冲服，用量为 15～30g，大剂量 30～60g；外用适量，取纯净蜂蜜，文火熬炼，过滤去沫外用。

【功效】　补中，润燥，止痛，解毒。

【眼科应用】

润燥养目：用于眼珠干涩，黑睛生翳。用 5% 蜂蜜点眼，或以本品调药为膏点眼。

润燥止痛：用于睑肤粗糙肥厚，干裂疼痛，水火烫伤。以本品调药外搽。

【文献选录】

《本草纲目》曰：“目生珠管，以生蜜涂目，仰卧半日，乃可洗之。日一次（《肘后方》）。”

【现代研究】　本品主要含有果糖、葡萄糖、蔗糖、麦芽糖、吡喃葡萄糖基蔗糖、淀粉酶、蔗糖转化酶、葡萄糖氧化酶、过氧化氢酶、阿魏酸等成分。蜂蜜对化脓性金黄色葡萄球菌、乙型溶血性链球菌、铜绿假单胞菌有明显的抑制效果；蜂蜜还具有够增强机体免疫功能、促进糖代谢、解毒、止咳、护心、抗肿瘤、促消化、润肠通便、抗氧化等作用。

人乳汁

本品为哺乳期妇女乳腺所分泌的乳汁。味甘、咸，性平。归心、肺、胃、肝经。外用适量，点眼。

【功效】　补血润燥，明目。

【眼科应用】

止痛明目：用于电光性眼炎，疼痛流泪。可将乳汁直接点眼。

滋阴润燥：用于目珠干燥，黑睛生翳。可与荸荠粉等药配伍点眼。

【文献选录】

《新修本草》曰：“首生男乳，疗目赤痛多泪，解独肝牛肉毒，如合豉浓汁服之，神效。又取和雀屎，去目赤努肉。"

《增广和剂局方药性总论》曰："日华子云，冷。益气，治瘦悴，悦皮肤，润毛发，点眼止泪，并疗赤眼明润。"

《本草纲目》曰："人乳汁（点赤目多泪；和雀粪，点瞖肉）。"

《本草纲目》曰："补五脏，令人肥白悦泽。疗目赤痛多泪，解独肝牛肉毒，合浓豉汁服之，神效（《别录》）。和雀屎，去目赤瞖肉（苏恭）。益气，治瘦悴，悦皮肤，润毛发，点眼止泪（《大明》）。"

【现代研究】 本品主要含有蛋白质、脂肪、碳水化合物、乳化钙、磷、铁、维生素 A、维生素 B_1、维生素 B_2 等成分。人乳汁点眼可以治疗电光性眼炎。

参考文献

1. 李传课. 中医眼科学［M］. 2 版. 北京：人民卫生出版社，2015：139 - 246.

2. 王本祥. 现代中药药理学［M］. 天津：天津科学技术出版社，1997：180 - 1417

3. 孔增科. 常用中药药理与临床应用［M］. 赤峰市：内蒙古科学技术出版社，2005：515 - 516.

4. 瞿璐，王涛，董勇喆，等. 菊花化学成分与药理作用的研究进展［J］. 药物评价与研究，2015，38（1）：98 - 104.

5. 高丽萍. 柴胡有效成分与药理作用探究［J］. 临床医药文献电子杂志，2017，4（70）：13853 - 13854.

6. 张雪娟，董旭，李清文. 浅谈柴胡在眼科中的应用［J］. 河北中医，2002（5）：363 - 364.

7. 黄晓巍，张丹丹，王晋冀，等. 葛根化学成分及药理作用［J］. 吉林中医药，2018，38（1）：87 - 89.

8. 严汉英，朱延勤，吴正红，等. 葛根素滴眼液降眼压作用及其在眼房水中的药物浓度［J］. 眼科新进展，1999（2）：73 - 77.

9. 蔡晓静，朱煌，冯彦青. 葛根素滴眼液对青少年近视眼的作用［J］. 中国中医眼科杂志，2013，23（5）：340 - 343.

10. 田华，杜婷，黄开合，等. 蔓荆子的药理作用研究进展［J］. 中国医药导报，2013，10（9）：29 - 30.

11. 鞠康，赵利敏. 前胡化学成分及其药理作用研究进展［J］. 内蒙古中医药，2017，36（3）：142 - 143.

12. 杜庆波. 中药升麻的化学成分研究文献综述［J］. 山东农业工程学院学报，2016，33（10）：142 - 143.

13. 孙启泉，左爱侠，张婷婷. 升麻属植物化学成分、生物活性及临床应用研究进展［J］. 中草药，2017，48（14）：3005 - 3016.

14. 黄晓巍，刘玥欣，刘轶蔷，等. 荆芥化学成分及药理作用研究进展［J］. 吉林中医药，2017，37（8）：817 - 819.

15. 刘双利，姜程曦，赵岩，等. 防风化学成分及其药理作用研究进展［J］. 中草药，2017，48（10）：2146 - 2152.

16. 张文学. 中药羌活的化学成分研究 [J]. 山西中医学院学报, 2008, 9 (4): 45 - 46.

17. 张军, 杨涛, 郭琪, 等. 濒危药用植物羌活的研究进展 [J]. 安徽农业科学, 2016, 44 (15): 118 - 120.

18. 周淑敏. 白芷香豆素的提取及其抑菌活性研究 [J]. 食品工业, 2014, 35 (3): 141 - 144.

19. 朱艺欣, 李宝莉, 马宏胜, 等. 白芷的有效成分提取、药理作用及临床应用研究进展 [J]. 中国医药导报, 2014, 11 (31): 159 - 162 + 166.

20. 王晓丽, 金礼吉, 续繁星, 等. 中草药细辛研究进展 [J]. 亚太传统医药, 2013, 9 (7): 68 - 71.

21. 唐忠. 藁本化学成分及药理研究 [J]. 中国医药指南, 2011, 9 (30): 34 - 35.

22. 沈映君, 陈长勋. 中药药理学 [M]. 上海: 上海科学技术出版社, 2012: 37 - 38.

23. 杨昕宇, 肖长芳, 张凯熠, 等. 麻黄临床应用与药理作用研究进展 [J]. 中华中医药学刊, 2015, 33 (12): 2874 - 2877.

24. 许源, 宿树兰, 王团结, 等. 桂枝的化学成分与药理活性研究进展 [J]. 中药材, 2013, 36 (4): 674 - 678.

25. 徐爱娟, 韩丽萍, 蒋琳兰. 知母的研究进展 [J]. 中药材, 2008, 31 (4): 624 - 628.

26. 翁丽丽, 陈丽, 宿莹, 等. 知母化学成分和药理作用 [J]. 吉林中医药, 2018, 38 (1): 90 - 92.

27. 张慧林, 赵妍. 大黄的药理作用及临床应用分析 [J]. 光明中医, 2015, 30 (5): 1119 - 1121.

28. 王亭. 中药栀子有效成分及药理作用的研究进展 [J]. 中国药师, 2015, 18 (10): 1782 - 1784.

29. 李蓓, 郑燕林. 夏枯草、浙贝提取物对体外培养 TAO 眼眶成纤维细胞的影响 [J]. 眼科研究, 2009, 27 (7): 577 - 581.

30. 孙戚. 夏枯草的药理作用和研究进展 [J]. 中医临床研究, 2017, 9 (26): 146 - 148.

31. 葛新民. 淡竹叶治疗麦粒肿、匐行性角膜溃疡 [J]. 江苏医药, 1976 (5): 46 - 47.

32. 陈烨. 淡竹叶化学成分与药理作用研究进展 [J]. 亚太传统医药, 2014, 10 (13): 50 - 52.

33. 李墨灵, 张晗, 夏庆梅. 桑白皮的化学、药理与药代动力学研究进展 [J]. 西部中医药, 2017, 30 (2): 137 - 139.

34. 孙淑玲. 中药芦根的药理作用及临床应用 [J]. 中西医结合心血管病电子杂志, 2016, 4 (36): 165.

35. 李振红, 陆阳, 刘晶星. 天花粉化学成分与药理活性 [J]. 国外医药 (植物药分册), 2003 (1): 1 - 4.

36. 徐萍, 顾治平. 黄连的药理作用研究进展 [J]. 临床医药文献电子杂志, 2017, 4 (27): 5333, 5336.

37. 徐维相. 探讨中药黄连的研究进展 [J]. 世界最新医学信息文摘, 2016, 16 (22): 13 + 12.

38. 李莉. 中药材黄芩的药理分析及临床应用探讨 [J]. 基层医学论坛, 2017, 21 (11): 1383 - 1384.

39. 吉晓丽. 黄芩的化学成分与药理作用研究进展 [J]. 中医临床研究, 2017, 9 (9): 128 -

129.

40. 陈兴文. 黄柏的化学成分分析和药理作用研究 [J]. 内蒙古中医药, 2014, 33 (31): 69.

41. 孙森凤, 张颖颖, 褚万春. 黄柏药理作用的研究进展 [J]. 山东化工, 2017, 46 (14): 99 - 100.

42. 赵露, 孟琦, 江健梅, 等. 龙胆草有效成分与表型性状的相关性分析 [J]. 吉林农业大学学报, 2017, 39 (6): 687 - 694.

43. 聂安政, 林志健, 张冰. 秦皮化学成分和药理作用研究进展 [J]. 中草药, 2016, 47 (18): 3332 - 3341.

44. 刘雷, 郭丽娜, 于春磊, 等. 白鲜皮化学成分及药理活性研究进展 [J]. 中成药, 2016, 38 (12): 2657 - 2665.

45. 张钟媛. 苦参的化学成分和药理作用研究进展 [J]. 云南中医中药杂志, 2015, 36 (6): 104 - 106.

46. 王亚萍, 孟庆娜, 陈晓草, 等. 胡黄连有效成分的提取及药理作用的研究进展 [J]. 延安大学学报 (医学科学版), 2017, 15 (2): 70 - 73.

47. 夏伟, 余永亮, 杨红旗, 等. 金银花化学成分及药理作用研究进展 [J]. 安徽农业科学, 2017, 45 (33): 126 - 127.

48. 孔海英. 连翘的药理作用分析 [J]. 中国卫生标准管理, 2016, 7 (3): 125 - 126.

49. 赵晓娟, 李琳, 刘雄, 等. 大青叶的本草学研究、化学成分及药理作用研究概况 [J]. 甘肃中医学院学报, 2011, 28 (5): 61 - 64.

50. 杨春望. 板蓝根药理研究进展 [J]. 中国现代药物应用, 2016, 10 (9): 282 - 283.

51. 吴强, 高燕萍. 紫花地丁化学成分和药理活性研究概况 [J]. 中国民族民间医药, 2017, 26 (22): 35 - 38.

52. 谢沈阳, 杨晓源, 丁章贵, 等. 蒲公英的化学成分及其药理作用 [J]. 天然产物研究与开发, 2012, 24 (1): 141 - 151.

53. 覃梦岚. 中药鱼腥草药理作用及临床应用的研究进展 [J]. 大众科技, 2015, 17 (5): 105 - 107.

54. 李翔. 鱼腥草滴眼液治疗急性卡他性结膜炎 [J]. 眼科新进展, 2001, 21 (6): 417 - 419.

55. 刘煜. 鱼腥草滴眼液在新生儿泪囊炎中的应用 [J]. 国际眼科杂志, 2007, 10 (7), 1458 - 1459.

56. 徐定平, 周鑫堂, 邰红利, 等. 千里光化学成分和药理作用研究进展 [J]. 中国药师, 2014, 17 (9): 1562 - 1565.

57. 王建平, 张海燕, 傅旭春. 土茯苓的化学成分和药理作用研究进展 [J]. 海峡药学, 2013, 25 (1): 42 - 44.

58. 林靖怡, 刘韶松, 明艳林. 半枝莲化学成分及药理活性研究进展 [J]. 亚热带植物科学, 2015, 44 (1): 77 - 82.

59. 王天宁, 刘玉婷, 肖凤琴, 等. 马齿苋化学成分及药理活性的现代研究整理 [J]. 中国实验方剂学杂志, 2018, 24 (6): 224 - 234.

60. 李波. 白花蛇舌草的化学成分和药理作用研究进展 [J]. 天津药学, 2016, 28 (5): 75 -

78.

61. 邢峰丽，封若雨，孙芳，等．皂角刺的药理作用研究进展 [J]．环球中医药，2017，10
（10）：1167－1170.

62. 沈艺玮，林丽清，林新华，等．鬼针草的化学成分及药理活性研究进展 [J]．福建医科大
学学报，2015，49（1）：58－61.

63. 黄桂红．鬼针草药理作用研究进展 [J]．中国药房，2012，23（27）：2578－2581.

64. 高卫萍，王育良，陆绵绵，等．润目灵治疗干眼病的临床研究 [J]．中国中医眼科杂志，
1998，8（3）：157－159.

65. 郭琳，苗明三．生（鲜）地黄的化学、药理与应用特点 [J]．中医学报，2014，29（3）：
375－377.

66. 王云．牡丹皮有效成分药理及分析方法研究进展 [J]．亚太传统医药，2016，12（16）：
63－64.

67. 王薇．赤芍化学成分和药理作用的研究进展 [J]．黑龙江科技信息，2015（17）：109.

68. 张召强，李明．玄参的化学成分及药理作用的研究进展 [J]．中国医药指南，2013，11
（26）：49－51.

69. 黄才国，魏善建．玄参中环烯醚萜 EpibueropyridiniumA 预防 D－半乳糖性白内障的实验研究
[J]．第二军医大学学报，2006，27（11）：1204－1206.

70. 崔晓秋．中药紫草化学成分及药理作用最新研究进展 [J]．济宁医学院学报，2015，38
（5）：356－358.

71. 唐自明，李树帜．草乌、水牛角配伍的化学成分研究 [J]．云南中医学院学报，1998
（S1）：20－21.

72. 陈赤．水牛角的研究与应用 [J]．广西中医学院学报，2004（4）：72－74.

73. 宁娜，韩建军．地骨皮的化学成分与药理作用 [J]．现代药物与临床，2010，25（3）：
172－176.

74. 张秀云，周凤琴．地骨皮药理及临床应用研究进展 [J]．广州化工，2012，40（7）：48－49.

75. 于凯强，焦连魁，任树勇，等．中药银柴胡的研究进展 [J]．中国现代中药，2015，17
（11）：1223－1229.

76. 王秀芬，由会玲．银柴胡的药理作用与临床应用研究 [J]．河北中医药学报，2012，27
（3）：43－44.

77. 齐乐辉，王知斌，孟永海，等．中药广藿香有效成分及药理作用研究进展 [J]．化学工程
师，2018（2）：49－50.

78. 吕文纲，王鹏程．佩兰化学成分、药理作用及临床应用研究进展 [J]．中国中医药科技，
2015，22（3）：349－350.

79. 张勇，唐方．厚朴酚药理作用的最新研究进展 [J]．中国中药杂志，2012，37（23）：
3526－3530.

80. 雷晓溪，刘苏，鄢秀菊，等．和厚朴酚抑制视网膜新生血管形成的实验研究 [J]．中成
药，2007（5）：647－651.

81. 邓爱平，李颖，吴志涛，等．苍术化学成分和药理的研究进展 [J]．中国中药杂志，2016，

41 (21)：3904 – 3913.

82. 黄崇才．砂仁的化学成分、药理作用及临床应用的研究进展 [J]．内蒙古中医药，2017，36 (Z1)：210 – 212.

83. 岳美颖．茯苓主要药理作用及临床应用 [J]．亚太传统医药，2016，12 (7)：68 – 69.

84. 吴映梅．薏苡仁的药理活性及其应用的研究进展 [J]．农产品加工，2017 (9)：52 – 53.

85. 肖开，苗明三．薏苡仁现代研究分析 [J]．中医学报，2014，29 (9)：1348 – 1350.

86. 王天媛，张飞飞，任跃英，等．猪苓化学成分及药理作用研究进展 [J]．上海中医药杂志，2017，51 (4)：109 – 112.

87. 邢增智，陈旺，曾宇．泽泻的化学成分与药理作用研究进展 [J]．中医药导报，2017，23 (15)：75 – 78.

88. 张培丽，庄岩，霍金海，等．玉米须有效化学成分及药理作用的研究概况 [J]．黑龙江中医药，2017，46 (1)：74 – 75.

89. 张帅中，梁雪．冬瓜皮药用价值及综合利用研究进展 [J]．现代农业科技，2016 (9)：286 – 288.

90. 张晓方．车前子化学成分与药理活性研究 [J]．亚太传统医药，2014，10 (12)：33 – 34.

91. 卢向红，徐向东，付红伟，等．地肤子化学成分的研究 [J]．中国药学杂志，2012，47 (5)：338 – 342.

92. 蒋剑平，沈小青，范海珠．地肤子化学成分及药理活性研究进展 [J]．中华中医药学刊，2011，29 (12)：2704 – 2706.

93. 敖云龙，杭盖，胡斯乐．蒙药材瞿麦的化学成分及药理作用研究进展 [J]．世界最新医学信息文摘，2017，17 (52)：119 – 120.

94. 杨俊丽，黄丽丹，张亚中，等．萹蓄的研究进展 [J]．安徽医药，2016，20 (6)：1025 – 1029.

95. 陈冲，曾臣红，张斯琪，等．萆薢的研究进展 [J]．中国中药杂志，2017，42 (18)：3488 – 3496.

96. 王安庆．茵陈的现代研究进展 [J]．光明中医，2014，29 (10)：2207 – 2208.

97. 曹锦花．茵陈的化学成分和药理作用研究进展 [J]．沈阳药科大学学报，2013，30 (6)：489 – 494.

98. 孟祥凤．葶苈子化学成分及药理作用的研究进展 [J]．黑龙江科技信息，2013，(34)：71，63.

99. 周刚，马宝花．中药独活的研究进展 [J]．中国当代医药，2012，19 (16)：15 – 16.

100. 徐小云，王云霞，李智勇．威灵仙化学成分和药理作用研究进展 [J]．现代中医药，2003 (4)：67 – 69.

101. 刘自力，赵荣．威灵仙临床应用研究进展 [J]．现代中西医结合杂志，2009，18 (14)：1695 – 1696.

102. 刘强强，郭海东，徐策，等．川乌毒理作用研究进展 [J]．中国中医药信息杂志，2012，19 (8)：110 – 112.

103. 蒋福升，马哲龙，陈金印，等．乌梢蛇水提物对大鼠佐剂性关节炎作用的实验研究 [J]．

中国中医药科技, 2013, 20 (4): 367 - 368.

104. 施文君, 杨云帆, 朱思然, 等. 蚕砂抗炎镇痛作用实验研究 [J]. 亚太传统医药, 2013, 9 (9): 44 - 46.

105. 张瑞杰. 蚕砂的药用价值研究 [J]. 医药导报, 2013, 32 (9): 1195 - 1199.

106. 张勇, 袁峰, 张秀芝. 路路通注射液治疗脑出血后脑组织水肿130例临床研究 [J]. 实用医技杂志, 2007 (14): 1877 - 1878.

107. 宋敬丽, 袁林, 刘艳菊, 等. 海风藤化学成分和药理作用的研究进展 [J]. 湖北中医学院学报, 2007 (3): 70 - 72.

108. 聂安政, 林志健, 王雨, 等. 秦艽化学成分及药理作用研究进展 [J]. 中草药, 2017, 48 (3): 597 - 608.

109. 穆祯强, 于洋, 高昊, 等. 龙胆属秦艽组植物的化学成分和药理作用研究进展 [J]. 中国中药杂志, 2009, 34 (16): 2012 - 2017

110. 张悦, 张适, 陈小平, 等. 汉防己甲素滴眼液治疗大鼠角膜移植排斥反应及植片变化 (英文) [J]. 国际眼科杂志, 2006 (2): 252 - 254.

111. 徐彦贵, 胡世兴, 周昊, 等. 粉防己碱用于眼科疾患的研究进展 [J]. 中国新药杂志, 2004, (S1): 1266 - 1269.

112. 熊海霞, 杨颖, 孙文燕. 附子多糖的药理作用研究进展 [J]. 世界科学技术 - 中医药现代化, 2013, 15 (9): 1948 - 1951.

113. 侯小涛, 郝二伟, 秦健峰, 等. 肉桂的化学成分、药理作用及质量标志物 (Q - marker) 的预测分析 [J]. 中草药, 2018, 49 (1): 20 - 34.

114. 周静, 杨卫平. 干姜的临床应用及药理研究进展 [J]. 云南中医中药杂志, 2011, 32 (2): 70 - 72.

115. 菅大礼. 干姜化学成分及药理作用研究进展 [J]. 中国药房, 2008 (18): 1435 - 1436.

116. 张秋方, 杨奕樱. 吴茱萸碱药理作用的研究近况 [J]. 贵阳中医学院学报, 2013, 35 (1): 36 - 38.

117. 刘毅, 沈涛, 林晶晶, 等. 吴茱萸的临床应用研究概况 [J]. 云南中医中药杂志, 2015, 36 (10): 91 - 93.

118. 张志海, 王彩云, 杨天鸣, 等. 陈皮的化学成分及药理作用研究进展 [J]. 西北药学杂志, 2005 (1): 47 - 48.

119. 陈红, 刘传玉, 李承晏. 青皮的化学及药理作用研究进展 [J]. 中草药, 2001 (11): 93 - 95.

120. 朱玲, 杨峰, 唐德才. 枳实的药理研究进展 [J]. 中医药学报, 2004 (2): 64 - 66.

121. 谭辉. 中药枳壳的化学成分及药理作用探析 [J]. 中国医药指南, 2017, 15 (27): 14 - 15.

122. 毛景欣, 王国伟, 易墁, 等. 川木香化学成分及药理作用研究进展 [J]. 中草药, 2017, 48 (22): 4797 - 4803.

123. 黄凯玲, 肖刚, 黄建红, 等. 香附化学成分及药理作用研究进展 [J]. 右江民族医学院学报, 2014, 36 (3): 491 - 492.

124. 严玮. 佛手化学成分和药理作用研究进展 [J]. 实用中医药杂志, 2015, 31 (8): 788 -

790.

125. 詹琤琤，段时振，李杰. 中药山楂的化学成分与药理作用研究概况 [J]. 湖北中医杂志，2012，34（12）：77-79.

126. 辛卫云，白明，苗明三. 麦芽的现代研究 [J]. 中医学报，2017，32（4）：613-615.

127. 蔡子微，杨旭东，胡静，等. 中药神曲及其肠道菌群调整和肠保护作用的实验研究 [J]. 牡丹江医学院学报，2006（1）：1-5.

128. 沈亚芬，孙元龙，沈金银. 中药莱菔子药理作用研究进展 [J]. 中国中医药科技，2011，18（3）：271.

129. 郑雁，苗明三. 鸡内金的现代研究特点分析 [J]. 中医学报，2015，30（12）：1796-1797.

130. 赵彧，邱明阳，刘玉婷，等. 大蓟化学成分及药理活性研究进展 [J]. 中草药，2017，48（21）：4584-4590.

131. 杨炳友，杨春丽，刘艳，等. 小蓟的研究进展 [J]. 中草药，2017，48（23）：5039-5048.

132. 江灵礼，苗明三. 白茅根化学、药理与临床应用探讨 [J]. 中医学报，2014，29（5）：713-715.

133. 贾佼佼，苗明三. 槐花的化学、药理及临床应用 [J]. 中医学报，2014，29（5）：716-717.

134. 曹雨诞，曾祥丽，单鸣秋，等. 侧柏叶的研究进展 [J]. 江苏中医药，2008（2）：86-88.

135. 李良长，曾巍，陈金卯. 三七粉对外伤性前房出血的疗效观察 [J]. 中国中医眼科杂志，2001（1）：42-43.

136. 付建中，程春林，姜淑芳. 茜草滴眼液治疗慢性结膜炎的临床研究 [J]. 中国中医眼科杂志，1996（3）：148-150.

137. 邓棋. 生蒲黄汤治疗眼底出血的临床观察 [J]. 深圳中西医结合杂志，2014，24（4）：100-101.

138. 李慧芬. 花蕊石现代研究概况 [J]. 药学研究，2014，33（2）：103-105.

139. 饶文龙，张浩，张熹玮，等. 白及药理作用研究进展 [J]. 上海中医药杂志，2015，49（8）：91-93.

140. 黄兴，王哲，王保和. 仙鹤草药理作用及临床应用研究进展 [J]. 山东中医杂志，2017，36（2）：172-176.

141. 任遵华，王琦，郭长强，等. 棕榈及其制炭品的药理作用比较 [J]. 时珍国药研究，1992（1）：7-9.

142. 董小胜，黄洁靖，张林. 中药血余炭的研究进展 [J]. 中医药导报，2009，15（12）：85-86.

143. 穆娟，赵明峰，李玉明. 丹参在药理作用的研究现况 [J]. 当代医学，2017，23（27）：182-184.

144. 张丽琼，崔浩. 丹参在眼科的应用 [J]. 中国中医眼科杂志，2005（4）：59-61

145. 汪素萍，方军，嵇训传，等. 桃仁提取液抑制巩膜瓣下小梁切除术后滤床纤维母细胞增殖的实验研究 [J]. 上海医科大学学报，1993 (1)：35 - 38.

146. 刘世军，唐志书，崔春利，等. 中药红花化学成分的研究进展 [J]. 河南中医，2017，37 (1)：168 - 171.

147. 杨新光，张强，于敬妮，等. 藏红花提取液对慢性高眼压兔眼玻璃体谷氨酸浓度的影响 [J]. 国际眼科杂志，2006 (5)：1025 - 1026.

148. 布娟，杨建军，李静. 川芎嗪对兔缺血性视网膜疾病的疗效 [J]. 国际眼科杂志，2009，2 (3)：274 - 276.

149. 吴沂旎，郝进. 川芎嗪对视网膜保护机制的研究及临床应用 [J]. 中国中医眼科杂志，2012，01 (4)：72 - 75.

150. 沈舒，王琼，李友宾. 牛膝的化学成分和药理作用研究进展 [J]. 海峡药学，2011，23 (11)：1 - 6.

151. 杨旭东，张杰，包海花. 牛膝多糖对糖尿病大鼠视网膜细胞凋亡的影响 [J]. 中国中医眼科杂志，2011，21 (1)：8 - 10.

152. 张静，彭海燕. 泽兰药理作用研究进展 [J]. 河北中医，2015，37 (3)：460 - 463.

153. 周迎春，郭丽新，王世龙. 泽兰有效成分对急性血瘀大鼠凝血功能和体外血栓形成的影响 [J]. 中医药学报，2013，41 (1)：22 - 24.

154. 常影. 茺蔚子化学成分及药理研究 [J]. 吉林中医药，2008 (3)：207 - 208.

155. 张莲珠，王会弟. 茺蔚子研究进展 [J]. 长春中医药大学学报，2012，28 (5)：920 - 921.

156. 邓中堂. 中药五灵脂的研究进展 [J]. 临床医药文献电子杂志，2014，1 (9)：1510 - 1513.

157. 余弯弯，双鹏程，张凌. 鸡血藤化学成分及药理作用研究概况 [J]. 江西中医药大学学报，2014，26 (4)：89 - 92.

158. 李花. 鸡血藤及其制剂药理作用及临床应用的研究进展 [J]. 现代医药卫生，2011，27 (18)：2805 - 2807.

159. 袁晓旭，杨明明，赵桂琴. 郁金化学成分及药理作用研究进展 [J]. 承德医学院学报，2016，33 (6)：487 - 489.

160. 王福娟，赵景东. 郁金治疗视网膜中央静脉阻塞 [J]. 中医杂志，2009，50 (2)：155 - 156.

161. 常允平，韩英梅，张俊艳. 乳香的化学成分和药理活性研究进展 [J]. 现代药物与临床，2012，27 (1)：52 - 59.

162. 刘一鑫，薛禾菲，杜闻杉，等. 没药的研究进展概述 [J]. 承德医学院学报，2016，33 (6)：520 - 522.

163. 李琪，王瑞平，邹玺. 苏木化学成分及抗肿瘤研究进展 [J]. 湖南中医药大学学报，2012，32 (4)：76 - 78.

164. 周贤珍，周毅生. 苏木的研究进展 [J]. 广东药科大学学报，2017，33 (1)：136 - 139.

165. 范卓文，武斌，刘国臣. 延胡索药理研究及临床应用进展 [J]. 黑龙江医药，2007 (5)：

522 – 524.

166. 周宗元, 王建, 马骁. 穿山甲的研究进展 [J]. 中药与临床, 2014, 5 (1): 54 – 56, 62.

167. 何书平. 血竭的药理研究 [J]. 中国药房, 2008 (24): 1912 – 1914.

168. 刘亚平, 邢素芳. 半夏的药理作用研究 [J]. 基层医学论坛, 2014, 18 (32): 4446 – 4447.

169. 徐皓. 天南星的化学成分与药理作用研究进展 [J]. 中国药房, 2011, 22 (11): 1046 – 1048.

170. 石延榜, 张振凌. 白附子化学成分及药理作用研究进展 [J]. 中国实用医药, 2008 (9): 130 – 131.

171. 张明发, 沈雅琴. 浙贝母药理研究进展 [J]. 上海医药, 2007 (10): 459 – 461.

172. 孙娟, 孟冰雪, 赵启韬. 瓜蒌药理作用的物质基础研究概况 [J]. 山东中医杂志, 2012, 31 (6): 461 – 463.

173. 孙强, 蒙艳丽, 吴秉纯, 等. 桔梗化学成分及药理作用的研究概况 [J]. 黑龙江中医药, 2017, 46 (4): 64 – 65.

174. 高洪瑞, 蒋华. 海藻糖及其在眼科的研究进展 [J]. 国际眼科杂志, 2008 (11): 2316 – 2318.

175. 谢佩玉, 松仓诚, 藤井绩, 等. 新型海藻多糖化合物保护高糖诱导的 RPE 细胞异常增殖 [J]. 国际眼科杂志, 2011, 11 (3): 409 – 410.

176. 孙立靖, 王彦, 台杰, 等. 昆布药理作用研究概述 [J]. 中国药业, 2009, 18 (2): 59 – 60.

177. 叶秀荣, 杜玉敏. 昆布离子导入治疗中心性浆液性视网膜炎 [J]. 中西医结合眼科杂志, 1993 (2): 77 – 78.

178. 张素珍, 索玉所, 王桂荣. 石菖蒲滴眼液治疗单纯疱疹性角膜炎疗效观察 [J]. 中国中西医结合杂志, 2005 (5): 468 – 469.

179. 徐国兴, 林媛, 王婷婷, 等. 石决明药理研究及眼科应用进展 [J]. 国际眼科杂志, 2009, 9 (12): 2389 – 2390.

180. 杨丽, 刘友平, 韦正, 等. 贝壳类药材牡蛎石决明珍珠母的研究进展 [J]. 时珍国医国药, 2013, 24 (12): 2990 – 2992.

181. 王汝娟, 黄寅墨, 朱武成, 等. 磁石的药理作用研究 [J]. 中国中药杂志, 1997 (5): 49 – 51.

182. 许雯雯, 独家能, 郝旭亮, 等. 化石类矿物药龙骨的现代研究与应用进展 [J]. 中国中药杂志, 2017, 42 (10): 1825 – 1829.

183. 杨韵, 徐波. 牡蛎的化学成分及其生物活性研究进展 [J]. 中国现代中药, 2015, 17 (12): 1345 – 1349.

184. 李诺, 黄丽娜, 曾平, 等. 白藜芦醇皂苷对慢性高眼压兔视网膜神经节细胞的保护作用 [J]. 国际眼科杂志, 2010, 10 (3): 459 – 461.

185. 徐静, 卞敏娟, 崔金刚, 等. 白藜芦醇对光损伤小鼠光感受器细胞的保护作用 [J]. 眼科新进展, 2017, 37 (2): 110 – 113.

186. 莫志贤，许丹丹. 钩藤临床运用的新进展 [J]. 时珍国医国药，2006（5）：684-685.

187. 杨晓春，许建彪，梅妍，等. 天麻素及乙酰天麻素对糖尿病视网膜神经节细胞的保护作用 [J]. 眼科新进展，2015，35（1）：25-27.

188. 张乔，刘东，赵子佳，等. 蜈蚣有效成分提取分离及药理作用研究 [J]. 吉林中医药，2017，37（3）：263-265.

189. 郭征兵. 中药地龙的药理作用及活性成分分析 [J]. 当代医学，2017，23（19）：199-200.

190. 田蜜，陈芳，余坊. 僵蚕的研究进展 [J]. 中医药导报，2015，21（15）：101-104.

191. 耿欣，李廷利. 酸枣仁主要化学成分及药理作用研究进展 [J]. 中医药学报，2016，44（5）：84-86.

192. 谭云龙，孙晖，孙文军，等. 酸枣仁化学成分及其药理作用研究进展 [J]. 时珍国医国药，2014，25（1）：186-188.

193. 卢军，芦霜. 柏子仁研究进展 [J]. 辽宁中医药大学学报，2013，15（3）：247-250.

194. 张陶珍，荣巍巍，李清，等. 远志的研究进展 [J]. 中草药，2016，47（13）：2381-2389.

195. 刘大伟，康利平，马百平. 远志化学及药理作用研究进展 [J]. 国际药学研究杂志，2012，39（1）：32-36.

196. 马洪伟，付文亮，钟美蓉，等. 远志药理活性研究进展 [J]. 承德医学院学报，2010，27（2）：196-198.

197. 罗益远，刘娟秀，刘训红，等. 何首乌和首乌藤的挥发性成分GC-MS分析 [J]. 中药材，2015，38（10）：2113-2116.

198. 蔚冬红，乔善义，赵毅民. 中药合欢皮研究概况 [J]. 中国中药杂志，2004（7）：13-18.

199. 陈玉，刘流，牛艳芬. 灵芝化学成分的研究 [J]. 中南民族大学学报（自然科学版），2016，35（2）：10-14.

200. 李改艳. 谈谈灵芝的化学成分及其药理作用 [J]. 内蒙古中医药，2015，34（11）：92-93.

201. 杨武韬. 人参的化学成分和药理研究进展 [J]. 中国医药指南，2014，12（3）：33-34.

202. 姚梦杰，吕金朋，张乔，等. 人参化学成分及药理作用研究 [J]. 吉林中医药，2017，37（12）：1261-1263.

203. 谢海燕，黄文华，宋艳刚. 参芪扶正注射液中党参成分UHPLC-MS分析 [J]. 中药材，2014，37（8）：1471-1474.

204. 曾令红. 党参研究进展 [J]. 黑龙江科技信息，2016（19）：121-121.

205. 孙政华，邵晶，郭玫. 党参化学成分及药理作用研究进展 [J]. 安徽农业科学，2015（33）：174-176.

206. 樊长征，洪巧瑜. 党参对人体各系统作用的现代药理研究进展 [J]. 中国医药导报，2016，13（10）：39-43.

207. 李传厚，王瑞. 太子参化学成分的研究进展 [J]. 山东医学高等专科学校学报，2017，39

（3）：229－231.

208. 褚书豪，汪小彩，冯良. 太子参化学成分及其药理作用研究进展 [J]. 光明中医，2016，31（7）：1047－1048.

209. 谷新怡，刘爱伟，苏艳，等. 黄芪在眼科疾病中的应用研究进展 [J]. 中国中医眼科杂志，2016，26（1）：46－49.

210. 董凤彩. 白术不同化学成分的药理作用 [J]. 中医临床研究，2015（14）：28－29.

211. 杨娥，钟艳梅，冯毅凡. 白术化学成分和药理作用的研究进展 [J]. 广东药学院学报，2012，28（2）：218－221.

212. 邵礼梅，许世伟. 山药化学成分及现代药理研究进展 [J]. 中医药学报，2017，45（2）：125－127.

213. 林鹏，李银保. 山药的化学成分及其生物活性研究进展 [J]. 广东化工，2015，42（23）：118－119.

214. 张采，李佳，张永清. 大枣化学成分研究概况 [J]. 中国现代中药，2011，13（11）：49－51.

215. 董晴，陈明苍. 当归化学成分及药理作用研究进展 [J]. 亚太传统医药，2016，12（2）：32－34.

216. 王华，孙娜. 当归的有效化学成分及药理作用研究进展分析 [J]. 山东化工，2017，46（18）：115－118.

217. 陈才英，李飞. 熟地党参汤对老年初发性白内障术后优势眼视功能的影响 [J]. 四川中医，2016（7）：124－127.

218. 张丽娜，金国琴. 熟地及有效成分对老年学习记忆减退的信号转导分子变化的影响 [J]. 中国老年学，2014，34（3）：836－838.

219. 金在久. 阿胶化学成分及现代药理研究进展 [J]. 时珍国医国药，2005，16（12）：1301－1302.

220. 吴晓青. 何首乌化学成分与药理活性的研究进展 [J]. 时珍国医国药，2009，20（1）：146－147.

221. 项亚西，张京红. 赤白芍化学成分和药理作用的差异 [J]. 海峡药学，2010，22（11）：43－44.

222. 崔海燕，许一平. 北沙参的化学成分及药理作用研究综述 [J]. 中国科技信息，2009（19）：203－204.

223. 魏巍，吴疆，郭章华. 南沙参的化学成分和药理作用研究进展 [J]. 药物评价研究，2011，34（4）：298－300.

224. 高亦珑，赵淑红. 南沙参的药理作用 [J]. 中国药师，2007（6）：594－595.

225. 彭婉，马骁，王建，等. 麦冬化学成分及药理作用研究进展 [J]. 中草药，2018，49（2）：477－488.

226. 林钰文. 中药天冬研究进展 [J]. 海峡药学，2008（6）：90－93.

227. 刘鹏，林志健，张冰. 百合的化学成分及药理作用研究进展 [J]. 中国实验方剂学杂志，2017（23）：201－211.

228. 李艳, 苗明三. 百合的化学、药理与临床应用分析 [J]. 中医学报, 2015 (7): 1021 – 1023.

229. 马宏杰, 杨志敏. 石斛夜光丸治疗眼病体会 [J]. 实用中医药杂志, 2014, 30 (3): 227 – 228.

230. 刘莹玉. 枸杞化学成分与生理作用的研究现状 [J]. 农村经济与科技, 2017, 28 (8): 39.

231. 李建学, 樊祥富, 刘学龙, 等. 枸杞化学成分及其药理作用的研究进展 [J]. 食品安全导刊, 2016 (24): 75.

232. 姜南辉. 女贞子的化学成分及药理作用 [J]. 河南中医, 2015, 35 (11): 2848 – 2849.

233. 尹辉. 中药女贞子化学成分研究综述 [J]. 九江学院学报 (自然科学版), 2015, 30 (1): 74 – 75.

234. 聂映, 姚卫峰. 女贞子的化学成分研究 [J]. 南京中医药大学学报, 2014, 30 (5): 475 – 477.

235. 方悦, 李熙晨, 张朝凤. 墨旱莲化学成分与药理活性的研究进展 [J]. 海峡药学, 2015, 27 (6): 1 – 3.

236. 任笑传, 程凤银. 墨旱莲的化学成分、药理作用及其临床应用 [J]. 解放军预防医学杂志, 2013, 31 (6): 559 – 561.

237. 吴瑕. 中药桑椹子的作用与功效 [J]. 时珍国医国药, 2014, 25 (3): 707 – 708.

238. 熊山, 叶祖光. 楮实子化学成分及药理作用研究进展 [J]. 中国中医药信息杂志, 2009, 16 (5): 102 – 103.

239. 熊山, 陈玉武, 叶祖光. 楮实子的化学成分研究 [J]. 现代药物与临床, 2009, 24 (1): 34 – 36.

240. 侯慧. 黄精的化学成分及药理作用研究探讨 [J]. 黑龙江科技信息, 2014 (7): 78.

241. 李彬, 郭力城. 鳖甲的化学成分和药理作用研究概况 [J]. 中医药信息, 2009, 26 (1): 25 – 27.

242. 温欣, 周洪雷. 鳖甲化学成分和药理药效研究进展 [J]. 西北药学杂志, 2008 (2): 122 – 124.

243. 陈莹, 吴玥, 宋金春. 补骨脂化学成分及生物活性研究进展 [J]. 实用药物与临床, 2016 (9): 1184 – 1188.

244. 林倩, 贾凌云, 孙启时. 菟丝子的化学成分 [J]. 沈阳药科大学学报, 2009, 26 (12): 968 – 971.

245. 阿依木古丽, 蔡勇. 中药菟丝子的生物学研究 [J]. 西北民族大学学报 (自然科学版), 2006, 27 (3): 75 – 78.

246. 常玉华, 张清安. 沙苑子化学成分研究现状与展望 [J]. 陕西农业科学, 2011, 57 (6): 129 – 131, 186.

247. 李昌勤. 沙苑子化学成分及药理作用研究进展 [J]. 时珍国医国药, 2000 (11): 1041 – 1042.

248. 陈萍, 王培培, 焦泽沼, 等. 益智仁的化学成分及药理活性研究进展 [J]. 现代药物与临床, 2013, 28 (4): 617 - 623.

249. 张俊清, 王勇, 陈峰, 等. 益智的化学成分与药理作用研究进展 [J]. 天然产物研究与开发, 2013, 25 (2): 280 - 287.

250. 贾燕, 何立东, 范欣, 等. 益智的化学成分及药理作用研究进展 [J]. 吉林医药学院学报, 2012, 33 (5): 320 - 322.

251. 丁燕, 张开梅, 苍小鑫, 等. 肉苁蓉属化学成分及生物活性研究进展 [J]. 大连工业大学学报, 2016, 35 (6): 395 - 402.

252. 张宝艳. 肉苁蓉化学成分的研究概况 [J]. 海峡药学, 2015, 27 (5): 53 - 56.

253. 陈绍淑, 何生虎, 曹晓真, 等. 肉苁蓉药理及化学成分的研究进展 [J]. 甘肃畜牧兽医, 2005 (3): 41 - 44.

254. 张帅男, 李煦照. 杜仲化学成分及药理作用研究进展 [J]. 中国民族民间医药, 2017, 26 (10): 56 - 61.

255. 刘二伟, 吴帅, 樊官伟. 川续断化学成分及药理作用研究进展 [J]. 中华中医药学刊, 2010, 28 (7): 1421 - 1423.

256. 苏现明, 王洪庆, 陈若芸, 等. 巴戟天属植物化学成分及药理活性研究进展 [J]. 中药材, 2017, 40 (4): 986 - 991.

257. 唐爱莲, 刘笑甫, 冯冬梅, 等. 糯稻根的化学成分及药理研究 [J]. 北方药学, 2006, 3 (2): 18 - 19.

258. 罗家洪, 庄艳. 五味子化学成分及生理活性研究进展 [J]. 临床合理用药杂志, 2012, 5 (10): 174 - 175.

259. 杨莹菲, 胡汉昆, 刘萍, 等. 乌梅化学成分、临床应用及现代药理研究进展 [J]. 中国药师, 2012, 15 (3): 415 - 418.

260. 耿家玲, 孟芹, 付敏. 乌梅的化学成分研究进展 [J]. 云南中医中药杂志, 2005 (6): 43 - 44.

261. 沈蓓, 吴启南, 陈蓉, 等. 芡实的现代研究进展 [J]. 西北药学杂志, 2012, 27 (2): 185 - 187.

262. 张菲, 王斌. 谷精草属植物的化学成分和药理活性的研究进展 [J]. 中成药, 2014, 36 (11): 2372 - 2377.

263. 孔祥锋, 臧恒昌. 决明子化学成分及药理活性研究进展 [J]. 药学研究, 2013, 32 (11): 660 - 662.

264. 刘斌, 巩鸿霞, 肖学凤, 等. 决明子化学成分及药理作用研究进展 [J]. 药物评价研究, 2010, 33 (4): 312 - 315.

265. 林文群, 陈忠, 刘剑秋. 青葙子化学成分初步研究 [J]. 亚热带植物科学, 2003, 32 (1): 20 - 22.

266. 万春辉, 陈占峰. 青葙子的研究 [J]. 长春中医药大学学报, 2011, 27 (6): 1053 - 1055.

267. 郭雷, 朱文成, 刘超. 密蒙花化学成分及生物活性研究进展 [J]. 食品研究与开发, 2012, 33 (7): 222 - 225.

268. 尚坤, 李敬文, 常美月, 等. 冰片化学成分及药理作用研究 [J]. 吉林中医药, 2018, 38 (1): 93 – 95.

269. 贾静, 孙佳明, 臧浩, 等. 天然牛黄化学成分及药理活性研究进展 [J]. 吉林中医药, 2013, 33 (3): 271 – 274.

270. 王丽影, 高昕, 佟子林, 等. 熊胆的化学成分、药理作用及临床研究概况 [J]. 中医药信息, 2005 (4): 30 – 33.

271. 郝丽莉, 赵文静, 王亚威, 等. 动物胆汁的药用研究 [J]. 中医药信息, 1999 (3): 14 – 15.

272. 黄英, 华英. 西瓜霜润喉片、西瓜霜喷雾剂的药理作用和临床应用 [J]. 中国中西医结合耳鼻咽喉科杂志, 1997 (2): 96 – 97.

273. 李作美, 邵杰. 荸荠皮中生物活性物质的研究进展 [J]. 中国食物与营养, 2009 (6): 60 – 62.

274. 黄青萍, 盘红梅. 珍珠的药理作用及临床应用 [J]. 时珍国医国药, 2000, 27 (6): 564 – 565.

275. 白向阳. 朱砂的药理、毒理与现代临床应用 [J]. 首都食品与医药, 2000, 7 (10): 44 – 44.

276. 杨雁. 诃子化学成分、生物活性及分析方法研究进展 [J]. 西藏科技, 2016 (9): 34 – 39.

277. 王嘉伦, 王培杰, 易智威, 等. 诃子的化学成分、药理作用及炮制配伍应用研究进展 [J]. 中医药信息, 2016, 33 (3): 123 – 126.

第十一章 眼科常用方剂

方剂是在辨证审因，确定治法后，遵循组方原则，选择适当的药物，明确用量，并酌定剂型、用法而成的药物配伍组合。眼科方剂是中医眼科学的重要组成部分，也是眼病辨证论治中不可缺少的重要环节。历代眼科医家在长期的医疗实践中，总结和创立的眼科方剂数以千计。这里仅将最为常用的眼科方剂，按其主要作用分类（外用药按剂型），分别介绍于下。

第一节 眼科常用内服方剂

内服方剂是以口服为服药方法，治疗疾病的方剂。临床根据不同的病情需要，广泛应用于内外障眼病的治疗。现将常用者介绍于下。

一、治风剂

凡以疏散外风或平息内风等作用为主，用于治疗风病的方剂，统称为治风剂。因风所致的眼科疾病，范围较广，根据病因可分为外风和内风。外风是指外来风邪，具有升发、向上，善行数变，易与寒、热、湿相合为患等特点。内风是指由于脏腑功能失调所致，其发病多与肝有关。使用本类方剂，外风宜疏散，若兼夹他邪，又当与清热、散寒、化痰、除湿等配伍；内风宜平息。此外，外风可引动内风，而内风也可兼夹外风，临证需分清主次、缓急、轻重，兼而治之。

（一）疏风清热剂

本类方剂由辛散祛风与寒凉清热药组成。具有祛风清热等作用，主治风热性眼病。

驱风散热饮子

【来源】《审视瑶函》

【组成】连翘　牛蒡子　羌活　防风　薄荷　大黄　栀子　赤芍　当归　尾川芎　甘草

【功效】祛风清热，退赤止痛。

【主治】风热外障。胞睑红肿，目赤疼痛，翳膜骤生，眵泪俱多，怕热羞明。

【方解】方中防风、羌活、牛蒡子、薄荷祛风散邪，清利头目；连翘、大黄、栀子清热泻火解毒；当归尾、赤芍、川芎凉血活血，退赤消肿；甘草调和诸药。

【按语】本方乃《审视瑶函》为天行赤眼症而设的主方，凡风热入侵、热重于风之外障眼病均可用之。临床常用于急性细菌性结膜炎、流行性出血性结膜炎、流行性角结膜炎、翼状胬肉进行期等风热眼病。若风热在少阳经者，加柴胡；在少阴经者，加黄连。

银翘散

【来源】《温病条辨》

【组成】金银花 连翘 桔梗 薄荷 牛蒡子 荆芥穗 淡豆豉 芦根 淡竹叶 生甘草

【功效】疏风，清热，解毒。

【主治】风热外障。胞睑红肿，睑弦赤烂，白睛红赤，黑睛星翳，眵多交加，畏日羞明。

【方解】方中金银花、连翘疏风清热解毒；牛蒡子、薄荷疏散风热，清利头目；淡豆豉、荆芥祛风散邪；桔梗宣肺止咳；芦根、淡竹叶清热生津；生甘草合桔梗解毒利咽，兼可调和诸药。

【按语】本方为"辛凉平剂"，是治疗风温初起之常用方。眼科借其轻宣疏散、清热解毒之力，用于睑腺炎、睑缘炎、沙眼、急性泪囊炎、急性结膜炎、单纯疱疹病毒性角膜炎初期属风热偏胜者。

羌活胜风汤

【来源】《原机启微》

【组成】羌活 独活 柴胡 黄芩 白术 荆芥 白芷 防风 桔梗 前胡 薄荷 川芎 枳壳 甘草

【功效】祛风清热，升发退翳。

【主治】风邪偏盛外障。肿胀涕泪，眵多眊矂，紧涩羞明，赤脉灌睛，头痛鼻塞，脑颠沉重，眉骨酸痛，黑睛生翳，翳如云雾、秤星、丝缕、螺盖。

【方解】本方是以祛风药为主组成的方剂，方中羌活、川芎、独活、防风、白芷、荆芥、前胡、柴胡诸药驱风散邪止痛，其中羌活祛太阳之风，柴胡祛少阳之风，白芷祛阳明之风，独活祛少阴之风，防风祛一切外风；薄荷辛散祛风，清利头目；黄芩苦寒清上焦之热；白术、枳壳、甘草调和胃气，以助升发之力；桔梗引药上行，并开肺气。

【按语】本方乃《原机启微》为风热不制之病而设的主方，凡风邪入侵之外障眼病均可用之。临床常用于流行性角结膜炎、单纯疱疹病毒性角膜炎、角膜基质炎等属肝经风热者。《原机启微》对本方的加减有独特之处，强调要明经络方能得心应手，谓："翳凡自内眦而出，为手太阳、足太阳受邪，治在小肠、膀胱经，加蔓荆子、苍术，羌活胜风汤主之；自锐眦客主人而入者，为足少阳、手少阳、手太阳受邪，治在胆与三焦、小肠经，加龙胆、藁本，少加人参，羌活胜风汤主之；自目系而下者，为足厥阴、手少阴受邪，治在肝经、心经，加黄连，倍加柴胡，羌活胜风汤主之；自抵过而上者，为手太阳受邪，治在小肠经，加木通、五味子，羌活胜风汤主之；热甚者，兼用治淫热之药。"

菊花决明散

【来源】《原机启微》

【组成】决明子　石决明　石膏　木贼　防风　羌活　蔓荆子　甘菊花　甘草　川芎　黄芩

【功效】祛风清热，退翳明目。

【主治】肝经风热。瞳神紧小，黑睛生翳，抱轮红赤，眵多羞明，视物不清。

【方解】本方由辛散祛风药与清热凉胃及平肝药组成。方中防风、羌活、蔓荆子、菊花疏风清热；决明子、石决明、木贼草明目除翳；黄芩、石膏清泻郁热；甘草、川芎调和气血。正如《原机启微》谓："以明目除翳为君者，草决明、石决明、木贼草也；以散风升阳为臣者，防风、羌活、蔓荆子、甘菊花也；以和血顺气为佐者，甘草、川芎也；以疗除邪热为使者，黄芩、石膏也。"

【按语】本方乃《原机启微》为心火乘金水衰反制之病而设的方剂。主治"白睛微变青色，黑睛稍带白色，白黑之间，赤环如带，谓之抱轮红者。"临证常用于流行性角结膜炎、急性前葡萄膜炎、单纯疱疹病毒性角膜炎、巩膜炎属风热之邪上扰者。

散热消毒饮子（附方：白薇丸）

【来源】《审视瑶函》

【组成】牛蒡子　羌活　黄芩　黄连　连翘　防风　薄荷

【功效】清热解毒，祛风消肿。

【主治】风热上攻，目赤肿痛。胞睑肿胀如杯覆，目赤疼痛，多泪，怕热羞明。

【方解】方中牛蒡子、薄荷疏散风热；连翘祛风清热，散结消肿；黄芩、黄连清热泻火解毒；羌活、防风祛风散邪。

【按语】本方乃《审视瑶函》为目赤痛，肿胀如杯覆症而设的主方。凡风热成毒的外障眼病均可用之。临证常用于眼睑炎性疾患，如眼睑蜂窝织炎、眶蜂窝织炎属风热邪盛者。

【附方】白薇丸（《审视瑶函》），由白薇、石榴皮、白蒺藜、防风、羌活组成，具有祛风清热解毒作用。《审视瑶函》谓："此症小眦之间生一漏，时流血水，其色鲜红。"临证常用于慢性泪囊炎之初期属风热上攻者。

消风除热汤

【来源】《眼科集成》

【组成】柴胡　前胡　荆芥　黄芩　防风　白芷　薄荷　龙胆　大黄　葛根　石膏　甘草

【功效】祛风清热。

【主治】肝胆风热。目赤肿痛，新翳肥嫩，畏日羞明，眵泪俱多。

【方解】方中荆芥、防风、白芷、薄荷、柴胡、前胡祛风退翳；葛根疏风止痛；龙胆、黄芩、石膏清热泻火，消肿退赤；大黄通腑泻热；甘草调和诸药。

【按语】本方祛散风邪，清泻肝经实火。常用于急性结膜炎、细菌性角膜炎而风热俱重者。

新制柴连汤

【来源】《秘传眼科纂要》

【组成】柴胡 黄连 龙胆 栀子 黄芩 荆芥 防风 蔓荆子 赤芍 木通 甘草

【功效】祛风清热，退翳明目。

【主治】肝经风热炽盛。黑睛凝脂，瞳神紧小，目赤肿痛，羞明怕日，热泪频流。

【方解】方中荆芥、防风、蔓荆子祛风散邪止痛；柴胡既可辛凉祛风，又可引药入肝；龙胆、栀子、黄连、黄芩清肝泻热退赤；赤芍配木通清热活血，退赤止痛；甘草调和诸药。

【按语】《秘传眼科纂要》指出本方主治"目暴痒、暴肿、暴红、暴痛，若一二日后，畏风畏明之甚，见风日则痛如针刺，或泪如汤下，此风而兼热也。"暴者，急也，骤也，故本方常用于单纯疱疹病毒性角膜炎、细菌性角膜炎、前葡萄膜炎属肝经风热者。

还阴救苦汤

【来源】《原机启微》

【组成】黄芩 黄连 黄柏 龙胆 连翘 羌活 防风 细辛 升麻 苍术 藁本 柴胡 桔梗 知母 生地黄 川芎 当归 尾红花 炙甘草

【功效】清热祛风，活血散结。

【主治】风热火毒瘀结。暴发赤肿，火疳，瞳神紧小，睛珠高低不平，抱轮红赤，畏日羞明，头目疼痛，口干口苦。

【方解】本方由清热、解毒、祛风、活血诸药组成。方中黄芩、黄连、黄柏、龙胆清热泻火解毒；羌活、防风、细辛、藁本、柴胡祛邪散郁，疏通经络；桔梗通利肺气，载药上行；生地黄、知母清热养阴，防止辛温耗阴；川芎、当归、红花行气活血，化瘀散结；升麻、苍术、炙甘草温培元气，防止寒凉太过。全方升散与苦降同用，祛邪与扶正同施，使热毒除，血脉通。

【按语】本方乃《原机启微》为心火乘金水衰反制之病而设的主方。《审视瑶函》谓："上方以升麻、苍术、甘草温培元气为君，为损者温之也；以柴胡、防风、羌活、细辛、藁本诸升阳化滞为臣，为结者散之也；以川芎、桔梗、红花、当归尾行血脉为佐，为留者行之也；以黄连、黄芩、黄柏、知母、连翘、生地黄、龙胆诸去除热邪为使，为客者除之也。"临床常用本方治疗风热火毒而兼瘀滞之急性前葡萄膜炎、巩膜炎等。

羌活散

【来源】《太平圣惠方》

【组成】羌活　防风　川芎　黄芩　蔓荆子　菊花　石膏　甘草

【功效】祛风止痛，退翳明目。

【主治】风热外障。白睛红赤，黑睛生翳，泪多眵少，目痛连头，眉骨疼痛。

【方解】方中羌活、防风、蔓荆子、菊花辛散轻扬，祛风退翳；黄芩、石膏清热泻火，退赤消肿；川芎合羌活、防风止太阳头痛，合蔓荆子、石膏治阳明头痛。

【按语】本方以祛风止痛为主，清热降火为辅。临证常用于急性结膜炎、单纯疱疹病毒性角膜炎而目痛连头、眶上神经痛等属于风热者。

抑阳酒连散

【来源】《原机启微》

【组成】黄芩（酒洗）　黄连（酒洗）　黄柏　栀子　生地黄　知母　寒水石　羌活　防风　防己　蔓荆子　前胡　白芷　独活　甘草

【功效】祛风清热除湿。

【主治】肝经风热。瞳神紧小，神水混浊，瞳神渐小如菜籽许，或瞳神边缘如虫蚀，目赤疼痛，羞明紧涩，头痛鼻塞，肢节酸痛。

【方解】方中黄芩、黄连、栀子、黄柏苦寒清热泻火燥湿；生地黄、知母、寒水石滋阴清热；羌活、防风、白芷、蔓荆子、前胡、独活祛风止痛；防己清热利湿；甘草调和诸药；酒制芩、连，旨在引药上行。

【按语】本方乃《原机启微》为强阳抟实阴之病而设的主方。临床主要用于风湿热合邪而致之急性葡萄膜炎伴关节疼痛者。

加味修肝散

【来源】《银海精微》

【组成】羌活　防风　麻黄　荆芥　薄荷　栀子　黄芩　连翘　大黄　菊花　木贼　蒺藜　当归　赤芍　川芎　桑螵蛸　甘草

【功效】祛风清热，退翳明目。

【主治】风热翳障。花翳白陷，或红翳遮睛，如萝卜花，碎米，目赤肿痛，头痛鼻塞。

【方解】方中羌活、防风、麻黄、荆芥、薄荷辛散外风，消肿止痛；菊花、木贼、蒺藜祛风散热，明目退翳；栀子、黄芩、大黄、连翘清热泻火解毒；当归、川芎、赤芍活血行滞，退赤消肿；桑螵蛸补肾助阳，《银海精微》认为，该药能祛风明目散翳；甘草调和诸药。

【按语】本方乃《银海精微》主治花翳白陷之方，因肝风热毒入脑，眼生翳如萝卜花，或如鱼鳞子，入陷如碎米，肿痛赤涩，泪出不明，头痛鼻塞者。方中辛温药虽多，但在寒凉药配伍下旨在取其祛风力较强之意。临证常用于蚕蚀性角膜溃疡、流行性角结膜炎、单纯疱疹病毒性角膜炎、角膜血管翳而兼有肝经风热症状者。

茶调散

【来源】《眼科切要》

【组成】羌活　防风　荆芥　川芎　菊花　薄荷　木贼　石决明　石膏　甘草
茶叶泡汤送服

【功效】祛风清热，平肝退翳。

【主治】风热翳障。目赤睑肿，黑睛生翳。

【方解】方中羌活、防风、荆芥、菊花、薄荷祛风散邪；木贼祛风退翳；石决明清肝明目退翳；川芎行气活血止痛；石膏、茶叶清胃降火；甘草调和诸药。

【按语】本方为祛风为主清热为辅的方剂，临证常用于单纯疱疹病毒性角膜炎早期而风邪偏盛者。

疏风清肝汤

【来源】《一草亭目科全书》《医宗金鉴》

【组成】当归　赤芍　金银花　连翘　栀子　菊花　荆芥穗　防风　柴胡　薄荷
川芎　甘草　灯心草

【功效】祛风清热，解毒活血。

【主治】风热外障。目赤肿痛，黑睛星翳，畏日羞明，头痛鼻塞。

【方解】方中金银花、连翘、栀子、甘草清热解毒；薄荷、菊花、荆芥穗、防风、柴胡祛风退翳；赤芍、当归、川芎活血消肿；灯心草引热下行。

【按语】本方乃《医宗金鉴》主治"肝风湿热上攻，致生漏睛疮，大眦眼角红肿疼痛，溃脓者"。临证常用于急性结膜炎、急性泪囊炎、翼状胬肉进行期、病毒性角膜炎初期风热兼瘀滞者。

柴胡复生汤

【来源】《原机启微》

【组成】羌活　独活　川芎　白芷　藁本　桔梗　柴胡　薄荷　蔓荆子　黄芩
茯苓　苍术　白芍　五味子炙　甘草

【功效】祛风清热，升发退翳。

【主治】风热犯目。红肿羞明，泪多眵少，睛珠疼痛，痛应太阳，脑颠沉重，眼睑无力，翳膜陷下者。

【方解】方中羌活、独活、藁本、白芷、川芎疏风解表；桔梗、柴胡、薄荷、蔓荆子疏散风热；辛温与辛凉合用，可祛风止痛，消肿退赤，退翳除障；黄芩清热燥湿；白芍和血养阴，五味子收耗散之气。茯苓、苍术、炙甘草健脾除湿。

【按语】本方为《原机启微》治疗七情五贼劳役饥饱之病的处方。临证常用于角膜炎后期、翳陷日久迁延不愈属风热犯目者。

桑菊饮

【来源】《温病条辨》

【组成】桑叶 菊花 杏仁 连翘 薄荷 桔梗 芦根 甘草

【功效】疏风清热，宣肺止咳。

【主治】风热外障。白睛红赤，眵少泪多，畏日羞明。或咳嗽鼻塞。

【方解】方中桑叶、菊花、薄荷辛凉向上，疏散风热；连翘清热解毒；桔梗、杏仁宣肺止咳；芦根清热生津，甘草调和诸药。

【按语】本方原为风温初犯肺卫之方。眼科借以疏散风热，用于风热初犯之急性结膜炎、浅层点状角膜炎、麻疹初期出现结膜炎者。

桑螵蛸酒调散

【来源】《银海精微》

【组成】当归 羌活 麻黄 菊花 桑螵蛸 大黄 茺蔚子 苍术 赤芍 甘草 温酒兑服

【功效】祛风退翳，活血消肿。

【主治】风盛翳膜，白陷鱼鳞，目赤壅肿，流泪羞明。

【方解】方中羌活、麻黄辛散风邪；菊花、桑螵蛸祛风明目退翳；大黄清热泻火；茺蔚子清肝明目；苍术辛散风湿；当归、赤芍活血消肿；甘草调和诸药；加酒温服以助药力。

【按语】本方乃《银海精微》主治风甚眼痛之"眼红痛，有血翳壅肿"者。系以祛风为主要作用的方剂，常用于流行性角结膜炎、单纯疱疹病毒性角膜炎而风邪偏盛者。

驱风上清散

【来源】《审视瑶函》

【组成】柴胡 酒黄芩 川芎 荆芥 防风 羌活 白芷 甘草

【功效】疏风清热，散邪止痛。

【主治】风热上扰。眉骨疼痛，压之痛甚，疼痛走窜。

【方解】方中酒黄芩、柴胡清散上焦热邪；川芎、荆芥、防风、羌活、白芷疏散风邪止痛，甘草调和诸药。

【按语】此方乃《审视瑶函》为治阴邪风症而设，谓："此症专言额角板骨及眉棱骨之病也。"临证用于眶上神经痛属风热上扰者。症状重者，加蔓荆子、葛根、薄荷清利头目而止痛，鼻塞流涕明显者，加辛夷、青蒿散邪开窍。

（二）祛风散寒剂

本类方剂主要由辛温发散药组成。具有发散风寒作用，主治风寒性眼病。

桂枝汤

【来源】《伤寒论》

【组成】桂枝　芍药　甘草　生姜　大枣

【功效】解肌发表，调和营卫。

【主治】目暴病，白珠红赤，大眦内震廓血丝较粗，微恶风，或颠顶脑项痛，鼻鸣或不鸣，脉浮。

【方解】方中桂枝辛温，助卫阳，通经络，解表散寒。芍药酸甘而凉，益阴敛营；桂枝、芍药等量配伍，营卫同治，邪正兼顾；生姜辛温，助桂枝散表邪，兼和胃止呕；大枣甘平，协芍药补营阴，兼健脾益气。生姜、大枣合用，补脾和胃，化气生津；炙甘草合桂枝辛甘化阳以实卫，合芍药酸甘化阴以益营，尚可调和药性。

【按语】本方为《伤寒论》治疗太阳病中风证的主方。其治疗范围包括外感风寒表虚证，病后、产后、体弱等因营卫、阴阳不和所致之病症。眼科可借其解肌祛风，调和营卫之力用于急性结膜炎，单纯疱疹病毒性角膜炎，过敏性结膜炎初期属卫强营弱、营卫失调者。

荆防败毒散

【来源】《摄生众妙方》

【组成】荆芥　防风　羌活　独活　柴胡　前胡　桔梗　枳壳　茯苓　川芎　甘草

【功效】发表散寒，祛风退翳。

【主治】风寒外障。星翳骤生，目赤疼痛，畏光流泪，恶寒身痛，鼻塞声重。

【方解】方中荆芥、防风、羌活、独活祛风散寒；柴胡疏散退热；前胡、枳壳降气行痰；桔梗宣肺利气；茯苓健脾渗湿；川芎行气活血，祛风止痛；甘草调和诸药。

【按语】本方虽为发散风寒剂，但其升发作用，既可祛风，又可退翳。临证常用于单纯疱疹病毒性角膜炎、睑腺炎初期属风寒型者。

四味大发散（附方：八味大发散）

【来源】《眼科奇书》

【组成】麻黄　细辛　蔓荆子　藁本　老姜（引）

【功效】发表散寒，祛风退翳。

【主治】风寒外障。新翳初起，白睛红赤，涕泪交作，头痛鼻塞，恶寒无汗。

【方解】方中麻黄辛温宣肺，解表散寒；细辛发散风寒，祛风止痛；蔓荆子清利头目，祛风退翳；藁本辛温走窜，明目止痛。

【按语】本方为发散风寒重剂。临证常用于单纯疱疹病毒性角膜炎而风寒较重者。

【附方】八味大发散（《眼科奇书》），即四味大发散加羌活、防风、川芎、白芷组成，均为辛温发散之品，其发散祛风力强于四味大发散，临床宜中病即止。

川芎茶调散

【来源】《太平惠民和剂局方》

【组成】川芎　荆芥　薄荷　防风　羌活　白芷　细辛　甘草　茶叶泡汤冲服

【功效】祛风散寒，止痛。

【主治】风寒外障。白睛红赤，黑睛生翳，畏日羞明，泪多眵少，鼻塞流涕；偏正头痛或颠顶头痛，恶寒发热。

【方解】方中川芎祛风活血止痛；羌活、白芷、防风、细辛祛风散寒止痛，升发退翳；荆芥、薄荷轻清上浮，疏风止痛；炙甘草益气和中，调和诸药。以上各药皆属辛散轻扬之品，清头目，达颠顶，故风邪正偏头痛，皆可治之。茶叶作汤调服，取其上清头目之功。

【按语】本方为治疗风邪头痛之常用方。临证常用于风寒型单纯疱疹病毒性角膜炎，亦可用于风邪所致的三叉神经痛、眶上神经痛。本方如作汤剂，可将茶叶同煎。

明目细辛汤

【来源】《审视瑶函》

【组成】川芎　藁本　麻黄　细辛　羌活　防风　荆芥穗　蔓荆子　花椒　桃仁　红花　当归　生地黄　茯苓

【功效】祛风散寒，化瘀止痛。

【主治】风寒外障。两目赤痛，睑肿难开，畏日羞明，眵多，头痛鼻塞，恶寒无汗。

【方解】方中麻黄、细辛、防风、荆芥穗、羌活、花椒祛风散寒；藁本、蔓荆子祛风止痛；生地黄、川芎、当归、桃仁、红花活血行滞，化瘀退赤；茯苓健脾益气。

【按语】本方既可发散风寒，又可活血行滞。临床用于角膜炎、急性前葡萄膜炎属风寒外障又兼瘀滞者。

麻辛附子汤

【来源】《眼科集成》

【组成】麻黄　附子　干姜　杏仁　白芷　升麻　防风　枳壳　菊花　川芎　细辛　甘草　生姜　大葱

【功效】温经散寒，祛风止痛。

【主治】眼目受病，头痛头肿，畏冷作寒，红丝赤黑。

【方解】本方中附子、细辛、炮姜温经散寒；防风、麻黄、白芷发表散寒，祛风止痛；升麻、川芎、枳壳调理气血；甘草、生姜、大葱和营通脉。

【按语】本方由《伤寒论》治疗阳虚外感风寒表证的基础方，麻黄细辛附子汤加味而成。临证用于麻痹性斜视、过敏性结膜炎属阳虚兼有表证者，若眼角红丝，粗乱红赤，加当归、赤芍、桃仁活血化瘀通络。

穿针散

【来源】《普济方》

【组成】羌活　木贼　细辛　菊花　香附

【功效】发散风寒，退翳止泪。

【主治】风寒外障。患眼赤肿，翳障骤生，羞明流泪，头痛鼻塞。

【方解】方中羌活、细辛解表散寒，明目止泪；菊花、木贼清利头目，祛风退翳；香附辛香，行气止痛。

【按语】本方为发散风寒轻剂，用于病毒性角膜炎初期而风寒较轻者。

（三）祛风止痒剂

本类方剂由祛风药为主组成。具有祛风止痒作用，用于风邪目痒等症。

驱风一字散

【来源】《审视瑶函》

【组成】川乌　川芎　荆芥穗　羌活　防风　薄荷

【功效】祛风止痒。

【主治】目痒，痒如虫行，或痒极难忍。

【方解】方中川乌温通经络，祛风止痒；荆芥、羌活、防风祛头面风邪；川芎活血行气，祛风止痛；方为散剂，以薄荷汤下，旨在加强祛风之力。

【按语】本方乃《审视瑶函》为痒如虫行症而设的主方。临证可用于春季角结膜炎、过敏性结膜炎。方中川乌有大毒，宜用制川乌，须先煎、久煎，剂量宜轻。

消风散

【来源】《太平惠民和剂局方》

【组成】荆芥穗　羌活　防风　薄荷　僵蚕　蝉蜕　陈皮　厚朴　人参　茯苓　广藿香　川芎

【功效】祛风止痒，健脾除湿。

【主治】脾虚目痒，痒极难忍。

【方解】方中荆芥穗、羌活、防风、薄荷、僵蚕、蝉蜕、川芎辛散达邪，祛风止痒；陈皮理气健脾；厚朴燥湿健脾；党参、茯苓补中益气，运湿健脾，广藿香芳香化湿。脾健则腠理密，风邪不易入侵，亦可达止痒之功。

【按语】本方祛风止痒兼有补益作用，临证常用于小儿体质较差而患有春季角结膜炎者。

祛风汤（附方：当归饮子）

【来源】《秘传眼科纂要》

【组成】防风　白芷　茺蔚子　藁本　菊花　麻黄　蒺藜　升麻　细辛　何首乌　当归　川芎

【功效】祛风止痒，养血和血。

【主治】风邪目痒，痒极难忍。

【方解】方中防风、白芷、麻黄、茺蔚子、菊花、藁本、蒺藜、升麻、细辛祛风散邪；当归、川芎、何首乌养血和血，寓"治风先治血，血行风自灭"之意。

【按语】本方常用于春季角结膜炎以及鳞屑性睑缘炎而痒甚者。

【附方】当归饮子（《济生方》），由当归、白芍、荆芥、防风、白蒺藜、黄芪、何首乌、生地黄、川芎、甘草组成，具有养血活血、祛风止痒作用。主治风邪目痒，气血不足者。

藁本乌蛇汤

【来源】《银海精微》

【组成】藁本　乌蛇　羌活　防风　细辛　白芍　川芎

【功效】祛风止痒，兼以活络。

【主治】风邪目痒，遇风痒甚。

【方解】方中羌活、防风、细辛、藁本辛温发散，祛风止痒；乌蛇祛风通络止痒；白芍养血敛阴，川芎活血行气，芎芍相伍，取其"治风先治血，血行风自灭"之意。

【按语】本方为迎风痒极之方，临证可用于过敏性结膜炎、春季角结膜炎。

藁本汤

【来源】《不空和尚·目医三种》

【组成】细辛　藁本　羌活　牛蒡子　川芎　蝉蜕

【功效】祛风止痒。

【主治】风邪目痒。

【方解】方中细辛、藁本、羌活辛温升散，祛风止痒；川芎活血行气，祛风止痛；牛蒡子、蝉蜕疏散风热，明目退翳。《珍珠囊》认为，牛蒡子能去皮肤风邪；蝉蜕质轻升浮，擅去头面风邪，为风疹瘙痒良药。

【按语】本方可用于风邪偏盛之过敏性结膜炎、春季角结膜炎。

（四）祛风化痰剂

本类方剂由祛风化痰等药组成。具有祛风化痰通络作用，主治风痰中络等眼病。

正容汤

【来源】《审视瑶函》

【组成】羌活　防风　秦艽　白附子　胆南星　僵蚕　半夏　木瓜　黄松节　生姜　甘草加酒煎服

【功效】祛风化痰，舒筋通络。

【主治】风痰阻络，仪容不正，口眼㖞斜，上胞下垂。

【方解】方中白附子、僵蚕、胆南星、半夏祛风化痰止痉；羌活、防风、秦艽、生姜祛风散邪；木瓜、黄松节舒筋活络；甘草调和诸药；酒助药势，以通经活络。

【按语】本方为治面神经麻痹之常用方，临证可用于麻痹性斜视、上睑下垂属风痰阻络者。

半夏白术天麻汤

【来源】《医学心悟》

【组成】半夏　天麻　茯苓　橘红　白术　甘草　生姜　大枣

【功效】化痰息风，健脾燥湿。

【主治】风痰上扰。痰厥头痛如裂，目眩头晕眼黑，恶心呕吐。

【方解】方中半夏燥湿化痰，降逆止呕；天麻平肝息风而止眩晕；白术燥湿健脾；茯苓健脾渗湿；橘红理气化痰；生姜、大枣调和脾胃；甘草调和诸药。

【按语】本方为治疗风痰眩晕、头痛之常用方。临证用于风痰上扰导致的头痛、目眩眼黑效果良好。

牵正散

【来源】《杨氏家藏方》

【组成】白附子　僵蚕　全蝎　热酒调服

【功效】祛风化痰，通络止痉。

【主治】风痰阻于头面经络所致口眼㖞斜。

【方解】方中白附子辛温燥烈，祛风化痰，擅疗头面之风；僵蚕、全蝎辛散走窜，均能祛风通络，息风镇痉。热酒调服，可宣通血脉，并能引药上行，直达病所。

【按语】本方主治面神经麻痹之口眼㖞斜，故曰牵正。亦可用于风痰阻络之麻痹性斜视。方中白附子、僵蚕为有毒之品，不宜久服。

（五）祛风通络剂

本类方剂以祛风通络药为主组成。具有祛风通络等作用，用于风邪中络之眼病。

小续命汤

【来源】《备急千金要方》

【组成】麻黄　防己　桂心　杏仁　防风　生姜　附子　川芎　白芍　黄芩　人参　甘草

【功效】扶正祛风，温阳通络。

【主治】阳气不足，风中经络。半身不遂，口眼㖞斜，目珠偏视，语言謇涩，或风湿痹痛。

【方解】方中麻黄、桂枝、防风、杏仁、生姜发散风寒；人参、附子、肉桂温阳益气；白芍敛营和血；黄芩清解郁热；《名医别录》认为，防己能主中风，疗手足挛急，通腠理，利九窍；甘草调和诸药。

【按语】本方为主治中风后半身不遂、口眼㖞斜、目珠偏斜、语言謇涩之方，眼科取其温阳通络，用于风寒外侵所致之麻痹性斜视。

钩藤饮子

【来源】《审视瑶函》

【组成】钩藤 麻黄 防风 川芎 生姜 天麻 全蝎 僵蚕 人参 甘草

【功效】祛风通络止痉。

【主治】风邪中络，目珠颤动或旋转。

【方解】方中天麻、钩藤平肝潜阳，息风止痉；全蝎、僵蚕祛风通络止痉；麻黄、川芎、防风、生姜辛温升浮，疏散外风；人参大补元气，扶正祛邪；甘草调和诸药。

【按语】本方乃《审视瑶函》为辘轳转关症所设之主方。临证可用于风邪中络之眼球震颤及眼外肌麻痹，方中全蝎为有毒之品，剂量宜轻。

（六）祛风除湿剂

本类方剂由祛除风湿药为主组成。具有祛风除湿作用，用于风湿所致眼病。

散风除湿活血汤

【来源】《中医眼科临床实践》

【组成】羌活 独活 防风 当归 川芎 白术 苍术 鸡血藤 忍冬藤 赤芍 红花 前胡 枳壳 甘草

【功效】祛风除湿，活血通络。

【主治】风湿痹阻。火疳结节，目赤疼痛，羞明流泪，视物不清，关节肿胀疼痛。

【方解】方中羌活、独活、防风祛风胜湿，通痹止痛；当归、赤芍、川芎、红花养血活血祛瘀；苍术、白术健脾燥湿；鸡血藤、忍冬藤舒筋活络止痛；前胡宣肺退赤；枳壳、甘草理气和胃。

独活寄生汤

【来源】《备急千金要方》

【组成】独活 桑寄 生杜仲 秦艽 防风 细辛 桂心 干地 黄牛膝 人参 茯苓 甘草 当归 芍药 川芎

【功效】祛风湿，止痹痛，益肝肾，补气血。

【主治】肝肾亏虚，气血不足，风湿痹痛。腰膝冷痛，肢节屈伸不利，瞳神紧小，火疳迁延不愈。

【方解】方中独活祛少阴伏风，长于祛风寒湿邪而止痹痛；秦艽、防风祛风除湿，活络舒筋；细辛、桂心温寒止痛，通行血脉；杜仲、桑寄生、牛膝补肝肾，祛风湿，强筋骨；人参、茯苓、甘草补气健脾；当归、芍药、川芎、地黄养血活血，寓"治风先治血，血行风自灭"之意。

【按语】本方为治疗风寒湿痹日久，肝肾亏虚，气血不足证之常用方。临证常用于慢性葡萄膜炎、巩膜炎而有关节屈伸不利，腰膝冷痛属风寒湿痹阻者。

羌活除湿汤

【来源】《眼科捷径》

【组成】羌活　藁本　防风　苍术　柴胡　升麻　生姜水煎

【功效】祛风除湿。

【主治】风湿在表。肌肉疼痛，颠顶头痛，目痛难睁，白膜侵睛。

【方解】方中羌活、防风、藁本祛风胜湿，且藁本善达颠顶而止头痛；苍术燥湿健脾，祛风散寒；升麻、柴胡辛散轻扬；生姜水可助药力。

【按语】《眼科捷径》用本方主治"风湿相搏，目痛难睁，白翳，颠顶痛"。当今常用于巩膜炎兼肌肉疼痛者。

五加皮汤

【来源】《圣济总录》

【组成】五加皮　桑白皮　独活　玄参　麦冬　茯神

【功效】祛风湿，养阴液。

【主治】阴虚兼风湿。筋脉拘急，手足痹痛，瞳神紧小，目视不明。

【方解】方中五加皮祛风除湿，强筋壮骨；独活祛风除湿，通痹止痛；玄参、麦冬清热生津，滋阴润燥；桑白皮、茯神清肺养心。

【按语】本方可用于慢性葡萄膜炎，反复发作，阴虚兼有风湿者。若关节疼痛者，加海风藤、络石藤祛风除湿、通经活络。

【按语】本方常用于风湿之邪客于白睛所致之巩膜炎。关节疼痛甚者，加乳香、没药通经活络止痛；肢体重着麻木者，加薏苡仁、茯苓健脾渗湿。

（七）平肝息风剂

本类方剂由平肝潜阳药为主组成。具有平肝息风、滋阴潜阳等作用，用于肝阳上亢及肝阳化风之眼病。

石决明散

【来源】《普济方》

【组成】石决明　决明子　赤芍　麦冬　青葙子　木贼　大黄　栀子　羌活
荆芥

【功效】清热平肝，明目退翳。

【主治】肝热上扰。视物不清，头痛目涩，眵泪眊矂，红赤羞明，黑睛生翳，晶珠混浊。

【方解】方中重用石决明、决明子清热平肝，明目退翳；山栀、青葙子、大黄、赤芍清肝泻热；木贼、荆芥、羌活祛风疏风散邪；麦冬养阴明目。

【按语】本方用方指征为厥阴头痛，黑睛生翳，流泪羞明，口苦，舌红，脉弦数有力。陈达夫云："此节病形，是说足厥阴肝的里热实证，因为肝有邪热，才发现厥阴头痛；肝热过甚，而上蒸眼珠内的胆精，胆精不胜其蒸，所以风轮里层也突出至风轮外面，犹如一颗黑珠，形如蟹目，疼痛难睁，必须用石决明散以散之，则热自清。蟹睛也自散。"本方临证常用于治疗急性角膜炎、角膜溃疡、虹膜脱出、年龄相关性白内障早中期有上述指征者。

绿风羚羊饮（附方：羚羊角饮子）

【来源】《医宗金鉴》

【组成】羚羊角　玄参　知母　黄芩　茯苓　防风　细辛　桔梗　车前子　大黄

【功效】清热泻火，凉肝息风。

【主治】肝胆火炽，风火攻目。骤发绿风内障，瞳神散大，色呈淡绿，视力骤降，目赤暗紫，头痛如劈，眼胀欲脱，溲赤便结。

【方解】方中羚羊角清热明目、平肝息风，为方中主药；玄参、知母、黄芩清热降火，凉血退赤；大黄清热泻火，泻下通便，茯苓、车前子利尿渗湿，使邪热从二便出；防风、细辛上达头目，祛风止痛；桔梗载药上浮。

【按语】本方常用于闭角型青光眼急性发作期。若恶心呕吐者，加法半夏、竹茹降逆止呕。

【附方】羚羊角饮子（《审视瑶函》），由羚羊角、细辛、大黄、知母、防风、芒硝、五味子组成，具有通腑泻热，息风止痛作用。主治腑实便秘，肝火炽盛，目赤疼痛，黑翳如珠之木疳症等。

平肝清火汤

【来源】《审视瑶函》

【组成】车前子　连翘　夏枯草　白芍　当归　生地黄　枸杞子　柴胡

【功效】平肝气，清肝火，养肝阴。

【主治】肝阳上亢，头痛眼胀，木疳。

【方解】方中夏枯草清泻肝火，与白芍、当归、生地黄合用滋养肝血；枸杞子滋肾精，补肝血；车前子清肝明目；连翘质轻而浮，清散气分郁热；柴胡引药入肝，直达病所。

【按语】本方乃《审视瑶函》治疗木疳之方。因具平肝清火、滋阴潜阳作用，故本方除用于泡性角膜炎外，还用于甲状腺相关眼病、高血压之头痛、屈光性眼球胀痛等。

羚羊角丸

【来源】《太平圣惠方》

【组成】羚羊角屑　犀角屑（现用水牛角代）　石决明　栀子　决明子　蔓荆子　车前子　蓝实　甘菊花　独活　防风　甘草

【功效】平肝息风，清热潜阳。

【主治】肝风攻目，绿风内障，瞳神散大，目赤视昏，眼胀头痛。

【方解】肝阳化风，上攻头目，绿风骤发。方中羚羊角、犀角（现用水牛角代）、石决明、菊花平肝潜阳，清热息风；栀子、决明子、蔓荆子、车前子、蓝实清热降火，退赤明目；防风、独活祛风止痛；甘草调和诸药。

【按语】前人用本方主治绿风内障，临证可用于原发性青光眼发作期。若大便闭结者，加大黄、芒硝通腑泻下；恶心呕吐者，加法半夏、竹茹降逆止呕。

羚羊角汤

【来源】《秘传眼科龙木论》

【组成】羚羊角　人参　地骨皮　玄参　羌活　车前子

【功效】平肝息风，补气益脾。

【主治】《审视瑶函》谓本方主治"青风内障，劳倦加昏重，头旋脑痛，眼内痛涩者"。

【方解】肝风上扰，遂成青风。方中羚羊角平肝息风；人参补脾益气；祛风止痛；玄参、地骨皮清热养阴，车前子养肝明目。

【按语】本方是治疗青风内障之古方，临证主要用于开角型青光眼而眼胀头痛明显者。

天麻钩藤饮

【来源】《中医内科杂病证治新义》

【组成】天麻　钩藤　石决明　黄芩　栀子　川牛膝　益母草　杜仲　桑寄生　夜交藤　茯神

【功效】平肝息风，清肝降火，补益肝肾。

【主治】肝阳上亢，头晕目眩，视物昏暗。

【方解】方中天麻、钩藤、石决明平肝息风；黄芩、栀子清肝降火；川牛膝、益母草活血利水，平降肝阳；杜仲、桑寄生补益肝肾；夜交藤、茯神宁心安神。

【按语】本方为潜阳息风之方，常用于高血压性视网膜病变、视网膜动脉阻塞属痰热上壅者。若眼底视网膜动脉硬化，加丹参、茺蔚子活血化瘀；视网膜渗出或有出血，加生地黄、牡丹皮、女贞子、墨旱莲凉血止血。

阿胶鸡子黄汤（附方：镇肝熄风汤）

【来源】《通俗伤寒论》

【组成】阿胶（烊冲）　鸡子黄　芍药　生地　黄牡蛎　石决明　钩藤　络石藤　茯神　炙甘草

【功效】滋阴养血，柔肝息风。

【主治】阴虚阳亢，头晕耳鸣，目胀视昏，心烦少寐。

【方解】方中阿胶、鸡子黄、生地黄、芍药滋阴养血，柔肝息风；牡蛎、钩藤、石决明平肝潜阳而息风；络石藤通络脉；茯神养心神；炙甘草与芍药相配，则酸甘化阴，柔肝和中。

【按语】本方常用于阴虚阳亢之青光眼，尤宜于年老阴血不足，虚风内动者。

【附方】镇肝熄风汤（《医学衷中参西录》），由牛膝、龟甲、玄参、天冬、白芍、龙骨、牡蛎、代赭石、川楝子、麦芽、茵陈、甘草组成，具有镇肝息风，滋阴潜阳的作用。主治肝阳上亢，肝风内动，面红如醉，目胀耳鸣，视力骤降等症。眼科用于视网膜静脉阻塞属阴虚阳亢者。

羚角钩藤汤

【来源】《通俗伤寒论》

【组成】羚羊角　钩藤　桑叶　川贝母　菊花　生地黄　白芍　竹茹　茯神　甘草

【功效】凉肝息风。

【主治】肝风上扰，头痛眼胀，视物昏花。

【方解】方中羚羊角、钩藤、桑叶、菊花清热凉肝息风；生地黄、白芍养阴柔肝；贝母、竹茹清热化痰；茯神宁心安神；甘草调和诸药。

【按语】本方为凉肝息风之剂。临证常用于高血压性视网膜病变，或开角型青光眼而头痛眼胀者。

二、和解少阳剂

以和解少阳为主要作用的方剂，适用于邪在少阳之眼病。

小柴胡汤

【来源】《伤寒论》

【组成】柴胡　黄芩　人参　甘草　半夏　生姜　大枣

【功效】和解少阳。

【主治】伤寒少阳证。往来寒热，胸胁苦满，默默不欲饮食，心烦喜呕，口苦，咽干，目眩。

【方解】方中柴胡苦寒，入肝胆经，透泄少阳之邪，并能疏泄气机之郁滞；黄芩苦寒，清泄少阳邪热；半夏、生姜和胃降逆止呕；人参、大枣益气补脾；炙甘草助参、枣扶正，且能调和诸药。诸药合用，以和解少阳为主，兼和胃气，使邪气得解，枢机得利，则诸证自除。

【按语】本方为《伤寒论》治疗少阳病证之基础方，又是和解少阳法之代表方。以往来寒热，胸胁苦满，默默不欲饮食，心烦喜呕，口苦，咽干，目眩，苔白，脉弦为辨证要点。眼科主要用于单疱病毒性角膜炎、急性前葡萄膜炎、视疲劳、干眼、甲状腺相关性眼病等属邪入少阳，胆热内郁，枢机不利者。

三、清热剂

凡以清热、泻火、凉血、解毒、明目退翳等作用为主，用于治疗里热实证眼病的方剂，统称为眼科清热剂。因里热有在气分、血分及脏腑之别，故治疗又分为清热解毒、清热凉血、清脏腑热等法。

（一）清热解毒剂

本类方剂由清热解毒药为主组成。具有清热解毒等作用，主治热毒所致眼病。

五味消毒饮

【来源】《医宗金鉴》

【组成】金银花　野菊花　蒲公英　紫花地丁　紫背天葵子

【功效】清热解毒，消散疔疮。

【主治】火毒结聚之疔疮。眼睑疮疖肿毒，黑睛凝脂，黄液上冲，红肿热痛。

【方解】方中金银花清热解毒，清宣透邪；蒲公英长于清热解毒，兼能消痈散结；紫花地丁清热解毒，凉血消痈；野菊花、紫背天葵子清热解毒而治痈疮疔毒；诸药合用，共奏清热解毒、消散疔疮之功。

【按语】本方为治火热疔毒之常用方。眼科常用于睑腺炎、眼睑蜂窝织炎、眶蜂窝织炎、急性泪囊炎、细菌性角膜炎、眼内炎等化脓性眼病，常与其他药配伍。

仙方活命饮

【来源】《校注妇人良方》

【组成】金银花　白芷　天花粉　甘草　当归　赤芍　乳香　没药　穿山甲　皂角　刺贝母　陈皮　防风

【功效】清热解毒，消肿溃坚，活血止痛。

【主治】火毒结聚，眼部疮疡肿毒初起。局部坚硬，红肿热痛。

【方解】方中金银花清热解毒疗疮；当归、赤芍、乳香、没药、陈皮行气活血通络，消肿止痛；穿山甲、皂角刺通行经络，透脓溃坚；贝母、天花粉清热化痰排脓；防风、白芷疏风散表。甘草清热解毒，调和诸药。

【按语】本方为"疮疡之圣药，外科之首方"。临床常用于睑腺炎及眼睑蜂窝织炎属热毒壅盛者。

银花复明汤

【来源】《中医眼科临床实践》

【组成】金银花　蒲公英　桑白皮　黄芩　黄连　龙胆　生地黄　天花粉　知母　大黄　玄明粉　木通　蔓荆子　枳壳　甘草

【功效】通腑邪热。

【主治】热炽腑实。白睛混赤，黑睛生翳色黄溃陷，黄液上冲，瞳神紧小，头目剧痛。

【方解】方中金银花、黄芩、黄连、蒲公英、天花粉、生甘草清热解毒；大黄、玄明粉通腑泻热；木通清热利尿；龙胆清泻肝经实火；桑白皮清泻肺热；枳壳宽肠理气；蔓荆子祛风退翳；生地黄、知母清热养阴。

【按语】本方为庞赞襄经验方，临证可用于治疗蚕蚀性角膜溃疡伴前房积脓属热毒炽盛证。

普济消毒饮

【来源】《东垣试效方》

【组成】黄连　黄芩　板蓝根　马勃　升麻　甘草　连翘　薄荷　僵蚕　柴胡　玄参　牛蒡子　陈皮　桔梗

【功效】清热解毒，疏风散邪。

【主治】风热火毒。风赤疮痍，黑睛生翳，眼睑红肿，痒痛交作。

【方解】方中重用黄连、黄芩清热泻火解毒，祛上焦头面热毒；升麻、柴胡疏散风热，并引药达上；牛蒡子、连翘、僵蚕辛凉疏散头面风热，兼清热解毒；玄参、马勃、板蓝根清热解毒利咽，且玄参滋阴，可防苦燥升散之品伤阴；陈皮理气；桔梗载药上行；甘草调和药性。诸药配伍，共收清热解毒、疏风散邪之功。

【按语】本方原为治疗大头瘟之代表方，方内清热解毒药既可抑制细菌，又可抑制病毒，临证常用于睑腺炎、淋菌性结膜炎、病毒性睑皮炎、细菌性角膜炎属风热疫毒所致者。

清瘟败毒饮

【来源】《疫疹一得》

【组成】生石膏　犀角（现用水牛角代）　知母　生地黄　牡丹皮　赤芍　黄连　黄芩　栀子　连翘　玄参　桔梗　淡竹叶　甘草

【功效】清热解毒，凉血泻火。

【主治】火毒炽盛，气血两燔。目赤肿痛，黑睛凝脂，瞳神紧小，黄液上冲。

【方解】方中石膏、知母清泻阳明气分热邪；犀角（现用水牛角代）、生地黄、牡丹皮、赤芍清热解毒、凉血散瘀；栀子、黄连、黄芩、连翘清热泻火解毒；玄参清热养阴；竹叶清心导赤；桔梗载药上行；甘草清热解毒，又能调和诸药。诸药合用，共奏气血两清、清瘟败毒之功。

【按语】本方法取白虎汤、黄连解毒汤、犀角地黄汤三方之义。具有泻火、解毒、凉血、养阴等作用，临证常用于淋菌性结膜炎、细菌性角膜炎、葡萄膜炎、视网膜脉络膜炎、急性视神经炎、急性炎症性突眼等属火毒炽盛者。

银花解毒汤

【来源】《中医眼科临床实践》

【组成】金银花　黄芩　蒲公英（炙）　桑白皮　天花粉　龙胆　大黄　蔓荆子　枳壳　甘草

【功效】清热泻火，解毒退翳。

【主治】肝胆热毒。黑睛深层混浊，或赤脉贯布，抱轮红赤，或白睛混赤。

【方解】方中金银花、黄芩、蒲公英、天花粉、生甘草清热解毒；大黄通腑攻下，使热毒得以外泻，并能凉血逐瘀；龙胆清泻肝经实火；桑白皮清泻肺热；枳壳宽肠理气；蔓荆子祛风退翳。

【按语】本方为庞赞襄经验方，用于治疗角膜基质炎属肝胆热毒证，对于因先天梅毒而具上述症状者效果良好。

黄连解毒汤

【来源】《外台秘要》

【组成】黄连　黄芩　黄柏　栀子

【功效】清热泻火解毒。

【主治】三焦火毒热盛证。眼睑疮疖肿毒，目赤疼痛，黑睛凝脂，羞明流泪。

【方解】方中黄连清泻心火；黄芩清上焦之火；黄柏泻下焦之火；栀子清泻三焦之火，导热下行。诸药合用，共奏泻火解毒之效。

【按语】本方为"苦寒直折"法之代表方，清热泻火解毒之基础方。临证常用于睑腺炎、急性泪囊炎、睑缘炎、眶蜂窝织炎、细菌性角膜炎等属火毒热盛，充斥三焦之证者，并可酌情选加金银花、蒲公英、野菊花、连翘等清热解毒之品。

退热散

【来源】《审视瑶函》

【组成】赤芍　黄连　黄芩　黄柏（盐水炒）　当归　栀子　生地黄　牡丹皮　木通　甘草

【功效】清热泻火，解毒凉血。

【主治】火毒外障。目赤肿痛，赤脉纵横，翳如凝脂，黄液上冲。

【方解】方中黄连泻心火，黄芩清肺火，黄柏泻肾火，栀子清三焦之火，四药合用共奏泻火解毒之功；生地黄、牡丹皮、当归、赤芍清热凉血，活血止痛；木通导热下行；甘草调和诸药。

【按语】本方乃《审视瑶函》治疗赤丝虬脉症之方，因其由黄连解毒汤合凉血清热药组成，故凡细菌性角膜炎、眼睑蜂窝织炎等属热邪炽盛者均可用之。

还阴解毒汤（附方：解毒散瘀饮）

【来源】《审视瑶函》

【组成】川芎　当归　土茯苓　金银花　连翘　甘草　黄连　黄芩　苦参　麦冬　玄参　生地黄　白芍

【功效】解梅毒，清湿热，养阴液。

【主治】梅毒余毒未清，瞳神紧小干缺。抱轮暗红，畏日羞明，视物昏暗。

【方解】方中金银花、土茯苓、连翘、甘草清热解毒，其中土茯苓擅解梅毒；黄连、黄芩、苦参清热燥湿；玄参、麦冬养阴清热；生地黄、川芎、当归、白芍凉血活血。

【按语】本方乃《审视瑶函》治因毒症之方，主治"梅疮余毒未清，移害于肝肾，以致蒸灼，神水窄小，兼赤丝，黑白混浊不清，看物昏眊不明"。临证主要用于慢性葡萄膜炎。

【附方】解毒散瘀饮（《眼底出血》），由龙胆、黄芩、栀子、大黄、生地黄、赤芍、金银花、土茯苓、滑石、当归、枳壳、白花蛇舌草组成。具有清热泻火，解毒散瘀作用。主治热毒结聚，气滞血瘀，目赤疼痛。临证用于葡萄膜炎，视网膜渗出水肿等症。

内疏黄连汤

【来源】《医宗金鉴》

【组成】栀子　连翘　黄连　黄芩　木香　槟榔　大黄　桔梗　薄荷　当归　赤芍　甘草

【功效】清热泻火，解毒散邪。

【主治】火毒炽盛，眼睑诸种疮毒，赤痛红肿，皮色坚硬，或突起睛高，壮热烦渴，尿赤便闭，脉洪实。

【方解】方中黄连、黄芩、栀子、连翘清热泻火解毒；大黄通腑泻热；木香、槟榔行气导滞，助大黄荡涤积热；桔梗、薄荷辛凉轻宣，祛风散热；当归、赤芍活血行滞，消肿散结；甘草调和诸药。

【按语】本方乃《审视瑶函》治因毒症之方，认为"人为疮疡肿毒，六阳壅塞勿宁，血瘀气滞不和平，皆是有余火甚"。故用本方泻火解毒，临证常用于眼睑蜂窝织炎、眶蜂窝织炎而腑实不通者。

（二）清心降火剂

本类方剂由清心药为主组成。具有清心降火作用，主治心火上炎之眼病。

竹叶泻经汤

【来源】《原机启微》

【组成】柴胡　黄连　栀子　黄芩　大黄　决明子　羌活　升麻　赤芍　泽泻　茯苓　车前子　竹叶　炙甘草

【功效】清心利湿。

【主治】心脾积热所致之漏睛症。泪窍溢脓，红肿热痛。

【方解】方中黄连、竹叶清心火；栀子、黄芩、大黄、升麻清脾泻热；决明子、柴胡加强清火之力；羌活除膀胱经风湿；赤芍凉血活血，行滞散结；泽泻、车前子助竹叶清热利湿；茯苓、炙甘草理脾渗湿，和胃调中。

【按语】本方乃《原机启微》为热积必溃之病设的主方。临证主要用于慢性泪囊炎属心脾积热者。若热毒较重者，加金银花、野菊花、连翘等清热解毒之品；脓多黏稠者，去羌活，加天花粉、白芷、漏芦、没药以加强清热排脓、祛瘀消滞之力。大便不硬者，可减大黄。

导赤散

【来源】《小儿药证直诀》

【组成】生地黄　木通　淡竹叶　生甘草梢

【功效】清心利水养阴。

【主治】心火目赤，赤脉传睛。眦内痒痛，心烦溲赤。

【方解】方中生地黄清热凉血，养阴生津；木通上清心火，下导小肠之热；淡竹叶清心除烦，淡渗利窍；甘草梢清热解毒。合之为清心养阴，导热下行之方。

【按语】《医宗金鉴》认为"赤色属心，导赤者，导心经之热从小便而出……故名导赤散"。凡心火目赤，均可用此方导热下行。临证主要用于眦部睑缘炎、慢性结膜炎等属心火上炎者。

洗心散

【来源】《审视瑶函》

【组成】大黄　黄连　黄芩　荆芥穗　防风　当归　赤芍　知母　玄参　桔梗茶汤调下

【功效】清心泻火，散结消滞。

【主治】心火克金，火疳滞结。颗如粟疮，或如榴子，日渐增大，红赤疼痛。

【方解】方中黄芩、黄连、大黄清心泻火解毒；当归、赤芍活血消瘀；知母、玄参清心养阴；荆芥穗、防风祛风散结；桔梗载药上行，直达病所；茶汤调下，以加强清凉之功。

【按语】本方乃《审视瑶函》治疗火疳症设的主方。临证常用于心火上承之巩膜炎。若瘀赤较甚者，加桃仁、红花等活血化瘀之品。

加味洗心散

【来源】《不空和尚·目医三种》

【组成】黄连　黄芩　栀子　羌活　防风　龙胆　石膏　连翘　柴胡　川芎　薄荷　生地黄　白芍　甘草

【功效】清热降火，祛风退翳。

【主治】心肝热盛，蟹睛疼痛，热泪倾出，目赤肿胀。

【方解】方中黄连、黄芩、栀子、连翘、龙胆、石膏清热泻火解毒；羌活、防风、柴胡、川芎、薄荷祛风止痛；生地黄、白芍清热凉血养阴；甘草调和诸药。

【按语】本方以清心泻肝为主。临证常用于细菌性角膜炎、角膜穿孔虹膜脱出而仍目赤疼痛明显者。

泻心汤（附方：甘草泻心汤）

【来源】《银海精微》

【组成】黄芩　黄连　大黄　连翘　赤芍　车前子　薄荷　菊花　荆芥

【功效】清心泻火，凉血退赤。

【主治】心火炽盛，血翳包睛。渐有赤脉通睛，遮瞒乌睛，甚则堆积如赤肉，眼中赤涩，肿痛泪出。

【方解】本方为清泻心火重剂。方中黄芩、黄连、大黄清心泻火解毒；连翘助三黄清心降火，解毒散结；赤芍凉血化瘀；荆芥、薄荷、菊花祛风散邪，消肿止泪；车前子利湿清热。

【按语】本方临床用于角膜血管翳、急性结膜炎、急性泪囊炎、翼状胬肉进行期以及细菌性角膜炎等属心火炽盛者。

【附方】甘草泻心汤（《伤寒论》），由黄连、黄芩、人参、半夏、干姜、大枣、炙甘草（重用）组成。具有和胃补中，降逆消痞的作用。主治寒热错杂，目赤视昏，口腔或阴部溃烂等症。

洗心汤

【来源】《审视瑶函》

【组成】黄连　生地黄　栀子　当归　菊花　木通　甘草

【功效】清心降火。

【主治】心经烦热，四眦赤涩。胬肉突起，痒痛不适。

【方解】方中黄连、栀子清心降火；生地黄、当归养血滋阴；菊花祛风清热；木通导热下行；甘草调和诸药。

【按语】本方为《审视瑶函》治时复症之"心经烦热，眦赤涩"而设。药味不多，但清心、凉血、活血、祛风、导热均有，临证常用于过敏性结膜炎、翼状胬肉进行期、眦部睑缘炎等属心火上炎者。

（三）清肝降火剂

本类方剂以清肝降火药为主组成。具有清肝降火等作用，主治肝火所致眼病。肝与胆相表里，清肝即可泻胆，故肝胆实热证均可运用。

龙胆泻肝汤

【来源】《医方集解》

【组成】龙胆　栀子　黄芩　柴胡　车前子　泽泻　木通　当归　生地黄　生甘草

【功效】清泻肝胆实火，清利肝经湿热。

【主治】肝胆实火上炎。目赤肿痛，翳浮脆嫩，瞳神紧小，绿风内障，实火暴盲。

【方解】方中龙胆大苦大寒，为清泻肝胆实火要药；栀子、黄芩苦寒清热降火；车前子、泽泻、木通清利湿热；当归、生地黄养血滋阴，以防苦寒化燥伤阴；柴胡舒畅肝胆之气，并引药入肝胆之经；甘草调和诸药，护胃安中。

【按语】本方为清泻肝胆实（湿）热之著名方剂，主治肝胆实（湿）热之内外障眼病。临证可用于病毒性睑皮炎、单纯疱疹病毒性角膜炎、葡萄膜炎、原发性闭角型青光眼发作期、急性视神经炎及视网膜静脉周围炎等属于肝胆实（湿）热者。

四顺清凉饮子

【来源】《审视瑶函》

【组成】当归 龙胆（酒洗） 黄芩 黄连 桑白皮（蜜制） 熟大黄 枳壳 车前子 生地黄 赤芍 川芎 羌活 防风 木贼 柴胡 炙甘草

【功效】清肝泻火，凉血解毒，退翳明目。

【主治】火毒外障，肝火炽盛。黑睛凝脂，肥浮脆嫩，黄液上冲，目赤肿胀，畏光流泪。

【方解】方中龙胆、柴胡清泻肝胆之火；黄芩、桑白皮清肺火；黄连清心火；熟大黄、枳壳缓泻大便，车前子清利湿热，使邪热火毒从二便出；生地黄、赤芍清热凉血；当归、川芎行气活血；羌活、防风、木贼祛风退翳；炙甘草益胃和中，以防苦寒伤胃。

【按语】本方为《审视瑶函》治疗凝脂翳之主方，常用于细菌性角膜炎、前房积脓属里热炽盛者。若前房积脓较多者，为胃火上冲，加重大黄、芒硝以通腑泻火；眵多黄绿，邪毒炽盛者，加金银花、蒲公英、菊花等清热解毒之品。

龙胆草散

【来源】《普济方》

【组成】龙胆 羌活 防风 菊花 赤芍 蒺藜 茯苓 甘草 温酒调下

【功效】清肝泻火，祛风退翳。

【主治】肝经风热。目赤肿痛，黑睛新翳，胬肉侵睛，热泪时下。

【方解】方中龙胆清泻肝胆实火；羌活、防风、蒺藜、菊花祛风散邪退翳；赤芍清热凉血，退赤消肿；茯苓健脾利湿；甘草调和诸药；温酒调下意在助药上行。

【按语】肝经风热为患，症状多端，内障外障均可见之。《普济方》列出本方的适应范围为"眼赤暴肿痛，风热上冲，痛连眶睑，眦赤烂，瘀肉侵睛，时多热泪，或因叫怒，有损肝气，及久劳瞻视，风沙土所入，致成内外障翳及一切眼患，悉皆治之"。临证主要用于细菌性角膜炎、急性前葡萄膜炎、翼状胬肉进行期等属肝经风热者。

泻肝散

【来源】《银海精微》

【组成】玄参 大黄 当归 芒硝 黄芩 龙胆 知母 车前子 桔梗 羌活

【功效】泻热通腑。

【主治】热炽腑实证。头目疼痛，视物模糊，畏光流泪，发热口渴，溲黄便结，白睛混赤，黑睛生翳溃陷，或见黄液上冲。

【方解】方中黄芩、龙胆草、知母苦寒清热；大黄、芒硝通腑泻热；车前子清热利尿；羌活祛风止痛；玄参清热滋阴；当归养血活血；桔梗开宣肺气。

【按语】本方乃《银海精微》主治花翳白陷之方，谓"人之患眼，生翳如萝卜花，或如鱼鳞子，入陷如碎米者，此肝经热毒入脑，致眼中忽然肿痛，赤涩泪出不明，头痛鼻塞，乃是肝风热极，脑中风热致使然也"。临证用于蚕蚀性角膜溃疡属风热邪毒外感兼肺肝素有积热致热炽腑实者。伴黄液上冲者，加生石膏、天花粉、栀子清热泻火。

泻肝汤（附方：泻肝饮子）

【来源】《眼科集成》

【组成】龙胆 黄芩 栀子 大黄（酒炒） 荆芥 防风 柴胡 前胡 当归 青皮 木贼 蒺藜 石决明

【功效】清肝泻火，祛风退翳。

【主治】肝经实热。云翳频生，目赤肿痛，眉骨疼痛，热泪时流。

【方解】方中龙胆、黄芩、栀子、酒大黄苦寒泻火；柴胡、前胡、荆芥、防风辛散风邪；当归、青皮活血理气，消肿止痛；石决明、木贼、蒺藜疏肝平肝，拨云散翳。诸药合之，能清泻肝经内热，疏散肝经外风，使邪去热清，翳障自消，目自清宁。

【按语】本方与龙胆泻肝汤相似，但本方无利尿渗湿之药，而龙胆泻肝汤少有升散退翳药。因此，本方以肝胆实火，翳膜骤生为辨证要点，临证常用于细菌性角膜炎。

【附方】泻肝饮子（《秘传眼科龙木论》），由大黄、芒硝、黄芩、细辛、车前子、桔梗、知母组成。具有泻肝通腑作用。主治肝火炽盛，头目胀痛，旋螺尖起。

当归龙胆汤

【来源】《银海精微》

【组成】防风 龙胆 黄连（酒洗） 黄芩（酒洗） 黄柏（酒洗） 石膏 羌活 升麻 甘草 当归 柴胡 黄芪 五味子 赤芍

【功效】清肝泻火，祛风止痛。

【主治】肝胆积热。黑翳如珠，蟹睛疼痛，目赤肿胀，畏明流泪。

【方解】方中龙胆、黄芩、黄连、黄柏苦寒清泻肝胆实火；石膏清胃降火；当归、赤芍活血止痛；羌活、防风、柴胡祛风散邪；升麻、甘草清热解毒；黄芪益气托毒；五味子酸收以防黑睛穿破；酒洗三黄，意在引药上行。

【按语】本方既有补气托毒之黄芪，又有味酸收敛之五味子，因此，临证常用于角膜后弹力层突出或角膜穿孔虹膜脱出者。但五味子酸收，有敛邪之弊，不可多用。

退红良方

【来源】《中医眼科学讲义》（1964 年版）

【组成】龙胆 栀子 夏枯草 黄芩 连翘 密蒙花 决明子 桑叶 菊花 生

地黄

【功效】清肝泻热。

【主治】肝火外障,黑睛新翳,目赤肿痛,赤脉粗大。

【方解】方中龙胆、栀子、夏枯草清泻肝胆实火;黄芩、连翘清热解毒;密蒙花、决明子、桑叶、菊花平肝清热,退翳明目;生地黄滋阴凉血。

【按语】本方常用于细菌性角膜炎之肝热炽盛者,也用于分泌物较多的慢性结膜炎、巩膜炎,沙眼角膜血管翳。

泻热黄连汤

【来源】《东垣十书》

【组成】龙胆 黄芩 黄连 升麻 生地黄 柴胡

【功效】清肝泻火。

【主治】肝火上炎。目赤疼痛,黑睛翳障,眵泪俱多,暴盲。

【方解】方中龙胆、黄芩、黄连清热泻火,退赤止痛;生地黄清热凉血,防苦寒伤阴;升麻清热解毒;柴胡引药入肝,加强清泻肝胆之力。

【按语】本方以清泻肝胆为主,临证凡肝火上炎之急性结膜炎、角膜炎、视神经炎等均可用之。

神效退翳散

【来源】《普济方》

【组成】龙胆 栀子 大黄 黄连 黄芩 决明子 防风 荆芥 连翘 薄荷 当归 川芎

【功效】清肝泻火,祛风退翳。

【主治】肝火炽盛,黑睛新翳,翳呈溃陷,目赤疼痛,畏光流泪。

【方解】方中龙胆、黄连、黄芩、栀子、大黄清泻肝胆实火;连翘协同前药清热解毒;决明子清肝明目;防风、荆芥、薄荷祛风清利头目;当归、川芎养血行血。

【按语】本方常用于细菌性角膜炎肝火炽盛者。

(四) 清脾降火剂

本类方剂由苦寒清热及芳化湿浊药组成。主治脾胃湿热性眼病。

除风清脾饮

【来源】《审视瑶函》

【组成】陈皮 连翘 黄芩 黄连 知母 桔梗 大黄 芒硝 荆芥 防风 玄参 生地黄

【功效】除风清脾凉血。

【主治】脾经蕴热。胞睑皮肤红赤,痒痛,灼热,起水疱,或见胞睑内颗粒丛生。

【方解】方中黄芩、黄连、知母、玄参、连翘清脾胃,泻热毒;大黄、芒硝通腑泻热；生地黄清热凉血散瘀；荆芥、防风疏风散邪；桔梗开宣肺气；陈皮理气调中。诸药合用，共奏泻热清脾，疏风散邪之效。

【按语】本方乃《审视瑶函》治疗粟疮症之方。认为"粟疮是湿热郁于土分，极重。"临证用于脾胃湿热兼风热上攻之病毒性睑皮炎、过敏性睑皮炎、沙眼、滤泡性结膜炎等。

泻黄散

【来源】《小儿药证直诀》

【组成】石膏　栀子　藿香　甘草　防风

【功效】泻脾胃伏火。

【主治】脾胃伏火证。胞睑红肿疼痛。

【方解】方中石膏、栀子清泻脾胃积热；防风升散郁热；藿香醒脾化湿；甘草调和诸药。

【按语】本方又名泻脾散。常用于睑腺炎（麦粒肿）初期。火毒重者，可加金银花、连翘等清热解毒之品。

清脾散

【来源】《审视瑶函》

【组成】薄荷　防风　升麻　栀子　黄芩　石膏　藿香　陈皮　赤芍　枳壳　甘草

【功效】清脾胃湿热。

【主治】脾胃湿热之土疳。眼睑红肿疼痛，局限性硬结。

【方解】方中藿香芳香化湿；陈皮苦温燥湿；栀子、黄芩清热燥湿；石膏清胃降火；薄荷、防风祛风散结；赤芍清热凉血，散瘀消肿；升麻清热解毒；枳壳理气和中；甘草调和诸药。

【按语】本方为《审视瑶函》治疗土疳之方。临证常用于睑腺炎初期或霰粒肿伴有炎症者。

清脾凉血汤

【来源】《医宗金鉴》

【组成】防风　荆芥　连翘　蝉蜕　玄参　大黄　赤芍　竹叶　白鲜皮　苍术　陈皮　厚朴　甘草

【功效】清脾凉血，疏风化湿。

【主治】脾胃湿热，又夹风邪之椒疮，粟疮。睑内红赤，颗粒累累，刺痒沙涩，羞明流泪。

【方解】方中荆芥、防风、蝉蜕祛风散邪止痒；连翘、玄参、大黄、赤芍、竹叶、甘草清热凉血解毒；白鲜皮祛风除湿清热；苍术、陈皮、厚朴燥湿理气消滞。

【按语】本方主要用于较重之沙眼、滤泡性结膜炎以及眼睑湿疹等。

凉膈清脾饮

【来源】《审视瑶函》

【组成】黄芩 栀子 石膏 荆芥穗 薄荷 连翘 生地黄 防风 赤芍 甘草 灯心草

【功效】清脾凉血祛风。

【主治】脾经蕴热。胞睑红肿，睑内生如鸡冠蚬肉之物，流泪羞明。

【方解】方中黄芩、栀子、石膏、灯心草、甘草清脾胃蕴热；生地黄、赤芍凉血活血，散瘀行滞；荆芥穗、薄荷、连翘祛风消肿，解毒散结。

【按语】本方为《审视瑶函》治疗鸡冠蚬肉症之方，鸡冠蚬肉似肉芽之物。临证常用于霰粒肿并有肉芽者。亦可用于眼睑湿疹。

（五）清肺降火剂

本类方剂由清肺火药为主组成。具有清肺降火作用，用于肺火所致眼病。

退赤散

【来源】《审视瑶函》

【组成】桑白皮 牡丹皮 甘草 黄芩 天花粉 桔梗 赤芍 当归尾 瓜蒌仁 麦冬

【功效】清肺凉血散血。

【主治】热客肺经证。白睛表层下见点、片状出血。

【方解】方中桑白皮、黄芩清肺火；当归、牡丹皮、赤芍凉血散瘀；天花粉、瓜蒌仁散结生津；甘草清热解毒；桔梗利肺气，且载药上行。诸药合用，共奏清肺散血之功。

【按语】本方乃《审视瑶函》治疗色似胭脂症之方，谓："此症白睛不论上下左右，但见一片或一点红血，俨似胭脂者是。此因血热妄行，不循经络，偶然热客肺膜之内，滞而成患。常有因嗽起者，皆肺气不清之故，须以清肺散血之剂，外点药逐之。宜服退赤散。"故本方临证用于球结膜下出血属肺热引起者。

泻肺饮

【来源】《秘传眼科纂要》

【组成】生石膏 黄芩 桑白皮 栀子 连翘 羌活 荆芥 防风 白芷 赤芍 木通 枳壳 甘草

【功效】清肺泻火，祛风散结。

【主治】肺火蕴结，火疳结节高突，红如血色，疼痛。或白睛红赤肿胀，眵多泪少。

【方解】方中石膏、黄芩、栀子、桑白皮清泻肺胃实火；荆芥、防风、羌活、白芷、连翘祛风散结消肿；赤芍活血止痛；木通、甘草清心导赤，使热从小便出；前人认为，凡白睛肿胀浮起者，乃肺气逆而上行，故用枳壳理气下气。

【按语】本方常用于急性结膜炎、浅层巩膜炎、翼状胬肉进行期属肺热较盛者。

泻肺汤

【来源】《审视瑶函》

【组成】桑白皮　黄芩　地骨皮　知母　麦冬　桔梗

【功效】清肺降火。

【主治】肺火上炎。金疳，状如玉粒，目赤沙涩；或火疳疼痛。

【方解】方中桑白皮、黄芩清泻肺火；地骨皮、知母、麦冬清肺养阴；桔梗入肺引药上行。

【按语】本方为清肺降火之常用方，临证常用于泡性结膜炎、慢性结膜炎属肺火上炎者。

泻肺散

【来源】《眼科集成》

【组成】桑白皮　地骨皮　桔梗　陈皮　甘草　苏木（引）

【功效】清肺降火，止咳散血。

【主治】肺火上承，咳嗽不已，白睛溢血。

【方解】方中桑白皮、地骨皮清泻肺热，以使金清气肃；桔梗宣肺止咳；陈皮化痰止咳；甘草调和诸药。因白睛溢血，加少许苏木活血化瘀。

【按语】本方立法以清肺止咳为主，意在咳止血自宁。《眼科集成》用本方治疗大人小儿因咳致眼胞黑而肿，白睛红而紫者。临证常用于因咳嗽而引起的球结膜下出血及眼睑皮下出血者。

桑白皮汤

【来源】《审视瑶函》

【组成】桑白皮　地骨皮　黄芩　菊花　旋覆花　茯苓　泽泻　玄参　麦冬　桔梗　甘草

【功效】清热利肺。

【主治】肺经湿热。白涩症，不肿不赤，干涩作痛，视物昏蒙。

【方解】方中桑白皮、黄芩、地骨皮、旋覆花清降肺中伏热；《审视瑶函》认为，白涩乃脾肺湿热，故用茯苓、泽泻清热利湿；玄参、麦冬滋阴润燥；菊花清利头目；桔梗载药上行；甘草调和诸药。

【按语】本方主要用于干眼、浅层点状角膜炎、慢性结膜炎属邪热留恋者。

冶金煎（附方：桑白皮散）

【来源】《目经大成》

【组成】玄参　桑白皮　枳壳　杏仁　旋覆花　防风　白菊花　黄连　黄芩　葶苈子

【功效】清肺化痰。

【主治】肺经痰火。白睛肿胀，日夜疼痛。

【方解】方中桑白皮、黄芩、黄连清泻肺火；葶苈子、杏仁合桑白皮降气化痰，止咳平喘；玄参合黄芩泻火解毒；枳壳、旋覆花行气化痰；防风、白菊花祛风散邪。正如《目经大成》谓："白睛肿胀，肺气中塞也；日夜疼痛，肺火上攻也。中塞者，须散而决，故用枳壳、杏仁、旋覆花、防风、白菊；上攻者，当寒而下，故用桑白皮、黄连、玄参、黄芩、葶苈。"

【按语】本方由清泻肺火，行气化痰，降逆平喘等药组成。配伍特点宣降结合，清泻相调。临证用于急性结膜炎、角膜炎属肺经痰火者。

【附方】桑白皮散（《审视瑶函》），即冶金煎加天花粉、甘草组成。功用基本相同，主治天行赤热症。

（六）清胃降火剂

本类方剂以清胃降火药为主组成。具有清胃降火等作用，主治胃火引起的眼病。

白虎汤（附方：玉女煎）

【来源】《伤寒论》

【组成】石膏　知母　甘草（炙）　粳米

【功效】清热生津。

【主治】阳明经热盛。胃火上冲，黑睛生翳，黄液上冲。

【方解】方中重用生石膏清阳明气分大热；知母清热养胃；粳米、甘草益胃生津。

【按语】本方乃阳明经证之方，主治大热、大渴、大汗、脉洪大。眼科借其清胃降火之力，主治胃热上冲之急性结膜炎、细菌性角膜炎、葡萄膜炎而有前房积脓者。热毒盛者，加金银花、大青叶、板蓝根、蒲公英清热解毒；腑实便秘者，加大黄、芒硝通腑泻下。

【附方】玉女煎（《温病条辨》），由石膏、知母、生地黄、玄参、麦冬组成。具有清热养阴作用。用于胃热阴虚，烦热口渴，视物昏暗，目涩疼痛等症。

清胃散

【来源】《外科正宗》

【组成】黄连　黄芩　石膏　生地黄　牡丹皮　升麻

【功效】清胃凉血。

【主治】胃经积热。眼丹，眼睑红肿热痛。

【方解】方中石膏、黄连、黄芩清胃降火，清热解毒；生地黄、牡丹皮清热凉血，消肿止痛；升麻既可清热解毒，又可引药入经。诸药合用，共奏清胃凉血之效。

【按语】前人认为，睑内责阳明，肿责血热，痛责火盛。本方清胃火、凉血热，故临证常用于眼睑蜂窝织炎属胃有积热者。热毒重者，加金银花、蒲公英清热解毒。

清胃汤

【来源】《审视瑶函》

【组成】石膏　栀子　黄芩　黄连　荆芥　防风　连翘　当归尾　紫苏子　陈皮　枳壳　甘草

【功效】清胃降火，散结消肿。

【主治】胃经积热。胞生痰核，眼睑红肿，触之坚硬，灼热疼痛。

【方解】方中栀子、石膏、黄芩、黄连清胃降火，解毒退赤；荆芥、防风、连翘祛风止痛，散结消肿；当归尾活血行滞；陈皮理气燥湿；紫苏子、枳壳理气宽中；甘草调和诸药。

【按语】此方乃《审视瑶函》为睥生痰核症而设，谓："此阳明积热，平昔饮酒过多，而好食辛辣炙煿之味所致也。"临证常用于睑板腺囊肿继发感染、睑腺炎（麦粒肿）之未成脓期。

（七）通腑泻火剂

本类方剂含有通腑泻下药，具有通腑泻下作用，主治实热眼病而有腑实不通者。

眼珠灌脓方

【来源】《韦文贵眼科临床经验选》

【组成】生石膏　栀子　大黄　玄明粉　瓜蒌仁　枳实　黄芩　夏枯草　竹叶　金银花　天花粉

【功效】清热解毒，通腑泻下。

【主治】热毒炽盛证。黑睛凝脂，黄液上冲，目赤肿胀，眼痛头痛，大便秘结。

【方解】方中大黄、枳实、玄明粉、瓜蒌仁荡涤肠胃，泻热攻积，使邪热从大便而解；栀子、石膏、黄芩、夏枯草、金银花、天花粉清热泻火解毒；竹叶清心导赤。

【按语】眼珠灌脓为实热火毒结聚之证，本方清热解毒、通腑泻下可减轻局部症状，达到上病下治之目的。临证常用于角膜炎伴前房积脓、眼内炎属里热炽盛，腑实便闭者。

芍药清肝散

【来源】《原机启微》

【组成】羌活　防风　川芎　柴胡　桔梗　薄荷　黄芩　荆芥穗　前胡　栀子　知母　石膏　滑石　芍药　大黄　芒硝　白术　甘草

【功效】祛风清热，通腑泻下。

【主治】淫热反克之病。眵多眵𥆛，紧涩羞明，赤脉灌睛，脏腑秘结。

【方解】本方是由解表、清热、通腑等药组成。方中羌活、防风、桔梗、荆芥、川芎辛温发散；黄芩、栀子、石膏、知母清泻脏腑之热；赤芍清热凉血；滑石清利小便；大黄、芒硝通腑泻热；柴胡、前胡、薄荷升发清利，祛风散热；白术、甘草养胃益中，防苦寒凉伤胃。

【按语】本方乃《原机启微》为淫热反克之病而设的主方，认为外邪入侵，心火亢盛，反而克制相生之肝木，出现眵多眊矂诸症。临证常用于细菌性角膜炎、急性葡萄膜炎属腑实便秘者。

凉膈连翘散

【来源】《银海精微》

【组成】连翘　大黄　黄芩　黄连　栀子　芒硝　薄荷　甘草

【功效】清热降火，通腑泻下。

【主治】火毒炽盛证。骤然目赤，肿痛难忍，眵多如脓，黑睛凝脂，大便闭结。

【方解】方中重用大黄、芒硝荡涤肠胃，通腑泻便；黄芩、黄连、栀子清热泻火解毒；连翘清热解毒，散结消肿；薄荷疏散风邪，清利头目；甘草调和诸药。

【按语】本方一派寒凉药物，通腑泻下、清热降火之力较强，常用于火毒炽盛之角膜炎，急性结膜炎。畏光流泪甚者，加防风、荆芥祛风散邪。

泻脑汤

【来源】《审视瑶函》

【组成】防风　车前子　木通　茯苓　熟大黄　玄明粉　黄芩　茺蔚子　玄参　桔梗

【功效】清热利湿，通腑泻下。

【主治】实热炽盛。鹘眼凝睛，目赤似火，胀于睥间，转动受限，溲涩便结。

【方解】方中车前子、木通、茯苓利水渗湿；熟大黄、玄明粉泻热通腑，二便通，则火毒邪热可去；黄芩清肺降火；茺蔚子清肝明目；桔梗载药上行；防风升散郁火；玄参清热凉血、滋阴降火。

【按语】《审视瑶函》指出，鹘眼凝睛"乃三焦闭格，阳邪实盛，亢极之害，风热壅阻，诸络涩滞，目欲爆出矣"。故用本方祛风清热，利溲通便。临证常用于眶蜂窝织炎之眼球突出。可酌情加金银花、蒲公英、野菊花等清热解毒之品。

通脾泻胃汤

【来源】《审视瑶函》

【组成】麦冬　知母　石膏　黄芩　熟大黄　天冬　玄参　茺蔚子　车前子　防风

【功效】清脾泻胃。

【主治】脾胃积热。黄液上冲，目赤肿痛，羞明流泪，大便秘结。

【方解】方中知母、石膏、黄芩清热泻火；熟大黄缓下通便，泻火解毒；防风升散郁火；茺蔚子清肝明目；车前子清热利湿；天冬、麦冬、玄参滋阴清热。

【按语】本方为《审视瑶函》治疗黄膜上冲症之方，临证常用于前房积脓，若积脓量多便闭者，可加芒硝以增强泻下通便之力。

酒调洗肝散

【来源】《审视瑶函》

【组成】黄芩　栀子　大黄　玄参　知母　生地黄　当归尾　桔梗　玄明粉

【功效】清热凉血，通腑泻下。

【主治】实火攻眼。目痛无时，红赤肿胀，骤生翳障，瞳神紧小，热泪频流，大便闭结。

【方解】方中黄芩、栀子清热降火；玄参、知母滋阴清热；生地黄、当归尾凉血退赤，活血消瘀；大黄、玄明粉泻热通便；桔梗载药上行，直达病所。诸药配伍，共奏热清痛止、赤退肿消之效。

【按语】《审视瑶函》设本方主治实热气攻眼，无时痛甚。临证常用于细菌性角膜炎、急性虹膜睫状体炎而痛甚便秘者。

（八）清热凉血剂

本类方剂以清热凉血药为主组成。具有清热凉血作用，主治热入营血之眼病。

清营汤

【来源】《温病条辨》

【组成】犀角（现用水牛角代）　生地黄　黄连　竹叶心　金银花　玄参　麦冬　丹参　连翘

【功效】清营凉血，解毒养阴。

【主治】热入营血。瞳神紧小，前房积脓，目赤疼痛，畏日羞明，或视网膜广泛渗出水肿。

【方解】方中犀角（现用水牛角代）清解营分之热毒；生地黄清热凉血养阴；黄连清心解毒；竹叶心清心除烦；丹参清热凉血，活血化瘀；金银花、连翘清热解毒，轻清透泻；玄参滋阴降火解毒；麦冬清热养阴生津。

【按语】本方为"透热转气"法之代表方，为治疗热邪初入营分之常用方。因血脉属心所主。清营凉血，首必清心，心火清，血脉宁，眼内炎性渗出方能缓解。眼科借其清营凉血，临证常用于葡萄膜炎、视网膜静脉周围炎。

犀角地黄汤（附方：加减化斑汤）

【来源】《备急千金要方》

【组成】犀角（现用水牛角代）　生地黄　芍药　牡丹皮

【功效】清热解毒，凉血散瘀。

【主治】血热引起的眼内出血。

【方解】方中犀角（现用水牛角代）凉血清心，兼解热毒；生地黄清热凉血养阴；赤芍、牡丹皮清热凉血，活血化瘀，达到止血而不留瘀之目的。四药相配，共成清热解毒，凉血散瘀之方。

【按语】本方为治疗温热病热入血分而设。眼科借其清热凉血，用于视网膜静脉周围炎及热性传染病等所致眼内出血者。

【附方】加减化斑汤（《眼病的辨证论治》），由生石膏、山药、生石决明、玳瑁片、玄参、生地黄、知母、牡丹皮、黄连、葛根、青黛、紫草、羚羊角粉、甘草组成。具有清热凉血，泻火解毒作用。主治热入营血导致的眼底出血或视网膜渗出水肿等症。

四、解表攻里剂

本类方剂由解表药和泻下药组成。具有解表攻里作用，主治外有表证，里有实证之眼病。

防风通圣散（附方：菊花通圣散）

【来源】《黄帝素问宣明论方》

【组成】防风 荆芥 川芎 麻黄 薄荷 大黄 芒硝 滑石 栀子 石膏 桔梗 连翘 黄芩 当归 芍药 白术 甘草

【功效】疏风解表，泻热通便。

【主治】风热壅盛，表里俱实。目赤肿胀，睑弦赤烂，眵泪如脓，翳浮肥嫩，畏日羞明，便秘溲赤。

【方解】方中防风、麻黄、荆芥、薄荷发汗散邪，祛风解表；黄芩、石膏清泻肺胃；连翘、桔梗清宣上焦，解毒利咽；滑石、栀子清热利湿，使热自小便出；大黄、芒硝泻热通腑，使结热自大便出；当归、川芎、芍药养血和血；甘草、白术健脾和中。诸药合用，使发汗不伤表，清下不伤里，共奏疏风解表，泻热通便之功。正如《审视瑶函》谓："防风、麻黄解表药也，风热之在皮肤者，得之出汗而泄；荆芥、薄荷清上药也，风热之在颠顶者，得之由鼻而泄；大黄、芒硝通利药也，风热之在肠胃者，得之由后而泄；滑石、栀子水道药也，风热之在决渎者，得之由溺而泄；风淫于膈，肺胃受邪，石膏、桔梗清肺胃也；而连翘、黄芩又所以祛诸经之游火；风之为患，肝木主之，川芎、当归和肝血也；而甘草、白术，又所以和胃气而健脾。刘守真氏长于治火，此方之旨，详具悉哉。"因本方配伍周到，汗下均不伤正，故清代王旭高评曰："此为表里、气血、三焦通治之剂，汗不伤表，下不伤里，名曰通圣，极言其用之效耳。"

【按语】本方由祛风解表、泻热通里等多方面药物组成，为治疗风热壅盛、表里俱实之代表方。眼科常用于溃疡性睑缘炎、急性细菌性结膜炎、细菌性角膜炎、急性前葡萄膜炎属外有风邪，内有蕴热，表里俱实者。

【附方】菊花通圣散（《审视瑶函》），即防风通圣散加菊花、羌活、白蒺藜、黄连。《医宗金鉴》将防风通圣散加羌活、菊花、蔓荆子、细辛，亦名菊花通圣散。三者功效、主治基本相同。

大柴胡汤

【来源】《金匮要略》

【组成】柴胡 黄芩 芍药 半夏 枳实 大黄 大枣 生姜

【功用】和解少阳，内泻热结。

【主治】少阳阳明合病。往来寒热，胸胁苦满，呕不止，郁郁微烦，心下痞硬，或心下急痛，大便不解或协热下利，黑睛翳障，伴前房积脓，瞳神紧小。

【方解】本方以和解少阳的小柴胡汤与轻下阳明热结的小承气汤合方加减而成。方中重用柴胡为君，疏解少阳；黄芩为臣清泻少阳郁热，与柴胡相伍，和解清热；大黄、枳实通腑泻热，行气破结，内泻阳明热结；芍药缓急止痛；半夏和胃降逆，辛开散结；配伍大量生姜既增止呕之功，又解半夏之毒；大枣、生姜和中益气。

【按语】本方为治疗少阳阳明合病之代表方。以往来寒热，胸胁苦满，心下满痛，呕吐，便秘，苔黄，脉弦数为辨证要点。眼科用于细菌性角膜炎、前葡萄膜炎等属少阳阳明合病者。

五、祛湿剂

凡以化湿利水，通淋泻浊等作用为主，用于治疗水湿病证的方剂，统称为祛湿剂。眼科主要用于治疗眼睑水肿、视网膜水肿、渗出等。

（一）利水渗湿剂

本类方剂由利水渗湿药组成。具有通利小便、祛湿清热之作用，主治湿热性眼病。

除湿汤（附方：清脾除湿饮）

【来源】《秘传眼科纂要》

【组成】连翘 茯苓 滑石 车前子 木通 黄芩 黄连 陈皮 枳壳 荆芥 防风 甘草

【功效】祛风除湿，泻火解毒。

【主治】湿热外障。眼睑湿疹，糜烂渗水，或睑弦赤烂，刺痒。

【方解】方中茯苓、车前子、滑石、木通清热利湿，通利小便；荆芥、防风祛风止痒；黄连、黄芩、连翘、甘草清热解毒；陈皮苦温化湿；枳壳理气和中。

【按语】本方利湿、清热、祛风俱备，常用于病毒性睑皮炎、睑缘炎以及过敏性睑皮炎等属风湿热毒内蕴者。

【附方】清脾除湿饮（《医宗金鉴》），由泽泻、茯苓、苍术、白术、茵陈、栀子、黄芩、玄明粉、枳壳、甘草、生地黄、连翘、麦冬组成。具有清利湿热兼以滋阴作用。主治湿热内蕴引起的睑缘炎等症。

猪苓散（附方：五苓散）

【来源】《审视瑶函》

【组成】猪苓　木通　萹蓄　滑石　苍术　狗脊　大黄　栀子　车前子

【功效】利湿清热。

【主治】湿热内障，云雾移睛。眼前黑影飘动。

【方解】方中猪苓、木通、萹蓄、滑石、车前子利湿清热；苍术苦温燥湿；大黄、栀子通利泻下，除下焦湿热；《审视瑶函》认为，本症"乃肾弱不能济肝木，则虚热，"故用狗脊补肾。

【按语】本方即《秘传眼科龙木论》猪苓汤加味而成。治眼前黑影如旗斾、蝇蛇、蛱蝶、绦环等状。临证常用于玻璃体混浊。

【附方】五苓散（《伤寒论》），由茯苓、猪苓、泽泻、白术、桂枝组成。具有利水渗湿，温阳化气作用。主治膀胱气化不利，水湿内停而致原发性开角型青光眼、眼底水肿渗出以湿盛为主者。

加减八正散

【来源】《严氏济生方》

【组成】瞿麦　车前子　萹蓄　滑石　木通　灯心草　竹叶　桑白皮　栀子　大黄　生地黄　甘草

【功效】利水清热祛湿。

【主治】湿热冲眼。赤肿热痛，瞳神紧小，云雾移睛，热泪频流，畏日羞明。

【方解】方中瞿麦、萹蓄、滑石、车前子、木通、灯心草、竹叶清热利湿，利水通淋，使湿热从小便出；桑白皮泻肺利水；栀子清利三焦湿热；大黄荡涤邪热，通利肠腑；生地黄凉血养阴；甘草调和诸药。

【按语】本方即《太平惠民和剂局方》八正散加桑白皮、竹叶、生地黄，加强了清热利水之功。临证用于葡萄膜炎以及玻璃体炎性混浊属湿热型者。

（二）清热祛湿剂

本类方剂以清热祛湿药为主组成。具有清热利湿作用，主治湿热性眼病。

三仁汤

【来源】《温病条辨》

【组成】杏仁　滑石　薏苡仁　豆蔻　半夏　厚朴　通草　竹叶

【功效】宣畅气机，清利湿热。

【主治】湿热眼病。目赤疼痛，黑睛翳障，瞳神紧小，或视网膜水肿。

【方解】方中杏仁宣肺除湿；薏苡仁健脾运湿；豆蔻醒脾化湿；滑石清热利湿；半夏、厚朴苦温燥湿；通草、竹叶淡渗利湿。

【按语】本方为治疗湿温初起邪留气分的方剂。眼科借以宣畅气机，清利湿热的作用，用于单纯疱疹病毒性角膜炎、真菌性角膜炎、葡萄膜炎、玻璃体混浊、中心性浆液性脉络膜视网膜病变等属湿热所致者。

甘露消毒丹

【来源】《医效秘传》

【组成】滑石　豆蔻　藿香　石菖蒲　薄荷　黄芩　连翘　射干　木通　茵陈　川贝母

【功效】利湿化浊，清热解毒。

【主治】湿热为患，黑睛雾浊，视瞻有色，视瞻昏渺。

【方解】方中滑石利水渗湿，清热解毒；豆蔻、藿香、石菖蒲行气化湿；黄芩清热燥湿，泻火解毒；连翘、薄荷、射干、川贝母清热解毒，透邪散结；茵陈清热利湿；木通清热利尿。

【按语】本方清化利湿之力强于三仁汤，临证常用于真菌性角膜炎、角膜基质炎、老年性黄斑变性等湿热所致者。

六、理血剂

凡以活血化瘀或止血作用为主，用于治疗瘀血证或出血证的方剂，统称理血剂。临床主要以治疗目中瘀血积滞的活血化瘀剂和治疗眼内出血的凉血止血剂为主。

（一）活血祛瘀剂

本类方剂由行气活血或破血化瘀药为主组成。具有活血祛瘀等作用，主治血瘀性眼病或眼内有瘀血者。

血府逐瘀汤

【来源】《医林改错》

【组成】桃仁　红花　当归　生地黄　赤芍　牛膝　川芎　枳壳　柴胡　桔梗　甘草

【功效】活血化瘀，行气止痛。

【主治】眼内瘀血，或眼底血管阻塞。

【方解】方中桃仁、红花、赤芍、川芎、牛膝破血行瘀；枳壳理气行滞；柴胡疏肝解郁；生地黄、当归清热凉血，养血滋阴；桔梗载药上行，直达病所；甘草调和诸药。

【按语】本方为《医林改错》治疗胸中血瘀症，既活血化瘀，又行气解郁。临证主要用于视网膜静脉阻塞、玻璃体积血、急性视神经炎、缺血性视神经病变、眼外伤以及其他原因所致眼底出血日久不化者。

桃红四物汤

【来源】《医垒元戎》录自《玉机微义》

【组成】桃仁　红花　当归　川芎　白芍　熟地黄

【功效】养血活血。

【主治】血虚兼血瘀症。视网膜血管阻塞，撞击伤目。

【方解】方中桃仁、红花活血祛瘀；当归、川芎、白芍、熟地黄补血调血。

【按语】本方原名加味四物汤，为活血化瘀常用方。眼科常用于视网膜静脉阻塞、玻璃体积血、前房积血、眼外伤、视网膜脱离术后、麻痹性斜视等属脉络瘀阻者。

通窍活血汤

【来源】《医林改错》

【组成】赤芍　川芎　桃仁　红花　鲜姜　大枣　老葱　麝香　黄酒煎服

【功效】活血通窍。

【主治】眼底血络阻塞，视力骤降，或眼内出血。

【方解】方中赤芍、川芎、桃仁、红花活血化瘀；鲜姜、大枣调和营卫；麝香芳香通窍，活血通络；黄酒、老葱通行血脉，助活血化瘀之药力上达。

【按语】本方为《医林改错》治疗干血劳之方。当今取其通窍活血，用于瘀阻头面之各种病症。眼科用于视网膜动脉阻塞、视网膜色素变性属气血瘀滞者，但麝香用量一般0.03－0.1g，不入煎剂，可兑服。

补阳还五汤

【来源】《医林改错》

【组成】黄芪　桃仁　红花　当归尾　赤芍　地龙　川芎

【功效】补气化瘀，活血通络。

【主治】气虚血瘀，眼内出血，日久不散；或风中经络，口眼㖞斜，风牵偏视。

【方解】方中重用生黄芪补益脾肺之气，使气旺则血行，血行则瘀消；赤芍、川芎、桃仁、红花活血祛瘀；当归尾活血通络；地龙通经活络。合之共奏气旺、瘀消、络通之功。

【按语】本方为益气活血法之代表方，常用于中风后半身不遂、口眼㖞斜、语言謇涩等瘀血阻滞脉络、经隧不通之证。临证常用于视网膜动脉阻塞后期属气虚血瘀者，也可用于麻痹性斜视。

归芍红花散

【来源】《审视瑶函》

【组成】当归　大黄　赤芍　红花　栀子　黄芩　白芷　生地黄　连翘　防风　甘草

【功效】清热凉血，活血化瘀。

【主治】血热瘀滞，胞睑肿硬，椒疮颗粒累累，目赤疼痛。

【方解】方中当归、赤芍、红花、生地黄活血散瘀，凉血退赤；栀子、连翘、黄芩、甘草清热解毒；大黄泻火通便；白芷、防风祛风散结。

【按语】本方为《审视瑶函》治椒疮症之主方。临证常用于沙眼及沙眼角膜血管翳、慢性结膜炎、结节性表层巩膜炎等属血热瘀滞者。

大黄当归散

【来源】《医宗金鉴》

【组成】当归　黄芩　栀子　大黄　红花　苏木　菊花　木贼

【功效】清热化瘀。

【主治】血分郁热，血灌瞳神。

【方解】方中当归、红花、苏木活血化瘀；黄芩、栀子清热凉血解毒；大黄清热泻火逐瘀；菊花、木贼疏散风热，清利头目。

【按语】本方既可清热凉血，又可活血化瘀。临证常用于血热所致的眼底出血及外伤性前房积血。

破血汤

【来源】《秘传眼科纂要》

【组成】刘寄奴　红花　苏木　生地黄　赤芍　牡丹皮　菊花　桔梗　甘草

【功效】破血化瘀，清热凉血。

【主治】血瘀眼病，血灌瞳神，眼底出血，眼组织损伤。

【方解】方中刘寄奴、红花、苏木破血化瘀；生地黄、赤芍、牡丹皮清热凉血；菊花清肝明目；桔梗载药上行，直达病所；甘草调和诸药。

【按语】本方以破血为主，但又兼凉血止血作用。临证常用于外伤性前房积血及玻璃体积血患者。

破血红花散

【来源】《银海精微》

【组成】当归尾　川芎　赤芍　苏木　红花　枳壳　黄连　黄芪　栀子　连翘　升麻　大黄　苏叶　白芷　薄荷

【功效】活血化瘀，清热祛风。

【主治】气滞血瘀，风热壅阻。血翳包睛，赤脉下垂，目赤疼痛；或室女逆经，目赤肿痛。

【方解】方中当归、赤芍、川芎、苏木、红花活血化瘀；枳壳、黄芪行气补气，气行则血行；连翘、黄连、栀子、升麻清热泻火解毒；大黄逐瘀活血，泻火解毒；苏叶、白芷、薄荷辛散向上，祛风止痛。

【按语】本方在《银海精微》主治血翳包睛及室女逆经类。临证用于角膜血管翳者居多。

坠血明目饮

【来源】《审视瑶函》

【组成】生地黄　赤芍　当归尾　川芎　石决明　牛膝　知母　白蒺藜　细辛

人参　山药　五味子　防风

【功效】凉血活血，平肝祛风。

【主治】肝热入血，血灌瞳神，眼胀头痛。

【方解】方中当归尾、赤芍、生地黄、川芎凉血活血；牛膝引血下行；知母清热泻火；石决明、白蒺藜清肝明目；防风、细辛祛风止痛；《审视瑶函》认为"血灌瞳神，乃清阳纯和之气已损"，故用人参、山药益清阳，五味子敛神光。

【按语】本方为《审视瑶函》治疗血灌瞳神之方。临证用于前房积血、玻璃体积血、视网膜静脉周围炎所致眼底反复出血者。但若血色鲜红，可不用细辛、人参、山药、五味子。

经效散

【来源】《审视瑶函》

【组成】柴胡　犀角（现用水牛角代）　大黄　当归尾　赤芍　连翘　甘草梢

【功效】凉血散瘀，清热退翳。

【主治】撞刺生翳，目赤疼痛，畏日羞明。

【方解】方中犀角（现用水牛角代）凉血清热；当归尾、赤芍活血化瘀；大黄泻热逐瘀；柴胡升发退翳；连翘、甘草梢清热解毒。

【按语】本方为《审视瑶函》治疗物损真睛症之方。临证常用于机械性穿通性眼外伤属热毒壅盛者，如风热甚者，加荆芥、防风、黄芩祛风清热。

活血汤

【来源】《秘传眼科纂要》

【组成】当归尾　桃仁　红花　苏木　乳香　没药　荆芥　防风　白芷　枳壳　甘草

【功效】活血化瘀。

【主治】撞击伤目，红肿疼痛，血凝紫胀，畏光流泪。

【方解】方中当归尾、枳壳活血行气；桃仁、红花、苏木活血化瘀；乳香、没药消肿止痛。荆芥、防风、白芷祛风止泪；甘草缓和药性。

【按语】本方为活血化瘀之方，兼有祛风作用，临证常用于外伤性前房积血、眼底出血、虹膜睫状体炎等。

祛瘀汤

【来源】《中医眼科学讲义》1964 年

【组成】当归尾　川芎　桃仁　泽兰　丹参　郁金　生地黄　赤芍　墨旱莲　仙鹤草

【功效】活血化瘀，凉血止血。

【主治】撞击伤目，血灌瞳神。

【方解】方中川芎、当归尾、赤芍、桃仁、泽兰、丹参、郁金活血祛瘀；生地黄、墨旱莲、仙鹤草凉血止血。

【按语】 本方由活血化瘀，凉血止血药组成。既可以活血化瘀，消散瘀血；又可以凉血止血，防止再次出血。临证主要用于外伤性眼内出血，如视网膜出血、前房出血等。

没药散

【来源】《太平圣惠方》

【组成】 没药　血竭　大黄　芒硝　生地黄　干地黄

【功效】 活血逐瘀，通便泻火。

【主治】 血灌瞳神，血积不散，头目胀痛不可忍。

【方解】 方中没药、血竭逐血消瘀，又能止痛；大黄凉血祛瘀，合芒硝又可泻热通腑；地黄凉血止血，且能滋阴。

【按语】 本方治血灌瞳神而疼痛不可忍者。临证常用于前房积血而继发青光眼者。本方去生、干地黄，名止痛没药散。

除风益损汤

【来源】《原机启微》

【组成】 熟地黄　白芍　当归　川芎　藁本　前胡　防风

【功效】 除风散瘀止痛。

【主治】 眼球穿通伤。

【方解】 目以血为本，外伤则伤血，故本方以四物汤补血调血；受伤之际，七情内移，卫气衰，外风入侵，故用藁本、前胡、防风驱散风邪。

【按语】 本方为《原机启微》治疗目被物所伤之主方。当今将此作为眼球穿通伤及内眼手术后之通用方随症加减，如伤初一般将熟地黄易生地黄，当归易当归尾，白芍易赤芍，邪毒入侵者，加菊花、黄芩、金银花、蒲公英祛风清热解毒；瘀滞较甚疼痛剧烈者，加红花、苏木、乳香、没药破血化瘀止痛；大便闭结者，加大黄、芒硝通腑泻下。然《原机启微》与今不同，是按伤经络进行加减的，谓："伤于眉骨者，病自目系而下，以其手少阴有隙也，加黄连疗之；伤于颊者，病自抵过而上，伤于耳者，病自锐眦而入，以其手太阳有隙也，加柴胡疗之；伤于额交颠耳上角及脑者，病自内眦而出，以其足太阳有隙也，加苍术疗之；伤于耳后耳角耳前者，病自客主人斜下，伤于颊者，病自锐眦而入，以其足少阳有隙也，加龙胆疗之；伤于额角及颠者，病自目系而下，以其足厥阴有隙也，加五味子；眵泪多，羞涩赤肿者，加黄芩疗之；凡伤甚者，从权倍加大黄，泻其败血。"

槐花当归散

【来源】《普济方》

【组成】 槐花　何首乌　川芎　当归　甘草

【功效】 凉血化瘀。

【主治】血灌瞳神，眼目胀痛。

【方解】出血初期，宜止血为主兼以活血祛瘀。方中槐花清肝泻火，凉血止血；何首乌缓下通便，泻火止血；当归、川芎养血活血，行气止痛；甘草调和诸药。

【按语】本方常用于前房积血早期。

顺经汤

【来源】《审视瑶函》

【组成】当归　川芎　赤芍　柴胡　桃仁　香附　乌药　青皮　陈皮　红花　苏木　玄参加酒温服

【功效】疏肝理气，活血调经。

【主治】室女经闭，倒行逆上冲眼，目赤瘀滞，火疳结节，疼痛畏光。

【方解】室女月经应至而未至，瘀血上冲头目，致目赤瘀滞，火疳结节疼痛，此为肝郁气滞，血行瘀滞的表现。方中柴胡、乌药、香附、青皮、陈皮疏肝解郁；当归、川芎、赤芍养血活血；桃仁、红花、苏木破血化瘀；玄参滋阴降火。

【按语】本方为疏肝调经、活血化瘀之方。《审视瑶函》谓本方主治"室女月水停久，倒行逆上冲眼，红赤生翳"。临证常用于逆经或停经致目病加重或复发者，如巩膜炎、葡萄膜炎等。

（二）止血剂

本类方剂由止血药为主组成。具有止血作用，主治眼内外出血。

生蒲黄汤

【来源】《中医眼科六经法要》

【组成】生蒲黄　生地黄　牡丹皮　墨旱莲　荆芥炭　郁金　丹参　川芎

【功效】凉血止血，活血化瘀。

【主治】眼内出血。

【方解】方中生地黄、牡丹皮凉血止血；荆芥炭收敛止血；墨旱莲滋阴止血；生蒲黄、丹参、郁金、川芎活血化瘀，消散已出之血。

【按语】本方既可止血又可化瘀，止血而不留瘀。临证常用于前房积血、眼底出血、眼外伤、湿性老年性黄斑变性之早期。

十灰散

【来源】《十药神书》

【组成】大蓟炭　小蓟炭　荷叶炭　侧柏叶炭　白茅根炭　大黄炭　栀子炭　棕榈炭　茜草炭　牡丹皮炭　用鲜藕汁或萝卜汁调服

【功效】凉血止血。

【主治】血热妄行之眼内出血。

【方解】方中大蓟、小蓟、荷叶、茜草、侧柏叶、白茅根凉血止血；棕榈皮收涩止血；栀子、大黄清热泻火；牡丹皮凉血祛瘀；鲜藕汁或萝卜汁调服，更具清降之功。诸药炒炭存性，以加强止血之力。

【按语】本方集凉血、止血、清降、祛瘀诸法于一方。眼科常用于眼内出血之早期。

宁血汤

【来源】《中医眼科学 1986 年》

【组成】仙鹤草　生地黄　栀子炭　白茅根　侧柏叶　墨旱莲　白蔹　白芍　白及　阿胶

【功效】清热凉血，止血活血。

【主治】血热伤络所致之眼内出血。

【方解】方中生地黄、栀子炭、墨旱莲、白茅根、侧柏叶、白蔹凉血止血；白及、仙鹤草收敛止血；阿胶滋阴止血；白芍养血敛阴。

【按语】本方主要用于玻璃体积血、视网膜静脉周围炎属血热伤络者。本方为大量止血药，不可久服，以免止血留瘀，待血止后改用活血化瘀兼以止血之法。

分珠散

【来源】《审视瑶函》

【组成】槐花　生地黄　龙胆　黄芩　栀子（炒）　赤芍　当归尾　白芷　荆芥　甘草

【功效】泻肝凉血，止血化瘀。

【主治】肝火眼内出血，瘀血不散。

【方解】方中龙胆清肝泻火，炒栀子、黄芩清热止血；赤芍、当归尾凉血化瘀；槐花、生地黄凉血止血；白芷、荆芥能散能行，可加强化瘀之力；甘草调和诸药。

【按语】本方为《审视瑶函》治疗瘀血贯睛之方，以清降为主，通过清泻脏腑火热，达到凉血止血的目的。并主张按季节加药，如"春加大黄泻肝，夏加黄连泻心，秋加桑白皮泻肺"。临证常用于前房积血、眼底出血早期。

七、疏肝解郁剂

本类方剂由疏肝气、解肝郁药物为主组成。具有疏肝解郁作用，主治肝气郁结所致眼病。

柴胡疏肝散

【来源】《证治准绳》

【组成】陈皮　柴胡　川芎　枳壳　芍药　甘草　香附

【功效】疏肝解郁，行气止痛。

【主治】肝气郁滞证。胁肋疼痛，情志抑郁或易怒，视物昏暗，眼球胀痛，或转动时疼痛。

【方解】方中柴胡疏肝解郁；香附、川芎行气活血、开郁止痛；陈皮理气行滞而和胃；枳壳行气止痛；芍药养血柔肝，缓急止痛；甘草调和药性。诸药共奏疏肝解郁，行气止痛之功。

【按语】本方以四逆散易枳实为枳壳，加香附、川芎、陈皮组成，其疏肝理气作用较强。临证用于急性视神经炎、缺血性视神经病变属肝郁气滞者。

逍遥散

【来源】《太平惠民和剂局方》

【组成】柴胡　当归　茯苓　芍药　白术　薄荷　煨生姜　甘草

【功效】疏肝解郁，养血健脾。

【主治】肝郁血虚脾弱证。情志抑郁，视物昏暗，眼胀头痛。

【方解】方中柴胡疏肝解郁，条达肝气；当归养血和血；白芍养血敛阴，柔肝缓急；茯苓、白术、甘草健脾益气；薄荷少许助柴胡条达肝气；煨生姜降逆和中。诸药合之，为调肝养血健脾之名方。

【按语】肝开窍于目，性喜条达，恶抑郁。若肝气不疏，情志郁结，气血失调，玄府郁滞，可致气血津液升降出入失调，产生多种眼病。临证常用于干眼、急性视神经炎、视神经萎缩、中心性浆液性脉络膜视网膜病变、甲状腺相关性眼病、原发性开角型青光眼以及抗青光眼术后。

加味逍遥散

【来源】《内科摘要》

【组成】当归　白术　茯苓　芍药　柴胡　甘草　牡丹皮　炒栀子

【功效】养血健脾，疏肝清热。

【主治】怒气伤肝，并脾虚血少。目暗不明，头目涩痛，妇女经水不调。

【方解】本方为逍遥散加牡丹皮、栀子组成。方中逍遥散疏肝解郁；因肝郁血虚日久，生热化火，火热上承，则可熏蒸目窍，故用牡丹皮清血中之伏火，炒栀子清肝热，泻火除烦，并导热下行。

【按语】本方《审视瑶函》用于治疗因怒气伤肝，并脾虚血少之暴盲症。且茯苓改用茯神，《审视瑶函》认为，木实则火燥，火燥则心神不宁，故用茯神以宁其心也。现常用于干眼、急性闭角型青光眼、视网膜静脉周围炎、视神经萎缩、球后视神经炎、中心性浆液性脉络膜视网膜病变、视网膜静脉阻塞、甲状腺相关性眼病等属肝郁血虚内热者。在古代眼科医籍中，加味逍遥散至少有 7 首之多，均以柴胡、白芍、当归、薄荷等作为基本方，随症加减。加香附、青皮以行气止痛；加黄连、吴茱萸以清热止呕；加菊花、木贼以祛风清热；加生地黄、玄参以凉血滋阴；加羚羊角以凉肝息风；加猪蹄甲、穿山甲以消障退翳。

解郁逍遥散

【来源】《眼科集成》

【组成】当归　白芍　柴胡　密蒙花　茯苓　薄荷　豆蔻　半夏　川芎　夜明砂　青皮　槟榔　浙贝母　礞石　菊花　石决明　决明子　谷精草

【功效】疏肝解郁，通利玄府。

【主治】肝气郁结，玄府郁塞，内障，视物昏暗，不红不痛。

【方解】本方以逍遥散疏肝解郁为基础方，加青皮、槟榔解气郁；加半夏、浙贝母、礞石解痰郁；加菊花、密蒙花、石决明、决明子、谷精草解热郁；加川芎、夜明砂解血郁；加豆蔻解湿郁。郁邪解，则玄府通利。

【按语】《眼科集成》认为，"目盲昏暗，不红不痛，皆由玄府闭塞而神气出入升降之道路不通利所致也"。故本方以解气郁、血郁、痰郁、热郁、湿郁。郁邪解，玄府通利，清气上升，则目自明矣。临证常用于视神经萎缩、慢性球后视神经炎、陈旧性视网膜脉络膜病变。

羚犀逍遥散

【来源】《眼科集成》

【组成】当归　白芍　柴胡　香附　豆蔻　茯苓　薄荷　僵蚕　羚羊角　犀角（现以水牛角代）　甘草

【功效】疏肝解郁，平肝息风。

【主治】肝气郁结，或怒气伤肝，瞳神散大，头目胀痛。

【方解】方中柴胡、香附疏肝解郁，调理情志；当归、白芍养血和血，柔肝缓急；羚羊角、犀角（现以水牛角代）平肝息风，清肝明目；豆蔻、茯苓芳化湿浊，渗湿明目；薄荷、僵蚕条达肝气，祛风清利；甘草调和诸药。

【按语】本方在疏肝解郁的基础上又可平肝息风，临证主要用于忿怒暴悖或悲哀过极致青光眼急性发作而头目胀痛者。

开郁行血汤

【来源】《眼科集成》

【组成】柴胡　香附　赤芍　川芎　防风　茵陈　栀子　石膏　南沙参　麦冬　天冬　阿胶

【功效】开郁清热，行血养血。

【主治】气郁血滞，郁火上承，目赤眼胀，头痛，视物昏暗。

【方解】方中柴胡、防风、香附疏肝解郁，理气止痛；川芎、赤芍活血行气，化瘀止痛；石膏、茵陈、栀子清热泻火，利尿除湿；南沙参、麦冬、天冬清热养阴生津；阿胶补血。

【按语】本方为清补兼施之方，临证可用于慢性闭角型青光眼，或青光眼术后而眼胀头痛者。

和肝饮

【来源】《眼科集成》

【组成】柴胡　生地黄　牡丹皮　栀子　白芍　当归　川芎　薄荷　香附　豆蔻　茯苓　甘草　蝉蜕　决明子

【功效】解郁清热，化湿退翳。

【主治】肝经郁热，翳膜遮睛，羞明流泪，眉骨隐痛，头顶昏痛。

【方解】本方为丹栀逍遥散去白术加川芎、生地黄、香附、豆蔻、蝉蜕、决明子组成。丹栀逍遥散养血健脾，疏肝清热；香附疏肝理气；决明子清肝明目；川芎祛风止痛；生地黄凉血养阴；豆蔻醒脾化湿；蝉蜕退翳除障。

【按语】本方常用于肝郁化热之顽固性角膜炎，也可用于眶上神经痛。

七制香附丸

【来源】《目经大成》

【组成】香附

【功效】疏肝解郁，理气宽中，调经止痛。

【主治】肝气郁结，妇人目疾，或目病在经期加重者。

【方解】香附能利三焦，解六郁，尤为妇科良药，故治妇人目疾。

【按语】本方经七次炮制，非单味香附可比。《目经大成》谓："拣大香附一斤（500g），杵去皮，以童便浸软，制片，初用生姜扭汁渍湿晒干，继用冬酒，继陈米醋，继生紫苏叶，继生艾叶，继生薄荷叶，次第渍洒毕，碾末，百合糊为丸，赤豆大，磁罐封闭听用。妇人一切风热不制，致目淡红微翳，眵泪眊瞟，频年不瘥。此盖忧思郁怒，潜伤肝脾，致春升之气不能上营，虽治易愈，未几复来。一回重一回，药遂罔应。香附气芬味香辛，专入肝脾而平蕴结，今渍以七物，非制其悍，实助其能，用疗上症，尤为合适。"

甘菊花散

【来源】《太平惠民和剂局方》

【组成】木贼　蒺藜　菊花　防风　木香　甘草

【功效】疏肝退翳。

【主治】肝气壅塞，翳膜遮睛，隐涩难开。

【方解】方中菊花清利头目；木贼、蒺藜退翳明目；防风祛风疏肝；木香行气通壅；甘草调和诸药。

【按语】本方虽出自于《太平惠民和剂局方》，但《证治准绳》《普济方》《银海精微》等多部书均有收载。既可内服，亦可制成粉剂点眼。临证常用于角膜炎恢复期而留有云翳者。若有阴虚，加玄参、麦冬养阴退翳。

调气汤

【来源】《审视瑶函》

【组成】白芍　香附　当归　枳壳　陈皮　茯苓　知母　黄柏　生地黄　甘草

【功效】调理肝气，滋阴降火。

【主治】暴怒伤肝，肝气上逆，瞳神散大，视物昏暗。

【方解】方中香附疏肝解郁；白芍、当归养血柔肝；枳壳、陈皮宽胸理气；茯苓、甘草健脾渗湿；知母、黄柏、生地黄滋阴降火。

【按语】本方乃《审视瑶函》治疗因暴怒所致之瞳神散大之方，组方严谨，切合病机，是治疗原发性青光眼缓解期或青光眼术后之良方。

八、补益剂

凡以补养人体气、血、阴、阳等作用为主，用于治疗各种虚损病证的方剂，统称为补益剂。人体气血阴阳不足，可导致许多虚性眼病发生。临床根据气血阴阳偏虚的程度不同分为补气剂、补血剂、气血双补剂、补阴剂、补阳剂等。

（一）补脾益胃剂

本类方剂由补脾益胃药为主组成。具有补脾益胃作用，主治脾胃气虚性眼病。

四君子汤

【来源】《太平惠民和剂局方》

【组成】人参　白术　茯苓　炙甘草

【功效】益气健脾。

【主治】脾胃气虚。胞虚如球，眼睑下垂，视力疲劳，青盲。

【方解】方中人参大补脾胃之气；白术健脾燥湿；茯苓健脾渗湿；炙甘草益气和中，调和诸药。

【按语】本方为补脾益气之基础方。眼科主要用于重症肌无力之眼睑下垂、年龄相关性白内障早中期、中心性浆液性脉络膜视网膜病变、视神经萎缩及视疲劳、弱视等属脾虚气弱者。

补中益气汤（附方：参苓白术散）

【来源】《脾胃论》

【组成】黄芪　人参　白术　当归　升麻　柴胡　陈皮　甘草

【功效】补中益气，升阳举陷。

【主治】脾胃气虚，眼睑下垂，眼睫无力，青盲，夜盲。

【方解】本方重用黄芪为君，补中气，固表气，且升阳举陷；人参大补元气，炙甘草补脾和中；白术补气健脾；当归补养营血；陈皮理气和胃；升麻、柴胡升阳举陷。《审视瑶函》曰："是方人参、黄芪、甘草甘温之品，甘者中之味，温者中之气，气味皆中，故足以补中气；白术甘而微燥，故能健脾；当归质润辛温，故能泽土，术以燥之，归以润之，则不刚不柔而土气和矣。复用升麻、柴胡升清阳之气于地道也，盖天地之气一升，则万物皆生，天地之气一降，则万物皆死，观乎天地之升降，而用于升麻、柴胡之意，从可知矣。"脾胃健，清气升，则诸症可愈。

【按语】本方为补脾升清之通用方，常用于临床各科之清气下陷证。眼科主要用于重症肌无力之上睑下垂、原发性视网膜色素变性、视神经萎缩及视疲劳属脾胃气虚者。

【附方】参苓白术散（《太平惠民和剂局方》），由莲子肉、人参、茯苓、白术、山药、扁豆、薏苡仁、砂仁、桔梗、陈皮、甘草组成。具有益气健脾、渗湿止泻作用。主治脾胃虚弱，少气懒言，便溏腹胀，视物昏暗等症。眼科可用于泡性角结膜炎、角膜软化症视网膜脱离、年龄相关性黄斑变性、视网膜色素变性属脾气虚弱者。

益气聪明汤

【来源】《东垣试效方》

【组成】黄芪　人参　升麻　葛根　蔓荆子　白芍（酒炒）　黄柏（酒炒）甘草

【功效】补气升清，聪耳明目。

【主治】脾虚气陷，内障初起。视物微昏，或耳鸣耳聋。

【方解】黄芪、人参、炙甘草健脾益气；蔓荆子、升麻、葛根升阳利窍；黄柏滋阴降火；白芍敛阴平肝。《审视瑶函》谓本方"以黄芪、人参之甘温，治虚劳为君；甘草之甘平，承接和协，升麻之苦平微寒，行手阳明、足阳明、足太阴之经为臣；葛根之甘平，蔓荆子之辛温，皆能升发为佐；芍药之酸微寒，补中焦，顺血脉；黄柏之苦寒，治肾水膀胱之不足为使。酒制又炒者，因热用也。或有热，可渐加黄柏，春夏加之，盛暑倍加之，脾胃虚者去之"。脾气健，清气升，耳目得养，则耳聪目明。

【按语】本方常用于上睑下垂、年龄相关性白内障之早中期、视疲劳、中心性浆液性脉络膜视网膜病变、近视、弱视、耳鸣耳聋属脾气虚弱者。若无虚热者，黄柏可去之。

调中益气汤

【来源】《审视瑶函》

【组成】黄芪　人参　升麻　柴胡　木香　苍术　陈皮　甘草

【功效】调中益气。

【主治】脾胃不调，中气虚弱，神水将枯，日晡两目紧涩，不能瞻视，或气虚头痛。

【方解】方中黄芪益气升阳；人参、甘草补中益气；升麻、柴胡升阳举陷；木香、陈皮理气；苍术健脾燥湿。《审视瑶函》曰："脾胃不调者，肠鸣、飧泄、膨胀之类是也；气弱者，言语轻微，手足倦怠，目暗不明也。补可以去弱，故用人参、黄芪、甘草甘温之性能补，则中气不弱，而目能视矣；苍术辛燥，能平胃中敦阜之气；升麻、柴胡轻清，能升胃家陷下之气；木香、陈皮辛香，去胃中陈腐之气。夫敦阜之气平，陷下之气升，陈腐之气去，宁有不调之中乎！"

【按语】本方与补中益气汤大同小异，均用于脾胃气虚，清阳下陷之病症。但本方兼有行气止痛之力，可用于视疲劳之气虚头痛等。另《眼科集成》之调中益气汤，由本方陈皮易青皮，加当归、川芎、夜明砂组成。

助阳活血汤

【来源】《原机启微》

【组成】黄芪　柴胡　当归　防风　蔓荆子　白芷　升麻　炙甘草

【功效】补气升清。

【主治】脾胃气虚，清气不升。眼睑无力，常欲垂闭，或隐涩难开，视物昏花。

【方解】方中黄芪、炙甘草补脾益气；当归补血活血；防风、蔓荆子、白芷祛风升阳；柴胡、升麻升脾胃清阳，引经入药。诸药合之，共奏补气升清之功。

【按语】本方系《原机启微》主治七情五贼劳役饥饱之病的方剂之一，认为"七情内伤，五贼外攘，饥饱不节，劳役异常"。饥饱伤胃，劳役伤脾，脾胃受伤，生化不足，致成眼睑无力诸症。临证可用于视疲劳、干眼、角膜炎后期、白内障早期属气虚无力者。

升阳益胃汤

【来源】《目科捷径》

【组成】党参　黄芪（炙）　茯苓　白术　厚朴　甘草（炙）　升麻　黄小米（炒）

【功效】补脾益气。

【主治】脾胃气虚，青盲，夜盲，视物不明。

【方解】方中党参、炙黄芪、炙甘草补脾益气；白术、茯苓健脾渗湿；厚朴化湿行气；升麻升阳举陷；黄小米养胃补虚。诸药合之，为补气健脾之方。

【按语】本方常用于上睑下垂、视神经萎缩、视网膜色素变性以及视疲劳等属脾胃气虚者。若兼瘀滞者，加丹参、当归、牛膝活血化瘀。

神效黄芪汤（附方：补肺汤）

【来源】《审视瑶函》

【组成】人参　黄芪　蔓荆子　甘草（炙）　白芍　陈皮

【功效】补脾益气。

【主治】脾胃气虚，眼睑无力，不耐久视，睛痛昏花，紧涩难开，羞明畏日。

【方解】方中人参、黄芪、炙甘草补脾益气；白芍养血和营；蔓荆子祛风止痛；陈皮理气行滞。合之为补脾益气之方。

【按语】本方乃《审视瑶函》治皮急紧小症之方。临证常用于脾胃气虚之上睑下垂、眼外肌麻痹、视疲劳以及视神经萎缩等。也用于慢性角膜炎之紧涩羞明。

【附方】补肺汤（《永类钤方》），由人参、黄芪、五味子、熟地黄、桑白皮、紫菀组成。具有补肺肾，止冷泪的作用。主治肺肾不足，冷泪时流等症。

大补参芪丸

【来源】《秘传眼科纂要》

【组成】人参　黄芪　白术　茯苓　当归　生地黄　石斛　川芎　石菖蒲　枸杞子　甘草

【功效】补脾益气。

【主治】脾胃气虚，夜盲，青盲。

【方解】方中人参、黄芪、白术、茯苓补脾益气；当归、枸杞子、生地黄、石斛补肝血，养肝阴；川芎活血行气，石菖蒲通利眼中玄府；甘草调和诸药。

【按语】本方以补脾胃为主，可用于脾胃气虚之视网膜色素变性、视神经萎缩。

（二）补血养目剂

本类方剂由补血药为主组成。具有补血生血作用，主治血虚性眼病。

四物汤

【来源】《仙授理伤续断秘方》

【组成】熟地黄　当归　白芍　川芎

【功效】补血调血。

【主治】一切血虚，内障目昏，青盲，夜盲。

【方解】本方为补血调血之基本方，方中熟地黄滋阴补血；当归补血和血；白芍养血敛阴；川芎活血行气。

【按语】肝开窍于目，肝血不足，目失濡养，可致视物昏花，青盲、夜盲诸症。本方临床上常用于肝血不足之春季角结膜炎、视神经萎缩、视网膜色素变性、中心性浆液性脉络膜视网膜病变等病。

归脾汤

【来源】《济生方》

【组成】人参　黄芪　白术　茯神　酸枣仁　当归　远志　木香　龙眼肉　甘草　生姜　大枣

【功效】益气补血，健脾养心。

【主治】心脾气血两虚及脾不统血所致胞轮振跳、眼底出血等内、外障眼病。

【方解】方中人参、黄芪、白术、甘草补脾益气；当归、茯神、酸枣仁、远志、龙眼肉补血养血，宁心安神；木香理气醒脾；生姜、大枣调和脾胃，以资化源。

【按语】本方为补益心脾之常用方剂。临床常用于眼轮匝肌痉挛、视神经萎缩、中心性浆液性脉络膜视网膜病变、玻璃体积血等属心脾血虚者。

当归养荣汤

【来源】《原机启微》

【组成】熟地黄　当归　白芍　川芎　羌活　防风　白芷

【功效】补血养血，祛风止痛。

【主治】血虚兼风，睛珠疼痛不可忍；或眼睫无力，常欲垂闭，久视酸痛；或陷翳，目赤羞明。

【方解】方中熟地黄、当归、白芍、川芎补血养肝；羌活、防风、白芷祛风止痛。

【按语】本方乃《原机启微》治疗七情五贼劳役饥饱之病的方剂之一，认为"七情五贼，劳役饥饱，重伤脾胃，脾胃多血多气，脾胃受伤，则血亦病。血养睛，睛珠属肾。今生气已不升发，又复血虚不能养睛，故睛痛甚不可忍"。用本方既补血，又升发。临床常用于不明原因的眼珠疼痛，屈光不正引起的视疲劳及角膜炎后期溃疡久不修复者。

芎归补血汤

【来源】《原机启微》

【组成】熟地黄　生地黄　天冬　当归　白芍　川芎　白术　炙甘草　牛膝　防风

【功效】补血养肝。

【主治】亡血过多。睛珠疼痛，不能视物，羞明酸涩，眼睫无力，眉骨及太阳穴酸痛。

【方解】方中熟地黄、当归、白芍、川芎补血调血；生地黄清热凉血，养阴生津；天冬养阴润燥；白术、炙甘草益气健脾；牛膝补益肝肾；防风祛风止痛。《原机启微》曰："上方专补血。故以当归、熟地黄为君；川芎、牛膝、白芍为臣，以其祛风续绝。定痛而通补血也；甘草、白术大和胃气，用以为佐；防风升发，生地黄补肾，天冬治血热，血亡必生风燥，故以为使。"

【按语】目得血而能视，若失血过多，血不养睛，则出现睛珠疼痛，不能视物诸症。本方以补血为长。临证常用于血虚所致之球后视神经炎、屈光不正之视疲劳等眼病。

当归活血饮

【来源】《审视瑶函》

【组成】熟地黄　苍术　当归　白芍　川芎　黄芪　羌活　防风　薄荷　甘草

【功效】养血息风。

【主治】血虚生风。胞轮振跳不休，或牵拽颜面及口角抽动。

【方解】方中熟地黄、当归、白芍、川芎养血柔肝；黄芪补气生血；苍术燥湿健脾；羌活、防风、薄荷祛风散邪；甘草调和诸药。

【按语】肝脾气血亏虚，血虚生风，虚风上扰头面，致胞轮肌肤失养而振跳。故本方常用于眼轮匝肌痉挛属血虚生风者。

止泪补肝散

【来源】《银海精微》

【组成】 当归 熟地黄 白芍 川芎 蒺藜 木贼 防风 夏枯草

【功效】 补养肝血，祛风散邪。

【主治】 肝血不足。迎风冷泪或无时冷泪。

【方解】 方中当归、熟地黄、白芍、川芎补养肝血；蒺藜、木贼、防风祛风散邪；夏枯草清肝明目。

【按语】 本方常用于泪道狭窄、泪道排泄功能不全因血虚夹风引起的流泪。可配伍黄芪、党参等补气摄泪药。另《医宗金鉴》之补肝散，与此相同，但主治乌风不足。

四物补肝散

【来源】 《审视瑶函》

【组成】 熟地黄 香附 当归 白芍 川芎 夏枯草 甘草

【功效】 补肝血，调肝气。

【主治】 血虚肝郁。妇人产后，午后至夜，昏花不明。

【方解】 方中熟地黄、当归、白芍、川芎补血调血；香附疏肝解郁；夏枯草清肝明目；甘草补脾益气。正如《审视瑶函》谓本方"以熟地黄补血，当归养血为君；夏枯草入厥阴，补养血脉为臣；甘草益元气，补脾胃；白芍补脾和血为佐；川芎助清阳之气上升；香附理血气散郁为使耳"。

【按语】 妇人产后，肝血不足，又兼气郁，郁久化火，致午后目昏。治宜补肝血、解肝郁、清肝火。本方药仅7味，但组方严谨，药切病机，是产后目昏常用之方。临证可用于妊娠高血压视网膜病变产后之调理方及开角型青光眼早期午后目昏者。

养肝丸

【来源】 《严氏济生方》

【组成】 当归 白芍 熟地黄 蕤仁 车前子 防风 枳实

【功效】 补养肝血。

【主治】 肝血不足，视物昏花，久视无力。

【方解】 方中当归、白芍、熟地黄补养肝血；蕤仁、车前子补肝明目；防风升清散邪，枳实调和胃气。

【按语】 本方为补肝之常用方，常用于中心性浆液性脉络膜视网膜病变及视疲劳等属肝血不足者。方中枳实虽能和胃，但以破气为主，临证宜去之，或以枳壳代之。

天冬饮子

【来源】 《审视瑶函》

【组成】 天冬 熟地黄 当归 白芍 川芎 茯苓 知母 茺蔚子 五味子 羌活 防风 荆芥穗

【功效】 补血养肝，滋阴祛风。

【主治】 血虚夹风。妇人临产，两目忽然不明，灯火不见，头痛目昏。

【方解】方中熟地黄、当归、白芍、川芎补血养肝；茯苓健脾渗湿；天冬、知母清伏热，养肝阴；茺蔚子清肝明目；五味子益气生津，滋肾以柔肝；羌活、防风、荆芥穗祛风止痛。诸药合之，共奏补血养肝、滋阴祛风之功。

【按语】本方乃《审视瑶函》治妊娠目病之方。临证可用于妊娠高血压所致视网膜病变。若血压较高者，加夏枯草、菊花清肝明目；视网膜血管痉挛者，加葛根、丹参活血化瘀；视网膜水肿者，加泽泻、车前子，利水渗湿。

（三）补益气血剂

本类方剂由补气与补血药组成。具有补益气血作用，主治气血虚弱所致眼病。

八物汤（附方：八珍汤）

【来源】《银海精微》

【组成】黄芪　茯苓　熟地黄　人参　当归　白芍　川芎　菊花

【功效】补益气血。

【主治】气血虚弱，血室涩痛，头痛眩晕，黑睛生翳。

【方解】方中人参、黄芪大补元气；茯苓补脾运湿；白芍、当归、熟地黄、川芎补血调血；菊花祛风退翳。

【按语】本方即《瑞竹堂经验方》八珍汤去白术、甘草加黄芪、菊花组成。以补益气血为主，临证常用于气血虚弱之角膜炎、视神经萎缩、视网膜色素变性等眼病。

【附方】八珍汤（《瑞竹堂经验方》），由当归、川芎、熟地黄、白芍、人参、白术、茯苓、甘草组成。具有益气养血作用，主治气血两虚，视物昏暗，眼睑无力，翳陷不愈，冷泪时流。用于玻璃体混浊、视疲劳属气血亏虚者。

十全大补汤（附方：人参养荣汤）

【来源】《太平惠民和剂局方》

【组成】人参　肉桂　白术　茯苓　甘草　地黄　白芍　当归　川芎　黄芪　生姜　大枣

【功效】温补气血。

【主治】气血虚损，肌瘦色枯，睛陷视昏。

【方解】方中人参、白术、茯苓、甘草补脾益气；当归、川芎、白芍、地黄补血养血；黄芪助四君子汤补脾益肺；肉桂与白芍相配，以暖阴益营；生姜、大枣调和营卫。

【按语】本方能大补气血，临证用于气血虚损之眼底退行性改变，如视神经萎缩、视网膜色素变性、视网膜脉络膜萎缩等。

【附方】人参养荣汤（《太平惠民和剂局方》），即十全大补汤去川芎，加陈皮、远志、五味子组成。其功用为益气补血，养心安神，通脉开窍。用于缺血性视神经病变、视神经炎、视网膜色素变性等属心脾气血两虚者。

冲和养胃汤

【来源】《原机启微》

【组成】人参　黄芪　白术　茯苓　羌活　当归　白芍　升麻　葛根　柴胡　防风　五味子　甘草煎后再入生姜、黄芩、黄连少许后再煎

【功效】健脾升清，益气养血。

【主治】脾虚气弱，清气不升。内障初起，视物微昏，眼前黑花，久则不睹，视一为二。

【方解】方中人参、黄芪补脾益气；白术健脾燥湿、茯苓健脾渗湿；当归、白芍补血和营；柴胡疏肝解郁；升麻、葛根助补药升清；羌活、防风升发清利；五味子敛百脉之沸腾。《原机启微》认为，因肝木不平，内夹心火，故可在水煎后再佐少许黄芩、黄连泻火解毒，生姜散邪；甘草调和诸药。

【按语】本方常用于早中期白内障。若无心火，可去黄芩、黄连等寒凉药。

大补黄芪汤

【来源】《目经大成》

【组成】人参　黄芪　当归　地黄　白术　茯苓　川芎　肉桂　肉苁蓉　山茱萸　五味子　防风　甘草

【功效】大补气血，生津敛汗。

【主治】大病后，阴阳气血俱虚，目昏自汗。

【方解】本方乃十全大补汤加减而成。《目经大成》曰："有因而汗，虽汗无伤；无因而汗，则阳虚矣。大病后自汗且目昏，此克伐太过，阴阳俱虚。乃用十全大补，加肉苁蓉、五味子、山茱萸生津液而收耗气；不用白芍用防风者，脏腑无恙，但皮毛之间微有病，而欲平也。"

【按语】本方大补气血，益阴助阳，生津敛汗。临证主要用于视神经萎缩、视网膜色素变性等眼病。

托里消毒散

【来源】《医宗金鉴》

【组成】生黄芪　人参　白术　茯苓　皂角刺　桔梗　当归　白芍　川芎　金银花　白芷　甘草

【功效】补益气血，托毒排脓。

【方解】方中生黄芪、人参、白术、茯苓、甘草益气健脾；当归、白芍、川芎补血和血，相互配伍取八珍汤补益气血，扶正祛邪之功；金银花、白芷疏风清热解毒；皂角刺托毒排脓；桔梗载药上行。

【按语】本方为扶正祛邪之方，临证常用于气血亏虚，脓毒难溃，或溃后脓水常溢，不能自敛之睑腺炎、眼睑蜂窝织炎、泪囊炎、角膜炎后期。

柴胡参术汤

【来源】《审视瑶函》

【组成】人参　白术　熟地黄　白芍　川芎　当归　青皮　柴胡　甘草

【功效】补益气血，调理肝气。

【主治】怒伤元阴元阳而致暴盲。

【方解】方中熟地黄、白芍、川芎、当归补血调血；人参、白术、甘草补脾益气；青皮、柴胡疏肝解郁。《审视瑶函》曰："肝主怒，怒伤肝，肝伤故令人眼目昏花，视物不明，怒伤元阴，血虚必矣，故用芎、归、白芍、熟地以养荣。怒伤元阳，气虚必矣，故用人参、白术、甘草以益卫。青皮疏肝，柴胡泻肝。"

【按语】本方为《审视瑶函》主治暴盲方之一。常用于大怒时气血上逆，致视网膜血管阻塞兼气血虚弱者，也用于球后视神经炎而体虚者。

（四）补益肝肾剂

本类方剂由补益肝肾药为主组成。具有滋肝益肾等作用，主治肝肾虚弱之眼病。

六味地黄丸（附方：杞菊地黄丸）

【来源】《小儿药证直诀》

【组成】熟地黄　山茱萸　山药　泽泻　牡丹皮　茯苓

【功效】填精滋阴补肾。

【主治】肾阴精不足。头晕目眩，耳鸣耳聋，眼内干涩，视物昏花，视物变形。

【方解】方中重用熟地黄补益肝肾，填精益髓；山茱萸补益肝肾；山药双补脾肾。牡丹皮清泻相火，可防山茱萸之酸涩；茯苓健脾渗湿，可防山药之滞塞；泽泻利湿泻浊；又可行地黄之滋腻。六药合之，既有熟地黄、山茱萸、山药之"三补"，又有牡丹皮、茯苓、泽泻之"三泻"；既发挥了滋补肝肾之功，又防止了滋阴滞塞之弊。

【按语】本方为补肾填精之基础方。眼科用于肝肾阴虚所致各种内外障眼病，但以内障为主，如年龄相关性白内障、玻璃体混浊、陈旧性视网膜脉络膜炎、中心性浆液性脉络膜视网膜病变、视神经萎缩等。

【附方】杞菊地黄丸（《医级》），即六味地黄丸加枸杞子、菊花。具有滋肾养肝明目作用，主治肝肾亏虚，眼内干涩，视物昏暗，视一为二，视物变形等病症。眼科可用于干眼、年龄相关性白内障、糖尿病性视网膜病变、远视、视疲劳、斜视等属肝肾不足者。

加味六味地黄丸

【来源】《审视瑶函》

【组成】生地黄　茯苓　山茱萸　山药　牡丹皮　泽泻　枸杞子　菊花　北五味子　蒺藜

【功效】滋肾固精，养肝明目。

【主治】肝肾阴虚，内障目昏。

【方解】本方由杞菊地黄丸加味而成。方中杞菊地黄丸能滋补肝肾，加五味子补肾固精，加蒺藜祛风明目。

【按语】《审视瑶函》认为，本方为"不寒不热，平和之剂，久服能延年。"临证常用于肝肾阴虚之年龄相关性白内障。若肾精虚弱，可加紫河车一具，焙干为末入丸服。

石斛夜光丸

【来源】《原机启微》

【组成】天冬　麦冬　人参　菟丝子　五味子　杏仁　茯苓　枸杞子　牛膝（酒浸）　生地黄　熟地黄　菊花　蒺藜　石斛　肉苁蓉　川芎　犀角（现用水牛角代）　枳壳（麸炒）　山药　青葙子　防风　黄连　决明子　羚羊角　甘草

【功效】滋阴补肾，清肝明目。

【主治】肝肾阴虚，内障初起，视觉微昏，眼前黑花，或视一为二，神水淡白等症。

【方解】本方以人参、茯苓、山药、炙甘草扶正气、补脾胃；生熟地、天冬、麦冬、菟丝子、枸杞子、五味子、牛膝、肉苁蓉、石斛益阴填精；蒺藜、菊花、防风、川芎、枳壳、青葙子、决明子疏散风热，清肝明目；黄连、羚羊角、犀角（现用水牛角代）清肝息风；杏仁开宣肺气。《原机启微》谓："本方为补益也，补上治下，利以缓，利以久，不利以速也。故君以天冬、人参、菟丝子之通肾安神，强阴填精也；臣以五味子、麦冬、杏仁、茯苓、枸杞子、牛膝、生熟地黄，敛气除湿，凉血补血也；佐以甘菊花、蒺藜、石斛、苁蓉、川芎、甘草、枳壳、山药、青葙子，疗风治虚，益气祛毒也；使以防风、黄连、草决明、羚羊角、犀角，散滞泻热，解结明目也。"

【按语】本方为大剂复方，用药达25味，集滋阴、清热、凉血、息风、补气、行气诸药于一炉，但以滋阴补肾清肝为主，适用于肝肾阴虚所致内外障眼病。原著主治"内障初起，视觉微昏，空中有黑花，神水变淡绿色，次则睹物成二，神水变淡白色，久则不睹。神水变纯白色，及有眵泪眊矂等症"。临证常用于年龄相关性白内障早中期，开角型青光眼及闭角型青光眼术后之调治。

加减驻景丸

【来源】《银海精微》

【组成】熟地黄　当归　楮实子　车前子　五味子　枸杞子　菟丝子　花椒

【功效】补益肝肾，开窍明目。

【主治】肝肾亏虚，视物昏暗。

【方解】方中熟地黄、当归补肾养精，养肝补血；楮实子、五味子、枸杞子、菟丝子补肾滋阴，养肝明目；车前子补肾利水；川花椒温补肾阳。诸药配合，共奏补肝血，养肾精，补而不滞之功。

【按语】本方主治肝肾亏虚之内障眼病，如原发性开角型青光眼、视神经萎缩、中心性浆液性脉络膜视网膜病变恢复期、老年性黄斑变性、年龄相关性白内障初期等。

驻景丸加减方

【来源】《中医眼科六经法要》

【组成】楮实子　菟丝子　五味子　枸杞子　车前子　茺蔚子　寒水石　木瓜　紫河车粉　三七粉

【功效】补益肝肾，益精明目。

【方解】楮实子、菟丝子、枸杞子既补肾阳，又补肾阴，益精明目而养肝；紫河车粉填精补髓，补益肝肾；寒水石清热泻火，抑紫河车粉之温性；茺蔚子补肝肾，通血脉；五味子益气生精，补虚明目；三七粉养血活血，通利血脉；木瓜舒筋活络，通利血脉。车前子清热利水，使补而不滞。诸药合用，共奏补肝血，养肾精，利血脉，开玄府之功。

【主治】肝肾阴虚。久病失养或手术后视力不升，眼前黑花飘动，能近怯远，或头晕耳鸣，失明健忘。

【按语】本方《中医眼科六经法要》治疗"双目外无表证，而视物模糊，或觉眼中有黑子遮隔，或觉蚊蝇舞于眼前者"。临证多用于玻璃体脱离术后、中心性浆液性脉络膜视网膜病变、高度近视眼底呈豹纹状改变属肝肾两虚者。

左归丸

【来源】《景岳全书》

【组成】熟地黄　山药　枸杞子　山茱萸　菟丝子　川牛膝　鹿角胶　龟甲胶

【功效】滋阴补肾，填精益髓。

【主治】真阴不足，头晕目眩，眼花耳聋，目视无光或昏黑倦视。

【方解】方中熟地黄、山药、枸杞子、山茱萸、菟丝子补益肾水，滋阴添精；鹿角胶补益精血，温壮肾阳；龟甲胶滋阴补髓；川牛膝补肾强筋，引药入肾。全方以补益肾水真阴为主，故曰左归丸。

【按语】本方为治疗真阴不足证之常用方。因肾寓真阴真阳，能营养瞳神，涵养神光。若肾精亏虚，真阴不足，精不上承，目失濡养，则出现头晕目眩诸症，故眼科主要用于视网膜色素变性、视神经萎缩、年龄相关性白内障属肝肾阴虚者。

益阴肾气丸（附方：明目地黄丸）

【来源】《原机启微》

【组成】熟地黄　生地黄　山药　牡丹皮　五味子　当归尾　山茱萸　泽泻　茯苓　柴胡　朱砂为衣

【功效】滋阴补肾。

【主治】肝肾阴虚，瞳神散大，目昏如雾露中行，渐空中有黑花，视一为二，渐变内障。

【方解】本方为六味地黄丸加味而成。方中六味地黄丸滋补肝肾；生地黄滋肾养阴；五味子收敛瞳神；当归尾行血活血；柴胡引药入肝。朱砂为衣者，为通于心也。

【按语】本方为《原机启微》治疗气为怒伤散而不聚之病而设的处方之一，谓其"壮水之主，以镇阳光"。临证主要用于肝肾阴虚型之年龄相关性白内障。

【附方】明目地黄丸（《审视瑶函》），即益阴肾气丸之当归尾易当归身，茯苓易茯神。具有补益肝肾作用，主治肾虚目暗不明。现可用于玻璃体混浊、视网膜色素变性、视神经萎缩属肝肾阴虚者。

四物五子丸

【来源】《审视瑶函》

【组成】熟地黄　当归（酒洗）　川芎　白芍　枸杞子　覆盆子　地肤子　车前子（酒蒸）　菟丝子（酒煮烂）

【功效】补益肝肾，滋阴养血。

【主治】肝肾不足，视物昏暗，干涩昏花。

【方解】方中四物汤滋养肝血，补养肝阴；枸杞子等五子质柔多润，益肾固精。精血足，瞳神得养，则目昏等症可除。

【按语】本方《审视瑶函》主治干涩昏花症。因四物中有川芎，乃血中气药，补血而不滞血；五子中有车前子，为补中有利，补阴而不滞阴。临证常用于干眼、视网膜色素变性、浅层点状角膜炎、老年性黄斑变性、视神经萎缩、高度近视等属肝肾不足者。

三仁五子丸

【来源】《济生方》

【组成】柏子仁　五味子　枸杞子　菟丝子　覆盆子　车前子　肉苁蓉　熟地黄　酸枣仁　薏苡仁　当归　茯苓　沉香

【功效】补肝益肾，养心补血。

【主治】肝肾不足，心血亏虚，视物昏暗，失眠头昏，内障生花，不计远近。

【方解】方中肉苁蓉、熟地黄补肝养血，滋肾益精；五味子、菟丝子、枸杞子、覆盆子、车前子滋补肝肾，益阴养精；当归补血养心；柏子仁、酸枣仁养心安神；茯苓、薏苡仁健脾生血，血又养心；沉香温脾行气，以防滋阴药滞气碍脾。全方共奏补肝益肾、养心补血之功。

【按语】本方以滋补肝肾为主，兼能养心安神。临证用于既有肝肾虚弱之目昏目暗，又有头昏失眠、心神不宁之视神经萎缩、视网膜色素变性及眼底退行性病变。

生熟地黄丸（附方：加减地黄丸）

【来源】《审视瑶函》

【组成】生地黄　熟地黄　川牛膝　石斛　枳壳　杏仁　羌活　防风　菊花

【功效】滋阴祛风，升发退翳。

【主治】肝肾阴虚，风邪乘袭，翳膜遮睛，羞明隐涩。

【方解】方中熟地黄、生地黄滋阴补肾；防风、羌活、菊花、杏仁升发退翳；石斛养阴生津；枳壳调和胃气；川牛膝补益肝肾。

【按语】本方乃《审视瑶函》治疗聚开障的主方。聚开障乃黑睛生翳，聚散不一，来去无时，反复发作的外障眼病。临证主要用于肝肾阴虚之单纯疱疹病毒性角膜炎。

【附方】加减地黄丸（《原机启微》），即生熟地黄丸去石斛、菊花，加当归。功效滋阴祛风，退翳明目。用于单纯疱疹病毒性角膜炎属阴虚夹风者。

九子丸

【来源】《圣济总录》

【组成】蔓荆子　枸杞子　菟丝子　五味子　青葙子　决明子　楮实子　地肤子　茺蔚子

【功效】滋肝养肾，明目退障。

【主治】肝肾阴虚，视物昏暗，渐成内障。

【方解】方中菟丝子、枸杞子、五味子柔肝益肾，滋养肾阴；青葙子、茺蔚子、决明子、楮实子、地肤子清润凉肝，滋养肝阴；蔓荆子性主升浮，引药上达。诸子相合，共奏滋肝养肾，明目除障之功。

【按语】本方由补肝、柔肝、清肝、润肝之子仁药组方，用来滋肝补肾，这是古人的用药经验。临证用于肝肾阴虚之年龄相关性白内障、中心性浆液性脉络膜视网膜病变、视网膜退行性病变、视神经萎缩等病变。

七仙丸

【来源】《普济方》

【组成】菟丝子　巴戟天　熟地黄　肉苁蓉　枸杞子　车前子　菊花

【功效】补益肝肾。

【主治】肝肾俱虚，视物昏暗，眼前黑花，或生翳障，迎风流泪。

【方解】方中熟地黄补益肝肾，益精填髓；肉苁蓉、菟丝子、巴戟天补肾益精；枸杞子、车前子、菊花补肝明目。诸药配合，共奏补益肝肾之功。

【按语】本方药力集中，专补肝肾。临证常用于视网膜退行性病变、视神经萎缩、年龄相关性白内障等属于肝肾虚弱者。

决明夜灵散

【来源】《原机启微》

【组成】夜明砂　石决明（醋煅）　羯羊肝

【功效】补肝明目。

【主治】肝虚，目至夜则昏。

【方解】方中石决明平肝益阴；夜明砂升阳主夜盲；羊肝入药，以肝补肝。

【按语】本方为《原机启微》治疗阳衰不能抗阴之病的主方。临证主用于角膜软化症之夜盲期。若食欲不振者，可用苍术末撒于肝内食之。

补肾丸

【来源】《济生方》

【组成】磁石　熟地黄　石斛　枸杞子　菟丝子　覆盆子　肉苁蓉　楮实子　车前子　五味子　沉香　青盐

【功效】补肝益肾。

【主治】肝肾亏虚，视物昏暗，瞳神不明，渐成内障；亦治坐起生花。

【方解】方中熟地黄补肝养血，滋肾益精；肉苁蓉补肾阳，益精血；石斛养阴明目；枸杞子、五味子、菟丝子、覆盆子、楮实子、车前子滋阴补肝，益精明目；肝肾阴虚，阴不潜阳，易致阳亢，故用磁石平肝潜阳；上药多为柔润味厚之品，易碍脾生湿，故用沉香温脾行气；青盐味咸，能引药入肾。全方共奏补肝益肾之功。

【按语】本方主治肾虚内障。临证常用于年龄相关性白内障、眼底退行性病变。

（五）滋养肺肾剂

本类方剂由滋阴润肺养肾药组成。具有滋养肺肾的主要作用，主治肺肾阴虚性眼病。

十珍汤

【来源】《审视瑶函》

【组成】生地黄　当归　天冬　麦冬　白芍　人参　知母　地骨皮　牡丹皮　甘草

【功效】滋阴清热。

【主治】肺肾阴虚，目痛，眼内干涩，视物昏花，或白睛微红，经久不愈。

【方解】方中生地黄、天冬、麦冬清热滋阴，养肺润燥；知母、地骨皮、牡丹皮、甘草滋阴降火，凉血养阴；白芍、当归柔润养血；人参味甘，大补肺气，气能化阴。

【按语】本方为《审视瑶函》治疗赤痛如邪症之主方。当今常用于肺肾阴虚之浅层点状角膜炎、慢性结膜炎、干眼等。

养阴清肺汤（附方：清燥救肺汤）

【来源】《重楼玉钥》

【组成】生地黄　麦冬　玄参　白芍　甘草　牡丹皮　贝母　薄荷

【功效】养阴清肺，解毒利咽。

【主治】肺燥阴虚，咽干声嘶，干咳无痰，眼内干涩，金疳颗粒。

【方解】方中玄参、生地黄、麦冬滋阴增液，润肺养阴；牡丹皮凉血清热；白芍、甘草酸甘化阴，滋生津液；贝母润肺化痰；薄荷辛凉宣散。诸药合之，为养阴清肺之方。

【按语】本方为《重楼玉钥》主治白喉之方。眼科取其甘寒辛凉，滋肾润肺，金水相生，用于肺阴不足之慢性结膜炎、干眼、泡性角结膜炎、浅层点状角膜炎、巩膜炎等。

【附方】清燥救肺汤（《医门法律》），由桑叶、杏仁、枇杷叶、石膏、阿胶、麦冬、麻仁、人参、甘草组成。具有清燥润肺，益气养阴作用。主治温燥伤肺，咽干鼻燥，眼内干涩，干咳无痰等症。

百合固金汤

【来源】《慎斋遗书》

【组成】熟地黄　生地黄　玄参　麦冬　百合　当归　白芍　贝母　桔梗　甘草

【功效】滋润肺肾，止咳化痰。

【主治】肺肾阴虚，虚火上炎，咽干灼痛，干咳咯血，头晕目眩，眼干涩痛，或黑睛生翳。

【方解】方中生地黄、熟地黄肺肾同滋；百合、麦冬滋养肺阴；玄参滋肾润肺；当归、白芍柔润养血；贝母、桔梗化痰止咳；甘草调和诸药。

【按语】本方为滋补肺肾，止咳化痰之方，肺肾阴足，虚火自降。眼科用于肺肾阴亏之干眼，也用于结核性角膜基质炎。

甘露饮

【来源】《太平惠民和剂局方》

【组成】生地黄　熟地黄　天冬　麦冬　石斛　黄芩　茵陈　枇杷叶　枳壳　甘草

【功效】滋肾润肺，清热利湿。

【主治】肺肾阴虚，湿热内蕴，口齿出血，口腔溃疡，内障目昏，瞳神紧小。

【方解】方中熟地黄、生地黄滋养肺肾之阴；黄芩、茵陈清热化湿；天冬、麦冬清肺养阴；石斛滋养肺胃；枳壳、枇杷叶调和胃气；甘草调和诸药。

【按语】本方由滋阴与清利湿热两组药组成，以滋阴不助湿，利湿不伤阴为其配伍特点。临证主要用于肺肾阴虚又夹湿热者，如巩膜炎、年龄相关性白内障、慢性葡萄膜炎、白塞综合征等。

（六）温补肾阳剂

本类方剂多在补肾阴的基础上加温补肾阳药组成。主要具有温补肾阳作用，主治肾阳虚弱所致眼病。

右归丸

【来源】《景岳全书》

【组成】熟地黄　山药　山茱萸　枸杞子　菟丝子　鹿角胶　杜仲（姜、酒炒）肉桂　当归　制附子

【功效】温补肾阳，填精益髓。

【主治】肾阳虚弱，命门火衰。高风内障，夜视罔见，青盲视昏。

【方解】方中肉桂、附子温补肾阳；鹿角胶温肾阳，益精血；熟地黄、枸杞子、山药、山茱萸滋阴益肾；菟丝子、杜仲补益肾精；当归滋补肝血。诸药合用，温补肾阳，滋补精血。

【按语】本方即肾气丸加减而成，为治疗命门火衰证之常用方。功用与肾气丸基本相同，但本方温补肾阳之力较强，主要用于肾阳不足之视网膜色素变性、视神经萎缩等内障眼病。

肾气丸

【来源】《金匮要略》

【组成】生地黄　山药　山茱萸　泽泻　茯苓　牡丹皮　桂枝　附子（炮）

【功效】温补肾阳。

【主治】肾阳亏虚，命门火衰。黑睛生翳，高风内障，青盲视昏，瞳神干缺，火疳结节。

【方解】本方即六味地黄丸加肉桂、附子（原方为桂枝，后世多用肉桂）组成。肾为水火之脏，水为阴，火为阳，阴阳互根。方中六味地黄丸滋补肾阴而明目；加肉桂、附子以补水中之火，以鼓舞肾气。通过水火互补，阴阳协调，则肾气自健，肾阳自振，正如《内经》"阴生于阳，阳生于阴"之理。

【按语】本方出自《金匮要略》，又名金匮肾气丸或附桂八味丸，是温补肾阳之祖方。古代眼科认为，"目为火户"，治疗以清凉药者居多，温补药者较少。临证主要用于视网膜色素变性、视神经萎缩、慢性葡萄膜炎、巩膜炎、角膜炎等内外障眼病伴肾阳虚衰之腰痛脚弱，肢冷便溏，小便清长，舌淡脉弱等症状者。

温经益元散

【来源】《目经大成》

【组成】人参　黄芪　肉桂　附子（制）　鹿茸　白术　当归　酸枣仁　枸杞子丁香　姜、枣调服

【功效】温肾益元，补气养血。

【主治】脾肾阳衰，肾元虚弱，眩惕失明，暴盲，夜盲。

【方解】方中肉桂、附子温补肾阳；鹿茸补肾元，益精血；酸枣仁、枸杞子补益心肾；人参、白术、黄芪、当归补气养血；丁香温脾散寒；姜、枣调和营血。诸药合之，共奏温肾益元，补气养血之功。

【按语】本方《目经大成》主治眩惕暴盲。因寒为阴邪，谓："寒中阴经，两阴相遇，如胶投漆，故病太阴、少阴。必重且危，病厥阴者死。"血得寒则凝，凝则血

运受阻，玄府郁闭，目窍失养而致眩惕失明。本方既可温肾助元，又可散寒除邪。另，夜盲乃阳衰不能抗阴之病，以本方温肾助阳，温煦神光。临床可治疗视网膜色素变性。

（七）滋阴降火剂

本类方剂由滋阴药为主，辅以清热药组成。具有滋阴降火或滋阴清热作用，主治阴虚火旺性眼病。

知柏地黄丸

【来源】《医宗金鉴》

【组成】熟地黄　山茱萸　山药　泽泻　茯苓　牡丹皮　知母　黄柏

【功效】滋阴降火。

【主治】阴虚火旺，烦热骨蒸，头目昏眩，视物昏花，视力下降。

【方解】本方即六味地黄丸加知母、黄柏组成。方中六味地黄丸滋阴补肾，加知母、黄柏清降虚火，阴足火降，诸症自除。

【按语】本方为滋阴降火之代表方，临床运用较广。眼科主要用于阴虚火旺之翼状胬肉、球结膜下出血、慢性葡萄膜炎、玻璃体积血、中心性浆液性脉络膜视网膜病变、中心性渗出性脉络膜视网膜炎、视网膜静脉周围炎、视网膜静脉阻塞、糖尿病性视网膜病变、视神经炎、缺血性视神经病变、视疲劳等多种内外障眼病。

滋阴地黄丸

【来源】《原机启微》

【组成】生地黄　熟地黄　五味子　当归　天冬　人参　枳壳　黄连　地骨皮黄芩　柴胡　甘草

【功效】滋肾养肝，清心降火。

【主治】肝肾阴虚，心火上炎，瞳神渐大，视物昏暗，视一为二，内障渐白。

【方解】方中生地黄、熟地黄滋阴养肝，补肾益精；当归养心血；天冬养心阴；人参养气阴；五味子酸寒质浮，收敛瞳神之散大；黄芩、黄连清心降火；地骨皮凉血滋阴；枳壳、甘草理气和中；柴胡引药入肝。诸药配合，共奏滋肾养肝，清心降火之功。

【按语】本方为《原机启微》治疗气为怒伤散而不聚之病的处方之一。临证常用于原发性开角型青光眼、年龄相关性白内障、慢性视神经炎或早期视神经萎缩属阴虚兼夹心火者。

通明补肾丸

【来源】《银海精微》

【组成】熟地黄　人参　肉苁蓉　菟丝子　楮实子　枸杞子　五味子　当归　菊花　牛膝　知母　黄柏　青盐

【功效】滋肾阴，降虚火。

【主治】阴虚火旺，玉翳浮满，目昏内障。

【方解】方中熟地黄、肉苁蓉、枸杞子、菟丝子、楮实子滋补肝肾；人参、五味子益气养阴；当归补血养肝；知母、黄柏清降肾火；菊花明目退障；牛膝引热下行；青盐味咸，引药入肾。全方共奏滋肾阴、降虚火之功。

【按语】本方为滋阴降火之方，功与知柏地黄丸相近，然本方清利药少，滋养肝肾之功较强。临床主要用于病毒性角膜炎后期、年龄相关性白内障早中期、视网膜静脉阻塞、慢性视神经炎等属于阴虚火旺者。

清肾抑阳丸

【来源】《审视瑶函》

【组成】生地黄　黄柏（盐水制）　枸杞子　当归（酒洗）　白芍（酒洗）　决明子（炒）　知母　黄连（酒炒）　寒水石　茯苓　独活

【功效】滋阴清热。

【主治】阴虚夹热。瞳神紧小，甚则缩小如针。

【方解】本方主要由滋阴与清热药组成。方中生地黄、枸杞子滋养肾阴；当归、白芍滋养肝阴；决明子清泻肝火；黄连清泻心火；知母、黄柏清泻肾火；寒水石清泻胃火；茯苓、独活祛风祛湿。全方共具滋阴与祛湿之功。

【按语】本方系《审视瑶函》主治瞳神紧小症之方。临证主要用于慢性葡萄膜炎属阴虚夹热者。

滋阴降火汤

【来源】《审视瑶函》

【组成】熟地黄　生地黄　当归　川芎　白芍　麦冬　知母　黄柏　黄芩　柴胡　甘草

【功效】滋阴降火。

【主治】阴虚火动，萤星满目，干涩隐痛，黑睛混浊。

【方解】方中四物汤补养肝血，滋养肝阴；且生地黄与熟地黄相配滋阴养肝，补肾益精，麦冬养阴生津；知母、黄柏滋阴降火；黄芩清热泻火；柴胡调理肝气；甘草调和诸药。全方以滋阴为主，降火为辅，阴足水自升，水升火自降。

【按语】本方为《审视瑶函》治疗萤星满目症之方，谓："此剂滋肾益阴，升水降火之圣药。"临证常用于肾阴不足、心火上承之视网膜静脉周围炎、玻璃体积血、湿性老年性黄斑变性、视网膜静脉阻塞等病症。也用于阴虚火旺之角膜基质炎。

加味坎离丸

【来源】《审视瑶函》

【组成】熟地黄　当归　白芍　川芎　女贞子　枸杞子　知母　黄柏　菊花

【功效】滋阴补血，降火明目。

【主治】阴虚血少，虚火上炎，萤星满目。

【方解】方中四物汤补肝血，养肝阴；女贞子、枸杞子滋肾养阴；菊花清利头目；知母、黄柏清降虚火。诸药合之，共奏滋补肝血、降火明目之功。

【按语】本方曰坎离丸，坎者水也，离者火也，水火相济，则阴阳协调；水火不济，则萤星满目。故《审视瑶函》谓本方："此丸能生津益血，升水降火，清心明目。盖此方取天一生水，地二生火之意，药轻而功用大，火症而取效速，王道之药，无出于此，上盛下虚之人，服之极效。"本方药仅9味，但集补血、滋阴、清降于一炉，组方严谨，正切病机。临证常用于慢性球后视神经炎、视网膜脉络膜炎、年龄相关性白内障而有阴虚火旺者。

九、养心安神剂

本类方剂由养心安神药为主组成。具有养心安神等作用，主治心神不宁所致眼病，或兼有心神不宁者。

天王补心丹

【来源】《校注妇人良方》

【组成】人参　茯苓　生地黄　酸枣仁　远志　柏子仁　当归　丹参　玄参　天冬　麦冬　五味子　桔梗　朱砂为衣

【功效】滋阴养血，补心安神。

【主治】阴虚血少，神志不宁。神疲健忘，心悸怔忡，虚烦失眠，大便干结，口舌生疮，目疾日久不愈。

【方解】方中生地黄滋阴养血；天冬、麦冬滋阴清热；酸枣仁、柏子仁、远志、茯苓养心安神；当归滋阴补血；人参大补元气；五味子酸收敛阴，养心安神；玄参滋阴降火；丹参养心血而活血；朱砂镇心安神；桔梗载药上行。《审视瑶函》曰："心者，神明之官也。忧愁思虑则伤心，神明受伤，则主不明，而十二官危，故健忘怔忡；心主血，血燥则津枯，故大便不利；舌为心之外候，心火炎上，故口舌生疮。是丸以生地黄为君者，取其下入足少阴，以滋水主，水盛可以伏火，况地黄为血分要药，又能入手少阴也。枣仁、远志、柏仁，养心神者也；当归、丹参、玄参生心血者也。二冬助其津液；五味收其耗散；参、苓补其气虚；以桔梗为使者，欲载诸药入心，不使之速下也；辰砂为衣，以其入心安神也。"

【按语】本方为治疗心肾阴血亏虚，虚火上炎，神志不安之常用方。临证常用于内障眼病兼头昏失眠，心神不宁者；或因心神不宁而致某些眼底病复发者，如中心性浆液性脉络膜视网膜病变、慢性葡萄膜炎、白塞综合征等。

加味四物汤

【来源】《眼科秘书》

【组成】当归　川芎　熟地黄　白芍　茯神　远志　酸枣仁　柏子仁

【功效】补血宁血，养心安神。

【主治】心神不宁，失眠头昏；或眦角胬肉，淡而不红。

【方解】方中当归、川芎、熟地黄、白芍补血宁血；远志、茯神、酸枣仁、柏子仁养心安神。心血足，心神安，则失眠头昏可愈。另，两眦属心，眦角胬肉淡而不红，乃心阴不足的表现。

【按语】本方由补心血，养心神两组药组成，临床用于心血亏虚引起的翼状胬肉、眼底疾病而兼有头昏失眠者。

补心丸（附方：补心汤）

【来源】《秘传眼科纂要》

【组成】川芎　当归　白芍　生地黄　麦冬　枸杞子　茯神　酸枣仁　菊花　甘草　朱砂为衣

【功效】养心安神。

【主治】心阴不足，虚火上炎，小眦赤脉淡红。

【方解】方中当归、白芍、川芎补血养心；生地黄、麦冬、枸杞子滋养心阴；茯神、酸枣仁养心安神；菊花清利头目；甘草调和诸药。

【按语】补心丸实为补养心阴。小眦属心，心阴亏虚，虚火上炎，则小眦赤脉淡红，故临证常用于慢性结膜炎。

【附方】补心汤（《秘传眼科纂要》），由当归、人参、麦冬、生地黄、知母、黄芪、远志、甘草、桔梗、连翘组成。具有养心降火作用。主治心气不足，心阴亏虚，虚火上炎，小眦赤脉，心烦不眠等症。

补水安神汤（附方：生脉散）

【来源】《眼科集成》

【组成】熟地黄　生地黄　白芍　当归　西洋参　麦冬　五味子　酸枣仁　茯神　朱砂

【功效】补血安神。

【主治】阴血不足，心肾不交，怔忡健忘，黑夜见光。

【方解】方中熟地黄、生地黄、白芍、当归滋补阴血；茯神、酸枣仁、朱砂养心安神；西洋参、麦冬、五味子滋补心阴。

【按语】本方乃阴血不足心神不宁之常用方。所谓黑夜见光，即夜视精明的表现，乃神光失序所致。临证常用于视神经病变，如乙胺丁醇中毒引起的视神经炎等。

【附方】生脉散（《医学启源》），由人参、麦冬、五味子组成。具有益气生津，敛阴止汗作用。主治气阴两伤，咽干口渴，视物昏暗等症。可用于干眼属气阴两虚证者。

补水宁神汤

【来源】《审视瑶函》

【组成】熟地黄　生地黄　白芍　当归　麦冬　茯神　五味子　甘草

【功效】补水宁神。

【主治】肾水亏虚，真阴不足。心神不宁，神光自现。

【方解】《审视瑶函》曰："肾水亏虚，真阴不足，故用熟地黄，乃天一生水之剂，大补真阴。生地黄有滋阴退热之效，麦冬有清心降火之功；补血滋阴，须凭当归、白芍；神光荡漾，昼夜不守，此神思间无形之火妄动故也，必用茯神与五味子养精安神定志，能敛元精之气不走；细生甘草降神中之火，非此不能治。若然，则肾水上升，心火下降而神自宁，光亦可定矣。"

【按语】本方为《审视瑶函》主治神光自现症而设。神光自现指患者自觉如电光闪掣，甚则如火焰霞明，乃肾水不足心神不宁所致。用本方补肾水，则火不妄动；宁心神则光自消除。临证常用于视神经视网膜炎性病变。

七福饮

【来源】《目经大成》

【组成】人参　白术　当归　地黄　酸枣仁　远志　甘草

【功效】补益气血，养心安神。

【主治】气血不足，心神不宁，心忡目暗。

【方解】方中人参、白术、甘草补益脾胃，脾胃健，则能化生气血；当归、地黄滋阴补血，阴血滋，则肝木能平；酸枣仁、远志宁心而交肾，心肾交，则水火济，神自安也。

【按语】本方常用于气血不足、心神不宁之中心性浆液性脉络膜视网膜病变、视疲劳症。

定志丸

【来源】《审视瑶函》

【组成】白茯苓　人参　远志　石菖蒲

【功效】补心益气，安神定志。

【主治】能近怯远。

【方解】远志、石菖蒲宁心安神定志；人参、茯苓益气宁心安神；朱砂安心神。

【按语】能近怯远症，即视近清楚而视远模糊。临证用于近视属心阳不足者。

十、温中散寒剂

本类方剂由温中散寒药组成。具有温中散寒等作用，主治脾胃虚寒性眼病。

扶阳助胃汤（附方：附子理中丸）

【来源】《目经大成》

【组成】人参　肉桂　附子（制）　干姜　吴茱萸　草豆蔻　益智仁　白术　甘草　橘皮　白芍

【功效】温中散寒，健脾益气。

【主治】客寒犯胃，胃脘当心而痛，目无所见，脉来沉迟；或治虚肿如浮。

【方解】《目经大成》曰："胃，戊土也。乙肝窍通于目。邪在胃中，土木争胜，不见固理也。脉来沉迟，客寒可知，故用附子、干姜、肉桂、吴茱、草豆蔻、益智辛热之物以扶阳；邪气既实，正气必虚，故用人参、白术、甘草甘温之品以助胃；其橘皮、芍药，非取其酸辛，一泻土中之木，一利腹中之气欤。虚肿如球，别无痛苦，服此亦效。"

【按语】本方实为脾肾阳虚、寒邪入侵而设。脾胃虚寒，升降纳运失职；肾阳衰弱，气化利水失调，均可致水湿停聚而出现水肿等症。因此，本方常用于脾肾阳虚之视网膜水肿、眼睑水肿等病症。

【附方】附子理中丸（《太平惠民和剂局方》），由附子、白术、人参、干姜、炙甘草组成。具有温阳散寒，补气健脾作用。主治脾胃虚寒或脾肾阳虚所致之葡萄膜炎等。

吴茱萸汤

【来源】《审视瑶函》

【组成】半夏 吴茱萸 人参 茯苓 川芎 白芷 陈皮 炙甘草 生姜

【功效】温中散寒，降逆止呕。

【主治】寒入厥阴，头风头痛，四肢厥冷，呕吐涎沫。

【方解】方中吴茱萸温中散寒，降逆止呕；半夏和胃降逆止呕；人参、茯苓补脾益气；白芷、川芎祛风散寒；生姜温胃散寒，降逆止呕；陈皮理气行滞。诸药合之，共奏温中散寒，降逆止呕之功。

【按语】本方为《审视瑶函》治疗左右偏头风的处方之一。源于《伤寒论》，主治厥阴头痛，干呕吐涎沫者。临证常用于闭角型青光眼急性发作期伴头痛眼胀，干呕肢冷等肝胃虚寒者。

十一、化痰散结剂

本类方剂由化痰散结药为主组成。具有化痰散结等作用，主治痰湿结聚类眼病。

二陈汤

【来源】《太平惠民和剂局方》

【组成】半夏 橘红 茯苓 甘草

【功效】燥湿化痰，理气和中。

【主治】湿痰证。胞生痰核，坚而不痛。

【方解】方中半夏燥湿化痰，降逆和胃，散结消痞；橘红理气行滞，燥湿化痰；茯苓渗湿健脾；生姜既助半夏降逆，又制半夏之毒；少许乌梅收敛肺气，与半夏相伍，散中有收，祛痰而不伤正；炙甘草调和诸药。

【按语】本方为燥湿化痰的一个代表方剂。临证睑板腺囊肿、中心性浆液性脉络膜视网膜病变等属痰湿阻滞者，均可以本方为基础方加减使用。

防风羌活汤

【来源】《审视瑶函》

【组成】防风　羌活　川芎　细辛　半夏　白术　黄芩　胆南星　甘草

【功效】燥湿化痰，祛风止痛。

【主治】风痰上扰。眉骨疼痛，眼珠发胀，不欲睁眼，脑昏痛。

【方解】方中半夏燥湿化痰；防风、羌活、川芎、细辛祛风散邪，行气止痛；胆南星、黄芩清热燥湿化痰；白术、甘草健脾益气。

【按语】此方乃《审视瑶函》为治阳邪风症而设，谓："治眉棱骨痛，而风寒在脑，或感痰湿，及脑昏痛，宜此。"临证用于眶上神经痛属风痰上扰者。可加天麻、僵蚕以增祛风化痰之力。

温胆汤

【来源】《三因极一病证方论》

【组成】半夏　竹茹　枳实　陈皮　炙甘草　茯苓　生姜　大枣

【功效】理气化痰，清胆和胃。

【主治】胆胃不和，痰热内扰证。睑内生核，视物变形，视大为小，胆怯易惊，虚烦不宁，失眠多梦，或呕恶呃逆，或眩晕等。

【方解】方中半夏燥湿化痰，和胃止呕；竹茹清胆和胃，清热化痰，除烦止呕；陈皮理气和中，燥湿化痰；枳实破气化痰；茯苓渗湿健脾；生姜、大枣和中培土，使水湿无以留聚；炙甘草益气和中，调和诸药。

【按语】本方为治疗胆胃不和，痰热内扰证之常用方。以虚烦不眠，眩悸呕恶，苔白腻微黄，脉弦滑为辨证要点。眼科用于睑板腺囊肿、中心性浆液性脉络膜视网膜病变、原发性开角型青光眼属胆胃不和，痰热上扰者。

涤痰汤

【来源】《奇效良方》

【组成】胆南星　半夏　枳实　茯苓　橘红　石菖蒲　人参　竹茹　甘草　生姜

【功效】涤痰开窍。

【主治】中风痰迷心窍证。症见舌强不能言，喉中痰鸣，辘辘有声，胞生痰核，暴盲。

【方解】方中半夏、茯苓、橘红、胆南星、枳实燥湿化痰，理气行滞；石菖蒲、竹茹涤痰开窍；人参、甘草益气扶正；生姜和胃降逆。

【按语】本方为二陈汤加减方。临证主要用于视网膜动脉阻塞、睑板腺囊肿、中心性浆液性脉络膜视网膜病变、球后视神经炎等属痰湿积聚者。

防风散结汤（附方：活血散结汤）

【来源】《审视瑶函》

【组成】玄参　土贝母　陈皮　天花粉　黄芩　防风　白芷　苍术　前胡　桔梗　赤芍

【功效】化痰散结，兼以清热。

【主治】痰湿互结。胞生痰核，胞内膜外，生颗如豆，坚而不痛。

【方解】方中土贝母解毒、散结消肿；陈皮燥湿化痰；玄参、天花粉、黄芩清热解毒；赤芍清热凉血，消瘀散结；防风、白芷散结消肿；苍术燥湿消痰；前胡、桔梗宣肺化痰。

【按语】本方与《原机启微》防风散结汤同名，主治大体相同，但本方无苏木、红花，故破瘀散结之力较弱。临证用于较小的睑板腺囊肿或囊肿刮除术后硬结未消者。合并感染者加金银花、连翘、蒲公英增加清热解毒之力。

【附方】活血散结汤（经验方），由玄参、生牡蛎、海藻、夏枯草、陈皮、半夏、茯苓、浙贝母、郁金、丹参、当归组成。具有化痰散结，活血祛瘀作用。主治玻璃体混浊属痰瘀互结者。

化坚二陈丸（附方：黄连温胆汤）

【来源】《医宗金鉴》

【组成】陈皮制　半夏　茯苓　甘草　僵蚕（炒）　黄连　荷叶熬汤为丸

【功效】化痰软坚散结。

【主治】痰湿互结，胞生痰核。

【方解】方中陈皮、半夏、茯苓、甘草燥湿化痰、理气和中；僵蚕化痰软坚散结；黄连清热燥湿；荷叶疏风清热。

【按语】本方为眼科化痰散结之代表方，常用于睑板腺囊肿。若合并有感染者，加金银花、连翘、蒲公英、板蓝根清热解毒；结节较硬者，加赤芍、贝母活血化瘀，软坚散结。临证亦用于老年性黄斑变性、眶内炎性假瘤属于痰湿互结者。

【附方】黄连温胆汤（《六因条辨》），由半夏、竹茹、枳实、陈皮、茯苓、甘草、黄连、生姜、大枣组成。具有清热化痰，和胃降逆作用。主治痰火眩晕，目胀视昏。

海藻玉壶汤

【来源】《外科正宗》

【组成】海藻　贝母　陈皮　昆布　连翘　青皮　川芎　当归　半夏　甘草　独活　海带

【功效】化痰软坚，开郁散结。

【主治】气滞痰凝之瘿瘤初起，漫肿或结块，皮色不变，不痛，不溃；或胞生痰核；眼珠突出。

【方解】方用海藻、昆布、海带化痰软坚散结；青皮、陈皮行气解郁；当归、川芎活血调营；连翘清热散结；半夏、贝母化痰散结；独活辛散通络；甘草与海藻相反，取其相反相成，以激发药力，且调和诸药。诸药配伍共奏化痰散结，行气活血之功。

【按语】本方为治疗瘿瘤之常用方。多发于颈部，以漫肿或结块，皮色不变，不痛，不溃为辨证要点。眼科借其化痰软坚，开郁散结之力，用于甲状腺相关性眼病、眼瘤、睑板腺囊肿属气滞痰凝者。但方中海藻与甘草配伍，属中药配伍禁忌，然亦有谓二者有"相反相成，以激发药力"之效。但临证应用需慎重。

清痰饮

【来源】《不空和尚·目医三种》

【组成】法半夏　陈皮　石膏　黄芩　茯苓　炒栀子　天花粉　枳壳　青黛　胆南星

【功效】祛风消痰清火。

【主治】头风痰火，头痛目胀，瞳神散大，视物昏蒙。

【方解】方中陈皮、法半夏、茯苓燥湿化痰；栀子、石膏、黄芩、天花粉清降痰火；青黛清肝泻火；胆南星清热化痰；枳壳行气消痰。

【按语】本方为治头风痰火之方，可用于慢性闭角型青光眼而头痛眼胀者。

将军定痛丸

【来源】《审视瑶函》

【组成】黄芩　大黄　僵蚕　天麻　半夏　陈皮　桔梗　礞石　白芷　薄荷

【功效】降火逐痰，息风止痛。

【主治】大小雷头风。颠顶疼痛，狭痰湿实者，动辄眩晕。

【方解】方中大黄清泻肠胃实火；礞石、黄芩、半夏、陈皮、桔梗降火逐痰；僵蚕、天麻、礞石平肝息风；白芷、薄荷清上焦，止头风目痛。

【按语】《审视瑶函》设此方治疗大小雷头风症。雷头风主要指头痛，头中如雷鸣，谓："雷头风痰，来之最急，症类伤寒，头如斧劈，目若锥钻，身犹火炙，大便不通，小便赤涩。"临床用于急性闭角型青光眼属痰火郁结证。

清气化痰丸

【来源】《医方考》

【组成】胆南星　陈皮　杏仁　枳实　黄芩　瓜蒌仁　杏仁　茯苓　制半夏

【功效】清热化痰，理气止咳。

【方解】本方系二陈汤去甘草、乌梅，加胆南星、黄芩、瓜蒌仁、杏仁、枳实而成。方中胆南星味苦性凉，清热豁痰；瓜蒌仁、黄芩清泻肺火，化痰散结；制半夏化痰散结、降逆止呕；杏仁降利肺气；陈皮理气化痰；枳实破气化痰；茯苓健脾渗湿；以姜汁为丸，既可制半夏之毒，又增强祛痰降逆之力。

【按语】本方为治疗痰热咳嗽之常用方。眼科借其清热、化痰、散结之力用于甲状腺相关性眼病属痰热互结者，临证可加昆布、夏枯草、浙贝母软坚化痰散结。

十二、退翳明目剂

本类方剂由祛风、升发、退翳、消障等药物组成。具有退翳消膜等作用，主治翳膜遮睛等眼病。

栀子胜奇散

【来源】《原机启微》

【组成】栀子　黄芩　羌活　防风　蒺藜　蔓荆子　荆芥穗　蝉蜕　密蒙花　谷精草　菊花　木贼　决明子　川芎　甘草

【功效】祛风清热，退翳明目。

【主治】心肺风热，内眦赤脉，根生胬肉，渐侵黑睛，眵泪羞明。

【方解】方中栀子、黄芩清心泻肺；羌活、防风、荆芥穗、蔓荆子辛散升发，祛风散邪；蝉蜕、密蒙花、菊花、谷精草、木贼、决明子、蒺藜祛风清热，退翳明目；川芎活血行气，祛风止痛；甘草调和诸药。

【按语】本方为《原机启微》治疗奇经客邪之病的处方。临证主要用于进展期翼状胬肉、结膜炎、角膜炎属风热壅盛者。

万应蝉花散（附方：蝉花无比散）

【来源】《原机启微》

【组成】石决明　蝉蜕　蛇蜕（炙）　羌活　防风　川芎　赤芍　当归　茯苓　苍术　炙甘草

【功效】祛风退翳明目。

【主治】远年近日，翳膜遮睛，视物不明。

【方解】方中蝉蜕、蛇蜕为君药，祛风退翳，明目除障；羌活、防风升发退翳，祛风散邪；当归、川芎、赤芍活血退翳，养血明目；石决明清肝明目退翳；茯苓、苍术、炙甘草健脾益气。

【按语】本方为退翳消膜之传统方，新老翳膜均可用之。《审视瑶函》谓："治大人小儿，远年近日，一切风眼气眼，攻注昏眼，睑生风粟，或痛或痒，渐生翳膜，或久患头风牵搐，两目渐渐细小，眼眶赤烂，并宜治之。若常服此，驱风退翳明目。"临床可用于角膜炎后期，炎症基本消退，角膜上皮开始修复者；又因其祛风作用，亦可用于偏正头痛及面部肌肉抽搐痉挛者。

【附方】蝉花无比散（《审视瑶函》），即万应蝉花散加蒺藜，主治相同，退翳明目作用更强。

拨云退翳丸

【来源】《普济方》

【组成】防风　白芷　荆芥穗　蔓荆子　木贼　密蒙花　菊花　薄荷　蛇蜕　蝉蜕　楮实子　天花粉　当归　黄连　川芎　甘草

【功效】散风明目，消障退翳。

【主治】云翳遮睛，视物不明，隐痛流泪。

【方解】方中防风、白芷、菊花、木贼、荆芥穗、蔓荆子、薄荷祛风散邪，升发退翳；密蒙花、蛇蜕、蝉蜕退翳消膜，除障明目；黄连、天花粉、楮实子清热养阴，凉肝明目；当归、川芎活血行滞；甘草调和诸药。

【按语】本方由群队退翳消膜药组成，故名拨云退翳丸，主治角膜炎后期遗留之云翳。近代《药典》之拨云退翳丸，即本方去白芷、防风，加蒺藜、地骨皮、花椒组成。功效主治两者基本相同。

滋阴退翳汤

【来源】《眼科临证笔记》

【组成】玄参　知母　生地黄　麦冬　蒺藜　木贼　青葙子　菊花　蝉蜕　菟丝子　甘草

【功效】滋阴退翳。

【主治】翳膜初结，干涩不适，视物昏暗。

【方解】方中玄参、知母、麦冬、生地黄滋阴养液；蒺藜、菊花、蝉蜕、木贼祛风退翳除障；青葙子泻肝明目退翳，菟丝子补益肝肾明目；甘草调和诸药。全方共奏滋阴退翳之功。

【按语】本方常用于细菌性角膜炎之后期。

开明丸

【来源】《审视瑶函》

【组成】菟丝子　枸杞子　五味子　蕤仁　茺蔚子　决明子　青葙子　地肤子　车前子　防风　细辛　杏仁　葶苈子　麦冬　黄芩　泽泻　官桂　羊肝　熟地黄

【功效】退翳明目，补肝益肾。

【主治】肝肾虚弱，新老内外翳障，视物昏蒙。

【方解】方中熟地黄、菟丝子、枸杞子、五味子滋补肝肾，明目退翳；黄芩、茺蔚子、青葙子、决明子、车前子凉肝清热，通利血脉，明目退翳；杏仁、蕤仁、麦冬养阴润燥；防风、细辛辛温升发，退翳明目；葶苈子宣肺利水；地肤子、泽泻清热利湿；羊肝补肝；方内官桂少许，既可升发清阳，又可防滋阴助湿。全方以补益肝肾，退翳明目为主。

【按语】本方乃《审视瑶函》治疗冰瑕翳之方，谓："治远年近日，翳障昏盲，寂无所见，一切目疾。"临证可用于角膜炎后期、年龄相关性白内障、玻璃体混浊、视神经萎缩而属肝肾虚弱者。

谷精草汤

【来源】《审视瑶函》

【组成】谷精草　菊花　荆芥穗　连翘　桔梗　牛蒡子　龙胆　决明子　玄参

芍药　灯心草

【功效】清热解毒，宣风退翳。

【主治】痘疹入眼，浊害清和，目闭不开，肿痛生翳。

【方解】方中谷精草疏散风热，明目退翳，正如《本草纲目》谓："谷精草治头风痛，目盲翳膜，痘后生翳。"菊花助谷精草退翳明目；荆芥穗、桔梗宣散风热；连翘、牛蒡子清热解毒；龙胆、决明子清肝泻热；玄参、白芍清热滋阴；灯心草导热下行。

【按语】本方为《审视瑶函》主治痘疹所致浊害清和症的主要处方。临证主要用于天花、麻疹所致角膜炎而肝火炽盛者。

天麻退翳散

【来源】《审视瑶函》

【组成】羌活　防风　天麻　石决明　荆芥穗　白芷　菊花　蒺藜　蔓荆子　蝉蜕　僵蚕（姜汁炒）　木贼　密蒙花　熟地黄　当归　赤芍　川芎　枳壳　麦冬　黄芩

【功效】升发退翳，养肝活血。

【主治】垂帘障。或翳膜遮睛，昏暗失明。

【方解】方中天麻、石决明平肝潜阳，退翳明目；羌活、防风、荆芥、白芷穗辛温祛风，升发退翳；菊花、蒺藜、蔓荆子辛凉祛风，升发退翳；蝉蜕、僵蚕、木贼、密蒙花祛风退翳；前人认为，翳膜日久，气血已定，需用燃发之品，促使充血，甚至转觉昏肿红赤，以利翳膜再吸收。《证治准绳·杂病》谓："邪气牢而深者，谓之陷翳，当以燃发之物，使其邪气再动，翳膜乃浮，佐以退翳之药，而更自去也。"燃发之物，即寓有辛散升发之药，故方中用大量辛散轻扬之品。熟地黄、当归、赤芍、川芎补血调血，枳壳行气消滞；黄芩清肺热；麦冬养心阴。全方以升发退翳除膜为主。

【按语】本方乃《审视瑶函》治疗垂帘障的主方，谓："此症生于风轮，从上边而下，不论厚薄，但在外色白者方是。"根据本病特点，似与角膜变性相同，但因本方由多味退翳药组成，临证可用于角膜炎痊愈后遗留的瘢痕翳障。

消翳汤

【来源】《秘传眼科纂要》

【组成】密蒙花　荆芥　防风　柴胡　蔓荆子　木贼　当归尾　川芎　枳壳　生地黄　甘草

【功效】升发退翳。

【主治】黑睛白翳。

【方解】方中荆芥、防风、柴胡升发退翳；木贼、蔓荆子、密蒙花祛风退翳；当归尾、川芎活血退翳；生地黄凉血养阴，又防辛散耗阴；枳壳理气宽中；甘草调和诸药。

【按语】原著谓本方主治黑睛白翳而无火者。临证主要用于角膜炎恢复期，红赤基本消退，遗留瘢痕翳障者。

海藏地黄散

【来源】《审视瑶函》

【组成】熟地黄　生地黄　玄参　黄连　当归　酒大黄　犀角（现用水牛角代）　木通　羌活　防风　蝉蜕　木贼　谷精草　沙苑子　白蒺藜　甘草

【功效】滋阴清热，退翳明目。

【主治】阴虚夹热，目赤肿痛，赤白翳膜，遮挡黑睛。

【方解】方中生地黄、熟地黄、玄参滋阴养津；当归补血养肝；大黄、黄连、犀角（现用水牛角代）清热凉血；羌活、防风祛风散邪；谷精草、沙苑子、白蒺藜、蝉蜕、木贼退翳明目；木通清利湿热；甘草调和药性。诸药配合，则阴液增，热邪清，湿邪祛，翳膜消。

【按语】本方为清补兼施、退翳消障之剂。《审视瑶函》将本方治疗聚星障、花翳白陷。临证用于单纯疱疹病毒性角膜炎、细菌性角膜炎、角膜基质炎等既有阴虚又有心肝热邪者。

蝉花散

【来源】《太平惠民和剂局方》

【组成】蝉蜕　谷精草　白蒺藜　木贼　蔓荆子　菊花　荆芥穗　川芎　黄芩　栀子　羌活　防风　决明子　密蒙花　甘草

【功效】祛风清热，退翳明目。

【主治】风热翳膜，赤肿疼痛，羞明隐涩。

【方解】方中蝉蜕、谷精草、密蒙花、白蒺藜、木贼退翳除障；蔓荆子、菊花、荆芥穗、羌活、防风、川芎祛风退翳；黄芩、栀子、决明子清热退翳；甘草调和药性。诸药配合，共奏祛风清热、退翳明目之功。

【按语】本方为大剂退翳药组成。主要用于角膜炎后期，余邪未清者。

养阴活络退翳汤

【来源】《中医眼科临床实践》

【组成】羌活　防风　黄芩　木贼　菊花　蝉蜕　决明子　橘红　旋覆花　半夏　银柴胡　生地黄　知母　天花粉　甘草

【功效】养阴活络，退翳明目。

【主治】云翳遮睛。

【方解】方中羌活、防风、木贼、菊花、蝉蜕祛风退翳；黄芩、决明子清肝明目退翳；橘红、半夏、旋覆花行气活络，化痰散结；生地黄、知母、天花粉养阴生津；银柴胡清解虚热；甘草调和诸药。

【按语】本方常用于角膜炎后期而肺气不利者。若角膜有新生血管，加牡丹皮、丹参等凉血化瘀。

四物退翳汤

【来源】《眼科证治经验》

【组成】生地黄 赤芍 当归 川芎 蝉蜕 木贼 谷精草 密蒙花

【功效】养血凉血，退翳明目。

【主治】黑睛新翳渐愈，翳膜初结，遮掩黑睛。

【方解】本方由生四物汤及退翳药组成。目以血为本，补肝养血即可明目，但黑睛新翳渐愈，恐余邪未尽，故不用熟地黄、白芍而用生地黄、赤芍养血凉血；蝉蜕、木贼、谷精草、密蒙花退翳除障。

【按语】本方主要用于角膜炎后期而炎症基本消失者。如有余热，加黄芩清热泻火解毒。

五退散

【来源】《太平惠民和剂局方》

【组成】蛇蜕 蝉蜕 蚕蜕 猪蹄 防风 菊花 决明子 石决明 穿山甲 甘草 薄荷汤调服

【功效】退翳除膜。

【主治】翳膜遮睛。

【方解】方中蛇蜕、蝉蜕、蚕蜕明目退翳；猪蹄、穿山甲活络退翳；防风、菊花、薄荷祛风退翳；决明子、石决明平肝退翳；甘草调和诸药。

【按语】本方均为退翳之品，原著主治眼中翳障，临证用于角膜云翳、斑翳、白斑等瘢痕翳障。

羊肝丸

【来源】《眼科神方》

【组成】羊肝 荆芥 防风 细辛 菊花 蝉蜕 薄荷 蒺藜 木贼 石决明 熟地黄 白芍 赤芍 知母 黄柏 甘草 青盐

【功效】滋阴养肝，退翳明目。

【主治】肝阴不足，翳膜遮睛。

【方解】本方虽名丸剂，但原著是先将诸药煎好，再用羯羊肝一块，微火与药同煮，待药侵入羊肝内，弃药食肝，以肝补肝故也。方中防风、荆芥、细辛、薄荷、菊花、蝉蜕、蒺藜、木贼祛风退翳；石决明清热平肝，退翳明目；熟地黄、白芍、赤芍补血养肝；知母、黄柏滋阴降火；青盐味咸，引药入肾；甘草调和诸药。

【按语】本方退翳明目兼有补肝肾作用，故用于角膜瘢痕翳障而兼肝肾不足者。

通神散

【来源】《银海精微》

【组成】白菊花 谷精草 绿豆皮 石决明

【功效】 清解痘毒，平肝退翳。

【主治】 痘疹生翳，目赤疼痛。

【方解】 方中菊花、谷精草退翳明目；石决明清肝明目退翳；绿豆皮清热解毒。

【按语】 本方主要用于痘疹所致角膜炎后期，角膜上皮开始修复，但仍有余热者。

望月丸

【来源】 《审视瑶函》

【组成】 望月砂　石决明　决明子　谷精草　木贼　防风　当归　芍药　荆芥汤化下

【功效】 清痘解毒，退翳除膜。

【主治】 痘毒入眼，翳膜遮睛。

【方解】 方中望月砂退翳明目，解毒杀虫；石决明、决明子清肝明目退翳；谷精草、木贼、防风、荆芥祛风退翳；当归、白芍养血柔肝。

【按语】 本方均为退翳药组成。然前人主要用于痘疹余毒浊害清和之症，临证用于痘毒入眼所致角膜炎之恢复期。

消疳退云饮

【来源】 《审视瑶函》

【组成】 陈皮　厚朴（姜汁炒）　苍术（米泔水制）　莱菔子（炒）　枳壳（麸炒）　青皮　神曲（炒）　黄芩（酒炒）　栀子（炒黑）　密蒙花　黄连（酒炒）　菊花　决明子（炒）　柴胡　桔梗　炙甘草

【功效】 消疳清热，退翳明目。

【主治】 小儿疳积，脾虚肝旺。肚腹胀满，青筋显露，目剳涩痒，黑睛生翳，羞明流泪。

【方解】 小儿疳积，多为饮食不节，饥饱失调，脾胃受伤，土不荣木，木气化火，出现脾虚肝旺之证。方中莱菔子、陈皮、厚朴、枳壳、青皮理气行滞，消胀除满；神曲消食化滞；苍术、炙甘草健脾燥湿；黄芩、黄连、栀子清热泻火；密蒙花、菊花、决明子清肝退翳；柴胡清解郁热；桔梗载药上行。全方以消疳清热，退翳明目为主。

【按语】 本方系《审视瑶函》治疗疳眼症之方，宜于小儿消化不良导致角膜软化症之早、中期。

二明丸

【来源】 《圣济总录》

【组成】 苍术（米泔水浸7日，逐日换泔，切片，别研青盐同炒黄色，去盐用术）　木贼（童便浸一二日，洗焙）

【功效】 燥湿健脾，退翳明目。

【主治】 脾虚夜盲，或黑睛生翳。

【方解】 方中苍术燥湿健脾，开胃进食，《太平圣惠方》谓本品能治夜盲；木贼祛风退翳。

【按语】本方药仅二味，但苍术能开胃进食，又含维生素 A，对于小儿消化不良导致营养缺乏之角膜软化症夜盲期，较为适宜。

神效散

【来源】《圣济总录》

【组成】石决明　黄连　密蒙花

【功效】清热平肝退翳。

【主治】翳膜遮睛，羞明流泪。

【方解】方中石决明、密蒙花清泻肝火，明目退翳；黄连清心凉肝，退热除翳。

【按语】本方药味虽简，但组方合理，既有清肝药，又有退翳药。临证用于角膜炎后期肝热未尽瘢痕渐结者。

十三、杀虫消疳剂

本类方剂由杀虫消疳药组成。具有杀虫消疳作用，主治疳积上目。

肥儿丸

【来源】《医宗金鉴》

【组成】人参　白术　茯苓　炙甘草　神曲　山楂（炒）　麦芽　黄连　胡黄连　使君子　芦荟

【功效】健脾清热，杀虫消疳。

【主治】脾虚肝热，疳积上目。腹胀便溏，眨目频繁，干涩不适，饮食偏嗜，夜视罔见，或黑睛生翳。

【方解】方中人参、白术、茯苓、炙甘草健脾益气；黄连、胡黄连清泻疳热；山楂、神曲、麦芽消食化积；使君子、芦荟杀虫消疳。诸药配合，共奏杀虫消积、清热健脾之功。

【按语】本方为攻补兼施之方，杀虫与消食并举，旨在健脾除疳。为治疗小儿虫积，消化不良，营养缺乏之角膜软化症之方，宜用于夜盲期及干燥期。

四味肥儿丸

【来源】《证治准绳》

【组成】芜荑　神曲　麦芽　黄连　猪胆汁

【功效】杀虫消疳，清热明目。

【主治】疳积上目，夜视罔见，目生云翳。

【方解】方中芜荑杀虫消积；神曲、麦芽消食和中；黄连、猪胆汁清疳泻热。

【按语】本方常用于肠道寄生虫病之小儿营养不良，眼科宜用于角膜软化症之夜盲期及干燥期。若有食欲不振，便溏等脾虚症状者，可加党参、白术、山药、茯苓以健脾益气。

消疳散（附方：猪肝散）

【来源】《审视瑶函》

【组成】使君子　雷丸　半熟　鸡肝蘸药食

【功效】杀虫消疳，养肝明目。

【主治】小儿疳积，夜盲，黑睛生翳。

【方解】方中使君子、雷丸杀虫以消疳；鸡肝养血补肝明目。

【按语】本方以杀虫为主，主要用于小儿虫积。一般用于角膜软化症之夜盲期。若黑睛生翳者，加木贼以退翳。

【附方】猪肝散（《银海精微》），由蛤粉、谷精草、夜明砂、猪肝组成。具有补肝退翳作用。主治疳积上目，夜盲。

乌梅丸

【来源】《伤寒论》

【组成】乌梅　细辛　干姜　黄连　当归　附子（炮）　　蜀椒（炒香）　桂枝　人参　黄柏

【功效】温脏安蛔。

【主治】蛔厥证。亦治久泻、久痢。黑睛星翳，畏光流泪。

【方解】方中重用乌梅以安蛔，使蛔静痛止，为君药。蜀椒、细辛，温脏而驱蛔；黄连、黄柏，清热而下蛔，共为臣药。附子、干姜、桂枝助其温脏祛寒，人参、当归益气补血。

【按语】本方为治疗蛔厥证之代表方。对于胃热肠寒，正气虚弱的久泻、久痢，本方又有酸收涩肠、清热燥湿、温中补虚之功，亦可治之。柯韵伯在《伤寒来苏集·伤寒附翼》厥阴方中指出："厥阴以乌梅丸为上。仲景此方，本为厥阴诸证之法，叔和编于吐蛔之下，令入不知有厥阴之主方，观其用药，与诸症符合，岂只吐蛔一症耶？"现作为治疗厥阴病的主要方剂，主治病程日久，病位深的上热下寒证，眼科可用于寒热错杂，胃热肠寒之角膜炎等。

第二节　眼科常用外治方剂

眼科外用方剂多有清热解毒、退赤消肿、明目退翳等功效，主要适用于由风热毒邪引起之外障眼病，如目赤肿痛、羞明流泪、翳膜遮睛等。由单味药或多味药组成，可分为水剂、粉剂、膏剂等多种剂型，用于滴眼、洗眼、敷眼、熏眼，与内服药配合，收到内外合治的效果。

一、眼用水剂

本类方剂是眼科外用的常用剂型，是将药物制成水剂，包括滴眼剂与洗眼剂。由于眼的组织结构特殊，对眼用水剂特别是滴眼剂的制作，要求比较严格，现将要求介绍于下。

一是调整pH。pH 7为中性溶液，小于7为酸性，大于7为碱性。所用眼药水最好将pH调整在6~8，以接近泪液的pH 7.3~7.5。眼对pH的耐受度为4.8~8.5，偏酸可凝固眼黏膜的蛋白质；偏碱可使眼黏膜上皮硬化或膨胀。因此，从眼的生理要求应尽可能使药物的pH与泪液相近。调整pH的药物常用磷酸盐类、硼酸盐类。

二是调整渗透压。较理想的药物溶液渗透压应为等渗溶液，即与0.9%氯化钠溶液的渗透压相等。但眼对渗透压的耐受力比血液高，可耐受0.8%~1.2%氯化钠溶液，眼用药液渗透压的调整，在此范围内即可。若高渗可使角膜失去水分，低渗则角膜组织水肿。调整渗透压的常用药物有氯化钠、硼酸、硼砂、葡萄糖等。

三是注意无菌操作。应在清洁环境下配制，所用器具均应注意消毒。另外，由于滴眼剂在临床上易被多种因素污染，故有的药物还应注意抑菌防腐问题。目前常用的化学防腐剂有氯甲酚、尼泊金、三氯叔丁醇和有机汞化物等。

中药眼药水的配制方法，一般采用水煮醇沉法。即将药物加工煎煮两次，过滤，取滤液加乙醇使杂质沉淀除去；滤液回收乙醇后，适当浓缩至需要浓度，调整pH、渗透压，再精滤澄清即成。

现将临床上常用的眼用水剂介绍于下。

千里光眼药水

【来源】《医院制剂》（修订本）

【组成】千里光全草50g，蒸馏水适量，共制成100mL。

【制法】取千里光洗净，沥干，切细后加5~6倍乙醇，浸2~3日，过滤药渣。再用4~5倍乙醇浸2日，合并两次浸液，回收乙醇，浓缩液加蒸馏水50mL搅拌，加石蜡2g，在水浴上加热使其完全溶化，冷却后，于冰箱中放置1小时，将凝固在药面上之石蜡除干净，溶液再加蒸馏水至100mL，加1%活性炭，搅拌，加热煮沸10分钟，放冷；抽滤脱炭，过滤至澄明，用蒸馏水调整至100mL，即得。

【功效】清热解毒，清肝明目。

【主治】白睛红赤，眵泪俱多，黑睛生翳。

【按语】千里光能清热解毒，清肝明目。常用于急性结膜炎、角膜炎。一般每日滴眼3~4次，症状重时可每小时滴眼1次。

黄芩苷眼药水

【来源】《医院制剂规范》

【组成】黄芩苷3g，硫柳汞0.01g，蒸馏水适量，共制成100mL。

【制法】置精制黄芩苷于80mL蒸馏水中，缓慢滴加2N氢氧化钠液，轻轻搅拌直至全部溶解为止，待溶液pH达到7.5~8.0时，再加入1%硫柳汞1mL，过滤至澄明，自滤器上添加蒸馏水至100mL，摇匀即得。

【功效】清热泻火解毒。

【主治】目赤肿痛，眵泪黏稠，黑睛翳膜。

【按语】黄芩能清热燥湿，泻火解毒，已经提取之黄芩苷对急、慢性炎症均有抑制作用，并能降低毛细血管的通透性，减少过敏介质的释放，具有显著抗过敏作用。临床常用于细菌性结膜炎、角膜炎，也可用于病毒性角膜炎。滴眼次数视病情而定。

复方黄芩眼药水

【来源】《眼科外用中药与临床》

【组成】黄芩60g，防风15g，野菊花20g，冰片0.3g。

【制法】将前三味分别精制，提取有效成分，加入冰片，并加适量吐温-80，制成1000mL溶液，灭菌分装。

【功效】祛风止痛，清热解毒。

【主治】目赤肿痛，眵泪如脓，点状星翳。

【按语】本方常用于急性卡他性结膜炎、流行性角结膜炎。滴眼次数视病情而定。

菊黄眼药水

【来源】《中草药制剂技术》

【组成】蒲公英125g，黄芩62.5g，板蓝根125g，黄连62.5g，野菊花250g，金银花250g，硫柳汞0.6g，吐温-80 7.5mL，氯化钠27g。

【制法】取上述中草药煎煮3次，每次1小时，过滤。待滤液合并后，浓缩成膏状，加2倍量95%乙醇，静置5~10日。过滤，滤液回收乙醇后，加注射用水适量，加氯化钠搅拌溶解，置输液瓶中，115℃热压处理30分钟，冷藏2~5日，过滤至澄明，加入硫柳汞和吐温-80，搅拌溶解，加注射用水至3000mL，流通蒸气100℃灭菌30分钟，分装。

【功效】清热解毒，消肿退赤。

【主治】目赤肿痛，眵泪俱多，黑睛翳膜。

【按语】本方常用于各种急性结膜炎、角膜炎。滴眼次数视病情而定。

黄芩眼药水

【来源】《临床眼科学》

【组成】黄芩100g，蒸馏水适量。

【制法】将黄芩100g用蒸馏水冲洗干净，以适量蒸馏水煎煮1小时，滤出药液，药渣再加蒸馏水煎30分钟，滤出药液，与前次药液合并浓缩至150~200mL为止。然后加入95%乙醇（为药液2倍量），静放5~6小时后，间接加热蒸发乙醇，至无酒精味为止。滤出药液加入5%活性炭，煮沸，再加蒸馏水至1000mL，过滤后灭菌，pH为6.5。

【功效】清热燥湿，泻火解毒。

【主治】目赤肿痛，暴风客热，天行赤眼，凝脂翳，瞳神紧小。

【按语】黄芩能泻上焦肺火，除肠中湿热，为临床常用药物。可用于治疗流行性结膜炎、急性滤泡性结膜炎、角膜炎、巩膜炎等。

复方三黄眼药水

【来源】《眼科证治经验》

【组成】川黄连、黄芩、黄柏、龙胆、连翘、杭菊花、桑叶、秦皮、黄精各6g。

【制法】上药用水800mL，加热煮沸1小时，取出药液，过滤，再加水400mL，煮沸半小时，取出药液，过滤。将两次滤液合并，加热浓缩至200mL，加适量之月石，调节pH至7~8，再次过滤，然后隔水加热消毒。

【功效】清热解毒，祛风退翳。

【主治】白睛红赤肿胀，黑睛新翳骤生，瞳神紧小，眵泪色黄量多。

【按语】本方以清热解毒药为主组成，既可抗细菌，也可抗病毒；其中黄精补气养阴，药理实验证实，黄精水提液在体外对金黄色葡萄球菌及多种致病真菌均有抑制作用。故可用于细菌或病毒感染之结膜与角膜炎，也可作为急性前葡萄膜炎的辅助用药。滴眼次数视病情而定。

抗炎眼药水

【来源】《中草药制剂技术》

【组成】野菊花35g，金银花70g，蒲公英60g，黄芩60g，板蓝根20g，马尾连70g，尼泊金0.3g。

【制法】野菊花加去离子水，用水蒸气蒸馏，收集馏液850mL，药渣与其余中草药加水煎煮3次，每次1小时，过滤，合并滤液，浓缩至糖浆状，加2~3倍量95%乙醇搅拌，放置，过滤，滤液回收乙醇至无醇味，所得药液加注射用水适量，用氨水调pH至6.0~7.0，冷藏24小时，过滤，加入1%吐温-80，尼泊金搅拌，并与上述野菊花蒸馏液合并，加注射用水至1000mL，精滤，分装，流通蒸气灭菌30分钟。

【功效】清热解毒，消肿退赤。

【主治】眼睑肿胀，白睛红赤，星翳骤生，畏光流泪。

【按语】本方药物均为清热解毒药，其中马尾连味苦性寒，能清热燥湿，泻火解毒，含有小檗碱等成分，对肺炎双球菌、金黄色葡萄球菌均有抑制作用。眼科常用于细菌性或病毒性结膜炎、角膜炎。滴眼次数视病情而定。

鱼腥草眼药水

【来源】《中医眼科临床手册》

【组成】干鱼腥草1000g（鲜的加倍），吐温-80 20mL，氯化钠10g。

【制法】将鱼腥草按蒸馏法蒸馏成1980mL，加吐温-80及氯化钠，然后过滤，在100℃下灭菌30分钟，即得2000mL滴眼液，再以小瓶分装备用。

【功效】清热解毒。

【主治】白睛红赤，黑睛星翳。

【按语】本品药源广泛，清热解毒力强，药理实验证实，对多种细菌及流感病毒均有抑制作用，可用于急性卡他性结膜炎、流行性出血性结膜炎、流行性角结膜炎、春季角结膜炎。滴眼次数视病情而定。

黄连西瓜霜眼药水

【来源】《中医眼科学》1980 年

【组成】硫酸黄连素 0.5g，西瓜霜 5.0g，月石 0.2g，硝苯汞 0.002g，蒸馏水 100mL。

【制法】上药加热溶化，过滤分装，消毒备用。

【功效】清热解毒，明目退翳。

【主治】目赤生翳，椒疮颗粒累累，赤脉下垂，血翳包睛。

【按语】上药均具消炎杀菌作用，方中月石即硼砂，药理实验证实，对多种革兰阳性与阴性菌、浅部皮肤真菌有抑制作用。临床可用于急性结膜炎、沙眼、角膜血管翳、病毒性角膜炎等。滴眼次数视病情而定。

金菊蓝眼药水

【来源】《临床眼科学》

【组成】金银花 120g，菊花 120g，板蓝根 60g，蒲公英 60g。

【制法】将上药用蒸馏水洗净浸泡 10 分钟，然后煎煮 3 次，首次 45 分钟，后两次各 30 分钟，合并 3 次药液，滤过浓缩至 600mL，再加入 95% 酒精 1050mL，放置 3 天，过滤，回收酒精，净得药液 750mL。然后加氯化钠 6.75g，吐温 – 80 7.5g，尼泊金 2.25g，煮沸滤过，调 pH 为 6.0，最后加苯甲醇 7.5g 即成。

【功效】清热解毒。

【主治】目赤肿痛，眵泪俱多，黑睛星翳。

【按语】本方主要用于流行性角结膜炎、单纯疱疹病毒性角膜炎。滴眼次数视病情而定。

梅青眼药水

【来源】《临床实用眼科学》

【组成】青黛 100g，乌梅 50g，蒸馏水适量共制成 1000mL。

【制法】取乌梅加水 400mL，煮沸 2 小时，过滤，得滤液，再加水 400mL，煮沸 1 小时后，过滤，将两次滤液合并浓缩成浸膏状，然后加入 95% 乙醇 200mL 提取一次，再过滤，回收乙醇即得乌梅浸膏。另取青黛加入 900mL 蒸馏水中加热煮沸 15 分钟，布氏漏斗过滤，然后将乌梅浸膏分次溶于上述青黛液中，使 pH 成为 4.0 ~ 4.5 后，再加入 0.5g 尼泊金乙酯，稍加温溶解，另加蒸馏水至适量后过滤，置冰箱 2 ~ 3 日后再过滤，即得。

【功用】清热解毒。

【主治】聚星障，翳如秤星，或如树枝状，畏日羞明，疼痛流泪。

【按语】本方主要用于单纯疱疹病毒性角膜炎。每日滴眼4~6次。

紫草眼药水

【来源】杭州市第二人民医院院内制剂

【组成】紫草250g，硼酸11.25g，硼砂2.25g，尼泊金0.75g，蒸馏水750mL。

【制法】生药加水煮两次，浓缩至500mL，加95%乙醇约1500mL，使醇含量达60%~70%，室温下放置24小时过滤，弃滤渣，除去植物蛋白、淀粉、鞣质等杂质，滤液回收乙醇，水液中赶净乙醇（水浴100℃）加水至750mL，煮沸，于冰箱中放置，过夜，再取出过滤，滤液加辅助药及活性炭4g，煮沸5分钟过滤，调整至750mL，用3号垂熔漏斗过滤，调整pH，灌装，煮沸30分钟，放4℃冰箱保存备用。

【功效】清热解毒。

【主治】白睛红赤，黑睛星翳。

【按语】本品虽为清热凉血，活血解毒药，但药理实验证实紫草素有明显的抗炎作用，对单纯疱疹病毒、带状疱疹病毒亦有抑制作用。临床用于病毒性结膜炎、角膜炎、浅层点状角膜炎。每日滴眼6~8次。

三黄眼液

【来源】《中医眼科学》

【组成】川黄连、黄芩、黄柏各6g。

【制法】上药加水约800mL，煮沸约1小时，取出药液过滤；再加水400mL，煮沸半小时，取出药液过滤。将两次过滤液混合，加热浓缩至200mL左右，加适量月石，调pH至7左右，再过滤2次，高压消毒，加入0.001%硝基苯汞适量以防腐。

【功效】清热泻火解毒。

【主治】目赤肿痛，胬肉红肿，翳浮脆嫩，瞳神紧小。

【按语】本方清热解毒力强，主要用于细菌性结膜炎、角膜炎、进行性翼状胬肉，以及急性前葡萄膜炎之辅助用药。滴眼次数视病情而定，必要时可频频滴眼。

外障眼药水

【来源】《中医眼科学》

【组成】黄连15g，风化硝9g，硼砂0.6g，西红花1.5g。

【制法】上药加清水1500mL，煎30分钟，过滤两次后加防腐剂，瓶装备用。

【功效】清热解毒，活血消瘀。

【主治】眼睑红肿，白睛红赤，赤脉粗大，火疳结节，黑睛生翳，瞳神紧小。

【按语】本方可用于急性结膜炎、角膜炎、巩膜炎、前葡萄膜炎等外障眼病。一般每日滴眼4~6次。

胆麝眼药水

【来源】《眼病的辨证论治》

【组成】熊胆0.2g，麝香0.1g，薄荷0.5g。

【制法】将薄荷研成粗末，置有盖容器内，蒸馏水 1000mL 煮沸后，立即倒入盛有薄荷的容器内，严密加盖，热浸半小时，冷后以纱布滤去渣，为薄荷浸液。另以洁净乳钵，置入熊胆、麝香，加薄荷浸液 10～20mL，充分研磨，加入余下的薄荷浸液，用滤纸滤数次，至完全澄明，加蒸馏水 100mL，分装，封口，消毒备用。

【功效】清热退翳，祛风消肿。

【主治】目赤翳障，白膜侵睛。

【按语】本方主用于结膜炎、角膜炎。每日滴眼 4～6 次。

化铁丹眼药水

【来源】《眼科证治经验》

【组成】雄鸡化骨（脾脏）3 个，乌梅 3 个，杏仁 7 个，川椒（炒）9g，砂仁（炒）3g，风化硝 9g，胆矾 9g，青盐 3g，真铜绿 3g（或古铜钱 1 枚），新绣花针 3 支。

【制法】将以上各药用绢袋包裹，入磁瓶内，以蒸馏水 500mL 浸之，将瓶口封固，浸 7 日，以铁化为标志，过滤两次，消毒后应用。

【功效】收敛燥湿，化瘀止痛。

【主治】睑内椒粟颗粒丛生，赤膜下垂，血翳包睛。

【按语】本方系姚和清经验方。1959 年 3 月《中华眼科杂志》报道北京医学院第三附属医院眼科将该药用于临床，发现对沙眼疗效显著。但其 pH 为 2.2，对眼刺激大，经研究，配制硼酸缓冲液作为缓冲剂，调整 pH 为 7.6，滴眼无刺激性。其硼酸缓冲剂配制，即硼酸 0.2g，溶成 90mL，硼砂 0.05g，溶成 110mL，氯化钠 0.54g，共加水至 1000mL。将化铁丹眼药水与硼酸缓冲剂 1：4 比例配伍即可。每日滴眼 4～6 次。

重明眼药水

【来源】《眼科证治经验》

【组成】防风、川椒、龙胆、生甘草、细辛各 30g。

【制法】上药加蒸馏水 1000mL，加热煮沸，收蒸馏液 320mL 后，继续加热煮沸，去药渣，过滤，得滤液 320mL（如不到此数，再加蒸馏水）。然后将蒸馏液与滤液分别放在冰箱内冷藏，一周后取出滤液过滤，去除沉淀。以后再用上法反复过滤数次，得澄清液，与蒸馏水合并，并加防腐剂 0.05% 的尼泊金与 0.01% 的氧氰化汞（加热）。

【功效】祛风清热，燥湿止痒。

【主治】春夏奇痒，痒极难忍。

【按语】本方祛风止痒力强，常用于春季角结膜炎或其他过敏性结膜炎而痒甚者。每日滴眼 4～6 次。

立胜煎

【来源】《中医眼科学》

【组成】川黄连，黄柏，秦皮，甘草。

【制法】上药加水 300mL，煎 30 分钟中后过滤，浓缩至 150mL，再加缓冲溶液以消除刺激性。

【功效】清热解毒。

【主治】目赤肿痛，黑睛生翳，黄液上冲。

【按语】本方主用于急性结膜炎、细菌性角膜炎。每半小时滴眼 1 次。

龙脑煎

【来源】《普济方》

【组成】龙脑（冰片）0.3g，秦皮、防风、细辛、甘草、川黄连各 45g。

【制法】将上药捣罗为末，以水一大碗，浸药末三日三夜，煎滤去渣，再入蜜 120g，煎至 5~7 沸，入瓷瓶内盛，勿泄气，每用点眼。

【功效】祛风止痒，清热解毒。

【主治】目赤肿痛，目痒，火疳结节。

【按语】本方为传统方，药味不繁，组方合理。然须注意调整 pH 及加入防腐剂。可用于急性结膜炎、春季角结膜炎、巩膜炎。每日滴眼 4~6 次。

烧伤眼药水

【来源】《眼科学》

【组成】虎杖 500g，地榆 60g，金银花、十大功劳叶各 30g。

【制法】将上药加水煎至 1000mL，反复过滤，再加尼泊金防腐，将 pH 调至 4.5~5.5，灭菌即成。

【功效】清热解毒，行瘀止痛。

【主治】眼烧伤。

【按语】本品均为消炎杀菌药。其中地榆对实验性烫伤有显著收敛作用，能减少渗出，降低感染。可外搽眼睑，亦可滴眼，每日 4~6 次。

丁公藤眼水

【来源】《中国医学百科全书·中医眼科学》

【组成】丁公藤 2500g，尼泊金 0.5g，吐温 –80 10g。

【制法】取丁公藤饮片加水煎煮两次，每次 3 小时，合并煎液，滤过，滤液减压浓缩至 1:3，用 95% 乙醇处理 2 次，第 1 次使溶液中含醇量达 75%，第 2 次为 85%，每次均放置 24 小时后过滤。第 2 次回收乙醇后加蒸馏水至 800mL，搅拌，冷藏 48 小时滤过，滤液加活性炭 4g，煮沸 10 分钟滤过，测定溶液中固体含量（丁公藤提取物），乘热加入尼泊金、吐温 –80 溶解后放冷，用 10% 氢氧化钠调整 pH 为 7.3，添加蒸馏水，使每毫升中含丁公藤提取物 50mg，100℃ 灭菌 30 分钟，经 G_3 号垂熔漏斗精滤至澄明，灌封即得。

【功效】降压止痛。

【主治】眼压增高，眼球胀痛。

【按语】丁公藤味辛性温，有小毒，归肝、脾、胃经，能祛风除湿，消肿止痛，主治风湿痹痛。现代研究丁公藤所含包公藤甲素、丙素有显著的缩瞳作用；包公藤甲素具有拟 M－胆碱作用，可用于开角型或闭角型青光眼。每日滴眼 3~4 次。

蜂蜜眼药水

【来源】《眼病的辨证论治》

【组成】净蜂蜜 12.5mL，滴眼剂溶媒（尼泊金 A 0.229g，尼泊金 C 0.114g，蒸馏水加至 1000mL，加热溶解，用垂熔漏斗过滤后煮沸消毒，密封备用）87.5mL。

【制法】先将溶媒煮沸，立即将蜂蜜加入，充分溶化后放冷，滤去沉淀物，分装滴眼瓶中备用。

【功效】养阴润燥。

【主治】眼珠干燥。

【按语】本品能养阴润燥，并含多种营养成分，主治角膜结膜干燥以及慢性角膜炎。每日滴眼 3~4 次。

黄连滴眼液

【来源】《眼科临证录》

【组成】黄连 10g。

【制法】将黄连洗净，用蒸馏水 140mL 浸泡黄连数小时，然后小火煎沸 15 分钟，冷却，先用单层纱布过滤，再用 3~4 层纱布过滤，即成鲜黄色药液约 100mL，加氯化钠配成等渗液，再加少许防腐剂，经高压消毒即可。

【功效】清热解毒，退赤消肿。

【主治】目赤肿痛，眵泪如脓，黑睛翳障，瞳神紧小。

【按语】本品常用于各种急性结膜炎、角膜炎，亦可作为急性前葡萄膜炎的辅助用药。每日滴眼 6~8 次。

蒲公英滴眼液

【来源】《药剂学》

【组成】蒲公英 2000g，氯化钠 8g，硝酸苯汞 0.1g，95% 乙醇适量蒸馏水适量，共制成 1000mL。

【制法】取蒲公英加适量水煎煮两次，煎液合并，蒸发浓缩至糖浆液，加 95% 乙醇沉淀。第 1 次 2 倍量，除去沉淀后回收乙醇；第 2 次 3 倍量，除去沉淀后再回收乙醇至无醇味。提取物加 800mL 蒸馏水溶解，加入氯化钠 8g，硝酸苯汞 0.1g，使溶解，加 10% 氢氧化钠溶液调 pH 至 8.0，再加足量蒸馏水使全量达 1000mL，先用滤纸过滤，再用 3 号垂熔漏斗滤过至澄明，灌装于输液瓶中，100℃ 流通蒸气灭菌 30 分钟。取出后放置 24 小时，检查澄明度，合格后在无菌操作条件下分装于无菌滴眼瓶中，即得。

【功效】清热解毒。

【主治】目赤肿痛，眵泪如脓，黑睛新翳。

【按语】本品主要用于细菌性结膜炎、角膜炎，每15~20分钟滴眼1次。

螃蜞菊眼液

【来源】《湖南衡阳眼科资料选编》

【组成】螃蜞菊鲜草50kg。

【制法】取螃蜞菊洗净，置容器内加水浸过药面，加热煮沸1小时，压渣过滤，将滤液浓缩至10 000mL，静置48小时以上，滤取上清液，加热浓缩成1:50膏状物，放冷。于膏状物内加95%乙醇，使其含量达65%，静置48小时以上，滤取上清液，减压回收乙醇，制成1:50流浸膏。于流浸膏内加20%中性醋酸铝至沉淀析出，过滤，滤液置水浴上加热，去净硫化氢。滤液加蒸馏水稀释至10 000mL，加入0.5%活性炭，置70~80℃加热半小时，放冷，置冰箱冷冻24小时后，过滤除炭。滤液再加0.5%活性炭，置70~80℃加热半小时，过滤除炭，滤液用5%氢氧化钠调pH至7.0~7.5。加新鲜蒸馏水至50 000mL，通过2个G_3滤球精滤，灌瓶封装。100℃流动蒸气灭菌1小时即成。

【功效】清热解毒。

【主治】目赤肿痛，眼睑红肿，眵泪俱多，黑睛星翳。

【按语】本品主要用于流行性角结膜炎、急性卡他性结膜炎。滴眼次数视病情而定。分泌物多者，可频频滴眼。

昆布滴眼液

【来源】《医院制剂》

【组成】昆布1g，氯化钠0.9g，尼泊金乙酯0.05g，蒸馏水适量共制成1000mL。

【制法】将昆布洗净切碎后用乙醇约30mL，浸泡24小时后，过滤，再用约20mL乙醇浸泡1次，合并两次醇液，回收乙醇至无醇味，然后加入氯化钠、尼泊金乙酯，再加适量热蒸馏水至100mL，搅匀，过滤，至澄明，即得。

【功效】退翳除障。

【主治】圆翳内障早期。

【按语】本品为化痰软坚药。局部滴用治疗年龄相关性白内障早期，可能与本品含碘有关。每日滴眼4~6次。

大青叶浸眼剂

【来源】《新医学》1973，12期

【组成】大青叶250g。

【制法】将大青叶加水5000mL，煮沸1小时，残渣再加水5000mL，煮沸1小时，合并两次煎液，浓缩至125mL，冷却，加95%乙醇375mL，混匀，放置24小时，滤纸过滤，挥尽乙醇，加生理盐水1000mL，再加防腐剂氰氧化汞，使其浓度为1:15 000，用10%氢氧化钠调pH至7.0，滤纸过滤，加盖密封，蒸气消毒后备用（每毫升相当于生药 0.25mg）。

【功效】清热解毒。

【主治】目赤肿痛，泪多眵少，星翳骤生。

【按语】本品为清热解毒药，用于急性结膜炎以滴眼为主，滴眼次数视病情而定。用于病毒性角膜炎，可将本品 5mL 浸泡角膜 15~20 分钟，每日 1 次，可连续进行。

复方大青叶眼浴剂

【来源】《眼病的辨证论治》

【组成】复方大青叶注射液（由大青叶、金银花、草河车、大黄、羌活配制而成）6mL，25％葡萄糖 40mL，2％普鲁卡因 4mL，核黄素注射液 4mL（内含核黄素 10mg）。

【制法】将上安瓿锯开后，用注射器抽取，注入消毒盐水瓶内，加灭菌生理盐水至 100mL，密封备用。

【功效】清热解毒。

【主治】眼干涩，黑睛星点翳障。

【按语】本品主要用于浅层点状角膜炎，以本品 5mL 左右浸泡角膜，每次 5 分钟，每日 1 次，可连续进行。

桑菊祛风汤

【来源】《中医眼科学》

【组成】桑叶，菊花，金银花，防风，当归尾，赤芍，黄连。

【制法】上药共煎 20 分钟，纱布过滤后备用。

【功效】祛风清热解毒。

【主治】目赤肿痛，眵泪俱多。

【按语】本方为外洗方，主要用于急性结膜炎、角膜炎而分泌物多者。可用消毒纱布蘸药液清洗眼部，每日 3~4 次。

洗眼方

【来源】《太平圣惠方》

【组成】黄连、黄柏、秦皮各 30g，细辛 10g，青盐 15g。

【制法】上药剉细，水煎，过滤去渣。

【功效】清热退翳，祛风止泪。

【主治】黑睛翳膜，红赤肿痛，眵泪均多。

【按语】本方为角膜炎常用的外洗方，尤以细菌性角膜炎为宜。可以将上药用 2000mL 水煎煮，采用先熏后洗的方法，每日 2~3 次。

桑明液洗剂

【来源】《韦文贵眼科临床经验选》

【组成】霜桑叶 10g，元明粉 5g。

【制法】上药加水 500mL，煮沸 5 分钟后澄清过滤，取汤温洗眼部。

【功效】祛风消肿，退赤止痒。

【主治】目赤肿痛，痒涩羞明，眵泪俱多。

【按语】本方为外障眼病之常用外洗方，如急性卡他性结膜炎、流行性出血性结膜炎、春季角结膜炎、细菌性角膜炎等均可用此方外洗，每日 2~3 次。

经验洗眼散

【来源】《银海精微》

【组成】大黄、山栀子、防风、羌活、川芎、甘草、薄荷各等分。

【制法】将上药用 500mL 水煎，煮沸 15 分钟，纱布过滤。

【功效】清热泻火，祛风止痛。

【主治】目赤疼痛，眼睑红痛，眵泪如脓，痒涩不适。

【按语】本方由祛风与清热药组成。主要用于风热所致的急性卡他性结膜炎、流行性角结膜炎。以本药液外洗，也可熏洗，每日 2~3 次。

二圣散

【来源】《眼科阐微》

【组成】明矾 3g，胆矾 3g，大枣 10 枚。

【制法】将上药用水 3000mL，煎沸 15 分钟，纱布过滤。

【功效】敛湿止痒。

【主治】睑弦赤烂。

【按语】本方由敛湿止痒等药组成，主治溃疡性睑缘炎。因方中胆矾含硫酸铜，浓度不宜过高，以 1：1000 溶液为宜。每次用 100mL 洗眼睑边缘部，不宜入眼内，每日 1~2 次。

清上止痛熏目方

【来源】《慈禧光绪医方选议》

【组成】甘菊花 6g，桑叶 6g，薄荷 3g，赤芍 10g，僵蚕（炒）6g。

【制法】上药用 500mL 水，煎煮 15 分钟，过滤去渣。

【功效】祛风止痒。

【主治】目痒，甚至痒极难忍。

【按语】本方常用于春季角结膜炎、过敏性结膜炎。可先熏后洗，每日 2~3 次。

二、眼用粉剂

本类方剂是将药物研成极细腻的粉末制剂。我国药典规定，眼药粉剂应在清洁避菌的环境配制，要求配制的用具、药品及成品都灭菌处理，粉剂的细腻程度，必须通过 200 目筛，才符合眼药粉的要求。

配制方法：先将药物按照要求进行炮制，然后进行粉碎。粉碎的方法有单味药粉碎与多味药混合粉碎；有干法粉碎与水飞法粉碎。所谓水飞法粉碎，即将不溶于水的药物加适量清水或药液充分研磨，至一定程度时再加较多的水或药液，充分搅匀后细粉即悬浮于上面，粗粉沉在下面，即将混悬液倾出，余下的粗粉依上法反复进行，直至药粉全部研磨完为止。经沉淀后倾去上清液，余下的湿粉经凉晒或烘干。最后将药粉混合研磨过筛，经灭菌处理即成。现将眼科常用的粉剂介绍于下，也包括外敷、外搽、嗜鼻、吹耳等粉剂。

八宝眼药

【来源】《中华人民共和国药典》1977 年

【组成】炉甘石（三黄汤飞）300g，冰片 20g，珍珠 9g，硼砂（炒）60g，麝香 9g，熊胆 9g，地栗粉 200g，朱砂 10g，海螵蛸（去壳）60g。

【制法】以上 9 味，珍珠、朱砂分别水飞或粉碎成极细粉；海螵蛸、硼砂粉碎成极细粉；将麝香、冰片、熊胆研细，与上述粉末及地栗粉、炉甘石粉末配研，过 9 号 200 目筛，混匀，即得。

【功效】清热退翳，明目除障。

【主治】畏光流泪，目赤肿痛，新老翳膜，火疳结节，瞳神干缺。

【按语】本方既治外障，又治内障，既可清热，又可退翳。主要用于翼状胬肉、角膜云翳、斑翳、沙眼角膜血管翳、巩膜炎、慢性前葡萄膜炎、早期白内障、泪囊炎等。每日点眼 2~3 次，每次闭目片刻。

马应龙眼药

【来源】《中药制剂手册》

【组成】炉甘石（煅）270g，麝香 4.5g，珍珠（豆腐制）3.6g，熊胆 5.1g，硇砂（制）2.7g，冰片 7.2g，硼砂 5.4g，琥珀 4.5g。

【制法】各药单放，分别研成细末，过 120~140 目筛。取珍珠细粉置乳钵内，依次与硇砂、硼砂、琥珀、麝香、熊胆细粉配研均匀。将冰片细粉陆续加入，充分研匀后，再陆续加入炉甘石细粉，和匀过 200 目筛，分装，封存。

【功效】明目退翳，消肿止痛。

【主治】宿翳初结，胬肉攀睛。

【按语】本方常用于角膜云翳、斑翳、血管翳，翼状胬肉等外障眼病。每日点眼 3 次，每次用玻璃棒蘸药少许点于内眦处，闭目片刻。

白敬宇眼药

【来源】《中药制剂手册》

【组成】珍珠（豆腐制）15g，麝香 7.5g，熊胆 60g，冰片 510g，硇砂（制）3g，炉甘石（煅）515g，石决明（煅）300g，海螵蛸 282g。

【制法】珍珠、冰片、麝香、熊胆分别单包，将上四味药分别研成极细粉。将硇砂、炉甘石等四味药共研成极细粉，过 120~140 目筛。先将麝香细粉置乳钵内，依次与熊胆、珍珠配研均匀，过200目筛，分装，密封。

【功效】明目除障，消肿止痒。

【主治】风弦赤烂，胬肉攀睛，翳膜遮睛。

【按语】本方可用于慢性睑缘炎、翼状胬肉、角膜云翳、斑翳、血管翳等外障眼病。每日点眼3次，每次用玻璃棒蘸药少许，点于内眦处，闭目片刻。对于慢性睑缘炎，可将药直接涂于患处。

鹅毛管眼药

【来源】《常用中成药》

【组成】麝香4.5g，珍珠、熊胆、琥珀各10g，冰片27g，炉甘石270g，硼砂2.7g（甲组药）；青葙子、谷精草、知母、金银花、山栀子、木贼、枸杞子、黄芩、白菊花、荆芥、密蒙花、桑叶、蔓荆子、决明子、黄柏、苦丁茶（炒）、枳壳、甘草、玄参、连翘、茯苓、蚕沙、天花粉、苍耳草、龙胆、牡丹皮、石菖蒲、大黄、生地黄、车前子、当归、赤芍、防风、青蒿、黄连、望月砂、薄荷、刺蒺藜各10g（乙组药）。

【制法】将甲组药研成极细腻粉末。将乙组药水煎，过滤去渣，浓缩成膏。药粉与药膏相和，作成条剂，晒干收贮。

【功效】祛风清热，退赤消肿，敛湿止痒，退翳除障。

【主治】睑边疮疖，睑弦赤烂，白睛红赤，胬肉攀睛，火疳结节，翳膜遮睛，瞳神紧小。

【按语】本方由甲、乙两组药组成，计45味。甲组药以退翳消膜、除障明目为主；乙组药以祛风清热、退赤消肿、解毒活血、除湿止痒、升散利窍为主。其中多种药物既能抑制细菌，也能抑制病毒。可用于睑缘炎、睑腺炎、眼睑湿疹、结膜炎、巩膜炎、翼状胬肉、角膜云翳、斑翳、慢性前葡萄膜炎等多种外障眼病。用时可用生理盐水将药调成糊状或用干粉，点少许于内眦处；眼睑病变，可直接涂于患处。一般每日点眼3次。

一绿散

【来源】《审视瑶函》

【组成】芙蓉叶、生地黄各等分。

【制法】上二味共捣烂或研细末。

【功效】清热解毒，凉血消肿。

【主治】睑赤肿痛，或跌仆伤损。

【按语】本方常用于眼睑脓肿、睑边疖之未溃期，或眼睑外伤，瘀血肿胀，重坠难睁。用时可用鸡蛋清调药粉外敷，也可用鲜品捣烂外敷。每日1次。

珠黄散

【来源】《中医眼科学》

【组成】珍珠粉2.1g，犀黄3g，朱砂2.1g，麝香2.1g。

【制法】 先将上药前三味共研极细末，再与麝香共研，试舌上无渣为度，瓷瓶收贮。

【功效】 清热退翳。

【主治】 翳膜遮睛，混睛翳障，火疳结节，瞳神干缺。

【按语】 本方主要用于角膜炎后期及初结云翳、深层角膜炎、巩膜炎、慢性前葡萄膜炎。每日点眼 3~4 次。

犀黄散

【来源】 《中医眼科学》

【组成】 西月石粉 15g，冰片 9g，麝香 0.9g，犀黄 1.2g。

【制法】 上药共研极细末，试舌上无渣为度，瓷瓶收贮。

【功效】 清热明目。

【主治】 赤膜下垂，血翳包睛，黑睛云翳。

【按语】 本方常用于沙眼、沙眼角膜血管翳、角膜云翳、斑翳，或角膜炎后期。每日点眼 3~4 次。

退云散

【来源】 《眼科临证录》

【组成】 冰香散 10g，地塞米松 13mg。

【制法】 冰香散的制法：制甘石 60g（甲组药）；黄柏、黄芩、黄连、防风、蝉蜕、白芷、羌活、薄荷、川芎、白菊花、荆芥、当归、大黄、赤芍、连翘、木贼各 3g（乙组药）；海螵蛸 6g，荸荠粉 9g，冰片 7.5g，西黄 0.6g，珠粉 1.2g，熊胆 0.6g，淡硇砂 0.3g，朱砂 3g，蕤仁霜 3g，麝香 0.75g（丙组药）。先将乙组药 16 味，用清水数碗煎汁去渣，然后将甲组药浸入乙组药汁内，日光下晒干，然后磨至极细，用 200 目筛筛过，方可应用，否则易伤角膜。最后将丙组药加入，自晨至暮要在一天内研细，以免泄气。制成后装入玻璃瓶内密封。将冰香散与地塞米松拌匀研细，用小玻璃瓶分装密封。

【功效】 祛风清热，退翳明目。

【主治】 翳膜遮睛，火疳结节，瞳神紧小。

【按语】 本方为中西结合药物组成。冰香散药味繁多，达 20 余味，集祛风、清热、退赤，消翳、除膜、磨障诸药于一炉，再加上地塞米松能抑制结缔组织增生，减少瘢痕形成，因此其适应范围广泛，用于角膜云翳、斑翳、角膜血管翳、硬化性角膜炎、深层角膜炎、巩膜炎、慢性前葡萄膜炎等。每日点眼 3 次，点眼时用小玻璃棒蘸药少许（约 1/3 芝麻大小），点于内眦处，闭目片刻。

炉硝散

【来源】 《中医眼科学》

【组成】 羌活、防风、黄芩、菊花、蔓荆子各 9g，川芎、白芷各 6g，炉甘石 15g，火硝 1.8g，冰片 0.3g。

【制法】将前 7 味煎成浓汁，去渣浓缩成糊状；将后 3 味研成极细末，过 200 目筛，然后将药粉置入糊状液中，共研调匀，瓶装备用。

【功效】消障除膜，祛风清热。

【主治】胬肉攀睛。

【按语】本方主治进行性翼状胬肉，但本药刺激性大，用时可先滴 1% 丁卡因 1~3 次，每次 1 滴，然后用玻璃棒蘸药少许，涂于胬肉表面，每日 2 次，5 日为 1 个疗程。

荸荠退翳散

【来源】《中医眼科学》

【组成】硼砂 30g，冰片 6g，麝香 1g，荸荠粉 155g。

【制法】先将硼砂、冰片、荸荠粉研成极细末，过 9 号 200 目筛，再与麝香同研混匀，即得。

【功效】退翳明目。

【主治】翳膜遮睛，视物昏暗。

【按语】本方以退翳为主，清热力次于八宝眼药，主要用于角膜云翳、斑翳、沙眼角膜血管翳，也可用于深层角膜炎。每日点眼 2~3 次。

如意金黄散

【来源】《医宗金鉴》

【组成】大黄、黄柏、姜黄、白芷各 250g，天南星、陈皮、苍术、厚朴、甘草各 100g，天花粉 500g。

【制法】上药共研细末，过 120 目筛，瓶装备用。

【功效】清热解毒，散结消肿，燥湿化痰。

【主治】眼睑红肿，痰核硬结。

【按语】本方为外科常用外用药，主治疮疖肿毒。眼科取其清热解毒、散结消肿等作用，常用于眼睑蜂窝织炎，睑边疖，睑板腺囊肿并发感染。用时将药粉以生理盐水或茶水或凡士林调匀，以纱布隔垫敷患处，注意药粉勿掉入眼内，每日 1 次。

明目清凉散

【来源】《韦文贵眼科临床经验选》

【组成】西月石 60g，冰片 6g，麝香 0.6g。

【制法】先将西月石研细，砂锅内炒至松为度，用纸包裹，放在土上去火气，10 天即成。以制过的西月石 15g，与冰片、麝香和匀共研约 2 小时，然后加入其余之月石，共研极细无声，过 200 目筛。瓷瓶收贮备用。

【功效】清凉明目，退翳除障。

【主治】翳膜遮睛、赤脉胬肉。

【按语】本方可用于角膜云翳、斑翳、血管翳、慢性结膜炎、翼状胬肉等外障眼病。每日点眼 3 次。

紫金锭

【来源】《片玉心书》

【组成】雄黄 30g，朱砂 30g，麝香 9g，五倍子 90g，红芽大戟 45g，山慈菇 90g，续随子肉（去油）30g。

【制法】上药共研细末，用糯米粉打糊作锭，每锭重 0.3g。

【功效】清热解毒，消痈散结。

【主治】眼睑疮疖，胞生痰核，睑肤湿烂，睑弦赤痒。

【按语】本方又名太乙紫金丹。以清热解毒著称，外科用于疮疖肿毒。眼科用于睑脓肿、睑边疖、眼睑湿疹、睑缘炎、睑板腺囊肿、慢性泪囊炎等感染性病变。用时将紫金锭以茶水调成糊状，外搽患处，每日数次，不可入眼。

涩化丹

【来源】《中医眼科六经法要》

【组成】赤石脂 300g，炉甘石 180g（甲组药）；薄荷 30g，麻黄 30g，僵蚕 30g，北细辛 15g，蔓荆子 30g，紫草 21g，黄连 30g，龙胆 12g，芦荟 3g，草乌 12g（乙组药）；空青石 30g，珊瑚 9g，琥珀 6g，上血竭 3g，珍珠 1.5g（丙组药）。

【制法】将甲组药研为极细末；将乙组药水煎去渣；再将甲组药浸入乙组药液中，绵纸封贮药器口，日晒夜露，待干备用；将丙组药研成极细末，过 200 目筛。其中珍珠必须用穿孔者，还须塞入白豆腐内，加水煮 2 小时，方能取出研末合药。最后将已制的甲组药与丙组药混匀，瓶装备用。

【功效】退翳除障。

【主治】黑睛翳膜，胬肉攀睛。

【按语】本方主要用于角膜云翳、斑翳、血管翳、翼状胬肉。若翳膜、胬肉肥厚者，于上方中可加硇砂少许，共研极细末，用玻璃棒蘸药少许，点于内眦或胬肉上，闭目片刻，每日 3 次。

飞熊丹

【来源】《目经大成》

【组成】雄精（即雄黄上品）12g，元明粉 9g，硼砂 6g，熊胆 3g，冰片 1.5g。

【制法】雄精研细水飞，各药分别研成极细末，再混匀共研，试舌上无渣为度，瓶装密封备用。

【功效】清热解毒，消肿退红。

【主治】目赤肿痛，赤脉贯睛。

【按语】原著谓本方主治天行赤热症。常用于急慢性结膜炎、沙眼。用时将玻璃棒蘸药少许，点于内眦处，每日 2~3 次。

嗜鼻碧云散

【来源】《原机启微》

【组成】鹅不食草 6g，青黛、川芎各 3g。

【制法】上药共研细末，过 120 目筛，瓶装密封。

【功效】取嚏祛邪。

【主治】目赤羞明，隐涩疼痛，风热鼻塞。

【按语】本方是以辛香走窜，通窍散邪药物组成。用时将药粉以管吹入鼻内少许，或将药粉用布裹塞入鼻前庭，一般即见打喷嚏、流浊涕，以达到取嚏祛邪的目的。其作用机制，《原机启微》比作"如开锅盖法，使邪毒不闭，令有出路"。适用于浅层角膜炎、角膜基质炎、急性前葡萄膜炎，同时兼有头痛鼻塞者。但对于角膜溃疡将欲穿孔者禁用，以免喷嚏频作，震破角膜。其用药次数，一般每日 3 次。但原著强调"宜常嗜以聚其力"，可不拘时，以泪出为度。

通窍散

【来源】《审视瑶函》

【组成】朱砂 10g，珍珠、琥珀各 6g，麝香 3g，玛瑙 4.5g，冰片 1.5g。

【制法】上药共研极细末，瓶装密封。

【功效】开窍祛邪。

【主治】痘后生翳。

【按语】本方主治痘毒性角膜炎，用时将药粉少许吹入外耳道，一般每日 1 次，次日清除旧药再吹。《审视瑶函》认为，"若翳在右目吹左耳，翳在左目吹右耳，若两目有翳即吹两耳。盖以吹耳能通心肺二窍之故也。"

三、眼用膏剂

本类方剂是将药物制成极细腻的眼膏。配制眼膏所用的器械、容器均须经灭菌处理，操作人员必须遵守无菌操作制度。所用容器不能与药物及基质发生理化反应。

配制方法：眼膏是由药物与基质组成。药物多经提取、精制、浓缩成稠膏状；如为不溶性药物，应按眼药粉剂要求，研成极细腻粉末，过 200 目筛备用。基质要求纯净细腻，稠度适宜。西医学有比较固定的基质，按《药典》规定，由凡士林 8 份，羊毛脂 1 份，液状石蜡 1 份组成。在中医学里，常用的基质药物有蜂蜜、药物稀膏、药油、药汁、胆汁、乳汁等，但应注意防腐与灭菌。最后将药物与基质用研和法或热熔法混合均匀即成。

现将眼科常用的膏剂介绍于下，也包括外涂眼睑、摩顶等膏剂。

胆汁二连膏

【来源】《眼病的辨证论治》

【组成】川黄连 1g，胡黄连 1g，牛胆汁 50mL，精制蜂蜜 50mL。

【制法】先将川黄连、胡黄连洗净晒干，捣烂为粗末，加蒸馏水适量，煎两次，集两次煎出液，放冷后滤纸滤过，滤出液盛于蒸发器皿中，加入牛胆汁、蜂蜜，混合均匀后在重汤锅上蒸发至全量为 50mL，测定 pH，酌加硼砂、硼酸、精制食盐、冰片，使之呈中性，以减少点眼时的刺激性。消毒，密封备用。

【功效】清热解毒。

【主治】目赤翳膜，疳积上目。

【按语】本方能抗菌消炎，还能养阴润燥。主要用于各种角膜炎、角膜软化症之干燥期、慢性结膜炎、睑缘炎等。每日点眼 1~3 次，涂于结膜囊内。

清凉眼药膏

【来源】《中华人民共和国药典》

【组成】熊胆 5g，冰片 20g，薄荷脑 3g，西瓜霜 20g，硼砂 10g，炉甘石 50g，凡士林 620g。

【制法】将冰片、薄荷脑分别粉碎成极细粉；炉甘石煅红后，用黄连 5g 煎汤水飞成极细粉；熊胆、硼酸、西瓜霜粉碎成极细粉，与炉甘石粉末配研，过筛，混匀。将凡士林加热至 150℃约 1 小时，滤过，冷至约 90℃时加入熊胆等粉末，研匀，待温度下降至 60℃时加入冰片、薄荷脑，搅匀，即得。

【功效】清热退赤，退翳明目。

【主治】白睛红赤，胬肉壅肿，火疳结节，黑睛翳障。

【按语】本方为眼科常用药物组成，既能祛风清热，解毒退赤；又能退翳消膜，除障明目。常用于急慢性结膜炎，翼状胬肉进行期，浅层角膜炎，深层角膜炎，角膜云翳、斑翳、血管翳、巩膜炎等。每日点眼 2~3 次，涂于结膜囊内。

穿心莲眼膏

【来源】《全国中草药新医疗法展览会资料汇编》

【组成】穿心莲浓缩液 50g，苯扎溴铵 2g，加适量黄凡士林、无水羊毛脂共 1000g。

【制法】取穿心莲 200g 水煎，煎液加适量 95% 乙醇，静置过滤，滤液回收乙醇，浓缩至 50g，65℃左右保温备用。取无水羊毛脂 1 份，黄凡士林 9 份，加热熔融，乘热用粗滤纸置保温滤斗中滤过，于 150℃干热灭菌 1 小时，置乳钵中 60℃保温。将穿心莲浓缩液、苯扎溴铵逐渐加入乳钵中，边加边搅拌，充分研匀，放冷即成。

【功效】清热解毒。

【主治】目赤肿胀，黑睛星翳，羞明流泪。

【按语】本品能抗菌消炎，用于细菌性感染，如急性卡他性结膜炎、细菌性角膜炎。每日点眼 3 次，或于临睡前点眼 1 次，涂于结膜囊内。

胆蜜眼药膏

【来源】《眼病的辨证论治》

【组成】羊胆汁或牛胆汁净蜂蜜等量。

【制法】将胆汁、蜂蜜混合置于浅皿中，水浴加热蒸发水分至厚糊状。每10g加硼酸、硼砂各0.6g，冰片0.1g（共研成细粉调入），研匀，密贮备用。

【功效】清热解毒，养阴润燥。

【主治】黑睛翳障，疳积上目。

【按语】本方主要用于细菌性角膜炎、暴露性角膜炎、角膜软化症之干燥期、慢性结膜炎。一般每日点眼3次，涂于结膜囊内。

五胆膏

【来源】《医宗金鉴》

【组成】猪胆汁、黄牛胆汁、羊胆汁、鲤鱼胆汁各7.5g，白蜜60g，胡黄连、青皮、川黄连、熊胆各7.5g。

【制法】将胡黄连、青皮、川黄连研极细末，过200目筛；熊胆研极细末；然后将上述诸药共研和匀，入瓷瓶内，封固，坐饭上蒸，待饭熟为度。

【功效】清热退翳，散结消滞。

【主治】黑睛翳障，火疳结节，白膜侵睛。

【按语】本方可用于巩膜炎、硬化性角膜炎、泡性角结膜炎。一般每日点眼3次，涂于结膜囊内。

光明眼膏

【来源】《中医眼科学》

【组成】炉甘石50g，冰片15g，硼砂10g，黄连素5g，白芷10g。

【制法】先将炉甘石、白芷研末，过120目筛；弃渣取粉，再与其他药共研极细末，过200目筛，然后用凡士林100g研匀，瓶装备用。

【功效】清热退翳。

【主治】风热翳障，目赤疼痛。

【按语】本方主要用于角膜炎、浅层巩膜炎、急慢性结膜炎、翼状胬肉进行期。每日点眼3次，涂于结膜囊内。

大蒜油眼膏

【来源】《眼病的辨证论治》

【组成】紫皮大蒜（去皮）5～10g。

【制法】将大蒜洗净晾干，捣烂，半小时后加乙醇适量浸渍，并充分振荡约1小时，放置沉淀。以注射器抽取上层乙醇溶液，放在蒸发皿中，让乙醇自行挥发（或水浴促其挥发），待无乙醇味后，剩下的油状液即大蒜油（每10g大蒜可得大蒜油约1mL）。取大蒜油0.1mL，加入消毒的眼膏基质（凡士林90g，无水羊毛脂10g，混合放入蒸发皿或其他容器中，加热熔化后将溶液乘热用粗滤纸或纱布过滤，滤液用150℃干热灭菌1小时，密贮备用）中充分混匀即成。在配制过程中，必须无菌操作。

大蒜油无色，不稳定，易失效，需新鲜配制。

【功效】解毒退翳。

【主治】黑睛新翳。

【按语】大蒜油能抗菌消炎，对细菌、真菌等均有抑制作用，且紫皮大蒜比白皮大蒜作用强。可用于细菌性角膜炎及真菌性角膜炎，每日点眼 1~2 次，涂于结膜囊内。

红眼膏

【来源】《中医眼科学》

【组成】朱砂 3g，冰片 10g，生月石 10g，制甘石 50g，海螵蛸（去壳）10g。

【制法】将上药共研极细末，过 200 目筛，用凡士林 100g 研匀，瓶装备用。

【功效】退红消肿，除翳明目。

【按语】本方主要用于急性结膜炎、沙眼、角膜炎后期，或角膜云翳、斑翳。每日点眼 3 次。

金丝膏

【来源】《审视瑶函》

【组成】黄连 60g，龙胆 30g，大黄 30g，黄柏（去皮）30g，当归 30g，山栀仁 30g，乳香（去油研）、硼砂（明者）、灯心草各 7.5g，青竹叶 100 片，大枣（去核）20 枚。

【制法】用水盖住药面，浸 1 时辰（2 小时）取出，用慢火煎熬，不令大沸，候渣尽汁出，下火放冷，用绢绞取汁，于无风尘处，澄 1 时辰，去渣，再用慢火煎熬令减半，入白蜜 250g 同搅，将有蜜者，挑起有丝则止，放冷，再以夹绢袋滤过，用瓷瓶盛之。每取一茶匙许，研龙脑一字，极细，入膏同研一二千遍，令匀待用。

【功效】祛风清热，退红消肿，活血行瘀。

【主治】风热目赤肿痛，黑睛翳障骤生。

【按语】本方主要用于各种急性结膜炎及角膜炎初起等外障眼病。每日点眼 3 次，取少许涂于结膜囊。原著"每取一茶匙许，研龙脑一字"，古代铜钱表面有四字，所谓一字即用铜钱挑取覆盖一字面积之龙脑，今之 0.5~1g。

七宝膏

【来源】《一草亭目科全书》

【组成】珍珠 9g，熊胆 10g，石决明 15g，琥珀 10g，水晶 15g，龙齿 5g，龙脑 4g。

【制法】将上药共研细末，用水 1000mL，煎至 500mL，去粗末再煎至 200mL 左右，纱布过滤，入净白蜜 18g，和为膏，瓶装备用。

【功效】清肝热，退翳障。

【按语】本方 7 味药称为七宝，以退翳除障为长，可用于角膜炎后期，或已结角膜云翳、斑翳、血管翳。每日临睡前点眼 1 次。原著谓夜卧后点之，且不可点。

琼液膏

【来源】《审视瑶函》

【组成】熊胆、牛黄、硼砂、蕤仁肉（去壳皮）、黄连各 3g，龙脑 1.5g，蜂蜜 30g。

【制法】将熊胆、牛黄、蕤仁肉、黄连四味，用水 1000ml 煎熬，煎至 500mL，以重绵纸滤过去渣，入蜂蜜，用文武火熬至紫金色，蘸起牵丝为度，继入硼砂、龙脑研极细末，入瓷罐内封固，入土埋 7 日出火气，备用。

【功效】清热退翳，消肿止痛。

【主治】目赤肿痛，黑睛翳膜。

【按语】本方能抗菌消炎，主要用于急性或慢性结膜炎，角膜炎或角膜炎后期，初结云翳。用时取少许点于目内眦，闭目片刻，每日点眼 2~3 次。

鸡蛋黄油膏

【来源】《中医眼科学》

【组成】鸡蛋黄 1~3 枚，制甘石、冰片各少许。

【制法】先将制甘石、冰片研成极细末，再将鸡蛋黄置铜铫内，以文火煎熬，色黑如油，然后再将药粉与油和匀，备用。

【功效】收湿止烂，润燥止痛。

【主治】睑肤湿烂，睑弦赤烂。

【按语】本方主用于眼睑慢性湿疹、慢性睑缘炎。用时将药涂搽于患处，每日2~3 次。

铜绿膏

【来源】《秘传眼科纂要》

【组成】生铜绿 9g。

【制法】将铜绿研成细末，以生蜜调涂于粗碗内，将碗翻转，烧艾烟熏至焦黑为度，取起冷定，以乳汁调匀放饭上蒸过，备用。

【功效】收湿敛疮。

【主治】睑弦赤烂，睑肤顽癣。

【按语】本品主要含碱式碳酸铜。主用于溃疡性睑缘炎、眼睑真菌感染。用时将本品涂患处。每日 2~3 次。

青黛软膏

【来源】《医院制剂》

【组成】青黛 6.4g，滑石粉 128g，酚 2g，石膏 128g，黄柏 64g，甘油 2g，凡士林适量，共制成 1000g。

【制法】将黄柏研细，过 100 目筛，然后与青黛、石膏、滑石粉混研，另取酚置乳钵中加甘油研磨溶解，加适量凡士林混匀后，与以上各药混合，再加适量凡士林至

1000g，研匀即得。

【功效】清热解毒，收湿敛疮。

【主治】睑肤疮痍，渗水糜烂。

【按语】本方主要用于急慢性眼睑湿疹。用时将膏涂于患处，每日 2～3 次。

摩顶膏

【来源】《秘传眼科龙木论》

【组成】子鹅脂 30g，牛酥 30g，木香 30g，盐花 45g，朱砂 0.3g，龙脑 0.3g。

【制法】将上药捣罗为末，以子鹅脂、牛酥和成膏。

【功效】芳香宣窍，行气止痛。

【主治】外障眼病兼头痛者。

【按语】本方是一种辅助用药。用时将药膏置于掌心，拨开头发，在头顶上来回摩擦，少则几十遍，多则几千遍，使药力浸入毛孔中，以使脑中清凉，还兼有按摩作用。每日 1～2 次。

第三节　中药新药

近年来，我国医药工作者，根据中药新药研究指南，以中医药理论为指导，运用现代科学技术和手段，在眼科领域研制开发了一批中药制剂，已获得国家食品药品监督管理局批准并生产上市，常用的有以下数种。

一、眼局部药物

近几十年来，随着眼科用药需求的逐渐增长，中药类眼科局部新药也在逐渐增多。常用的包括滴眼液、眼膏、散剂。

复方熊胆滴眼液

【组成】熊胆粉　天然冰片

【功效】清热降火，退翳明目。

【主治】肝火上炎、热毒伤络所致的白睛红赤、眵多、羞明流泪。

【按语】可用于治疗急性细菌性结膜炎、流行性角结膜炎。

熊胆黄芩滴眼液

【组成】熊胆粉　黄芩苷

【功效】清热解毒，收敛止痛，去翳明目。

【主治】白睛红赤、眵多、胞睑肿痛、羞明流泪。

【按语】用于急慢性结膜炎、外伤性角膜炎、睑缘炎、沙眼、睑腺炎（麦粒肿）。

麝珠明目滴眼液

【组成】麝香　珍珠（水飞）　　石决明（煅）　炉甘石（煅）　黄连　黄柏　大

黄 猪胆（膏） 蛇胆 紫苏叶 荆芥 冬虫夏草 冰片

【功效】清热，消翳，明目。

【主治】肝虚内热所致的视物不清、干涩不舒、不能久视。

【按语】可用于治疗早、中期年龄相关性白内障、视疲劳、慢性单纯性青光眼。

珍珠明目滴眼液

【组成】珍珠液 冰片

【功效】清肝，明目，止痛。

【主治】眼胀眼痛、干涩不舒、不能持久阅读等。

【按语】可用于早中期年龄相关性白内障、慢性结膜炎、视疲劳。

四味珍层冰硼滴眼液（珍视明滴眼液）

【组成】珍珠层粉 天然冰片 硼砂 硼酸

【功效】清热解痉，去翳明目。

【主治】肝阴不足、肝气偏盛所致的不能久视、轻度眼胀、眼痛、青少年远视力下降。

【按语】可用于青少年假性近视、视疲劳、轻度青光眼。

夏天无眼药水

【组成】夏天无提取物等

【功效】活血明目舒筋。

【主治】血瘀筋脉阻滞所致的青少年远视力下降、不能久视。

【按语】可用于治疗青少年假性近视属血瘀筋脉阻滞者。

熊胆眼药水

【组成】熊胆粉 硼酸 硼砂 氯化钠

【功效】清热解毒，去翳明目，消肿止痒。

【主治】目赤肿痛症。

【按语】可用于治疗急性卡他性结膜炎、流行性角结膜炎、春季角结膜炎、泡性结膜炎、视疲劳。

双黄连滴眼液

【组成】连翘 金银花 黄芩

【功效】驱风清热，解毒退翳。

【主治】风邪热毒引起的目赤肿痛、畏光流泪、视物模糊。

【按语】可用于单纯疱疹病毒性角膜炎、流行性角结膜炎属风邪热毒所致者。

障翳散

【组成】麝香 丹参 红花 茺蔚子 牛胆干膏 羊胆干膏 黄连素 青葙子 决明子 蝉蜕 荸荠粉 硼砂 木通 黄芪 山药 没药 昆布 海藻 珍珠 琥珀 海螵蛸 炉甘石（水飞） 天然冰片 核黄素 无水硫酸钙

【功效】行滞祛瘀，退障消翳。

【主治】因气滞血瘀所致的年龄相关性白内障及角膜翳。

【按语】可用于早中期年龄相关性白内障及角膜翳障属血瘀有热证者。

马应龙八宝眼膏

【组成】牛黄 麝香 炉甘石 珍珠 琥珀 硼砂 硇砂 冰片

【功效】清热退赤，止痒去翳。

【主治】风火上扰所致的眼睛红肿痛痒、流泪、眼睑红烂。

【按语】可用于治疗沙眼、睑缘炎、单纯疱疹病毒性角膜炎见上述证候者。

二、口服药物

近几十年来，眼科常用中成药剂型的基础研究取得了较大进展，常用剂型包括片剂、颗粒剂、口服液、丸剂、散剂、胶囊。

明目上清片（丸）

【组成】菊花 连翘 黄芩 黄连 薄荷脑 荆芥油 蝉蜕 蒺藜 栀子 熟大黄 石膏 天花粉 麦冬 玄参 赤芍 当归 车前子 枳壳 陈皮 桔梗 甘草

【功效】清热散风，明目止痛。

【主治】外感风热所致的暴发火眼、红肿作痛、头晕目眩、眼边刺痒、大便燥结、小便赤黄。

【按语】可用于急性细菌性结膜炎、睑缘炎、睑腺炎属外感风热所致者。

复方决明片

【组成】决明子（微炒） 菟丝子（炒）制 何首乌 远志（甘草制） 升麻 五味子 石菖蒲 丹参 黄芪 鹅不食草 桑椹

【功效】养肝益气，开窍明目。

【主治】气阴两虚所致的青少年视远模糊。

【按语】用于青少年假性近视属气阴两虚证所致者。

复明片

【组成】山茱萸（制） 枸杞子 菟丝子 女贞子 熟地黄 石斛 决明子 木贼 夏枯草 黄连 菊花 谷精草 牡丹皮 羚羊角 蒺藜 石决明 车前子 木通 泽泻 茯苓 槟榔 人参 山药

【功效】滋补肝肾，养阴生津，清肝明目。

【主治】肝肾阴虚所致的羞明畏光、视物模糊。

【按语】可用于闭角型青光眼，早、中期年龄相关性白内障、视神经萎缩肝肾不足，阴虚阳亢者。

障眼明片

【组成】熟地黄 菟丝子 枸杞子 肉苁蓉 山茱萸 白芍 川芎 黄精 黄芪

党参 甘草 决明子 青葙子 蕤仁（去内果皮） 密蒙花 蔓荆子 菊花 石菖蒲 车前子 升麻 葛根 黄柏

【功效】补益肝肾，退翳明目。

【主治】肝肾不足所致的干涩不舒、单眼复视、腰膝酸软或轻度视力下降。

【按语】可用于早、中期年龄相关性白内障见上述证候者。

增光片

【组成】党参 当归 枸杞子 茯苓 麦冬 五味子 远志（甘草水制） 石菖蒲 牡丹皮 泽泻

【功效】补益气血，滋养肝肾，明目安神。

【主治】肝肾不足、气血亏虚所致的远视力下降、不能久视、干涩不舒。

【按语】可用于青少年近视。

和血明目片

【组成】蒲黄 丹参 地黄 墨旱莲 菊花 黄芩（炭） 决明子 车前子 茺蔚子 女贞子 夏枯草 龙胆 郁金 木贼 赤芍 牡丹皮 当归 川芎

【功效】凉血止血，滋阴化瘀，养肝明目。

【主治】阴虚肝旺，热伤络脉所引起的眼底出血。

【按语】可用于糖尿病性视网膜病变、视网膜静脉阻塞等眼底出血属阴虚肝旺，热伤络脉所致者。

止血祛瘀明目片

【组成】丹参 三七 赤芍 地黄 墨旱莲 茺蔚子 牡丹皮 女贞子 夏枯草 毛冬青 大黄 黄芩（酒炙）

【功效】化瘀止血，滋阴清肝，明目。

【主治】阴虚肝旺，热伤络脉所致的眼底出血。

【按语】可用于视网膜静脉阻塞、年龄相关性黄斑变性属阴虚肝旺，热伤络脉所致者。

芪明颗粒

【组成】黄芪 葛根 地黄 枸杞子 决明子 茺蔚子 蒲黄 水蛭

【功效】益气生津，滋养肝肾，通络明目。

【主治】气阴亏虚、肝肾不足、目络瘀滞证。症见视物昏花、目睛干涩、神疲乏力、五心烦热、自汗盗汗、口渴喜饮、便秘、腰膝酸软、头晕、耳鸣。

【按语】用于2型糖尿病视网膜病变非增殖型。

丹红化瘀口服液

【组成】丹参 当归 川芎 桃仁 红花 柴胡 枳壳

【功效】活血化瘀，行气通络。

【主治】气滞血瘀引起的视物不清，突然不见。

【按语】可用于视网膜中央静脉阻塞的吸收期见上述证候者。

明珠口服液

【组成】何首乌（制） 枸杞子 益母草 当归 白芍 赤芍 红花 决明子 珍珠母 夏枯草 菊花 车前子 茯苓 冬瓜子 甘草

【功效】滋补肝肾，养血活血，渗湿明目。

【主治】肝肾阴虚所致的视力下降、视瞻有色、视物变形。

【按语】可用于中心性浆液性脉络膜视网膜病变见上述证候者。

补益蒺藜丸

【组成】沙苑子 黄芪（蜜炙） 菟丝子 芡实（麸炒） 白术（麸炒） 山药 白扁豆 茯苓 当归 陈皮

【功效】健脾补肾，益气明目。

【主治】脾肾不足，眼目昏花，视物不清，腰酸气短。

【按语】可用于视网膜静脉周围炎脾肾不足证，症见视物昏蒙，病程较长，出现玻璃体腔内增殖膜，眼底视网膜出血增殖病变及新生血管。

琥珀还睛丸

【组成】熟地黄 生地黄 肉苁蓉（酒炙） 杜仲炭 枸杞子 菟丝子 沙苑子 天冬 麦冬 知母 石斛 黄连 黄柏 党参（去芦） 山药 茯苓 当归 川芎 琥珀 水牛角 浓缩粉 羚羊角粉 青葙子 菊花 苦杏仁（去皮炒） 枳壳（去瓤麸炒） 甘草（蜜炙）

【功效】补益肝肾，清热明目。

【主治】肝肾两亏，虚火上炎所致的内外翳障、瞳孔散大、视力减退、夜盲昏花、目涩羞明、迎风流泪。

【按语】可用于闭角型青光眼、原发性视网膜色素变性、急性视神经炎属肝肾两亏，虚火上炎者。

明目蒺藜丸

【组成】蒺藜（盐水炙） 蔓荆子（微炒） 菊花 蝉蜕 防风 荆芥 薄荷 白芷 木贼 决明子（炒） 密蒙花 石决明 黄连 栀子（姜水制） 连翘 黄芩 黄柏 当归 赤芍 地黄 川芎 旋覆花 甘草

【功效】清热散风，明目退翳。

【主治】上焦火盛引起的暴发火眼、云蒙障翳、羞明多眵、眼边赤烂、红肿痛痒、迎风流泪等。

【按语】可用于急性细菌性结膜炎、睑缘炎、角膜炎、沙眼、早中期年龄相关性白内障等属上焦火盛引起者。

开光复明丸

【组成】黄连 黄芩 黄柏 栀子（姜制） 大黄 龙胆 玄参 地黄 菊花

防风　蒺藜（去刺盐炒）　羚羊角粉　石决明　红花　当归　赤芍　泽泻　冰片

【功效】清热散风，退翳明目。

【主治】肝胆热盛引起的暴发火眼、红肿痛痒、眼睑赤烂、云翳气蒙、羞明多眵。

【按语】可用于急性结膜炎、睑缘炎等属肝胆热盛引起者。

黄连羊肝丸

【组成】黄连　龙胆　胡黄连　黄芩　黄柏　密蒙花　木贼　茺蔚子　夜明砂　决明子（炒）　石决明（煅）　柴胡　青皮（醋炒）　鲜羊肝

【功效】清肝泻火，明目。

【主治】肝火旺盛，目赤肿痛，视物昏暗，羞明流泪，胬肉攀睛。

【按语】可用于急性结膜炎、翼状胬肉等属肝火旺盛引起者。

明目羊肝丸

【组成】羊肝　青葙子　葶苈子　地肤子　细辛　菟丝子　车前子　黄芩　泽泻　决明子　熟地黄　肉桂　茯苓　枸杞子　苦杏仁　麦冬　茺蔚子　五味子　防风　蕤仁

【功效】滋阴明目。

【主治】肝肾衰弱，精血不足，发为青盲，视物昏花，瞳孔散大，两目干涩，迎风流泪，目生内障。

【按语】用于视神经萎缩属肝肾衰弱，精血不足所致者。

石斛明目丸

【组成】石斛　青葙子　决明子（炒）　疾藜（去刺，盐炙）　熟地黄　生地黄　枸杞子　菟丝子　肉苁蓉（酒炙）　人参　山药　茯苓　麦冬　五味子（醋制）　天冬　菊花　牛膝　苦杏仁（去皮炒）　石膏　磁石（煅，醋淬）　防风　川芎　枳壳（麸炒）　黄连　甘草　水牛角　浓缩粉

【功效】平肝清热，滋肾明目。

【主治】本品用于肝肾两亏，虚火上升引起的瞳孔散大，夜盲昏花，视物不清，内障抽痛，头目眩晕，精神疲倦。

【按语】用于前部缺血性视神经病变、视神经炎、葡萄膜炎、原发性闭角型青光眼属肝肾两亏，虚火上升所致者。

明目地黄丸

【组成】熟地黄　山茱萸（制）　牡丹皮　山药　茯苓　泽泻　枸杞子　菊花　当归　白芍　蒺藜　石决明（煅）

【功效】滋肾，养肝，明目。

【主治】肝肾阴虚，目涩畏光，视物模糊，迎风流泪。

【按语】可用于视神经萎缩、前部缺血性视神经病变、原发性视网膜色素变性、中心性浆液性脉络膜视网膜病变属肝肾阴虚者。

熊胆丸

【组成】熊胆　龙胆　大黄　栀子　黄芩　黄连　决明子　柴胡　防风　菊花　木贼　薄荷脑　当归　地黄　泽泻（盐制）　车前子（盐制）　冰片

【功效】清热利湿，散风止痛。

【主治】风热或肝经湿热引起的目赤肿痛、羞明多泪。

【按语】可用于急性睑腺炎、急性细菌性结膜炎属风热或肝经湿热引起者。

杞明胶囊

【组成】枸杞子　菟丝子　女贞子　茺蔚子　何首乌　山茱萸　淫羊藿　谷精草　木贼　决明子　赤芍　川芎　丹参　黄柏　牡丹皮　地黄　红花　鸡血藤　冰片

【功效】补益肝肾，活血化瘀。

【主治】青少年近视、弱视及消除视疲劳等。

【按语】可用于青少年近视、弱视、视疲劳。

复方血栓通胶囊

【组成】三七　黄芪　丹参　玄参

【功效】活血化瘀，益气养阴。

【主治】血瘀兼气阴两虚引起的视网膜静脉阻塞，症见视力下降或视觉异常，眼底瘀血征象，伴神疲乏力，咽干，口干。

【按语】可用于视网膜静脉阻塞、视网膜静脉周围炎、视神经炎、前部缺血性视神经病变等属血瘀兼气阴两虚证者。

参考文献

1. 汉·张仲景. 伤寒论 [M]. 重庆：重庆人民出版社，1955.

2. 汉·张仲景. 金匮要略 [M]. 北京：人民卫生出版社，2005.

3. 唐·蔺道人. 仙授理伤续断秘方 [M]. 北京：人民卫生出版社，2006.

4. 唐·孙思邈. 备急千金要方 [M]. 北京：中国医药科技出版社，2011.

5. 唐·王焘撰. 外台秘要 [M]. 北京：人民卫生出版社，1955.

6. 宋·王怀隐. 太平圣惠方 [M]. 北京：人民卫生出版社，1958.

7. 宋·太平惠民和剂局. 太平惠民和剂局方 [M]. 北京：人民卫生出版社，2007.

8. 宋·葆光道人. 秘传眼科龙木论 [M]. 北京：人民卫生出版社，1958.

9. 宋·赵佶. 圣济总录 [M]. 北京：中国中医药出版社，2018.

10. 宋·钱乙. 小儿药证直诀 [M]. 北京：中国医药科技出版社，2016.

11. 宋·严用和. 严氏济生方 [M]. 北京：中国医药科技出版社，2012.

12. 宋·陈言. 三因极一病证方论 [M]. 北京：人民卫生出版社，2007.

13. 宋·杨倓. 杨氏家藏方 [M]. 北京：人民卫生出版社，1988.

14. 金·刘完素. 黄帝素问宣明论方 [M]. 北京：中国中医药出版社，2007.

15. 金·李东垣. 内外伤辨惑论 [M]. 北京：人民卫生出版社，2007.

16. 金·李东垣. 东垣试效方 [M]. 上海：上海科学技术出版社，1984.

17. 金·李东垣. 东垣十书 [M]. 北京：国家图书馆出版社，2011.

18. 元·倪维德. 原机启微 [M]. 上海：上海卫生出版社，1958.

19. 元·葛可久. 十药神书 [M]. 北京：人民卫生出版社，1956.

20. 元·孙思邈. 银海精微 [M]. 上海：上海科学技术出版社，1956.

21. 明·王肯堂. 证治准绳 [M]. 上海：上海科学技术出版社，1959.

22. 明·董宿. 奇效良方 [M]. 天津：天津科学技术出版社，2006.

23. 明·薛己. 内科摘要 [M]. 南京：江苏科学技术出版社，1985.

24. 明·周慎斋. 慎斋遗书 [M]. 南京：江苏科学技术出版社，1987.

25. 明·吴崑. 医方考·脉语 [M]. 北京：中国医药科技出版社，2012.

26. 明·陈实功. 外科正宗 [M]. 北京：人民卫生出版社，2007.

27. 明·张时彻. 摄生众妙方 [M]. 北京：中国古籍出版社，2004.

28. 明·朱橚. 普济方 [M]. 沈阳：辽宁科学技术出版社，2007.

29. 明·薛己. 校注妇人良方 [M]. 太原：山西科学技术出版社，2012.

30. 明·吴崑. 医方考 [M]. 北京：中国中医药出版社，2007.

31. 明·张介宾. 景岳全书 [M]. 上海：第二军医大学出版社，2006.

32. 明·傅仁宇. 审视瑶函 [M]. 上海：上海人民出版社，1959.

33. 明·徐用诚. 玉机微义 [M]. 北京：中国医药科技出版社，2011.

34. 清·汪昂. 医方集解 [M]. 北京：人民卫生出版社，2006.

35. 清·陈善堂. 眼科集成 [M]. 北京：中国中医药出版社，2015.

36. 清·黄岩. 秘传眼科纂要 [M]. 北京：中国中医药出版社，2015.

37. 清·程国彭. 医学心悟 [M]. 北京：人民卫生出版社，2006.

38. 清·邓苑. 一草亭目科全书 [M]. 长沙：湖南科学技术出版社，2014.

39. 清·佚名. 眼科奇书 [M]. 北京：中国古籍出版社，1991.

40. 清·刘松岩. 目科捷径 [M]. 北京：中国中医药出版社，2015.

41. 清·吴谦. 医宗金鉴 [M]. 北京：人民卫生出版社，2006.

42. 清·郑梅涧. 重楼玉钥 [M]. 北京：人民卫生出版社，2006.

43. 清·王清任. 医林改错 [M]. 北京：人民卫生出版社，2005.

44. 清·月谭禅师. 眼科秘书 [M]. 蜀东古万州师竹子幕印，1930.

45. 清·俞根初. 重订通俗伤寒论 [M]. 上海：上海科学技术出版社，1959.

46. 清·吴鞠通. 温病条辨 [M]. 北京：中国医药科技出版社，2011.

47. 清·余霖. 疫疹一得 [M]. 南京：江苏科学技术出版社，1985.

48. 清·黄庭镜. 目经大成 [M]. 北京：中国古籍出版社，1987.

49. 清·马化龙（云从）. 眼科阐微 [M]. 南京：江苏科学技术出版社，1984.

50. 陈达夫. 中医眼科六经法要 [M]. 成都：四川人民卫生出版社，1978.

51. 廖品正. 中医眼科学 [M]. 北京：人民卫生出版社，1983.

52. 庞赞襄. 中医眼科临床实践 [M]. 石家庄：河北人民出版社，1976.

53. 姚和清. 眼科证治经验 [M]. 上海：上海科学技术出版社，1979.

54. 湖南省卫生厅药政局. 医院制剂规范［M］. 长沙：湖南科学技术出版社，1985.

55. 曹建辉. 眼科外用中药与临床［M］. 北京：人民卫生出版社，1987.

56. 北京市卫生局. 中草药制剂技术［M］. 北京：化学工业出版社，1978.

57. 何守志. 临床眼科学［M］. 天津：天津科学技术出版社，2002.

58. 李传课. 中医眼科临床手册［M］. 上海：上海科学技术出版社，2002.

59. 唐由之. 中国医学百科全书·中医眼科学［M］. 上海：上海科学技术出版社，1985.

60. 陆南山. 眼科临证录［M］. 北京：中国医药科技出版社，1912.

61. 崔丽德. 药剂学［M］. 北京：人民卫生出版社，1980.

62. 中国中医研究院广安门医院. 韦文贵眼科临床经验选［M］. 北京：人民卫生出版社，2006.

63. 陈可冀. 慈禧光绪医方选议［M］. 北京：北京大学医学出版社，2011.

64. 国家药典委员会. 中华人民共和国药典［M］. 北京：中国医药科技出版社，2015.

65. 中医研究院中药研究所. 中药制剂手册［M］. 北京：人民卫生出版社，1975.

66. 张大宁. 常用中成药［M］. 天津：天津人民出版社，1973.

第十二章 眼科针灸治疗

针灸疗法实用有效，无毒副作用，是眼科临床应用十分广泛的治疗手段。许多眼病配合针灸治疗比单用药物疗效佳，见效快；一些疑难眼病使用针灸疗法常可获得意想不到的效果，故古今医家均对针灸疗法非常重视。近年诸多基础及临床研究证实，针刺具有显著改善眼部各组织的血液循环状况，调节眼肌功能，促进泪液分泌，调节眼压，增强视神经视网膜的功能，保护高眼压状态下的视功能，提高大部分眼病患者的视力，止痛等作用。现将眼科常用的针灸疗法简介如下。

第一节 体针疗法

体针疗法是根据辨证论治的结论在全身穴位上用毫针进行针刺治疗，以疏通经络，调理脏腑，畅旺气血，达到扶正祛邪，解除病痛的目的。"五脏六腑之精气皆上注于目"，因此虽是治疗眼病，但取穴的原则是以脏腑经络的生理病理理论为基础，根据临床表现，辨明寒热虚实进行选穴，此即"辨证取穴"。"诸脉者皆属于目"，眼部经络气血丰富，更易受到疾病影响而紊乱失调，故眼周穴对眼疾的治疗作用更直接、快捷。且有时局部病变并未引起全身气血变化而舌脉等无异常表现，即所谓"无证可辨"，此时一般以取眼周穴为主，即"局部取穴"。临床应用时要根据具体情况灵活掌握，多数情况下需要局部取穴和辨证取穴相结合。

《内经》有"刺面中溜脉，不幸为盲"的记载。眼部组织娇嫩，痛觉敏感，眶内血管丰富，容易出血，眼球壁若被刺破还可引起眼内出血、外伤性白内障等，所以眶周穴位针刺操作时一定要认穴准确，手法轻巧熟练，一般不施捻转提插手法；出针时要按压针孔数分钟以防出血。一旦出现皮下或眶内出血，应冷敷后加压包扎，除皮肤青紫外一般不会造成损伤或加重病情，也不会影响针刺的疗效。因眼涵神水、神膏，精血充盈，为体阴用阳之窍，易为热邪所伤，故古人有眼部禁灸之说；且如在眼周施灸，操作不慎极易伤眼，所以如非必须，眼周不宜施灸。

现将眼病常用穴位介绍于下。

一、眼周穴位

承泣：在眼球与眶下缘之间，目正视，瞳孔直下 0.7 寸，紧靠眶缘缓慢直刺 0.5 ~ 1.5 寸，不宜提插。主治目赤肿痛、流泪、夜盲、口眼㖞斜、眼睑瞤动、视神经萎缩及诸多眼内疾病。

睛明：在目内眦头上方1分处。嘱患者闭目，轻推眼球向外，在眼球与鼻骨间凹陷处缓缓进针0.5～1寸，不宜提插。主治迎风流泪、目眦痒痛、目赤肿痛、翼状胬肉、近视、夜盲、色盲、角膜生翳障、小儿疳积上目及诸多眼内疾病。

上睛明：在睛明穴上数分，主治基本同睛明。此穴疼痛及出血倾向较睛明为轻，故可代替或与睛明穴交替使用。

攒竹：在眉头内侧凹陷中。向下斜刺0.3～0.5寸。主治眉棱骨痛、眼睑下垂、迎风流泪、目眩目痛、眼珠疼痛、视物模糊、近视、结膜炎症等。

鱼腰：在眉正中，下对瞳孔处。平刺0.5寸。主治眉棱骨痛、眼睑瞤动下垂、眼珠偏斜、口眼㖞斜、目赤肿痛、角膜生翳等。

球后：在眶下缘外1/4与3/4交界处。沿眶下缘从外下向内上，向视神经孔方向缓刺。主治视网膜色素变性、视神经萎缩、老年性黄斑变性等诸多眼内疾病。

阳白：在眉中点（鱼腰）上1寸。向下平刺0.5～0.8寸。主治胞睑振跳、上睑下垂、开睑无力、目外眦痛、多眵、小儿雀目等。

丝竹空：在眉梢处的凹陷中。平刺0.3～0.5寸。主治眼睑瞤动、倒睫、目眩头痛、视物昏花。

四白：在瞳孔直下1寸，当眶下孔凹陷中。直刺0.2～0.3寸。主治目赤痒痛、流泪、角膜生翳，以及口眼㖞斜、眼睑瞤动、头痛目眩、近视、视物无力等。

瞳子髎：在目外眦旁0.5寸，眶骨外缘凹陷中。向后平刺或斜刺0.3～0.5寸。主治目赤、目痛、目痒、迎风流泪、多眵、角膜生翳、视神经萎缩、近视、远视等。

印堂：在两眉头连线的中点。向下平刺0.3～0.5寸。主治上睑下垂、斜视、目赤肿痛、头眼疼痛等。

太阳：在眉梢与目外眦连线中点处旁开1寸凹陷中。直刺或斜刺0.3～0.5寸。主治麻痹性斜视、口眼㖞斜、目赤肿痛、目眩目涩、视神经萎缩、夜盲等诸多内外眼病。

颧髎：在目外眦直下，颧骨下缘凹陷处。直刺0.3～0.5寸。主治口眼㖞斜、胞睑振跳、迎风流泪等。

二、全身相关穴位

巨髎：瞳孔直下，与鼻翼下缘平齐处，直刺0.3～0.5寸。主治口眼㖞斜、眼睑抽动、青盲、远视不明等。

地仓：在口角外约0.4寸，直刺0.2寸或向颊车方向平刺0.5～0.8寸。主治昏夜不见、胞轮振跳、口眼㖞斜、目不得闭等。

颊车：在耳垂前下方，用力咬牙时隆起的咬肌高点处；或开口取穴，在下颌角前上方一横指凹陷中。直刺0.3～0.4寸，或向地仓方向斜刺0.7～0.9寸。主治口眼㖞斜、胞睑振跳。

迎香：在鼻翼外缘中点，旁开 0.5 寸，当鼻唇沟中，直刺 0.1～0.2 寸，或斜刺 0.3～0.5 寸。主治口眼㖞斜、结膜炎症、怕日羞明、鼻塞流泪。

听会：在耳屏间切迹前，听宫穴下，下颌骨髁状突后缘，张口凹陷处取穴。直刺 0.5 寸。主治口眼㖞斜、目眩泪出、目视不明。

角孙：在耳壳上角之凹陷处。平刺 0.3～0.5 寸，可灸。主治胞睑及结膜炎症、角膜生翳、紧涩难睁、干涩昏花、视一为二等。

翳风：在耳垂后方，下颌角与乳突之间凹陷中。直刺 0.8～1.2 寸，可灸。主治口眼㖞斜、角膜生翳膜、畏光流泪、头痛目眩、目昏视渺、视一为二及诸多眼内疾病。

完骨：在乳突后下方凹陷中。直刺 0.5～1 寸，可灸。主治目泣泪出、目视不明及诸多眼内疾病，本穴可与风池穴交替应用。

天牖：在乳突后下方，胸锁乳突肌后缘，平下颌角处。直刺 0.8～1 寸。主治目视不明、视一为二、开角型青光眼、视网膜血管阻塞等。

头临泣：在阳白穴直上，入发际 0.5 寸处。平刺 0.5～0.8 寸，可灸。主治头眼疼痛目赤多眵、流冷泪等。

目窗：在头临泣穴后 1 寸。平刺 0.5～0.8 寸，可灸。主治外眦赤痛、角膜生翳、视神经萎缩、近视等。

风池：在胸锁乳突肌与斜方肌之间凹陷中，平风府穴处。向对侧眼睛方向斜刺 1～2 寸，可灸。主治头痛目眩、流泪、目内眦痛、目珠斜视、上睑下垂、视一为二、视物变形变色、视网膜血管阻塞、视神经萎缩、夜盲、白内障、视物昏花、青光眼等诸多疾患。

曲鬓：在耳上偏前入鬓发 1 寸，平角孙穴处。向后平刺 0.5～0.8 寸。主治目外眦痛、目赤肿痛。

颔厌：在头维穴至曲鬓穴弧形线的上 1/4 与下 3/4 交界处。平刺 0.5～0.8 寸，可灸。主治偏头痛、目外眦痛、头风目眩、目无所见。

悬颅：在头维穴至曲鬓穴弧形线中点。向后平刺 0.5～0.8 寸。主治目外眦痛、头风疼痛。

悬厘：在头维穴至曲鬓穴连线的下 1/4 与上 3/4 交界处。向后平刺 0.5～0.8 寸。主治目外眦痛、偏侧头目痛。

脑空：在风池穴直上 1.5 寸。平刺 0.5～0.8 寸。主治头痛风眩、眼胀目瞑、视物不见、各种青光眼。

风府：在后发际正中直上 1 寸。正坐位伏案，头微前倾，项肌放松，向下颌方向缓慢刺入 0.5～1 寸。主治头眼疼痛、目赤肿痛、角膜生翳、视一为二。

脑户：在风府穴直上 1.5 寸。平刺 0.5～0.8 寸。主治目赤肿痛、畏日羞明。

后顶：在强间穴直上1.5寸。平刺0.5~0.8寸，可灸。主治偏头痛、目眩。

百会：在后发际正中直上7寸。平刺0.5~0.8寸。主治头痛、目暴赤肿、涩痛难开及各种眼内疾病、视力下降者。

前顶：在百会穴前1.5寸。平刺0.3~0.5寸，可灸。主治头风目眩、小儿雀目。

上星：在前发际正中直上1寸。平刺0.5~0.8寸，可灸。主治迎风流泪、目赤肿痛、视物昏蒙。

神庭：在前发际正中直上0.5寸。平刺0.3~0.5寸，可灸。主治头痛目眩、目赤肿痛、角膜生翳、羞明流泪、小儿雀目。

神聪：在百会穴前后左右各旁开1寸。平刺0.5~0.8寸。主治脑瘫失明、眼睑抽搐。

翳明：在翳风穴后1寸。直刺0.5~1寸。主治白内障初起、视网膜色素变性、视神经萎缩、视网膜血管阻塞、近视、远视、视一为二。

天府：在上臂内侧腋前皱襞下3寸，位于肱二头肌外侧沟中。直刺0.5~1寸，可灸。主治目眩昏渺、近视。

太渊：在手腕桡侧横纹头凹陷处。直刺0.2~0.3寸。主治大小眦处赤脉、疼痛羞明、角膜生翳。

商阳：在手食指桡侧，离指甲角0.1寸许，向上斜刺0.2~0.3寸，可灸。主治视神经萎缩。

二间：在食指桡侧指掌关节前凹陷处，直刺0.2~0.3寸，可灸。主治目昏不见、口眼㖞斜、睑缘赤烂、羞明畏光。

合谷：在第一二掌骨中间之凹陷处。直刺0.5~0.8寸，可灸。主治偏正头风、口眼㖞斜、迎风流泪、暴赤肿痛、角膜生翳膜、小儿雀目等诸多眼内外疾病。

曲池：在屈肘横纹桡侧端凹陷处。直刺0.8~1寸，可灸。主治目赤肿痛、视物昏花。

臂臑：在曲池与肩髃的连线上，曲池穴上7寸处，直刺0.5~1寸，或斜刺0.8~1.2寸，可灸。主治视神经萎缩、目干涩不适、角膜生翳。

神门：在掌骨后根，腕骨与尺骨相接处内侧凹陷中。直刺0.3~0.4寸，可灸。主治头晕目眩、视物昏花、视无为有、电光夜照诸症。

少泽：在小指尺侧，离指甲角0.1寸许处。斜刺0.1寸。主治结膜红赤、角膜生翳。

前谷：在手小指第二节末端和第三节前端相接外侧横纹端，握拳取穴。直刺0.2~0.3寸。主治角膜生翳、目痛泪出、目胀欲脱。

后溪：在第五指掌关节后尺侧横纹尖处，仰手握拳取穴。直刺0.5~0.8寸，可灸。主治角膜生翳、头目疼痛、流泪、眦烂痒痛。

腕骨：手背尺侧，豌豆骨前凹陷中，赤白肉际处。直刺0.3~0.5寸。主治结膜红赤、角膜生翳、迎风冷泪。

养老：在腕后1寸陷中，即尺骨小头桡侧凹陷中。向肘方向斜刺0.3~0.5寸，可灸。主治白内障初起、视物昏花、视神经萎缩。

五处：在头正中线入前发际1寸，旁开1.5寸处。平刺0.3~0.5寸。主治头晕目眩、视物昏花、流泪。

承光：在五处后1.5寸。平刺0.3~0.5寸。主治视神经萎缩、远视不明、眩晕目痛、角膜生翳膜。

络却：在承光后1.5寸。平刺0.3~0.5寸，可灸。主治开角型青光眼、目无所见。

玉枕：在后发际正中直上2.5寸，旁开1.3寸。平刺0.3~0.5寸，可灸。主治目痛、视力骤降、近视。

天柱：在后发际正中直上0.5寸，旁开1.3寸，当斜方肌外缘凹陷中，直刺或斜刺0.5~0.8寸，不可向上方深刺，以免伤及延髓。主治目赤肿痛、视一为二及诸多内眼疾病，本穴可与风池穴交替应用。

中渚：在手掌第四与第五掌指关节间，掌骨小头后缘之凹陷中，当液门后1寸，握拳取穴。直刺0.3~0.5寸，可灸。主治目眩头痛、角膜生翳膜、视物不明。

大骨空：在手大指背侧指关节横纹中点，屈指骨陷中。以灸为主。主治风弦赤烂、目赤肿痛、眼内涩痛、怕日羞明、角膜生翳、闭角型青光眼、视昏。

小骨空：在手小指背侧，近侧指间关节横纹中点处。以灸为主。主治目赤肿痛、角膜生翳、迎风流泪、烂弦风等。

内关：在腕横纹上2寸，掌长肌腱与桡侧腕屈肌腱之间。直刺0.5~1寸，可灸。主治神光自现、目视不明、云雾移睛、偏头痛、目偏视、开角型青光眼、闭角型青光眼等。

外关：在腕背横纹上2寸，桡骨与尺骨之间，与内关相对。直刺0.5~1寸，可灸。主治迎风冷泪、风弦赤烂、暴赤肿痛、近视、角膜生翳膜、隐涩难开、视一为二等。

膈俞：在第7胸椎棘突下，旁开1.5寸。斜刺0.5~1寸。主治视网膜色素变性及各类慢性内眼疾病。

肝俞：在第9胸椎棘突下，旁开1.5寸。斜刺0.5~1寸，可灸。主治结膜红赤、角膜生翳、眦赤痛痒、泪出多眵、眼珠上视、小儿雀目、视物昏暗及诸多眼内疾病。

三焦俞：在第1腰椎棘突下，旁开1.5寸。直刺0.8~1寸，可灸。主治肝肾不足、黄斑变性、小儿雀目、视神经萎缩。

肾俞：在第2腰椎棘突下，旁开1.5寸。直刺0.5~1寸，可灸。主治目昏头眩、视物昏蒙、视神经萎缩、近视、远视、色盲及诸多眼内疾病。

足三里：在犊鼻穴下3寸，胫骨之外约1寸。直刺1.5~2寸，可灸。主治胞轮振跳、上睑下垂、视物无力、视一为二、视神经萎缩等诸多眼内外疾病。

三阴交：在内踝直上3寸，胫骨后缘凹陷中。直刺0.5～1寸，可灸。主治肝脾肾三阴不足、上胞睑启举乏力、视物昏蒙及多种眼内疾病。

解溪：在足背踝关节前的横纹中点，当踇长伸肌腱与趾长伸肌腱之间凹陷处。直刺0.4～0.6寸，可灸。主治面目浮肿、头痛目眩、结膜红赤、角膜生翳。

申脉：在外踝下缘中点凹陷中。直刺0.3～0.5寸，可灸。主治口眼㖞斜、目内眦痒痛、目赤肿痛、斜视。

太溪：在内踝高点与跟腱水平连线中点处凹陷中。直刺0.5～0.8寸，可灸。主治视物昏蒙、目内干涩。

照海：在内踝尖直下1寸凹陷中。直刺0.3～0.5寸，可灸。主治目赤肿痛。

光明：在外踝高点上5寸，腓骨前缘处。直刺0.5～1寸；可灸。主治目痒目痛、角膜生翳膜、视网膜色素变性、视神经萎缩及各类眼内疾病。

阳辅：在外踝高点上4寸，腓骨前缘稍前处。直刺0.5～1寸，可灸。主治外眦赤痛、偏侧头目痛、畏光流泪。

丘墟：在外踝前下方，趾长伸肌腱外侧凹陷中。直刺0.5～0.8寸，可灸。主治目赤肿痛、角膜生翳膜、目视不明。

地五会：在第4、5跖骨之间，当小趾伸肌腱内侧缘处。直刺或斜刺0.5～0.8寸，可灸。主治目赤肿痛、目痒。

足窍阴：在第4趾外侧趾甲角旁约0.1寸。浅刺0.1寸或点刺出血。主治目赤肿痛、目眩。

大敦：在足大趾外侧趾甲角旁约0.1寸。斜刺0.1～0.2寸。主治视网膜血管阻塞、眼内出血、闭角型青光眼等。

行间：在足背第1、2趾间缝纹端。直刺0.5～0.8寸，可灸。主治流泪羞明、目瞑不欲视、口眼㖞斜、肝虚雀目、视神经萎缩等。

太冲：在足背第1、2趾骨之间距行间穴约1.5寸凹陷中。直刺0.5～0.8寸，可灸。主治口眼㖞斜、目赤肿痛、角膜生翳等。

蠡沟：在内踝尖直上5寸，胫骨内侧面的中央。平刺0.5～0.8寸，可灸。主治目赤肿痛、双目干涩、夜盲。

曲泉：在屈膝内侧横纹头上方凹陷中。直刺1～1.5寸，可灸。主治目痛、目痒干涩、色素层炎、闭角型青光眼、开角型青光眼。

气海：在脐下1.5寸。直刺0.5～1寸，可灸。主治气虚视物昏花诸证。

膻中：在胸骨中线上，平第4肋间隙。平刺0.3～0.5寸，可灸。主治视物昏花、目赤流泪。

关元：在脐下3寸。直刺0.5～1寸，可灸。主治各类虚性眼内疾病、视物昏花、目干涩、视网膜色素变性等。灸之具有眼部保健作用。

命门：在第 2 腰椎棘突下凹陷中。直刺 0.5 ~ 1 寸，可灸。主治黄斑变性、视网膜色素变性、视神经萎缩、小儿雀目、目睛直视等。

大椎：在第 7 颈椎棘突下。斜刺 0.3 ~ 0.5 寸，可点刺放血或刺络拔罐，亦可灸。主治眼睑抽搐、胞轮振跳、目赤流泪、风赤疮痍、视神经萎缩、各种青光眼、黄斑变性、劳伤虚损目昏等。

第二节　耳针疗法

耳针疗法是在耳郭穴位或压痛点用毫针或环针进行针刺，或以子实类物质按压刺激以治疗眼病的方法。此法操作方便，治疗范围较广，并对疾病的诊断也有一定的参考意义。耳郭分区及定位示意图见图 12 - 2 - 1、图 12 - 2 - 2。

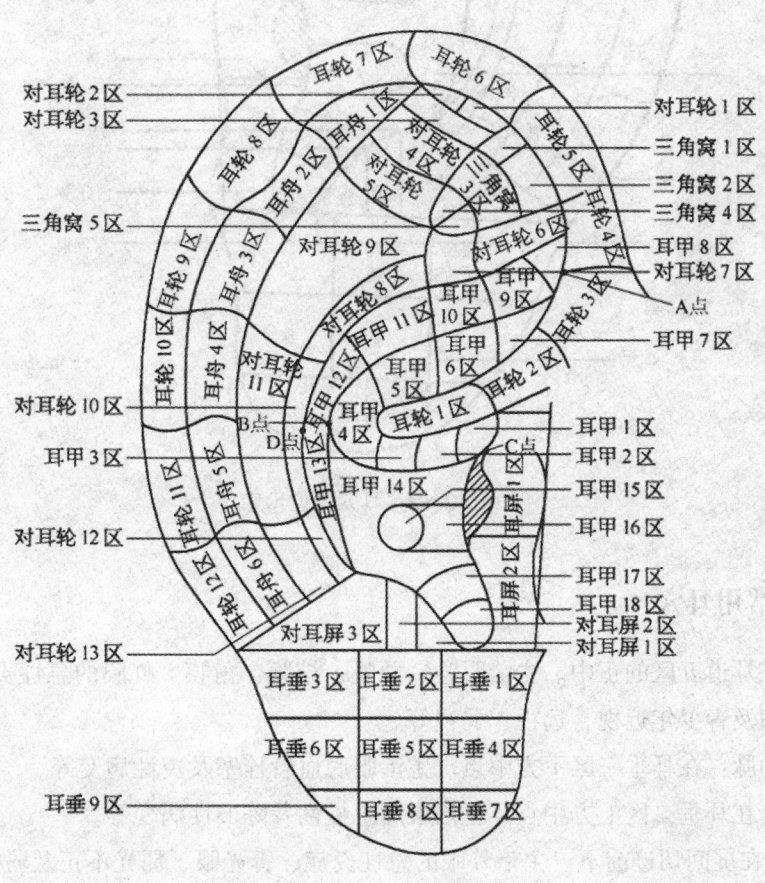

图 12 - 2 - 1　耳郭分区示意

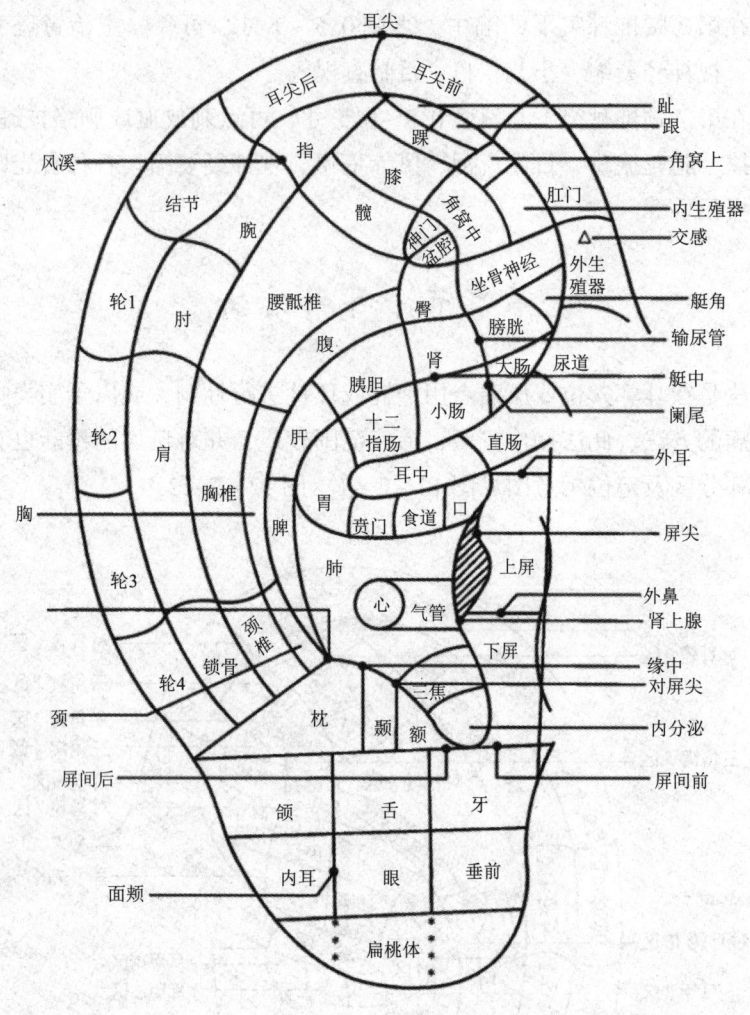

图 12 -2 -2　耳穴定位示意

一、常用耳穴

眼：在耳道五区的正中。主治眼睑、两眦、结膜、角膜、虹膜的急性炎症，青光眼，眼底病及青少年近视、远视、弱视等。

眼底动脉：在耳垂三区下方中点。主治眼底血管栓塞及炎性病变等。

眼底：在耳垂二区上方中点。主治眼底急慢性及陈旧性病变等。

目1：在屏间切迹前下。主治外眼的急性炎症、青光眼、屈光不正及弱视等。

目2：在屏间切迹后下。主治外眼的急性炎症、青光眼、屈光不正及弱视等。

内分泌：在屏间。主治泡性结膜炎、过敏性眼睑皮肤炎、结膜炎、青光眼、眼底病等。

脑：在对耳轮的内侧面。主治麻痹性睑外翻、上睑下垂、视路及视神经的病变等。

肺：在心穴的上、下及后方，呈马蹄型。主治结膜、巩膜的急慢性炎症、眼底视网膜、黄斑部水肿等。

皮质下：在对耳轮的内侧面。主治同脑穴。

肾上腺：在下屏尖。主治眼底病、屈光不正及弱视等。

心：在耳甲腔中央。主治缺血性视神经病变、视网膜血管病变、近视、弱视等。

胃：在耳轮脚消失处。主治上睑下垂、睑腺炎（麦粒肿）、前房积脓等。

脾：在肝穴的下方，紧靠对耳轮缘。主治上睑下垂、睑腺炎、眼底病、近视等。

眼睑：在屏上切迹同水平的对耳轮上，耳轮穴内侧，主治上睑下垂、睑腺炎、睑缘炎、眼睑痉挛、麻痹性睑外翻等。

肝：在胃与十二指肠穴的后方。主治角膜、虹膜、视神经的急慢性炎症，近视，弱视等。

肾：在对耳轮下脚下缘，小肠穴直上。主治老年性白内障、眼底病、近视等。

交感：在对耳轮下脚端。主治葡萄膜炎、青光眼、眼底病、近视等。

角膜：在三角窝，近对耳轮上脚中点。主治角膜病变。

视神经：在对耳轮上脚末端。主治视神经的病变等。

目内眦：在耳轮结节上方的耳舟部，指穴旁。主治急慢性泪囊炎、泪道狭窄、翼状胬肉、内斜视等。

晶状体：在对耳轮上脚与对耳轮下脚之间。主治白内障等。

泪囊：在耳轮上，靠近对耳轮上脚末端。主治急慢性泪囊炎、泪道狭窄等。

耳尖：即耳轮向耳屏对折时，耳郭上面的顶端处。主治红眼，以及外感风热、肝阳上亢引起的目赤肿痛等，常点刺放血。

二、操作方法

患者取坐位，选准穴位。或用毫针柄轻轻触压耳郭找出压痛点，然后常规消毒，用毫针对准耳穴或压痛点快速进行针刺捻转，以患者感到剧烈疼痛又能忍受为度。可留针1~2小时，间歇进行捻转。或用特制环针埋穴，但时间不宜过长，一般3~5日为1个疗程，疗程之间可间隔5~7日。或用细小质硬之子实类药物（如王不留行子、绿豆等），黏在胶布上贴压耳穴，嘱患者每日自行揉按数次，3~7日为1个疗程，休息2~3日后再行第2个疗程。

注意针刺时勿刺穿耳郭；有耳郭冻伤或耳郭有炎症者、有习惯性流产的孕妇，均不宜用耳针。对年老体弱、高血压或低血压、心脏病患者，手法宜轻，留针时间要短，且针刺前后要适当休息，以防意外。对胶布出现过敏引起耳郭红肿痒痛的患者应及时中止贴压耳穴。

第三节　穴位注射

穴位注射是在特定的穴位上注射药物以达到治疗眼病的目的。这种疗法具有穴位治疗与药物治疗的双重作用。主要适用于慢性内障眼病，如白内障、玻璃体混浊，视神经萎缩、陈旧性脉络膜视网膜炎、视网膜色素变性、缺血性眼病等。

常用药物：维生素 B_{12}、当归注射液、复方丹参注射液、复方樟柳碱注射液等。

操作方法：每次根据病情选具有针对性治疗作用的穴位 3～5 个，宜辨证取穴与局部取穴相结合。穴位局部常规消毒后，每穴每次注射药物 0.3～2mL。每日或隔日 1 次，一般 10 次为 1 个疗程，如有效可休息 3～5 日后行下一疗程。

第四节　头皮针疗法

头皮针疗法是中医针灸疗法与西医学关于大脑皮质层功能定位理论相结合的治疗方法。针刺部位为视区，在枕外粗隆水平线上，旁开枕外粗隆1cm，向上引平行于前后正中线之4cm的带状区域。主治视神经萎缩、视网膜色素变性、癔症性黑矇等。

操作方法：取坐位或侧卧位均可，选好针刺激区，常规消毒，2.5～3 寸的 26～28 号毫针，平刺于头皮下，捻转进针，勿刺至骨膜。达到该深度后快速捻转，不做提插。使有明显麻胀痛针感后，留针 15～30 分钟，其间再捻转 2 次。起针后用棉球压迫针眼数分钟，以防出血。

第五节　梅花针疗法

梅花针为丛针，一般集针 5 枚为一束，呈梅花状，安于一弹性良好的针柄前端。通过叩击浅刺相应部位的皮肤、腧穴，通过孙络 - 络脉 - 经络通路以运行气血，通经活络，驱邪扶正，达到治疗多种眼病的目的。常用治结膜炎、斜视、上睑下垂、麻痹性睑外翻、近视、白内障、青光眼、视神经萎缩、视网膜色素变性等。

一、针刺部位

头部：沿督脉、膀胱经、胆经由前发际至后发际之各自之区域、两侧头部由上向下之区域。

颈部：沿胆经的循行，耳后、颈项两侧之区域。

眼部：第 1 行，从眉头沿眉毛向眉梢部；第 2 行，由目内眦经上眼睑至瞳子髎；第 3 行，由目内眦经眶下缘至瞳子髎。

脊背部：第 1 行，脊柱两侧膀胱经之第一线；第 2 行，脊柱两侧膀胱经第二线。

由上至下。

二、操作方法

用梅花针叩刺上述部位。叩刺手法分轻、中、重三种。轻刺用力轻，针尖接触皮肤的时间愈短愈好；重刺用力稍大，针尖接触皮肤的时间可稍长；中刺用力介于轻重之间。叩刺法一是弹刺，即运用腕部上下活动和针柄的弹性使针在叩刺部位上点刺。注意针尖起落要与被刺部位皮肤平面呈垂直方向，即针要垂直弹下，又垂直弹起，防止针尖斜刺和向前后左右拖拉起针，以减少疼痛和出血；用力要均匀，即叩刺的速度要均匀，弹叩幅度一致，防止快慢不一，用力不匀。

第六节 三棱针疗法

三棱针是点刺放血治疗的工具，用之刺破一定穴位或浅表血络，放出少量血液以达到治病祛邪目的为三棱针疗法。眼科主要用于外障眼病属实证者。

一、针刺部位

耳尖、屏尖、太阳、印堂、攒竹、丝竹空、鱼腰、上星等。

二、操作方法

操作前，在预定针刺部位上下用左手拇指与食指向针刺处推按，使血液积聚于针刺部位，继之常规消毒。针刺时，医者用左手拇、食、中3指夹紧被刺部位，右手持针，用拇指与食指捏住针柄，中指指腹紧靠针身下端，针尖露出1~2分，对准已消毒部位刺入0.5~2分后，随即迅速抽针，轻轻挤压针孔周围，使出血少许，然后用消毒棉球按压针孔。

要注意无菌操作，以防感染；手法宜轻、浅、快，使出血少许为佳，切忽刺伤深部动脉，以防大出血；本疗法一般3天1次，不宜过勤。

第七节 放血疗法

放血疗法又称三棱针疗法，是以三棱针在选定的穴位上点刺放血，或点刺后结合拔罐，达到泻热祛邪、疏通经络气血壅滞之目的，以治疗眼病的方法。点刺穴位多为经络井穴及阳明经、肝经、胆经穴，多用治实性、热性眼病。操作方法：选穴后局部常规消毒，医者左手拇、食指捏起或按定穴周皮肤，右手持三棱针快速点刺穴位皮肤，深约0.1寸，令流出或挤出少许血液。刺络拔罐者点刺后按常规拔火罐方法在该处拔罐，令流出较多血液（0.5~2mL）。治疗后擦净皮肤，嘱患者暂勿沾水。

第八节　电针疗法

电针疗法是指在刺入人体穴位的毫针上，用电针机通以微量低频脉冲电流，通过毫针作用于经络穴位，以治疗疾病的方法。其刺激作用较强，运用得当，可增强治疗效果。

一、操作方法

电针仪在使用前，必须把强度调节旋钮调至零位（无输出），再将电针仪上每对输出的两个电极分别连接在两根毫针上（通常用 26～28 号毫针），相邻相近的两毫针间应以干棉球相隔，以免短路。通电与断电时应注意逐渐加大或减小电流强度，以免给患者突然刺激。通电时间通常为 5 分钟左右，从低频到中频，使患者出现酸、胀、麻、热等感觉或局部肌肉做节律性收缩。电针时间长后，患者会逐渐产生耐受性，此时可适度增加刺激强度，或采用间歇通电的方法，即通电几分钟后，停几分钟，然后再通电。

二、注意事项

由于眼组织和眼科疾病的特殊性，眼科针刺须特别注意以下几点：

1. 治疗前应检查电针仪输出是否正常，如不正常，应及时维修。

2. 因电针针感较强，通电后可能产生肌肉收缩，故应预先向患者解释清楚，以取得其配合。

3. 进针准确、轻巧，在眼周穴操作最好双手进针，并慎用快速进针法。

4. 眶内穴进针时如遇阻力则停止进针，一般不施捻转、提插等手法，必要时可施小幅度雀啄手法。

5. 眼周穴特别注意出针时按压针孔以防出血；出现眼睑皮下出血或球周出血时立即冷敷并加压，24 小时后可热敷。

6. 医者应严格遵守操作规程，电流强度从小到大，至患者能忍受为止，切忌突然加强。

第十三章　眼科激光治疗

第一节　激光概述

激光（laser）是受激辐射光频放大（light amplification by stimulated emission of radiation）的简称。它具有普通光所无法比拟的高亮度、方向性、单色性和相干性好的优点，从而在医学临床上得到广泛应用。1960 年 Maiman 发明了第一台红宝石激光，并对兔眼视网膜开展激光生物效应和眼损伤的实验研究，其后氩离子激光、YAG 激光、氪离子激光等相继问世，开辟了激光在眼科及各临床学科应用中的新领域，并形成了一门新兴的学科——激光医学。

一、激光的生物学效应

激光的生物学效应实际是指激光的损伤效应，是激光治疗眼病的基础。这些效应可分为三大类，即光化学效应、热效应和离子化效应。

1. 光化学效应（photochemical or actinic effects）　生物组织吸收激光能量，并将光能转变成化学活化能所导致的化学反应称光化学效应。

（1）光辐射：肿瘤组织及新生血管能选择性吸收和潴留血卟啉衍生物（hematoporphyrin derivative, HPD），在波长为 625~635nm 的光照射下，HPD 受激处于兴奋状态，与氧分子相互作用，产生细胞毒性单氧，从而杀死肿瘤细胞和新生血管。这种光敏化的肿瘤组织或新生血管进行光照射称为光辐射疗法，亦称光动力学疗法（photodynamic therapy, PDT），目前用此法治疗视网膜下新生血管及较小的脉络膜黑瘤，取得较好的效果。

（2）光切除术：波长小于 300nm 的紫外光（如准分子激光）有足够的能量打断目标的分子键，并以超音速驱逐打断的分子碎片，从而实现了激光对组织的切割作用。

光化学效应对波长有极强的依赖性，当波长递减时，光化学效应的敏感性明显增加。波长越短，光子能量越大，故紫外光引起的光化学效应大于可见光。

2. 热效应　组织的色素摄取激光束中的光子，在一定的曝光时间内，其能量使组织内的分子平均运动和撞击增加，组织温度升高，并向周围组织扩散。当温度升高至足以发生治疗性组织改变时称为热效应，它受靶组织内色素沉着程度、激光波长、能量、曝光时间和光斑大小等多种因素影响。

（1）光温热效应：靶组织接受光照射，组织内温度升高至 42～60℃，组织内细胞发生变性、凋亡。这是经瞳孔温热疗法（transpupillary thermotherapy，TTT）治疗黄斑部病变如脉络膜新生血管膜及肿瘤的主要作用机制。

（2）光凝固效应：靶组织接受较强的激光照射，局部组织内温度升高至 60～100℃，引起组织蛋白质和其他大分子变性凝固。这是治疗眼底病的主要作用机制。

（3）光汽化效应：靶组织接受更强的激光照射，局部温度升高至沸点以上（100～200℃），使细胞内外水分变为水蒸气，形成气泡，甚至发生微小爆炸，称为光汽化作用。CO_2 激光（波长为 10 600nm）即是光汽化作用的典型。由于急剧的水汽化和组织膨胀产生凝固、切割和汽化作用，但穿透力不大，只是浅表切割、止血作用，这正是治疗皮肤浅表病变的基础。

（4）光炭化效应：当组织温度已达汽化仍持续照射时，温度更高（200～300℃）便发生光炭化作用，这时组织蛋白质变成炭。主要用于组织切割，一些外眼病如血管性肿物或其他肿物的切除。这样既可凝固止血，又有切割作用，同时还有杀菌消毒作用。恶性肿物切除时有利于简化操作，减少或防止扩散。

3. 离子化效应 这是高能脉冲激光（Q 开关钕钇铝石榴石激光，Q-switched neodymium：yttrium aluminum garnet，Qs-Nd：YAG）在极短的曝光时间内（10^{-12}～10^{-9}秒）导致激光焦点部位组织内的分子或原子发生电离作用，形成等量的电子和离子的电中性集合体，即等离子体。等离子体一旦形成，将会发生下列变化：①吸收或散射即将到来的脉冲，挡住了下面组织免受随之而来脉冲光子的作用。②快速膨胀、产生震动和声（压）波，后者机械性地分裂蜕变区周围组织，由于潜在的压力使其他组织也发生了分裂。

离子化效应的发生不依赖于组织色素沉着程度，不是组织吸收光引起，它可在组织任何部位发生，不必与物质接触，可以在空气及水中爆炸，所以不是在某一个平面上作用，而是成球形爆炸。这是与热效应截然不同的作用机制。电离效应临床应用的代表是 Qs-Nd：YAG 激光膜性白内障切开术，这对人工晶状体植入术的发展起到极大的推进作用。

二、激光对眼屈光介质的透射特性

正常人眼屈光介质对沿视轴方向入射激光有良好的透射特性，可见光及近红外光范围的激光能很好地透过眼屈光介质到达眼底，很少被吸收或散射，但在短波段，波长小于400nm 的激光（如准分子激光）透射率低，难以透过眼屈光介质；在红外波长段，波长大于1200nm 的激光（如 CO_2 激光），透射率也很低。因此，眼底病的激光治疗多选用透射率很高的激光，如氩激光等；而角膜屈光手术则应选用被角膜吸收率高，不易穿透进入眼内的激光，如准分子激光。表 13 - 1 - 1 说明不同波长激光在眼内传递衰减情况及青年人、老年人光传递的差别。青年人有60%的氪红激光可达到眼底，氩蓝光仅40%，对老年人氪红光到眼底较青年人少1.5倍，而氩蓝光少5倍。

表13-1-1 不同波长激光眼内传播衰减情况

激光种类	波长（nm）	青年人传递%	老年人较青年人减少倍数
氩激光	蓝 488.0 绿 514.5	48 52	4.8× 2.6×
氪激光	绿 530.9 黄 568.2 红 647.1	55 58 60	2.3× 1.7× 1.5×

三、激光对眼屈光介质的吸收特性

氩离子激光及氪离子激光均有60%以上被色素上皮吸收，因此，上述激光均能用于视网膜光凝。黄斑区叶黄素对488nm的氩离子蓝激光有较高的吸收率，而对514nm的氩离子绿激光、氪离子红激光的吸收率很低，因此黄斑区的光凝不能用氩离子蓝激光，避免损伤视功能。

蓝绿激光如氩离子激光被血红蛋白吸收率高，而长波段的红光，如氪离子红激光被血红蛋白吸收很少，利用这一特点可指导临床选择合适波长激光治疗眼底出血性疾病，如在眼底后极部广泛视网膜浅层出血的病例，不能用蓝光或绿光直接光凝出血块，以免严重损伤视网膜神经纤维层，而应选用氪离子红激光或等出血吸收后用氩离子蓝、绿激光进行光凝。

因此，在做激光治疗时，针对不同性质和不同部位的疾病，要注意选择合适的波长，使激光在靶组织上发挥最大效率，而对靶组织邻近的组织产生最小的损害。

四、激光光凝的作用及临床分级

光凝有效治疗机制是多方面的，主要取决于疾病种类。例如，治疗增殖性糖尿病视网膜病变，全视网膜光凝目的在于破坏赖以产生新生血管因子的缺血部视网膜，促使新生血管消退；而直接光凝视网膜或脉络膜新生血管，则利用其直接的热损伤以闭塞血管。激光封闭视网膜血管或色素上皮渗漏，是基于产生局部瘢痕；而视网膜裂孔周围的脉络膜视网膜瘢痕，将有效地封闭裂孔，阻止液化玻璃体进入视网膜下，以防止视网膜脱离。

为选择最佳治疗量以达最佳治疗效果，并最大限度地减少副损伤，实际激光治疗剂量必须参考眼底光凝固反应分级加以确定。临床比较常用的眼底光凝固反应分级法为Noyori分级法，其分级如下：

Ⅰ级：光凝斑明显小于光束直径，边缘轮廓较模糊，中心呈淡灰白色，层间无汽化泡形成。组织学方面损伤重点位于色素上皮，视网膜感觉层轻度受累，并可产生轻度的脉络膜视网膜粘连。

Ⅱ级：光凝斑与光束直径一致，为较均匀的圆盘状灰白色混浊。数分钟后其周围即可形成模糊的晕，光斑中心及外围有色素颗粒游离。视网膜层间及层下有小气泡。大约 2 周后形成不规则的色素沉着斑或萎缩斑，并形成脉络膜视网膜间牢固粘连。此级为临床应用的最佳反应。

Ⅲ级：光凝损伤明显较Ⅱ级为重。常可累及视网膜全层，伴有小气泡及色素进入视网膜前或玻璃体。亦可损伤色素上皮及玻璃膜，日久导致脉络膜新生血管长入。

Ⅳ级：以出血为特点，对组织破坏程度严重。出血可越过内界膜或玻璃体膜而积聚于视网膜前或玻璃体。其光凝斑较Ⅲ级更大，气泡更多。晚期形成广泛瘢痕。临床应绝对避免使用这一光凝强度，以防产生严重后果。

以上光凝程度分级，主要是用红宝石激光光凝兔眼视网膜，根据临床表现及组织学观察特点做出的。临床上尚有其他分级方法，各有其优缺点，在此不一一介绍。氩激光作为治疗眼底病最常用的激光，其眼底的凝固反应与红宝石激光有许多类同之处，但前者较后者引起色素增殖反应小，色素出现也较迟缓，因此更为安全。

第二节　眼科常用激光及其特点

眼科激光分气体、液体、固体和半导体激光四大类，气体激光又分分子（CO_2 分子）、原子（氦氖原子）和离子（氩离子及氪离子）激光三种。以下是眼科常用激光及其特点。

一、红宝石激光

红宝石激光波长为 694.3nm，以脉冲方式工作，热传导少，主要被视网膜色素上皮及脉络膜黑色素颗粒吸收，被血红蛋白吸收很少，红宝石激光可用于治疗视网膜干性裂孔、视网膜格子样变性、中心性脉络膜视网膜病变等。

二、氩离子激光

氩离子（简称 Ar^+）激光是气体激光，其波长为蓝光 488.0nm 和绿光 514.5nm，平常治疗时说 Ar^+ 激光即指蓝绿混合双色光（70% 蓝光、30% 绿光），如只使用绿光应说氩绿光。蓝光穿透组织能力弱，主要作用在视网膜内层，且易被叶黄素（主要在黄斑区）吸收。绿光穿透力较蓝光强，主要作用在视网膜色素上皮层。Ar^+ 激光为连续光，功率最大可达 3~5W，Ar^+ 激光不仅被视网膜色素上皮及脉络膜色素颗粒吸收，而且可被血红蛋白吸收，因此，常用于视网膜裂孔、变性，开角型青光眼，也可用于血管系统疾病，如糖尿病视网膜病变、分支静脉阻塞等病变的治疗，Ar⁺激光还可用于玻璃体手术中的行眼内光凝。

（一）全视网膜光凝术

通过全视网膜光凝术（panretinal photocoagulation，PRP）破坏视网膜外层，降低了视网膜外层的新陈代谢和耗氧量，同时光凝也使视网膜变薄，从而改善了视网膜内层的新陈代谢和氧供给，降低了因缺氧而诱发新生血管的可能。PRP还可减少新生血管生长因子，从而预防和治疗新生血管性青光眼。

标准全视网膜光凝术（S-PRP）的范围是视盘上、下和鼻侧距视盘1～2PD向赤道部区域内光凝，颞侧在上下血管弓和黄斑颞侧2PD处向赤道部区域内光凝。全视网膜光凝术分3～4次完成，以减少脉络膜渗出性反应及黄斑水肿。

1. 适应证　增殖前期、增殖期糖尿病视网膜病变及缺血型视网膜中央静脉阻塞等。

2. 并发症　可出现视网膜出血、视野缺损等。

（二）氩激光小梁成形术

氩激光小梁成形术（argon laser trabeculoplasty，ALT）是治疗开角型青光眼的重要手段之一，但其降压效果，随时间推移有下降的趋势。ALT使眼压下降主要是改善了房水的流出易度。其可能的作用机制：一是激光烧灼后，局部组织皱缩，扩大和再开放了小梁网间的间隙；二是对小梁网细胞有激活作用。

1. 适应证　①开角型青光眼，眼压经药物治疗不能控制，或患者不能耐受手术或不同意手术治疗者。②低眼压性（正常眼压性）青光眼经药物治疗视功能仍有进行性损害者。③开角型青光眼，抗青光眼滤过手术失败者。

2. 并发症　可出现眼压升高、虹膜周边前粘连、虹膜炎等。

三、氪离子激光

氪离子（简称Kr⁺）激光也是气体激光。有三种波长，绿光（530.9nm）、黄光（568.2nm）和红光（647.1nm）。绿光作用于视网膜色素上皮层，黄光主要作用于脉络膜内层，红光主要作用于脉络膜中内层。同Ar⁺激光相比，Kr⁺红激光被黄斑区叶黄素吸收更少，对视网膜内层损害也更小，因此，理论上更适宜治疗黄斑病变，尤其是视网膜下脉络膜新生血管膜，由于水肿的视网膜对长波长的激光散射较少，故Kr⁺红激光治疗糖尿病视网膜病变的黄斑水肿疗效好。

四、染料激光

染料激光是液体有机燃料激光，其波长在525～700nm的范围内连续可调，临床根据靶组织的吸收峰来选择最佳波长，使激光准确作用于靶组织，而对其周围组织产生最小损害，因此，理论上染料激光是一种理想的光源，但由于染料激光结构复杂，性能不稳定，价格昂贵，尚不能推广使用。染料激光可用于治疗各种类型眼底病，包括眼内脉络膜黑色素瘤、视网膜母细胞瘤等，还用于激光周边虹膜切除术及小梁成形术等。

五、Nd：YAG 激光

掺钕钇铝石榴石（简称 Nd：YAG）激光，是固体激光，波长为 1064nm，位于近红外端。根据 Nd：YAG 激光的不同波长和激光工作方式，可将 Nd：YAG 激光分成 4 种。

1. 连续波 Nd：YAG 激光 为热效应激光，但不能作为视网膜光凝的治疗激光，可以作为透巩膜睫状体光凝，治疗顽固性青光眼，亦可作为激光刀，行外眼部肿物切除等。

2. 高能短脉冲波 Nd：YAG 激光 即 Q 开关或锁模 Nd：YAG 激光。这是离子效应激光，即利用等离子的微小爆炸效应治疗各类膜性白内障（包括白内障囊外摘除术后出现的后囊混浊、外伤性白内障及部分先天性白内障）、周边虹膜切除、前房及玻璃体内玻璃体条索切开等。

3. 倍频 Nd：YAG 激光 倍频 Nd：YAG 激光的产生是利用倍频晶体在强光作用下的 2 次非线性效应，使频率为 f 的光波通过倍频晶体后变为频率为 2f 的倍频光，从而使波长为 1064nm 的近红外激光变为波长 532nm 的绿色激光。激光倍频技术的关键是非线性的倍频晶体，常用的有磷酸二氢钾（KDP）、铌酸锂（$LiNbO_3$）、磷酸钛氧钾（KTP）。现在，人们在制造波长 532nm 的倍频 Nd：YAG 激光机时采用半导体激光做泵浦源。半导体激光器体积小，电光转换效率高，所发射的 810nm 激光正好与 Nd：YAG 晶体的光谱吸收峰值（810）nm 匹配。虽然早在 1971 年 L'Esperance 就开始了倍频 Nd：YAG 激光眼底光凝的实验研究，但因缺乏优质高效的倍频晶体，直到 80 年代末才在美国出现商品化的倍频 Nd：YAG 激光眼科治疗机。波长 532nm 的绿光在正常眼屈光间质透射率达 95% 以上，血红蛋白和黑色素对它都有很高的吸收率，叶黄素对它吸收较少。组织学研究证实，眼底光凝的组织损害主要限于视细胞层和视网膜色素上皮层。这种激光类似氩绿激光，和氩、氪激光一样是治疗视网膜病变十分有效的激光，而且血红蛋白对 532nm 的绿光吸收率与 577nm 黄光相同，所以对治疗血管瘤性病变十分有利。可光凝治疗黄斑部病变和眼底血管病变，但玻璃体有积血混浊和视网膜前大片出血时不宜使用，血红蛋白大量吸收这种绿光转变为热能，容易造成玻璃体和视网膜机化条索的形成。

4. 紫外光 Nd：YAG 激光 波长 213nm，属光化效应激光，主要用于屈光性角膜外科，治疗近视、远视、散光和一些角膜混浊性病变。

YAG 激光中的高能短脉冲波可使组织裂解而达到切割组织的目的，临床常用于治疗各类膜性白内障、虹膜切除。

（一）激光虹膜周边切除术

激光虹膜周边切除术（laser peripheral iridectomy，LPI）与传统虹膜周边切除术相比，操作简便安全，对眼组织损伤轻，术后恢复快，有较大的优越性。

1. 适应证　①急性闭角型青光眼的临床前期、先兆期、间歇期。②早期的慢性闭角型青光眼。③继发性闭角型青光眼。④手术后虹膜周边切除不全、残留色素上皮者等。

2. 并发症　①虹膜炎。②出血。③暂时性眼压升高。

（二）激光晶状体后囊膜切开术

白内障囊外摘除或联合人工晶体植入白内障超声乳化术后，瞳孔区晶状体后囊膜混浊，影响视力，可行 YAG 激光切开后囊膜，使视力恢复。

1. 适应证　白内障摘除术后晶状体后囊膜混浊且影响视力者。

2. 并发症　①暂时性眼压升高。②人工晶体受损。③玻璃体前膜破裂。④出血。⑤虹膜炎。

六、二氧化碳激光

波长为 10 600nm 的红外光，工作方式可以是脉冲式，也可为连续式，眼科二氧化碳激光可用于眼眶切开术，眼眶肿瘤切除术，眼睑、结膜肿瘤切除，眼内应用包括治疗新生血管性青光眼的小梁造口术，眼内肿瘤切除术。

七、氦氖激光

氦氖（He-Ne）激光是波长为 632.8nm 的红色光，用作低强度激光照射治疗光源，眼组织经 He-Ne 激光照射后，有扩张血管、增加白细胞吞噬功能，提高 DNA 活性，促进新陈代谢，调节神经功能等作用，所以能促进各种炎症吸收，有利于组织愈合。眼科常用 He-Ne 激光照射睑腺炎及眼睑其他炎症，也用于黄斑裂孔和中心性浆液性脉络膜视网膜病变。最近有人用 He-Ne 激光血管内照射治疗视神经病变等。

八、半导体二极管激光

波长 810nm 的红外激光，属半导体热效应激光。与氪红激光有相同的适应证，穿透力较氪红激光更强，主要作用于脉络膜中外层，故这类激光治疗眼底病变时光凝斑反应更难掌握。目前二极管激光可治疗视网膜血管系统疾病，周边虹膜切除、小梁成形及经瞳孔睫状体光凝等，疗效与氪激光相似。二极管激光的优点在于机器体积小，便于携带，不用冷却，缺点是激光散射角大，治疗时有痛感。半导体红光（630~689nm）因其输出功率较低，只是作诊断用激光或光动力学治疗（PDT治疗）激光。

九、准分子激光

准分子激光（excimer laser）中应用于眼科临床的主要为氟化氩（ArF）激光，其输出波长193nm的远紫外光。它具有精确去除角膜组织的能力，能使角膜切削表面非常光滑。应用准分子激光按照预先设置的程序，可切削小量角膜组织以改变角膜曲率，减弱或增强屈光力，从而矫正近视、远视或散光。

（一）准分子激光屈光性角膜切削术

准分子激光屈光性角膜切削术（photorefractive keratectomy，PRK）是以机械、化学或激光法去除角膜上皮，对角膜前弹力层和浅基质层进行准分子激光屈光性切削。准分子激光也可用于治疗角膜疾病，称为准分子激光治疗性角膜切削术（photothera-peutic keratectomy，PTK）。

（二）准分子激光原位角膜磨镶术

准分子激光原位角膜磨镶术（laser-in situ keratomileusis，LASIK）以微型角膜刀或飞秒激光制作角膜瓣（含角膜上皮、前弹力层和浅基质层），翻转角膜瓣后采用准分子激光对角膜基质进行屈光性切削，然后将角膜瓣复位。这一技术是自动板层角膜成型术（ALK）和PRK的结合。它的优点是激光在角膜基质内切削，保留了上皮细胞层、前弹力层，术后视力恢复更快，疼痛和雾状混浊减轻，精确度更高。可应用于高度近视患者。

1. 适应证 ①年龄18~50周岁。②近视 -1.0D ~ -14.0D。③远视 +1.0D ~ +6.0D。④散光范围 ±5.0D以下。⑤屈光度数在2年内无明显变化。⑥戴镜矫正视力0.5以上。⑦中心角膜厚度在500μm以上。

2. 禁忌证 绝对禁忌证包括已确诊的圆锥角膜，眼部活动性炎症，严重干眼病，中央角膜厚度小于450μm或预计角膜瓣下剩余基质床厚度小于250μm，未受控制的糖尿病、全身结缔组织病及严重自身免疫性疾病等。相对禁忌证包括年龄不满18周岁，明显角膜不规则散光，单纯疱疹性或带状疱疹性角膜炎病史等。

3. 并发症 ①薄角膜瓣、不完全瓣、游离瓣、瓣偏离中心、角膜瓣对位不良或切穿角膜。②角膜层间碎屑、血液残留、角膜上皮植入、角膜中心色素沉着和角膜周边变性或瘢痕。③屈光度欠矫或过矫、散光和眩目。④最佳矫正视力下降。⑤角膜感染。⑥高眼压症。

十、577nm 激光

577nm 激光是新近研发的一种纯黄光波段激光，因 577nm 波长的激光在氧合血红蛋白中呈现最高吸收峰，且叶黄素对其几乎不吸收，故该激光主要的优势在于：①在对黄斑部光凝治疗中可最大程度地避免对视锥细胞造成损伤。②氧合血红蛋白在 577nm 激光中有最大吸收峰值，这使得该激光在光凝渗漏的微血管及血管性眼病时更有效率。③该激光在眼内组织中穿透性较高且散射少，特别适用于白内障或玻璃体混浊又须做视网膜光凝治疗的患者。④因黄激光穿透力较绿激光强，靶向性更好，故使用时其能量水平较绿激光低，可减少光毒性作用等对视网膜的间接损伤。适用于增殖前期糖尿病视网膜病变及缺血型视网膜中央静脉阻塞等眼底血管性疾病，尤其是眼底血管性疾病需行黄斑部光凝，或伴有白内障或玻璃体混浊者。

十一、飞秒激光

飞秒激光（femtosecond laser，FS）是一种以超短脉冲形式运转的近红外激光。FS 有非常高的瞬间功率，并可精确地靶向聚焦定位，因而可以在生物组织内完成精确的切割。目前在眼科主要应用于角膜屈光手术和角膜移植手术。FS 在角膜屈光手术中的应用主要有两种形式，一是用飞秒激光制作掀开式角膜瓣，再用准分子激光进行角膜切削，即"半飞秒"激光手术。二是采用飞秒激光角膜基质内微透镜切除方法进行屈光矫正，无须使用准分子激光，即"全飞秒"激光角膜屈光手术。

十二、Er：YAG 激光

Er：YAG 激光为固体激光，波长 2940nm，被水吸收率最大。能量足够大时，被照组织因升温而产生高压膨胀，从而发生切削或切割作用。目前正研究用于玻璃体视网膜手术、晶状体手术和屈光性角膜手术等。

十三、Ho：YAG 激光

Ho：YAG 激光也是固体激光，波长为 2100nm，能被水大量吸收。穿透率明显高于 Er：YAG 激光，其生物学作用机制与 Er：YAG 激光相似。目前正研究用于泪囊鼻腔吻合术和屈光性角膜手术等。

十四、光动力疗法

光动力疗法（photodynamic therapy，PDT）是激光诱导的光化学反应。通过静脉注射，使光敏剂到达眼内靶组织。以光敏剂吸收的特定波长的光激活靶组织中的光敏剂，在氧的参与下产生光化学效应，破坏病变组织，从而达到治疗目的。维替泊芬是目前唯一批准用于眼科的光敏剂。适用于脉络膜新生血管性疾病，如年龄相关性黄斑变性、中心性渗出性脉络膜视网膜病变、病理性近视合并脉络膜新生血管膜、特发性息肉状脉络膜血管病变（PCV）等。近年来也用于中心性浆液性脉络膜视网膜病变的治疗。但要防止有可能发生急性视力下降、视网膜色素上皮的撕裂和萎缩、脉络膜缺血等并发症。

十五、经瞳孔温热疗法

经瞳孔温热疗法（transpupillary thermotherapy，TTT）是运用半导体波长为810nm的激光，采用大光斑、长曝光、低照射的作用方式，经瞳孔将热能输送到脉络膜和色素上皮达到治疗眼部疾病的目的。适用于：①脉络膜黑色素瘤。②视网膜母细胞瘤。③脉络膜及视网膜血管瘤。④脉络膜新生血管性疾病，如年龄相关性黄斑变性、中心性渗出性脉络膜视网膜病变。但要防止出现视网膜出血、视网膜血管闭塞等并发症。

第三节　激光在眼科疾病中的应用

一、眼底病的激光治疗

凡是血管阻塞性（缺血性）视网膜病变，包括增殖期糖尿病视网膜病变、缺血性视网膜静脉（中央和分支）阻塞、视网膜血管炎、Coats 病、Eales 病、家族性渗出性玻璃体视网膜病变、镰刀细胞贫血性视网膜病变、早产儿视网膜病变综合征等，这一类病变均有视网膜缺血和新生血管形成，都是激光治疗的适应证。此外，还有视网膜和脉络膜血管（瘤）性病变、变性、视网膜裂孔形成、中心性浆液性脉络膜视网膜病变、黄斑水肿、黄斑区脉络膜新生血管形成等，激光疗效均很好。荧光素眼底血管造影和/或靛青绿（ICG）血管造影是诊断、指导治疗眼底病的主要依据。视网膜光凝术中要注意不同波长激光中视网膜光凝斑反应的差异、不同波长激光单独使用或联合使用的问题、要确保不同视网膜病变的有效光斑和最佳治疗效果。

二、青光眼的激光治疗

无论原发性或继发性开角型或闭角型青光眼均有激光治疗的适应证。应掌握不同青光眼发展阶段有不同的激光技术，包括激光小梁成形术、小梁穿刺术、虹膜切除术、周边虹膜成形术（又称前房角成形术）、瞳孔成形术、睫状体（突）光凝术等，掌握不同波长激光单独或联合使用，以达到最佳治疗效果。尤其近年来钬激光、铒激光和准分子激光巩膜造瘘术等技术的发展，半导体激光和 Nd：YAG 激光以及氪红激光的透巩膜睫状体光凝等都大大扩展了激光治疗青光眼的适应证和疗效。810nm 内镜睫状体和视网膜光凝更有利于治疗青光眼和远周边部视网膜病变。

三、白内障的激光治疗

所有膜性白内障，无论是前囊膜性、后囊膜性或机化膜性白内障，无论有无眼内人工晶状体，均是 Q 开关 Nd：YAG 激光治疗的适应证。还可以应用 Q 开关 Nd：YAG 激光核粉碎乳化。前房及玻璃体内（位于视轴附近）的机化条索的离断，眼前节囊性肿物的切开或破碎，均可用 Q 开关 Nd：YAG 激光完成。玻璃体手术中通过光导纤维应用 Er：YAG 激光行视网膜前膜切开术。此外，永存瞳孔膜离断、各类瞳孔粘连分离、瞳孔成形或造瞳、人工晶状体前膜切开和人工晶状体前渗出物清扫等都是 Q 开关 Nd：YAG 激光的适应证。Er：YAG 激光和 Qs-Nd：YAG 激光晶状体乳化术与超声晶状体乳化术一样有较好的前途。

四、屈光性、治疗性角膜外科的激光治疗

应用于屈光性、治疗性手术的激光较多，以氩氟（AF）准分子激光最常用，固体准分子（Uv-Nd：YAG，213nm）激光或其他激光亦在发展中，且已进入临床试验和观察阶段，角膜内激光成形术（LASIK）、准分子原位角膜磨镶术（LASEK）及EPI-LASEK 均较激光屈光性角膜切除术（PRK）更好，更值得在高度近视的治疗中应用。近几年激光角膜屈光外科在国内是热门，应该说这一类研究十分必要，但与其他眼病治疗激光相比，这是一种不相称的发展。

五、其他激光治疗

激光在眼病治疗中的其他应用包括泪道阻塞的再通及胬肉或小肿物、血管瘤的切除，某些恶性黑色素瘤的光动力学（PDT）治疗，尤其是对于黄斑部脉络膜新生血管形成或虹膜新生血管形成的 PDT 治疗，会更有前途。此外，还可用于外眼部和颜面部二氧化碳激光美容术等。总之，很多眼科疾病均可应用激光治疗。

六、激光治疗的眼部并发症

激光光凝治疗可以出现一些并发症，有些属于技术性的，有些属于非技术性的。对于前者，应采用适当技术，严格操作规程，最大限度减少并发症的发生；对于后者，在治疗前必须向患者做详细交代，以取得患者的合作。

激光光凝治疗的并发症，主要是在治疗缺血性增殖性视网膜病变，采用全视网膜光凝时发生，分述如下：

1. 周边视野缺损　氩激光光凝仅引起极轻度的周边视野缺损，但光凝部位视网膜光敏感度却普遍下降。对反复补充光凝和最终形成广泛的脉络膜视网膜瘢痕者，周边视野将受到较严重损害。然而增殖性视网膜病变如不加治疗，对视力的威胁远比光凝治疗引起的视野缺损和夜间视力减退更加严重。

2. 视力减退 全视网膜光凝可造成视力一过性减退，一般可持续数周，主要原因是光凝加重了黄斑水肿。但亦有持久性视力减退者。据糖尿病视网膜病变研究组织报道，氩激光治疗后，视力持久性减退 1～4 行者约占 10%。分期治疗，每次间隔至少 1 周，可减少这一并发症的发生。

3. 出血 视网膜局限性出血，可能系新生血管网近端部分光凝过重坏死所致，一般需数月方可完全吸收。而对长入玻璃体或伴牵拉形成的新生血管，光凝易引起玻璃体出血，故应予避免。

4. 黄斑囊样水肿 激光光凝可产生或加重黄斑囊样水肿，一般在治疗 1 周内发生。其原因在于，广泛的光凝可使视网膜血流动力学平衡发生紊乱，导致渗出液积聚。如治疗前不合并严重毛细血管闭塞，水肿可在数周内消退。

5. 渗出性视网膜脱离 广泛的较重的视网膜光凝可破坏脉络膜血管和色素上皮，渗液进入视网膜下腔隙，引起视网膜脱离。如不合并其他情况，视网膜脱离可于 1～2 周内自行恢复。

6. 脉络膜脱离 脉络膜脱离也可出现在广泛、较重的视网膜光凝以后。脉络膜脱离一般无需治疗，可于 2 周内自行恢复。治疗过程中，一旦发现有脉络膜脱离，应即行停止治疗，以减小并发症程度。

7. 中心凹意外灼伤 这种情况最多出现在应用三面镜进行黄斑附近光凝时。由于三面镜视野所辖范围较小，因此在操作过程中，稍一疏忽或眼球不自主运动，都可导致黄斑部中心凹灼伤。预防中心凹灼伤的最重要措施是，严格按光凝顺序进行光凝，预先设置对黄斑部起保护作用的安全堤坝。

8. Bruch 膜破裂 应用小光斑、短曝光时间和高输出功率光凝，常可导致 Bruch 膜破裂。严重者可引起脉络膜和玻璃体出血。出血一般可自行停止，或通过接触镜压迫眼球止血。Bruch 膜破裂如不愈合，可诱发脉络膜新生血管。

第四节　激光治疗后中医药的应用

目前大量眼科临床研究证明，激光治疗是治疗眼科疾病的有效方法，尤其在眼底病治疗方面，如果和中药联合使用，有着不可替代的疗效优势，目前的中药－激光联合应用研究主要集中在视网膜静脉阻塞、糖尿病视网膜病变、视网膜脱离等疾病，除此以外，还有一些关于中心性浆液性脉络膜视网膜病变、Coats 病、年龄相关性黄斑变性的报道。

一、中医药治疗可弥补激光单独治疗的不足

激光治疗的作用原理为：①光凝破坏了部分代谢旺盛的外层视网膜，即色素上

皮－光感受器复合体，使视网膜的耗氧量降低，同时有利于氧从脉络膜循环向视网膜内层弥散，从而使视网膜内层的缺氧状态得到改善。②可封闭视网膜毛细血管无灌注区，缓解视网膜缺氧，减少和清除新生血管生长因子的合成和释放，防止新生血管的形成和促进已形成的新生血管消退。③光凝破坏了色素上皮细胞的脉络膜－视网膜屏障，使渗出液从视网膜下腔和视网膜通过视网膜色素上皮进入脉络膜毛细血管，减少视网膜水肿、渗出和出血。

但激光光凝作为治疗手段的同时，本身也是一种病理过程，治疗上存在明显不足：①对视网膜产生光损伤，对患者视力、视野及暗适应造成一定的损害，强光源导致的视网膜急性光损伤开始于光感受器外节，进而波及内节和 RPE 及外核层，视网膜未显示有炎症细胞反应，提示视网膜急性光损伤是一个退行性改变。②激光光凝后视网膜丙二醛、自由基含量明显升高，自由基可诱导视网膜色素细胞凋亡，严重影响患者激光治疗之后的视功能恢复。③光凝虽然可以促进视网膜水肿、出血的吸收，但是对于大量的视网膜液体渗出或出血，激光治疗的能量一般较大，可能会促进增生性玻璃体视网膜病变的形成。④黄斑对于视网膜功能至关重要，而黄斑区的病变，如出血、水肿等，激光治疗必须慎重，制约了激光治疗在此部位的使用。

而在激光治疗后联合中医药治疗将有望解决这些问题，有利于恢复患者视功能，保护视网膜细胞推迟细胞凋亡，并补充激光对于黄斑区治疗的空白。中医认为，眼病激光治疗后的病理机制为热伤阴、气虚血瘀、水湿内停。常规情况下，采用益气养阴、清热凉血、活血利水之法，药用生地黄、黄芪、赤芍、川芎、当归尾、墨旱莲、牡丹皮、茯苓、益母草、车前子、泽兰等。出血明显者，加生蒲黄、白茅根、三七；渗出明显者，加猪苓、胆南星、陈皮。以下就目前中药激光联合治疗的几种常见眼底病进行论述。

二、中药激光联合治疗视网膜静脉阻塞

对于视网膜静脉阻塞，激光治疗的意义在于封闭无灌注区、促进出血吸收、抑制新生血管。但患者早期即可能出现黄斑水肿增厚、硬性渗出沉积、黄斑囊样变性及黄斑裂孔等，致使视功能严重受损；患者后期可能出现黄斑视网膜前膜、新生血管、视网膜裂孔、玻璃体积血及视网膜脱离等严重并发症。这两个问题是激光治疗难以解决的。

中医学认为，视网膜静脉阻塞是由于人体气滞血瘀或气虚血瘀，阻塞脉络，瘀阻眼底，血行不畅，泛溢络外。因此活血化瘀之法是治疗视网膜静脉阻塞的通用之法，中药以血府逐瘀汤为基本方剂，根据病程随证加减。方中柴胡、枳壳、桔梗疏肝行气；当归、川芎、赤芍、桃仁、牛膝活血化瘀；生地黄配当归养血润燥；甘草和中。临床上依据证候之不同，随证加减，早期酌加凉血止血之品，去桃仁、红花、川芎，加牡丹皮、白茅根、茜草、藕节炭、三七；中期则着重活血化瘀，加丹参、赤芍、墨

旱莲；晚期则加破瘀散结之类，加夏枯草、牡蛎、海藻、三棱、莪术、昆布等。由于瘀久化热者，宜加黄连、栀子以清肝热，久瘀伤正者，选加黄芪、党参或枸杞子、菟丝子以扶正祛瘀。同时活血化瘀之品还有能加速眼内出血的吸收、扩张血管、改善微循环、防护视网膜光损伤等多种作用。对于黄斑囊样水肿，可以加用太子参、茯苓、猪苓、赤小豆、泽泻以益气利水。

三、中药激光联合治疗视网膜脱离

现代常规视网膜脱离手术的关键是封闭全部视网膜裂孔，解除玻璃体视网膜间的牵引，抑制增生性玻璃体视网膜病变（PVR）的形成。封闭裂孔常用冷冻和电凝的方法，造成许多并发症，如出血、PVR、玻璃体混浊等，并加重了PVR的形成。中药对巩膜和视网膜的损伤小，缩短了术后恢复的时间，有利于术后视功能的保留和恢复，避免了一些并发症的发生，也是手术封孔不完全的一个补救措施。

视网膜脱离在中医学属暴盲、视衣脱离范畴，属脾肾之气不足，肾气足，则脾胃得其温养，水液得以运化，不致蓄积为患，而脾虚产生水湿，水不能运化，可积于眼内或视网膜下积液，气虚不固使视网膜不能紧贴眼球壁而脱离；手术多有脉络膜损伤，瘀血阻滞病理存在。治宜健脾益肾，活血利水。可考虑使用党参、黄芪益气健脾，茯苓、车前子、猪苓、泽泻利水渗湿，生地黄、熟地黄、丹参行气活血，加速视网膜下液吸收，缩短病程。将激光与中药两者结合进行治疗，方法简便易行，患者痛苦少，组织损伤小，疗效好，值得推广。

四、中药激光联合治疗糖尿病视网膜病变

全视网膜光凝后，减少了外层视网膜氧的消耗，并有利于氧在光凝斑处由脉络膜穿过外层视网膜进入内层视网膜，视网膜氧供应改善，消除了新生血管产生和生长的因素。但光凝治疗并不是对所有的糖尿病视网膜病变都有效，如果应用不当，也有可能带来严重的不良反应，加速病情发展；另外，即使正确的光凝治疗本身也是一种病理过程，也会对视力、视野及暗适应造成一定的损害。中药联合的意义在于一方面可以减轻糖尿病症状、益气以补虚化瘀，另一方面有利于视网膜功能在全视网膜光凝之后的恢复。

糖尿病视网膜病变多属中医学的阴虚燥热证，由阴虚血热，虚火上炎于目，灼伤目络所致，治宜滋阴凉血，平肝健脾。应该使用滋阴凉血散瘀药物，生地黄、玄参、牡丹皮、玉竹、知母、黄芩、黄连、白茅根、茜草、槐花、菊花、白术、山药、陈皮、桔梗；若患者眼底出血较多，或有反复的新鲜出血，加白及、三七粉。生地黄、玄参、玉竹清热滋阴，润燥止渴；牡丹皮、茜草、白茅根、槐花凉血止血，活血化瘀；知母、黄芩、黄连、菊花清热平肝明目；白术、山药、陈皮健脾理气，使诸药清热滋阴而不伤脾胃之气；桔梗宣肺以载药上行。因新生血管极易出血，故组方应不用

大量活血化瘀之品，以免引发再次出血。

　　另外，在治疗本病时主要抓住久病必虚，久虚必瘀等病理特点，在益气养阴的基础上加用活血化瘀之品。重用黄芪以补气，使气旺血亦行，祛瘀而不伤正，为方中主药；白术以助益气之效，枸杞子、女贞子、麦冬滋阴补肾生津以扶正固本；再配用丹参、泽兰活血化瘀之品以消除久虚后之瘀滞；甘草以调和诸药。临床上还应重视整体与局部的关系，辨证施治。光凝后配合中药治疗糖尿病视网膜病变能巩固光凝治疗后的疗效，减少光凝后的副反应，并改善糖尿病的全身症状。

第四篇

眼科病症

第十四章 胞睑疾病

胞睑，又名眼胞、脾，相当于西医学之眼睑，分上胞和下胞两部分，上胞又称上睑。胞睑覆盖于眼珠前部，司眼之开合，具有保护眼珠，濡润白睛、黑睛以及清除眼珠表面灰尘和毒邪等功能。胞睑的边缘称睑弦，睑弦有排列整齐的睫毛，可以遮挡灰尘和减弱强光对黑睛的刺激。

五轮中胞睑属肉轮，内应于脾，脾与胃相表里，故胞睑疾病多责之于脾和胃。胞睑疾病属于外障眼病范畴，由于胞睑位于眼珠前部，外易受六淫之邪侵袭，内可因脾胃功能失调而发生胞睑疾病，内外合邪则更易发病。胞睑疾病多发病较急，且证候外显易见；此外，胞睑还易受物理及化学性物质的损伤。胞睑疾病若能早期治疗，一般预后较好，但亦有危重之证。胞睑疾病属临床常见病、多发病。

胞睑疾病的主要临床表现为胞睑红热肿痛，生疮溃脓；睑弦红赤、烂、痒，倒睫；睑内面血脉红赤模糊，条缕不清，颗粒丛生，或肿核如豆等症。

若风热毒邪直袭胞睑者，治宜祛风清热解毒；属脾胃火热上攻胞睑，治当清脾泻火解毒；属脾胃湿热上犯胞睑，治当清热燥湿或利湿；属风湿热邪合而为病者，治宜疏风清热除湿；属脾胃虚弱者，治宜补中益气。临证时多配合外治，必要时还可采用手术治疗及中西医结合治疗。

某些胞睑疾病具有传染性，如椒疮等，故应注重预防。

第一节　针　眼

针眼是指胞睑边缘生疖，形如麦粒，红肿痒痛，易成脓溃破的眼病。又名土疳、土疡、偷针。针眼相当于西医学的睑腺炎，俗称麦粒肿。睫毛毛囊或附属的皮脂腺感染称外麦粒肿，睑板腺感染称内麦粒肿，主要由金黄色葡萄球菌感染眼睑腺体所致。营养不良的儿童、过度疲劳、糖尿病及抵抗力低下者较易罹患，反复发生可能与螨虫感染有关。睑缘及结膜的慢性炎症、眼部不洁、屈光不正等为本病的常见诱因。

【源流】

针眼之名首见于《证治准绳·杂病·七窍门》。但是，早在隋代巢元方撰著的《诸病源候论·目病诸候》中就较为详细地记载了本病的症状、病程、病因病机及预后，称本病为"偷针"。书中谓："有人眼内眦头忽结成疱，三五日间，便生脓汁，世呼为偷针,此由热气客在眦间,热搏于津液所成,但其热势轻者,故止小小结聚,汁溃热歇乃瘥。"《银海精微·卷之上》将其病机归纳为"阳明胃经之热毒",提出"先宜服用退赤散,后用通精散、泻肺饮"的内治方法。元末明初倪维德的《原机启微·附录》则首先提出了挑刺疗法,并阐述其机制:"世传眼眦初生小疱,视其背上即有细红点如疮,以针刺破眼时即瘥……实解太阳经结热也。"虽本病"偷针"之名相传已久,但首先解释"偷针"之名者却为《薛氏医案》,书中曰:"世传眼眦初生小疱,视其背上即有细红点如疮,以针刺破眼时即瘥,故名偷针。"明代王肯堂在《证治准绳·杂病·七窍门》中首次将本病称之为针眼,同时也原文引用了薛氏论点,并根据此疾生于胞睑,胞睑属脾,主土,且该疾常为火热之邪为患,故此病又称为"土疳"。明代傅仁宇《审视瑶函·卷四》在上述见解的基础上,进一步指出了此病的并发症:"脾家燥热,瘀滞难行,微则自然消散,甚则出血流脓,若风热乘虚而入,则脑胀痛而眸子俱红,有为漏之患,有吊败之凶。"对本病的认识更趋完善。清代吴谦等人编辑的《医宗金鉴·外科心法要诀》对此病的病位描述更为准确:"此证生于眼皮毛睫间",并详细地提出了其外治疗法:"初起轻者,宜用如意金黄散,盐汤冲洗,脓不成即消矣。风热甚者,色赤多痛,洗之不消,脓已成也,候熟针之,贴黄连膏。"尤其强调"候熟针之"。清代黄庭镜的《目经大成·卷之二上》对本病的病变过程描述得具体准确:"初得但痒而肿,次则结一小核,乃作痛,屡屡不药自消。若病形俱实,必致核大溃脓始愈。"称此疾为"土疡",对本病脓成时可见数个脓点,色黄似珍珠者,则命以"包珍珠"之名。由此可见,历代医家均从不同侧面和着重点对针眼进行了论述。新中国建立后,《中医眼科学》教材及其他眼科论著对本病进行了系统的归纳整理,使其理、法、方、药体系日趋完善。

【病因病机】

《诸病源候论·目病诸候·针眼候》曰:"此由热气客在眦间,热搏于津液所成。"而《证治准绳·杂病·七窍门》进一步指出"犯触辛热燥腻风沙火"或"窍未实,因风乘虚而入"。结合临床,其病因病机归纳如下。

(一)风热客睑证

风热之邪客于胞睑,滞留局部脉络,气血不畅,发为本病。

(二)热毒壅盛证

喜食辛辣炙煿,脾胃积热,火热毒邪上攻,致胞睑局部酿脓溃破。

(三)脾虚夹邪证

余邪未清或脾气虚弱,卫外不固,复感风热之邪,引起本病反复发作。

【临床表现】

（一）自觉症状

以胞睑局部肿胀、疼痛、痒为主。一般初发多肿痒明显，中期以肿痛为主，脓成溃破后诸症减轻，红肿渐消。病情严重时可伴发热、恶寒、头痛等症。

（二）眼部检查

初起胞睑局部肿胀、微红，疼痛拒按，且可扪及形似麦粒的硬结，甚者红肿焮热，胞睑硬结压痛拒按，继之红肿局限，硬结软化成脓，随之脓点溃破（外麦粒肿脓成溃破在眼睑边缘，内麦粒肿溃破在眼睑内的睑板面）。若病变靠近外眦部，则疼痛明显，可见患侧白睛红赤，甚至白睛红赤肿胀突出于睑裂，同侧耳前可扪及肿核。

（三）实验室及特殊检查

血常规检查可见白细胞总数及中性粒细胞比例增高。

【诊断依据】

1. 初起眼睑红肿痒痛　触之有硬结，有明显的压痛；继之局部红肿疼痛加剧，在睫毛根部或睑内面出现脓点，破溃或切开排脓后炎症随之缓解。

2. 严重者　红肿范围较大，耳前或颌下的淋巴结肿大，并伴有恶寒发热等全身症状；病变位于外眦部者，球结膜水肿充血明显。

一般根据自觉症状和眼睑的改变，容易做出诊断。

3. 分型

（1）外睑腺炎：病变集中在睫毛根部的睑缘处。

（2）内睑腺炎：病变在睑板腺内，局部的睑结膜充血肿胀。

【鉴别诊断】

本病应与睑板腺囊肿相鉴别。二者均有眼睑局限性硬结，而睑板腺囊肿无红肿热痛之急性炎症的表现。

【辨治思路】

（一）辨证思路

1. 风热客睑证　本证以病初起，胞睑局限性肿胀、微红，可扪及硬结、疼痛拒按为诊断要点。针眼虽然具有红肿热痛并逐渐成脓之病变过程，即中医"疮疡"之特性，但是本证为针眼初发之时，风热之邪客于胞睑，滞留局部脉络、气血不畅，故胞睑局限性肿胀；胞睑微红为热不盛之候；舌苔薄黄，脉浮数均为风热外袭之候。

2. 热毒壅盛证 本证以胞睑局部红肿灼热，硬结渐大，疼痛拒按，或白睛红赤肿胀突出于睑裂为特点。本证为针眼的中期，热毒上攻，故胞睑出现红、肿、热、痛等中医"疮疡"之特点；由于热毒深重，故胞睑硬结渐大，疼痛拒按，甚至白睛红赤肿胀突出于睑裂；热灼津液，故口渴喜饮，便秘溲赤；舌红苔黄，脉数为热盛之候。

3. 脾虚夹邪证 本证以针眼屡发，或针眼红肿不甚，经久难消，纳呆便结为特点。小儿偏食，脾胃虚弱，或素体虚弱，卫外不固，余邪未清，蕴伏之热邪夹风上扰胞睑，故针眼屡发；正不胜邪，故红肿不甚，经久难消；纳呆、便结为脾胃积食化热之候；面色无华、神倦乏力，舌淡，苔薄白，脉细数为脾胃虚弱之候。

（二）症状识辨

1. 胞睑肿痛 本病具有红、肿、热、痛并逐渐成脓之病变过程，因此本病具有中医"疮疡"之特性。初发之时，胞睑局限性肿胀、微红，可扪及硬结、疼痛拒按，为风热之邪客于胞睑，滞留局部脉络、气血不畅所致；继之，红肿热痛明显，胞睑局部酿脓，为火热毒邪上攻所致；当局部成脓溃破后则诸症减轻。若反复发作，或针眼红肿不甚，经久难消，则多为余邪未清或脾气虚弱，卫外不固，复感风热之候。

2. 成脓 本病具有中医"疮疡"之特性，以实证为主。本病一般在胞睑红肿疼痛加剧后，在睫毛根部或睑内面出现脓点，扪病灶之初有波动感，即为成脓。破溃或切开排脓后胞睑红肿疼痛等症状随之缓解。若久不溃脓或排脓不畅，则与正气已虚有关。

（三）治疗思路

1. 治法与处方原则 未成脓者，退赤消肿，促其消散；已成脓者，促其溃脓；脓已熟者，切开排脓；若久不溃脓或排脓不畅，则应扶正祛邪。

2. 用药方式 本病在脓未成熟之前，应该内外兼治，初期促进消散，已成脓者，促其红肿局限；脓已熟者，则应切开排脓。

（1）风热客睑证：针眼风热客睑证，应及时给予疏风清热、消肿散结之品。宜选用金银花、连翘、野菊花、蒲公英、黄芩清热之品；以荆芥、薄荷疏风散邪；若红肿较甚，加赤芍、牡丹皮、当归以凉血活血。因清热凉血之品易伤脾胃，故常用陈皮、生麦芽佐以护胃。

（2）热毒壅盛证：针眼热毒壅盛证，热毒深重，红肿明显、疼痛拒按，故应选用清热解毒、消肿止痛之品，如金银花、连翘、白芷、浙贝母、赤芍、牡丹皮、天花粉、野菊花、蒲公英、竹叶；大便秘结者，加生大黄以泻火通腑，但应中病即止；若发热、恶寒、头痛者，为热重毒深或热入营血，可与犀角地黄汤配合应用，以助清热解毒，并凉血散瘀滞。

（3）脾虚夹邪证：针眼脾虚夹邪证的临床特点在于针眼屡发，或针眼红肿不甚，经久难消，全身见脾虚之候。由于小儿偏食，脾胃虚弱，或素体虚弱，卫外不固，余邪未清，蕴伏之热邪夹风上扰胞睑，故针眼屡发；正不胜邪，故红肿不甚，经久难消。脾胃积食化热，故见纳呆、便结；面色无华、神倦乏力及舌脉为脾胃虚弱之候。因此，本证的治疗关键在于扶正祛邪，扶正的核心是健脾益气，祛邪的核心是散结消滞。常选用生黄芪、南沙参、茯苓、白术、甘草、当归、白芍、川芎、白芷、金银花、皂角刺、炒麦芽；若纳呆便结，加麦芽、山楂、莱菔子等以健脾消食行滞；若硬结小且将溃者，加薏苡仁、桔梗、漏芦、紫花地丁以清热排脓。在针眼未发之间歇期，可选用六君子汤或参苓白术散以调理脾胃，防止复发。

【治疗】

本病的西医治疗原则，早期强调局部热敷，促进局部血液循环、促进炎症消退，一般采用局部滴抗生素眼药；若有全身症状或抵抗力低下或局部红肿明显、范围较大者，可口服抗生素类药物，以控制感染；脓已成熟，局部红肿较为局限时，应该切开排脓。

本病的中医治疗原则，未成脓者内外兼治，促其消散；已成脓者切开排脓。

（一）辨证论治

1. 风热客睑证

证候：病初起，胞睑局限性肿胀，痒甚，微红，可扪及硬结，疼痛拒按；舌苔薄黄，脉浮数。

治法：疏风清热，消肿散结。

方药：银翘散加味。金银花、连翘、竹叶、荆芥、薄荷、野菊花、蒲公英、黄芩、陈皮、生甘草。

加减：若痒甚者，加桑叶、菊花以助祛风止痒；若红肿较甚，加赤芍、牡丹皮、当归以凉血活血、消肿散结。

2. 热毒壅盛证

证候：胞睑局部红肿灼热，硬结渐大，疼痛拒按，或白睛红赤肿胀突出于睑裂；或伴口渴喜饮，便秘溲赤；舌红苔黄，脉数。

治法：清热解毒，消肿止痛。

方药：仙方活命饮加减。金银花、白芷、浙贝母、赤芍、当归尾、天花粉、野菊花、蒲公英、竹叶、生甘草。

加减：可去方中攻破药物穿山甲、皂角刺，与五味消毒饮合用以消散硬结，增强清热解毒之功；大便秘结者，加大黄以泻火通腑；若发热、恶寒、头痛者，为热重毒深或热入营血，可与犀角地黄汤配合应用，以助清热解毒，并凉血散瘀滞。

3. 脾虚夹邪证

证候：针眼屡发，或针眼红肿不甚，经久难消；或见面色无华，神倦乏力，小儿偏食，纳呆便结；舌淡，苔薄白，脉细数。

治法：健脾益气，散结消滞。

方药：托里消毒散加减。生黄芪、南沙参、茯苓、白术、甘草、当归、白芍、川芎、白芷、金银花、皂角刺、炒麦芽。

加减：若纳呆便结，加麦芽、山楂、莱菔子等以健脾消食行滞；若硬结小且将溃者，加薏苡仁、桔梗、漏芦、紫花地丁以清热排脓。在针眼未发之间歇期，可选用六君子汤或参苓白术散以调理脾胃，防止复发。

（二）中成药

1. 清开灵胶囊或清开灵片 具有清热解毒、凉血退赤之作用。适用于胞睑局部红肿灼热，硬结渐大，疼痛拒按，或白睛红赤肿胀突出于睑裂；或伴口渴喜饮，便秘溲赤属热毒壅盛证。

2. 双黄连口服液 具有清热解毒之作用。适用于胞睑局部红肿灼热，硬结渐大，疼痛拒按，或白睛红赤肿胀突出于睑裂；或伴口渴喜饮，便秘溲赤属热毒壅盛证。

（三）外治疗法

1. 滴滴眼液：患眼滴鱼腥草滴眼液或抗生素滴眼液，每日 4~6 次。

2. 涂眼药膏：晚上睡前可涂抗生素眼膏。

3. 湿热敷：适用于本病初期，局部湿热敷可促进血液循环，以助炎症消散。

4. 如意金黄散外敷，每日 1 次。

5. 手术脓已成者应行麦粒肿切开引流排脓术。外麦粒肿在眼睑皮肤面切开，切口与睑缘平行，必要时可放置引流条，每日换药至愈；内麦粒肿则在睑结膜面切开，切口与睑缘垂直。

（四）单方验方

1. 治偷针眼方（《证治准绳·杂病·七窍门》） 由生南星100g、生地黄150g组成。将生南星碾成末，与生地黄一起捣烂成膏贴在患者两侧太阳穴，每日换药1次。适用于针眼各证，脓已溃者不再使用。

2. 清热解毒方（李巽芳家传秘方） 由穿山甲12g、僵蚕9g、全蝎（酒洗）6g、金银花12g、白芷9g、生地黄15g、北细辛6g、皂角刺12g、牡丹皮9g、甘草6g组成，水煎服，每日1剂。适用于风热郁结于睑缘，酿发之针眼及胞睑赤肿症。

3. 双眼肿胀如桃方（《韦文贵经验方》）　该方由牛蒡子 3g、黄芩 5g、川黄连 5g、防风 6g、羌活 5g、连翘 6g、薄荷 3g、荆芥 6g 组成，水煎服，每日 1 剂。适用于风热外侵，热毒壅盛所致针眼等眼病。

（五）针灸治疗

1. 针刺治疗　针刺用泻法为主。选取太阳、风池、合谷、丝竹空以疏风清热、消肿止痛。脾虚者可加足三里、脾俞、胃俞。每日 1 次。

2. 放血疗法　耳尖或合谷、太阳穴三棱针点刺放血，有较好的泻热止痛消肿效果。每日 1 次。

3. 针挑疗法　适用于针眼反复发作者。在背部肺俞、膏肓俞及肩胛区附近寻找皮肤上的红点或粟粒样小点 1 个或数个，皮肤常规消毒后以三棱针挑破，挤出少许血水或黏液。隔日 1 次，10 次为 1 个疗程。

（六）西医治疗

1. 药物　一般局部使用抗生素眼药，每日 4～6 次，对于反复发作及伴有全身反应者，可口服抗生素类药物。

2. 手术　当脓肿形成后，应切开排脓。外睑腺炎的切开应在皮肤面，切口与睑缘平行；如果脓肿较大，应该放置引流条。内睑腺炎的切口常在睑结膜面，切口与睑缘垂直。在脓肿未形成时，不应切开，更不能挤压排脓，否则会使感染扩散，导致眼睑蜂窝织炎，甚至海绵窦脓毒血栓或败血症，危及生命。

【预后转归】

多数患者经过及时正确的治疗在 1 周左右痊愈。但是在儿童、老年人或患有糖尿病等慢性消耗性疾病的患者中，因抵抗力差，当致病菌毒性强烈时，睑腺炎可发展为眼睑蜂窝织炎，若不及时正确处理，有时可导致败血症或海绵窦血栓形成等非常严重的并发症而危及生命。

【预防调护】

1. 积极矫正屈光不正。

2. 平时注意眼部卫生、不用脏手或不洁手帕揉眼。

3. 本病多见于偏嗜辛辣炙煿、香燥肥甘者，尤其是少年儿童及脾胃虚弱者，故应注意改变饮食习惯，少食辛辣之品，调理脾胃功能。

4. 对于针眼复发发生、睫毛根部有较多脂肪样物质附着者，可能与螨虫感染有关，应进行相关检查及治疗。

5. 勿对病灶部位挤压，否则可造成脓毒扩散而出现危重症，及时就医。

【名医经验】

（一）陆南山论治针眼

1. 学术思想 "诸痛疮疡，皆属于火"，针眼属于中医"疮疡"之范畴，治疗当以清热解毒为主。

2. 典型病例 杨某，男，32 岁。1974 年 8 月 12 日初诊。病史：左眼患针眼已 1 个星期，曾治疗，疗效不显。

检查与诊断：左眼上下眼睑明显红肿，尤以上睑外侧为重，局部压痛明显。诊断：左眼上睑针眼。苔薄。

诸痛疮疡，皆属于火。元代朱丹溪曾云：痈疽皆由阴阳相滞而生，营行脉中，卫行脉外而相并同流。热与火搏者则沸腾而行速，寒与湿搏者则凝滞而行迟。今眼睑红肿殊甚，来势较凶，则为热火相搏之明证，幸其溃破在即，治宜清热解毒。

金银花 9g，连翘 9g，紫花地丁 18g，夏枯草 9g，黄芩 3g，知母 6g，生大黄 6g，生甘草 4.5g。

8 月 13 日二诊：上列处方煎服一剂后，局部已溃而出脓。原方继续服一剂。

8 月 14 日三诊：局部排脓已尽，大便通畅。原方除生大黄，加瓜蒌仁 12g。

8 月 17 日四诊：上列处方已服 3 剂，局部红肿消退，已无分泌物，溃破口接近愈合。为了清除余毒，改服下列处方。

金银花 9g，连翘 9g，紫花地丁 18g，生甘草 3g，黄芩 3g，鲜芦根 2 支，继续服 4 剂而痊愈。（案例摘自陆南山编著《眼科临证录》）

（二）庞赞襄论治针眼

1. 学术思想 反复发生针眼的患儿，其治疗应该以清热解毒、化食导滞、散结通络为主。

2. 典型病例 于某，女，5 岁。1991 年 12 月 10 日初诊。家长代诉：患儿双眼反复交替患"针眼"，现双眼上睑红肿 7 天。平素纳呆，便秘。

检查：右眼上睑内局限性硬结，睑结膜充血，肿胀，硬结处有小黄色脓点；左眼上睑外侧周围红肿弥散，有一硬结，压痛明显，下睑内有新生肉芽肿。舌质淡红，苔黄，脉细数。

诊断：双眼针眼。

处方：金银花 10g，蒲公英 6g，黄芩、天花粉、赤芍、荆芥、防风、陈皮、槟榔、莱菔子、焦麦芽、焦山楂、焦神曲各 5g，枳壳、甘草各 3g，水煎服，每日 1 剂。

治疗经过：服药 5 剂，患儿大便通畅，食欲明显增加，双眼上睑红肿见消，前方加鸡内金 6g、木香 2g，继服。

12 月 20 日检查：右眼上睑充血消退，硬结处小黄色脓点已溃破，左眼上睑缘外侧周围已不充血和水肿，硬结消失，嘱其再进 5 剂善后。

按语：本案患儿针眼双眼交替发作，曾在北京等地医院治疗半个月，仍不见效。故治疗应以清热解毒、化食导滞、散结通络为主。患儿平素胃纳呆滞，大便秘结，脾胃积食化热，毒邪蕴积日久，上犯于目，宜以清热解毒消肿汤加减治之，酌加陈皮、槟榔、莱菔子、焦麦芽、焦山楂、焦神曲、枳壳、鸡内金、木香等消导之品。本方尤其对患儿反复发作者，较为适宜。（案例摘自《庞赞襄中医眼科经验·下篇》）

【文献选录】

《圣济总录》曰："针眼者，以邪热搏于血脉，上攻眼目，发于睑眦，结焮肿痛，赤根白头，包裹脓汁，痛如针刺，治法当详其外证，随宜砭刺，决泄邪毒，后以消肿败热之剂，断其根本。"

《银海精微·睑生偷针》曰："问曰，人之患目睑生小疖，俗名偷针者何也？答曰：阳明胃经之热毒也。或因食壅热之物，或饮食太过，使胃经上充于眼目，故睑眦之间时发疮毒，俗名偷针。此症番转睑皮，刷洗瘀血，点用清凉散，后用通精散、泻脾饮。"

《证治准绳·七窍门》曰："土疳症谓睥上生毒，俗呼偷针眼是也。有一目生又一目者，有止生一目者，有邪微不出脓血而愈者，有犯触辛热燥腻、风沙烟火，为漏、为吊败者，有窍未实，因风乘虚而入，头脑俱肿，目亦赤痛者。其病不一，当随宜治之……世传眼眦初生小疱，视其背上即细红点如疮，以针刺破，眼时即瘥，故名偷针。实解太阳经结热也。"

《审视瑶函·卷四》指出了针眼的并发症："脾家燥热，瘀滞难行，微则自然消散，甚则出血流脓，若风热乘虚而入，则脑胀痛而眸子俱红，有为漏之患，有吊败之凶。"

《医宗金鉴·外科心法要诀》明确描述本病的病位，为"此证生于眼皮毛睫间"，其外治疗法为"初起轻者，宜用如意金黄散，盐汤冲洗，脓不成即消矣。风热甚者，色赤多痛，洗之不消，脓已成也，候熟针之，贴黄连膏"。

【现代研究】

1. 西医研究进展　李宪为等采用乳酸氟罗沙星滴眼液治疗细菌性结膜炎、细菌性角膜炎及急性睑腺炎均有较好疗效，为临床眼科医生治疗眼部细菌性感染疾病提供了更多的选择药物。

2. 中医研究进展　金珍姬等提出对睑腺炎的治疗初期应疏风清热、消肿散结；中期应清热解毒、消肿止痛；反复复发者应健脾益气、扶正祛邪。超短波理疗有明显的脱水作用，使睑腺炎早期得以消散，溃脓之后可使伤口尽快愈合。

第二节　眼　丹

本病是指胞睑漫肿热痛，焮赤如丹，继之成脓的外障眼病，又名眼痈、覆杯。本病属眼科急重症，类似于西医学的眼睑丹毒，是溶血性链球菌感染所致。本病临床并不多见，常单眼发病，上胞易发，任何季节均可发生。

【源流】

眼丹之名始见于明代申斗垣所撰著的《外科启玄·卷九》，该书对本病的病位和临床表现做了简单的记载。之后由陈实功所著的《外科正宗·卷之四》对本病的病因病机、内治、外治及预后均做了详细的阐述，书中将本病的病机归纳为"脾经有风，胃经多热，共结为肿"；内治有表症者用"荆防败毒散"，有里症者用"清胃散加大黄"；外治"初起宜用金黄散敷之""欲作脓宜换膏贴之""脓成者即针"。清代吴谦等人所编辑的《医宗金鉴·外科心法要诀》指出其病因病机乃"脾胃湿热，受风而成"。对本病的临床表现和辨证进行了精辟的论述，"若肿软下垂，不能视物者，偏于风盛也，浮肿易消；若焮红色紫坚硬者，偏于热盛也，肿硬难消"。指出："此证宜速溃，迟则溃深穿透眼胞，成漏难敛。"治疗方面提出："初起俱宜荆防败毒散散其风，口渴便燥者，宜内疏黄连汤泻其热，有日久消之不应者，宜服透脓散，脓熟针之。肿用如意金黄散洗之，溃用琥珀膏或白膏药贴之。"《目科捷径·卷二》曰："眼丹虽属阳，久而成漏亦有管即属阴，不可概以阳治，须看人之虚实、日期浅深而治之。"明确指出眼丹病久可由实转虚，治疗应分清虚实。1964年广州中医学院主编的《中医眼科学讲义·下篇》将眼丹与针眼进行比较，认为二者病因、病位相同，但眼丹"病情较针眼为重，整个胞睑漫肿，患者可伴有寒热头痛等全身症状"。指出脓已成熟时，可用三棱针刺破，脓尽而愈，若过早穿刺，则可致风邪侵入，头面漫肿，痛彻头脑。然而，对眼丹论述全面，理、法、方、药体系完整者当推唐由之主编的《中国医学百科全书·中医眼科学》和成都中医学院编写的《中医眼科学》。从眼丹的古医籍记载来看，古代医家常将眼丹一病列入外科中，将其归入疮毒之范畴。

【病因病机】

《医宗金鉴·外科心法要诀》指出其病因病机乃"脾胃湿热，受风而成"。结合临床归纳如下：

（一）邪毒初袭证

胞睑外伤，邪毒乘伤侵袭，毒邪结聚化热，热毒炽盛；或挤压针眼或针眼脓未成而针之，热毒扩散酿成本病。

（二）邪毒炽盛证

多因过食辛辣炙煿、肥甘燥热之品，脾胃热毒内蕴，又复感风热毒邪，内外合邪搏于胞睑，火毒蕴结，营气不从，卫气不通，结为赤肿，继则气血壅遏，热蒸内腐而成脓。

（三）正虚邪恋证

正邪相争，邪势未去，正气已虚，正气不能托毒外出致脓久不溃，或溃后脓出不畅，坚肿不消，久不敛口。

【临床表现】

（一）自觉症状

发病前常恶寒、头痛等全身不适症状，继之发热。眼局部以胞睑焮痛拒按，睁眼困难为主要自觉症状。

（二）眼部检查

初起胞睑眼胞微浮，继之胞肿如桃，红赤如丹，边界不清，触之肿硬；病变进一步发展则红肿逐渐局限，硬结变软成脓，出现跳动样剧烈疼痛；最后脓熟自溃，脓出症减。严重者，红肿可波及颜面，耳后、颌下可扪及肿核并有压痛。

（三）实验室及特殊检查

血常规检查见白细胞总数及中性粒细胞比例增高。

【诊断依据】

1. 病初胞睑　微浮，继之胞睑赤痛漫肿，边界不清，触之肿硬，焮痛拒按，睁眼困难。

2. 胞睑红肿　逐渐局限，硬结变软成脓，出现跳动样剧烈疼痛，最后脓熟自溃，脓出症减；如形成较大脓腔，触诊有波动感。

3. 严重者　红肿可波及颜面，耳后、颌下可扪及肿核并有压痛，常有恶寒、发热、头痛等全身不适症状。

【鉴别诊断】

本病应与睑腺炎相鉴别。二者均为眼睑细菌感染性眼病，但是睑腺炎的病位在皮脂腺和睑板腺，病灶相对局限；眼丹病位在眼睑结缔组织，病灶弥散于整个胞睑，病变范围大，病势笃重，若失治误治，病易传变而危及生命。

【辨治思路】

（一）辨证思路

1. 邪毒初袭证　本证以病初起，胞睑红肿弥漫，触之有硬结，疼痛拒按为诊断要点。本证为病之初，风热毒邪夹内热上壅胞睑，热毒蕴结，血为热壅，气因血滞，故胞睑红痛、硬结拒按；风盛则肿，故胞睑红肿弥漫；恶寒发热，头痛不适，舌尖红，苔薄黄，脉浮数均为风热外袭之表现。

2. 邪毒炽盛证　本证以胞睑漫肿难睁，焮热红赤，疼痛剧烈为诊断要点。本证是病情进一步的发展，脾胃蕴热与外感之风热毒邪相互搏结，热壅血滞，热毒炽盛，故胞睑漫肿难睁，胞睑红肿疼痛明显加重；正邪剧争则发热；口渴欲饮，便秘溲黄，舌红，苔黄燥，脉数有力为热结腑实之候。

3. 正虚邪恋证　本证以胞睑红肿，久不溃脓，或脓溃后脓出不畅，脓水清稀，坚肿不消，久不敛口为辨证要点。正邪相争，邪势未去而正气已虚，正气不能托毒外出，故脓久不溃，或脓溃后，脓水清稀，久不敛口；正气不足，故体弱面黄，少气乏力，舌质淡，脉细数无力。

（二）症状识辨

1. 胞睑红肿疼痛　本病主要病症为胞睑红赤、漫肿、焮痛，特别需要注意的是胞睑为弥漫状红赤，而非局限性，这是与针眼有明显不同之处。本病根据其症状的轻重及病情的进程，可分为早、中、晚三期。初发之时胞睑局限性肿胀，红赤疼痛不剧，乃邪毒初袭；中期胞睑焮热红赤，疼痛剧烈，或出现跳动样疼痛，属热毒炽盛；后期脓成溃破，排脓而愈。若久不溃脓或排脓不畅，则与正气已虚有关。

2. 恶寒头痛　本病类似于西医学的眼睑丹毒，是溶血性链球菌感染所致，属眼科急重症，发病前常出现恶寒头痛，继之发热等全身不适症状，为热毒炽盛之候。针眼一般没有恶寒头痛，继之发热等全身不适症状。

（三）治疗思路

1. 治法与处方原则　本病以实证为主，虽然在临床不多见，但是一旦诊断为本病则应引起医生和患者的高度重视，及时正确地治疗对预后有至关重要的作用。由于本病邪毒深，病势重，热毒炽盛为其根本，故治疗上应投以清热解毒之重剂，重在祛邪；同时应注意正气的强弱，正气不足则应扶正祛邪。

2. 用药方式　本病在脓未成熟之前，应该内外兼治，局部使用抗生素眼药，而且全身服用中药，若病情严重者还应该全身使用抗生素。脓成切开排脓，置引流条换药至脓尽为止。整个病变过程中均须防止传变。

（1）邪毒初袭证：眼丹邪毒初袭证者，为热毒邪夹内热上壅胞睑，热毒蕴结，血为热壅，气因血滞，故投以金银花、白芷、浙贝母、赤芍、当归尾、天花粉、野菊花、蒲公英、紫花地丁、竹叶等，意在疏风清热，解毒消肿。

（2）邪毒炽盛证：眼丹邪毒炽盛证者，病情进一步发展，脾胃蕴热与外感之风热毒邪相互搏结，热壅血滞，热毒炽盛，故须以泻火解毒，通腑消肿之剂治之，如金银花、连翘、野菊花、蒲公英、紫花地丁、黄连、黄芩、大黄、木香、白芍、牡丹皮等。

（3）正虚邪恋证：眼丹正虚邪恋证者，其特点在于正虚而邪未尽，正气不能托毒外出，以致脓久不溃，或脓溃后，脓水清稀，久不敛口，故须扶正祛邪，托毒外出，常用生黄芪、南沙参、茯苓、白术、甘草、当归、白芍、川芎、炒麦芽扶正，以白芷、金银花、皂角刺驱邪外出。

【治疗】

本病的西医治疗原则，早期就应采用局部和全身同时使用抗生素药物，以控制感染；脓已成熟，应该切开排脓，并且放置引流条。

本病的中医治疗原则，未成脓者内外兼治，促其消散；已成脓者切开排脓。由于本病邪毒深，病势重，在治疗上应强调及时准确，遣方用药得当，并密切观察药效，防止传变。

（一）辨证论治

1. 邪毒初袭证

证候：病初起，胞睑红肿弥漫，触之有硬结，疼痛拒按；恶寒发热，头痛不适；舌尖红，苔薄白，脉浮数。

治法：疏风清热，解毒消肿。

方药：仙方活命饮加减。金银花、白芷、浙贝母、赤芍、当归尾、天花粉、野菊花、蒲公英、紫花地丁、竹叶、生甘草。

加减：耳后或颌下扪及肿核者，加夏枯草、柴胡以清火散结。

2. 邪毒炽盛证

证候：胞睑漫肿难睁，焮热红赤，疼痛剧烈；发热，口渴欲饮，便秘溲黄；舌红，苔黄燥，脉数有力。

治法：泻火解毒，通腑消肿。

方药：内疏黄连汤合五味消毒饮加减。金银花、连翘、野菊花、蒲公英、紫花地丁、黄连、黄芩、大黄、木香、白芍、牡丹皮、甘草。

加减：口渴甚者，加石膏清热止渴；大便燥结重者，加芒硝配合大黄泻腑实。

3. 正虚邪恋证

证候：胞睑红肿，久不溃脓，或脓溃后脓出不畅，脓水清稀，坚肿不消，久不敛口；全身症见体弱面黄，少气乏力；舌质淡，脉细数无力。

治法：扶正祛邪，托毒外出。

方药：托里消毒散加减。生黄芪、南沙参、茯苓、白术、甘草、当归、白芍、川芎、白芷、金银花、皂角刺、炒麦芽。

加减：久不溃脓者，加穿山甲活血散结、消肿拔脓；久不敛口者，重用生黄芪益气生肌。

（二）中成药

1. 黄连上清丸　具有清热通便、散风止痛之作用，适用于邪毒初袭，邪毒炽盛之证。每日3次，每次6g，温开水送服。

2. 清火栀麦片　具有清热解毒、凉血消肿之功效，适用于邪毒初袭，邪毒炽盛之证。每日3次，每次3片，温开水送服。

3. 三黄片　具有泻火解毒、清热燥湿之功效，适用于邪毒初袭，邪毒炽盛之证。每日3次，每次3片，温开水送服。

4. 牛黄解毒片　具有清热解毒之作用，适用于邪毒初袭，邪毒炽盛之证。每日3次，每欢3片，温开水送服。

（三）单方验方

1. 九一丹（《眼科证治经验》）　由煅石膏60g、东丹15g组成。将东丹水飞，石膏火煅，二药各研极细末，用细筛筛过，然后混合均匀，用麻油适量将药粉调和均匀，取少许涂在纱布上，敷贴患处，每日1次。适用于眼丹，脓成或未成。

2. 透脓散（《外科正宗》）　由生黄芪12g、穿山甲3g、川芎9g、当归6g、皂角刺5g组成，水煎剂，每日1剂。适用于眼丹日久、消之不应者。

3. 验方（《疡医大全·卷三十》）　由皂矾15g、大粉草60g组成，二药同煎浓膏，加冰片少许，用鸭毛蘸润眼眶上，每日1次。适用于眼丹各证。

（四）外治疗法

1. 滴滴眼液　局部滴用清热解毒的眼药水，如鱼腥草眼药水、熊胆眼药水，每2小时1次，每次1~2滴。

2. 涂眼药膏　晚上睡前可涂抗生素眼膏。

3. 敷法　未成脓者，局部可用湿热敷以助消散，或用如意金黄散（《医宗金鉴》）调水或调醋外，注意药物外敷时药物不能进入眼内。

4. 手术 已成脓者，切开排脓，切口应与睑缘平行，由于病位深，当置引流条，每日换药至脓尽为止。

（五）针灸治疗

1. 针刺治疗 针刺用泻法为主。选取太阳、风池、合谷、丝竹空以疏风清热、消肿止痛。

2. 放血疗法 耳尖或合谷、太阳穴三棱针点刺放血，有较好的泻热止痛消肿效果。每日 1 次。

（六）西医治疗

1. 药物 局部外用抗生素眼膏；全身使用抗生素，一般采用静脉给药。

2. 手术 当脓肿形成后，应切开排脓。切口与睑缘平行，应该放置引流条。在脓肿未形成时，不应切开，更不能挤压排脓，否则会使感染扩散，导致眼睑蜂窝织炎，甚至海绵窦脓毒血栓或败血症，危及生命。

【预后转归】

如果患者就诊及时，积极治疗，多数预后良好。但对于一些体质较差，就诊较晚，以及病情极其危重者，有时可以引起海绵窦血栓或化脓性脑膜炎而危及生命。

【预防调护】

1. 养成良好的饮食习惯，少食辛辣炙煿、肥甘燥热之品。
2. 加强身体锻炼，"正气存内，邪不可干"。
3. 及时治疗针眼，防止胞睑外伤。如有外伤，应及时处理。
4. 患病期间，注意休息，多饮开水，不食辛辣煎炒及鱼腥等发物。
5. 已发生眼丹，切忌挤压，脓未熟不得切开；在换外敷药时，切勿让药末进入眼内。

【文献选录】

《外科启玄》曰："凡胞睑属脾胃，谓之肉轮，如赤肿甚，不作脓，为之眼丹。"

《诸病源候论》曰："丹者，人身忽然掀赤，如丹毒之状，故谓之丹……皆风热恶毒所为。重者，亦有疽之类""小儿得之最忌。"

《医宗金鉴·外科心法要诀》：对本病的临床表现和辨证进行了精辟的论述，"若肿软下垂，不能视物者，偏于风盛也，浮肿易消；若掀红色紫坚硬者，偏于热盛也，肿硬难消"。指出"此证宜速溃，迟则溃深穿透眼胞，成漏难敛"。

第三节 胞生痰核

胞生痰核是指胞睑内生硬核，触之不痛，皮色如常的眼病，又名疣病、睥生痰核。胞生痰核相当于西医学的睑板腺囊肿，也称霰粒肿，是由于睑板腺阻塞，致使腺体内分泌物潴留而逐渐形成的一种特发性无菌性慢性肉芽肿。本病为眼科常见病，上胞、下睑均可发生，其病程长、发展缓慢，儿童与成人均可患病，但以青少年较为多见。临床研究显示，家族史、长时间使用电子产品、睡眠质量差、饮水少、喜肉食等为儿童睑板腺囊肿的主要危险因素。

【源流】

胞生痰核之病名首见于1876年吕熊飞所著的《眼科易秘》。元末明初之倪维德在《原机启微·下篇》称本病为"血气不分混而遂结之病"，该书对该病的病因病机、临床表现及治疗均有阐述，特别对外治手法进行了详尽的描述，并强调手术治疗该病的重要性。然而，对于本病手术治疗的记载最早是唐代的《龙树眼论》，该书认为"睑皮里有核"者，当挤出状若厚脓或如桃李胶状物即瘥。明代王肯堂在《证治准绳·杂病·七窍门》将本病命名为"睥生痰核"，其名与本病贴切，指出病位在"睥外皮肉"，其形"如豆，坚而不疼"，病因病机为"痰"与"火"，预后良好而"屡有不治自愈"。这些认识为后世医家所认同，对本病的诊断治疗有较大的指导作用。明代傅仁宇所著的《审视瑶函·卷四》在上述见解的基础上进一步指出病因病机乃"脾胃痰气所致"，指出外治用"灸法""膏药外贴"及"药酒外搽"。清代《目经大成·痰核》详细记载了本病的临床表现："艮廓内生一核，大如芡实，按之坚而不痛，只外观不雅，间亦有生于下睑者……翻转眼胞，必有形迹，一圆一点，色紫或黄。"清代吴谦等人编写的《医宗金鉴·外科心法要诀》对本病的临床表现描述得具体准确，"此证结于上下眼胞，皮里肉外，其形大者如枣，小者如豆，推之移动，皮色如常，硬肿不疼"；病因病机为"湿痰气郁而成"，指出内治"宜服化坚二陈丸"，外治宜用"生南星蘸醋磨浓，频涂眼皮"。1964年广州中医学院所编的《中医眼科讲义·下篇》对本病的病因病机、临床表现、治法方药进行了规范化整理，提出了手术治疗的具体步骤。

应该注意的是，不少医家描述的"大者如枣""如杯如盏""久而变为瘘漏"者已不属于本病范畴。

【病因病机】

《审视瑶函·睥生痰核症》曰："凡是睥生痰核，痰火结滞所成。"结合临床，其病因病机归纳如下。

（一）痰湿结聚证

脾失健运，聚湿生痰，痰湿上扰，阻滞胞睑脉络，气血不行，聚结而成。

（二）痰热搏结证

恣食辛辣肥甘，脾胃蕴积湿热，热灼湿为痰，痰热互结，上阻胞睑脉络，以致气血与痰混结于睑内，发为本病。

【临床表现】

（一）自觉症状

硬核小者，自觉症状不明显；硬核较大者，胞睑可有重坠感；如硬核从睑内面溃破，睑内生肉芽，可有摩擦感。

（二）眼部检查

胞睑肤色正常，可见硬核凸起，触之有如米粒或豆粒样的硬核，按之不痛，与皮肤无粘连。睑内面呈局限性紫红或黄白色隆起；若硬核自行溃破，可见睑内肉芽。若硬核化脓，多系感受外邪所致。

（三）实验室及特殊检查

本病一般不需要实验室及特殊检查即能诊断。

【诊断依据】

1. 胞睑　皮内可触及圆形硬核，压之不痛，与皮肤无粘连。

2. 翻转胞睑　可见睑内呈紫红色或灰蓝色局限性隆起。

【鉴别诊断】

本病应与针眼相鉴别（表 14-3-1）。

表 14-3-1　针眼与胞生痰核鉴别表

鉴别点	针眼	胞生痰核
发病部位	在睑弦	远离睑弦
主症	胞睑红肿焮痛，拒按，与睑皮肤粘连，或化脓，溃后可自愈	睑皮肤正常，硬核突起，压之不痛，不与睑皮肤粘连，睑内局限性黄白色或紫红色隆起，或见肉芽

续表

鉴别点	针眼	胞生痰核
病势	急	缓
病程	短，一般3~5日	长，数周或数月
对白睛影响	或可见白睛赤肿	一般无影响

【辨治思路】

（一）辨证思路

1. 痰湿阻结证 本证以胞睑内生硬核，皮色如常，不红不痛，按之不痛，与胞睑皮肤无粘连为辨证要点。痰湿阻滞胞睑脉络，混结成核，故胞睑内生硬核；皮色如常，不红不痛为无热邪之象；舌苔腻，脉缓或滑为痰湿内蕴之征。

2. 痰热互结证 本证以胞睑内生硬核，硬核处皮色微红肿，初硬渐软，按压微痛，对应处的睑内面呈紫红色为辨证要点。痰热搏结，阻滞胞睑脉络，故胞睑内生硬核；皮色微红肿，睑内面色紫红，硬结渐软，按压微痛为热邪渐甚之候；舌红，苔黄腻，脉滑数为痰热互结之征。

（二）症状识辨

1. 胞睑内硬核 用手扪胞睑内硬核，有如米粒或豆粒样的硬核，按之不痛，与皮肤无粘连是本病的特点；翻开患者的眼睑，可在胞睑内硬核对应处的睑内面见局限性紫红或黄白色隆起。一般而言，痰核小，皮色如常，苔腻，脉滑为痰湿；痰核大，皮色微红微肿，苔黄腻，脉滑数则多为痰热所致。

2. 胞睑皮色 胞睑内硬核对应处的胞睑皮肤色泽如常，并且胞睑内硬核与胞睑皮肤无粘连为本病的特点。如果患者年龄较大，胞睑内硬核与胞睑皮肤有粘连者，一定要考虑非本病，可能是睑板腺癌，因此要注意辨识。

（三）治疗思路

1. 治法与处方原则 胞生痰核是眼科的常见病，少年儿童多见。病位于肉轮，与脾胃关系密切，治疗重点在健脾祛湿，化痰散结，复其运化之职。初起硬结小者，以中药配合外敷为主；硬结日久较大，外表也可明显可见时，则需手术刮除。若老年人硬核迅速长大，或凹凸不平，或手术后复发则应排除眼瘤的可能，老年患者手术刮除物进行病理检查应作为临床常规。

2. 用药方式 本病应该是以手术治疗为主。对于硬结初发较小者，可局部湿热敷和滴抗生素眼药。中医对本病治疗的优势在于预防或减少本病的反复发生。

（1）痰湿阻结证：胞生痰核痰湿阻结证者，为痰湿阻滞胞睑脉络，混结成核，则见胞睑内生硬核；皮色如常，不红不痛为无热邪之象。故治疗重在健脾消食、化痰散结，常选用陈皮、法半夏、茯苓、白僵蚕、黄连、浙贝母、炒麦芽、炒白术、焦山楂、鸡内金等。

（2）痰热互结证：胞生痰核痰热互结证者，为痰热搏结，阻滞胞睑脉络，故痰核内生，硬结渐软，按压微痛；皮色微红肿，睑内面色紫红，为热邪渐甚之征。故治疗应以清热化痰散结治之，选用黄连、连翘、黄芩、炒栀子等以清热，选用陈皮、枳壳、归尾、浙贝母、防风等以化痰散结。

【治疗】

本病的西医治疗原则，早期强调局部热敷，促进局部血液循环、促进消退，一般采用局部滴抗生素眼药；囊肿已经较大者，建议采用手术治疗。对于老年人囊肿迅速长大，或凹凸不平、与皮肤有粘连者，或手术后复发则应进行病理检查以确定是否为睑板腺癌。

本病的中医治疗原则，以健脾祛湿，化痰散结为主要治法，其目的在于减少该病的反复发作。病变较大或有溃破趋势者宜用手术治疗；如已溃破生肉芽肿则应及时手术切除。

（一）辨证论治

1. 痰湿阻结证

证候：胞睑内生硬核，皮色如常，不红不痛，按之不痛，与胞睑皮肤无粘连；若大者硬核凸起，胞睑有重坠感，睑内呈灰蓝色隆起；舌苔薄白，脉缓或滑。

治法：化痰散结。

方药：化坚二陈丸加味。陈皮、法半夏、茯苓、白僵蚕、黄连、浙贝母、炒麦芽、炒白术、生甘草。

加减：酌加炒白术、焦山楂、鸡内金以助健脾消食、化痰散结。

2. 痰热互结证

证候：痰核处皮色微红肿，初硬渐软，按压微痛，对应处的睑内面呈紫红色。舌红，苔黄腻，脉滑数。

治法：清热化痰散结。

方药：清胃汤加减。陈皮、黄连、连翘、黄芩、炒栀子、枳壳、当归尾、浙贝母、防风、生甘草。

加减：日久不消者，加夏枯草、昆布、海藻以助软坚散结。

（二）外治疗法

1. 滴滴眼液　若睑内紫红或有肉芽时，可滴抗生素滴眼液，每日4～6次。

2. 局部按摩或湿热敷　适用于本病初起，可促其消散。

3. 手术　硬核大或已溃破形成肉芽肿者，宜在局部麻醉下行霰粒肿刮除术。即用霰粒肿夹夹住硬核部位，翻转眼睑，在睑内面做与睑缘相垂直的切口，切开睑结膜及囊肿内壁，刮出囊肿内容物，并向两侧分离囊肿壁，将囊壁摘出。若已在睑内面自溃生肉芽者，先剪除肉芽肿后再摘出囊壁。

（三）针灸治疗

针刺治疗：针刺用平补平泻或泻法为主。选取公孙、丰隆、合谷、脾俞、胃俞、曲池、风池、阳白、太阳等，每日1次，每次选2~3穴。脾虚者可加足三里、脾俞、胃俞。每日1次。

（四）西医治疗

1. 药物　囊肿较小者，采用局部热敷，滴抗生素眼药。

2. 手术　本病以手术治疗为主，行睑板腺囊肿切开刮除术。

【预后转归】

本病预后良好。小者可不药自愈；稍大者中药配合敷法、针刺等综合治疗，可使其消散；再大或久治不消者，予手术刮除即愈。本病一般不会变生他症。

【预防调护】

1. 若系老年人，术后复发且迅速增大者，须做病理检查以排除肿瘤。

2. 注意饮食调护，勿恣食辛辣肥甘之品，也勿过食生冷，饥饱无度，避免损伤脾胃功能。

3. 睑板腺功能不全者，应该经常湿热敷眼部，定期到医院进行睑板腺按摩治疗。

【文献选录】

《原机启微·血气不分混而遂结之病》曰："凡治在初，……大要令病进食饱不饥。先汲冷井水洗衣眼如冰，勿使气血得行，然后以左手持铜筹，按眼睫上，右手翻眼皮令转，转则疣肉已突，换以左手大指按之，弗气得动移，复以右手持小眉刀尖，略破病处，更以两手大指甲捻之令出。则所出者，如许小黄脂也。恐出而根不能断，宜更以眉刀尖断之，以井水再洗，洗后则无恙，要在手疾为巧。"

《审视瑶函》：谓睥生痰核症："乃睥外皮内，生颗如豆，坚而不疼。火重于痰者，其色红紫，乃痰因火滞而结。此生于上睥者多，屡有不治而愈。有恣辛辣热毒，酒色斲丧之人，久而变为瘿漏重疾者，治亦不同。若初起知劫治之法，则顷刻而平复矣。"

《医宗金鉴·外科心法要诀》曰："此证结于上下眼胞，皮里肉外，其形大者如枣，小者如豆，推之移动，皮色如常，硬肿不疼……乃湿痰气郁而成……宜服化坚二陈丸。"

【现代研究】

目前本病的治疗以手术为主，也有一些新治疗手段的报道，如徐钦国采用直接向睑板腺囊肿内注射醋酸曲安奈德治疗急性睑板腺囊肿，总有效率为100%，无明显后遗症。近期临床研究显示，家族史、长时间使用电子产品、睡眠质量差、饮水少、喜肉食等为儿童睑板腺囊肿的主要危险因素，因此应该在日常生活中注意避免本病发生的主要危险因素。

第四节　风赤疮痍

风赤疮痍是指胞睑皮肤红赤如朱，灼热疼痛，起水疱或脓疱，甚至溃烂的眼病。风赤疮痍类似于西医学的病毒性睑皮炎、过敏性睑皮炎等。

病毒性睑皮炎最常见的有单纯疱疹病毒性睑皮炎和带状疱疹病毒性睑皮炎两种。单纯疱疹病毒性睑皮炎是由单纯疱疹病毒感染所致眼睑皮肤簇生疱疹的一种急性眼病，多发生在流感、肺炎、呼吸道感染等热性传染病，因此又称眼睑热病性疱疹，具有自限性，但容易在原发部位复发。带状疱疹病毒性睑皮炎是由带状疱疹病毒引起的眼睑及面部疱疹，多发生于老人及体弱者。

过敏性睑皮炎是对某种致敏原的过敏反应，也可以是头面部皮肤过敏反应的一部分，该病又称接触性睑皮炎。该病最为典型的是药物性皮炎，常见的致敏原，一为眼局部应用的抗生素、麻醉药、阿托品等制剂，二为与眼睑接触的化妆品、染发剂、角膜接触镜的护理液等化学物质，三为全身接触某些致敏物质或某些食物。

病毒性睑皮炎多发于春秋季节，以成年患者居多；病毒性睑皮炎可单独发生于胞睑，亦可为全身或面部皮肤损害的一部分，病程长短不一，轻者易治，重者反复迁延难愈；预后一般良好，少数病例日久失治可波及黑睛，形成星点状翳障，影响视力。过敏性睑皮炎多发生于春夏季节性，积极治疗一般预后良好。

【源流】

本病名首见于《秘传眼科龙木论·卷之五》，作者在书中描述了本病的临床表现，并且阐明了本病与脾的密切关系："盖是脾脏毒风……致令眼病"，指出本病可向黑睛传变"渐生翳膜，障闭瞳人"，提出了内治的方药。在明代王肯堂所著的《证治准绳·杂病·七窍门》以及傅仁宇的《审视瑶函·卷四》中所记载的"湿热生疮证"，其临床表现、病因病机均与风赤疮痍相类似，可归属本病范畴。傅仁宇在《审视瑶函·卷四》推出治疗湿热生疮的方剂"加减四物汤"，为历代医家治疗风赤疮痍之常用方剂、疗效显著，傅仁宇还提出了本病的外擦方药。清代吴谦等人所编撰的《医宗金鉴·眼科心法要诀》则进一步明确本病的病机为脾经风热上攻所致，主张："宜急治之，久则恐生翳膜，遮盖睛瞳。"清代沈金鳌所著的《沈氏尊生书·杂病源流犀烛》称本病为风赤疮疾，提出了汤泡散洗之的新方法。1935年吴克潜在《病源辞典》中称本病为眼胞疮，其病因"由肝脾湿热上壅于目所致"，症状为"眼胞生疮，破流黄水"。此外，吕熊飞的《眼科易秘》等眼科专著对本病也有所记载，但内容大致相同不再赘述。1964年广州中医学院主编的《中医眼科讲义》首次对本病的病因病机、临床表现、内治、外治进行了系统性归纳整理，使其理、法、方、药初具体系，以后的《中国医学百科全书·中医眼科学》、全国高等医学院校教材《中医眼科学》各版、《中医眼科全书》等对本病的各方面进行了充实，使其理、法、方、药更加完善。

【病因病机】

《世医得效方·眼科》中认为本病"因风热生于脾脏"；《秘传眼科纂要·眼皮腐烂》中记载为"湿热停滞脾胃所致"。结合临床归纳如下。

（一）脾经风热证

脾经蕴热，外感风邪，风热之邪循经上犯胞睑。

（二）风火上攻证

外感风热邪毒引动内火，风火之邪上攻胞睑，以致胞睑皮肤溃烂。

（三）风湿热毒证

使用某些药物、毒物浸淫胞睑，或睑弦赤烂、椒疮、粟疮其眵泪长久浸渍胞睑，感受风湿热毒邪而成。

（四）肝脾毒热证

脾胃湿热中阻，土盛侮木，脾病及肝，肝脾同病，复感风邪，风湿热邪循经上犯于目。

【临床表现】

（一）自觉症状

发病前数日患者可有额、颞、腮等部灼痛感，继之眼睑皮肤瘙痒、灼热、刺痛及生水疱。或自觉胞睑皮肤瘙痒灼痛。

（二）眼部检查

眼睑皮肤红赤如涂朱砂、微肿，并见水疱及黏液渗出结痂。若为带状疱疹病毒所致，则在患侧眼睑、额部皮肤及头皮出现成簇的水疱，其分布不超过鼻中线；若为单纯疱疹病毒所致，胞睑或额部皮肤出现团簇水疱，数日后水疱化脓，或可破溃糜烂、结痂；同侧耳前可扪及肿核。病变还可累及黑睛，形成翳障。若为过敏性睑皮炎，则胞睑皮肤红赤、肿胀，出现小疱或丘疹，或同侧面部皮肤出现类似病变，继则成脓疱，破溃出脓血，或溃烂浸淫；若病情迁延不愈，则胞睑皮肤粗糙、肥厚、脱屑。

（三）实验室及特殊检查

1. 单疱病毒性睑皮炎　在病变的基底部刮片常可见多核巨细胞。

2. 带状病毒性睑皮炎　可采用免疫荧光法测定血清中特异病毒抗体。

3. 过敏性睑皮炎　血常规可见嗜伊红细胞增多。

4. 病毒性睑皮炎及过敏性睑皮炎　血常规的白血病总数不升高，以此可以与细菌感染性眼睑病变相鉴别。

一般而言，临床根据典型的病史及眼部表现即可诊断。

【诊断依据】

（一）带状疱疹病毒性睑皮炎的诊断依据

1. 发病前　常有全身乏力、发热等不适的前驱症状。

2. 病变区　出现剧烈的神经痛；数日后患侧眼睑、前额皮肤和同侧头皮潮红、肿胀，出现呈簇状透明的小疱，小疱的基底有红晕，疱群之间的皮肤正常；疱疹的分布不越过鼻和眼睑、前额的中心界限。

3. 数日后　疱疹内的液体浑浊化脓，形成较深的溃疡；耳前淋巴结肿大、有压痛。

4. 部分患者　可同时发生同侧眼带状疱疹性角膜炎或前葡萄膜炎，当鼻翼出现疱疹时，这种可能性更大。

（二）单纯疱疹病毒性睑皮炎的诊断依据

1. 病变发生的部位与三叉神经眶下支分布的范围相符，即可发生于上、下睑，但是以下睑多见。

2. 初发时眼睑皮肤出现丘疹、常呈簇状，继之形成半透明水疱，周围有红晕；眼部有刺痛、烧灼感。

3. 如果病变发生在睑缘处可发生单纯疱疹病毒性角膜炎。

(三) 过敏性睑皮炎的诊断依据

1. 患眼 眼睑皮肤刺痒、灼热。可有致敏原的接触史。

2. 急性期 眼睑突发红肿、皮肤出现丘疹、水疱或脓疱，伴有微黄黏稠渗液；继之糜烂结痂、脱屑。

3. 亚急性期 上述症状发生较慢，但是常迁延难愈。

4. 慢性期 多由急性或亚急性转变而来，眼睑皮肤肥厚粗糙，表面有鳞屑，呈苔藓状。

【鉴别诊断】

1. 单纯疱疹病毒性睑皮炎 应与带状疱疹病毒性睑皮炎相鉴别。带状疱疹病毒性睑皮炎的病变在三叉神经眼支分布区域，病变部位的疼痛更加剧烈，愈后常遗留瘢痕。

2. 单纯疱疹病毒性睑皮炎 应与过敏性睑皮炎相鉴别。后者常有致敏原的接触史或全身过敏史，病变部位的自觉症状以痒为主，病变部位无上下眼睑之分。

【辨治思路】

(一) 辨证思路

1. 脾经风热证 本证以胞睑皮肤红赤、痒痛、灼热，起水疱为辨证要点。脾经郁热，复受风邪，风热上攻胞睑，风邪为患，故胞睑皮肤发痒；脾经郁热，故胞睑皮肤红赤、灼痛，起水疱；风热束表，故见发热恶寒，舌苔薄黄，脉浮数。

2. 风火上攻证 本证以胞睑红赤如朱，焮热疼痛难忍，水疱簇生，甚而溃烂为辨证要点。风热引动内火，风火上攻，搏结于胞睑，病情急重，风盛则肿则痒，火盛则红赤焮痛，风火燔土，故胞睑红赤如朱，焮热疼痛难忍，胞睑脓疱成簇，甚而溃烂；热入半表半里，故发热寒战；舌质红，苔黄燥，脉数有力为热盛之候。

3. 风湿热毒证 本证以胞睑红赤疼痛，水疱、脓疱簇生，极痒，甚或破溃流水糜烂为辨证要点。风湿热邪壅盛，蒸灼睑肤，故胞睑红赤疼痛，水疱、脓疱簇生，极痒，甚或破溃流水，糜烂；湿困脾胃，故口黏纳呆；湿热内蕴，故胸闷纳呆，口中黏腻，舌质红，苔腻，脉滑数。

4. 肝脾毒热证 本证以胞睑红赤痒痛，水疱、脓疱簇生，患眼碜涩疼痛，畏光流泪，抱轮红赤或白睛混赤，黑睛星翳或黑睛生翳溃烂为辨证要点。脾经风湿热毒内壅，土盛侮木，脾病及肝，肝脾同病，故胞睑红赤痒痛，水疱、脓疱簇生，患眼碜涩疼痛，畏光流泪，抱轮红赤或白睛混赤，黑睛星翳或黑睛生翳溃烂；热毒壅盛，热毒上攻，故头痛，发热，口苦，舌红苔黄，脉弦数。

5. 血虚风燥证　本证以病情反复发作，迁延不愈；胞睑皮肤粗糙、肥厚、脱屑、干涩瘙痒为辨证要点。久病热邪灼津，伤阴耗血，血虚肌肤失于濡养，故胞睑皮肤粗糙、肥厚、干涩；血虚不能上荣，血虚风燥，风盛则痒，故胞睑皮肤鳞屑，干涩瘙痒；舌质淡，脉细无力为血虚之候。

（二）症状识辨

由于本病包括了西医的单疱病毒性睑皮炎、带状疱疹性睑皮炎以及过敏性睑皮炎，因此在中医辨证治疗的同时，应该明确其西医诊断。

1. 皮肤红赤的中医证候辨识　本病的病位主要在眼睑皮肤，应注意病情的缓急及局部表现。一般病初出现水疱、丘疹、刺痒、灼热多为脾经风热；胞睑脓疱、溃烂则属脾胃湿热；胞睑红肿、疼痛难忍，疱疹、脓疱成簇、破溃流黄水则为风火上攻之重症；病情迁延，热灼津液，则为血虚风燥之证。

2. 皮肤红赤的西医诊断辨识　若患侧疱疹的分布不越过鼻和眼睑、前额的中心界限，病变区有剧烈的神经痛，则多为带状疱疹病毒性睑皮炎；若眼睑皮肤出现丘疹、常呈簇状，继之形成半透明水疱，周围有红晕，病变发生的部位与三叉神经眶下支分布的范围相符，即可发生于上、下睑，但是以下睑多见，则多为单纯疱疹病毒性睑皮炎；若眼睑突发红肿、皮肤出现丘疹、水疱或脓疱，皮肤以刺痒灼热为主、疼痛不明显者，则多为过敏性睑皮炎，应进一步询问有无致敏原的接触史。

（三）治疗思路

1. 治法与处方原则　临床上应根据病情轻重缓急，风、热、湿三邪的偏盛程度，或以疏风清脾为主，或以清热除湿为主，或以清心泻火、解毒祛风为主，但治疗均离不开疏风、清热、除湿三法。若病情迁延，血虚风燥，则宜养血润燥祛风。治疗过程中，应该注重防止病情向黑睛或瞳神传变。

虽然本病的病位主要在眼睑皮肤，但是如果发生单疱病毒性角膜炎或带状疱疹性角膜炎或前葡萄膜炎时，应该在治疗上调整思路。

2. 用药方式　本病应该内外兼治。

（1）脾经风热证：风赤疮痍脾经风热证者，应以黄连、连翘、玄参、知母清脾泻热；玄明粉、大黄通腑泻脾胃积热；荆芥、防风疏散风邪燥湿；桔梗、陈皮理气；生地黄、赤芍、牡丹皮以清热凉血退赤，散瘀止痛；黄芩清肺胃热凉血；皮肤痒甚者，选用薄荷、白芷、白鲜皮以疏风散邪止痒。

（2）风火上攻证：风赤疮痍风火上攻证者，须重投清热解毒之品，兼以疏风散邪。选用黄连、酒黄芩、玄参、马勃、板蓝根清热泻火解毒，祛上焦头面之热毒；赤芍、生地黄、牡丹皮等以清热凉血、散瘀止痛作用；牛蒡子、连翘、薄荷、僵蚕辛凉疏散头面之风火；桔梗、陈皮理气散邪；轻用升麻、柴胡疏散风热、引火上行，即有"火郁发之"之意。

（3）风湿热毒证：风赤疮痍风湿热毒证者，选用黄芩、黄连、连翘、茯苓、金银花、蒲公英、枳壳、滑石、车前子、木通清热除湿、泻火解毒；陈皮、荆芥理气祛风散邪；若胞睑皮肤水疱、脓疱较多，破溃糜烂、极痒者，可加地肤子、紫荆皮、白鲜皮以清利湿热止痒。

（4）肝脾毒热证：风赤疮痍肝脾毒热证者，应清热解毒，散邪退翳，以龙胆大苦大寒，清利肝胆湿热；选用黄芩、栀子苦寒泻火，燥湿清热；泽泻、木通、车前子渗湿泻热，导热下行；实火所伤，易伤阴血，故以当归、生地黄养血滋阴，邪去而不伤阴血；用柴胡舒畅肝经之气，引诸药归肝经。

（5）血虚风燥证：风赤疮痍血虚风燥证者，为本虚标实之证，故须扶正祛邪，选用生地黄、赤芍、当归、川芎、麦冬、生黄芪益气养血润燥；选用白芷、荆芥穗、白鲜皮祛风止痒；以炒麦芽、陈皮健脾理气消食。

【治疗】

单疱病毒性睑皮炎的治疗原则：保持眼部清洁，防止继发感染；眼局部使用抗病毒药物。

带状疱疹性睑皮炎的治疗原则：适当休息、提高机体抵抗力，必要时给予镇痛药；保持病变部位清洁，防止继发感染；局部使用抗病毒药物；重症患者须全身使用抗病毒药物、抗生素及糖皮质激素。

过敏性睑皮炎的治疗原则：立即停止接触致敏原；急性期冷敷，局部使用糖皮质激素，但不能包扎；全身使用抗组胺类药物，严重者可口服糖皮质激素。

（一）辨证论治

1. 脾经风热证
证候：胞睑皮肤红赤、痒痛、灼热，起水疱；或伴发热恶寒；舌苔薄黄，脉浮数。
治法：除风清脾。
方药：除风清脾饮加减。黄芩、黄连、大黄、玄参、玄明粉、知母、生地黄、连翘、陈皮、桔梗。
加减：若无便秘者，则去方中大黄、玄明粉，加赤芍、牡丹皮以清热凉血退赤，散瘀止痛；皮肤痒甚者，可加薄荷、白芷、白鲜皮以疏风散邪止痒。

2. 风火上攻证
证候：胞睑红赤如朱，焮热疼痛难忍，水疱簇生，甚而溃烂；或伴发热寒战；舌质红，苔黄燥，脉数有力。

治法：清热解毒，疏风散邪。

方药：普济消毒饮加减。黄芩、黄连、玄参、连翘、陈皮、桔梗、板蓝根、薄荷、野菊花、芦根、淡竹叶、赤芍、生地黄、牡丹皮。

加减：可于方中加赤芍、生地黄、牡丹皮等以加强清热凉血、散瘀止痛作用。

3. 风湿热毒证

证候：胞睑红赤疼痛，水疱、脓疱簇生，极痒，甚或破溃流水，糜烂；或伴胸闷纳呆，口中黏腻，饮不解渴等症；舌质红，苔腻，脉滑数。

治法：祛风除湿，泻火解毒。

方药：除湿汤加减。黄芩、黄连、连翘、枳壳、滑石、车前子、木通、陈皮、荆芥、茯苓、金银花、蒲公英、生甘草。

加减：酌加土茯苓、薏苡仁、金银花、蒲公英、苦参等以助除湿清热解毒之功。若胞睑皮肤水疱、脓疱较多，破溃糜烂、极痒者，可加地肤子、紫荆皮、白鲜皮以清利湿热止痒。

4. 肝脾毒热证

证候：胞睑红赤痒痛，水疱、脓疱簇生，患眼碜涩疼痛，畏光流泪，抱轮红赤或白睛混赤，黑睛星翳或黑睛生翳溃烂；伴见头痛，发热，口苦；舌红苔黄，脉弦数。

治法：清热解毒，散邪退翳。

方药：龙胆泻肝汤加减。龙胆、黄芩、栀子、生地黄、木通、泽泻、车前子、柴胡、当归尾、地肤子、白鲜皮、生甘草。

加减：酌加地肤子、白鲜皮、金银花、防风以助疏风散邪；若黑睛生翳溃烂者，可参见第十七章有关疾病治疗。

5. 血虚风燥证

证候：病情反复发作，迁延不愈；胞睑皮肤粗糙、肥厚、脱屑、干涩瘙痒；舌质淡，脉细无力。

治法：养血润燥，祛风止痒。

方药：四物汤加味。生地黄、赤芍、当归、川芎、白芷、荆芥穗、白鲜皮、郁金、麦冬、生黄芪、炒麦芽、陈皮、甘草。

加减：抓破而糜烂红赤者，加金银花、连翘、蒲公英、牡丹皮以清热解毒凉血。

（二）中成药

1. 清开灵胶囊或清开灵片　具有清热解毒、凉血退赤之作用。适用于胞睑皮肤红赤、痒痛、灼热，起水疱；或焮热疼痛难忍，水疱簇生，甚而溃烂；或伴发热恶寒等症，属脾经风热证或风火上攻证。

2. 双黄连口服液　具有清热解毒之作用。适用于胞睑红赤疼痛，水疱、脓疱簇生，极痒，甚或破溃流水，糜烂；或伴胸闷纳呆，口中黏腻，饮不解渴等症，属风湿热毒证。

3. 龙胆泻肝丸 具有清热解毒、散邪退翳之作用。适用于胞睑红赤痒痛，水疱、脓疱簇生，患眼碜涩疼痛，畏光流泪，抱轮红赤或白睛混赤，黑睛星翳或黑睛生翳溃烂等，属肝脾毒热证。

（三）单方验方

1. 加减四物汤方（《审视瑶函》） 由生地黄、苦参、牛蒡子、薄荷、防风、当归、赤芍、天花粉、连翘、荆芥穗、川芎各 10g 组成。以上药物为粗末，以水二盏，煎至一盏，食后，去渣温服。每日 1 剂，分 3 次服。适用于风赤疮痍湿邪不甚者。

2. 搽药方（《审视瑶函》） 由血竭、乳香、没药、轻粉、密陀僧各等份组成。药物研为细末，搽于疮痍处，每日换药 1 次。适用于风赤疮痍之胞睑皮肤生疮、溃烂疼痛者。

3. 又方（《审视瑶函》） 由青黛 4g，黄柏末、轻粉、潮脑各 3g，松香 5g 组成。药物共为细末，用旧青布卷药在内，麻油湿透，烧灰，俟油灰滴于茶钟内，蘸搽，每日 1 次。适用于风赤疮痍胞睑生疮，溃流黄水者。

4. 张望之经验方（《眼科探骊》） 由透骨草、蒲公英、白鲜皮、地骨皮各 30g，苦参 18g，蛇床子 10g 组成。药物水煎去渣过滤，乘温闭目外洗，每日 3~4 次，夜卧时用消毒棉蘸药水盖目上。烂甚者，可用枯矾末少许，加入此药水中，搅匀外洗及夜敷。适用于胞肿如桃、风赤疮痍、睑弦赤烂证。

（四）外治疗法

1. 滴滴眼液 对于病毒性睑皮炎患者，滴 0.1% 阿昔洛韦滴眼液，每日 4~6 次，以预防或治疗黑睛生翳。对于过敏性睑皮炎患者，急性期滴糖皮质激素眼液，如 0.1% 氟米龙眼液。

2. 涂眼药膏 对于病毒性睑皮炎患者，患部可涂 3% 阿昔洛韦眼膏或 1.5% 更昔洛韦眼用凝胶。对于过敏性睑皮炎患者，急性期用生理盐水或 3% 硼酸溶液湿敷；皮肤渗液停止后，可涂糖皮质激素眼膏。

3. 药物敷

（1）煅炉甘石调蛋黄油（或麻油）外敷：适用于皮肤红赤干燥，紧涩不舒有丘疹而无渗液者，每日更换 1~2 次；或用炉甘石洗剂外涂，每日 3~4 次。

（2）地榆或黄连煎水作冷湿敷：适用于皮肤湿烂黏水多者，每日 2~3 次，每次 20 分钟。

4. 外洗 可用地肤子、苦参、蛇床子、蒲公英煎水滤去药渣，取液待凉外洗，每日 2~3 次。

（五）针灸治疗

对疼痛明显的风赤疮痍患者，病变局部周围卧针平刺，留针 30 分钟，每日 1 次。

（六）西医治疗

1. 滴滴眼液　对于病毒性睑皮炎患者，滴 0.1% 阿昔洛韦滴眼液，每日 4~6 次，以预防或治疗角膜受损。对于过敏性睑皮炎患者，急性期滴糖皮质激素眼液，如 0.1% 氟米龙眼液。

2. 涂眼药膏　对于病毒性睑皮炎患者，患部可涂 3% 阿昔洛韦眼膏或 1.5% 更昔洛韦眼用凝胶。对于过敏性睑皮炎患者，急性期用生理盐水或 3% 硼酸溶液湿敷；皮肤渗液停止后，可涂糖皮质激素眼膏。

3. 对于病毒性睑皮炎严重的患者　可以考虑全身使用抗病毒药物；为预防继发感染，全身使用抗生素对于过敏性睑皮炎严重的患者，全身使用抗组胺类药物或口服糖皮质激素。

【预后转归】

1. 单疱病毒性睑皮炎患者　及时治疗，一般预后良好。在病变过程中应注意角膜情况。

2. 带状疱疹病毒性睑皮炎患者　经过积极治疗，一般预后良好，但是老年患者容易遗留神经性疼痛。病情特别严重而继发葡萄膜炎者，若未及时正确治疗，则预后较差。

3. 过敏性睑皮炎患者　及时去除致敏原和积极治疗后，大多预后良好。

【预防调护】

1. 平素注意增强体质，精神舒畅，避免过劳及感冒。
2. 饮食宜清淡，忌食辛辣肥甘厚味。
3. 尽量保持患处皮肤清洁干燥，切忌搔抓揉搓，以免变生他症。

【名医经验】

庞赞襄论治风赤疮痍

1. 学术思想　清热解毒、凉血祛风是治疗风赤疮痍的主要治法。

2. 典型病例　郭某，女，73 岁，农民，于 1989 年 7 月 10 日初诊。

主诉：双眼睑红肿赤烂 10 天。

检查：双眼睑及鼻侧两旁颜面部均呈红肿赤烂状，并有散在小黄疱，伴黄液渗出，白睛红赤；舌质红苔黄，脉弦数。诊断：风赤疮痍。

处方：金银花、蒲公英各 30g，天花粉、连翘各 12g，赤芍、牡丹皮、枳壳、龙胆、大黄、荆芥、防风各 10g，生地黄 15g，甘草 3g。水煎服，每日 1 剂。

治疗经过：服药 1 剂，双眼睑湿疹表面较前稍干，大便润，前方服 10 剂，眼睑及颜面湿疹已见平滑，但表面充血，仍用前方服用 10 剂后，眼睑颜面皮肤恢复正常，嘱其前方隔日 1 剂，以善其后，服 5 剂后停药，观察 3 年未再复发。

按语：本例为老年妇人，双眼睑及颜面湿疹，且大便秘结，故以解毒凉血汤治疗。本型以痛为主，用金银花、蒲公英、天花粉、连翘清热解毒；赤芍、牡丹皮、生地黄凉血活血止痛；龙胆、大黄通便解毒祛湿，以收"釜底抽薪"之效；枳壳、甘草宽中和胃。（摘自《庞赞襄中医眼科经验·下篇》）

【文献选录】

《秘传眼科龙木论·卷之五》曰："此证初患之时，或即痒痛，作时发歇不定，或出多泪，遂合睑肉疮出，四眦如朱砂色相似。然后渐生翳膜，障闭瞳仁。盖是脾脏毒风积热膈中，致令眼病。不宜点药灸着头面，恐伤眼也。宜服泻肝汤、坠膈丸立效。"

《医宗金鉴·眼科心法要诀》风赤疮痍歌："风赤疮痍眦睑生，黑睛端好睑烂红，脾经风热宜急治，久生翳膜遮睛瞳，加减四物汤生地，苦参牛蒡薄荷风，当归赤芍天花粉，连翘荆芥穗川芎。"

【现代研究】

有较多学者对消风散（《外科正宗》）治疗过敏性皮炎进行了临床与动物实验研究，研究结果表明消风散对过敏性皮炎有较好的疗效。

第五节　睑弦赤烂

睑弦赤烂是以睑弦红赤、溃烂、刺痒为临床特征的眼病，又名风弦赤眼、沿眶赤烂、风沿烂眼、迎风赤烂等。病变发生在眦部者，称眦帷赤烂，又名眦赤烂；婴幼儿患此病者，称胎风赤烂。

睑弦赤烂相当于西医学的睑缘炎。睑缘炎是累及睑缘的一种眼部慢性炎症，是导致眼部刺激症状的常见原因之一，包括鳞屑性睑缘炎、溃疡性睑缘炎和眦部睑缘炎。鳞屑性睑缘炎是由于睑缘的皮脂溢出所造成的慢性炎症，在患处常可发现卵圆皮屑芽胞菌，它能把脂类物质分解为有刺激性脂肪酸；其发病多与屈光不正、视疲劳、营养不良和长期使用劣质化妆品与有关。溃疡性睑缘炎是睫毛毛囊及其附属腺体的慢性或亚急性化脓性炎症；其发病多与屈光不正、视疲劳、营养不良和不良卫生习惯与有关。眦部睑缘炎主要是感染莫－阿（Morax-Axenfeld）双杆菌引起，这与莫－阿双杆菌偏好于在眦部聚集有关，还与机体抵抗力低下及 B 族维生素尤其是维生素 B_2 缺乏有关。2018 年底美国眼科临床指南（PPP）更新了睑缘炎的诊疗规范，首先强调了睑缘炎是一种难以持续性治愈的慢性眼病，其疗效取决于患者的依从性和合适的治疗方案。经典的分类方法是根据解剖部位将睑缘炎分为前部睑缘炎和后部睑缘炎两大类。此次 PPP 是将睑缘炎分为葡萄球菌性睑缘炎、脂溢性睑缘炎及睑板腺功能障碍性睑缘炎三大类，而我国专家共识讨论的是蠕形螨睑缘炎，从发病特征来看可以归属于脂溢性睑缘炎。睑缘炎常为双眼发病，病程长，病情顽固，时轻时重，缠绵难愈。

【源流】

睑弦赤烂之病名最早见于《银海精微·胎风赤烂》。而历代医家对本病的病因病机、临床表现和治疗方法均有较为深刻、全面的认识，并根据病变的不同侧重点予以命名，因而本病的名称之多可谓外障眼病之最。早在战国时代的《黄帝内经》便有目"眦疡"的记载。汉代华佗编著的《真青囊·卷一》有"烂弦风眼方"的记录。隋代巢元方撰著的《诸病源候论·目病诸候》首先对目赤烂眦、目胎赤进行了论述。该书认为目胎赤乃"人初生洗目不净，令秽汁浸渍于眦，使睑赤烂"，详述了婴儿患本病的病因和眼部表现；对于目赤烂眦，该书认为其病因病机是"风热之气伤于目"表现为"眦睑皆赤烂"。宋代官方编撰的《圣济总录》曰："目赤烂者，睑眦俱赤且烂，见风益甚，又谓之风赤眼。"说明病因与风邪关系密切；临床表现除"俱赤且烂"外，作者还进行了更深入的观察，"遇风则作痒泪出，遇热则伤烂眵多"，治疗方面提出"镇平肝气，洗涤睑肤"。《银海精微·卷之上》对本病的病因病机进行了深入的研究，对前人的病因病机认识方面进行了补充，使之更加全面，该书指出："大人患者，因脾土蕴积湿热，脾土衰不能化湿，故湿热之气相攻，传发于胞睑之间……小儿患者，因母胎中受热，或落地之时，恶露入目，沐浴不净，拭之未干，却感外伤风邪，使邪入目，亦生此疾。"治疗方面，该书将本病分为"热烂"与"冷烂"二型，分别予以不同的外洗药方，内服方药又有小儿与大人的不同，并提出本病还可使用劆洗和火烙法治疗。明代王肯堂的《证治准绳·杂病·七窍门》根据本病病因风、湿、热的偏胜，睑弦部赤烂、溃脓及部位的不同分别冠以"迎风赤烂""风弦赤烂""风沿烂眼""眦赤烂"不同的名称，分别分析其病因病机及临床表现，提出不同的治疗方法。该书特别指出："久而不治则拳毛倒入，损甚则赤烂湿垢而拳毛皆坏。"可见其对该病的临床表现观察之仔细，记载之详尽。明代傅仁宇的《审视瑶函·卷四》则对该病发于眦部的"眦帷赤烂"进行了论述，该书详细地描述了眦帷赤烂的轻症与重症的不同表现，提出了心火致病的病因病机。清代黄岩编撰的《秘传眼科纂要》提出了治疗本病的内治方药——除湿汤，该方配伍合理，疗效显著，为多数医家所推崇，是治疗本病的湿热型以及湿热所致的胞睑疾病的良方之一。后世《张氏医通》《目经大成》《沈氏尊生书》等医籍对本病也有精辟的论述。概括起来，在病名方面，历代医家或以病因命名，或以病情的轻重命名，或以部位命名，或以年龄命名；在临床表现方面，突出赤烂的主症，这在病名上也有充分的体现；在病因方面，多以风、湿、热三邪为患。而对本病进行理法方药系统化归纳者，还数近代出版的各种《中医眼科学》。

【病因病机】

《诸病源候论·目病诸候·目赤烂眦候》曰："此由冒触风日，风热之气伤于目。"结合临床归纳其病因病机如下。

（一）风热偏盛证

脾胃蕴热，复受风邪，风热合邪触染睑缘，伤津化燥。

（二）湿热偏盛证

脾胃湿热，外感风邪，风、湿、热邪相搏，循经上攻睑缘而发病。

（三）心火上炎证

心火内盛，风邪犯眦，引动心火，风火上炎，灼伤睑眦。

【临床表现】

（一）自觉症状

患眼睑弦或眦部灼热疼痛，刺痒难忍，可伴干涩羞明。

（二）眼部检查

病变的程度、部位不同，临床可有不同表现。或见睑缘潮红，睫毛根部及睫毛间附有细小糠皮样鳞屑，除去鳞屑后可见睑缘红赤，睫毛易脱落，但可再生；或见睑缘红赤糜烂，结痂，除去痂皮可见睫毛根部处出脓、出血，睫毛胶黏成束，乱生或脱落，睫毛脱落后不能再生，日久则睫毛稀疏或成秃睫；或红赤糜烂等症表现在两眦部。

（三）实验室及特殊检查

本病一般需要实验室及特殊检查即可做出诊断。

【诊断依据】

（一）鳞屑性睑缘炎

1. 患眼睑弦刺痒灼痛。

2. 睑缘潮红，睫毛根部及睫毛间附有细小糠皮样鳞屑，除去鳞屑后可见睑缘红赤，睫毛易脱落，但可再生。

（二）溃疡性睑缘炎

1. 患眼睑弦刺痒灼痛明显。

2. 睑缘红赤糜烂、结痂，除去痂皮可见睫毛根部处出脓、出血，睫毛胶黏成束，乱生或脱落，睫毛脱落后不能再生，日久则睫毛稀疏或成秃睫。

（三）眦部睑缘炎

1. 患眼眦部刺痒灼痛。

2. 眦部睑缘和皮肤充血肥厚。

【鉴别诊断】

本病应与风赤疮痍相鉴别。二者相同的是皆有红赤湿烂等症。不同的是病位不同，睑弦赤烂病变部位仅限于睑缘或眦部睑缘，一般不波及眼睑皮肤；而风赤疮痍病变部位则以眼睑及前额部皮肤为主，多不累及睑弦，并可出现黑睛生翳。

【辨治思路】

（一）辨证思路

1. 风热偏盛证　本证以睑弦赤痒，灼热疼痛，睫毛根部有糠皮样鳞屑为诊断要点。风盛则痒，热盛则痛，风热客于睑弦，故睑弦赤痒，灼热疼痛；风热伤津化燥，故睫毛根部有糠皮样鳞屑；舌脉为风热偏盛之候。

2. 湿热偏盛证　本证以患眼痒痛并作，睑弦红赤溃烂，眵浊结痂，眵泪胶黏，睫毛稀疏，或倒睫，或秃睫为诊断要点。风湿热邪上攻睑弦，又因湿热偏盛，故患眼痒痛并作，睑弦红赤溃烂，眵泪胶黏；舌脉为湿热偏盛之候。

3. 心火上炎证　本证以眦部睑弦红赤，灼热刺痒，舌尖红为诊断要点。心火素盛，复受风邪引动，心火上炎，灼伤睑眦，故眦部睑弦红赤、灼热刺痒；舌脉为心火偏盛之候。

（二）症状识辨

临床上应根据患部的痒、烂、赤主症的轻重来辨别风、热、湿三邪的多寡，分清三者的关系，痒胜则当祛风为主，烂胜则当除湿为主，赤胜则当清热为主。

1. 睑弦红赤烂 睑弦赤烂为最主要的体征。临床上应根据患部的红赤湿烂的轻重以及部位来辨别风、热、湿三邪的多寡。若睑缘潮红，睫毛根部及睫毛间附有细小糠皮样鳞屑，则多为脾胃蕴热，复受风邪，风热合邪触染睑缘，伤津化燥；若睑缘红赤糜烂，结痂，除去痂皮可见睫毛根部处出脓、出血，睫毛胶黏成束，则为脾胃湿热，外感风邪，风、湿、热邪相搏，循经上攻睑缘所致；若睑弦红赤糜烂等症仅在两眦部，则为心火内盛，风邪犯眦，引动心火，风火上炎，灼伤睑眦所致。

2. 睫毛情况 睑弦红赤烂的患眼，常有睫毛脱落情况，应注意仔细辨别。若睑缘红赤，睫毛易脱落，但可再生者，则多为鳞屑性睑缘炎；若睑缘红赤糜烂，睫毛胶黏成束，乱生或脱落，睫毛脱落后不能再生，日久则睫毛稀疏或成秃睫，则应为溃疡性睑缘炎；睑弦红赤糜烂等症仅在两眦部尤其是外眦部，一般没有睫毛易脱落，则应为眦部睑缘炎。

（三）治疗思路

1. 治法与处方原则 本病为常见的外眼疾病，患者多素有脾胃蕴结湿热，又遭风邪外袭，内外合邪搏于睑弦而发病，故治疗时应内外兼顾，内治以祛风、清热、除湿为主。

2. 用药方式 本病内治以祛风、清热、除湿为主，在内治的同时还需外治使用眼药水、眼膏或熏洗外治方法等。外治时，应首先清洗掉睑弦病位处的痂皮、鳞屑、脓血，充分暴露病变部位，才能药到病处；在熏洗外治时切勿将药末掉入眼内，避免损伤黑睛；本病顽固，用药需持久，治愈后也应注意调理 1～2 周，以防止复发。

（1）风热偏盛证：睑弦赤烂风热偏盛证，其病机为风热客于睑弦，并且风热伤津化燥，故应以祛风止痒，清热凉血之法治疗。选用金银花、连翘、野菊花、蒲公英、黄芩、荆芥、薄荷以祛风清热；白鲜皮、牡丹皮、赤芍以清热凉血退赤；用竹叶使热从小便排出；苦寒之品易伤脾胃，故以陈皮温胃行气，以生甘草调和诸药。

（2）湿热偏盛证：睑弦赤烂湿热偏盛证，其病机为风湿热邪上攻睑弦，且湿热偏盛，故治疗应以清热除湿为主，兼以祛风止痒。选用黄芩、黄连、连翘、茯苓、金银花、蒲公英、枳壳、滑石、栀子、车前子、木通清热除湿、泻火解毒；陈皮、荆芥理气祛风散邪。若胞睑弦破溃糜烂、极痒者，可加地肤子、紫荆皮、白鲜皮以清利湿热止痒。

（3）心火上炎证：睑弦赤烂心火上炎证，其病机为心火素盛，复受风邪引动，心火上炎，故治疗应以清心泻火为主，兼以凉血退赤止痒。选用生地黄、竹叶、木通、黄芩、黄连、黄柏、栀子以清心泻火；以牡丹皮、赤芍、白鲜皮凉血退赤止痒；苦寒之品易伤脾胃，故以生麦芽顾护脾胃，以生甘草调和诸药。

【治疗】

其病势缠绵，须坚持治疗数月才能痊愈，且宜内外合治。

（一）辨证论治

1. 风热偏盛证

证候：睑弦赤痒，灼热疼痛，睫毛根部有糠皮样鳞屑；舌红苔薄，脉浮数。

治法：祛风止痒，清热凉血。

方药：银翘散加减。金银花、连翘、竹叶、荆芥、薄荷、野菊花、蒲公英、黄芩、白鲜皮、牡丹皮、陈皮、生甘草。

加减：可加赤芍以增清热凉血之功；加蝉蜕、乌梢蛇以祛风止痒；加天花粉以生津润燥。

2. 湿热偏盛证

证候：患眼痒痛并作，睑弦红赤溃烂，出脓出血，秽浊结痂，眵泪胶黏，睫毛稀疏，或倒睫，或秃睫；舌质红，苔黄腻，脉濡数。

治法：清热除湿，祛风止痒。

方药：除湿汤加减。黄芩、黄连、连翘、枳壳、滑石、车前子、木通、陈皮、荆芥、茯苓、地肤子、白鲜皮、牡丹皮、生甘草。

加减：加金银花、蒲公英、黄柏、栀子以助清热除湿之力。

3. 心火上炎证

证候：眦部睑弦红赤，灼热刺痒，甚或睑弦赤烂、出脓出血；舌尖红，苔薄，脉数。

治法：清心泻火。

方药：导赤散合黄连解毒汤加味。生地黄、竹叶、木通、甘草、黄芩、黄连、黄柏、栀子、牡丹皮、赤芍、白鲜皮、生麦芽。

加减：若患处红赤较甚者，可加赤芍、牡丹皮以凉血退赤；痒极难忍者，酌加地肤子、白鲜皮、菊花、防风以祛风止痒。

（二）中成药

双黄连口服液，具有清热解毒之作用。适用于患眼痒痛并作，睑弦红赤溃烂，出脓出血，秽浊结痂，眵泪胶黏，舌质红，苔黄腻，脉濡数等，属湿热偏盛证。

（三）单方验方

1. 敷烂弦眼方（《审视瑶函·卷之六》）　由炉甘石30g（煅飞过），飞丹（飞朱砂）研极细为度备用。用时先将枯矾7.5g、明朱砂3g（研细）、铜绿6g组成。将上述药物共为一处，研极细为度备用，用时先将荆芥、陈茶叶煎水洗患处，乘湿将药敷上，每日换药1次。适用于睑弦赤烂各证。

2. 治烂弦眼生虫方（《审视瑶函·卷之六》）　由覆盆子叶为末3g，干姜烧灰、生矾各0.15g，枯矾0.3g组成。上药共研一处，蜜调，用绢片（或纱布）作膏药，贴眼患部一夜，次午揭起，或擦患处，每日3次。适用于睑弦赤烂湿热偏盛型。

（四）外治疗法

1. 中药熏洗　熏洗前应清洗患处，拭去鳞屑、脓痂、已松脱的睫毛，清除毛囊中的脓液，充分暴露病损处，才能药达病所。

（1）可用内服药渣煎液，或选用千里光、白鲜皮、苦参、野菊花、蒲公英、蛇床子等药煎水熏洗，每日2~3次。

（2）二圣散（《眼科阐微》）明矾、胆矾、大枣煎水外洗。

2. 滴滴眼液　可选用0.5%熊胆滴眼液、0.5%硫酸锌滴眼液或抗生素滴眼液（如0.5%新霉素滴眼液、10%磺胺醋酰钠滴眼液）滴眼。

3. 涂眼药膏　涂抗生素眼药膏，如红霉素眼药膏等。

（五）西医治疗

1. 局部清洗用0.9%氯化钠注射液或3%硼酸溶液清洗睑缘，每日2~3次。

2. 药物滴抗生素眼液，涂含有抗生素和糖皮质激素的眼膏，治疗须持续到症状完全消退后2~3周。

3. 消除各种诱因。

【预后转归】

本病经过积极，消除诱因，中医内服加外治，疗效肯定。但是，溃疡性睑缘炎病情顽固，病情严重者常常可致倒睫或秃睫，使眼睑的功能受到损伤。

【预防调护】

1. 保持眼部清洁，避免风沙烟尘刺激。

2. 注意饮食调节，勿过食辛辣炙煿之品，以免蕴成脾胃湿热。

3. 凡屈光不正、视疲劳者应及时矫治，注意用眼卫生及劳逸结合。

4. 患病后避免过度揉搓，加重病情。

5. 在使用外敷药物时，注意勿将药粉掉入眼内。

【名医经验】

（一）姚和清论治睑弦赤烂

1. 学术思想　姚和清论治睑弦赤烂强调内外兼治，善用表里双解的方药治疗。

2. 典型病例　葛某，男，32 岁，初诊于 1954 年 3 月 24 日。

风弦烂眼，两眼睑弦发赤糜烂，状如蜂窝，眵多泪涌，痛痒难忍。得病二载，经久不愈，舌赤苔黄，脉浮数，头胀，口苦，咽干，便难。此由风、湿、热合而为病，邪毒蕴于脾胃，客于肌表，气血闭涩。治宜表里双解，并刀割劂洗，出其瘀滞，同时涂擦燥湿除烂药物，内外夹攻，庶几有效。用防风通圣散二剂。

二诊：前予发表攻里之剂，汗出，大便畅通，头胀口苦减少，睑弦疮痍亦大见好转。唯脉尚数，舌苔仍黄，表里邪热去而未尽，当再予上法。原方去生大黄、玄明粉，加制大黄，三剂。

三诊：睑弦疮痍几失，皮肤赤烂亦较干燥，身体舒适，痛痒消除，唯脉仍实，舌质尚红，内热还炽，当再理里。清上防风汤（川黄连、黄芩、炒栀子、白芷、桔梗、川芎、防风、炒荆芥、连翘、炒枳壳）去白芷、桔梗，加石膏，五剂，善后。（案例摘自姚和清编《眼科证治经验》）

（二）李巽芳论治睑弦赤烂

1. 学术思想　李巽芳论治睑弦赤烂强调病因不拘泥于"风、湿、热"，应仔细辨证，采用疏风开郁，除湿散寒之法治疗本病。

2. 典型病例　熊某，男，53 岁。1961 年 11 月诊治。

主诉：双眼睑赤痛、刺痒、眵多流泪 5 天。

病史：5 天前双眼睑自觉轻度赤痛、微痒，睑边有眵，迎风泪溢，继则睑缘赤烂，刺痒异常，眵泪增多，曾用西药抗菌消炎，但诸症如故。

检查：双睑缘红赤肿胀，睑边糜烂，眵泪较多，无倒睫，白睛轻度红赤。脉浮，舌苔薄白。

诊断：风弦烂眼。

辨证施治：患者素有脾胃湿郁，复受风、寒时邪，郁结内蕴，上犯胞睑而成。治宜疏风开郁，除湿散寒。处方：羌活9g，防风9g，白芷9g，川芎9g，苍术15g，藁本9g，荆芥9g，麻黄6g，柴胡12g，葛根15g，半夏9g，桑皮12g，二剂。外用黄连磨红色眼药水滴眼，每日 4 次。

二诊：药后双眼赤肿糜烂渐退，气轮红赤渐消。守上方去麻黄，加当归9g。

患者重复服药，睑部赤肿糜烂逐渐消失。（案例摘自《实用中医眼科学·眼病各论》李巽芳医案。）

【文献选录】

《诸病源候论·目病诸候》曰："人初生洗目不净，令秽汁浸渍于眦，使睑赤烂"。"目赤烂眦候：此由冒触风日，风热之气伤于目，而眦睑皆赤烂，见风弥甚，世亦云风眼。"

《银海精微·卷之上》曰："大人患者，因脾土蕴积湿热，脾土衰不能化湿，故湿热之气相攻，传发于胞睑之间……小儿患者，因母胎中受热，或落地之时，恶露入目，沐浴不净，拭之未干，却感外伤风邪，使邪入目，亦生此疾。"

《审视瑶函》曰："迎风赤烂症，……赤烂者土木之病也。赤者木中火症，烂者木中湿症。若痰若湿甚者，烂胜赤；若火若燥甚者，赤胜烂。"

《秘传眼疾纂要》曰："烂弦风，脾胃湿热冲，赤烂沿弦红镇日，万金膏洗擦绿铜，法制要精工。除湿汤，翘滑车前同，枳壳芩连通粉草，陈皮白茯荆防风，除湿此方雄。"

【现代研究】

对于鳞屑性睑缘炎患者应该注意是否存在眼睑螨虫感染。如果存在螨虫感染，应该增加用甲硝唑生理盐水清洗睑缘，在清洗时须注意不让甲硝唑生理盐水进入结膜。近年来，眼型玫瑰痤疮与睑缘炎的关系逐渐受到重视，眼型玫瑰痤疮是一种累及眼表的慢性炎症性疾病，其临床表现为睑缘炎和睑板腺功能障碍，严重者角膜受累，视力受损。

罗雪香采用中药外洗治疗睑缘炎 110 例，其中溃疡性睑缘炎 60 例，鳞屑性睑缘炎 22 例，眦部睑缘炎 28 例。中药组方：野菊花 20g，艾叶 20g，苦参 20g，蛇床子 20g，将此药煎水 3 次，三煎混合液洗眼，每日 3 次。结果：病程短者 3 天显效，5 天治愈；病程长者 10 天显效，20 天治愈，平均疗程 12.5 天，以上病例均在 10 天内显效。

郗惠毅自拟三黄解毒汤外洗治疗睑缘炎 52 例，方药组成：黄柏 30g，黄连 30g，黄芩 30g，苦参 20g，蝉蜕 15g，白鲜皮 15g，地肤子 10g，蛇床子 10g，白蒺藜 10g，冰片（另包）6g，每剂加水 600mL，文火煎 20 分钟，过滤取汁约 200mL，加入冰片末，清洗患眼 10~15 分钟，每天 2 次，10 次为 1 个疗程。结果：52 例中痊愈 45 例，占 80.5%；好转 5 例，占 9.6%；无效 2 例，占 3.8%，总有效率为 96.1%，随防 1 年，复发 1 例。

第六节　上胞下垂

上胞下垂是指上胞乏力不能升举，以致睑裂变窄，掩盖部分或全部瞳神的眼病。

又称睢目、侵风、眼睑垂缓、胞垂，严重者称睑废。本病可单眼或双眼发病，有先天与后天之分。

上胞下垂相当于西医学的上睑下垂，是指提上睑的肌肉——提上睑肌或 Müller 平滑肌的功能不全或丧失，导致上睑呈部分或全部下垂。临床上一般将上睑下垂分为先天性上睑下垂与后天性上睑下垂。上睑下垂既可以是一个独立的眼科疾病，也常常是神经科的一个常见临床表现，其病因复杂，包括先天性、颅内占位、血管性、免疫性、变性病、外伤、代谢性和营养障碍等；根据眼肌运动障碍机制，又可分为神经源性、肌源性、腱膜性、机械性和假性上睑下垂等。眼科一般将本病分为三大类：①先天性上睑下垂，与遗传有关。②后天性上睑下垂，有机械性上睑下垂、肌源性上睑下垂、神经源性上睑下垂。③全身性疾病所致，如某些内分泌疾病和代谢性疾病所致的上睑下垂；急性感染、贫血、砷剂等可引起上睑下垂。

【源流】

本病名见于广州中医学院编的《中医眼科学讲义·下篇》。在《黄帝内经》中虽然未记载"眼睑""睑"或类似的解剖结构，也不可能提出眼睑下垂精确的病变部位，但是以"目不开""瞑目"来描述其症状，并且对"目不开"的病因病机的阐述为："太阳为目上纲，阳明为目下纲……热则筋纵，目不开。"可见，该书已从司目开合之"目纲"的功能障碍来认识本病。最早对本病有明确描述的是隋代巢元方撰著的《诸病源候论·目病诸候》，该书不但第一次明确提出眼睑下垂的准确病位，更针对该病的病因病机进行了较为详细的阐述。该书称本病为"睢目"或"侵风"。睢目，睢者，仰视貌，指仰目而视，上胞下垂重者，常借助仰首使瞳神显露，以便视物之貌，称之为"睢目"。侵风，以病因病机来命名，因上胞下垂是风邪侵袭睑肤之间，皮缓纵，垂覆于目，故名"侵风"。该书对本病的病因病机的论述："目，是腑脏血气之精华……然则五脏六腑之血气，皆上荣于目也。若血气虚，则肤腠开而受风，风客于睑肤之间，所以其皮缓纵，垂覆于目，则不能开。"可见《诸病源候论》认为眼睑下垂的内因是血气亏虚，外因为风邪乘虚而入。其临床表现为胞睑"缓纵，垂覆于目""不能开"。由此可见，自《诸病源候论》之后，眼睑下垂的明确病位便逐渐确立下来。宋以前的中医文献在论及眼睑下垂时，其症状描述多局限于眼睑的位置，即侧重于患者的客观体征。从宋代开始，则逐渐兼顾反映患者的主观感受。例如，宋代朱肱的《南阳活人书》以"目睑重不欲开"描述眼睑下垂，"睑重"即是患者抬睑无力的自觉症状；其后《太平惠民和剂局方·绍兴续添方》亦载有"目睑垂重"的临床表现。宋代编撰的《圣济总录·卷一百一十》进一步描述临床表现为"其皮垂缓，下覆睛轮……久之则垂覆愈下，眼闭难开"，命名为"眼睑垂级"。至南宋刘昉的《幼幼新书》中，已出现"眼睑下垂"这一病名。元代《原机启微》描述该病患者有"眼睫无力，常欲垂闭，不敢久视，久视则酸疼"的伴随症状。清代黄庭镜之《目经大成·卷之二下》对本病的病因病机、临床表现及治疗进行了较为全面的论述。该书描述本病的临床表现为"此症视目内如常，自觉亦无恙。上下左右两睑，日夜长闭而不能开，攀开而不能眨，理有不解，尝见患者一行一动，以手拈起眼皮方能视。"关于病因病机，作者认为"两胞丝脉之间为邪所中，血气不相荣卫，麻木不仁而做此状，与风中肢体同出一辙。"并提出了外治和内治的方药。《银海精微》《眼科切要》《双燕草堂眼科》等医著对本病也有记载并冠以不同的病名，但均不够详尽。直至1964年广州中医学院编《中医眼科学讲义》，在总结归纳前人经验的基础上，对本病的病名、病因病机、临床表现及分型证治进行了系统、全面的整理，便于后人学习与掌握。该书在病因病机方面，提出了本病"有先天和后天之分"，除"肤腠开疏，风客于胞睑"之外，"先天不足，发育不全；脾虚气弱，脉络失和"也是本病的常见病因病机。临床表现方面，提出了"发病有单侧和双侧之别"，对轻症和重症的体征做了详尽的描述。拟以"益气、养血、通络为主"之治法，根据辨证分型，予以补中益气汤等方剂，并指出"属先天性及历时过久者，除内服药物外，须结合针灸、按摩为治"。以后的《中国医学百科全书·中医眼科学》、高等院校教材《中医眼科学》等书对本病的论述更为完善。

【病因病机】

《诸病源候论·目病诸候》指出本病因"血气虚，则肤腠开而受风，客于睑肤之间"所致。结合临床归纳如下。

（一）脾虚气弱证

脾虚中气不足，清阳不升，睑肌失养，上胞无力提举。

（二）风痰阻络证

脾虚聚湿生痰，风邪客睑，风痰阻络，胞睑筋脉弛缓不用而下垂。

（三）禀赋不足证

先天禀赋不足，命门火衰，脾阳不足，睑肌发育不全，胞睑乏力而不能升举。

【临床表现】

（一）自觉症状

上胞垂下，影响视瞻。属先天者自幼罹患，视瞻时需昂首皱额，甚至以手提起上胞方能视物；属后天者晨起或休息后减轻，午后或劳累后加重，或视一为二、目偏视等。或可伴神疲乏力、吞咽困难或头晕、恶心、呕吐等。

（二）眼部检查

两眼自然睁开向前平视时，上胞遮盖黑睛上缘超过2mm，有不同程度的睑裂变窄，或上胞遮盖部分瞳神；可见扬眉张口，日久则形成额皮皱起；用拇指紧压眉弓部，让患眼向上注视，上胞抬举困难。

（三）实验室及特殊检查

用甲基硫酸新斯的明0.5mg皮下或肌内注射，15~30分钟后见上胞下垂减轻或消失者，多为重症肌无力眼睑型。

（四）上睑下垂的术前检查及分度

手术前除常规体检及专科检查（如视力及复视情况等）外，同时需测量上睑提肌的肌力、额肌的功能、上睑下垂的分度及边缘反射距离1（margin reflex distance 1，MRD1），评估Hering法则、重症肌无力、下颌瞬目症及其他导致上睑下垂的疾病，并注意是否存在Bell征。

1. 上睑提肌肌力的测量　用拇指压紧眉弓，去除额肌对上睑提肌的作用，固定患者头部嘱患者向下看，此时上睑缘所在的位置为"0"，再嘱患者尽量向上看，测得上睑缘抬高的幅度即为上睑提肌的肌力，肌力可分为3级：0~3mm为弱；4~7mm为中等；8mm以上为良好。正常肌力>11mm。

2. 上睑下垂分度及MRD1的测量　上睑下垂依据严重程度分为3个级别，正常上睑缘遮盖角膜1~2mm，轻度上睑下垂遮盖角膜>2~4mm，中度上睑下垂遮盖角膜>4~6mm，重度上睑下垂遮盖角膜>6mm。MRD1是指瞳孔中央反光点到上睑缘的距离，MRD1=0认为是重度上睑下垂。

3. Hering法则　根据Hering法则，双眼可视为一个单位，接受同一等量神经支配，单侧上睑下垂患者会尽力使下垂的上睑抬高，有可能会造成对侧上睑抬高。所以在行单侧上睑下垂矫正术后，因对侧的上睑回落，有可能造成双侧上睑不对称。单侧上睑下垂中有10%~20%存在Hering法则现象，评估Hering法则现象的方法有抬举测试及肾上腺素测试。

4. 额肌的测量　嘱患者向下看，然后尽力向上看，测量眉上缘移动的距离即为额肌的肌力，正常为10~15mm。

【诊断依据】

1. 两眼向前平视时，上胞遮盖黑睛上缘超过2mm，睑裂变窄。
2. 紧压眉弓部时上胞抬举困难。
3. 新斯的明试验阳性，为重症肌无力眼睑型。

4. 出生后即有，多为双侧性，有遗传因素，为先天性上睑下垂。

【鉴别诊断】

本病应与癔病性上睑下垂相鉴别。癔病性上睑下垂是由于眼轮匝肌痉挛所致，多为双眼。其临床特点为：睑裂变窄与眉弓上提并存，伴有其他癔病性表现。

【辨治思路】

（一）辨证思路

1. 脾虚气弱证 本证以上睑提举乏力，晨起或休息后减轻，午后或劳累后加重为诊断要点。脾主肌肉，脾虚气弱，清阳不升，午后阳气渐衰或劳累致气血亏耗，故上睑提举乏力，晨轻暮重或劳累后加重；神疲乏力，食欲不振，甚至吞咽困难等；舌淡苔薄，脉弱为脾虚气弱之候。

2. 风痰阻络证 本证以上睑下垂骤然发生，眼珠转动不灵，目偏视，视一为二为诊断要点。脾蓄痰湿，复感风邪，因风痰阻滞脉络，眼带失养，弛缓不用，故上睑垂下骤然发生，目偏视，视一为二；风痰蒙蔽清窍，故头晕，恶心，泛吐痰涎；舌苔厚腻，脉弦滑为痰浊内阻之候。

（二）症状识辨

后天性上睑下垂，若起病缓者，多责之于中气不足，治疗的重点在脾，复其主肌肉之责；起病急者，多责之于风痰阻络。

1. 上睑下垂 为本病最主要的临床体征，临床中应该主要询问上睑下垂发生的具体情况。若上睑提举乏力，晨起或休息后减轻，午后或劳累后加重者，则多为脾虚气弱证；若上睑下垂突然发生，没有晨起或休息后减轻、午后或劳累后加重情况，则多为风痰阻络证。

2. 伴随症状 若上睑下垂起病较缓，全身症见神疲乏力，食欲不振，甚至吞咽困难等，则多责之于中气不足，为脾虚气弱；若上睑下垂起病突然，伴见眼珠转动不灵，目偏视，视一为二，头晕，恶心，则多责之于风痰阻络。

（三）治疗思路

1. 治法与处方原则 临证时首先应分清上睑下垂属于先天性或后天性；属先天性者药物治疗效果不好，宜手术治疗，特别是单眼发病的小儿应早期治疗，以免影响患儿的视功能发育、形成弱视。后天性者也需仔细排除病因，起病缓的后天性上睑下垂，多以补中健脾，升阳益气治之；起病急的后天性上睑下垂，多以祛风化痰，疏经通络治之。在内治的同时，配合针灸治疗。

2. 用药方式　本病在内服中医的同时，配合针灸治疗。

（1）脾虚气弱证：上胞下垂脾虚气弱证者，其主要病机为脾虚气弱，清阳不升，故以补中健脾，升阳益气之法，须重用黄芪以补气升阳，以人参、炙甘草、白术补气健脾；当归养血和营，协人参、黄芪补气养血；陈皮理气和胃，使诸药补而不滞；少量升麻、柴胡升阳举陷，协助君药以升提下陷之中气；炙甘草调和诸药。注意临床用药是以黄芪、升麻、柴胡为补气升阳的基本结构。若神疲乏力、食欲不振者，再以山药、白扁豆、莲子、砂仁以益气温中健脾。

（2）风痰阻络证：上胞下垂风痰阻络证者，其主要病机为脾蓄痰湿，复感风邪，因风痰阻滞脉络，眼带失养，弛缓不用，故应施以祛风化痰，疏经通络之法。选用白附子、羌活、防风、秦艽、僵蚕、法半夏以祛风化痰；木瓜以柔肝舒筋；川芎、鸡血藤以活血通络，取其"治风先治血，血行风自灭"之意；茯苓健脾利湿；生姜、甘草调和诸药。

【治疗】

本病因先天所致，应用药物治疗效果不佳者，宜行手术矫治；后天性者在内服中药的基础上常配合针灸治疗。

（一）辨证论治

1. 脾虚气弱证

证候：上胞提举乏力，掩及瞳神，晨起或休息后减轻，午后或劳累后加重；严重者眼珠转动不灵，视一为二；常伴有神疲乏力，食欲不振，甚至吞咽困难等；舌淡苔薄，脉弱。

治法：补中健脾，升阳益气。

方药：补中益气汤加减。黄芪、人参、白术、甘草、当归、柴胡、升麻、橘皮、葛根。

加减：重用方中黄芪以增补气升阳之功；若神疲乏力、食欲不振者，加山药、白扁豆、莲子、砂仁以益气温中健脾。

2. 风痰阻络证

证候：上胞垂下骤然发生，眼珠转动不灵，目偏视，视一为二；头晕，恶心，泛吐痰涎；舌苔厚腻，脉弦滑。

治法：祛风化痰，疏经通络。

方药：正容汤加减。白附子、羌活、防风、秦艽、僵蚕、法半夏、木瓜、茯苓、生姜、甘草、川芎、鸡血藤。

加减：若眼珠转动不灵，目偏视者，宜加川芎、当归、丹参、海风藤，以增强养血通络之功；若头晕，泛吐痰涎者，加全蝎、竹沥以助祛风化痰。

（二）中成药

补中益气丸：具有补中益气之作用，适用于上胞提举乏力，掩及瞳神，晨起或休息后减轻，午后或劳累后加重等，属脾虚气陷证。

（三）单方验方

庞赞襄教授认为治疗本病宜健脾益气、升阳举陷、散风疏络，多用补气升阳之品，在健脾益气时注意加入辛温通络、散风除邪之品，或用养血活血，意在血行风自灭。配合针灸治疗，效果较好。若为老年患者，病程日久，则应多补少散，或补中有散。青年患者或初次患病，则多散少补，或用羌活胜风汤加减，该方中加入当归、白芍、党参，其效也佳。

（四）针灸治疗

主穴可选百会、阳白、上星、攒竹、鱼腰、丝竹空、风池。先天不足、命门火衰者加关元、肝俞、三阴交、神阙（灸）；脾虚气弱者加足三里、脾俞、胃俞、气海；风痰阻络者加丰隆、太冲、申脉。根据虚实施以补泻。每日 1~2 次，10 日为 1 个疗程。

（五）西医治疗

1. 先天性上睑下垂　以手术治疗为主。如果条件允许，可以推迟到 4 岁以后给予手术治疗，等待眼睑及睑形的发育；但严重的先天性上睑下垂、尤其是单眼的患者，有可能导致患儿弱视、斜视及脊柱畸形，因此需要尽早手术。

2. 后天性上睑下垂　肌源性或麻痹性上睑下垂应先进行针对病因治疗和辅助性药物治疗，如肌源性上睑下垂使用新斯的明、维生素 B_1 等；麻痹性上睑下垂在病因治疗的同时，给予神经营养剂治疗。久治无效时再考虑手术治疗，手术方式主要包括利用上睑提肌、额肌、Müller 平滑肌、Whitnall 韧带及联合筋膜鞘等，对轻度上睑下垂也可进行限制韧带松解。

【预后转归】

1. 先天性　上睑下垂严重者或单眼发生者，应该尽早手术治疗，否则容易发生弱视，严重影响患者的视功能。

2. 后天性　上睑下垂的病因复杂，一定要注重寻找病因、积极治疗。药物久治无效时可考虑手术治疗矫正。

【预防调护】

1. 避免过劳，注意休息。

2. 注意饮食调养。

【名医经验】

陈达夫论治上胞下垂

1. 学术思想　在驱邪之后重视益气扶正。

2. 典型病例　孙某，女，17 岁。主症：双眼上胞下垂，初起早晨能睁眼，下午症状加重，进行性发展，逐渐合并四肢无力，上下楼梯需人搀扶。在发病 2 年多后请陈大夫教授治疗。

检查：视力双眼 1.5，双上胞下垂，遮挡瞳孔 1/2，眼球左转时视一为二。舌质淡、苔薄白，脉沉细。

诊断：双眼上胞下垂。

辨证：风痰阻滞阳明经络。

方药：正容汤加减。全蝎 3g，僵蚕 15g，炒白附子 15g（另包先煎 30 分钟），木瓜 15g，藿香 15g，松节 30g，赤芍 25g，胆南星 3g，钩藤 15g，升麻 3g，草豆蔻 10g。

患者服十剂后复诊，食欲增进，精神好转，余况同前。原方加太子参 30g、丹参 15g 以益气活血，带回当地常服。三年后随访，患者服上方 1 年余，诸症逐步减轻并痊愈。停药 1 年余，未再复发。（病案摘自《陈达夫中医眼科临床经验》）

【文献选录】

《诸病源候论·目病诸候》曰："其皮缓纵，垂覆于目，则不能开，世呼为睢目，亦名侵风。"

《眼科锦囊》曰："上胞低垂轻症，灸三阴交。"

《目经大成》曰："此症视目内如常，自觉亦无恙，只上下左右两睑，日夜长闭而不能开，攀开而不能眨，理有不解。尝见患者，一行一动，以手抬起眼皮方能视。针药无凭，以此传老，愚意两胞丝脉之间为邪所中，血气不相荣卫，麻木不仁而作此状。与风中肢体同出一辙。人谓除夹以外无治法，是或一道。有初生小儿，十数日不开眼者，此由产母过食辛热，散其胎气，或本儿脾倦甩致，乳哺充足弗药而愈。然终始娇怯，不易成人。若睑外眦头微现眵泪，此脾肺虚而有湿痰。以滑空膏滴入目内。更煎人参、贝母、麦冬、云红、夏枯草，尽一小酒杯立开。"

【现代研究】

较多文献报道针灸治疗属脾气虚弱证的重症肌无力有较好的疗效。张彬、赵静苗对针灸治疗上睑下垂的研究进展进行了总结，认为针灸治疗本病的治疗原则是先天不足、脾虚气弱者，当补肾健脾、益气养血，针灸并用，补法。风邪袭络者，当疏风通络、调和气血；湿盛痰阻者，宜祛风除湿，针灸并用，平补平泻。处方：以眼区局部取穴为主，取攒竹、丝竹空、阳白、三阴交穴。方义：攒竹、丝竹空和阳白穴均位于眼上方，三穴合用可通经活络、调和局部气血而升提眼睑；三阴交为脾、肝、肾三经的交会穴，具有补脾益肾、养血荣筋、调和气血的功效。加减：先天不足加太溪、命门、肾俞益肾固本；脾虚气弱加足三里、脾俞健运脾胃、补气养血，另加督脉百会穴升提阳气；风邪袭络加合谷、风池宣通经络、疏风解表；痰多者加丰隆、阴陵泉祛痰除湿。操作：攒竹、丝竹空、阳白既可相互透刺，又均可透刺鱼腰穴；风池穴应注意针刺方向、角度和深度；百会穴多用灸法。耳穴疗法：取肝、脾、眼、目1、目2、肾。用王不留行籽贴压或埋线，隔日1次，双侧耳穴交替使用。皮肤针：取患侧攒竹、眉冲、阳白、头临泣、目窗、目内眦－上眼睑－瞳子髎连线，轻度叩刺，每2天1次。电针疗法：取攒竹透睛明、鱼腰透阳白、太阳透瞳子髎、三阴交、足三里。由面神经炎引起的配合谷、太冲、风池、百会。每次选1～2对穴，接通电针仪，采用疏密波，以出现明显的局部肌肉颤动或患者能耐受为度。留针20～30分钟，每天治疗1～2次。神经干电刺激疗法：取眶上神经与面神经刺激点（耳上切迹与眼外角连线中点）。针刺后接电针仪，眶上神经接负极，面神经接正极，电流强度以患者能耐受为度，每次20分钟左右，每2天1次。

第七节　胞肿如桃

胞肿如桃是指以胞睑高肿难睁，皮肤红赤疼痛，其状如桃为主要表现的外障眼病。

胞肿如桃与西医学的眼睑炎性水肿相似，眼睑炎性水肿是因为眼睑炎症而造成的渗出液聚集在组织间隙而产生的水肿，因此凡是眼睑炎性出现了眼睑明显的红肿疼痛者均可归属于本病。本病可发生于任何年龄、季节。多为单眼患病，常合并有眼部其他病变。本病的预后与其合并症的严重程度及治疗情况有密切关系。

【源流】

胞肿如桃之名见于《银海精微·卷下》，描述了上下胞睑红肿如桃的病状。历代医家均以胞睑肿胀的形态来命名，若肿而睑合不开，如把眼封塞之状，故名为"目封塞"；若肿胀如杯覆，则称为"肿胀如杯"；若肿胀如覆一酒杯于眶上者，称为"覆杯"；若肿胀俨如蚌蛤之覆合者，称为"蚌合"。隋代巢元方撰著的《诸病源候论·目病诸候》对本病的病因病机、临床表现及预后进行了论述，认为"风邪毒气客于睑肤之间，结聚成肿，肿而睑合不开，故谓之封塞，然外为风毒结肿，内则蕴积生热，若肿不即消，热势留滞，则变生肤翳、息肉、内障"。《银海精微》将病因病机归纳为"脾肺之壅热，邪客于腠理"。明代王肯堂在《证治准绳·杂病·七窍门》，对该病的病因病机进行了详细的分析，"是邪在木火之有余，盖木克土，火生土，今肝邪实而传脾……邪反乘虚而为炎燥之病，其珠必疼尤重，而睥亦急硬"，因而表现为"目赤痛，睥胀如杯覆也"。清代黄庭镜的《目经大成·卷之二上》对本病在治疗上提出了"上散下攻""抽薪之法""急治其标可也"，选用的方剂有三承气、清胃散、凉膈散、普济消毒饮等。对本病的治疗还提出了使用砭针即"开导"之法，采取了内外合治的方法来治疗本病。直到 1985 年由唐由之主编的《中国医学百科全书·中医眼科学》及 1986 年由廖品正主编的高等医药院校教材《中医眼科学》才对本病的定义、病因病机、临床表现及辨证论治等进行了全面的归纳整理。

【病因病机】

《证治准绳·杂病·七窍门》认为该病的病因病机："是邪在木火之有余，盖木克土，火生土，今肝邪实而传脾……，邪反乘虚而为炎燥之病，其珠必疼尤重，而睥亦急硬。"结合临床归纳如下。

（一）风热外袭证

风热毒邪客于胞睑肌肤之间，集聚成肿。

（二）脾肺壅热证

脾肺壅热，上犯于目，客于胞睑所致。

（三）肝经实火证

肝经实热传于脾土，毒火自内上攻，发于胞睑。

【临床表现】

（一）自觉症状

患眼胞睑疼痛难睁。常伴有热泪频流，畏光，恶寒发热，头痛及全身不适等症。

（二）眼部检查

患眼胞睑红肿如桃，或伴白睛红赤高起，或伴眼珠前突、转动不灵。

（三）实验室及特殊检查

血常规检查：白细胞总数以及中性粒细胞分类均升高。

【诊断依据】

1. 常单眼发病，胞睑红肿，疼痛难睁，如红桃，似杯覆。

2. 常伴热泪频流，怕热羞明，头痛发热。

3. 或伴白睛赤肿高起，或伴黑睛溃烂，或伴目珠前突、转动不灵。

【鉴别诊断】

本病应与眼丹相鉴别。二者相同的是皆有胞睑皮肤的红赤等症，均属于眼睑细菌感染。不同之处：眼睑丹毒是溶血性链球菌感染所致的眼病；本病更强调眼睑炎性水肿体征，凡是感染导致眼睑发生炎性水肿，眼睑出现了红赤肿痛如桃的体征均可归属于胞肿如桃。

【辨治思路】

（一）辨证思路

1. 风热外袭证 胞肿如桃风热外袭证，以胞睑肿胀，红赤疼痛，起病较急；兼见恶寒发热，头痛及全身不适为诊断要点。风热外袭，客于胞睑，热胜则赤，风胜则肿；血为热塞，气因血滞，气血运行不畅，不通则痛，故见胞睑肿胀，红赤疼痛，起病较急；恶寒发热、头痛、全身不适、舌质红、苔薄黄、脉浮数为风热外袭之征象。

2. 脾肺壅热证 胞肿如桃脾肺壅热证，以胞睑红赤疼痛，肿胀如桃，睁眼困难，白睛赤肿高起为诊断要点。脾肺壅热，热毒上攻胞睑，营卫失调，脉络阻滞，故见胞睑红赤肿痛；热毒盛者，则胞睑肿胀如桃，睁眼困难；热毒壅肺循经上窜，故见白睛赤肿高起；身热头痛，口渴引饮，溲赤便秘为里热亢盛之征；舌质红、苔黄、脉数为热之象。

3. 肝经实火证 胞肿如桃肝经实火证，以胞睑肿胀焮赤，白睛混赤肿胀，黑睛溃烂，目珠疼痛难忍，羞明碜涩为诊断依据。因肝经实火、传于脾土，火热上壅胞睑，故见胞睑肿胀焮赤，如红桃似杯覆，睑闭不开；肝火灼肺，则白睛混赤肿胀；黑睛为风轮、在脏属肝，肝火上炎，黑睛受邪，热盛则肉腐，故见黑睛溃烂；肝火上攻头面则头痛面红，夹胆气上溢则口苦咽干；尿赤便秘、舌质红、苔黄糙、脉弦数为火热之象。

（二）症状识辨

1. 胞睑红肿 患眼胞睑红肿为本病的最主要病症。初起胞睑红肿，兼头痛身热，多属风热毒邪客于胞睑；胞睑红肿如桃，兼白睛赤肿，多属脾肺壅热；胞睑肿胀红赤似杯覆，兼黑睛溃烂、目珠前突，多属肝经实火传于脾土。

2. 全身兼症 本病类似于西医学的眼睑炎性水肿体征，凡是感染导致眼睑发生炎性水肿，眼睑出现了红赤肿痛如桃的体征均可归属于本病。因此，临床上要重视全身兼症以及血常规检查。若为初发胞睑红肿，全身兼见恶寒发热，头痛等症，则多为风热外袭，客于胞睑所致。若胞睑红赤肿痛明显，白睛赤肿高起，泪热羞明；全身兼见身热头痛，口渴引饮，溲赤便秘等症，则多脾肺壅热，热毒上攻胞睑，营卫失调，脉络阻滞所致。若胞睑红赤肿痛明显，白睛混赤肿胀，黑睛溃烂，泪热频流，羞明碜涩；全身兼见头痛面红，口苦咽干，尿赤便秘，则多为肝经实火传于脾土，火热上壅胞睑所致。

（三）治疗思路

1. 治法与处方原则　本病属眼科急症范畴，其发病急，来势猛，传变快，病情重，实证多见。其病因病机突出"火邪上攻"，需局部与全身同时用药。

辨证方面，需分辨邪气的轻与重，病位的深与浅以及正气的强与弱。治疗上根据热毒轻重采用不同程度的清热解毒泻火之品，应中病即止，忌过用寒凉。

2. 用药方式　本病治疗虽清泻为主，仍须顾及患者的正气。总之对本病应及时准确地治疗，防其传变。

（1）风热外袭证：胞肿如桃风热外袭证者，其主要病机在于风热外袭，客于胞睑，血为热塞，气因血滞，属阳者而体实者，当首先"疮疡之圣药，外科之首方"仙方活命饮加减，以奏清热解毒、活血化瘀、通经溃坚为主，佐以透表、行气、化痰散结，故重用金银花以清热解毒，当归尾、赤芍、乳香、没药、陈皮行气活血通络，消肿止痛；风热外袭，其邪多羁留于肌肤腠理之间，故以白芷、防风通滞散结，热毒外透；浙贝母、天花粉清热化痰散结，消未成之脓；甘草清热解毒，并调和诸药；煎药加酒者，借其通瘀而行周身，力直达病所。诸药合用，共奏清热解毒、消肿溃坚、活血止痛之功。若脓已成，用皂角刺通行经络，透脓溃坚，可使脓成即溃。

（2）脾肺壅热证：胞肿如桃脾肺壅热证者，其主要病机在于脾肺壅热，热毒上攻胞睑，营卫失调，脉络阻滞，故当以清热泻肺解毒。故选用桑白皮、地骨皮、黄芩、菊花清肺泻热；赤芍、牡丹皮凉血退赤；热毒易伤阴液，故以玄参、麦冬养阴清热；桔梗开宣肺气；大便结燥者，加大黄以"釜底抽薪"。

（3）肝经实火证：胞肿如桃肝经实火证者，其主要病机在于肝经实火、传于脾土，火热上壅胞睑，肝火灼肺。故当以清肝泻火。故当以龙胆大苦大寒，清利肝胆湿热；选用黄芩、栀子苦寒泻火，燥湿清热；泽泻、小通草、车前子渗湿泻热，导热下行；实火所伤，易伤阴血，故以当归、生地黄养血滋阴，邪去而不伤阴血；用柴胡舒畅肝经之气，引诸药归肝经；牡丹皮、赤芍以退赤消肿。由于龙胆、栀子等药苦寒伤胃，中病即止。

【治疗】

本病病情急重，根据"实者泻之""急则治其标"的原则，应以清泻为主，尽早退赤消肿，同时应根据素体情况，顾其正气，固本善后。

（一）辨证论治

1. 风热外袭证

证候：胞睑肿胀，红赤疼痛，起病较急；兼见恶寒发热，头痛及全身不适；舌质红，苔薄黄，脉浮数。

治法：疏风清热。

方药：仙方活命饮加减。金银花、白芷、浙贝母、赤芍、当归尾、天花粉、野菊花、蒲公英、竹叶、生甘草。

加减：白睛赤肿者，加桑白皮、黄芩以清热泻肺。

2. 脾肺壅热

证候：胞睑红赤疼痛，肿胀如桃，睁眼困难，白睛赤肿高起，泪热羞明；兼见身热头痛，口渴引饮，溲赤便秘。舌质红，苔黄，脉数。

治法：清热泻肺解毒。

方药：桑白皮汤加减。桑白皮、地骨皮、黄芩、玄参、麦冬、菊花、泽泻、桔梗、甘草、赤芍、牡丹皮。

加减：胞睑红赤甚者，可选加赤芍、牡丹皮、紫草以凉血退赤；大便结燥者，加大黄以"釜底抽薪"。

3. 肝经实火证

证候：胞睑肿胀焮赤，如红桃，似杯覆，睑闭不开，白睛混赤肿胀，黑睛溃烂，目珠疼痛难忍，泪热频流，羞明碜涩；兼见头痛面红，口苦咽干，尿赤便秘。舌质红，苔黄糙，脉弦数。

治法：清肝泻火。

方药：龙胆泻肝汤加减。龙胆、黄芩、栀子、柴胡、生地黄、车前子、小通草、赤芍、桑白皮、枳壳。

加减：龙胆、栀子等药苦寒伤胃，中病即止；另可选加金银花、野菊花以清热解毒；加牡丹皮、赤芍以退赤消肿。

（二）中成药

1. 黄连上清丸　具有清热通便、散风止痛之作用，胞睑肿胀，红赤疼痛，起病较急等症，属风热外袭，脾肺壅热证。每日3次，每次6g，温水送服。

2. 清火栀麦片　具有清火解毒、凉血消肿之作用，属脾肺壅热，肝经实火型。每日3次，每次3片，温水送服。

3. 牛黄解毒片　具有清热解毒之作用，胞睑肿胀焮赤，如红桃，似杯覆，睑闭不开，白睛混赤肿胀，黑睛溃烂，目珠疼痛难忍，泪热频流，羞明碜涩等症，属脾肺热，肝经实火之证。每日 3 次，每次 3 片，温水送服。

4. 龙胆泻肝丸 具有清肝泻火之作用，胞睑肿胀焮赤，如红桃，似杯覆，睑闭不开，白睛混赤肿胀，黑睛溃烂，目珠疼痛难忍，泪热频流，羞明碜涩等症，属肝经实火之证。每日 3 次，每次 6g，温水送服。

（三）单方验方

1. 李巽芳验方 由川黄连、黄芩、大黄、黄丹组成。将上药为细末，冷水或茶水调湿，摊芙蓉叶上贴太阳穴。适用于胞肿如桃，赤肿较甚者（摘自《实用中医眼科学》）。

2. 双眼肿胀如桃方 由牛蒡子 3g、黄芩 5g、川黄连 5g、防风 6g、羌活 5g、连翘 6g、薄荷 3g、荆芥 6g 组成，水煎服，每日 1 剂。适用于风热外侵，热毒壅盛所致胞睑肿胀如桃者（摘自《韦文贵眼科临床经验选·经验方及常用方》）。

3. 一绿散 由芙蓉叶、生地黄各等份组成。将二药共捣烂，敷胞睑上；或将二药为末，以鸡蛋清调匀敷也可。适用于胞肿如桃各型（摘自《审视瑶函·卷六》）。

（四）外治疗法

1. 滴眼药 局部滴用清热解毒的眼药水，如鱼腥草眼药水、熊胆眼药水，每 2 小时 1 次，每次 1~2 滴。

2. 药物外敷

（1）如意金黄散（《医宗金鉴》）调水或醋外敷胞睑以清热解毒、散结止痛，每日 1 次。

（2）紫金锭（《片玉心书》）磨汁，频频外涂胞睑，以解毒消肿。

3. 切开 排脓若脓已成，按之有波动感，应切开排脓。

（五）西医治疗

1. 抗生素 眼睑局部可涂抗生素眼膏；全身使用抗生素。

2. 切开 排脓若脓已成，按之有波动感，应切开排脓。在眼睑皮肤切口、切口与睑缘平行；若脓多不尽，应放置引流条。

【预后转归】

本病发病急，传变快，病初积极有效治疗，预后较好。若失治或误治，或病势骤猛，或伴黑睛溃烂，目珠前突等症则可导致失明及向目眶及颅内传变形成恶症。

【预防调护】

1. 避免嗜食辛辣炙煿之品，注意调理脏腑功能，防止火热毒邪侵入。

2. 注意眼部卫生，防止眼部受伤，邪毒乘虚而入。

3. 患病期间注意静养，饮食清淡，多饮水，认真接受相关治疗。

4. 不得挤压胞睑及眼珠；外敷药物时，注意勿将药粉掉入眼内。

【名医经验】

（一）姚和清论治胞肿如桃

1. 学术思想 本病证属脾胃积热、火热上炎者，症见眼睑红肿胀硬，面红灼热而痛，口干烦渴，舌红，脉数而洪实，治当泻脾清胃降火，用清胃汤、白虎汤。证属外感风热，风火上炎者，症见胞睑浮肿，并伴头胀、身热、恶风、口干，舌淡红，苔微黄，脉浮数。治以散风清热、解毒利窍。由于火在血分，用散热消毒饮（牛蒡子、羌活、黄芩、川黄连、薄荷、防风、连翘）。

2. 典型病例 陈某，男，28岁，初诊于1945年3月16日。

右目胞睑红肿而硬，眵多，眼感沙涩，头痛，面红，口干，舌红，脉数。病系邪火炎上，胞睑气血郁结，经络壅滞，病在阳明，治当清胃，用清胃汤3剂。

二诊：肿势已退，唯舌赤、口干尚剧，内热还炽，再予清降，用白虎汤加芦根，3剂。（摘自姚和清编《眼科证治经验》）

（二）李巽芳论治胞肿如桃

1. 学术思想 本病证属外感风热者，治宜散风清热，方用银翘散加防风、羌活、葛根、桔梗。证属风寒湿邪郁闭者，症见胞睑水肿，红肿不甚，并头痛、骨节酸痛、形寒恶风、脉浮、舌苔薄白，治以辛温发散，方用八味大发散加苍术、泽泻、防己。证属脾胃积热者，治宜泻脾清胃降火，方用白虎汤加枳壳、陈皮、连翘、当归、荆芥、防风、炒栀子、黄芩、大黄、甘草。

2. 典型病例 王某，男，32岁，1981年10月诊治。

主诉：双眼眼睑浮肿不适两天。

病史：两天前自觉胞睑轻度肿胀不适，局部无红肿热痛，曾点眼膏乏效，继则眼睑肿重坠加剧，并头痛、恶寒、咳嗽、鼻阻涕清等。

检查：双胞睑浮肿如桃，轻度红赤，局部无硬结，无灼热，气轮轻度红赤，水肿，脉浮舌谈，苔薄白。

诊断：胞肿如桃。

辨证施治：症脉合参，此风寒湿邪合并为患，邪气郁结肺脾两经，上冲胞睑而致。治宜宣散利湿，佐以理气为法，药用：八味大发散加杏仁、茯苓、泽泻、防己、苍术、枳壳，2剂。

药后睑肿大减，余症不同程度减轻，可知表邪已除，再从上方去麻黄加半夏、陈

皮，两剂善后。（摘自《实用中医眼科学》李巽芳医案）

【文献选录】

《诸病源候论·目病诸候》曰："风邪毒气客于睑肤之间，结聚成肿，肿而睑合不开，故谓之封塞，然外为风毒结肿，内则蕴积生热，若肿不即消，热势留滞，则变生肤翳、息肉、内障。"

第八节 胞轮振跳

胞轮振跳是指眼睑不由自主牵拽跳动的眼病，又名目瞤、睥轮振跳。本病类似于西医学的眼轮匝肌痉挛。眼轮匝肌痉挛是一种不明原因的、不自主的面神经支配区肌肉的痉挛和抽搐，持续痉挛时间可长可短，该病被认为是神经系统的一种功能性疾病，可能是由多种因素所造成的，但其确切的发病机制至今尚不明了。本病常见于成年人，上、下胞睑均可发生，但以上胞多见，可单眼或双眼发病。

【源流】

胞轮振跳之名见于1935年康维恂所编著的《眼科菁华录·卷上》。明代王肯堂在所著《证治准绳·杂病·七窍门》中称本病为"睥轮振跳"，对本病的临床表现、病因病机及预后进行了论述："谓目睥不待人之开合而自牵拽振跳也，乃气分之病，属肝脾二经络牵振之患。人皆呼为风，殊不知血虚而气不顺，非纯风也。若有湿烂及头风病者，方是风邪之故。久而不治为牵吊败坏之病。"明代傅仁宇所著《审视瑶函·卷四》中称为"目睛瞤动"。瞤者，指眼皮跳动也。其病因病机为"肝藏血，血不足则风火内生。故目睛为之瞤动。经曰：曲直动摇，风之象也……阴血内荣，则虚风自息矣。"清代黄庭镜在所著《目经大成·卷之二上》中补充了该病的病因病机，并提出了治疗的方剂，谓："盖足太阴、厥阴荣卫不调，不调则郁，久郁生风，久风变热而致。主以全真一气汤、十味益荣汤、艾人理血汤。"仍指出该病"恐变㖞斜"。1964年广州中医学院编《中医眼科学讲义》对本病进行了较为系统的整理，提出了针灸治疗的方法。以后的中医眼科专著，在此基础上有了进一步的充实和完善。

【病因病机】

《证治准绳·杂病·七窍门》认为本病是"气分之病，属肝脾二经络，牵振之患。人皆呼为风，殊不知血虚而气不顺，非纯风也。"结合临床归纳如下。

（一）血虚生风证

肝脾血虚，日久生风，虚风内动，牵拽胞睑而振跳。

（二）心脾两虚证

久病或过劳等损伤心脾，心脾两虚，气血不足，筋肉失养而跳动。

【临床表现】

（一）自觉症状

不能自控的胞睑跳动，时疏时频，在过劳、久视、睡眠不足时跳动更加频繁，稍事休息症状可以减轻或消失；可伴颜面及口角抽搐跳动。

（二）眼部检查

胞睑跳动，或可见眉际、面动。

【诊断依据】

1. 频繁而不自主地瞬目。

2. 严重者，双眼紧皱、眼睑阵挛性或强直性的闭睑，伴面颊、口唇抽搐。

3. 分类

（1）原发性眼睑痉挛：眼睑不随意闭合，常为双侧病变，呈进行性进展。2/3 为女性，多在 60 岁以上发病；是由于眼轮匝肌痉挛性收缩引起，但其病因不明。轻者，眼轮匝肌阵发性、频繁的小抽搐，不影响睁眼；重者，抽搐明显，以致睁眼困难、影响视物。大多数患者的症状在 3~5 年内稳定。

（2）半侧面肌痉挛：通常从眼轮匝肌开始，表现为眼睑强直性收缩，逐渐扩展到面部的其他部分，无论睡眠或清醒时均可发作，可伴有单侧面肌无力，多为单侧发病。常起自中年，女性多见。其病因常为第Ⅶ对脑神经根在小脑桥脑角被血管结构或肿瘤压迫，血管病变占 90%，极少数病例是由于颅后凹窝肿瘤。

【鉴别诊断】

1. 原发性眼睑痉挛应与继发性眼睑痉挛相鉴别　角结膜炎、倒睫和睑缘炎引起常常可引起继发性眼睑痉挛，因此这两种疾病的鉴别要点在于眼部检查是否存在角结膜炎、倒睫和睑缘炎等导致眼睑痉挛的原发病。

2. 原发性眼睑痉挛应与半侧面肌痉挛相鉴别　两者的共同点在于均可出现眼睑痉挛。不同点主要在于原发性眼睑痉挛多为双侧发病，病变仅局限在眼轮匝肌痉挛导致的眼睑频繁而不自主的瞬目；半侧面肌痉挛多为单侧发病，从眼轮匝肌痉挛开始，逐渐扩散到口轮匝肌痉挛，可伴有单侧面肌无力。

【辨治思路】

（一）辨证思路

1. 血虚生风证　本证以胞睑振跳不休，头昏目眩，面色少华为诊断要点。因肝脾气血亏虚生风，虚风上扰头面，故胞睑振跳不休；血虚不能上养头面，故头昏目眩、面色少华；舌质淡红，苔薄，脉细弦为血虚之候。

2. 心脾两虚证　本证以胞睑跳动，劳累或失眠时加重，心烦眠差，食少体倦为主要诊断要点。心脾两虚致气血生化不足，胞睑筋肉失养而拘挛，故胞睑跳动，劳累或失眠时加重；心脾两虚，故心烦眠差，怔忡健忘，食少体倦；舌质淡，脉细弱为心脾两虚之候。

（二）症状识辨

1. 胞睑跳动　为本病最突出的症状，在中医辨证的同时，须注意辨识其西医的病因。若为双眼发病，胞睑振跳，时疏时频，多为原发性眼睑痉挛，属于功能性改变；若病之初为单侧眼睑强直性收缩，逐渐扩展到面部的其他部分，则应考虑为半侧面肌痉挛，并请神经内科会诊、积极检查寻找病因。

2. 全身兼症临证时　应该注意胞睑跳动患者的全身症状，若兼见头昏目眩，面色少华等症，则辨为血虚生风证；若全身兼见心烦眠差，怔忡健忘，食少体倦等症，则辨为心脾两虚证。

（三）治疗思路

1. 治法与处方原则　本病之内治注重"血"与"风"，以血虚、心脾两虚为本，以内风或外风为标，标本同治方能收到较好的疗效。在内治的同时，应配合局部按摩、针灸治疗。对于久治不愈者，应究其根本，方能根治，以防传变。

西医学常将本病归属于神经科疾病，病因复杂。临床诊治本病时应首先鉴别是原发性眼睑痉挛还是半侧面肌痉挛。

2. 用药方式

（1）血虚生风证：胞轮振跳血虚生风证者，其主要病机在于肝脾气血亏虚生风，虚风上扰头面，即血虚为本，风邪为标，故应标本同治，血足则风不生，风去则振跳止，用熟地黄、白芍、当归补血养阴，以固其本；黄芪补脾益气，脾健以化生气血，气旺而血易生；川芎、防风、苍术、羌活、薄荷祛风活血散邪，以治其标；甘草补中益气，调和诸药。

（2）心脾两虚证：胞轮振跳心脾两虚证者，其主要病机在于心脾两虚致气血生化不足，胞睑筋肉失养而拘挛，故治疗以益气补血，健脾养心为主。选用人参、黄芪、白术、甘草甘温之品补脾益气以生血，使气旺而血生；当归、龙眼肉甘温补血养心；茯苓（多用茯神）、酸枣仁、远志宁心安神；木香辛香而散，理气醒脾，既可复中焦运化之功，又能防大量益气补血药滋腻之品碍胃，使补而不滞，滋而不腻；以生姜、大枣调和脾胃，以资化源；川芎、防风祛风活血散邪。从而达到血足则风不生，风去则振跳止。

【治疗】

轻者或偶发者，可局部热敷、不治自愈；若跳动过频，应药物和针灸配合治疗；在中医药治疗的同时，注意积极寻找病因，针对病因治疗。

（一）辨证论治

1. 血虚生风证

证候：胞睑振跳不休，或牵拽颜面及口角抽动；头昏目眩，面色少华；舌质淡红，苔薄，脉细弦。

治法：养血息风。

方药：当归活血饮加减。当归、川芎、白芍、黄芪、熟地黄、苍术、防风、鸡血藤、钩藤、甘草。

加减：常去方中羌活、薄荷；若胞睑振跳等症持续不休者，酌加僵蚕、天麻、钩藤等以养血平肝息风。

2. 心脾两虚证

证候：胞睑跳动，时疏时频，劳累或失眠时加重；可伴心烦眠差，怔忡健忘，食少体倦；舌质淡，脉细弱。

治法：补益心脾。

方药：归脾汤加减。黄芪、人参、茯神、白术、甘草、龙眼肉、酸枣仁、远志、当归、木香、钩藤、郁金。

加减：若伴心烦不眠等症，可加桑椹、龟板以加强养血补心之功效。

（二）单方验方

艾人理血汤（《目经大成·卷之三上》）：由人参、白术、黄芪、当归、芍药、山茱萸、地黄、阿胶、艾叶、防风、甘草组成，水煎服，每日1剂。适用于胞轮振跳各型。

（三）针灸治疗

1. 本病针用补法，选攒竹、头维、四白、三阴交、血海、丝竹空、足三里等穴，每日或隔日 1 次。或梅花针点刺患侧眼睑及眶部。

2. 按摩轻柔按摩眼睑及眶部。周围的穴位有攒竹、眉弓、四白、丝竹空、太阳等，每日 3 次，每次 5~10 分钟。

（四）西医治疗

1. A 型肉毒杆菌毒素注射适应证为严重的眼睑痉挛　使用 TB 针头在距睑缘 2~3mm 处做皮下或肌内注射，分别于上、下眼睑中内 1/3 和中外 1/3 处及外眦颞侧皮下眼轮匝肌注射共 4~5 个位点。推荐的剂量范围是 5~25U/睑，5~75U/眼。对半侧面肌痉挛的患者除眼睑位点外，在下面部、唇侧和颞侧面肌痉挛部位选定相应的注射位点。每个注射位点注射 2.5~10U。常见的副作用有上睑下垂、干眼症、角膜暴露、溢泪，这些症状常在注射后 1~6 周逐渐消退。

2. 肌切除术适应证为严重的眼睑痉挛　肌切除术的目的是，运用传统的手术方法切除痉挛的眶周及眼部轮匝肌，从眶周外部减轻或消除了肌肉的挛缩，解除了因紧闭双睑所致的功能性失明，恢复视力。

【预后转归】

1. 轻者　不必治疗，调整心态，注意休息，局部热敷，可以自愈。

2. 较重者　内服中药，配合针灸，预后较好。

3. 若日久不愈　特别是兼见口唇抽搐等严重患者，需仔细寻找病因进行治疗。

【预防调护】

1. 避免过劳、久视或熬夜。
2. 素体阴虚或血虚者应及早调理。

【名医经验】

（一）张皆春论治胞轮振跳

1. 学术思想　对血虚生风证的胞轮振跳治疗，应该注意避免使用燥烈祛风之品。

2. 典型病例　秦某，女，28 岁。1965 年 7 月 8 日初诊。

主诉：产后 2 个月，于半月前因外出当风，二目上胞跳动不已，虽视物尚清，但心烦意乱。

检查：二目无有异变，唯上睑不时跳动，患者面白体弱，倦怠乏力，舌淡脉细。此为产后气血两亏，风邪乘虚客于胞睑所致。

治以当归活血汤去川羌、苍术，加白术 9g，人参、荆芥穗各 3g，3 剂而愈。后以八珍汤调补气血，直至康复，共服 21 剂。

按语：本例是产后气血两亏，风邪侵入胞睑所致。用当归活血汤（苍术、当归身各 9g，川芎 1.5g，薄荷 3g，黄芪、熟地黄各 9g，防风 3g，川羌 1.5g，白芍 9g，甘草 3g）去川羌、苍术是嫌其性燥烈，虽苍术能补中，川羌能祛风，但二者皆能伤阴。以白术易苍术取其性缓而不减补中之力，以荆芥穗易川羌取其平和更增除血分风邪之能；加人参大补元气，以治五脏之虚。（案例摘自《张皆春眼科证治》）

【文献选录】

《证治准绳·杂病·七窍门》曰："目睥不待人之开合而自牵拽振跳也，乃气分之病，属肝脾二经络牵振之患。人皆呼为风，殊不知血虚而气不顺，非纯风也。若有湿烂及头风病者，方是风邪之故，久而不治为牵吊败坏之病。"

【现代研究】

一般认为眼睑痉挛是神经系统的一种功能性疾病。但是，随着新技术的诞生，国外对此病的发病机制展开了深入的研究，其中最有价值的理论就是利用脑干磁共振血管成像技术（MRA）观察脑干部位的血管异常与面神经脑干的相互关系。结果发现，眼睑痉挛（特别是属于半侧面肌痉挛者）的病因常为面神经在小脑桥脑角被血管或肿瘤压迫；面神经血管受压迫和脱髓鞘病变是引起眼睑痉挛的两个必要条件，其中面神经运动的兴奋性增高在眼睑痉挛的发生中起着重要作用，也支持了睑痉挛的病理生理基础是面神经运动核兴奋性增高的假说。

第九节　椒　疮

椒疮是指胞睑内面颗粒累累，色红而坚，状若花椒的眼病，多双眼发病，病程较长，可迁延数年，具有传染性，在我国曾流行甚广，为致盲的主要疾病之一。本病相当于西医学的沙眼，由感染沙眼衣原体引起。

【源流】

该病名见于《证治准绳·杂病·七窍门》，本病在《肘后备急方》称为"目中风肿"，《诸病源候论》称为"目风赤候""脂目候"，并对其症状进行了描述。《备急千金要方》称本病为"睑生风粒"。《龙树眼论》中有"眼睑皮里生赤肉如鸡冠"的记载。而《审视瑶函·椒疮症》将其病症及病位均做了描述，说："此症生于睥内，红而坚者是。有则沙擦难开，多泪而痛。"《医宗金鉴·眼科心法要诀》对其症状描述到："椒疮风粟之证，或起于睑边，或生于胞内，眦泪多难睁，沙涩摩睛疼痛"。对其并发症的认识先于本病，如早在《外台秘要·卷第二十一》中就载有"倒睫眼"，

《秘传眼科龙木论·眼赤膜下垂外障》中载有"赤膜下垂"等并发症。

【病因病机】

椒疮为风热毒邪聚于胞睑肌腠,血络瘀滞成红色或黄白色细小颗粒丛生之症。《审视瑶函·椒疮症》中谓"血滞脾家火,胞上起热疮",《医宗金鉴·外科心法要诀》说到:"椒疮偏于热盛,由脾胃血热所致,故色赤形硬,其疮难消。"《医宗金鉴·眼科心法要诀》描述为:"椒疮风粟之证,或起于睑边,或生于胞内,眦泪多难睁,沙涩摩睛疼痛。椒疮如椒,其形红硬,属脾经湿热而成。"引起本病的发生,结合临床归纳其病因病机为外感风热毒邪,内有脾胃积热,内外邪毒上壅胞睑,脉络阻滞,气血失和,与邪毒瘀积而成。结合临床可分以下证型。

(一)风热客睑证

风热型是外眼病最为常见的证型,风热之邪从皮毛或从口鼻而入或直接侵犯眼邪引起。患者多在初期感受风热外感之邪。肺在表,又主皮毛,所以风热侵入必侵犯肺卫。风热为阳邪,来势快,发病急,故患者可出现眦部红赤等浅层病变,伴之而来的是眼痒羞明。《证治准绳》说:"伪膜者,风热重则有之。"因病变性质属热属阳,则出现畏光,干涩有眵,见少量颗粒,色红而坚。风热之邪犯表,肺气失和见舌尖红,苔薄黄,脉浮数。

(二)血热瘀滞证

血热瘀滞指火热炽盛,热迫血分,以出血与实热症状为主要表现的证。脾主运化,主升清,主统血。患者多由外感热邪,或由情志过极或过食辛辣燥热之品等因素化热生火,导致这些生理功能失常,故《兰室秘藏》曰:"脾虚则五脏之精气皆失所司,不能归明于目矣。"脾与胃互为表里,脾失统血,可致眼内出血。升降功能失司,清阳不升,目失所养则视物不明。浊阴不降,上泛于目窍,神光郁遏而视物模糊。外邪侵袭化热,五志化火,脏腑蕴热等,均可邪热入血,又因为眼目乃多血之体,眼病多火热,热邪入血,煎熬营血,可致血瘀,壅滞胞睑脉络,故赤膜下垂或血翳包睛,舌质暗红,苔黄,脉数。

【临床表现】

(一)自觉症状

睑内微痒,稍有干涩及少量眵泪,或无明显异常感觉;病情重者睑内赤痒灼热,羞明流泪,眼眵黏稠,胞睑肿硬,沙涩难睁,视物模糊。

（二）眼部检查

1. 椒疮主症 初起可见上睑内面近两眦处红赤，脉络模糊，有少量细小色红而坚的颗粒，或间有色黄而软如粟米样颗粒；重者上睑内红赤尤甚，颗粒满布，白睛红赤，赤脉下垂，黑睛星点翳膜，日久颗粒破溃，在睑内面形成灰白色条状、网状瘢痕，或睑内面完全形成灰白瘢痕。

2. 椒疮并发症与后遗症 ①睑弦内翻及倒睫拳毛：胞睑内颗粒破溃后在睑内结瘢，瘢痕收缩致皮松肉紧，内急外弛，睑弦内翻，睫毛触刺眼珠。相当于西医学的睑内翻倒睫。②赤膜下垂：椒疮较轻者白睛赤脉从上方下垂于黑睛，呈垂帘状；严重者白睛赤脉从黑睛四周侵入，包裹黑睛，称为血翳包睛。相当于西医学的沙眼角膜血管翳。③黑睛星翳：多在上方赤脉尽头出现星点云翳。④睥肉粘轮：胞睑内面与白睛表层黏着，重者眼珠转动不灵。相当于西医学的睑球粘连。⑤流泪症与漏睛：可见不时泪下，迎风尤甚；或见内眦头常有黏液或脓汁自泪窍外溢。⑥眼珠干燥：目珠干涩不适。相当于西医学的结角膜干燥症。⑦上胞下垂：胞睑肿硬变厚而致上胞重坠下垂。

（三）实验室及特殊检查

1. 分泌物涂片或结膜刮片染色检查有沙眼包涵体。
2. 荧光抗体染色、酶联免疫测定等方法检测到沙眼衣原体抗原。

【诊断依据】

1. 上睑内面红赤，脉络模糊，有细小颗粒，色红而坚，或夹有色黄而软的粟粒状颗粒。
2. 黑睛上方赤膜下垂，赤脉末端生星点翳膜。
3. 睑内面可见瘢痕。

【鉴别诊断】

本病应与粟疮相鉴别。二者症状相似，均有睑内颗粒；但粟疮常见于儿童及青少年，多无症状或微感痒涩，下睑内面见大小均匀、排列整齐、色黄而软、半透明的颗粒，睑内红赤，无赤脉下垂，愈后不留瘢痕。详见表 14 - 9 - 1。

表 14 - 9 - 1　椒疮与粟疮鉴别表

鉴别点	椒疮（沙眼）	粟疮	
		结膜滤泡症	滤泡性结膜炎
自觉症状	眼痒羞明，异物感涩	无症状或微感痒涩	眼痒羞明，有异物感，多伴白睛红赤

续表

鉴别点	椒疮 （沙眼）	粟疮	
		结膜滤泡症	滤泡性结膜炎
眵泪	生眵流泪	无	眵泪黏稠
睑内血脉	睑内血脉模糊，条缕不清	睑内血脉条缕清楚	睑内血脉模糊，条缕不清
睑内颗粒	分布以上睑、上穹隆部为主，色红而坚，状若花椒之实体颗粒，大小不等，排列不整齐	分布以下睑为主，颗粒色黄、半透明、大小均匀、排列整齐	分布以下睑为主，颗粒色黄、半透明、大小均匀、排列整齐
睑内瘢痕	愈后有白色瘢痕	愈后不留瘢痕	愈后不留瘢痕
白睛红赤	可有可无	无	有
赤脉下垂	有	无	无

【辨治思路】

（一）辨证思路

1. 风热客睑证　本证以眼微痒不适，干涩有眵，胞睑内面脉络模糊，眦部红赤，有少量颗粒，为诊断要点，是风热之邪犯表所致。风热之邪从皮毛或从口鼻而入或直接侵犯眼邪引起。肺在表，又主皮毛，所以风热侵入必侵犯肺卫。风热为阳邪，来势快，发病急，故患者可出现眦部红赤等浅层病变，伴之而来的是眼痒羞明。因病变性质属热属阳，则出现畏光，干涩有眵，见少量颗粒，色红而坚。风热之邪犯表，肺气失和见舌尖红，苔薄黄，脉浮数。

2. 血热瘀滞证　本证以睑内红赤，颗粒累累成片或有白色条纹，赤膜下垂或血翳包睛，视物不清为诊断要点。脾主运化，主升清，主统血。脾与胃互为表里，脾失统血，可致眼内出血。升降功能失司，清阳不升，目失所养则视物不明。浊阴不降，上泛于目窍，神光郁遏而视物模糊。外邪侵袭化热，五志化火，脏腑蕴热等，均可邪热入血，又因为眼目乃多血之体，眼病多火热，热邪入血，煎熬营血，可致血瘀，壅滞胞睑脉络，故赤膜下垂或血翳包睛，舌质暗红，苔黄，脉数。

（二）症状识辨

1. 眼痒羞明，异物感涩　风为阳邪，其性开泄，易袭阳位，善行而数变，常兼夹热邪为患，风热上袭，则眼痒羞明。热伤津液，眼部干涩，有异物感。

2. 黑睛上方赤膜下垂 外感热邪，化热生火，侵扰血分，热邪灼伤血络，血不循经，见睑内红赤，颗粒累累成片或有白色条纹，赤膜下垂或血翳包睛。

（三）治疗思路

本病的治疗，当内外兼施。轻症可以局部点药为主，重症则宜配合内治，必要时还需手术治疗。内治以祛风、清热、除湿、散瘀为主。对于并发症和后遗症，除解椒疮毒邪之外，还应对症治疗。

【治疗】

（一）辨证论治

1. 风热客睑证

证候：本病初起，患眼微痒不适，干涩眵少，胞睑内层脉络模糊，近眦部有少量细小红赤而坚、状如花椒皮之颗粒；或见舌尖红，苔薄黄，脉浮数。

治法：疏风清热。

方药：银翘散加减。连翘、金银花、桔梗、薄荷、竹叶、生甘草、荆芥穗、淡豆豉、牛蒡子。

加减：若胞睑脉络红赤甚者，加生地黄、赤芍之类以清热凉血退赤。

2. 血热瘀滞证

证候：眼内刺痛灼热，沙涩羞明，流泪眵多，胞睑厚硬，重坠难开，睑内红赤，颗粒累累成片或有白色条纹，赤膜下垂或血翳包睛，视物不清；舌质暗红，苔黄，脉数。

治法：清热凉血，活血化瘀。

方药：归芍红花散加减。当归、大黄、栀子仁、黄芩、红花、赤芍、甘草、白芷、防风、生地黄、连翘。

加减：若胞睑厚硬，红赤颗粒累累成片者，加生地黄、牡丹皮、桃仁等，以助凉血化瘀退赤之功；若眵泪多、沙涩羞明较重者，常加金银花、桑叶、菊花等以清热解毒；若赤膜下垂、黑睛生星翳者，酌加石决明、密蒙花、谷精草等，以增清热明目退翳之功。

（二）单方验方

1. 连翘10g，牛蒡子10g，羌活10g，薄荷（后下）3g，赤芍10g，防风10g，当归10g，炒栀子10g，川芎3g，甘草3g。水煎服，分早、晚2次温服，每日1剂，连用7日为1个疗程。本方对风热上扰型"椒疮"有效。

2. 当归12g，大黄6g，栀子10g，黄芩4g，红花6g，赤芍10g，甘草3g，白芷10g，防风10g，生地黄10g，连翘10g。水煎服，分早、晚2次温服，每日1剂，连用7日为1个疗程。本方对血热瘀滞型"椒疮"有效。

（三）外治疗法

1. 滴滴眼液　可选用0.5%熊胆滴眼液、0.1%利福平滴眼液、磺胺类滴眼液。

2. 涂眼药膏　常于晚上睡前涂抗生素0.5%金霉素眼膏或其他抗生素类、磺胺类眼药膏等。

3. 其他外治法　椒疮颗粒累累者，可用海螵蛸棒摩擦法；粟状颗粒多者，可行滤泡压榨术。

（四）西医治疗

包括全身和眼局部药物治疗及对并发症的治疗。

局部用0.1%利福平滴眼剂、0.1%酞丁安滴眼剂或0.5%新霉素滴眼剂等点眼，4次/天。夜间使用红霉素类、四环素类眼膏，疗程最少10~12周。经过一段时间治疗后，在上睑结膜仍可能存在滤泡，但这并不是治疗失败的依据。

急性期或严重的沙眼应全身应用抗生素治疗，一般疗程为3~4周。可口服多西环素100mg，2次/天；或红霉素1g/d，分4次口服。手术矫正倒睫及睑内翻，是防止晚期沙眼瘢痕形成导致失明的关键措施。

（五）其他治法

1. 中成药治疗　根据临床证型，可选用银翘解毒丸等口服。

2. 并发症的治疗　眼珠干燥者，可滴人工泪液等滴眼液。睑弦内翻及倒睫拳毛严重者，可行睑内翻倒睫矫正术。

【预防调护】

椒疮是一种常见的慢性传染性眼病，其毒邪常附着在患眼的分泌物及泪液中，经手、毛巾、水源等传给他人和健眼，应加强其防治。

1. 大力开展卫生宣传教育，把本病的危害性、传染途径、诊断与治疗方法向群众宣传，进行群众性的普查和防治。

2. 改善环境卫生和个人卫生，提倡一人一巾，水源充足的地方提倡流水洗脸。患者的洗脸用具要与健康人分开使用，尤其是服务行业的洗脸用具，必须严格消毒后使用，以免引起交叉感染。重症椒疮患者不宜去游泳场馆游泳及公共浴池洗浴。

3. 饮食宜清淡，忌辛辣刺激，戒除烟酒嗜好。

附：沙眼

【病因】

由沙眼衣原体感染所致。

【诊断依据】

1. 上睑结膜及上穹隆部有滤泡、乳头增生与血管模糊。

2. 裂隙灯下可检查到角膜血管翳，特别在角膜缘上同时见有因滤泡生长后消退而遗留下来的瘢痕小凹。

3. 上穹隆部和上睑结膜出现条状或网状瘢痕。

4. 结膜刮片发现包涵体，或荧光抗体染色、酶联免疫测定等方法检测发现沙眼衣原体抗原。

凡在上述第一项的基础上，兼有其他三项中之任何一项者，均可诊断为沙眼。

【沙眼的临床分期】

有国内与国际两种分期法，我国 1979 年制定了沙眼分期法，详见表 14 – 9 – 2。

表 14 – 9 – 2　沙眼分期表

分期	依据	分级	活动性病变占上睑结膜面积
Ⅰ期 （进行期）	上穹隆部和上睑结膜有活动性病变（血管模糊、乳头增生、滤泡形成）	轻（+） 中（++） 重（+++）	<1/3 1/3～2/3 >2/3
Ⅱ期 （退行期）	有活动性病变，同时出现瘢痕	轻（+） 中（++） 重（+++）	<1/3 1/3～2/3 >2/3
Ⅲ期 （完全结瘢期）	仅有瘢痕而无活动性病变		

【文献选录】

《审视瑶函·卷四·椒疮症》曰："此症生于睥内，红而坚者是。有则沙擦难开，多泪而痛，人皆称粟疮，悮矣。夫粟疮亦生在睥，但色黄软而易散。此是坚而难散者……俗皆以龙须灯心等物，出血取效。殊不知目以血为荣，血损而光华有衰弱之患。轻者只宜善治。至于瘰瘰成片，疙瘩不平，及血瘀滞者，不得已而导之，中病即止。不可太过。"

《医宗金鉴·卷六十五·椒疮症》曰："此二证生于眼胞之里，虽皆由脾胃血热所致。然粟疮偏于湿盛，故色黄形软，其证易愈；椒疮偏于热盛，故色赤形硬，其疮难消。"

《目经大成·卷二上·椒疮症》曰："形实邪盛则疙瘩高低，连下睑亦蕃衍，碍睛沙涩，开闭多泪。盖风热蕴结而成……若二三颗如粟如椒，红根、黄顶、高平，不敢施刀，即施未必净尽，且头目定肿痛，眵泪随拭随来。此湿热郁于土木，土木争胜故也。"

《证治准绳·椒疮证》曰："椒疮证，生于脾内累累如疮，红而坚者是也。有则沙擦，开张不便，多泪而痛。"

【名医经验】

郭光辉认为沙眼是原发于结膜及角膜上皮损害之后，继发于皮下组织的慢性感染性炎症。本病发病后机体免疫力下降，不论是在发病期还是痊愈后，产生的抗体容易降低或消失，出现重复感染。沙眼易造成球结膜下血管充血，加上结膜囊适宜湿度，极易合并细菌、病毒感染。因此，多种西药结膜下注射，使药物直接进入淋巴细胞及滤泡内，抑制衣原体及其他细菌、病毒繁殖。但是上述各种西药均为抑制沙眼衣原体繁殖，不能直接杀死衣原体，因此单纯西医治疗疗效欠佳。中医学五轮学说将眼睑称为"肉轮"，认为沙眼多因脾胃热盛，再感风邪，循经上犯，壅滞眼睑而发病，因此调和脾胃是治疗沙眼的关键。我们在西医治疗的基础上加用中药，方中当归、赤芍、玄参、生地黄凉血散瘀；黄芩、连翘、大黄、知母、甘草清热燥湿；苦参、防风、白芷、谷精草疏风散热；陈皮、桔梗理气，诸药合用，起到祛风、凉血散瘀、清热燥湿的作用。中药虽然不能直接杀灭衣原体，但其具有抑菌及明显提高机体免疫功能的作用，会使眼免疫力增强后病变有自愈倾向，对沙眼的恢复起到极大的作用。中西药结合可以相互协同，提高疗效。

根据此思想，他给患者结膜囊内每分钟滴1滴盐酸丙美卡因滴眼液，连续3次后，将利多卡因注射液0.8mL、地塞米松注射液0.2mL，混合后分别于双眼睑上下穹隆部结膜下注射0.6mL，每周1次。局部滴氯霉素滴眼液、利巴韦林滴眼液2种滴眼液交替滴眼，每种之间间隔最少5分钟，1日每种滴6次，每次1滴。睡前涂红霉素眼药膏于结膜囊内，每晚1次。加用自拟中药方：当归12g，赤芍10g，黄芩10g，知母12g，玄参10g，大黄10g，防风12g，白芷12g，谷精草15g，桔梗12g，陈皮12g，生地黄15g，连翘10g，苦参10g，甘草9g，诸药共研细末，装入0号胶囊（每丸0.5g），每次3丸，每天3次，温水送服。两组均以1周为1个疗程，连续应用5个疗程。效果显著。

魏丽娟将患者取仰卧位，用0.5%丁卡因溶液滴入术眼结膜囊内行表面麻醉，每次1滴，每3分钟1次，共3次。术者用75%酒精棉球消毒手指，嘱患者向下注视，左手翻转患者上眼睑，以充分暴露穹隆部结膜及睑结膜，操作时避免液氮滴入角膜。初学者操作时，可将护睑板前端置于上睑穹隆部下，遮盖角膜。右手持消毒棉签，蘸取液态氮约0.5mL（估算方法，取 5mL 液氮，用 10 个棉签蘸完，相当于每个棉签上蘸 0.5mL 液氮），之后迅速将带有液氮的棉签尖部接触病灶处，表面温度 -80 ～ -70℃，冷冻 5秒，以冷冻处表面出现红色冻斑并有少量渗血为宜。变换冷冻部位，直至病变处黏膜均实施上述冷冻。根据病变轻重及年龄、体质的不同实施冷冻治疗技术。病变严重且广泛时，可分期分段进行冷冻。术后用生理盐水冲洗结膜囊，按说明书滴用 3 ~ 5 天氯霉素眼药水，预防感染。每周冷冻 1 次，病情较轻者可冷冻 1 ~ 2 次，较重者冷冻 3 ~ 4 次。

【现代研究】

1. 中医及中西医结合研究进展　中医学以局部辨证为主，针对脾胃热盛和血热壅滞型，赵宏岩等依据中医学"热者寒之"的原则，采用局麻下液态氮冷冻病灶，治疗沙眼 I 期和 II 期。谢生荣对于重症沙眼，采用手术、局部点眼药和中药汤剂联合治疗效果显著。中药汤剂以归芍红花散为基础方，药物组成为：当归尾 10g，红花 6g，赤芍 10g，黄芩 9g，大黄 4.5g，白芷 9g，防风 9g，生地黄 12g，连翘 12g，菊花 12g，生甘草 3g。滤泡为主者加薏苡仁 15g、茯苓 12g，以利水渗湿；乳头肥大为主者当归尾加至 12g，红花 10g，赤芍 12g，以活血化瘀，清热凉血；角膜血管翳增多者加木贼12g、蝉蜕 10g，以疏风明目退翳，每日 3 次，每日 1 剂，共服 2 周。手术疗法使药物更好地作用于病变部位，点眼液可抑制、灭活衣原体，配合中药方剂为克服患者点药时间长难以坚持，部分患者口服磺胺药出现不良后果提供了新的途径。

2. 西医研究进展

（1）诊断：多数沙眼的诊断可根据临床表现得以确诊，但早期沙眼的诊断在临床病变尚不完全具备时较困难，须辅以实验室检查。荧光标记的单克隆抗体试剂盒，检测细胞刮片衣原体抗原、酶联免疫测定、聚合酶链反应等，都有高敏感性和高特异性，但技术复杂且费用昂贵。韦红等在国内率先建立了用于沙眼衣原体检测的缺口 -连接酶链反应 - 酶联免疫吸附测定法（gap-LCR-ELISA）。该方法结合了缺口 - 连接酶链反应（gap-LCR）的高度敏感性和酶链免疫吸附法（ELISA）的特异性，敏感性比12% 聚丙烯酰胺凝胶垂直平板电泳提高了 10 倍，而且避免了溴化乙锭的污染。另外，该方法结果判断客观，操作方便快速，使用微孔板一次可分析 96 个样品，整个过程可在 3 小时内完成，有助于实现检测的自动化，便于临床应用和沙眼衣原体流行病学研究中的样本筛选。所以对于我国广大医疗基层单位开展大规模沙眼衣原体分子流行病学调查，是一种极具应用前景的方法。

（2）治疗：近年来，药物治疗的主要研究集中在对阿奇霉素的治疗应用。红霉素与阿奇霉素均属大环内酯类抗生素，前者为 14 元环大环内酯，后者为半合成品，其结构为 14 元环的 9α 位加入 1 个甲基氮（N）原子，是第一个上市的含氮的 15 元环大环内酯类抗生素。阿奇霉素抗菌谱比红霉素更广，除保留对革兰阳性细菌活性外，对多种革兰阴性菌、厌氧菌、支原体、衣原体等有更强的抗菌活性。阿奇霉素对酸稳定，胃肠道刺激性小、口服生物利用度高、吸收完全，可迅速透入组织细胞与体液，组织浓度远高于血浆浓度，其半衰期可达48~68小时。因此，阿奇霉素可以每日给药1次。董泽启采用抗生素序贯治疗方法，即第1周应用阿奇霉素10mg/kg，每日1次，静脉滴注，连用3日，停药4日；第2周，口服阿奇霉素10mg/kg，每日1次，连用3日，停药4日，治疗新生儿衣原体性结膜炎。具有疗程短、用药少、不良反应轻、费用低、效果好等优点。余中明等利用辅助治疗方法激光烧灼滤泡及乳头后，用0.25%氯霉素眼液或10%磺胺醋酰钠眼液，睡前四环素眼膏点眼。激光可消除滤泡、改变乳头上皮细胞的通透性，有利于药物向深部渗透，并促进瘢痕形成。

（3）预防：Solomon等学者认为高覆盖率的集体阿奇霉素治疗，对活动性沙眼患者辅以四环素眼膏治疗，可中断沙眼衣原体的传播。而重复应用大剂量阿奇霉素，可起到清除眼部沙眼衣原体的作用。目前，沙眼衣原体DNA疫苗正处在探索阶段，但随着对沙眼衣原体这一病原微生物和它引起的免疫生理、免疫病理等机制的深入了解以及生命科学技术的不断提高，沙眼衣原体DNA疫苗将拥有广阔的发展和应用前景。

第十节 粟 疮

粟疮是以胞睑内面粟米样颗粒丛生，状如粟米为主要表现的眼病。多见于下睑，色黄，质地较软，大小均匀，排列整齐，境界清楚，愈后睑内不留瘢痕，成人、小孩均可患之，但预后良好，且无并发症及后遗症，每与椒疮同时发生，沙涩痒痛。重症可因粟粒摩擦眼球诱发翳膜而影响视力。本病起因与椒疮相似，主要是衣原体感染。与西医结膜滤泡相似，赤者为滤泡性结膜炎，白者为结膜滤泡症，两者均可参照本症进行辨证论治。

【源流】

本病在《秘传眼科龙木论》称为睑生风粟外障，谓："涩痛多泪出，真如米隐睛，翻开上下睑，粟子只频生，赤白非言定，针拨更似冰，直须瘀血尽，凉药必能征。"《太平圣惠方》名曰粟眼，并明确指出有赤白两种。该书在治睑生风粟诸方谓："夫眼痛状如眯者，名曰粟眼。此皆心肺壅毒，肺脏积热，肝家有风，致令眼睑皮肉上下，有肉如粟粒，或赤或白，泪出涩痛，如眯隐睛。"至《证治准绳》始名为粟疮，并沿用至今。

【病因病机】

粟疮是以胞睑内面为主要病变，胞睑属于肉轮，在脏属脾。因此，本病的脏腑病机与脾关系最为密切。或素食辛热之品，酿成湿热，蕴积脾胃，又感风邪，内外相搏，上攻胞睑，郁于络脉所致；或饮食失调，脾胃受伤，运化失司，脾湿上泛，湿邪停聚而成。结合临床可归纳如下。

（一）脾胃湿热

脾胃湿热证是指湿热蕴结脾胃，脾失健运，胃失纳降而形成的症候。患者多素食肥甘厚味酿成脾胃湿热，又兼风邪，上攻胞睑，致睑内粟疮丛生，睑内表面红赤等症。脾主运化，脾失健运，饮食失节，湿浊内生，或聚而成饮生痰，水湿痰饮，上犯目窍，夹有风热，可致胞睑肿胀，眼眵量多，舌质红苔黄腻，脉濡数。

（二）脾虚湿重

脾虚湿重是脾虚不能运化水湿而引起功能失常的证型。患者可因饮食不节或者劳累过度，或思虑伤脾，或年老体弱，久病耗伤脾胃，引起脾运化水湿功能的失常，脾胃受伤，运化失司，湿邪停聚，但未化热，故出现睑内聚样颗粒丛生，红赤不显或不红赤等症。脾虚失运又可表现为食少便溏，舌淡苔白，脉弱。

【临床表现】

（一）自觉症状

患眼异物感、流泪。

（二）眼部检查

1. 睑结膜及穹隆结膜充血、血管模糊、乳头肥大、滤泡增生、瘢痕形成呈灰白色线状或网状，睑结膜面粗糙不平，呈现无数的线绒状小点，是由扩张的毛细血管网和上皮增殖而成。

2. 角膜血管翳。

【诊断依据】

1. 患眼微痒或不痒。
2. 胞睑内面颗粒色黄，半透明，大小均匀，排列整齐。

【鉴别诊断】

本病应与椒疮鉴别。椒疮者，颗粒红而细，质坚，以上睑为，愈后留有瘢痕，且有赤脉下垂。粟疮者，颗粒黄而大，质软，以下睑居多，愈后不留瘢痕，且无赤脉下垂。

【辨治思路】

（一）辨证思路

1. 脾胃湿热证 本证以睑内红赤，胞睑肿胀，眼眵量多为辨证要点。脾主运化，脾失健运，饮食失节，湿浊内生，或聚而成饮生痰，水湿痰饮，上犯目窍，夹有风热，则睑内红赤，胞睑肿胀，眼眵量多。舌质红苔黄腻，脉濡数，也是脾胃湿热的表现。

2. 脾虚湿重证 以睑内红赤不显或不红赤，食少便溏，舌淡苔白为辨证要点。脾胃受伤，运化失司，湿邪停聚则食少便溏。

（二）治疗思路

粟疮以脾胃湿热者居多，治宜清热除湿。夹有风热者，兼祛风除邪；若脾虚湿困者，多见小儿，治以健脾除湿。

【治疗】

（一）辨证论治

1. 脾胃湿热证

证候：睑内表面粟米样颗粒较多，睑内红赤，胞睑肿胀，眼眵量多；舌质红苔黄腻，脉濡数。

治法：清热除湿。

方药：清脾凉血汤加减。连翘、蝉蜕、荆芥、防风、陈皮、苍术、白鲜皮、厚朴、赤芍、黄芩、生大黄、甘草。

加减：眼眵多加黄连清心泻火；白睛红赤较甚加桑白皮清肺降火；睑内红赤较甚，加生地黄、牡丹皮凉血清热。

2. 脾虚湿重证

证候：睑内表面粟米样颗粒丛生，红赤不显或不红赤；痒涩轻微或无不适，食少便溏；舌淡苔白，脉弱。

治法：健脾化湿。

方药：参苓白术散加减。太子参、白术、茯苓、甘草、薏苡仁、陈皮。

加减：若有痒显者，加菊花、防风祛风止痒；食滞不化者，加麦芽、鸡内金消食化滞；舌苔白滑者，加苍术苦温燥涩。

（二）单方验方

1. 连翘15g，蝉蜕10g，荆芥10g，防风15g，陈皮10g，苍术15g，白鲜皮10g，

厚朴 10g，赤芍 10g，黄芩 8g，生大黄 10g，甘草 6g，牡丹皮 10g。水煎服，分早、晚2 次温服，每日 1 剂，连用 7 日为 1 个疗程。本方可清热除湿，适宜脾胃湿热型粟疮。

2. 人参 10g，茯苓 15g，炒白术 15g，山药 10g，炒白扁豆 10g，莲子 10g，炒薏苡仁 10g，砂仁（后下）10g，桔梗 10g，陈皮 10g，苍术 10g，甘草 4g。水煎服，分早、晚 2 次温服，每日 1 剂，连用 7 日为 1 个疗程。本方可健脾化湿，适宜脾虚湿重型粟疮。

（三）其他治疗

1. 中药滴眼　常用黄连眼药水，或黄连西瓜霜眼液滴眼，每日 4 次。
2. 西药滴眼　常用氯霉素眼药水，或环丙沙星等眼药水滴眼，每日 6 次。

【预防调护】

1. 本病多由湿热所致，慎食辛辣炙煿、油腥之物，以防助湿生热，而加重病情。

2. 饮食上注意多喝水，多吃新鲜的蔬菜水果，避免吃刺激性的食物，避免抽烟喝酒。

3. 避免过度用眼，避免劳累，避免熬夜，避免用眼不卫生，避免长时间看电脑、电视，避免在光线不足或光线过强的地方看书，避免用不清洁的手部揉眼，避免经常性用手刺激眼部。

【文献选录】

《审视瑶函·卷四·椒疮证》曰："夫粟疮亦生在睥，但色黄软而易散。"

《审视瑶函·卷四·粟疮证》曰："粟疮证：睥经多湿热，气滞血行迟，粟疮胞内起，粒粒似金珠，似脓脓不出，沙擦痛无时，睥急开张涩，须防病变之，病来如软急，散亦不多时。"

《太平圣惠方·治睑生风粟诸方》曰："夫眼痛状如眯者，名曰粟眼。此皆心肺壅毒，肺脏积热，肝家有风，致令眼睑皮肉上下，有肉如粟粒，或赤或白，泪出涩痛，如眯隐睛。"

《秘传眼科龙木论·睑生风粟外障》曰："涩痛多泪出，真如米隐睛，翻看上下睑，粟子只频生，赤白非言定，针拨更似冰，直须瘀血尽，凉药必能征。"

《证治准绳·杂病·七窍门》曰："粟疮证：生于两睥，细颗黄而软者是，今人称椒疮为粟疮，非也。椒疮红而坚，有则碍睛，沙涩不便，未至于急。粟疮见，若目痛头疼者，内必有变证。大意是湿热郁于土分为重，椒疮以风热为重。二证虽皆属于血分，一易散，一不易散，故治亦不同，有素好湿热燥腻者，亦有粟疮，若睛虽赤而痛不甚者，虽有必退，与重者不同，又不可误认为玉粒，玉粒乃淡黄色坚而消迟，为变亦迟者。"

【现代研究】

王瑞霞对 28 例使用抗生素眼药水久治未愈的乳头状结膜炎患者（伴有异物感以及流泪畏光等眼部刺激症状，检查睑结膜及穹隆结膜发现有乳头及滤泡形成），男性 10 例，女性 18 例，共计 56 只患眼，先用盐酸丙美卡因滴眼液做结膜表面麻醉，2 分钟后用事先加工好的海螵蛸（车成条状，似粉笔形状，头部略尖小，尾部略粗大，经高压消毒）对患者结膜表面进行摩擦手术。首先翻开上眼睑，充分暴露睑结膜及穹隆结膜，在乳头及滤泡的好发部位，用海螵蛸摩擦乳头、压榨滤泡，并对角膜表面妥善保护，避免其遭受损伤。将摩擦及压榨的脱落组织用棉签轻轻拭去，细心保护好角膜，直至睑结膜及穹隆结膜表面光滑，不再隆起为止。然后再用 0.9% 的生理盐水冲洗结膜囊，冲洗后再用抗生素眼药水滴眼，手术即完毕。经用海螵蛸摩擦及压榨治疗后，结膜表面光滑，患者眼部刺激症状基本消失，异物感也消失。门诊随访 3 个月，没有再出现隆起的乳头、滤泡。治愈率达 100%。海螵蛸固精止带，收敛止痛，收涩敛疮。药性咸涩微温，并有止血功能，故摩擦时很少出血，是比较安全的一味中药，且疗效显著，值得临床推广应用。

第十一节　目　劄

目劄是以胞睑频频眨动为主要临床特征的眼病。以小儿患者多见。本病类似于西医学的小儿慢性结膜炎、小儿多动症、小儿多瞬症等出现以胞睑频频眨动为主要临床表现的疾病。

【源流】

目劄病名首见于《审视瑶函·目劄》，该书谓："目劄者，肝有风也。风入于目，上下左右如风吹，不轻不重而不能任，故目连劄也……目者肝胆，属风木二经，兼为相火，肝藏血，血不足则风火内生，故目睛为之瞤动。"指出其治疗方法，曰："曲直动摇，风之象也。宜用四物益其血，加柴胡、山栀清其肝，阴血内荣，则虚风自息矣"。另外，《幼幼集成》称"目连劄"，病因也归结为肝风，该书曰"目连劄者，肝有风也。"《眼科阐微》称"小儿两目连劄"，《眼科菁华录》名"小儿劄目"，后《明医杂著》又称其为"目连札""小儿劄目"、"小儿两目连劄""目札"等。

【病因病机】

《审视瑶函·目劄》详述了本病的病因病机，认为有因"肝有风"或"胆经风热"等，结合临床归纳如下。

（一）脾虚肝旺

饮食不节，脾胃受损，脾虚肝旺，气血津液不能濡养目珠。

（二）燥邪犯肺

燥邪犯肺伤津，目珠失润。

【临床表现】

（一）自觉症状

胞睑不由自主地频频眨动，或痒，或稍感涩痛、畏光。

（二）眼部检查

胞睑频频眨动，或见白睛微红，或2%荧光素钠溶液检查可见黑睛生星翳。

【诊断依据】

1. 胞睑频频眨动。
2. 白睛微红，或可见黑睛生星翳。

【鉴别诊断】

1. 小儿疳积上目、赤丝虬脉、椒疮等病证常兼见本症，应予以鉴别。

2. 疳积上目继发于小儿疳积，是以初起时在暗处不能见物，继而眼珠干燥，黑睛混浊，甚至糜烂破损为特征的眼病。《秘传眼科龙木论》对本病记载较早。又名小儿疳眼、疳毒眼。相当于西医学之角膜软化症。若不能及早诊治，容易导致失明。

3. 赤丝虬脉指气轮白睛上血络赤丝明显的病症。多因血络郁滞所致。椒疮、粟疮一类病症，常有赤丝虬脉出现。其他如用眼过度或过甚等，均可致白精上血管扩张，发生赤丝脉。

【辨治思路】

（一）辨证思路

1. 脾虚肝旺证　脾虚则气血津液化生不足，肝旺火灼则耗伤津液，故胞睑频频眨动，畏光，常喜揉眼，黑睛生星翳；脾虚则饮食偏嗜，纳差形瘦，肝旺则烦躁不宁；舌脉为脾虚肝旺之候。

2. 燥邪犯肺证　燥邪伤津耗液，致肺阴不足以润珠，故眼干涩不适，频频眨眼；

燥邪犯肺津亏，故咽鼻干燥，便秘；舌脉为燥邪犯肺之候。

（二）治疗思路

目劄多因风邪侵目，或精血不足，目失濡养所致。脾虚肝旺证者，治宜健脾平肝；燥邪犯肺，治宜养阴润燥。

【治疗】

（一）辨证论治

1. 脾虚肝旺证

证候：胞睑频频眨动，眼轻度痒涩不舒、畏光，常喜揉眼，可见黑睛生星翳；多饮食偏嗜，纳差形瘦，烦躁不宁；舌淡苔薄，脉细数。

治法：健脾平肝。

方药：柴芍六君子汤加减。人参、白术、茯苓、陈皮、半夏、炙甘草、柴胡、白芍、钩藤。

加减：常加木瓜、葛根、钩藤、蒺藜、蝉蜕等药平肝退翳。若眼干涩不舒，常喜揉眼者，可加太子参、山药以益气生津；若畏光，黑睛生星翳者，可再加石决明、菊花以助清肝明目。

2. 燥邪犯肺证

证候：胞睑频频眨动，眼干涩不适，白睛微红，或见黑睛细小星翳；可伴见咽鼻干燥，便秘；舌红少津，脉细数。

治法：养阴润燥。

方药：养阴清肺汤加减。甘草、白芍、生地黄、薄荷、玄参、麦冬、川贝母、牡丹皮。

加减：可于方中加桑叶、蝉蜕以清热明目退翳。

（二）外治疗法

1. 滴滴眼液 可选用人工泪液等滴眼，同时还可应用抗生素滴眼液。

2. 涂眼药膏 晚上睡觉前可涂抗生素眼药膏。

（三）单方验方

1. 人参10g，炒白术12g，茯苓15g，陈皮10g，半夏10g，甘草（炙）10g，柴胡10g，白芍（炒）10g，钩藤10g。水煎服，分早、晚2次温服，每日1剂，连用7日为1个疗程。此方适宜脾虚肝旺型目劄。

2. 生地黄10g，麦冬10g，甘草5g，玄参6g，贝母6g，牡丹皮10g，薄荷8g，炒白芍 10g。水煎服，分早、晚 2 次温服，每日 1 剂，连用 7 日为 1 个疗程。此方适宜燥邪犯肺型目劄。

【预防调护】

纠正不良的饮食习惯，补充富含维生素 A 的水果、蔬菜。

【文献选录】

《审视瑶函》曰："此恙有四，两目连劄，或色赤，或时试眉，此胆经风热，欲作肝疳也，用四味肥儿丸加胆草而瘥。有雀目眼劄，服煮肝饮，兼四味肥儿丸，而明目不劄也。有发搐目劄，属肝胆经风热，先用柴胡清肝散治，兼六味地黄丸补其肾而愈。因受惊眼劄或搐，先用加味小柴胡汤，加芜荑、黄连以清肝热，兼六味地黄丸以滋肾生肝而瘥。"

《幼幼集成》曰："凡病或新或久，肝风入目，上下左右如风吹，儿不能任，故连札也。泻青丸。"

【名医经验】

（一）廖品正论治目劄

1. 学术思想 廖品正教授认为目劄的发生与眼部病变（倒睫、结石者除外）或一些全身性疾病相关。常见于沙眼后遗症、干眼症、角膜点状上皮麻烂、浅层点状角膜炎、维生素 A 缺乏性眼病之初期，以及一些神经性疾病等。廖老对目劄的治疗有一些独特的见解和认识，总结如下：

（1）邪热未尽，肺阴亏虚：常见于天行赤眼、暴风客热痊愈后眨目。治以清热凉血，滋阴润肺，予以养阴清肺汤（生地黄、麦冬、玄参、牡丹皮、薄荷、芍药、甘草、浙贝母）加减，方中牡丹皮清热凉血，生地黄、麦冬、玄参滋阴润肺，薄荷疏风散邪，白芍合甘草为芍药甘草汤柔肝解痉，白芍重用 15~20g 或 30g，甘草 10g，另外此方原为咽喉疾病所设，故有浙贝母，眼科应用时，可去浙贝母。若目赤眼痒，可加菊花、蝉蜕、牛蒡子祛风清热。若黑睛生翳者，加蝉蜕、木贼疏风退翳。若大便不通，热邪不退，因肺与大肠相表里，因而本病大便的通畅与否非常重要，但一般不用大黄峻下，而采取养阴生津润燥、清热润燥，或缓泻通便之法。例如，加天花粉养阴润燥、缓泻通便；若黑睛生翳同时大便不通，则加决明子清肝明目退翳、缓泻通便；若肺肾阴虚，大便不通且睡眠不佳者，加二至丸（女贞子、墨旱莲）滋补肺肾之阴，缓泻通便。若目眨频频或病程日久，可加僵蚕、全蝎、地龙、蜈蚣等息风解痉。

（2）脾虚肝旺，目失润养：常由饮食偏好，荤素不匀，营养不均，辛辣生冷刺激损伤脾胃，运化失常所致，多见于小儿，又属"疳积上目"。治以健脾消疳，清肝明目，予以《医宗金鉴》肥儿丸（党参、茯苓、白术、黄连、胡黄连、芦荟、使君子、神曲、炒麦芽、炒山楂、炙甘草）加减，方中党参、茯苓、白术、炙甘草为四君子汤健脾；黄连、胡黄连清热消疳，热重两者均用，热不重，选一即可；芦荟、使君子杀虫消宿；神曲、炒麦芽、炒山楂三药消饮食积滞；甘草调和诸药，全方共奏健脾胃、清疳热、消疳积之功。因系疳积上目而致目疾，故临床应用常作加减。若体虚不甚，可去党参，运脾消积即可，黄连、胡黄连存一即可；脾虚大便稀者，去芦荟；若大便燥结，好食香燥之品，则不去芦荟；可去使君子，因多用打嗝，可用驱虫药代替；若兼黑睛生翳者，加秦皮、密蒙花、谷精草、海蛤粉清肝退翳；目眨甚者，加地龙、僵蚕、白蒺藜以增息风解痉力量。

（3）肝肾阴亏，虚火动风：常见于睡眠不佳，饮酒较多，阳旺热盛，伴有高血压者，成人多见。治以滋阴降火，息风解痉，方用知柏地黄丸加减。息风酌情选用用石决明、钩藤、天麻、僵蚕、地龙、全蝎等；可加再加赤芍、丹参凉血活血，风血同治，更有"血行风灭"之功。

（4）眼液点滴过多导致眼表损伤而成目疾：停用眼药基础上辨证施治。

（5）本症有角膜病变者：须在辨证施治基础上兼用退翳明目法，如选加石决明、决明子、木贼、密蒙花、荆芥、蝉蜕、谷精草、海蛤粉等退翳明目。

2. 典型病例　某男性患者，59岁，眼睑频眨一年余，甚至皱额耸眉，影响面容，不得不提前退休，其性情急躁，面色潮红，失眠。证属肝肾阴虚，阳亢动风。治以滋阴潜阳，息风解痉。方用知柏地黄丸加减滋阴降火，并加石决明、生龙骨、生牡蛎以重镇潜阳，僵蚕、全蝎、地龙息风解痉，丹参凉血活血。初诊后自觉目眨未减，仅眼部稍舒适，故二诊改为大补阴丸加石决明、生龙骨、生牡蛎、僵蚕、全蝎、地龙滋阴潜阳，息风解痉。1个月后面色潮红逐渐消失，眼眨渐少。2个月后诸症消失而愈。

（二）金威尔论治目劄

1. 学术思想　金威尔教授认为肝开窍于目，眼睑属脾，儿童为稚阴稚阳之体，肝常有余，脾常不足，风性主动，指风邪致病症状之一具有动摇不定的特点。小儿目劄所见频频瞬目，抽动症者颜面及身之肌肉群抽搐等属于"风"的症状，故其病因为"风"邪为患。经曰："诸风掉眩，皆属于肝"。小儿体质，肝常有余，由火易动，阳易亢，风自内生，或因脾常不足的体质因素。多因饮食不节而损伤脾胃，致脾虚肝旺生风，内风上扰而目瞬频频。故小儿目劄的病位应责之于肝、脾。其病机为小儿性格不健全，自主控制能力差，易争吵，易兴奋，受娇养。欲望不遂时，心情不舒畅。肝火易动，阳亢，风自内生，或因脾常不足，常因饮食不节或偏食等导致脾虚生病。土不培木，致肝风自内生，均导致肝风上扰，发为目劄。小儿为幼稚之人，就诊时常常不配合或哭闹影响脉象气息，或能言语者，但诉说病情常不准确，给问诊辨证（症）造成困难。正常小儿的舌象，舌质淡红色，舌苔薄白而润。小儿因体质特点，舌色及苔的表象常中可变。若小儿调摄欠佳时会影响脾胃健运功能，但尚未见疾病发生，唯平素体质较弱，仍可谓之生理状态，此时可出现腻苔。小儿出生后，无时之育，年龄愈小，生长愈速，体内精、血、津液等物质常不足，小儿阴常不足，多见红舌、薄黄苔。据此前者之证应为土不培木，肝虚血少，肝风上扰；后者则为肝肾阴亏，虚风内动。可分别选择脾虚目劄停方、肝热目劄停方治之，可取得较好疗效。

（1）单纯型目劄症：做眼科检查，眼前部未见干燥、结膜炎症、结石、眼结膜过敏、屈光不正、睑内翻倒睫等病。因此，诊断本病要做详细的眼前部检查并给予针对性治疗。该型目劄除眼睑频频瞬目之外，绝无颜面肌肉及身之肌肉群抽搐之症。

（2）抽动症：疗程中或病程中发现除目劄外，或见面部肌肉、身之肌群抽动者为抽动症。应早期发现，早期治疗，并请儿科、神经科会诊疗效较好。

2. 典型病例 冯某，男性，10 岁，于 2014 年 6 月 10 日门诊，其家长代诉，发现其双眼睑频频瞬目 10 多天，要求检查治疗。检查：视力右眼 1.0，左眼 1.0，眼前段无充血，结膜未见乳头、滤泡增生等，无面肌肌肉群抽动等症状伴随出现。身体发育营养良好，舌淡红，苔薄白，按"小儿肝常有余"的说法，其证属肝肾阴虚，肝风上扰。给予"肝热目劄停"7 剂，水煎服，每天 2 次，目劄停止。

二诊（2014 年 8 月 5 日）：诉双眼频瞬症状复发要求治疗。家长告知，暑假期间，最近酷热，故不出门。全天候待在家中空调间中，看电视，玩电子游戏，除中、晚饭休息片刻，有时看书做作业外，乐此不疲。眼科检查，除现眼睑频频眨动外，无肌肉抽动症状出现。双眼前部无充血，角膜透明，荧光素染色阴性，泪液破裂时间 5 秒。这次"目劄"之诱因为小儿干眼症，或视频终端综合征，眼部干燥不适引起，不考虑"抽动症"。仍予前方加密蒙花 12g 治疗，并用人工泪液，即聚乙二醇滴眼液滴眼，每天 3 次，一周而愈。嘱暑期要注意用眼卫生及适当户外活动及适宜的体育运动。

【现代研究】

1. 中医及中西医结合研究进展 现代药理研究表明，清热解毒药具有菌毒并治效应，有顿挫邪势、截断病情逆变的作用，能阻止内毒素吸收，促进其排泄，中和毒素，抑制毒素致炎症介质释放的作用。鱼腥草的抗菌活性成分癸酰乙醛即鱼腥草素，对多种革兰阳性和阴性细菌都具有较明显的抑菌作用，以金黄色葡萄球菌及其耐青霉素株、肺炎双球菌、甲型链球菌、流感杆菌等为敏感；对卡那球菌、伤寒杆菌次之；对大肠埃希菌、铜绿假单胞菌及痢疾杆菌不甚敏感。其应用方式多样，如滴眼、结膜下注射、雾化熏蒸、静脉点滴等，用于治疗急、慢性细菌性结膜炎。孔玉峰等的研究表明清开灵注射液为中药复方制剂，来源于《温病条辨·上焦篇》安宫牛黄丸方，"目疾多火"，许多眼病皆由火热阳邪所致，而清开灵注射液具有清热泻火、解毒开窍作用，其中牛黄开窍，清热安神；水牛角、珍珠母保肾水、安心体，可增强清热解毒作用；黄芩、栀子清热泻火、凉血解毒。现代药理研究证实清开灵注射液具有抗炎、抗病毒、抑制病毒的复制的作用。李巧凤等运用退红煎（大青叶30g，黄芩20g，栀子15g，加水1000mL，煎取500mL，过滤，每次用40mL，加生理盐水20mL）超声雾化配合中药汤剂退红汤（金银花25g，板蓝根20g，黄芩12g，大黄6g，桑白皮9g，荆芥6g，牡丹皮12g，紫草12g）随症加减，清热解毒，凉血退赤并重导下，以通腑泻热，釜底抽薪，疏表与清里并用，宣上与导下兼顾，解毒、凉血功专力宏。张艳丽使用中药退赤洗眼液（野菊花、秦皮、大青叶、夏枯草4种中药经多种工序加工而成，其pH 6.3~6.9，不含防腐剂）冲洗结膜囊，不仅能清洁结膜囊，冲掉分泌物，增加药物吸收，降低结膜囊内病菌的浓度，降低结膜囊的温度等功效，而且能直接抑制或杀灭结膜囊内的病菌，并能调节机体的抵抗力，改变局部的环境。王晓东用单味药金银花汤剂眼浴配合抗生素眼液滴眼治疗急性卡他性结膜炎不但缩短了病程，而且疗效显著。且现代药理研究表明金银花具有抗炎、抗病毒作用，尤其对金黄色葡萄球菌、肺炎双球菌有良好的疗效。北京市眼科研究所研制的金珠滴眼液，由野菊花、金银花、密蒙花、珍珠等组成，具有祛风清热、止痒明目的功能，主要适用于慢性卡他性结膜炎属于风热滞目者。药效学研究表明，金珠滴眼液具有抗炎、抑菌作用。组方中金银花清热解毒、清宣疏散；野菊花有退目赤、去瘙痒之功；密蒙花与金银花相合，辅以清肝肺、退翳、止痒涩、明眼目；薄荷性味辛凉，有疏肝滞、解郁热之功，以辅金银花疏散之功不足；珍珠清肺除翳、镇降心火、养阴明目，为眼科常用外用点眼药之一；冰片不仅为点眼之要药，能引导他药通行目窍，协同而治目病。以上六药组合，共具清热疏风、退赤止痒之功，对积年目赤、赤丝虬脉白涩症等病症中属风热客阻之症，尤为适用。此外，刺络拔罐疗法为民间常用的简易治疗方法。对肩髃穴、缺盆穴、大椎穴针刺后闪火拔罐对急性结膜炎有较好疗效，且操作简单方便。根据拔罐部位来看，肩髃穴为手阳明大肠经循行部位，缺盆穴为足阳明胃经循行部位，大椎穴为督脉循行部位，从手阳明大肠经和足阳明胃经病候记载上来看，可以治目赤痛、目痛，而大椎穴治疗眼科病并无记载，以上三穴与眼的关系有待进一步研究。

2. 西医研究进展　细菌性结膜炎的诊断：结膜刮片和分泌物涂片以及细菌培养和药物敏感试验已经成为细菌性结膜炎的确切诊断方法。但是对于普通细菌培养阴性的慢性结膜炎患者还应做L型细菌检测，以期发现病原学依据进行针对性治疗或除外感染。L型返祖后，细菌性状会有所改变，选用药物时应注意。尤其应注意作用于细胞壁的β-内酰胺类抗生素尽量不用或少用，即使体外实验敏感。L型细菌检出率同病程有关，病程长，检出率高。

临床上一直在寻求一种比较理想的对细菌性结膜炎患者更为安全、简捷、有效的预防和治疗方法。李森通过临床研究认为，0.5%碘伏冲洗结膜囊，不仅对各种细菌芽胞、病毒等具有较强的杀灭作用，且有腐蚀性小，对皮肤、黏膜无刺激，黄染较易洗去等优点，此外，起到了清洁结膜囊防止出现假膜和治疗结膜、角膜炎症的作用。宋文鹏认为对于淋菌性结膜炎可在新生儿出生后，常规用1%硝酸银点眼1次，对产妇确诊或疑似病例应给新生儿连续滴眼 1 周，每日 1 次，有实验研究证明局部用药首选红霉素眼膏。在对 43 例新生儿淋菌性结膜炎患者直接用头孢曲松全身治疗，眼局部涂红霉素眼膏，全部治愈，疗效显著，值得临床推广应用。

第十二节　睑内结石

睑内结石是指胞睑内面生有黄白色、状如碎米的坚硬颗粒的眼病。又名粟子疾、目中结骨症。本病可见于上、下眼睑内，相当于西医学的结膜结石。

【源流】

《医方类聚·龙树菩萨眼论》称为"粟子疾"："若眼忽单泪出者，涩痛者，赤如眯著者，名粟子疾。后上睑生白子如粟粒，极硬，沙之然也。可翻眼皮，起针拨去粟子、恶血，服冷药即差。"《秘传眼科龙木论·睑生风粟外障》曰："涩痛多泪出，真如米隐睛，翻看上下睑，粟子只频生，赤白非言定，针拨更似冰，直须瘀血尽，凉药必能征。"《目科捷径》所载的"目中结骨"类似本病。全国高等医药院校五版教材《中医眼科学》将此病命名为"睑内结石"。

【病因病机】

睑内结石，是因痰浊凝聚，积于睑内所致。风邪客于脾经，壅于胞睑，郁久化热，津液受灼，壅阻睑内，积久变为结石。单纯睑内结石少见，通常患有椒疮、赤丝虬脉等慢性眼病者容易罹患。

【临床表现】

（一）自觉症状

轻症无自觉症状。若已突出者，则摩擦眼珠，如异物入目，一般沙涩难忍，流泪，甚则眼珠疼痛。

（二）眼部检查

翻转眼睑，可见睑内表面有数目不等、大小不一的黄白色颗粒，散在或簇生，周围稍呈红色。其颗粒可隐于睑内，或突出于外，触之坚硬，以上睑多见。石样颗粒多者，日久可致白睛红赤、黑睛生翳等变症。

【诊断依据】

1. 轻症无自觉症状。若已突出者，则摩擦眼珠，如异物入目，一般沙涩难忍，流泪，甚则眼珠疼痛。

2. 翻转眼睑，可见睑内表面有数目不等、大小不一的黄白色颗粒，散在或簇生，周围稍呈红色。其颗粒可隐于睑内，或突出于外，触之坚硬，以上睑多见。

【鉴别诊断】

本病应与粟疮相鉴别。粟疮的颗粒为红色，质地软，累累成片，多有刺痒眵泪。

【辨治思路】

（一）辨证思路

脾经风热证：风邪客于脾经，留于胞睑，可见涩痛，流泪，羞明，郁久化热，灼烁津液生痰，瘀阻于睑内面，积久变为结石，可见黄白色状如粟米的小颗粒，治疗宜清泻风热。

（二）治疗思路

本症早期，结石隐伏于睑内，一般无自觉症状，无须治疗。若并发于椒疮、赤丝虬脉等，当于挑拨之后，治疗其原发病。

【治疗】

原则：本症早期，结石隐伏于睑内，一般无自觉症状，无须治疗。若并发于椒疮、赤丝虬脉等，当于挑拨之后，治疗其原发病。

（一）辨证论治

脾经风热证

证候：自觉涩痛，流泪，羞明，睑内面有一个或多个黄白色状如粟米的小颗粒，触之坚硬如石，其周围略显红赤，或有白睛红赤等。

治法：清泻脾经风热。

方药：内疏黄连汤加减。山栀子、连翘、薄荷、甘草、黄芩、黄连、桔梗、大黄、当归、白芍、木香、槟榔。

（二）单方验方

黄连10g，芍药15g，当归10g，槟榔10g，木香10g，黄芩10g，山栀子15g，薄荷10g，桔梗15g，大黄6g，甘草4g，连翘20g。水煎服，分早、晚2次温服，每日1剂，连用7日为1个疗程。此方可清泻脾经风热，适宜脾经风热型睑内结石。

（三）其他疗法

1. 滴眼药水　0.5% 熊胆眼药水点眼，每日 4~6 次，或选用抗生素眼药水点眼。

2. 针挑法　若睑内结石突出于外，摩擦眼珠者，可点 0.5% 地卡因溶液表面麻醉后，用注射针头将其剔除，术后选用抗生素眼药水或眼药膏滴眼。

【预后转归】

一般预后良好。

【预防调护】

本病多在椒疮、赤丝虬脉等眼病的基础上并发，故及时治疗上述眼病是预防本病的关键。若已发病者，隐于睑内无自觉症状时，不宜强行剔除。已突出表面者，应及时剔除，不宜揉搓患眼，以免擦伤黑睛。

【文献选录】

《医方类聚·龙树菩萨眼论》曰："若眼忽单泪出者，涩痛者，赤如眯著者，名粟子疾。后上睑生白子如粟粒，极硬，沙之然也。可翻眼皮，起针拨去粟子、恶血，服冷药即差。"

《秘传眼科龙木论·睑生风粟外障》曰："涩痛多泪出，真如米隐睛，翻看上下睑，粟子只频生，赤白非言定，针拨更似冰，直须瘀血尽，凉药必能征。"

《目科捷径》曰："在上胞内有块如杏核窍形，扣在胞内，翻转则露出似骨。"

【现代研究】

刘淑娟等将结膜结石按突出睑结膜程度分为轻、中、重 3 度，根据不同程度采取不同的处理方法。重度突出者大多发生在上眼睑。结石几乎是附着在睑结膜上。左手保持眼睑外翻状态，右手持蘸有生理盐水的棉签，轻柔擦掉结石。中度突出者，结石的一部分已突出于睑结膜表面。双手分别持生理盐水棉签，轻轻挤压将结石挤出。轻度突出者，结石位于睑结膜下，与睑板之间，虽未突出睑结膜，但局部隆起，患者异物感明显。用一次性无菌针头，纵向划破结石表面的睑结膜，将结石挑出。睑结膜充血较重时，忌挤压；较深无症状的结石勿取。结膜结石好发于结膜炎患者，反过来又促进结膜炎的形成，两者互为因果。指导患者保持眼部清洁卫生，积极预防和治疗慢性结膜炎，可减少结石形成的机会。结膜结石无症状或深层没有突出结膜表面的结石不宜过早剔除，否则造成负损伤形成瘢痕。只有当结石突出结膜有异物感时，才给予处理。采用擦、挤、挑等不同的方法，可最大限度减轻对结膜的损伤，促进结膜修复，减少瘢痕形成。

第十三节 皮宽弦紧

皮宽弦紧是指胞睑皮肤相对松弛，而睑弦向目珠内翻的一种位置异常的眼病，也称内急外弛。临床上，当睑弦内翻逐渐加重至一定程度时，睫毛也内倒并触刺目珠，此时则称之为倒睫拳毛或倒睫。因此，皮宽弦紧与倒睫拳毛常同时并现。本病可见于上、下胞睑，多为椒疮引起。皮宽弦紧相当于西医学的睑内翻，倒睫拳毛相当于西医学的倒睫。二者常同时存在。睑内翻分为先天性、痉挛性和瘢痕性三种。

痉挛性睑内翻常见于老年人，下睑多发，又称老年性睑内翻；是因下睑缩肌无力，眶隔和下睑皮肤松弛失去牵制睑轮匝肌的收缩作用，以及老年人眶脂肪减少，眼睑后面缺少足够的支撑所致。若有炎症刺激，可引起睑轮匝肌，特别是近睑缘的轮匝肌反射性痉挛，则导致睑缘向内卷曲形成睑内翻，称为急性痉挛性睑内翻。瘢痕性睑内翻多因沙眼引起，为睑结膜及睑板瘢痕性收缩所致，上下睑均可发生。此外，结膜烧伤、结膜天疱疮等病之后也可发生。痉挛性和瘢痕性睑内翻均可参照本节辨证治疗。

【源流】

皮宽弦紧病名见于《目经大成·卷之二·倒睫三十六》。该书对本病及倒睫一并论述："此症皆由患疾，妄称时眼，不以为意。或酒、或欲、或风霜，全不禁忌。致风邪深入，久而不瘳。然后内急外弛，皮宽弦紧，睫渐拳倒，未免泪出。频频拭擦不已，毛愈刺入，遂扫成云翳。"并对其预后及治疗已有认识。《医宗金鉴·眼科心法要诀》曰："皮松弦紧，拳毛倒入，内刺睛珠，碜涩难开，眼胞赤烂，痒而兼疼。此乃脾热肝风，合邪上壅所致。"

【病因病机】

皮宽弦紧多见于椒疮失治，或见于胞睑烧伤等病，导致胞睑气滞血瘀络阻内急外弛，发为本病。

【临床表现】

（一）自觉症状

自觉羞明沙涩，刺痛发痒，生眵流泪，拭擦不已。

（二）眼部检查

1. 上胞或下睑 睫毛内倒。轻者只有少数睫毛倒入或睫毛乱生；重者睫毛全部内倒，扫刺黑睛，白睛红赤，黑睛生翳，甚者血翳包睛。

2. 翻转胞睑 可见睑内红赤，椒疮颗粒丛生，疙瘩不平。严重者可因黑睛生翳、血翳包睛而致视力下降，甚至失明。部分患者还可变生睥急紧小症。

【诊断依据】

1. 自觉磣涩不适，羞明流泪。
2. 胞睑内翻，睫毛倒入，刺向黑睛或白睛。
3. 睑内红赤，或见椒疮颗粒丛生，疙瘩不平。

【鉴别诊断】

1. 双行睫 一排或者部分睫毛于睑板腺开口或者稍于其后长出，这种异常的睫毛更加细短或者缺少色素。

2. 乱睫或睫毛乱生 睫毛源于睑板腺囊，睫毛的生长方向杂乱，该病多发生于长时间的瘢痕性结膜炎。

【辨治思路】

倒睫损害黑睛，危害视力，必须及时治疗，治疗以手术为主，辅以点眼药和内服中药，并注意治疗椒疮等原发病。

【治疗】

倒睫损害黑睛，危害视力，必须及时治疗，治疗以手术为主，辅以点眼药和内服中药，并注意治疗椒疮等原发病。

（一）外治疗法

1. 点眼药法 抗生素眼液常用氯霉素眼液或利福平眼液等广谱抗生素，每2小时1次以减轻症状。

2. 手术疗法 倒睫只有3~5根者，宜行电解倒睫毛术，使倒睫根部毛囊破坏，倒睫之睫毛电解后不再生长；胞睑内翻，倒睫较多者，宜施行睑内翻倒睫矫正术。

（二）内治疗法

在手术治疗的同时，若患者眼部红赤痒痛有风热之象者，可选用石膏羌活散，以疏风缓急，清热明目；眼部红赤、眵多、痒甚有湿热之象者，可选用除湿汤以清热除湿。

【预后转归】

倒睫初期及时手术治疗则预后良好，若倒睫刺扫黑睛致黑睛生翳则影响视力，预后不良。

【预防调护】

注意个人卫生，积极治疗椒疮、睑弦赤烂，防止本病发生。

【文献选录】

《证治准绳·七窍门》曰："眼睫毛倒卷入眼中央是也，久则赤烂，毛刺于内，神水不清，以致障结，且多凝涩泪出之苦，人有拔去，剪去者，有医以夹板腐去上睥者，得效虽快，殊不知，内病不除，未几复倒。"

《医宗金鉴·眼科心法要诀》曰："倒睫拳毛之证，由皮松弦紧，故拳毛倒入，内刺眼珠，碜涩难开，眼胞赤烂，痒而兼疼。此乃脾热肝风，合邪上壅所致。"

《目经大成》曰："此症皆由患疾，妄称时眼，不以为意，致风邪深入，久而不疗，然后内急外弛，皮宽弦紧，睫渐拳倒。"

《银海精微》曰："拳毛倒睫者，此脾与肺二经之得风热也，肺为五脏之华盖，主一身之皮毛，肺虚损则皮聚而毛落也，脾家多壅湿热，致令上胞常肿，大抵肝家受热，不时泪出，痛痒，羞明怕日，赤涩难开。"

【名医经验】

刘淑娟论皮宽弦紧

1. 学术思想 刘淑娟依据古经典医籍，认为此症生于风轮，从上边而下，不论厚薄，但在外色白者方是。有初期水膏不清，而便成此症者；有起先色赤，退后膏涩，结为此症者。因其自上而下。如帘垂下，故得其名。有症数般相似，缓急不同，治亦各异，不可误认。又胬肉初生，亦在风轮上起，但色如肉。且横厚不同，一偃月侵睛，俱风轮起，乃气轮膜内，垂下白色而薄，与此在外有形者不同，一赤膜下垂，与瘀滞火实之急者不同。此症只是白障慢慢生下来，而为混障者，间有红赤或微红而已。因其触犯，搏动其火，方有变症。

2. 经验方 此眼初患之时，皆因肝家受热，膈内风虚，眼多泪出，或痒或疼，乍好乍恶，以手搓摩，致令睫毛倒拳，刺隐瞳人，碜涩睛上，白膜遮满，不宜镰洗出血熨烙，切恐眼皮渐小急，开合稍难，然后宜服细辛散、补肾丸立效。

细辛散：细辛、防风、知母、茺蔚子、黑参、桔梗、大黄、羚羊角，为末，以水一盏，散一钱，煎至五分，食后去渣温温服之。

补肾丸：五味子、人参、泽泻、干山药、车前子、茯苓、细辛、黄芩、干地黄，为末，炼蜜为丸如桐子大，每服十丸，空心茶清下。

石膏羌活饮：苍术、羌活、密蒙花、白芷、石膏、麻子仁、木贼草、藁本、黄连、细辛、菊花、荆芥、川芎、甘草各 10g，水煎服，日 1 剂，早晚 2 次服用。

流气饮：治两目怕日，羞明，眵泪，瘾涩难开，睛赤疼痛，或生翳障，眼棱紧急，眼弦赤烂等症。荆芥、山栀、牛蒡子、蔓荆子、细辛、防风、白蒺藜、木贼草、玄参、人参、川芎，上述各 10g，煎至八分，去渣，食后服。

紧皮膏：石燕、石榴皮、五倍子、黄连、明矾、刮铜绿、真阿胶、鱼胶、水胶。以上除胶。六味共为末，用水三五碗，文火煎熬，以槐柳枝不住手搅为浓糊，将成膏，方入冰、麝各三分，研细搅匀，用瓷器内收贮，将新笔涂上下眼皮，每日涂三五次，干而复涂，毛自出矣，凉天可行此法，三日见效，轻者三十日全出，重者，五十日向外矣。

五灰膏：荞麦、石灰、青桑柴、白砒、白明矾，共研一处，水十碗，熬末至一碗，方入风化石灰搅匀，用新笔扫眼弦睫上，数次，毛即落，勿入眼内。

天麻退翳散：治昏暗失明。白僵蚕、当归身、防风、石决明、白芷、熟地黄、黄芩、木贼草、枳壳、麦冬、羌活、白蒺藜、川芎、荆芥穗、菊花、蔓荆子、蝉蜕、赤芍药、天麻、密蒙花，为细末，每服二三钱，灯心汤调下，眼红加黄连（酒洗炒）。

卷帘散：治新旧病根，昏涩难开，翳障遮睛，或成胬肉，连眼赤烂，常多冷泪，或暴发赤眼肿痛。炉甘石、玄明粉、川黄连、铜青、白丁香、乳香、青盐、胆矾、铅白霜、腻粉、硇砂、白矾。

【现代研究】

手术仍是矫正睑内翻的主要途径。近年来有医者行外侧睑板剥离结合睑翻转缝线的方法矫正退行性睑内翻，此法简单有效，康复迅速、效果持久且美观。

目前国内外常用的矫正老年性下睑内翻的手术大致可以分为三类，一类是通过折叠缩短眼轮匝肌束来增强睑板下部匝肌的力量。如 Wheeler 法、Schinek 法等。另一类是通过切除三角形睑板组织，或切除睑板上部轮匝肌束来减弱睑缘区的张力。如 Fox 法、马庆恂法等。第三类是通过加强下睑缩肌腱膜的紧张度来维持睑板下缘的稳定性。如下睑缩肌腱膜缩短术。以上经典的矫正老年性下睑内翻的手术方法，经过多年临床应用已经被公认为确实可行。有医者将手术方法做了改良，设计出眼轮匝肌下移法。眼轮匝肌下移法是在下睑缘做皮肤切口后，分离出睑板前眼轮匝肌，保持前后肌鞘膜完整，将其游离，分别将内外各三分之一处做肌肉套环缝线，下移固定缝合在下眶隔膜。再将下睑过度松弛的皮肤做适量的切除。此方法优点是：不需剪断或者切除肌肉，不需切除睑板，因此手术对患者损伤小，出血少，容易操作。不切除眼轮匝肌，就不会影响泪小点的虹吸功能，因为正常人的下泪小点承担着泪液排泄功能的90%，下睑轮匝肌束被切除后容易产生术后溢泪。在正常老人，即使无下睑内翻，由于轮匝肌的老化，部分人也会发生溢泪。轮匝肌的下移既缓解了睑缘区的紧张，又加强了睑板的力量。可谓一举两得。合理的皮肤切除限制了睑缘内卷的力量，利用卧位状态的眼位判断切除皮肤量的多少，简单易行。强调皮肤缝合挂外韧带保证了远期疗效可靠。此手术设计符合生理功能，操作易行，对患者损伤小，在社会步入老龄化的今天有实际临床意义。

第十四节　睥翻粘睑

睥翻粘睑又名皮翻症、风牵出睑，是指睑弦翻转，眼睑不能闭合，常感眼部干燥碜痛，甚至发生角膜炎的眼部疾病，多发于下睑。类似于西医学瘢痕性睑外翻。

【源流】

病名首见于《秘传眼科龙木论》："五轮目硬难回转，鹘眼凝睛是本形，欲知根深向处起，脑中风热脏中蒸。"《银海精微》称为"风牵出睑"，认为系脾胃受风，治宜疏散风邪，治之不当，久之可致下睑湿烂。该书谓："风牵出睑者，脾胃受风""治法，先用摩风膏刮散脾外风邪，继以白敛膏消散风毒，番转睑皮，烙三五度无妨。"《世医得效方》称"风牵睑出"。《证治准绳·七窍门》也曾有类似本病的记载："此症有项强头面睑赤燥之患，其状目如火赤胀于睑间，不能敛运转动，乃三焦关格，阳邪实盛元极之害。风热壅阻，诸络涩滞，目欲脱矣。"《证治准绳·杂病》认为本病原因为"气滞血涌于内，皮急系吊于外，故不能复转"而致。也即风牵睑出。《目经大成》曰："鱼睛不夜，此症项强面赤燥，目如火，胀于睑间，不能开闭。若野庙凶神，如花缸金鱼之目，凸而定凝。"《医源资料库》曰："睥翻粘睑，系指睥翻转贴在外睑之上，如舌舐唇之状病证。"之后在《审视瑶函》《银海指南》中对本病也有论述。

【病因病机】

睥翻粘睑多因胃经积热，肝风内盛，以致风痰湿热上攻，气滞血壅所致。由于睑弦翻转，眼睑不能闭合，常感眼部干燥裉痛，甚至发生角膜炎的眼部疾病，多发于下睑。

【临床表现】

（一）早期症状

1. 多见于成人，儿童极少见，常仅限于单侧。

2. 自觉泪液常流，眼内涩痛，或因泪液不循泪道而浸渍皮肤致睑肤湿烂。

3. 下睑外翻，不能开合；继之暴露的白睛及睑内发生红赤；病变日久，黑睛亦可因暴露而生翳障。

4. 常伴有口眼歪斜等症。

（二）眼部检查

1. 轻度睑外翻 轻度睑外翻仅睑缘外翻，患者自觉症状较轻，需仔细检查方可发现，一般影响不大。若泪点外翻，则有流泪现象。

2. 重度睑外翻 重度睑外翻指整个眼睑向外翻转，使结膜与角膜暴露，长期经受外界空气及异物的刺激，从而引起眼部疼痛，结膜充血、肥厚，角膜干燥、粗糙，形成暴露性角膜炎，严重影响视力。

【诊断依据】

根据患者年龄，有无外伤手术史，结合临床表现，容易作出诊断。

【鉴别诊断】

本病应与瘢痕性睑外翻相鉴别。二者均有眼睑外翻，但本病多限于下睑，且无瘢痕；而瘢痕性睑外翻多因胞睑自病，是瘢痕收缩而成，上下眼睑均可发生。

【辨治思路】

（一）辨证思路

1. 风邪袭络证 外感风邪，脉络受损，下睑外翻，不能开合，起病急，常伴恶寒、发热、头痛等肺卫表证。舌脉为外感之候。

2. 风火热毒证 由于风热邪毒的侵袭，入于经脉，搏于气血，外发肌表，故见睑内面红赤。热盛化火，眵泪胶黏。舌红苔黄，脉数，为风热邪毒内蕴之象。

3. 血虚生风证 久病血虚，虚风内动，以胞睑𥆧动，肌肤麻木，头晕眼花为主要表现。舌淡，脉细，为血虚生风之象。

（二）治疗思路

睥翻粘睑多因胃经积热，肝风内盛，以致风痰湿热上攻，气滞血壅所致所致。风邪袭络者，治宜祛风通络；风火热毒者，治宜疏风清热解毒；血虚生风者，治宜养血息风。

【治疗】

（一）辨证论治

1. 风邪袭络证

证候：下睑外翻，不能开合，骤然发生；舌淡，苔薄白，脉缓或浮滑。

治法：祛风通络。

方药：祛风止痛汤加减。防风、独活、红花、槲寄生、老鹳草、威灵仙、续断、制草乌。

2. 风火热毒证

证候：下睑外翻，睑内面红赤，眵泪胶黏；便秘溺赤；舌红苔黄，脉数。

治法：疏风清热解毒。

方药：清胃散加减。生地黄、当归、牡丹皮、黄连、升麻。

3. 血虚生风证

证候：胞睑外翻，胞睑𥆧动，肌肤麻木，头晕眼花，舌淡，脉细。

治法：养血息风。

方药：阿胶鸡子黄汤加减。陈阿胶（烊冲）、生白芍、石决明、双钩藤、生地黄、清炙草、生牡蛎、络石藤、茯神木、鸡子黄（先煎带水）。

（二）单方验方

1. 老鹳草 20g，桑寄生 15g，续断 20g，威灵仙 20g，独活 15g，草乌 15g，红花 10g。水煎服，分早、晚 2 次温服，每日 1 剂，连用 7 日为 1 个疗程。此方祛风通络，适宜风邪袭络型睥翻粘睑。

2. 栀子 10g，枳壳 10g，苏子 10g，石膏 10g，黄连 10g，陈皮 10g，连翘 10g，当归尾 10g，荆芥穗 10g，黄芩 8g，防风 10g，生甘草 4g。水煎服，分早、晚 2 次温服，每日 1 剂，连用 7 日为 1 个疗程。此方疏风清热解毒，适宜风火热毒型睥翻粘睑。

3. 阿胶 6g，白芍 10g，石决明 15g，钩藤 6g，生地黄 12g，甘草 4g，牡蛎 12g，络石藤 12g，茯神木 12g，鸡子黄 2 枚。水煎服，分早、晚 2 次温服，每日 1 剂，连用 7 日为一疗程。此方养血息风，适宜血虚生风型睥翻粘睑。

（三）西医治疗

1. 瘢痕性睑外翻　必须依靠手术治疗，其治疗原则为增加眼睑前层的垂直长度，清除睑缘垂直方向的牵拉力。

2. 轻度的睑外翻　可采用穿透电热疗法，在睑缘 4～5mm 结膜面对睑板下方进行电热，使胶原纤维收缩将眼睑拉回正常位置。

3. 中、重度眼睑外翻　需行瘢痕松解及清除后联合自体游离植皮术。

4. 其他老年性睑外翻　做 Z 形皮瓣矫正或 V、Y 成形术。麻痹性睑外翻积极治疗原发病，在先天性面神经麻痹患者，眼轮匝肌麻痹常可自发恢复，故应采取保守治疗，可选择润滑性眼膏夜间涂眼、湿房保护或暂时性睑缘缝合。不可逆的麻痹性睑外翻可在睑裂部的内外远端分别做永久性睑缘缝合，或用自体阔筋膜通过睑缘皮下，分别缝合固定于内外眦韧带，使外翻复位。

【预防调护】

1. 宜清淡为主，多吃蔬果，合理搭配膳食，注意营养充足。
2. 忌烟酒忌辛辣。忌油腻忌烟酒。忌吃生冷食物。

【文献选录】

《证治准绳·七窍门》曰："乃睥翻转贴在外睑之上，如舌舐唇之状。乃气滞血涌于内，皮急系吊于外，故不能复转。有因翻睥看病，为风热搏滞，不得复返而转。大抵多风湿之滞所致。故风疾人患者多，治亦难愈。非风者易治。宜用劐剔开导之法。"

《银海精微》曰："风牵出睑者，脾胃受风，壅毒出胞睑之间，睑受风而皮紧，脾受风则肉壅，此皮紧肉壅，风牵出睑，泪出汪汪，无分四季，此土陷不能堤水也。水渍于睑，湿烂之状。此症一年半载易治，若年久肉坚难治，若眼有红筋，贯上黑睛，有翳有膜，吹以丹药。痒濇洗以碧天丹，此症大抵眼弦之病也。此症大风赦免之人，面部所牵多受此病症，难以调治，故名风牵出睑。"

【现代研究】

（一）中医及中西医结合方面研究进展

1. 病因的研究　中医认为，劳作过度，机体正气不足，脉络空虚，卫外不固，风寒或风热乘虚入中面部经络，致气血痹阻，经筋功能失调，筋肉失于约束，出现本病。正如《灵枢·经筋》云："足之阳明，手之太阳筋急，则口目为僻。"周围性面瘫包括眼部和口颊部筋肉的症状，由于足太阳经筋为"目上冈"，足阳明经筋为"目下冈"，故眼睑不能闭合为足太阳和足阳明经筋功能失调所致；口颊部主要为手太阳和手足阳明经所主。因此，口歪主要是系该三条经筋功能失调所致。

2. 治疗进展　宫润利采用点刺睑结膜治疗患者眼睑闭合不全症状，同时采用针刺治疗其他肌群障碍，如蹙额、皱眉、闭眼、露齿、吹哨、鼓腮等动作障碍。术者先消毒双手，用左手拇食指翻开上眼睑露出睑结膜，用消毒 28 号 1 寸毫针在睑结膜上自左向右点刺 8~10 针，使之微出小血珠，再翻开下眼睑，用同样方法点刺下睑结膜。取患侧阳白、四白、地仓、颊车与双侧合谷，常规针刺操作，得气留针 20 分钟。点刺睑结膜治疗，隔日 1 次，针刺治疗 1 日 1 次。治愈 21 例（70%），好转 9 例（30%）。点刺睑结膜 2~5 次治愈。

吕小桃运用巨髎穴透刺法治疗双侧面瘫 12 例，取得满意效果。取巨髎穴为中心向四白、颧髎、地仓透刺，或反透刺亦可。风寒者加外关，肝阳上亢加太冲，肝肾阴虚加太溪，耳后疼痛加翳风，味觉障碍加廉泉，听觉过敏加听宫。针刺巨髎穴得气，大拇指向后，食指向前，针下出现阻力，由深而浅向上提为泻；大拇指向前，食指向后，针下出现阻力，由浅而深向下插为补。5～10分钟重复手法。痊愈9例，显效2例，好转1例，总有效率100%。

顾建华等运用针灸耳垂下穴为主治疗面瘫83例，针刺取穴耳垂下、太阳、地仓、迎香、颊车、合谷、承浆、四白。病情较重及有寒者可用针上加灸法或神灯照射。83例中，痊愈62例，占74.7%；显效12例，占14.5%；好转7例，占8.4%；无效2例，占2.4%；总有效率97.6%。

陈重等报道面部肌电兴奋点电刺激治疗周围性面瘫85例，主穴：①攒竹（皱眉肌点），a. 内眦下点（鼻肌点）；b. 丝竹空（眼轮匝肌点）；c. 阳白（颅顶肌点）。②地仓（口轮匝肌点），a. 颧髎穴（上唇提肌点）；b. 颧肌点（颧髎穴与牵正穴之连线中点）；c. 牵正（笑肌点）。配穴：翳风、合谷等。结果：治愈率为97.6%，有效率为100%。

（二）西医研究进展

马挺等利用游离皮瓣、异体巩膜、羊膜移植行眼睑缺损全层再造，治疗眼睑鳞状细胞癌切除术后全眼睑缺损严重化学性和热烧后眼睑退缩并全眼球暴露，取得较好的疗效。全上睑再造时，按测量眼睑缺损的范围，在大腿内侧取全层皮肤皮瓣，皮瓣应大于眼睑缺损范围5～10mm。做内外眦部处垂直弧形切口约10mm，暴露内外眦韧带。由缺损面皮下向内外眦韧带切口处做皮下分离，形成隧道。下睑缘做层间切开，切除后唇缘上皮。将羊膜铺放在缺损区，上皮面向下，用8-0可吸收线与缺损的上睑缘结膜边缘和下睑睑结膜缝合。异体巩膜剪成相应大小与内外眦韧带、上睑肌游离缘或眶隔下睑板面缝合。将上方残留的眼轮匝肌下移覆盖缝合在巩膜表面。将游离皮瓣覆盖在缺损区上下睑游离皮肤缝合，间断缝合内外眦皮肤弧形切开处。部分上睑再造时，按上述方法取皮瓣，沿平行上睑缺损缘约5mm做全层切口，内外眦部皮肤沿皮纹弧形切开10mm，将羊膜铺放在缺损区，上皮面向下，用8-0可吸收线将缺损的上下边缘结膜固定缝合，修剪同形之异体巩膜缝合固定，分离部分眼轮匝肌覆盖缝合在巩膜表面，最后游离皮瓣覆盖在缺损区下缘间断缝合，局部加压包扎。必要时将上下睑临时性睑缘缝合。术后应用抗生素7天、14天后根据情况拆除皮肤缝线。全眼睑再造者术后1～3个月再行睑缘切开术。部分眼睑再造行临时性睑缘缝合，1～3个月拆线。

第十五节　睥肉粘轮

睥肉粘轮是一种病名，系指睥之肉与气轮相粘不开，难于转运的病证。常可见于椒疮重症。又名睑粘睛珠、睑倒粘精等。相当于西医的睑球粘连。

【源流】

睥肉粘轮之病名首见于《证治准绳·七窍门》，该书指出，此疾为"目内睥之肉与气轮相粘不开，难于转运"。又名睑粘睛珠（《眼科统秘》）、睑倒粘睛（梁翰芬《眼科学讲义》）等，《目科捷经》又称"眼皮粘练一处，以致目睛不能转动"者为练睛。

【病因病机】

本病多由风热上攻，热燥血涌，气血瘀阻所致。另外，烧伤及腐蚀性物质入目等亦可造成本病。若粘着较重而致眼珠不能转动者，则称为练睛。

【临床表现】

（一）眼部检查

轻者无症状，重者可影响视力和眼球运动，出现复视，甚至失明。根据粘连可分为前粘连（睑缘部睑结膜与球结膜粘连，该部位穹隆正常）、后粘连（穹隆部粘连、睑缘部位无异常）和全粘连三类。

（二）实验室及特殊检查

1. 视力检查 可判断有无视力损害及损害程度。视野检查可判断有无视野缺损及缺损程度。

2. 组织病理学检查 一般病理表现为上皮不规则增生，血管新生和结缔组织增生，瘢痕形成明显。

3. 细胞培养 是检测沙眼衣原体的金标准。

【诊断依据】

1. 可有椒疮、粟疮、胞肉胶凝及睥急紧小等病史。

2. 可因目病治疗不当，或眼珠被酸碱烧伤导致。

3. 以胞睑与白睛粘连，甚则使眼球运动受限为主要表现，两目日渐紧小，两睑睥内及睛珠红赤湿烂。

【鉴别诊断】

1. 沙眼 由沙眼衣原体感染引起，多为急性发病，患者有异物感、畏光、流泪，大量黏液或黏液性分泌物，数周后急性症状消退，细胞培养可检测到沙眼衣原体。

2. 酸烧伤 以硫酸、盐酸、硝酸为多见，除皮肤灼伤外，呼吸道吸入酸类的挥发气、雾点，还引起上呼吸道的剧烈刺激，烧伤面根据不同的酸类也会有不同的颜色。

3. 碱烧伤 以氢氧化钠、氢氧化钾、石灰和氨水多见，患者除皮肤灼伤外，烧伤创面较干燥、呈褐色。

4. 电烧伤 可由触电、雷击引起，轻者有恶心、心悸、头晕或短暂的意识障碍，重者昏迷，呼吸、心搏骤停。

5. 胞肉胶凝 胞睑内生颗粒，由小渐大，形如麻米之状，眵泪黏稠，两睑粘合难开的病证。

【辨治思路】

（一）辨证思路

本病应以手术治疗为主，但对于并发于椒疮、粟疮等，睑内红赤较甚者，多属脾胃积热复加外感风热，对于烫伤、化学伤所致，睑内红赤不退者，多属阴虚内热，均可配合中药治疗。

（二）治疗思路

脾胃积热证可见睑内表面与白睛粘着，睑内红赤并见瘢痕，白睛红赤，口渴，便秘，舌红，苔黄，脉数，治宜清泻脾胃伏火。阴虚内热多因烫伤、化学伤后，睑内表面与白睛或黑睛粘着，睑内及白睛红赤不退，眼内干涩不舒，舌红少苔，脉细数，治宜滋阴清热。

【治疗】

治宜祛风清热、散瘀通络，可用排风散加减。严重者可手术治疗。

（一）中医治疗

排风散治两睑粘睛外障。
龙胆丸治眼两胞粘睛，赤烂成疮。

（二）单方验方

1. 天麻 15g，桔梗 15g，防风 10g，五味子 10g，乌蛇 10g，细辛 10g，芍药 10g，干全蝎 10g。水煎服，分早、晚 2 次温服，每日 1 剂，连用 7 日为 1 个疗程。此方可治两睑粘睛外障。

2. 苦参 10g，龙胆 6g，牛蒡子 10g，上为末，炼蜜丸，如梧桐子大。每服 20 丸，食后米泔下，治眼两胞粘睛，赤烂成疮。

（三）西医治疗

1. 对闭锁性睑球粘连的治疗应考虑患者的年龄、眼部情况及全身状态。

（1）老年患者：一般先不考虑成形术，应先了解心、血管及全身情况是否能耐受长时间纯属改善外观的成形手术。

（2）单眼闭锁性睑球粘连的年轻患者：全结膜囊再造是为了能放进义眼薄片，达到外观对称、眼球各方向都可以运动的目的。

（3）双侧闭锁性睑球粘连的年轻患者：只要还有光感，不管光感定位准确与否都应积极创造机会。

2. 根据睑球粘连的程度不同应采用不同的手术方法。

（1）部分睑球粘连：系索条状瘢痕造成的睑球粘连，可用"Z"成形术，消除粘连。

（2）广泛睑球粘连：应先矫正睑球粘连，加深穹隆，多数情况需要做唇黏膜移植修补，待睑球粘连消失后再酌情矫正睑缘及眼睑缺损。

（3）全部睑球粘连：严重烧伤后的全睑球粘连，对于从眼球上剥下来的瘢痕结缔组织，只能做多个与瘢痕方向垂直的切断来松解瘢痕，而不要全切除，保留它们作为睑板的替代物。

【并发症】

可并发白内障、葡萄膜炎、继发性青光眼、角膜白斑等。

【预后转归】

严重的睑球粘连修复困难，难以改善外观。角膜及眼内组织受损严重时视功能无恢复希望。

【文献选录】

《证治准绳》曰："目内眦之肉与气轮相粘不开，难于转运。"

【现代研究】

赵丹丹等对 31 例（34 眼）睑球粘连患者进行睑球粘连松解并切除异常纤维血管组织后，采用连续缝线封闭结膜和 Tenon 囊间隙技术联合羊膜移植进行治疗，术中辅以纤维蛋白胶固定羊膜。对结膜不足的重度睑球粘连病例使用自体唇黏膜移植封闭间隙。按无菌操作规程由同一位医师完成手术。①松解睑球粘连，切除异常纤维血管组织：盐酸奥布卡因行角膜表面麻醉后置开睑器或 4 - 0 丝线开睑，含 2 滴 1g/L 肾上腺素的 20g/L 利多卡因 2mL 做结膜下浸润麻醉。7 - 0 牵引线置于睑球粘连区域两侧角巩膜缘，使眼球固定并充分暴露手术区域。在睑球粘连处做近角膜缘弧形切口，沿粘连边缘向穹隆处分离并松解睑球粘连，将睑球粘连区域结膜下异常纤维血管组织自巩膜面剥离并充分止血。通过组织外观并借助干燥的三角手术海绵仔细区分并彻底清除残留的结膜下异常纤维血管组织，尽量保留正常的结膜和 Tenon 组织。②封闭结膜和 Tenon 囊间隙：将切开的结膜向穹隆处后退，找到回退的结膜和 Tenon 囊之间的间隙，然后用 8 - 0 可吸收缝线沿穹隆连续缝合封闭间隙。对于部分严重睑球粘连病例，采用自体口唇黏膜移植治疗，取大于缺损面积 20% ~ 30% 的下唇黏膜，修薄后用 8 - 0 可吸收缝线将其对位缝合于睑缘以加长睑结膜，再按上述方法连续缝合封闭此间隙。③羊膜移植及纤维蛋白胶的应用：取甘油保存羊膜，用生理盐水冲去甘油，在 1g/L 妥布霉素液中浸泡 30 分钟后备用。配制纤维蛋白胶纤维蛋白原溶液和凝血酶溶液备用。将已修剪至适宜大小的羊膜植片上皮面朝上覆盖于暴露的巩膜创面上，然后将其以近角膜缘切口边缘为轴对称翻转，在干燥的巩膜创面上滴一滴配制好的纤维蛋白原溶液，在羊膜植片上滴一滴配制好的凝血酶溶液，将羊膜植片快速翻转，上皮面向上对位贴附于巩膜创面上，用斜视钩或虹膜恢复器展开铺平并固定 10 秒以上。若巩膜创面较大，可将大片羊膜植片分区域逐步黏合。羊膜植片应与巩膜创面贴附紧密，植片边缘置于结膜创缘下，羊膜下无积血积液。术毕妥布霉素地塞米松眼膏涂眼，纱布包封。全部患者均于术后第 7 天换药后开放滴眼，予以局部左氧氟沙星眼液滴眼，每日 3 次；妥布霉素地塞米松眼液滴眼，每日 4 次。待结膜上皮化完成后停用左氧氟沙星眼液，并根据结膜炎症情况逐渐减少妥布霉素地塞米松眼液用量，持续 2 ~ 4 周，注意检测眼压。结果发现该手术方法术后恢复快，炎症反应轻、复发率低，能有效重建眼表及穹隆，恢复眼球活动度并且减轻眼表炎症。

第十六节　鸡冠蚬肉

鸡冠蚬肉是以睑内长出紫色瘀肉，形如鸡冠，或如蚬肉为主要表现的外障类疾病。本病相当于西医学的睑结膜浆细胞瘤、睑板腺癌、眦部皮肤结膜基底细胞癌等。

【源流】

鸡冠蚬肉之病名首见于《秘传眼科龙木论》，又称眼胞菌毒。该书谓："此眼初患之时，皆因脾胃积热，肝脏受风，渐渐入眼，致生翳膜如鸡冠蚬肉，其肉或青或赤，此疾宜令钩割劀洗熨烙。"《龙树菩萨眼论》中对此病早有论述，说："眼睑皮里生赤肉，状如蝇许大，或如鸡冠，生此是血脉来凝结所致，兼热毒风作之，眼仍见物，重者都覆黑睛遍障。"《银海精微》指出鸡冠蚬肉之"肉翳渐渐而长，侵至黑睛，发来高大，形似鸡冠蚬肉，壅蔽大眦。"《目经大成》又指出："蚬肉与鸡冠，形容总一般，多生睑畔，后及风轮间，火土交为祸，阴阳并作奸，不精刀烙法，莫向病家看。

此症初起，壮热目赤痛。一昼夜，大内睑之间，生瘀肉紫色，垂叶胞外，目闭亦不收，形与斗鸡冠、蚌蚬肉无异，故曰鸡冠蚬肉。"《医宗金鉴·眼科心法要诀》对其病位做了描述："鸡冠蚬肉之证，起于脾眦之内，或青或赤，如鸡冠蚬肉之形，渐渐而长，从大眦侵及风轮，久则掩及全目。"

【病因病机】

鸡冠蚬肉是因热毒瘀结，血脉不通所致。正如《龙树菩萨眼论》说："此是血脉来凝结所致，兼热毒风作之。"《银海精微》曰："鸡冠蚬肉者，心之热酒之毒也。脾胃壅滞，肝脏积热，肉翳渐渐而长……皆因相火胃火郁结，致生红肉，碜涩泪出。"《秘传眼科龙木论》中亦指出："此眼初患之时，皆因脾胃积热，肝脏受风，渐渐入眼，致生翳膜如鸡冠蚬肉，其肉或青或赤，此疾宜令钩割镧洗熨烙，然后宜服抽风汤，除热芜蔚丸即瘥。"

【临床表现】

（一）自觉症状

自觉碜涩羞明，重者眼泪时流，痛楚异常，视物模糊。

（二）眼部检查

上下胞睑内或眦间长出扁平之肉块，色红或紫红，形如蚬肉，或如鸡冠，亦有如菌状者，头大蒂小。初生时形小，掩于胞睑内；久则渐渐长大变硬，甚至坚硬如石，垂出于胞睑外，闭目亦不收，甚者掩盖眼珠，睑翻流泪。

（三）实验室及特殊检查

1. 组织病理学检查

2. 影像学检查　超声直接探查显示病变区形状不规则，内回声中等，分布不均，有块状回声。CT 显示眼睑不规则高密度块影，后界清楚，范围明确。影像学检查还可以对远隔器官的转移做出评估。

【诊断依据】

1. 自觉碜涩羞明，重者眼泪时流，痛楚异常，视物模糊。

2. 上下胞睑内或眦间长出扁平之肉块，色红或紫红，形如蚬肉，或如鸡冠，亦有如菌状者，头大蒂小。初生时形小，掩于胞睑内；久则渐渐长大变硬，甚至坚硬如石，垂出于胞睑外，闭目亦不收，甚者掩盖眼珠，睑翻流泪。

【鉴别诊断】

本病临床上应与以下眼病鉴别。

1. 霰粒肿 常见于儿童或青年，睑结膜面为紫红色，而非黄色颗粒样组织。

2. 麦粒肿 病程很短，有急性炎，红、痛等症状，一般在数天内穿破流脓。

3. 一般性睑缘结膜炎 睑缘结膜增生、浸润不明显，睑结膜面无黄色颗粒组织。皮脂腺癌可引起单侧慢性睑结膜炎，故对中、老年人，眼睑结节或非典型睑缘结膜炎，应及时切除活检。

【辨治思路】

（一）辨证思路

肉轮热毒证：火热毒邪蕴结于胞睑脉络，以睑内长出紫色瘀肉，形如鸡冠，或如蚬肉。

（二）治疗思路

鸡冠蚬肉多因热毒瘀结，血脉不通所致。治宜清热解毒化瘀。

【治疗】

（一）辨证论治

肉轮热毒证
证候：病初起，胞睑内或眦部长出色红或紫的肉块，碜涩羞明。
治法：清热解毒。
方药：三黄汤加减。麻黄、黄芪、黄芩、独活、细辛。

（二）单方验方

麻黄 10g，黄芪 10g，黄芩 10g，细辛 10g。水煎服，分早、晚 2 次温服，每日 1 剂，连用 7 日为 1 个疗程。此方可清热解毒，适宜肉轮热毒型鸡冠蚬肉。

（三）西医治疗

治疗方法包括手术切除、冷冻治疗、放射治疗、化疗等。手术切除时，切除边缘要冷冻切片证实肿瘤的切除是否彻底。治疗时除考虑肿瘤的预后外，还要考虑保护眼睑的功能和外观。

【文献选录】

《龙树菩萨眼论》曰："此是血脉来凝结所致，兼热毒风作之。"

《银海精微》曰："鸡冠蚬肉者，心之热酒之毒也。脾胃壅滞，肝脏积热，肉翳渐渐而长，侵至黑睛，发来高大，形似鸡冠蚬肉，壅蔽大眦，皆因相火胃火郁结，致生红肉，碜涩泪出。"

《秘传眼科龙木论》曰："此眼初患之时，皆因脾胃积热，肝脏受风，渐渐入眼，致生翳膜如鸡冠蚬肉，其肉或青或赤，此疾宜令钩割劆洗熨烙，然后宜服抽风汤，除热芫蔚丸即瘥。"

《医宗金鉴·眼科心法要诀》曰："鸡冠蚬肉之证，起于脾眦之内，或青或赤，如鸡冠蚬肉之形，渐渐而长，从大眦侵及风轮，久则掩及全目。"

【研究进展】

喻继兵等认为眼睑恶性肿瘤是指原发于眼睑皮肤及其附属器的恶性侵袭性肿瘤，因其危害大，是眼科医师和学者们最为关注的问题之一。眼睑恶性肿瘤来源于上皮者主要有基底细胞癌、鳞状细胞癌、原位癌；来源于皮肤附属器者有皮脂腺癌（包括睑板腺癌和蔡氏腺癌）；间叶组织来源者有横纹肌肉瘤、血管肉瘤；恶性黑色素瘤则来源于黑素细胞。发病率最高的前 3 位分别是基底细胞癌、皮脂腺癌（包括睑板腺癌和蔡氏腺癌）、鳞状细胞癌；本文 35 例患者 27 例为基底细胞癌，皮脂腺癌和鳞状细胞癌各 4 例。因病例数较少，其他更少见的眼睑恶性肿瘤暂未遇见。绝大多数研究结果都认为，基底细胞癌是眼睑皮肤最常见的恶性上皮性肿瘤，病理上以结节溃疡型、色素型、硬斑病样型为主，极少数为表浅型。后者发生于表皮基底细胞，以皮肤面表面缓慢扩大的鳞屑斑块或片状红斑、瘤细胞位于真皮浅层和多发性病灶为特点。新近有报道双下睑发生基底鳞状细胞癌。本文中基底细胞癌占眼睑恶性肿瘤的 77%，平均发病年龄为 62.2 岁，与项晓琳等报道的 61 岁，陈荣家等报道的 64.16 岁接近。同时，据报道也不乏低于 30 岁的年轻患者罹患眼睑基底细胞癌，这种年轻化趋势应当引起临床医生的注意。在性别构成和发生部位方面，女性多于男性（17∶10）；上眼睑多于下眼睑，且以靠近内眦部常见；左眼右眼发生率相当。基底细胞癌一般不发生转移，但在局部有高度侵袭性，因富含色素易误诊为色素痣或黑色素瘤。皮脂腺癌，亚洲人多发，恶性程度高，易发生直接局部浸润、淋巴及血行转移，起源于睑板腺和睫毛根部的蔡氏腺，极少数来自泪阜和眉弓的皮脂腺。肿瘤多呈单个黄色隆起结节状或菜花状外观，表面可有破溃，可同时累及上下眼睑，并可在病变早期发生耳前、颌下淋巴结转移，破坏侵犯眼部组织向眶内蔓延。典型的全身转移部位为淋巴结、肺、脑、肝及骨等，喻继兵等对已确诊为皮脂腺癌的患者均转诊至内科和外科行全身检查是否有转移，结果为阴性。国外研究认为皮脂腺癌和睑板腺囊肿、慢性睑结膜炎等炎性疾病有关，且两者容易混淆，因此，对于 40 岁以上的中老年患者其反复发作迁延不愈的睑板腺囊肿、炎性肉芽等应及时手术切除加组织病理学检查。鳞状细胞癌好发于睑缘皮肤和黏膜移行处，与日光照射和皮肤颜色的深浅有关，可以有不同的临床表现。临床和组织上类似于角化棘皮瘤。初期外观上类似于乳头状瘤，逐渐形成溃疡，边缘稍隆起，质地坚硬，可发生坏死和继发感染。肿瘤不但向周围和深部侵蚀，还侵犯皮下组织、睑板、眼球、眼眶和颅内，可经淋巴系统向远处淋巴结转移。而日光性角化病为其癌前期病变，表现为一个鳞状红色扁平样圆形病灶。治疗上首选手术切除，将瘤体全部切除干净，并从组织学上评价肿瘤边缘情况。术后应该告诫患者尽量避免日光的照射。

而有关手术后的修复，周波等认为对不同病理类型的眼睑肿瘤选择合适的安全切缘，结合 Mohs 显微切除的方法，可同时做到彻底切除肿瘤和尽可能保留正常组织。基底细胞癌是眼睑恶性肿瘤中最常见的病理类型，其中又以结节溃疡型和浅表型最为多见，因基底细胞癌恶性程度较低，侵袭性较差，病灶与正常组织界限也较清晰，眼睑基底细胞癌扩大切除后多仅造成眼睑皮肤缺损，大部分可通过邻近皮瓣旋转、推进等方法修复。周波等研究 36 例基底细胞癌患者中，术后眼睑全层结构缺损 10 例（占 28%），皮肤缺损 26 例（占 78%），均通过直接缝合或邻近皮瓣及眼睑推进皮瓣修复，术后未见复发病例。睑板腺癌的发病率低于基底细胞癌，多见于高龄女性，且上睑的发病率是下睑的 3 倍，早期即可发生转移，对放疗不敏感，因此睑板腺癌的治疗以手术扩大切除为主，术后多造成睑板全层缺损，本组 8 例睑板腺癌患者中，术后眼睑全层缺损 6 例，仅睑板受累 1 例，眼球受累 1 例；3 例患者出现腮腺区转移。眼睑皮肤缺损可通过旋转皮瓣、推进皮瓣或带蒂轴型皮瓣、游离皮瓣及植皮修复。睑板的修复则根据缺损的大小可选择不同的修复方式，小于 5mm 者可直接缝合，对大于 5mm 的缺损，可使用 Hughes 瓣、Cutler-Beard 瓣、游离口颊黏膜瓣、游离硬腭黏膜瓣修复。眼睑鳞癌多见于老年男性，且高分化鳞癌居多，大部分患者病灶扩大切除后也造成眼睑全层缺损，其修复方法与睑板腺癌相似。眼睑复合组织的修复对功能和外观都提出了较高的要求，其中睑板的修复对眼睑的功能影响最大，因睑板是眼睑的支架结构，对维持眼睑的外形起决定作用。在修复上睑睑板缺损的过程中，应注意对提上睑肌的保护与固定，避免术后出现上睑下垂。而使用上睑睑板修复下睑缺损时则应注意保持下睑缘具有一定张力，避免术后出现下睑退缩或因睑球分离而溢泪。

参考文献

1. 傅燕，蒋越，屈平，等．中医药治疗睑腺炎的临床观察［J］．中国中医急症，2019，28（6）：1061–1063.

2. 赵耀东，韩豆瑛，徐燕．耳穴放血疗法的临床应用研究进展［J］．甘肃中医药大学报，2016，33（6）：80–83.

3. 候志会．针灸治疗麦粒肿临床研究概况［J］．山东中医药大学学报，2016，40（2）：198－200.

4. 肖俐佳，邹丽，曾诗萍，等．儿童睑板腺囊肿的相关危险因素分析［J］．中国斜视与小儿眼科杂志，2019，27（2）：36－38.

5. 杜芬，许鑫，王曦琅，等．儿童多发性睑板腺囊肿改良手术方式疗效观察［J］．中国斜视与小儿眼科杂志，2019，27（2）：41－43.

6. 康丽华，张淳，李志英，等．云南白药联合紫金锭外敷治疗带状疱疹病毒性睑皮炎的疗效观察［J］．湖南中医杂志，2014，30（9）：80－81.

7. 田苗，陈长征．激光共聚焦显微镜在睑缘炎患者蠕形螨感染诊断中的应用［J］．武汉大学学报（医学版），2019，40（4）：621－624.

8. 洪佳旭，徐建江．重视睑缘炎诊疗观念新进展：解读美国眼科临床指南（PPP）睑缘炎分册有感［J］．中国眼耳鼻喉科杂志，2019，19（4）：227－229.

9. 周云帆，林彤，蒋沁，等．眼型玫瑰痤疮的研究进展［J］．国际眼科杂志，2018，18（11）：2007－2010.

10. 王欢燕，朱惠敏，吕碧．两种术式治疗先天性中重度上睑下垂效果比较［J］．中国美容医学，2019，28（6）：30－33.

11. 关小荣，董永孝，张少华，等．超常量提上睑肌缩短及额肌瓣悬吊治疗重度先天性上睑下垂效果比较［J］．国际眼科杂志，2015，15（11）：2015－2017.

12. 张彬，赵静苗．针灸治疗上睑下垂的研究进展［J］．临床合理用药杂志，2013，6（6）：128－129.

13. 余泱川，刘小斌．中医古代文献关于眼睑下垂的认识源流［J］．中华中医药杂志，2011，26（5）：2015－2017.

14. 沈萍，庄战强，吴元波．异常肌反应检测对面肌痉挛诊断及鉴别诊断的意义［J］．中国神经免疫学和神经病学杂志，2016，23（2）：109－112.

15. 孙彦奇，徐珂民．独取督脉经穴治疗面肌痉挛50例［J］．中国针灸，2011，31（10）：92.

16. 蔡丽华，魏丽娟．液氮冷冻治疗沙眼50例临床观察［J］．长春中医药大学学报，2009，25（3）：419.

17. 赵宏岩，魏丽娟．冷冻治疗沙眼疗效观察［J］．辽宁中医杂志，2005，32（8）：821.

18. 谢生荣．中西医结合治疗重症沙眼临床观察［J］．福建中医学院学报，2005，15（增刊）：133.

19. 韦红，刘官信．应用连接酶链反应检测沙眼衣原体DNA［J］．重庆医学，2003，32（12）：1648－1649.

20. 董泽启．阿奇霉素治疗新生儿沙眼衣原体结膜炎的疗效观察［J］．中国抗生素杂志，2005，30（7）：428－429.

21. 余中明，疏琳．局部用药与激光联合治疗应用于中学生沙眼普治效果观察［J］．安徽预防医学杂志，2005，11（3）：161－162.

22. Solomon AW，Holland MJ，Alexander NDE，et al. Mass treatment with single-dose azithromycin for trachoma［J］．New Engl J Med，2004，351（19）：1962－1971.

23. Solomon A W，Holland M J，Alexander N D E，杨建刚．单剂量阿奇霉素的沙眼集体治疗[J]．世界核心医学期刊文摘·眼科学分册，2005（3）：12.

24. 王瑞霞．海螵蛸摩擦、压榨治疗久治未愈的乳头状结膜炎临床疗效观察[J]．上海医药，2010，31（6）：269-270.

25. 高健生，接传红，李洁．鱼腥草的药理及眼科临床应用[J]．中国中医眼科杂志，2005，15（1）：53-55.

26. 李翔，叶河江，潘学会，等．廖品正治疗目劄的经验[J]．陕西中医，2010，31（10）：1375-1376.

27. 彭清华，秦裕辉．全国中医眼科名家学术经验集[M]．北京：中国中医药出版社，2014.

28. 孔玉峰，程远．清开灵注射液在眼科疾病中的应用体会[J]．实用中医药杂志，2003，19（2）：94.

29. 李巧凤，韦红霞．以退红煎超声雾化为主治疗重症急性结膜炎86例[J]．四川中医，2005，23（9）：94.

30. 张艳丽．中药退赤洗眼液对急性结膜炎的疗效观察[J]．现代中西医结合杂志，2005，14（21）：2811.

31. 王晓东．金银花汤剂眼浴治疗卡他性结膜炎疗效观察[J]．临床眼科杂志，2003，11（1）：70.

32. 康玮，吴烈，高健生．金珠滴眼液治疗慢性结膜炎的临床观察[J]．中国中医眼科杂志，2005，15（2）：85-87.

33. 张明孝，王世娟．刺络拔罐法治疗急性结膜炎体会[J]．现代中西医结合杂志，2004，13（10）：1347.

34. 马文江，孙慧敏．慢性结膜炎L型细菌检测及药敏分析[J]．天津医科大学学报，2005，11（2）：45-246.

35. 李森．0.5%碘伏在急性结膜炎治疗中的应用[J]．锦州医学院学报，2005，26（1）：52.

36. 宋文鹏．新生儿淋菌性结膜炎43例治疗与体会[J]．皮肤病与性病，2005，27（2）：33-34.

37. 丁玉庆，单文俊，程树军．15例眼结石治疗体会[J]．医学理论与实践，2005，18（5）：571-572.

38. 曹永葆，李小燕，乔薇，等．矫正老年性睑内翻手术的改良[J]．中华现代眼耳鼻喉科杂志，2006，3（4）：318-319.

39. 王启才．针灸治疗学[M]．北京：中国中医药出版社，2006.

40. 李森．0.5%碘伏在急性结膜炎治疗中的应用[J]．锦州医学院学报，2005（1）：52.

41. 宋文鹏．新生儿淋菌性结膜炎43例治疗与体会[J]．皮肤病与性病，2005（2）：33-34.

42. 刘淑娟，江林红，纪元，等．不同深度结膜结石的处理方法及护理[J]．中国伤残医学，2014，22（5）：213-214.

43. 马志中．眼外伤的新进展[A]．中华医学会第九届全国眼科学术大会论文汇编[C]．中华医学会眼科学分会，2004：71，16.

44. 官润利，王勇．点刺睑结膜治疗周围性面瘫眼睑闭合不全30例[J]．中医杂志，2000，41

(5)：313 –314.

45. 吕小桃.巨髎穴透刺法治疗双侧面瘫12例 [J].中医杂志, 1999, 40 (1)：695.

46. 顾建华,贾淑华.针灸治疗面瘫83例临床观察 [J].中医药学报, 1997, 25 (6)：42.

47. 陈重,温忠景,魏艳君.面部肌点兴奋点电刺激治疗周围性面瘫85例 [J].中国针灸, 2003, 23 (10)：604.

48. 马挺,朱斌良,吴洁,等.眼睑再造治疗眼睑缺损及疤痕性眼睑退缩31例 [J].国际眼科杂志, 2003, 12 (3)：139.

49. 赵丹丹,杨阳,陈景尧,等.封闭结膜和 Tenon 囊间隙联合羊膜移植及纤维蛋白胶治疗睑球粘连的疗效观察 [J].眼科新进展, 2018, 38 (10)：964 –967.

50. 喻继兵,张红葵,王羚,等.眼睑恶性肿瘤35例临床分析 [J].现代实用医学, 2016, 28 (12)：1659 –1660.

51. 项晓琳,李彬,孙宪丽,等.2639例眼睑肿物临床病理分析 [J].中华眼科杂志, 2008, 44 (1)：38 –41.

52. 陈荣家,肖以钦.2734例眼睑肿物的临床病理分析 [J].中华眼科杂志, 2008, 44 (2)：143 –146.

53. 周波,周晓,李赞,等.眼睑恶性肿瘤57例手术修复方法与经验探讨 [J].中国美容整形外科杂志, 2017, 28 (9)：538 –540.

第十五章 两眦疾病

两眦，即大眦、小眦，又称目眦。《灵枢·癫狂》俗称眼角。大眦，《医贯》为上下胞睑的内侧联合处，又名内眦，《灵枢·癫狂》谓："在内近鼻侧者，为内眦。"又称眼大头，《沈氏尊书生·卷二十二》谓"俗云眼大头为内眦。"《广勤轩遗稿》称眼大嘴，《叶氏眼科方》称眼大睫，《异授眼科》称眼大角；小眦，《医贯》认为上下胞睑的外侧联合处，又名外眦。《灵枢·癫狂》称锐眦，谓："目眦外决于面者，为锐眦。"又称眼梢头，《沈氏尊书生·卷二十二》谓："俗云眼梢头为锐眦。"《广勤轩遗稿》称眼小嘴，《叶氏眼科方》称眼小睫，《异授眼科》称眼小角。在内眦处上下睑弦部各有一小孔窍，名曰泪窍（《血证论·目衄》）。又称泪堂，《银海精微·冲风泪出》谓："大眦有窍，名为泪堂"，为主导泪液排泄的孔窍。在小眦外上方有一泪泉（《眼科临证笔记》），主导泪液分泌，泪液自泪泉泌出以润泽眼目，并经泪窍排出。

两眦属五轮中的血轮，内应于心。由于心与小肠相表里，故两眦疾病常与心和小肠有关。心主火，主血脉，心气盛则火炎，火炎则气血上壅，经脉不利，郁于眦部，故表现为两眦红赤刺痛，眵黏干结；心热移于小肠，兼见小溲黄赤。心阴不足，虚火上炎，可表现眦部微赤，痒涩不舒，虚烦失眠。

因泪为肝液，肝肾同源，肝肾在生成泪液、约束泪液不溢出眼外方面都有一定的作用，故冷泪常流多与肝血不足或肝肾亏虚有关。

由于两眦暴露于外，易遭外邪侵袭，外邪火毒常搏结于此而病红赤痒痛，迎风赤烂。如内有心火，内外合邪则症情加重。此外，两眦近邻胞睑与白睛，故其病变可以相互影响，又可同时发病。如心火炽盛，眦部赤脉丛生，侵及白睛而导致赤脉传睛；胞睑疾病中的椒疮邪毒，也常侵及泪窍，使泪道受阻，泪液不得下渗而溢于睑外为流泪症，若泪液久蓄于泪窍之中，复受外邪侵扰，则化腐成脓，而成眦漏或漏睛疮；心脾同病则睑眦肿起，心肺同病则胬肉滋生等病变。

两眦疾病属常见外障眼病，一般不影响视力。但若迁延失治，可导致白睛和黑睛的病变，从而影响视力。如胬肉攀睛和赤脉传睛，迁延日久，侵及黑睛，遮盖瞳神时，可导致视力下降；漏睛邪毒日久不去，可危及黑睛，引起黑睛生凝脂翳而失明，故应积极防治。

在治疗方面，如属外邪火毒者，当以清热散邪，则邪毒渐平；如属心火内炽，灼津耗液者，当以苦寒泻心，则内火自息；如属心经虚火者，当滋阴降火，阴液足则虚火降；如属心脾、心肺、肝肾同病，则当兼顾。此外，两眦疾病除药物内治外，结合点眼药、洗眼、手术等外治法，内外合治，更易奏效。

第一节 流泪症

流泪症，是指泪液排出受阻，不能流入泪道而溢出眼睑之外的一类眼病。乃眼科常见病症之一。患者眼睛一般无红肿热痛，仅有流泪或迎风流泪更甚，或在冬季、初春寒风刺激时流泪加重等症状。有冷泪和热泪之别。冷泪多因肝血不足，泪窍不密，遇风则邪引泪出；或气血不足，肝肾两虚，不能约束泪液，致冷泪常流。热泪多为暴风客热，天行赤眼，黑睛生翳等外障眼病的症状之一。

本病相当于西医学的溢泪。多由泪道系统发生障碍，如泪小点、泪小管、鼻泪管等狭窄或阻塞，或泪点、瓣膜、泪囊等功能不全，以及炎症引起。

本病以老年人，素体虚弱或病后产后体虚者多见，预后一般良好。

【源流】

流泪症之名见于中医眼科试用教材《中医眼科学讲义》1964 年第一版，古籍中无 "流泪症" 的病名记载。根据流泪的程度和性质不同而名称各异。《诸病源候论·目病诸候》名为 "目风泪出" "目泪出不止"。《秘传眼科龙木论》中称为 "冲风泪出"。《儒门事亲》谓 "风冲泣下"。《原机启微》曰 "冲风泣下"。《银海精微·卷之上》谓之为 "风泪" "迎风洒泪"。《目经大成·卷之二下》称之为 "迎风落泪、无时泪下"。各版《中医眼科学》教材偏重于描述冷泪症，认为热泪多为暴风客热、天行赤眼、黑睛生翳等外障眼病症状之一。《中国医学百科全书·中医眼科学》和《中医眼科全书》则依据本病病变轻重分为迎风流泪和无时泪下；依据泪水冷热感觉分为热泪和冷泪，使之对本病的认识更加全面。

关于流泪症的病因病机，《素问·解精微论》曰 "见风则泣下"，说明流泪与风有关。《圣济总录·目风泪出》指出："肝开窍于目，其液为泪，肝气既虚，风邪乘之，则液不能制，故常泪出，冲风则甚也。"认为流泪症内因肝虚，外因风乘。《诸病源候论·目泪出不止候》云："夫五脏六腑皆有津液，通于目者为泪，若脏气不足，则不能收制其液，故目自然泪出。亦不因风而出不止，本无赤痛。"说明脏气不足是引起无时流泪的主要原因。

关于流泪症的分类和发病特点，《银海精微·充风泪出症》云："充风泪出者，症非一也……肿痛赤涩泪出者，此热泪也；若迎风而出汪汪，冬日多，夏日少，拭即还生，又不分四季皆有，此冷泪也。"将流泪症明确分为热泪和冷泪，且冷泪在不同季节发病情况有所不同。《银海精微·迎风洒泪症》云："迎风洒泪者，何也，曰肝之虚也，是亦脑冷，迎风泪遂出，拭之还生，夏月即少，冬月即多，后若经两三年间，不以冬夏皆有。"认识到迎风流泪可发展为无时流泪。《证治准绳·杂病·七窍门》不仅对流泪有更加详细的论述，将流泪症分为"迎风冷泪症""无时冷泪症""迎风热泪症""无时热泪症"四种，而且谈到情绪所致的生理性流泪是由于"心动则五脏六腑皆摇，摇则宗脉感，宗脉感则液道开"。

关于流泪症的治疗，《银海精微·充风泪出症》云："肝经虚者，宜服止泪补肝散止之。大止泪之法，点用重药，……夜卧时放在眼之大眦头，泪止即止，或灸止之。"治本病内外兼治，针（灸）并施。《审视瑶函·迎风冷泪》云："此为窍虚，因邪引邪之患，若无时冷泪则内虚，胆肾自伤之患也。"说明流泪症当以补虚为主，兼以祛邪。

【病因病机】

许多中医古代文献中对流泪症的病因病机都有所阐述，《素问·解精微论》谓："夫风之中目也，阳气内守于精，是火气燔目，故见风则泣下也。"指出流泪因风邪外袭，内有郁热，风水相搏所致。《诸病源候论·目病诸候·目风泪出候》谓："目为肝之外候，若被风邪伤肝，肝气不足，故令目泪出。"《诸病源候论·目泪出不止候》又谓："若脏气不足，则不能收制其液，故目自然泪出。"认为流泪的病因除风邪侵袭外，还有因脏腑不足、不能固摄的虚证。

根据流泪症的发病特点和发病程度的不同，《证治准绳》《审视瑶函》《眼科金镜》等分别论述了其病因病机。迎风冷泪症，"乃水木之家，水液不足，阴邪之患"；迎风热泪症，"乃肝胆肾水木之精液不足，故因虚窍不密，而风邪引出其泪，水中有隐伏之水发，故泪流而热"；无时冷泪症，"非比迎风冷泪，因窍引邪病尚轻者。盖精液伤耗，肝胆气弱膏涩，肾水不足，幽隐之病已甚""精血衰败之人，性阴毒及悲伤哭泣久郁者，又如产后悲泣太过者，每多此疾"；无时热泪症，"盖肝胆肾水耗而阴精亏涩，及劳心竭意，过虑深思，动其火而伤其汁也。故血虚膏液不足之，人哭泣太伤者，每每患此"。结合临床归纳如下。

（一）肝血不足，外感风邪

"肝开窍于目"肝的经脉上连于目系，肝所受藏的精微物质，源源不断地通过直连目系为主的经脉输送至眼，滋养眼部，目因气顺血足而视物精明；"目为肝之外候"，肝的病理变化较多地可以从眼部表现出来，根据眼部所表现出来的症状，也可测知肝脏的内在变化。流泪一般多由肝血不足不能上荣于目，目窍空虚，因虚引邪，风邪乘虚而入。"风为阳邪，其性开泄，易袭阳位"，"伤于风者，上先受之"风邪致病，常侵袭人体上部（头面），眼处于其上，首当其冲，风易与其他邪气结合犯眼，热邪、寒邪、最为多见。症见：患眼无红赤肿痛，流泪，迎风更甚，隐涩不适，头晕目眩，面色少华，心悸失眠，妇女可见经少、经闭、周期延迟等月经失调，舌淡苔薄，脉细。

（二）气血不足，收摄失司

"气为血之帅，血为气之母"，气血不足，收摄失职，是指由于各种原因所致的气与血皆过少，不足以推动、营养脏腑组织，使脏腑组织功能失调，泪液失固。气对津液、血液等液态物质具有防止其异常流失的功能。真气充足，固摄有力，可使血液循脉而行，防止其溢出脉外，目内所含泪液，亦不致外溢。《灵枢·口问》说："目者，宗脉之所聚也，上液之道也。"因年老体衰，气血亏乏；或久病失养，烦劳过度，耗气伤血；或饮食失调，水谷精微不能化生，均可致脏腑虚弱，气血不足。症见：无时泪下，泪液清冷稀薄，不耐久视；面色无华，神疲乏力，心悸健忘；舌淡，苔薄，脉细弱。

（三）肝肾两虚，约束无权

肾主水液，肾具有主持全身水液代谢，调节体内水液代谢平衡的作用，泪液包括其中。《内经》认为五液所化肝为泪，五液所主肝主泣。肝与肾之间有密切的关系，有"肝肾同源"或"乙癸同源"之称，肝主藏血而肾主藏精，肝主疏泄肾主封藏，肝为水之子而肾为木之母，肝肾之间的关系，主要表现在精血同源、藏泄互用以及阴阳互滋互制等方面。肝肾两虚，不能约束其液，症见：眼泪常流，拭之又生，或泪液清冷稀薄；兼头昏耳鸣，腰膝酸软；脉细弱。

【临床表现】

（一）自觉症状

患眼无红赤肿痛，轻者迎风流泪，遇风则泪出，无风则泪止，冬季、初春寒风刺激时流泪加重；重者无时流泪，不论有风无风，泪水长流。

（二）眼部检查

泪液不时溢出，内眦下方皮肤潮湿；或见泪小点外翻，按压睛明穴下方无黏液等溢出。

（三）实验室及特殊检查

1. 染料试验 将2%荧光素钠溶液滴入患眼结膜囊内，稍后用一湿棉签擦下鼻道，观察棉签是否带有荧光素钠颜色，若有说明泪道尚通畅，否则为不通。

2. 泪道冲洗 通畅，或通而不畅，或不通，但均无黏液或脓液从泪小点溢出。

3. X线碘油造影 可准确显示泪道阻塞部位。

【诊断依据】

1. 泪液清晰，轻者时作时止，重者时时频流，入冬或遇风增剧。
2. 目无赤痛翳膜。
3. 冲洗泪窍不畅或不通，但无黏液外溢，泪道碘油造影能明确阻塞部位。

【鉴别诊断】

1. 本病应与漏睛进行鉴别 漏睛漏液黏稠或为脓汁，大眦头常湿，睛明穴下微隆起，触之绵软，按压时黏液或脓汁自泪窍溢出，冲洗泪窍时泪窍不通，可见黏液或脓汁自泪窍溢出；流泪症泪液清晰，泪窍处皮肤如常，按压睛明穴下方无黏液溢出，冲洗泪窍，泪窍可通畅或不通，无黏液溢出。

2. 本病应与泪小管炎相鉴别 泪小管炎为泪小管的慢性炎症，主要表现为泪溢，内眦部睑缘及结膜充血，泪点鼓起，压迫泪小管时，常有分泌物自泪小点溢出。而本病压迫泪小管，无分泌物的流出。

【辨治思路】

（一）辨证思路

1. 肝血不足，外感风邪 本证以迎风流泪，头晕目眩，面色少华，舌淡脉细为诊断要点。各种原因致肝血不足，则血不能上荣于目，目窍空虚，可出现两目昏花，易疲劳，或干涩不舒，或夜盲等。另外，血虚不能推动血液上荣，则面、唇、舌俱淡白；不能充养脑髓，脑髓失养则头晕眼花；肝血虚致心血不足，则心神不宁则心悸失眠；肝在体合筋，肝血不足则不能营养筋肉，故爪甲淡白，手足发麻；肝血虚致冲任脉不盈，故月经失调；肝血虚不能充脉则脉细弱。肝血不足，更可因虚引邪，风邪乘虚而入，临床多见风邪夹杂热、寒致病因素。若兼夹热邪，则见热泪常流，迎风更甚，眼部红肿赤痛的症状明显，甚者可见眼眵色黄黏稠而量多；若兼夹寒邪，则见冷泪常流，迎风更甚，眼部红肿不显，眼眵几无。因寒邪收引，犯眼后可致眼部气血凝滞，血脉暗紫，故疼痛明显，又因寒邪易犯足太阳膀胱经，故多伴有眉头痛。

2. 气血不足，收摄失司 本证以冷泪频流，泪水清稀，舌淡，脉弱无力为诊断要点。两眦称血轮，属心与小肠。眦部病变，大多与心及小肠有关。心气平和，心血旺盛，血液在血脉内循环不已，营养各脏腑组织，进行正常的新陈代谢，则眦部血脉亦显红活而有光彩。眦部与胞睑相连续，胞睑称肉轮，属脾胃，故眦部疾病与脾胃亦有关。脾气主升，升发的脾气保证了精气血源源不断地上输于目，使目得血而能视。总之，气血不足而致的流泪症，多责之于心脾。脾功能失司，则气不足；心功能失司，则血不足。心脾虚弱，气血不足，不能收摄其液，故流泪频频，泪液清冷稀薄。

气血不足，不能上荣，则面色无华。气血不足，不能濡养全身筋脉，故神疲乏力，舌淡，脉细弱无力。

3. 肝肾两虚，约束无权 本证以年老体虚，眼泪常流，泪液清冷稀薄，头昏耳鸣，腰膝酸软，舌质淡，少苔或无苔为诊断要点。目为肝之外候，肝木与肾水，母子相合，则目受其荫，故而放明。若母子不合，则无论子盗母气或母令子虚，皆能使肝肾之气不足，精气无以上荣，目失所养，眼病随之而起。本证主要在于肝肾两虚，约束无权，则可见泪液常流，不能自制，而肝肾同源，精为肾之液，泪为肝之液，病情迁延，久不痊愈，精液越发亏损，肝肾两虚越发严重，二者互为因果，相互影响，恶性循环，病情越来越重。此证多见于流泪症后期，多由年老体弱，肝肾两虚，不能约束其液而致流泪频频，泪液清冷稀薄，肝藏血，肾藏精，肝肾两虚，精血不足，不能上荣，故头昏耳鸣。腰为肾之府，肾又主骨，肝肾两虚，则骨骼失养，腰膝酸软，舌质淡，少苔或无苔。

（二）症状识辨

泪液常流是流泪症主要的表现，因脏气不足、脏器虚损，属肝血不足证者，易感风邪，正如《黄帝内经·素问》云："正气存内，邪不可干；邪之所凑，其气必虚。"此时风邪乘虚而入，兼夹热邪者，可见热泪常流；兼夹寒邪者，可见冷泪常流；兼夹湿邪者，可见泪液黏着。均伴有迎风加重。属气血不足，收摄失司或肝肾两虚，约束无权者，流泪症状更甚，表现为泪液清冷稀薄，终日不息，无论有风无风均是如此；肝经蕴热，复感风邪者乃肝经本有蕴热，风邪外袭，侵扰目系，内外合邪，且以热邪、风邪为主，故泪液常流主要表现为热泪，且迎风更甚，两目赤涩。

（三）治疗思路

1. 治法与处方原则 本病主症为流泪，辨证时应根据患者流泪时的冷、热感觉，流泪的频率及诱因，经常性流泪，时作时止及寒冷气候时流泪是否加剧，泪窍是否通畅，有无狭窄或阻塞等情况，首先分为冷泪和热泪两种，再辨证治疗。冷泪多虚证，迎风冷泪与无时冷泪局部表现仅程度上的不同，而病机方面，迎风冷泪多为窍虚招邪，属轻症，常因肝血不足，泪窍不密而风邪乘虚而入所致；无时冷泪者多脏腑自虚，常因肝肾两虚，约束无权或肺气虚弱卫气不固而冷泪频流。正如《审视瑶函·迎风冷泪》中提出二者的不同，云："此为虚窍，因邪引之患，若无时冷泪则内虚，胆肾自伤之患也。"故治疗上，迎风冷泪者以养血祛风为主；无时冷泪者，宜补虚为主；并可配合针灸。若排泪窍已经阻塞者，可进行手术治疗。热泪为外障眼病的症状之一，其症多虚实夹杂，常因肝经蕴热，复感风邪，内外邪，风火相搏而表现迎风热泪，或因肝肾阴虚，虚火上炎而表现为无时热泪。

2. 用药方式 本病致病原因复杂，临床上必须详审脉症，分别原因，辨清寒热虚实，方可对证施治。若用药不当，势必不能达到预期效果，严重者延误治病时期，变生它病。若病属脏腑虚衰，则以补益为主；属风邪上犯，则加祛风散邪药；属热性病证，则宜以清热药为主。又因其病位在上，故处方用药时，应适当加轻浮上行之药，使药物作用充分发挥。

（1）肝血不足，外感风邪：流泪症属肝血不足，外感风邪者，应补益肝血，祛风散邪。气属于阳，血属于阴，气和血在功能上存在着差别，但气和血之间又存在着不可分割的关系。气能生血、气能行血、气能摄血，血为气之母。故应予以补益肝血之药配合少量补气药，加祛风散邪药，用熟地黄、枸杞子、桑椹、白芍、何首乌、当归、阿胶、红枣、黄芪、党参。方中熟地黄、枸杞子、桑椹、白芍、何首乌可补养肝肾、益精明目；当归、白芍养血明目；黄芪、党参行气以助补血；风热者加用桑叶、菊花、薄荷、柴胡、葛根等辛凉解表；风寒者加用荆芥、防风、羌活、白芷、细辛等祛风散寒；风湿者加用独活、桑枝、五加皮、秦艽、威灵仙等祛风除湿。

（2）气血不足，收摄失司：患者年老体虚或久病不愈，耗伤气血，脏腑虚弱，则不能收摄其泪液。气血不足，责之心脾，心气不足，鼓动无力，心血不足，脉道不充。脾虚不运，生化乏源。皆使气血津液不能上达眼部，眼部缺失濡养。故应予以补气养血，健脾和胃之药，药用人参、当归、白芍、熟地黄、白术、茯苓、甘草。方中人参和熟地黄益气养血；当归、白芍养血和营；茯苓、白术健脾益气；加用防风、白芷、菊花祛风止泪。

（3）肝肾两虚，约束无权：肝在液为泪，肾主五脏，肝肾同源，若肝肾不足，泪失约束，则冷泪常流。头晕耳鸣，腰膝酸软，舌质淡红，苔薄白，脉细属肝肾不足之候。此时须投以滋补肝肾之品：熟地黄具有滋肾水，益真阴，生精脉，利耳目，乌须发之功效；《本草正》云："阴虚而神散者，非熟地之守，不足以聚之；阴虚而火升者，是熟地之重，不足以降之虚而躁动者，非熟地之静，不足以镇之；阴虚而刚急者，非熟地之甘，不足以缓之。"药用枸杞子、桑椹子、蒺藜子、覆盆子、女贞子、菟丝子、茯苓、山药、甘草。方中枸杞子、桑椹子、蒺藜子、覆盆子、女贞子补益肝肾、益精明目；菟丝子补而不峻，益阴固阳；加用补益健脾之品，可用茯苓、山药、甘草等药；加用疏风止泪的药物，常用刺蒺藜、防风、白芷、蝉蜕等药物。

【治疗】

冷泪多虚证，治宜补虚为主，兼散风邪；热泪虚实夹杂，治宜攻补兼施；若系泪窍狭窄或阻塞，当配合手术治疗。

（一）辨证论治

1. 血虚夹风证

证候：流泪，迎风更甚，隐涩不适，患眼无红赤肿痛；兼头晕目眩，面色少华；

舌淡苔薄，脉细。

治法：补养肝血，祛风散邪。

方药：止泪补肝散加减。当归、熟地黄、白芍、川芎、白蒺藜、防风、木贼草、夏枯草。

加减：风邪偏甚者，加羌活、白芷以增祛风散邪之力；若目痒干涩，胞睑跳动者，宜去夏枯草，酌加僵蚕、天麻、钩藤以平息内风。

2. 气血不足证

证候：无时泪下，泪液清冷稀薄，不耐久视；面色无华，神疲乏力，心悸健忘；舌淡，苔薄，脉细弱。

治法：益气养血，收摄止泪。

方药：八珍汤加减。党参、白术、白芍、当归、熟地黄、茯苓、川芎、炙甘草。

加减：如迎风泪多者，加防风、白芷、菊花以祛风止泪；若遇寒泪多，畏寒肢冷者，酌加细辛、桂枝、巴戟天以温阳散寒摄泪。

3. 肝肾两虚证

证候：眼泪常流，拭之又生，或泪液清冷稀薄；兼头昏耳鸣，腰膝酸软；脉细弱。

治法：补益肝肾，固摄止泪。

方药：左归饮加减。熟地黄、山茱萸、枸杞子、山药、茯苓、甘草。

加减：若流泪较甚者，加五味子、防风以收敛祛风止泪；若感泪液清冷者，加巴戟天、肉苁蓉、桑螵蛸，以加强温补肾阳之力而助固摄止泪之功。

（二）中成药

1. 石斛夜光丸　具有益气补血、清肝明目的作用。适用于气血不足证。每次6g，每日3次，温水送服。

2. 六味地黄丸　具有滋阴补肾作用。适用于流泪症属肝肾阴虚，虚火上炎证。每次服8丸，每日3次，温水送服。

3. 杞菊地黄丸　具有滋阴养肝明目作用。适用于流泪症属肝肾两虚，约束无权证。每次服8~10丸，每日3次，温水送服。

（三）单方验方

1. 当归10g，苍术9g，白芍9g，白术10g，川独活9g，茯苓12g，枸杞子12g，川芎9g，菊花12g，覆盆子10g，肉桂6g，细辛6g。每日一剂，一剂两煎，早晚各一次。本方适用于肝血不足，迎风流泪。

2. 当归12g，川芎6g，黄肉10g，巴戟天10g，茯苓12g，石斛10g，防风9g，细辛6g，川姜9g，枸杞子10g，甘草3g。每日一剂，一剂两煎，早晚各一次。本方适用于肝肾两虚，真阴不足，冷泪无时常流。

（四）外治疗法

1. 迎风冷泪或冷泪常流，用桑叶 15g、菊花 9g、玄明粉 30g、枯矾 15g、青盐 3g，加水 1000mL，煎 15 分钟，先熏后洗，每日 2 次；迎风热泪，双眼干涩不适，用桑叶 15g、菊花 9g、玄明粉 30g、青皮 9g，加水 1000mL，煎 15 分钟，先熏后洗。

2. 八宝眼药、红眼膏或止泪散点眼，点于眼角，每日 2~3 次，注意孕妇慎用。

3. 揉睛明、攒竹各 100 次，按合谷、足三里，每日 2 次。

（五）针灸治疗

1. 主穴睛明、鱼腰、攒竹、风池；配穴肝俞、太冲、合谷、光明。

2. 主穴迎香、风池、大椎、丝竹空；配穴脾俞、肾俞、合谷。

3. 主穴迎香、四白、睛明、鱼腰；配穴百会、太阳、阳白。

方法：各组主穴穴位轮流交替使用，配穴则左右侧交替使用。每天 1 次，平补平泻，留针 20~30 分钟，可连续针刺 1~3 个月。

（六）药膳疗法

1. 木耳（烧存性）30g，木贼草 30g 为末。每服 6g，以清米泔服，每日 2 次。

2. 石榴皮 3g。煎汤服，每日 2 次。

3. 木贼草 9g，羊肝 30g。水煎服，每日 2 次。肝蘸酱油食。

4. 乌梅 9g，五味子 6g。水煎服，每日 2 次。

5. 枸杞子 10g，桑椹子 10g，大枣 10 枚。水煎服，每日 2 次。

6. 天仙子 3g，生甘草 6g。水煎服，每日 2 次。

（七）西医治疗

1. 药物炎症早期 估计阻塞是由黏膜肿胀所引起，则可先试用抗生素和肾上腺素溶液进行冲洗。若泪道已有器质性梗阻时，药物治疗往往无效，而必须采取相应的手术治疗方法。

2. 手术 若排泪窍道高度狭窄或阻塞者，可先行泪道深插术。注意不可造成假道。仍不通者，可根据具体情况，考虑手术治疗，如泪道扩张术、泪小管吻合术和泪囊鼻腔吻合术等。

（1）泪小点扩张术：单纯的泪小点狭窄或不全闭塞者，可应用。

（2）泪小管切开术：泪小点完全阻塞而泪小管仍保持通畅者，可行泪小管切开术。

（3）泪囊结膜囊直接吻合术：应用于泪小管完全粘连不适宜做探痛，且估计切开或泪小管成形也无法奏效者。

【预后转归】

本病一般预后良好，泪道未完全阻塞的流泪症，药物及针灸治疗效果均佳。若泪道已完全闭阻，针药均难奏效，正确选用适当的手术，一般可治愈。极少数因泪窍阻塞而失治或误治者可形成漏睛或漏睛疮等变证。系统论述该疾病的预后和转归，以及影响预后转归的因素。

【预防调护】

1. 户外工作者应配戴防护镜，减少风沙刺激，避免外伤。
2. 老年人、久病体弱、妊娠或产后体虚者应注意调摄，勿过用目力，伤气耗血。
3. 注意眼部卫生，彻底治疗沙眼及鼻部疾患，积极防止椒疮。

【名医经验】

（一）张皆春论治流泪症

1. 学术思想 张老也认为流泪症的主要病机以肝血不足、肝肾两虚为主，但结合流泪症以泪液不循泪道而出的特点，认为常伴滞，治疗时应注意化瘀通络，才能取得更好的效果，本病亦不乏实证，若内有瘀血停饮，复感风热外邪者，则应活血利水为主，辅以疏风清热而取效。

2. 典型病例 张某，男，56岁。初诊（2009 - 11 - 25）：患者1年前出现双眼流泪，迎风加重。双眼白内障术后1年余，发现糖尿病2年余。就诊时症见：双眼流泪，迎风加重，视物模糊，纳眠可，大便秘结5~6日一行，舌质紫红中有裂纹，苔黄白，脉弦。眼科检查双眼视力 0.1^{+1}，双眼结膜不充血，右大眦部有少量泪液，挤压泪囊无回流，双眼泪道冲洗通畅。诊断为"双眼流泪症"（西医：双眼溢泪），证属肝肾阴虚、血行瘀滞，治以滋养肝肾、化瘀通络。处方：菊花（后下）15g，防风15g，蝉蜕15g，枸杞15g，山茱萸15g，决明子15g，女贞子15g，墨旱莲30g，天花粉20g，葛根30g，丹参20g，丝瓜络15g，怀牛膝15g，枳壳10g，昆布15g。5剂，1.5日1剂。方中菊花、防风、蝉蜕祛风止泪、明目退翳；枸杞子、山茱萸、女贞子、墨旱莲、怀牛膝补益肝肾、养肝明目；天花粉清热生津；昆布、决明子软坚散结、润肠通便；枳壳、丹参、丝瓜络行气活血化瘀通络；葛根升发清阳、引药上达清窍。

二诊（2009 - 12 - 02）：视力明显进步，流泪减轻，大便已通，纳眠可，舌脉同初诊。右眼视力 0.7^{-3}，左眼视力 0.8^{-4}。其余检查同前。辨证仍属肝肾阴虚、血行瘀滞，治以滋养肝肾、化瘀通络。上方增加枸杞子为20g、女贞子为20g、丹参为30g、决明子为20g，增强滋养肝肾、化瘀通络、清肝明目力量。处方：菊花（后下）15g，防风 15g，蝉蜕 15g，枸杞子 20，山茱萸 15g，决明子 20g，女贞子 20g，墨旱莲 30g，天花粉 20g，葛根 30g，丹参 30g，丝瓜络 15g，怀牛膝 15g，枳壳 10g，昆布 15g。5剂，每日 1 剂。

三诊（2009 - 12 - 06）：视力明显提高，流泪进一步减轻，全身无不适，舌脉同前。右眼视力 0.7^{+3}，左眼视力 1.0，其余检查同前。辨证仍属肝肾阴虚、血行瘀滞，治以滋养肝肾、化瘀通络。方中枸杞子、山茱萸、女贞子、墨旱莲、怀牛膝滋养肝肾；丹参、丝瓜络、枳壳化瘀通络；菊花、蔓荆子、白芷、蝉蜕祛风止泪；昆布、决明子软坚散结、润肠通便；葛根升发清阳、引药上达清窍。处方：枸杞子 20g，山茱萸 15g，女贞子 20g，墨旱莲 30g，怀牛膝 15g，丹参 30g，丝瓜络 15g，枳壳 10g，菊花（后下）15g，蔓荆子 10g，白芷 10g，蝉蜕 15g，昆布 15g，决明子 20g，葛根 30g。10 剂，每日 1 剂。

四诊（2009 - 12 - 28）：双眼视力明显进步，流泪已不明显，大便 3～4 日一行，余无不适，舌脉同前。右眼视力 1.0^{-4}，左眼视力 1.5^{-3}，余检查同前。上方去山茱萸，加生地黄 15g 养阴生津、增液行舟，以助大便通行。处方：枸杞子 20g，女贞子 20g，墨旱莲 30g，怀牛膝 15g，丹参 30g，丝瓜络 15g，枳壳 10g，菊花（后下）15g，蔓荆子 15g，白芷 15g，蝉蜕 15g，昆布 15g，决明子 20g，葛根 30g。7 剂，1.5 日一剂。

（二）庞赞襄论治流泪症

1. 学术思想　庞师认为冷泪多为虚证，故迎风流泪与无时冷泪的局部表现仅程度上的不同，前者为泪窍虚而招风邪侵袭，后者为脏腑虚弱，多属肝肾气血亏损，均为衰老的表现。治宜滋养肝肾，大养肝阴，固摄肾气，酌情加用祛风止泪药物，配合针刺治疗。

2. 典型病例　张某，男，65 岁，退休工人，于 1987 年 11 月 8 日初诊。主诉：双眼遇风后流泪，尤其冬季为甚已 4 年。检查双眼远视力 0.6，裂隙灯检查见晶状体轻度混浊。双眼泪道通畅，其余未见异常。舌质红苔白，脉沉弦。诊断：双眼迎风流泪，圆翳内障（双眼迎风流泪，老年性白内障）。方药：滋阴止泪汤加减（《中医眼科临床实践》），熟地黄 10g，山药 10g，枸杞子 10g，女贞子 10g，地骨皮 10g，盐知母 10g，霜桑叶 10g，五味子 3g，甘草 3g，水煎服，每日 1 剂。前方服至 1987 年 11月 15 日，服药后迎风流泪明显减轻，但有时胃部不适，前方加陈皮 10g、山楂 10g、五味子 3g、甘草 3g，水煎服，每日 1 剂。

【文献选录】

《诸病源候论·目病诸候》曰："目为肝之外候，若被风邪伤肝，肝气不足，故令目泪出。"

《儒门事亲·风冲泣下》曰："夫风冲泣下者，俗呼风冷泪者是也。"

《证治准绳·杂病·七窍门》曰："迎风冷泪症，不论何时何风，见则冷泪交流，若赤烂障翳者非也，乃水木二家血液不足，阴邪之患与热泪带火者不同，久而失治则有内障视渺等阴证生焉，与无时冷泪又不同，此为窍虚因邪引邪之患，无时冷泪则为内虚，胆肾自身之患也""迎风热泪症，不论何时何风，见之则流热泪……乃肝胆肾水之精液不足，故因虚窍不密而风邪引出其泪，水中有隐伏之火，故泪流而热，久而不治及有触犯者则变为内障，如萤星满目等症也""无时冷泪为症目无赤无痛，苦无别病，只是时常流出冷泪，甚则视而昏渺也，非比迎风冷泪因窍引邪病尚轻者，盖精液伤耗，肝胆气弱，膏涩，肾水不足，幽隐之病已甚。"

《银海精微·冲风泪出》曰："久流冷泪，灸上迎香二穴，天府二穴，肝俞二穴，第九骨开各对寸""治肝虚迎风泪出不止，宜灸睛明二穴，系大眦头，风池二穴，临泣二穴。"

【现代研究】

张爱全通过针刺风池、睛明、大骨空（在大拇指背侧第 1 指间关节横纹中点）治疗 30 例溢泪症的患者，针刺治疗 20 次后，流泪及伴随症状全部消失为痊愈，计 9 例（30.0%）；流泪基本消失及伴随症状明显好转为显效，计 15 例（50.0%）；流泪症状好转及伴随症状减轻为有效，计 5 例（16.7%）；流泪症状与治疗前无明显变化，为无效，计 1 例（3.3%）。总有效率为 96.7%。

金德君等通过采用缩泉丸配合点按睛明穴治疗老年性迎风冷泪症 60 例，取乌药、益智仁、酒制山药各等份研细末，每次服 5g，或为水丸，每日 3 次口服；或各 10g 水煎服，每日 1 剂，患者随意取其一种方法服用。自我点按睛明穴，每次 20 分钟，晨起和睡前各 1 次。疗程 1 个月，治愈（症状消失，冲洗泪道通畅，随访 1 年无复发）48 例，随访 1 年无复发，好转（症状好转，仅遇风冷时流泪，次数及时间缩短，冲洗泪道狭窄）10 例，无效（症状无改善）2 例，总有效率 96.7%。一般 1 周左右诸症渐轻。

梁国荣等应用自拟"艾盐酒"治疗面神经麻痹性溢泪症。观察组以洗净的生铁镬，中等慢火把盐炒热，再放入五月艾，与盐一起再炒热至冒白烟，再洒喷烧酒，用布巾包裹药物，趁热（以耐受为宜，注意勿太热免烫伤皮肤）敷贴熨摩患部额、眼、颜面和口角等部位，每次约 20 分钟，直至药物不甚热，每日 3~4 次。药品可当天重复使用。治疗至治愈才停止。在病情好转稳定后。再辅以电针相关穴位或加红外线、超短波等理疗配合治疗。观察组 50 例患者，采用上法治疗；对照组 12 例患者，一般抗感染治疗，急性阶段短期应用泼尼松，并给予血管扩张药、维生素 B_1、维生素 B_{12}，再配以电针等理疗。两组患眼均给予润舒眼药水滴眼，每日 4 次，睡前涂四环素眼膏以预防继发暴露性角膜炎。结果，两组病例均治愈。观察组治疗时间最长27天，最短19天，平均22.74天；对照组治疗时间最长38天，最短28天，平均29.92天。两组比较差异有显著性（$P < 0.01$），观察组效果明显。未见发生眼的其他并发症。

李秀杰等认为流泪症主要的病机是肾精亏损，肺卫虚衰，无法固其津液，故卫出下焦，肾精亏损，肝血虚少，泪窍未密而发病。处方为菊花、枸杞子、川芎、丹参、苍术、五味子、黄柏、黄芩、决明子、熟地黄、当归、车前子等各10g，水煎服，每日1剂。中药治疗流泪症24例，在短时间即可明显起效，治疗组在第6天即有1例患者2只眼睛完全康复，且有23只眼睛流泪症状好转，而且在6天、12天总体的治疗效果均优于对照组。经1年的随访发现，治疗组患者该病复发率明显低于对照组。证明中药治疗远期疗效显著，在一定程度上体现了标本兼治的中医学理念。

章薇薇认为"泪为肝之液"，肝肾同源，年老肝肾亏虚，精血不足，肝不能约束其液，风邪外引而泪出。四物汤加味方中川芎、当归、白芍、熟地黄补养肝血、调气和营，黄芪、炙甘草补气摄泪，枸杞子补肝以养血，益精能明目，羌活、白芷升发阳气、祛风止泪，细辛"散太阳风寒客邪，止肝风目泪"，配僵蚕达祛风止泪之效。全方共奏补肝肾、益气血、祛风止泪功效。风池穴为手足少阳经与阳维之会，为祛风之要穴；肝俞、肾俞可以调补肝肾之气，具有滋肾水、养肝木之作用，睛明穴为太阳、阳明之会穴，可明目而止泪。所以四物汤加味配合针刺，能使肝肾气血得补，风邪自祛，溢泪即止。

金艳平等采用针刺睛明穴治疗冷泪症40例（69只眼）。取同侧睛明穴（双眼者两侧同取），进针5~8分深，轻度捻转，以出现酸麻胀为度。留针10~15分钟，每日或隔1日后再针。结果，治愈（无不时泪出和迎风泪出）17例（42.5%），好转（仍有泪出，但较前明显减少）19例（47.5%），无效（病情无明显好转）4例（10%）。总有效率为90%。

孙河等采用明目羊肝片治疗流泪症。按随机单盲法分观察组和对照组，观察组80例（150只眼）口服明目羊肝片，每日3次，每次5片，明目羊肝片主要成分为羊肝、夜明砂、蝉蜕等。连服4周为1个疗程，连用3个疗程。对照组78例（122只眼）口服杞菊地黄丸，每日3次，每次1丸，该药主要为枸杞子、菊花、生地黄、山药、山茱萸、牡丹皮、茯苓、泽泻。连服4周为1个疗程，连用3个疗程。结果，临床治愈（流泪消失，肝肾不足症状消失）51只，占34%；显效（流泪消失，肝肾不足症状减轻）71只，占47.7%；有效（迎风流泪、肝肾不足症状）减轻20只，占13.3%；无效（在室内也流泪，肝肾不足症状存在）8只，占5.3%。对照组临床治愈22只，占18.0%；显效38只，占31.1%；有效42只，占34.4%；无效28只，占22.9%，两组疗效比较（$P < 0.01$）。观察组的疗效明显优于对照组。

第二节　漏睛

漏睛是指以大眦部常有黏液或脓汁自泪窍外流为特征的外障眼病，乃眼科常见病症之一。成人或老年人最多，青年及儿童则较少，女性多于男性。有只一眼发病者，也有两眼俱病者，但以一眼发病为多。多为椒疮的合并症之一，并可演变为漏睛疮。本病病程缠绵，邪毒长期伏于内眦，脓汁不尽，若患病期间目珠外伤或行眼部手术，则邪毒可乘隙而入，而继发凝脂翳、黄液上冲等严重病症。因此对本病的治疗应高度重视，及时清除目珠隐患。

本病类似于西医学的慢性泪囊炎。西医学认为慢性泪囊炎的发病与沙眼、泪道外伤、鼻炎、鼻中隔偏曲、下鼻甲肥大等因素有关，各种原因导致鼻泪管阻塞而泪液潴留在泪囊，慢慢被泪囊黏膜吸收、浓缩，刺激泪囊黏膜分泌增多，日久，由于泪囊黏膜酶类的作用，利用微生物的繁殖，多发生细菌感染，导致泪囊黏膜的慢性炎症，泪囊及鼻泪管组织增生。常见致病菌有葡萄球菌、链球菌和肺炎双球菌等。

本病多见于中老年女性，特别是绝经期妇女，可能与女性鼻泪管骨部管道较男性为窄有关，多为单侧发病，左侧多于右侧。

【源流】

关于本病的病名，见于北宋王怀隐等人编著的《太平圣惠方·治眼脓漏诸方》，书中提到"脓漏"俗称"漏睛"。《诸病源候论·目病诸候》又称为"目脓漏"。《秘传眼科龙木论》名为"漏睛脓出外障"。《原机启微》根据其病机认识称为"热积必溃之病"。《证治准绳·杂病·七窍门》根据其发病的部位、致病的原因、漏处的状态、脓液的性质等分为"阳漏、阴漏、窍漏、大眦漏、小眦漏等"。《目经大成·卷之上》称其为"睛漏"。清代黄庭镜撰《目经大成》，称该病为"睛漏"。

【病因病机】

漏睛为火毒上扰目系，侵犯大眦头，致大眦头时流血水，胀而疼痛。许多中医古代文献中对本病的病因病机都有所阐述，对于漏睛的病因病机及辨证论治的描述，最早见于《诸病源候论·目病诸候》，在该书"目脓漏疾"中记载："目是肝之外候，上液之道，风热客于睑眦之间，热搏于血液，令眦内结聚，津液乘之不止，故成脓汁不尽。"首次提出风热客于睑眦之间，热搏于血液的病因病机。《世医得效方·眼科》云："因心气不宁，并风热停留在睑中，宜服白微丸。"认识到本病不仅是风热客于睑眦，而且与心有关，把局部病变与脏腑失调联系起来，采用白微丸治疗，至今仍广泛应用于临床。《原机启微》进一步强调本病为邪热久伏膀胱经所致，并称本病为"热积必溃之病"，以竹叶泻经汤为治疗的主要方剂。《审视瑶函》中谓："病在心部，火之实毒"。清代吴谦等编撰《医宗金鉴·眼科心法要诀》将本病的病因病机归纳为"风热攻冲，心火上炎"，仍采用《原机启微》竹叶泻经汤主治。清代黄庭镜撰《目经大成》，称该病为睛漏，对其病因病机、病位、临床表现、描述更加详细准确："此症非一时生得如是，乃游风客热停蓄脏腑，传于目系，未能发泄而致。且热，气也。风，亦气也。气以成形，则变为痰，为液，为脓汁，出于大眦上下睑头小孔之中。"结合临床归纳其病因病机如下。

（一）风热停留证

风为百病之长，善行而数变，头目最易受风邪侵犯。风为阳邪，亦能致眼红肿，但红而较淡，肿而不硬。火热为阳盛所生，火热同性，火乃热之极。金代张子和提出"目不因火则无病"，上七窍之中，目窍部位最高，火热之性炎上，故易从其空窍而发。热邪与风邪合而侵犯眼部浅表组织，故致风热停留证。《诸病源候论·目病诸候》曰："风热客于睑眦之间，热搏于血液，令眦内结聚，津液乘之不止，故脓液不尽"。今风热之邪伏于大眦，闭塞泪窍则无时泪下，泪液受灼，渐变稠浊，肉腐成脓。脓液粘睛则隐涩不舒；脓液积久则满，故睛明穴下方稍显隆起，风热停留但内热不盛，故大眦头皮色如常，按之不痛，惟脓液沁沁而出；风热外袭则见恶寒发热，头身疼痛，脉浮数等症。症见：初起自觉隐不舒，无时泪下，大头皮色如常或稍红，或见睛明穴下方稍显隆起，按之不痛，但见少量脓液或黏液自泪窍溢出；或见恶寒发热，头身疼痛。舌红，苔白，脉浮数。

（二）心脾湿热证

《素问·痿论》曰："心主身之血脉"。《素问·五脏生成》曰："诸脉者，皆属于目。"目与心主血脉息息相关。若心火旺盛，熏灼脉络，脉络阻塞，《审视瑶函》曰："心火太盛，百脉沸腾，血脉逆行，邪害空窍"；脾主运化，若脾失健运，不能升清降浊，水湿停滞日久生热。故李东垣《兰室秘藏》曰："五脏六腑之精气，皆禀受于脾土，而上贯于目，脾者诸阴之首也，目者血脉之宗也，故脾虚则五脏之精气皆失司，不能归明于目也。"今心有伏火，脾有湿热，流注经络，上攻睑眦，故大眦头微红；湿热浊邪闭塞泪窍，积聚成脓，满溢而出，故稠浊脓液自泪窍流出面浸渍睑眦，拭之又生。心火移于小肠，故小便黄赤，脾经湿热上蒸，故舌红、苔黄腻、脉滑。症见：大眦头微红潮湿，黏稠脓液常自泪窍溢出，浸渍睑眦，拭之又生；或见小便黄赤。舌苔黄腻，脉滑。

（三）正虚邪恋证

正虚邪恋是正气亏虚，余邪未尽，由于正气难复，致使疾病处于缠绵难愈的病理过程。多见于疾病后期，亦常由于多种疾病由于急性转化为慢性，或慢性病经久不愈，正气虚驱邪无力所致。疾病有两种方向转变，一是积极的治疗，增加正气，邪气渐散，疾病趋于好转，或痊愈；二是正气无力驱除余邪或病邪缠绵难祛而致正气难复，邪气留恋而转为迁延性或慢性病证，或留下后遗症。邪热伏于大眦，闭塞泪窍，灼泪熬液而成漏睛。缠绵不愈则耗伤正气，正气亏损，不能托毒外出。正虚邪恋，但热毒不盛，故大眦头不红不肿，按之不痛，惟清稀浊液自泪窍沁沁而出，绵绵不已，正气亏损，故头晕乏力、舌淡、苔薄、脉细弱。症见：漏睛日久，大眦头不红不肿，按之不痛，惟清稀浊液自泪窍沁沁而出，绵绵不已；或见头晕乏力。舌淡，苔薄，脉细弱。

【临床表现】

（一）自觉症状

患眼隐涩不舒，不时泪下，大眦头常湿，拭之又生。若分泌物过多，会导致患者视物模糊，局部发痒等刺激症状。

（二）眼部检查

医者用手挤压泪囊区可见黏液性或脓性分泌物从泪小点溢出。部分患者泪囊区皮肤出现浸渍、糜烂或粗糙增厚。若分泌物大量潴留，使泪囊扩张，可形成泪囊黏液囊肿。多数患者结膜充血，部分患者伴有泪囊炎性结膜炎，结膜炎以内眦为甚。泪道冲洗时冲洗液从上、下泪小点反流，并伴有黏液性分泌物随冲洗液反流。

（三）实验室及特殊检查

1. 血常规检查　白细胞总数多数为正常，部分患者中性粒细胞数偏高。

2. 影像学检查

（1）X线造影（radiography of the lacrimal passage）：用不透X线的造影剂如碱式硝酸铋、碘油等注入泪道，立刻X线照相即显示泪囊的形态、大小，注入造影剂前要排空泪囊，否则可能出现泪囊龛影，易误诊为结石、肿瘤等占位性病变。实时造影有助于诊断鼻泪管狭窄。

（2）CT扫描或者MR：如黏液囊肿型慢性泪囊炎，CT扫描显示泪囊区为一囊性占位病变，中低密度。

（3）核素泪道造影术（lacrimal seintillography）：在结膜囊内滴入放射性核标记液，用Y照相机摄像可动态观察泪液引流情况。利用计算机辅助的Y照相机进行定量核素造影，对泪道的生理和动力学进行研究，同时也可了解泪道的解剖结构，特别有助于泪道狭窄的诊断和鉴别诊断。

（4）泪囊B超：可以显示泪囊囊腔低回声或者多囊腔低回声改变。由于泪囊位置比较表浅，大部分结构位于 B 超图像的盲区，在泪囊表面加用水囊，可更清晰地观察泪囊结构。若边界分辨不清时，可用泪道探针辅助。

（5）其他检查：泪道内镜检查，直接观察泪囊壁有无改变、泪囊有无肿瘤、泪囊的大小等，有助于诊断和鉴别诊断。

【诊断依据】

1. 泪溢 内眦部常有黏液或脓液积聚。

2. 压迫泪囊部 可见有黏液或脓液自泪小点挤出。

3. 冲洗泪道不通 并有黏液或脓液反流。

4. 分型分为 3 种类型

（1）卡他性泪囊炎（catarrhal dacryocystitis）：表现为溢泪，与单纯泪道阻塞相似，伴有内眦性结膜充血和刺激症状，冲洗泪道有黏液分泌物回流，有时可为不完全阻塞，表现为泪道冲洗时通而不畅。

（2）慢性化脓性泪囊炎（chronic suppurative dacryocystitis）：按压泪囊区有脓性分泌物外溢是其特征。分泌物初为黏液性，以后变成脓性，脓液回流排入结膜囊，成为感染源。慢性泪囊炎多长期或始终保持慢性炎症状态，部分可急性反复发作，少数由急性泪囊炎演变而来。慢性泪囊炎的脓性分泌物排入结膜囊，引起结膜炎和湿疹性睑缘炎。

（3）黏液囊肿（mucocele）：表现为泪囊区的无痛性囊肿，泪小管和鼻泪管均阻塞或严重狭窄。若鼻泪管严重狭窄或囊肿与鼻窦有交通时，泪囊内分泌物可部分排出，表现为囊肿有体积变化。

【鉴别诊断】

1. 本病应与流泪症相鉴别 二者均表现为流泪，且眼均无明显赤肿疼痛。但流泪症之流泪迎风加重，泪水清晰，按压内眦部或冲洗泪道时无黏液或脓液流出，泪道冲洗通畅或者不通畅；而漏睛泪流黏浊，按压内眦部或冲洗泪道时有黏液或脓液自泪窍溢出，泪道冲洗不通畅。

2. 本病应与漏睛疮相鉴别 二者的发病部位虽同在泪窍，但漏睛疮起病时，睛明穴下方突发赤肿高起，灼热疼痛，继之破溃出脓，重者可致胞睑红肿，白睛红赤，头痛，身热等候。它可由漏睛演变面来，也可突然发生。

3. 黏液囊肿应与肿瘤、结核、梅毒等相鉴别 影像学检查（CT、MR）、手术探查和活体组织检查可鉴别。内眦部皮样囊肿和皮脂腺囊肿一般较表浅，且泪道通畅。筛窦或额窦囊肿位置多在内眦韧带上方，X 线、CT、MR 和鼻部检查可明确诊断。

4. 慢性化脓性泪囊炎应与泪小管炎相鉴别 二者均有流脓，但是后者脓性分泌物不多，且黏稠，泪小管可有红肿热痛等炎症表现，特别是往往泪道冲洗通畅，按压泪小管可有脓性分泌物和/或干酪样分泌物。

此外，《银海精微》所称的"漏眼脓血"是指"风热壅毒攻充于黑睛，黄仁生出毒疮。灌溉水轮控血，溃烂流脓。"实属风轮、水轮疾患，不属本病范围。《古今医统》所称"漏睛脓血"是指"目内生疮，脓血泛流"，亦非本症，应予以区别。《证治准绳·杂病·七窍门》将许多眼病以"漏"命名，如小眦漏、阴漏、阳漏，正漏、偏漏，但并不是漏睛。

【辨治思路】

（一）辨证思路

本病的主要由邪深久伏，毒邪积久必溃而致。病理因素多为邪，日久可因实致虚或虚实夹杂。辨证时根据病程长短、黏液或脓汁多少、稀稠等局部症状结合参考全身情况。治疗时分清轻重虚实。发病初期，脓汁量少稀薄者，多为风热停留泪窍，以祛风清热为主；邪热久伏出现眦部红赤，脓稠黏着量多者，多为心脾湿热上攻泪窍以清热利湿为主；病情缠绵，日久不愈，常有清晰脓液流出者，多为正虚邪恋，应扶正祛邪。

1. 风热停留证 本证在发病初期，脓汁量少稀薄为诊断要点，从解剖学特点来看，眼球为直接与外界接触的感觉器官之一，为了接受外界物体光线，其前面部分暴露于体表；为了保护眼球，眼的周围与前面还有一些附属器官。因此，暴露于外界的眼球及其附属器极易受六淫侵犯，风热之邪伏于大眦，泪液受灼，渐变稠浊，积久则满。故见泪囊部稍隆起。内热不甚，故大眦皮色如常，按之不痛。或见恶风发热，头身疼痛。故舌红，苔白，脉浮数。

2. 心脾湿热证 本病以邪热久伏出现内眦部红赤、脓液黏浊量多、尿赤、苔黄腻为辨证要点。心中伏火，循经上内眦；脾失健运，无力运化水湿，水湿内停，日久生热，湿热流注经络，上攻内眦，故出现内眦部红赤。心与小肠相表里，心火移于小肠，故尿赤，苔黄腻。

3. 正虚邪恋证 本病以漏睛日久，大眦头不红不肿，按之不痛，头晕乏力为辨证要点。病程日久，耗伤正气，无力托毒外出，热毒留恋于眦，故见眦头不红不肿，按之不痛。正气消耗日久，故出现头晕乏力，苔薄脉细弱。

（二）症状识辨

大眦部常有黏液脓汁：大眦部暴露于外界，易受风热之邪侵犯，风性主动，风为阳邪，风为百病之长，风邪与热邪相合犯目之大眦部，则可见脓汁量少稀薄；五轮学说中眦部属心，心有伏火，加之脾蕴湿热，心脾湿热壅滞大眦部泪窍，则脓汁黏浊量多；漏睛日久，耗伤正气，气血亏乏，无力托毒，较之初期风热之证，后期则脓汁更加稀薄，量更少，却淋漓不尽，病程迁延不易愈合。

（三）治疗思路

1. 治法与处方原则 本病的治疗，早期脓液清稀量少，多因风热停留泪窍，治宜疏风清热，祛瘀消滞。若脓液黏稠量多者，多因心脾湿热，治宜清心利湿、消滞排脓。后期因漏睛日久，正气耗伤，脓液清稀，沥沥不断，为正虚邪恋，治宜攻补兼施、扶正祛邪、化腐生肌。但本病多伴有泪窍阻塞，故治疗当配外治法，如点眼药、冲洗泪窍和泪窍探通、挂线、插管等手法治疗。该病病程较长，邪毒蕴伏，内眦脓液不尽，若有目珠外伤，或内眼手术，尤其黑睛破损时，则邪毒乘虚而入，可发生凝脂翳、黄液上冲等严重病症，故药物治疗效果不佳时应行手术治疗。

2. 用药方式 本病早期以解表为主，中期以清热祛湿为主，后期以补益为主。在治疗用药时，应注重攻伐以及补益相互配合使用，因眼位于人体上部，故应适当配伍轻浮上行之药，配伍得当，方可获效。

（1）风热停留证：《诸病源候论·目病诸候》中认为本病因"风热客于睑眦之间，热搏于血液，令眦内结聚，津液乘之不止，故成脓液不尽"所致。睑眦暴露于外，六淫皆易致病，其中以风热最为常见，而肺主皮毛，故内服用药主要在于驱除外邪，宣泻肺气，使其恢复治节功能。在治疗上有"治本病不外乎解表清里，解表不离清凉，清里莫失肺经，药常用薄荷、酒黄芩"之说。故用药以连翘、栀子、黄芩、大黄、甘草等清热解毒，泻火通腑，导热下行；以羌活、防风、薄荷、牛蒡子等疏风祛邪；并佐以赤芍、当归尾、川芎等凉血活血通络。

（2）心脾湿热证：大眦为心所主，肉轮为脾所主，今心有伏火，脾有湿热，流注经络，上攻胞眦，故大眦部微红；湿热闭塞泪窍，积聚成脓，满溢而出，故有黏液脓性分泌物自泪窍流出，浸渍睑眦，拭之又生；心火移于小肠，故小便黄赤，舌质红，苔黄腻；大肠有热，则大便秘结。可用黄连、栀子、黄芩、大黄等药清心降火，解毒消脓；决明子、羌活、柴胡、升麻等药疏风散热，退红消肿；赤芍凉血活血，行滞散结；泽泻、茯苓、车前子、竹叶利尿渗湿，导热下行；炙甘草和胃调中。

（3）正虚邪恋证：邪热久伏于大眦，闭塞泪窍，泪液受灼而成漏睛。病情迁延日久，缠绵不愈，则耗伤正气，不能托邪外出；热毒留恋不清，故大眦头不红不肿，而有清稀浊液自泪窍沁沁而出、绵绵不已；正气亏虚，故头晕乏力，舌质淡红，苔薄白，脉细弱。可用党参、白术、茯苓、甘草等补益气血而利生肌；当归、川芎、白芍、生黄芪等补益气血，托毒排脓；金银花、白芷、桔梗清热解毒，提脓生肌收口；皂角刺消肿排脓。补益气血与托毒消脓之药合用，使正气充则祛邪有力，余毒随即外泻，标本兼治，其效必速。

【治疗】

本病治疗必须分清轻重虚实，病初期，局部症状轻者，以祛风清热为主，局部症状重者，以清热利湿为主，病势缠绵日久，则应扶正祛毒，同时应重视外治，如用点眼剂，泪道冲洗等，日久不愈，考虑手术治疗，忌食辛辣炙煿食物，以防演变成漏睛疮，还要注意避免眼部外伤，以免邪毒乘机深入，导致其他严重眼病。

（一）辨证论治

1. 风热停留证

证候：初起自觉隐不舒，无时泪下，大头皮色如常或稍红，或见睛明穴下方稍显隆起，按之不痛，但见少量脓液或黏液自泪窍溢出；或见恶寒发热，头身疼痛；舌红，苔白，脉浮数。

治法：疏风清热，祛瘀消滞。

方药：白薇丸加味。防风、羌活、白蒺藜、白薇、蒲公英、石榴皮。

加减：若热毒偏盛者，可加金银花、连翘以加强清热解毒之力。若眦部稍有隆起，压之不痛，头昏眼花，腰膝酸软者，为肝肾不足之象，可加入菊花、枸杞子、补骨脂等滋养肝肾。

2. 心脾湿热证

证候：本证以大眦头微红潮湿，黏稠脓液常自泪窍溢出，浸渍睑眦，拭之又生；或见小便黄黄赤；舌红，苔黄腻，脉滑。

治法：清心利湿，消滞排脓。

方药：竹叶泻经汤加减。竹叶、黄连、大黄、栀子、黄芩、升麻、泽泻、车前子、茯苓、甘草、柴胡、决明子、羌活、赤芍。

加减：脓多黏稠者，去羌活，选加乳香、没药、天花粉、穿山甲以加强祛瘀消滞之力。

3. 正虚邪恋证

证候：漏睛日久，大眦头不红不肿，按之不痛，惟清稀浊液自泪窍沁沁而出，绵绵不已；或见头晕乏力；舌淡，苔薄，脉细弱。

治法：扶正祛邪，化腐生肌。

方药：托里消毒散加减。人参、黄芪、白术、茯苓、甘草、当归、芍药、金银花、桔梗、白芷、皂角、川芎。也可用治风黄芪汤（《秘传眼科龙木论》）加金银花、蒲公英、皂角刺。

加减：若兼口干咽燥，舌红少津，可加知母、沙参、麦冬养阴清热。

（二）中成药

防风通圣丸：功效为解表通里，清热解毒，适用于风热停留、心脾湿热之症。每次6g，每日2次，温水送服。

（三）单方验方

1. 五花丸（《审视瑶函》）　由金沸草60g，砂仁21g，川椒皮21g，甘草12g，白菊花、黄柏（酒制）、枸杞子各45g，巴戟天24g组成，共为细米，炼蜜为丸，如子大，每服20丸，空心或盐汤或温送下，适用于漏睛脓出，风热停目在胞中，结聚脓汁，和泪相杂，常流出如涎水。

2. 治眼脓漏不止方（《明目至宝》）　由黄芪、地骨皮、防风、大黄、黄芩、人参、远志、赤茯苓、漏芦各等份组成。水煎，食后服。适用于漏睛脓液清稀，沁沁而出不止。

3. 清热解毒托里透脓方（《中医眼科学简编》）　由黄芪12g，蒲公英12g，甘草6g，赤芍10g，贝母10g，天花粉10g组成，水煎服，每日1剂。适用于漏睛，脓液清稀量多。

（四）外治疗法

1. 局部用清热解毒类滴眼液，如熊胆滴眼液、鱼腥草滴眼液等。

2. 炉甘石（煅飞细）3g，海螵蛸1.5g，冰片少许，共研极细点泪窍处，忌食辛辣。

3. 龙脑（研）15g，马牙硝15g，绿豆粉3g。研极细末，用灯芯粘药点患处。每日点4~5次。

4. 枯矾、轻粉、血竭、乳香各等份，研极细腻粉末，对漏吹点，另用盐花、明矾少许，煎水洗患处，日1~2次。

5. 用1%双黄连溶液冲洗泪道，每日或隔日1次。

6. 按摩风池、大椎、合谷、外关各100次。

（五）针灸治疗

1. 主穴少泽、迎香、临泣、后溪、阳谷；配穴脾俞、肾俞、合谷。

2. 主穴睛明、迎香、风池、大椎、丝竹空；配穴肝俞、太冲、合谷、光明。

3. 主穴组迎香、四白、睛明、鱼腰；配穴百会、太阳、阳白。

方法：各组主穴穴位轮流交替使用，配穴则左右侧交替使用。每天1次，平补平泻，留针20~30分钟，可连续针刺1~3个月。

（六）药膳疗法

1. 山栀子 10g，车前子 30g，薏苡仁 30g。煮汤服，每日 2 次。
2. 枸杞叶 30g，鲜竹叶 10g。水煎，每日 2 次。
3. 车前草 30g，蒲公英 30g，陈皮 6g。水煎，每日 2 次。
4. 马兰头 30g，蒲公英 15g，西瓜皮 30g。水煎，每日 2 次。
5. 甘蔗一段，荸荠 10 只。加水煮服食。每日 2 次。
6. 天仙子 3g，生甘草 6g，红枣 8 个。水煎，每日 2 次。
7. 天花粉 10g，粳米 50g。天花粉水煎，去渣留汁与粳米煮成粥，加糖调匀服。

（七）西医治疗

1. 药物局部滴用各种抗生素滴眼液　如 0.25% 氯霉素滴眼液、0.4% 环丙沙星滴眼液等，每日 4~6 次。滴药前挤压排空泪囊内分泌物，药液才能被吸入泪囊；全身用磺胺或抗生素，经一段时间的治疗，脓性分泌物可以消失，但不能解除阻塞和潴留，只能作为手术前的准备。

2. 手术

（1）泪囊鼻腔吻合术（DCR）：该手术是经典的效果最好的手术方式，1904 年由 Toti 首先介绍。手术去除部分泪囊窝后壁，形成一个与中鼻道向交通的通道，然后切开泪囊并将泪囊前后唇分别于中鼻道黏膜吻合，使泪液从吻合口直接流入中鼻道，或者同时联合硅胶 U 型置管术。

（2）经鼻内镜鼻腔泪囊造口术：该手术与泪囊鼻腔吻合术相似，只是将内眦部的皮肤切口移到中鼻道，同样可达到消除溢泪、根治慢性泪囊炎的目的。

（3）高频泪道重建术或激光泪道重建术：与上述手术不同，此类手术是通过特制的高频泪道探针或光纤，经过泪小管、泪囊进入泪道，直接气化膜鼻泪管内的阻塞组织，恢复鼻泪管通畅状态，泪液通过重建的泪道仍然排到下鼻道，符合生理要求，特别是此类方法，对不适于手术的伴有小泪囊、萎缩性鼻炎、泪小管阻塞的泪道阻塞性疾病同样有效。还适用于治疗小儿或高龄囊炎患者。

（4）泪囊摘除术：高龄患者若无流泪，可考虑泪囊摘除术，若无特殊原因，可选择实施高频泪道重建术或激光泪道重建术为宜。

（5）泪道成形术联合硅胶 U 型置管术：尤其适用于老年人。

【预后转归】

本病绝大多数预后良好。但该病多数因泪窍阻塞所致，故单独服药或外用药物绝难根治，需配合外治之法，内外兼治方可痊愈。本病预后与发病时间长短、泪囊大小、有无鼻腔疾病有一定的关系。发病时间长，泪囊炎症重，泪总管甚至泪小管的管壁都有不同程度的炎性改变，小泪囊、鼻腔炎症等都是影响手术后效果、导致术后复发的主要原因。极个别病例因失治、误治或调护不当而演变成漏睛疮。

【预防调护】

1. 应及时治疗椒疮，可减少和防止本病发生。
2. 对有鼻部疾病者，应及时治疗，可防止本病发生。
3. 嘱患者点眼药前，先将黏液或脓液挤出，以便药达病所。
4. 勿食辛辣炙煿等刺激性食物。

【名医经验】

（一）李传课论治漏睛

1. 学术思想　李传课认为本病多为热邪日积月累，积聚蕴结，积久必溃，按压泪窍，则沁沁脓出，这是本病的主要病机。治疗以清热解毒为主，选用栀子、黄连、黄芩、金银花、蒲公英等清热解毒类，其中要注意清心火；病情急重者，用清热重剂，病情轻缓者，用清热轻剂。若大便秘结者，当用大黄通便泻火；若病情严重，即使大便不结，也可用一二剂大黄，轻泻大便，使邪热火毒从大便出。

2. 典型病例　张某，女，45岁，农民。2011年5月9日初诊。左眼内角流泪又流脓4个月余。查左眼内眦皮肤轻度粗糙肥厚，眦部结膜充血，指压泪囊处见泪液与黄白色脓液自泪窍溢出，泪道冲洗时见泪液与少量脓液反流。诊断为慢性泪囊炎及慢性结膜炎（左）。系心经积热，外受邪毒，热毒互结，蕴积泪囊，灼伤津液气血，蓄腐成脓所致。证属心经积热。治宜清心泻热解毒。用《原机启微》竹叶泻经汤加减：竹叶10g，黄连9g，栀子10g，蒲公英15g，金银花15g，连翘10g，升麻10g，赤芍10g，甘草3g。水煎服，每日1剂，服7剂。外用鱼腥草滴眼液滴眼，滴药前按压泪囊区将分泌物排尽，每日5次。嘱其饮食清淡，不食辛热等上火之物。二诊：病情缓解，泪脓减少，泪道冲洗未见黄色黏液，结膜充血也减轻。上方加苍术、茯苓各10g以燥湿运湿，服5剂。局部治疗同前。三诊：用上述方法治疗后，脓液已排尽，劝其鼻腔泪囊吻合术，以免复发。

（二）邹菊生论治漏睛

1. 学术思想　邹老认为本病病机为湿热之毒上熏眼大部，白睛属肺，眼眦属心，胞睑属脾，处方中金银花、连翘、蒲公英、半枝莲、鱼腥草、秦皮、重楼、芙蓉叶清热解毒，天花粉、白芷、皂角刺排脓，玄参、当归、生地黄、地龙、威灵仙、制香附入血分祛瘀消滞，黄芪、甘草、枸杞子、黄精扶正，以防反复感染。

2. 典型病例　罗某，女，57岁。2009年6月1日初诊。双眼内眦部间断有泪流出 1 年余，同时伴有发痒、发红，泪液稠厚，晨起有眵，内眦部时有黏脓溢出，平时常用抗生素眼药水，用药后眼症好转，但疲劳后症状加重，舌红苔薄黄腻，脉滑数。检查双眼泪道冲洗结果为冲洗泪道不通，双眼标准视力 0.8，眼睑潮红湿烂，内眦部明显，按压泪囊区有脓液自上、下泪小点流出，结膜充血，角膜透明，KP（－），Tyn（－），双眼瞳孔等大等圆，晶体轻度混浊，眼底动脉轻度硬化。中医辨证为漏睛，湿热之毒上熏眼部。西医诊断为双眼慢性泪囊炎、白内障。治宜清热解毒，化脓利湿。处方：当归 12g，玄参 12g，金银花 12g，连翘 12g，蒲公英 30g，天花粉 12g，白芷 6g，皂角刺 9g，半枝莲 15g，芙蓉叶 15g，蚤休 15g，地龙 12g，黄芪 12g，鱼腥草 15g，秦皮 9g。14 剂，水煎服，每日 2 次服用。二诊：2009 年 6 月 15 日。检查双眼标准视力 0.8，眼睑内眦微红，按压大眦头上、下泪小点脓液明显减少，结膜充血，角膜透明，KP（－），Tyn（－），双眼瞳孔等大等圆，晶体轻度混浊。继续予清热解毒为治。方药：生地黄 12g，当归 12g，玄参 12g，金银花 12g，蒲公英 30g，甘草 6g，天花粉 12g，白芷 6g，白花蛇舌草 15g，芙蓉叶 15g，蚤休 15g，半枝莲 15g，皂角刺 9g，黄芪 12g，鱼腥草 15g。14 剂，水煎服，每日 2 次服用。三诊：2009 年 7 月 8 日。检查双眼标准视力 0.8，眼睑内眦部泪小点位正，按压大头无脓液流出，结膜充血，角膜透明，KP（－），Tyn（－），晶体轻度混浊，眼底动脉轻度硬化。拟予清热解毒，益气活血为治，方药：夏枯草 12g，桑叶 12g，制香附 12g，天花粉 12g，白芷 6g，皂角刺 9g，半枝莲 15g，芙蓉叶 15g，蚤休 15g，蒲公英 30g，枸杞子 12g，黄精 12g，地龙 12g，威灵仙 12g。14 剂，水煎服，每日 2 次服用。经治疗双眼睑内眦部无脓液流出；嘱门诊随访。

【文献选录】

《太平圣惠方·治眼脓漏诸方》曰："夫目是肝之外候，上液之道，风热客于睑眦之间，热搏于血液，令眦内结聚，津液乘之上下，故成脓血，汁不尽谓脓漏，俗呼为漏睛是也。"

《世医得效方》曰："眦头结聚生疮，流出脓汁，或如涎水，粘睛上下，不痛仍无翳膜，此因心气不宁，并风热停留在睑中，宜服白微丸。"

《原机启微·热积必溃之病》："积者，重叠不解之貌。热为阳，阳平为常，阳淫为邪，常邪则行，邪行则病易见，易见则易治。……深邪则不行，不行则伏，因伏而又伏，目渐月聚，势不得不为积也。积已久，久积必溃，溃始病见，病见则难治。难治者，非不治也。为邪积久，此溃已深，何则，溃犹败也。知败者，庶可以救。其病隐涩不自在，稍觉眊矂，视物微昏，内眦穴开窍如针目，按之则沁沁脓出，有两目俱病者，有一目独病者。目属肝，内眦属膀胱，此盖一经积邪之所致也，故曰热积必溃之病，又曰漏睛眼是也，竹叶泻经汤主之。大便不硬者，减大黄为用，蜜剂解毒丸主之。不然，药误病久，终为枯害。"

《秘传眼科龙木论·漏睛脓出外障》曰："此眼初患之时，微有头旋昏闷，四肢如劳，五脏多积，风气壅毒，致令疮出于眼中，或流清涎，皆是脑无所作，虽然不痛，渐加昏暗，切宜补治，服治风黄芪汤即瘥。"

【现代研究】

娄增新等选取门诊慢性泪囊炎患者，随机分为两组，每组 138 例（138 只眼）。治疗组施行 KTP 激光治疗后，予口服中药煎剂；对照组单纯施行 KTP 激光治疗。结果：治疗组治愈 126 例，好转 9 例，无效 3 例，有效率 97.80%；对照组治愈 93 例，好转 11 例，无效 34 例，有效率 75.36%，两组有效率差异有统计学意义（$P < 0.05$）。认为中药组方联合 KTP 激光治疗慢性泪囊炎具有较好疗效，好于单纯 KTP 激光治疗，可作为一种常规治疗方案予以推广应用。

黄庆山应用丹参和川芎嗪注射液冲洗泪道治疗慢性泪囊炎。治疗组应用丹参和川芎嗪注射液各 10mL 冲洗泪道，每周冲洗 2~3 次，连续冲洗 2 周。泪道不通者，在冲洗 2 次后无脓性物时，谨慎做泪道探通，然后再行冲洗治疗。对照组用庆大霉素 16 万 U 和 0.25% 氯霉素眼药水 5mL 冲洗泪道治疗，每周冲洗 2~3 次，连续冲洗 2 周。同时，两组患者均用 0.25% 氯霉素眼药水滴眼。治疗组 46 例患者，对照组 42 例患者。结果：治疗组显效（自觉症状及局部炎症消退，冲洗泪道回流中无黏性分泌物，并 1 年内无复发）29 例（63.0%），有效（自觉症状及局部炎症明显减轻，冲洗泪道回流液中黏性物较治疗前明显减少，但 0.5 年以上可复发者）13 例（28.3%），无效（治疗前后自觉症状及炎症反应无改变，挤压有黏性物自泪点溢出）4 例（8.7%），总有效率 91.3%；对照组显效 20 例（47.6%），有效 10 例（23.8%），无效 12 例（28.6%），总有效率 71.4%。两组总有效率比较有显著性差异（$P < 0.05$），应用中药制剂冲洗疗效明显优于西药冲洗治疗。

王志勇等应用双黄连粉针剂内灌注治疗慢性泪囊炎。治疗组术前挤压排空泪囊，结膜囊内点 1% 丁卡因溶液 3 次，用灭菌生理盐水冲洗泪囊后以 1 号探针探通泪道，抽出深针，再以生理盐水冲洗泪道，冲洗畅通确认无假道时再以 3~4 号泪道探针扩张，保留 5~10 分钟后抽出探针，以注射用双黄连粉针剂 0.6g 溶于 2~3mL 无菌生理盐水中加地塞米松注射液 0.5mL（2.5mg）。注入泪囊内，每周 1 次，5 次为 1 个疗程，休息 2 周后进行第 2 个疗程。治疗组 56 例（60 只眼），采用上法治疗；对照组 30 例（33 只眼），泪道探通和生理盐水同治疗组，用庆大霉素 8 万 U 加地塞米松 0.5mL（2.5mg），方法及疗程同上。结果：治疗组治愈 44 只（73.3%），好转 11 只（18.3%），无效 5 只（8.3%），总有效率 91.6%；对照组治愈 24 只（72.7%），好转 6 只（18.2%），无效 3 只（9.61%），总有效率 90.0%。两组总有效率经统计学处理无显著性差异（$P > 0.05$）。治疗时间：治疗组治疗时间最长 85 天，最短 20 天，平均 43.2 天；对照组治疗时间最长 80 天，最短 25 天，平均 41.3 天，两组比较差异无显著性（$P > 0.05$）。半年后随访，治疗组60眼治愈（自觉症状消失，泪道冲洗畅通，无脓性或黏液脓性分泌物）40眼（66.7%），好转（自觉症状明显好转，泪道冲洗基本畅通，无脓性分泌物或有少量黏液脓分泌物）13眼（21.7%），无效（治疗前后无变化或加重）7眼（11.6%），总有效率88.4%；对照组33眼治愈17眼（51.5%），好转7眼（21.2%），无效9只眼（27.2%），总有效率71.7%，两组远期总有效率经统计学处理，有显著差异（$P < 0.05$）。

赵经梅等应用口服竹叶泻经糖浆联合泪道置线方法治疗40例（共49只眼）慢性泪囊炎的患者，结果：治疗后痊愈37只眼，无效12只眼。在无效的12只眼中，6只眼为取线后冲洗不通，6只眼为近期再阻塞。治愈率约为75%。

第三节　漏睛疮

漏睛疮是因热毒蕴结目大眦，临床以睛明穴下方突发赤肿硬痛高起，继之破溃出脓为特征的外障眼病。它可由漏睛演变而来，亦可突然发生，溃烂成疮，故名漏睛疮。局部成脓后，常破溃出脓，一般在疮溃后1~2周痊愈，亦有溃后疮口难收，脓汁常流而成瘘管，致病程迁延不愈，反复发作。

本病类似于西医的急性泪囊炎，多认为本病为慢性泪道阻塞，化脓性分泌物积存于泪囊，泪囊由于病菌繁殖、感染而发生急性化脓性炎症，或由于泪道黏膜的创伤性感染、鼻腔黏膜等邻近组织感染性病变蔓延而致。急性泪囊炎多由毒力较强的细菌如链球菌或肺炎双球菌等感染所致。严重时炎症可向周围组织扩散，形成泪囊周围组织的蜂窝织炎。

本病可发生于任何年龄，多见于40岁以上的中年妇女及少数婴儿。常为单眼发病，若及时治疗，预后良好。

【源流】

漏睛疮的病名，最早见于宋代《圣济总录》，其描述了漏睛疮的症状及外用点眼方法，该书曰："治漏睛疮，目大眦出脓汁有窍，以龙脑散点方"。明代王肯堂撰著的《证治准绳·杂病·七窍门》将本病溃后成漏者称为"大眦漏"，谓："此症大眦之间生一漏，时流血水而色紫晕。病在心部，火之实毒。"指出心火邪毒为本病病因。清代吴谦等人编著的《医宗金鉴·外科心法要诀》对本病的病因病机、临床表现、治疗及预后均做了详尽而完整的认识。明确了本病的病位是"目大眦"；基本病因病机是"肝热风湿病发于太阳膀胱经睛明穴"；临床表现为"初起如豆如枣，红肿疼痛，疮势虽小，根源甚深。溃破出黏白脓者顺；出青黑脓或如膏者险"。其症状描述和根据脓液情况进行的顺逆判定与临床实际颇为相符。在以上认识的基础上，该书提出了"初宜疏风清肝汤，溃后用黄灵药捻入疮口，兼贴万应膏"的内外治疗方法。

【病因病机】

金代窦汉卿撰著的《疮疡全书》首次对本病的病因病机做了论述，书中谓："夫漏睛疮者，肝脏毒气，小肠邪风，外攻肾端。灌于瞳仁，初生疼痛，渐成脓水"。《医宗金鉴·外科心法要诀》认为其病因病机是"由肝热风湿病发于太阳膀胱经睛明穴"。结合临床归纳如下：

（一）风热上攻证

头为诸阳之首，目为七窍之宗。风为阳邪，最易伤阳犯目。《素问·太阴阳明论》说："故犯贼风虚邪者，阳受之""故伤于风者，上先受之。"目窍在上，且暴露于外，故风邪最易侵犯。《审视瑶函》说："风兮风兮祸何多？未伤人身先损目。"验之临床，亦频相符，风确为眼科"百病之长"也，风邪性质活跃，易与其他邪气结合犯眼，出现错综复杂的证候，其中以风热最为多见。风邪客表，易引动内邪上攻于目，尤其是机体有内热者，感受风邪后，极易出现表邪未解，内热已盛的内外合邪之象；眼在人体部位较高，加之眼前部直接暴露，故易感六淫之邪，更包括易上炎的火热之邪，故眼部表现火的症状较多。各脏腑功能失调，也可以产生内火，尤其在外邪客眼的情况下，更易诱动内火上炎，内外合邪以致眼病。故古人有"目不因火不病"之说。患者体质素虚，风邪易夹火热之邪上犯目窍，风热搏结于内眦部，壅塞经脉，久则结疮溃脓。症见：患眼热泪频流，内眦部红肿疼痛，其下方隆起，可扪及肿核，疼痛拒按；头痛，或见恶寒发热；舌红苔薄黄，脉浮数。

（二）热毒炽盛证

毒为害人之物，常成损目之因，《素问·生气通天论》说："邪溢气壅，脉热肉腐，营气不行，必将成脓。"《灵枢·痈疽》说："寒气化为热，热胜则肉腐，肉腐则为脓。"《素问·至真要大论》认为"诸痛痒疮，皆属于心"。可见，多种邪气皆可化热为毒。寒邪郁积日久化热，热邪郁积日久，思虑过多郁久化热，过嗜辛辣炙煿等，则心脾热毒壅盛，可上攻目窍，气血凝滞，营卫不和，结聚成疮，热盛肉腐，成脓而溃。症见：患处红肿焮热，核硬拒按，疼痛难忍，热泪频流，甚而红肿漫及颜面胞睑；耳前或颌下有肿核及压痛，可兼头痛身热，心烦口渴，大便燥结，小便赤涩；舌质红，苔黄燥，脉洪数。

（三）正虚邪留证

本病初期未予以重视，或治不得法，失治误治，而使病程迁延，日久不愈，损伤气血，终致机体正气匮乏，脏腑虚弱，邪气留恋，蕴伏之热邪上扰泪窍。正气无力抗邪，病理反应不明显，故见患处微红微肿；正气虚弱难以托毒外出，故见病情时有反复，但不溃破，即使破溃，疮口亦难以收敛，脓液稀少不绝。症见：患处微红微肿，稍有压痛，时有反复，但不溃破；或溃后漏口难敛，脓液稀少不绝；可伴畏寒肢冷，面色苍白，神疲食少；舌淡苔薄，脉细弱。

【临床表现】

（一）自觉症状

突然发生泪囊部高度红肿，明显疼痛，甚至向四周放射。重者可伴恶寒、发热、头痛等全身症状。

（二）眼部检查

内眦睛明穴下方皮肤红肿灼热，肿核隆起渐大，疼痛拒按；重者红肿连及患侧鼻梁及颜面，甚至胞睑红肿难开，白睛红赤肿胀，甚者波及对侧眼眶；如脓成，疮已局限，以指扪之有波动感；若红肿消退，疮口未敛，脓液常从漏口流出。泪道冲洗时泪道不通。部分患者耳前及颌下可触及肿核，并有压痛。

（三）实验室及特殊检查

血常规检查可见白细胞总数及中性粒细胞比例增高。

【诊断依据】

1. 多有慢性泪囊炎病史。
2. 突然发病，泪囊区红肿热痛，可波及眼睑、鼻根部及面颊，甚至波及对侧眼眶。
3. 泪囊部明显压痛，压迫泪囊有脓液自泪点溢出。
4. 多伴有颌下或耳前淋巴结肿大，压痛。
5. 泪囊周围形成脓肿，破溃后炎症消退，形成瘘管。

【鉴别诊断】

1. 本病应与漏睛相鉴别　二者同属大眦泪窍病变，区别在于漏睛疮起病急骤，伴有明显的红肿热痛；而漏睛起病缓慢，局部没有明显的红肿热痛表现，漏睛疮可由漏睛演变而来。

2. 本病应与急性睑腺炎相鉴别　位于内眦部急性睑腺炎的临床表现与本病相似，但是睑腺炎压痛的部位主要在睑板上，常形成脓肿，排脓后愈合。冲洗泪道通畅，无脓液反流。

3. 本病应与急性筛窦炎和急性上额窦炎相鉴别　急性、筛窦炎、上额窦炎常累及内眦部泪囊区域，但是肿胀和压痛常居内眦韧带上方，且冲洗泪道通畅，有鼻塞、流脓涕、头痛等急性筛窦炎和急性上额窦炎的主要症状，鼻腔检查和副鼻窦 X 线照片更能明确诊断。

4. 本病应与皮脂腺囊肿继发感染相鉴别　继发感染前多有囊肿存在，泪道冲洗通畅。

【辨治思路】

（一）辨证思路

1. 风热上攻证　本证多见疾病初期，以局部红肿疼痛，恶寒发热为诊断要点。风邪相搏，客于泪窍，气血凝滞，络脉阻塞，故患处红肿疼痛、高起；泪窍闭塞，故而泪多；风热袭表，营卫不和，故见恶寒发热、苔薄黄、脉浮数。

2. 热毒炽盛证　本证多见疾病中期，以局部红肿焮热拒按，身热，大便燥结，伴有耳前或颌下有肿核及压痛为诊断要点。大眦属心，面颊胞睑属阳明，今心脾热毒上攻，故患处红肿疼痛；热毒蕴结，瘀塞脉络，气血不行，故坚硬拒按；邪毒走窜则耳前或颌下有核及压痛；阳明热盛，心火内扰，故身热心烦；热灼津液因而口渴思饮；大便秘结，小便赤涩，舌红苔黄，脉数有力，皆为热毒炽盛证。

3. 正虚邪留证　本证多见疾病的后期或年老体弱，以局部微红肿反复发作，或久病溃口难敛为诊断要点。热毒上攻，闭塞泪窍，气血凝滞，结聚生疮，久延不愈，损伤气血，邪毒留恋，则见微红微肿，稍有压痛；正虚不能托邪外出，则脓肿不破或溃后漏口难敛；气血两亏，不能充盈于脉而荣润肌肤，故见面色㿠白，神疲乏力，舌淡，苔薄白，脉弱无力。

（二）症状识辨

漏睛疮的赤肿疼痛均为突然出现，大眦附近、睛明穴下方突发赤肿高起状如枣核。本病初期多为实证，过食辛辣炙煿之品，或思虑过多，致心脾热毒壅盛，若外感风热之邪，则内外合邪，热毒更盛，此时红肿热痛明显，综上可知，漏睛疮之赤肿疼痛变现为突起，且症状体征较为明显。

（三）治疗思路

1. 治法与处方原则　在中医治疗方面，中医认为急性泪囊炎多为心脾热毒壅盛，上攻泪窍。若属外邪火毒者，当以清热散结，则邪毒渐除；若属心火内炽，灼津耗液者，当以苦寒凉心，则心火自息；若属心经虚火者，当滋阴降火，阴液足则虚火降。在治疗时还应注意调理饮食，忌食辛辣炙煿之物，以防助火上扬，另外应及时治疗溢泪症。

2. 用药方式 本病病因无外风、热、毒之邪，且病机复杂易变，在治疗用药时，应时刻注重调整，药味应灵活多变，配伍得当，加用质轻上行之品。初期以疏风散邪消肿、清热解毒为主，后期以补益托毒外出为主，在病变全程都要注意顾护人体正气；既要攻邪，又要扶助正气，才能得以康复。

（1）风热上攻证：风热之邪上攻目窍，热毒壅积眦部，故眦部红肿疼痛，下方隆起。头痛、恶寒发热，舌红苔薄黄，脉浮数皆为外感风邪之征。治宜以疏风、清热为主，常用的药物有金银花、蒲公英、连翘、黄芩、薄荷、荆芥、防风、白芷、蔓荆子、牛蒡子、桔梗、苦参、板蓝根、甘草。用金银花、蒲公英、连翘等祛风清热；配合桔梗载诸药上行；黄芩、苦参等祛风清热燥湿；荆芥、防风等祛风止痒；薄荷疏风清热，清利头目；甘草调和诸药。则风邪去、热邪清。

（2）热毒炽盛证：大眦属心，胞睑面颊属阳明；此证多由心脾蕴热，火毒上攻所致，故该处红肿热痛；热毒瘀塞络脉，气血不行，故肿核坚硬拒按；阳明热盛，心火内扰，故身热心烦，口渴思饮，大便秘结；舌质红，苔黄燥，脉洪数为热毒炽盛之象。治疗宜用泻火解毒之法，可用药物有黄连、黄芩、栀子、大黄、金银花、野菊花、紫背天葵子。黄连为大苦大寒之品，可清泻心火，兼泻中焦之火；黄芩可清上焦之火；黄柏可泻下焦之火；栀子可以清泻三焦之火，导热下行，引邪热从小便而出；四药合用，苦寒直折，三焦之火去而热毒解；加用大黄通便泻热。还可适当加用金银花、野菊花、蒲公英、紫花地丁、紫背天葵子等以增清热解毒、消肿散结之功，疗目赤肿痛，五味药物皆为疗疔毒疮疖之佳品，共消目肿赤痛。诸药适当配伍，则疗效快捷，目病得愈。

（3）正虚邪留证：热毒久留，闭塞泪窍，气血壅滞，结聚成疮，故患处红肿微疼，触之稍硬；久延不愈，损伤气血，邪毒留恋，正虚不能托毒外出，故局部稍有压痛，肿核久不溃破或溃后漏口不敛脓汁稀少，绵绵不绝；病情虚实错杂，用药应扶正与祛邪兼用，必须注意"扶正不留邪，祛邪而不伤正"。治疗应用益气养血，托利排毒之法，常用黄芪、当归、白芍、川芎、地黄、黄精、山药等益气养血之品，以辅助正气，托毒外出。黄芪、黄精、山药具有补脾益气，当归和血补血，地黄具有滋阴养血，川芎具有载气上行，以托毒外出。以金银花、白芷、桔梗等祛邪之品，以清热解毒，消肿排毒。佐以柴胡、升麻之品以升脾清阳，托毒外出。由于虚实互见，虚多邪少以补虚为主，虚多邪少应以清为主，力求药相符，事半功倍。

【治疗】

本病治疗，初起宜消宜散，应退赤消肿。脓已形成者，或托脓外出，或切开排脓。脓出久不收口，或病情反复，破口闭而复开者，应待病情稳定后，手术治疗。本病酿脓之时，切忌挤压，以免毒邪扩散，变生他证。

（一）辨证论治

1. 风热上攻证

证候：患眼热泪频流，内眦部红肿疼痛，其下方隆起，可扪及肿核，疼痛拒按；头痛，或见恶寒发热；舌红苔薄黄，脉浮数。

治法：疏风清热，消肿散结。

方药：驱风散热饮子加减。连翘、牛蒡子、羌活、薄荷、大黄、赤芍药、防风、当归尾、川芎、山栀子、甘草。

加减：常于方中加白芷、浙贝母、天花粉，以加强消肿散结之功。

2. 热毒炽盛证

证候：患处红肿焮热，核硬拒按，疼痛难忍，热泪频流，甚而红肿漫及颜面胞睑；耳前或颌下有肿核及压痛；可兼头痛身热，心烦口渴，大便燥结，小便赤涩；舌质红，苔黄燥，脉洪数。

治法：清热解毒，消瘀散结。

方药：黄连解毒汤合五味消毒饮加减。黄连、黄柏、黄芩、山栀子、连翘、大黄、蒲公英、紫花地丁、金银花、野菊花。

加减：若大便燥结者，可加大黄以通腑泻热；患处红肿热痛甚者，加郁金、乳香、没药以助活血散瘀、消肿止痛；欲成脓而未溃者，可加皂角刺、穿山甲、白芷以促使脓成溃破。

3. 正虚邪留证

证候：患处微红微肿，稍有压痛，时有反复，但不溃破；或溃后漏口难敛，脓液稀少不绝；可伴畏寒肢冷，面色苍白，神疲食少；舌淡苔薄，脉细弱。

治法：补气养血，托里排毒。

方药：千金托毒散加减。党参、黄芪、茯苓、甘草、当归、白芍、川芎、桔梗、金银花、白芷、防风、麦冬。

加减：若红痛有肿核者，可加野菊花、蒲公英、郁金以助清热消肿、活血止痛；溃后漏口不敛已久，面色苍白者，宜加玄参、天花粉、白蔹以养阴清热、生肌排脓。

（二）中成药

1. 黄连上清丸 功效为清热通便、散风止痛，适用于风热上攻，热毒炽盛之证。每日 3 次，每次 6g，温水送服。

2. 牛黄解毒片 功效为清热解毒，适用于热毒炽盛之证。每日 3 次，每次 3 片，温水送服，孕妇忌服。

3. 功劳去火片 功效为清肝解毒，用于热毒炽盛证。每次 5 片，每日 3 次，口服，用温水送服。

4. 一清胶囊 功效为清热解毒，适用于热毒炽盛证。每次 2 粒，每日 3 次，用温水送服。

（三）单方验方

1. 紫草 15g，川黄连 6g，升麻、牡丹皮各 3g，紫荆皮、当归各 6g，儿茶、玄明粉、三七粉各 1.5g 组成，上药共研细粉，用凡士林 45g 调成软膏外敷大眦下红肿硬核处，每日 1 次。适用于漏睛疮早期红肿硬痛未溃时。

2. 川乌、草乌、生地黄、白蔹、白及、象皮、官桂、白芷、当归、赤芍、羌活、苦参、土木鳖、穿山甲、乌药、甘草、独活、玄参、淀粉、大黄各 15g，香油 5 斤组成。制法：上药浸在香油内 7 天，放在洁净大锅内，慢火熬至药枯浮起为度。于是取出药液，滤出药渣，将油称准，每油一斤对淀粉半斤混合，再放在文火上微微加热同时用玻棒不时搅拌，至色黑如漆、亮如镜为度，滴入水内成珠，收贮在瓷罐内。将药膏摊贴在纱布或薄纸上，贴在疮口上，每日一次。适用于漏睛疮肿溃破，流脓不止。

3. 竹叶 9g，黄芩 15g，荆芥 9g，防风 9g，栀子 9g，大黄 9g，白芷 9g，天花粉 9g，连翘 30g，金银花 30g，鱼腥草 15g，夏枯草 30g，当归 30g，赤芍 15g，甘草 3g。水煎服，每日 1 剂。适用于漏睛疮热毒炽盛证。

4. 金银花 25g，防风 12g，白芷 6g，贝母 10g，天花粉 15g，乳香 3g，甲珠 3g，皂角刺 10g，赤芍 15g，蒲公英 25g，败酱草 25g，甘草 6g。水煎服，每日 1 剂。适用于漏睛疮内眦下红肿焮痛者。

（四）外治疗法

1. 局部滴用清热解毒的眼药水，如 10% 千里光眼药水、鱼腥草眼药水、熊胆眼药水。每 2 小时 1 次，每次 1~2 滴。

2. 未成脓者，用如意金黄散或紫金锭外涂。亦可用新鲜的芙蓉叶、野菊花洗净捣烂外敷；疮口溃破后，可用金黄油膏外涂；疮口难敛或成瘘管，可点补漏生肌散于瘘管内，每日 1 次。

3. 按摩风池、大椎、足三里、合谷各 100 次。

4. 新鲜野菊花 15g、红糖适量，共捣烂，外敷患处。

（五）针灸治疗

1. 主穴攒竹、承泣、风池、曲池、合谷；配穴太阳、太冲、行间。

2. 主穴睛明、鱼腰、丝竹空、阳白、迎香；配穴肝俞、外关、合谷。

方法：各组主穴穴位轮流交替使用，配穴则左右侧交替使用。每天 1 次，泻法，留针 20~30 分钟，可连续针刺 1 个月。

（六）药膳疗法

1. 荸荠 60g，甘蔗 60g。洗净去皮，水煎服，每日 2 次。

2. 马兰头 30g，银花 30g。水煎，代茶饮，一日分数次。

3. 枸杞叶 60g、鸡蛋 1 只，稍加调味煮汤吃。

4. 蒲公英 30g，粳米 50g。蒲公英水煎，去渣留汁与粳米煮成粥，加冰糖适量调匀服。

5. 丝瓜 250g，去皮切丝，放盐、味精、油适量，炒菜食之。

（七）西医治疗

治疗原则为应用抗生素消炎。

1. 全身治疗主要应用抗生素　可根据病情选用 1 种或 2 种以上药物联合使用。

（1）青霉素注射液，每次 80 万 U，肌内注射，每日 2 次；或青霉素注射液，每次 600 万~800 万 U，加入 5% 葡萄糖 500mL 中，静脉滴注，每天 1 次。

（2）庆大霉素注射液，每次 8 万 U，肌内注射，每日 2 次；或庆大霉素注射液，每次 24 万 U，加入 5% 葡萄糖 500mL 中，静脉滴注，每天 1 次。

（3）妥布霉素注射液，每次 8 万 U，肌内注射，每日 2 次；或妥布霉素注射液，每次 24 万 U，加入 5% 葡萄糖 500mL 中，静脉滴注，每天 1 次。

2. 局部治疗

（1）局部热敷：适用于病变早期，有止痛和促进炎症吸收的作用，每次 20 分钟，每日 4 次。

（2）滴眼药水：①0.25% 氯霉素眼药水滴眼，每日 6 次。②氧氟沙星眼药水滴眼，每日 6 次。③洛美沙星眼药水滴眼，每日 6 次。

3. 手术治疗　若已形成脓肿者，应切开排脓，切口方向应与泪囊平行，排脓后须放置引流条，每日换药。待脓液完全消失后，除去引流条，使切口愈合。对病变反复发作，疮口不敛而成瘘管者，可摘除泪囊和瘘管。

【预后转归】

积极治疗，绝大多数预后良好。多数病例经治疗后，红肿消退而愈。因漏睛演变者，虽经治疗红肿消退，但仍有脓汁或黏液沁沁而出。部分病例脓肿溃破，脓出而愈；个别病例脓出面疮口不敛，终成瘘管。

【预防调护】

1. 患流泪症或漏睛者，忌食辛辣炙煿食物，以防引发漏睛疮。

2. 急性发作时不可挤压患处，以免脓毒扩散造成走黄，毒陷心包而成危证。

3. 及时治疗流泪症和漏睛。

4. 本病发病急骤，应及早治疗以求消散，以免溃而成漏。

5. 平时注意眼部卫生。

【名医经验】

（一）庞赞襄论治漏睛疮

1. 学术思想 庞师认为漏睛疮急性起病，符合手术适应证，可考虑手术治疗。长期炎症不消或不愿手术者可用中药治疗，确有一定效果。应该重视外治法，如滴眼药水及冲洗泪道等。本病急性期为热毒壅盛所致，辨证应以眼局部症状为主，兼顾全身症状，以清热解毒，散风祛脓为治法。由于本病起病较急，来势较猛，必须及时治疗。原则上是在未成脓时以内治为主，初起风邪热盛，故治宜疏风清热；脓液外溢，为热毒炽盛，应以解毒排脓，祛瘀消肿为主。

2. 典型病例 魏某，男，8 岁，学生。1990 年 11 月 26 日初诊，主诉：右眼大眦部红肿疼痛 5 天。检查：右眼视力 1.0，右眼内眦下睑部泪囊区红肿，局限性隆起如枣大的范围，按之剧痛，球结膜充血。诊断：右眼漏睛疮（右眼急性泪囊炎）。庞师认为应清热解毒、散风排脓，方用清热解毒消肿汤加减。金银花 30g，蒲公英 30g，天花粉、黄芩、赤芍、白芷、白术、枳壳、全蝎各 10g，甘草 3g，水煎服，每日 1 剂。1990 年 12 月 1 日复诊：服药 5 剂后，右眼内眦部泪囊区红肿大减，疼痛明显减轻，前方去全蝎，继服 4 剂痊愈。观察 2 年未再复发。

（二）姚和清论治漏睛疮

1. 学术思想 姚老认为本病多因心脾两经受邪，或为心经邪热蕴蓄，或为脾经湿热内蕴，复为风邪所袭，风湿热邪侵袭泪堂，蕴积日久，脉络阻滞，泪液潴留，被热所灼，从而形成脓液，并从泪窍溢出。如果邪热化毒，热毒壅盛，气血结聚，因而形成疮疡而导致急性发作。根据以上病机，姚老治疗漏睛疮每以清热解毒为主，如伴有风邪，则佐以祛风；伴有湿邪，佐以除湿。

2. 典型病例 吕某，女，34 岁。一诊：左眼漏睛疮，红肿疼痛，面颊亦肿，肤热口干，身体违和，得病 5 日，疮成面脓未熟，舌赤苔黄，脉浮数有力。症由邪风热毒稽留，治宜清热解毒、驱风逐邪。金银花 30g，紫花地丁 30g，蒲公英 30g，白芷 10g，野菊花 30g，连翘 12g，全蝎 3g，二剂。外治以九一丹覆肿处，每日换药 1 次。二诊：红肿消散，痛止目张，唯指压睛明穴，则脓自泪窍溢出。此病原由漏睛流脓，因受邪毒，故而成疮，症属慢性，云得病五载，是为难治，再予清降。金银花 15g，连翘 9g，蒲公英 15g，白芷 10g，赤芍 9g，川芎 3g，甘草 3g，川黄连 2g，竹叶 9g，七剂。三诊：指压睛明穴，尚见黏性分泌自泪窍溢出，舌赤，脉数。余热未清，再予清降，并佐外治，庶几奏效。生地黄24g，木通6g，甘草6g，竹叶9g，川黄连2g，黄柏9g，七剂。每日冲洗泪道，注入三黄眼药水，待脓性分泌消失，则予探通。

【文献选录】

《医宗金鉴·外科心法要诀》曰："此症生于目大眦，由肝热风湿病发于太阳膀胱经睛明穴。其穴之处，系藏泪之所，初起如豆如枣，红肿疼痛，疮势虽小，根源甚深。溃破出黏白脓者顺；出青黑脓或如膏者险。初宜服疏风清肝汤，溃后用黄灵药，捻入疮口，兼贴万应膏，其口渐渐收敛。亦有疮口过出泪液，以致目内干涩者，收敛更迟，若溃断眼边弦者不治。"

【现代研究】

林华应用中药黄连解毒汤内服（黄连6g，黄柏、栀子、白芷、牡丹皮各9g，蒲公英30g，紫花地丁、天花粉、竹叶、薏苡仁各15g，生地黄12g，甘草3g），并配合外敷法（大黄、白芷、五倍子各6g，浓煎外湿冷敷）、同侧耳尖刺出血和泪囊冲洗（鱼腥草注射液为冲洗液）进行治疗116例共118眼的漏睛疮患者。结果，痊愈87例共87只眼，痊愈率为74%；好转29例共31只眼，好转率占26%。提示这种综合疗法能够增强清热解毒之功效，又能直接清除病理产物，并有助于缩短病程，使疮消肿解而提高了药效。

吴赵赵应用仙方活命饮加减治疗急性泪囊炎50例。口服一种抗生素；给予中药仙方活命饮加减治疗，白芷15g，贝母15g，防风15g，赤芍15g，甘草15g，乳香15g，没药15g，金银花15g，陈皮15g，穿山甲6g，热甚者去防风加紫花地丁15g，蒲公英15g，野菊花15g，局部疼痛甚者加川芎15g，亦可加枳实15g，皂角刺15g，以加强消瘀散结之效。确定治则为疏风清热，解毒消肿。结果50例患者中，46例患者通过以上方法治疗后，服用中药局部红肿热痛症状消失，局部压痛消失，临床症状得以改善，4例患者化脓后给予切开引流。提示中药仙方活命饮具有清热解毒、消肿溃坚、活血止痛的功效，对临床症状改善有明显效果，对急慢性炎症有明显的抑制作用。

沈雁双采用五味消毒饮治疗急性泪囊炎63例。治疗方法方药组成：金银花25g，野菊花25g，蒲公英25g，紫花地丁25g，天葵子25g。便秘加黄连15g、大黄15g；红肿明显加牡丹皮15g、赤芍15g。每天1剂，水煎，早晚分服，煎后药渣用纱布包裹热敷局部，每天3次。结果，63例患者中2~3天治愈者25例，4~5天治愈者28例，6~7天治愈者10例，63例患者均1周内治愈，无1例溃破者。五味消毒饮是常用的清热解毒、治疗疔毒的有效方剂之一，具有选药精、收效快的特点，临床上治疗的63例急性泪囊炎的患者，均属尚未成脓者，因此治宜消不宜溃，故投给五味消毒饮加大黄、黄连增加其解毒功效，加牡丹皮、赤芍利于活血消肿，同时又以煎后药渣局部湿热敷，内治外治相结合，其疗效更加显著。

附：新生儿泪囊炎

新生儿泪囊炎在临床上少见。胎儿时期鼻泪管下端有一薄膜，此膜出生前消失。如出生后此膜仍然存在，则泪液潴留在泪囊内，引起泪囊炎。少数病例可由于骨部狭窄或鼻部畸形造成泪道阻塞。

【诊断】

1. 出生后即经常溢出，伴有黏液或脓性分泌物。
2. 压迫泪囊部有黏液或脓性分泌物自泪小点溢出。

【鉴别诊断】

新生儿泪囊炎应与新生儿结膜炎相鉴别。后者结膜充血为主要临床症状，压迫泪囊区无分泌物溢出。

【急诊处理措施】

1. 滴抗生素眼药水，涂抗生素眼药膏。
(1) 诺氟沙星眼药水滴眼，每日 4~6 次。
(2) 金霉素眼药膏涂眼，每日 2 次。
2. 挤压泪囊部：用拇指向下压挤泪囊部，借此以泪囊内液体冲破先天残留的鼻泪管下端的薄膜。
3. 泪道冲洗或泪道探通：若上述治疗数周不愈，可行泪道冲洗或探通术，可获治愈。泪道冲洗或泪道探通时动作要轻巧，避免刺伤眼球或形成假道。

参考文献

1. 梁国荣，麦震鹏. 自拟"艾盐酒"治疗面神经麻痹性泪溢症 [J]. 广东医学，2003，24 (8)：895-896.

2. 李秀杰，秦立国. 中药配合治疗老年流泪症 24 例临床观察 [J]. 中国老年保健医学，2014，12 (5)：31-32.

3. 章薇薇. 中药配合针刺治疗迎风流泪 28 例 [J]. 实用中医药杂志，2007，23 (10)：638-639.

4. 金艳平，薛丽娜，张爱忠，等. 针刺晴明穴治疗冷泪症（附 40 例疗效观察）[J]. 河南医药信息，1996，4 (6)：38.

5. 孙河，谭宏彦，姚靖. 明目羊肝片治疗泪溢症临床观察 [J]. 中医药学报，2000 (3)：17.

6. 娄增新，韩伟. 中西医结合治疗慢性泪囊炎的临床研究 [J]. 中国中医眼科杂志，2012，22 (6)：420-422.

7. 黄庆山，郭晓华. 中药冲洗泪道治疗慢性泪囊炎 110 例临床观察 [J]. 中国中医眼科杂志，1993 (3)：163.

8. 王志勇，余桂云，王俊东. 双黄连粉针剂囊内灌注治疗慢性泪囊炎临床观察［J］. 河北中医，1997，19（6）：25 - 26.

9. 赵经梅，王茂萍，陈爱全. 慢性泪囊炎40例临床观察［J］. 辽宁中医杂志，1994，21（12）：555.

10. 林华. 中医药治疗漏睛疮116例［J］. 海峡医学，2004，16（6）：115 - 116.

11. 张兰，刘亚转. 仙方活命饮加减治疗急性泪囊炎临床观察［J］. 中国中医急症，2015，24（5）：912 - 913.

12. 沈雁双，刘玉兰，吴琳嘉. 五味消毒饮治疗急性泪囊炎63例［J］. 中国中医药科技，1999，6（1）：58 - 59.

第十六章　白睛疾病

白睛是中医的解剖名词，首见于《诸病源候论》，又称为白眼（《内经·灵枢·大惑论》）、白仁（《银海精微》）、白珠、白轮（《证治准绳》）。白睛是眼球的外层，分为两层。其表层透明而脆嫩，相当于西医学之球结膜；其里层色白而坚韧，具有保护眼珠内部组织的重要作用，相当于西医学之巩膜。因此，白睛疾病包括了西医学的部分结膜病和巩膜病。

白睛归属五轮中之气轮，在脏属肺，肺主气，故称之为气轮。因肺与大肠相表里，故临床上白睛疾病多责之于肺和大肠。白睛疾病属外障眼病之一，肺主皮毛，且白睛位于眼珠前部，暴露于外，极易遭受外邪直接侵袭，或由于卫外不固，外邪犯肺，循经上攻白睛，易发生风热赤眼、天行赤眼、天行赤眼暴翳、时复目痒等白睛疾病；肺主宣发肃降，若肺失宣降，治节失调，则可导致白睛气血涩滞，发生火疳、金疳、胬肉攀睛、赤丝虬脉、色似胭脂症等白睛疾病；白睛与黑睛共同形成眼珠之外窍，连接紧密，疾病常相互感传，白睛发生病变，若失治误治，易累及黑睛，发生天行赤眼暴翳、白膜侵睛、风轮赤豆等眼疾。

白睛病证多有虚实之分。实证多因风寒燥热等邪气侵袭；虚证则多由肺阴虚、肺气不足，目失温煦濡养而致。此外，大肠积热致肺失宣发肃降，亦可导致白睛疾病。

白睛疾病是常见的外障眼病，大多起病急，发展快，主要临床表现为自觉目痒、目痛、碜涩、生眵、流泪，检查可见白睛红赤或浮肿，睑内面红赤、粟粒丛生等，其中白睛红赤是其最基本的临床表现。白睛疾病实证多表现为白睛红赤，赤丝满布，白睛结节隆起，血脉紫暗，白睛水肿等；虚证多表现为白睛血丝淡红稀疏，白睛干涩少津，白睛青蓝，眼痒时作等。

治疗白睛疾病，实证多用疏风清热、清热解毒、泻肺利气、泻火通腑、除湿止痒、凉血退赤等法，虚证则多用滋阴润肺、养血息风、滋阴降火、养阴清肺、益气生津等法；白睛易遭受外伤，治当除风益损之法。同时，局部治疗亦相当重要，不可忽视。常宜内外兼治，外治局部可用清热解毒、祛风止痒等药物熏洗。由于风热赤眼、天行赤眼、天行赤眼暴翳、脓漏眼等白睛疾患具有传染性、流行性，应注意预防隔离。

第一节　风热赤眼

风热赤眼是指风热之邪，客于白睛，以卒然红赤肿胀，痒痛不适，流泪生眵为主要表现的传染性眼病。又名"暴风客热""暴风客热外障",俗称"暴发火眼"。本病类似于西医学的急性细菌性结膜炎(急性卡他性结膜炎),属感染性结膜炎,主要由细菌引起。

【源流】

宋《秘传眼科龙木论·暴风客热外障》称此病为"暴风客热外障",对本病的症状及内、外治法有较为详细的记载。宋《圣济总录》有该病内外治疗方剂。明《本草纲目》记载了该病的外治法。明《银海精微》强调了该病的急骤。现代中医在全国中医药院校前八版规划教材(1960—2010 年)称该病命名为"暴风客热";第九版教材(2012 年)该病命名为"风热眼"。而"风热赤眼"见于"十三五"规划教材《中医眼科学》(第十版 2016 年)。

【病因病机】

风热赤眼多因风热之邪突然外袭所致,风热之邪外袭,客于内热阳盛之人,内外合邪,风热相搏,上攻于目,故猝然发病。《证治准绳·杂病·七窍门》指出,本病"乃素养不清,躁急劳苦,客感风热,卒然发病也"。结合临床归纳其病因病机为骤感风热之邪,风热相搏,客流肺经,上犯白睛而发;若素有肺经蕴热,则病证更甚。本病主要由风热之邪侵袭。六淫外邪中,风为百病之长,具有风性开泄,其性炎上,善行而数变,易与其他邪气共同侵犯人体,风邪致人体致病往往有痒、变化快的特点。因此,本病为急性发病,痒痛并作,沙涩羞明;热为阳邪,易伤津液,故有灼热流泪,胞肿难开,眵多黏稠,溲赤便秘。

(一)风重于热证

风重于热证多见于该病初期,风热之邪侵犯白睛,眼部主要表现为痒甚涩痛,羞明流泪,胞睑微肿,眵多黏稠;可伴有恶风,头痛,鼻塞,苔薄白,脉浮数。

(二)热重于风证

热重于风证多见于素体阳盛内热之人,感受风邪或风热之邪,眼部主要表现为痛甚,眵多黏稠,热泪如汤,胞睑红肿,白睛赤肿;可伴有恶热,口渴,便秘,溲赤,舌红苔黄,脉数或洪数。

(三)风热并重证

风热并重证多见于素体热盛,复感风邪或风热之邪,内外合邪,眼部主要表现为焮热疼痛,痒痛交作,泪热眵多;可伴有恶寒发热,头痛,鼻塞,口渴引饮,便秘溲赤,舌红,苔黄,脉数。

【临床表现】

(一) 自觉症状

眼部暴发红赤痒痛，沙涩羞明，热灼热流泪，甚至胞肿难开，眵多黏稠；可伴恶寒发热，鼻塞头痛，溲赤便秘等症状。

(二) 眼部检查

胞睑红肿，白睛红赤，浮肿，胞睑内面红赤，或见附有灰白色伪膜，易于擦去，但又复生。

(三) 实验室及特殊检查

发病早期和高峰期眼分泌物涂片及细菌分离培养可见病原菌；结膜刮片可见多形核白细胞增多。

【诊断依据】

1. 骤然发病，双眼同时或先后发病，或有与本病患者的接触史。
2. 患眼白睛红赤肿胀，痒痛不适，胞睑内面红赤，流泪眵多，可伴恶寒发热，鼻流涕等症。
3. 实验室检查分泌物涂片及细菌培养可发现致病菌；结膜刮片可见多形核白细胞增多。

【辨治思路】

(一) 辨证思路

本病的病因是六淫外邪的风热之邪侵犯白睛；阳盛内热之人容易感受此病；其表现症状具有风和热的特点，风与热孰轻孰重，还是风热并重，应从眼部的症状和兼证，以及发病的时间综合进行分析辨别。

1. 风重于热证 本证以双眼发病，痒涩羞明，眵多黏稠，胞睑红肿，白睛红赤为诊断要点。风邪致病善行而数变，伤于风者上先受之，常侵犯眼目，故本病发病较急，白睛暴赤；风性开泄，无风不作痒，风重的典型症状为眼痒；风邪常为其他邪气致病的先导，风夹热邪侵犯于目，热邪易耗伤津液，热腐成脓，故眵多黏稠，胞睑红肿，白睛红赤，恶风，头痛。

2. 热重于风证 本证以白睛红赤浮肿，目痛较甚，眵多黄稠，热泪如汤为诊断要点。平素阳盛内热之人感受风邪或风热之邪后，主要表现为热盛，眼红肿热痛较为明显，白睛赤肿，眵多黄稠，热泪如汤；热邪伤津耗液则口渴，尿黄，便秘。

3. 风热并重证 本证以患眼痒痛交作，恶热畏光，眵多黄稠，白睛赤肿为诊断要点。白睛感受了风热之邪，风邪较为峻猛，素体阳盛内热，内外合邪则表现为风热并重，风盛则痒，热盛则痛，故白睛痒痛交作；热邪灼烁津液则眵多黄稠，白睛赤肿；风热束表则头痛鼻塞，恶寒发热；热邪伤津耗液则口渴欲饮，便秘，溲赤。

（二）症状识辨

1. 白睛红赤 此症是多种眼病可发生的症状，本病的白睛红赤发生急骤，疾病初发多为风重于热证，白睛红赤伴有胞睑微肿，痒涩，兼见舌红，苔薄白或微黄，脉浮数，因风热初犯所致；若素体热盛，感受风热之邪，多为热重于风证，白睛红赤浮肿，目痛较甚，怕热畏光，眵多黄稠，兼见恶热，口渴，便秘，溲赤，舌红苔黄，脉数或洪数等症。

2. 眼沙涩痒痛 本病有不同程度的眼沙涩痒痛。本病的病因为风与热，风重者则以眼痒涩为主，多为风热初犯，风邪善行而数变，上犯白睛，故眼部主要表现为痒甚，伴有羞明流泪，胞睑微肿，眵多黏稠，全身可伴有恶风，头痛，鼻塞，兼见苔薄白，脉浮等症；热重者则以眼痛为主，伴白睛红赤浮肿，怕热畏光，眵多黄稠，兼见恶热，口渴，便秘，溲赤，舌红苔黄，脉数或洪数等症，因热邪炽盛，阻遏局部气血运行。

3. 眵多 本病为风热之邪犯目之病，重要特征为眼眵多，通过其性状可辨别风重或热重。眼眵多较为黏稠，伴有眼痒涩，为风重于热证；眼眵多黄稠，伴热泪如汤，疼痛较甚，白睛红赤浮肿，为热重于风证。

（三）治疗思路

1. 治法与处方原则 中药治疗风热赤眼首先应排除其他类似白睛暴赤疾病，辨证要抓住局部与全身症状及舌脉辨证相结合这个主要环节，借助裂隙灯及实验室检查以便迅速、准确地确定疾病，辨明风重于热还是热重于风，抑或风热并重，精确地辨证立法用药。

2. 用药方式 本病为外障眼病，是风热之邪犯目，当以去邪气为主要方法，主要为疏风清热法，用药主要为疏风散邪、清热解毒之品，力求短期内邪去眼安。要注意不可过用、久用辛凉药物，以免耗气伤阴。

本病外显症状明显，治疗应内治与外治相结合，方可达到更好更快的疗效。内治法以祛风清热为治则，还要根据风与热孰轻孰重选择方剂，风重者代表方剂为银翘散，热重者代表方剂为泻肺饮，风热并重者代表方剂为防风通圣散；外治法有敷法、熏洗法、点眼法。

（1）风重于热证：因风热之邪上犯白睛，且风重于热，故应重在祛风，兼以清热。用连翘、金银花、桔梗、薄荷、竹叶、荆芥、淡豆豉、牛蒡子、甘草等中药。方中连翘味苦微寒，苦能清泻，寒能清热，又可消散痈肿结聚，与金银花、竹叶、桔梗同用，可达清热解毒，凉血退赤之效。同时佐以荆芥、淡豆豉、薄荷等增强疏风清热之功。

（2）热重于风证：以清热为主，兼以祛风。用生石膏、赤芍、黄芩、连翘、栀子等中药，其中生石膏辛甘微寒，解肌清热，除烦止渴；连翘性凉味苦，轻清上浮，可治上焦诸热，尤能解毒消痈；配以桑白皮、荆芥、防风、白芷、羌活增强疏风之功。上药合用，共奏清热疏风之功。

（3）风热并重证：本证因素体阳盛内热，内外合邪而发病，应兼顾疏风与清热，表里双解为治疗原则。当投以大黄、芒硝、滑石、栀子、当归、生石膏、黄芩等苦寒之品以清热活血，此类药物多属苦寒，或甘寒清润，使用时注意苦寒败胃，需要加用白术、生姜等佐剂护胃。同时佐以防风、连翘、麻黄、荆芥等以增强疏风之效。

【治疗】

内治法以祛风清热为基本治则，外治法以清热解毒滴眼液或抗生素滴眼液为主。

（一）辨证论治

1. 风重于热证

证候：多双眼发病，沙涩羞明，痒痛不适，眵多黏稠，胞睑红肿，白睛红赤；可伴有头痛鼻塞，恶寒发热；舌红，苔薄白或微黄，脉浮或浮数。

治法：疏风清热。

方药：银翘散加减。连翘、金银花、桔梗、薄荷、竹叶、荆芥、淡豆豉、牛蒡子、甘草。

加减：若白睛红赤明显，加野菊花、蒲公英、紫草、牡丹皮以清热解毒、凉血退赤。

2. 热重于风证

证候：目痛较甚，热泪如汤，怕热畏光，眵多黄稠，白睛红赤，胞睑浮肿；可伴有口渴，尿黄，便秘；舌红，苔黄，脉数等。

治法：清热疏风。

方药：泻肺饮加减。生石膏、赤芍、黄芩、桑白皮、枳壳、木通、连翘、荆芥、防风、栀子、白芷、羌活、甘草。

加减：白睛浮肿重用桑白皮、桔梗、葶苈子以泻肺利水消肿；白睛红赤明显可加牡丹皮，生地黄以清热解毒，凉血退赤；伴便秘者加生大黄以通腑泻热。

3. 风热并重证

证候：患眼焮热疼痛，怕热畏光，泪热眵多黏结，白睛红赤肿胀；可伴有头痛鼻塞，恶寒发热，口渴思饮，溲赤便秘；舌红，苔黄，脉数等。

治法：疏风清热，表里双解。

方药：防风通圣散加减。防风、川芎、大黄、赤芍、连翘、麻黄、芒硝、薄荷、当归、滑石、甘草、黑栀子、桔梗、生石膏、荆芥、黄芩、白术、生姜。

加减：若热毒偏盛，去麻黄、川芎、当归等辛温之品，加蒲公英、金银花、野菊花以清热解毒；若刺痒较重，加蔓荆子、蝉蜕以祛风止痒。

（二）中成药

银翘解毒丸：具有疏风散邪、清热解毒之功能。

黄连上清丸：具有清热通便、散风止痛之功。

黄连解毒片：具有泻火、解毒、通便之功。

（三）外治疗法

1. 滴眼液　用具有清热解毒作用的滴眼液，如鱼腥草滴眼液；或广谱抗生素滴眼液，如妥布霉素滴眼液、左氧氟沙星滴眼液等。以上眼药水频滴眼，每日6~8次。

2. 眼药膏　抗生素眼药膏，如红霉素眼膏、氧氟沙星眼用凝胶、加替沙星眼用凝胶等，睡前涂眼。

3. 洗眼法　选用清热解毒中药蒲公英、金银花、连翘、黄连等，煎水洗患眼，每日2~3次。

4. 熏眼法　穿心莲制剂80mg或硫酸庆大霉素注射液2mL，生理盐水或注射用水10mL配比，每日1次，超声雾化器熏眼。

（四）针灸治疗

针刺：以泻法为主，取合谷、曲池、攒竹、丝竹空、睛明、风池、太阳、外关、少商，每次选3~4穴，每日针1次。

放血疗法：点刺眉弓、眉尖、太阳穴、耳尖，放血2~3滴以泻热消肿，每日1次。

耳针：选眼、肝、目$_2$、肺穴，留针20~30分钟，可间歇捻转，每日1次。

【预防调护】

1. 注意个人卫生，不用脏手、脏毛巾揉擦眼睛。

2. 急性患者所用的手帕、毛巾、脸盆及其他生活用品应注意消毒、防止传染。如一眼患病，另一眼更需防护，以防患眼分泌物及滴眼液流入健眼。

3. 禁止包扎患眼。

【名医经验】

（一）韦文贵论治风热赤眼

1. 学术思想　本病属脾肺实热，感受时气邪毒，内外合邪上攻目窍，引起眵多泪少，故为暴风客热。因患者体质有强弱，邪毒有轻重，病程有长短，在治疗上根据急则治其标原则，以泻火解毒为主，疏风清热为辅。对于急性炎症患者，韦文贵常用生大黄，这是"上病下治"在眼科临床的应用。

2. 典型病例　张某，女，7岁，代诉：双眼红痛，眵多黏结，不能睁眼1天。2天前开始双眼异物感，灼热感，昨天双眼红痛，羞明，眵多泪少，晨起眵多干结而不能睁眼，大便偏干。3天前和邻居红眼病患儿有接触史。检查：双眼中度红肿，球结膜高度充血，角膜附有黏液脓性分泌物，失去正常光泽，用棉棍擦净后显现清亮，舌质红，苔微黄，脉弦细而滑数。诊断为双眼暴风客热。辨证：脾肺实热，复感邪毒，上犯目窍。治法：疏风清热，泻火解毒。方药：①退红良方加减，生大黄10g，炒栀子6g，白菊花6g，密蒙花10g，连翘10g，决明子10g，水煎服3剂。②犀黄散1瓶，点双眼1日3次，点后闭眼5分钟。服药3剂，睑、球结膜充血消失，自觉症状消失，停止内服药。犀黄散继续点眼，用完为止，巩固疗效。

（二）韦玉英论治风热赤眼

1. 学术思想　本病属于眼科常见病，多发病，其来势力猛，发展快，症状重。韦玉英认为该病为风邪外感，客于肺金，变化多端，因在内，治则方药同。石膏、大黄泻火解毒；栀子清热泻火；生地黄、牡丹皮凉血解毒；天花粉滋阴清热；升麻清热解毒，诸药合用，共奏清热泻火、解毒消肿之功，故疗效显著。韦玉英处方完毕，总要叮嘱患者禁食肥甘厚腻及辛辣之品，以防脾胃积热，循经上攻使病情加重，而不利于眼病的治疗。

2. 典型病例　王某，女，23岁。右眼红肿2天，伴疼痛，无视力下降，大便干，小便黄。检查：右眼睑红肿，球结膜充血（++），睑结膜滤泡（++），结膜囊内大量黄白色分泌物，球结膜轻度水肿，角膜上皮点状着染，舌质红苔黄，脉细数。诊断：右眼进行性卡他性结膜炎（暴风客热）。辨证：风邪外袭，客于肺金，热重于风。治法：清热泻火，解毒消肿。方药：生石膏20g，栀子10g，大黄10g，芒硝10g，天花粉6g，生地黄10g，牡丹皮10g，升麻6g。3剂，水煎服。连服3天，诸症全消，二便调，舌淡苔白。

【文献选录】

《秘传眼科龙木论·暴风客热外障》曰："此眼初患之际，忽然白睛胀起，都覆乌睛和瞳人，或痒或痛，泪出难开，此是暴风客热""久在肺脏，上冲肝膈，令眼内浮胀白睛，不辨人物。此疾宜服泻肺汤、补肝散，铍镰出血后点抽风散即瘥""泻肺汤：羌活、黄芩、黑参（各一两），桔梗、大黄、芒硝、地骨皮（各一两），上为末，以水一盏，散一钱，煎至五分，食后去渣温服。补肝散：藁本（二两），白芷、车前子、石决明（各一两半），芍药、天麻、防风、细辛（各一两），上为末，每日空心米汤调下一钱。抽风散：黄柏、秦皮、秦艽、防风、细辛（各一两），黄连、木香（各五钱），上为末，以水一盏，浸一宿去渣，入龙脑少许蜜四两，同煎为膏点眼。"

《圣济总录》曰："治风热目赤，昏涩碜痛。防风蔓荆丸方，防风（去叉二两半）、蔓荆实（去皮）、羚羊角（镑）、玄参、山栀子仁（各一两半）、葳蕤大麻仁（研）、芍药、朴硝（研各三两）、黄连（去须）、枳壳（去瓤麸炒各一两）、菊花（三分）、麦门冬（去心焙二两），上一十三味。捣研为末，炼蜜和丸，如梧桐子大，每服二十丸，食后临卧，温浆水下，稍加至三十丸""治风赤眼点眼黄连膏方：黄连（去须打碎半两）、马牙硝（研二钱），上二味。先将黄连以井华水，浸于日内，煎令色浓，绵滤过，次下硝末于汁中，根据前煎取干细研，每以一豆许，以新水化开，点目。"

《本草纲目》曰："治暴风客热目赤睛痛肿者，腊月取生姜捣绞汁阴干，取粉入铜青末等分，每以少许沸汤泡澄清，温洗泪出妙。"

【现代研究】

厉慧茹等将治疗急性细菌性结膜炎的患者 120 例，患者均未曾用过其他药物治疗，现给予中药蒲公英 30 ~ 80g，连翘 30g，竹叶 10g，生石膏 50 ~ 120g，党参 10g，玄参 10g，清半夏 10g，甘草 10g，山药 15 ~ 40g。热重于风、大便秘结者，生石膏重用可至 120g；风重于热者，可加防风 10g，蝉蜕 8g。药物剂量可根据病情变化加减。中药每天 1 剂，水煎取汁分 2 次服用。同时梅花针叩刺单侧太阳穴，有出血点时拔罐，放血 5 ~ 10mL，每日 1 次，交替叩刺放血。共治疗 3 天后，临床治愈 50 例，显效 94 例，全部有效。

张伟星将门诊的暴风客热患者随机分组为治疗组和对照组，每组各 50 例，治疗组给予疏风清热中药内服外用治疗，自拟方：菊花、黄芩、夏枯草、决明子各 15g，白蒺藜、桑叶、柴胡、赤芍各 12g，荆芥、防风、蝉蜕各 10g，生地黄 20g，薄荷（后下）6g，甘草 5g。风邪盛者，上方加羌活、独活各 12g；热毒盛者，上方加板蓝根 30g、大黄 10g。上述方药每天 1 剂，水煎分 2 次服。同时予黄连水（本院制剂）滴眼，每天 6 次；分泌物多者，加用黄连水冲洗结膜囊，每天 2 次。5 天为 1 个疗程。

治疗组：口服先锋霉素Ⅵ胶囊，每次 0.5g，每天 3 次。0.3% 氧氟沙星滴眼液滴眼，每天 6 次；分泌物多者，用生理盐水冲洗结膜囊，每天 2 次。5 天为 1 个疗程。1 个疗程治愈好转率，治疗组为 86%，对照组为 78%，经统计学处理，$X^2 = 1.284$，$P > 0.25$，无显著性差异；2 个疗程治愈好转率，治疗组为 98%，对照组 90%，经统计学处理，$X^2 = 2.837$，$P > 0.05$，亦无显著性差异。结论：中医疏风清热法治疗暴风客热与西药疗效相当，但可免西药的副作用，值得推广应用。

第二节　天行赤眼

天行赤眼是指疫疠之气侵犯白睛，暴发红赤，泪多眵稀，点片状溢血，常累及双眼，能迅速传染并引起广泛流传的眼病。中医古籍称"天行赤热""天行赤目"等。本病多见发于春秋季节，传染性极强，潜伏期短，多于 24 小时内双眼同时或先后发病，在公共场所容易感染，造成流行，广泛传播，若治疗及时，预后良好。本病类似于西医学的流行性出血性结膜炎，属病毒性结膜炎。

【源流】

《秘传眼科龙木论》称之为"天行后赤眼外障"，论述了该病的临床表现、治法及用药。《银海精微·卷之上》称之为"天行赤眼"，该书强调其传染性，并描述了主要症状、外治法及预后。《明目至宝》论述了本病的病因、治法及方药。《古今医统大全》皆称本病为"天行赤眼"，该书论述了本病的病因、症状及治法。《证治准绳·杂病》强调本病的传染性，记载了其病因及临床表现。《医宗金鉴·眼科心法要诀》描述了该病的流行特征、主要症状及治疗方药。《凌临灵方》主要论述了该病的用药。

【病因病机】

本病为疫疠之气流行，侵犯白睛，多发生于夏秋季，不问老幼，皆可染疫。其来势极猛，潜伏期短，双眼发病，外显症状重（白睛红赤），迅速造成广泛流行。症状与风、火所致眼病的症状相似，若失治误治，可影响到黑睛，发生传变，形成肺金凌木之势。

（一）疠气犯目证

疠气犯目证多见于白睛感受疫疠之气初期，由于疫热伤络，迫血妄行，引起目痛羞明，碜涩灼热，泪多眵稀，白睛红赤、点片状或弥漫状溢血；可伴有头痛发热，鼻塞流涕，疫热阻络，气血不行，耳前或颌下可扪及肿核，舌质红，苔薄黄，脉浮数。

（二）热毒炽盛证

热毒炽盛证多见于素体肺胃积热，复感疫疠之气之人，里热与疫热合邪，热毒弛张，疫热伤络，引起眼部灼热疼痛，热泪如汤，胞睑红肿，白睛红赤壅肿，白睛弥漫溢血，若失治误治，形成肺金凌木之势，疫毒侵犯黑睛，黑睛星翳；疫热弛张，扰乱心神，灼烁津液，可伴有口渴，烦躁不安，尿黄，便秘，舌红，苔黄，脉数。

【临床表现】

（一）自觉症状

患眼暴发目痛羞明，碜涩灼热，泪多眵稀；可伴头痛发热，四肢酸痛等症。

（二）眼部检查

初起胞睑红肿，白睛红赤浮肿，睑内粟粒丛生或可见假膜；白睛溢血成点片状或弥漫状，黑睛生星翳。耳前或颌下可扪及肿核。

（三）实验室及特殊检查

眼分泌物涂片或结膜刮片可见单核细胞增多。

【诊断依据】

1. 正处流行季节，或有接触史，骤然发病，双眼同时或先后发病。
2. 白睛红赤肿胀，白睛溢血成点片状或弥漫状，黑睛生星翳，耳前或颌下可扪及肿核。

【鉴别诊断】

1. 本病应与风热赤眼相鉴别　风热赤眼为感受风热之邪，眵多黏稠，白睛红赤浮肿，多无黑睛生翳，分泌物涂片可见多形核白细胞增多，预后一般较好，有传染性，但不引起流行；本病为猝感疫疠之气，内兼肺火亢盛，内外合邪发为本病，泪多眵稀，少有黑睛星翳，涂片可见单核细胞增多，传染性强，易引起广泛流行，预后一般较好。

2. 本病应与天行赤眼暴翳相鉴别　二者相同点为均为猝感疫疠之气，泪多眵稀，白睛红赤浮肿，点状或片状溢血，分泌物查可见单核细胞增多，传染性强，易引起广泛流行；不同点为天行赤眼暴翳多有黑睛星翳，星翳多位于中部，重者黑睛可留点状翳障，渐可消退。

【辨治思路】

（一）辨证思路

1. 疠气犯目证 《医宗金鉴》曰："天行赤眼者，四时流行风热之毒，传染而成，老幼相传，沿门逐户，赤肿涩泪，羞明疼痛……强者先愈，弱者迟愈。"可见疠气传播之迅猛，且恢复快慢与人体自身体质强弱有很大关系。本证多见于患病初期，为突感疫疠之气，疫热伤络，上攻于白睛而发病。以目痛羞明、碜涩灼热、泪多眵稀、白睛溢血及全身头痛发热、鼻塞流涕、耳前或颌下可扪及肿核，舌质红，苔薄黄，脉浮数等为诊断要点。

2. 热毒炽盛证 多见于素体肺胃积热，复感疫疠之气之人，眼部可见灼热疼痛，热泪如汤，胞睑红肿，白睛红赤壅肿，弥漫溢血，黑睛星翳，全身症状见有口渴，烦躁不安，尿黄，便秘，舌红，苔黄，脉数等。《审视瑶函》曰："此症白睛不论上下左右，但见一片或一点红血，俨似胭脂者是。此因血热妄行，不循经络，偶然热客肺膜之内，滞而成患。常有因嗽起者，皆肺气不清之故，须以清肺散血之剂，外点药逐之。"

（二）症状识辨

1. 目痛、羞明、泪多眵稀 疫热伤目络所致，疠气初感，目痛较轻，伴有胞睑微肿、白睛红赤、点状溢血、脉浮数等；而热毒炽盛证则眼灼热疼痛、热泪如汤、胞睑红肿、白睛红赤壅肿、弥漫溢血，伴口渴心烦、便秘溲赤、舌红苔黄、脉数，是因为素有里热，外感疫热，内外合邪，病势弛张。

2. 白睛溢血 疫热迫血妄行所致，疠气初感时，病势尚浅，白睛溢血多为点状；若表现为白睛溢血片状弥漫，白睛红赤壅肿，则为热毒炽盛证，是内热与疫热交攻所致。

（三）治疗思路

1. 治法与处方原则 由于疠气致病，具有发病急骤、病情较重、传染性强、易于流行等特点，故中医治疗天行赤眼应辨证准确迅速，以免耽误病情。辨证应抓住局部特点进行，借助实验室检查及全身症状、舌脉等进行中医辨证论治。治法当以疏风清热、泻火解毒为主，处方主张祛邪为主，使白睛壅肿红赤及黑睛星翳迅速消退，对伴有肺胃积热者兼以清热凉血等中药，邪去目自安。

天行赤眼为外障眼病，外显症状明显，治疗时内、外兼治方可收到迅速控制病情的效果，同时，祛邪务尽，不可关门留寇；还要注意体质较弱者，不可过用寒凉，以免正虚祛邪无力，致邪气稽留。

2. 用药方式　本病以疏风清热、泻火解毒为治疗大法，在治疗时，应结合全身症状判断疏风与解毒的比重，中药应以辛凉苦寒为主，但又不可苦寒过度，顾护脏腑气血及脾胃，达到祛邪固本的效果。

（1）疠气犯目证：以疏风清热解毒为主要目的，用金银花、连翘、防风、栀子、薄荷、大黄、牛蒡子、羌活、赤芍、当归尾、甘草、川芎等中药。其中金银花、连翘性凉味苦，轻清上浮，可治上焦诸热，尤能解毒消痈，为疮家之要药；防风、栀子、薄荷、牛蒡子均可辛凉疏风，上药合用，共奏疏风清热、解毒除疠之功。

（2）热毒炽盛证：多由素体肺胃积热，复感疫疠之气导致，故以清热活血、疏风解毒为治疗原则。当投以生石膏、赤芍、连翘、栀子、黄芩等苦寒之品以清热活血，此类药物多属苦寒，或甘寒清润，使用时注意苦寒败胃，需要加用佐剂护胃。同时佐以紫草、桑白皮、枳壳、白芷、羌活、大黄、甘草等以增强疏风清热之效。

【治疗】

本病多以感受疫疠之气所致，治疗以清热解毒为主，兼以散风祛邪，使火热邪毒及时排出体外，配合滴眼液，以取内外合治之效。

（一）辨证论治

1. 疠气犯目证

证候：患眼暴发目痛羞明，磣涩灼热，泪多眵稀，初起胞睑红肿，白睛红赤浮肿，白睛溢血成点片状或弥漫状；可伴头痛发热，鼻塞流涕等症，耳前或颌下可扪及肿核；舌质红，苔薄黄，脉浮数。

治法：疏风清热，兼以解毒。

方药：驱风散热饮子加减。连翘、牛蒡子、羌活、薄荷、大黄、赤芍、防风、当归尾、甘草、栀子、川芎。

加减：若白睛红赤明显，加野菊花、蒲公英、紫草、牡丹皮以清热解毒、凉血退赤；若无便秘，方中可去大黄。

2. 热毒炽盛证

证候：患眼灼热疼痛，热泪如汤，胞睑红肿，白睛红赤壅肿，弥漫溢血，黑睛星翳；可伴口渴，尿黄，便秘；舌红，苔黄，脉数等。

治法：泻火解毒。

方药：泻肺饮加减。生石膏、赤芍、黄芩、桑白皮、枳壳、木通、连翘、荆芥、防风、栀子、白芷、羌活、甘草。

加减：白睛浮肿重用桑白皮、桔梗、葶苈子以泻肺利水消肿；白睛红赤明显可加牡丹皮、紫草以清热解毒，凉血退赤；伴便秘者加生大黄、淡竹叶以通腑泻热，利水渗湿。

（二）中成药

银翘解毒丸：具有辛凉解表、清热解毒之功。

防风通圣丸：具有解表通里、清热解毒之功。

（三）外治疗法

1. 滴眼液 鱼腥草滴眼液、抗病毒滴眼液，配合抗生素滴眼液，如更昔洛韦眼用凝胶、阿昔洛韦眼药水、妥布霉素滴眼液或氯霉素滴眼、左氧氟沙星滴眼液等，频点眼。

2. 洗眼法 选用清热解毒中药蒲公英、大青叶、金银花、连翘、黄连等，煎水洗患眼，每日 2～3 次。

3. 熏眼法 穿心莲制剂 80mg，生理盐水或注射用水 10mL 配比，每日 1 次，超声雾化器熏眼。

（四）针灸治疗

针刺：以泻法为主，取合谷、曲池、攒竹、丝竹空、睛明、风池、太阳、外关、少商，每次选 3～4 穴，每日针 1 次。

放血疗法：点刺眉弓、眉尖、太阳穴、耳尖，放血 2～3 滴以泻热消肿，每日 1 次。

耳针：选眼、肝、目$_2$、肺穴，留针 20～30 分钟，可间歇捻转，每日 1 次。

【预防调护】

1. 注意个人卫生，不用脏手。脏毛巾揉擦眼睛。

2. 急性患者所用的手帕、毛巾、脸盆及其他生活用品应注意消毒、防止传染。如一眼患病，另一眼更需防护，以防患眼分泌物及滴眼液流入健眼。

3. 禁止包扎患眼。

4. 本病有极强的传染性，特别强调人群的隔离防范。嘱患者不要到人群集中的场所，如学校、单位、商场、游泳馆等。

【名医经验】

（一）韦文贵论治天行赤眼

1. 学术思想 韦文贵认为本病系因大便燥结，腑有实热；肺火炽盛，复感时气，上攻目窍，肺与大肠相表里所致。韦文贵用大承气汤合退红良方加减化裁，方中生大黄量达 12g，复加玄明粉 6g，以助泻火通腑之力，而达釜底抽薪之目的。腑气通畅，热毒大减。由此可见，对于急性炎症，韦老常用生大黄，可谓"上病下治"在眼科临床的运用。此外，眼部刺激症状重者，加用三棱针耳后静脉放血，3~5滴，对减轻症状，缩短疗程有一定作用。

2. 典型病例 陈某，男，10岁。初诊日期：1964年8月22日。主诉：双眼红赤，疼痛，眼眵多，怕光，流泪已10天。病史：10天来双眼白睛红赤，痛涩难睁，灼热羞明，眵多，泪多，大便秘结，时有带血，小便黄少。检查：视力右1.0，近视力 J_1 ，左0.8，近视力 J_1 。双眼睑中度红肿，球结膜高度充血，色鲜红，伴有水肿，角膜因分泌物黏附欠清亮，荧光素染色阴性。脉弦数，舌质红，苔黄。诊断：双眼急性结膜炎。辨证：脾有实热，肺火炽盛，复感时气邪毒，上攻目窍。方药：大承气汤合退红良方加减。处方：生大黄12g，炒枳壳6g，玄明粉6g，生地黄15g，决明子10g，黄芩5g，炒栀子10g，连翘6g，荆芥5g，生甘草3g，水煎服。二诊：8月29日，服药5剂后，羞明涩痛减轻，眵泪减少，大便畅，小便清。检查可见，双球结膜轻度充血，角膜清亮，脉弦细而数，舌质稍红，苔薄黄。腑气已行，风热未尽，治以疏风清热为主。方药：荆芥5g，蝉蜕3g，防风5g，紫苏叶3g，木瓜3g，黄芩6g，桔梗6g，连翘6g，决明子10g，水煎服。三诊：9月7日。服药7剂，双眼自觉症状已全部消失，晨起稍感涩磨。检查可见双眼视力1.0，双眼睑球结膜充血已消，脉细而微数，舌质淡红，苔薄白，病证已愈，为防后患，继清余热，治宜祛风清热。方药：白菊花6g，黄芩3g，荆芥3g，炒栀子10g，连翘5g，决明子10g，3剂，水煎服。

（二）李传课论治天行赤眼

1. 学术思想 泻肺饮由石膏、黄芩、桑白皮、栀子、羌活、荆芥、防风、白芷、连翘、赤芍、木通、枳壳、甘草组成。能清肺泻火，祛风散结。方中石膏、黄芩、桑白皮、栀子清泻肺胃火邪；羌活、荆芥、防风、白芷连翘祛风散结消肿；赤芍活血以消滞；木通清降通利，导热下行，使热从小便出；前人认为，凡白睛肿胀浮起者，乃肺气逆而上行，故用枳壳理气下气，肺气下降则肿消；甘草协调诸药。

2. 典型病例 李某，男，16岁，学生。1971年7月20日门诊。双眼红痛流泪，伴有异物样感1天。查：双眼睑水肿明显，肤色稍红，结膜充血水脚，上方结膜下大片状出血，穹隆部结膜滤泡较多，角膜上皮可见荧光素浅点状着色，耳前淋巴结有触痛。口干，舌红，苔黄，脉稍数。诊断为流行性出血性结膜炎。系外因疫毒入侵，内因肺肝之火上炎，内外相搏，上攻于目所致。证属肺肝热盛。治宜泻肺清肝。用《秘传眼科纂要》泻肺饮加减：石膏20g，黄芩10g，桑白皮10g，龙胆10g，夏枯草10g，赤芍10g，生地黄12g，连翘10g，防风10g，羌活6g，甘草3g。水煎服，日1剂，服4剂。局部用吗啉胍滴眼液与鱼腥草滴眼液滴眼，每日各10次，氯霉素滴眼液滴眼，每日3次。并嘱注意个人卫生，防止传染他人。二诊：病情明显好转，眼睑不肿胀，结膜充血与结膜下出血基本消失，角膜荧光素已不着色，耳前淋巴结已无触痛。于上方去石膏、龙胆、夏枯草之寒凉重剂，加金银花、菊花各10g，继服4剂以清余邪。滴眼液改为每日滴3次，用3~5天即停。

（三）周密论治天行赤眼

1. 学术思想 周密认为本病系因时气流行，风热毒邪外袭，风热相搏，上犯白睛所致，故直接治以清肺泻热，解毒散邪，以石膏、桑白皮、鱼腥草、黄芩等清肺泻热。周密认为肺司水之上源，上源清，下源即清，故除清肺外，要利小便，使热毒从小便而解，以木通、栀子引热下行，大黄泻火通腑，导热下行，诸药合用，共奏清热泻肺，解毒散邪之功。

2. 典型病例 徐某，男，55岁。初诊日期：1987年8月。主诉：双眼灼热刺痛，沙涩难忍，热泪如汤1天。病史：昨夜晚起双眼部不适，今晨起床突感双目灼热刺痛，沙涩难睁，热泪如汤，羞明睑肿，口干便秘。检查：双眼睑红肿，睑结膜及球结膜充血显著，舌红苔薄黄，脉弦。诊断：双眼急性结膜炎（天行赤眼）。辨证：天行赤眼，时气流行，风热毒邪外袭，风热相搏，上犯肺经。治法：清肺泻热，解毒散邪。方药：泻肺饮加减：石膏（先下）30g，赤芍12g，桑白皮15g，黄芩12g，栀子12g，木通15g，连翘12g，野菊花30g，鱼腥草15g，蒲公英15g，秦皮30g，大黄（后下）10g，甘草6g，水煎服。二诊：3天后复诊，双眼睑红肿消，睑、球结膜充血明显减轻，大便通，小便利，嘱继点可的松眼药水、红霉素眼膏，以巩固疗效。

【文献选录】

《秘传眼科龙木论》曰："此眼初患之时，忽然赤肿泪出。若有患者，或轻或重，还从一眼先患，后乃相牵俱损。切宜镰洗去瘀血，后宜服泻肝散，用洗眼汤，点龙脑煎即效。诗曰：忽然赤疼肿相并，天行赤眼是为名，厉竹热气相传染，体性随人有重轻。"

《银海精微·卷之上》曰："天行赤眼者，谓天地流行毒气，能传染于人；一人害眼传于一家，不论大小皆传一遍，是谓天行赤眼。肿痛沙涩难开，或五日而愈，此一候之气，其病安矣。治法：此症再不可洗，只用童子小便煎黄连露宿温洗，日进五遍，以解恶毒之气，更用胡宣二连，矾雄黄共研细调，姜汁点二，通其恶泪，其痛立止，或酒调散服之，二三贴无妨。此症只气候瘴毒之染，虽肿痛之重，终不伤黑睛瞳仁也。"

《明目至宝》曰："天行赤眼是瘟邪，涩痛瞳仁肝热加。风毒又冲生翳障，洗肝散服便光华。红赤淡，凉为佳，洗心去血乃为瘥。太阳刺血何为巧，点药先时也有差。此乃是肝经受邪客热也。宜服消毒散、凉肝散、活血散。"

《古今医统大全》曰："亦因运气流行，忽然疼痛，泪出鼻塞不利，初患一目，后复相仍，或二七后亦愈，不宜去血，宜服泻肝兼散邪，外用洗药。"

《证治准绳·杂病》曰："目赤痛，或脾肿头重，怕热羞明，涕泪交流等证，一家之内，一里之中，往往老幼相传者是也""非天行赤热，尔我感染之比，又非寒热似疟，目痛则病发，病发则目痛之比，乃素养不清，躁急劳苦，客感风热，卒然而发也。虽有肿胀，乃风热夹攻，火在血分之故。治亦易退，非若肿胀如杯等证，久积退迟之弊。"

《医宗金鉴·眼科心法要诀》曰："天行赤眼者，四时流行风热之毒，传染而成，老幼相传，沿门逐户，赤肿涩泪，羞明疼痛，受邪浅深，视人强弱，强者先愈，弱者迟愈。天行赤眼四时生，传染热泪肿赤疼，受邪浅深随人化，驱风散热饮防风，牛蒡将军羌赤芍，连翘栀薄草归芎。"

《凌临灵方》曰："天行赤眼，赤涩羞明，脉弦数而滑，治宜傅氏羚羊角散法。羚角片、夏枯草、地骨皮、白甘菊、薄荷尖、连翘、净银花、童木通、玄参、桑白皮、谷精珠、清宁丸。"

【现代研究】

李玉贤等总结针刺放血治疗天行赤眼 68 例，针刺取少商、合谷、太阳、印堂。针刺有针感后捻转刺激 10 秒钟，留针 30 分钟，每日针 1 次。放血取耳背静脉、大椎、神道。用三棱针点刺出血 3 ~ 4 滴，每日放血 1 次。需注意的是，夹脊穴的刺法一定要采用"烧山火"手法，在施手法时一定要小幅度的捻转、提插、动作要轻柔有力，否则影响疗效。结果：治愈 61 例，有效 6 例，无效 1 例。针刺放血 1 次治愈 38 例，针刺放血 2 次治愈 20 例，针刺放血 3 次治愈 3 例。

蒋慧等采用内外合治，效果满意。治疗方法：①内服自拟消毒散合剂，组方：金银花 12g，连翘 15g，菊花 20g，黄连 6g，黄芩 15g，牡丹皮 15g，赤芍 15g，桑白皮 20g，生甘草 6g，蒲公英 20g，生地 15g，竹叶 15g，水煎服，每日 1 剂，每日 3 次。②外用。以上方煎汤趁热熏蒸双目，继以药罐中药渣再煎汤取药汁以纱布滤之熏洗眼部 10 ~ 15 分钟，每日 3 ~ 4 次，或以黄连 30g、野菊花 30g 煎汤熏洗。

赵斌斌探讨耳尖放血配合重组人干扰素 α1b 滴眼液治疗"红眼病"的临床疗效，以寻求缩短"红眼病"病程，尽快减轻其临床症状的高效疗法。方法：采用耳尖放血配合重组人干扰素 α1b 滴眼液治疗"红眼病"128 例，耳尖放血每天治疗 1 次，共观察 5 天，每天进行疗效评估。结果：两组总有效率差异无统计学意义（$P > 0.05$），两组痊愈率差异有统计学意义（$P < 0.05$），治疗组在痊愈率上优于对照组。两组在治疗前后及组间对照进行症状体征总积分比较，差异均有统计学意义（$P < 0.05$），治疗组在改善红眼病临床症状体征上有明显优势。结论：耳尖放血配合重组人干扰素 α1b 滴眼液治疗"红眼病"能够有效地控制症状，缩短病程，解除患者痛苦，减少疾病的传播，是一种治疗"红眼病"的高效的疗法，值得临床推广使用。

张琰等分享"陆氏针灸思想"辨治病毒性结膜炎 1 例。陆瘦燕先生生前极其重视中医基础理论，在整体观念、辨证论治的基本思想指导下，熟练运用望闻问切，全面搜集病患的疾病信息，结合对人体经络腧穴的深刻认识和体会，临床颇多效验。选穴处方：攒竹、丝竹空、承泣、风池、合谷、太冲、丰隆、大椎、肝俞、脾俞、印堂。患者取俯卧位，以1.5寸毫针疾刺大椎、肝俞、脾俞0.2~0.5寸，其中大椎、肝俞施捻转泻法，脾俞施捻转补法，至患者得气为度，出针；转仰卧位，双上肢屈曲置于胸前，掌心向内，全身放松，以1.5寸毫针15°向下平刺印堂0.3~0.5寸，施捻转泻法；以1.5寸毫针向对侧眼球斜刺风池0.5~0.8寸，施捻转泻法；左手推动眼球向上固定，右手持1.5寸毫针沿眶下缘缓慢直刺承泣0.5~0.8寸，得气为度，无特殊补泻手法；以1.5寸毫针30°向下平刺攒竹0.3~0.5寸，施捻转泻法；以1.5寸毫针15°向攒竹方向透刺丝竹空0.3~0.5寸，施捻转泻法；以1.5寸毫针直刺合谷0.5~0.8寸，施提插捻转泻法；以1.5寸毫针向外向下斜刺太冲0.5~1寸，施提插捻转泻法，并取其针尖方向逆经为泻；以1.5寸毫针针尖略向上斜刺丰隆0.5~1.2寸，施提插捻转泻法。以上诸穴皆得气后，留针30分钟，出针时均不予按压，行开合补泻之泻法。每周治疗2次，15次为1个疗程。

王健等观察银翘散加减联合西药治疗病毒性结膜炎的临床疗效，将门诊84例（150眼）病毒性结膜炎患者随机分为观察组43例（77眼）和对照组41例（73眼），对照组局部给予更昔洛韦眼用凝胶点眼，并对症处理；观察组在此基础上，服用银翘散加减方治疗。治疗后评价两组的临床疗效，观察两组治疗前后眼部症状和体征积分的变化。结果：观察组在治愈率、总有效率方面都优于对照组；在改善眼部症状和体征积分方面，观察组和对照组都有明显的作用，且观察组优于对照组。认为银翘散加减联合西药治疗病毒性结膜炎有较好的疗效。

第三节　天行赤眼暴翳

天行赤眼暴翳是指因感受疫疠之气，急发白睛红赤，继而黑睛生翳的眼病。又名"大患后生翳""暴赤生翳"。本病可单眼或双眼同时患病，易传染流行，无明显季节性，各年龄段均可发生，病程较长，严重可迁延数月以上。愈后常遗留不同程度的角膜云翳，影响视力。本病类似于西医学的流行性角结膜炎，属病毒性角结膜炎。

【源流】

本病为疫疠之气犯目，侵犯了白睛和黑睛，古代医家在论述该病时既强调了病因，又强调了本病较天行赤眼难治，治疗有内治与外治。

《秘传眼科龙木论》称之为"暴赤眼后急生翳外障"，论述了该病的病因、临床表现、治法及方药。《银海精微·卷之上》称本病为"大患后生翳""暴露赤眼生翳"，主要论述了本病的临床表现、用药及预后。病名"天行赤眼暴翳"首见于《古今医统大全·眼科》，该书记载本病的病因、症状及治法方药。《医宗金鉴》记载了该病的症状、归经及用药。

【病因病机】

天行赤眼暴翳是因患天行赤眼，损伤黑睛所致。结合临床归纳其病因病机为：感受疫疠之气，内兼肺火亢盛，内外合邪，肺金凌木，侵犯肝经，上攻于目而发病。

（一）疠气犯目证

疠气犯目证多见于初感疠气，伤及肺金，肺金凌木，侵犯肝经，上攻于目而发为本病。《古今医统大全》中谓本病"此因运气所患，风火淫郁，大概患眼赤肿，泪出而痛，或致头额俱疼，渐生翳障，遮蔽瞳人，红紫不散，必有瘀血，宜去之，可服泻肝散、镇心丸"。

（二）肺肝火炽证

肺肝火炽证多见于素体肺热较盛之人，肺肝火炽，水不涵木，肝阳上冲，气血随之上冲，故白睛混赤、碜涩刺痛、畏光流泪；黑睛生翳，神光发越受阻，故视力下降；疫热灼烁津液，则有口苦、咽干、便秘溲赤、舌红、苔黄、脉弦数等症。《医宗金鉴》曰："暴赤生翳；其证赤肿生翳，痒痛难当，时流热泪羞明，乃心、肝二经风热，上壅攻目所致。"《银海精微》谓之："天行赤眼后生白翳者何也？答曰：邪气甚伤经络也。外邪甚则伤肝，肝受伤则生翳。"

（三）阴虚邪留证

余邪未尽，疫热伤津，形成阴虚邪留之证。热毒稽留，阴液暗耗致目珠干涩，此时正虚邪留，白睛红赤渐退，黑睛星翳未尽，全身可伴有头晕，乏力，口干，舌红少津，脉细数等症。

【临床表现】

（一）自觉症状

灼热目痛，碜涩羞明，眵稀多泪，视力减退。

（二）眼部检查

初起胞睑红肿，眵稀多泪，白睛红赤浮肿，耳前或颌下可扪及肿核并有压痛；发病1～2周后，白睛红赤壅肿逐渐消退，但出现抱轮红赤或白睛混杂，黑睛星点翳障，散在而不连缀，呈圆形，边界模糊，多位于黑睛中央，在裂隙灯显微镜下清晰可见荧光素染色后的黑睛星点翳障；2～3周后，荧光素染色虽转为阴性，但黑睛点状混浊可持续数月或更久。

（三）实验室及特殊检查

眼分泌物涂片见单核细胞增多。

【诊断依据】

1. 骤然发病，或有接触史，双眼先后发病。
2. 自觉灼热、流泪、疼痛、磣涩羞明、耳前或颌下可扪及肿核。
3. 检查可见白睛红赤、点片状出血、黑睛生星点翳障数个。

【鉴别诊断】

1. 本病应与风热赤眼相鉴别 风热赤眼为感受风热之邪，虽然有白睛红赤浮肿，重要特征为眵多黏稠，且无黑睛生翳，分泌物涂片可见多形核白细胞增多，病程也较短，虽有传染性倾向，但不引起广泛流行；本病为猝感疫疠之气，内兼肺火亢盛，内外合邪，肺金凌木，侵犯肝经，上攻于目而发为本病，特点为发病极快，传染性强，广泛流行，白睛红赤壅肿，特点是白睛的点片状出血，及黑睛星翳，发病后1～2周更多见，涂片可见单核细胞增多，重者黑睛可留点状翳膜。

2. 本病应与天行赤眼相鉴别 二者相同点为均为猝感疫疠之气，泪多眵稀，白睛红赤浮肿，点状或片状溢血，分泌物查可见单核细胞增多，传染性强，易引起广泛流行；不同点天行赤眼少有黑睛星翳，即使出现也易消退，本病多有黑睛星翳，发病后1～2周更多，多位于中央，日久难消。

【辨治思路】

（一）辨证思路

1. 疠气犯目证 本证多见于患病初期，疠气初感肺金，引动肝火，上攻于白睛及黑睛而发病。以白睛红赤浮肿、黑睛星翳稀疏为主要眼症，全身症状以伴头痛发热，鼻塞流涕等症，耳前或颌下可扪及肿核，舌质红，苔薄白，脉浮数为诊断要点。

2. 肺肝火炽证 本证多见于患病初期及中期，好发于素体肺热较盛之人，肺金凌木，侵犯肝经，内外合邪，发病迅速，上攻白睛及黑睛发为本病。故以暴发目痛羞明，磣涩灼热，畏光流泪，白睛混赤，黑睛星翳簇生，头痛眼胀或眩晕时作，急躁易怒，健忘失眠，口苦咽干，尿黄，便秘，舌红脉数为诊断要点。

3. 阴虚邪留证 本证多见于病情迁延，患病相对时间较长，或为素体正气虚，或为失治误治，疫毒热邪耗伤津液及正气，导致正虚邪留，可见目珠干涩、白睛红赤渐退，黑睛星翳尚存。正虚气滞日久，可见头晕，气短乏力，气少懒言。血管无气，运血无力，血液必停留成瘀，蒙蔽清窍，故症见黑睛星翳未尽，视力减退，全身症状可见口干，舌红少津，脉细数等。

（二）症状识辨

1. 白睛红赤　黑睛翳障白睛红赤、溢血，黑睛星翳是本病的主要特征。白睛红赤、溢血，黑睛星翳伴有头痛发热，脉浮数，为疠气初犯；白睛红赤、溢血，黑睛星翳伴有口苦，咽干，便秘溲赤，舌红苔黄，脉弦数，为素体肺热盛，肺金凌木，肺肝火炽，上攻于目，且灼烁津液；白睛红赤渐退、黑睛星翳不退、目珠干涩，伴有舌红少津，脉细数，为疫热伤津，余邪未尽，正虚邪恋之候。

2. 视物模糊　视物模糊不甚严重，黑睛星翳尚不稠密，多为疠气犯目证；视物模糊，白睛红赤壅肿，灼热疼痛，热泪如汤，便秘溲赤，多为热毒炽盛证；视物模糊，目珠干涩，多为阴虚邪留证。

（三）治疗思路

1. 治法与处方原则　本病为疫疠之气犯目，肺金凌木，肺肝火炽，白睛、黑睛同病为特征。在治疗上，不仅要祛邪外出，还有退翳明目。本病早期治疗原则，当以"急则治其标"为根本，因疠气致病来势凶猛，故中医治疗天行赤眼暴翳应辨证准确迅速，以免耽误病情。处方主张攻伐，以疏风清热、清肝泻肺、驱除疫毒为主，兼以退翳明目为治疗大法。急性期后，由于疫毒热邪耗伤津液及正气，出现目珠干涩、舌红少津、脉细数等症，故以养阴益气、退翳明目为主，兼以祛邪，使脉络通畅，气血得以上冲于目，邪去目安。

2. 用药方式　本病为外障眼病，外显症状明显，应内、外兼治。清肝泻肺药物多苦寒，不可久用和过量应用，特别是体弱者，注意配伍，以免伤正，造成邪气的蛰伏。

（1）疠气犯目证：在疏风清热解毒的同时，兼以退翳。决明子、黄芩、石决明、蔓荆子、木贼、防风、菊花、川芎、生石膏、甘草等疏风散邪，清肺肝之热。其中决明子、蔓荆子、菊花、木贼等疏风清热，退翳明目；川芎为血中之气药，辛温香燥，走而不守，既能行散，又可活血祛瘀止痛，上药合用，共奏疏风清热、除疠退翳之功。

（2）肺肝火炽证：外感疫疠且素体肺胃积热，内外合邪，正盛邪实，肺金凌木，上犯目睛。此时不仅眼部症状重，而且表示为肺肝火炽，故主要应清肝泻肺，退翳明目，以修肝散或洗肝散为主方，加密蒙花、谷精草、木贼、蒺藜以清热退翳。此类药物多属苦寒，或甘寒清润，使用时注意苦寒败胃，需要加用佐剂护胃。同时佐以防风、羌活、薄荷、当归、木贼、蝉蜕、甘草等增强疏风清热之效。

（3）阴虚邪留证：本病发病后期，由于疫毒热邪耗伤津液及正气，局部症状可见目珠干涩、白睛红赤渐退，星翳尚存，应以养阴退热，祛邪明目为主，故投以石决明、谷精草、乌贼骨、蒺藜、菊花、木贼、蝉蜕等清肝明目退翳；全身可见口干乏力、舌红少津，脉细数等症，加知母、生地黄、玄参、麦冬、菟丝子、甘草等养阴生津等中药以养阴祛邪。

【治疗】

感受疫疠之气、肺肝同病为本病的病机特点，去邪气、清内热、退翳膜，是治疗都要兼顾到的，且需内、外兼治。

（一）辨证论治

1. 疠气犯目证

证候：患眼暴发目痛羞明，磣涩灼热，泪多眵稀，胞睑红肿，白睛红赤浮肿，黑睛生翳；可伴头痛发热，鼻塞流涕等症，耳前或颌下可扪及肿核；舌质红，苔薄白，脉浮数。

治法：疏风清热，退翳明目。

方药：菊花决明散加减。决明子、石决明、木贼、羌活、防风、菊花、蔓荆子、川芎、生石膏、黄芩、甘草。

加减：若黑睛生翳严重，加蝉蜕、蒺藜祛风退翳；若白睛红赤明显，加野菊花、蒲公英、紫草、牡丹皮以清热解毒，凉血退赤；肺热明显，加桑白皮、金银花以清热泻肺。

2. 肺肝火炽证

证候：患眼磣涩刺痛，畏光流泪，视物模糊，黑睛星翳簇生，白睛混赤；兼见口苦咽干，便秘溲赤；舌红，苔黄，脉弦数。

治法：清肝泻肺，退翳明目。

方药：修肝散加减。防风、羌活、薄荷、麻黄、菊花、栀子、连翘、大黄、赤芍、当归、木贼、甘草、黄芩。

加减：酌加密蒙花、谷精草以增强疏风清热退翳之功；白睛混赤甚者宜去方中川芎、红花，加紫草、牡丹皮以增强凉血退赤之功。

3. 阴虚邪留证

证候：目珠干涩，白睛红赤渐退，但黑睛星翳未尽；舌红少津，脉细数。

治法：养阴祛邪，退翳明目。

方药：滋阴退翳汤加减。知母、生地黄、玄参、麦冬、蒺藜、菊花、木贼、菟丝子、蝉蜕、青葙子、甘草。

加减：阴虚甚者加北沙参、天冬以增强滋阴之功；黑睛有翳，宜加石决明、谷精草、乌贼骨以清肝明目退翳。

（二）外治疗法

同天行赤眼。

（三）其他治法

同天行赤眼。

【预防调护】

同天行赤眼。

【名医经验】

（一）李传课论治天行赤眼暴翳

1. 学术思想　起病之初，邪在肺卫，病位表浅，病势趋表，邪从表入，仍从表解，本病出现的角膜炎症，多数在浅层，主要集中在角膜中央部，呈圆形斑点状，数个或数十个，大小形态基本相同，这是本病之特征。运用糖皮质激素类滴眼液有较好效果，但要注意观察眼压，取效后逐渐减少滴眼次数，直至停药。

2. 典型病例　蔡某，女，48岁，炊事员。2011年7月20日门诊。诉双眼不适，怕光流泪8个月。8个月前眼红眼痛，在当地医院诊为红眼病，用过阿昔洛韦、妥布霉素滴眼液，半个月后眼红好转，但总是怕光，白天出门要戴墨镜，晚上不能看电视，在多家医院诊治，说是病毒性角膜炎，滴过更昔洛韦、左氧氟沙星等多种眼水，症状未能减轻，特求治于中医。查：视力：右1.0，左0.7。眼睑不红肿，左眼轻度睫状充血，双角膜散在圆点状炎性浸润，右眼可数，左眼较多，主要集中在中央部，有的已侵及前弹力层浅层，荧光素着色阳性，瞳孔无粘连。根据病史与角膜病变的特点，考虑为流行性结膜角膜炎所致。系风热疫毒入侵，肺卫受邪，余邪未尽，滞留肝经，致生翳障。治以退翳明目兼以养阴。用《原机启微》万应蝉花散加减：蝉蜕6g，羌活6g，防风10g，蒺藜10g，黄芩10g，当归10g，白芍10g，玄参10g，麦冬10g，石斛10g，甘草3g。水煎服，每日1剂，服7剂。局部用鱼腥草滴眼液与妥布霉素地塞米松滴眼液滴眼，每日各3次，睡前点更昔洛韦凝胶。嘱饮食宜清淡，暂停炊事工作，以免油烟刺激，并注意预防感冒。二诊：病情减轻，充血消失，荧光素着色点明显减少，非接触式眼压计测量，眼压正常。仍用上方去黄芩，服5剂。三诊：右角膜光滑清亮，浸润点全部消失，左角膜有3个浸润点，眼压正常，病情基本痊愈。更方为玉屏风散加味：黄芪20g，白术10g，防风10g，菊花10g，蒺藜10g，蝉蜕6g，石斛10g，甘草3g。服10剂。局部用珍珠明目滴眼液滴眼，每日3次，妥布霉素地塞米松滴眼液滴眼，右1次、左2次。四诊：临床症状消失，双眼视力均达1.0，双眼角膜光泽，浸润点全部消失，荧光素着色阴性，眼压正常。嘱停内服药物，局部用妥布霉素地塞米松滴眼液滴眼，右眼隔日1次，用7次即停；左眼日1次，用7天后改为隔日1次，用10次后即停。

（二）韩红波论治天行赤眼暴翳

1. 学术思想　韩红波认为本病的病因为外感疬疫毒邪，内兼肺火亢盛，内外合邪，侵犯肝经，上攻于目所致。自拟清热解毒汤治疗。其中紫花地丁、金银花、蒲公英、野菊花为主药，具强烈的清热解毒作用，黄芩除肺热，赤芍凉血泻火，薄荷宣肺，桔梗引药上行。又因口苦心烦，大便干结，加生川军。复诊时大便顺，分泌物减少，上方去生大黄、茯苓，加谷精草12g、密蒙花6g，继服6剂后痊愈。此案除以中药口服外，配合以野菊花、金银花各30g煎水熏洗双眼，每日2次，分泌物多时酌情增加次数。另辅助用院内制剂50%一爽眼药水（千里光眼药水），25%退翳眼药水（主要成分为当归、石菖蒲、紫草），可见此案有别于诸家以口服中药为主的治疗手法，以中药熏洗、中药眼药水点眼相结合，从而缩短疗程，提高疗效。

2. 典型病例　李某，男，37岁，干部。初诊日期：1989年9月12日。主诉：双眼红肿，睁不开眼，灼热感10天。病史：10天前晨起忽感双眼不易睁开，肿痛，灼热感，流黏水伴喉痛、鼻塞。本市某医院诊为"急性流行性角结膜炎"，给予4%盐酸吗啉胍及0.1%碘苷眼药水，2%林可霉素眼药水，每15分钟一次，交替使用。治疗8天，自感眼红肿加重，有异物感，转来本科。检查：双眼睑红肿明显，双球结膜混合性充血（＋＋＋），球结膜水肿（＋），颞下近穹隆部球结膜下出血一片，结膜囊见较多黏性分泌物，角膜上皮层有极细小点状染色细点；口苦心烦，喉痛，大便干结，舌红，苔薄黄，脉弦数。诊断：双眼病毒性结膜炎（天行赤眼暴翳）。辨证：外感疫病毒邪，内兼肺火亢盛，内外合邪，侵犯肝经，上攻于目。治法：清泻肺热，凉血解毒。方药：清热解毒汤加减。处方：紫花地丁、蒲公英、野菊花、黄芩、茯苓各15g，金银花、赤芍、牡丹皮各12g，桔梗、生甘草、生大黄各6g，薄荷（后下）3g，3剂煎服。另给野菊花、金银花各30g煎水，熏洗双眼，1日2次。50%一爽眼药水及25%退翳眼药水，每30分钟一次，交替使用。二诊：1989年9月15日，双眼睑红肿消退，球结膜充血（＋～＋＋），结膜下出血有吸收，无水肿，分泌物明显减少，角膜荧光素染色阳性，点状上皮糜烂，大便顺。前方去生大黄、茯苓，加谷精草12g，密蒙花6g，继服6剂，球结膜无充血，结膜下出血基本吸收，角膜荧光素染色阴性。

【文献选录】

《秘传眼科龙木论》曰："此眼初患之时，忽然白睛赤肿泪出，或痒或痛，皆是肝心壅毒在胸膈之间，更相击发，藏气上冲，致使如此，切宜镰洗出血，后饮芦根饮子、镇肝丸立效。"

《银海精微·卷之上》曰："暴露赤眼生翳者，与天行赤眼同理。天行赤眼者，能传染于人；暴露赤眼但患于一人而无传染之症。天行者，虽痛肿而无翳。暴露者痛而生翳，故此有别治法""大患后生翳者，与天行赤眼同一症也，何分两症治之？天行赤眼只一候或七日愈矣，虽同，无生翳之患。大患者，初起陡然而起，肿痛，发来甚重，沙涩难忍，增寒作热，坐卧不安，或通夜行至达旦，羞明怕日，泪出如汤，鼻涕溏流，两眼肿起如桃，日夜呻吟，饮食无味，二七不愈，遂生翳如黄脓疥疮，占在风轮，其脑牵痛。治宜用胡宣二连药，照前研细调姜汁点，用苦桃叶、侧柏叶、菊叶、柳叶熏洗，服宜四顺、八正、导赤散，虽疗痊可，赤昏昧三个月方得复旧。失于调治，丧明必矣。问曰：天行赤眼后生白翳者何也？答曰：邪气甚伤经络也。外邪甚则伤肝，肝受伤则生翳。治宜四顺散、细辛汤，点用熊胆膏，翳浓者用九一丹点。四顺汤：治经络得热，大患后生翳，宜服。大黄、当归、甘草、赤芍药，上各等分，每服四五钱，水煎食后服；细辛汤：治风邪伤肝，致眼生翳。茺蔚子、黑参、黄芩、桔梗、大黄、车前子、木通、生地黄、甘草，上各等分。水煎食后服。"

《古今医统大全·眼科》曰："此因运气所加，风火淫郁，大概患眼赤肿，泪出而痛，或致头额俱痛，渐生翳障，遮蔽瞳人，红紫不散，必有瘀血，宜去之，可服泻肝散、镇心丸。""运气所加，风火淫郁……必有瘀血，宜去之。"

《医宗金鉴》曰："暴赤生翳；其证赤肿生翳，痒痛难当，时流热泪羞明，乃心、肝二经风热，上壅攻目所致。暴赤生翳心肝病，风热上壅痛难当，赤肿热泪羞明痒……初起先用芦根饮，黑连硝黄芩与防，去翳镇肝藁石决，辛薯参苓车味羌。"

【现代研究】

周珊对于重症之流行性角结膜炎患者，认为切不可疏于辨证，流于模式，防止病情迁延甚或加重。其辨证施治时应注意以下几点：①注重整体观。医者应兼顾气候时令、饮食习惯、生活起居等事宜。只有做到整体思考，细微辨证，方能切其病机，使病愈而无变症。②注重保正气。做到祛邪不伤正，扶正不留邪。在用苦寒清热药时，要避免过量而伤胃气；在用益气扶正药时，要适时、适量，防止加重病势而生变症。③注重生活调护。在饮食、起居、劳逸、情志等多方面指导患者，帮助其树立治愈疾病的信心，提高治疗依从性，从而保证治疗效果。④注重治疗手段的多样性。治疗中根据病情予以熏眼、洗眼、敷眼等辅助手段，以促进疾病早愈，减少后遗症。

李培军观察中药疗法对天行赤眼暴翳（流行性角结膜炎）的疗效。方法：门诊116例患者给予中药内服加眼部中药液熏洗，内服方：麻黄15g，羌活30g，藁本30g，蔓荆子30g，黄芩15g，防风15g，蝉衣15g，川芎12g，生姜15g，大枣5枚。随证加减如下：白睛赤肿、脉络怒张，舌质红、苔薄黄，脉浮数者，加金银花 30g、蒲公英 15g；灼热目痛，舌质红、苔薄白或黄，脉弦数者，加赤芍、牡丹皮、紫草；素体虚弱，乏力困倦，不思饮食，舌质淡、苔白或厚腻，脉弱或濡者，加党参、白术、焦麦芽、焦山楂、焦神曲；口苦咽干，易怒烦躁，舌质红、苔黄腻，脉弦数者，加龙胆、柴胡、栀子；后期黑睛星翳消退缓慢，视物模糊，舌质淡红少津、苔白，脉细数者，加玄参、当归、白蒺藜、麦冬。外用方：均在内服方剂所剩药渣基础上，加野菊花 15g、蒲公英 30g、大青叶 20g、芒硝 10g。用法：内服方每日一剂，水煎两次，滤渣合汁 600mL，饭前早晚各 300mL。外用法：外用方煎水约 3000mL，澄清滤上清液，适温以毛巾浸药热敷患眼，每次热敷 20 分钟，稍凉后以药液洗患眼，每日 3 次。5 日为 1 个疗程，治疗 2 个疗程。结果：116 例经治疗，临床治愈 96 例，显效 20 例，全部有效。结论：中医药治疗天行赤眼暴翳起效快，治愈率高，疗效肯定。

第四节 脓漏眼

脓漏眼是指发病急剧，胞睑及白睛高度红肿，眵多如脓，易引起黑睛溃损生翳的外障眼病，故名脓漏眼。该病起病急，进展快，常因合并黑睛损害而严重危害视力，预后不良。本病类似于西医学的淋菌性结膜炎，属超急性细菌性结膜炎，是急性传染性眼病中最剧烈的破坏性最大的一种。

【源流】

中医古代医籍未见与本病相关记载，现代中医眼科根据其特点，将其命名为脓漏眼，其病名见于《中医药学高级丛书·中医眼科学》。

【病因病机】

外感淋病疫毒，导致肺胃火毒炽盛，夹肝火升腾，浸淫于目而成。成人患者多为淋菌性尿道炎的自身感染，或他人尿道分泌物传染所致；新生儿患者则主要通过母体产道炎性分泌物直接感染。

【临床表现】

（一）自觉症状

眼内灼热目痛，眵多如脓，碜涩羞明，热泪如涌。成年患者潜伏期为 10 小时至 2~3 日不等，常有排尿困难、尿急、尿痛、尿血等症状。新生儿患者多在出生 2~3 日发病，其症状与成人患者相似，但可有全身发热等表现。

（二）眼部检查

初起胞睑高度红赤壅肿，或伴白睛溢血，有黏稠或血性分泌物；3～5日后，可见大量脓性分泌物溢出，部分患者合并黑睛溃烂，严重者黑睛穿孔；2～3周后脓性分泌物减少，胞睑内红赤肥厚、表面粗糙、白睛轻度红赤等，可持续数月；耳前或颌下可扪及肿核并有压痛，或伴有淋菌性阴道炎或尿道炎。

（三）实验室及特殊检查

眼分泌物涂片可找到淋球菌；尿道或阴道分泌物涂片急性期检查可见革兰阴性双球菌；血常规检查急性期可见白细胞数增加，中性粒细胞比例可升高。

【诊断依据】

1. 有淋病史或接触史；新生儿母亲有淋病性阴道炎。
2. 胞睑及白睛高度红赤壅肿，伴大量脓性分泌物。
3. 眼分泌物或涂片可见淋球菌。

【鉴别诊断】

本病应与风热赤眼相鉴别。二者相同之处是发病急，有传染性，可见白睛红赤，眵多；不同点是风热赤眼无淋病史或接触史，胞睑壅肿、分泌物程度与脓漏眼比较相对较轻，一般不并发黑睛溃烂，涂片找不到淋球菌。

【辨治思路】

（一）辨证思路

1. 疫毒攻目证 本证因外感疫毒，导致肺胃火毒炽盛，夹肝火上犯于目，故临床以患眼灼热羞明，疼痛难睁，眵泪带血，白睛红赤浮肿甚至高于黑睛，黑睛星翳，恶寒发热，便秘溲赤，舌红苔薄黄，脉浮数为诊断要点。

2. 火毒炽盛证 本证以患眼灼热疼痛，白睛赤脉深红深大、眵多如脓，白睛红赤红肿，黑睛溃烂，甚则穿孔，全身头痛身热，口渴咽痛，便秘溲赤，舌绛苔黄，脉数为诊断要点。本证热毒充斥，气血两燔，热毒深重，故见眵多成脓而不断从睑内溢出，且伴发热溲赤、便秘等火毒炽盛之症。

（二）症状识辨

脓漏眼属急性传染性眼病中最剧烈的一种，发病迅猛，发病3～5日后，可见大量脓性眼眵自睑裂外溢，部分患者合并黑睛溃烂，严重者黑睛穿孔，形成蟹睛，甚至珠内灌脓。多由外感疫毒，火毒上壅，上犯目珠而致，多伴有眼内灼热疼痛，热泪如涌，白睛红赤浮肿等症。

1. 眵多如脓 早期虽有较多的脓性分泌物，此时为疫毒攻目证；若脓性分泌物不断从睑内溢出，拭之又生，则为火毒炽盛。

2. 黑睛溃烂 病之初期，黑睛生翳，尚未发生溃烂，则为疫毒攻目证；若黑睛溃烂，甚至穿孔，形成蟹睛，则为火毒炽盛。

（三）治疗思路

1. 治法与处方原则 脓漏眼病情发展十分迅速，感染性强，中药治疗本病贵在"兵贵神速"，辨证要迅速、准确，处方急救。辨证要点应抓住白睛红赤，眵多如脓，甚则黑睛溃烂，借助实验室检查，尽快确诊，中西医结合、内服与外治相结合，控制病情。

2. 用药方式 本病用药应治病求本，主张攻伐，才能使血脉迅速畅通，《素问玄机原病式》谓："目昧不明，目赤肿痛，翳膜眦疡皆为热。"故本病所用药物应以清热解毒为主以达退翳明目之功。总之，既要主张急救，又要兼顾补充人体正气；既要着重调理脏腑，又要注意调理气血，还要注重患者其他兼症。

（1）疫毒攻目证：应早投清热解毒之品，用黄连、黄芩、甘草、玄参、柴胡、桔梗、连翘、板蓝根、牡丹皮、马勃、牛蒡子、僵蚕、升麻、陈皮、薄荷等。其中黄连、黄芩、连翘、板蓝根等味苦性寒，清热燥湿，泻火解毒；柴胡，升麻除退热解毒之功，尚可携众药上行于目，共奏泻火解毒，退翳明目之功。

（2）火毒炽盛证：多由肺胃火毒炽盛，夹肝火升腾，上犯目睛而致，故以泻火解毒为治疗原则。当投以生石膏、生地黄、犀角、金银花、紫花地丁、败酱草、黄连、栀子、桔梗、黄芩、连翘、牡丹皮、鲜竹叶、赤芍、甘草等苦寒之品，此类药物多属苦寒，或甘寒清润，使用时注意苦寒败胃，需要加用佐剂护胃。同时佐以赤芍、紫草、夏枯草、青葙子、石决明等以增强清肝凉血退翳之效。

【治疗】

本病病情凶险，发展迅速，故强调全身与局部治疗相结合。

（一）辨证论治

1. 疫毒攻目证

证候：患眼暴发目痛羞明，疼痛难睁，眵泪带血，胞睑红肿，白睛红赤浮肿，黑睛星翳，或见睑内点状出血及假膜形成；可伴头痛发热，鼻塞流涕等症，耳前或颌下可扪及肿核；舌质红，苔薄黄，脉浮数。

治法：清热解毒。

方药：普济消毒饮加减。黄连、黄芩、甘草、玄参、柴胡、桔梗、连翘、板蓝根、马勃、牛蒡子、僵蚕、升麻、陈皮、薄荷。

加减：若黑翳严重，加石决明、蝉蜕、蒺藜以清肝退翳；若白睛红赤明显，加野菊花、蒲公英、紫草、牡丹皮以清热解毒、凉血退赤。

2. 火毒炽盛证

证候：患眼灼热疼痛，胞睑红肿，脓眵不断从睑内溢出，白睛红赤壅肿，弥漫溢血，黑睛溃烂，甚则穿孔；可伴口渴，尿黄，便秘；舌绛，苔黄，脉数等。

治法：泻火解毒。

方药：清瘟败毒饮加减。生石膏、生地黄、犀角、黄连、栀子、桔梗、黄芩、知母、玄参、连翘、牡丹皮、鲜竹叶、甘草、赤芍。

加减：火盛者加金银花、紫花地丁、败酱草、蒲公英以增强其泻火解毒之功；白睛赤脉深红粗大者，可加紫草以增强活血凉血之功；黑睛溃烂者，加夏枯草、青葙子、石决明以凉血解毒，清肝明目退翳；伴便秘溲赤者，加生大黄、车前子、淡竹叶等以通腑泻热，利水渗湿。

（二）外治疗法

1. 洗眼法　选用清热解毒中药蒲公英、败酱草、野菊花、大青叶、金银花、连翘、黄连等，煎水洗患眼，每日2～3次；用3%硼酸液或1：10 000的高锰酸钾溶液冲洗结膜囊，每15～30分钟冲洗一次，必须夜以继日，不可间断，直至脓性眼眵减少或消失。

2. 滴眼液　鱼腥草滴眼液，广谱抗生素滴眼液，如妥布霉素滴眼液或氯霉素滴眼、左氧氟沙星滴眼液、加替沙星滴眼液等频频滴眼；若黑睛溃烂者，需用1%硫酸阿托品散瞳。

3. 超声雾化　庆大霉素等广谱抗生素，配生理盐水。

（三）其他治法

本病必须同时全身应用抗生素治疗，首选头孢菌素类口服或静脉滴注。注意不要与其他药物混用。

【预防调护】

1. 本病因具有较强的传染性，对有淋病性阴道炎的患者应注意隔离，医护人员接触过患眼的手和医疗器械，以及污物等均需严加消毒处理，患者的手帕、洗脸用具、枕套以及儿童玩具等均需隔离与消毒。

2. 淋病性阴道炎、尿道炎的患者禁止到游泳池游泳，以免引起传播流行。本病禁忌包眼，单眼发病以透明眼罩保护健眼。

3. 新生儿出生后应及时滴用妥布霉素滴眼液等抗生素眼液以作预防。

第五节　赤丝虬脉

赤丝虬脉指气轮白睛上血络赤丝明显、螺旋状迂曲的眼病。又名"赤丝乱脉证""白睛乱脉症"（梁翰芬《眼科学讲义》）。此病类似于西医学的慢性结膜炎。

【源流】

《证治准绳》已有此病记载，称之为"赤丝乱脉证"，论述了该病的病因、临床表现、治法及转归，强调了内治与外治相结合。"赤丝虬脉"病名首见于《审视瑶函》，论述了该病的特点、转归、病因，强调该病治疗需内治与外治相结合。《目经大成》生动地描述了该病的表现、脏腑归属及该病的六经辨证法。该病名一直沿用至现代。第二版中医眼科教材《中医眼科学讲义》（1964）、中国医学百科全书《中医眼科学》（1985）皆沿用了"赤丝虬脉"病名。

【病因病机】

赤丝虬脉多因受邪日久，白睛血络瘀滞所致而成。椒疮、粟疮一类病症，常有赤丝虬脉出现。其他如用眼过度或嗜酒过甚等，均可致白睛上血管扩张，发生赤丝虬脉。《证治准绳·杂病·七窍门》谓："气轮有丝脉赤乱，久久常如是者。然害各不同，或因目痛火虽退，不守禁戒，致血滞于络而赤者。或因冒风沙烟瘴，亲火向热，郁气劳心，恣酒嗜燥，竭视劳瞻而致，有所郁滞而赤者。"

（一）脉络瘀滞证

由于白睛表层血络瘀滞，运行不畅，多由风热赤眼等外障眼病失治误治，病邪稽留，或由长期的风沙刺激，导致白睛的脉络瘀滞。症见：白睛赤脉粗大，色紫暗，沙涩不适，轻度畏光流泪，舌质紫暗，苔薄，脉涩。

（二）湿热郁滞证

过食肥甘厚腻，或嗜酒日久，导致脾失健运，水湿内停，聚湿生痰，郁久化热，湿热交阻，循经上攻，熏蒸白睛。症见：白睛污浊，赤脉纵横，全身伴有便溏尿赤，舌红苔黄腻，脉濡数或滑数等。

（三）阴虚火旺证

本病阴虚火旺证多由心经火热或湿热蕴结日久，伤津夺液，或患者年老体弱，过劳成疾，导致肾水不足。症见：白睛干涩，视物昏蒙，或开睑乏力、不耐久视等症，全身伴有舌红少苔、脉细数等症。

【临床表现】

（一）自觉症状

自觉眼内沙涩不适，轻度作痒，或有灼热感，常有少量眼眵，晨起明显，或稀或干，眼易疲劳，阅读书写稍久则症状加重，久之则视物阵发性模糊。

（二）眼部检查

可见白睛浅层赤脉纵横，或稀或疏，或粗或细，甚则虬蟠旋曲，重者睑内表面稍红，并有少量椒粟样颗粒，如绒布样粗糙。

（三）实验室及特殊检查

眼分泌物涂片可找到如 Morax-Axenfeld 双杆菌、链球菌等细菌。

【诊断依据】

1. 自觉眼内沙涩不适，轻度作痒，或有灼热感，常有少量眼眵，晨起明显。
2. 白睛浅层血络赤脉纵横，或稀或疏，或粗或细。

【鉴别诊断】

本病应与赤脉传睛相鉴别。赤脉传睛为起于眦部的赤脉横生，自觉症状轻微，无眼疲劳感，不影响视力；本病与胬肉攀睛相鉴别，后者起病缓，为眦部白睛上胬肉增生，向黑睛攀爬，无眼疲劳感。

【辨治思路】

（一）辨证思路

1. 脉络瘀滞证　由于余邪未尽，阻塞脉络，脉络不畅，见白睛脉络赤紫迂曲，沙涩不适，轻度畏光流泪，舌质紫暗，苔薄，脉涩为诊断要点。

2. 湿热郁滞证　脾为生痰之源，患者嗜食酒甘，水湿内停，脾阳受困，运化失司，久遏成热，湿热交阻，循经上攻，熏蒸白睛，故见白睛污浊，赤脉纵横，全身伴有便溏尿赤，舌红苔黄腻，脉濡数或滑数等症。

3. 阴虚火旺证　多由本病迁延日久，伤津夺液，或患者年老体弱，过劳成疾，导致肾水不足，水不涵木，肝阳上亢，肝木失荣，气血并逆，气血上冲，瘀阻目中脉络而致本证，常伴五心烦热，口干咽燥，少寐多梦，舌红苔薄黄，脉细数等症。

（二）症状识辨

白睛赤脉纵横：白睛赤脉纵横，沙涩不适，舌质紫暗，苔薄，脉涩为脉络瘀滞证；白睛赤脉纵横，白睛污浊，赤脉纵横，伴有便溏尿赤，舌红苔黄腻，脉濡数或滑数等症，为湿热郁滞证；白睛赤脉纵横，目珠干涩，视物昏蒙，或开睑乏力，不耐久视，伴有舌红少苔，脉细数等症，为阴虚火旺证。

（三）治疗思路

1. 治法与处方原则 本病以解除目络郁结，恢复脉络的通畅及气血的流通为治法。因心经火旺或湿热蕴结所致者，治疗时以清热凉血利湿为主；迁延日久或阴虚火旺者以滋阴降火为治疗大法，以期脉络通畅，目得所养，赤脉消退。

2. 用药方式 本病虽为瘀滞之病，但多为本虚标实。早期主张攻伐，后期主张补益。在治疗用药时，应注重攻伐以及补益之间的调整，处方用药时，药味应以苦寒利湿为主，配伍得当。总之，既要主张急救，又要兼顾补充人体正气；既要着重调理脏腑，又要注意调理气血，还要注重患者其他兼症。

（1）脉络瘀滞证：以通脉养血为治法，用当归、生地黄、白芍、川芎、桃仁、红花等通络养血活血；兼行气散结，诸药合用，共奏通脉养血之功。

（2）湿热郁滞证：本证应投以连翘、滑石、车前子、枳壳、黄芩、黄连等清热除湿之品，其中连翘味苦微寒，可解疮毒，又能祛除痈肿结聚，故有"疮家圣药"之称；滑石利水通淋，与车前子、木通同用使湿热下移小肠而达清热利湿之功，此类药物多属苦寒，或甘寒清润，使用时注意苦寒败胃，需要加用茯苓、陈皮、甘草等佐剂护胃。

（3）阴虚火旺证：本证由于疾病迁延日久，或年老过劳，肝水不足，水不涵木，肝阳上亢，肝木失荣，气血并逆，气血上冲，瘀阻目中脉络而致。故应投以知母、黄柏、熟地黄、山茱萸、山药、茯苓、泽泻、牡丹皮等中药以达滋阴降火之功。

【治疗】

（一）辨证论治

1. 脉络瘀滞证

证候：白睛脉络赤紫虬蟠，灼热沙涩，轻度畏光流泪；舌质红，苔薄黄，脉数。

治法：清热凉血，活血化瘀。

方药：桃红四物汤加减。当归、白芍、川芎、生地黄、桃仁、红花。

加减：若白睛红赤明显，加野菊花、蒲公英、紫草、牡丹皮以清热解毒，凉血退赤。

2. 湿热郁滞证

证候：嗜食酒甘，白睛污浊，赤脉纵横，尿赤便溏；舌红苔黄腻，脉濡数或滑数。

治法：清热利湿。

方药：除湿汤加减。连翘、滑石、车前子、枳壳、黄芩、黄连、木通、甘草、陈皮、荆芥、茯苓、防风。

加减：火盛者加金银花、紫花地丁、败酱草、蒲公英以增强其泻火解毒之功；白睛赤脉深红粗大者可加紫草以增强活血凉血之功；黑睛溃烂者，加夏枯草、青葙子、石决明以凉血解毒，清肝明目退翳；伴便秘溲赤者加生大黄、车前子、淡竹叶等以通腑泻热，利水渗湿。

3. 阴虚火旺证

证候：白睛赤脉细小稀疏，时轻时重，眼内干涩明显，视物昏蒙，或开睑乏力，不耐久视；舌红少苔，脉细数。

治法：滋阴降火。

方药：知柏地黄丸加减。知母、黄柏、熟地黄、山茱萸、山药、茯苓、泽泻、牡丹皮。

（二）外治疗法

1. 洗眼法 选用清热解毒中药蒲公英、败酱草、野菊花、大青叶、金银花、连翘、黄连等，煎水洗患眼，每日2~3次。

2. 滴眼液 用清热解毒类滴眼液，如鱼腥草滴眼液；或抗生素滴眼液，如妥布霉素滴眼液、氯霉素滴眼、左氧氟沙星滴眼液等滴眼。

（三）针灸治疗

取阳白、四白、太阳、攒竹、合谷等穴。

【预防调护】

宜少食辛辣之品；保持七情和畅；注意寒暖适中，避免潮湿。

【名医经验】

（一）李传课论治赤丝虬脉

1. 学术思想 赤丝虬脉证型也比较多，但经审证求因，以风热、湿热与阴虚多见。风热者，系风热余邪未尽，稽留于肺经，且多有阴伤之征，在用祛风清热轻剂时，要顾及养阴；湿热者，主要责之于脾胃，在清热化湿时，勿伤脾败胃；阴虚者，有肝肾与肺胃之分，有火与无火之别，临证须当注意。

2. 典型病例 黄某，女，56岁，农民。2008年11月26日门诊。诉双眼发红、眼屎多5个月。6月中旬眼红痛，在当地用过多种眼药水（药物不明），有好转，但时轻时重，眼屎时多时少，至今未愈。查：眼睑无红肿，睑结膜稍肥厚，乳头增生，球结膜充血，血管稍迂曲，挤压泪囊区无分泌物溢出，角膜荧光素着色阴性。舌质红，苔黄，脉略数。系急性结膜炎演变成慢性，诊断为慢性结膜炎。乃急性炎症，治不入法，余热未清，郁于脉络，形成热郁血滞之证。治宜清热散瘀。用《审视瑶函》退热散加减：黄连6g，黄芩10g，当归尾10g，赤芍10g，生地黄10g，牡丹皮10g，金银花10g，千里光10g，连翘10g，甘草3g。水煎服，每日1剂，服7剂。局部用氧氟沙星滴眼液与鱼腥草滴眼液交替滴眼，每日各4次。嘱其注意眼部卫生，避免烟尘刺激，少食辛热上火之品。并要求听从医嘱。二诊：病情减轻，晨起眼分泌物减少，结膜充血减退。嘱仍服上方7剂，滴眼液改为日滴3次。三诊：病情明显好转，结膜未见明显充血，仅晨起间或有少量分泌物。此为余邪未尽，于上方去黄连之苦寒，加菊花10g以轻清祛邪，继服7剂。滴眼液同上。四诊：眼无分泌物，结膜不充血，自觉症状消失，病情已基本痊愈。为巩固疗效，防止复发，嘱白天用鱼腥草滴眼液滴3次，睡前用红霉素眼膏点眼1次，坚持15天。

（二）陈达夫论治赤丝虬脉

1. 学术思想 辨八廓病变是以白睛血丝为凭：一是血丝正居廓位，二是从白睛周边部伸向风轮，三是特别粗大或者独显一二缕。若见满目血丝，而某廓血丝特甚者，多属表证；若某廓血丝一二缕者，则属里证，或属虚证。凡廓上血丝深红紫赤，或紫黑者，皆是相应脏腑中的热甚伤血，血热成瘀的表现。

2. 典型病例 朱某，男，12岁。主症：左眼巽廓血丝粗大，眼涩，畏光，左侧耳后疼痛，曾经眼科医生辗转治疗无效。根据巽廓属少阳胆经，涩痛，畏光，血丝粗大属实证。耳后为足少阳胆经循行经过的部位，该处疼痛是胆经气不通的表现。诊断：少阳经目病。治则：枢转气机，和解表里。方药：小柴胡汤加减：柴胡10g，黄芩10g，沙参10g，法夏10g，青皮12g，白芍10g，薄荷（后下）6g，防风10g，红花10g，甘草6g，守方连服12剂，诸症悉愈。

【文献选录】

《灵枢·论疾诊尺》曰："赤脉从上下者，太阳病；从下上者，阳阴病；从外走内者，少阳病；从内走外者，少阴病。太阳病宜温之散之，阳明病宜下之寒之，少阳病宜和之，少阴病宜清之。"

《审视瑶函》曰："赤丝虬脉，起自白睛，纵横赤脉，绕在风轮，虬来粗细，各有重轻，燥热湿热，涩急羞明，或痒或痛，或泪如倾，或不疼痒，只是昏蒙，勿视天行赤热，勿视赤脉贯睛，久而不治，变症蜂生，量其虚实，治以安宁。""此症谓气轮有丝脉赤虬，常时如是者，或因目病初起失养，致血滞于络而赤者，其病生在气轮，白珠有丝脉纵横，或稀密粗细不等，但久而不愈，非诸赤热之比。若只赤虬昏昧，涩紧不爽，或有微泪湿热者轻，因犯传变者重，若脉多赤乱，兼以粘涩而紧痛，泪湿而烂肿者，看从何部分来，或穿连某位，即别其所患在何经络，或传或变，自病合病等症，分其生克乘制，然后因症分经以治之。凡见丝脉乱紫，内服外点，点时细缩，不点即胀。若激动病变者，珠虽不紫，睥虽不肿，亦有滞在络中幽深之所，故未胀出耳。须揭开上睥深处看之，其内必有不平之色，因其滞而量其轻重，各略导之，不可太过，过则伤其真血，水亏膏涩，昏弱之患至矣。宜服点并行。退热散：赤芍药、黄连（炒）、木通、生地黄、炒栀仁、黄柏（盐水炒）、黄芩（酒炒）、当归尾、甘草梢、丹皮（各等分），上为末。每服五钱，白水二钟，煎至八分，去滓热服；点眼蕤仁膏：治风热眼，飞血赤脉，痒痛无定。蕤仁（去壳去皮心膜油取霜，五钱）好酥（一栗子大），上将蕤仁与酥和匀，研摊碗内，用艾一小团，烧烟出，将碗覆烟上熏，待艾烟尽即止，重研匀，每以麻子大点眼两头，日二度"。

《证治准绳·杂病·七窍门》曰："谓气轮有丝脉赤乱，久久常如是者。然害各不同，或因目痛火虽退，不守禁戒，致血滞于络而赤者。或因冒风沙烟瘴，亲火向热，郁气劳心，恣酒嗜燥，竭视劳瞻而致，有所郁滞而赤者。有痛不痛，有泪无泪，有羞明不羞明，为病不等。盖病生在气轮白珠上，有丝脉纵横，或稀密粗细不等，但常常如是，久而不愈者也。非若天行客风等证之暴壅赤脉贯睛之难恶者比。若只赤乱，或昏昧涩紧不爽，或有微微泪湿者轻，因而犯戒者双重。若脉多赤乱，兼以枯涩而紧痛，泪湿而烂肿者重。验之当以大脉为主，从何部分而来，或穿连某位，即别其所患在何经络，或传或变，自病合病等证，分其生克承制，然后因其证而投其经以治之。治外者，细脉易退，大脉虬紫者退迟。虽点细而脉大者，必须耐久去尽方已，庶无再来之患。不然，他日犯禁，其病复发，若有别证，火亦循此而至。凡丝脉沿到风轮上者，病尤重而能变。若因其滞而日积月累，一旦触发，脉紫胀及睥肿者，用开导之。凡见丝脉虬紫，内服外点，点时细缩，不点即胀，久久亦然，及因而激动滞病变者，珠虽不紫，睥虽不肿，亦有积滞在内深处，乃积滞尚轻，而在络中幽深之所，故未胀出耳。揭开上睥深处看之，其内必有不平之色在焉。因其滞而量其轻重，略略导之，不可过，过则有伤真血，水亏膏涩，目力昏弱之患。"

《目经大成》曰："离离赤脉虬丝，出银海，入水池，纵横粗细，长短稠稀，昏沉云冉冉，痛紧泪垂垂，若白虹之贯日，类红线之穿珠。大知水困金无助，致令风狂火益威。此症乃赤脉虬丝，纵横粗细，上气轮而缠风轮，最不易治。盖水泄金元，风木燥而无制故也。且火盛木焚，风胜木折，虽松柏之姿在所不免，况肝胆乎。以故风火合作，赤脉即生，赤脉生则漫睛翳障，热泪流而痛紧，世谓若白虹贯日之变事焉，因征其兆、拟其状而命名云。其丝脉只在气轮，纵涩紧不爽，及有微泪赤虬者，此目病之常，不足为虑。即风轮有障，医者自能研究，兹无庸赘……知此，则生克制化之理不难体会，用以治人，如鼓应桴也。遇按赤丝虬脉，风火眼所必有，大小粗细，位无一定，何从分上下而辨内外！只看脉大贯过睛珠，便处导赤散加黄连与服，不应或增障，经久在目，此风热不制，恐或瘤疾，须既济丸、人参固本丸、百合固金汤，圆融通变而主之，当必有效。"

第六节　时复目痒

时复目痒是指发病时目痒难忍，白睛红赤，至期而发，呈周期性反复发作的眼病。本病常双眼发病，其病程可长达数年或数十年之久，随年龄增长逐渐减轻或痊愈。本病类似于西医学的春季结膜炎。

【源流】

"时复目痒"病名见于曾庆华主编全国中医药高等教育规划教材《中医眼科学》(2004年)，又名时复证（《证治准绳》）、痒若虫行证（《证治准绳》）、眼痒极难忍外障（《秘传眼科龙木论》）等。《秘传眼科龙木论》描述了该病的症状"此眼初患之时，忽然痒极难忍，此乃肝脏有风，胆家壅热冲上所使"。《圣济总录》主要论述了该病的病因、病机"肝经虚而风邪乘之，则目痒"。《太平圣惠方·治目痒急诸方》则表示风为阳邪，上易犯目，风性善动，发而为目痒。《审视瑶函》详细论述了该病的症状、病因、转归及预后并提出该病"病源非一"。《证治准绳·杂病》论述了该病的症状、病因及分型。《明目至宝》描述了该病的症状及治疗方剂名称。《普济方·眼目门》表示肝经虚，肝主藏血，肝血不足，虚风趁势内动，上犯于目致眼痒。《张氏医通》主要论述了该病的病机及其复发特征。《医宗金鉴》描述该病的病因、内服方剂及外洗方剂。《银海精微》中"痒极难忍者，肝经受热，胆因虚热，风邪攻充，肝含热极，肝受风之燥动，木摇风动，其痒发焉"，指出肝开窍于目，肝之经络系于目，说明本病与肝脏的密切关系。《眼科菁华录·时复之病》则论述了本病周期性发病的特点"类似赤热，不治自愈，及其而发，过期又愈，如花如潮，久而不治，遂成其害"。

【病因病机】

本病是某些特异体质在时邪的作用下，在特定外界环境因素下发病，有自限性，但重症者可传变，且反复发作，令痛苦异常。《眼科菁华录·时复之病》"类似赤热，不治自愈，及其而发，过期又愈，如花如潮，久而不治，遂成其害。"

（一）外感风热证

肺主皮毛，肺卫之气有防御外邪的作用。肺卫不固，风热外袭，上犯白睛，往来于胞睑肌肤腠理之间。症见：眼痒难忍，灼热微痛，有白色黏丝样眼眵，胞睑内面遍生状如小卵石样颗粒，白睛污红；可伴有恶风，头痛，鼻塞流涕，舌淡红，苔薄白，脉浮数。

（二）湿热夹风证

素体脾肺湿热郁遏，气血郁阻，复感风邪，风湿热邪相搏，滞于胞睑、白睛。症见：奇痒难忍，风吹日晒揉拭眼部后加剧，泪多眵稠呈丝状，睑内面遍生颗粒，状如小卵石排列，白睛污黄，黑白睛交界处呈胶样结节隆起；可伴有舌质红，苔黄腻，脉数。

（三）血虚生风证

素体肝血不足，虚风内动，上犯于目。症见：眼痒势轻，时作时止，白睛微显污红；可伴有面色少华或萎黄，舌淡脉细。

【临床表现】

（一）自觉症状

双眼痒涩，甚至奇痒难忍，灼热微痛，碜涩不适，或伴有羞明流泪，有白色黏丝样眼眵。

（二）眼部检查

胞睑内面有铺路卵石样的扁平颗粒，表面似覆一层牛奶，白睛呈污红色（图16-6-1）；或见黑睛边缘出现黄白色胶样隆起结节，重者结节互相融合，包绕黑睛边缘，白睛呈污红色或黄浊色。上述两种可以单独出现，也可以同时存在。

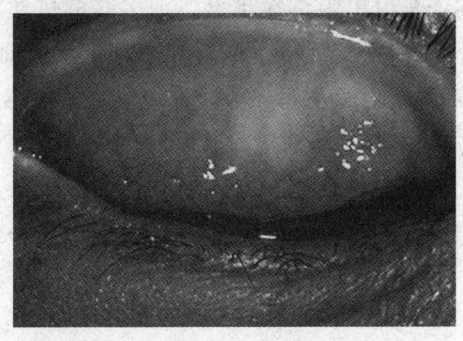

图16-6-1　时复目痒

（三）实验室及特殊检查

结膜刮片可见嗜酸性粒细胞或嗜酸性颗粒。

【诊断依据】

1. 双眼奇痒难忍，周期性反复发作，多在春、秋季发病。
2. 睑内面有扁平颗粒，状如铺路卵石样排列；或见黑睛边缘弧线黄白色胶样隆起结节，白睛呈污红或黄浊色；或两种情况同时存在。
3. 结膜刮片可见嗜酸性粒细胞或嗜酸性颗粒。

【鉴别诊断】

1. 本病应与椒疮相鉴别　两者相同之处是胞睑内面有颗粒丛生。不同之处是椒疮之颗粒较小，目无奇痒，无定期发病的特点；而本病之颗粒较大，硬而扁平，排列如铺路之卵石样，双眼奇痒，定期发病。

2. 本病与风热赤眼相鉴别　风热赤眼发病突然，眼部痒痛交作，畏光羞明，热泪频流，甚者带血，眵多似脓，每于盛夏发病，历时 1～2 周痊愈；而本病以眼部奇痒为特征，分泌物较少，呈黏丝状，每于春、秋季发病。

【辨治思路】

（一）辨证思路

1. 外感风热证　本证以眼痒难忍，灼热微痛，有白色黏丝样眼眵，胞睑内面遍生状如小卵石样颗粒，为辨证要点。"无风不作痒"，风邪轻扬开泄，具有疏通、透泄之功，腠理疏松，皮肤开张，故奇痒难忍；热邪耗伤津液，故眼眵呈黏丝样，肺卫不固，邪客皮肤腠理，可伴有流泪、鼻塞、喷嚏、喘息等。

2. 湿热夹风证　本证是以患眼奇痒难忍，泪多眵稠呈丝状，睑内面遍生状如小卵石样颗粒，白睛污黄，黑白睛交界处呈胶样结节隆起为辨证要点。脾肺蕴积湿热，复感风邪，风湿相搏，停留于睑而发病。湿性重浊黏腻，复感风邪，风湿热搏结，故眼奇痒难忍，黑白际胶样结节隆起，有黏丝状眼眵。

3. 血虚生风证　本证以眼痒势轻，时作时止，面色少华或萎黄为辨证要点。血虚气无母，继而生风，因气血不足，故眼痒时作时止，面色少华或萎黄。

（二）症状识辨

奇痒难忍：是本病的特征性表现。"无风不作痒"，虽然风邪作祟，但有肺卫不固而感受风热之邪，奇痒难忍多伴有流泪，鼻塞，流涕，喷嚏连连；还有脾肺湿热内蕴，复感风邪，风湿热邪搏结，奇痒难忍多伴有黏丝状分泌物，黑白际胶状结节；还有血虚生风，眼痒较轻，但时作时止，伴面色少华或萎黄。

（三）治疗思路

1. 治法与处方原则　治疗方法应当内治与外治相结合，配合针灸。外治法能迅速消退奇痒难忍症状，内治法则可标本兼顾，调整体质，针刺则可疏通经络，调理脏腑，驱邪外出。

本病是因特异体质感受风热之邪，发病较急，以奇痒难忍为主要症状，本着急则治标、标本兼顾的处方原则，卫外不固风热外袭者，当祛风清热止痒；脾肺湿热内蕴复感风邪者，当清热除湿，祛风止痒；血虚生风者，当养血息风止痒。

2. 用药方式　本病是特异体质感受风热之邪所致，驱邪外出与调整体质不可或缺，内治法与外治法结合，配合针灸。

（1）外感风热证：本病为卫外不固，感受风热时邪，治疗祛风清热止痒，兼以固表。用荆芥穗、羌活、防风、蝉蜕、桑叶、菊花、刺蒺藜，祛风清热止痒；用陈皮、人参等益气固表助散邪。

（2）湿热夹风证：本证为脾肺湿热，复感风邪，治疗清热除湿，祛风止痒，兼以理脾宣肺。用连翘、滑石、车前子、枳壳、黄芩、黄连清热除湿；白鲜皮、地肤子、陈皮、荆芥、防风祛风止痒；茯苓、白术、藿香、桑叶健脾宣肺。

（3）血虚生风证：本证为血虚、虚风内动，上扰于目，治疗养血息风。用四物之当归、川芎、白芍、熟地黄、蒺藜、防风养血息风；炒白术、茯苓、沙参以健脾益气，以助生血。

【治疗】

（一）辨证论治

1. 外感风热证

证候：眼痒难忍，灼热微痛，有白色黏丝样眼眵，胞睑内面遍生状如小卵石样颗粒，白睛污红；舌淡红，苔薄白，脉浮数。

治法：祛风止痒。

方药：消风散加减。荆芥穗、羌活、防风、川芎、僵蚕、蝉蜕、茯苓、陈皮、厚朴、人参、炒甘草、藿香叶。

加减：痒甚者酌加桑叶、菊花、刺蒺藜，以增祛风止痒之功；若白睛红赤、灼热明显者，可加牡丹皮、赤芍、郁金以凉血消滞退赤。

2. 湿热夹风证

证候：双眼奇痒难忍，风吹日晒揉拭眼部后加剧，泪多眵稠呈丝状，睑内面遍生颗粒，状如小卵石排列，白睛污黄，黑白睛交界处呈胶样结节隆起；舌质红，苔黄腻，脉数。

治法：清热除湿，祛风止痒。

方药：除湿汤加减。连翘、滑石、车前子、枳壳、黄芩、黄连、木通、甘草、陈皮、荆芥、茯苓、防风。

加减：方中酌加白鲜皮、地肤子、茵陈以增强除湿止痒之力；睑内面遍生状如小卵石样颗粒及有胶样结节隆起者，可加郁金、川芎以消郁滞。

3. 血虚生风证

证候：眼痒较轻，时作时止，白睛微显污红；面色少华或萎黄；舌淡脉细。

治法：养血息风。

方药：四物汤加减。当归、川芎、白芍、熟地黄。

加减：方中宜加蒺藜、防风，以增强祛风止痒之功；加炒白术、茯苓、沙参以健脾益气，使气血生化有源。

（二）中成药

1. 拨云退翳丸 适用于风热上扰证，组成：蝉蜕、蛇蜕、木贼、密蒙花、蒺藜（盐炒）、菊花、荆芥穗、蔓荆子、薄荷、黄连、地骨皮、楮实子、天花粉、当归、川芎、花椒、甘草。用法：一次1丸，每日2次口服。

2. 明目上清片（丸） 适用于外感风热证，组成：菊花、连翘、黄芩、黄连、薄荷、荆芥油、蝉蜕、蒺藜、栀子、熟大黄、石膏、天花粉、麦冬、玄参、赤芍、当归、车前子、枳壳、陈皮、桔梗、甘草。用法：一次4片，每日2次，或丸剂一次9g，一日1~2次口服。

3. 熊胆丸 适用于风热或肝经湿热证，组成：熊胆、龙胆、大黄、栀子、黄芩、黄连、决明子、柴胡、防风、菊花、木贼、薄荷脑、当归、地黄、泽泻（盐制）、车前子（盐制）、冰片。用法：一次4粒，每日2次口服。

4. 四物颗粒 适用于血虚生风证，组成：当归、川芎、白芍、熟地。用法：一次5g，每日3次冲服。

（三）单方验方

1. 川椒方加味（高健生自拟方） 荆芥、知母、生地黄、川芎、防风、前胡、苦参各6g，川花椒3g，水煎服。高健生已应用此方治疗数百例患者，方中荆芥、防风祛风止痒、驱邪外出；生地黄、知母滋阴降火，清中有润，可防风药性燥伤阴；川芎味辛性温属阳，上行头目，为血中气药，祛风，治目赤肿痛；川花椒，辛散性热，除湿止痒，此方多为寒凉药，稍加热药佐之，寒热并用可防止阴阳格拒。

2. 清解合剂（庄曾渊自拟方）　由麻黄、蝉蜕、荆芥、防风、生石膏、辛夷、桑白皮、枳壳等组成，具有疏风清热，清气分郁热之功效。

3. 加味玉屏风汤（李传课经验方）　由黄芪15g、白术10g、防风6g、羌活6g、菊花10g、蝉蜕6g、白蒺藜10g、薄荷6g、甘草3g组成。其中黄芪、白术、防风为玉屏风散，能补肺卫，固表止汗，增强抗过敏之功；羌活、菊花、蝉蜕、白蒺藜、薄荷上行头目，祛风止痒；甘草调和诸药。全方具有益气固表，祛风止痒之功。

4. 春卡1、2号方球　结膜型应用春卡1号方（茵陈20g、藿香16g、薄荷6g、川芎10g、白芷10g、地肤子10g、金银花10g、栀子10g、防风10g、白术10g、滑石10g、甘草4g），15岁以下儿童酌减。睑结膜型与混合型服春卡2号方（防风10g、白芍10g、川芎9g、荆芥10g、麻黄3g、连翘10g、生石膏12g、当归10g、薄荷3g、黄芩10g、地龙12g、玳瑁6g、白术12g、桔梗10g、大黄6g、甘草4g），15岁以下儿童酌减。

5. 三霜丸（《银海精微》）　治眼痒极难忍，用此丸即愈。组成：姜粉、枯矾、白硼砂。用法：上为末，口津液调和如粟大。要用时，将一丸放于大，止之。

6. 乌蛇汤（《秘传眼科龙木论》）　组成：乌蛇、藁本、防风、芍药、羌活（各一两）、芎、细辛（各半两）。用法：上为末，每日食后米汤调下一钱。

7. 还睛散（《秘传眼科龙木论》）　组成：防风、车前子、黑参、石决明、五味子、细辛（各一两）、知母（五钱）。用法：上为末，每日食后米汤调下一钱。

8. 马兜铃丸（《秘传眼科龙木论》）　组成：马兜铃、柴胡、茯苓（各一两半）、黑参、桔梗、细辛（各一两）。用法：上为末，炼蜜为丸如桐子大，每日空心茶下十丸。

9. 绛雪散方（《圣济总录》）　用于肝心风热邪毒，上攻目赤痒。组成：红雪（半两）、生麦冬（去心）、葳蕤、秦皮（去粗皮）、赤茯苓（去黑皮各一两半）、升麻（一两）、淡竹叶（五十片）。用法：上七味，除红雪外，捣罗为散，每服三钱匕，水二盏，煎至一盏，抄红雪半钱匕调匀，食后温服。

10. 菊花汤方（《圣济总录》）　治肝风邪热，冲眼色赤，痛痒不定。组成：甘菊花（择）、地骨皮（去土）、升麻、防风（去叉）、黄连（去须）、赤茯苓（去黑皮各半两）葳蕤、柴胡（去苗）、木通（锉各一两）。用法：上九味。粗捣筛，每服五钱匕，水二盏半，入竹叶七片，煎至一盏，去滓入芒硝末一钱匕，食后临卧温服，如腹脏易利，即少用芒硝。

11. 前胡丸方（《圣济总录》）　治眼痒难忍，补胆。组成：前胡（去芦头）、人参、马兜铃、赤茯苓（去黑皮各一两半）、桔梗（炒）、细辛（去苗叶）、柴胡（去苗）、玄参（各一两）。用法：上八味。捣罗为细末，炼蜜丸如梧桐子大，每服三十丸，米汤下。

12. 葛根汤方（《圣济总录》）　治眼痒睑急。组成：葛根（锉）、木通（锉）、桑根白皮、地骨白皮（各一两半）、白鲜皮（一两）。用法：上五味。粗捣筛，每服五钱匕，水一盏半，煎至一盏，去滓食后临卧温服。

13. 汤器熨方（《圣济总录》） 治赤目痒涩，及一切目疾。上盛热汤满器（铜器尤佳），以手掬熨眼，眼紧闭勿开，亦勿以手揉眼，但掬汤沃眼，冷即已，若有疾，一日可三四为之，无疾日一两次沃，令眼明，此法最治赤目，及睑痒。

（四）外治疗法

1. 滴滴眼液 滴用清热解毒类滴眼液，如熊胆滴眼液，可配合用0.5%醋酸可的松滴眼液。

2. 冷敷局部 冷敷可减轻症状。

3. 中药熏洗 可用菊花、桑叶、五味子、苦参、赤芍、防风、荆芥、薄荷熏洗眼部，可迅速消退眼痒。

（五）针灸治疗

选取下关、承泣、光明、外关、合谷等穴，每日1次，10次为1个疗程。

（六）西医治疗

药物治疗：病情严重者可口服氯雷他定10mg，每日次，1～2周为1个疗程。吡嘧司特钾眼液、盐酸氮卓斯汀眼液等，每日2次滴眼。

【预后转归】

本病有一定自限性，但也有因失治误治，或病情重笃，并发其他眼病，甚或影响视力。

【预防调护】

1. 避免接触宠物，室内不要放置开花植物。
2. 尽量避免接触已知过敏原。
3. 缓解期可益气补脾以固其本，对防止复发或减轻复发症状有积极意义。
4. 发作期为避免阳光刺激，可戴有色眼镜。
5. 少食或不食辛辣厚味之品，以免加重病情。

【名医经验】

（一）陈达夫论治时复目痒

1. 学术思想 陈师认为本病属太阳里实。湿热兼夹风邪为患，湿热蕴蓄，日久则易感虫。

2. 典型病例 彭某，男，15 岁。主症：双眼发痒、发红、发涩、畏光，历时已有 7~8 年，每至春、夏二季症状即加重。秋季之后，症状缓解，但未痊愈。初用可的松液滴眼效果很好，但久而久之，已无效果，故来院要求中药治疗。检查：双眼视力 1.5，双眼白睛污秽呈灰红色调，在黑睛周围呈灰白色胶状隆起，翻转上睑见其内表面如石子样肥大乳头累累，呈蓝灰色，其上附有透明黏丝状眼眵。诊断：太阴湿热，夹风感虫。治则：分解湿热，祛风杀虫。方药：三仁汤加味：薏苡仁 30g，杏仁 10g，白豆蔻 10g，法夏 10g，厚朴 10g，滑石（先煎）15g，竹叶 10g，通草 6g，蛇蜕 6g，鹤虱 15g，百部 10g，芜荑 6g，蒲公英 25g，患者服 17 剂而愈。次年春天有小发作，照原方服 4 剂而愈。

（二）迟华基论治时复目痒

1. 学术思想 迟师认为时复目痒当为"木火刑金"所致，肝属木通风气，心属火为肝之子，风火相煽而益盛旺，共刑肺金，目珠红赤痒甚难忍；风火尽为阳邪，一阴不胜二阳，至夜痛痒尤烈。以清肝热、止风痒为治疗原则，多以患者之证候为主，结合五轮学说，观经察脏辨证论治。自拟夏桑莲心汤泻火明目，祛风止痒。方中夏枯草、桑白皮、莲子心分别清肝、肺、心三经之火，共为君药；防风、荆芥疏散肝经风热，祛风止痒，共为臣药；知母、黄柏滋肾阴泻肾火；苍术、白术燥湿健脾，且苍术可加强防风、荆芥祛风之效；苦参、土茯苓清热除湿。全方以清肝疏风、凉心泻肺为主，使火去而目明，风止而痒消。临证若兼见两目干涩者，常佐以滋阴之品，如沙参、玄参、麦冬；若兼见眼眵增多，则加强清热祛湿之力，常用泽泻、黄芩、黄连；若兼过敏性表现者常佐以祝谌予先生的过敏煎，每每取得良效。

2. 典型病例 张某，男，24 岁，2014 年 6 月 6 日初诊。主诉：每逢春夏季节白睛发红伴剧烈瘙痒 13 年，复发 1 个月余。现症：患者自诉 13 年前无明显诱因出现白睛发红，伴剧烈瘙痒，每于春夏季节复发，随环境温度升高而逐渐加重，秋冬季节可自行缓解，曾多次于当地医院中西医综合治疗，效果欠佳。今年 5 月初出现白睛发红，迎风流泪，磣涩不适，白色黏丝样眼眵增多，双目奇痒难忍，夜间尤甚，纳眠可，二便调。自用滴眼液、眼膏（均不详）等治疗，症状未改善，逐渐加重而就诊。检查：胞睑内面色红，有状若米粒样扁平颗粒，白睛呈污红色。舌红、苔黄、脉弦数。诊断：白睛红赤；时复目痒。辨证：木火刑金，肝经风热，母病及子。治法：清肝泻肺，祛风止痒，佐以清热燥湿。内服方：夏枯草 30g，土茯苓、防风各 15g，桑白皮、莲子心、泽泻、炒苍术、炒白术、黄芩、黄连、盐知母、盐黄柏、五味子、乌梅、苦参各 10g。7 剂，水煎服，每天 1 剂，分两次温服。外洗方：夏枯草 20g，防风、金钱草各 15g，荆芥 12g。3 剂，水煎外洗，每天 1 剂。7 天后患者复诊，诸症减轻，白睛红赤消退，眼眵较前减少，偶有夜间轻微目痒，小便调，首次服药后大便稀。舌红，苔黄厚腻，脉弦。原内服方去黄连，加牡丹皮 10g、车前子（包煎）10g，7 剂，水煎服，每天 1 剂，分两次温服。外洗方同上，3 剂，水煎外洗，每天 1 剂。3 个月后患者因咽部有痰就诊，其目痒至今未发。

（三）韦企平论治时复目痒

1. 学术思想 韦师认为春季性结膜炎是免疫性结膜炎（又称变态反应性结膜炎）中最常见的类型。白睛红赤污秽，黏稠丝状分泌物均属湿热象，胶状结节、扁平乳头为脉络郁滞，湿热无所宣泻而成。但风盛痒感为本病最突出的症状，此病为首应祛风清热，故用防风、荆芥、金银花、菊花、桑叶五味药为主；再加牡丹皮、赤芍凉血清络化滞为辅药，取其"治风先治血，血行风自灭"之意；再苦参、白鲜皮既清热燥湿，又祛风止痒。

2. 典型病例 宋某，女，45 岁。初诊日期：2011 年 9 月 1 日。主诉：双眼间断发作痒红、不适已 3 年。病史：患者双眼痒红不适，间断发作 3 年，每当春夏交季前后发作。曾诊断为"双眼过敏性结膜炎，春季卡他性结膜炎"。用吡嘧司特钾滴眼液和妥布霉素地塞米松眼液交替点眼，眼痒症状时好时坏，遂来就诊。现眼痒，眼红，眼干，口干咽燥，二便调，睡眠可。检查：视力右 1.2，左 1.0；眼压右 13.4mmHg，左 13.1mmHg。双球结膜充血，有黏丝状分部物，上睑结膜可见比较密集肥大的小卵石样乳头。角膜清，KP（－），Tyn（－）。眼底：正常。Schirmer I 试验：右眼 12mm，左眼 15mm。舌淡苔腻，脉细数。诊断：双时复目痒（双春季卡他性结膜炎）。辨证：湿热夹风，阻滞脉络。治法：祛风清热，燥湿消滞。方药：防风 10g，荆芥 10g，金银花 10g，菊花 10g，桑叶 10g，牡丹皮 10g，赤芍 10g，苦参 10g，白鲜皮 10g，7 剂，水煎服，每日 2 次。并配合局部点吡嘧司特钾滴眼液和氧氟沙星眼膏。二诊：2011 年 9 月 22 日。患者服药自觉有效，故自行连续服用 20 剂，眼红痒均减轻，右眼似有异物感。视力右 1.0，左 1.0；眼压右 20mmHg，左 21mmHg；Schirmer I 试验：右 10mm，左 12mm。双眼球结膜轻度充血，睑结膜仍见前述病灶，但密集程度减轻，分泌物很少。患者病久，湿热缠绵，壅阻脉络，余邪更难消；加上络阻血壅，目失所养，还易血虚生风，加重病情。故治疗应在原方基础上加当归 15g、川芎 10g、木瓜 10g、伸筋草 10g，15 剂，水煎服，每日 2 次，同时继续滴眼药水。三诊：2011 年 10 月 9 日。双眼红痒明显缓解，异物感消失，但节日曾停服中药，吃鱼虾较多的两天眼痒明显些。继续服药后症状缓解。

【文献选录】

《太平圣惠方·治目痒急诸方》曰："夫目痒急者，是风气客于睑眦之间，使眦痒而泪出。"

《秘传眼科龙木论》曰："此眼初患之时，忽然痒极难忍，此乃肝脏有风，胆家壅热冲上所使，切宜镰洗出瘀血，火针针阳白、太阳二穴，后服乌蛇汤、还睛散、马兜铃丸即瘥。诗曰：时时睛痒极难忍，此病根由谁与寻，瞳子气连清净府，遭他风热上来侵。也须阳白将针刺，汤用乌蛇病自轻。此日不忘丸与散，教君去却病根深。乌蛇汤：乌蛇、藁本、防风、芍药、羌活（各一两）、川芎、细辛（各半两），上为末，每日食后米汤调下一钱；还睛散：防风、车前子、黑参、石决明、五味子、细辛（各一两）、知母（五钱），上为末，每日食后米汤调下一钱；马兜铃丸：马兜铃、柴胡、茯苓（各一两半）、黑参、桔梗、细辛（各一两），上为末，炼蜜为丸如桐子大，每日空心茶下十丸。"

《圣济总录》曰："论曰肝经虚而风邪乘之，则目痒，心热盛而血行涌溢，则目赤，二者各有所本，今赤且痒，而睑又急，则以风热交作于内，而又外冒寒冷之气，故其证如此，亦有痒而复痛者，盖邪毒方炽，气血不得流通，故时痛也。"

《审视瑶函》曰："痒如虫行，病属肝心，无病而痒，病始来侵，有疾而痒，其病愈深，常时小痒，又当辨明，轻重进退，宜审其因。此症非谓常时小痒之轻，如虫行之痒，不可忍者，须验目上有无形症，决其病之进退，至于有障无障，皆有痒极之患，病源非一。有风邪之痒，有邪退火息气血得行，脉络通畅而痒。大抵有病之目，久不治而作痒者，痒一番则病重一番。若医治用药后而痒作者，病必去速。若痒极难当，时时频作，目觉低陷者，命亦不久矣。有痒极而目脱者，死期近矣。泪多者血虚夹火，大抵痛属实，痒属虚，虽火乘虚而入，非其本病也。"

《证治准绳·杂病》曰："非若常时小痒之轻，乃如虫行而痒不可忍也。为病不一，须验目上有无形证，决其病之进退，至如有障无障，皆有痒极之患，病源非一。有风邪之痒，有血虚气动之痒，有虚火入络，邪气行动之痒，有邪退火息，气血得行，脉络通畅而痒。大凡有病之目，常时又不医治而自作痒者，痒一番则病重一番。若医治后而作痒，病必去速。若痒极难当，时时频作，目觉低陷者，命亦不久。有极痒而目脱者，死期至矣。痒而泪多者，血虚夹火。大抵痛属实，痒属虚，虽有火，亦是邪火乘虚而入，非其本病也""谓目病不治，忍待自愈，或治失其宜，有犯禁戒，伤其脉络，遂致深入，又不治之，致搏夹不得发散之故。或年之月、月之日，如花如潮，至期而发，至期而愈。久而不治，及因激发，遂成大害。未发者，问其所发之时令，以别病本在何经位。已发者，当验其形证丝脉，以别其何部分，然后治之。"

《明目至宝》曰："轮廓因风邪气攻，致令双手拭睛瞳。头睑畔睛珠痒，此证分明为贼风。驱风散，妙无穷，好将井水蜜调同。饮罢心肝情意朗，风邪热毒去无踪。此是心脾风邪热也。宜服还睛散、消毒散、秦皮散、驱风散。"

《普济方·眼目门》曰："夫肝经虚，风邪乘之，则目痒。"

《张氏医通》曰："目病不治。忍待自愈。或失其宜。有犯禁戒。伤其脉络。遂至深入。又不治之。致搏夹不得发散。至其年月如期而发。当验其形证丝脉。别何部分。然后治之""乃痒不可忍。非若常时之小痒也。为病不一。如有障无障。皆有痒极之患。病源非一。有风邪之痒。有血虚气动之痒。有虚火入络邪气行动之痒。有邪退火息气血得行脉络通畅而痒。大凡有病之目不治。不治而自作痒者。痒一番则病重一番。若医治后而作痒。病必去速。若痒极难当自觉低陷者。命亦不久。急宜温补。庶或可图。若痒而泪多者。血虚夹火。大抵痒属虚火。治宜姜粉、枯矾、硼砂。津唾调如米大。时将一丸纳大。及盐汤蒸洗。不应。于大小旁去一韭叶许。各灸七壮。其痒立止。如蟹睛黑翳如珠等证作痒。俱可用灸。但痛甚者。皆属实火。不可误用艾灼。反增其剧也。"

《医宗金鉴》曰："眼痒皆因肝胆风，痒生眦睑黑白睛，外用广大重明洗，内服荆防羌乌芎。广大重明汤方：驱风一字散方：荆芥穗五钱、防风二两五钱、羌活二两五钱、川乌（炮）五钱、川芎五钱，右为细末，令匀，每服二钱，食后，薄荷汤调下。眼痒之证，皆因肝、胆二经风邪冲发所致。或在睑边眦内，甚则痒连睛珠，痒极难忍。外以广大重明汤熏洗，内服驱一字散，疏散风邪。"

《银海精微》曰："痒极难忍者，肝经受热，胆因虚热，风邪攻充，肝含热极，肝受风之燥动，木摇风动，其痒发焉。故诸痒属虚，虚则痒，诸痛为实，实则痛。有黑珠痒者，有眼弦痒者，点以丹药，或煨姜摩擦，泪通痒止，或湿痒用碧天丹洗，侵晨洗以盐汤，或入桑白皮、防风、荆芥、薄荷之类。问曰：眼迎风受痒者何也？答曰：肝肺二经受风邪也。治法：痒时用三霜丸、拨云散、棉裹散，洗用去风药。三霜丸：治痒极难忍，用此丸即愈。姜粉、枯矾、白硼砂，上为末，口津液调和如粟大。要用时，将一丸放于大止之。棉裹散：治眼湿泪烂弦眼目。当归、黄连（各一钱）、铜青（七分）、枯矾（四分）、朴硝，上各为细末，用细绢包绵缚紧，每一个约龙眼核大。要用时将一个用白汤半盏泡洗，一日二次。"

《眼科菁华录·时复之病》曰："类似赤热，不治自愈，及期而发，过期不愈，如花如潮，久而不治，遂成其害。"

【现代研究】

过敏性结膜炎发病率高、治疗棘手，目前对该病的治疗主要以局部药物对症治疗为主，抑制肥大细胞脱颗粒和引起过敏的炎性介质的释放。主要药物有抗组胺药、肥大细胞稳定剂、双效药物（具有抗组胺药、稳定肥大细胞双重作用）等，常用的药物有色甘酸钠、依美斯汀、奥洛他定滴眼液等，但维持疗效的时间短，治疗停止后病情易复发。奥洛他定具有抗组胺和稳定肥大细胞的双重作用，目前被认为是较好的治疗过敏性结膜炎的药物，本研究选择其作为对照药。过敏性结膜炎的特点是涉及全身多器官病变，发病不仅局限于眼部，因而治疗不应该停留局部，应有整体的观念。中医治疗着眼于整体，因此治疗该病有极大的优势，从中寻找更为安全、有效的治疗方法有着极为重要的意义。宋剑涛等观察川椒方对过敏性结膜炎小鼠 IL4-JAK1-STAT6 信号通路的影响，川椒方（知母、地肤子、川椒、防风等）能减轻过敏性结膜炎小鼠的眼部体征，并可能抑制 IL4-JAK1-STAT6 信号通路的激活。

徐莉把 124 例临床明确诊断为过敏性结膜炎的患者，通过随机分组法分为两组。对照组有 59 例，治疗应用依美斯汀滴眼液、栀黄滴眼液点眼；治疗组有 65 例，在对照组用药基础上再分别辨证分型（外感风热证、湿热夹风证、血虚生风证）额外口服中药汤剂，结果显示总有效率治疗组为 98.5%，对照组 76.3%，从而得出结论：通过中医辨证分型来治疗过敏性结膜炎疗效显著。

曾发平、沈玉兰等对过敏性结膜炎进行过敏原分析，收集整理分析 138 例过敏性结膜炎患者的临床资料。结果显示：过敏性结膜炎的过敏原主要为化妆品、花粉、隐形眼镜、粉尘，占 67.39%，还有相当比例患者过敏原是不明过敏原，占 32.61%。由此可见，尽力避免接触这些人为因素过敏原，是降低过敏性结膜炎的主要方法。

杨瑞明等通过 PCR-SSP 技术为 63 例无亲缘关系的尘螨变应性结膜炎患者和 100 例无血缘关系的健康汉族人行 Foxp3-6054（deletion/ATT，rs5902434）基因分型，尘螨变应性结膜炎组与对照组相比，Foxp3-6054 的 3 种基因型频率差异均无统计学意义（$P > 0.05$）；其研究结果与国内外结果不一致。造成不同人群变应性疾病与 Foxp3 有不同关联的可能原因有很多，例如，变应性疾病是一种多基因遗传的疾病，其他基因也可能与变应性疾病易感性有关；变应性疾病患者选择上的差别，如不同患者的表型差异很大；由于各地饮食习惯、地理环境、人的生长状态等环境因子改变 Foxp3 的作用效果，使不同地区的人群 Foxp3-基因多态性与子变应性疾病相关性存在着差异。

王静怡等发现，北京市春季随着 SO_2、AQI、$PM_{2.5}$ 日均浓度增高，变应性结膜炎患者增加。PM_{10}、NO_2 可能增加变应性结膜炎发生的危险性。$PM_{2.5}$ 由于其特殊的物理性质可以携带大量的有机化合物，如芳香烃类，这些化合物可以与芳香烃受体结合并将其激活，从而引起一系列的生物学效应，包括产生大量的活性氧簇、COX_2 等炎症因子颗粒物致病的机制主要包括氧化应激、免疫损伤、炎性损伤等氧化应激破坏黏膜屏障功能，使机体对外界环境易感性增加，颗粒运载使沉积的变应原增加，化学修饰使蛋白质的抗原性及佐剂作用增加，颗粒物促进了炎性因子的释放，从而促进了炎症反应。SO_2、NO_2、O_3 为强氧化剂，可能对眼表造成一定的刺激，从而引发炎症反应。

过敏性结膜炎和变应性鼻炎是临床上的常见病和多发病。两种疾病之间可能存在互存的关系。①解剖位置的关联性：生理上眼、鼻部通过鼻泪管相通；病理上，结膜和鼻黏膜的过敏反应也相互影响。②过敏原的重叠性：过敏性结膜炎主要的过敏原以化妆品、花粉、粉尘为主。变应性鼻炎的过敏原多来源于动物、植物、昆虫、真菌等。③发病机制的相似性：过敏性结膜炎（除春季角结膜炎）和变应性鼻炎都是由 IgE 介导的 I 型变态反应。赵璐等研究发现两者的联合发病率是 16.67%。而研究显示过敏性结膜炎患者中曾患变应性鼻炎的比率高达 92%。儿童过敏性结膜炎与变应性鼻炎具有一定的相关性，提示预防过敏性结膜炎在未来预防变应性鼻炎中应作为一项重要的纳入指标。

陈大复等研究发现，Ⅰ型和Ⅳ型超敏反应均为过敏性结膜炎的发病机制，此机制将有许多种类的细胞和分子参与。陈大复、于琨瑛对过敏性结膜炎的免疫学机制进行了研究，其免疫学机制复杂，包括IgE介导的Ⅰ型变态反应和T细胞介导的细胞免疫反应，由于其发生过程需要许多因子参与，故而目前尚未发现比较理想的彻底根治方案。

第七节　金　疳

金疳是指白睛表层生玉粒样小泡，周围绕以赤脉的眼病，又名金疡。本病以单眼发病为多，亦有双眼发病者。本病类似于西医学的泡性结膜炎。

【源流】

"金疳"病名首见于《证治准绳·杂病·七窍门》，该书描述了此病的症状及发生部位、子午流注规律。《目经大成》称此病为"金疡"，描述了该病的症状、治疗方药，提出本病发病责之气轮，多由肺经燥热所致。《张氏医通》描述了该病的症状及治疗方剂，并谓该病发病时与玉粒相似，目珠涩痛。现代中医沿用了"金疳"这个病名。

【病因病机】

本病是因素体禀赋不足，脏腑失调，导致眼部生疱疹。《证治准绳·杂病·七窍门》："金疳，初起与玉粒相似，至大方变出祸患……生于气轮者，则有珠痛泪流之苦。"

（一）肺经燥热证

肺经燥热，宣发失职，肺火偏盛，上攻于目，气血郁滞而成。症见：目涩疼痛，泪热眵结；白睛浅层生小泡，其周围赤脉粗大；可伴有口渴鼻干，便秘溲赤，舌质红，苔薄黄，脉数。

（二）肺阴不足证

肺阴不足，虚火上炎白睛。症见：隐涩微疼，眼眵干结，白睛生小泡，周围赤脉淡红，反复再发；可伴有干咳咽干，舌质红，少苔或无苔，脉细数。

（三）肺脾亏虚证

脾胃失调，土不生金，肺金失养，肺气不利。症见：白睛小泡周围赤脉轻微，日久难愈，或反复发作；可伴有疲乏无力，食欲不振，腹胀不舒，舌质淡，苔薄白，脉细无力。

【临床表现】

（一）自觉症状

仅感眼部碜涩不适。

（二）眼部检查

白睛浅层可见灰白色或玉粒状小泡，多为 1 个，大小不一，压之不痛，小泡周围有赤脉环绕，小泡破溃后可以自愈，愈后不留痕迹。

（三）实验室及特殊检查

部分患者结核菌素试验阳性。

【诊断依据】

1. 白睛浅层见灰白色小泡，周围有赤脉环绕。
2. 眼部碜涩不适。

【鉴别诊断】

本病与火疳相鉴别。火疳生于白睛里层，色暗紫红，状多隆起或呈结节，触之疼痛，推之不移，预后白睛青蓝，久病致白睛变薄或隆起。而本病位于白睛之表层，局部红赤，高起似水泡，推之可移动，压之无痛感，泡顶可溃陷，但无白睛穿溃成漏，预后较好。

【辨治思路】

（一）辨证思路

1. 肺经燥热证　本证以目涩疼痛，泪热眵结，白睛浅层生小泡为辨证要点。肺经燥热，宣发失职，上攻于目，故目涩疼痛，热灼津液故泪热眵结，有口渴鼻干，便秘溲赤。

2. 肺阴不足证　本证以隐涩微疼，眼眵干结，白睛生小泡，周围赤脉淡红，反复发作为辨证要点。肺阴不足，虚火上炎，故隐涩微疼，眼眵干结，有口干咽干。

3. 肺脾亏虚证　本证以白睛小泡周围赤脉轻微，日久难愈，或反复发作为辨证要点。素体脾胃亏虚，故日久难愈，反复发作，有疲乏无力，食欲不振。

（二）症状识辨

眼部碜涩不适　眼部碜涩不适是本病的特征性表现。肺经燥热有眼部碜涩不适，多伴泪热眵结，白睛浅层生小泡，口渴鼻干，便秘溲赤；肺阴不足有眼部碜涩不适，多伴眼眵干结，白睛生小泡，周围赤脉淡红，反复发作，口干咽干；肺脾亏虚有眼部碜涩不适，多伴白睛小泡周围赤脉轻微，日久难愈，或反复发作，疲乏无力，食欲不振。

（三）治疗思路

1. 治法与处方原则　治疗方法应当内治与外治相结合，配合针灸。外治法能迅速消退眼部碜涩不适症状，内治法则可标本兼顾，调整体质，针刺则可疏通经络，调理脏腑，祛邪外出。

本病是因素体禀赋不足，以眼部碜涩不适为主要症状，本着急则治标、标本兼顾的处方原则，肺经燥热者，当泻肺散结；肺阴不足者，当滋阴润肺；肺脾亏虚者，当益气健脾。

2. 用药方式　本病是素体禀赋不足所致，故调整体质为本，内治法与外治法结合，配合针灸。

（1）肺经燥热证：本病为肺经燥热，宣发失职，肺火上炎于目所致，治疗泻肺散结。用桑白皮、黄芩、大黄、地骨皮、知母、麦冬、桔梗清泻肺经燥热，养阴生津；用赤芍、牡丹皮凉血活血退赤，连翘增清热散结；用夏枯草、决明子清肝泻火。

（2）肺阴不足证：本病为肺阴不足，虚火上炎白睛所致，治疗滋阴润肺。用生地黄、薄荷、玄参、麦冬、川贝母养阴润肺。

（3）肺脾亏虚证：本病为肺脾亏虚，肺气不利，宣发失职所致，治疗益气健脾。用人参、白术、茯苓、山药、桔梗、白扁豆、莲子肉、薏苡仁、砂仁补气健脾；用桑白皮、赤芍缓目赤、止目痛。

【治疗】

（一）辨证论治

1. 肺经燥热证
证候：目涩疼痛，泪热眵结；白睛浅层生小泡，其周围赤脉粗大；或有口渴鼻干，便秘溲赤；舌质红，苔薄黄，脉数。
治法：泻肺散结。
方药：泻肺汤加减。桑白皮、黄芩、大黄、地骨皮、知母、麦冬、桔梗。
加减：方中加赤芍、牡丹皮以凉血活血退赤，加连翘以增清热散结之功；若小泡位于黑睛边缘者，加夏枯草、决明子以清肝泻火；大便秘结者可加大黄以泻下清热。

2. 肺阴不足证

证候：隐涩微疼，眼眵干结，白睛生小泡，周围赤脉淡红，反复再发；可有干咳咽干；舌质红，少苔或无苔，脉细数。

治法：滋阴润肺。

方药：养阴清肺汤加减。甘草、白芍、生地黄、薄荷、玄参、麦冬、川贝母、牡丹皮。

加减：常于方中加夏枯草、连翘以增清热散结之功。

3. 肺脾亏虚证

证候：白睛小泡周围赤脉轻微，日久难愈，或反复发作；疲乏无力，食欲不振，腹胀不舒；舌质淡，苔薄白，脉细无力。

治法：益气健脾。

方药：参苓白术散加减。人参、白术、茯苓、炒甘草、山药、桔梗、白扁豆、莲子肉、薏苡仁、缩砂仁。

加减：可加桑白皮、赤芍以缓目赤、止目痛。

（二）中成药

1. 参苓白术散　适用于肺脾亏虚证。组成：白扁豆、白术、茯苓、甘草、桔梗、莲子、人参、砂仁、山药、薏苡仁。用法：一次 6 ~ 9g，一日 2 ~ 3 次冲服。

2. 龙胆泻肝丸　适用于气火郁结证。组成：龙胆、黄芩、炒栀子、盐车前子、泽泻、木通、酒当归、地黄、柴胡、炙甘草。用法：大蜜丸一次 1 ~ 2 丸，水丸一次 3 ~ 6g，一日 2 次口服。

3. 丹栀逍遥散　适用于肝郁化火证。组成：牡丹皮、栀子（炒焦）、柴胡（酒制）、白芍（酒炒）、当归、茯苓、白术（土炒）、薄荷、甘草（蜜炙）。用法：一次 6 ~ 9g，一日 2 次冲服。

4. 一清颗粒　适用于火毒炽盛证。组成：黄连、大黄、黄芩。用法：一次 7.5g，一日 3 ~ 4 次冲服。

5. 芩连片　适用于脏腑蕴热证。组成：黄芩、连翘、黄连、黄柏、赤芍、甘草。用法：一次 4 片，一日 2 ~ 3 次口服。

（三）单方验方

1. 胆粉　取新鲜猪苦胆，把胆汁放入盆内，置于火上蒸烤，随时用小棒搅动胆汁，待胆汁变干为金黄色，然后研成细末，储存于瓶内备用。用法：用玻璃棒蘸少许胆粉，点入眼穹隆结膜内，待胆粉溶化后，嘱患者轻轻地闭眼，每日 1 ~

2 次。

2. 大青叶汤 大青叶、板蓝根、金银花、连翘各 15g, 菊花、荆芥、防风各 9g, 细辛 2g、甘草 6g, 早晚各一次煎服。

（四）外治疗法

可选用 0.5% 熊胆滴眼液滴眼, 每日 3~6 次; 同时选用 0.5% 醋酸可的松滴眼液或 0.025% 地塞米松滴眼液。亦可用抗生素类药物。

（五）针灸治疗

1. 体针 主穴取睛明、攒竹、临泣, 配穴取合谷、风池、太阳, 每日针 1 次, 每次取主、配穴各 1~2 个, 中等刺激。

2. 耳针 取穴眼、肝、交感、神门、内分泌, 每日针 1 次, 每次取 2~3 穴, 留针 15~20 分钟。

3. 耳灸疗法 于患眼对侧耳郭上部, 用艾灸 15 分钟, 以有灼热感为度。施行一次即可。灸后可能起一小疱, 并无妨碍。

4. 挑刺拔罐法 在患者 2~3 胸椎两侧旁开二指之处（即风门至肺俞之间）, 医者用双手挤捻皮肤数次, 候皮肤出现紫红点后, 局部消毒并用三棱针挑刺出血, 用火罐拔该处, 拔罐日 1 次, 挑刺, 2~3 日 1 次。左眼取右侧部位挑刺, 右眼取左侧部位挑刺。

5. 熏洗疗法 可用红花 9g、丝瓜络 9g、忍冬藤 18g, 水煎熏洗患眼。

6. 超声雾化 治疗上述内服药第 3 煎, 取 25mL, 超声雾化熏眼, 日 2 次, 每次 15 分钟。

【预防调护】

1. 宜少食辛辣炙煿之品, 以防助热伤阴。适当补充多种维生素。
2. 加强锻炼, 增强体质。

【名医经验】

（一）庞赞襄论治金疳

1. 学术思想 庞赞襄教授认为, 本病多由于肺经燥热, 阴虚内热, 外夹风邪, 风热毒邪交攻于目; 或肝经实火, 复受风邪, 内有郁热; 或脾胃虚寒, 运化失调, 寒邪上注于目所致。本病位于白睛, 属气轮, 发病的过程虽有外感风邪所侵, 但为标证, 故治疗以治肺为其本。病初始, 为风热俱盛, 当以表里双解, 祛外风之邪, 清内里郁热；病中见有燥热伤阴，故以养阴清热，散风除邪，中病即止；如反复发作，或缠绵不愈，为湿邪所乘，用散风除湿之品，取"风能胜湿"之意，以养阴清热、润肺燥湿、散风祛湿诸品交替应用，共奏功效。注意诸品有寒凉之性，选勿伤脾胃，若见脾胃虚寒之证，当以温中散寒，佐以祛湿除邪。本病虽分为三型，但以肝热夹风型最为常见，在临床治疗中，对于阴虚肺热，外夹风邪型，脾胃虚寒型，应用相应方剂，治愈后复发者较少。肝热夹风型应用双解汤加减治疗，愈后复发者稍多，因此，在症状消退后，还需要继续服用养阴清热，调理脾胃的药物，以调理善后，避免复发。其方药用养阴清肺汤加减：生地黄 12g，玄参 10g，麦冬 10g，桔梗 5g，白芍 3g，枳壳 3g，槟榔 3g，莱菔子 3g，白术 3g，甘草 3g，水煎服。

2. 典型病例

（1）宁某，女，15 岁，于 1970 年 9 月 25 日就诊。主诉：左眼羞明，流泪，眼磨痛 1 周，胃纳尚好，大便燥。检查：双眼远视力 1.0，裂隙灯检查：左眼白睛内外近风轮缘处均有灰白色疱疹隆起，如糯米粒大，疱疹周围白睛红赤。舌苔薄白，脉细数。诊断：左眼金疳（左眼泡性结膜炎）。方药：双解汤加减（《中医眼科临床实践》）。处方：金银花 10g，蒲公英 10g，天花粉 10g，桑白皮 10g，黄芩 10g，枳壳 3g，龙胆 10g，荆芥 10g，防风 10g，甘草 3g。水煎服，每日 1 剂。治疗经过：服 3 剂后，眼红大减，疱疹基本消失，继服 5 剂，眼红疱疹全消。为了巩固疗效，又予养阴清热调理脾胃之方：生地黄 15g，天花粉 10g，麦冬 10g，知母 6g，金银花 10g，枳壳 5g，槟榔 3g，莱菔子 5g，甘草 3g，水煎服，每日 1 剂。愈后观察 2 年，未见复发。

（2）崔某，男，24 岁，于 1971 年 1 月 7 日就诊。主诉：双眼发红生翳，时轻时重，已 2 年余，久治不愈。近日来病情加重，微怕光，流冷泪，眼干，食欲欠佳，大便溏泻，每日数次。查：右眼远视力 0.08，左眼远视力 0.2，裂隙灯检查：右眼白睛内眦部局限性发红，近风轮缘有如绿豆大泡样隆起，风轮有云翳。舌苔薄白，脉沉细。诊断：双眼金疳合并风轮云翳（双眼泡性结膜炎）。方药：温中健脾汤加味（《中医眼科临床实践》）。处方：吴茱萸 10g，炮姜 10g，附子 10g，肉桂 10g，苍术 12g，白术 12g，陈皮 10g，神曲 10g，半夏 5g，忍冬藤 10g，甘草 3g，水煎服，每日 1 剂。治疗经过：用温中健脾汤加忍冬藤 10g，服 2 剂，双眼红减，疱疹消失大半。以原方加蝉蜕 5g、木贼 5g 服 3 剂，双眼白睛红赤及疱疹全消，唯风轮云翳仍在，大便溏泻显著好转。继以原方加减服之，以善其后。于 1972 年 11 月 14 日来院复查，右眼远视力 0.2，左眼远视力 0.4，情况良好。

（二）李传课论治金疳

1. 学术思想　泡性结膜炎的脏腑病机主要责之于肺，肺属金，故名为金疳，也有称为金疡的。其病情有虚实之分，区分虚实的要点，主要视泡周之赤脉情况。赤脉粗大密集，色鲜红，为肺之实火；赤脉细小稀疏，色淡红，为肺之虚火。实者宜清，虚者宜滋。

2. 典型病例

（1）肺经实火之金疳：刘某，男，25 岁，学生。2002 年 5 月 17 日门诊。左眼微涩不适 3 天无结核病史。查：视力正常，左眼颞侧睑裂部结膜上，有一结节样小泡，2～3mm 直径大小，泡之周围有血管环绕，血管较粗，色鲜红，无痛感；舌脉无特殊。此为泡性结膜炎。病灶在白睛，白睛属肺，系肺火上承，郁滞脉络所致。证属肺经实火，治宜清肺泻热。用《审视瑶函》泻肺汤加减：桑白皮 10g，地骨皮 10g，黄芩 10g，知母 10g，麦冬 10g，牡丹皮 10g，赤芍 10g，甘草 3g。水煎服，每日 1 剂，服 7 剂。局部用利福平滴眼液滴眼，每日 3 次。复诊时已痊愈。

（2）肺阴不足之金疳：谢某，女，21 岁，学生。2001 年 12 月 7 日门诊。右眼曾在医院诊断为泡性结膜炎，治愈后又复发，本次复发已 4 天。查：戴镜视力正常，右眼鼻侧睑裂部之结膜上有一小泡，呈圆形，稍隆起，周围有细小血管环绕，色淡红。自觉咽干不适。舌脉无特殊。此为肺阴不足，虚火上承所致。治宜养阴清肺。用《重楼玉钥》养阴清肺汤加减：生地黄 12g，麦冬 10g，白芍 10g，牡丹皮 10g，百合 12g，玄参 10g，黄精 12g，怀山药 15g，甘草 3g。水煎服，每日 1 剂，服 7 剂。局部用利福平滴眼液滴眼，每日 3 次。二诊：服上方 7 剂，病情痊愈。嘱用怀山药 30g、百合 30g、红枣 30g，瘦肉 100g，炖服，每月 2～3 次，连服 3 个月。并注意锻炼身体，增强体质，防止复发。

【文献选录】

《证治准绳·杂病·七窍门》曰："金疳，初起与玉粒相似，至大方变出祸患，生于睥内，必碍珠涩痛以生障翳。生于气轮者，则有珠痛泪流之苦，子后午前阳分气升之时尤重，午后入阴分则病略清宁。久而失治，违戒反触者，有变漏之患。"

《目经大成》曰："金疡玉粒生睛上，湛湛水轮碍蓁莽。时交阴气金水清，流火居西神稍爽。此症生于气轮，状如金粟，粒数无定，眵泪涩痛不消说，间有连上睑内结者，尤碍青睛，且击而发翳障，俨与椒粟仿佛。但火金亢战，非风湿居土木也。子后午前阳气升旺之时，病必急。大剂泻白散、治金煎。不稍减，消毒逐瘀汤投之，无有不罢。倘违戒反触，变祸端恐不免。"

《张氏医通》曰："金疳证初起与玉粒相似，生于睥内，必碍珠涩痛，以生障翳。生于气轮者，则有珠痛泪流之苦。子后午前，阳分气升之时则重；午后入阴分，则病略宁。久而失治，违戒反触者，有变漏之患。泻肺汤。"

【现代研究】

泡性结膜炎是以结膜泡性结节形成为特征的一种机体对微生物蛋白质发生过敏的迟发型免疫反应，其确切病因并不十分清楚。变态反应使眼内组织细胞膜产生游离的花生四烯酸，后者经环氧化酶催化生成前列腺素（prostaglandin，PG），其中 PG 可使眼部血－房水屏障破坏，前列腺素 E_2 等炎症介质的合成和释放增加，造成眼部非感染性炎症反应。史爱欣认为 PG 还会导致新生血管的形成，增加痛觉感受器对缓激肽等致痛物质的敏感性，是目前所知天然物质中最强有力的眼部致炎物质，即使极微量（ng 级，$ng = 10^{-9}g$）也可引起显著的生理效应，因此患者会有明显的眼部痛痒及异物感等不适症状。

第八节 白涩症

白涩症是指白睛不赤不肿，而以自觉眼内干涩不适，甚则视物昏蒙为主症的眼病。又名干涩昏花。

本病主要与西医学之干眼相类似。其他疾病如慢性结膜炎、浅层点状角膜炎等，若主症与本病相符，亦可参照辨证论治。

【源流】

白涩症之名首见于明·《审视瑶函·白痛》，该书对其症状进行了描述，谓："不肿不赤，爽快不得沙涩昏蒙，名曰白涩。"该书还根据病情发展的不同阶段，分别以"白涩""干涩昏花""神水将枯"命名。宋·《圣济总录》论述了该病的病因病机、与脏腑的关系。明·《证治准绳·杂病》论述了该病的病因病机、鉴别诊断及预后转归。清·《医宗金鉴》论述了本病的主要症状、病因病机及治疗方剂。清·《张氏医通》论述了该病的病因、转归及治疗方剂，该书认为本病治疗方法只能为内治，不可用外治法。清·《目经大成》特别强调本病与生活情志的不节制密切相关，论述了该病养生的重要性。

【病因病机】

《审视瑶函》谓白涩症"乃气分隐伏之火，脾肺络湿热"。《证治准绳》云："乃火郁蒸于膏泽，故睛不清，而珠不莹润汁将内竭。"结合临床可归纳如下。

（一）肺阴不足证

风沙尘埃侵袭日久或久留于干燥环境等，化燥伤津，加之素有肺阴不足，内外合邪，燥热犯目。症见：眼干涩不爽，不耐久视，白睛如常或稍有赤脉，黑睛可有细点星翳，反复难愈；可伴口干鼻燥，咽干，便秘，苔薄少津，脉细无力。

（二）肝经郁热证

平素情志不舒，郁火内生，津伤血壅，目失濡养。症见：目珠干涩，灼热刺痛，或白睛微红，或黑睛星翳，或不耐久视；可伴有口苦咽干，烦躁易怒，或失眠多梦，大便干或小便黄，舌红，苔薄黄或黄厚，脉弦滑数。

（三）气阴两虚证

久病或年老体衰，或过用目力，劳瞻竭视，导致气虚津亏，精血不足，目失滋养。症见：目内干涩不爽，目燥乏泽双目频眨，羞明畏光，白睛隐隐淡红，不耐久视，久视后则诸症加重，甚至视物昏蒙，黑睛可有细点星翳，甚至呈丝状，迁延难愈；可伴有口干少津，神疲乏力，头晕耳鸣，腰膝酸软，舌淡红，苔薄，脉细或沉细。

（四）邪热留恋证

风热赤眼或天行赤眼治疗不彻底，余热未清，隐伏肺脾之络所致。症见：患风热赤眼或天行赤眼之后期，微感畏光流泪，有少许眼眵，干涩不爽，白睛少许赤丝细脉而迟迟不退，睑内亦轻度红赤；可伴有舌质红，苔薄黄，脉数。

【临床表现】

（一）自觉症状

患眼干涩不爽，瞬目频频，或微畏光，灼热微痒，不耐久视，眵少色白或无眵；或同时有口鼻干燥，口中乏津。

（二）眼部检查

白睛赤脉隐隐；或白睛不红不肿，胞睑内面红赤；或睑弦红赤、增厚，睑弦有黄白色分泌物堆积；或目珠干燥而失却莹润光泽，白睛微红，有皱褶，眵黏稠呈丝状。

（三）实验室及特殊检查

1. 泪液分泌量测定：泪液分泌试验（Schirmer test），ST I 和 ST II 小于 10mm/5min 为异常。

2. 泪膜破裂时间（BUT）小于 10 秒；泪河线宽度小于 0.3mm。

3. 泪液渗透压测定：利用冰点 - 渗透压测量仪进行检测，一般大于 312mOms/L 可诊断为干眼症。

4. 虎红染色试验阳性，荧光素染色试验阳性。

5. 印迹细胞学检查：表现为杯状细胞密度降低，细胞核浆比降低，出现蛇形染色质，鳞状上皮化增加。

6. 必要时做自身抗体（类风湿因子、抗核抗体）及免疫球蛋白 IgG、IgM、IgA 测定和血沉检查。

【诊断依据】

1. 患眼干涩不爽，频频瞬目，或微畏光，甚则视物昏蒙。

2. 白睛赤脉隐隐，胞睑内面红赤；或睑弦红赤、增厚；或睑弦有黄白色分泌物堆积。

【辨治思路】

（一）辨证思路

1. 肺阴不足证 本证以眼干涩不爽，不耐久视，白睛如常或稍有赤脉，黑睛可有细点星翳，反复难愈为辨证要点。素体肺阴不足，宣发功能失常，津液不能上达于目，故眼干涩不爽。

2. 肝经郁热证 本证以目珠干涩，灼热刺痛，或白睛微红，或黑睛星翳，或不耐久视为辨证要点。肝开窍于目，肝经郁热，疏泄失职，目失濡养，故目珠干涩，灼热刺痛，不耐久视。

3. 气阴两虚证 本证以目内干涩不爽，目燥乏泽，双目频眨，羞明畏光，白睛隐隐淡红，不耐久视，久视后则诸症加重，甚至视物昏蒙，黑睛可有细点星翳，甚至呈丝状，迁延难愈为辨证要点。素体虚弱，或年老久病，耗伤气血津液，导致气阴两虚，故目内干涩不爽，双目频眨；气虚无力摄血，故白睛隐隐淡红，不耐久视。

4. 邪热留恋证 本证以患风热赤眼或天行赤眼之后期，微感畏光流泪，有少许眼眵，干涩不爽，白睛少许赤丝细脉而迟迟不退，睑内亦轻度红赤为辨证要点。他病失治误治，邪气留恋，复感风热之邪，故眼部干涩不爽，白睛赤丝细脉迟迟不退。

（二）症状识辨

眼部干涩不爽，频频瞬目 眼部干涩不爽，频频瞬目是本病的特征性表现。肺阴不足有眼干涩不爽，不耐久视，多伴口干鼻燥，咽干，便秘；肝经郁热有目珠干涩，灼热刺痛，多伴口苦咽干，烦躁易怒，大便干或小便黄；气阴两虚有目内干涩不爽，目燥乏泽双目频眨，多伴口干少津，神疲乏力，头晕耳鸣，腰膝酸软；邪热留恋有眼部干涩不爽，白睛少许赤丝细脉而迟迟不退。

（三）治疗思路

本病是慢性外障眼病，病因较为复杂，与过用目力、情志因素等关系密切，治疗当细辨病因，审因辨治。

1. 治法与处方原则 治疗方法应当内治与外治相结合，配合针灸。内治法可标本兼顾，调整体质，从根本上改善眼部症状，外治法和针刺可迅速消除眼干涩不适的症状。

本病是以眼部干涩不适为主要症状，应内治与外治相结合。肺阴不足者，当滋阴润肺；肝经郁热者，当清肝解郁，养血明目；气阴两虚者，当益气养阴，滋补肝肾；血热留恋者，当清热利肺。

2. 用药方式 外治法当根据病因，若为余邪未尽者，当祛风清热解毒；若因劳累、过用目力，当润目养阴。内治法当调理脏腑，助五脏六腑之精气上注于目。

（1）肺阴不足证：本证为燥邪外袭，化燥伤津，加之素体肺阴不足内外合邪，上犯于目，治疗宜滋阴润肺。用生地黄、薄荷、玄参、麦冬、川贝母、太子参、五味子以益气养阴；用蝉蜕、密蒙花、菊花以明目退翳。

（2）肝经郁热证：本证为平素情志不舒，郁而化火，灼伤津液，目失濡养，治疗宜清肝解郁，养血明目。用牡丹皮、栀子、柴胡疏肝解郁；用白芍、甘草柔肝缓急止痛；用百合、生地黄养阴生津；用密蒙花、菊花、珍珠母明目退翳；用鬼针草以清热解毒。

（3）气阴两虚证：本证为年老或久病，耗气伤津，或因过用目力，不耐久视，目失濡养，治疗宜益气养阴，滋补肝肾。用人参、麦冬、五味子、枸杞子、熟地黄、山茱萸、山药、茯苓补气养阴，补益肝肾；泽泻、牡丹皮、菊花清热泻火养阴；用白芍、当归养血和营；用地骨皮、白薇清热退赤。

（4）邪热留恋证：本证为外感热邪，或他病失治误治，余邪未尽，治疗宜清热利肺。用地骨皮、黄芩清热燥湿；玄参、桑白皮、麦冬养阴生津；用金银花、赤芍清热解毒，凉血散瘀。

【治疗】

（一）辨证论治

1. 肺阴不足证

证候：眼干涩不爽，不耐久视，白睛如常或稍有赤脉，黑睛可有细点星翳，反复难愈；可伴口干鼻燥，咽干，便秘；舌苔薄少津，脉细无力。

治法：滋阴润肺。

方药：养阴清肺汤加减。甘草、白芍、生地黄、薄荷、玄参、麦冬、川贝母、牡丹皮。

加减：方中加太子参、五味子以益气养阴；黑睛有细点星翳者，可加蝉蜕、密蒙花、菊花以明目退翳。

2. 肝经郁热证

证候：目珠干涩，灼热刺痛，或白睛微红，或黑睛星翳，或不耐久视；可伴口苦咽干，烦躁易怒，或失眠多梦，大便干或小便黄；舌红，苔薄黄或黄厚，脉弦滑数。

治法：清肝解郁，养血明目。

方药：丹栀逍遥散加减。牡丹皮、栀子、柴胡、当归、白芍、茯苓、白术、甘草、薄荷、生姜。

加减：方中可加百合、生地黄以增养阴生津之力；黑睛生翳者，加密蒙花、菊花、珍珠母以明目退翳；或可选鬼针草以清热解毒，助清肝之力。

3. 气阴两虚证

证候：目内干涩不爽，目燥乏泽双目频眨，羞明畏光，白睛隐隐淡红，不耐久视，久视后则诸症加重，甚至视物昏蒙，黑睛可有细点星翳，甚至呈丝状，迁延难愈；可伴口干少津，神疲乏力，头晕耳鸣，腰膝酸软；舌淡红，苔薄，脉细或沉细。

治法：益气养阴，滋补肝肾。

方药：生脉散合杞菊地黄丸加减。人参、麦冬、五味子、枸杞子、菊花、熟地黄、山茱萸、山药、茯苓、泽泻、牡丹皮。

加减：可加白芍、当归养血和营，使目得血荣；黑睛生翳者可加密蒙花、蝉蜕以退翳明目；白睛隐隐淡红者，可加地骨皮、白薇以清热退赤。

4. 邪热留恋证

证候：患风热赤眼或天行赤眼之后期，微感畏光流泪，有少许眼眵，干涩不爽，白睛少许赤丝细脉而迟迟不退，睑内亦轻度红赤；舌质红，苔薄黄，脉数。

治法：清热利肺。

方药：桑白皮汤加减。桑白皮、泽泻、玄参、甘草、麦冬、黄芩、旋覆花、菊花、地骨皮、桔梗、茯苓。

加减：方中可加金银花、赤芍，以增清热解毒、凉血散瘀之功；若阴伤而无湿者，可去方中之茯苓、泽泻。

（二）中成药

1. 桑菊饮颗粒 适用于邪热久恋证。组成：苦桔梗、菊花、薄荷、杏仁、苇根、甘草、桑叶、连翘。用法：一次 10 ~ 20g，一日 3 次冲服。

2. 夏桑菊颗粒 适用于邪热久恋证。组成：夏枯草、野菊花、桑叶。用法：10 ~ 20g，一日 3 次冲服。

3. 清热祛湿颗粒 适用于湿热壅阻证。组成：党参、茵陈、岗梅根、黄芪、苍术、野菊花、陈皮。用法：一次 10g，一日 2 ~ 3 次冲服。

4. 甘露消毒丸 适用于湿热壅阻证。组成：白豆蔻、藿香、茵陈、滑石、木通、石菖蒲、黄芩、连翘、川贝母、射干、薄荷。用法：成人一次 6 ~ 9g；儿童 3 ~ 7 岁，一次 2 ~ 3g；7 岁以上一次 3 ~ 5g，一日 2 次口服。

5. 养阴清肺丸 适用于肺阴不足证。组成：地黄、麦冬、玄参、川贝母、白芍、牡丹皮、薄荷、甘草。用法：一次6g，一日2~3次口服。

6. 百合固金丸 适用于肺阴不足证。组成：百合、生地黄、熟地黄、玄参、川贝母、桔梗、甘草、麦冬、白芍、当归。用法：一次6g，一日2次口服。

7. 明目地黄丸 适用于肝肾阴虚证。组成：熟地黄、酒山茱萸、牡丹皮、山药、茯苓、泽泻、枸杞子、菊花、当归、白芍、蒺藜、煅石决明。用法：一次1丸，一日2次口服。

8. 杞菊地黄丸 适用于肝肾阴虚证。组成：枸杞子、菊花、熟地黄、山茱萸、山药、泽泻、牡丹皮、茯苓。用法：一次1丸，一日2次口服。

（三）单方验方

1. 清弦润目饮（姚靖经验方） 玄参10g，生地黄10g，麦冬10g，防风6g，白鲜皮10g，金银花10g，连翘10g，甘草3g。内外并用。

2. 加减十珍汤（魏建森经验方） 生地黄15g，天冬10g，麦冬10g，白参须10g，地骨皮10g，牡丹皮10g，菊花10g，甘草3g。日一剂，水煎300mL，早晚温服。

3. 润目灵（王育良等人经验方） 鬼针草30g，枸杞子15g，菊花6g，日一剂，水煎300mL，早晚温服。

4. 东垣玄麦润目汤（杨玉青等人经验方） 玄参15g，麦冬10g，生地黄15g，黄精10g，枸杞子10g，菊花10g，密蒙花10g，牡丹皮10g。水煎400mL，早晚温服。

5. 密蒙花颗粒（彭清华经验方） 密蒙花15g，枸杞子10g，玄参15g，菊花10g，木贼10g等。按上方配伍，经过药物提取、浓缩与干燥后制成颗粒剂，或按上方作汤剂服用。功效：滋补肝肾，祛风明目。主治：治疗肝肾阴虚型干眼。

6. 防风汤方（《圣济总录》） 治肝脏风热，冲目赤涩痛，风泪肿合。组成：防风（去叉）、甘菊花、葳蕤、旋覆花、升麻、决明子（微炒）、秦皮（去粗皮锉）、黄连（去须）、栀子仁、麦冬（去心焙）、甘草（炙，令赤锉）各一两。用法：上一十一味，粗捣筛，每服五钱匕，水一盏半，煎至七分，去滓食后临卧温服。

7. 麦门冬汤方（《圣济总录》） 治目睛如针刺疼痛，目系急，磣涩疼痛。组成：麦冬（去心焙）、旋覆花、木通（锉）、黄芩（去黑心）、茯神（去木）各一两，大黄（锉炒）三分。用法：上六味。粗捣筛，每服五钱匕，水一盏半，煎至六分，去滓投地黄汁一合，更煎三两沸，放温入芒硝半钱匕，食后临卧服。

8. 羚羊角汤方（《圣济总录》） 治肝肺风热壅目涩痛。组成：羚羊角屑、玄参、甘菊花、黄芩（去黑心）各一两，蔓荆子三分，赤芍一两半，防风（去叉）一两。用法：上七味。粗捣筛，每服五钱匕，水一盏半，煎至七分，去滓入芒硝半钱匕，放温食后临卧服。

9. 玄参汤方（《圣济总录》）　治风目痛赤碜涩。组成：玄参二两，升麻一两，防风（去叉）一两，羊角（镑）一两半，秦艽（去苗土）一两半，紫菀（去苗土）一两半，赤芍一两半，茯神（去木）二两。用法：上八味。粗捣筛，每服五钱匕，水一盏半，煎至七分，去滓食后临卧温服。

10. 芦根汤方（《圣济总录》）　治脾肺热，目赤痒，小赤，碜涩痛。组成：芦根（锉）、木通（锉）各一两半，栀子仁、桔梗（锉炒）、黄芩（去黑心）、甘草（炙锉）各一两。用法：上六味。粗捣筛，每服五钱匕，水一盏半，煎至七分，去滓入地黄汁半合，芒硝半钱匕，放温食后服。

11. 决明子丸方（《圣济总录》）　治目赤昏暗涩痛，心躁恍惚。组成：决明子（炒）一两半，秦皮（去粗皮，锉）一两，甘菊花一两，升麻一两半，黄芩（去黑心）一两，车前子一两半，白茯苓（去黑皮）一两半，秦艽（去苗土）一两，赤芍、地骨皮、山栀子仁、黄连（去须）、青葙子、葳蕤、牵牛子（炒）、蕤仁（去皮）各一两半，大黄（锉、炒）一两，甘草（炙、锉）一两。用法：上一十八味。捣罗为末，炼蜜丸如梧桐子大，每服二十丸，食后温水下，临卧再服。

12. 蝉蜕散方（《圣济总录》）　治目赤肿涩痛，或生翳膜，兼时疾后，余毒攻目。组成：蝉蜕、地骨皮、黄连（去须）、牡丹（去心）、白术、苍术（米泔浸一宿切焙）、菊花各一两，龙胆半两，甜瓜子半升。用法：上九味。捣罗为散，每服一钱半匕，甜瓜子荆芥，同煎汤调下，食后服。

13. 大效光明散方（《圣济总录》）　治眼目涩痛诸疾。组成：苍术一斤（米泔浸七日，去皮、切、焙干），蛤粉四两（腻者），木贼四两。用法：上三味。捣罗为末，每服一钱匕，茶酒调下。

14. 黄连膏点眼方（《圣济总录》）　治眼赤涩疼痛不开。组成：黄连一两（去须），黄柏半两，川升麻半两，蕤仁一两（去赤皮研），细辛一两，石胆一豆大（别研）。用法：上六味。五味细锉，水三大盏，煎至一盏半，绵滤去滓，入白蜜四两相和，煎令汁稠，入研了石胆，拌令极匀，每日点少许，于两目上。

15. 点眼金华水方（《圣济总录》）　治肝脏有热，血脉壅滞，津液不荣，目中干涩碜痛。组成：黄连末一分，杏仁七枚（去皮尖双仁细研），硇砂豌豆大一块（研），乳香黑豆大一块（研），铜绿一字（煅过），腻粉一钱匕（研），青古老钱三文（与诸药同浸），龙脑半钱匕（研），滑石半钱匕（研），艾灰半钱匕（研）。用法：上一十味细研九味令匀，与古老钱，入在绵子内，用井华水浸三七日后，点目头。

16. 青葙子丸方（《圣济总录》）　治目赤涩痛。组成：青葙子、蕤仁、人参、地骨皮、麦冬（去心焙）、赤茯苓（去黑皮）各半两，泽泻、前胡（去芦头）、枳壳（去瓤麸炒）、甘草（炙锉）、菊花、防风（去叉）各一两半，黄连（去须）二两。用法：上一十三味。捣罗为末，炼蜜和捣一千下，丸如梧桐子大，每服三十丸，食后温汤下。

17. 石决明散方（《圣济总录》） 治肝脏热壅，目赤涩痛。组成：石决明、井泉石、石膏（碎）各一两，黄连（去须）、菊花各二两，甘草（生锉）一两。用法：上六味。捣罗为散，每服二钱匕，浓煎竹叶熟水调下。

18. 密蒙花散方（《圣济总录》） 治肝热目涩碜痛，昏暗视物不明。组成：密蒙花一两，楮实、蒺藜子（炒，去角）、甘菊花、防风（去叉）、蛇蜕各半两，甘草（炙，锉）一分。用法：上七味。捣罗为散，每服一钱匕，临卧食后，温水调下。日三。

19. 点眼黄连煎方（《圣济总录》） 治肝热目赤，干涩碜痛。组成：黄连（去须）半两。用法：上一味。锉如麻豆，分作二分，一分瓷器内炒紫色，一分生用、同和，别以木炭灰二钱匕，与黄连，同用沸汤半盏浸良久，以细熟绢滤过取汁，瓷器盛，就冷水内，沉令极冷，点眼中，或更细研少龙脑相和，尤佳。

20. 玄精石散方（《圣济总录》） 治眼赤涩。组成：玄精石半两（研如粉，无以马牙硝代之）、黄柏（去粗皮炙捣末）一两。用法：上二味。和研令极细，点两头。

（四）外治疗法

可滴用人工泪液，如0.1%玻璃酸钠滴眼液等。

（五）针灸治疗

针刺治疗选取睛明、上睛明、攒竹、四白、承泣、太阳、丝竹空、阳白等眼周穴，每次选3~4穴，平补平泻手法，每日1次，每次留针30分钟，10日为1个疗程。

（六）刮痧

刮痧疗法历史悠久，是通过刮痧按经络循行方向，以患者能承受的力度，均匀缓慢地刮皮肤出痧，达到驱邪治疗疾病的目的。部位以眼部刮痧及颈部刮痧为主。

（七）睑板腺按摩

通过睑板腺按摩改善睑板腺功能，改善泪膜的稳定性，有效治疗干眼。

【预防调护】

1. 彻底治疗风热赤眼或天行赤眼。
2. 避免熬夜、过用目力、风沙烟尘刺激及勿滥用滴眼液。
3. 宜少食辛辣炙煿之品，以免化热伤阴。

【名医经验】

（一）廖品正论治白涩症

1. 学术思想 廖老认为，胞睑内面（睑结膜）属脾，白睛（球结膜）属肺，而目与肝肾关系密切，故白涩症治疗时多从肺、脾、肝、肾着手。其患病有虚有实，实者以风热、湿热常见，虚则以肝肾阴虚、气血不足居多，然临证时常多种病因并见，虚实夹杂为患。治疗时应注意既祛邪而泻实，又滋养而扶正，时时顾护正气，祛邪不伤正；而目珠干涩且发痒者，宜"风血同治"；另外，配合外洗清热疏风止痒，直达病所，可起事半功倍之效。

2. 典型病例

（1）白涩症（慢性结膜炎）：风热犯目案。巫某，男，65岁，成都患者。初诊（2009 - 04 - 29）：患者于 10⁺ 个月前出现双眼灼热不适，在华西医院诊断为双眼结膜炎，今来我院就诊。就诊时症见：双眼灼热不适，眠差，口干，纳可，便常，舌质暗红苔少，脉弦细数。眼科检查：双眼视力0.8，双眼睑结膜充血（+），散在滤泡，双眼晶体轻度混浊，其余无明显异常。

诊断为中医：双眼白涩症。西医：双眼慢性结膜炎。

四诊合参，辨证为风热犯目。治以疏风清热、凉血退赤。方中金银花、菊花为疏散风热，清热解毒之要药，且都入肝经，能上行目窍，直达病所；黄芩归肺经，清热利肺，而荆芥、薄荷轻扬透散，引邪外出，生地黄、赤芍、牡丹皮、地骨皮、知母清热生津，凉血退赤；白茅根引热下行；患者眠差，故加合欢皮、首乌藤安神助眠。

处方：金银花15g，菊花15g，黄芩25g，荆芥15g，薄荷15g，生地黄15g，牡丹皮15g，赤芍15g，地骨皮20g，知母15g，白茅根20g，合欢皮20g，首乌藤30g。6剂，每日1剂。

二诊（2009 - 05 - 05）：服药后双眼灼热不适明显减轻，眠差、口干基本消失，舌质暗红苔少，脉弦细。双眼视力1.0，双眼睑结膜轻度充血，初诊取得良效，说明辨治准确有效，故二诊守法守方。

处方：金银花15g，菊花15g，黄芩25g，荆芥15g，薄荷15g，生地黄15g，牡丹皮15g，赤芍15g，地骨皮20g，知母15g，白茅根20g，合欢皮20g，首乌藤30g。5剂，每日1剂。

三诊（2009 - 05 - 11）：服药后双眼灼热不适、眠差口干消失，舌质红苔少，脉弦细。双眼视力1.2，双眼睑结膜充血已不明显，继用前方5剂巩固疗效。

（2）白涩症（干眼）：脾虚湿蕴、风热犯目案。徐某，女，27岁，郫县患者。初诊（2010 - 07 - 01）：双眼干涩畏光，易疲倦，不欲睁眼6年，眼前黑影飘动6个月，双眼高度近视多年。曾多方求治，疗效不佳。就诊日时症见：双眼干涩畏光，易疲倦，不欲睁眼，眼前黑影飘动，喜生闷气，纳可眠差，入睡困难，多梦，四肢关节疼痛，口干口苦，口臭，大便稀溏，每日一次，小便正常，舌质红苔薄黄，脉沉。眼科检查：右眼视力 0.6（-8.00D），左眼视力 0.8（-8.00D），双眼压 17.7mmHg，双眼泪液分泌试验 13mm/5min，双眼结膜充血（+），滤泡增生，角膜透明，双眼角膜下方点状染色，其余未见异常。

诊断为中医：双眼白涩症，双眼近觑。西医：双眼干眼症，双眼高度近视。

四诊合参，辨证为脾虚湿蕴、风热犯目。治以祛风清热、健脾除湿。方中金银花、黄连、黄芩、薄荷祛风清热除湿，生麦芽健脾消食，桑枝祛风除湿通络止痛，鸡血藤、白芍养血活血，白芍还能缓急止痛，葛根、柴胡升清，载药上达目窍，枸杞子、菟丝子补肾明目，合欢皮、生牡蛎、首乌藤安神助眠。鱼腥草眼液润泽目珠、清热明目。

处方：金银花（后下）15g，黄连 3g，黄芩 15g，薄荷（后下）15g，生麦芽 20g，桑枝 30g，鸡血藤 30g，白芍 20g，葛根 30g，柴胡 15g，枸杞 15g，菟丝子 15g，合欢皮 20g，生牡蛎（先煎）25g，首乌藤 30g。5 剂，1.5 日 1 剂。

其他治疗：鱼腥草眼液，双眼每日 3 次，每次 1 滴。

二诊（2010-07-10）：诸症基本消失，视力提高，舌质红苔薄黄，脉沉。右眼视力 0.8（-8.00D），左眼视力 1.2（-8.00D），双眼角膜点状染色消失。双眼泪液分泌试验改善为 15mm。初诊取效，治同前，前方改金银花为菊花，去黄芩、葛根、桑枝、鸡血藤、柴胡、合欢皮、生牡蛎、菟丝子，加麦冬、石斛、知母、生石膏、蝉蜕、木贼、山楂、茯苓以增加滋阴热明目、健脾除湿之力。

处方：菊花（后下）15g，黄连 3g，薄荷（后下）15g，生麦芽 20g，白芍 20g，枸杞子 15g，首乌藤 30g，麦冬 15g，石斛 20g，知母 15g，生石膏（先煎）20g，蝉蜕 15g，木贼 15g，山楂 15g，茯苓 15g。5 剂，1.5 日 1 剂。

其他治疗：鱼草眼液，双眼每日 3 次，每次 1 滴。

（二）韦企平论治白涩症

1. 学术思想 韦师认为，肝开窍于目，泪为肝之源，肝肾同源，肾为水之下源，肺为水之上源，脾主运化水湿，因此本病的脏腑病机与肺、肝、肾、脾关系密切。患病常因肝肾阴虚兼夹肺热并见，虚实夹杂为患。治疗时应注意既要疏风清热，清肝明目，又要滋水涵木，养肝明目。

2. 典型病例 白涩症（干眼）肺热犯目案。邓某，女，49 岁。初诊（2011-11-27）：患者于 6 年间双眼干涩、异物感，曾多次就诊，诊断为干眼，长期予玻璃酸钠滴眼液点眼疗效不明显。就诊时症见：眼干涩、异物感，口干咽燥，烦躁易怒，眠差，舌暗红干燥苔薄，脉细。眼科检查：双眼视力 1.0，Schirmer Ⅰ 试验：右眼 5mm，左眼 4mm，BUT≤5 秒，角膜荧光素染色阴性。眼前节（-），眼底正常。诊断为中医：白涩症（干眼），证属肝肾阴虚兼有肺热。治以滋阴清热，养肝明目。方用桑菊增液汤加减：生地黄15g，麦冬10g，天冬10g，石斛10g，北沙参15g，天花粉10g，枸杞子10g，桑叶10g，菊花10g，百合15g，远志10g，炒枣仁20g，并配合局部滴用不含防腐剂的玻璃酸钠滴眼液。服药14剂后，症状明显减轻；随诊在原方基础上据症加减，并随症状减轻，嘱每日1剂，早晚温服。病情稳定。

【文献选录】

《审视瑶函·白痛》曰："不肿不赤，爽快不得沙涩昏蒙，名曰白涩。"

《审视瑶函》曰："……乃气分隐伏之火，脾肺络湿热。"

《证治准绳·杂病》曰："珠外神水干涩而不莹润，最不好识，虽形于言不能妙其状。乃火郁蒸膏泽，故精液不清，而珠不莹润，汁将内竭。虽有淫泪盈珠，亦不润泽，视病气色，干涩如蜓蝣唾涎之光，凡见此证，必有危急病来。治之缓失，则神膏干涩，神膏干涩则瞳神危矣。夫神水为目之机要，其病幽微，人不知之，致变出危证，而救之已迟。其状难识，非心志巧眼力精，虽师指不得尽其妙。若小儿素有疳证，粪如鸭溏，而目疾神水将枯者死。五十以外人，粪如羊矢，而目病神水将枯者死。热结膀胱证，神水将枯者，盖下水热蒸不清，故上亦不清，澄其源而流自清矣。（一云瞳神干缺证，其睛干涩，全无泪液，或白或黑，始则疼痛，后来稍定而黑不见，此证不可治疗，宜泻胆散）"

《圣济总录》曰："论曰诸脉皆属于目，目者血之腑，故人卧则血归于肝，肝受血而能视，血气和调，则上助于目力而能瞻视，若肝脏有热，血脉壅燥，则津液不能荣润，故目中干痛而碜涩也，圣惠方论悲哀内动，液道开而泣下，其液枯燥，则致目涩痛者，亦一证也。"

《医宗金鉴》曰："干涩昏花者，谓目觉干涩不爽，视物昏花也。此乃肝、肾俱伤之候。或因嗜酒恣欲，或劳瞻竭视，或思虑太过，皆成此证，宜用四物五子丸，滋阴养水，略带抑火，以培其本也。"

《张氏医通》曰："视珠外神水干涩不润，如蜓蚰之光，乃火气郁蒸，膏泽内竭之候，凡见此证，必成内障，若失调理，久久瞳神紧小，内结云翳，渐成瞖疾。盖瞳神小者，肝热肾虚，瞳神大者，肝虚肾热，此为肝热肾虚。初起珠头坠痛，大，微红，犹见三光者。六味地黄丸加麦冬、五味。切忌吹点。"

《目经大成》曰："气瘁神枯见亦稀，更兼原委少人知，阴阳不济真元失，生日无常死有期""此症轮廓无伤，但视而昏花，开闭则干涩异常。掀睑细看，外面养睛神水有若蜗牛之涎，延游于黑白之间，徒光无润。须臾风轮内外，气象渐变枯败如死人，故曰神气枯瘁。急合睑，令渠静坐半响，再掀再看状如前，少间始复。此脏衰火作，虽真元未必遽绝，而自致之邪妄耗膏液。爱得斯疾，忽而不治，命其能久已乎？其致病不审所以，大约不离情欲二字，及时理会，自得其解。《诗》曰：他人有心，予忖度之。此之谓也。已上六条，壹皆肾病。肾无外症，无泻法，总于补阵量体选方，十亦可全二三。有病攻伐过多，神水亦致枯瘁，目转运白睛随皱。如能视，须大补真元，切忌外治……如浪如花观自在，且干且涩愁无奈。皆因阴夺不俸阳，精神惫，膏液坏，转恐瞳仁生障碍""此目开闭总不自然，而视亦昏渺。多因劳瞻过虑，耽酒恣欲，五火熬伤神水而致。犹夏夜燃蚊香久坐，及睡瞑目，一时涩痛不堪，得泪乃活，可见水少热炙之故。若不戒谨保养，必变枯瘁。不则色泽不润，细细赤脉缠绕，生眵与泪，终其世无宁日。治宜驻景丸、还少丹滋源培本，人参固本丸、金水六君煎略带抑邪。所谓本立则清气自和，邪去而源泉随化。医作火症，妄施攻散，会有紧缩敧侧之患。此目十人有五相似，岂肉食之爽口耶？抑尤物之移情耶？务宜痛自樽节，以保神光。或曰：见酒色而远之，要眼何用？可谓善戏谑兮，不为虐兮。"

【现代研究】

韦企平以滋阴清热、养肝明目法为主，采用针药联合治疗白涩症（干眼）。将干眼症分为泪液稳定性下降及水液缺乏性干眼，根据全身症状的不同，按这两型施治。肝肾阴虚型者，治以滋补肝肾，用杞菊甘露饮颗粒冲剂口服；肺热上犯者，治以滋阴清热，养肝明目，用桑菊增液汤加减，药用桑叶 15g，菊花 10g，牡丹皮 10g，生地黄 20g，玄参 10g，石斛 10g，枸杞子 10g 等。在内服中药的同时，可配合针刺治疗及玻璃酸钠滴眼液点眼。

宗诚等将干眼的 72 例随机分为两组，对照组 30 例，采用外用泪然滴眼液治疗；观察组 42 例，辨证分为肺阴不足型和肝肾阴虚型，分别采用养阴清肺汤和杞菊地黄汤加减。4 周为 1 个疗程，疗程结束观察两组效果。结果观察组肺阴不足型总有效率 93.3%；肝肾阴虚型总有效率 83.3%；观察组总有效率 90.5%。对照组总有效率 53.3%。两组比较差异有统计学意义。两组均未发生明显不良反应。现代临床治疗手段主要是应用人工泪液和各种栓子，虽然各种人工泪液用于补充和储存泪液，有助于减轻症状，但不能消除病因，无法根治。但针对干眼症的病因病机，辨证施治以补益脏腑、益气养阴为宗旨，充分发挥中医辨病辨证结合、局部和整体并重的优点，中医药辨证施治治疗干眼症临床优于单纯人工泪液治疗。

张明明等观察疏肝养阴法对于阿托品导致的分泌不足型干眼病的治疗作用，探讨该法（即逍遥散联合生脉饮为主方）对于副交感神经的调控及腺体分泌的作用机制。将 16 只新西兰白兔随机分为治疗组（A 组）、对照组（B 组），每组各 8 只。对新西兰白兔行阿托品局部点眼造模，A 组予逍遥散联合生脉饮主方连续灌胃 2 周，B 组予生理盐水连续灌胃 2 周。灌胃前后两组实验兔行 SIT、BUT 及荧光素钠染色检查。结果：A 组经中药灌胃治疗后，泪膜破裂时间较 B 组延长明显（$P < 0.01$）。A 组泪液分泌试验滤纸湿长与 B 组比较增长明显（$P < 0.01$）。造模后所有实验眼均出现染色 >0 分，2 周灌胃后均有改善。认为疏肝养阴法可抑制副交感神经抑制后兔干眼病的发生，调节腺体分泌，能有效治疗干眼病。

谢立科等观察逍遥散联合生脉散治疗干眼病的疗效。将100例干眼病患者随机分为观察组和对照组，每组各50例。观察组以0.1%玻璃酸钠滴眼液点眼，同时口服疏肝养血、益气养阴中药逍遥散联合生脉散（柴胡10g，当归15g，白芍12g，茯苓15g，白术10g，薄荷5g，党参10g，麦冬10g，五味子15g，防风10g，生地黄20g，甘草5g。水煎，每日1剂，分2次温服，连续治疗1个月）；对照组仅以玻璃酸钠滴眼液点眼。结果观察组治疗前后比较，患者临床症状积分显著下降，泪液分泌明显增多，干眼仪检查等级降低、泪膜破裂时间延长、角膜荧光素染色积分减少，差异有统计学意义（$P < 0.05$）。对照组治疗后临床症状积分明显降低（$P < 0.05$），其他指标差异无统计学意义（$P > 0.05$）。治疗后，观察组与治疗组各指标间差异均有统计学意义（$P < 0.01$）。认为中药联合人工泪液治疗干眼病的疗效比单纯人工泪液的疗效要好。李点用滋阴润目方（生地黄、当归、白芍、沙参、枸杞子、桑椹、黄精、黄芪、牡丹皮、菊花、地骨皮），水煎，每日1剂，分2次服，1个月为1个疗程。治疗70只眼，痊愈8只眼，有效46只眼，总有效率77%。

李凯等观察中药润目灵（润目灵颗粒：由鬼针草、枸杞子、菊花水煮喷雾干燥制成速溶颗粒剂分装，每袋剂量相当生药鬼针草15g，枸杞子10g，菊花6g，口服，每次1袋，每天2次）治疗水样液缺乏性干眼症的临床疗效。将75例随机分为润目灵（37例）和安慰剂（38例）两组。疗程均为8周。结果：润目灵组治疗后显效23例，有效9例，总有效率86.5%，其泪流量增加、泪膜破裂时间延长、眼干症状改善，治疗前后差异有统计学意义（$P < 0.01$）；润目灵与安慰剂组比较，两组增加泪流量的差异无统计学意义（$P > 0.05$），润目灵组延长泪膜破裂时间和改善眼干症状优于安慰剂组，差异有统计学意义（$P < 0.05$）；润目灵组治疗干眼症的疗效优于安慰剂组，差异有统计学意义（$P < 0.05$）。认为润目灵有促进泪液分泌、延长泪膜破裂时间和缓解眼干的作用，对水样液缺乏性干眼症有明显的治疗作用。刘莹等用驻景丸加减方颗粒联合直流电离子导入香丹注射液治疗干眼症160例320眼，每日1次，10次为1个疗程，共治疗3个疗程，与用人工泪液治疗的160例320眼进行对照，结果：治疗组的有效率为80.6%，对照组的有效率为69.4%，$P < 0.01$，且泪液分泌量、BUT在治疗后两组之间有统计学意义（$P < 0.05$ 或 $P < 0.01$）。

龚岚等针刺取穴：睛明、攒竹、阳白、丝竹空、太阳、四白、合谷、太冲、光明、三阴交、风池。睛明、攒竹、阳白、丝竹空、太阳及四白均为眼周穴位，针刺可疏通眼部经络。刺激泪液分泌。配合谷、太冲辅以风池，能清肝明目，通络止痛。治疗干眼症20例，经过21日治疗，有效率为45%。刘慧莹等针刺睛明、攒竹、四白、丝竹空；远穴取养老、合谷、三阴交。睛明穴指切直刺缓慢进针，至患者眼部有明显酸胀感，不行任何手法，留针30分钟；其他穴位采用指切进针法，快速进针，行平补平泻法，留针 30 分钟。10 日为 1 个疗程，共 3 个疗程，治疗干眼症 15 例（30 只眼），有效率为 96.7%。彭清华等研究针刺联合药物治疗干眼对其性激素的调节作用。将 31 例 60 眼干眼患者随机分为针刺药物组 15 例 30 眼和药物对照组 16 例 30 眼。针药组患者对其使用药物滴眼加针刺治疗，药物组单纯使用眼药水滴眼，治疗完成后对所有患者的雌二醇、睾酮以及疗效进行比较。结果：针刺治疗前后雌二醇（E_2）和睾酮（T）差异具有极其显著统计学意义（$P < 0.01$）。针刺药物组的有效率为 97.0%，药物对照组的有效率为 90.0%，比较差异具有统计学意义（$P < 0.05$）。认为针刺配合药物治疗干眼症疗效优于单纯药物治疗，并能双向调节患者的性激素水平。

陈陆等观察单纯雷火灸治疗泪液缺乏性干眼症的临床疗效。将 70 例泪液缺乏性干眼症患者随机分成雷火灸组和人工泪液组。雷火灸组 36 例，对眼周穴位攒竹、鱼腰、瞳子髎、太阳、四白、睛明等给予雷火灸治疗，并配合眼周穴位及泪腺按摩。人工泪液组 34 例，局部点泪然滴眼液。结果：两组患者眼部干涩感、异物感、视疲劳和整体症状较治疗前均有显著改善（$P < 0.01$），并且在干燥感、异物感及整体症状的改善上，雷火灸组优于人工泪液组（$P < 0.05$）；雷火灸组泪液分泌试验较治疗前具有显著改善（$P < 0.05$），优于人工泪液组（$P < 0.05$）；两组泪膜破裂时间、角膜荧光素染色较治疗前均有显著改善（$P < 0.05$），其中雷火灸组泪膜破裂时间改善较人工泪液组显著（$P < 0.05$）。宋立等用雷火灸治疗干眼症的临床观察。采用随机对照试验方法，分为雷火灸并爱丽眼药水治疗组和爱丽眼药水对照组，每组各 20 例。治疗组采用雷火灸，如双眼闭目灸、双目睁眼灸、闭目点眼穴、轮换灸双耳郭等，每次共灸疗 20~30 分钟，每日 1 次，配合 0.1% 爱丽眼药水点眼，每次 1 滴，每日 4 次。对照组单纯采用 0.1% 爱丽眼药水点眼，每日 1 滴，每日 4 次。疗程 4 周。结果：治疗后两组分别自身比较，主观症状均较治疗前明显改善，有显著统计学差异。治疗后两组的各项主观症状进行比较，治疗组均好于对照组。尤其在眼疲劳、干涩感、异物感的三项观察中治疗组有明显改善，与对照组相比分值下降，有统计学差异（$P < 0.05$，$P < 0.01$）。治疗后治疗组 BUT、Schirmer Ⅰ 试验、角膜荧光素染色 3 项客观指标均较治疗前明显改善，有极显著统计学差异（$P < 0.01$）。金明等通过病理形态学手段和泪腺细胞凋亡计数方法观察灸疗联合中药对 Sjögren 综合征小鼠泪腺组织结构的影响。结果：灸疗中药组和中药组具有改善泪腺炎症状态，促进泪液分泌功能、减轻肥大细胞脱颗粒状态，具有抑制泪腺细胞凋亡的作用。认为灸疗联合中药对 Sjögren 综合征泪腺分泌功能具有保护作用。

许艳红等观察润目灵雾化剂治疗干眼症的临床效果。本实验采取随机、平行、对照的临床研究方法，将 25 例（50 只眼）干眼的患者分两组：治疗组用润目灵雾化剂，其药物组成为鬼针草 30g，枸杞子 15g，菊花 6g，加水 400mL 煎煮至 200mL，滤去药渣，每次取药液 20mL S-888E 型超声波雾化器喷雾，每日 1 次，每次 20 分钟。对照组用注射用水,将注射用水 20mL 置于 S-888E 型超声波雾化器喷雾,每日 1 次,每次 20 分钟。均连续治疗 1 个月。结果:润目灵雾化剂治疗干眼,在泪膜破裂时间、泪流量、泪液的基础分泌,主观症状积分等方面治疗前后比较 $P < 0.05$,差异有统计学意义;总有效率 72%。认为润目灵雾化剂对干眼症具有较好的治疗效果。李洁等将 93 例干眼症患者分为鱼腥草治疗组、柴胡治疗组和对照组,分别用鱼腥草注射液喷雾法、柴胡注射液喷雾法和润舒眼液治疗。结果鱼腥草治疗组有效率为 81.8%,柴胡治疗组有效率为 76.67%,对照组有效率为 55.56%。李鹏飞等将 92 例颈椎病合并干眼患者随机分为观察组 46 例与对照组 46 例,观察组用推拿结合中医熏蒸治疗,对照组用传统推拿手法治疗,结果观察组有效率为 90.58%,对照组为 75%。

曾志成等观察中药密蒙花离子导入治疗干眼的疗效及可能作用机制,将 60 例(120 眼)干眼患者随机分为观察组(30 例 60 眼)和对照组(30 例 60 眼),观察组予以中药密蒙花离子导入和玻璃酸钠滴眼液滴眼,对照组仅予以玻璃酸钠滴眼液滴眼,共治疗 4 周。在治疗 2 周后、4 周后观察比较两组患者干眼症状问卷评分、Schirmer I 试验、BUT 试验、角膜染色评分和泪液白细胞介素 6(IL-6)、细胞间黏附分子 1(ICAM-1)表达差异,治疗 4 周后比较两组疗效差异,并随访 3 个月观察干眼复发情况。结果:治疗 2 周和 4 周后,两组患者干眼症状问卷评分、Schirmer I 试验、BUT 试验、角膜染色评分和泪液 IL-6、ICAM-1 表达与治疗前比较,均有统计学意义($P < 0.05$ 或 $P < 0.01$);在治疗 2 周和 4 周后,观察组患者干眼症状问卷评分、Schirmer I 试验、BUT 试验、角膜染色评分和泪液 IL-6、ICAM-1 表达均优于对照组,差异有统计学意义($P < 0.05$ 或 $P < 0.01$);治疗 4 周后,观察组疗效明显优于对照组($P < 0.01$);随访 3 个月,观察组复发率低于对照组($P < 0.05$)。发现中药密蒙花通过离子导入眼表组织,可消除或缓解干眼患者症状,降低复发率,抑制 IL-6 和 ICAM 炎症因子表达可能是其机制之一。

在干眼症的实验研究方面,国内学者也做了不少研究工作。如孙化萍等用 0.8% 黄精多糖滴眼液对干眼实验研究,将实验性干眼日本大耳白兔随机分为模型组、治疗组和对照组,分别用溶媒、0.8% 黄精多糖滴眼液和泪然滴眼液治疗,观察 Schirmer I 试验和角膜结膜虎红染色点数。结果:各组模型动物 Schirmer I 试验滤纸湿长度和角结膜虎红染色点数分别在用药 2 周和 3 周后差异有显著性,治疗组在用药 2 周后 Schirmer I 试验滤纸湿长明显增加,用药 3 周后虎红染色点数减少。说明 0.8% 黄精多糖滴眼液点眼对干眼症有效。现有研究表明:雄激素、黄酮类物质均为杂环多酚类化合物,在化学结构上具有相似性,已证明某些黄酮类化合物具有拟雄激素作用,且黄酮可与细胞雄激素受体(AR)结合。而密蒙花有效部位即为黄酮类物质,也可能可以和泪腺细胞中 AR 结合,产生相应的生物学效应,通过拟雄激素效应的途径,治疗雄激素水平下降所致的干眼症。

彭清华等在对密蒙花的实验研究中发现：密蒙花黄酮对于去势所致干眼症雄兔动物模型有较好的实验疗效，能维持泪腺基础分泌量，并可显著减轻泪腺局部炎症反应以及细胞凋亡，可能与密蒙花黄酮拟雄激素效应有关。由此彭清华等提出假说：密蒙花黄酮对雄激素水平下降所致干眼症具有治疗作用，其作用是通过拟雄激素机制介导的。整体动物实验研究表明：①采用改进的去势方法成功地建立了雄激素水平下降所致干眼症的动物模型。该方法对大鼠的损伤较小，简单，为进一步研究奠定了基础。②密蒙花总黄酮可上调雄激素水平下降所致干眼症泪腺组织中的雄激素受体表达量，产生与丙酸睾酮相同的效应，但随病程的延长其上调作用减弱，与雄激素的作用效果形成明显差异。③密蒙花总黄酮治疗雄激素水平下降所致干眼症的机制可能与其产生拟雄激素效应后，对凋亡相关基因 Bcl-2 mRNA 表达的上调和 Bax mRNA 表达的下调有关。④雄激素水平下降导致去势雄鼠泪腺分泌功能损害，角膜和泪腺局部 TNF-α、IL-1β 蛋白的表达升高，且与病情活动程度密切相关。密蒙花总黄酮及雄激素不仅能减轻去势雄鼠逐渐加重的泪腺分泌功能损害，而且延缓了去势雄鼠泪腺的病理学改变。⑤密蒙花总黄酮及雄激素能够下调去势雄鼠泪腺局部 TNF-α、IL-1β 蛋白表达，并能够增加去势雄鼠泪腺局部 mRNA 的表达，致 TGF-β1 增加，这可能是其治疗干眼症的机制之一。

体外细胞实验研究表明：①采用改进的 II 型胶原酶和反复贴壁法成功地体外分离和培养了大鼠泪腺上皮细胞。此方法提高了泪腺上皮细胞的纯度，方法实用，为进一步研究奠定了基础。②泪腺上皮细胞中存在雄激素受体。密蒙花总黄酮含药血浆可与泪腺上皮细胞中的 AR 相结合，并非与其他受体结合，对泪腺上皮细胞中 AR 产生上调作用，而发生拟雄激素效应。③密蒙花总黄酮含药血浆可通过与 AR 的结合促进 STAT1 的磷酸化表达，并激活 STAT1 细胞信号传导通路，而产生与丙酸睾酮相同的雄激素效应。

第九节　胬肉攀睛

胬肉攀睛是指眼眦部长赤膜如肉，其状如昆虫之翼，横贯白睛，攀侵黑睛，甚至遮盖瞳神的眼病，又名胬肉侵睛外障、蝌蟆积证、肺瘀证、目中胬肉等。本病常见于中老年人及户外工作者，男性多于女性。遮盖瞳神则影响视力。按病情进展情况可分为进行期和静止期。本病相当于西医学之翼状胬肉，属结膜变性疾病。

【源流】

《秘传眼科龙木论》称此病为"胬肉侵睛外障"，详细论述了该病的病因、发病特点、钩割疗法及内服外用方剂。"胬肉攀睛"病名首见于《银海精微》，强调该病为情志异常、生活无度、饮食不节等病因导致。治疗方法有钩割法、外治法、内服法。《证治准绳·杂病》称此病为"肺瘀证"，治疗强调钩割法，先割后烙，避免复发。《医宗金鉴·外科心法要诀》描述了该病的特点及治疗方剂名称。《张氏医通·七窍门》中对其症状及治法的记载简单明了，谓："胬肉攀睛证，多起于大眦，如膜如肉，渐侵风轮，甚则掩过瞳神，初起可点而退，久则坚韧难消，必用钩割。"《目经大成·胬肉攀睛三十一》描述了该病的症状、病因，较为详细地描述了该病的割法。

【病因病机】

《银海精微·卷之上》对胬肉攀睛发病之因记载甚详，云："此症者，脾胃热毒，脾受肝邪，多是七情郁结之人，或夜思寻，家筵无歇，或饮酒乐欲，使三焦壅热；或肥壮之人，血滞于大眦。胬肉发端之时多痒，因乎擦摩，胬肉渐渐生侵黑睛。"结合临床可归纳如下。

（一）心肺风热证

心肺蕴热，风热外袭，内外合邪，热郁血滞，脉络瘀滞，渐生胬肉。症见患眼眵泪较多，眦痒羞明，胬肉初生，渐渐长出，攀向黑睛，赤脉密布；可伴有舌苔薄黄，脉浮数。

（二）阴虚火旺证

劳欲过度，心阴暗耗，肾精亏虚，水不制火，虚火上炎，脉络瘀滞，致生胬肉。症见患眼涩痒间作，胬肉淡红菲薄，时轻时重；可伴有心中烦热，口舌干燥；舌红少苔，脉细。

【临床表现】

（一）自觉症状

初起无明显的不适之症，或眼感痒涩；进行期痒涩加重，流目生眵；静止期痒涩不显。可有视力下降，若胬肉过大可致眼珠转动受限。

（二）眼部检查

上、下胞睑之间的白睛上起膜，渐渐变厚，赤丝相伴，红赤高起，胬起如肉，一般自眦角开始，呈三角形。其横贯白睛的宽大部分称为体部；攀向黑睛的尖端称为头部；横跨黑睛边缘的部分称为颈部。若头尖高起而体厚，赤瘀如肉，发展迅速，每可侵及黑中央，障漫瞳神，则属进展期；若胬肉头钝圆而薄，体亦菲薄如蝇翅，色白或淡红，多发展缓慢，或始终停止在黑睛边缘部，则属静止期。

【诊断依据】

1. 眦部白睛上生赤膜如肉，略呈三角形，其尖端渐向黑睛攀侵。
2. 胬肉上有丝脉相伴，或粗或细。

【鉴别诊断】

1. 本病与黄油症相鉴别 黄油症，生于白睛，色黄似油脂，生于睑裂部，靠近角膜，近似三角形，底向黑睛，不影响视力；而本病从眦部而生，有赤脉攀附，近似三角形，尖端向黑睛，发展可遮盖瞳神，严重影响视力。

2. 本病与流金凌木相鉴别 流金凌木，色白而薄，无血丝间夹，虽侵及黑睛边缘，但无发展，为瘢痕性病灶；而本病从眦部而生，呈筋膜状，有赤脉攀附，不断发展可遮盖瞳神，为增殖性病灶。

【辨治思路】

（一）辨证思路

1. 心肺风热证 本证以患眼眵泪较多，眦痒羞明，胬肉初生，渐渐长出，攀向黑睛，赤脉密布为辨证要点。外感风热，或心肺积热，内外合邪，耗伤津液，故眵泪较多；风盛则痒，故眦痒羞明。

2. 阴虚火旺证 本证以患眼涩痒间作，胬肉淡红菲薄，时轻时重为辨证要点。素体阴虚，或过劳伤阴，虚火上炎于目，故胬肉淡红菲薄。

（二）症状识辨

白睛赤膜攀侵黑睛 本病主要为胬肉攀侵黑睛，心肺风热证为胬肉活动期，表现为胬肉头尖高起，体厚而宽大，赤脉密布，舌苔薄黄，脉浮数；阴虚火旺证为胬肉进行期与静止期交替，胬肉淡红菲薄，时轻时重，伴心烦，口干，舌红少苔，脉细。

（三）治疗思路

1. 治法与处方原则 本病当防治结合，首先注意去除病因，避免风沙阳光对眼部的刺激，尽量减少对胬肉的刺激，避免其复发。治疗原则为审因论治。

2. 用药方式 本病为增殖性疾病，若失治误治，胬肉已攀爬黑睛之上，当首选手术治疗；若胬肉尚小，反复发作，当调整生活方式、调节情志、节制饮食配合中药内服调理。

（1）心肺风热证：本证为心肺蕴热，风热外袭，内外合邪，热郁血滞，脉络瘀滞，渐生胬肉，治疗宜祛风清热。用黄芩、决明子、菊花、栀子清肝明目；用羌活、荆芥穗、密蒙花、防风、蔓荆子祛风清热固表。

（2）阴虚火旺证：本证为劳欲过度，心阴暗耗，肾精亏虚，水不制火，虚火上炎，脉络瘀滞，致生胬肉，治疗宜滋阴降火。用知柏地黄汤之知母、黄柏、熟地黄、山茱萸、山药、茯苓、泽泻、牡丹皮滋阴降火；用麦冬、五味子、酸枣仁清热生津，养心安神。

【治疗】

若胬肉淡红菲薄，头平体小者，以点眼药为主；胬肉头尖高起，体厚而宽大，红赤明显者，应内外同治；如药物治疗无效，发展较速者，宜手术治疗。

（一）辨证论治

1. 心肺风热证

证候：患眼眵泪较多，眦痒羞明，胬肉初生，渐渐长出，攀向黑睛，赤脉密布；舌苔薄黄，脉浮数。

治法：祛风清热。

方药：栀子胜奇散加减。蒺藜、蝉蜕、谷精草、炙甘草、木贼、黄芩、决明子、菊花、栀子、川芎、羌活、荆芥穗、密蒙花、防风、防风、蔓荆子。

加减：若赤脉密布，可加赤芍、牡丹皮、郁金以散瘀退赤；便秘者去方中羌活、荆芥穗，酌加大黄以通腑泻热。

2. 阴虚火旺证

证候：患眼涩痒间作，胬肉淡红菲薄，时轻时重；心中烦热，口舌干燥；舌红少苔，脉细。

治法：滋阴降火。

方药：知柏地黄丸加减。知母、黄柏、熟地黄、山茱萸、山药、茯苓、泽泻、牡丹皮。

加减：若心烦失眠显著者，可加麦冬、五味子、酸枣仁以养心安神。

（二）单方验方

1. 还阴救苦汤加减（《中医眼科临床实践》）　胬肉色白如珠，不红不疼，或微有赤脉，炎症较轻，脉和缓者，宜升阳化滞清热为主。方药：还阴救苦汤加减。苍术8g，桔梗8g，银柴胡4.5g，黄芩6g，川芎8g，羌活8g，防风3g，升麻8g，生地黄9g，知母9g，连翘9g，甘草8g，水煎服。

2. 羌活胜风汤加减（《中医眼科临床实践》）　胬肉赤脉满布，时轻时重，或手术后炎症日久不消，并有复发趋势，羞明流泪，脉弦数者，宜散风燥湿清热为主。方药：羌活胜风汤加减。羌活9g，银柴胡9g，黄芩9g，枳壳9g，白术9g，防风9g，前胡9g，薄荷9gg，龙胆9g，石膏15g，木通4.5g，甘草8g，水煎服。

3. 养阴清热汤（《中医眼科临床实践》） 胬肉红赤，口渴烦躁，小便黄赤，脉细数者，宜养阴清热为主。方药：养阴清热汤减芦根、石膏、荆芥、防风，加天冬、牡丹皮、薄荷各9g。外治法：进行性的，可选用0.5%可的松溶液滴眼，每日6次；四环素、可的松软膏涂眼，每日1次。

4. 石决明散加减（《中医眼科临床经验》） 胬肉红赤肥厚，头尖且厚，其前方有灰白色混浊，进行较快，有痒涩不适。为风热壅盛，经络瘀滞。治则：祛风清热，疏经通络。方药：石决明散加减。石决明（先煎）25g，决明子25g，荆芥10g，栀子10g，青葙子18g，赤芍15g，麦冬15g，木贼15g，杏仁15g，白及10g，牡丹皮15g。外治：白丁香点眼。白丁香，即公麻雀采表面的白色物。制作方法：取成条状的公麻雀屎晒干，取其表面白色部分，不能夹带黑色杂质，研为极细的粉末，调新鲜人乳点于胬肉上，每晚睡前点一次。此药优点是只腐蚀胬肉，不伤害正常组织，故对局部无刺激。若胬肉向瞳孔方向发展，有遮挡瞳孔趋势者，当采用手术治疗，术后仍可内服中药，防其复发。

5. 泻脾除热饮（《银海精微》） 组成：黄芪、防风、茺蔚子、桔梗、大黄、黄芩、黄连、车前子、芒硝各一两。用法：每服六钱，水煎服。

6. 三黄汤（《银海精微》） 组成：黄连、黄芩、大黄各一两。治脾胃积热，致生此症，宜服。加芍药、宣连。若热甚者，脉红盛者，加黄柏、石膏、山栀子之类，水煎，食后温服。

7. 金花丸（《银海精微》） 组成：黄连、黄柏各四两，黄芩、人参各三两，桔梗三两半，半夏二两，栀子仁二两。用法：上为末，炼蜜为丸，梧桐子大。每服五十丸，茶下。

8. 除风汤（《秘传眼科龙木论》） 组成：防风、黄芪、茺蔚子各二两，桔梗、五味子、细辛、大黄各一两。用法：上为末，以水一盏，散五钱，煎五分，食后去渣温服之。

9. 七宝膏（《秘传眼科龙木论》） 组成：珍珠末、龙脑、熊胆各一分，石决明、琥珀各三分，水晶、龙齿各五钱。用法：上捣碎为末，研令极匀，水五升，石器内煎至一升，去渣煎至一盏，入蜜半两和为膏，每至夜卧后点之，早晨不可点。

10. 决明子丸方（《圣济总录》） 治久患肤翳，遮复瞳子。组成：决明子（炒）、蕤仁（去皮）、地肤子、白茯苓（去黑皮）、防风（去叉）、泽泻、麦冬（去心焙）、茺蔚（酒浸别捣末各三浸去皮尖双仁炒各一）。用法：上一十八味，捣罗为末，炼蜜丸如梧桐子大，每服二十丸，食后以米饮下，临卧再服，九月服此药，加兔肝一两一分，至二月停，甚妙。

11. 黄连丸（《圣济总录》） 治眼热生晕，翳复瞳仁。组成：黄连（去须）一两，车前子、地骨皮（去土）、黄芩（去黑心）、沙参、人参各一两半，蕤仁（去皮）二两，茯神（去木）一两半，秦皮（去粗皮）一两，决明子（微炒）一两半，泽泻、瞿麦各一两，甘草（微炙）一两半。用法：上一十三味，并咀焙过，捣罗为末，炼蜜丸如梧桐子大，每服三十丸，食后以温熟水下，临卧再服。

12. 决明汤方（《圣济总录》） 治眼生肤翳，遮复瞳仁。组成：决明子（微炒）、地骨皮、玄参、黄连（去须）、桔梗（炒）、柴胡（去苗）、茯神（去木）各三分，山栀子仁半两，羚羊角（屑）一两。用法：上九味，粗捣筛，每服五钱匕，以水一盏半，入净洗淡竹叶十片，煎至七分，去滓放温，食后服，临卧再服。

13. 葳蕤汤方（《圣济总录》） 治眼生肤。组成：葳蕤（去皮）、地骨皮（去土）、赤芍各一两半，犀角屑、黄芩（去黑心）、茯神（去木）、甘草（炙锉）、升麻各一两。用法：上八味，粗捣筛，每服五钱匕，以水一盏半，煎至一盏，去滓放温，食后临卧再服。

14. 芦荟丸方（《圣济总录》） 治眼热赤痛，及生肤翳。组成：芦荟（研）半两、鲤鱼胆七枚（取汁）、熊胆（研）一分、牛胆（干者半两，泾者汁一合）、石决明（刮削净）一两、麝香（研）半分、车前子一两。用法：上七味，除胆外，捣研为细末，后入胆汁同和匀，炼蜜丸如梧桐子大，食后米饮下二十丸，渐加至三十丸。

15. 点眼贝齿散方（《圣济总录》） 治目风热赤生肤翳。组成：贝齿七枚（烧为末，细研）、珍珠一分（捣罗末，细研）、龙脑半钱（研）。用法：上三味合研如粉，每点如黍米大，于翳膜上，日三度。

16. 点眼丹砂散方（《圣济总录》） 治虚热目赤生肤翳，痒风泪，兼治白翳。组成：丹砂（研如粉）、贝齿（烧灰）各二两，干姜（炮）半两，衣内白鱼四十枚（爆，令干）。用法：上四味于净乳钵中，研令极细，以熟帛三度罗过，点时仰卧，令人以小指甲，点少许。

17. 白鲜皮汤方（《圣济总录》） 治目肤翳，睛及瞳仁上，有物如蝇翅状，令人视物不明。组成：白鲜皮、款冬花、柴胡（去苗）、车前子、枳壳（去瓤麸炒）、黄芩（去黑心）各一两，甘草（炙）半两，百合二两，菊花、蔓荆子（炒）各一两半。用法：上一十味，粗捣筛，每服五钱匕，以水一盏半，煎至八分，去滓食后温服，临卧再服。

18. 芦根汤方（《圣济总录》） 治脾肺热熏，目赤痒生翳。组成：芦根、木通各一两半，栀子仁、桔梗（炒）、黄芩（去黑心）、甘草（炙）各一两。用法：上六味，锉如麻豆大，分为二剂，每剂以水六盏，煎至三盏，入生地黄汁半盏，再煎至二盏，去滓空腹，分温三服，食后。

19. 菊花散方（《圣济总录》） 治眼目肤翳，侵及瞳仁，如蝇翅状。组成：菊花、防风（去叉）、木通（锉）、木贼（锉）、仙灵脾（锉）、荆芥（去梗）、甘草（炙）各一两。用法：上七味，捣罗为散，每服一钱匕，食后用茶半钱匕，同点温服。

（三）外治疗法

滴滴眼液 静止期可不用滴眼液，若有干涩不适者，用玻璃酸钠滴眼液等人工泪液；发作期眼磨涩不适、赤脉粗大，用非甾体类或糖皮质激素类滴眼液，每日各3~4次，中病即止，不可久用。

（四）手术治疗

胬肉发展迅速，侵入黑睛，有掩及瞳神趋势或已掩及瞳神者，须行手术治疗。手术方式包括胬肉切除术、胬肉切除合并结膜瓣转移修补术、胬肉切除合并自体游离结膜瓣移植术等术式、干细胞移植术。手术原则为角膜创面干净光滑，胬肉结膜下组织切除要彻底。

【预后转归】

本病术后积极预防感染，极少有复发案例。

【预防调护】

1. 注意眼部卫生，避免风沙与强光刺激；忌烟酒及刺激性食物；勿过劳和入夜久视。
2. 对胬肉手术后复发的患者，不宜立即再行手术，应在其静止6个月后再考虑手术。

【文献选录】

《张氏医通·七窍门》曰："胬肉攀睛证，多起于大眦，如膜如肉，渐侵风轮，甚则掩过瞳神，初起可点而退，久则坚韧难消，必用钩割。"

《银海精微·卷之上》曰："胬肉攀睛者，与大小赤脉之症同。然此症者，脾胃热毒，脾受肝邪，多是七情郁结之人。或夜思寻，家筵无歇，或饮酒乐欲，致使三焦壅热；或肥壮之人，血滞于大眦。胬肉发端之时多痒，因乎擦摩，胬肉渐渐生侵黑睛。日积月累者为实，乍发乍痛者为虚。治法：实者小钩为钩，钩起剪断些宽，三五日剪痕收满，方可点阴二阳四药，吹点，余翳渐清，避风忌口，斋戒可也。若乍发不宜钩剪，宜服药，点以淡丹药可也。三焦心火俱炎，亦能生此疾，治之须钩割后，宜服泻脾除热饮。"

《秘传眼科龙木论》曰："胬肉侵睛外障，眼初患之时，或痒或痛，赤烂多年，肺脏风壅，发无定准，渐生肉翳侵睛，遮满瞳仁，此状宜令钩割熨烙，后宜服除风汤、七宝膏立效。除风汤：防风、黄芪、茺蔚子（各二两）、桔梗、五味子、细辛、大黄（各一两），上为末，以水一盏，散五钱，食后去粗温服之；七宝膏：珍珠末、龙脑、龙胆（各一分）、石决明、琥珀（各三分）、水晶、龙齿各五钱，上捣碎为末，研令极匀，水五升，石器内煎至一升，去粗煎至一盏，入蜜半两和为膏，每至夜卧后点之，早晨不可点。"

《圣济总录》曰："论曰目生肤翳者，以脏腑气血虚实不调，加以风邪痰饮，郁于膈上，熏蒸既久，冲发于目，乃生肤翳，其睛上及瞳仁，有物如蝇翅状，是为肤翳也。"

《证治准绳·杂病》曰："肺瘀证，由眦而起，贯过气轮，如皮似筋，横带至于风轮，光亦不损，甚则掩及瞳神，方碍瞻视，大抵十之八九，皆由大而起。有赤白二证。赤者血分，白者气分，其原在心肺二经，初起如薄薄黄脂，或赤脉数条，后渐渐大而浓，赤者少，白者多，虽赤者亦是白者所致，盖先有白而不忌火毒辛热，故伤血而赤，非血分之本病也。治赤虽退，其质不退，必须杀伐，杀伐之治，虽不见情势之恶，久而且痛，功亦迟缓。不若一割即去，烙之免其再发。"

《医宗金鉴·外科心法要诀》曰："目中胬肉心火成，实火大眦色深红，小眦红丝淡虚火，胬肉时觉或胀疼。此证生于目两眦，瘀肉努出，时觉疼痛，总属心火所成。然火有虚实，如大红肉色深红者，心经实火也，宜黑参汤服之；小眦红丝色淡红者，心经虚火也，宜决明散主之。外俱用清凉丸泡洗，久久自愈。"

《目经大成·胬肉攀睛三十一》曰："脂非脂，膜非膜，蚀风轮，掩巽廓。金刀具在未全除。血气方刚能再作。此症始自内生脉一二缕，缕根生瘀肉赤黄色，状如膏膜而韧，日久积浓，横侵白睛，吞食神珠。有兼锐俱生者，但枝蔓所传，终不若正受者之多也。凡性躁气逆，恣嗜辛热，劳心劳力之人患者多。间有漫睛皆障，视亦不见，必内外兼伐，根净则愈，然亦难矣。病由《原机》为奇经客热，其言曰：奇经客邪非十二经之比，十二经之外，别有治奇经之法，而所用药亦曰胜奇散。却只是芎、归、连、草等物，无稽之谈，人谁从同！"

《缪刺论》曰："客邪于足阳跷之脉，令人目病从内始。近似《瑶函》曰：肺实肝虚，其肉努起。夫肺实，据轮言，通睛合努，据肝言，并不在内之位。且肝虚肺实，木已受金克矣，又用胆草、木贼以伐之，何哉？愚意症发两，乃合太阳少阴而病，肉属脾土，赤黄努起，是火炎者土必燥，水木不能制，祸罹于金。虽在气轮，非肺经之自病也。起手须如法钩割，点以飞熊丹，内服泻黄、泻白、导赤等散；俟刀口平复，根据心火乘金，既济丸或滋阴地黄丸一料，治本不治标，其殆庶几。

割法：用红矾一钱，水泡化，以新羊毫笔蘸水涤患处，其肉自然皱起，不起复涤。将锋利银针穿入简中，两头于上下眼胞担定，次用钩钩正，次眉刀或鞋刀从中轻浮搜至神珠攀底，复又从针处搜至头，近血轮离一粗布线小心割下。有不必针穿、不藉矾涤、不须钩只用钳、不须刀只用薅者，一听自便。总宜器利手快，看得风、水、血三轮亲切，不致稍犯，庶不误人。割去处肉白者顺，易奏功，赤者缠延。血出不止，用新棉花蘸顶烟墨涂之立住，秋夏沃以泉水亦佳。盖红见黑则止，阴阳之自然为偶，血得冷而凝，水火之所以相制也。割后澄心节欲，去酒，禁椒炙，前方点服弗歇，刀口日平一日，虽未能视如无病，较病中相去天壤耳。假通睛皆肉膜蔽满，下不见风轮影色，先于中央起手，割开黄豆大一孔，问渠见光亮，微有昏昏黑质，不妨渐次钩割，十中常一二可治。否则神膏已涸，不消费力。

丸大有肉珠一块如榴子状，本科呼为血轮，刀烙娱伤，必致溃败成漏，卷首已说，再识于此，不啻耳提，而面命也。

肉有尖头、齐头二种。齐头浮于风轮，易割易平复，全好，迹象都无；尖头深深蚀入神珠，大难下手，且分明割去，明日依然在上，非三、五不能净尽。及瘥，其瘢痕至年久始没，但所有昏蒙、赤涩、眵泪等病，肉去不复再见。倘弗慎口节欲，劳心伤力，到老难免斯疾。"

【现代研究】

汪月红等以明目退翳汤治疗复发性翼状胬肉，将翼状胬肉手术后2年内复发的翼状胬肉52例（均为单眼发病）随机分为两组：对照组26例，采用口服维生素C治疗；治疗组26例，以明目退翳汤加减（生地黄12g，蔓荆子、白菊花、白蒺藜、密蒙花、白芷、当归、赤芍、决明子、蝉衣、栀子各10g，木贼、防风、甘草各6g）内服治疗。两组疗程均为2周，局部滴典舒眼药水，嘱忌辛辣刺激之品。结果：治疗组有效率为92.3%，对照组有效率为69.2%，两组比较差异有统计学意义。两组均未发生明显不良反应。目前翳状胬肉的手术方法虽然得到了改进，大大降低了本病的复发，但是翳状胬肉手术后复发仍然是比较棘手的。认为中医以退翳明目的独特治疗原则，辨证治疗复发性翳状胬肉，是一种安全、可靠、简便、有效的治疗方法。

李淑琳等采用球结膜注射法行胬肉颈体部注射平阳霉素，结合中医辨证分型服用自拟方"消胬散"（生地黄、淡竹叶、黄连、桑白皮、赤芍、牡丹皮、菟丝子、石斛、麦冬、山茱萸、山药）对早期翼状胬肉进行干预治疗。观察组120例，对照组98例采用氧氟沙星滴眼液联合0.025%地塞米松滴眼液治疗。1个月为1个疗程，观察胬肉的形态及血管、颜色变化等，全部病例追踪观察6个月。结果对照组有效率为98.33%，观察组有效率为55.10%，两组比较差异有统计学意义。认为运用中西医结合方法在翼状胬肉早期对其进行干预治疗，使其自行退变、萎缩，免除患者的手术痛苦，减轻经济负担，疗效显著。

彭清华认为本病多因心肺蕴热，风热外袭，内外合邪热郁血滞而致，在临床上常用《原机启微》栀子胜奇散（蒺藜、蝉蜕、谷精草、炙甘草、木贼草、黄芩、决明子、菊花、山栀子、川芎、羌活、荆芥穗、密蒙花、防风、蔓荆子）加减治疗。本病的进展期常须手术切除治疗，在手术切除的前后均可配合使用中药治疗，临床仍以栀子胜奇散为主。手术前使用该方可以退红，手术后使用则可以减轻其术后炎症反应，减少其复发。

曾志成等观察退翳明目汤对翼状胬肉切除术后患者基础泪液分泌和泪膜稳定性的影响，将60例（84眼）翼状胬肉患者随机分为治疗组（30例，41眼）和对照组（30例，43眼）。治疗组在翼状胬肉切除术后予以退翳明目汤（栀子10g，黄芩10g，荆芥10g，防风10g，赤芍10g，牡丹皮10g，生地黄10g，川芎5g，丹参10g，密蒙花10g，菊花10g，木贼草10g，甘草6g）口服，对照组仅行翼状胬肉切除术，观察两组患者术前及术后2周、4周干眼症状计分、基础泪液分泌试验（SchirmerⅠ）和泪膜破裂时间（BUT），并随访观察两组患者12个月内胬肉复发情况。结果：术后2周两组患者的干眼症状计分与术前比较有所提高，术后4周较术前明显降低（$P < 0.05$ 或 $P < 0.01$）。治疗组术后2周、4周SchirmerⅠ试验与术前比较明显提高（$P < 0.01$）。两组术后2周、4周BUT与术前比较均明显提高（$P < 0.05$ 或 $P < 0.01$）。两组术后2周、4周治疗组干眼症状计分、SchirmerⅠ试验、BUT均优于对照组（$P < 0.05$ 或 $P < 0.01$）。治疗组随访29例（40眼），复发率为0，对照组随访28例（40眼），复发率为15.00%，两组比较差异有统计学意义（$P < 0.05$）。发现翼状胬肉切除术后配合口服退翳明目汤能够减轻患者干眼症状，促进泪液基础分泌量，改善泪膜稳定性，降低术后胬肉复发率。并观察中药退翳明目汤对翼状胬肉切除术加角膜缘干细胞移植术后角膜上皮修复和复发率的影响，将翼状胬肉患者随机分为两组，观察组30例（41眼），在翼状胬肉切除加角膜缘干细胞移植术后予以退翳明目汤口服，对照组30例（43眼），仅行翼状胬肉切除加角膜缘干细胞移植术。观察比较两组患者术后角膜上皮修复时间和胬肉复发情况。结果：观察组角膜创面上皮修复时间平均为4.95天，对照组为6.02天，两组差异有显著统计学意义（$P < 0.01$）；随访1个月，观察组复发率低于对照组（$P < 0.05$）。发现翼状胬肉切除加角膜缘干细胞移植术后配合口服中药退翳明目汤能缩短角膜上皮愈合时间，减少胬肉复发率。

施艳等观察祛风活血丸（杭菊花、防风、鱼腥草、柴胡、黄芩、当归、川芎、熟地黄等，每次口服10g，每天3次，连续服用4周）治疗翼状胬肉单纯切除术后的临床疗效，将214例（227眼）翼状胬肉患者随机分为治疗组108例（115眼）和对照组106例（112眼），对照组手术后予常规术后处理，治疗组对照组基础上予祛风活血丸治疗。结果：治疗组术后角膜刺激症状低于对照组，组间比较，差异有统计学意义（$P < 0.05$）；术后复发率治疗组为1.7%，对照组为5.4%，组间比较，差异有统计学意义（$P < 0.05$）。结论：祛风活血丸治疗翼状胬肉单纯切除术后，既能减少炎症反应，又能减少复发，提高了临床疗效。

第十节　白睛溢血

白睛溢血是以白睛浅层下出现片状出血斑，甚至遍及整个白睛为主症的眼病。

本病相当于西医学的球结膜下出血。从西医学看，球结膜下出血是症状，而不是真正意义上的病种。各种原因致球结膜下血管破裂或其渗透性增加可引起球结膜下出血。临床上可见于外伤及眼部手术后，而常见的是自发性出血；此外，坏血症、各种血液病、紫癜、动脉硬化、糖尿病、高血压、酗酒以及疟疾等高热性传染病也可发生。自发性出血多见于老年人，有剧烈咳嗽、喷嚏、恶心呕吐、便秘、负重等诱因。

本节主要讨论自发性出血为主症者，其他原因所致者参照有关内容诊治。本病较常见，多单眼发病，一般能自行消退，预后良好。

【源流】

本病名首见于1960年由广州中医学院眼科教研组主编、出版的《中医眼科学讲义》。《证治准绳·杂病·七窍门》称之为色似胭脂证。其主症的描述很明确："不论上下左右，但见一片或一点红血，俨似胭脂抹者是也。"病机为"此血不循经络而来，偶然客游肺膜之内，滞成此患"。治疗上内外可治，"若欲速愈者，略略于相近处睥内开导治之，或就于所滞之处开之亦好……独于内治亦退，其效尤迟"。内治以《证治准绳·类方·目赤》中"色似胭脂"之"退血散"，并有较准确的预后，"有寡欲慎火者，不治自愈""若犯禁而变，则瘀滞转甚，因而感激风热者，他证生焉"。可见，其对本病已有较全面的诊治认识。

《审视瑶函·卷三·目赤》称之为色似胭脂症。对其病因病机、治法的认识较为具体："此因血热妄行，不循经络，偶然热客肺膜之内，滞而成患。常有因嗽起者，皆肺气不清之故，须以清肺散血之剂，外点药逐之。"并有内服之退赤散。目前，本病命之为白睛溢血，总结更为准确。

【病因病机】

（一）瘀滞肺经证

瘀滞肺经是指离经之血滞留于气轮白睛的证候。此即《证治准绳》所言之色似胭脂证，一般无明显原因而偶发；或因肝气不疏，郁而生热，灼伤目络，致血不循经而滞留白睛所发。症见：白睛表层血斑鲜红或黯红，多呈小片状；或兼有口苦，情志不舒；舌质淡苔薄白或微黄，脉缓或弦。

（二）热客肺经证

热客肺经是指肺经有实热，肺气上逆，灼伤目络，血热妄行，外溢白睛的证候。此即《审视瑶函》所述之色似胭脂症。症见：白睛表层血斑鲜红；或伴咳嗽，痰稠色黄，咽痛口渴，便秘尿黄；舌质红，苔黄少津，脉数。

（三）阴虚火旺证

阴虚火旺是指阴虚生内热，虚火上炎，灼伤目络，血热妄行，血溢白睛的证候。多因年老精血亏虚，或素体阴虚，阴虚生内热而发本证。症见：白睛表层血斑鲜红，反复发作；或伴头晕耳鸣，颧红口干，心烦少寐；舌红少苔，脉细数。

此外，剧烈呛咳、呕吐、便秘、负重等可使气逆上冲，饮酒过度而湿热上熏，以及妇女逆经等，均可致目络受损，血不循经，外溢白睛。

【临床表现】

（一）自觉症状

眼部多无明显症状，多为他人或自己照镜时发现。

（二）眼部检查

白睛浅层下出现片状出血斑，边界清楚，甚者遍及白睛；初期色鲜红，以后逐渐变成棕色，一般 7～12 天内可自行吸收消退。

（三）实验室及特殊检查

自发性出血者，首次发病可无需检查，多无异常。其他原因或疾病所致者，则可有相关异常。

【诊断依据】

白睛浅层下出现片状出血斑，边界清楚，甚者遍及白睛。

【鉴别诊断】

本病一般无需鉴别。反复发作者应进一步查找病因等以明确诊断。

【辨治思路】

（一）辨证思路

1. 瘀滞肺经证 本证以白睛表层血斑，多呈小片状，溢血较少为诊断要点。由于无明显原因而偶发，或可肝肺有热亦不甚，目络受损较轻而白睛溢血较少。病在肝与白睛气轮，肝肺同病。

2. 热客肺经证 本证以白睛表层血斑鲜红，或伴肺经有热之兼症如咳嗽、痰黄、咽痛口渴、便秘尿黄等为诊断要点。肺经有热，上犯白睛，灼伤目络，迫血妄行，而外溢白睛。热邪犯肺，宣降失司，则咳嗽、痰黄；循经上犯，则咽痛；热扰大肠，则口渴、便秘；热移小肠，则尿黄；可见舌质红，苔黄少津，脉数。病主要在白睛气轮与肝，肺肝同病。

3. 阴虚火旺证 本证以白睛表层血斑鲜红，反复发作，伴年老或阴虚兼症为诊断要点。多见于年老精血亏虚或素体阴虚者，由于此类患者阴虚难愈，虚火易生，故白睛溢血可反复发作；或伴阴虚火旺之全身兼症如头晕耳鸣，颧红口干，心烦少寐等；可见舌红少苔，脉细数。病主要在白睛气轮，肺肝肾同病。

（二）症状识辨

白睛溢血为本病主症，基本病机为各种原因所致之目络受损，血溢脉外，瘀滞白睛而成。由于"肝开窍于目"、白睛属气轮内应于肺，以及"心主血脉，诸脉属目"，故病性以血瘀为主，病位以肝目和肺气轮为主，心脉为辅。

可根据溢血之多少、偶发与反复、年龄，以及兼症等辨证。一般而言，溢血较少、偶发、无明显兼症者，为瘀滞肺经证；溢血较多者，伴咳嗽、便秘等兼症为热客肺经证；溢血反复发作且年老者，为阴虚火旺证。同时，溢血鲜红者多为初发，有热，此即"火性炎上"之理，属瘀热俱盛；溢血色紫或呈棕色者，病发多日，主辨瘀血。

本病可有轻微的各种兼症，一般不为主诉或主症，仔细四诊可得。所致之咳嗽、呕吐、便秘等如为偶尔或短暂者，不属主症；为主症时，当属其他肺胃等病证。

（三）治疗思路

1. 治法与处方原则 本病以消法之活血化瘀法为主要原则，眼局部为主，兼顾全身。初发者可活血与止血同施，据证可凉血活血或温经活血，皆以消散白睛所属之肝肺心之瘀血为目的；兼顾全身他症，明确病因病机而整体设方。同时，眼局部可点清热解毒之鱼腥草滴眼液，预防热毒外袭或感染而避免西药抗生素之弊；并选用冷热敷或熏法，以助止血活血。

由于本病预后良好，可自行吸收，故选用活血化瘀之轻剂即可，如眼科之退血散、退赤散加减，以及知柏地黄丸加活血化瘀药等，不宜用血府逐瘀汤之类药。

2. 用药方式 本病以辨证选用活血化瘀药为主，入肝肺经者为要。初发时可选用既能活血又有止血作用的药物，以预防出血加重；2 日后当活血而不宜止血，以促瘀血消退。本病在眼表，预后良好，故活血药物的数量不需多，剂量也不必高。

（1）瘀滞肺经证：本证以瘀血为主，性属阴，故以甘辛温之当归、苦微寒之赤芍共用以活血。如血斑暗红者为瘀血留滞，宜重用当归；鲜红者为初发夹热，重用赤芍。前者选加入肺经之银杏叶、丝瓜络，后者选加活血止血之藕节、茜草；诸药合用则活血散瘀之功可期。

另外，方中加入肺肝之品，如防风、细辛、木贼、龙胆等，温寒并用，随证而定剂量轻重，以开通目之玄府而利活血；可选加疏肝理气之品，如柴胡、郁金、合欢皮等，属"气为血帅"之理而活血散瘀。

（2）热客肺经证：本证热邪属实热，在肺经气轮，故当清泻肺热，如以黄芩为君，臣之以桑白皮、桔梗、瓜蒌子、麦冬、天花粉等；白睛目络受损，自当凉血活血，如以牡丹皮、赤芍、丹参、郁金、虎杖、南板蓝根等性寒之品为主，佐以当归尾、红花等性温者；使以甘草清热并调和诸药。各药随症而选。

（3）阴虚火旺证：本证阴虚而火旺，本虚标实，故当补精血、清虚热，为"壮水之主，以制阳光"之理，并凉血活血。补精血以熟地黄为君，臣以山茱萸、枸杞子；清虚热以知母、黄柏为对药，选加银柴胡、地骨皮辅之；山药、茯苓、泽泻等为佐使，并以牡丹皮、丹参、赤芍、三七等凉血活血。诸药合用，随症加减。

【治疗】

本病的西医以治疗原发病为主，眼局部无特殊用药而以物理之冷热敷疗法为主。中医治疗以局部和全身辨证论治相结合，以及内服外用相结合为原则。

（一）辨证论治

1. 瘀滞肺经证

证候：白睛表层血斑鲜红或黯红，多呈小片状；或伴有口苦，情志不舒；舌质淡，苔薄白或微黄，脉缓或弦。

治法：活血散瘀。

方药：退血散加减。当归、赤芍、木贼、防风、细辛、龙胆。

加减：血斑鲜红和初发者，可加藕节、茜草以活血止血而不留瘀；血斑黯红者，可加银杏叶、丝瓜络以入肺经而活血；情志不舒者，可加柴胡、郁金、合欢皮以疏肝活血。

2. 热客肺经证

证候：白睛表层血斑鲜红；或伴有咳嗽，痰稠色黄，咽痛口渴，便秘尿黄；舌质红，苔黄少津，脉数。

治法：清肺凉血散血。

方药：退赤散加减。桑白皮、甘草、牡丹皮、黄芩、天花粉、桔梗、赤芍、当归尾、瓜蒌仁、麦冬。

加减：可选加丹参、红花、郁金，以增活血化瘀之力；咳嗽者，可加虎杖以助清肝泻肺之功；咽痛者，可加板蓝根，以凉血消斑。

3. 阴虚火旺证

证候：白睛表层血斑鲜红，反复发作；或伴有头晕耳鸣，颧红口干，心烦少寐；

舌红少苔，脉细数。

治法：滋阴降火。

方药：知柏地黄丸加减。知母、熟地黄、黄柏、山茱萸、山药、牡丹皮、茯苓、泽泻。

加减：可加枸杞子以增滋补肝肾之力；银柴胡、地骨皮，以清肝肺虚热；若出血量多者，加丹参、赤芍、三七以活血化瘀；若夜梦多者，加酸枣仁、五味子、首乌藤以养心安神。

此外，由剧烈呛咳、呕吐、外伤、酗酒、逆经等所致者，主要针对病因并参照有关内容诊治。

（二）中成药

1. 复方丹参片 具有活血化瘀、理气止痛作用。用于白睛溢血之各证型。

2. 复方丹参滴丸 具有活血化瘀、理气止痛作用。用于白睛溢血之各证型。

（三）单方验方

1. 导赤散加味（李维谊经验方） 淡竹叶 12g，生地黄、木通、桑白皮、黄芩、茜草各 12g，甘草 3g；水煎服，每日 1 剂，每日服 3 次。本方适用于白睛溢血兼有眼底动脉硬化者。

2. 自拟双明汤（郭恢等经验方） 石决明 15g，决明子 15g，金银花 10g，菊花 10g，赤芍 10g，牡丹皮 10g，生地黄 10g，桑叶 10g，杏仁 10g，蝉蜕 10g，黄芩 6g，甘草 3g。水煎服，每天 1 剂，每天服 2~3 次，饭后半小时服用，一般服用 3~4 剂后可停药。本方适用于外伤、高血压、喝酒、剧咳或不明原因引起的白睛溢血。

3. 桑菊木贼桃红汤（王广芳经验方） 桑叶、菊花各 20g，木贼草、川牛膝各 10g，桃仁、红花各 6g，侧柏叶、白茅根各 30g，玄参、生地黄各 15g。水煎服，每日 1 剂，每天 3 次，3 天为 1 个疗程。本方适用于白睛溢血，随症加减。

4. 补阳还五汤加味 黄芪 15g，当归尾 15g，赤芍 10g，地龙 15g，川芎 10g，桃仁 10g，红花 6g，菊花 10g，桑白皮 12g，黄芩 10g。水煎服，每日 1 剂。本方适用于白睛溢血之证属气虚血瘀、兼肺经风热者。

（四）外治疗法

1. 鱼腥草滴眼液 可用于本病之初期及各证型，滴入眼睑内，一次 1 滴，一日 3~6 次；以清热解毒利湿，预防眼表的热毒外袭或感染。

2. 中药熏法 病发 2 日后，可在内服中药如退血散等之前，乘热熏患眼，以疏通目络，活血消斑。一般熏时闭目，以防热灼伤。

（五）西医治疗

首先查找出血原因，针对原发病治疗。出血 2 天内可局部冷敷以止血，之后若无出血则改为热敷，每天 2 次，可促进出血吸收。

【预后转归】

本病预后良好，若无其他病证如感染等变化，2 周内可自行消退。中医药的辨证论治可明显促进其吸收消退，并改善全身兼症。

【预防调护】

1. 合理饮食，以防辛辣肥甘之品内生湿热；合理用眼，劳逸结合，以防肝目气血受损；避免用力过猛或眼外伤。
2. 及时诊治高血压及心脑血管疾病等原发病。

【文献选录】

《证治难绳·杂病·七窍门》之"色似胭脂证"："不论上下左右，但见一片或一点红血，俨似胭脂抹者是也。此血不循经络而来，偶然客游肺膜之内，滞成此患。若欲速愈者，略略于相近处睥内开导治之，或就于所滞之处开之亦好。若畏开者，内外夹治亦退，只是稍迟。独于内治亦退，其效尤迟。亦有寡欲慎火者，不治自愈。若犯禁而变，则瘀滞转甚，因而感激风热者，他证生焉。"

《证治难绳·类方·目赤》之"色似胭脂"："退血散：当归、赤芍药、木贼、防风、细辛、龙胆（各等分），咀，白水煎，先乘热熏眼，后温服。"

《审视瑶函·卷三·目赤》之"色似胭脂症"："白珠火滞血难通，色似胭脂染抹红，清肺制金频散血，莫教久滞在轮中。此症白睛不论上下左右，但见一片或一点红血，俨似胭脂者是。此因血热妄行，不循经络，偶然热客肺膜之内，滞而成患。常有因嗽起者，皆肺气不清之故，须以清肺散血之剂，外点药逐之。宜服退赤散：桑白皮（蜜制）、甘草、牡丹皮（酒洗）、黄芩（酒炒）、天花粉、桔梗、赤芍药、归尾、栝蒌仁（去壳油为霜，各等分）；上为细末，每服二钱，麦冬去心煎汤调下。"

第十一节　火　疳

火疳是指邪毒上攻白睛，致白睛里层呈紫红色局限性隆起且疼痛的眼病。又名火疡。

本病类似于西医学之表层巩膜炎及前巩膜炎。表层巩膜炎是一种复发性、暂时性、自限性巩膜表层组织的非特异性炎症，病因尚未明了，多认为是外源性抗原抗体过敏反应，患者可伴发全身疾病。巩膜炎为巩膜基质层的炎症，可分为前巩膜炎和后巩膜炎，后者体征不易查到，故诊断较为困难。巩膜炎的病因不易确定，一般可分为4类：①与自身免疫性结缔组织疾病有关，如类风湿关节炎、系统性红斑狼疮、Wegener肉芽肿、多发性结节性动脉炎等，此较常见。②与多种全身感染性疾病，如结核、麻风、梅毒、带状疱疹有关，也可能与感染病灶引起的过敏反应有关。③与代谢性疾病，如痛风可能有关。④其他原因，如外伤或结膜创面感染扩散而致，常见病原体为细菌、真菌和病毒；附近组织如结膜、角膜、葡萄膜或眶内组织炎症直接蔓延也可引起。

表层巩膜炎多发于成年女性，单眼或双眼均可发病，病程较短，有自限性和复发倾向，一般预后良好，不影响视力；前巩膜炎可分为结节性、弥漫性和坏死性3种类型，可影响视力。其中，坏死性前巩膜炎也称坏死穿孔性前巩膜炎，多有眼部并发症，如角膜炎、葡萄膜炎、白内障、青光眼、黄斑部病变，可致视力下降或失明；本病可以是全身血管性疾病发病的前兆或表现之一，部分患者可在发病前后数年内因血管炎而死亡。

【源流】

本病名最早见于《证治准绳·杂病·七窍门》。该书对本病之病位、病因、症状，以及鉴别诊断均有阐述："生于睥眦气轮，……盖火之实邪在于金部，火克金……初起如椒疮榴子一颗小而圆，或带横长而圆如小赤豆，次后渐大痛者多，不痛者少。不可误认为轮上一颗如赤豆之证……此则从内而生也。"

《审视瑶函·目疣》对火疳症又有补充："生如红豆形。热毒应知患不轻。两眦目家犹可缓。气轮犯克急难停。重则破溃成血漏。轻时亦有十分疼。清凉调治无疑惑。免致终身目不明。"并有洗心散治之。

《目经大成》称之为火疡，主症与火疳相同："此症初起如蓁椒，继如红豆蔻，生于内睑眦间，着气轮者为急。"主张用黄连解毒汤、八正散、犀角地黄汤治之，但现在的中医眼科用此类方者不多。

【病因病机】

本病的病位在白睛里层，其又可分为表层与深层，故其病因病机也有所不同。一般根据西医临床表现及诊断，并结合中医四诊，可将本病的病因病机分为如下五类。其中，肺经郁热证、心肺热盛证多属于西医之表层巩膜炎，视力多不受影响，故为轻症；火毒蕴结证、风湿热攻证以及肺阴不足证多属于前巩膜炎，视力多受影响，故为重证。

（一）肺经郁热证

肺经郁热为肺经郁热不解，上犯白睛里层，致其气血壅滞而成火疳。症见：白睛里层局限性结节隆起或不明显，色暗红，白睛红赤，眼有轻度刺痛和灼热感；舌红，苔黄，脉数。

（二）心肺热盛证

为心肺热盛，上犯白睛里层，气滞血热，壅滞成结节而发。症见：突发白睛红赤，白睛里层局限性结节明显，色暗红，目痛；或伴有口干口苦，小便短赤；舌红，苔黄，脉数。

（三）火毒蕴结证

为心肺热毒内蕴，火郁不得宣泻，上逼白睛，致气血津液壅滞，玄府不利，神光受阻，结而为火疳。症见：发病较急，患眼疼痛难睁，羞明流泪，目痛拒按，视物不清；白睛结节大而隆起，或连缀成环，周围血脉紫赤怒张；或伴有口苦咽干，气粗烦躁，便秘溲赤；舌红，苔黄，脉数有力。

（四）风湿热攻证

为素有痹证，风湿久郁经络而化热，风湿热邪循经上犯白睛，气血津液壅滞，玄府不利，神光受阻，混结而发。症见：发病较急，眼珠胀闷而疼，且有压痛感，羞明流泪，视物不清；白睛有紫红色结节样隆起，周围有赤丝牵绊；或伴有骨节酸痛，肢节肿胀，身重酸楚，胸闷纳减，病程缠绵难愈；舌苔白腻，脉滑或濡。

（五）肺阴不足证

为肺经郁热，久病伤阴，虚火上炎，上攻白睛，气血津液亏虚而不运，正虚邪留，玄府不利，神光虚弱则成。症见：病情反复发作，病至后期，眼感酸痛，干涩流泪，视物欠清，白睛结节不甚高隆，色紫暗，压痛不明显；或伴有口咽干燥，或潮热颧红，便秘不爽；舌红少津，脉细数。

此外，还有可辨见的其他证型，如经期血热证、湿热困阻证、肾阳不足证、湿热蕴蒸证、阴虚火旺证、肺脾两虚证等，可资参考。

【临床表现】

（一）自觉症状

1. 表层巩膜炎

（1）结节性表层巩膜炎：较常见，可有眼痛和压痛，轻度畏光流泪，视力一般不受影响；常急性发病，每次持续2~4周，多数患者可多次复发。

（2）单纯性表层巩膜炎：可有轻微眼痛及灼热感，有时可伴眼睑神经血管性水肿，视力多不受影响；发病突然，每次持续1天至数天，之后自然消退，可多次反复发病。

2. 前巩膜炎双眼先后发病 有眼痛、压痛，部分病例夜间疼痛加重；可有畏光、流泪，视力轻度下降；每次发作可持续数周，可反复发作，病程迁延可达数月或数年。

（二）眼部检查

1. 表层巩膜炎

（1）结节性表层巩膜炎：可见局限性充血性结节样隆起，结节多为单发、也可多个，结节暗红呈圆形或椭圆形，可被推动；结节及周围结膜充血水肿。

（2）单纯性表层巩膜炎：可见表层巩膜及其上方球结膜呈扇形或弥漫性充血水肿，色暗红，有时可伴眼睑神经血管性水肿。

2. 前巩膜炎

（1）弥漫性前巩膜炎：巩膜呈弥漫性充血，球结膜水肿，可累及一个象限或整个前部巩膜；本病约占40%，预后较好。

（2）结节性前巩膜炎：局部巩膜呈紫红色充血，炎性结节隆起，质硬，压痛，推之不动；40%病例可有多发结节，并可伴表层巩膜炎；本病常见，约占44%。

（3）坏死性前巩膜炎：早期表现为局限性炎性浸润斑块，周围充血，血管迂曲阻塞，压痛明显；病情发展可形成大面积巩膜坏死，严重者可累及整个前部眼球。本病多单眼发病，常伴有严重自身免疫性疾病，约占14%。

前巩膜炎可并发前葡萄膜炎、角膜炎、白内障，以及继发性青光眼。

（三）实验室及特殊检查

1. 实验室检查 包括血常规、血沉、结核菌素皮内试验；免疫指标包括类风湿因子、免疫复合物、抗核抗体等有助病因学诊断。

2. 特殊检查 眼部B超、CT、MRI检查对后巩膜炎诊断有重要意义，表现为后部巩膜增厚。

【诊断依据】

根据病史、眼部及全身表现，以及实验室和特殊检查，表层巩膜炎与前巩膜炎的诊断一般不困难。

1. 表层巩膜炎 球结膜充血，呈象限性或扇形；充血区巩膜表层局限性结节隆起、压痛，伴有眼痛和刺激症状；或呈周期性发作。

2. 前巩膜炎 以眼痛、眼红和不同程度的视力下降为主要症状。其中，弥漫性前巩膜炎见巩膜呈弥漫性充血和组织水肿；结节性前巩膜炎见局部巩膜呈紫红色充血，结节隆起，压痛；坏死性前巩膜炎见局限性炎性斑块，压痛显著，进展迅速，严重者发生坏死。

【鉴别诊断】

1. 表层巩膜炎与泡性结膜炎相鉴别　泡性结膜炎是结膜变态反应性疾病，患者多无不适，结膜表面有孤立的粟粒状疱疹，周围有局限性充血。疱疹推之可移动，无压痛，愈合后不留痕迹。

2. 表层巩膜炎与前巩膜炎相鉴别　前巩膜炎是巩膜基质的炎症之一，病情较重，眼痛明显，视力下降；巩膜充血紫暗，肾上腺素滴眼后不褪色，结节完全不能推动。表层巩膜炎症状和体征较轻，肾上腺素滴眼后充血可迅速消退。

其他的鉴别诊断主要涉及后巩膜炎，不在此处讨论。

【辨治思路】

（一）辨证思路

1. 肺经郁热证　本证以白睛里层局限性结节隆起或不明显，色暗红，白睛红赤，眼症较轻为诊断要点。为肺经郁热上犯肝目之白睛气轮，致其气血壅滞，久而成瘀，混结成暗红结节；热邪不盛则症轻，气血不通且火性炎上，故眼有轻度刺痛和灼热感；可有舌红，苔黄，脉数。病主要在白睛气轮与肝，肺肝同病。

2. 心肺热盛证　本证以突发白睛红赤，白睛里层局限性结节明显，色暗红，目痛为诊断要点。热邪盛而上犯白睛，致其气血壅滞较盛，混结成暗红结节、目痛明显；热盛津伤而口干，热迫肝胆而口苦，热移小肠则小便短赤；可有舌红，苔黄，脉数。因肝开窍于目，白睛气轮内应于肺，心主血脉，故可知病主要在白睛气轮、肝及心，肺肝心同病。

3. 火毒蕴结证　本证以发病较急，白睛结节大而隆起或连缀成环，目痛拒按，视物不清为诊断要点。热之盛为火，火之盛为毒，火毒上攻白睛，致其气血津液壅滞混结更盛，玄府壅滞而神光不显，故结节大而隆起或连缀成环，目痛拒按，视物不清；壅滞不通故痛甚，火扰神光、迫津液，故羞明流泪；血热壅滞，故见其周围血脉紫赤怒张；火灼肝胆，则口苦咽干；火犯上焦，则气粗烦躁；火犯下焦，则便秘溲赤；并见舌红，苔黄，脉数有力。诸症俱重，可知邪盛而致气血津液、玄府均壅滞，病位在白睛气轮、肝及心，肺肝心等脏腑同病，玄府壅滞。

4. 风湿热攻证　本证以发病较急，白睛有紫红色结节样隆起，周围有赤丝牵绊，目痛，视物不清；有痹证病史或常伴骨节酸痛等痹证，以及病程缠绵难愈为诊断要点。素有痹证者，为肝肾不足，风寒湿邪留滞难愈而成。即《素问·痹论》所谓："风寒湿三气杂至，合而为痹也。"风湿日久化热，三邪上攻白睛，气血津液壅滞不通，玄府不利，神光受阻，故见上述眼部之火疳见症；风湿热客于肌肉筋骨，故见骨节酸痛，肢节肿胀等痹证；加之肝肾不足，湿性黏滞，故病程缠绵难愈。可有舌苔白腻，脉滑或濡。可知，肝肾不足，痹证日久，风湿热上攻，虚实夹杂，病位在白睛气轮与关节肢节，肺肝心肾等同病，玄府壅滞。

5. 肺阴不足证　本证以病情反复发作，白睛结节不甚高隆，色紫暗，眼感酸痛，视物欠清，以及阴虚兼症如口咽干燥等为诊断要点。病情反复发作，肺经郁热，久病伤阴，则虚火上炎，上攻白睛，致其气血津液亏虚而不运，正虚邪留，玄府不利，神光虚弱，故见上述眼部火疳见症；肺肝阴虚津亏，故口咽干燥、便秘不爽；或阴虚内热，则潮热颧红，可有舌红少津，脉细数。故知阴虚火旺，气血津液亏虚而壅滞，病位在白睛气轮、肝及心，肺肝心同病，玄府不利。

（二）症状识辨

1. 白睛里层呈紫红色局限性隆起　此为本病之主症，基本病机为邪毒上攻白睛里层，致其气血津液壅滞，混结隆起而成。前人名之火疳，意指火邪所致之眼病，且病因为"火之实邪"；疳，即病，如《集韵》所释"疳，音甘，病也。"由于火为阳邪，其性炎上，上攻气轮之白睛里层，则致其气血津液壅滞，火邪与之混结，故肿如疮而为局限性隆起，此为《内经》所言"诸痛痒疮，皆属于心（火）"之理；若病至《目经大成》所言"失治或误会成溃漏"，当为"火疡"。同时，火致血热壅滞，故见其肿为紫红色，为"火性炎上"之症。由此可知，此症之病因主要为火邪，性属气血津液壅滞，以血热瘀滞为主；病位在白睛里层之气轮，以内应之肝肺为主，心为辅。

此外，本病之眼痛，为气血津液壅滞不通所致，以白睛里层之目络瘀阻为甚。

2. 视物不清　此为本病之重症，"肝（目）受血而能视"，但因本病火邪与气血津液壅滞混结，并致目中玄府不利，气血津精神升降出入之门户和道路不得开通，目失养用，故目中神光即视力受阻，则视物不清。由此可知，目中玄府不利也为本症之重要病机。

3. 病情反复发作　此为本病之临床特点之一，病情反复发作者，多为正气不足，邪气未尽，即正虚邪留之征，此为《内经》所言："邪之所凑，其气必虚"以及"正气存内，邪不可干"之理。本病虽为"火之实邪"为患，复发者，当有外邪引动内邪、或内邪久郁化火即有内热、内风、内湿等所致之病因病机，为虚实夹杂之证，故病势缠绵反复。查有痹证及其病史，则虚实夹杂，火疳与痹证即眼身同病。

（三）治疗思路

1. 治法与处方原则　本病以清、消法为主，清热凉血、活血散结为基本原则；眼局部为主，兼顾全身。由于本病有反复发作的特点，故初发之治疗，当除邪务尽，正气早复，"治病必求其本"，以免复发；若复发者，则有外邪引动内邪之病因病机，即有内热、内风、内湿等，为虚实夹杂之证，当兼以补肝肾、祛风湿等之法，整体为治。

若有痹证及其病史，则火疳与痹证即眼身同病。此时，当以火疳之局部辨治为主，痹证为辅，以防视力受损为要，而痹证可缓缓图功。痹证之治法与处方众多，均可随证选用。

2. 用药方式　本病辨证而选方，所选药物以入肝肺经者为主，心经为辅。可根据西医的病因诊断如结核、梅毒、带状疱疹等审因论治而选药，以中西医结合提高疗效。

由于本病有反复发作之特点，故可加选僵蚕、地龙、全蝎等，以祛风通络散结；加选丹参、牡丹皮等，以活血化瘀以散结；兼痹证者，加选桑寄生、川牛膝等，以祛风湿、补肝肾、利关节，攻补兼施。

可选用引经药如柴胡、桔梗等引药入肝、肺经，以期提高疗效。

此外，前巩膜炎致视物不清者，为玄府壅滞，故当随证选用开通玄府之品。

（1）肺经郁热证：本证主要为热邪上犯白睛气轮与肝，肺肝同病，故以桑白皮之寒泻肺、夏枯草清肝泻火，共为主药。可辅以地骨皮、葶苈子、杏仁、僵蚕、连翘、浙贝母、牛蒡子，清热散结；再选赤芍、牡丹皮、丹参、红花，凉血活血而助散结，其中，红花性温故不宜单用于此证；甘草清热解毒、调和诸药，与粳米共为佐使。

（2）心肺热盛证：本证热邪较盛，肺心肝同病，故以桑白皮、连翘、夏枯草共为主药，清三脏之热邪。可辅以黄芩、地骨皮、知母、麦冬、桔梗、淡竹叶、僵蚕，清热而散结；再选赤芍、牡丹皮、丹参、郁金、红花，活血止痛而助散结，其中，红花与凉血活血之品同用为妥；症杂药多，当加甘草以调和诸药，为佐使。

（3）火毒蕴结证：本证火毒蕴结于白睛，肺肝心等脏腑同病，玄府壅滞，故以黄连、黄芩、黄柏、龙胆共为主药，清三焦之热毒。辅以知母、连翘、升麻、柴胡、桔梗，疏风清热；再以生地黄、川芎、红花、当归，性温活血利散结并通玄府；更以辛温解表之细辛、羌活、藁本、防风，为开玄府之用；如此性温之品，临证时可仔细选用，非前人不识寒热，实为开通玄府之意，今不必拘泥，亦不可全否；苍术、炙甘草顾护中焦胃气，为佐使。

此外，选加全蝎、僵蚕、地龙、赤芍、石膏等，以通络止痛散结、清热活血。

（4）风湿热攻证：本证风湿热上攻白睛，肺肝心肾等同病，玄府壅滞，故以羌活、独活、忍冬藤共为主药，祛风湿、解热毒，据证而可再分主辅。辅以防风、前胡、桑白皮、地骨皮、黄柏等，疏风清热；选加加豨莶草、秦艽、络石藤、川牛膝、桑寄生，以祛风湿，补肝肾。再选当归、川芎、赤芍、鸡血藤、红花、牡丹皮、丹参等，以活血而助祛风，为"血行风自灭"之理；可选加全蝎、僵蚕、地龙，以通络止痛散结为助；佐以苍术、白术、枳壳健脾燥湿，甘草调和诸药为使。

方中药性寒热有异，证情使然，据证之风湿热轻重主次酌情加减。辨证用药当以白睛火疳、视力变化为主症，痹证之轻重变化为兼症。

（5）肺阴不足证：本证白睛气轮阴虚而火旺，肺肝心同病，玄府不利，故以生地黄为君，养心、肝、肾之阴并清热。辅以麦冬、玄参、知母、石斛、地骨皮、盐黄柏，滋阴降火；选加牡丹皮、丹参、郁金、夏枯草、瓦楞子、贝母、僵蚕、地龙，活血散结。选加柴胡、石菖蒲等，以开玄府；生甘草调和诸药为佐使。

此外，为防薄荷之开泻伤阴，防白芍之收敛郁火，故可随症加减。

【治疗】

本病的西医以对因、对症、抗炎治疗为基本原则，眼局部用药为主，必要时眼与全身用药。中医以清热活血、散结明目为基本治则。本病宜中西医结合治疗，效果明显优于单用中、西医者。

（一）辨证论治

1. 肺经郁热证

证候：白睛里层局限性结节隆起或不明显，色暗红，白睛红赤，眼有轻度刺痛和灼热感；舌红，苔黄，脉数。

治法：清热泻肺，活血散结。

方药：泻白散加减。桑白皮、地骨皮、粳米、甘草。

加减：可加葶苈子、杏仁以增泻肺之功；连翘、浙贝母、牛蒡子以清肺散结；夏枯草、僵蚕以清肝散结；可选加赤芍、牡丹皮、丹参、红花以活血消滞。

2. 心肺热盛证

证候：突发白睛红赤，白睛里层局限性结节明显，色暗红，目痛；伴口干口苦，小便短赤；舌红，苔黄，脉数。

治法：清心泻肺，散结止痛。

方药：泻肺汤加减。桑白皮、黄芩、地骨皮、知母、麦冬、桔梗。

加减：可选加连翘、淡竹叶、夏枯草以增强清心肝之热；可选加赤芍、牡丹皮、丹参、郁金、红花以活血止痛；加僵蚕以清肝散结，加甘草以清热解毒、调和诸药。

3. 火毒蕴结证

证候：发病较急，患眼疼痛难睁，羞明流泪，目痛拒按，视物不清；白睛结节大而隆起，或连缀成环，周围血脉紫赤怒张；伴见口苦咽干，气粗烦躁，便秘溲赤；舌红，苔黄，脉数有力。

治法：泻火解毒，凉血散结。

方药：还阴救苦汤加减。升麻、苍术、炙甘草、柴胡、防风、桔梗、黄连、黄芩、黄柏、知母、连翘、生地黄、羌活、龙胆、藁本、川芎、红花、当归、细辛。

加减：方中解表和温燥之品为开通玄府之用，临证时可酌情减少药味或药量。便秘者可加大黄，通则减去或减量，减量以不致腹泻为度；选加全蝎、僵蚕、地龙以通络止痛散结；可加石膏以增强清热泻火之力，加赤芍以凉血活血。

4. 风湿热攻证

证候：发病较急，眼珠胀闷而疼，且有压痛感，羞明流泪，视物不清；白睛有紫红色结节样隆起，周围有赤丝牵绊；常伴有骨节酸痛，肢节肿胀，身重酸楚，胸闷纳减，病程缠绵难愈；舌苔白腻，脉滑或濡。

治法：祛风除湿，清热散结。

方药：散风除湿活血汤加减。羌活、独活、防风、当归、川芎、赤芍、鸡血藤、前胡、苍术、白术、忍冬藤、红花、枳壳、甘草。

加减：火疳红赤甚者，可随证酌减部分辛温之品；选加牡丹皮、丹参以凉血活血；选加桑白皮、地骨皮、黄柏以清肺肾之热。骨节酸痛，肢节肿胀者，可加豨莶草、秦艽、络石藤、川牛膝、桑寄生以祛风湿，补肝肾；可选加全蝎、僵蚕、地龙以通络止痛散结。

5. 肺阴不足证

证候：病情反复发作，病至后期，眼感酸痛，干涩流泪，视物欠清，白睛结节不甚高隆，色紫暗，压痛不明显；口咽干燥，或潮热颧红，便秘不爽；舌红少津，脉细数。

治法：养阴清肺，兼以散结。

方药：养阴清肺汤加减。生地黄、麦冬、玄参、生甘草、薄荷、贝母、牡丹皮、白芍。

加减：方中贝母可选川贝母，亦可据证选浙贝母。若阴虚火旺甚者，可去薄荷，加知母、石斛、地骨皮、盐黄柏以增滋阴降火之力；若白睛结节日久、难以消退者，方中白芍改为赤芍，酌加丹参、郁金、夏枯草、瓦楞子以清热活血散结。选加僵蚕、地龙以通络止痛散结；选加柴胡、石菖蒲等以开玄府。

此外，临床可有其他见证，当随证论治，例如：经期血热证可予加味逍遥散或泻肝汤加减，湿热困阻证可予三仁汤加减，肾阳不足证可予肾气丸加减，湿热蕴蒸证可予藿朴夏苓汤加减，阴虚火旺证可予滋阴地黄丸加减，肺脾两虚证可予六君子汤加防风、桑白皮、赤芍等。

（二）中成药

养阴清肺丸：具有养阴润燥、清肺利咽作用。适用于火疳属肺阴不足证。

还可选用相同药方的其他制剂如养阴清肺口服液、养阴清肺膏，功效及适用也相同。

（三）单方验方

1. 麻杏石甘汤加味（孙金章经验方） 麻黄6g，杏仁6g，生石膏40g，甘草5g，桑白皮10g，黄芩10g，茺蔚子10g。眼充血严重加川芎、红花；结节状隆起近角膜缘加夏枯草、龙胆；疼痛剧烈加黄连、制没药，每日1剂，水煎头二汁，早晚食后服，再用药渣煎汤熏眼，每次15分钟；外点可的松滴眼液、八宝眼膏。本方用于治疗结节性表层巩膜炎，属中医火疳、肺热壅盛型者。

2. 加味麻黄连翘赤小豆汤（邱礼新经验方） 生麻黄6～12g，连翘10g，桑白皮15～30g，赤小豆30～60g，杏仁6～10g，炙甘草6g，大枣15g，生姜6g，红花3～5g，姜黄6g，茵陈10～15g，栀子6～10g，僵蚕10g，桔梗6g，黄芩10g等，水煎服，每日1剂。本方用于治疗前巩膜炎之弥漫性前巩膜炎、结节性前巩膜炎，属中医火疳、风湿热邪上凌型者。

3. 加味犀角地黄汤（董学梅经验方） 水牛角（先煎）15g，生地黄15g，牡丹皮15g，赤芍15g，夏枯草12g，野菊花12g，决明子10g，青葙子10g，玄参10g，石斛10g，刺蒺藜10g，桑叶10g，蝉衣5g，炙甘草3g。肝经火盛、肝火犯肺者加龙胆5g，桑白皮10g，茺蔚子15g，清肝泻火；中火盛者加焦山栀10g，泽泻10g，黄连3g，清热泻火；素患痹证，风湿热邪久郁经络，肺气失宣而发者，加用荆芥10g，防风10g，茯苓10g，炒白术10g，槐米15g，车前子（包）10g，祛风除湿；病情日久，火热伤阴，阴虚火炎及妇女经期血热，加女贞子15g，墨旱莲15g滋阴降火；若疼痛明显者加川芎10g，延胡索6g，以活血散瘀、理气止痛。每天一剂，水煎服，早晚分服，15天为1个疗程。若出现复发，可再治疗1个疗程。本方用于治疗表层巩膜炎。

（四）外治疗法

1. 局部热敷 可用内服中药药渣再煎水湿热敷，对减轻眼部症状、促进气血通畅、缩短病程有辅助作用。每天1～2次，每次10～20分钟。

2. 中药外敷 治表层巩膜炎：吴茱萸20g，大黄12g，黄芩6g，黄连6g。共研细末，每次用量6g，醋适量调成糊状，敷贴于双涌泉穴，外用纱布包扎，每日2次，7天为1个疗程。

（五）针灸治疗

选穴：攒竹、睛明、丝竹空、承泣、四白、太阳、合谷、曲池、百会等。

方法：每次选3～5穴，交替轮取，泻法为主，每日1次，每次留针30分钟，10天为1个疗程；实热证明显者，可于合谷、太阳点刺放血。

（六）西医治疗

1. 药物

（1）对因治疗：如有感染存在，可采用抗生素治疗；对于全身疾病相关性巩膜炎，应予相应治疗。

（2）对症治疗：对单纯性表层巩膜炎可眼部冷敷或滴预冷人工泪液以减轻症状。巩膜变薄时，可戴护目镜。

（3）抗炎治疗：结节性或弥漫性前巩膜炎可以肾上腺皮质激素点眼，如仅局部滴药不能控制炎症，可据病情选用非甾体激素类抗炎药消炎痛口服，25～50mg，2～3次/天，常可迅速缓解炎症和疼痛。对严重病例则应局部和全身使用足量糖皮质激素，但慎用结膜下注射，禁用球周或球后注射以防造成巩膜穿孔。

若糖皮质激素效果差，可考虑采用免疫抑制药治疗，如甲氨蝶呤、硫唑嘌呤、环磷酰胺、环孢素等。若巩膜有坏死表现，可考虑联合用药。

（4）并发症治疗：若巩膜炎合并虹膜睫状体炎时，按虹膜睫状体炎进行治疗；并发青光眼时，应及时降低眼压。

2. 手术　只适用于坏死穿孔性巩膜炎时，切除坏死组织，行同种异体巩膜修补术；术后还需行全身和局部的药物治疗。

【预后转归】

表层巩膜炎预后较好，几乎不产生永久性眼球损害。前巩膜炎可反复发作并影响视力，其坏死性者常有眼部和全身并发症，视力明显下降或失明。因此，积极治疗并预防或减少复发，能改善预后。

【预防调护】

1. 忌辛辣炙煿之品，清淡饮食；保持心情舒畅，戒烟酒；注意寒暖适中，避免潮湿。

2. 表层巩膜炎宜眼部冷敷，以收缩血管，减轻眼部症状。

3. 前巩膜炎宜眼部热敷，以减轻眼部症状，促进气血通畅，缩短病程。

【名医经验】

（一）陈达夫论治巩膜炎

1. 学术思想　陈达夫先生认为，巩膜即中医所称气轮（白睛），巩膜炎与中医的火疳、白珠青蓝之症相似。病程缠绵，反复发病为其特点。患者女多于男。其病因病机是由于居住潮湿低洼之地，或感受雾露，或涉水、淋雨，或长期作业于水湿之处等，湿邪阻滞太阴经络，肺气郁遏不宣而发生本病。或素体阴虚，外感湿邪，蕴结过久，由湿化热而发生本病。

2. 典型病例　钱某，女，45 岁。主症：双眼反复发红，胀痛 6 个月余，曾用中西药治疗，少效。素来体弱多病，大便常年燥结，口干，少眠。检查：双眼颞上方白睛红赤，左轻，右重，右眼红赤区有结节隆起，压之疼痛；舌红少苔，脉细。诊断：太阴里实目病，阴虚湿热。治则：养阴清热除湿。方药选甘露饮加红花：天冬 12g，麦冬 12g，生地黄 12g，熟地黄 12g，茵陈 10g，石斛 10g，黄芩 10g，枳壳 10g，枇杷叶 15g，甘草 10g，红花 10g。

守方服 36 剂而愈，便结、口干、失眠症状亦大见好转。(罗国芬《陈达夫中医眼科临床经验》)

(二) 姚和清论治巩膜炎

1. 学术思想　姚和清先生认为，巩膜炎之见症中，锐眦部属心，白睛属肺。在下例本案中，睛紫赤隆起，锐眦瘀滞尤甚，是由心火乘金，所以方选导赤散加黄连、黄柏以治心火，合泻白散以泻肺热。两方配合，以清心肺邪热，邪热湾，眼之红肿自然消退。

2. 典型病例　杨某，女，38 岁。一诊：右眼白睛紫赤隆起，锐眦瘀滞尤甚，眼痛头胀一月于兹，舌赤苔黄，小便短热，口苦脉数。症由心火乘金，血热上壅，治以泻心降火。处方：生地黄 24g，木通 6g，甘草 3g，黄连 3g，黄柏 6g，桑白皮 9g，地骨皮 9g，淡竹叶 9g，7 剂。二诊：心火亢盛，肺被煎熬，上焦壅热，故见白睛红肿紫胀。经治诸恙缓解，热象减退，再予上法。处方：生地黄 24g，木通 6g，甘草 6g，地骨皮 9g，桑白皮 9g，黄芩 9g，淡竹叶 9g，7 剂。(彭清华主编《眼科病名家医案·妙方解析》)

【文献选录】

《证治准绳·杂病·七窍门》曰："生于睥眦气轮，在气轮为害尤急。盖火之实邪在于金部，火克金，鬼贼之邪，故害最急。初起如椒疮榴子一颗小而圆，或带横长而圆如小赤豆，次后渐大痛者多，不痛者少。不可误认为轮上一颗如赤豆之证，因瘀积在外易消者。此则从内而生也。"

《审视瑶函·目疣》曰："火疳生如红豆形，热毒应知患不轻。两眦目家犹可缓，气轮犯克急难停。重则破溃成血漏，轻时亦有十分疼。清凉调治无疑惑，免致终身目不明。此症生于睥眦气轮也。在气轮，为害尤急。盖火之实邪，今在金部，火克金，鬼贼相侵，故害最急。初起如粟疮榴子一颗，小而圆，或带横长而圆，状如豆；次后渐大，痛者多，不痛者少。不可误认为轮上一颗如赤豆症。因瘀积在外，易消之，此则从内而生也。宜服洗心散：大黄，赤芍药，桔梗，玄参，黄连，荆芥穗，知母，防风，黄芩，当归尾（各等分）；上为细末，每服三钱，食后茶清调下。"

《目经大成·五色疡》曰："状如红豆蔻，其故知为邪毒否，两眦之间已不堪，气轮犯克难分剖。此症初起如蓁椒，继如红豆蔻，生于内睑眦间，着气轮者为急。盖火之实邪，今在金部，所谓鬼贼相侵。失治或误会成溃漏。须黄连解毒汤。不妥，当八正散、犀角地黄汤。再则宜滋水以济火，或补阴以配阳，圆机活用，治法良多，宁必一意败毒。"

【现代研究】

马小丽等将表层巩膜炎患者43例（60只眼）随机分为中药组22例（30只眼）、对照组21例（30只眼）进行治疗，中药组给予清火散结汤口服结合药液熏蒸双目（生石膏15g，密蒙花10g，木贼10g，蒲公英10g，紫花地丁10g，夏枯草10g，黄芩10g，连翘10g，僵蚕10g，郁金10g，焦神曲10g，炒牡丹皮10g，鸡内金10g，白茅根10g，醋青皮10g，琥珀3g），每日1剂，水煎三煎，头两煎混合分2次口服，第三煎药液熏蒸双目，37~42℃，每次10~15分钟，每日2次；对照组给予局部冰袋冷敷，每次10~15分钟，每日3次、患眼局部点普南扑灵滴眼液，两组均治疗4周。中药治疗组治愈8只眼（26.67%），好转17只眼（56.67%），无效5只眼（6.67%），总有效率83.3%；对照组治愈5只眼（16.67%），好17只眼（56.67%），无效8只眼（16.67%），总有效率73.3%，前者的疗效好于后者，但是差异不显著（$X^2 = 0.884$，$P = 0.347$）。对治愈患者分别3个月后随访，中药治疗组复发1只眼，复发率12.5%；对照组复发4只眼，复发率80.0%，两组有差异但无明显统计学意义（Fisher精确检验，$P = 0.532$）。单纯性巩膜炎患者治疗后两组主观症状、巩膜充血评分均较治疗前明显改善（$P < 0.05$）；治疗组主观症状、巩膜充血评分优于对照组，但无显著统计学差异（$P > 0.05$）；结节性表层巩膜炎患者中药治疗后主观症状、巩膜充血评分均较前明显改善（$P < 0.05$），对照组与治疗前比较差异无统计学意义（$P > 0.05$）；治疗后中药组主观症状评分、巩膜充血评分均优于对照组，差异有显著统计学意义（$P < 0.05$）。根据两组有效率、复发率及主观症状、巩膜充血评分统计分析结果看，自拟清火散结汤口服结合药液熏蒸双目治疗表层巩膜炎，对于结节性表层巩膜炎的治疗有明显优势；对于单纯性巩膜炎，中药或西药治疗均有改善，西医冷敷和非甾体类消炎药对症使用也有一定价值，中药组较对照组有治疗优势，但没有表现出显著统计学差异。

黄艳将135例前巩膜炎患者（214只眼）随机分为观察组和对照组，对照组患者单用西药治疗，观察组接受中医辨证分型治疗。对照组服用泼尼松每次10mg，每日3次；芬必得每次0.25g，每日2次；维生素C片每次0.2g，每日3次；病情稳定后改为泼尼松每日15mg，芬必得每日0.25；同时辅以醋酸可的松眼液、氧氟沙星眼液滴眼，每日 3 次。观察组在用 0.5% 醋酸可的松液及抗生素眼药水滴眼、口服消炎药的基础上，进行中医辨证分型治疗：①肺经郁热证，以泻白散加葶苈子、杏仁、牛蒡子、连翘、浙母贝、红花。②火毒炽盛证，以四顺清凉饮子去当归、川芎，加蒲公英、夏枯草。③风湿热邪凌目证，以散风除湿活血汤去前胡，加瓜蒌、菊花、石决明，湿热偏重者，可选三仁汤加黄芩、栀子、茵陈清热除湿。④体虚寒凝证，以温经益元散加减，寒不重去鹿茸。⑤久病伤阴证，以养阴清肺汤去薄荷，加牡丹皮、知母、石斛，若白睛结节日久难消，白芍易为赤芍，加丹参、郁金、瓦楞子、海浮石。治疗后，观察组治疗有效率为 72.9%，对照组有效率为 54.2%，两组患者治愈率有显著性差异。

第十二节　白睛青蓝

白睛青蓝是以初起白睛里层深处傍黑睛缘发生紫红色结节样隆起，反复发作或加重，渐致病变处或整个白睛变为青蓝色为主要表现的眼病。

本病类似于西医学的前巩膜炎后期有坏死病变者。其中，坏死性前巩膜炎如不及时治疗，巩膜病变可迅速向后和周围蔓延扩展，巩膜受严重破坏、变薄，半透明，露出下方葡萄膜色泽；炎症消退后，巩膜遗留蓝色瘢痕；若眼压上升或巩膜抵抗力下降，可形成巩膜葡萄肿。

由于本病为火疳发展变化所致的病症之一，比火疳更重，故西医的病因以及中医的辨证论治等，均可参照"火疳"一节中的有关内容。

本病较少见，多见于成年女性，常单眼发病，也可累及双眼，病程缠绵数月或数年之久，易复发，多有眼部并发症如角膜炎、葡萄膜炎等，可致视力下降或失明，预后不良。

【源流】

本病名首见于 1964 年由广州中医学院眼科教研组主编、出版的《中医眼科学讲义》。本病最早见于《证治准绳·杂病·七窍门》，称之为目珠俱青证，对其病因、症状及预后已有论述："乃目之白珠变青蓝色也。病在至急。盖气轮本白，被郁邪蒸逼，走散珠中，膏汁游出在气轮之内，故色变青蓝，瞳神必有大小之患。失治者，瞳神损而为终身痼疾矣。"并有还阴救苦汤治之。《审视瑶函》称之为白珠俱青："邪攻精液神膏走，色变青蓝无白珠，急访明医求妙手，免教走尽悔之迟。此症乃目之白睛，忽变青蓝色也，病症尤急。"并补充了天麻汤治之，以及伤寒、疟后、毒气所致的药物加减。这也表明，前人已认识到本病的发生与部分全身性疾病有关。

【病因病机】

(一) 肝肺热盛证

火疳与本病皆为白睛里层之气轮病变，火疳之火热之邪经久不愈，反复发作或失治加重，气血津液壅滞，血络闭阻，玄府闭塞，白睛里层蚀伤，并侵及黑睛、瞳神，致白睛变薄失去光泽，色变青蓝而成。症见：白睛傍黑睛边际发生紫红色结节样隆起，且反复发作，此起彼伏，渐使黑睛四周赤带如环，且有青蓝色之变；黑睛边际发生舌形白翳入侵，甚至波及瞳神，造成瞳神紧小；自觉畏光流泪，视物不清，胀痛难忍；全身症可见口渴咽干，口苦耳鸣，烦躁易怒，便秘；舌红苔黄，脉弦有力等。

(二) 正虚邪衰证

肝肺热邪留滞白睛和黑睛，邪正交争日久，邪气已衰，气血津液俱虚，玄府难以开通，目失濡养，白睛里层变薄难愈，故色变青蓝而成。症见：邪气渐衰，病情趋于稳定，白睛赤肿渐消，但病变之处变薄或兼隆起，色呈青蓝，高低不平，黑睛边缘参差不齐；视物不清，全身可见气阴两虚或气血不足之表现。

此外，风湿痹痛、劳瘵、梅毒，以及妇女月事不调等，均可引起本病。

【临床表现】

参见"火疳"一节中的有关内容。其中，坏死性前巩膜炎初起的自觉症状有眼胀痛，畏光流泪，明显压痛，视力下降等。眼部检查可见，早期表现为某象限局部巩膜炎性斑块，病灶边缘炎性反应较中心重。病理改变为巩膜外层血管发生闭塞性脉管炎，病灶及其周围出现无血管区，受累巩膜可坏死变薄，呈半透明而露出下方脉络膜色泽。如不及时治疗，巩膜病变可迅速向后和周围蔓延扩展，也可见几个不同象限同时有病灶存在，最后可侵及全巩膜。炎症消退后，巩膜遗留蓝色瘢痕。如眼压上升或巩膜抵抗力下降，可形成巩膜葡萄肿。

本病多有眼部并发症如角膜炎、葡萄膜炎、白内障、青光眼、黄斑部病变，可致视力下降或失明。本病可以是全身血管性疾病发病的前兆或表现之一，部分患者可在发病前后数年内因血管炎而死亡。本病约占14%，多单眼发病，病程长短不一。

【诊断依据】

1. 有前巩膜炎及其复发病史。

2. 可见前巩膜变薄而显露的脉络膜色泽，或蓝色瘢痕，单发或环形或整个前巩膜。

3. 可见部分巩膜葡萄肿如前葡萄肿、赤道部葡萄肿。

4. 可有角膜炎、葡萄膜炎等并发症。

5. 兼有其他全身血管性疾病发病史。

其他诊断参见"火疳"的有关内容。

【鉴别诊断】

1. 坏死性前巩膜炎与其他类型的前巩膜炎相鉴别 结节性和弥漫性前巩膜炎虽可转化为坏死性前巩膜炎，但在之前不会出现前巩膜坏死变薄的上述体征。

2. 巩膜葡萄肿应与其他巩膜葡萄肿相鉴别 前巩膜炎所致者，为前葡萄肿和赤道部葡萄肿，根据巩膜炎病史即可与外伤、手术、青光眼等所致者鉴别。

【辨治思路】

（一）辨证思路

1. 肝肺热盛证 本证以白睛之火疳见症，并传变伤及黑睛、瞳神，视物不清为诊断要点。白睛火疳之热邪经久不解而盛，循经传变至黑睛风轮、瞳神水轮之近邻，均致其气血津液壅滞，心主之血络闭阻，玄府闭塞，白睛里层蚀伤，故见白睛紫红色结节样隆起，黑睛四周赤带如环，且有青蓝色之变，以及白膜侵睛、瞳神紧小、视物不清，胀痛难忍等诸症；热扰神光则羞明，热盛迫津液外泄而流泪；肝肺热盛则见口渴咽干、口苦耳鸣、烦躁易怒、便秘诸症；可见舌红苔黄，脉弦有力等。此证热盛传变，病位主要在肝肺，兼及心肾，玄府闭塞。

2. 正虚邪衰证 本证以病情稳定而热象不显，白睛青蓝，或有隆起高低不平，兼有全身气阴两虚或气血不足之表现为诊断要点。肝肺热盛致白睛青蓝诸症后，邪正交争日久，热邪已衰，则热象不显，而病情稳定；正虚而玄府闭塞，气血津液亏虚而难以养目，则白睛青蓝难愈，视物不清，且见全身气血津液亦虚之诸症。此证为正虚邪衰，病在肝肺心肾，气血津精俱虚，玄府闭塞。

（二）症状识辨

1. 白睛青蓝 此为本病之主症，白睛本色即白色，病变而呈青蓝色，则因气血津精失之濡养所致。究其原因，为火疳日久或重，则火热之邪蚀伤白睛里层，使之溃烂而变薄，此为"火易致疮疡"之理，即火邪易致溃烂之症。同时，火热之邪可使白睛之气血津液壅滞、玄府闭塞日久，则不能濡养顾护眼珠，邪正二者之争，终致白睛失去本色而变为青蓝之病色，且难以愈复。显然，此证为热盛传变，病位主要在肝肺，兼及心肾，玄府闭塞。

由此可知，防治本病当从防治火疳为始。此为"治未病"之理。

2. 白睛青蓝而隆起（巩膜葡萄肿） 此为白睛青蓝可见之重要兼症，其临床表现特征当属西医学之巩膜葡萄肿。上述病因病机之白睛青蓝后，白睛里层蚀伤变薄，难以固摄护养目珠，则可因目内气血津液失调，玄府不利，神水失衡而隆起。因白睛青蓝难愈，则此隆起也难平复。据此可知，此症属正虚邪衰，病在肝肺心肾，气血津精俱虚，玄府闭塞。

本症之治，先当防治火疳及白睛青蓝，并补养气血津液，以增其固摄之力。

3. 病情反复发作 此为本病之重要特点，为正虚邪留，有内热、内风、内湿等内邪合而致病。有关内容参见"火疳"。

（三）治疗思路

1. 治法与处方原则 本病初期以清、消法为主，以泻肺散结、清肝退翳为基本原则，眼局部为主，兼顾全身；正虚邪衰期以补法为主，扶正散邪为基本治则，全身为主，兼顾眼局部。

2. 用药方式 本病辨证而选方，所选药物以入肝肺经者为主，心肾经为辅，或整体兼顾以求新效。本病为火疳后遗重症，当中西医结合，以西医为主。故选中药时，也应考虑中西药物之间的配伍关系，以减毒增效。

同时，中药的清、消之品及其剂量，以不伤及胃气或正气为度。正虚邪衰者，可用散、丸剂型，缓缓图功。

（1）肝肺热盛证：本证为热盛传变至黑睛、瞳神，故以菊花决明散治之，是白睛与黑睛同病之主方，与还阴救苦汤相比，清热泻火解毒之品较少，故可据证而互补加减。方中黄芩、石膏之外，可加栀子、黄柏、虎杖等，与菊花、石决明、决明子、木贼、蔓荆子等共组，增强清热解毒之力而肝肺心同治。辅以川芎、玄参、赤芍、丹参、牡丹皮等，凉血活血；选加僵蚕、地龙、全蝎、桑寄生、川牛膝等，性平而祛风除湿补肝肾，以利祛邪扶正；羌活、防风、天花粉、生大黄等，随证为佐，甘草调和诸药为使。

（2）正虚邪衰证：本证为正虚邪衰，病在肝肺心肾，气血津精俱虚，玄府闭塞。故扶正可选八珍汤、滋阴地黄丸、生脉散等加减，散邪可选三仁汤、知柏地黄丸等加减。

扶正方中，随证选加黄芪、党参、枸杞子、女贞子、茺蔚子、车前子、龟甲等，气阴双补以增力；选加红景天、三七、丹参、银杏叶等，以活血散结。散邪方中，可加玄参、赤芍、丹参等，以凉血活血。活血之品，皆以通目络，开玄府之道路以利祛邪或扶正。

此外，可加选金银花、秦艽、防风等，以散邪；其中，金银花为食药两用之品，性虽甘寒，可依证常用。选加僵蚕、地龙等，以祛风通络而助活血；选加密蒙花、谷精草、菊花等退翳明目；桑寄生、川牛膝等，以祛风湿补肝肾而助除痹。并选加桂枝、石菖蒲、炒柴胡、桔梗等开玄府、引药入经药。

此外，石决明为咸寒之品，正虚或脾胃虚弱者不宜久服，但仍可辨证选之。

【治疗】

本病的西医治疗参见"火疳"。中医以泻肺散结、清肝退翳，以及扶正散邪为基本治则。本病宜中西医结合治疗。

（一）辨证论治

1. 肝肺热盛证

证候：白睛傍黑睛边际发生紫红色结节样隆起，且反复发作，此起彼伏，渐使黑睛四周赤带如环，且有青蓝色之变；黑睛边际发生舌形白翳入侵，甚至波及瞳神，造成瞳神紧小；自觉畏光流泪，视物不清，胀痛难忍；全身症见口渴咽干，口苦耳鸣，烦躁易怒，便秘；舌红苔黄，脉弦有力等。

治法：泻肺散结，清肝退翳。

方药：菊花决明散加减。菊花、石决明、决明子、木贼、蔓荆子、石膏、黄芩、羌活、防风、川芎、甘草。

加减：选加栀子、黄柏、虎杖以增清肝肺热毒之力；选加赤芍、丹参、牡丹皮以凉血活血；反复发作者，选加僵蚕、地龙、全蝎、桑寄生、川牛膝等以祛风除湿补肝肾；若大便秘结、结节高隆、血脉虬赤者，酌加生大黄，以通腑泻热活血；若加天花粉、玄参以生津润燥散结，其效更佳。

2. 正虚邪衰证

证候：邪气渐衰，病情趋于稳定，白睛赤肿渐消，但病变之处变薄或兼隆起，色呈青蓝，高低不平，黑睛边缘参差不齐；视物不清，全身可见气阴两虚或气血不足之表现。

治法：扶正散邪。

方药：扶正可选八珍汤、滋阴地黄丸、生脉散等加减；散邪可选三仁汤、知柏地黄丸等加减。人参、白术、茯苓、甘草、熟地黄、当归、川芎、白芍、杏仁、飞滑石、通草、竹叶、豆蔻、厚朴、薏苡仁、半夏。

加减：扶正方中，可选加黄芪、党参、枸杞子、女贞子、茺蔚子、车前子、龟甲等，以增强益气养阴、固摄明目作用；选加红景天、三七、丹参、银杏叶等，以活血散结。散邪方中，可加玄参、赤芍、丹参等，以凉血活血。

此外，扶正与散邪方中，均可加选金银花、秦艽、防风等，以清热解毒祛湿；选加僵蚕、地龙等，以祛风通络；选加密蒙花、谷精草、菊花等退翳明目；选加桑寄生、川牛膝等，以祛风湿补肝肾。并选加桂枝、石菖蒲、炒柴胡、桔梗等开玄府、引经药，以期提高效果。

（二）中成药

可辨证选用上述各种中成药，不再赘述。

（三）单方验方

对本病有效的单方验方，经查询未见有报道者。

（四）外治疗法

可用内服中药药渣再煎水局部湿热敷，对减轻眼部症状、促进气血通畅、缩短病程有辅助作用。每天 1 ~ 2 次，每次 10 ~ 20 分钟。

（五）针灸治疗

参见"火疳"。

（六）西医治疗

参见"火疳"。而对巩膜葡萄肿的治疗，除对因治疗外，前巩膜葡萄肿早期可试行减压术，以缓解葡萄肿的发展和扩大。若患眼已无光感且疼痛明显时，可考虑眼球摘除术。

【预后转归】

本病为火疳后遗之重症，及时正确诊治火疳是防止本病的关键。一旦本病发生，可波及黑睛和瞳神等，严重影响视力或失明，甚至白睛穿破，预后更差。

【预防调护】

参见"火疳"。

【名医经验】

张皆春治疗白睛俱青

1. 学术思想　张皆春先生认为，白睛俱青属西医学的巩膜炎范畴，本病属反克之症，非常难除，但只要早期抓紧治疗，亦可望治愈，若待后期，求全甚难。医者在治疗中，当循因论治，才能取得较好的疗效。

有初发者，白睛上有颗粒隆起，色呈暗紫，目珠胀痛，羞明泪出，或患伤寒、疟疾导致白睛青蓝者，治宜清肝泻火，养阴清肺。以泻肝救肺汤治之，其方：柴胡 6g，龙胆 3g，酒黄芩、夏枯草、知母、麦冬各 9g，桔梗、牡丹皮各 6g，赤芍、玄参各 9g。

2. 典型病例 雷某，男性，24岁。1965年7月20日初诊：右目发红10个月余，时好时发，曾在当地医院诊断为巩膜炎症，服泼尼松片，点可的松眼药，见效不快，近来加重，流泪羞明，头痛目痛，视物不清。检查，右目白睛下方呈青蓝色，稍有不平，上方漫肿暗红，接近风轮边际更重，瞳神呈横椭圆形。此为白睛俱青症，给泻肝救肺汤加青葙子3g服之，服药30剂。8月23日复诊：头痛、目痛已止，白睛上方亦呈青蓝色，稍现膨隆，瞳神已圆但稍大。以上方去青葙子加五味子1.5g，又服48剂。10月10日三诊：白睛上下皆已平复，仍稍见青蓝色，瞳神已恢复正常，视物清晰如初，就此停药。（周奉建《张皆春眼科证治》）

【文献选录】

《证治准绳·杂病·七窍门》之目珠俱青证："乃目之白珠变青蓝色也。病在至急。盖气轮本白，被郁邪蒸逼，走散珠中，膏汁游出在气轮之内，故色变青蓝，瞳神必有大小之患。失治者，瞳神损而为终身痼疾矣。然当各因其病而治其本。如头风者，风邪也。伤寒、疟疾，痰火热邪也。因毒者，毒气所攻。余仿此。"

《审视瑶函·白痛》之白珠俱青症："邪攻精液神膏走，色变青蓝无白珠，急访明医求妙手，免教走尽悔之迟。此症乃目之白睛，忽变青蓝色也，病症尤急。盖气轮本白，被郁邪蒸逼走入珠中，膏汁游出，入于气轮之内，故色变青蓝，瞳神必有大小之患，失治者，瞳神损而终身疾矣。"宜服天麻汤、还阴救苦汤。

附：天麻汤

天麻、家菊花、川芎、当归身、羌活、白芍药、甘草（各等分），上锉剂。白水二钟，煎至八分，去滓，食后热服。伤寒、疟后，白珠青者，加柴胡、麦冬（去心）、黄芩、天花粉；毒气所攻，白珠青者，加黄芩、牛蒡子（炒研）、连翘、黄连。

第十三节 流金凌木

流金凌木是指白睛与黑睛表面之间粘连有索状白膜的外障眼病。

本病相当于西医的假性翼状胬肉，又称假性胬肉。目前常见的病因包括眼化学伤、手术、机械性眼外伤、瘢痕性结膜炎、周边角膜溃疡或严重感染性炎症等。当角膜溃疡、灼伤或化学腐蚀伤时，高度水肿隆起的球结膜与角膜上皮细胞缺损部位愈合粘连所致。

本病可发生在角膜的任何部位，如果假性胬肉遮盖视轴区，会严重影响视力。当不影响视力、眼球运动及美观时，预后良好，无需治疗。否则，可考虑手术治疗。

【源流】

本病名仅见于清·黄庭镜的《目经大成·卷之二下》，较全面阐述了病因病机、症状、诊治及预后等，"忧思郁结心神损，恚怒劬劳肝气亏，饥饱不匀仓廪坏，色欲无时水火虚，土气既衰金自薄，风邪寒暑易相欺，病兼五脏惟斯症，医得无增便是除。此症目无甚大弊，但三处两处似膜非脂，从气轮而蚀风轮，故曰流金凌木。状如胬肉攀睛，然色白而薄，位且不定……不可除，攀睛胬肉明明薄在轮廓，只钩起钳定，飞刀割之立去。此则谓攀睛却是翳障，谓翳障却是皮膜，谓轻而无害却针药无下手处"。可用归芪六君子合生脉，或还少丹、驻景丸治之。

其中，与胬肉攀睛不同的是本病之"胬肉"，因"色白而薄"，故属白膜；因有"钩起钳定"之性，如绳索之两端结物、中间有空隙之特点，故为索状。

【病因病机】

（一）肺经蕴热证

多因白睛热病之后，肺经蕴热，热邪循经侵及肝经表面，致使气血津液壅滞，痰结血滞，渐生索状白膜而成。症见：白睛热病之后，白睛微赤，渐生索状白膜侵及黑睛边缘，或微有眼眵干结，口渴，脉数。

（二）外伤损目证

外伤损及白睛、黑睛，致使气血津液壅滞，痰结血瘀，渐成索状白膜。症见：白睛、黑睛外伤之后，渐生索状白膜。

【临床表现】

本病的眼部自觉症状不明显，或稍有不适，或晨起微有分泌物。重者可影响视力。眼部检查见一索状或三角形结膜皱襞固定在角膜混浊部位，结膜只在头部与角膜粘连，病位不固定。

【诊断依据】

1. 有明确的眼部外伤、结膜炎及周边角膜溃疡等病史。
2. 眼部检查见一索状或三角形结膜皱襞固定在角膜混浊部位，病位不固定。

【鉴别诊断】

1. 本病应与真性翼状胬肉相鉴别 本病没有清晰的头、体尾的外形特点，可发生于角膜的任何位置，常有明确的外伤及炎症病史；此外，在跨过角膜缘处无粘连而呈桥型，常可被探针通过，此可为典型鉴别点。

2. 本病应与睑裂斑相鉴别 睑裂斑位于睑裂区角膜两侧的球结膜，微隆起，呈黄白色三角形；其成因也与长期户外活动有关，但很少侵及角膜。二者不难鉴别。

【辨治思路】

（一）辨证思路

1. 肺经蕴热证　本证以白睛热病史，流金凌木之主症以及白睛微赤为诊断要点。肺经蕴热，则白睛微赤；热邪循经传变而侵及肝经表面，痰结血滞，渐成索状白膜；热则可见眼眵干结、口渴、舌红、脉数。热蕴肺经，白睛气轮病及黑睛风轮，肺肝同病，痰结血滞。

2. 外伤损目证　本证以白睛、黑睛外伤史，有流金凌木之主症为诊断要点。外伤白睛、黑睛，痰结血瘀而渐成索状白膜。

（二）症状识辨

本病以白睛与黑睛表面之间粘连有索状白膜为特点，而非胬肉攀睛。表明本病虽因热邪、气血津液壅滞而成，但热邪、血热、血瘀以及痰结之病因病机甚轻，故未显红赤之色以及胬肉之形，终为索状白膜。正如《证治准绳》所言："此则谓攀睛却是翳障，谓翳障却是皮膜，谓轻而无害却针药无下手处。"

（三）治疗思路

1. 治法与处方原则　本病据辨证而选方，所选药物以入肝肺经者为主。宜中西医结合。初期以清、消法为主，以泻肺清肝、平肝退翳为基本原则，眼局部为主，兼顾全身。中药的清、消之品及其剂量，以不伤及胃气或正气为度。病情稳定后无需用药。

2. 用药方式

（1）肺经蕴热证：本证为肺经蕴热，肺病及肝，故以桑白皮、地骨皮、黄芩、葶苈子、夏枯草等为主，泻肺肝之热且化痰湿。辅以赤芍、秦皮、谷精草、僵蚕等，活血退翳膜；以粳米、甘草，顾护胃气、调和诸药为佐使。

（2）外伤损目证：本证白睛、黑睛外伤后渐生，故以赤芍、丹参等活血止血；以石决明、决明子、青葙子、木贼、密蒙花等退翳明目，活血退翳同治。以栀子、麦冬之寒而防心肺生热，以羌活、荆芥之温而通利肺表卫气；选加法半夏、茯苓、海螵蛸等，以化痰利湿收敛；加甘草以调和诸药。

【治疗】

本病之西医尚无特殊治疗药物，一般以治疗原发病为主。中医则在初期辨证论治，以其发挥特色和优势，减轻假性胬肉，缓解眼症，缩短病程；后期病情稳定后，也不必用药。

（一）辨证论治

1. 肺经蕴热证

证候：白睛热病之后，白睛微赤，渐生索状白膜侵及黑睛边缘；或微有眼眵干结，口渴；舌红，脉数。

治法：泻肺清肝。

方药：泻白散加减。桑白皮、地骨皮、粳米、甘草。

加减：可酌加黄芩、葶苈子、夏枯草、赤芍、秦皮、谷精草、僵蚕等，以增强清泻肺清肝明目之功效。

2. 外伤损目证

证候：白睛、黑睛外伤之后，渐生索状白膜。

治法：平肝退翳。

方药：石决明散加减。石决明、决明子、青葙子、赤芍、栀子、麦冬、羌活、木贼、大黄、荆芥。

加减：可酌加海螵蛸、密蒙花、丹参、法半夏、茯苓等，以增强退翳明目活血之效；大便稀溏者，去大黄；加甘草以调和诸药。

（二）中成药

可辨证试选各种中成药治疗。

（三）西医治疗

尚无特殊治疗药物，一般以治疗原发病为主。当假性胬肉不影响视力、眼球运动及美观时，无需治疗，否则，可考虑手术治疗。具体手术方法可参考"胬肉攀睛"，以及眼外伤等有关内容。

【预后转归】

本病可发生在角膜的任何部位，如果遮盖视轴区，会严重影响视力，预后不良，可考虑手术治疗；但不影响视力、眼球运动及美观，预后良好。

【预防调护】

1. 预防眼化学伤、机械性眼外伤、瘢痕性结膜炎、周边角膜溃疡等原发病。
2. 忌辛辣炙煿之品，不宜过度用眼，忌烟酒。

【文献选录】

《目经大成·卷之二·流金凌木》曰："忧思郁结心神损，恚怒劬劳肝气亏，饥饱不匀仓廪坏，色欲无时水火虚，土气既衰金自薄，风邪寒暑易相欺，病兼五脏惟斯症，医得无增便是除。此症目无甚大弊，但三处两处似膜非脂，从气轮而蚀风轮，故曰流金凌木。状如胬肉攀睛，然色白而薄，位且不定。亦多见于阴郁妇女。所以然者，妇人性虽柔，当不得好胜而善愁。善愁则气降，好胜不胜则愁变为恨矣。恨不能发故郁，郁则生火，火盛精耗，金木俱伤，爱得斯病。病成可却而不可除，万无妄施钩割，徒致人丧明也。症成可却，盖风轮患此，必有微眵与泪，或昏眊不自在。以归芪六君子合生脉，倍分两为丸，岁月长服，则病不再长。或还少丹、驻景丸亦可。不可除，攀睛胬肉明明薄在轮廓，只钩起钳定，飞刀割之立去。此则谓攀睛却是翳障，谓翳障却是皮膜，谓轻而无害却针药无下手处。医得无增便是除，此言虽谬，见理緊明。"

第十四节　黄油症

黄油症是以黑睛内外侧的白睛表面有淡黄色隆起、状如脂膜为主症的外障眼病。

本病相当于西医之睑裂斑，又称睑裂黄斑。本病多见于中年以上、长期户外工作者，与长期受到阳光紫外线照射、烟尘、电焊等刺激有关。病理显示睑裂斑上皮下连接组织透明样变性，嗜碱性弹力纤维、颗粒状物质增多，通常病变区无炎症细胞，这被认为是紫外线诱发胶原变性的结果。

本病发展缓慢，很少发展为翼状胬肉，无不适症状，不影响视力，故无需治疗。斑体较大，严重影响外观者需要手术切除，此外，反复慢性炎症或干扰了角膜接触镜的成功配镜时，可考虑手术切除。

【源流】

黄油症一词见于清·黄朝坊的《金匮启钥·眼科·凝脂翳症论》，但未指明属本病。1985年成都中医学院编著的《中医眼科学》做了明确界定。本病在《证治准绳·杂病·七窍门》又称之为黄油证，对症状、病因病机及其转归预后均有阐述，"生于气轮，状如脂而淡黄浮嫩，乃金受土之湿热也。不肿不疼，目亦不昏，故人不求治，无他患、至老只如此，略有目疾发作，其证则为他病之端矣"。

【病因病机】

本病一般认为属湿热蕴结证。为久冒风沙、日晒烟熏，或素恣辛热炙煿之物，致使脾蕴湿热，循经侵肺，两相交结，湿痰凝结于白睛而发。症见：眦角部白睛表面生一淡黄色隆起之斑块，状如油脂；或眼感不适，或微羞明流泪；兼见神疲困倦，胸闷口苦；舌红，苔黄腻，脉濡数。为湿热蕴结，肺脾同病，兼有肝。

【临床表现】

多无明显自觉症状，偶尔睑裂斑可能会充血、表面变粗糙，发生睑裂斑炎，会有明显的眼表刺激症状。

眼部检查可见睑裂部接近角膜缘处的球结膜出现三角形隆起的斑块，三角形基底朝向角膜；外观常像脂类渗透至上皮下组织，内含黄色透明弹性组织；鼻侧发生多且早于颞侧，多为双侧性。

【诊断依据】

1. 睑裂部接近角膜缘处的球结膜出现三角形隆起的斑块，三角形基底朝向角膜。
2. 一般在鼻侧发生多且早于颞侧，多为双侧性；无充血，不侵及角膜，不影响视力，斑块较大者有碍美容要求。

【鉴别诊断】

本病很少与其他的损害混淆。本病位于上皮下，上皮肿瘤多局限于上皮组织内。此外，成年人的 Gaucher 病可发生褐色的睑裂斑样损害，因是一种鞘脂代谢性疾病，也有全身性临床表现，易鉴别。

【辨治思路】

（一）辨证思路

本病一般属湿热蕴结证，以眦角部白睛表面生一淡黄色隆起之斑块、状如油脂，以及胸闷口苦等兼症为诊断要点。日晒烟熏等为热伤白睛气轮，素恣辛热炙煿等为湿热伤脾，两相交结，湿热蕴蒸上结于白睛表面而发黄油症。可兼有其他湿热见症，如眼感不适，或微羞明流泪，胸闷口苦；色红苔黄腻，脉濡数。

（二）症状识辨

本病为有形之物，色黄属脾，内应肺并属肝；无赤色之赤膜，故脂膜无热邪，而显于其他兼症。为脾肺湿热，致湿痰凝结于白睛表面而成黄油症。

（三）治疗思路

1. 治法与处方原则　本病据辨证而选方，所选药物以入肺、脾、肝经者为主。宜中西医结合。眼有不适、兼症明显时，以清、消法为主，以清热除湿化痰为基本原则，眼局部为主，兼顾全身。中药的清、消之品及其剂量，以不伤及胃气或正气为度。病情稳定后无需用药。

2. 用药方式 本病证属湿热蕴结，一般多以泻脾除热饮为主方加减治之。方中黄芩、黄连共为主药，以清肺胃之热和燥湿。辅以茺蔚子、车前子，以清肝明目；防风、桔梗以祛风泻肺；选加茵陈、藿香、厚朴等，增清肝脾湿热之功；可选加法半夏、茯苓、郁金等，以化痰理气、通利三焦。

【治疗】

本病之西医一般无需治疗，必要时行手术治疗。中医则在眼有不适、兼症明显时辨证论治；病情稳定后，也不必用药。

（一）辨证论治

湿热蕴结证

证候：眦角部白睛表面生一淡黄色隆起之斑块，状如油脂；或眼感不适，或微羞明流泪；兼见神疲困倦，胸闷口苦；舌红苔黄腻，脉濡数。

治法：清热除湿。

方药：泻脾除热饮加减。药物：黄芩、黄连、黄芪、防风、茺蔚子、桔梗、大黄、车前子、芒硝。

加减：若胸闷腹胀明显者，可去黄芪，加茵陈、藿香、厚朴等，以增强清热除湿之力。无便秘者，去大黄、芒硝。可选加法半夏、茯苓、郁金等，以化痰理气。

（二）中成药

可辨证试选各种中成药。

（三）西医治疗

睑裂斑尚无特殊治疗药物，一般也无需治疗。发生睑裂斑炎时，给予作用较弱的糖皮质激素或非甾体消炎药滴眼即可。

斑体较大，严重影响外观者需要手术切除。此外，反复慢性炎症或干扰了角膜接触镜的成功配镜时，可考虑手术切除。具体手术方法可参考如"胬肉攀睛"等有关内容。

【预后转归】

本病发展缓慢，无不适症状，不影响视力，故无需治疗。必要时手术也预后良好。

【预防调护】

1. 长期日晒烟熏等户外活动者，应该配戴防护眼镜。

2. 忌辛辣炙煿之品，不宜过度用眼，忌烟酒。

【文献选录】

《证治准绳·杂病·七窍门》讲黄油证："生于气轮，状如脂而淡黄浮嫩，乃金受土之湿热也。不肿不疼，目亦不昏，故人不求治，无他患，至老只如此。略有目疾发作，其证则为他病之端矣。揭开上睥，目上边气轮上有黄油者，是湿热从脑而下，目必有病，又非两傍可缓之比，或有头风之患，然此病为患又缓，治亦容易。但不治者，恐贻后患，故宜预自保重而去之。疬风目上有此者又重，与常人不同。"

第十五节　偏　漏

偏漏是指白睛溃陷穿破而生漏的眼病。

本病相当于西医的穿孔性巩膜软化症，且已巩膜穿孔者。本病女性多见，常累及双眼，并有长期性风湿关节炎病史。

患者疼痛不明显，主要表现为进行性巩膜变薄、软化和坏死。患者可并发角膜炎、前葡萄膜炎和青光眼等。虽然自发性穿孔较少见，但轻微外伤或眼内压增高，即可能导致巩膜穿孔。

坏死性前巩膜炎的非炎症型又称为穿孔性巩膜软化症。其开始为巩膜上出现灰黄色斑片，逐渐缓慢坏死，脱落，露出脉络膜，四周巩膜缺血。病程可迁延数月至数年。患者无自觉症状，常无意中发现巩膜变色。

由于本病为火疳、白睛青蓝发展变化所致的重危症，故西医的病因以及中医的辨证论治等，均可参照"火疳"以及"白睛青蓝"的有关内容。

【源流】

本病名见于明·王肯堂的《证治准绳·杂病·七窍门》。其描述了偏漏的病位、症状及预后等，"漏生在气轮，金坚而位傍，为害稍迟，故曰偏漏。其流如稠浊白水，重则流脓。久而失治，水泄膏枯，目亦损矣"。之后，清·张璐的《张氏医通》认为，偏漏之流脓者，当急用泻肺药，如贝母、桔梗、桑皮、生甘草、黄芩、山栀子之类凉解之。

【病因病机】

（一）痰湿结聚证

素有火疳病史、白睛青蓝，余热未尽，气血壅滞或亏虚不固，痰湿结聚，白睛失养不固而溃烂成漏。症见：白睛不红不肿不痛，白睛变薄，呈青蓝色，该处白睛生漏，时流白稠水，或全身伴有咳嗽痰稀，肢节瘦痛；舌淡苔薄，脉滑等。

（二）热毒侵目证

热毒侵漏，迫津外泻，导致水泄膏枯而目盲。症见：白睛生漏，忽发赤肿疼痛，甚则流脓，畏光流泪；舌红苔黄，脉数。

【临床表现】

本病平时无明显疼痛等症状，突感视力明显下降，溢泪等。眼部开始为巩膜上出现灰黄色斑片，逐渐缓慢坏死，脱落，露出脉络膜，四周巩膜缺血；病程可迁延数月至数年。可因轻微外伤而致巩膜穿孔，可见穿孔处有眼内容物脱出，嵌顿其间，予染色剂时显示明显。眼部 CT 或 MRI 等，可示眼球异常变形和塌陷征象。

【诊断依据】

1. 有坏死性前巩膜炎病史，或有轻微外伤、继发性青光眼病史。
2. 可见巩膜穿孔及其眼内容物脱出、嵌顿其间之征象。
3. 眼部 CT 或 MRI 等，可示眼球异常变形和塌陷征象。
4. 巩膜穿孔而又继发感染者，可见脓性分泌物及眼表的急性炎症表现。

【鉴别诊断】

本病根据病史及临床表现即可诊断。若为异物所致的巩膜穿孔，可查见异物等及有关征象。

【辨治思路】

（一）辨证思路

1. 痰湿结聚证 本证以火疳、白睛青蓝，以及白睛生漏而不红不肿不痛为诊断要点。上述病史，可有邪留正虚之病因病机。由此可知，本证白睛生漏而溃烂，为热伤肉腐、痰湿结聚，正虚失养不固所致。热邪轻而痰湿重，故见白睛不红不肿不痛、时流白稠水；气血津液亏虚，故白睛呈青蓝之色；痰湿犯肺或关节，可见咳嗽痰稀、肢节瘦痛等；并见舌淡苔薄，脉滑等。

2. 热毒侵目证 本证以白睛生漏，忽发赤肿疼痛，甚则流脓等为诊断要点。外来热毒侵及偏漏，因火性炎上、壅滞气血、败血生脓，故见偏漏处忽发赤肿疼痛、流脓等；热扰神光、迫津泄液，则羞明流泪；可见舌红苔黄，脉数。

（二）症状识辨

本病主症为白睛生漏，也即白睛里层（巩膜）穿孔。基本病因病机过程按序为，先有火疳，次成白睛青蓝，终致本病。也即：火热之邪上犯白睛，致其气血津液壅滞并蚀伤，白睛虚而变薄，故成青蓝；之后，热邪未尽，正气未复，终至白睛生漏。显然，此为邪盛正虚，虚实夹杂的复杂病证。由于肝开窍于目，目为肝之外候，故此眼病在脏属肝；白睛为病属气轮，内应于肺；生漏为肌体溃烂，当责之于脾主之肌肉。综合上述，偏漏为邪留正虚，病在肺、肝、脾。故治疗当祛邪扶正为基本。

（三）治疗思路

1. 治法与处方原则 本病当以祛邪与扶正相结合为主，以祛痰除湿、清热解毒为基本治则。本病既成，愈合为上，故可补气血津精。

2. 用药方式 本病辨证而选方，所选药物以入肺、肝、脾经者为主，肾经为辅。本病当中西医结合，以西医手术为主。故选中药尤其在继发感染或热毒侵目证时，应考虑中西药物之间的配伍关系，以减毒增效。

同时，中药的祛邪之品及其剂量，以不伤及胃气或正气为度。

（1）痰湿结聚证：本证有痰湿结聚，故选二陈汤加味。清余热，故可选地骨皮、黄柏、知母等；有痹证者，加秦艽、桑寄生、独活、海风藤等：为补合偏漏，可补气血津精，故选加黄芪、当归、地龙、红景天、女贞子、枸杞子、覆盆子等。此外，可选各种补益之方。

（2）热毒侵目证：本证外来热毒侵漏伤目，为重危证，故以五味消毒饮合黄连解毒汤加减，二方合用，已是清热泻肺、解毒燥湿之重方。配合西药之抗生素等，以期效果最佳。

【治疗】

本病应以西医之手术修补为主。前巩膜炎的治疗参见"火疳"以及"白睛青蓝"的有关内容。本病的中医治疗以祛痰除湿、清热解毒为基本治则，辨证施治。祛痰除湿之时，应兼活血化瘀、通络养血、托里生肌，防止邪毒入侵。并结合参照瞳神紧小、云雾移睛、蟹睛等变化，随证治之。

（一）辨证论治

1. 痰湿结聚证

证候：白睛不红不肿不痛，白睛变薄，呈青蓝色，该处白睛生漏，时流白稠水，或全身伴有咳嗽痰稀，肢节酸痛；舌淡红苔薄，脉滑。

治法：祛痰除湿。

方药：二陈汤加味。法半夏、陈皮、茯苓、甘草。

加减：可酌加地骨皮、黄柏、知母以清肺肝而利收敛生肌；关节疼痛明显者，加秦艽、桑寄生、独活、海风藤等以祛湿通络；可选加黄芪、当归、地龙、红景天等以益气养血生肌通络；加女贞子、枸杞子、覆盆子等以养精血明目。

此外，可选加八珍汤、生脉散、加减驻景丸、滋阴地黄丸等，以益气健脾，养阴固摄。

2. 热毒侵目证

证候：白睛生漏，忽发赤肿疼痛，甚则流脓，畏光流泪；舌红苔黄，脉数。

治法：清热解毒。

方药：五味消毒饮合黄连解毒汤加减。金银花、野菊花、蒲公英、紫花地丁、天葵子、黄连、黄芩、黄柏、栀子。

加减：白睛红赤明显者，加生地黄、赤芍，以增凉血活血之功；畏光流泪严重者，加龙胆、柴胡，以清肝泻热；大便干结者，加大黄以通腑泻热。

（二）中成药

可辨证试选各种中成药。

（三）西医治疗

参见"火疳"以及"白睛青蓝"有关内容。本病当行巩膜修补手术。若继发感染，应及时使用有效、足量的抗生素，局部和全身给药，以防发生全眼球炎。积极治疗有关并发症。

【预后转归】

偏漏是白睛疾病，也是眼科疾病的重危症，部分经及时正确治疗可控制病情发展，若失治则致目盲。

【预防调护】

1. 忌辛辣炙煿之品，饮食营养合理；保持心情舒畅，戒烟酒；注意寒暖适中，避免潮湿。

2. 保持心情和畅，静养少动，勿触动眼珠。

3. 可用眼罩保护眼睛以免碰撞，并按医嘱用药。

【文献选录】

《证治准绳·杂病·七窍门》之偏漏证："漏生在气轮，金坚而位傍，为害稍迟，故曰偏漏。其流如稠浊白水，重则流脓。久而失治，水泄膏枯，目亦损矣。"

《张氏医通·七窍门》之偏漏证："生于气轮，痰湿流于肺经而成，较正漏为害稍迟。其流如稠黏白水，重则流脓。急用泻肺药，如贝母、桔梗、桑皮、生甘草、黄芩、山栀之类凉解之。久而失治，水泄膏枯，目亦损矣。"

第十六节　状若鱼胞

状若鱼胞是指白睛肿起，色白或淡红，形似鱼腹中之鱼鳔为主症的眼病。

本病可见于西医的结膜非炎症性水肿、球结膜囊肿、球结膜淋巴管扩张症等病变过程中。血管扩张时的渗出液进入到疏松的球结膜下组织，导致结膜水肿。因此，原因复杂，可为其他部位疾病如肾性球结膜水肿在眼部的表现；眶静脉受损或淋巴回流受阻、血管内渗透压低等都可引起结膜水肿。结膜水肿的出现可以早于细胞浸润和分泌物等体征，故本病有可能为感染性炎症、或过敏性结膜炎的初发之症。据此可知，从疾病的全过程看，状若鱼胞是一个症状，尚不足以成为本质明确的独立病种，应整体诊治。

结膜囊肿较大者，多因外伤、手术或者炎症导致的结膜上皮种植到结膜上皮下的基质，异常增生引起；小的结膜囊肿可能是结膜皱褶的异位所造成。

本病一般不影响视力，及时正确诊治能防止或缓解眼症，预后良好。

【源流】

本病名首见于《证治准绳·杂病·七窍门》。其较全面地阐述了病位、症状、治则及预后，"气轮努胀，不紫不赤，或水红，或白色，状如鱼胞。乃气分之证，金火相搏所致。不用镰导，唯以清凉则自消复。若有微红及赤脉者，略略于上睥开之……若头痛泪热及内燥而赤脉多者，防有变证，宜早导之，庶无后患"。《审视瑶函》亦遵上述，并认为治疗可服玄参饮，外用洗眼青皮汤。

《目经大成》称之为气胀，并有治方。"此症睛无所苦，但气轮一处二处虚虚壅起，而不红不紫，或圆或长，或中断，隐若鱼腹中之白泡。乃气自衰癃，寒湿相乘"。以助阳活血汤、四君子汤加味治之。

《张氏医通》称之为状如鱼脬证，"气轮努胀，不紫不赤，状如鱼脬，乃气分之证，金火相搏所致"。以泻肺汤治之。

当代中医秦伯未的《中医临证备要》称之为白睛浮壅。

【病因病机】

（一）风邪客肺证

风邪阻遏肺络，肺失宣肃，痰湿郁滞白睛而肿起如鱼鳔。症见：目碜涩不爽，微痒泪热，白睛肿起，色白或淡红；或兼涕清鼻塞，咽干痒；苔薄，脉浮。

（二）气虚郁滞证

素体气虚者，为寒邪所乘，邪蕴白睛肺络，寒湿瘀滞而发。症见：目无所苦，或偶有隐涩，白睛肿胀，色白虚壅；少气懒言，身疲乏力；舌淡苔白，脉细弱。

（三）外伤致瘀证

因外伤而致气滞，目络壅闭，气血津液瘀滞，痰瘀互结白睛而成。症见：白睛肿起，色淡红或夹瘀血点。

此外，本病若有头痛泪热、白睛红赤明显、眵多，以及其他兼症明显者，防有病变。也可为水湿泛滥如水肿病等上犯白睛而成。

【临床表现】

（一）自觉症状

有轻度异物感或不适，或无明显眼部自觉症状。或有其他全身不适症状。

（二）眼部检查

患眼球结膜水肿或囊肿，水肿多为局限性；球结膜病变处可有充血，或点状出血。

（三）实验室及特殊检查

有全身其他疾病者，可查见有关异常。

【诊断依据】

1. 球结膜水肿或囊肿，多为局限性。
2. 可有轻度异物感或不适。
3. 有外伤、手术史，或眼部炎症史。
4. 可是其他疾病在病变过程中的结膜表现。

【鉴别诊断】

本病根据病史、眼和全身的临床表现，诊断不难，但是，因本病可在多种疾病过程中出现，为某种疾病过程的症状之一，故应全面诊治方能确诊。

1. 本病应与急性过敏性、感染性结膜炎相鉴别 本病的球结膜水肿较轻，无明显充血，自觉刺激症状轻。急性过敏性结膜炎、淋球菌或脑膜炎球菌结膜炎、腺病毒结膜炎都有明显的结膜水肿，甚至突出于睑裂之外；有明显刺激症状，感染者有大量分泌物等。必要时可做病因学检查。

2. 本病应与其他结膜肿瘤相鉴别 球结膜囊肿不易与其他肿瘤相混淆，病理学切片检查可明确病因性质。

【辨治思路】

（一）辨证思路

1. 风邪客肺证 本证以白睛肿起而状若鱼胞，兼有轻微眼部不适或风邪犯肺之表证为诊断要点。风邪阻遏肺络，致痰湿郁滞白睛气轮，故肿起如鱼鳔；风邪犯表，卫气失宣故见涕清鼻塞、咽干痒；可见苔薄，脉浮。风邪上犯白睛，痰湿郁滞气轮，病主要在肺。

2. 气虚郁滞证 本证以白睛肿胀、色白虚壅，兼有肺脾气虚之证为诊断要点。素体气虚者，温煦固化不足，寒邪乘蕴白睛肺络，气血津液收涩，寒湿郁滞气轮，故状若鱼胞；气虚在肺脾，故见少气懒言、身疲乏力；可见舌淡苔白，脉细弱。气虚而寒湿郁滞，病在肺脾，兼有肝肾。

3. 外伤致瘀证 本证以白睛肿起而色淡红或夹瘀血点，兼有外伤或手术史为诊断要点。白睛目络受损，气血津液流滞气轮则发。痰瘀阻络，病在肺肝。

（二）症状识辨

1. 白睛肿起色白（球结膜水肿） 此为本病主症之一。色白而软、较透明，为渗出液至球结膜下所致，症状出现较快，故为邪气致津液内停白睛之痰湿。因在气轮内应之肺而为痰；在肝之白睛而为湿。

2. 白睛肿起淡红（球结膜囊肿） 此为本病主症之一。色淡红而较硬、半透明，为结膜上皮异常增生或结膜皱褶异位所致，症状出现较快，故为外伤目络，致津血内停白睛之痰瘀互结。

（三）治疗思路

1. 治法与处方原则 本病当攻补兼施，实证者以祛邪化痰活血散结为基本原则，虚证者以补气利湿为基本原则，眼局部与全身辨证相结合。

2. 用药方式 本病据证而选方，所选药物以入肺脾肝经者为主，肾经为辅。

（1）风邪客肺证：本证为风邪客肺，故以桑菊饮为主方治之，风热者选银翘散。可选加黄芩、桑白皮、法半夏、茯苓、葶苈子、夏枯草，以补方中除湿散结之不足。无发热者，可去石膏，避免其寒伤及胃气。

（2）气虚郁滞证：本证虚实夹杂，故选助阳和血汤，以益气助阳活血；再合四君子汤益气健脾利湿。随症选加桑白皮、麦冬，以及泽泻、车前子、法半夏、陈皮、五加皮等，以利湿化痰，补上述方剂之不足。

（3）外伤致瘀证：本证瘀痰互结，故选桃红四物汤为主；选加桔梗、桑白皮、法半夏、茯苓、泽泻，以加化痰利湿之品。可选加丹参、郁金、僵蚕、地龙，以增强活血散结之力。

【治疗】

本病之西医，当积极查找原因，对因治疗为主；结膜囊肿可手术治疗。实证者以祛邪化痰活血散结为基本原则，虚证者以补气利湿为基本原则，眼局部与全身辨证相结合。本病宜中西医结合治疗。

（一）辨证论治

1. 风邪客肺证

证候：目砂涩不爽，微痒泪热，白睛肿起，色白或淡红；或兼涕清鼻塞，咽干痒；苔薄，脉浮。

治法：疏散风邪化痰。

方药：桑菊饮加减。桑叶、菊花、桔梗、连翘、杏仁、甘草、薄荷、芦根、知母、石膏。

加减：可选加黄芩、桑白皮、法半夏、茯苓、葶苈子、夏枯草，以增强化痰利湿散结之力；无发热、口渴者，可去石膏。白睛红赤明显者，可选银翘散加减。

2. 气虚郁滞证

证候：目无所苦，或偶有隐涩，白睛肿胀，色白虚壅；少气懒言，身疲乏力；舌淡苔白，脉细弱。

治法：补气活血消肿。

方药：助阳和血汤合四君子汤加减。蔓荆子、白芷、柴胡、黄芪、当归、防风、升麻、人参、白术、茯苓、炙甘草。

加减：加桑白皮、麦冬以泻肺消肿。身疲乏力不甚者，可去人参，加五加皮、党参补气；可加泽泻、车前子、法半夏、陈皮以利湿化痰。

3. 外伤致瘀证

证候：白睛肿起，色淡红或夹瘀血点。

治法：行气活血消肿。

方药：桃红四物汤加减。当归、熟地黄、川芎、白芍、桃仁、红花。

加减：可选加丹参、郁金、僵蚕、地龙以活血通络散结；加桔梗、桑白皮、法半夏、泽泻以化痰利湿。

此外，若本病为其他疾病如"水肿"等引起时，当以治疗其原发病为主。

（二）中成药

可辨证选用上述各种中成药，不再赘述。

（三）外治疗法

结膜囊肿可用内服中药药渣再煎水局部湿热敷，对减轻眼部症状、促进气血通畅、缩短病程有辅助作用。每天1~2次，每次10~20分钟。

（四）西医治疗

球结膜水肿当积极查找原因，对因治疗为主；若为其他部位疾病如肾性球结膜水肿，以治疗肾病为主。结膜囊肿宜手术切除，单纯切开引流，复发率高，手术完整切除是有效的治疗方法，切除后的缺损区范围较大时行羊膜移植。

【预后转归】

本病一般不影响视力，预后良好。

【预防调护】

1. 忌辛辣炙煿之品，戒烟酒，注意用眼卫生。
2. 注意观察眼周、眼眶及下肢水肿等病证。
3. 手术后或外伤可保持头部高位并加压包扎。

【文献选录】

《证治准绳·杂病·七窍门》之状如鱼胞证："气轮努胀，不紫不赤，或水红，或白色，状如鱼胞。乃气分之证，金火相搏所致。不用镰导，唯以清凉则自消复。若有微红及赤脉者，略略于上睥开之，不可过，此亦是通气之说，虽不通亦可。若头痛泪热及内燥而赤脉多者，防有变证，宜早导之，庶无后患。"

《审视瑶函》之状若鱼胞症："白睛㿏肉起，鱼胞状浮膘，缘因肺火抟，致为目祸苗，清凉宜早治，依旧复平消。此症气轮肿起，不紫不赤，或水红，或白色，状若鱼胞，乃气分之病，不用开导，惟宜清凉，自然消复。若头疼泪热，及内燥而赤脉多者，防有变症。"宜服玄参饮，外用洗眼青皮汤。

《目经大成》之气胀："白眼浮于黑，虚虚势渐高。圆长中忽断，邪正一相淆。会结珠儿颗，无妨鱼子泡，若然传木火，胜复柝秋毫。此症睛无所苦，但气轮一处二处虚虚壅起，而不红不紫，或圆或长，或中断，隐若鱼腹中之白泡。乃气自衰癃，寒湿相乘。助阳活血汤扶其正，四君子加桑皮、麦冬抑其邪，自然消复。否则，一变为水红，通睛胀满，再变为赤紫，遂脉生泣出，畏明涩痛，是盖大苦事也。平肝耶，清肺耶，抑亦听其自然耶。治后间有数颗结实如珍珠，终身不没，不敢施刀烙者，然亦无妨。《瑶函》从肺脏积热，治以清凉。夫暴热则属火，发于目必赤痛。顾自然无苦，只如鱼泡虚泛，乃谓之积热，非病风丧心，一何蒙蒙至是。"

《张氏医通》之状如鱼胞证："气轮努胀，不紫不赤，状如鱼胞，乃气分之证，金火相搏所致。不用镰导，惟以清凉自消，泻肺汤。若有微红及赤脉者，略略于上睥开之。若头痛泪热、及内燥而赤脉多者，防有变证。宜早导之。庶无后患。"

参考文献

1. 韦企平，周剑. 中医眼科案例分析 [M]. 北京：人民卫生出版社，2010.

2. 厉慧茹，赵爱丽，宋永强. 中医药治疗暴风客热 120 例 [J]. 中国中医急症，2011，20 (9)：1501.

3. 张伟星. 疏风清热法治疗暴风客热 50 例 [J]. 四川中医，2001 (2)：65.

4. 李传课，李波. 李传课眼科诊疗心得集 [M]. 北京：中国中医药出版社，2015.

5. 李玉贤，陈延辉，武亮. 针刺放血治疗天行赤眼 68 例总结 [J]. 针灸临床杂志，2001 (1)：10.

6. 蒋慧，吴娟，雷先明. 中药内外合治治疗流行性出血性结膜炎疗效观察 [J]. 国际眼科杂志，2011，11 (5)：934.

7. 赵斌斌. 耳尖放血治疗"红眼病"的临床研究 [J]. 针灸临床杂志，2011，27 (11)：10－12.

8. 张琰，谈月涓. "陆氏针灸思想"辨治病毒性结膜炎 1 例 [J]. 上海中医药杂志，2014，48 (1)：32－33.

9. 王健，李长生，黄玉琴，等. 银翘散加减联合西药治疗病毒性结膜炎 43 例 [J]. 陕西中医，2015，36 (9)：1192－1193.

10. 周珊. 重症流行性角结膜炎辨治经验 [J]. 中国中医急症，2013，22 (6)：1066－1067.

11. 李培军. 中医药治疗天行赤眼暴翳 116 例 [A]. 《临床心身疾病杂志》2015 年 12 月研讨会综合刊 [C]，2015：1.

12. 陈婷婷. 迟华基治疗时复目痒经验 [J]. 湖南中医杂志，2017，33 (5)：40.

13. 宋剑涛，沈志华，高健生，等. 川椒方对过敏性结膜炎小鼠 IL4-JAK1-STAT6 信号通路的影响 [J]. 中国中医眼科杂志，2013，8 (4)：240－243.

14. 曾发平，沈玉兰，林伦清. 过敏性结膜炎的过敏原分析 [J]. 医学信息，2011 (4)：1325.

15. 杨瑞明，赖荷，沙翔垠，等. Foxp3-6054 基因多态性与变应性结膜炎的关系 [J]. 广东医学，2011，7 (14)：1828－1830.

16. 王静怡，龙琴. 北京市某医院变应性结膜炎患者门急诊量与空气污染状态的相关性研究 [J]. 临床眼科杂志，2018，26 (6)：439－441.

17. 赵璐，孙秀英，喻意美，等. 儿童过敏性结膜炎与变应性鼻炎的相关性及鼻眼联合治疗的研究分析 [J]. 临床和试验医学杂志，2015，14 (3)：229.

18. 陈大复,于琨瑛. 过敏性结膜炎的免疫学机制研究进展 [J]. 中国医药导报,2014,11 (33):162-165.

19. 罗怡,张妍霞. 非甾体类抗炎药治疗眼部非感染性炎症的临床进展 [J]. 中国眼耳鼻喉科杂志,2005,5 (5):328-329.

20. 史爱欣,傅得兴. 非甾体抗炎药在眼科中的应用 [J]. 中国药学杂志,1998,33 (10):621-623.

21. 林秋霞,韦企平. 杞菊甘露饮及杞菊甘露饮配合针刺治疗肺肾阴虚型干眼症的临床研究 [J]. 世界中医药,2014,9 (7):883-885.

22. 宫晓红,韦企平. 人工泪液联合中药治疗水液缺乏型干眼 [J]. 中国中医眼科杂志,2008 (3):162-163.

23. 宗诚,高卫萍. 辨证论治干眼症72例 [J]. 山东中医杂志,2010,29 (1):18-19.

24. 李蔚为,韦企平. 韦企平教授治疗外障眼病的经验 [J]. 中国中医眼科杂志,2013,23 (01):73-75.

25. 张明明,谢立科,庄曾渊. 疏肝养阴法治疗分泌不足型干眼病的实验观察 [J]. 中国中医眼科杂志,2009,19 (3):135-137.

26. 谢立科,朱志容,张明明. 逍遥散联合生脉散治疗干眼病的临床研究 [J]. 中国中医眼科杂志,2009,19 (2):71-73.

27. 李点. 滋阴润燥法治疗干眼症临床观察 [J]. 中国中医药信息杂志,2007,4 (3) 48-49.

28. 李凯,王育良,黄晶晶,等. 中药润目灵治疗水样液缺乏干眼症的临床研究 [J]. 中国中医眼科杂志,2009,19 (6):333-335.

29. 龚岚,孙兴怀,马晓苑,等. 针刺治疗干眼症临床疗效和安全性观察的初步研究 [J]. 中华眼科杂志,2006,42 (11):1026-1028.

30. 刘慧莹,彭清华,姚小磊,等. 针刺治疗干眼症的临床研究 [J]. 中国中医眼科杂志,2009,19 (3):148-150.

31. 彭清华,刘慧莹,姚小磊,等. 针刺对干眼症患者性激素水平调节的影响 [J]. 国际眼科杂志,2009,9 (8):1534-1536.

32. 陈陆泉. 雷火灸治疗泪液缺乏性干眼症疗效观察 [J]. 中国针灸,2008,28 (8):585-588.

33. 宋立,张南,矫红,等. 雷火灸治疗干眼症的临床观察 [J]. 中华中医药杂志,2007,22 (10):726-729.

34. 金明,宋海娇,王小娟,等. 灸疗联合中药对Sjögren综合征泪腺分泌的影响 [J]. 中国中医眼科杂志,2006,16 (4):221-223.

35. 许艳红,王育良,王友法,等. 润目灵雾化剂治疗干眼病的临床疗效研究 [J]. 中国中医眼科杂志,2009,19 (4):198-200.

36. 李洁,高健生. 鱼腥草雾化治疗干眼病的疗效观察 [J]. 中国实用眼科杂志,2005,23 (9):996.

37. 李鹏飞,马玉忠,李东伟. 推拿结合中药熏蒸治疗颈椎病合并干眼症疗效观察 [J]. 按摩与导引,2007,24 (4):8-9.

38. 曾志成，彭俊，姚小磊，等．中药密蒙花离子导入对干眼患者泪液白细胞介素6、细胞间黏附分子1表达的影响［J］．中医杂志，2019，60（3）：219-223．

39. 孙化萍，罗旭升，曾庆华，等．0.8%黄精多糖滴眼液对干眼症的实验研究［J］．中国中医眼科杂志，2004，14（2）：67-69．

40. 姚小磊，彭清华，吴权龙，等．密蒙花提取物对去势导致干眼症白兔泪腺细胞凋亡的影响［J］．中国中医眼科杂志，2007，17（3）：139-144．

41. 彭清华，姚小磊，吴权龙，等．密蒙花提取物对去势雄兔干眼症的预防作用［J］．中华眼科杂志，2008，44（11）：1011-1019．

42. 姚小磊，彭清华，吴权龙．密蒙花提取物治疗兔去势所致干眼症［J］．眼视光学杂志，2008，10（1）：21-26．

43. 彭清华，姚小磊，吴权龙，等．围绝经期性激素水平下降所致兔干眼症模型的建立［J］．眼科新进展，2009，29（1）：5-11．

44. 李怀凤，彭清华，姚小磊，等．密蒙花总黄酮对去势雄鼠干眼症模型角膜和泪腺组织中TNF-α，IL-1β表达的影响［J］．国际眼科杂志，2009，9（7）：1248-1251．

45. 李怀凤，彭清华，姚小磊，等．密蒙花总黄酮对去势雄鼠干眼症模型角膜和泪腺组织的保护作用［J］．中国中医眼科杂志，2010，20（1）：1-6．

46. 吴权龙，彭清华，姚小磊．密蒙花提取物滴眼剂对实验性干眼症鼠泪腺组织形态学的影响［J］．湖南中医药大学学报，2009，29（5）：35-37．

47. 彭清华，姚小磊，彭俊，等．密蒙花提取物滴眼剂对实验性干眼症鼠泪腺组织细胞凋亡的影响［J］．国际眼科杂志，2010，10（1）：40-43．

48. 彭清华，姚小磊，彭俊，等．密蒙花提取物对干眼症雄兔泪腺局部炎症反应影响的研究［J］．中华中医药学刊，2010，28（7）：1351-1356．

49. 彭清华，姚小磊，吴权龙，等．密蒙花提取物滴眼剂对实验性干眼症鼠泪腺组织细胞凋亡的影响（英文）［J］．中西医结合学报，2010，8（3）：244-249．

50. 彭清华，姚小磊，吴权龙，等．密蒙花提取物滴眼对干眼症去势鼠泪腺组织雄激素受体数量的影响（英文）［J］．国际眼科杂志，2010，10（2）：203-208．

51. 王方，彭清华，陈佳文，等．Ⅱ型胶原酶体外分离大鼠泪腺上皮细胞及细胞培养［J］．眼科新进展，2009，29（5）：330-332．

52. 王方，彭清华，姚小磊，等．密蒙花总黄酮含药血浆干预干眼症细胞凋亡模型STAT1磷酸化蛋白表达（英文）［J］．国际眼科杂志，2010，10（1）：5-8．

53. 王方，彭清华，姚小磊，等．密蒙花总黄酮对去势导致干眼症雄鼠泪腺BaxmRNA、Bcl-2mRNA表达的影响［J］．眼科新进展，2010，30（3）：201-206．

54. 陈佳文，彭清华，姚小磊，等．密蒙花总黄酮对去势雄鼠干眼症泪腺TGF-β1及其基因表达的影响［J］．眼科研究，2010，28（4）：311-314．

55. Xiao-lei Yao, Qing-hua Peng, Jun Peng, et al. Effects of extract of buddleja officinalis on partial inflammation of lacrimal gland in castrated rabbits with dry eyeRunning title：Buddleja officinalis in castrated rabbits［J］. Int J Ophthalmol, 2010, 3（2）：114-119.

56. 汪月红，徐珲，石霞，等．明目退翳汤治疗复发性翼状胬肉26例疗效观察［J］．浙江中医杂志，2013，48（7）：509.

57. 李淑琳，韦丽娇，姜春晓，等. 中西医结合治疗早期翼状胬肉120例临床观察 [J]. 时珍国医国药，2010，21（3）：693 – 694.

58. 彭清华，喻京生，陈艳芳，等. 眼科围手术期的中医药治疗 [J]. 中国中医眼科杂志，2009，19（3）：172 – 175.

59. 曾志成，彭清华. 退翳明目汤对翼状胬肉切除术后基础泪液分泌和泪膜稳定性的影响 [J]. 中医杂志，2014，55（3）：218 – 221.

60. 曾志成，彭清华. 退翳明目汤对翼状胬肉切除术后角膜上皮修复和复发率的影响 [J]. 湖南中医药大学学报，2014，34（9）：51 – 54.

61. 施艳，喻京生，颜家朝，等. 祛风活血丸治疗翼状胬肉术后108例疗效观察 [J]. 湖南中医杂志，2015，31（2）：66 – 67.

62. 李维谊. 白睛溢血的眼底检查及中药治疗 [J]. 四川中医，1996，14（9）：51.

63. 郭恢，汪燕青. 双明汤治疗白睛溢血66例 [J]. 云南中医中药杂志，1998，9（4）：23.

64. 王广芳. 桑菊木贼桃红汤治疗白睛溢血30例 [J]. 实用中医药杂志，2003，19（11）：578 – 579.

65. 费传统，金强. 补阳还五汤眼科应用举隅 [J]. 山东中医杂志，2012，31（7）：524 – 525.

66. 孙金章. 麻杏石甘汤加味联合西药治疗火疳21例 [J]. 中国中医眼科杂志，1995，5（4）：243.

67. 邱礼新，于静. 加味麻黄连翘赤小豆汤治疗风湿热邪凌目型火疳30例疗效观察 [J]. 中国中医眼科杂志，2015，25（6）：421 – 422.

68. 董学梅，杨丽君. 加味犀角地黄汤治疗表层巩膜炎疗效观察 [J]. 世界科学技术，2017，19（9）：1540 – 1543.

69. 傅延发. 中药外敷治表层巩膜炎 [J]. 福建中医药，1998，29（6）：21.

70. 罗国芬. 陈达夫中医眼科临床经验 [M]. 成都：四川科学技术出版社，1985：124.

71. 彭清华. 眼科病名家医案·妙方解析 [M]. 北京：人民军医出版社，2007：86.

72. 周奉建. 张皆春眼科证治 [M]. 济南：山东科学技术出版社，1980：101 – 103.

73. 马小丽，韩淞，张鹏，等. 自拟清火散结汤口服结合药液熏蒸双目治疗表层巩膜炎22例疗效观察 [J]. 北京中医药，2019，38（6）：581 – 583.

74. 黄艳. 中医辨证治疗前巩膜炎的疗效观察 [J]. 中医临床研究，2015，7（35）：57 – 58.

第十七章　黑睛疾病

黑睛，即现称的角膜，又名黑珠、黑仁、乌珠、乌睛等。黑睛位于眼珠前部正中央，周边与白睛相连，其形状近圆形，质地清澈晶莹，是保证神光发越的重要组织之一。在五轮中黑睛属风轮，内应于肝，肝与胆相表里，故黑睛疾病常与肝胆相关。

黑睛疾病临床主要分新翳与宿翳，新翳的病变特点是有明显的自觉症状，如疼痛、畏光、流泪、碜涩、视力下降等；其局部表现主要为抱轮红赤或白睛混赤及翳的形状、大小、部位不同，荧光素染色检查阳性。黑睛本身无血脉，营养供应较差，抵抗力较低，一旦发生病变，则病程长，恢复慢。一是黑睛疾病多会使黑睛失去晶莹清澈之性，致视力受到不同程度的影响。严重者，可波及黄仁，出现黄液上冲、瞳神紧小、瞳神干缺等症。二是病变侵蚀黑睛，可致黑睛溃破，黄仁脱出，形成蟹睛，愈后遗留斑脂翳。瞳神干缺及斑脂翳的形成，又可使神水流出受阻，瘀积眼内，而出现旋螺尖起及继发性绿风内障等症。三是黑睛溃烂穿孔，漏口不能修复，形成正漏；或邪毒乘黑睛溃破之处侵入珠内，整个眼珠使化脓，终致眼珠萎缩塌陷。致目盲，是防盲工作中的重要眼疾之一。

黑睛疾病的病因，一是黑睛长期暴露于外，直接与外界接触，易受外伤；二是以外感六淫为多见，六淫之中，又以风热最多。此外，亦可因其他病变迁延失治等发生。其中其病情的轻重及发展演变，也与脏腑功能失调，气血失和，正气盛衰有关，当脏腑热炽、正气不足时，则内外合邪，导致黑睛病变的发生。故其发病机会多，是眼科临床的常见病、多发病。

黑睛疾病多伴有抱轮红赤或白睛混赤，需与白睛红赤相鉴别。白睛红赤起自白睛周边，颜色鲜红，其血络较浅，呈树枝状，推之可以移动；抱轮红赤为血络环绕黑睛，色泽暗红，位于深层，呈放射状，推之不移动。若前者两者兼有之，则称为白睛混赤。

黑睛疾病的治疗原则是祛邪退翳，控制发展，防止传变，促进早愈。其治疗主要分内治和外治。内治方面主要针对病因辨证治疗，以消除翳障。病变早期，祛风清热是常用治法；中期清肝泻火、通腑泻热、清热利湿是常用治法；病至严重阶段时，应注意内外结合、中西结合，积极治疗，控制发展，防止传变，促使翳障愈合，防止和减少并发症的发生；病变后期，为缩小和减薄瘢痕翳障，退翳明目为最常用的治法。由于黑睛在五轮学说中属于风轮，内应于肝，肝与胆相表里，故黑睛疾病常与肝胆病机相关，辨证时也常从肝胆病机着手，如病情初起，翳障浮嫩，多为肝胆风热；翳障色黄，溃陷深大，为肝胆实火；翳障时隐时现，反复不愈，常为肝阴不足等。当然黑睛病变也与其他脏腑有关，如白睛与黑睛紧密相联，白睛属肺，黑睛属肝，金可克木，加之肺主表，黑睛浅层的病变也与肺有关；而兼黄液上冲者，则为阳明热炽；翳陷日久不复者，常为气血不足等。临床必须从整体出发，全面认识，不能专责之于肝胆。外治方面：主要有滴滴眼液、涂眼药膏、点眼药粉、眼部熏洗、湿热敷及手术等方法，结合内治，以提高疗效。累及黄仁者，还需重视散瞳治疗。

第一节　银星独见

银星独见是指黑睛生一两颗星点翳障、色白如星，无扩大、连缀，伴羞明流泪、目赤涩痛的外障眼病。本病病情较轻、常可治愈，预后良好，多不留瘢痕。本病类似于西医学浅层点状角膜炎。

【源流】

首次将"银星独见"作为一个病名并加以较详细论述者，为明·王肯堂的《证治准绳·杂病·七窍门》。书中谓："乌珠上有星，独自生""大凡见珠上有星一、二颗，散而各自生，过一、二日看之不大者方是。"据其病损形状命名为银星独见。阐述本病的过程为既不扩大，又不加深，还可自消。其病机系火客络间，但有虚实之别，临证还须与聚星障、凝脂翳早期鉴别。《张氏医通》继承了这个观点，不但列举了退翳明目的若干内服方药，如因风者用蝉花散，因肾虚者用六味丸加谷精草、白蒺藜等，还提出以碧云散、阿魏嗅鼻的治疗方法。

【病因病机】

本病多因外感风热之邪，上犯于黑睛，或因素有肝郁、气郁化火，肝热上乘，灼伤黑睛所致；亦可因肝肾阴虚，虚火上炎，结聚黑睛致翳障如星。如清代张璐在其所著《张氏医通·七窍门》论述银星独见一节时曰："星见陷下者，或小点乱生者，为肾虚，其人必因梦泄，或房劳之故。"指出肾虚可引发本病。结合临床可归纳如下。

（一）肝经风热证

外感风热，上犯于目，邪滞黑睛而发为本病。或因外邪不解，入里化热，或肝经伏火，循经上扰黑睛，黑睛受灼发为本病。症见：发病初期，患眼灼痛、微感羞明流泪，白睛红赤或抱轮微红，黑睛生翳如星，恶风发热，舌红，苔薄黄，脉浮数。

（二）阴虚火旺证

病程日久或患者素体肝肾阴虚，津液亏耗，目失所养则眼内干涩，若肝肾阴虚，虚火上炎，结聚黑睛致黑睛翳障如星而发为本病。症见：发病后期，患眼涩痛、流泪、白睛红赤不显或抱轮微赤，黑睛星翳仅一、二颗，舌红少津，少苔，脉细数。

【临床表现】

（一）自觉症状

患眼异物感、灼痛、微感羞明流泪，干涩碜痛，症状一般较轻。或兼恶风发热、或腰膝酸软，头晕耳鸣。

（二）眼部检查

白睛红赤或抱轮微红，黑睛生翳一两颗，色银白如星，不融合连缀，不继续扩大加深，不伴黄液上冲，经治疗后数日可痊愈；若星翳较深且位于瞳神者，常遗留瘢痕而影响视力。

（三）实验室及特殊检查

裂隙灯下查见黑睛病变区见灰白色点状浸润，角膜荧光染色见散在一、两个着色点。

【诊断依据】

1. 初起，患眼碜痛、微感羞明流泪、甚者灼热疼痛。
2. 白睛红赤或抱轮微红，黑睛生翳一、二颗，色白如星。

【鉴别诊断】

1. 本病应与聚星障相鉴别 聚星障是以黑睛上生多个细小星翳，或连缀或融合成片、可向深层发展为特征，较本病黑睛星翳的数量多、范围广、损伤重，两者不难鉴别。

2. 本病应与凝脂翳早期相鉴别 凝脂翳以黑睛生翳、状若凝脂，伴黄液上冲为特征，而本病黑睛星翳无薄脂覆盖，不伴黄液上冲，可予鉴别。

【辨治思路】

（一）辨证思路

1. 肝经风热证 本证以患眼灼痛、羞明流泪，抱轮红赤，黑睛生翳如星，或伴恶风发热为诊断要点。风为百病之长，易兼夹热邪等他邪致病。风性轻扬，热性炎上，风热上侵于目，邪滞白睛及黑睛，故见抱轮红赤、黑睛生翳如星。外感风热之邪，卫气失宣，故见恶风发热；或因肝经伏火，风火相搏，循经上扰黑睛，黑睛受灼发为本病。舌红，苔薄黄，脉浮数为外感风热之征。

2. 阴虚火旺证　本证以病久患眼涩痛、流泪，抱轮微赤，黑睛星翳疏散为诊断要点。病程日久或患者素体阴虚或热病伤阴，津液耗损，目失所养则眼干涩，虚火上炎灼伤白睛则抱轮微赤，涩痛流泪，虚火上炎结聚黑睛致黑睛星翳疏散，舌红少津，少苔，脉细数为肝肾阴虚之征。

（二）症状识辨

1. 目痛　初期多见碜痛、日久见涩痛，患眼碜痛多为外感风热为患；患眼涩痛为阴津亏耗。

2. 羞明流泪　患眼羞明伴赤痛流泪，多为外感风热或肝火所致；羞明伴干涩，多为阴亏血少或余邪未清；若红赤不显、羞明较轻，多为肝肾阴虚、虚火上炎。

3. 黑睛生翳　本病黑睛生翳仅为一、二颗，色白如星，且不扩大、不发展、不连缀、不伴黄液上冲，多因外感风热所致。

（三）治疗思路

1. 治法与处方原则　该症属中医外障眼病范畴，辨证宜分虚实，辨证要点应抓住局部辨病这个主要环节，可以借助西医裂隙灯等检查手段，进行多方面了解，观察内窥辨病，再配合中医全身辨证，方能精确立法用方，从而获得理想效果。本病的治疗，初期风热之邪尚轻，正气较强，以标实之证为主，治宜祛风清热，后期以肝肾阴虚为主，治宜滋阴降火为法。

2. 用药方式　本病早期主张攻伐，后期主张补益。在治疗用药时，应注重攻伐以及补益之间的调整，处方用药时，药味应轻浮上行，配伍得当。总之，既要主张治标，又要兼顾补充人体正气；既要着重调理脏腑，又要注意调理气血，还要注重患者其他兼症。

（1）肝经风热证：银星独见属肝经风热者，宜投疏风平肝清热、退翳明目之品，如蝉蜕、蛇蜕、蒺藜、石决明等。其中，蝉蜕疏散风热、退翳明目，蛇蜕祛风解毒、退翳明目，石决明平肝清热、退翳明目，蒺藜平肝明目，散风行血；防风、羌活祛风解表、利湿止痛；当归、川芎、赤芍补血活血、理气止痛；茯苓利水渗湿，甘草和中解毒、调和诸药。

（2）阴虚火旺证：银星独见属阴虚火旺者，宜投滋阴清热之品，如知母、生地黄、女贞子等，以清热泻火、滋阴润燥；牡丹皮清热凉血、退虚热；茯苓、泽泻健脾渗湿、利水泻热，合用蝉蜕、蛇蜕祛风解毒、退翳明目，共奏滋阴清热、退翳明目之功。

【治疗】

本病早期为外感风热，治以疏风平肝清热为主；后期为虚火上炎，治以滋阴清热退翳为要。

（一）辨证论治

1. 肝经风热证

证候：患眼灼痛、羞明流泪，抱轮红赤，黑睛生翳如星，或伴恶风发热；舌红，苔薄黄，脉浮数。

治法：疏风清热，退翳明目。

方药：菊花决明散加减。菊花、决明子、防风、蔓荆子、石决明、木贼草、羌活、黄芩、川芎、银花。

加减：恶风发热、头痛者加薄荷、牛蒡子以疏散风热、清利头目；抱轮红赤甚者，加当归、赤芍补血活血、理气止痛。

2. 阴虚火旺证

证候：患眼涩痛、流泪，抱轮微赤，黑睛星翳疏散；或伴腰膝酸软；舌红少津，少苔，脉细数。

治法：滋阴清热，退翳明目。

方药：知柏地黄汤加减。知母、黄柏、熟地黄、山茱萸、山药、茯苓、泽泻、牡丹皮。

加减：眼干明显者加麦冬、党参以益气生津；常加谷精草、白蒺藜、蝉蜕疏风清热、明目退翳。

（二）中成药

1. 银翘解毒丸 具有祛风清热解毒、退翳明目作用。适用于银星独见属风热犯目证。

2. 板蓝根颗粒 具有清热解毒凉血作用。适用于银星独见属风热犯目证。

3. 杞菊地黄丸 具有滋阴降火作用。适用于银星独见属肝肾不足，虚火上炎证。

（三）单方验方

1. 蝉蜕、甘菊、谷精草、羌活、防风、白蒺藜、决明子、密蒙花、荆芥穗、川芎、蔓荆子、木贼、炙甘草、黄芩、栀子，上药各等量研细末，每服9g，开水送下，口服2次。本方适用于银星独见属风热犯目证。

2. 金银花15g，连翘12g，牡丹皮10g，板蓝根10g，蝉衣10g，焦栀子10g，荆芥10g，大青叶10g，桔梗10g，木通10g，芦根30g，生甘草3g，水煎服，每日一剂，一剂两煎，早晚各一次，本方适用于银星独见属风热犯目证。

3. 银柴胡3g，川黄连2g，秦艽3g，炙鳖甲9g，地骨皮7g，青蒿3g，知母6g，甘草3g，大熟地黄9g，白芍6g，制何首乌9g，桑椹9g，白蒺藜9g，女贞子9g，枸杞子9g，川黄柏3g，水煎服，每日一剂，一剂两煎，早晚各一次，本方适用于银星独见属阴虚火旺证。

4. 生地黄12g，熟地黄12g，牡丹皮10g，地骨皮10g，淮山药10g，菊花10g，防风10g，荆芥6g，蝉蜕6g，刺蒺藜10g，水煎服，每日一剂，一剂两煎，早晚各一次，本方适用于银星独见属阴虚夹风证。

（四）外治疗法

1. 选用鱼腥草眼药水、黄芩眼药水点眼，每日6~8次。
2. 内服中药药渣煎水湿热敷。

（五）针灸治疗

取穴：睛明、攒竹、合谷、曲池。每天1次，用平补平泻法，留针20~30分钟，可连续针刺1~2周。

（六）药膳疗法

1. 菊花甘草汤　白菊花50g，生甘草5g，将2味浸泡30分钟，煮沸10分钟，去渣饮用，适用于银星独见属风热犯目证。

2. 麦冬苦瓜泥　苦瓜250g，鲜麦冬、白糖各30g。将苦瓜、鲜麦冬分别洗净，捣烂如泥，加入白糖拌匀，2小时后将水汁浴出即可食用，适用于银星独见属阴虚火旺证。

3. 决明子粥　炒决明子15g，白菊花10g，枸杞子30g，粳米100g，冰糖少许。炒决明子与菊花同煎取汁，再与粳米、枸杞子煮粥，适用于银星独见属阴虚火旺证。

4. 桑叶猪肝汤　桑叶15g，猪肝100g加适量水煲汤，饮汤食猪肝。

（七）西医治疗

1. 抗病毒药物　0.1%阿昔洛韦眼药水点眼，1小时1次；或3%阿昔洛韦眼膏，或更昔洛韦眼用凝胶，点眼，一日4次。

2. 免疫调节剂　干扰素、转移因子、左旋咪唑，用于调节机体免疫力。

【预后转归】

本病为眼科常见病，应用中西医结合的方法积极治疗，并提高机体免疫力，避免复发。经及时治疗，预后较好，不留瘢痕。

【预防调护】

1. 平素应保持心情舒畅，避免精神紧张，积极锻炼身体，增强机体免疫力。
2. 饮食宜清淡，忌食肥甘厚味及辛辣炙煿。

【名医经验】

陆南山论治浅层点状角膜炎

1. 学术思想　陆老认为：本病由外邪引起渐入里，将本病分三个阶段。初期与风邪外感密切相关，结合全身情况进行辨证，风寒外感者方用荆防败毒散加减；风热外感者方用银翘散加减；进行期局部症状体征较重、外感症状轻或消失，证属风热上乘者，方用聚星决明散，药用决明子、蔓荆子、蛇蜕、蝉蜕、白蒺藜、钩藤、黑山栀、连翘、荆芥、防风、谷精草。反复发作期病情时轻时重、迁延不愈，并见白睛红赤、干涩少泪时，采用泻肺养阴之法，方用花粉白皮去翳汤，药用桑白皮、地骨皮、天花粉、谷精草、白蒺藜、蝉蜕、黄芩。

2. 典型病例　患者，男，36 岁，1975 年 11 月 29 日初诊。9 月因患红眼，曾用过各种抗生素眼药水、可的松眼药水，内服多种中西类药物。查：远视力右 0.1，左 0.2。近视力：右 0.4，左 0.4。两眼球结膜充血轻微，两眼角膜点状荧光着色密布。诊断为双眼浅层点状角膜炎。辨证为阴虚内热、灼伤津液。治以养阴润燥。处方：生地黄 15g，麦冬 6g，玄参 12g，石斛 9g，北沙参 9g，谷精草 9g。服 21 剂后，两眼无充血，刺激症状减轻，荧光素角膜点状阳性明显减少，大便由燥转通畅。原方加天冬 6g，继服 10 剂。1976 年 11 月 24 日复查：远视力右 0.2，左 0.4，近视力未查，两眼角膜荧光素染色阴性，治疗告一段落。

【文献选录】

《证治准绳·七窍门》曰："乌珠上有星，独自生也。若连萃而相生相聚者，不是星。盖星不能大，大而变者亦不是。有虚实自退不退之证。虚实者，非指人之气血而言，乃指络间之火而言。若络间之虚火客游，因而郁滞于风轮，结为星者，其火无源，不得久滞，火退气散膏清而星自消。若火有源而来，气实壅滞于络者，则水不清，故星结不散，其色白圆而颗小浮嫩者，易退易治。沉涩坚滑者，宜作急治之，恐滞久气定，治虽退而有迹，为冰瑕矣。夫星者，犹天之有星，由二气而结，其大小亦由积受盛衰之所致，无长大之理。故人之患星，亦由火在阴分。故为星，星亦不能大。若能大者，此必是各障之初起也。障犹云，云随天地之气而聚散，障因人之激戒而消长。即如凝脂一证，初起白颗小而圆嫩，俨然一星，不出一二日间，渐渐长大，因而触犯，遂致损目。若误认为星，则谬于千里矣。亦有凝脂虽成，因无根客火郁在膏中，作此一点，无所触犯，善于护养，水清而退者，便谓是星退，医者亦谓是星退，遂误认为星，终身执泥不改者，误人多矣。每见世人用愚夫蠢妇执草抢丝，朝灯对日，咀诡魇，谓之结眼，间有凝脂、水晶、银星，虚火聚开翳障等证，偶然而退，遂以为功，骇羡相传，眇医弃药，智者尚蒙其害，况愚人乎。夫人之目，因气血不能清顺，是故壅滞而生病焉。调养缄护，尚恐无及，乃反劳挣强，视搏此阳光，即无病之目，精强力盛者，且不能与之敌，而况病目，能无损乎。虽幸自病退者，光亦渺茫难醒。大凡见珠上有星一二颗，散而各自生，过一二日看之不大者方是。若七日而退者，火数尽之故。若连萃贯串相生及能大者，皆非星也。又有一等愚人，看各色障翳，亦呼为星者，抑又谬之甚矣。"

《张氏医通·七窍门》曰："银星独见乌珠上有星。独自生也。盖人之患星者。由火在阴分而生。故不能大。若能长大者。必是各障之初起也。即如凝脂一证。初起白颗。小而圆嫩。俨然一星。不出一二日间。渐渐长大。因而触犯。遂至损目。若误认为星。则谬矣。大凡见珠上有星一二颗。散而各自生。至二三日。看之不大者方是。若七日而退者。火数尽也。若连萃贯串相生。及能大者。皆非是也。凡星见青色者为风。其人必头痛。蝉花散去苍术。加白蒺藜、谷精草。并用碧云散。祛风为主。星久不退。恐其成翳。阿魏搐鼻法。每夜搐之……宜生料六味丸加谷精草、白蒺藜、车前子。凡去星之药。非谷精不应也。"

【现代研究】

张云霞等将98例浅层点状角膜炎患者随机分为两组，对照组72只眼，治疗组76只眼。根据病因、病情，两组患者均选用洛美沙星眼水、阿昔洛韦眼水、新泪然眼水或金因舒眼药水滴眼，每日4次。在此基础上治疗组加用消星饮治疗，每日1剂，分2次煎，早晚食后服，再用药渣煎水，趁热熏眼，待冷却后取澄清液浴眼，每日3次。消星饮基本方：柴胡6g，决明子10g，防风8g，蝉衣6g，桑叶10g，菊花10g，甘草3g。根据临床症状辨证加减：目痒、目涩、羞明流泪等症明显者属风重，加白蒺藜10g、薄荷3g、木贼10g；眼灼热疼痛、白睛红赤等症明显者属热重，加黄芩10g、山栀子10g、夏枯草10g、秦皮10g；目珠干涩，伴口干咽燥、干咳少痰者属肺阴不足，加麦冬10g、沙参10g、五味子5g。结果：对照组49例（72只眼），治愈12只眼，好转44只眼，无效16只眼，治愈率16.7%，总有效率为77.8%；治疗组49例（76只眼），治愈29只眼，好转41只眼，无效6只眼，治愈率38.2%，总有效率为92.1%。结论：治疗组疗效明显优于对照组。

谭乐娟自拟经验方当归散治疗浅层点状角膜炎，将患者随机分为治疗组和对照组，治疗组35例（41只眼），对照组31例（35只眼），治疗组口服自拟当归散汤剂（当归10g，赤芍10g，防风10g，白蒺藜12g，木贼10g，谷精草10g，桑白皮10g，黄芩 10g，夏枯草 10g，柴胡 10g，徐长卿 5g，甘草 5g），每日 1 剂，分两次煎服，局部滴 0.1% 利福平眼液、0.1% 阿昔洛韦眼液，交替滴眼，每 2 小时 1 次，1 次 1 滴，对照组除不服中药外，其他治疗同治疗组。治疗组痊愈 33 眼，好转 6 只眼，有效率 98.12%，平均疗程（14.05 ± 4.65）天；对照组痊愈 15 眼，好转 12 只眼，有效率 77.14%，平均疗程（21.91 ± 5.38）天。两组患者的疗效比较 $P < 0.05$，有显著性差异；两组痊愈病例的疗程比较，$P < 0.01$，有显著性差异。说明治疗组的疗效疗程明显优于对照组。当归散方中当归、赤芍清热凉血而散瘀，取"治风先治血"之意。正如《古今医统》提出"行血为治目之纲，散热为治目之要"。全方共奏疏风清热、凉血祛瘀、退翳明目之功，临床观察对浅层点状角膜炎有较好疗效。

第二节　聚星障

聚星障是指黑睛骤生多个细小星翳，星翳或团聚或连缀成片，伴碜涩疼痛、羞明流泪的眼病。好发于热病、慢病后，或产后、月经不调等机体阴阳气血失调情况下。单眼为患居多，亦可双眼同时或先后为患。本病病程较长，易反复发作。若治不及时，常合并花翳白陷、凝脂翳等症，愈后遗留瘢痕翳障而障碍视力。本病类似于西医学单疱病毒性角膜炎。

【源流】

元代《原机启微》将该病命名为"风热不制之病"，并描述其临床表现曰："翳如云雾，翳如丝缕，翳如秤星，或一点、或三四点而致数十点"，并采用了祛风清热之羌活胜风汤加减治疗。

首次将"聚星障"作为一个病名并加以详细论述者，为明·王肯堂的《证治准绳·杂病·七窍门》。书中谓："乌珠上有细颗，或白色，或微黄。微黄者急而变重。或联缀，或团聚，或散漫，或一同生起，或先后逐渐一而二，二而三，三而四，四而六七八十数余，如此生起者。"据其病损形状将该病命名为聚星障，并指出其发展、预后、转归，"初起者易治，生定者退迟。能大者有变。团聚生大而作一块者，有凝脂之变。联缀四散，傍风轮白际而起，变大而接连者，花翳白陷也。若兼赤脉爬绊者，退迟。若星翳生于丝尽头者，亦退迟进速且有变，盖接得脉络生气之故"。提出其病因为"此证大抵多由痰火之患"，并用"羚羊角散"治疗。

《审视瑶函》针对本病后期，创立了疏风清热、滋阴之海藏地黄散。

《张氏医通·七窍门·外障》对本病的认识沿用了《证治准绳》的说法，治疗亦主张"先服羚羊角散。后服补肾丸"。

《目经大成》描述该病症状为"此症黑睛有细颗，或白或微黄，或连缀，或丛萃，或散漫，或齐起，或先后逐渐相生"。分析本病的病因病机为"大该木火扰攘，亦目疾所常见"。

在高等医药院校教材（五版教材）《中医眼科学》中对聚星障定义为"黑睛骤生多个细小星翳的眼病"，在辨证论治中，该书主要提出了风热上犯、风寒犯目、肝火炽盛、湿热蕴蒸、阴虚邪留五个证型，治疗分别采用银翘散、荆防败毒散、龙胆泻肝汤、三仁汤、加减地黄丸等方药。普通高等教育"十五"国家级规划教材《中医眼科学》中对聚星障定义为"黑睛骤生多个细小星翳，其形或连缀，或团聚，伴碜涩疼痛、羞明流泪的眼病"，辨证论治中删除了风寒犯目证。自《证治准绳》至今，近400年间出版的中医综合性著作、眼科专著和教材，均沿用"聚星障"病名。

【病因病机】

黑睛属风轮，内应肝胆，本病的发生与肝胆功能失调密切相关。本病常因肝经风热，灼伤黑睛，或素有肝经伏火、复受风邪，风火侵袭黑睛所致，如清代《目经大成》论述聚星障一节时曰："木郁结，火飞腾，两相争"，指出肝郁化火可引发本病。若病久不愈或反复发作则责之于正虚，可因阴虚复受风邪致星翳复生。结合临床归纳为：

（一）肝经风热证

黑睛暴露于外，易感六淫邪气，尤以风热最为多见。风热之邪外袭，上犯于目，邪留黑睛、致生翳障而发为本病。症见：发病初期，患眼碜痛、羞明流泪，抱轮微红，黑睛生星点翳障，恶风发热，舌质红，苔薄黄，脉浮数。

（二）肝胆火炽证

外邪不解，入里化热，或肝经伏火，复感风邪，内外合邪，风火相搏，肝胆火炽，循经上扰黑睛，灼伤黑睛而发为本病。症见：患眼灼痛，畏光流泪，热泪频流，白睛混赤，黑睛星翳呈条片状或树枝状、地图状，口苦咽干，便秘溲赤，舌质红，苔黄，脉弦数。

（三）湿热内蕴证

嗜食肥甘厚味、辛辣炙煿，致脾胃湿热内蕴，土反侮木，湿热上犯，熏蒸黑睛而发为本病。症见：患眼泪热胶黏，抱轮红赤或白睛混赤，黑睛地图状翳障，或黑睛翳障反复发作、经久不愈，伴头重胸闷，口中黏腻，纳呆便溏，舌质红，苔黄腻，脉濡数。

（四）阴虚夹风证

病程迁延日久或患者素体肝肾阴虚，阴不制阳，虚火上炎；或热病后阴津耗损，复受风邪，结聚黑睛而发为本病。症见：发病后期，患眼干涩疼痛、流泪，抱轮微红，黑睛星翳时作时止，口燥咽干，腰膝酸软，舌红少津、少苔，脉细数。

【临床表现】

（一）自觉症状

常于感冒发热或劳累后发病，患眼沙涩异物感、畏光流泪；重者灼热疼痛，热泪频流，泪多无眵，视物模糊。或兼恶风发热、口苦咽干；或腰膝酸软、头晕耳鸣；或头重胸闷，纳呆便溏。

（二）眼部检查

胞睑微红肿，抱轮红赤或白睛混赤。黑睛骤生多个细小星翳，如针尖或秤星状，色灰白或微黄，少则数颗、多则数十颗，或齐起，或先后次第而生，或聚或散，或连缀成片状、云雾状，或融合联缀呈树枝状，甚者进一步扩大加深、扩展成不规则灰白色地图状；荧光素液染色着染，黑睛知觉减退。或病变初起即位于黑睛深层，黑睛中央呈盘状混浊肿胀，黑睛后壁可见皱褶，黑睛表面粗糙或光滑，荧光素液染色无着染。

本病病程较长，一般不化脓，若失治误治，可致星翳扩大、中央溃陷而变生花翳白陷；若复感邪毒，翳障表面如覆薄脂、溃入黑睛深层者，变生凝脂翳；甚者可波及黄仁，变生瞳神紧小，或因黄仁与晶珠粘着，合并绿风内障等症；后期常遗留黑睛翳障可影响视力。

（三）实验室及特殊检查

1. 角膜组织刮片可分离出病毒。
2. 荧光素抗体染色检查行角膜上皮刮片荧光素抗体染色及房水细胞荧光抗体染色，在被感染的细胞质或核内可找到特殊的荧光染色区，证明有单纯疱疹病毒存在。

【诊断依据】

1. 常于感冒或劳累后发病。
2. 患眼沙涩疼痛，畏光流泪，视物模糊。
3. 抱轮红赤或白睛混赤，黑睛星点、树枝或地图状翳障，或黑睛深层盘状混浊，病变区黑睛知觉减退。

【鉴别诊断】

1. 本病应与风赤疮痍相鉴别　聚星障是以黑睛骤生星点状、树枝状、地图状翳障为特点，风赤疮痍除黑睛翳障外，伴眼睑及头面部沿皮区神经分布的疼痛性皮肤疱疹，且病变不跨过中线，两者不难鉴别。

2. 本病应与凝脂翳早期相鉴别　凝脂翳以黑睛生翳、如覆薄脂，伴黄液上冲为特征，而本病黑睛星翳无薄脂覆盖，不伴黄液上冲，可予鉴别。

【辨治思路】

（一）辨证思路

1. 肝经风热证　本证以患眼羞明涩痛，抱轮微红，黑睛骤生星翳，发热恶风，鼻塞咽痛为诊断要点。风性轻扬，热性炎上，风热上犯于目，邪滞白睛及黑睛，故见黑睛骤生星翳，抱轮微红等；风热入侵，卫气失宣，故发热恶风；风热上犯鼻咽，故鼻塞咽痛。舌红苔薄黄、脉浮数，为风热外袭之征。

2. 肝胆火炽证　本证以患眼灼热疼痛，羞明碜涩，热泪频流，白睛混赤，黑睛树枝状、地图状翳障为诊断要点。火为阳邪，其性升腾上炎，火热犯目，则患眼灼热疼痛、羞明碜涩、热泪频流；黑睛属风轮，内应于肝，肝胆火炽，火性炎上，循经灼伤白睛、黑睛，致白睛混赤、黑睛见树枝状、地图状翳障。舌质红，苔黄，脉弦数为肝胆火炽之征。

3. 湿热内蕴证　本证以患眼泪热胶黏、抱轮红赤，黑睛地图状翳障或黑睛深层盘状翳障、头重胸闷，病情反复发作为诊断要点。过食辛辣炙煿或肥甘厚味，致脾胃湿热，湿性重浊黏腻，与热邪胶结，故见眼泪热胶黏；湿热熏蒸、灼伤黑睛，则黑睛见地图状翳障或黑睛深层盘状翳障；湿邪留恋不去，故致病情反复发作。清阳被阻，气机不利，故头重胸闷。舌质红、苔黄腻，脉濡数为湿热内蕴之征。

4. 阴虚夹风证　本证以患眼干涩，微感羞明，抱轮微红，黑睛星翳时作时止为诊断要点。素体阴虚或久病伤阴，致阴虚无力抗邪，邪气久羁，致黑睛星翳迁延不愈，时作时止。阴亏火旺、虚火上炎，故见抱轮微红、微感羞明。阴虚目睛失养，故眼干涩。舌红少津，脉细或细数为阴虚或阴虚火旺之征。

（二）症状识辨

1. 目痛　初期多见碜痛，日久见涩痛，患眼碜痛多为风热外袭所致；涩痛为阴虚津耗。

2. 羞明流泪　患眼羞明伴赤痛流泪，多为风热外袭或肝胆火炽所致；羞明伴干涩，多为阴虚邪留；若红赤不显、微感羞明，多为肝肾阴虚、虚火上炎所致。

3. 抱轮红赤或白睛混赤　抱轮微红多由风热外袭或阴亏火旺、虚火上炎所致；抱轮红赤多为湿热犯目；白睛混赤多为肝胆火炽所致。

4. 黑睛生翳 黑睛骤生细小星翳，多为外感风热；黑睛树枝状、地图状翳障多因肝胆火炽或黑睛所致；黑睛深层盘状翳障多因湿热犯目所致；黑睛星翳时作时止为阴虚邪留。

（三）治疗思路

1. 治法与处方原则 该症属中医外障眼病范畴，辨证宜分虚实、辨病因、审脏腑。辨证以局部辨病为主，再配合中医全身辨证，辨证准确，方能精确立法用方，从而获得良效。本病的治疗，初期外感风热，治宜疏风清热，中期肝胆火炽者，治当清泻肝胆实火；湿热犯目者，治当清热利湿。后期肝肾阴虚为主，治宜滋阴降火为法。对于病情缠绵反复发作者，常为虚实夹杂，治须分辨虚实之轻重，采用扶正祛邪法，耐心调治，方能取效。

2. 用药方式 本病早期多实证、主张攻伐，后期多虚实夹杂或虚证，主张攻补兼施或补益为主。在治疗用药时，应注重攻伐及补益间的调整，处方用药时，药味应轻浮上行，配伍得当。总之，既要主张治标，又要兼顾补充人体正气；既要着重调理脏腑，又要注意调理气血，还要注重患者其他兼症。若病情缠绵、反复发作者，常为虚实夹杂，须分辨虚实之轻重，治当扶正祛邪标本兼顾。

（1）肝经风热证：聚星障外感风热者，宜投疏风清热、退翳明目之品，如薄荷、竹叶、荆芥、淡豆豉、牛蒡子、蝉蜕、蛇蜕等，其中荆芥、薄荷疏风清热、清利头目，淡豆豉解表除烦、宣发余热，牛蒡子疏散风热、宣肺解毒，竹叶清热泻火、除烦生津；蝉蜕疏散风热、退翳明目，蛇蜕祛风解毒、退翳明目；金银花、连翘清热解毒，桔梗载药上行；甘草和中解毒、调和诸药。

（2）肝胆火炽证：聚星障肝胆火炽者，宜投清肝泻火、退翳明目之品，如龙胆、栀子、黄芩、柴胡等，其中龙胆清热燥湿、清泻肝胆实火，栀子、黄芩清热解毒、泻火利湿，柴胡疏散退热、疏肝解郁；泽泻利水渗湿泻热，车前子清热渗湿明目、引热下行；生地黄清热凉血、养阴生津，当归补血活血，使邪去而正不伤；石决明平肝清热、退翳明目，蒺藜平肝明目、散风行血；甘草调和诸药。

（3）湿热内蕴证：聚星障湿热犯目者，宜投清热利湿、退翳明目之品，如杏仁、豆蔻、薏苡仁、厚朴、半夏等，其中杏仁具有苦降之性，降泻上逆之肺气，气化则湿亦化；豆蔻芳香辛温，化湿行气温中；薏苡仁健脾利水、渗湿解毒；半夏燥湿化痰、降逆散结；厚朴行气燥湿除满消痰；滑石、通草、竹叶加强清热利湿之功；石决明、珍珠母平肝潜阳、退翳明目；甘草和中解毒、调和诸药。

（4）阴虚夹风证：聚星障阴虚邪留者，宜投滋阴散邪、退翳明目之品，如生地黄、熟地黄、当归、怀牛膝、蝉蜕等，其中生地黄、熟地黄清热凉血、滋阴补血；当归补血活血、行滞止痛；怀牛膝归肝肾经，既补肝肾，又善引血下行，降上炎虚火；羌活、防风、蝉蜕祛风散邪、退翳明目；杏仁、枳壳宣畅气机，防滋腻碍胃，甘草调和诸药。

【治疗】

本病早期为外感风热，治以疏风清热为主；典型证型为肝胆火炽或湿热犯目证，治以清肝泻火、清利湿热为法；后期为阴虚邪留，治以滋阴清热退翳为要。中医药对聚星障具有独特治疗优势，既可抗病毒，又能调理全身，有助于缩短病程、预防或减少复发，实现标本兼治。外治以清热解毒、退翳明目为主，并可结合针刺、热敷等方法治疗。

（一）辨证论治

1. 肝经风热证

证候：患眼羞明隐涩，抱轮微红，黑睛骤生浅层点状星翳；伴发热恶风，鼻塞咽痛；舌质红，苔薄黄，脉浮数。

治法：疏风清热，退翳明目。

方药：银翘散加减。薄荷、竹叶、荆芥穗、淡豆豉、牛蒡子、金银花、连翘、桔梗、生甘草。

加减：抱轮红赤甚者，加当归、赤芍补血活血、理气止痛；加板蓝根、大青叶、菊花、紫草清热解毒；畏光流泪明显者，可加蔓荆子、防风、桑叶以清肝明目。

2. 肝胆火炽证

证候：胞睑红肿，畏光流泪，碜涩疼痛，热泪频流，白睛混赤，黑睛星翳呈树枝状、或地图状；头痛口苦，便秘溲赤；舌质红，苔黄，脉弦数。

治法：清肝泻火，退翳明目。

方药：龙胆泻肝汤加减。龙胆、栀子、黄芩、柴胡、泽泻、木通、车前子、生地黄、当归、甘草。

加减：便秘者加大黄、芒硝以通腑泻热；溲赤者加瞿麦、萹蓄清利小便；黑睛翳障呈地图状加金银花、蒲公英、连翘以清热解毒。

3. 湿热内蕴证

证候：患眼泪热胶黏，畏光流泪，抱轮红赤，黑睛生翳呈地图状或黑睛深层圆盘状翳障，反复发作，缠绵不愈；伴头重胸闷，溲黄便溏，口黏纳呆；舌红苔黄腻，脉濡或数。

治法：化湿清热，退翳明目。

方药：三仁汤加减。杏仁、豆蔻、薏苡仁、半夏、厚朴、滑石、通草、竹叶。

加减：抱轮红赤明显者，加黄连、牡丹皮以清热解毒凉血；若病灶色污秽，黑睛肿胀明显者，加金银花、黄芩、秦皮、石决明以清热解毒、退翳明目。

4. 阴虚夹风证

证候：患眼干涩不适，微感羞明，抱轮微红，黑睛星翳疏散、时作时止，经久不愈；伴口燥咽干；舌红少津，脉细或细数。

治法：滋阴散邪，退翳明目。

方药：加减地黄丸加减。生地黄、熟地黄、当归、怀牛膝、羌活、防风、杏仁、枳壳。

加减：可酌加菊花、蝉蜕、石决明以退翳明目；若乏力、腰膝酸软者，加党参、太子参、麦冬、女贞子、炙龟板益气养阴；盗汗、五心烦热者，加知母、黄柏以滋阴降火。

（二）中成药

1. 双黄连合剂　具有疏风解表、清热解毒作用。适用于聚星障属肝经风热证。

2. 板蓝根颗粒　具有清热解毒凉血作用。适用于聚星障属肝经风热证。

3. 泻青丸　具有清肝泻火作用。适用于聚星障属肝胆火炽证。

4. 连花清瘟胶囊　具有清瘟解毒作用。适用于聚星障属湿热蕴蒸证。

5. 炎琥宁注射液　具有清热解毒凉血作用。适用于聚星障属肝经风热证。

6. 双黄连注射液　具有清热解毒、清宣风热作用。适用于聚星障属肝经风热证。

（三）单方验方

1. 黄芩10g，川芎10g，独活10g，柴胡6g，羌活6g，白芷6g，桔梗6g，薄荷6g，前胡6g，荆芥穗6g，枳壳6g，甘草3g，煎服，每日一剂，一剂两煎，早晚各一次。适用于聚星障属外感风热证。

2. 龙胆9g，黄芩6g，栀子6g，泽泻6g，木通6g，车前子3g，当归3g，柴胡6g，生地黄6g，甘草3g，煎服，每日一剂，一剂两煎，早晚各一次。适用于聚星障属肝胆火炽证。

3. 茵陈10g，藿香10g，黄芩10g，连翘10g，滑石10g，大青叶10g，山栀10g，板蓝根12g，鱼腥草12g，薄荷5g，甘草3g，煎服，每日一剂，一剂两煎，早晚各一次。适用于聚星障属湿热蕴蒸证。

4. 生地黄15g，熟地黄15g，当归10g，牛膝10g，羌活10g，防风10g，枳壳10g，杏仁10g，煎服，每日一剂，一剂两煎，早晚各一次。适用于聚星障属阴虚夹风证。

（四）外治疗法

1. 滴眼剂

（1）抗病毒滴眼液或眼用凝胶：1%阿昔洛韦眼药水点眼，每小时1次；或

0.15%更昔洛韦眼用凝胶点眼,每日4次;干扰素滴眼液点眼,每日6次。

(2)清热解毒类中药滴眼液:选用鱼腥草眼药水,或黄芩眼药水,或秦皮眼药水,或熊胆滴眼液点眼,每日6~8次。

(3)散瞳滴眼液或眼用凝胶:病变范围较广而深者,选用1%硫酸阿托品滴眼液或眼用凝胶,或托吡卡胺滴眼液点眼,每日2~3次。

(4)糖皮质激素滴眼液:黑睛深层见盘状病变者,在抗病毒同时,可酌加糖皮质激素如妥布霉素地塞米松滴眼液或眼膏点眼,每日2~3次。

(5)抗生素滴眼液或眼膏:若眼眵多者,加用抗生素如0.3%氧氟沙星滴眼液或眼膏等点眼,每日3次。

2. 熏洗或湿热敷　内服中药药渣或选用秦皮、金银花、黄芩、蒲公英、大青叶、紫草、竹叶、防风等煎水,作熏洗或湿热敷,每日2~3次。

3. 球结膜下注射　病情重者,可选用银黄或鱼腥草注射液0.5mL球结膜下注射,每日或隔日1次;或转移因子0.5U,球结膜下注射,隔日1次。

4. 退翳明目点眼剂　病至后期遗留瘢痕翳障者,点用犀黄散或珍珠明目液以清热解毒、退翳明目。

(五)针灸治疗

取穴:睛明、四白、丝竹空、攒竹、合谷、足三里、光明、肝俞等穴。

每次取局部1~2穴,远端1~2穴,用平补平泻法或视病情选用补泻手法,留针20~30分钟,每日1次,可连续针刺1~2周。

(六)药膳疗法

1. 板蓝根银花蜜饮　板蓝根、金银花各10g,蜂蜜15g。将板蓝根洗净后晒干,切片,与金银花同放入砂锅,加水浓煎2次,每次30分钟,合并2次滤汁,待滤汁转温后加入蜂蜜,拌和均匀即成。适用于聚星障属外感风热证。

2. 番茄芹菜汁　番茄250g,芹菜300g,小冰块2块,柠檬汁、精盐各适量。将芹菜去根洗净,温开水浸泡10分钟,切成小段。番茄洗净后用,热开水浸泡5分钟,去皮切成小块。将番茄与芹菜榨汁,过滤,加柠檬汁和精盐即成。上、下午分服,饮前加小冰块1块。适用于聚星障属肝胆火炽证。

3. 二草蜜饮　龙胆60g,夏枯草、蜂蜜各30g。将龙胆、夏枯草拣去杂质,洗净,加水浸泡10分钟,煎煮30分钟,取汁,待药汁转温后调入蜂蜜即成。适用于聚星障属肝胆火炽证。

4. 薏苡栀子汁　薏苡仁24g,黄芩、炒栀子各10g。将上物水煎2次,取汁。适用于聚星障属湿热蕴蒸证。

5. 木耳拌芹菜 水发黑木耳 100g，芹菜 250g，精制油、精盐、味精、红糖、胡椒粉、麻油各适量。将黑木耳洗净，入沸水锅中焯一下，捞出，冷却后沥干，备用。将芹菜洗净，入沸水锅稍焯片刻，捞出，切段，码入菜盘，并将黑木耳铺放在芹菜段上。另取锅置火上，加精制油适量，烧至六成热时，加少许清水，用精盐、味精、红糖、胡椒粉，调成调味汁，倒入木耳芹菜盘中，淋入麻油即成。适用于聚星障属阴虚火旺证。

6. 青葙子茶 青葙子 15g，绿茶 5g。将青葙子和绿茶置于纱布袋中，沸水泡 10 分钟饮用。每日 1 剂，适用于聚星障属肝胆火炽证者。

7. 石膏粥 生石膏 50g，粳米 100g。先将石膏水煎半小时，去渣后放入粳米熬粥。每日 1 剂。可辛凉清热、除烦止渴，适用于聚星障属肝胆火炽证者。

（七）西医治疗

1. 抗病毒药物 可选用阿昔洛韦、更昔洛韦、聚肌胞苷酸等抗病毒药物口服或静脉滴注。

2. 免疫调节剂 干扰素、转移因子、左旋咪唑，用于调节机体免疫力。

3. 清创治疗 在溃疡阶段，可用 5% 碘酒烧灼溃疡面，有助于溃疡修复。

4. 手术治疗 后期形成角膜白斑严重障碍视力者，可行角膜移植术。

【预后转归】

本病为眼科常见多发病，应用中西医结合的方法积极治疗，提高机体免疫力，避免复发。若病变早期位于浅层者，经及时治疗，预后良好，不留瘢痕；若病变位于深层或反复发作患者，病情较难控制，若治不及时，常易变生花翳白陷、凝脂翳等症，愈后遗留瘢痕而影响视力。

【预防调护】

1. 平素应保持七情和畅，避免精神紧张，积极锻炼身体，增强机体免疫力。

2. 饮食宜清淡而富含营养，忌食肥甘厚味及辛辣炙煿。

3. 增强体质，避免感冒发烧、过度疲劳，可有效防止本病的发生。如患感冒等热性病，应注意观察眼部病情，做到早诊断、早治疗。

4. 黑睛若出现点状、树枝状、地图状表层病变时，禁用糖皮质激素类滴眼液，以预防病变进一步发展。

【名医经验】

庞赞襄论治单纯疱疹病毒性角膜炎

1. 学术思想 庞老认为：本病多因肺阴不足，金不克木则肝火上乘，内有郁热，外受风邪，风热毒邪交攻于目。或因肝火内结，风邪外郁玄府，热毒不解，导致本病。或因脾胃虚弱，寒居中焦，清阳不升，浊阴不降，湿郁因寒而凝玄府，或脾胃失调，风邪易侵，邪火上乘于目所致。本病的关键是阴虚内热，玄府郁结，治疗宗河间玄府学说、合东垣脾胃学说，应用"清中有养，养中宜宣""清中有泻，泻中有疏""温中有健，健中有散""养中有消，消中有清"等法。

2. 典型病例

（1）王某，女，29岁，工人。1990年6月21日初诊。主诉：右眼发红、流泪、视物不清3个月。检查：视力右眼0.2。裂隙灯检查：右眼结膜充血，角膜中央有条带状混浊浸润区，表面不平；用棉丝测试角膜知觉迟钝；舌质淡红、苔薄白，脉沉细数。诊断：右眼风轮下陷翳（右眼单纯疱疹性角膜炎）。方药：钩藤饮加减。处方：钩藤、蝉蜕、木贼、连翘、栀子、黄芩、金银花、防风、柴胡、前胡、香附、白术、龙胆各10g，木通、赤芍各5g，甘草3g，水煎服，每日1剂。治疗经过：配合氯霉素、阿托品滴眼液点眼，每日3次，前方服至6月29日，右眼结膜充血减轻，角膜中央白色浸润面较前缩小，前方继服。7月16日复查：右眼视力0.8，右眼结膜不充血，角膜仅留薄翳，荧光素染色阴性。嘱其再服7剂停药，观察2年未再反复。

（2）患者，男，32岁，于4月3日初诊。主诉：左眼发红、羞明、流泪3个月，经常胃痛，便溏。检查：右眼远视力0.8，左眼远视力0.08，裂隙灯检查：左眼结膜充血，角膜中央树枝状浸润，瞳孔药物性散大，用棉丝测试角膜知觉消失。舌红苔薄白，脉缓细。诊断：左眼风轮下陷翳（左眼单纯疱疹性角膜炎）。方药：健脾温化消翳汤。处方：白术10g，苍术10g，金银花10g，荆芥10g，防风10g，炮姜10g，吴茱萸10g，神曲10g，半夏10g，陈皮10g，枳壳3g，甘草3g。水煎服，每天1剂。治疗经过：前方服至4月14日，左眼远视力0.2，左眼结膜充血减轻，角膜浸润面缩小，前方炮姜、吴茱萸改为各6g继服。配合氯霉素眼药水、阿托品液眼药水滴眼，每天3次。4月26日复查：左眼远视力0.3，左眼结膜轻度充血，角膜浸润面积较前缩小，表面大部分已平复，瞳孔药物性散大。胃纳较前为佳，口不干，大便润，嘱其前方再服。5月6日诊视所见：左眼远视力0.6，左眼结膜充血已愈，角膜中央仅留有小片状薄翳，荧光素染色呈阴性，瞳孔药物性散大，嘱其停药，随访4年复发。

【文献选录】

《证治准绳·杂病·七窍门》曰："聚星障证，乌珠上有细颗，或白色，或微黄。微黄者急而变重。或联缀，或团聚，或散漫，或一同生起，或先后逐渐一而二，二而三，三而四，四而六七八十数余，如此生起者。初起者易治，生定者退迟。能大者有变。团聚生大而作一块者，有凝脂之变。联缀四散，傍风轮白际而起，变大而接连者，花翳白陷也。若兼赤脉爬绊者，退迟。若星翳生于丝尽头者，亦退迟进速且有变，盖接得脉络生气之故。此证大抵多由痰火之患，能保养者庶几，斫丧犯戒者，变证生焉。（羚羊角散）。”

《张氏医通·七窍门·外障》曰："聚星障证，乌珠上有细颗，或白色，或微黄，或联缀，或团聚，或散漫，或顿起，或渐生。初起者易治，生定者退迟。白者轻，黄者重。聚生而能大作一块者，有凝脂之变。联缀四散，傍风轮白际而起，变大而接连者，花翳白陷也。若兼赤脉绊者，或星翳生于丝尽头者退迟。此证多由痰火之患，能保养者庶几。酗丧犯戒者，变证生焉。先服羚羊角散，后服补肾丸。"

《目经大成·聚星障二十一》曰："一片片，几星星，翳青睛。引泪落，与丝缨。夜而朝，右复左，主何经？木郁结，火飞腾，两相争。能急变，不当明。雾笼花，云漏月，过平生。此症黑睛有细颗，或白或微黄，或连缀，或丛萃，或散漫，或齐起，或先后逐渐相生。大该木火扰攘，亦目疾所常见。乃时根据星月翳蚀主治，则聚者徐散，散者顿灭。若日长一日，合作一块，与数片赤脉缠贯，虽不类花白、凝脂之善变。而自困、困医有必然者。相期淡泊宁静，毋为痰火所用。"

【现代研究】

陈雨等将60例85眼单疱病毒性角膜炎患者随机分为对照组和治疗组各30例，治疗组30例41眼采用银花解毒汤联合炎琥宁雾化治疗，对照组30例44眼采用炎琥宁雾化联合抗病毒眼药水治疗，银花解毒汤处方：金银花15g，蒲公英15g，龙胆10g，黄芩10g，菊花10g，蔓荆子10g，薄荷10g，夏枯草10g，蝉蜕6g，甘草6g，水煎服日一剂，并将400mg炎琥宁冻干粉针剂溶入100mL生理盐水后雾化熏蒸患眼，每日2次；对照组采用雾化联合阿昔洛韦局部滴眼治疗，2周为1个疗程，结果：治疗组总有效率为95.1%，对照组为75%，组间比较差异有统计学意义（$P < 0.05$）。治疗组疗效明显优于对照组。

巩继平将单疱病毒性角膜炎患者116例随机分为治疗组和对照组各58例，对照组采用阿昔洛韦滴眼液滴眼、聚肌胞注射液2mL肌内注射；治疗组在对照组治疗基础上给予清肝明目汤内服，处方：赤芍、决明子、石决明、玄参、木贼、荆芥、青葙子、蝉蜕、防风各10g，麻黄5g，陈皮20g，野菊花、紫草、金银花各30g。随症加减：充血者加龙胆10g，蒲公英14g；眼红痛甚者加栀子、龙胆各9g；眼视物模糊、干涩不爽者加沙参、生地黄各15g，密蒙花9g。水煎服日1剂；7天为1个疗程，持续治疗4个疗程。结果：治疗组总有效率为89.66%，对照组为68.97%，两组比较差异有统计学意义（$P < 0.05$），治疗组疗效优于对照组。

黄俊珺等将单疱病毒性角膜炎复发患者58例，随机分为治疗组和对照组，对照组给予重组人干扰素α2b滴眼液和更昔洛韦眼用凝胶，治疗组在对照组的基础上加用黑睛退翳汤：黄芪30g，白术20g，生地黄15g，当归10g，川芎10g，羌活10g，防风15g，赤芍15g，蒺藜20g，荆芥15g，丹参10g，蝉蜕10g，甘草3g，每日2次，口服4周。结果：治疗组总有效率为84%，对照组为63%，组间比较差异有统计学意义

（$P<0.05$）。两组患者复发率比较：治疗组治愈的患者 17 例 19 眼在治愈后半年内复发 3 例 4 眼，复发率为 21%；对照组治愈的患者 12 例 14 眼在治愈后半年内复发 8 例 8 眼，复发率为 57%，两组复发率比较，差异具有统计学意义。

第三节　风轮赤豆

风轮赤豆是指黑睛生颗粒状翳，且伴赤脉自白睛贯注黑睛、色红如赤豆为主要特征的外障眼病。该病好发于过敏体质、营养不良、卫生条件较差、体弱多病之青少年，单眼或双眼均可发病，常反复发作，愈后可遗留瘢痕而影响视力。类似于西医学的束状角膜炎。

【源流】

明代王肯堂编著之《证治准绳·杂病·七窍门》首次将该病称为"轮上一颗如赤豆"。书中描述其症状为"轮上一颗如赤豆证，气轮有赤脉灌注，直落风轮，风轮上有颗积起，色红，初如赤小豆，次后积大"，分析其治疗为"急宜开导，血渐通，颗亦渐消，病到此十有九损"。清代《张氏医通·七窍门》沿袭了王氏的观点。1964 年广州中医学院主编的《中医眼科学义》首次将其简称为"风轮赤豆"。

【病因病机】

本病多因肝经积热，火郁风轮，气血失调，脉络瘀滞所致。正如明代王肯堂编著之《证治准绳·杂病·七窍门》论述该病时指出："内有瘀血之故。"或因脾胃虚弱，痰停气滞，痰气混结，郁于风轮所致。结合临床可归纳为：

（一）肝经积热证

肝经积热，火热上炎，循经上扰黑睛，火郁风轮，气滞血瘀，脉络瘀滞而发为本病。症见：发病初期，患眼碜痛、畏光流泪，抱轮微红，黑睛生翳如赤豆，赤脉牵绊，口燥咽干，舌红，苔薄黄，脉弦数。

（二）阴虚火旺证

积热日久，燥热阴伤或肝肾阴虚，阴不制阳，虚火上炎、灼伤黑睛而发为本病。症见：患眼涩痛、畏光少泪，黑睛赤豆时作时止，赤脉牵绊，五心烦热，舌红，少苔，脉细数。

（三）脾虚夹痰证

患儿脾胃虚弱，运化失司，痰湿内生，痰湿与肝气互结，上阻目中脉络而发为本病。症见：患眼畏光涩痛，黑睛赤豆反复发作经久不愈，面色少华，纳呆便溏，瘰疬成串。舌淡，苔薄，脉细。

【临床表现】

（一）自觉症状

患眼碜涩疼痛，畏光流泪；口燥咽干，或五心烦热，或纳呆便溏。

（二）眼部检查

抱轮红赤，黑睛见灰白色颗粒样泡性隆起，自黑睛边缘向中央进展，赤脉自气轮成束状追随牵绊，状若彗星，贯冲风轮表面，色红如赤豆。赤豆渐大，溃破后中间凹陷，愈后遗留瘢痕而障碍视力。本病常时发时止，发作时红赤疼痛，羞明流泪；静止时色淡白，诸症缓解。此外，小儿患者之颈侧，常可触及成串瘰疬。

（三）实验室及特殊检查

裂隙灯下查见黑睛病变区溃破后中间凹陷，角膜荧光染色着染。

【诊断依据】

1. 患眼涩痛，畏光流泪。
2. 黑睛有颗粒状隆起，白睛赤脉追随牵绊，形如赤豆。
3. 发于儿童者，常合并颈部瘰疬。

【鉴别诊断】

1. 本病应与金疳相鉴别　金疳是以白睛生玉粒样小泡，周围绕以赤脉的眼病，其位于白睛；而本病位于黑睛，两者不难鉴别。

2. 本病应与银星独见相鉴别　银星独见抱轮微红，黑睛见一处灰白色星翳，无赤脉围绕，而本病黑睛见颗粒隆起，且赤脉牵绊、形如赤豆，可予鉴别。

【辨治思路】

（一）辨证思路

1. 肝经积热证　本证以患眼碜痛、畏光流泪，抱轮红赤，黑睛生翳如赤豆，赤脉牵绊，口燥咽干为诊断要点。肝经积热，火热上炎，循经上扰白睛及黑睛，火郁风轮，气滞血瘀，脉络瘀滞，故见风轮赤豆、赤脉缠布、抱轮红赤；火热上攻，火为阳邪，故畏光流泪、碜涩疼痛；肝胆郁火，疏泄失职，胆汁上溢而口苦咽干。舌红，苔薄黄，脉弦数为肝经积热之征。

2. 阴虚火旺证　本证以患眼涩痛、畏光少泪，黑睛赤豆时作时止，赤脉牵绊，五心烦热为诊断要点。积热日久，热盛阴伤或素体肝肾阴虚，虚火上炎，灼伤黑睛白睛，阻滞脉络，故见黑睛赤豆常现且赤脉牵绊；病程日久，伤阴耗液，目失所养则眼干少泪；阴虚火旺，心血不足，故五心烦热。舌红，少苔，脉细数为阴虚火旺之征。

3. 脾虚夹痰证　本证以患眼畏光涩痛，黑睛赤豆反复发作经久不愈，面色少华，纳呆便溏，瘰疬成串为诊断要点。患儿脾胃虚弱，运化失司，痰湿内生，痰湿与肝气互结，上阻目中脉络而发为本病。脾虚气弱，正不胜邪，故风轮赤豆反复迁延，畏光涩痛；脾虚，气血生化乏源，气血亏虚，不能上荣于面，故面色少华；脾主运化，脾虚失于运化，痰湿内生，则纳呆便溏，瘰疬成串。舌淡，苔薄，脉细为脾虚之征。

（二）症状识辨

1. 目痛　初期多见碜痛、日久见涩痛，患眼碜痛多为肝经积热为患；患眼涩痛为阴津亏耗，目失濡养所致。

2. 畏光流泪　患眼畏光伴赤痛流泪，多为肝经积热所致；畏光伴干涩，多为阴虚虚火上炎。

3. 黑睛生翳　黑睛生翳如赤豆，赤脉牵绊，多责之于肝经积热；黑睛赤豆时作时止，责之于肝肾阴虚，虚火上炎；黑睛赤豆复发迁延，责之于脾虚气弱、正不胜邪。

（三）治疗思路

1. 治法与处方原则　该症属中医外障眼病范畴，辨证宜分虚实、辨病因、审脏腑。本病有实证、虚中夹实证之别，实证多为肝经积热；虚实夹杂者多为阴虚火旺、或脾虚夹痰，论治时须辨明虚实主次，偏于实者以清肝泻火为主，偏于虚者以滋阴降火或健脾化痰为主。

2. 用药方式　本病早期多实证、主张攻伐；本病患者大多素体虚弱、受邪发病，故多虚中夹实之证，主张攻补兼施或以补益为主。在治疗用药时，须分辨虚实之轻重，注重攻伐及补益间的调整，既治标又顾本；既调脏腑又理气血，扶正祛邪标本兼顾，耐心调治，方能取效。

（1）肝经积热证：风轮赤豆肝经积热者，宜投清肝泻火、明目退翳之品，如石决明、决明子、赤芍、青葙子、麦冬、栀子、木贼、大黄、荆芥等。其中石决明、决明子、青葙子、木贼平肝清热，泻火祛风，退翳明目；赤芍清热凉血，活血祛瘀；麦冬养阴润肺，益胃生津，清心除烦；栀子泻火除烦，清热利湿，凉血解毒；大黄通腑泻热；荆芥疏风解表凉血。

（2）阴虚火旺证：风轮赤豆阴虚火旺者，宜投滋阴降火之品，如知母、黄柏、熟地黄、山药、山茱萸、牡丹皮、茯苓、泽泻等。其中知母、黄柏清热燥湿泻火，解毒生津润燥；熟地黄、山茱萸滋阴补血，益精填髓；牡丹皮清热凉血，活血化瘀；山药补脾滋肾，生津益胃；茯苓利水渗温，健脾宁心；泽泻利水渗湿。

（3）脾虚夹痰证：风轮赤豆脾虚夹痰者，宜投健脾化痰之品，如白术、人参、茯苓、陈皮、当归、贝母、香附、白芍、夏枯草、竹茹等。其中人参、白术、茯苓健脾益气，当归、白芍养血活血；香附疏肝理气；贝母化痰散结；陈皮理气化痰；夏枯草、竹茹清热泻火、散结化痰。共奏健脾益气、理气化痰之功。

【治疗】

本病辨证当分虚实，实者责之于肝经积热，治以清肝泻火为法；虚实夹杂者，责之于阴虚火旺或脾虚夹痰，分别治以滋阴降火或健脾化痰为法。外治以清热解毒、退翳明目为主，并可结合针刺、热敷等方法综合治疗。

（一）辨证论治

1. 肝经积热证

证候：患眼碜痛、畏光流泪，抱轮红赤，黑睛生翳如赤豆，赤脉牵绊；口燥咽干，便秘溲赤；舌红，苔薄黄，脉弦数。

治法：清肝泻火。

方药：石决明散加减。石决明、决明子、赤芍、青葙子、麦冬、栀子、木贼、大黄、荆芥。

加减：若便秘溲赤者，加大黄、竹叶以通腑泻热、清心利尿；若赤脉粗大者，加牡丹皮、丹参、红花以活血通络。

2. 阴虚火旺证

证候：患眼涩痛、畏光少泪，黑睛赤豆时作时止，赤脉牵绊；或伴五心烦热，午后潮热，颈部瘰疬；舌红，少苔，脉细数。

治法：滋阴降火。

方药：知柏地黄丸加减。知母、黄柏、熟地黄、山药、山茱萸、牡丹皮、茯苓、泽泻。

加减：若赤脉牵绊明显者，加牡丹皮、赤芍以退赤通络；眼干涩甚者，加枸杞子、沙参、麦冬以滋阴明目。

3. 脾虚夹痰证

证候：患眼畏光涩痛，黑睛赤豆反复发作经久不愈；面色少华，纳呆便溏，瘰疬成串；舌淡，苔薄，脉细。

治法：健脾化痰。

方药：香贝养荣汤加减。白术、人参、茯苓、陈皮、当归、贝母、香附、白芍、夏枯草、竹茹。

加减：伴畏光涩痛流泪者，加菊花、防风以清热疏风散邪。

（二）中成药

1. 龙胆泻肝丸 具有清肝泻火作用。适用于风轮赤豆肝胆火热或湿热证。每日2次，每次5g，温水送服。

2. 知柏地黄丸 具有滋阴降火作用。适用于风轮赤豆阴虚火旺证。每日2次，每次5g，温水送服。

（三）单方验方

1. 龙胆10g，栀子10g，羌活6g，防风10g，薄荷6g，菊花10g，当归10g，川芎6g，甘草3g。适用于风轮赤豆属肝经积热、外受风邪者。

2. 生地黄10g，熟地黄10g，枸杞子10g，当归10g，白芍10g，玄参10g，麦冬10g，知母10g，菊花10g，刺蒺藜10g。适用于风轮赤豆属阴虚火旺者。

3. 生地黄、沙参、白及、白芍、龙胆各12g，麦冬、决明子各15g，黄芩、菊花各9g。适用于风轮赤豆属肝肺蕴热者。

4. 党参10g，茯苓10g，白术10g，山药10g，白芍10g，当归10g，陈皮3g，贝母10g，香附6g，桔梗6g，炙甘草3g。适用于风轮赤豆属脾虚夹痰者。

（四）外治疗法

1. 滴眼剂

（1）清热解毒类中药滴眼液：选用10%黄连眼药水、黄芩眼药水，或秦皮眼药水，或熊胆滴眼液点眼，每日6~8次。

（2）散瞳滴眼液或眼用凝胶：病变范围较广而深者，选用1%硫酸阿托品滴眼液或眼用凝胶，或托吡卡胺滴眼液点眼，每日2~3次。

（3）糖皮质激素滴眼液：可选用糖皮质激素，如妥布霉素地塞米松滴眼液或眼膏点眼，每日2~3次。

（4）抗生素滴眼液或眼膏：若眼眵多者，加用抗生素如0.3%氧氟沙星滴眼液或眼膏等点眼，每日3次。

2. 熏洗或湿热敷 内服中药药渣或选用秦皮、金银花、蒲公英、大青叶、紫草、防风等煎水，作熏洗或湿热敷。

3. 退翳明目点眼剂 病至后期遗留瘢痕翳障者，点用犀黄散或珍珠明目液以清热解毒、退翳明目。

（五）针灸治疗

取穴：睛明、太冲、风池、照海、太渊、四白、丝竹空、攒竹、足三里、光明、肝俞、肾俞等穴。每次取局部 1~2 穴，远端 1~2 穴，用平补平泻法或视病情选用补泻手法，留针 20~30 分钟，每日 1 次，可连续针刺 1~2 周。

（六）药膳疗法

1. 龙胆草蜜饮　龙胆、防风各 5g，炙甘草 3g，蜂蜜 20g。将龙胆、防风、炙甘草入锅，加适量水，煎煮 30 分钟，取汁，滤液转温后调入蜂蜜即成。适用于风轮赤豆证属肝经积热、外受风邪的患者。

2. 银花复明汤　金银花、蒲公英各 30g，炙桑皮、黄芩、龙胆、黄连、蔓荆子、大黄、玄明粉各 9g，天花粉、生地黄、知母各 12g，枳壳 6g，木通、甘草各 3g。适用于风轮赤豆证属肝经积热、外受风邪的患者。

3. 杞菊决明子茶　枸杞子 10g，菊花 10g，炒决明子 10g。适用于风轮赤豆证属阴虚火旺的患者。

（七）西医治疗

1. 糖皮质激素　病情严重者，可口服泼尼松 30mg，每日 1 次。
2. 免疫调节剂　干扰素、转移因子、左旋咪唑，用于调节机体免疫力。

【预后转归】

本病较为顽固，常易反复发作，疾病的预后取决于病位的部位及深浅。若病位位于黑睛浅层的，愈后仅遗留冰瑕翳；若病变位于深层的，愈后遗留黑睛白斑，若病变位于黑睛中央瞳神区，则障碍视力，预后较差。

【预防调护】

1. 平时应加强身体锻炼，增强体质，增强抗病能力。
2. 饮食宜清淡，合理搭配膳食，注意营养充足，忌食辛辣刺激、肥甘厚味。
3. 避免过度用眼，预防复发。
4. 外出戴防护眼镜，以避强光刺激。

【名医经验】

（一）李传课论治束状角膜炎

1. 学术思想　李师治疗本病时将其分为肝经积热型、阴虚火旺型和脾虚夹痰型。

肝经积热因火热上炎，郁于风轮，气血失调，络中瘀滞；治以清肝泻热，方药组成：龙胆、栀子、羌活、防风、薄荷、菊花、当归、川芎、甘草。阴虚火旺型为肝肾阴虚，虚火上炎所致。治以滋阴降火，方药组成：生地黄、熟地黄、枸杞子、当归、白芍、玄参、麦冬、知母、菊花、刺蒺藜。另外，小儿患者常是脾虚夹痰引起。治以补益脾气，化痰散结，方药组成：党参、茯苓、白术、山药、白芍、当归、陈皮、贝母、香附、桔梗、炙甘草。

2. 典型病例 张某，男，8 岁，学生。1970 年 5 月 8 日门诊。代诉右眼红痛生翳怕光 6 天。从小人工喂养，喜偏食，易感冒。右眼睑痉挛，角膜鼻下象限有圆形溃疡，进行缘朝瞳孔方向，边缘模糊不清，后面有一束血管牵绊，患侧局限性充血，饮食不思，精神倦怠，面色萎黄，舌淡脉弱。初诊为束状角膜炎（右）。证属脾虚肝热。先以清肝治标为主。处方：胡黄连 6g，黄芩 6g，菊花 10g，密蒙花 6g，赤芍 10g，牡丹皮 6g，丹参 10g，白术 6g，白扁豆 10g，甘草 3g。二诊（5 月 11 日）：服上方 3 剂，畏光流泪疼痛减轻，溃疡进行缘较为清洁，于上方去黄芩加蝉蜕 6g。三诊（5 月 14 日）：服上方 3 剂，病情显著好转，刺激症状基本消失，束状血管颜色变淡。嘱其纠正偏食，给予综合营养，再以参苓白术散调理，以防复发。

（二）姚和清论治束状角膜炎

1. 学术思想 姚师治疗本病时采用辨证论治，心火上乘、血热上壅型，治宜清心泻火导热，方选导赤散加减，药用生地黄、竹叶、木通、甘草、黄连、黄柏、桃仁、麻仁、郁李仁等。若证属燥热伤肺，则治以清燥救肺，方选清燥救肺汤，药用桑叶、生石膏、生地黄、甘草、麻仁、鳖甲、麦冬、杏仁、枇杷叶等。

2. 典型病例 郑某，女，26 岁。初诊于 1954 年 6 月 29 日。左眼锐眦银星独见，赤脉追随，翳陷睛痛，泪多眵结，舌红苔黄，脉数，口干溲短，大便五日不行。症属心火上乘，血热上壅。治宜清心泻火，导热下行。导赤散加川黄连、黄柏、桃仁、麻仁、郁李仁，2 剂。

二诊：大便通畅，红肿消退，锐眦赤脉陷去，星点变平。今见咳嗽无痰，声音嘶哑，口燥咽干，喜冷饮，舌红，脉数，此为燥热伤肺，治以清燥救肺。清燥救肺汤（桑叶、生石膏、生地黄、甘草、麻仁、鳖甲、麦冬、杏仁、枇杷叶）加减，3 剂，后又连 3 剂。

【文献选录】

《证治准绳·杂病·七窍门》曰："轮上一颗如赤豆证，气轮有赤脉灌注，直落风轮，风轮上有颗积起色红，初如赤小豆，次后积大，专为内有瘀血之故。急宜开导，血渐通，颗亦渐消，病到此十有九损。若白珠上独自有颗鲜红者，亦是瘀滞。上下无丝脉接贯者，只用点服自消。若有贯接者，必络中有血灌来，宜向所来之处寻看，量其轻重而导之。若白轮有红颗而胀急涩痛者，有变。而急痛连内而根深接内者，火疳也，又非此比。若白珠虽有红颗而珠不疼，虽疼不甚者病轻，治亦易退，善消可矣。"

《张氏医通》曰："轮上一颗如赤豆证，气轮有赤脉灌注，风轮上有颗积色红，内有瘀血之故。念宜开导，血渐通，颗亦渐消。然至此十有九损。若白珠上独有颗鲜血者，亦是瘀滞。上下无丝脉接贯者，吹点自消。若有贯接者，必络中有血灌来，向所来之处寻看，量轻重导之。"

【现代研究】

庞赞襄采用双解汤治疗风轮赤豆肝热夹风证。药用金银花30g，蒲公英30g，天花粉10g，黄芩10g，龙胆10g，荆芥10g，防风10g，蜜桑皮6g，枳壳5g，甘草3g，取得良好治疗效果。张子述治疗风轮赤豆，治以清热疏风、退翳明目为主，并随证加减，若白膜在气轮时常泻肺清金，可选用泻肺汤，药用桑皮、黄芩、知母、桔梗、地骨皮；若膜侵风轮，治当清肝泻热为主，可服用连翘散，药用连翘、黄芩、羌活、菊花、决明子、白蒺藜、密蒙花、龙胆、甘草，取得良好疗效。张琴选用龙胆泻肝汤治疗束状角膜炎，以龙胆泻肝汤加减，药用：龙胆12g，栀子、柴胡、黄芩各10g，生地黄、车前子各12g，泽泻、木通、当归各10g，桑白皮12g，甘草3g，病久或复发者加党参、白术、玄参、蝉蜕各10g，每日1剂，水煎2次分服，儿童剂量酌减，每次将剩余药渣加水煎薰洗病眼，取得良好疗效。

第四节　木　疳

木疳是指黑睛见灰白色颗粒状翳障，不伴赤脉牵绊的外障眼病。本病好发于儿童及青少年，素体虚弱或有湿疹或瘰疬者易患，常见于春秋季节，女性多见，易反复发作。若失治误治，可变生花翳白陷等，愈后遗留瘢痕翳障而影响视力。类似于西医学泡性角膜炎。

【源流】

病名首见于明代王肯堂编著之《证治准绳·杂病·七窍门》，曰："木疳证，生于风轮者多，其色蓝绿青碧。有虚实二证，虚者大而昏花；实者小而痛涩。非比蟹睛而破出，乃自然生出者，大小不一，亦随其变长也。"黑睛属肝，肝属木，故称为木疳。因病至后期，翳障疱顶可溃破，故又名木疡。清代黄庭镜所著《目经大成·卷之上》指出其临床表现为"以故一起便内热食减，头目狂痛，莫敢开视，逮病势稍衰，已成今症"，其预后为"虽不同黄液自内而出，其险恶之过，失治睛必裂，愈后显有薛蚀苔斑，似翳非障，神医为之掣肘"。

成都中医学院主编的《中医眼科学》将之定义为"黑睛表面生一个或数个小疱，

黑睛属肝，肝属木，顾称木疳"，在辨证论治中，该书主要提出了肝经实热、湿热蕴结、阴虚火旺三个证型，治疗分别采用石决明散或龙胆泻肝汤、三仁汤、甘露饮加减治疗。自《证治准绳》至今，近400年间出版的中医综合性著作、眼科专著和教材，多沿用"木疳"病名。

【病因病机】

本病多因肝经实热，上犯于目所致。正如清代黄庭镜所著《目经大成·卷之上》指出其病机为"火燥上攻，即味穷山海，毒循气发"，认为火毒上攻导致本病发生；或因湿热蕴结、或因虚火上炎，上攻于目所致。结合临床可归纳如下。

（一）肝经实热证

肝经实热，火热上炎，循经上扰黑睛而发为本病。症见：患眼碜涩刺痛、畏光流泪，抱轮红赤，黑睛生颗粒状翳大而微隆，口苦咽干，舌红，苔薄黄，脉弦数。

（二）湿热蕴结证

过食辛辣炙煿、肥甘厚味，致脾胃湿热蕴结，上攻于目而发为本病。症见：黑睛颗粒状翳灰白，羞明泪黏，伴头重胸闷，舌红苔黄腻，脉滑数。

（三）阴虚火旺证

素体肝肾阴虚，阴不制阳，虚火上炎、灼伤黑睛而发为本病。症见：患眼涩痛、微感羞明流泪，黑睛颗粒状翳小而平，白睛微红，伴口干心烦，舌红，少苔，脉细数。

【临床表现】

（一）自觉症状

患眼异物感、碜涩刺痛、羞明流泪，或伴视物模糊；或兼恶风发热、或腰膝酸软，头晕耳鸣。

（二）眼部检查

抱轮红赤，黑睛见一个或数个灰白色圆形颗粒样泡性隆起，大小不等，部位不定，溃破后中间凹陷，本病可反复发作，若星翳较深且位于瞳神者，愈后遗留瘢痕而障碍视力。

（三）实验室及特殊检查

裂隙灯下查见黑睛病变区溃破后中间凹陷，黑睛荧光染色着染。

【诊断依据】

1. 患眼异物感、碜涩刺痛、羞明流泪。
2. 黑睛见一个或数个灰白色圆形颗粒样泡性隆起，溃破后中间凹陷。

【鉴别诊断】

1. 本病应与银星独见相鉴别　银星独见抱轮微红，黑睛见一处灰白色星翳，无隆起、不破溃，而本病黑睛见颗粒样泡性隆起、易溃破，两者可予鉴别。

2. 本病应与风轮赤豆相鉴别　风轮赤豆黑睛除见有颗粒状隆起外，伴白睛赤脉追随牵绊、形如赤豆，两者不难鉴别。

【辨治思路】

（一）辨证思路

1. 肝经实热证　本证以患眼碜涩刺痛、畏光流泪，抱轮红赤，黑睛生颗粒状翳大而微隆，口苦咽干为诊断要点。肝经实热，火热上炎，循经上扰，灼伤白睛及黑睛故见抱轮红赤、黑睛生翳大而微隆；火热上攻，火为阳邪，故畏光流泪、碜涩刺痛；肝胆郁火，疏泻失职，胆汁上溢而口苦咽干。舌红，苔薄黄，脉弦数为肝经实热之征。

2. 湿热蕴结证　本证以黑睛颗粒状翳灰白，羞明泪黏，伴头重胸闷为诊断要点。过食肥甘厚味，致脾胃湿热蕴结，湿热上攻于目，故见黑睛生颗粒状翳灰白，羞明泪黏，伴湿热内蕴、清阳不展，故头重胸闷。舌红苔黄腻，脉滑数为湿热蕴结之征。

3. 阴虚火旺证　本证以患眼涩痛、微感羞明流泪，黑睛颗粒状翳小而平为诊断要点。患者素体肝肾阴虚，阴不制阳，虚火上炎，灼伤黑睛，致黑睛颗粒状翳小而平、微感涩痛、羞明流泪；舌红，少苔，脉细数，为阴虚火旺之征。

（二）症状识辨

1. 目痛　初期多见碜痛、刺痛，日久见涩痛，患眼碜痛、刺痛多为肝经实热为患；患眼涩痛为阴津亏耗，目失濡养所致。

2. 羞明流泪　患眼羞明伴碜痛流泪，多为肝经实热所致；羞明伴干涩，多为阴虚虚火上炎。

3. 黑睛生翳　黑睛颗粒状翳大而微隆，多责之于肝经实热；黑睛生颗粒状翳灰白，责之于湿热蕴结；黑睛颗粒状翳小而平，责之于阴虚火旺。

（三）治疗思路

1. 治法与处方原则　该症属中医外障眼病范畴，辨证宜分虚实、辨病因、审脏腑。本病有实证、虚中夹实证之别，实证多为肝经实热或湿热内蕴，虚实夹杂者多为阴虚火旺。论治时须辨明虚实主次，偏于实者以清肝泻火或清热利湿为主，偏于虚者以滋阴降火为主。

2. 用药方式　本病早期多实证，主张攻伐；患者大多素体虚弱、受邪发病，故多虚中夹实之证，主张攻补兼施或以补益为主。在治疗用药时，须分辨虚实之轻重，注重攻伐及补益间的调整，既治标又顾本；既调脏腑又理气血，扶正祛邪标本兼顾，耐心调治，方能取效。

（1）肝经实热证：木疳肝经实热者，宜投清肝泻火、明目退翳之品，如石决明、决明子、赤芍、青葙子、麦冬、栀子、木贼、大黄、荆芥等。其中石决明、决明子、青葙子、木贼平肝清热、泻火祛风、退翳明目；赤芍清热凉血，活血祛瘀；麦冬养阴润肺、益胃生津、清心除烦；栀子泻火除烦、清热利湿、凉血解毒；大黄通腑泻热；荆芥疏风解表凉血。

（2）湿热蕴结证：木疳湿热蕴结者，宜投清热利湿之品，如杏仁、半夏、飞滑石、生薏苡仁、白通草、白豆蔻、竹叶、厚朴等。其中，杏仁宣利上焦肺气，气行则湿化；白豆蔻芳香化湿，行气宽中，畅中焦之脾气；薏苡仁甘淡性寒，渗湿利水而健脾，使湿热从下焦而去。三仁合用，三焦分消。滑石、通草、竹叶甘寒淡渗，加强利湿清热之功；半夏、厚朴行气化湿，散结除满，共奏宣畅气机、清热利湿之功。

（3）阴虚火旺证：木疳阴虚火旺者，宜投养阴清热之品，如熟地黄、生地黄、天冬、麦冬、石斛、黄芩、枇杷叶、茵陈、枳壳、甘草等。其中熟地黄、生地黄滋阴清热、填精明目；天冬、麦冬、石斛养阴清热；茵陈、黄芩之苦寒燥、清热解毒；枳壳理气；枇杷叶清肺泻热，化痰；甘草调和诸药。

【治疗】

本病辨证当分虚实，实者责之于肝经积热、治以清肝泻火为法，虚实夹杂者责之于阴虚火旺，治以养阴清热为法。外治以清热解毒、退翳明目为主。

（一）辨证论治

1. 肝经实热证

证候：患眼磣涩刺痛、畏光流泪，抱轮红赤，黑睛生颗粒状翳大而微隆；口苦咽干；舌红，苔薄黄，脉弦数。

治法：清肝泻火、明目退翳。

方药：石决明散加减。石决明、决明子、赤芍、青葙子、麦冬、栀子、木贼、大黄、荆芥。

加减：若兼头痛、鼻塞者，去大黄，加牛蒡子、金银花、连翘疏风清热。

2. 湿热蕴结证

证候：黑睛颗粒状翳灰白，羞明泪黏；伴头重胸闷；舌红苔黄腻，脉滑数。

治法：清热利湿。

方药：三仁汤加减。杏仁、半夏、飞滑石、生薏苡仁、白通草、白豆蔻、竹叶、厚朴。

加减：若黑睛生翳大而视昏者，加石决明、木贼、密蒙花清肝明目退翳。

3. 阴虚火旺证

证候：患眼涩痛、微感羞明流泪，黑睛颗粒状翳小而平，白睛微红；伴口干心烦；舌红，少苔，脉细数。

治法：养阴清热。

方药：甘露饮加减。熟地黄、生地黄、天冬、麦冬、石斛、黄芩、枇杷叶、茵陈、枳壳、甘草。

加减：可选加石决明、木贼、谷精草清肝明目退翳。

（二）中成药

1. 龙胆泻肝片 具有清肝泻火作用。用于木疳肝火上炎证。

2. 知柏地黄丸 具有滋阴降火、清热解毒作用。用于木疳阴虚火旺证。

（三）单方验方

1. 白芍 15g，生地黄 15g，枸杞子 10g，夏枯草 10g，车前子 10g，青葙子 10g，柴胡 10g，连翘 10g，密蒙花 10g，水煎服，每日一剂，一剂两煎，早晚各一次。本方适用于肝虚夹热型之木疳。

2. 熟地黄 15g，生地黄 15g，山药 15g，知母 10g，黄柏 10g，泽泻 10g，茯苓 10g，牡丹皮 10g，刺蒺藜 10g，谷精草 10g，水煎服，每日一剂，一剂两煎，早晚各一次。本方适用于阴虚火旺型之木疳。

3. 桑叶、菊花各 12g，玄明粉、黄芩、赤芍各 15g，薄荷、生甘草各 6g。用法：诸药加水 500mL，浸泡 10 分钟后用文火煎开 15 分钟，过滤药液置于保温杯内，先用热气熏患眼 10 分钟，然后用消毒纱布蘸药水反复洗眼 5 分钟，每日 3 次。

（四）外治疗法

1. 滴眼剂

（1）清热解毒类中药滴眼液：选用 10% 黄连眼药水、黄芩眼药水、或秦皮眼药水、或熊胆滴眼液点眼，每日 6～8 次。

（2）糖皮质激素滴眼液：可选用糖皮质激素，如妥布霉素地塞米松滴眼液或眼膏点眼，每日 2~3 次。

（3）抗生素滴眼液或眼膏：若眼眵多者，加用抗生素如 0.3% 氧氟沙星滴眼液或眼膏等点眼，每日 3 次。

2. 熏洗或湿热敷 内服中药药渣或选用秦皮、金银花、蒲公英、大青叶、紫草、防风等煎水，作熏洗或湿热敷。

3. 退翳明目点眼剂 病至后期遗留瘢痕翳障者，点用犀黄散或珍珠明目液以清热解毒、退翳明目。

（五）针灸治疗

取穴：睛明、太冲、风池、照海、太渊、四白、丝竹空、攒竹、足三里、光明、肝俞、肾俞等穴。每次取局部 1~2 穴，远端 1~2 穴，用平补平泻法或视病情选用补泻手法，留针 20~30 分钟，每日 1 次，可连续针刺 1~2 周。

（六）西医治疗

1. 糖皮质激素 病情严重者，可口服泼尼松 30mg，每日 1 次。

2. 免疫调节剂 干扰素、转移因子、左旋咪唑，用于调节机体免疫力。

【预后转归】

本病易反复发作，疾病的预后取决于病位的部位及深浅，若病位位于黑睛浅层的，愈后仅遗留冰瑕翳；若病变位于深层的，预后遗留黑睛白斑，若病变位于黑睛中央瞳神区，则视力障碍明显。

【预防调护】

1. 平时应加强身体锻炼，增强体质，增强抗病能力。
2. 饮食宜清淡，合理搭配膳食，注意营养充足，忌食辛辣刺激、肥甘厚味。
3. 避免过度用眼，预防复发。
4. 外出戴防护眼镜，以避强光刺激。

【名医经验】

张健清热散结法治泡性角膜炎

1. 学术思想 因肝经气火上逆犯肺，肺失清肃，郁而成疳结于白睛黑睛之间；肝郁化火，则口苦咽干，烦躁不宁。舌质红，苔黄，脉弦数均为气火郁结之候。龙胆泻肝汤加减方中龙胆大苦大寒，既能泻肝胆实火，又能利肝经湿热，泻火除湿，两擅其功，切中病机，故为君药；黄芩、栀子苦寒泻火、燥湿清热，加强君药泻火除湿之力，用以为臣；湿热的主要出路，是利导下行，从膀胱渗泻，故又用渗湿泻热之泽泻、木通、车前子，导湿热从水道而去；肝乃藏血之脏，若为实火所伤，阴血亦随之消耗，且方中诸药以苦燥渗利伤阴之品居多，故用当归、生地养血滋阴，使邪去而阴血不伤，以上皆为佐药；肝体阴用阳，性喜疏泄条达而恶抑郁，火邪内郁，肝胆之气不疏，骤用大剂苦寒降泻之品，既恐肝胆之气被郁，又虑折伤肝胆生发之机，故又用柴胡疏畅肝胆之气，并能引诸药归于肝胆之经；甘草调和诸药，护胃安中，二药并兼佐使之功；加赤芍、红花活血化瘀；连翘、夏枯草清肝火散郁结。方中泻中有补，利中有滋，降中寓升，祛邪而不伤正，泻火而不伐胃，使火降热清，湿浊得利，循经所发诸症皆可相应而愈。

2. 典型病例 刘某，男，18岁，湖南省长沙市地质中学，学生。于2015年7月18日初诊。主诉：左眼反复红痛1个月。病史：患者6月中旬起左眼异物感，涩痛，分泌物干结；伴口苦咽干，烦躁不宁。检查：视力：右眼1.2，左眼0.8。左眼颞侧角膜缘有小泡侵入角膜3mm，并有新生血管伸入；舌质红，苔黄，脉弦数。处方：龙胆10g，黄芩10g，栀子10g，泽泻10g，木通10g，当归10g，生地黄15g，连翘10g，夏枯草10g，柴胡10g，车前子（包煎）10g，赤芍10g，红花3g，甘草5g。5剂。水煎，每日1剂，分2次温服。二诊（2015年7月23日）：眼涩疼减轻，分泌物减少。检查视力：右眼1.2，左眼1.0。左眼颞侧睑裂部结膜浅层小泡缩小，周围血管充血浅淡。舌质红，苔黄，脉弦数。原方去夏枯草。5剂。妥布霉素地塞米松（典必殊）滴眼剂改为滴左眼，每日2次。三诊（2015年7月28日）：口苦咽干，烦躁不宁已愈。检查：视力：右眼1.2，左眼1.0。左眼结膜浅层小泡消失；舌质红，苔薄黄，脉弦。原方3剂。以巩固疗效。

【文献选录】

《证治准绳·杂病·七窍门》曰："木疳证，生于风轮者多，其色蓝绿青碧，有虚实二证。虚者大而昏花，实者小而痛涩。非比蟹睛因破而出，乃自然生出者。大小不一，亦随其变长也。"

《目经大成·卷之二》曰："木疡如豆据青睛，绀碧苍黄画不成，若使深侵金井去，水纹荡漾绿苔生。此症生于风轮左右，色苍碧，形若败豆。大要非下销精血，火燥上攻，即味穷山海，毒循气发。以故一起便内热食减，头目狂痛，莫敢开视。逮病势稍衰，已成今症。虽不同黄液自内而出，其险恶过之，失治则睛必裂。愈后显有藓蚀苔斑，似翳非障，神医为之掣肘。……水木二疡本无治，故不立方。然遇初患，医乃仁术，主定诚求，讵忍坐视。木与三黄丸、抑阳酒调散，水与知柏地黄汤、通幽丸，止痛保凹凸可矣。"

【现代研究】

泡性眼炎是由眼微生物蛋白质引起的迟发型变态反应性疾病。主要发生于春夏季节。本病可自愈，但极易复发。病变位于角膜中央部时，可造成不同程度的视力损害。泡性眼炎的发生，目前认为是一种感染免疫机制，有研究证实，其发生与眼表类固醇激素受体的激活有关。由多种微生物蛋白质，如细菌中的结核菌素、金黄色葡萄球菌蛋白及真菌，衣原体或寄生虫蛋白质引起的迟发型变态反应。从前期的研究，发现在泡性眼炎的发作过程中，炎性细胞的浸润及免疫反应的激活可能起到了重要作用，当炎症发生时，炎性细胞浸润，从形态上分析，炎性细胞核以圆形、类圆形、分叶状多见，考虑中性粒细胞的可能性较大，但炎性介质大量释放，造成了结膜上皮细胞出现不同程度的破坏和再生，同时激活眼表的免疫系统产生迟发型免疫反应。有研究表明，在发达国家，结核杆菌已取代葡萄球菌和蠕虫感染，成为引起泡性眼炎发病的第一因素。印度研究者对泡性眼炎的大样本调查中证实，排在前3位的病因分别是：结核杆菌、蠕虫、葡萄球菌。

本研究中，经过细菌培养后可见，结核分枝杆菌的阳性率为41%，与结核菌素试验结果基本符合，葡萄球菌中金黄色葡萄球菌和表皮葡萄球菌的阳性率分别为30.8%。占据第一、二位。与之前的研究结果基本一致。前期的研究发现，激光共焦显微镜对真菌及寄生虫有较高的检出率，因此，我们选取这种检查方式来明确是否存在真菌和寄生虫感染，通过眼表激光共焦显微镜检查，本研究未发现患眼出现蠕虫感染，考虑可能与当地人群中蠕虫感染率和检出率较低有关。从激光共焦显微镜检查，我们在2例患眼的病灶处检出真菌菌丝，不能排除真菌感染也是引起泡性眼炎发作的可能病因之一。同时激光共焦显微镜检查发现，大部分患眼出现了炎性细胞的浸润，表明了泡性眼炎与细菌感染相关的可能性。

第五节　凝脂翳

凝脂翳是指黑睛生翳，状如黄白色凝脂，多伴有黄液上冲的急重外障眼病。病名见于《证治准绳·杂病·七窍门》。本病任何季节、年龄均可发病，尤以夏秋季节多见，年老体弱者易发病。本病起病急，发展快，变化多，常预后不良。若失治误治，每易迅速毁坏黑睛，致黑睛溃破、黄仁绽出，变生蟹睛等恶候，愈后常遗留瘢痕而严重障碍视力，终致失明。本病相当于西医学之细菌性角膜炎，主要指匐行性角膜溃疡和铜绿假单胞菌性角膜溃疡。

【源流】

首次将"凝脂翳"作为病名并加以较详细地论述者，为明·王肯堂的《证治准绳·杂病·七窍门》，书中描述其症状为"在风轮上有点，初起如星……后渐长大变为黄色……大法不问星障，但见起时肥浮脆嫩，能大而色黄，善变而速长者，即此证也。初起时微小，次后渐大，甚则为窟、为漏、为蟹睛，内溃精膏，外为枯凸"。据其翳肥浮脆嫩如凝脂而命名为凝脂翳。并指出该病病情急重，曰："此证为病最急，起非一端，盲瞽者十有七八。"《审视瑶函》沿袭了《证治准绳》的论述，在治疗上提出了清肝泻火、祛风清热之法，曰："凡目羔由此症起，但有头疼珠痛，二便燥涩，即是极重之症；二便通利，祸亦稍缓。一有於斯，尤为可畏。世之治者，多不能识其患者，为害甚唉！宜服四顺清凉饮子。"《目经大成·凝脂翳》指出该病临床表现为"此症初起目亦痛，多虬脉，畏光紧闭，强开则泪涌出。风轮上有点如星，色白，中有孔如锥刺伤，后渐渐长大，变为黄色，孔亦渐大，变为窟"，并指出该病的治疗，"治之不问孔窟浅深，但见翳色肥黄浮嫩，善变速长，亟以小承气下利中丸，净其内，随磨羚羊角调清肝散，彻其外。俾表里邪行，头风不即止，大便必通，大便通，目赤痛与泪合减，乃用消风活血汤，或防风散结汤，犀角地黄汤"。该病的预后为"愈后必有白障，若鱼鳞、玛瑙等形，终身不能脱"。

高等医药院校教材（五版教材）《中医眼科学》中对凝脂翳定义为"黑睛生翳，状如凝脂，多伴黄液上冲的急重眼病"。在辨证论治中，该书主要提出了风热壅盛、里热炽盛、正虚邪留三个证型，治疗分别采用新制柴连汤、四顺清凉饮子、托里消毒散等方药，普通高等教育"十五"国家级规划教材《中医眼科学》辨证论治中增加了肝胆火炽证。自《证治准绳》至今，近400年间出版的中医综合性著作、眼科专著和教材，均沿用"凝脂翳"病名。

【病因病机】

本病多因黑睛表层受损，风热邪毒乘虚而入；或素有漏睛，邪毒蕴伏已久，因伤更易袭入而发病。或因肝胆火炽，上炎于目，致气滞血壅，蓄腐成脓，黑睛生翳溃烂。正如《诸病源候论·目病诸候·目内有丁候》所指出："脏腑热盛，热乘于腑，气冲于目，热气结聚。"《证治准绳·杂病·七窍门》指出该病："若四围见有瘀滞者，因血阻道路，清汁不得升运之故。若四围不见瘀赤之甚者，其内络深处，必有阻滞之故。"结合临床可归纳为：

（一）风热壅盛证

常有黑睛外伤史，风热邪毒乘虚袭入，上犯黑睛，邪滞黑睛而发为本病。或素患漏睛，外感风热邪毒，循经上扰黑睛，黑睛受灼而发为本病。症见：发病初期，患眼疼痛、羞明流泪，抱轮红赤，黑睛生翳如星、表面如覆薄脂，恶风发热，舌质红，苔薄黄，脉浮数。

（二）里热炽盛证

外感风热，入里化热，或过食辛辣炙煿、肥甘厚味，脏腑热盛，肝胆火炽，上炎于目，致气滞血壅，蓄腐成脓，黑睛生翳溃烂而发为本病。症见：头目剧痛、羞明难睁，热泪频流，眵多色黄或黄绿，白睛混赤壅肿，黑睛生翳如窟，凝脂大片，黄液上冲，舌红苔黄厚，脉数有力。

（三）气阴两虚证

久病之后，或为气虚，或为阴伤，正气不足，无力抗邪，外邪滞留，致黑睛溃陷，翳陷难敛，经久不愈。症见：眼干微痛，羞明较轻，抱轮微红，翳上凝脂，渐见减薄，但日久不敛，舌淡脉弱。

【临床表现】

（一）自觉症状

发病急，于黑睛外伤后 1～2 天发病，患眼沙涩刺痛，畏光流泪，眵黄黏稠，视力障碍；若治不及时，病情迅速向纵深发展，则见头目剧痛，羞明难睁，热泪如汤，视力剧降；或兼发热口渴便秘溲赤。

（二）眼部检查

初起胞睑肿胀，抱轮红赤或白睛混赤，黑睛出现米粒或绿豆大小的混浊，色灰白或灰黄，表面污浊，边缘不清，中间凹陷，其上如覆薄脂；严重者白睛混赤壅肿，黑睛翳障表面如覆大片凝脂，色黄白，肥浮脆嫩，边缘不清，凹陷渐大渐深，甚则延及整个黑睛；常伴黑睛后壁沉着物、神水混浊或黄液上冲，黄液量多时可遮掩整个瞳神。若病情持续发展，可引发黑睛变薄，甚或穿孔，致黄仁绽出而成蟹睛症。极严重者，初起眵泪、凝脂等均呈黄绿色者，则病势更为凶险，黑睛可于数日内全部毁坏、溃破穿孔，甚或脓攻全珠，眼珠塌陷而失明。

（三）实验室及特殊检查

黑睛病变部位组织刮片、涂片检查和微生物培养可发现致病菌，如金黄色葡萄球菌、肺炎链球菌、链球菌、或绿脓杆菌（铜绿假单胞菌）生长。

【诊断依据】

1. 常有黑睛外伤或黑睛异物剔除史，或漏睛史。
2. 初起患眼疼痛，畏光流泪，甚则头目剧痛，视力剧降。

3. 黑睛外伤处生翳，色灰白，边界不清，表面溃陷，甚者翳渐扩大加深，表面浮嫩色黄如凝脂，2%荧光素钠溶液染色阳性，多伴黄液上冲。

4. 凝脂、眵泪及黄液上冲呈黄绿色者，病势危重，黑睛可迅速溃烂，甚至眼球塌陷，疑为铜绿假单胞菌所致。

5. 角膜刮片病变部位刮片做真菌、细菌培养有助于诊断。

【鉴别诊断】

1. 本病早期应与聚星障鉴别 见表17-5-1。

表17-5-1 凝脂翳早期与聚星障的鉴别诊断

病名	凝脂翳早期	聚星障
诱因	黑睛损伤或素有漏睛	感冒发烧或劳累后
知觉	变化不明显	病变区知觉减退
眵泪	脓性	泪多眵少，或无眵
翳形	初起为单个米粒样混浊，色灰白，继则边缘不清，表面如覆薄脂	初起为多个针尖样细小星翳，融合如树枝状或地图状
复发	无反复	复发
化脓	常化脓，易穿孔，伴黄液上冲	一般不化脓，不穿孔，无黄液上冲

2. 本病应与花翳白陷相鉴别 凝脂翳以黑睛生翳、如覆薄脂，伴黄液上冲为特征，而花翳白陷表现为黑睛四周边际生翳，四周高起，形似花瓣，渐渐厚阔，并向中央发展，而渐蔽黑睛，遮掩瞳神，可予鉴别。

【辨治思路】

（一）辨证思路

1. 风热壅盛证 本证以患眼疼痛、羞明流泪，抱轮红赤，黑睛生翳如星、边缘不清，表面如覆薄脂，视力下降为诊断要点。风热上犯于目，邪滞白睛及黑睛，故见黑睛骤生星翳，抱轮红赤，羞明流泪等；因风热壅盛，邪毒结聚，病变有发展之势，故边缘不清，表面如覆薄脂。风热上犯，清阳受扰，气血运行受阻，故患眼疼痛。黑睛失去晶莹光泽，神光发越受阻，故视力下降。舌红苔薄黄、脉浮数，为风热外袭之征。

2. 里热炽盛证 本证以头目剧痛、羞明难睁，热泪频流，眵多色黄或黄绿，白睛混赤壅肿，黑睛生翳如窟，凝脂大片，黄液上冲为诊断要点。肝胆脏腑热盛，循经攻冲于目，毒攻黑睛，致黑睛凝脂窟陷深大。阳明为目下纲，阳明热炽，神水受灼，故黄液上冲。血为热壅，气因血滞，故白睛混赤壅肿。里热炽盛，故羞明难睁。泪为肝液，肝火炽盛，故热泪频流。热毒煎灼，故眵多色黄，甚者呈黄绿色。舌红苔黄，脉数有力，为里热炽盛之征。

3. 气阴两虚证　本证以眼干微痛，羞明较轻，抱轮微红，翳上凝脂久不敛覆为诊断要点。素体阴虚或久病伤阴，津液耗损，目失所养则眼干涩；阴亏火旺、虚火上炎，灼伤白睛，则抱轮微红；气阴两虚无力抗邪，邪气久羁，致翳陷难敛；余邪未尽，故仍有轻微的眼痛、羞明等症。舌红少津，脉细或细数为阴虚或阴虚火旺之征。

（二）症状识辨

1. 目痛　初期多见患眼疼痛、日久见涩痛，患眼疼痛多为风热壅盛所致；头目剧痛为里热炽盛；涩痛为阴虚津耗。

2. 羞明流泪　患眼羞明伴赤痛流泪，多为风热壅盛所致；热泪频流为肝火炽盛所致；羞明伴干涩，多为阴虚邪留；若红赤不显、微感羞明，多为气阴两虚、虚火上炎所致。

3. 眼眵　眵多黄稠，甚者呈黄绿色多为热毒煎灼所致。

4. 抱轮红赤或白睛混赤　抱轮红赤多为风热外袭；抱轮红赤或白睛混赤多为里热炽盛所致；抱轮微红多由或气阴亏虚、虚火上炎所致。

5. 黑睛生翳　黑睛骤生星翳、表面如覆薄脂多为风热壅盛所致；黑睛生翳窟陷深大、表面大片凝脂多为肝胆脏腑热盛、毒攻黑睛所致；黑睛生翳凝脂较薄、翳陷难敛，多为气阴两虚无力抗邪，邪气久羁所致。

（三）治疗思路

1. 治法与处方原则　本病起病急，来势迅猛，发展快，变化多端。辨证须别病因，分表里，审脏腑，察虚实，方能精确立法用方，从而获得理想疗效。本病为眼科急重危症，必须迅速救治，初期风热邪毒壅盛，正气较强，以标实之证为主，治宜祛风清热解毒；病势向纵深扩展属里热炽盛者，治宜泻火解毒；至病之晚期，凝脂翳日久不敛，属气阴两虚者，则宜益气养阴。此外，当内外兼治，外治早期当清热解毒，后期则宜退翳明目。再结合热敷、针刺等疗法以提高疗效，缩短疗程，减少角膜宿翳之形成，以挽救视力。

2. 用药方式　本病早期以标实之证为主宜攻伐，后期以正虚为主宜补益。处方用药时，药味应轻浮上行，配伍得当。总之，既要主张治标，又要兼顾补充人体正气；既要着重调理脏腑，又要注意调理气血，还要注重患者其他兼症。

（1）风热壅盛证：凝脂翳属风热壅盛者，宜投疏风清热、退翳明目之品，如柴胡、蔓荆子、荆芥、防风、黄连、黄芩、栀子、龙胆、赤芍、蝉蜕、蛇蜕等。其中柴胡、蔓荆子、荆芥、防风祛风清热、散邪止痛；黄连、黄芩、栀子、龙胆清肝泻火，解毒退赤；赤芍凉血活血，退赤止痛；蝉蜕疏散风热、退翳明目，蛇蜕祛风解毒、退翳明目；甘草和中解毒、调和诸药。

（2）里热炽盛证：凝脂翳属里热炽盛者，宜投清热泻火解毒、退翳明目之品，如龙胆、柴胡、黄芩、桑白皮、黄连、生地黄、赤芍、当归、川芎、羌活、防风、木贼、车前子、大黄、石决明、蒺藜等。其中龙胆、柴胡清泻肝胆实火；黄芩、桑白皮清泻肺火；黄连清心泻火；生地黄、赤芍清热凉血；当归、川芎养血理气活血；羌活、防风、木贼祛风清热、退翳明目；车前子清利小便；大黄通腑泻热，引邪热火毒从二便而解；石决明平肝清热、退翳明目，蒺藜平肝明目、散风行血。

（3）气阴两虚证：凝脂翳属气阴两虚者，宜投益气养阴、退翳明目之品，偏于气虚者，可选用生黄芪、金银花、桔梗、白芷、川芎、当归、白芍、白术、茯苓、人参、甘草；偏于阴虚者，可选用知母、生地黄、玄参、麦冬、蒺藜、菊花、木贼草、菟丝子、蝉蜕、青葙子、甘草等。其中，生黄芪、白术、人参健脾益气；当归、川芎、白芍养血活血，共奏扶正托邪之功；桔梗理气，助前药补而不滞，金银花、白芷清热解毒祛邪。知母、生地黄、玄参、麦冬、菟丝子滋阴降火、清热明目；蝉蜕、菊花、白蒺藜、木贼、青葙子祛风清热清肝、退翳明目；甘草调和诸药。共奏益气养阴、退翳明目之功。

【治疗】

本病早期为风热壅盛，治以祛风清热为主；典型证型为里热炽盛证，治以泻火解毒、退翳明目为法；后期为气阴亏虚，治以益气滋阴清热退翳为要。外治以清热解毒、退翳明目为主，并可结合针刺、热敷等方法治疗综合救治。

（一）辨证论治

1. 风热壅盛证

证候：目痛头痛，羞明流泪，视力下降，抱轮红赤，黑睛起翳如星，色灰白，边缘不清，表面污浊，如覆薄脂；舌质红，苔薄黄，脉浮数。

治法：疏风清热，退翳明目。

方药：新制柴连汤加减。柴胡、蔓荆子、荆芥、防风、黄连、黄芩、栀子、龙胆、赤芍、木通、甘草。

加减：恶风发热、头痛甚者加薄荷、牛蒡子以疏散风热、清利头目；黑睛星翳较大者，加金银花、蒲公英、连翘以增清热泻火解毒之功。

2. 里热炽盛证

证候：头目剧痛，羞明难睁，热泪频流，眵多黄稠或色黄绿，视力剧降，白睛混赤壅肿，黑睛生翳如窟，凝脂大片，神水混浊，黄液上冲；伴发热口渴，便秘溲赤；

或舌红苔黄厚，脉数有力。

治法：清热泻火解毒，退翳明目。

方药：四顺清凉饮子加减。龙胆、柴胡、黄芩、桑白皮、黄连、生地黄、赤芍、当归、川芎、羌活、防风、木贼、车前子、熟大黄、枳壳、炙甘草。

加减：若便秘者，酌加芒硝泻热通便、清火消肿；赤热肿痛甚者，酌加紫草、牡丹皮、乳香、没药等凉血化瘀止痛；眵呈黄绿，邪毒炽盛者，加金银花、蒲公英、野菊花等清热解毒。黄液上冲者，可选用眼珠灌脓方加减治疗。

3. 气阴两虚证

证候：患眼干涩微痛，微感羞明，抱轮微红，黑睛溃陷日久不敛，表面少许凝脂；伴体倦便溏，口干咽燥；舌红少津、脉细数；或舌淡，脉细弱。

治法：偏阴虚者滋阴退翳明目；偏气虚者益气退翳明目。

方药：偏阴虚者，滋阴退翳汤加减。知母、生地黄、玄参、麦冬、蒺藜、菊花、木贼草、菟丝子、蝉蜕、青葙子、甘草。偏气虚者，托里消毒散加减。药物：生黄芪、皂角刺、金银花、桔梗、白芷、川芎、当归、白芍、白术、茯苓、人参、甘草。

加减：常加谷精草、蝉蜕以疏风清热、明目退翳。

（二）中成药

1. 除翳明目片　具有清热泻火、祛风退翳作用。适用于凝脂翳属风热壅盛证。

2. 蒲地蓝消炎口服液　具有清热解毒、抗炎消肿作用。适用于凝脂翳属外感风热证。

3. 银翘解毒片　具有疏风解表、清热解毒作用。适用于凝脂翳属外感风热证。

4. 牛黄解毒片　具有清热解毒作用。适用于凝脂翳属热毒炽盛证。

5. 知柏地黄丸　具有滋阴补肾、清热降火作用。适用于凝脂翳属阴虚火旺证。

（三）单方验方

1. 防风 15g，羌活 10g，黄连 15g，石决明 15g，车前草 15g，地黄 15g，当归 12g，赤芍 12g，蝉蜕 10g，密蒙花 10g，苍术 10g，菊花 10g，甘草 6g，以水 400mL 煎服，一剂两煎，早晚饭后半小时分服。本方适用于肝经风热型之凝脂翳。

2. 桑叶 10g，菊花 10g，蝉衣 10g，双花 30g，连翘 15g，黄芩 10g，生地黄 15g，当归 10g，牡丹皮 10g，蒺藜 15g，红花 10g，石决明 30g，夏枯草 10g，甘草 3g，水煎服，每日服一剂，连续用 9 天。本方适用于风热壅盛之凝脂翳。

3. 生大黄 10g，瓜蒌仁 10g，生石膏 20g，玄明粉 8g，枳实 10g，栀子 10g，夏枯草 10g，金银花 10g，黄芩 10g，天花粉 8g，竹叶 5g，龙胆 15g，柴胡 10g，水煎服，一剂两煎，早晚分服。本方适用于里热炽盛证之凝脂翳。

（四）外治疗法

1. 滴眼剂

（1）抗生素滴眼液或眼膏：0.3%氧氟沙星眼药水、0.5%左氧氟沙星眼药水或0.3%妥布霉素眼药水等滴眼，每日4~6次，病情严重者，可每小时1次频频滴用，睡前涂抗生素眼膏，如氧氟沙星眼膏，0.5%红霉素眼膏涂眼。

（2）清热解毒类中药滴眼液：选用鱼腥草眼药水、或黄芩眼药水、或秦皮眼药水、或熊胆滴眼液点眼，每日6~8次。

（3）散瞳滴眼液或眼用凝胶：病变范围较广而深者，或并发瞳神紧小症时，选用1%硫酸阿托品滴眼液或眼用凝胶，或托吡卡胺滴眼液点眼，每日2~3次，以防瞳神干缺。

2. 熏洗或湿热敷 内服中药药渣或选用荆芥、防风、金银花、黄芩、蒲公英、野菊花、青叶、紫草等祛风清热解毒中药煎水，做熏洗或湿热敷。

3. 球结膜下注射 病情重者，可选用银黄注射液或鱼腥草注射液0.5mL或抗生素球结膜下注射，如庆大霉素2万U，每日或隔日1次。妥布霉素注射液，每次20mg，每日1~2次若为铜绿假单胞菌所致者，则首选多黏菌素B17万~25万U，做球结膜下注射，每次0.5mL，每日1次。

4. 退翳明目点眼剂 病至后期遗留瘢痕翳障者，点用犀黄散或珍珠明目液以清热解毒、退翳明目。

（五）针灸治疗

取穴：睛明、承泣、丝竹空、攒竹、翳明、合谷、肝俞、阳白、太阳等穴。每次局部取1~2穴，远端1~2穴，交替使用，视病情虚实而定补泻手法。每日1次。

（六）药膳疗法

1. 山药沙参猪瘦肉汤 山药30g，南沙参（沙参）20g，猪瘦肉100g，冰糖适量。将山药、沙参洗净，猪瘦肉切块，入锅中加4碗水，煎至1碗，加入冰糖溶化服食。适用于凝脂翳属气阴两虚证。

2. 玉竹粥 玉竹15~20g（鲜品用30~60g），粳米60g。冰糖适量。先将新鲜玉竹去须切细，加水煎汤取汁，或用干玉竹煎取浓汁后去渣，入粳米，加适量水煮为稀粥，放入冰糖溶化后服食。适用于凝脂翳属阴虚火旺证。

（七）西医治疗

1. 抗生素药物 对严重病例，在使用抗生素局部点眼前，应对角膜溃疡表面坏死组织做细菌培养和药物敏感试验，选用敏感抗生素口服、肌内注射或静脉滴注。

2. 手术治疗　后期形成角膜白斑严重障碍视力者，可行角膜移植术。

【预后转归】

本病为眼科急重症，必须采用中西医结合的方法积极救治以缩短疗程，减少黑睛瘢痕。本病的预后，取决于病变的轻重、治疗及时与否以及治疗措施是否得当等因素。病变轻、病位浅而治疗及时者，愈后仅留浅层瘢痕；病变重、病位深而治疗不及时者，愈后常遗留较厚的瘢痕而障碍视力。严重者，常合并蟹睛等恶候，则预后不良。

【预防调护】

1. 注意劳动防护，避免黑睛外伤。如有外伤，须及时滴用清热解毒或抗菌消炎类眼药水。

2. 素有漏睛的患者，要及时治疗，根除病灶。

3. 处理黑睛异物时，严格无菌操作，器械药品均需消毒，术前洗眼，术后应用抗菌药物，次日复诊等。复诊时若见患眼红赤加重，疼痛加剧，则应警惕凝脂翳的发生，必须采取相应措施及时对症治疗。

4. 若为铜绿假单胞菌感染致病者，注意床边隔离，对所有使用过的医疗器械、药品、敷料等均需严格消毒，避免引起交叉感染。

5. 戴隐形眼镜者，应注意镜片的消毒清洁，谨防黑睛擦伤。

6. 注意饮食宜清淡，少食辛热炙煿，注意保持大便通畅。

【名医经验】

（一）韦玉英论治外感风热角膜溃疡

1. 学术思想　眼直接暴露于外，尤其是黑睛直接与外界相通，极易受六淫邪气侵袭。但中医认为眼处高位，非风热之邪不至。概因风为百病之长，善行而数变；热为阳邪，火性炎上，易趋阳位，这也是眼疾患多为风热之邪所致之故。临床观察表明，角膜溃疡多为角膜轻微外伤作为诱因，其后以风热为主的六淫邪气乘虚侵入而发病，故临床上病情多表现为来势急重，眼睑红肿热痛，角膜疼痛、畏光、流泪，并伴有明显的视力下降。有鉴于此，韦老针对其病因，治疗此类角膜溃疡，以祛风清热为主，既可去除病因，又能引药直达病所，然后再根据具体病情随症加减，给予凉血散血、活血止痛或益气滋阴之品。代表方剂为《原机启微》的羌活胜湿汤。主要药物包括羌活、独活、柴胡、白术、黄芩、荆芥穗、枳壳、防风、前胡、薄荷、桔梗、白芷、甘草等。

2. 典型病例 患者，男，49 岁。右眼赤痛 4 天，患眼畏光灼热、刺痛、流泪伴有明显的头痛及全身不适。主诉 4 天前右眼结膜内异物史。查视力 0.12，左 1.0，裂隙灯检查，右眼白睛混赤明显，黑睛颞侧有一 4mm×4mm 溃疡，边界模糊，呈灰白色。与对侧健眼相比，前房较浅，瞳孔较小，对光反应差。小便黄赤，舌淡红，脉浮数。辨证为风热偏盛，治宜祛风清热。处方：羌活、独活各 9g，荆芥穗 9g，黄芩 9g，连翘 9g，川芎 9g，夏枯草 9g，防风 6g，柴胡 6g，薄荷 3g，甘草 3g，14 剂水煎服，局部点消炎眼药水，半月后复诊。患眼红肿热痛明显减轻，全身不适亦显著改善，饮食大小便如常。查右眼视力 0.5，抱轮红赤，黑睛溃疡缩小到 1mm×2mm，边缘整齐，但仍有着色。继前方，佐以退翳明目之品。处方：羌活 6g，蔓荆子 6g，黄芩 6g，车前子 6g，柴胡 6g，防风 6g，白蒺藜 6g，木贼 12g，夏枯草 12g，石决明 30g，生甘草 3g。局部用药同前，继服 14 剂后复诊，患眼外观如常，无明显不适，视力增至 0.8，红赤消退，着色不显，右眼黑睛外侧留 2mm×2mm 云翳一片，伴见轻微赤脉。嘱其珍珠明目眼药水每日 3 次点眼以收全效。

（二）张健论治风热凝脂翳

1. 学术思想 中医认为本病初期为风热壅盛所致，治宜祛风清热，方用新制柴连汤加减：柴胡 10g，黄连 5g，黄芩 10g，赤芍 10g，蔓荆子 10g，栀子 10g，龙胆 10g，川木通 10g，甘草 5g，荆芥 10g，防风 10g。若分泌物多，色黄黏稠者，可加金银花 20g，蒲公英 15g，以清热解毒。若为里热炽盛者，则头眼剧烈疼痛，畏光流泪，眼睑红肿痉挛，结膜水肿混合充血，角膜溃疡凹陷深大，前房充满脓液，溃疡表面及结膜囊内分泌物呈黄绿色，可伴发热口渴，溲赤便秘，舌红，苔黄厚，脉数，治宜泻火解毒，方用四顺清凉饮子加减：龙胆 10g，黄芩 10g，黄连 5g，桑白皮 10g，大黄（后下）10g，枳壳 10g，车前子（包煎）10g，生地黄 20g，赤芍 10g，当归 10g，羌活 10g，防风 10g，木贼 5g，柴胡 10g，甘草 5g。若黄绿色分泌物多者，再加金银花 20g，蒲公英 10g，以清热解毒；眼部红肿疼痛严重者，可加牡丹皮 10g，乳香（包煎）5g，没药（包煎）5g，以凉血化瘀；口干便燥明显者，加天花粉 10g，石膏（先煎）15g，芒硝（冲服）10g，以增清热生津、泻火通腑之功。

2. 典型病例 孙某，男，23 岁。于 1991 年 7 月 12 日初诊。主诉：右眼红肿，羞明流泪，眼痛，视物模糊 3 天。病史：于 7 月 9 日右眼被树枝弹伤致眼内有异物感，刺痛，畏光流泪，视力下降。检查：视力：右眼 0.6，左眼 1.5。右眼抱轮红赤，黑睛翳陷，状如凝脂，边缘不清，2% 荧光素钠染色阳性。左眼外观正常。舌质红，苔薄黄，脉浮数。诊断：凝脂翳（右眼）。辨证：风热壅盛证。治法：祛风清热。方剂：新制柴连汤（《秘传眼科纂要》）加减。药物组成：柴胡 10g，黄连 5g，黄芩 10g，赤芍 10g，蔓荆子 10g，栀子 10g，木通 10g，荆芥 10g，防风 10g，龙胆 10g，蒲公英 15g，金银花 10g，甘草 5g。3 剂。煎服法：水煎，每日 1 剂，分 2 次服。外治法：鱼腥草滴眼剂，滴右眼，1 日 6 次。0.25% 托吡卡胺滴眼剂，滴右眼，1 日 3 次。医嘱：①饮食宜清淡，少食辛辣炙煿之品及牛羊狗肉等发物。②保持大便通畅。

二诊（7 月 15 日）：右眼痛已除，红肿、羞明流泪症状明显减轻，检查：视力：右眼 0.7，左眼 1.5。右眼抱轮红赤，黑睛翳陷变浅，2% 荧光素钠染色阳性。舌质红，苔薄黄，脉浮。原方加木贼 6g，蝉蜕 6g，以退翳明目。7 剂。水煎，每日 1 剂，分 2 次服。

三诊（7 月 22 日）：畏光流泪，眼痛已除。视物仍感模糊。检查：视力：右眼 0.8，左眼 1.5。右眼白睛微红赤，黑睛 2% 荧光素钠染色阳性，但范围明显缩小。舌质红，苔薄黄，脉浮。原方去羌活。7 剂。

四诊（7 月 29 日）：畏光流泪，眼痛已除。检查：视力：右眼 0.8，左眼 1.5。右眼白睛红赤消退，黑睛 2% 荧光素钠染色阴性。舌质红，苔薄黄，脉浮细。原方 5 剂。

按语：患者因黑睛表层外伤，风热邪毒因伤而入，风热壅盛，邪结于黑睛，故黑睛生翳，状如凝脂；畏光流泪，舌质红，苔薄黄，脉浮数均为风热壅盛之征。新制柴连汤加减方中龙胆、栀子、黄芩、黄连清肝泻热；蒲公英、金银花清热解毒；荆芥、防风、蔓荆子祛风清热；柴胡既可辛凉祛风，又可引药入肝；赤芍凉血退红；木通利尿清热；甘草调和诸药，合之以清热为主兼以祛风退翳之方，风去热解毒散则翳退红消而目光恢复。

【文献选录】

《证治准绳·凝脂翳》曰："此证为病最急，起非一端，盲瞽者十有七八。在风轮上有点，初起如星，色白中有椒，如针刺伤后渐长大变为黄色，椒亦渐大为窟者。有初起如星，色白无椒，后渐大而变色黄，始变出椒者。有初起便带鹅黄色，或有椒，或无椒，后渐渐变大者。或初起便成一片，如障大而浓，色白而嫩，或色淡黄，或有椒，或无椒而变者。或有障，又于障内变出一块如黄脂者。或先有痕椒，后变出凝脂一片者。所变不一，祸则一端。大法不问星障，但见起时肥浮脆嫩，能大而色黄，善变而速长者，即此证也。初起时微小，次后渐大，甚则为窟、为漏、为蟹睛，内溃精膏，外为枯凸。或气极有声，爆出稠水而破者，此皆郁遏之极，蒸烁肝胆二络，清气受伤，是以蔓及神膏溃坏，虽迟不过旬日，损及瞳神。若四围见有瘀滞者，因血阻道路，清汁不得升运之故。若四围不见瘀赤之甚者，其内络深处，必有阻滞之故。凡见此证，当作急晓夜医治，若迟待长大蔽满乌珠，虽救得珠完，亦带病矣。去后珠上必有白障如鱼鳞外圆翳等状，终身不能脱。若结在当中，则视昏眇。凡目病有此证起，但是头疼珠痛，二便燥涩，即是急之极甚。若二便通畅，祸亦稍缓。有一于斯，犹为可畏。"

《目经大成·凝脂翳》曰："此症初起目亦痛，多虬脉，畏光紧闭，强开则泪涌出。风轮上有点如星，色白，中有孔如锥刺伤，后渐渐长大，变为黄色，孔亦渐大，变为窟。有初起翳色便黄，大且厚，治依下法。四周裂开一缝，若可施钳或竟镊去，下得一窝，窝底皮膜如芦竹之纸，风吹欲破，见辄令人吃惊。又初起现厚大白障，继则于障由衷出黄翳，状类鹅脂，为疾益急，再头痛便秘，则为窟、为漏、为蟹睛、为凹凸，为渺为瞽，不日而致。治之不问孔窟浅深，但见翳色肥黄浮嫩，善变速长，亟以小承气下利中丸，净其内，随磨羚羊角调清肝散，彻其外。俾表里邪行，头风不即止，大便必通，大便通，目赤痛与泪合减，乃用消风活血汤，或防风散结汤，犀角地黄汤。服过势少退，照下星月翳蚀定方。其眼药对症点洗，妥适便好，不须琐赘。愈后必有白障，若鱼鳞、玛瑙等形，终身不能脱。"

【现代研究】

1. 辨证分型治疗匐行性角膜溃疡 如宋桂莲等将匐行性角膜溃疡56例分为两型治疗，肺阴不足外受风邪型用加减养阴清热汤：生地黄、生石膏、金银花各15g，知母、荆芥、防风各12g，黄芩、龙胆、枳壳各9g，甘草3g。大便燥结加大黄；胃纳欠佳加焦麦芽、焦山楂、焦神曲或青皮；鼻疮严重倍加生地黄、金银花、生石膏。肝胃实热型用加减银花复明汤：金银花、蒲公英、生地黄各15g，龙胆、天花粉、知母、玄明粉各12g，黄芩、大黄、枳壳各9g，木通5g，甘草3g。头痛剧烈加荆芥、防风；孕妇加当归、白芍；大便燥结倍加大黄。结果：治愈（视力恢复2倍以上，角膜留有云翳，荧光素无着色）46例，好转（角膜留有白斑，视力有不同程度的恢复）8例，无效（角膜大部分留有白斑及血管，视力无进步）2例。

2. 辨证分型治疗凝脂翳 张健将858例862只眼凝脂翳分为四型治疗。肝经风热型265例268只眼用自拟祛风清热汤：柴胡、黄芩、赤芍、荆芥、防风、羌活、连翘各10g，栀子12g，黄连、甘草各5g。肝经实热型338例339只眼用自拟清肝泻火汤：龙胆、栀子、黄芩、连翘、赤芍、车前子、柴胡、羌活各10g，金银花20g，生地黄15g，黄连、甘草各6g。肝经热毒型237例237只眼，方用自拟泻火解毒汤：生石膏、金银花、蒲公英各30g，大黄15~30g，夏枯草15g，玄明粉（后下）12g，黄芩、连翘、赤芍、枳实各10g，黄连、甘草各6g。肝阴亏虚型18例18只眼，方用自拟滋阴退翳汤：生地黄、玄参、青葙子、石决明各15g，当归、谷精草、白蒺藜、车前子、防风各10g，木贼、蝉蜕各6g，黄连3g，甘草5g。结果：治愈（症状消失，溃疡愈合，不留痕或遗留瘢痕而不影响视力者）707只眼，占82%，好转（症状消失，溃疡愈合，留有瘢痕而影响视力者）95只眼，占11%，无效（症状无改善，甚至恶化）60只眼，占7%，总有效率93%。

3. 辨证治疗细菌性角膜溃疡 彭清华将67例细菌性角膜溃疡分五型治疗。肝经风热型16例，用新制柴连汤加减；肝胆火炽型21例，用龙胆泻肝汤加减；肝经热毒型25例，用银花解毒汤或四顺清凉饮合五味消毒饮加减；湿热蕴结型3例，用三仁汤加减；肝阴亏虚型2例，用海藏地黄汤或滋阴退翳汤。结果：67例69只眼中，痊愈 43 只眼（62.32%），显效 6 只眼（8.7%），好转 14 只眼（20.29%），无效 6 只眼（8.70%），总有效率为 91.30%。

4. 韦企平治疗角膜溃疡经验　病因病机以风热立论；治疗突出祛风为先；热炽腑实，釜底抽薪；余邪未尽正已虚，掌握时机适时进补；趁云翳浮嫩初发，及早退翳明目。①外感风热，祛风为先。代表方剂为《原机启微》的羌活胜风汤。主要药物有羌活、独活、柴胡、白术、黄芩、荆芥穗、枳壳、防风、前胡、薄荷、桔梗、白芷、甘草等。②热炽腑实，釜底抽薪。针对患者热毒炽盛、体壮便实的临床特征，治以祛风清热、泻火通腑为法，可重用生大黄、玄明粉荡涤邪热从大便而出，配伍炒枳壳、生地黄、赤芍、密蒙花、白芷、金银花、菊花、紫花地丁等祛风清热、退翳明目。③气虚邪留，适时进补。正气已虚而余邪仍未尽者，用药则突出党参、黄芪、太子参等益气扶正之品，或适时增加生地黄、麦冬、沙参等滋阴生津之品，倘若外风日久，引动内风，加之患者素体阴亏，可适当增加石决明、钩藤、白芍、阿胶等平肝养阴之品，以滋药力，缓和病情。④浮嫩初发，退翳明目。以养血活血退翳为主，代表方四物退翳汤，主要药物为当归、熟地黄、川芎、赤芍、木贼、谷精草、白蒺藜、青葙子等。对于余热未尽的角膜云翳，治以祛风清热、退翳明目，多采用《秘传眼科纂要》清肝汤随症加减，常用药物：柴胡、白芍、栀子、当归尾、生地黄、连翘、防风、夏枯草、车前子、甘草等。

常用退翳明目之法归纳起来大致分为：①清肝退翳，主要用于肝之余热未尽之云翳患者。药物有菊花、密蒙花、谷精草、木贼草、青葙子、夏枯草、决明子等。②平肝退翳，主要用于肝火上扰而引发云翳者。药物包括石决明、珍珠母、刺蒺藜、钩藤等。③疏肝退翳，适用于肝郁气滞型患者。常用药物有柴胡、青皮、川楝子、牡丹皮、佛手等。④活血退翳，用于气滞血瘀、斑翳厚重者。药物以赤芍、川芎、牡丹皮、丹参、红花等为主。⑤滋阴退翳，用于体虚、溃疡反复发作而后生障翳者，生地黄、麦冬、玄参、沙参等为常用药物。⑥祛风退翳，适用于患眼仍自觉痒涩，裂隙灯下仍见轻微着色之云翳患者，药物有防风、荆芥、羌活、蔓荆子等。

第六节　湿翳

湿翳是指黑睛生翳微隆，表面干而粗糙，形如豆腐渣样的外障眼病。该病好发于夏秋收割季节气候炎热潮湿之时。常单眼发病，病程较长，可反复发作，严重者可致黑睛毁坏而导致失明。本病类似于西医学之真菌性角膜炎，常由镰刀菌、念珠菌、曲霉菌等真菌感染所致。

【源流】

湿翳病名首载于《一草亭目科全书》，但书中并未做详细论述。曾庆华主编的普通高等教育"十五"国家级规划教材《中医眼科学》中对湿翳定义为"黑睛生翳，其表面微隆起，状如豆腐渣样，外观干而粗糙的眼病"。在辨证论治中，该书主要提出了湿重于热、热重于湿两个证型，治疗分别采用三仁汤、甘露消毒丹等方药，普通高等教育"十二五"国家级规划教材《中医眼科学》基本沿用了以上定义及辨证论治方法。

【病因病机】

夏秋收割季节，常因麦芒、稻谷、植物枝叶擦伤黑睛，或因配戴角膜接触镜时不慎划伤黑睛，或黑睛手术造成轻度黑睛外伤等，均致湿毒邪气乘虚侵入，湿遏化热，熏灼黑睛而发病。

（一）湿重于热证

黑睛外伤，湿毒乘虚外袭，湿邪郁久化热，湿重于热，湿热上犯，熏蒸黑睛而发为本病。症见：患眼羞明流泪，微疼，抱轮微红，黑睛生灰白色圆形翳，表面微隆，多伴脘腹痞满，纳呆便溏，舌淡，苔白腻而厚，脉缓。

（二）热重于湿证

嗜食肥甘厚味、辛辣炙煿，致脾胃湿热内蕴，热重于湿，熏灼黑睛而发为本病。症见：患眼碜涩疼痛，畏光流泪，眵泪胶黏，白睛混赤，黑睛生翳如豆腐渣样、表面隆起而干糙，或见黄液上冲，伴便秘溲赤，舌红，苔黄腻，脉濡数。

【临床表现】

（一）自觉症状

患眼碜涩疼痛，畏光流泪，眵泪胶黏，视物模糊，经久不愈。

（二）眼部检查

抱轮红赤或白睛混赤，黑睛生翳表面微隆，呈灰白色圆形或椭圆形或不规则形，边界较清，状若豆腐渣样，表面干燥而粗糙，易刮除。病变常易向四周及纵深发展，溃腐周围可见放射状星状及丝状混浊，黑睛后壁见斑块状沉着物，伴黄液上冲，量多而质黏稠，甚者遮盖大部分瞳神；重者可致黑睛溃破、黄仁绽出，形成蟹睛。

（三）实验室及特殊检查

黑睛病变组织刮片涂片可见真菌菌丝，病原体培养可发现真菌生长，角膜共焦显微镜检查可显示角膜感染组织的超微结构，辅助真菌性角膜炎的诊断。

【诊断依据】

1. 常有麦芒、稻谷、树枝、树叶等植物性黑睛外伤史。
2. 黑睛生灰白色圆形翳，表面微隆、呈豆腐渣样、干而粗糙。
3. 病变部位刮片涂片可见真菌菌丝，病原体培养可发现真菌生长。

【鉴别诊断】

1. 本病应与凝脂翳相鉴别　凝脂翳以黑睛生翳、如覆薄脂，伴黄液上冲为特征，而本病黑睛生翳无薄脂覆盖，翳表面似豆腐渣样干燥粗糙，翳周围可见放射状星状及丝状混浊，可予鉴别。

2. 本病应与聚星障相鉴别　聚星障黑睛生翳如星点状、树枝状、地图状，不伴黄液上冲，而本病翳表面似豆腐渣样干燥粗糙，翳周围可见放射状星状及丝状混浊，伴黄液上冲，两者不难鉴别。

【辨治思路】

（一）辨证思路

1. 湿重于热证　本证以患眼羞明流泪，微疼，抱轮微红，黑睛生灰白色圆形翳，表面微隆，伴纳呆脘闷为诊断要点。黑睛外伤，湿毒乘虚外袭，湿邪郁久化热，湿重于热，湿热上犯，熏蒸白睛、黑睛，致抱轮微红、黑睛生翳灰白而微隆；湿邪困脾，故见纳呆脘闷；舌淡，苔白腻而厚，脉缓为湿热内蕴之征。

2. 热重于湿证　本证以患眼碜涩疼痛，畏光流泪，眵泪胶黏，白睛混赤，黑睛生翳如豆腐渣样，黄液上冲，伴便秘溲赤为诊断要点。患者平素嗜食肥甘厚味，致脾胃湿热内蕴，热湿熏灼白睛、黑睛，致白睛混赤，黑睛生翳如豆腐渣样、伴黄液上冲；阳明腑实、湿热下注，故见便秘溲赤；舌红，苔黄腻，脉濡数为热湿内蕴之征。

（二）症状识辨

1. 目痛　患眼碜涩疼痛，多为湿热内蕴所致。

2. 畏光流泪　患眼畏光伴赤痛流泪，多为热重于湿所致；畏光流泪、眵泪胶黏，多为湿重于热所致。

3. 黑睛生翳　黑睛生灰白色圆形翳，表面微隆，多为湿重于热；黑睛生翳如豆腐渣样、表面隆起而干糙，伴黄液上冲，多为热重于湿。

（三）治疗思路

1. 治法与处方原则　该症属中医外障眼病范畴，治疗须分辨湿热孰轻孰重。湿重于热者，治以化湿为主，兼以清热；热重于湿，治以清热为主，兼利湿；并配合外用药物，内外兼治，方能取效。

2. 用药方式 本病多属实证，治疗主张攻伐为主。在处方用药时，既要着重调理脏腑，又要注意调理气血，还要注重患者其他兼症。

（1）湿重于热证：湿翳属湿重于热者，宜投利湿清热、退翳明目之品，如杏仁、半夏、飞滑石、生薏苡仁、白通草、白豆蔻、竹叶、厚朴等，其中，杏仁宣肺理气，气行则湿化；白豆蔻芳香化湿，行气宽中，畅中焦之脾气；薏苡仁甘淡性寒，健脾渗湿利水，引湿热由下焦而去。三仁合用，三焦分消。滑石、通草、竹叶甘寒淡渗，加强利湿清热之功；半夏、厚朴行气化湿，散结除满，共奏宣畅气机、清热利湿之功。

（2）热重于湿证：湿翳属热重于湿者，宜投清热利湿、退翳明目之品，如滑石、黄芩、黄柏、茵陈、石菖蒲、川贝母、木通、藿香、连翘、白豆蔻、薄荷、射干、蝉蜕、石决明等，其中滑石利水渗湿，清热解毒；茵陈清利湿热；黄芩、黄柏清热燥湿，泻火解毒；石菖蒲、藿香、白豆蔻行气化湿，开窍和中，令气畅湿行；木通清热利湿，导湿热从小便而去；连翘、射干、贝母、薄荷清热解毒，散结消肿止痛；蝉蜕、石决明退翳明目，共奏清热解毒、利湿化浊之功。

【治疗】

本病治以清热利湿为主，兼退翳明目，并配合外用药及西医抗真菌治疗，以提高疗效。

（一）辨证论治

1. 湿重于热证

证候：患眼羞明流泪，微疼，抱轮微红，黑睛生灰白色圆形翳，表面微隆；多伴脘腹痞满，纳呆便溏；舌淡，苔白腻而厚，脉缓。

治法：化湿清热。

方药：三仁汤加减。杏仁、半夏、飞滑石、生薏苡仁、白通草、白豆蔻、竹叶、厚朴。

加减：眵泪黏稠者，可加黄芩、茵陈以清热利湿；口淡纳呆较重者，加茯苓、苍术以健脾燥湿。

2. 热重于湿证

证候：患眼碜涩疼痛，畏光流泪，眵泪胶黏，白睛混赤，黑睛生翳如豆腐渣样、表面隆起而干糙，或见黄液上冲；伴便秘溲赤；舌红，苔黄腻，脉濡数。

治法：清热利湿。

方药：甘露消毒丹加减。飞滑石、绵茵陈、淡黄芩、石菖蒲、川贝母、木通、藿香、射干、连翘、薄荷、白豆蔻。

加减：黄液上冲较甚者，可加薏苡仁、桔梗、玄参以清热解毒排脓；便秘者可加芒硝、生石膏以通腑泻热。

（二）中成药

1. 甘露消毒丸 具有利湿化浊，清热解毒的作用。适用于湿翳热重于湿证。

2. 丹溪玉屏风颗粒 具有解表祛湿解毒的作用。适用于湿翳湿重于热证。

（三）单方验方

1. 苦杏仁10g，滑石（包煎）15g，通草5g，白豆蔻（后下）5g，竹叶6g，厚朴10g，薏苡仁15g，法半夏10g，黄芩10g，茵陈10g，茯苓15g，苍术10g，苦参5g（三仁汤加减方），每日一剂，一剂两煎，早晚各一次。本方适用于湿温初起、湿重于热型之湿翳。

2. 滑石（包煎）15g，淡黄芩10g，绵茵陈10g，石菖蒲10g，浙贝母10g，木通10g，广藿香10g，连翘10g，豆蔻（后下）5g，薏苡仁30g，知母10g，玄参10g，大黄（后下）10g，生石膏（先煎）15g（甘露消毒丹加减方），每日一剂，一剂两煎，早晚各一次。本方适用于湿热邪毒内蕴所致热重于湿型之湿翳。

3. 金银花15g，板蓝根15g，生石膏（先煎）15g，蒲公英15g，生地黄15g，连翘10g，黄芩10g，防风10g，知母10g，赤芍10g，大黄（后下）10g，玄明粉（冲服）10g，黄连5g，甘草5g（银翘蓝根汤加减方），每日一剂，一剂两煎，早晚各一次。本方适用于热毒炽盛型之湿翳。

4. 知母10g，生石膏（先煎）15g，黄芩10g，熟大黄10g，天冬10g，麦冬10g，茺蔚子15g，玄参10g，车前子（包煎）10g，防风10g，玄明粉（冲服）10g，苦参6g（通脾泻胃汤加减方），每日一剂，一剂两煎，早晚各一次。本方适用于脾胃积热型之湿翳。

（四）外治疗法

1. 滴眼剂

（1）抗真菌滴眼液：首选5%那他霉素滴眼液，或0.1%～0.2%两性霉素B溶液，频频滴眼，可联合0.5%氟康唑滴眼液，好转后适当减少用药频率。

（2）散瞳滴眼液或眼用凝胶：如1%硫酸阿托品滴眼液或眼用凝胶，或托吡卡胺滴眼液点眼，每日2～3次。

2. 熏洗或湿热敷 内服中药药渣或选用苦参、白鲜皮、车前草、金银花、龙胆、秦皮、黄芩、地肤子等水煎，做熏洗或湿热敷，每日2～3次。

3. 退翳明目点眼剂 病至后期遗留瘢痕翳障者，点用犀黄散或珍珠明目液以清热解毒、退翳明目。

（五）药膳疗法

1. 芦荟 芦荟酊是抗菌性很强的物质，能杀灭多种真菌、霉菌、细菌、病毒等病菌，抑制和消灭病原体的发育繁殖。每天 100～200g 为宜。

2. 柠檬 柠檬富含有大量的维生素，犹如天然的抗生素，具有抗菌消炎，清热解毒的作用，对患者起到预防感染的作用。每天泡水喝 300～500mL 为宜。

3. 银耳 银耳是属于滋补性的食物，具有增强人体免疫力，提高抗病能力的作用，有利于患者的恢复。每天 50～100g 炖汤喝为宜。

4. 大青叶夏枯草茶清热解毒 大青叶 30g，夏枯草 15g，绿茶 2g。

5. 马齿苋绿豆汤清热泻火 马齿苋 250g，绿豆 100g。猪瘦肉 100g，蒜茸 10g，麻油、精盐、味精各适量。

（六）西医治疗

1. 抗真菌药物 严重真菌感染者，可选用抗真菌药物口服或静脉滴注。

2. 手术治疗 对黑睛溃破或即将溃破者，可及时行结膜瓣遮盖术；后期形成角膜白斑严重障碍视力者，可行角膜移植术。

【预后转归】

本病为难治性眼病，应中西医结合积极治疗。若病变早期位于浅层者，经及时治疗，部分预后良好；病变位于深层患者，病情较难控制，愈后常遗留瘢痕而影响视力，严重者可发生黑睛破溃而毁坏睛珠。

【预防调护】

1. 尽量避免黑睛外伤。一旦伤及黑睛，应及时到医院就诊。
2. 避免激素及免疫抑制药滥用，以预防病变进一步发展。
3. 饮食宜清淡而富含营养，忌食肥甘厚味及辛辣炙煿。

【名医经验】

韦文贵治疗真菌性角膜炎经验

1. 学术思想 韦老认为：本病风火热毒盛者，当急用釜底抽薪之法，可随证选用"泻火解毒汤"或"眼球灌服方"。因"风为百病之长""火为热毒之源"，风火热盛用清热解毒之法如扬汤止沸，所谓舆薪既燃，非杯水所能息，唯有釜底抽薪，才能火灭风息。对风火热毒较轻者，以"红肿翳障方"为主，即可收到满意的效果。此外，在随证选药方面，如眵多泪少者，宜选加金银花、连翘、蒲公英、紫花地丁、大青叶、野菊花等以清热解毒；泪多眵少者，可选加防风、荆芥、细辛、羌活、薄荷、藁本、蔓荆子、蝉衣、菊花等祛风止泪；便秘火盛者，重用大黄，配以玄明粉以泻火解毒；眼部疼痛者加蔓荆子祛风散热而止痛。

2. 典型病例

杜某，男，5岁。初诊日期：1974年6月25日。其父代诉：左眼角膜外伤后羞明，疼痛1个月。病史：患儿左眼黑睛1个月前被钉子划伤，曾在本市某医院治疗，经细菌培养已确诊为真菌性角膜炎。一直对症治疗，因病情未能控制，故来本院就诊。现左眼刺激症状重，睁不开眼，大便干结、尿黄少。检查：左眼睑痉挛，刺激症状明显，睫状充血显著，角膜水肿，角膜正中有溃疡，瞳孔区偏下方有圆形淡黄色深层脓肿，前房积脓，积脓液面约占前房1/4，整个前房混浊不清，瞳孔和晶体看不清。舌质红，舌苔微黄，脉弦数。诊断：左眼湿翳，黄膜上冲（左眼真菌性角膜溃疡并发前房积脓）。辨证：黑睛破损，毒邪乘隙而侵，肝胆实热化火，内外合邪，上灼风轮，黄膜上冲。治法：祛风清热，滋阴活血，退翳明目。方药：红肿翳障方（成人剂量的1/2），7剂，水煎服，每日2次。二诊：1974年7月2日。服药后症状显著减轻，大便正常，舌质微红，苔薄白，脉细稍数。检查：角膜水肿减轻，眼能睁开，角膜后壁有棕灰色渗出，前房较前清亮，瞳孔已能看到，呈药物性散大。角膜溃疡范围已缩小，脓肿部位局限，未再扩展，仍守前法。原方加金银花10g，以助清热解毒之力，7剂，水煎服，每日2次。三诊：1974年7月16日。角膜溃疡已愈合，荧光素染色阴性，原方加川楝子3g、木贼草6g、秦皮3g，3剂，水煎服，每日2次。末诊：1974年7月20日。视力明显进步，左眼视力0.3，左眼球结膜混合充血已消，角膜脓肿已消失，2/3瞳孔被浓厚白斑遮盖，角膜外下象限有陈旧灰白色混浊。荧光素染色阴性，改用退翳明目法治疗。方药：生地黄6g，白菊花5g，木贼草6g，谷精草10g，蝉衣3g，白蒺藜10g，青葙子10g，白薇3g，决明子10g，14剂，水煎服，每日2次。

【现代研究】

1. 王琦将80例真菌性角膜炎患者随机双盲地分为观察组和对照组各40例，对照组给予那他霉素治疗，观察组给予丹溪玉屏风颗粒联合那他霉素治疗。结果：观察组患者治疗后视力指数和角膜溃疡直径分别为 [（0.45±0.04mm）、（1.90±0.21mm）]，均明显优于对照组 [（0.38±0.03mm）、（2.68±0.30mm）]。观察组患者治疗后角膜溃疡消失时间、前房积脓消失时间、畏光流泪消失时间和异物感消失时间分别为（15.46±2.08）天、（14.92±2.16）天、（18.38±2.01）天、（14.93±1.94）天，均明显优于对照组（20.96±3.46）天、（19.86±3）天，积脓消失时间、畏光流泪消失时间和异物感消失时间分别为（15.46±2.08）天、（14.92±2.16）天、（18.38±2.01）天、（14.93±1.94）天，均明显优于对照组（20.96±3.46）天、（19.86±3.82）天、（22.73±3.01）天、（18.84±2.93）天。治疗后观察组患者 TNFα 和 IL1β 水平分别为（11.35±3.01）pg/mL、（10.28±2.11）pg/mL，明显显著低于对照组（19.83±4.02）pg/mL、（17.42±2.95）pg/mL。观察组治疗后有效率为95.00%，显著高于对照组 75.00%。观察组患者治疗后转阴率为 60.00%，显著高于对照组 35.00%。治疗后观察组菌种数为23株，显著少于对照组42株。得出结论：丹溪玉屏风颗粒联合那他霉素治疗真菌性角膜炎的疗效优于单独运用纳他霉素，且无明显副作用。

2. 周珊对 28 例（29 眼）真菌性角膜炎患者给予中西医结合治疗，中医根据临床表现分为实证和虚实夹杂证。实证以湿热致病，治宜清热祛湿。湿重于热者，以祛湿为主，给予三仁汤加减，处方：杏仁 15g，白豆蔻 6g，薏苡仁 15g，苍术 10g，厚朴 6g，陈皮 6g，藿香 10g，茯苓 10g，防风 10g，羌活 10g，滑石（包煎）12g，黄芩 10g。热重于湿者，以清热为主，化湿为辅，给予甘露消毒丹加减，处方：苦参 10g，栀子 10g，黄芩 10g，大黄（后下）6g，滑石（包煎）10g，佩兰 10g，茵陈 10g，薏苡仁 15g，金银花 10g，连翘 10g。虚实夹杂多见于平日素体正气不足之人，或病久气阴两伤之人，治疗在祛湿热之上加健脾益气养阴之品，如黄芪、党参、生地黄、白术、茯苓、麦冬等。中药熏蒸、外敷。龙胆、黄柏、白鲜皮、蒲公英、车前草、金银花等煎水熏眼。将以上药物置于容器内煎煮至沸，小火继煮 10 分钟后，置药液蒸气温度至感舒适时，以卷筒罩于容器上聚拢蒸气，使患眼睁开对准蒸气进行熏蒸。保持温度适中，防止烫伤。2 次/日，20 分钟/日。熏蒸后可用无菌纱垫浸其药液后外敷于患眼，保持敷料的一定温度与湿度，10 分钟/次，2 次/日。西医：①抗真菌治疗，静脉滴注氟康唑注射液。②那他霉素滴眼液或氟康唑滴眼液。③刮除溃疡表面发干易碎的坏死组织，碘酊烧灼其溃疡面。④贝复舒眼水或小牛血蛋白提取物眼凝胶滴眼。⑤阿托品眼水散瞳，局部热敷辅以维生素口服，后期使用人工泪液类滴眼液。⑥适量配以抗病毒、抗细菌滴眼液。结果显示：治愈 16 例（16 眼），好转 10 例（10 眼），无 2 例（3 眼），有效率占 92.85%。得出结论：中西医结合治疗真菌性角膜炎疗效较好。

第七节　花翳白陷

花翳白陷是以黑睛生翳，色灰白，四周高起，中央低陷，形如花瓣为主要特征的外障眼病。常单眼为患，夏季多见。病情急而重，发展迅速，变化多端。重者，可伴瞳神紧小甚或黑睛溃破，黄仁绽出，则变生蟹睛等恶候。本病愈后常留瘢痕，严重影响视力，类似于西医学蚕蚀性角膜溃疡及边缘性角膜溃疡等角膜病。前者病因不明，可能为自身免疫性疾病；后者为细菌感染所致角膜溃疡。

【源流】

病名首见于《秘传眼科龙木论》。早在《太平圣惠方》"治眼生花翳诸方"一节中即指出："夫花翳初发之时，眼中发歇疼痛，泪出，赤涩，睛上忽生白翳，如枣花、砌鱼鳞相似。"《圣济总录·眼目门》载有"目生花翳者，点点色白，状如枣花、鱼鳞之类是也……其始则目痛泪出，变生白翳。宜急治之，不尔则致障翳也"。《秘传眼科龙木论·卷之三》曰："此眼初患之时，发歇忽然疼痛泪出，立时遂生翳白，如珠枣花陷砌鱼鳞相似……切宜服药治疗，不得失时。"《银海精微·卷之上》载有"白陷鱼鳞者，肝肺二经积热，充壅攻上，致黑睛遂生白翳，如鱼鳞铺砌之状，或如枣花，中有白陷，发歇不时，或发或聚，疼痛泪出"。明代王肯堂在《证治准绳·杂病·七窍门》对该病的论述较为详尽，曰："初小后大，其细条如翳，或细颗如星，此边起一个，彼边起一个，四散生将起来，后才长大，牵连混合而害目，此木火祸也。"进而指出其治疗为"治当寻其源，浚其流，轻则清凉之，重则开导之"。《目经大成·卷二上》指出该病的预后为"善长速变……速救可以挽回，更须与凝脂症一样监守"。采用表里双解、清热泻肺为法治疗。

在高等医药院校教材（五版教材）《中医眼科学》中对花翳白陷定义为"花翳白陷是以黑睛四周高起，中间低陷，形如花瓣，善变速长为主要特征的眼病"。在辨证论治中，该书主要提出了肝肺风热、热炽腑实两个证型，治疗分别采用加味修肝散、泻肝散加减治疗，普通高等教育"十五"国家级规划教材《中医眼科学》在辨证论治中增加了阳虚寒凝证，治疗采用当归四逆汤加减。

【病因病机】

黑睛属风轮，内应肝胆，本病常因肝肺风热，灼伤黑睛，或素有肝经伏火、复受风邪，风火侵袭黑睛所致。如《太平圣惠方》"治眼生花翳诸方"曰："此为肝肺积热，脏腑壅实，而生此疾。"《圣济总录·眼目门》载有"此由肝肺实热，冲发眼目"。《银海精微·卷之上》载有"白陷鱼鳞者，肝肺二经积热，充壅攻上，致黑睛遂生白翳"。明代王肯堂在《证治准绳·杂病·七窍门》曰："此木火祸也。"结合临床归纳如下。

（一）肺肝风热证

多因外感风热毒邪，肺先受之，肺金凌木，肝火内炽，内外相搏，攻冲风轮，邪留黑睛而发为本病。症见：患眼羞明流泪，碜涩疼痛，抱轮红赤，黑睛边缘骤起白翳，中间低陷，状如花瓣，或如鱼鳞，渐扩大，舌红苔薄黄，脉数。

（二）热炽腑实证

风热毒邪未解，病邪入里，里热炽盛；或肝经素有积热，致脏腑热盛、腑气不通，上熏黑睛而发为本病。症见：患眼视物模糊，头目剧痛，眵多泪热，胞睑红肿，白睛混赤，黑睛翳厚色黄，从四周蔓生，中间低陷，迅速扩展蔓延至黑睛，甚者遮掩瞳神，或伴黄液上冲、瞳神紧小，兼发热口渴，便秘溲赤，舌红苔黄厚，脉数。

（三）阳虚寒凝证

素体阳虚，易受寒邪，或过用寒凉，寒伤厥阴，循经上侵于目而发为本病。症见：患眼视物模糊，头目疼痛，抱轮暗红，黑睛四周起翳，形如蚕蚀，逐渐进展，迁延不愈，伴四肢不温，舌淡无苔或白滑苔，脉沉细。

【临床表现】

（一）自觉症状

患眼磣涩刺痛，甚或头目剧痛，羞明流泪，视物模糊。

（二）眼部检查

胞睑肿胀，抱轮红赤或白睛混赤，黑睛四周骤起翳障，色灰白或微黄，微隆起，渐厚阔溃陷，并向黑睛中央蔓延，黑睛四周高起，中间低陷，状如花瓣或如鱼鳞，未遮满瞳神者，瞳神可见，或伴瞳神紧小，黑睛一般不溃破。亦有溃陷由黑睛一侧边际开始，如蚕蚀状、新月状，渐侵中央，溃陷向中央蔓延时、周边溃陷区渐修复，并伴赤脉侵入，终致大片瘢痕翳障，遮掩瞳神，障碍视力。复感邪毒者，溃陷日深，伴黄液上冲，瞳神紧小，严重时引起黑睛溃破，黄仁绽出，变生蟹睛恶候，愈后遗留瘢痕，可严重影响视力。

（三）实验室及特殊检查

1. 角膜病变部位刮片病原体培养可找到致病菌。
2. 免疫学检查可见病变邻近区域的结膜抑制性 T 细胞减少，IgA 水平升高，浆细胞、淋巴细胞增多，可见结膜上皮中出现免疫球蛋白及补体增加等。

【诊断依据】

1. 患眼剧痛难忍，畏光流泪，视物模糊。
2. 白睛混赤或抱轮红赤，黑睛周边骤起花翳，四周高起，中间低陷，渐渐厚阔，并向中央发展，渐蔽黑睛、遮掩瞳神，荧光素钠染色阳性。

3. 病变部位刮片，真菌、细菌培养有助于诊断。

【鉴别诊断】

1. 本病应与湿翳相鉴别　湿翳常有植物性黑睛外伤史，黑睛生翳状如豆腐渣，表面干而粗糙，病原学检查涂片可见真菌菌丝；而本病黑睛周边骤起花翳，四周高起，中间低陷，并向中央发展，渐蔽黑睛、遮掩瞳神，二者可与鉴别。

2. 本病应与凝脂翳相鉴别　凝脂翳常有漏睛病史和黑睛异物剔除史，起病急、发展快，眵多黄稠，黑睛翳色黄浊如覆凝脂，伴黄液上冲、瞳神紧小等症，甚至黑睛溃破，黄仁绽出，形成蟹睛；而本病黑睛周边骤起花翳，四周高起，中间低陷，渐蔽黑睛、遮掩瞳神，二者可与鉴别。

【辨治思路】

（一）辨证思路

1. 肺肝风热证　本证以患眼羞明流泪，碜涩疼痛，抱轮红赤，黑睛边缘骤起白翳，中间低陷，状如花瓣为诊断要点。外感风热毒邪，肺先受之，肺金凌木，肺肝火炽，内外相搏，攻冲风轮，邪滞白睛及黑睛，故见抱轮红赤、黑睛骤起白翳，中间低陷，状如花瓣；风热壅盛，局部气血壅滞，则羞明流泪，碜涩疼痛。舌红苔薄黄，脉数乃肺肝风热之征。

2. 热炽腑实证　本证以患眼视物模糊，头目剧痛，眵多泪热，白睛混赤，黑睛翳厚色黄，从四周蔓生，中间低陷，迅速扩展蔓延黑睛，甚者遮掩瞳神，伴黄液上冲为诊断要点。风热毒邪外袭，入里化热，复加肺肝素有积热，以致脏腑热盛，热盛腑实，腑实不通，邪无所泻，火热上攻于白睛、黑睛，灼损风轮，故见白睛混赤，黑睛翳厚色黄，从四周蔓生，中间低陷，迅速扩展蔓延黑睛，甚者遮掩瞳神；火为阳邪，其性升腾上炎，火热犯目，则眵多泪热，头目剧痛；火热蒸伤膏液，故见黄液上冲。苔黄厚，脉数为热炽腑实之征。

3. 阳虚寒凝证　本证以患眼视物模糊，头目疼痛，抱轮暗红，黑睛四周起翳，形如蚕蚀，迁延不愈，伴四肢不温为诊断要点。素体阳虚，易受寒邪，或过用寒凉，寒伤厥阴，循经上侵于黑睛、白睛，故见抱轮暗红，黑睛四周起翳，形如蚕蚀，迁延不愈。阳虚失于布达，不能达于四末，故见四肢不温。舌淡无苔或白滑苔，脉沉细为阳虚寒凝之征。

（二）症状识辨

1. 目痛　碜涩疼痛多为肺肝风热外袭所致；头目疼痛，为热盛腑实或阳虚寒凝所致。

2. 抱轮红赤或白睛混赤 抱轮暗红多由阳虚寒凝所致；抱轮红赤为肺肝风热所致；白睛混赤多为热盛腑实所致。

3. 黑睛生翳 黑睛边缘骤起白翳，中间低陷，状如花瓣乃肺肝风热所致；黑睛翳厚色黄，从四周蔓生，中间低陷，迅速扩展蔓延黑睛，甚者遮掩瞳神为热盛腑实引发；黑睛四周起翳，形如蚕蚀，迁延不愈为阳虚寒凝所致。

（三）治疗思路

1. 治法与处方原则 该症属中医外障眼病范畴，辨证宜分虚实、辨病因、审脏腑。本病急重，且以实证为多。初起多系肺肝风热，治宜疏风清热、调理肺肝；若病邪入里，多系热炽腑实，治宜泻热通腑；后期多为阳虚寒凝，治以温阳散寒。外治以清热解毒、退翳明目为要，常结合热敷与扩瞳，以减轻症状，缩短病程。

2. 用药方式 本病早期多实证、主张攻伐，后期多虚实夹杂或虚证，主张攻补兼施或补益为主。治疗时应处理好祛邪与扶正的关系，处方用药时，药味应轻浮上行，配伍得当，要标本兼顾；既要着重调理脏腑，又要注意调理气血，还要注重患者其他兼症。若病情缠绵、反复发作者，常为虚实夹杂，须分辨虚实之轻重，治当扶正祛邪标本兼顾。

（1）肺肝风热证：花翳白陷肺肝风热者，宜投疏风清热、退翳明目之品，如羌活、防风、麻黄、菊花、薄荷、木贼、白蒺藜、桑螵蛸等，上述诸药疏散风热，明目退翳；此外，配以栀子、黄芩、连翘、大黄清热泻火解毒；当归、川芎、赤芍活血行滞。

（2）热炽腑实证：花翳白陷热炽腑实者，宜投泻热通腑、退翳明目之品，如黄芩、龙胆、知母、大黄、芒硝、羌活、玄参、当归、石决明、白蒺藜等。其中黄芩、龙胆、知母苦寒清热泻火解毒；大黄、芒硝通腑泻阳明热结，车前子清热利尿，大便通，小便利，火从下泻，脏腑热减，局部症状减轻。羌活祛风止痛，玄参滋阴，当归活血。石决明、白蒺藜清肝退翳明目。

（3）阳虚寒凝证：花翳白陷阳虚寒凝者，宜投温阳散寒、退翳明目之品，如当归、桂枝、芍药、细辛、甘草、通草、大枣、木贼、蝉蜕、防风等。其中当归甘温，养血和血；桂枝辛温，温经散寒，温通血脉；细辛温经散寒，助桂枝温通血脉；白芍养血和营，助当归补益营血；通草通经脉，以畅血行；大枣、甘草，益气健脾养血；重用大枣，既合归、芍以补营血，又防桂枝、细辛燥烈大过，伤及阴血。木贼、蝉蜕、防风疏风退翳明目，甘草调和药性。

【治疗】

本病早期为外感风热，治以疏风清热为主；典型证型为热盛腑实证，治以泻热通腑、退翳明目为法；后期为阳虚寒凝，治以温阳散寒为要。外治以清热解毒、退翳明目为主，并可结合针刺、热敷等方法治疗。

（一）辨证论治

1. 肺肝风热证

证候：患眼羞明流泪，碜涩疼痛，抱轮红赤，黑睛边缘骤起白翳，中间低陷，状如花瓣，或如鱼鳞，渐扩大；舌红苔薄黄，脉数。

治法：疏风清热，退翳明目。

方药：加味修肝散加减。羌活、防风、荆芥、麻黄、菊花、薄荷、木贼、白蒺藜、桑螵蛸、栀子、黄芩、连翘、大黄、当归、川芎、赤芍、甘草。

加减：若火盛于风，酌减麻黄、羌活；若肺火偏盛，去麻黄、羌活，加桑白皮、生石膏以清肺泻热。

2. 热炽腑实证

证候：患眼视物模糊，头目剧痛，眵多泪热，胞睑红肿，白睛混赤，黑睛翳厚色黄，从四周蔓生，中间低陷，迅速扩展蔓延黑睛，甚者遮掩瞳神，或伴黄液上冲、瞳神紧小；兼发热口渴，便秘溲赤；舌红苔黄厚，脉数。

治法：泻热通腑，退翳明目。

方药：泻肝散加减。黄芩、胆草、知母、大黄、芒硝、桔梗、车前子、羌活、玄参、当归。

加减：酌加石决明、白蒺藜清肝退翳明目；白睛混赤甚者，加牡丹皮、赤芍凉血退赤；黄液上冲者，加生石膏、栀子清热泻火解毒。

3. 阳虚寒凝证

证候：患眼视物模糊，头目疼痛，抱轮暗红，黑睛四周起翳，形如蚕蚀，逐渐进展，迁延不愈；伴四肢不温；舌淡无苔或白滑苔，脉沉细。

治法：温阳散寒、退翳明目。

方药：当归四逆汤加减。当归、桂枝、芍药、细辛、甘草、通草、大枣。

加减：常于方中酌加木贼、蝉蜕疏风退翳明目；加丹参、红花活血化瘀通脉。

（二）中成药

1. 银翘解毒片　具有疏风解表、清热解毒作用。适用于花翳白陷属肺肝风热证。

2. 牛黄解毒丸　具有清热解毒的作用。适用于花翳白陷属热炽腑实证。

3. 龙胆泻肝丸　具有清肝胆、利湿热的作用。适用于花翳白陷属肝胆实火证。

4. 清热解毒口服液　具有清热解毒的作用，适用于花翳白陷属肺肝风热证。

5. 抗病毒口服液　具有清热祛湿、凉血解毒的作用。适用于花翳白陷属肺肝风热证。

（三）单方验方

1. 白通汤（陈达夫经验方）加味：附片（先煎）15g，生姜15g，葱头5根，桂枝9g，白芍9g，白蒺藜12g，川芎6g。水煎服。本方适用于肝寒血虚型之花翳白陷。

2. 泻肝清热散风汤（姚芳蔚经验方）：龙胆、黄芩、炒栀子、羌活、防风、当归、川芎、生大黄、白蜜（酌情用量）。水煎服，每日一剂。本方适用于肺肝风热型之花翳白陷。

3. 当归10g，桂枝3g，炒白芍10g，炙甘草5g，木通6g，细辛15g，防风5g，川芎5g，夏枯草5g，红枣十枚，生姜一片。每日一剂，一剂两煎，早晚各一次。本方适用于阳虚寒凝型之花翳白陷。

4. 龙胆10g，玄参10g，玄明粉10g，大黄6g，紫草10g，薄荷10g，乳香10g，没药10g，延胡索12g，防风10g，蜈蚣2条，全蝎10g。每日一剂，一剂两煎，早晚各一次。本方适用于肺肝风热型之花翳白陷。

5. 羌活10g，生地黄15g，赤芍10g，防风10g，菊花10g，白芷10g，黄芩15g，白术10g，密蒙花10g，赤石脂15g，大黄（后下）10g。每日一剂，一剂两煎，早晚各一次。本方适用于热炽腑实型之花翳白陷。

6. 党参20g，白术20g，薏苡仁20g，半夏10g，厚朴10g，通草10g，滑石15g，龙胆15g，黄芩15g，黄柏10g，蝉蜕10g，谷精草10g，木贼10g，甘草6g。每日一剂，一剂两煎，早晚各一次。本方适用于热炽腑实型之花翳白陷。

7. 清肝汤（赖锦端经验方）：夏枯草、大青叶各15g，黄芩、连翘、防风、蔓荆子、柴胡、茺蔚子各10g，车前子、赤芍各12g。水煎服。本方适用于肺肝风热型之花翳白陷。

8. 银花复明汤（《中医眼科临床实践》）：金银花30g，蒲公英30g，桑皮9g，黄芩9g，黄连9g，蔓荆子9g，枳壳9g，龙胆9g，天花粉12g，生地黄12g，知母12g，大黄12g，玄明粉12g，木通4.5g，甘草3g。水煎服，每日一剂。适用于肝胃实热证之花翳白陷。

9. 消炎退障方（《韦文贵眼科临床经验选》）：柴胡6g，黄芩6g，川芎6g，白芷5g，薄荷6g，夏枯草6g，牛蒡子6g，生锦纹9g，木贼草6g，炒枳壳9g，石决明（先煎）24g，蛇蜕2g。水煎服，每日一剂。适用于肝胆实火之花翳白陷，伴大便干结者。

10. 清热利湿汤（《中医眼科临床实践》）：天花粉9g，栀子9g，龙胆9g，生地9g，车前子9g，竹叶9g，茺蔚子9g，黄芩9g，木通9g，金银花12g，桑皮12g，枳壳12g，大黄4.5g，甘草3g。水煎服，每日一剂。适用于湿热内蕴之花翳白陷。

11. 四味大发散加减（刘振武经验方）：麻黄10g，细辛10g，制附子10g，蔓荆子

15g，生姜 15g，蒿本 12g，蝉蜕 6g。水煎服。本方适用于肝寒血虚型之花翳白陷。

（四）外治疗法

1. 滴眼剂

（1）糖皮质激素或胶原酶抑制药或免疫抑制药滴眼液：黑睛边缘溃陷且有赤脉侵入黑睛者，可加糖皮质激素如妥布霉素地塞米松滴眼液或眼膏点眼；2% 半胱氨酸滴眼液，或 1%～2% 环孢霉素 A 油制剂滴眼，每日 2～3 次。

（2）清热解毒类中药滴眼液：选用鱼腥草眼药水，或黄芩眼药水，或秦皮眼药水，或熊胆滴眼液点眼，每日 6～8 次。

（3）抗生素滴眼液或眼膏：若眼眵多者，加用抗生素如 0.3% 氧氟沙星滴眼液或眼膏等点眼，每日 3 次。

（4）散瞳滴眼液或眼用凝胶：病变范围较广而深者，选用 1% 硫酸阿托品滴眼液或眼用凝胶，或托吡卡胺滴眼液点眼，每日 2～3 次。

2. 熏洗或湿热敷：内服中药药渣或选用秦皮、金银花、黄芩、蒲公英、黄连、当归尾、紫草、龙胆、防风等煎水，做熏洗或湿热敷。

3. 退翳明目点眼剂：病至后期遗留瘢痕翳障者，点用犀黄散或珍珠明目液以清热解毒、退翳明目。

4. 必要时用银黄注射液或庆大霉素 2 万 U 球结膜下注射，每次 0.5mL，每日或间日 1 次。

5. 蚕食性角膜溃疡可采用改良割烙术治疗。

（五）针灸治疗

选穴：睛明、四白、承泣、丝竹空、攒竹、风池、合谷、肝俞、太冲等穴。每次取局部 1～2 穴，远端 1～2 穴，用平补平泻法或视病情选用补泻手法，留针 20～30 分钟，每日 1 次，可连续针刺 1～2 周。

（六）药膳疗法

1. 银菊葛根粥：金银花 30g，杭菊花 15g，葛根 25g，粳米 50g。上 3 味煎水取汁，与粳米煮粥，入冰糖适量。

2. 多食营养丰富、易消化、含维生素 A 丰富的食物，如动物的肝脏、胡萝卜、蛋类等，多吃蔬菜、水果以改善角膜营养，提高组织修复力，促进炎症吸收，从而促使角膜愈合。

（七）西医治疗

1. 糖皮质激素　根据病情，可全身应用糖皮质激素，如口服泼尼松，待病情控制后减量。

2. 免疫抑制剂药 适用于重症患者，如环磷酰胺、甲氨蝶呤片等。

3. 清创治疗 在溃疡阶段，可用5%碘酒烧灼溃疡面，有助于溃疡修复。

4. 手术治疗 后期形成角膜白斑严重障碍视力者，可行角膜移植术。

【预后转归】

因花翳白陷包含疾病较多，其预后因疾病轻重而定。病轻者，治疗后可痊愈，病重者，特别是延及整个黑睛者，预后较差，有的可毁坏整个黑睛而导致失明。

【预防调护】

1. 病情严重的患者，应排除多重感染，明确有无眼压升高和黑睛进行性变薄等倾向，以防黑睛溃破、发生蟹睛等恶候。

2. 坚持用药，直到黑睛溃疡面愈合。

3. 饮食宜清淡而富含营养，忌食肥甘厚味及辛辣炙煿。

【名医经验】

韦文贵治疗花翳白陷经验

1. 学术思想 韦师认为：角膜溃疡多数属实，主要是风热无制引发。目窍至高，易遭风邪。目为肝之外候，居于体表，尤其角膜、结膜，直接与外界相通，风袭邪侵是其致病的重要因素。白睛属肺，黑睛主肝。如肝肺有热，风邪外侵，风热毒邪相搏，上乘目窍，则为花翳白陷。法当祛风清热为主，滋阴活血、退翳明目为辅，常用自制经验方：红肿翳障方（生地黄、石决明、赤石脂、炒白术、赤芍、夏枯草、黄芩、密蒙花、白芷、川芎、细辛、甘草）；或羌活胜风汤加减。眵多泪少，眉棱骨痛为肝胆火炽，风邪热毒上窜，应以泻火解毒，清肝活血为主，用红肿痛经验方（柴胡、黄芩、枳壳、生地黄、赤芍、夏枯草、川芎、薄荷、生大黄）或龙胆泻肝汤加减。

2. 典型病例 霍某，男，8岁。因左眼红肿、流泪、畏光1个半月，于1964年7月10日初诊。在外院诊断左眼树枝状角膜炎，治疗无效。检查左球结膜混合充血，角膜偏鼻下近瞳孔处有约1mm宽纵形溃疡，如树枝状，凹陷较深，周围有较广泛浸润，荧光素染色阳性。左眼视力0.4^{-1}，近视力耶格表3。舌质较红，苔薄黄，脉弦数有力。诊断：左眼花翳白陷。辨证为肝阴不足，复感风热，内外合邪，上乘目窍。治以清热泻火祛风为主，滋阴退翳明目为辅。用红肿痛方加味：生大黄、黄芩、夏枯草、生地黄、赤芍各10g，枳壳、柴胡、薄荷、木贼草、川芎、白芷、青葙子各6g，水煎服5剂。二诊：自诉服药后症状明显减轻，饮食正常，大便微溏。检查左眼结膜充血减轻，角膜溃疡已趋平坦。脉细，舌质稍红，苔少。改用祛风清热、退翳明目法治疗。方用红肿翳障方加减：生地黄 12g，密蒙花、赤芍、夏枯草、木贼草、赤石脂各 6g，白芷、黄芩、炒白术各 5g，细辛 2g，生甘草 3g。5 剂后 8 月 3 日来诊，上症全消，饮食大便均正常。检查左角膜遗有翳障，脉平，舌象正常，以退翳明目为主，用新老翳障方 7 剂，带回原地服用。

【文献选录】

《目经大成·花白翳陷》曰："此症初起，双目便赤肿狂痛，畏明生眵，开视青睛沿际许多白点，俨若扭碎梅李花瓣，瓣色黄而浮大者尤险，一昼夜牵连混合，蔽幔神珠，看之与混睛障相似，却擅长速变，且四围翳起，中央自觉低陷，甚则翳蚀于内，故名花白翳陷。治疗大费神思，意者土盛郁木，木郁则生火，火盛生痰，痰火交烁，膏液随伤，乃变无了局。《瑶函》谓金克木之祸，真是睡中说梦话耳。速救可以挽回，更须与凝脂症一样监守，以菊花通圣散一两，分三次调服，看势不衰，翌日再进一两，肿必消，翳亦合减，换治金煎，日二剂，中宵以三黄清热丸吞四钱，症不反复而渐罢。然后顺气、疏肝、清热化痰，大约尽一季可全瘥。但终不能如旧，人其毋全责乎医。"

《银海精微·卷上》曰："花翳白陷（与枣花白陷同），人之患眼生翳如萝卜花，或鱼鳞子，入陷如碎米者，此肝经热毒入脑，致眼中忽然肿痛，赤涩泪出不明，头痛鼻塞，乃是肝风热极，脑中风热极致使然也。宜服泻肝散，加味修肝散主之。加味修肝散，羌活、防风、桑螵蛸、栀子、薄荷、当归、赤芍药、甘草、麻黄、连翘、菊花、木贼、白蒺藜、川芎、大黄、黄芩、荆芥（各一两），上为末等分。水煎，入酒温服。"

《张氏医通》曰："花翳白陷证因火燥络内，而膏液蒸伤，凝脂从白轮之际生来，四围高，中间低，此金克木之祸也。或就于脂内下边起一片黄膜，此二证夹攻尤急。亦有上下生起，名顺逆障，此火土郁之祸也。亦有细条如翳，或细颗如星，四散生起，长大牵连，此木火祸也。以上三者，必有所滞，轻则清凉之，重则开导之。若漫及瞳神，不甚浓重者，速救亦可挽回。"

【现代研究】

程志娟等将确诊为蚕蚀性角膜溃疡的患者 18 例，采用滋阴降火法，用滋阴降火汤加减治疗（黄柏 10g，赤芍 10g，川芎 10g，柴胡 10g，知母 12g，麦冬 12g，当归 12g，木贼草 12g，黄芩 12g，黄芪 30g，白蒺藜 15g，生地黄 15g，甘草 6g），另外用地塞米松 5mg 加入 5% 葡萄糖盐水或生理盐水 250mL 中静脉滴注，辅以适量维生素。视病情的好转，地塞米松改为口服并逐渐减量至停用。外用采取贝复舒眼水或右旋糖酐眼水滴眼。结果所有病例均治愈。用药后 2~5 天症状开始缓解，眼痛、眼红逐渐减轻，角膜溃疡缩小。角膜溃疡愈合时间平均 21 天。随访 3 个月至 5 年，均无复发。

刘亚男对 10 例（12 眼）蚕蚀性角膜溃疡患者采用中药内服加雾化辅以贝复舒凝胶，中药予自拟溃疡Ⅲ号，药物组成：党参 20g，白术 20g，薏苡仁 20g，半夏 10g，厚朴 10g，通草 10g，滑石 15g，龙胆 15g，黄芩 15g，黄柏 10g，蝉蜕 10g，谷精草 10g，木贼 10g，甘草 6g 日 1 剂，每剂煎 3 次，前 2 次煎汁共取 400mL，早晚各 1 次分服，第 3 次煎汁 30mL 放入雾化吸入器雾化患眼眼球，温度为眼部耐受为限，每日 1 次，每次 20 分钟。同时患眼予贝复舒凝胶适量涂眼，每日 2 次。15 天为 1 个疗程，连续治疗 2 个疗程统计疗效。结果显示所有患者治愈 10 眼，占 83.33%；好转 2 眼，占 16.67%。随访时间 3 个月至 2 年，均无复发。

第八节　黄液上冲

黄液上冲是黑睛与黄仁之间积聚黄色脓液的急重眼病。又名黄膜上冲（《世医得效方》）、黄脓上冲（《眼科简易补编》）。因脓液常呈黄色，状如膜，故古称黄膜，实为脓液。随着病情发展，脓液向上渐增，仿若云彩推移状，故名推云。多属凝脂翳、瞳神紧小等病的并发症。相当于西医学的前房积脓。

【源流】

《秘传眼科木龙论·卷之六》载有该病，曰："初患之时，疼痛发歇，发时赤涩泪出，渐生黄膜，直覆黑睛，难辨人物……服通脾泻胃汤立效。"《证治准绳·杂病·七窍门》明确指出了黄膜的病位及特点，曰："黄膜上冲证，在轮下际坎位间，神膏之内，有翳生而色黄，如年少人指甲内际白岩相似。"并用通脾泻胃汤、神消散、皂角丸、犀角饮等内服药方治疗。《审视瑶函·卷之三》沿袭了《证治准绳》的观点，并增加了立应嗜鼻的外治法，并指出其预后，"凝脂翳从轮外生，点药可去；此在膏内，点药所不能及者"。《目经大成·卷之二上》进一步认识到非膜而是液，曰："因为膜系皮质，凡薄而嫩、厚而韧，不动紧着皆是，讵能上冲？""盖液类浆水，此喻恰切"，故命之为"黄液上冲"。治疗采用柴葛解肌汤、人参白虎汤、芍药清肝汤等。证属虚寒者，治以温补散寒，谓："十中间有一虚寒，入手须参芪桂附温散者。"

【病因病机】

本病多因嗜食辛辣炙煿、膏粱厚味，酿成脾胃积热，加之外感风热毒邪，内外合邪，致三焦火毒上燔，灼伤黄仁，煎熬神水，脓液内生。正如《秘传眼科木龙论·卷之六》曰："皆因肾脏风冷，胃家极热"，指出胃热可引发本病。亦可由花翳白陷、凝脂翳等病邪深入发展而来。结合临床可归纳如下。

（一）脾胃积热证

素嗜辛辣肥甘，致脾胃积热，或因外感风热毒邪，火毒上攻，灼伤黄仁，煎熬神水，脓液内聚而发为本病。症见：患眼碜涩疼痛，羞明流泪，抱轮红赤，黄液上冲，口渴喜饮，便秘溲赤，舌红，苔黄，脉数。

（二）肝胆热毒证

患者素体肝胆蕴热，复感风热毒邪，热毒上扰于目，灼伤黄仁、神水，致脓液内生而发为本病。症见：头目剧痛，畏光泪热，白睛混赤，黑睛与黄仁之间脓液黄稠，向上漫增，甚者遮挡瞳神，或伴黑睛生翳，或伴瞳神紧小，兼口苦咽干，舌红，苔黄，脉弦数。

（三）寒湿内蕴证

患者脾肾阳虚，运化失职，寒湿内蕴，郁久化火，灼伤黄仁、神水，凝聚成脓而发为本病。症见：目珠微痛，面色少华，白睛抱轮淡红，黄液上冲，脓液量少质稀，色淡黄而晦暗，经久不愈，舌淡，苔白，脉细弱或迟。

【临床表现】

（一）自觉症状

头目疼痛，羞明流泪，眼睑难睁，视物模糊。

（二）眼部检查

胞睑红肿，白睛混赤，或见黑睛生翳等，黑睛内黄仁前出现黄色液体，沉积于下方，上界呈水平面，可随头位改变而移动。其量多少不等，可稀可稠，色泽可深可淡，量多者可遮掩整个瞳神，甚者脓攻全珠，病势情险恶，易致眼珠塌陷而失明。

【诊断依据】

1. 头眼疼痛，畏光流泪，视物模糊。
2. 黑睛与黄仁之间积聚黄白色脓液，随病情轻重而增减。
3. 常有眼外伤、花翳白陷、凝脂翳、瞳神紧小等病史。

【鉴别诊断】

本症应与凝脂翳相鉴别。凝脂翳表现为黑睛生翳，状若凝脂，常伴有黄液上冲；而本病常为凝脂翳、瞳神紧小的变症，以黑睛黄仁间出现黄色脓液，自下向上漫增为临床特点，两者不难鉴别。

【辨治思路】

（一）辨证思路

1. 脾胃积热证 本证以患眼碜涩疼痛，羞明流泪，抱轮红赤，黄液上冲，口渴喜饮，便秘溲赤为诊断要点。素嗜辛辣肥甘，致脾胃积热，阳明为目下纲，阳明热炽，神水受灼，故黄液上冲，抱轮红赤；热毒上攻，故碜涩疼痛，羞明流泪；肠胃积热，大肠失于传导，故大便秘结；热移小肠，故小便短赤，舌红，苔黄，脉数为脾胃积热之征。

2. 肝胆热毒证 本证以头目剧痛，畏光泪热，白睛混赤，黑睛与黄仁之间脓液黄稠，甚者遮挡瞳神，伴黑睛生翳为诊断要点。素体肝胆蕴热，复感风热毒邪，热毒上扰于目，灼伤黄仁、神水，故黄液上冲，且稠而色黄、遮挡瞳神，黑睛属肝，肝经积热，故黑睛生翳；热毒上攻白睛，故白睛混赤，畏光泪热，热毒攻冲头目，故头目剧痛。舌红，苔黄，脉弦数为肝胆积热之征。

3. 寒湿内蕴证 本证以目珠微痛，白睛抱轮淡红，黄液上冲，脓液量少质稀，色淡黄而晦暗为诊断要点。患者脾肾阳虚，运化失职，寒湿内蕴，郁久化火，灼伤黄仁、神水，凝聚成脓，故脓液量少色淡质稀；郁火上犯睛珠，故白睛抱轮淡红，目珠微痛。舌淡，苔白，脉细弱或迟为脾肾虚寒之征。

（二）症状识辨

1. 目痛 碜涩疼痛多为脾胃积热为患；头目剧痛责之于肝胆热毒；目珠微痛责之于寒湿内蕴。

2. 羞明流泪 患眼羞明伴赤痛流泪，多为脾胃积热或肝胆热毒所致。

3. 黄液上冲 一般认为黄液上冲，多属脾胃积热；若脓液与日俱增，为肝胆热毒炽盛；病久、脓液质稀色淡者，为寒湿内蕴。

（三）治疗思路

1. 治法与处方原则 该症属中医外障眼病范畴。病情常较为急重，且以实证为多。本病的治疗，当分虚实、明病因、辨寒热。脾胃积热者治以清泻脾胃湿热，肝胆热毒者治以清肝泻火解毒，寒湿内蕴者治以温中散寒除湿。

2. 用药方式 本病早期主张攻伐，后期主张补益。处方用药时，药味应轻浮上行，配伍得当，标本兼顾。既要调理脏腑，又要注意调理气血，还要注重患者其他兼症。

（1）脾胃积热证：黄液上冲脾胃积热者，宜投清泻脾胃湿热之品，如麦冬、芫蔚子、知母、玄参、车前子、石膏、防风、黄芩、天冬、熟大黄等。其中，麦冬、天冬养阴润燥，益胃生津；茺蔚子活血清肝明目；知母清热泻火、滋阴润燥；玄参清热凉血、滋阴降火解毒；车前子清热利湿、明目化痰；煅石膏收湿敛疮，生肌止血；防风、黄芩清热燥湿、泻火解毒；熟大黄清热泻火，利湿泻下攻积。共奏清泻脾胃湿热之功。

（2）肝胆热毒证：黄液上冲肝胆热毒者，宜投清肝泻火解毒之品，如龙胆、栀子、黄芩、木通、泽泻、车前子、柴胡、甘草、当归、生地黄。其中龙胆大苦大寒，既能清利肝胆实火，又能清利肝经湿热；黄芩、栀子苦寒泻火，燥湿清热；泽泻、木通、车前子渗湿泻热，导热下行；实火常损伤阴血，当归、生地黄养血滋阴，邪去而不伤阴；柴胡舒畅肝经之气，引诸药归肝经；甘草调和诸药。

（3）寒湿内蕴证：黄液上冲寒湿内蕴者，宜投温中散寒除湿之品，如人参、干姜、炙甘草、白术等。其中干姜温运中焦，散寒邪；人参补气健脾，协助干姜以振奋脾阳；白术健脾燥湿；炙甘草补脾和中、调和诸药。

【治疗】

本病黄液色淡量少，发展缓慢者属轻；黄液色深稠，发展迅速，量多而遮掩瞳神者属重；若二便不利，则更为严重。治疗不论证之轻重，总宜泻火解毒为主。外治采用清热解毒止痛中药外熏、散瞳、局部用药等，综合治疗，以提高疗效。

（一）辨证论治

1. 脾胃积热证

证候：患眼碜涩疼痛，羞明流泪，抱轮红赤，黄液上冲；口渴喜饮，便秘溲赤；舌红，苔黄，脉数。

治法：清泻脾胃湿热。

方药：通脾泻胃汤加减。麦冬、茺蔚子、知母、玄参、车前子、石膏、防风、黄芩、天冬、熟大黄。

加减：黄液上冲脓液量多者，可酌加蒲公英、败酱草、金银花等清热解毒排脓；抱轮红赤显著者，可酌加牡丹皮、紫草以凉血清热。

2. 肝胆热毒证

证候：头目剧痛，畏光泪热，白睛混赤，黑睛与黄仁之间脓液黄稠，向上漫增，甚者遮挡瞳神，或伴黑睛生翳，或伴瞳神紧小；兼口苦咽干；舌红，苔黄，脉弦数。

治法：清肝泻火解毒。

方药：龙胆泻肝汤加减。龙胆、栀子、黄芩、木通、泽泻、车前子、柴胡、甘草、当归、生地黄。

加减：血热甚者，加生地黄、牡丹皮以清热凉血；大便秘结者，加大黄、芒硝以泻火通便；黄液上冲脓液量多者，可酌加蒲公英、败酱草、金银花等清热解毒排脓。

3. 寒湿内蕴证

证候：目珠微痛，面色少华，白睛抱轮淡红，黄液上冲，脓液量少质稀，色淡黄而晦暗，经久不愈；舌淡，苔白，脉细弱或迟。

治法：温中散寒除湿。

方药：理中汤加减。人参、干姜、炙甘草、白术。

（二）中成药

1. 龙胆泻肝丸 具有清肝泻火作用，适用于黄液上冲肝胆热毒证。每日 2 次，每次 5g，口服。

2. 牛黄解毒片 具有清热解毒作用，适用于黄液上冲热毒内盛证。每日 2 ~ 3 次，每次 2 ~ 3 片，口服。

3. 大黄清胃丸 具有清热解毒、攻积通便作用，适用于黄液上冲胃火炽盛证。每日 2 次，每次 1 丸，口服。

4. 附子理中丸 具有温中健脾作用，适用于黄液上冲脾胃虚寒证。每日 2 ~ 3 次，每次 5g，温水送服。

（三）单方验方

1. 眼珠灌脓方（《韦文贵眼科临床经验选》）：由生大黄 10g，生石膏（先煎）10g，枳实 6g，黄芩 6g，夏枯草 6g，天花粉 6g，淡竹叶 6g，玄明粉（冲服）9g，瓜蒌仁 9g，金银花 9g，甘草 3g 组成，水煎服，每日 1 剂。适用于里热炽盛证，兼有腑实便秘之黄液上冲。

2. 大黄（后入）3g，石膏 18g，黄芩 15g，栀子 12g，茺蔚子 12g，麦冬 12g，知母 12g，玄参 9g，防风 9g，金银花 18g，蒲公英 15g，紫花地丁 15g，野菊花 9g，紫背天葵 9g，每日一剂，一剂两煎，早晚各一次。本方适用于火毒炽盛型之黄液上冲。

3. 栀子 12g，黄芩 18g，龙胆 9g，柴胡 6g，木通 3g，泽泻 9g，生地黄 9g，甘草 3g，车前子 12g，大黄（后入）3g，知母 9g，石膏 18g，每日 1 剂，一剂两煎，早晚各一次。本方适用于肝胆实火型之黄液上冲。

4. 知母 12g，黄柏 12g，生地黄 12g，山药 12g，牡丹皮 9g，茯苓 9g，山茱萸 12g，淡竹叶 3g，水牛角粉（冲）0.5g，赤芍 12g，泽泻 9g，每日一剂，一剂两煎，早晚各一次。本方适用于阴虚火旺型之黄液上冲。

（四）外治疗法

1. 滴眼剂

（1）清热解毒类中药滴眼液：选用鱼腥草眼药水、或黄芩眼药水、或熊胆滴眼液点眼，每日 6~8 次。

（2）抗生素滴眼液或眼膏：若眼眵多者，加用抗生素如 0.3% 氧氟沙星滴眼液或眼膏等点眼，每日 3 次。

（3）散瞳滴眼液或眼用凝胶：选用 1% 硫酸阿托品滴眼液或眼用凝胶，或托吡卡胺滴眼液点眼，每日 2-3 次。

2. 熏洗或湿热敷　内服中药药渣或选用金银花、黄芩、蒲公英、黄连、当归尾、紫草、龙胆等煎水，做熏洗或湿热敷。

3. 必要时　用银黄注射液或庆大霉素 2 万 U 球结膜下注射，每次 0.5mL，每日或间日 1 次。

（五）针刺疗法

取穴：行间、太冲、瞳子髎、头维、阳白、临泣、目窗、风池、光明为主穴，配以太阳，攒竹、丝竹空、翳风为辅穴。每次针 2~3 穴，每日 1 次，10 天为 1 个疗程。

（六）药膳疗法

由于本病发病很急，药膳疗法来势缓慢，在临床中极少使用，在此不予以赘述。

（七）西医治疗

1. 抗感染药物：若因细菌或真菌性角膜炎并发者，配合抗生素或抗真菌药物治疗。

2. 脓液较多，有掩盖瞳神之势，可施行前房穿刺，放出脓液。

【预后转归】

本症若不合并凝脂翳、花翳白陷等症，经治脓液可渐吸收，预后较好。若合并凝脂翳、花翳白陷等症，且脓液量多，遮挡瞳神者，易变成蟹睛等症，甚者脓攻全眼珠，终致眼珠塌陷而失明。

【预防调护】

1. 积极治疗原发病。

2. 加强锻炼，增强体质，提高抗病能力。

3. 饮食宜清淡而富含营养，如如鸡肝、羊肝、猪肝及蛋类、鱼类和牛奶、蔬菜等，忌食肥甘厚味及辛辣炙煿。

【名医经验】

（一）庞赞襄论治前房积脓

庞老拟定的银花复明汤，常用于治疗肝胃实热型角膜溃疡伴有前房积脓，效果颇佳。方药组成：金银花 30g，蒲公英 30g，蜜桑皮 10g，天花粉 12g，黄芩 10g，黄连 10g，龙胆 10g，生地黄 12g，知母 12g，大黄 12g，玄明粉 12g，木通 5g，蔓荆子 10g，枳壳 10g，甘草 3g。水煎服，每日 1～2 剂，分 2～3 次口服。另外配合散瞳剂及消炎眼药水点眼，每日 3 次，或酌情增减用药次数。加减法：大便秘结，酌情加重大黄用量；头痛剧烈不止，加荆芥、防风各 10g；孕妇加当归、白芍各 10g；小儿去生地黄、知母、木通，药量酌减。功效与适应证：角膜溃疡发于黑睛，病因复杂，肝胃实热，邪火上攻，热毒不解，可致本病，非大量重用泻火解毒、养阴清热药则病不除。本方具有清热解毒、泻热引火下行的功效，对因肝胃实热上攻于目，见有羞明，流泪，生眵，眼疼剧烈，有黄液上冲者，全身可见头痛，口苦咽干，大便秘结，小便短赤，舌苔黄，脉弦数者，多有效验。

（二）陈达夫论治前房积脓

1. 学术思想　凝脂翳常伴有黄液上冲，其脓色黄为辨证之要点，属厥阴里实热证。用龙胆清泻肝胆实火，栀子、黄芩助龙胆之药力，柴胡疏肝解热，泽泻、木通、车前仁引热下行，使热从小便除，生地黄、当归滋阴养血，使邪去而不伤正，蒲公英、苇茎、冬瓜仁清热解毒排脓，桃仁活血化瘀，甘草清热和中。此方药苦寒，虑伤脾胃，故待症状缓解后，改用石决明散加乌贼骨以明目退翳，清其余热，以善其后。

2. 典型病例

主诉及病史：5 个月前，因工作不慎，右眼黑睛被擦伤，继而红痛，流泪，羞明，黑睛正中有 2～3mm 大小着色。西医诊断为右眼角膜溃疡，前房积脓。用中药、西药及眼局部点药治疗，效果不显著。

诊查：自觉右眼红痛，泪热如汤，羞明怕日，眼磣难睁，口苦干，大便干燥。舌质红，苔黄，脉洪数。视力：右：光感，左：1.2。右眼上下胞睑微红肿，白睛混赤色红，黑睛正中有 4～5mm 大小溃烂，色黄如鹅脂，并有黄液上冲，脓平面 1.5mm，脓色黄稠。

辨证：右眼凝脂翳伴黄液上冲。为肝经实热。治则：直泻肝火，清解热毒。以龙胆泻肝汤合千金苇茎汤加减。

处方：龙胆 6g，柴胡 10g，黄芩 10g，栀子 10g，生地黄 15g，当归 10g，泽泻

10g，车前子10g，木通10g，苇茎30g，冬瓜仁30g，桃仁10g，蒲公英30g，甘草3g。前方服用6剂，眼疼痛、流泪、羞明、白睛混赤减，黑睛生翳溃烂面缩小，黄液上冲脓平面约1mm。前方加紫花地丁30g，以加强清解热毒之力。再服上方6剂，眼痛止，白睛混赤大减，黄液上冲脓液已吸收，视力增至0.04。上方继续服用6剂，白睛红赤消失，黑睛溃烂生翳面平复干净，黑睛有赤脉伸入，改用石决明散，加乌贼骨30g，紫花地丁30g，以平肝明目退翳，清其余热。服药10剂，黑睛留有斑翳，视力0.08。

【文献选录】

《张氏医通》曰："黄膜上冲证：在风轮下际，神膏之内，有翳色黄，与凝脂翳同一气脉。但凝脂翳在轮外生，点药可去。此在膏内邪热蒸起，点药所不能除。若漫及瞳神，其珠必损。此经络阻塞极甚，三焦关格，火土邪实，故大便秘，小便涩，而热蒸膏内作脓也。失治者……神消散、皂荚丸选用。诸外障，俱可用石燕丹吹之，绛雪膏点之，碧云散搐之。"

【现代研究】

黄海波将28例急性虹膜睫状体炎伴有前房积脓症状的患者应用中西医结合治疗。中药以龙胆泻肝汤加味：龙胆12g，栀子6g，黄芩10g，柴胡6g，车前子10g，泽泻9g，木通6g，生地黄18g，当归8g，甘草3g。肝火上炎，目赤多眵，口苦易怒者加野菊花12g，桑叶10g；热盛伤津，大便秘结，腹部胀满者加生大黄（后下）5g，玄明粉（冲服）6g；胃热伤阴，口干唇燥者加石膏50g，知母6g。水煎服，1剂/日，3日为1个疗程。西药治疗：1%阿托品滴眼液滴眼，3次/日；0.1%地塞米松滴眼液滴眼，4~8次/日；口服奎诺仙0.25g，2次/日；吲哚美辛25mg，3次/日。患眼胀痛剧烈，眼压偏高者加服醋氮酰胺0.25g和小苏打0.5g，3次/日。3日为1个疗程。结果：治愈20例（71.4%）21只眼（67.7%），好转8例（28.6%）10只眼（32.3%），无效0例，总有效率为100%。其中1个疗程治愈者8例，8只眼；2~3个疗程治愈者17例，18只眼，平均2个疗程。

第九节 混睛障

混睛障是指黑睛深层呈现一片灰白翳障，混浊不清，漫掩黑睛，障碍视力的外障眼病。病名首见于《审视瑶函》。好发于青年人，双眼同时或先后发病，病程缓慢，需经数月治疗方能减轻，多数遗留瘢痕而影响视力。本病类似于西医学之角膜基质炎。常与先天性梅毒、结核、麻风等有关。

【源流】

《秘传眼科龙木论·卷之三》将该病命名为"混睛外障",描述其症状为:"先痛后痒,碜涩泪出,怕日羞明,白睛先赤,发歇无定,渐渐眼内赤脉横立遮睛,如隔纱看物,难以辨明。"《证治准绳·杂病·七窍门》命之为"混障证",将该病分为赤白两种,曰:"赤者易治于白者,赤者怕赤脉外爬,白者畏光滑如苔,有此二样牵带者,必难退而易发。"《审视瑶函·卷之三》指出该病的治疗,宜"若遇此症,必食发物,或用药发起,转觉昏肿红赤,再用点服愈矣"。《张氏医通·七窍门》指出该病宜内外兼治,曰:"宜服补肝调血之剂,血行风自息;外用吹点,则翳渐退。"《目经大成·卷二之下》曰:"此症目赤痛,眼泪都可,但青睛如浊烟笼罩,色泽欲死,甚者若混镜呵气,不能照人面目,从侧面视之,始隐隐微见金井……分明是外障,而风轮光滑,无障可去,故曰气翳。"

1964年广州中医学院编《中医眼科学讲义》对该病的病因、病机、辨证论治进行了较为系统的整理。在高等医药院校教材(五版教材)《中医眼科学》中对混睛障定义为"混睛障是指黑睛深层呈现一片灰白翳障,混浊不清,漫掩黑睛,障碍视力的眼病"。在辨证论治中,该书主要提出了肝经风热、肝胆热毒、虚火上炎三个证型,治疗分别采用羌活胜风汤、银花解毒汤、百合固金汤、知柏地黄丸等方药。普通高等教育"十五"国家级规划教材《中医眼科学》中对混睛障定义为:"黑睛深层呈圆盘状灰白色混浊翳障,障碍视力的眼病",辨证论治中增加了湿热内蕴证。

【病因病机】

黑睛属风轮,内应肝胆,本病的发生与肝胆功能失调密切相关,《秘传眼科龙木论·卷之三》分析其病因是毒风在肝脏,积血睑眦之间。《医宗金鉴·眼科心法要诀》认为本病由"肝脏毒风与瘀血上凝所致"。该病常因肝经风热或肝胆热毒蕴蒸于目,邪伏风轮,热灼津液,瘀血凝滞引起;或邪毒久伏,耗损阴液,肝肾阴虚,虚火上炎所致。结合临床归纳如下。

(一)肝经风热证

肝经风热,上犯于目,蒸灼津液,瘀血凝滞于黑睛而发为本病。症见:病初起,患眼碜痛、畏光流泪,抱轮红赤,黑睛深层混浊,呈灰白色圆盘状,恶风头痛,舌质红,苔薄黄,脉浮数。

(二)肝胆热毒证

脏腑积热,肝胆热毒炽盛,上攻黑睛,灼伤黑睛,因热致瘀、气血壅滞而发为本病。症见：患眼刺痛，畏光流泪，视物模糊，抱轮暗红或白睛混赤，黑睛深层混浊肿胀，状若圆盘，或赤脉贯布，或赤白混杂，伴口苦咽干，便秘溺赤，舌红，苔黄，脉弦数。

（三）湿热内蕴证

脾虚失于健运，水湿内生，郁久化热，湿热内生，上犯于目，灼伤黑睛，气血壅滞而发为本病。症见：患眼胀痛，羞明流泪，抱轮红赤或白睛混赤，黑睛深层混浊肿胀，状若圆盘，色灰白，伴头重胸闷，纳呆便溏，舌质红，苔黄腻，脉濡数。

（四）阴虚火旺证

邪毒久羁，耗损阴液，或素有肝肾阴虚，虚火上炎，灼伤黑睛，气血壅滞而发为本病。症见：患眼涩痛，病情反复发作，抱轮微红，黑睛深层混浊，伴口燥咽干，舌红少津，脉细数。

【临床表现】

（一）自觉症状

患眼疼痛、或头目俱痛，羞明流泪，眼睑难睁，视物模糊，甚者视力骤降。

（二）眼部检查

抱轮红赤或白睛混赤，黑睛深层呈圆盘状灰白色混浊，混浊自中央或周边开始，渐漫掩整个黑睛，致黑睛晦暗无华，如磨砂玻璃状，无溃陷，病久可见赤脉自黑睛边际呈毛刷状蔓入中央，最后侵及整个黑睛，呈赤白混杂的翳障，严重障碍视力，甚至难辨人物。可伴黑睛后壁沉着物，神水混浊，瞳神缩小或干缺。经数月翳障可渐变薄，但不能全部恢复，遗留厚薄不等的翳障，影响视力。

因先天性梅毒引起者，常双眼同时或先后发病，并有马鞍鼻、哈钦森（Hutchinson）齿、口角皲裂等表现；结核性者常单眼发病，黑睛生翳呈扇形、位于周边，不蔓延整个黑睛；病毒感染者常为黑睛深层圆盘状混浊，易反复发作。

（三）实验室及特殊检查

1. 血清学检查　康－华氏反应、荧光素螺旋体抗体吸附试验（FTA-ABS）或微量血清梅毒螺旋体试验（TPHA）多呈阳性。

2. 结核菌素（OT）试验　可呈阳性。

3. 胸部 X 线拍片　可发现肺部结核病灶。

【诊断依据】

1. 眼痛，羞明流泪，视物模糊。
2. 黑睛深层呈灰白色圆盘状混浊肿胀，晦暗无光泽，如磨砂玻璃状。
3. 梅毒血清学检测、OT 试验、胸部 X 线等检查，有助于诊断。

【鉴别诊断】

1. 本病应与凝脂翳相鉴别 凝脂翳以黑睛生翳、状若凝脂，伴黄液上冲为特征，而本病黑睛混浊位于深层，无溃陷、表面无凝脂覆盖，不伴黄液上冲，可予鉴别。

2. 本病应与宿翳相鉴别 宿翳是黑睛疾患遗留之瘢痕翳障，其表面光滑，边缘清楚，无眼红赤疼痛、无赤脉深入，可予鉴别。

【辨治思路】

（一）辨证思路

1. 肝经风热证 本证以患眼碜痛、畏光流泪，抱轮红赤，黑睛深层灰白色圆盘状混浊，恶风头痛为诊断要点。黑睛为风轮，内应于肝，肝经风热，上犯于目，蒸灼津液，瘀血凝滞于黑睛，致黑睛混浊不清；风热上攻于目，故抱轮红赤，畏光流泪；头为清阳之会，风热上扰，故头痛恶风。舌质红，苔薄黄，脉浮数为外感风热之征。

2. 肝胆热毒证 本证以患眼刺痛，视物模糊，抱轮暗红或白睛混赤，黑睛深层圆盘状混浊肿胀，或赤脉贯布，或赤白混杂，伴口苦咽干为诊断要点。脏腑积热，肝胆热毒炽盛，上攻黑睛，灼伤黑睛，致黑睛深层圆盘状混浊肿胀；因热致瘀、气血壅滞，故赤脉贯布、或赤白混杂，患眼刺痛；黑睛混浊，神光发越受阻，故视物模糊；肝胆郁火，疏泄失职，胆汁上溢故口苦咽干；舌红，苔黄，脉弦数为热毒炽盛之征。

3. 湿热内蕴证 本证以患眼胀痛，羞明流泪，抱轮红赤或白睛混赤，黑睛深层圆盘状混浊肿胀，伴纳呆便溏为诊断要点。脾虚失于健运，水湿内生，湿遏化热，闭阻于内，土盛木郁，肝经受扰，上犯于目，灼伤黑睛故黑睛深层圆盘状混浊肿胀；因热致瘀、气血壅滞，故抱轮红赤或白睛混赤；脾不运化，胃失和降，可见纳呆便溏；舌质红，苔黄腻，脉濡数为湿热内蕴之征。

4. 阴虚火旺证 本证以患眼干涩隐痛，病情反复发作，抱轮微红，黑睛深层混浊，伴口燥咽干为诊断要点。肝肾阴虚，虚火上炎，灼伤黑睛，气血壅滞，故见黑睛深层混浊、抱轮微红；阴虚津不上承，失于濡养，故眼干、口燥咽干；故舌红少津，脉细数为阴虚火旺之征。

（二）症状识辨

1. 目痛　患眼碜痛多为肝经积热为患；患眼刺痛，多为肝胆热毒、因热致瘀所致；患眼涩痛为阴虚火旺，目失濡养所致。

2. 黑睛生翳　黑睛深层灰白色圆盘状混浊，多为肝经风热或湿热内蕴为患；患眼黑睛深层圆盘状混浊肿胀，伴赤脉贯布，多为肝胆热毒所致；黑睛深层混浊经久不愈，多为阴虚火旺所致。

（三）治疗思路

1. 治法与处方原则　该症属中医外障眼病范畴，辨证宜分虚实、辨病因、审脏腑，辨寒热。本病的治疗，肝经风热者治以疏风清热；肝胆热毒者治以清肝泻火解毒，湿热内蕴者治以清热除湿；阴虚火旺者治以滋阴降火为法。

2. 用药方式　治疗本病时，应处理好祛邪与扶正间的关系。既要治标，又要兼顾扶正；既要着重调理脏腑，又要注意调理气血，还要注重患者其他兼症。

（1）肝经风热证：混睛障肝经风热者，宜投疏风清热之品，如羌活、防风、独活、白芷、前胡、荆芥、桔梗、薄荷、柴胡、川芎、黄芩、白术、枳壳等。其中羌活、防风、独活、白芷、前胡辛散轻扬，善治外风，疏风散邪；荆芥、薄荷祛风清利头目；黄芩、桔梗、柴胡清热泻火，宣肺解毒；川芎活血行气，祛风止痛；白术、枳壳健脾和胃理气。

（2）肝胆热毒证：混睛障肝胆热毒者，宜投清肝泻火之品，如龙胆、黄芩、桑白皮、天花粉、金银花、蒲公英、大黄、枳壳、蔓荆子、甘草等。其中龙胆清泻肝胆；黄芩、桑白皮、天花粉清热泻火；金银花、蒲公英清热解毒；大黄、枳壳通腑泻下以清热；蔓荆子疏风清热，甘草调和诸药。共奏泻肝清热解毒之功。

（3）湿热内蕴证：混睛障湿热内蕴者，宜投清热除湿之品，如滑石、黄芩、茵陈、石菖蒲、川贝母、木通、藿香、连翘、白豆蔻、薄荷、射干等。其中滑石利水渗湿，清热解毒；茵陈清利湿热；黄芩清热燥湿，泻火解毒；石菖蒲、藿香、白豆蔻行气化湿，开窍和中，令气畅湿行；木通清热利湿，导湿热从小便而去；连翘、射干、贝母、薄荷清热解毒，散结消肿止痛。共奏清热解毒、利湿化浊之功。

（4）阴虚火旺证：混睛障阴虚火旺者，宜投滋阴降火之品，如知母、黄柏、熟地黄、山茱萸、山药、茯苓、泽泻、牡丹皮等。其中知母、生地黄清热泻火、滋阴润燥；牡丹皮清热凉血、退虚热；茯苓、泽泻健脾渗湿、利水泻热，山药健脾补肾，生津益肺；山茱萸补益肝肾；黄柏清热燥湿、泻火解毒。共奏滋阴清热之功。

【治疗】

本病之辨证，须细审因。肝经风热所致者，治宜疏风清热；肝胆热毒所致者，治宜泻肝解毒；阴虚火炎者，治宜滋阴降火。外治采用清热解毒止痛中药外熏、散瞳等，综合治疗，以提高疗效。

（一）辨证论治

1. 肝经风热证

证候：病初起，患眼碜痛、畏光流泪，抱轮红赤，黑睛深层混浊，呈灰白色圆盘状；恶风头痛；舌质红，苔薄黄，脉浮数。

治法：祛风清热。

方药：羌活胜风汤加减。羌活、防风、独活、白芷、前胡、荆芥、桔梗、薄荷、柴胡、川芎、黄芩、白术、枳壳。

加减：若白睛混赤者，可酌加金银花、连翘、栀子以清热泻火解毒；若为梅毒所致者，宜加土茯苓驱梅解毒。

2. 肝胆热毒证

证候：患眼刺痛，畏光流泪，视物模糊，抱轮暗红或白睛混赤，黑睛深层混浊肿胀，状若圆盘，或赤脉贯布，或赤白混杂；伴口苦咽干，便秘溺赤；舌红，苔黄，脉弦数。

治法：清肝泻火。

方药：银花解毒汤加减。龙胆、黄芩、桑白皮、天花粉、金银花、蒲公英、大黄、枳壳、蔓荆子、甘草。

加减：若黑睛混浊肿胀显著者，酌加野菊花、连翘、夏枯草、车前子以清热解毒利湿；若黑睛赤脉满布者，可加当归、赤芍、桃仁、红花以活血化瘀；若便秘者，可加玄明粉，以协助大黄通腑泻热通便；若为梅毒所致者，宜加土茯苓驱梅解毒。

3. 湿热内蕴证

证候：患眼胀痛，羞明流泪，抱轮红赤或白睛混赤，黑睛深层混浊肿胀，状若圆盘，色灰白；伴头重胸闷，纳呆便溏；舌质红，苔黄腻，脉濡数。

治法：清热除湿。

方药：甘露消毒丹加减。滑石、黄芩、茵陈、石菖蒲、川贝母、木通、藿香、连翘、白蔻仁、薄荷、射干。

加减：若黑睛混浊肿胀显著者，酌加野菊花、车前子、薏苡仁以清热解毒、利湿消肿；纳呆者，加陈皮、枳壳理气调中。

4. 阴虚火旺证

证候：患眼涩痛，病情反复发作，抱轮微红，黑睛深层混浊；伴口燥咽干；舌红少津，脉细数。

治法：滋阴降火。

方药：知柏地黄汤加减。知母、黄柏、熟地黄、山茱萸、山药、茯苓、泽泻、牡丹皮。

加减：若黑睛生翳者，加木贼、石决明、蝉蜕以退翳明目。

（二）中成药

1. 龙胆泻肝丸 具有清肝泻火作用，适用于混睛障肝胆热毒证。每日 2 次，每次 5g，口服。

2. 知柏地黄丸 具有滋阴降火作用，适用于混睛障阴虚火旺证。每日 2 次，每次 5g，温水送服。

3. 百合固金丸 具有滋阴润肺作用，适用于混睛障肺阴不足、虚火上炎证。每日 2 次，每次 5g，口服。

（三）单方验方

1. 羌活、柴胡各 8g，荆芥、防风、白芷各 6g，黄芩、菊花各 8g，薄荷 3g，谷精草 10g，青葙子、白芍、夏枯草各 8g，3 剂，水煎服，每日一剂，日服 2 次。本方适用于肝经风热证。

2. 石决明散（源自《普济方》）由石决明、决明子、赤芍、青葙子、麦冬、山栀子、木贼、大黄、荆芥组成，具有平肝泻热、退翳明目之功效。本方适用于肝胃郁热型。

3. 解毒活血汤（《眼科证治经验》）由生地黄、赤芍、当归、川芎、红花、桃仁、川黄连、黄芩、紫花地丁、甘草、土茯苓组成，水煎服，每日 1 剂。适用于混睛障肝胆热毒证。

（四）外治疗法

1. 滴眼剂

（1）糖皮质激素滴眼液：如妥布霉素地塞米松滴眼液或眼膏，或 0.02% ~1% 氟米龙滴眼液，点眼，每日 2~3 次。

（2）清热解毒类中药滴眼液：选用鱼腥草眼药水、或黄芩眼药水、或熊胆滴眼液点眼，每日 6~8 次。

（3）散瞳滴眼液或眼用凝胶：选用 1% 硫酸阿托品滴眼液或眼用凝胶，或托吡卡胺滴眼液点眼，每日 2~3 次。

2. 熏洗或湿热敷 内服中药药渣或选用金银花、野菊花、黄芩、蒲公英、黄连、当归尾、紫草、龙胆、土茯苓等煎水，作熏洗或湿热敷。

3. 局部　点用退云散、犀黄散以消退翳障。

4. 重症患者　用糖皮质激素，如地塞米松球结膜下注射，每次2.5mL，每日或间日1次。

（五）针刺疗法

常用穴：攒竹、太阳、睛明、瞳子髎、翳风、光明、太冲、合谷、足三里、尺泽。每次选2~4穴。每日1次。用平补平泻法或视病情选用补泻手法，可连续针刺1~2周。

（六）西医治疗

针对原发病进行病因治疗，如抗梅毒、抗结核、抗病毒治疗。

【预后转归】

本病病程长，易复发。由于病变位于基质层，治疗后多遗留厚薄不等的瘢痕而障碍视力。若在治疗过程中未及时散瞳，可伴发瞳神干缺，甚者可致失明。

【预防调护】

1. 加强锻炼，增强体质，提高抗病能力，避免过度疲劳。
2. 饮食宜清淡而富含营养，忌食肥甘厚味及辛辣腥发之物。
3. 平素应保持七情和畅，避免精神紧张，本病病程较长，应耐心坚持治疗，定期随诊。
4. 外出戴有色眼镜，避免强光刺激。

【名医经验】

刘广庆论治混睛障

1. 学术思想　混睛障类似于西医之"病毒性角膜炎"，典型症状为黑睛深层呈片状灰白翳障，混浊不清，蔓延黑睛，视力障碍。本例发病时间较长，脾胃之阳气虚弱症状明显，清阳不升，则浊阴不降，在上为混睛障，在下则为膜胀、便溏，故应采用补中益气，升清降浊的方法，使清阳升，浊阴降，阴翳四散，视物清亮。

2. 典型病例　患者60岁。患混睛障10余年，经西医治疗曾见好转，但时轻、时重，缠绵难愈。患者精神欠佳，双目无神，疲乏懒动。询其发病10余年来，纳食不佳、口干、腹胀，时见便溏，四肢清冷，查右眼瞳孔有一片灰白翳障，抱轮微红不痛，视力下降（+0.4），舌淡苔白，脉弱。证属中气亏虚，清阳不升。处方：红参（另煎兑服）10g，沙参、黄芪、当归各15g，升麻、柴胡各3g，陈皮、木贼、密蒙花各 10g，炙甘草 9g，每日一剂，水煎，饭前服，局部用"犀黄散"热敷。服药 25 剂，精神好转，纳食增加，视物较前清亮，视力增至 +0.8，继服 10 剂，后改用菊花水调服，补中益气丸善后，1 年后随访，告之已愈。

【文献选录】

《证治准绳·杂病·七窍门》曰："混睛障证：谓漫珠皆一色之障也，患之者最多。有赤白二证，赤者易治于白者，赤者怕赤脉外爬，白者畏光滑如苔，有此二样牵带者，必难退而易发。若先因别证而生混障，则障去而原病见矣。若无别证，到底只是一色者，若混障因而犯禁触发者，则变证出，先治变证，后治本病。"

《张氏医通》曰："混睛障证：有赤白二种。赤者畏赤脉外绊，白者畏光滑如苔。一种白睛光赤而后痒痛迎风有泪，闭塞难开，或时无事，不久亦发。年深则睛变成碧色，满目如凝脂赤露，如横赤丝。此毒风积热所致也。宜服补肝调血之剂，血行则风自息。外用吹点则翳渐退。"

【现代研究】

周清等采用中西医结合治疗混睛障 56 例，取得较好疗效。中医辨证分型：①外感风热型。病毒性感冒后或复发早期，不同程度的畏光、流泪、异物感、睫状充血，角膜多呈点状或树枝状浸润，角膜知觉减退，2% FL（+），可伴口干咽痛，舌红，苔黄，脉浮数。②肝胆火炽型。多为肝火内盛或风热入里化火，有明显的畏光、流泪、异物感、头痛、眼痛、睫状充血或混合充血，角膜多呈树枝状、盘状或深层基质型，角膜知觉减退，2% FL（+），可伴口苦咽干，便结，尿赤，舌红，苔黄腻，脉浮数。③阴虚邪留型。病变后期，或反复发作，病情日久，迁延不愈，自觉症不严重，眼干涩不适，角膜浸润经久不愈，舌红少津，脉细数。治疗组：风热型用银翘散加减，金银花 30g，连翘 20g，荆芥 10g，桔梗 10g，薄荷 6g，牛蒡子 10g，大青叶 20g，桑叶 10g。肝胆火炽型用龙胆泻肝汤加减，龙胆 15g，柴胡 10g，泽泻 10g，炭生地黄 20g，当归尾 10g，大黄 15g，栀子 10g，甘草 5g，车前子 10g，赤芍 10g，金银花 20g，板蓝根 30g。阴虚邪留型用六味地黄丸加减，炭生地黄 20g，熟地黄 20g，当归 15g，牛膝 10g，羌活 10g，防风 10g。若气阴不足者加党参、麦冬益气生津；虚火甚者可加知母、黄柏滋阴降火，加菊花、蝉蜕退翳明目；反复发作者加玉屏风散。两组均用 0.1% 阿昔洛韦眼药水点眼，每小时 1 次，无溃疡基质型加用 0.5% 醋酸可的松眼药水点眼，每天 8 次，虹膜反应重者散瞳。治疗结果与对照组比较，$P < 0.05$，具有肯定疗效。

肖云康采用中西医结合治疗混睛障，中药用羌活胜风汤加减，柴胡 12g，荆芥 12g，防风 15g，羌活 12g，川芎 12g，生甘草 6g，黄芩 15g，桔梗 8g，山栀子 12g，土茯苓 15g，金银花 15g，野菊花 12g，生地黄 15g，紫草 15g，密蒙花 15g。小儿剂量酌减，水煎服，每日一剂，7～10 天为 1 个疗程，共治疗 2 个疗程。西药用氯霉素眼液（8mL 含 4mg 5-FU）滴眼，1 日 3～4 次，每次 1～2 滴，15 天为 1 个疗程，治疗 1～2 个疗程。地塞米松眼液滴眼，1 日 2 次，每次 1～2 滴，10 天为 1 个疗程，治疗 1～2 个疗程。治疗（包括眼局部用药）1 个疗程，畏光、流泪消失，裂隙灯下见角膜透明，视力恢复患病前 20 例（20 只眼）。治疗 2 个疗程（眼部用氯霉素 5-FU 眼液 3 个疗程，地塞米松眼液 2 个疗程）眼部畏光、流泪消失，角膜轻度混浊，银光素染色不着色，裂隙灯下见角膜混浊明显减轻，视力在原来的基础上提高 1～2 排，但角膜混浊未加重，畏光流泪消失 6 例（6 只眼）。随访 2 年未见复发。

第十节　黑翳如珠

黑翳如珠是指以黑睛生翳溃陷，黑睛内层膨隆前突，色黑如珠，伴目赤疼痛、流泪为主要表现的外障眼病。多见于凝脂翳、花翳白陷等黑睛疾病的后期，以及小儿疳积上目之严重阶段。本病类似于西医学之角膜后弹力层膨出。

【源流】

《秘传眼科龙木论·卷之三》载有本病，曰："此眼初患之时，忽然疼痛难忍，泪出不开，有翳如黑珠子在黑睛上。"并指出其治疗，"如此疾状，不宜针灸触发，即服补肾丸。如小儿患者，即是实热急疳，宜服羚羊角饮子，即瘥"。病名首见于《银海精微》，曰："小儿如此患者，多是疳眼。"《证治准绳·七窍门》谓："此肝气有余，欲泛起之患，故从风轮际处发起黑泡如珠子，圆而细，或一或二，或三四五六，多寡不一。"并指出本症的鉴别诊断，谓："黑翳如珠证，非蟹睛木疳之比。木疳是大者，生则瞳损不可治，此则至大方损珠，后损瞳神也。又非蟹睛因破流出之比。"《目经大成·卷二》亦指出其应与蟹睛鉴别，曰："风轮上浮起一翳，黑而圆，其大小高低不等，状如蟹睛，然非因轮破而得。"

【病因病机】

本病多因肝肾亏虚，外感风邪；或肝经积热，内外合邪，邪毒炽盛，灼伤黑睛所致；小儿则多属实热眼疳；或因黑睛疾病，治之不当或失治误治，病变向纵深发展而成本病。《秘传眼科龙木论·卷之三》曰："如是大人患者，肝肾俱劳，毒风入眼。"指出肝肾亏虚，外感风邪可引发本病。结合临床可归纳如下。

（一）肝经积热证

肝经积热，复感风热邪毒，内外合邪，上攻于目，邪毒炽盛，灼伤黑睛而发为本病。症见：头目疼痛，羞明泪热，胞睑难睁，视物模糊，抱轮红赤或白睛混赤，黑睛生翳溃陷，黑睛内层膨隆前突，色黑如珠，伴咽干口苦，舌红，苔黄，脉弦数。

（二）热毒炽盛证

嗜食辛辣炙煿，脾胃积热，或肝胆热毒炽盛，循经上攻黑睛，灼伤黑睛而发为本病。症见：头目剧痛，热泪频流，视物模糊，白睛混赤，黑睛生翳溃陷，黑睛内层膨隆前突，色黑如珠，伴口渴发热，便秘溲赤，舌红，苔黄，脉数。

（三）肾虚夹热证

邪毒久羁，耗气伤阴，或素有肝肾阴虚，阴不制阳，虚火上炎，灼伤黑睛而发为本病。症见：患眼隐涩难开，疼痛不显，抱轮微红，黑睛生翳溃陷，黑睛内层膨隆前突，色黑如珠，或伴腰膝酸痛；舌红，少苔，脉细数。

【临床表现】

（一）自觉症状

头目疼痛、或头目剧痛，羞明流泪，胞睑难睁，视物模糊。

（二）眼部检查

抱轮红赤或白睛混赤，黑睛生翳溃陷，黑睛内层膨隆前突，色黑如珠。若经及时治疗，抱轮红赤渐减、黑珠渐平复；若失治误治，黑珠突起日增，甚者黑睛穿破、神水外溢，或形成蟹睛恶候，或目珠塌陷，终至失明。

（三）实验室及特殊检查

黑睛病变部位组织刮片、涂片检查和微生物培养可发现致病菌。

【诊断依据】

1. 头目疼痛，羞明流泪，胞睑难睁，视物模糊。
2. 黑睛生翳溃陷，黑睛内层膨隆前突，色黑如珠。

【鉴别诊断】

本病应与蟹睛相鉴别。蟹睛表现为黑睛破溃，黄仁绽出破口，色黄褐突起，状似螃蟹之睛；而本病黑睛生翳溃陷，黑睛内层膨隆前突，色黑如珠，但尚未溃破，两者不难鉴别。

【辨治思路】

（一）辨证思路

1. 肝经积热证 本证以头目疼痛，羞明泪热，视物模糊，抱轮红赤或白睛混赤，黑睛生翳溃陷，黑睛内层膨隆前突，色黑如珠，咽干口苦为诊断要点。肝经积热，复感风热邪毒，内外合邪，上攻于目，邪毒炽盛，灼伤黑睛、白睛，故见抱轮红赤或白睛混赤，黑睛生翳溃陷，黑睛内层膨隆前突，色黑如珠；肝热上扰头目，热为阳邪，故见头目疼痛，羞明泪热；黑睛生翳溃陷，神光发越受阻，故视物模糊；肝胆郁火，疏泄失职，胆汁上溢故口苦咽干；舌红，苔黄，脉弦数为肝经积热之征。

2. 热毒炽盛证 本证以头目剧痛，热泪频流，视物模糊，白睛混赤，黑睛生翳溃陷，黑睛内层膨隆前突，色黑如珠，伴口渴发热为诊断要点。患者嗜食辛辣炙煿，致脾胃积热，或肝胆热毒炽盛，循经上攻黑睛，灼伤黑睛、白睛，故见白睛混赤，黑睛生翳溃陷，黑睛内层膨隆前突，色黑如珠；热毒上扰头目，热为阳邪，故见头目剧痛，热泪频流，口渴发热；黑睛生翳溃陷，神光发越受阻，故视物模糊；舌红，苔黄，脉数为热毒炽盛之征。

3. 肾虚夹热证 本证以患眼隐涩难开，疼痛不显，抱轮微红，黑睛生翳溃陷，黑睛内层膨隆前突，色黑如珠，腰膝酸软为诊断要点。热毒内炽，日久耗气伤阴，或素有肝肾阴虚，阴不制阳，虚火上炎，灼伤黑睛、白睛，故见抱轮微红，黑睛生翳溃陷，黑睛内层膨隆前突，色黑如珠；肾阴亏虚，津不上承，目失濡养，故眼干涩难开；肾虚腰膝失养，故腰膝酸软；舌红，少苔，脉细数。

（二）症状识辨

1. 目痛 头目疼痛多为肝经积热为患；头目剧痛多为热毒炽盛所致；目痛隐隐为阴虚火旺，目失濡养所致。

2. 黑翳如珠 黑睛生翳溃陷，黑睛内层膨隆前突，色黑如珠，多为肝经积热或热毒炽盛为患。

（三）治疗思路

1. 治法与处方原则 该症属中医外障眼病范畴，本病的治疗，肝经积热者治以清肝泻热为法；热毒炽盛者治以泻火解毒为法；肾虚夹热者治以补肾滋阴降火为法。

2. 用药方式 本病早期主张攻伐，后期主张补益。在治疗用药时，应注重攻伐以及补益之间的调整，处方用药时，药味应轻浮上行，配伍得当。总之，既要主张治标，又要兼顾补充人体正气；既要着重调理脏腑，又要注意调理气血，还要注重患者其他兼症。

（1）肝经积热证：黑翳如珠肝经积热者，宜投清肝泻热之品，如龙胆、栀子、黄芩、柴胡等。其中龙胆清热燥湿、清泻肝胆实火，栀子、黄芩清热解毒、泻火利湿，柴胡疏散退热、疏肝解郁；泽泻利水渗湿泻热，车前子清热渗湿明目、引热下行；生地黄清热凉血、养阴生津，当归补血活血，使邪去而正不伤；甘草调和诸药。

（2）热毒炽盛证：黑翳如珠热毒炽盛者，宜投清热泻火解毒之品，如羚羊角、五味子、细辛、大黄、知母、芒硝、防风等。其中羚羊角平肝息风、清肝明目、清热凉血解毒；大黄、芒硝攻积滞清湿热、泻火凉血解毒；细辛祛风行水开窍；知母清热泻火，滋阴润燥；防风祛风解表，胜湿止痛止痉；五味子敛肺滋肾生津。

（3）肾虚夹热证：黑翳如珠肾虚夹热者，宜投补肾滋阴清热之品，如楮实子、五味子、枸杞子、人参、菟丝子、肉苁蓉、菊花、熟地黄、当归、牛膝、知母、黄柏等。其中楮实子、枸杞子滋补肝肾，益精明目清肝；五味子敛肺滋肾生津；人参大补元气，补脾益肺生津；菟丝子、肉苁蓉补肝肾益精润燥；菊花散风清热，平肝明目；熟地黄、当归滋阴补血活血；牛膝逐瘀补肝肾；知母、黄柏清热泻火，滋阴润燥。

【治疗】

本症的治疗关键在于积极治疗原发病。同时应避免咳嗽、喷嚏、用力大便等增加眼部压力的动作，谨防黑睛溃破的发生。

（一）辨证论治

1. 肝经积热证

证候：头目疼痛，羞明泪热，胞睑难睁，视物模糊，抱轮红赤或白睛混赤，黑睛生翳溃陷，黑睛内层膨隆前突，色黑如珠；伴咽干口苦；舌红，苔黄，脉弦数。

治法：清肝泻热。

方药：龙胆泻肝汤加减。龙胆、栀子、黄芩、木通、泽泻、车前子、柴胡、当归、生地黄、甘草。

加减：若白睛混赤者，可酌加金银花、连翘、夏枯草以清热泻火解毒。

2. 热毒炽盛证

证候：头目剧痛，热泪频流，视物模糊，白睛混赤，黑睛生翳溃陷，黑睛内层膨隆前突，色黑如珠；伴口渴发热，便秘溲赤；舌红，苔黄，脉数。

治法：清热泻火解毒。

方药：羚羊角饮子加减。羚羊角、五味子、细辛、大黄、知母、芒硝、防风。

加减：若白睛混赤者，可酌加金银花、蒲公英、连翘以清热泻火解毒。

3. 肾虚夹热证

证候：患眼隐涩难开，疼痛不显，抱轮微红，黑睛生翳溃陷，黑睛内层膨隆前突，色黑如珠；或伴腰膝酸软；舌红，少苔，脉细数。

治法：补肾滋阴清热

方药：通明补肾丸加减。楮实子、五味子、枸杞子、人参、菟丝子、肉苁蓉、菊花、熟地黄、当归、牛膝、知母、黄柏。

加减：若抱轮红赤者，可酌加金银花、蒲公英以清热泻火解毒。

（二）中成药

1. 龙胆泻肝丸　具有清肝泻火作用，适用于黑翳如珠肝胆热毒证。每日 2 次，每次 5g，口服。

2. 知柏地黄丸　具有滋阴降火作用，适用于黑翳如珠阴虚火旺证。每日 2 次，每次 5g，温水送服。

（三）外治疗法

1. 滴眼剂

（1）清热解毒类中药滴眼液：选用黄芩眼药水、或熊胆滴眼液点眼，每日 6 ~ 8 次。

（2）散瞳滴眼液或眼用凝胶：选用 1% 硫酸阿托品滴眼液或眼用凝胶，或托吡卡胺滴眼液点眼，每日 2 ~ 3 次。

2. 熏洗或湿热敷　内服中药药渣或选用金银花、野菊花、黄芩、蒲公英、鱼腥草等煎水，做熏洗或湿热敷。

3. 病至后期　局部点用八宝眼药以消退翳障。

（四）西医治疗

1. 针对角膜溃疡原发病进行病因治疗，如选用抗生素、抗真菌药物治疗。

2. 角膜欲穿孔者，采用绷带加压包扎，以防穿孔。

【预后转归】

本病病程较重，预后多遗留厚薄不等的瘢痕而障碍视力。若失治误治，可伴发蟹睛，甚者眼珠塌陷，终致失明。

【预防调护】

1. 加强锻炼，增强体质，提高抗病能力。

2. 饮食宜清淡而富含营养，忌食肥甘厚味及辛辣腥发之物。

3. 患者应避免咳嗽、喷嚏、用力大便等增加眼部压力的动作，医护人员一切检查及治疗手法需轻巧。

【文献选录】

《银海精微·卷之上》曰："黑翳如珠者，肾肝俱劳，七情郁结之人，毒气攻充，热极泪出，难开疼痛，甚至水轮突起，黑翳，如豆如珠，大小不定，撑起眼胞，磣涩碍人眼睛，难以运动，寝食不安，先患一只，后乃相牵俱损。治法：用小锋针逐个横穿破，其黑翳中有恶水流出即平，势若拾芥，瞬息痊安，眼即能开，设若不谙此疗，服凉剂点凉药，靡有其功，小儿如此患者多是疳眼，其翳起来或如小香菰之状，不宜针，其治法载小儿疳眼条下，其针破翳根处，宜淡丹药吹点，消磨翳根。问曰：风轮生翳，如珠，如蝇头，如蟹眼者，何也？答曰：肝肾二经风热气郁也。治法：久积黑翳高者，宜挑破珠头，疼者宜拨云汤，明目细辛汤主之，热甚者，当归龙胆汤主之，点用二八丹调乳汁用，未成此症，以暴发推之。拨云汤：治眼黑翳如珠，蟹睛疼痛，风气伤肝肾二经，宜服之。黄芪（蜜炙）、细辛、生姜、干葛、川芎（热者除之）、柴胡、荆芥、藁本、甘草、升麻、当归、知母、羌活、防风、黄柏上为末。每服六七钱，水煎服。明目细辛汤：方在伤寒热病后外障症内。当归龙胆汤：方在前血翳包睛症内。"

《秘传眼科龙木论·卷之三》曰："黑翳如珠外障。此眼初患之时，忽然疼痛难忍，泪出不开，有翳如黑珠子在黑眼上，如是大人患者，肝肾俱劳，毒风入眼。如此疾状，不宜针灸触发，即服补肾丸。如小儿患者，即是实热急疳，宜服羚羊角饮子即瘥。诗曰：黑翳珠排黑水间，医工会者始知难，如神药点翻为极，药用汤丸即得安，不用强看将手擘，恐因手重出青涎，庸医挑发并烧香，要见三光路更难。羚羊角饮子：羚羊角、五味子、细辛、大黄、知母、芒硝（各一两）、防风（二两）上为末，以水一盏，散一钱，煎至五分，食后去渣温温服之。"

《目经大成·卷之二下》曰："黑翳如珠六十二。凡黑翳，有来由，巽震风雷惨不收，莫怨老天悭薄命，此中原不似蝇头。此症初起微痒，继而涩，已而痛如刺。日久则赤肿流泪，畏明长闭。风轮上浮起一翳，黑而圆，其大小高低不等，状如蟹睛，然非因轮破而得。且内外夹攻，乃所谓蟹睛者。不觉自落，落后再为料理，痕迹都无。怒不能发，食而非宜，病候如前，预防一二。此症少见，平生只遇一贫家子……病患如是，犹拾薪卖草，辛苦自若。余怜之，赠以四君加芪、酒炒连，痛止能开视。再进，其翳觉焦小。遂除连加白芍、麦冬、牛蒡子，未三剂，睛平复。与助脾蜜饼子四两，全瘥。然此亦偶中。恐膏粱壮夫，须根据蟹睛未服药未破治法。"

第十一节　蟹睛症

蟹睛症是指黑睛溃破，黄仁自溃口绽出，状如蟹睛，周围绕以白翳，眼痛剧烈的病证。

本病相当于西医学的角膜破溃、虹膜脱出。蟹睛是一个症状，严重的黑睛生翳、疳积上目、黑睛外伤等皆可引起，本节重点讨论黑睛疾病引起者。

本病是黑睛疾病发展至严重阶段，溃破穿孔后的一种变症，可单眼或双眼发病，与性别无差异。

【源流】

本症在古代医籍中记载较多，《医方类聚》转载唐代之《龙树菩萨眼论》一书，就有关于本病的记载，该书谓："若眼目痛患甚，当黑珠上生黑子，如蟹眼，或如豆者为损翳。极难治，不可钩割，……唯宜服汤，并冷补丸、决明镇肝之类是也。"《太平圣惠方·治蟹目诸方》进一步阐述了本症的病因病机，谓："夫蟹目者，由脏腑壅滞，肝有积热，上冲于目，令目痛甚，当黑睛上生黑珠子，如蟹之目，故以为名焉；或有如豆者，名曰损翳，极是难治。"《圣济总录·眼目门》中蟹目又有"离睛"之别名。以后历代眼科著作，以《证治准绳·杂病·七窍门》对本症的论述较为精辟，明确指出它由"凝脂翳破坏风轮引起"，而且有瞳神改变，"内视瞳神亦如杏仁、枣核状者"。

【病因病机】

本症多为凝脂翳、湿翳、花翳白陷等黑睛疾病发展过程中，因热毒炽盛或治疗不当，病情恶化，溃腐深陷，蚀破风轮，黄仁绽出而成。或因上述病变发展至黑翳如珠时，不善调护，因咳嗽、喷嚏、怒吼、号哭、用力大便等震破黑睛，黄仁乘势脱出而致。

（一）肝胆火炽证

肝胆火炽，是指肝胆火热炽盛，邪深毒重，火灼脉络的病理情况。肝胆火热炽盛，黑睛穿破，黄仁突出，故见风轮凸起黑珠，状如蟹眼；肝开窍于目，肝胆火炽上攻于目，目络阻滞，故眼珠疼痛；火郁目窍，故畏光流泪，白睛混赤；胁痛、口苦咽干、大便秘结、烦躁及舌脉表现均为肝胆火炽之候。症见：风轮黑珠突起，状如蟹睛，紧张如球，白睛混赤，沙涩流泪，羞明难睁，口苦咽干，舌红苔黄，脉弦数。

（二）阴虚火旺证

阴虚火旺，是指邪毒久伏，阴液耗伤，阴虚不能制火，火旺则更伤真阴，虚火灼络的病理情况。病久阴亏火旺，虚火灼伤脉络，络损于外，故见病情迁延；虚火上炎，灼烁眼目，故见虚软不痛，抱轮微红；腰膝酸软，头晕耳鸣，颧红口干，心烦少寐及舌脉表现均为阴虚火旺之候。症见：黑睛溃陷，日久不愈，风轮蚀破，形成蟹睛，虚软不痛，抱轮微红，腰膝酸软，头晕耳鸣，舌红少苔，脉细数。

【临床表现】

在凝脂翳、湿翳、花翳白陷过程中，溃腐深陷，尤其是伴有黄液上冲，或有黑翳如珠时，眼痛突然消失。检视眼部，愈后遗留较厚的斑脂翳而影响视力。若神水流通受阻可继发绿风内障。若邪毒从溃口入眼，可使眼内化脓。若溃口过大，可见青黄牒出，黑白混杂，终至失明。

（一）自觉症状

眼痛突然减轻或消失，突然视力急剧下降，甚至失明，部分患者头痛头昏等。

（二）眼部检查

眼前节检查可见黄仁自黑睛溃口绽出，其色棕黑，状如蟹睛，或如蝇头，甚则横长如黑豆，周围绕以灰白翳障，瞳仁变形如杏仁枣核状，抱轮红赤或白睛混赤。眼底多窥不见。

（三）实验室及特殊检查

角膜病灶刮片涂片及细菌培养有助于诊断。

【诊断依据】

1. 黑睛溃破或外伤后黑睛破损，黄仁绽出，状如蟹眼。
2. 瞳仁变形，如杏仁、枣核状。
3. 自觉眼痛突然减轻，或检查见黄液骤然减少。
4. 抱轮红赤或白睛混赤，眼睑肿胀难睁，畏光流泪，视力严重障碍。

【鉴别诊断】

1. 本病应与黑翳如珠相鉴别 黑翳如珠是黑睛未穿孔，黄仁未脱出，只是黑睛深层的一层膜向前突出，色黑形圆，疼痛明显。

2. 本病应与木疳相鉴别　木疳是黑睛发生一个或多个颗粒样小泡，其色灰白，大小不等，部位不定，预后较好，偶有发生黑睛破溃，形成斑脂翳者。

【辨治思路】

（一）辨证思路

1. 肝胆火炽证　本证以风轮黑珠突起，状如蟹睛，紧张如球，白睛混赤，沙涩流泪，羞明难睁为诊断要点。肝胆火炽，蚀破黑睛，黄仁脱出，故见黑睛蟹睛突起，赤涩难睁。口苦咽干，舌红苔黄，脉弦数皆肝胆火旺之象。

2. 阴虚火旺证　本证以黑睛溃陷，日久不愈，风轮蚀破，形成蟹睛，虚软不痛，抱轮微红，腰膝酸软，头晕耳鸣为诊断要点。肾主骨生髓充于脑，腰为肾之府，肾阴不足，髓海空虚，骨失所养，故头晕耳鸣，腰膝酸软。肝肾阴虚，驱邪无力，故黑睛陷翳，日久不愈，溃破风轮，形成蟹睛，虚软不痛。抱轮微红，舌红少苔，脉细数为阴虚火旺之征。

（二）症状识辨

1. 视力下降　蟹睛症的视力下降一般是视力突然急剧下降，甚至失明，有视物模糊的程度重、视力下降速度快的特点。视力突然急剧下降多由蚀破黑睛，黄仁脱出所致。

2. 眼痛　蟹睛症的眼痛多为剧烈疼痛后疼痛突然减轻甚至消失。此乃黑睛破损，黄仁乘势脱出后，眼内压力骤降所致。

（三）治疗思路

1. 治法与处方原则　中医药治疗蟹睛症，首先辨证时要分清虚实，其证"虚者软而不痛，实者坚而多痛"，初起多实，以泻肝为主，病久多虚，以补肾为主。然后再配合中医全身辨证，方能精确地立法用方，从而获得理想效果。

治疗应该以尽快缓解疼痛，保住眼球，并争取保住残存视力为主。另外应治病求本，力求用药直达病所。既要着重调理脏腑，又要注重患者其他兼症。

2. 用药方式　本病实证主张攻伐，以泻肝为主，虚证主张补益，以补肾为主。另外，根据其发生部位不同分属于不同的脏腑经络。书中谓："发于瞳神颠顶属肝肾两经；发于瞳神下面属阳明；发于大眦傍者属太阳；发于小眦傍者属少阳。"此可作为临床选用引经药之参考。肝胆火炽者，选用大黄、芒硝等清泻肝胆实热；阴虚火旺者，选用生地黄、熟地黄、麦冬等滋补肾阴，配知母、黄柏等清虚热、泻相火。

【治疗】

西医应尽早行手术治疗；中医治疗当先分清虚实，病初多实，以泻肝为主，病久多虚，以补肾为主。

（一）辨证论治

1. 肝胆火炽证

证候：风轮黑珠突起，状如蟹睛，紧张如球，白睛混赤；沙涩流泪，羞明难睁，口苦咽干；舌红苔黄，脉弦数。

治法：清热泻肝。

方药：泻肝汤加减。地骨皮、玄参、车前子、茺蔚子、大黄、芒硝、知母。

加减：白睛混赤壅肿，黑睛凝脂大片，黄液上冲者，加金银花、蒲公英、连翘以清热解毒。若药后便通、热清，可改四物汤加五味子、酸枣仁等。

2. 阴虚火旺证

证候：黑睛溃陷，日久不愈，风轮蚀破，形成蟹睛，虚软不痛，抱轮微红；腰膝酸软，头晕耳鸣；舌红少苔，脉细数。

治法：滋阴降火。

方药：滋阴降火汤加减。生地黄、熟地黄、五味子、麦冬、知母、黄柏、石决明、柴胡、白芍。

（二）中成药

1. 八宝眼药 具有凉血消痈，明目退翳作用。适用于蟹睛症属肝胆火炽证。

2. 退云散 具有清热凉血，明目退翳作用。适用于蟹睛症属肝胆火炽证。

（三）单方验方

1. 桑白皮、天花粉、黄芩、生地黄、知母、麦冬各 10g，甘草 3g，川贝母、木通各 5g，金银花 15g，黑脂麻 30g，水煎服，每日一剂，一剂两煎，早晚各一次。本方适用于阴虚火旺之蟹睛症。

2. 昆布、海藻、木贼、虫蜕、龙胆、夏枯草各 15g，菊花、金银花、白芷、赤芍、泽泻、木通各 12g，水煎服，每日一剂，一剂两煎，早晚各一次。本方适用于肝胆火炽之蟹睛症。

（四）外治疗法

1. 局部用鱼腥草眼药水滴眼，或用抗生素类眼药水滴眼，每小时 1 次，以消炎止痛，控制感染。

2. 蟹睛症后期，病变修复，用八宝眼药水点眼，每日 3 次。

（五）药膳疗法

由于本病发病很急，药膳疗法来势缓慢，在临床中极少使用，在此不予以赘述。

（六）西医治疗

1. 药物

（1）控制感染：选择合适的抗生素滴眼液点眼，每 1 小时 1 次。

（2）促进修复：如重组牛碱性成纤维生长因子眼凝胶，每日 3~4 次。

（3）降眼压：口服醋氮酰胺片，每次 250~500mg，首次倍量，每日 2~3 次。也可选用降眼压眼药水，如噻吗洛尔眼药水、阿法根眼药水等。

2. 手术

（1）虹膜复位 + 角膜缝合术：术中注意将坏死、感染的虹膜切除，利用透明质酸钠增加前房深度，减少术后前房粘连的发生。

（2）结膜瓣遮盖术：术中注意将坏死、感染的虹膜切除，清理角膜病灶，结膜瓣进行转位并缝合于角膜。

（3）角膜移植术：感染控制的情况下可考虑行穿透性角膜移植术。

（4）眼球摘除术或眼内容剜除术。

【预后转归】

本症虽经治疗，愈后必留斑脂翳，瞳仁变形，对视力影响较大。因黄仁粘连，神水流通受阻，可继发绿风内障，预后不良。若邪毒从溃口入眼，可致眼内化脓，眼珠萎陷而失明。

【预防调护】

1. 积极治疗原发病，如黑睛溃腐较深，有溃破之势，应用眼垫加压包扎。

2. 发生蟹睛症，说明黑睛已穿孔，应包扎双眼，卧床休息，避免咳嗽、喷嚏、用力大便，点眼时切勿挤压眼球，以免加重病情。

【名医经验】

韦企平论治蟹睛症

1. 学术思想　韦企平认为蟹睛症作为角膜溃疡最为危重症之一，来势凶猛，应注意结合临床辨证，适当早用、重用益气扶正药物，既可防止患者所服苦寒泻下之品进一步损伤正气，又顾及脾胃，培补后天之本，使生化之源充足，提高疗效，缩短疗程。方中常用黄芪、太子参等，黄芪用量可达60~120g，并佐以调理气机药物，如桔梗、枳壳等，以防补药滋腻。诸药合用，可奏良效。

2. 典型病例　患者，女，64岁，左眼眼红、异物感2个月，于外院诊断为"左眼角膜溃疡"，点抗生素滴眼液治疗无好转，1周前出现左眼热流涌出感伴视物不清，为求进一步诊治，于2013年1月18日就诊于我院。既往患类风湿关节炎30年，现口服免疫抑制药治疗。查体：右眼视力0.6，左眼视力0.05，左眼混合充血，角膜鼻侧下方近周边部可见3mm×2mm半月形薄变穿孔区，虹膜脱出，前房消失，瞳孔变形。伴四肢乏力，食纳欠佳，舌质红，苔薄白，脉细。西医诊断：左眼边缘性角膜溃疡伴穿孔；中医诊断：左眼蟹睛症。证属肝经风热，正气已伤。西医予抗感染、散瞳及加压包扎治疗。中医以益气养阴、祛风清热为法，药用：生、炙黄芪各30g，西洋参10g，白术15g，茯苓15g，薏苡仁15g，赤石脂10g，防风10g，秦艽10g，密蒙花10g，谷精草10g，枳壳10g，炙甘草10g，水煎服，每日一剂。患者服药5天后，左眼疼痛、流泪症状缓解，视力增进至0.25，左眼鼻侧结膜充血，角膜鼻下方薄变穿孔区减小，虹膜嵌顿，中央前房恢复。乏力减轻，舌淡红，苔薄白，脉细。证属肝经风热未尽，正气未复。前方去炙黄芪，加玄参10g，每日一剂，继服3周后，患者眼无赤痛，鼻下方粘连性白斑形成，角膜中央透明，视力增进至0.3。

【文献选录】

《证治准绳·杂病·七窍门》曰："蟹睛证，谓真睛膏损，凝脂翳破坏风轮，神膏绽出黑颗，小则如蟹睛，大则如黑豆，甚则损及瞳神，内视瞳神亦如杏仁、枣核状者，极甚则细小无了者，至极则青黄牒出者。此证与黑翳如珠状类，而治大不同。夫黑翳如珠，源从膏内生起，非若此因破而出，故大不同。然有虚实二证，虚者软而不疼，来迟去速；实者坚而多痛，来速去迟其视有二，其治则一，虽有妙手，难免瘢廯之患。"

《目经大成·蟹睛横出》曰："此证视风轮上有黑珠一颗，周围肤翳略缠者是。盖缘暴风客热，暨水衰火炎，医不合法，致凝脂、黄液、木疡诸病蚀破青睛，黑睛从破处而出，始如蝇头，中如蟹睛，甚则横长如黑豆，故呼上名。软而不疼，金井但斜未败，准可许其平复。间有结痂如豆壳，壳落始愈者。然补穿合碎，虽妙手空空，瘢痕终乎不免。若尖硬痛紧，药饵再误，则黑白混一，蟹睛决不能平，不则必裂，青黄叠出，目其随眇已乎。"

【现代研究】

邹芬兰等运用清肝利湿法结合针刺治疗蟹睛症，将60例（60眼）真菌性角膜溃疡患者按1:1的比例随机分为试验组和治疗组。试验组在常规治疗的基础上联合中医清肝利湿法结合针刺治疗，对照组运用单纯西医常规对症治疗，观察两组治疗10

天、20 天、30 天的视力、自觉症状和体征，并统计分析两组疗效。结果：对两组治疗后第 10 天、第 20 天、第 30 天疗效的差异进行比较，$P < 0.05$，统计学上有显著性差异。试验组对于提高视力、控制症状和缩短疗程方面优于对照组。因此得出结论：西医常规治疗联合中医清肝利湿法结合针刺疗法，能有效治疗真菌性角膜溃疡，与对照组比较疗效优越，安全无副作用。

第十二节　正　漏

正漏之正是指位置在黑睛正中，漏是指漏口，即黑睛中部有细小漏口，未能愈合，神水不断漏出。多由黑睛生翳，病情恶化，风轮溃漏而成。神水流出，眼珠瘘陷，若邪毒从漏口进入珠内，可致眼内化脓，珠毁丧明。

本病相当于西医的角膜瘘。主要病因可能有角膜感染、变态反应或由邻近组织蔓延所致。

本病发病较急，多为单眼发病，男性发病率高于女性，好发于中年务农者。

【源流】

本证最初见于《证治准绳·杂病·七窍门》，谓："有漏生于风轮，或正中或略偏，病至此目亦危矣。"并指出初发破浅者可以治疗，病久漏大而深损及瞳神者，多有丧明之忧。《张氏医通》指出其病机是肝肾风热伏陷所致，治疗当急用泻肝药，如龙胆、大黄、生地黄、羌活之类。此后其他医籍很少记载。

【病因病机】

多因凝脂翳、湿翳、花翳白陷等黑睛病变，病情进展，肝火上炎，腐溃成漏；或肝肾不足，或气阴两虚，风轮溃漏，经久不愈；也有因细小尖锐物体刺透黑睛，未能修复所致。

（一）肝火上炎证

肝火上炎，是指肝气郁结，郁而化火，肝经气火上过所致的病理情况。因肝气不疏、郁久化热，肝阳上亢，串扰头部，是肝气郁之，耗伤肝阴，而致肝阳上亢，肝风内动之症。症见：黑睛生翳，溃破成漏，神水外渗，抱轮红赤，多泪羞明，目珠疼痛，口苦咽干，舌红苔黄，脉弦数。

（二）肝肾阴虚证

肝肾阴虚，是指肝肾阴液亏虚而导致人体的精血不足的病理情况。多由久病劳伤，或温热病邪耗伤肝阴及肾阴，或先天禀赋不足，肾阴亏虚而及肝阴不足，形成肝肾阴虚。多发于形体羸瘦，或先天不足者，是许多疾病发展到后期阶段的证候。症见：黑睛正漏，经久不愈，神水渗漏时断时续，目珠疼痛时轻时重，红赤不显，泪出频繁，腰膝酸软，头晕目眩，舌红少苔，脉细。

（三）气阴两虚证

气阴两虚，又称气阴两伤，是指气虚和阴虚同时并见的病理变化。本证常见于外感温病及内伤杂病的中后期，因经久不愈，元气不足，阴津亏损，气阴耗伤所致。常见神疲乏力，气短懒言，黑睛正漏，日久不愈，眼珠绵软，赤痛不显，伴有少气懒言，口燥咽干，舌淡红苔薄白，脉细无力。

【临床表现】

（一）自觉症状

视力下降，甚至失明，眼睛疼痛，畏光流泪。

（二）眼部检查

角膜表面有深黑色隆起，前房消失，眼球变软。

（三）实验室及特殊检查

1. 角膜荧光素染色　可见黄绿色细流从漏口流下，也即溪流征阳性。

2. 角膜检查　包括照影法、染色法、知觉检查法，也可用 Cochet‐Bonnet 角膜知觉测量计、眼部 CT 扫描方法。

【诊断依据】

1. 黑睛正中有细小漏口，用荧光素液滴眼观察，黑睛上可见黄绿色细流从漏口流下，也即溪流征阳性。

2. 有黑睛溃陷史或外伤史。

3. 泪多羞明，疼痛不适，抱轮红赤。

【鉴别诊断】

本病应与偏漏相鉴别。偏漏漏口位于气轮，神膏外溢，如白浊痰涎。

【辨治思路】

（一）辨证思路

1. 肝火上炎证　本证以黑睛生翳，溃破成漏，神水外渗，抱轮红赤，多泪羞明，目珠疼痛，口苦咽干为诊断要点。漏出神水与泪水混合，故自觉多泪。口苦咽干，舌红苔黄，脉弦数均肝火上炎之征。

2. 肝肾阴虚证 本证以黑睛正漏，经久不愈，神水渗漏时断时续，目珠疼痛时轻时重，红赤不显，泪出频繁，腰膝酸软，头晕目眩为诊断要点。目为肝窍，肝肾同源，肝肾虚弱，精血不足，无力修复，故正漏经久不愈；神水外渗时眼珠变软，疼痛缓解，漏口封闭时眼珠变硬，疼痛加重。正虚邪轻，故红赤不显，神水外漏则泪出频繁。腰膝酸软，头晕目眩，舌红少苔，脉细等均为肝肾虚弱之象。

3. 气阴两虚证 本证以黑睛正漏，日久不愈，眼珠绵软，赤痛不显，伴有少气懒言，口燥咽干为诊断要点。素体气阴不足或病久气阴耗伤，无力修复伤口，故正漏日久不愈；神水渗漏，故眼珠绵软；正虚邪轻，则赤痛不显；气虚则少气懒言，阴虚则口燥咽干。舌脉为气阴不足之象。

（二）症状识辨

1. 眼痛 正漏的眼痛多为疼痛剧烈，畏光流泪，眼睑难睁。黑睛破溃初期，黄仁脱出后，眼内压力骤降，眼痛反而缓解；若漏口自行封闭，神水分泌增加，又可使眼珠变硬，眼部胀痛难忍；待神水再度冲破漏口时，疼痛又可自行缓解，眼珠复又变软；若风热邪毒乘漏侵入珠内，可致眼珠痛极，并伴红赤浮肿。

2. 溪流征 黑睛正中有细小漏口，用荧光素液滴眼，裂隙灯显微镜下观察，黑睛上可见黄绿色细流从漏口流下，也即溪流征阳性，此乃神水不断从瘘口流出所致。

（三）治疗思路

1. 治法与处方原则 中医药治疗正漏首先辨证时要分清虚实，然后再配合中医全身辨证以及适当的外治法，方能获得理想的临床效果。

治疗应该以缓解疼痛，防止溃口扩大，保住眼球为主。另外应治病求本，力求用药直达病所。既要着重调理脏腑，又要注重患者局部症状。

2. 用药方式 本病因有漏生于风轮，大多以外治为主，结合内服药物。肝火上炎者，以清肝泻火为主，肝肾虚弱者，以补益肝肾为主。肝火上炎者，选用龙胆、黄芩、栀子等清泻肝胆湿热；肝肾虚弱者，选用熟地黄、山药、山茱萸等补益肝肾，并可加枸杞子、菊花明目，也加生黄芪，取其托毒生肌修复瘘口之功；气阴两虚者，可选生黄芪、党参等益气，生地黄、当归、白芍、麦冬养血滋阴。

【治疗】

本症因有漏生于风轮，大多以外治为主，结合内服药物。肝火上炎者，以清肝泻火为主，肝肾虚弱者，以补益肝肾为主。

（一）辨证论治

1. 肝火上炎证

证候：黑睛生翳，溃破成漏，神水外渗，抱轮红赤；多泪羞明，目珠疼痛，口苦咽干；舌红苔黄，脉弦数。

治法：清肝泻火。

方药：龙胆泻肝汤加减。龙胆、黄芩、栀子、柴胡、木通、车前子、泽泻、生地黄、当归、甘草。

加减：漏口周围有灰白翳障，溃腐明显者，加金银花、蒲公英以清热解毒。

2. 肝肾虚弱证

证候：黑睛正漏，经久不愈，神水渗漏时断时续，目珠疼痛时轻时重，红赤不显；泪出频繁，腰膝酸软，头晕目眩；舌红少苔，脉细。

治法：滋补肝肾。

方药：杞菊地黄汤加减。熟地黄、生地黄、泽泻、牡丹皮、茯苓、山药、山茱萸、枸杞子、菊花。

加减：见轮红赤者，加知母、黄柏以清虚火；渗漏明显者加生黄芪以托毒生肌，加速漏口修复。

3. 气阴两虚证

证候：黑睛正漏，日久不愈，眼珠绵软，赤痛不显；伴有少气懒言，口燥咽干；舌淡红苔薄白，脉细无力。

治法：益气养阴。

方药：托里消毒散加减。生黄芪、白术、茯苓、党参、甘草、生地黄、当归、白芍、川芎、金银花、麦冬。

（二）中成药

八宝眼药：具有凉血消痈，明目退翳作用。适用于正漏属肝火上炎证。

（三）单方验方

黄芪、金银花、石决明各20g，白及15g，党参12g，当归、白术、赤芍、桃仁、木贼各10g，黄连、甘草各5g，煎服，每日一剂，一剂两煎，早晚各一次。本方适用于气虚邪陷之正漏。

（四）外治疗法

1. 局部用鱼腥草眼药水滴眼，或用抗生素类眼药水滴眼，1～2小时1次，以消炎止痛，控制感染。

2. 局部施行烧灼术，可用3%~6%苯酚或5%碘酊等烧灼瘘口处，随即用生理盐水冲洗，每隔3天烧灼1次；2~3次即可，术后加压包扎，并结合内服降压药物。

3. 正漏后期，如漏口较小角膜趋于修复，可用八宝眼药水点眼，每日3次。

（五）西医治疗

1. 药物

（1）抗感染：抗生素滴眼液如加替沙星滴眼剂，滴眼，每2小时1次。

（2）补充维生素：口服维生素 A 片剂，口服，每日3次，每次5000U。

（3）扩瞳：复方托吡卡胺滴眼液，滴眼，每日3次。

2. 手术

（1）虹膜复位＋角膜缝合术：术中注意将坏死、感染的虹膜切除，利用透明质酸钠增加前房深度，减少术后前房粘连的发生。

（2）结膜瓣遮盖术：术中注意将坏死、感染的虹膜切除，清理角膜病灶，结膜瓣进行转位减张缝合于角膜。

（3）角膜移植术：感染控制的情况下可考虑行全层角膜移植术。

（4）眼球摘除术或眼内容剜除术。

【预后转归】

若漏口较小又能及时治疗，漏口多可愈合，但愈合后多留瘢痕翳障，影响视力。若漏口长期不愈，或时愈时发，邪毒可从漏口侵入珠内，蓄毒成脓，珠毁丧明。若漏口较大，黄仁神膏绽出，瞳神损坏，眼珠塌陷，预后更为不良。

【预防调护】

1. 积极治疗凝脂翳等急重黑睛病，以防发生穿孔渗漏。

2. 防止黑睛外伤。

3. 本症发生后要特别注意眼部清洁，按时点抗生素眼药水、眼药膏，并用消毒眼垫封盖，检查用的荧光素液要严格消毒，点药操作要轻巧，防止漏口扩大或邪毒从漏口入眼造成严重后果。

【名医经验】

张健论治正漏

1. 学术思想　张健教授认为，角膜漏是角膜穿孔后的一种后遗症，往往因继发眼内感染或眼球萎缩而遭致失明。黑睛在脏属肝，宜选能入肝经的药物。

2. 典型病例　患者，男，19岁，于1980年3月13日就诊。病史：于1980年1月10日因工作不慎，右眼溅入铁屑，以后渐红、刺痛、畏光。于1月31日经省某医院做角膜异物取出术。2月14日又再次挑取铁锈，并给氯霉素眼药水、金霉素眼膏、青霉素肌内注射，但症状未能解除，视力减退，3月12日又在省某医院就诊，诊断：右眼角膜瘘。建议住院行结膜瓣遮盖术。患者不愿手术，而来我院要求中药治疗。眼部检查：视力右眼0.04；左眼1.5。右眼眼压T-1，眼睑痉挛，睫状充血（+），角膜5点方位瞳孔缘外下方可见2mm×2mm大小混浊区，正中有粟粒大小深黑色小孔，前房消失，瞳孔领有少许棕色渗出质，2%荧光素溶液试验，可见荧光素流经瘘孔处后变成一条绿色小溪。诊断：右眼角膜瘘（角膜异物取出后）。辨证为肝火犯肺，治宜清肺热、泻肝火，方用泻白散加减：桑白皮10g，地骨皮15g，黄芩10g，龙胆10g，法半夏10g，陈皮10g，茯苓20g，甘草5g。涂黄连素眼膏、上眼垫包扎。3月17日上方仅服4剂，右眼角膜瘘已封闭，前房形成，视力提高到0.7，继服原方。3月22日下午，因大便秘结，大便时忽感右眼流热泪，视力骤降。检查：右眼视力0.1，原角膜瘘孔处又渗漏房水，前房极浅。治疗：仍用原方加大黄10g。3月24日，上方服2剂后，咳嗽明显好转，大便通畅，右眼角膜瘘又封闭，视力提高到0.6，继用原方去黄芩、大黄，加生地黄15g，石决明10g，连服10剂。检查：右眼视力1.5。眼睑痉挛解除，睫状充血消失，角膜7点可见约1mm×1mm大小圆形混浊区，2%荧光素试验阴性，混浊区后可见一线状棕色条带与虹膜粘着，前房深浅正常，原瞳孔领棕色渗出全部吸收，眼底、眼压均正常而告愈。

【文献选录】

《证治准绳·杂病·七窍门》曰："正漏证，有漏生于风轮，或正中，或略偏，病至此，目亦危矣。若初发破浅，则流出如痰白膏，犹为可救。至于日久而深，则流出青黑膏汁，损及瞳神，即有金丹妙药，难挽先天二五元精，丧明必矣。病属肝肾二部，目窍于肝主于肾，故曰正漏耳。"

《张氏医通·七窍门》：正漏证"生于风轮，或正中，或略偏，为肝肾风热伏陷所致。若初发破浅，则流出如痰白膏；日久而深，则流出青黑膏汁，瞳神已损。急用泻肝药，如龙胆、羌活、生地、大黄之类下夺之。"

【现代研究】

张健教授治疗角膜异物取出后角膜瘘患者一例，根据黑睛在脏属肝、白睛在脏属肺的理论，结合全身症状，辨证为肝火犯肺证，治以清肺热、泻肝火法，方用泻白散加减（桑白皮10g，地骨皮15g，黄芩10g，龙胆10g，法半夏10g，陈皮10g），未经手术治疗获得良好疗效。

第十三节　赤膜下垂、血翳包睛

赤膜下垂是指赤脉密集如膜，从黑睛上缘垂向黑睛中央而言。又名垂帘膜（《世医得效方·眼科》）、垂帘翳（《银海精微》）、赤脉下垂（《异授眼科》）。大多双眼发病，多见于成年人，治不及时，可发展为血翳包睛。

血翳包睛是指赤脉下垂加重，赤脉从四周蔓掩整个黑睛而得名。又名彩云捧日（《目经大成》）。若病情严重者，血翳堆积如肉，则视力急降，甚至失明。

此两症是由沙眼引起的同一疾病的不同阶段，故合并讨论。

本节只讨论由沙眼引起的赤膜下垂与血翳包睛，分别与西医学的沙眼性角膜血管翳、全角膜血管翳相当。

【源流】

本病早在《太平圣惠方·治眼赤脉冲贯黑睛诸方》就有记载，书中谓："脏腑壅滞，风热相搏，毒热之气，积而不散，攻眼上下，故生赤脉冲黑睛也。"《圣济总录·眼目门》在此基础上进一步阐明赤脉的来源方向，然后依经以治之。该书谓："风热邪毒内干脏腑，则随其经络上冲于目，故令赤脉冲贯黑睛也。上下左右各有部分，不可不察。其从大眦侵睛而痒者，肺胃热也；其从小眦起者，手少阳脉动，虚热也；其自上而下者，足太阳脉动，邪热也；其自下冲上者，足阳明脉动，邪热也。其源不同，当察其部分，据经以治之。"至《秘传眼科龙木论》正式命名为"眼赤膜下垂外障"，谓："此眼初患之时，忽然赤涩，泪下痛痒，摩隐瞳人，黑睛渐生翳障赤膜下垂，直覆眼睛。有此障闭，如云霞之色，最宜劆洗出血，熨烙前后，点清凉煎，服羚羊角饮子即瘥。"指出赤膜下垂的形状和主证，治疗宜劆洗出血，点服并用。《世医得效方·眼科》又有垂帘膜之称。《银海精微》谓："赤膜垂下，遮于黑睛疼痛者，乃胃热也。"治疗用大黄当归散。若发歇无时，久服生地黄散则不发。该书的垂帘翳与赤膜下垂相当。谓："眼赤涩泪出，肿痛无时，年久乌睛白红色，故曰垂帘翳。宜服洗心散，加味修肝散。""血翳包睛"首见于该书，谓："人之患血翳遮两睛者何也？答曰：皆因心经发热，肝脏虚劳，受邪热，致令眼中赤涩肿痛泪出，渐有赤胀通睛，常时举发，久则发筋结厚，遮满乌睛，如赤肉之相，故名曰血翳包睛。宜服泻心汤，次以修肝活血汤""痛时用破血红花散、当归龙胆汤，点用清凉散。"可见该书对血翳包睛的病因主证描述得确切具体，其中"发筋结厚""如赤肉之相"与西医学肉状血管翳非常相似。因本病由心肝之火郁于血脉，故书中有泻心、修肝、破血活血之类方剂。《古今医统》认识到血翳包睛有"因上下睑有粟，而致有瘀血者"。睑内粟粒样颗粒，类似沙眼，认识到沙眼为血翳包睛的病因是很不容易的。《证治准绳·杂病·七窍门》只有赤膜下垂的论述，其病因病机为湿热火邪，潜于血络，以致深处瘀滞。治疗应内外结合，外宜点药和开导，内服炙肝散、通肝散、神消散、皂角丸等。《审视瑶函》治疗赤膜下垂用消膜退障的皂角丸。《医宗金鉴》用清肝泻肺的羚羊饮。至《目经大成》除有血翳包睛外，还有"彩云捧日"，谓："此症满风轮生障赤色，厚薄高低不等，痛涩莫敢开视，见人则两眉紧斗，眵泪并流，且丝脉纵横，白睛亦红紫相映故曰彩云捧日。"此两症实为一病。治疗此病"入手须菊花通圣散，或清毒逐瘀汤大剂煎服。服已用酸针开导，以绛雪丹、飞熊丹昼夜互点。看势稍定，分珠散、八正散、消风散血汤增减与服，自然恶化为善"。《异授眼科》称赤脉下垂，用清热凉血，化瘀散风之通血散治疗。

【病因病机】

本病由沙眼毒邪引起，主要病机是热与瘀互结。初起睑内颗粒累累，为瘀热在脾；赤脉始于白睛，为瘀热在肺；继则侵入黑睛，为瘀热在肝；心主血脉，赤脉纵横，血翳色红，为瘀热在心。三焦蕴热，郁于脉络，因热致瘀，因瘀留热，热与瘀互为因果，形成一个热瘀互结的过程。

（一）肺肝风热，血热壅滞证

肺肝风热，血热壅滞证，是指风热邪毒侵袭，肺热及肝，邪热上攻黑睛的病理状态。风热邪毒其邪不甚，故黑睛生翳初起，翳障多在边缘，抱轮红赤，磣涩疼痛，畏光流泪，视物模糊；若脾、肺、肝风热壅盛，热郁脉络，则致赤脉丛生。苔薄黄、脉浮数亦为肺肝风热之候。症见：赤膜下垂，赤丝下端，生翳如星，沙涩痒痛，流泪羞明，舌红苔黄，脉数。

（二）心肝积热，热瘀互结证

心肝积热，热瘀互结证，是指热入血分，心肝热炽，火热上炎，因热致瘀的病理状态。热瘀壅滞胞睑脉络，脉络瘀阻，赤脉纵横，故眼内刺痛灼热，沙涩羞明，胞睑厚硬，睑内红赤，颗粒累累成片，形成血翳甚或血翳包睛；舌脉为血热瘀滞之候。症见：黑睛血翳满布，甚或堆积如肉，白睛紫赤，睑内红赤，颗粒累累，畏热羞明，目珠刺痛，口苦咽干，舌红苔黄，脉数。

【临床表现】

（一）自觉症状

羞明流泪，痛痒并作，赤涩灼热，头目疼痛，视力急降等。

（二）眼部检查

赤膜下垂：初起，黑睛上缘出现菲薄翳膜，有赤脉从白睛垂向黑睛，排裂整齐，分布密集其状如帘，向下伸展，与未波及之黑睛呈明显分界。赤脉尽头，常有细小星翳。赤膜变厚增大，遮掩瞳神，则影响视力。翻转胞睑，可见沙眼颗粒累累成片。

血翳包睛：赤脉从黑睛四周向中央发展，纵横贯布，形成血翳，遮蔓整个黑睛。病久血翳结厚，堆积如肉。

（三）实验室及特殊检查

1. 分泌物涂片或结膜刮片染色检查有沙眼包涵体。
2. 荧光抗体染色、酶联免疫测定等方法检测到沙眼衣原体抗原。

【诊断依据】

1. 睑内红赤，沙眼颗粒累累。
2. 赤膜下垂为赤脉从黑睛上缘垂入黑睛，密集成膜，病变限于风轮上半部，对视力影响较小。
3. 血翳包睛为赤脉从黑睛四周侵入，布满黑睛，呈一片红色血障，视力严重下降。

【鉴别诊断】

本病应与垂帘障鉴相鉴别。垂帘障是从黑睛上边垂下的翳膜，色白光滑，无赤脉贯布。如《证治准绳·杂病·七窍门》所说："垂帘障证，生于风轮，从上边而下，不论厚薄，但在外色白者方是，若红赤乃变证，非本病也。"

【辨治思路】

（一）辨证思路

1. 肺肝风热，血热壅滞证 本证以赤膜下垂，赤丝下端，生翳如星，沙涩痒痛，流泪羞明为诊断要点。白睛属肺，黑睛属肝，肺肝风热与沙眼毒热郁于脉络，由肺及肝，故见赤膜从白睛贯入黑睛。肝热上攻，则星翳丛生。风热外袭，血脉不利，故见沙涩痒痛，多泪羞明。舌红苔黄，脉数为血热壅滞之候。

2. 心肝积热，热瘀互结证 本证以黑睛血翳满布，甚或堆积如肉，白睛紫赤，睑内红赤，颗粒累累，畏热羞明，目珠刺痛，口苦咽干为诊断要点。心主血脉，黑睛属肝，心火内炽，肝火旺盛，故黑睛血翳满布；因热致瘀，因瘀化热，热瘀互结，则血翳堆积如肉，睑内红赤，颗粒累累。内热炽盛，经脉瘀滞，故畏热羞明，目珠刺痛。口苦咽干，舌红苔黄，脉数为热盛表现。

（二）症状识辨

1. 沙涩疼痛　赤膜下垂、血翳包睛的沙涩疼痛初起时风热初客，睑内触染邪毒不盛，多为眼微痒不适，干涩有眵，有少量颗粒；邪毒渐盛见赤脉下垂时热入血分，壅滞胞睑脉络，故眼内灼热刺痛，沙涩羞明；胞睑厚硬，睑内红赤，颗粒累累成片时，沙涩难睁，疼痛最甚。

2. 视力急降　赤膜下垂的视力下降一般不明显，但赤脉从白睛垂向黑睛，向下伸展，随着赤膜变厚增大，遮掩瞳神，则影响视力。血翳包睛时，赤脉从黑睛四周向中央发展，纵横贯布，形成血翳，遮蔓整个黑睛，视力进一步受损；待病久血翳结厚，堆积如肉时，视力急降。

（三）治疗思路

1. 治法与处方原则　中药治疗赤膜下垂、血翳包睛应内外兼施。本病为实证，以局部症状为主。初起赤膜甚薄，赤脉细小，色泽淡红，如帘下垂，头目不痛，病缓少变者，为热瘀轻浅；若赤脉粗大，翳膜肥厚，血翳堆满黑睛，珠疼头痛者，为瘀热深重，往往不易消退或难全部消退。治疗应内外结合，内治以清热化瘀为主，外点磨障退翳之药，并用劂洗法治疗沙眼，以防复发。

2. 用药方式　本病为实证，治疗应内外兼施。轻者以局部用药为主；涩痒明显者配合内治。内治的关键在于辨证风、热、瘀孰轻孰重，从而辨证选方。在治疗用药时，应注重攻伐，处方用药时，药味应轻浮上行，配伍得当，并注重并发症和后遗症的辨证施治。总之，既要着重调理脏腑，又要注重患者其他兼症。肺肝风热，血热壅滞证，宜选用黄芩、连翘、大黄、栀子、防风、白芷等祛风清热，当归、生地黄、赤芍、红花等凉血化瘀；心肝积热，热瘀互结证，可选用黄连、栀子、连翘、大黄等清心泻肝，红花、当归、赤芍等凉血化瘀。

【治疗】

治疗应内外结合，内治以清热化瘀为主，外点磨障退翳之药，并用劂洗法治疗沙眼，以防复发。

（一）辨证论治

1. 肺肝风热，血热壅滞证

证候：赤膜下垂，赤丝下端，生翳如星；沙涩痒痛，流泪羞明；舌红苔黄，脉数。

治法：疏风清热，凉血化瘀。

方药：归芍红花散加减。当归、赤芍、红花、生地黄、黄芩、连翘、大黄、栀子、防风、白芷、甘草。

加减：若赤脉粗大，赤丝尽头有星翳者加龙胆以清肝热，或用退红良方，通血散加减。

2. 心肝积热，热瘀互结证

证候：黑睛血翳满布，甚或堆积如肉，白睛紫赤，睑内红赤，颗粒累累；畏热羞明，目珠刺痛，口苦咽干；舌红苔黄，脉数。

治法：清心泻肝，凉血化瘀。

方药：破血红花散加减。黄连、栀子、连翘、大黄、红花、当归、赤芍、牡丹皮、苏木、枳壳、蝉蜕、刺蒺藜。

加减：若见头痛珠痛者，加龙胆以泻肝热；若见口渴喜饮加生石膏以清胃热；若见心中烦热，小便短赤，加生地黄、竹叶以泻心火，或改导赤散；若红退痛止，可改用皂角丸以明目退翳。

（二）中成药

银翘解毒丸：具有疏风清热，凉血化瘀作用。适用于赤膜下垂、血翳包睛属肺肝风热，血热壅滞证。

（三）单方验方

金银花 18g，菊花 18g，生地黄 12g，连翘 12g，木贼 12g，山栀子 12g，红花 6g，生甘草 9g，水煎服，每日一剂，一剂两煎，早晚各一次。本方适用于热瘀互结之赤膜下垂、血翳包睛。

（四）外治疗法

1. 可用八宝眼药点眼以磨障退翳，每日 3 次。但若星翳丛生，须先用鱼腥草眼药水滴眼，待星翳平复，再点用散剂。

2. 影响瞳神缩小者，须用 1% 阿托品液滴眼，视情酌定滴用次数。

3. 若睑内椒疮累累，必须结合劆法以消瘀积。

（五）针灸治疗

1. 针刺开导：针刺取合谷、太冲、睛明等用泻法。若肺肝风热壅盛者，配合少商、上星点刺出血，以泻热凉血；若心肝积热，配行间、少冲点刺出血，以清心泻肝。

2. 取曲池、足三里、血海、太冲，每日施针 1 次，强刺激，可缓解此病活动期的畏光流泪等症。

（六）西医治疗

1. 药物

（1）滴滴眼液：可选用0.5%熊胆滴眼液、0.1%利福平滴眼液、磺胺类滴眼液滴眼。

（2）涂眼药膏：常于晚上睡前涂0.5%金霉素眼药膏或其他抗生素类、磺胺类眼药膏等。

（3）沙眼颗粒累累者可用海螵蛸棒摩擦法。

2. 手术

（1）粟状颗粒多者可行滤泡压榨术。

（2）睑弦内翻及倒睫拳毛严重者，可行睑内翻倒睫矫正术。

（3）全角膜血管翳可行角膜移植术。

【预后转归】

赤膜下垂常停止于黑睛上部，对视力影响不大，经治疗赤脉亦可消失。血翳包睛病情较重，若堆积如肉者，治疗虽可减轻，但难以全部消除，对视力障碍较大，甚至不辨人物。

【预防调护】

本症由重症沙眼变生而来，故积极防治沙眼是预防本病的根本措施。

1. 大力开展卫生宣传教育，把本病的危害性、传染途径、诊断与治疗方法向群众宣传，进行群众性的普查和防治。

2. 改善环境卫生和个人卫生，提倡一人一巾，水源充足的地方提倡流水洗脸。

当发生赤膜下垂时，要积极治疗，防止发展为血翳包睛。

【名医经验】

张怀安论治赤膜下垂、血翳包睛

1. 学术思想 张怀安老中医认为本病为外感风热毒邪，内有脾胃积热，内外邪毒上壅胞睑，脉络阻滞，气血失和，与邪毒瘀积而成椒疮。热入血分，壅滞胞睑脉络，则胞睑厚硬，睑内红赤，颗粒累累成片，赤膜下垂。胞睑内颗粒破溃后在睑内结瘢，瘢痕收缩致皮松肉紧，内急外弛，睑弦内翻，睫毛触刺眼珠。治宜祛风清热解毒。

2. 典型病例 患者，女，65岁。于1991年9月15日初诊。主诉：双眼内刺痛灼热，沙涩羞明，流泪眵多2年，视物不清15天。病史：患者于2年前开始出现双眼涩痛、灼热，沙涩羞明，流泪眵多，曾在当地诊为"沙眼""倒睫"，曾用氯霉素滴眼剂、四环素眼膏药，症状时轻时重近半个月来感视物不清，眼内刺痛、畏光。检查：视力，右眼0.3，左眼0.5。双眼胞睑厚硬，重坠难开，上胞睫毛倒插，睑内红赤，颗粒累累，布满睑里，并可见白色条纹，黑睛上方赤膜下垂，遮盖部分瞳神；0.9%氯化钠注射液冲洗泪窍，双下入咽，部分从上泪窍反流而出，舌质黯红，苔黄，脉浮数。此为椒疮、倒睫拳毛、赤膜下垂、泪窍狭窄。辨证：脾胃湿热证。治法：祛风清热解毒。方剂：石膏羌活散加减，苍术10g，羌活10g，密蒙花10g，白芷10g，生石膏（先煎）15g，麻子仁10g，木贼5g，黄连（酒制）5g，细辛3g，菊花10g，荆芥10g，金银花15g，连翘10g，桑叶10g，甘草5g。3剂，水煎，每日1剂，分2次温服。配合0.1%利福平滴眼剂，滴双眼，每次1～2滴，每日4～6次。玄明粉30g，煎水，眼部湿热敷，每日2次。二诊（9月18日）：双眼刺痛灼热、沙涩羞明、流泪眵多渐减，舌质红，苔黄，脉数。原方加蝉蜕5g，以退翳明目。5剂。外治法予以局部麻醉下行双上睑内翻矫正术，术后每日换药。三诊（9月23日）：双上睑内翻矫正术拆线，伤口愈合好。眼内刺痛灼热消失，沙涩、羞明、流泪减轻；舌质黯红，苔黄，脉数。治宜凉血散瘀，方用凉血散瘀汤：生地黄15g，赤芍10g，荆芥10g，防风10g，柴胡10g，蝉蜕5g，刺蒺藜10g，栀子10g，黄芩10g，黄连5g，红花5g，甘草5g。7剂。水煎，每日1剂，分2次温服。四诊（9月30日）：双眼沙涩、羞明、流泪消失。视力，右眼0.5，左眼0.6。双眼睑内红赤颗粒减少，有白色条纹，黑睛上方可见赤膜下垂减轻；舌质红，苔薄黄，脉数。原方去黄连。7剂。嘱继续用0.1%利福平滴眼剂，滴双眼，每次1～2滴，每日4次。连续2个月，以巩固疗效。

【文献选录】

《证治准绳·杂病·七窍门》曰："赤膜下垂证：初起甚薄，次后甚大，大者病急。其患有障色赤，多赤脉贯白轮而下也。乌珠上半边近白际起障一片，仍有赤丝牵绊，障大丝粗赤甚，泪涩珠疼头痛者，病急而有变。丝细少色微赤，珠不疼头不痛者，缓而未变。亦有珠虽不疼，头亦不痛，若无他症，或只涩赤而生薄障，障上仍有细丝牵绊，或于障边丝下，仍起星数点，此星亦是凝脂之微病也。此等皆是火在内滞之患，其病尚轻，治亦当善。盖无形之火，潜入膏内，故作是疾，非比有形血热之重也。若障上有丝及星生于丝梢，皆是退迟之病，为接得丝脉中生气，故易生而难退。虽然退迟，翳薄丝细，赤不甚者，只用善逐之足矣。甚者不得已而开导之。大抵白珠上半边有赤脉生起，垂下到乌珠者，不论多寡，但有疼痛虬赤，便是凶证来了。总是丝少赤微，但从上而落者，退亦迟，治当耐久。若贯过瞳神者，不问粗细联断，皆退迟。此证是湿热在脑，幽隐之火深潜在络，故有此脉之赤，四围虽无瘀血，其深处亦有积滞，缘滞尚深而火尚伏，故未甚耳。一旦触发，则其患进发，疾亦盛矣。内无涩滞，外无此病，轻者消散，重者开导，此定法也。"

《银海精微·血翳包睛》曰："问曰：人之患血翳遮两睛者何也？答曰皆因心经发热，肝脏虚劳，受邪热，致令眼中赤涩，肿痛泪出，渐有赤脉通睛，常时举发，久则发筋结厚，遮满乌睛，如赤肉之相，故名曰血翳包睛。"

《目经大成·血翳包睛》曰："此症初起，或左或右，赤肿狂痛，泪流如汤，畏避不敢向阳，恍若暴风客热。失治，赤脉大小纵横，贯过风轮。越宿，如头痛、便秘，赤脉陡大，变成血障。障复实而成翳，厚蔽震巽轮廓，强掰开视，黑白无有，惟一体血肉，故曰血翳包睛。"

【现代研究】

余中明等应用激光（FGI-A 沙眼治疗仪）烧灼滤泡及乳头，滤泡破碎塌瘪或颜色变为乳白色，乳头有点状出血或点状颜色改变即可（不可灼及角膜）。术后选用四环素眼膏、磺胺醋酰钠眼水，或氯霉素眼药水。对照组仅给药物治疗。结果显示实验组 1 个月治愈率 74.45%，3 个月治愈率 98.54%，复发率 6.6%。对照组 1 个月治愈率 51.52%，3 个月治愈率 73.48%，复发率 43.29%。激光治疗沙眼无明显不良反应，安全性好。

陈尽好运用 2% 硝酸银擦眼、利福平眼药水点眼、中药谷精草及红枣煎服或泡饮治疗 47 例 94 眼重症沙眼，结果所有病例均可在 7～10 天内控制临床症状。从而得出结论：上述治疗方法在诊断上中医辨证和西医辨病相结合，在治疗上局部与全身相结合，治标与治本相结合，扶正与祛邪相结合，杀菌与灭毒相结合，在短期可控制临床症状，不失为治疗重症沙眼一条有效途径，不失为中西医结合治疗眼病行之有效的思路方法。

第十四节　疳积上目

疳积上目是指继发于小儿疳积，初起时夜盲、眼干涩，日久黑睛生翳糜烂，甚则溃破穿孔的眼病。又名小儿疳眼外障、小儿疳伤、疳毒眼、疳眼等。《秘传眼科龙木论·小儿疳眼外障》对该病记载较早，说："初患之时，时时痒涩，捎眉咬甲揉鼻，致令翳生，赤肿疼痛，泪出难开。"《审视瑶函·疳伤》认为，本病皆因"饮食失节，饥饱失调"，其病机为"疳眼伤脾湿热熏，木盛土衰风毒生"。多见于小儿，常双眼发病。

本病相当于西医学的角膜软化症，是由维生素 A 缺乏而引起的角膜溶解和坏死。

【源流】

我国早期医籍对本病之夜盲和黑睛生翳有着详细的记载。最早见于《秘传眼科龙木论·卷之六·小儿疳眼外障》："初患之时，时时痒涩，挦眉咬甲揉鼻，致令翳生，赤肿疼痛，泪出难开。"又如《诸病源候论·小儿杂病诸候》有"雀目候"与"眼障翳候"。《千金要方》《外台秘要》亦有治雀目方记载。宋代钱乙著《小儿药证直诀》，立"诸疳"，在疳证中记述有目赤眵泪、隐涩难睁、白膜遮睛之类眼部兼症。至《秘传眼科龙木论》，对本病不同发展阶段所表现的雀目与黑睛生翳进一步联系起来，有比较全面的认识，如在"肝虚雀目内障"附诗谓："雀目虽轻不可欺，小儿患者作疳翳。大人肝脏虚劳事，更被风来助本基，花发眼前随自见，不忧后患即无知。"治疗"宜服洗肝汤、泻肝汤即瘥"。"小儿疳眼外障"附诗曰："小儿疳眼自何来，脑热肝风起祸灾，或固泻痢潜中止，雀目多时亦是媒，初患时时闭痒涩，病深生翳肿难开，手挦头发兼揉鼻，怕见光明头不抬。"治疗"宜服杀疳散、退翳丸立效"。此后医籍对本病阐述亦详，如《银海精微·小儿疳伤》《原机启微·深疳为害之病》。而《审视瑶函·疳伤》的描述又进一步提高了认识："疳证皆因饮食失节，饥饱失调，以致腹大面黄，重则伤命，轻则害目。"其症"但见白珠先带黄兼白色皱起，后微红生眵，怕亮不睁，上下眼脾频频割动不定，黑珠上有白膜成如此样◎圈，堆起白晕，晕内一黑一白……乃疳积入眼，攻致肝经，亦难治矣"。在治疗上主张"勿治其目，竟治其疳，目病自愈"。切实掌握了治病求本。至新中国成立，高等医药院校教材《中医眼科学》称本病为疳积上目。

【病因病机】

小儿脏腑娇嫩，脾常不足，复因饮食不节，或偏嗜食物，或哺养不当，或无原则的忌口，或患寄生虫病之类消耗性疾病，以致脾胃受伤，精微失运，肝血不足，目失濡养而成。

（一）肝血不足证

肝血不足，是指肝血虚而循行目窍脉络之血亦亏乏，目失濡养的病理状态。肝开窍于目，肝血不足，目失濡养，故夜盲，眼内干涩，频频眨目。黑睛为风轮，在脏属肝，肝血不足，黑睛失养，故黑睛失泽。面色萎黄，舌淡红，苔薄白，脉细均为血虚之象。症见：夜盲，眼内干涩，黑睛失泽，频频眨目，舌淡红，苔薄白，脉细。

（二）脾气不足证

脾气不足，是指脾虚气弱，脏腑精气不能上养目窍的病理状态。喂养不当或饮食偏嗜，脾胃生化乏源，肝虚血少，目失濡养，故有夜盲眼干、白睛黑睛失泽等眼症；体瘦面黄、脘胀纳少及舌脉表现均为肝气亏虚之候。症见：夜盲，眼内干涩，或黑睛雾状混浊，纳呆厌食，大便溏薄，睡眠露睛，舌淡苔薄，脉弱。

（三）脾虚肝旺证

脾虚肝旺，是指脾虚气血津液化生不足，肝旺火灼耗伤津液，不能濡养目珠的病理状态。饮食不节，脾胃受损，脾虚肝旺，脾虚则气血津液化生不足，肝旺火灼则耗伤津液，故白睛干燥、黑睛混浊或溃烂、畏光流泪，脾病及肝，肝热内生，上攻于目，故伴有黄液上冲，黑睛穿溃，烦躁不宁，舌脉为脾虚肝旺之候。症见：白睛干燥，黑睛混浊，甚或溃烂，畏日羞明，烦躁不宁，精神萎靡，舌红，脉虚。

【临床表现】

（一）自觉症状

初起有夜盲（雀目），眼有干涩感。继而白睛干燥，眼珠转动时白睛形成皱褶；黑睛失泽，知觉减退；且畏光流泪、视力下降。重时混浊呈雾状，迅即软化溶解坏死，形成溃疡，溃疡可于数日内穿孔。

（二）眼部检查

白睛干燥，污暗萎黄，眼珠转动时近黑睛缘之白睛可见较多与黑睛缘平行的向心性皱褶，随之逐渐变为基底向着黑睛缘略带银白色的三角形干燥斑；病情进展则见黑睛干燥，枯晦失泽，或呈灰白色混浊，知觉减退，甚至糜烂，并发黄液上冲与凝脂翳。重者可致整个黑睛坏死、穿破，变生蟹睛、旋螺尖起、眼珠枯萎等恶候。

（三）实验室及特殊检查

1. 角膜荧光素染色法。
2. 角膜检查包括照影法、染色法、知觉检查法，也可用 Cochet－Bonnet 角膜知觉测量计。

【诊断依据】

1. 早期即出现夜盲，眼有干涩，双眼发病。
2. 白睛干燥，睑裂部近黑睛处出现略带银灰色三角形干燥斑；眼珠转动时白睛形成皱褶，不为泪液所湿润。
3. 黑睛干燥，失去光泽，知觉减退。且呈雾状混浊，继即软化融解坏死，形成溃疡，溃疡可于数日内穿孔为蟹睛症。
4. 全身有严重疳积症状，如面黄肌瘦，皮肤干涩，毛发稀疏，精神不振，饮食不思，大便溏泻，脘腹胀满等。

【鉴别诊断】

1. 本病应与高风内障之雀目相鉴别 高风内障之雀目，患者眼无不适，外观端好，眼底病变初起可不明显，随年龄的增加，病变逐渐明显，视野开始缩小，夜盲亦逐年加重，但全身无疳积见症。

2. 本病应与中风病后遗症目睛不闭相鉴别 中风病后遗症出现的暴露性白睛、黑睛疾病也可引起上述症状，但亦无疳积症状，且多为单眼。

【辨治思路】

（一）辨证思路

1. 肝血不足证 本证以夜盲，眼内干涩，黑睛失泽，频频眨目为诊断要点。肝开窍于目，肝血不足，目失濡养，故夜盲，眼内干涩，频频眨目。黑睛为风轮，在脏属肝，肝血不足，黑睛失养，故黑睛失泽。面色萎黄，舌淡红，苔薄白，脉细均为血虚之象。

2. 脾气不足证 本证以夜盲，眼内干涩，或黑睛雾状混浊，纳呆厌食，大便溏薄，睡眠露睛为诊断要点。喂养不当或饮食偏嗜，脾胃生化乏源，肝虚血少，目失濡养，故有夜盲眼干、白睛黑睛失泽等眼症；体瘦面黄、纳呆厌食及舌脉表现均为脾气亏虚之候。

3. 脾虚肝旺证 本证以白睛干燥，黑睛混浊，甚或溃烂，畏日羞明，烦躁不宁，精神萎靡为诊断要点。脾胃虚弱，气血不足，目失濡养，故白睛干燥、黑睛混浊或溃烂、畏光流泪；脾病及肝，肝热内生，上攻于目，故伴有黄液上冲，黑睛穿溃；烦躁不宁，舌脉均为脾虚肝热之征。

（二）症状识辨

夜盲 疳积上目的夜盲一般是双眼发病，在发病早期就会出现，且伴有眼干涩等不适症状，乃因肝血不足，目失濡养；抑或脾气不足，脾胃生化乏源，肝虚血少，目失濡养所致。

（三）治疗思路

1. 治法与处方原则 中医药治疗疳积上目必须结合全身情况，根据病因病机进行辨证施治。且本病多属正虚邪实的眼病，尤以脾虚肝旺为多见。临床上往往出现虚中夹实，实中有虚之候。故治疗上又须辨别虚实，如体质虚弱，则以补益为主，稍佐以消导药，否则克伐过甚，元气大伤，于病不利。愈后应注意调理脾胃，否则症状复始，造成难治。

2. 用药方式 本病是疳疾在眼的局部症状，治疗应该标本兼治，内外兼顾。肝血不足者宜以滋补肝血之药；而脾气不足者则须用益气健脾，消积导滞之药；脾虚肝旺者宜以健脾消积，养肝明目之药，并嘱其节制饮食。肝血不足者，选用枸杞配以食疗滋补肝肾；脾气不足者，选用怀山药、麦芽、薏苡仁等健脾消积；脾虚肝旺者，党参、白术益气健脾，黄连、芦荟、菊花等清肝明目，也可适当加以夏枯草、蝉蜕等退翳明目。

【治疗】

本病发展快，病情重，需中西医结合治疗，迅速控制病情，挽救视力，辨证需注意掌握治病求本原则，应将眼局部五轮辨证方法与其他全身脏腑辨证方法结合，进行整体辨证论治。

（一）辨证论治

1. 肝血不足证

证候：夜盲，眼内干涩，黑睛失泽，频频眨目；舌淡红，苔薄白，脉细。

治法：滋补肝血。

方药：猪肝散加减。枸杞子、猪肝。

加减：食欲不振，为脾虚湿困，加苍术，以健脾燥湿；若脐周疼痛，为腹内虫积，加使君子，以杀虫消积。

2. 脾气不足证

证候：夜盲，眼内干涩，或黑睛雾状混浊；纳呆厌食，大便溏薄，睡眠露睛；舌淡苔薄，脉弱。

治法：补脾益气。

方药：参苓白术散加减。党参、白术、怀山药、麦芽、苍术、薏苡仁、砂仁、甘草、猪肝。

加减：若脘腹胀满，加厚朴，以理气健脾；完谷不化、四肢不温，加熟附片，以温阳健脾。

3. 脾虚肝旺证

证候：白睛干燥，黑睛混浊，甚或溃烂，畏日羞明；烦躁不宁，精神萎靡；舌红，脉虚。

治法：健脾清肝。

方药：肥儿丸加减。党参、白术、茯苓、黄连、芦荟、密蒙花、菊花、甘草。

加减：若见腹大如鼓、青筋显露，加厚朴、莱菔子以健脾理气消积；若午后低热，去黄连，加鳖甲、青蒿以滋阴清热；若见前房积脓，加金银花、蒲公英以清热解毒。

（二）中成药

1. 肥儿冲剂 适用于脾虚肝热证。口服，每次 3~6g，每日 3 次。

2. 金匮肾气丸 适用于脾气不足证素体虚寒患者。口服，按小儿折量服用。

（三）单方验方

太子参 9g，山药 12g，鸡内金 3g，白术 6g，六神曲 6g，谷芽 6g，煎服，每日一剂，一剂两煎，早晚各一次，本方适用于脾气不足之疳积上目。

（四）外治疗法

1. 滴滴眼液 ①维生素 A 油剂：每次 1~2 滴，每日 6 次。②清热解毒类中药滴眼液或抗生素类滴眼液：如鱼腥草滴眼液或 0.5% 左氧氟沙星滴眼液，以防治继发感染。

2. 散瞳 如 1% 硫酸阿托品滴眼液或眼用凝胶，以防瞳神干缺。

3. 涂眼药膏 黑睛混浊糜烂时，可用抗生素眼药膏涂眼。

（五）针灸治疗

1. 针灸治疗 可选用中脘、天枢、足三里、气海、脾俞、胃俞、肝俞、肾俞、四缝等穴，每日 1 次，10 次为 1 个疗程，用平补平泻法；或参照小儿疳积的治疗。

2. 捏脊疗法 从长强至大椎穴操作，以两手指背横压在长强穴部位，向大椎穴推进，同时以两手拇指与食指将皮肤肌肉捏起，交替向上，直至大椎，作为 1 次。如此连续捏脊 6 次。在推捏第 5、6 次时，以拇指在肋部将肌肉提起，提 4~5 下，捏完后再以两拇指从命门向肾俞左右推压 2~3 下。每日 2~3 次，连续 3~5 日。此法有调理脾胃、调和阴阳、疏通经络的作用。

（六）药膳疗法

1. 香姜牛奶 丁香 2 粒，姜汁 1 茶匙，牛奶 250mL，同煮沸，捞去丁香，白糖少许调味饮用。有补益、降逆气、止呕吐作用，适用于疳积瘦弱、食之即吐的患儿。

2. 淮山蒸鸡内金 鸡内金焙干研末，加怀山 60g，隔水蒸。治小儿疳积、消化不良。

（七）西医治疗

1. 药物 在积极治疗内科疾病、改善营养的同时，应迅速补充大量维生素 A 及其他维生素，同时注意补充维生素 B，可口服维生素 AD 丸、鱼肝油等。严重病例应每次肌内注射维生素 A 2 万 U，连续 7~10 天。纠正水及电解质失调，请儿科或内科会诊以治疗其全身病。

2. 手术 黑睛斑翳难消者，可适时行穿透性角膜移植术进行治疗。

【预后转归】

本病如能早期发现和早期治疗，则可控制病情发展，并能及时治愈而不留后遗症，否则易致失明。全身若见腹大如鼓，青筋暴露，频频泄泻，胃纳全无，哭声嘶哑而低微，手足俱肿者，病属重危，预后较差。

【预防调护】

1. 婴幼儿、孕妇和哺乳期的妇女要注意饮食营养，防止营养不良。
2. 重视科学育儿，纠正挑食偏食的不良习惯，患病的小儿不能无原则地忌口。
3. 凡小儿频频瞬目，或闭眼不开，喜伏母怀，应警惕小儿疳积的发生，及时就诊。
4. 对黑睛溃烂已软化坏死者，应约束患儿双手，防止其用手揉擦眼珠；检查或点眼药时亦应动作轻柔，以防促成黑睛穿孔。

【名医经验】

张怀安论治疳积上目

1. 学术思想 张怀安老中医认为疳积上目是指继发于小儿疳积，初起眼干涩、夜盲，日久黑睛生翳糜烂，甚则溃破穿孔的眼病。《秘传眼科龙木论·卷之六·小儿疳眼外障》对该病记载较早，说："初患之时，时时痒涩，捋眉咬甲揉鼻，致令翳生，赤肿疼痛，泪出难开。"多见于小儿，常双眼发病。是由维生素 A 缺乏而引起的角膜溶解和坏死。脾胃为生化乏源，患儿多见偏食纳少，气血不足，目失濡养，白睛黑睛失泽。治宜健脾益气，消积明目。

2. 典型病例 患者，女，3 岁，于 1993 年 2 月 7 日初诊。发现夜盲 3 天。上月下旬开始患儿频频眨目，2 月 4 日晚其父母发现患儿夜盲，兼偏食纳差。检查：双眼白睛干涩，白睛、黑睛失泽；面色萎黄；舌质淡红，苔薄白，脉细。诊断：疳积上目（双眼）。辨证：肝脾亏虚证。治以健脾益气，消积明目，方用参苓白术散加减，莲子 5g，薏苡仁 5g，桔梗 3g，白扁豆 3g，茯苓 5g，太子参 3g，炙甘草 2g，白术 3g，山药 5g，夜明砂（包煎）5g，鸡内金 3g，陈皮 3g，大枣 3g。配合四缝穴点刺、鱼腥草滴眼剂滴双眼，口服维生素 AD 胶丸。二诊（2 月 12 日）：夜盲减轻，食纳增进，原方 5 剂。三诊（2 月 17 日）：夜盲已愈，面色红润，白睛光滑润泽，白睛、黑睛晶莹透明；舌质淡红，苔薄白，脉细。继服原方 7 剂，以巩固疗效。

【文献选录】

《银海精微·小儿疳伤》曰："小儿疳伤之症，富贵之家，多生是疾，盖由父母过爱之由也，小儿如草木之萌，难受风日寒露之欺，且小儿五脏六腑未实，气血柔弱，怎禁油腻煎炒及诸般荤腥。或一周半载，纵口味食糖甜之物，及鹅鸭鸡猪牛羊等肉，或饭方了，又哺以乳，或乳方饱又与其饭……有是症焉。或贫贱之家，亦有是症，何也？一食诸物不消不化，先伤于脾至腹胀，午后发热，至夜半方退，日久头发稀疏，转作泄泻频频，泻甚则渴，至伤肝胆，眼之白仁鲜红，羞明怕日，渐生翳膜，遮瞒黑睛，或突起如黑豆、如香菰之状。治法：先治内，后治外……若疳伤肝胆，眼珠突出或瞎尽，为不治之症。不独瞎眼，甚至伤命。若声哑口干，手脚俱肿，十死八九。"

《原机启微·深疳为害之病》曰："卫气少而寒气乘之也，元气微而饮食伤之也，外乘内伤酿而成之也……渴而易饥，能食而瘦，腹胀下利，作誓警声，日远不治，遂生目病。其病生翳，睑闭不能开，眵泪如糊，久而脓流，竟枯两目。何则？为阳气下走也，为阴气反上也。治法……当作升阳降阴之剂。"

《审视瑶函·疳伤》曰："疳症皆因饮食失节，饥饱失调，以致腹大面黄，重则伤命，轻则害目。患此勿治其目，竟治其疳，目病自愈。按小儿疳眼，无论肥瘦，但见白珠先带黄兼白色皱起。后微红生眵，怕亮不睁，上下眼睑频频劄动不定，黑珠上有白膜成如此◎圈，堆起白晕，晕内一黑一白，亦有肥瘦不同，疳眼无疑也。但肥疳大便如豆腐渣糟粕相似，瘦疳大便小如栗硬结燥，乃疳积入眼，攻致肝经，亦难治亦" "疳眼伤脾湿热薰，木盛土衰风毒生。"

《医宗金鉴·眼科心法要诀》曰："小儿疳眼者，初因饮食伤脾，久则肝热上冲。"

【现代研究】

疳积上目类似于西医学的角膜软化症，是由于维生素 A 缺乏而引起角膜、结膜上皮干燥变性，后期发生广泛的角膜组织坏死、软化、溃疡乃至穿孔，引起全眼球炎，最终导致双目失明。夏丹分析维生素 A 主要通过以下三方面来起作用：①维生素 A 参与合成角膜糖蛋白，刺激葡萄糖和氨基葡聚糖接入角膜上皮；诱导基质层纤维母细胞 cDNA 合成增加；参与角膜的能量代谢；影响角膜转分化，诱导角膜内皮细胞表面表皮生长因子受体表达增加，对表皮生长因子促进角膜创伤愈合有增强效应；对于维持正常的视觉功能及免疫系统的完整性必不可少。②维生素 A 与眼表面的黏蛋白的表达密切相关。③维生素 A 刺激角膜缘干细胞向短暂增殖细胞转化，并抑制短暂增殖细胞的扩增和阻止不正常的终末分化，如角化。维生素 A 缺乏属于营养不良性疾病，主要原因有消化吸收不良、营养摄入不足、体能消耗过多。

陈增奎对 17 例婴幼儿角膜软化症通过肌内注射维生素 AD，局部鱼肝油滴眼的治疗，其中 34 只眼 1~3 周后治愈。球结膜湿润有光泽，角膜透明，知觉恢复。3 例可见角膜斑翳，1例1眼粘连性角膜白斑，效果满意。

陈显文根据其病因病机将本病分为肝虚虫积、脾虚湿热、脾虚肝热、湿热疫毒上攻4型。肝虚虫积型，治以养肝明目、杀虫消疳，方用消疳散合四物汤加减（使君子、熟地黄、枸杞子、雷丸、当归、炒麦芽、赤芍、夜明砂、猪肝、胡黄连）。脾虚湿热型，治以腱脾燥湿、补肝明目，方用理脾丸加减（党参、白术、茯苓、神曲、炒麦芽、枸杞子、砂仁、猪肝）。脾虚肝热型，治以腱脾消疳、清肝泻热，方用肥儿丸加减（党参、茯苓、使君子、神曲、山楂、白术、甘草、胡黄连、芦荟、龙胆、枸杞子）。湿热疫毒型，治以清利湿热、养阴败毒，方用甘露饮加减（麦冬、天麦、生地黄、熟地黄、石斛、枇杷叶、黄芩、甘草、茵陈、银花、枸杞子、白豆蔻）。

第十五节　暴露赤眼生翳

暴露赤眼生翳是指胞睑不能完全闭合，致使黑睛长期暴露而生翳的眼病。本病若不能及时治疗，常因复感邪毒使黑睛溃烂，严重影响视力。

西医学暴露性角膜炎的病变过程可出现与暴露赤眼生翳相类似的表现。本病是角膜失去眼睑保护而暴露在空气中，引起干燥、上皮脱落进而继发感染的角膜炎症。多因眼睑缺损、眼球突出、眼睑外翻、麻痹性眼睑闭合不全、甲状腺功能异常等疾病所导致。

【源流】

本病名首先于《银海精微》，本症与天行赤眼不同，"天行赤眼者，能传染于人，暴露赤眼但患于一人而无传染之症。天行者，虽痛肿而无翳，暴露者痛而生翳，故有此别"。治疗当"量其老少虚实，热则清凉之，气结则调顺之，此眼纵有瘀血切不可刷洗，亦不可峻补，药宜酒煎散发散，内有麻黄、苍术，或大黄当归散疏通气血，点以淡药九一丹，如翳厚，珍珠散点之"。此后，无其他医籍记载。

【病因病机】

胞睑有卫护黑睛的功能，胞睑开合自如，不断瞬目，泪液均匀地涂布于眼珠表面，以保持润泽光华。若因风牵睑出、口眼㖞斜、睥翻粘睑等致胞睑不能闭合，或由于突起睛高、鹘眼凝睛、珠突出眶等致使胞睑不能覆盖黑睛，泪液不能涂布，则黑睛失去泪液的润养而干燥。又由于黑睛长期暴露在外，易受六淫之邪的侵袭，风为阳邪，又为六淫之首，最易伤津耗液，津液耗伤，目失濡养，致使黑睛干燥而生翳。若风热之邪引动肝火，肝火上炎，可使黑睛翳陷扩大加深，病情加重。

（一）阴液不足证

阴液不足，是指机体阴液缺少，不足以滋养周身的病理状态。患者因黑睛失于胞睑卫护，长期暴露，阴津耗损，泪液不能敷布，目失濡润，故涩痛羞明，黑睛干燥混浊；舌红少苔，脉细均为津液不足之征。症见：黑睛干燥混浊，白睛抱轮微红，干涩疼痛，舌红少苔，脉细。

（二）肝经风热证

肝经风热，是指风热之邪，侵袭肝经，循经上扰头目的病理状态。患者胞睑闭合不全，黑睛暴露，风热之邪侵袭，故而患眼碜涩疼痛，羞明流泪，白睛混赤，黑睛生翳；肝经风热，故而症见口苦咽干，舌红苔黄，脉弦数。症见：黑睛生翳，扩大溃陷，白睛混赤，眼痛畏光，口苦咽干，舌红苔黄，脉弦数。

【临床表现】

（一）自觉症状

眼内干涩疼痛，流泪羞明，日久视力减退。

（二）眼部检查

胞睑不能完全闭合，初起黑睛干燥，失去光泽。日久白睛混赤，黑睛暴露部位生翳，翳色灰白，形状不一。若治不及时翳陷可以扩大。若复感邪毒可变生凝脂翳、黄液上冲等。

（三）实验室及特殊检查

荧光素角膜染色法。

【诊断依据】

1. 眼睑不能闭合，黑睛暴露。
2. 黑睛暴露部位干燥混浊、生翳溃陷。
3. 白睛抱轮红赤或白睛混赤。
4. 自觉干涩疼痛，羞明流泪。

【鉴别诊断】

本病应与天行赤眼暴翳相鉴别。天行赤眼暴翳多双眼发病，有流行传染史，白睛红赤，黑睛生翳，但胞睑能够闭合。

【辨治思路】

（一）辨证思路

1. 阴液不足证 本证以胞睑不能全闭，黑睛干燥灰白混浊，干涩疼痛等眼症为辨证要点。胞睑有卫护黑睛功能，开闭自如，则黑睛润滑光泽，若不能闭合，使黑睛暴露，外与六气接触，最易伤津耗液，从而泪液不能敷布，目失濡养，故涩痛羞明，黑睛干燥混浊，进而黑睛生翳；舌红少苔，脉细均为津液不足之征。

2. 肝经风热证 本证以黑睛生翳，扩大溃陷，白睛混赤，眼痛畏光，口苦咽干为辨证要点。胞睑闭合不全，黑睛暴露，最易伤津耗液，若复感邪毒，则变症丛生，风热之邪侵袭，故而患眼碜涩疼痛，羞明流泪，白睛混赤，黑睛生翳，甚至扩大溃陷；口苦咽干，舌红苔黄，脉弦数肝经风热之征。

（二）症状识辨

黑睛生翳 胞睑闭合不全，黑睛暴露，伤津耗液，早期暴露可见抱轮红赤，黑睛表面粗糙失去光泽，日久黑睛色泽暗淡，知觉减退，上皮层点状着染，也即早期的黑睛生翳；若复感风热邪毒，黑睛进一步受损则变症丛生，黑睛之翳弥漫扩大甚至溃陷。

（三）治疗思路

1. 治法与处方原则 中药治疗暴露赤眼生翳应治病求本，力求用药直达病所。且要分清虚实寒热，标本兼治，既要着重调理脏腑，又要注重患者其他兼症。即所谓"治法即其所因，量其老少虚实，热则清凉之，气结则调顺之，此眼纵有瘀血切不可劇洗，亦不可峻补，药宜酒煎散发散，内有麻黄、苍术，或大黄当归散疏通气血，点以淡药九一丹，如翳厚，珍珠散点之。"

2. 用药方式 本病是继发于胞睑闭合不全的病症，应着重针对病因治疗。内服药物，要分辨老少虚实，虚者多为阴液不足，治宜滋阴润燥为主，药物可选白芍、天花粉、天冬、麦冬、石斛等；实者多为肝经风热，治宜平肝清热为主，药物选择重用石决明和决明子以清热平肝，另以赤芍、栀子、大黄以清热凉血，荆芥、羌活以祛风止痛。外治以养阴增液，卫护黑睛为原则。

【治疗】

本病治疗当首先去除黑睛暴露的原因。如因风牵睑出、鹘眼凝睛引起者，应针对该病治疗。如为胞睑瘢痕牵引引起者，可考虑手术治疗。

（一）辨证论治

1. 阴液不足证

证候：黑睛干燥混浊，白睛抱轮微红；干涩疼痛；舌红少苔，脉细。

治法：滋阴润燥。

方药：十珍汤加减。生地黄、当归、白芍、天花粉、天冬、麦冬、石斛、人参、蝉蜕、蒺藜、甘草。

加减：若白睛红赤明显者，加金银花、黄芩以清燥热。

2. 肝经风热证

证候：患眼碜涩疼痛，羞明流泪，白睛混赤，黑睛生翳溃陷；兼见口苦咽干；舌红苔黄，脉弦数。

治法：平肝清热。

方药：石决明散加减。石决明、决明子、赤芍、青葙子、麦冬、栀子、木贼草、大黄、羌活、荆芥。

加减：若黑睛生翳较甚者，酌加防风、桑叶、蝉蜕、密蒙花、谷精草等退翳明目；肝热明显者，可加生地黄、夏枯草、玄参。服后症减，可改滋阴退翳法。

（二）中成药

1. 养阴润目丸　具有滋阴明目作用。适用于暴露赤眼生翳属阴液不足证。

2. 双黄连口服液　具有清热解毒作用。适用于暴露赤眼生翳属肝经风热证。

（三）单方验方

牵正散加减：白附子3g，僵蚕6g，全蝎1条，荆芥6g，防风9g，当归9g，生地黄9g，蝉蜕6g，甘草3g，属风热者加金银花、连翘、大青叶、板蓝根；夹痰者加陈皮、半夏；气滞加柴胡、青皮；血瘀加桃仁、红花；属肝阳化风者加钩藤、天麻；肢体麻木加秦艽、桑枝等；后期留有云翳者，加木贼、白蒺藜。

（四）外治疗法

1. 滴滴眼液

（1）清热解毒类眼药水。

（2）人工泪液等角膜保护剂频繁滴眼。

（3）抗生素滴眼液点眼。

2. 涂眼药膏　晚上可涂抗生素眼膏，如0.5%红霉素眼膏等，以预防细菌感染。

3. 遮盖　患眼用眼垫封盖，或配戴软性角膜接触镜，以保护黑睛。

（五）针灸治疗

可以针对原发病选取针刺疗法。

（六）西医治疗

1. 药物

（1）人工泪液和角膜保护药水和药膏。

（2）抗生素滴眼液。

（3）隐形眼镜。

（4）自体血清眼药水。

2. 手术

（1）针对病因进行治疗的眼睑缺损修补术、瘢痕性睑外翻矫正术等。

（2）羊膜移植术。

（3）眼睑缝合手术分暂时性和永久性两种。

（4）姑息性结膜瓣遮盖术。

【预后转归】

本病常与胞睑不能覆盖黑睛的症状同时存在，若治疗不及时，黑睛溃陷，变生蟹睛，甚至眼珠塌陷。

【预防调护】

1. 去除胞睑不能遮盖黑睛的原因，防止黑睛暴露。

2. 注意遮盖患眼，防止黑睛受到刺激。

3. 坚持滴点眼药水，保持黑睛润泽。

【名医经验】

李宗智论治暴露赤眼生翳

1. 学术思想 李宗智认为角膜之营养来自于泪膜及房水，泪膜的不稳定是导致角膜疾患的重要因素。肝开窍于目，肝脉连于目系，在液为泪。肝气条达，则泪液疏泄有度，角膜润养有源，不致变生疾患。又肝为风木之脏，内藏精血，体阴而用阳，故肝阴易于亏耗，肝之阴血不足，则黑睛失于濡养，可致黑睛燥而生翳。选方用药针对角膜炎的病机，予祛邪扶正、调和脏腑、兼者并行为则。李老认为暴露赤眼生翳的病因纷繁复杂，临床表现也不尽相同，临床治疗一定要注意辨证施治，依病因的不同、病情各期的不同而随证加减用药，只有坚持辨证施治的观念，随因随证灵活遣方用药，方可药到奏效。并认为其病因虽繁杂，但常以阳邪为患多见，阳邪易生风化燥，损伤阴津，早期眼部常为一派火热征象，后期眼部表现为阴津不足征象，出现干涩羞明等不适，出现阴虚邪留的征象，在暴露赤眼生翳的诊治过程中，在疏散阳邪的同时，要注意养阴扶正，培正固本，以利驱邪外出，促进暴露赤眼生翳的恢复。

2. 典型病例　张某，男，47岁。因右眼干涩疼痛、羞明流泪、发红1个月，加重并伴视力下降3天入院。临床主症：右眼睑闭合不全，视力下降，干涩不适，畏光流泪，眼红，黑睛生翳，大便秘结，头痛口苦咽干。舌红、苔黄厚，脉弦数。查：Vod 0.2，球结膜混合充血、角膜上皮水肿，角膜中周部5点处见约3mm×3mm的溃疡，FL（+），前房（−）。西医诊断：右眼暴露性角膜炎。中医诊断：暴露赤眼生翳的肝经风热证。初起时失治，致风热外侵肝木，故而致黑睛生翳，日久扩大溃陷，从而视力下降。治法：平肝清热。拟方：石决明散加减。药物：石决明15g，决明子15g，赤芍10g，青葙子10g，麦冬10g，栀子10g，黄芩10g，木贼草10g，大黄（后下）6g，羌活10g，荆芥10g。7剂，每日1剂，煎服3次。西医予以抗感染及促修复滴眼液。二诊时患者诉症状减轻、视力提高，但仍感右眼梗涩不适，视力差，畏光流泪，二便调，舌红、苔薄微黄，脉弦。查：Vod 0.3，球结膜混合充血，但较前减轻，结膜囊少许分泌物，角膜上皮水肿，溃疡面3mm×3mm，FL（+），中药续服。上方去大黄、黄芩，加生地黄、蝉蜕，以增强退翳明目、促进溃疡修复作用。7剂，每日1剂，水煎，每日3服。再次复诊时，症状基本缓解，视力提高至0.5，角膜基本修复。

【文献选录】

《银海精微·暴露赤眼生翳》曰："暴露赤眼生翳者，与天行赤眼同理。天行赤眼者，能传染于人；暴露赤眼但患于一人而无传染之症。天行者，虽痛肿而无翳；暴露者痛而生翳，故有此别。治法即其所因，量其老少虚实，热则清凉之，气结则调顺之，此眼纵有瘀血切不可㖞洗，亦不可峻补。"

【现代研究】

暴露赤眼生翳类似于西医学的暴露性角膜炎，是眼科常见的致盲眼病之一。常见于睑裂闭合不全的各种病变，如面部烧伤、昏迷、全麻、睑外翻、眼睑缺损、睑下垂术后、面瘫、甲亢性突眼或其他原因引起的严重眼球突出等。暴露性角膜炎确切的机制现在还不甚清楚，可能与睑裂闭合不全时，致角膜暴露及瞬目运动障碍，或角膜失去知觉，瞬目的反射消失也可出现功能性睑闭合不全。由于角膜表面的暴露，泪液蒸发过速，角膜上皮干燥、模糊、坏死、脱落、溃疡或角膜上皮角质变性，伴有基质浸润混浊。

临床上对于暴露性角膜炎患者首先要去除病因，配戴深色的软性接触镜，涂抗生素眼膏，对暂不能去除病因者，必要时行睑裂缝合辅以应用红霉素等抗生素眼水（或眼膏）、贝复舒等促进角膜上皮修复的眼药水。并配合医生制作湿房或购买潜水镜给患者配戴。石林山等将58例（78眼）暴露性角膜炎患者随机分为治疗组和对照组，治疗组给予润舒滴眼液加金因舒滴眼液加红霉素眼膏治疗，而对照组仅用润舒滴眼液和红霉素眼膏治疗，并随访14天，滴眼后3天、5天、7天、10天、14天观察角膜浸润修复情况。结果治疗组3~5天、7~10天、2周治愈率分别是74.36%、84.62%、100%；对照组治分别是51.28%、66.67%、79.49%。治疗组角膜修复情况明显好于对照组，两组间疗效比较，差异有统计学意义（$P < 0.05$）。说明金因舒对暴露性角膜炎有明显的治疗作用。

赵京京等对3例全麻后发生暴露性角膜炎的患者应用自体血清治疗，通过患者主诉和观察眼部症状了解使用效果，结果3例患者治疗2天后不适消失，症状缓解，疗效明显。

第十六节 宿翳

宿翳是指黑睛疾患痊愈后遗留下的瘢痕翳障，其临床特征为翳障表面光滑，边缘清晰，无红赤疼痛。《证治准绳》曰："薄薄隐隐，或片或点，生于风轮之上，其色光白而甚薄，如冰上之瑕。"本病症临床根据其形态、部位、色泽、厚薄等可有不同的病名，但主要有冰瑕翳、云翳、厚翳和斑脂翳四种。宿翳的厚薄、透明度及其位置不同，对视力有不同影响。翳障年深日久，气血凝定，治疗困难。若新患日浅，翳障很薄，耐心调治，可望减轻或消退。

本病相当于西医学的角膜瘢痕。其中的冰瑕翳、云翳、厚翳和斑脂翳分别相当于西医学的角膜云翳、角膜斑翳、角膜白斑和粘连性角膜白斑。

【源流】

对于宿翳，古代文献记载较多。在隋代巢元方撰著的《诸病源候论·目病诸候》中已有明确的记载，谓："阴阳之气，皆上注受于目，若风邪痰气，乘受于脏腑，脏腑之气，虚实不调，故气冲受于目，久不散，变生肤翳。肤翳者，明眼睛上有物如蝇翅者即是。"指出黑睛上较薄的瘢痕翳障及其病机。宋代《太平圣惠方》专列有"治眼生肤翳诸方""远年翳障"等内容，也包括了瘢痕翳障在内。宋元时代《秘传眼科龙木论·卷之三》中有"钉翳根深""冰瑕翳深"等黑睛瘢痕翳障。《银海精微·卷之下》在"察翳法"中还增加了"冷翳""厚翳"等症名。明代王肯堂在《证治准绳·杂病·七窍门》非常明确地指出黑睛瘢痕翳障是由于黑睛疾病的结果，谓："珠上必有白障，如鱼鳞、外圆翳等状，终身不能脱。"并根据瘢痕的厚薄、形状和程度，提出"冰瑕翳""玛瑙内伤""剑脊翳""圆翳外障""斑脂翳"等症名，指出冰瑕翳是"薄薄隐隐，或片或点，生于风轮之上，其色光自而甚薄，如冰上之瑕"；玛瑙内伤是"薄而不厚，圆斜不等，其色昏白而带焦黄，或带微红色"；剑脊翳是"状如剑脊，中间略高，两边稍薄横于风轮之外"；圆翳外障是"薄而且圆，其色白，大小不等，厚薄不同"；斑脂翳是"其色中自带黑，或带青，或焦黄，或微红，或有细细赤脉绊罩……其病是蟹睛收回，结疤于风轮之侧"。至于清代黄庭镜《目经大成·卷之二下》所谓的"冰壶秋月""虚潭呈月""剑横秋水"等症名，分别与前人的"冰瑕翳""云翳""剑脊翳"相类。其中将"冰壶秋月"又称"宿翳"。宿翳之名即源于此。对本病日久药物难以奏效，正如《审视瑶函》谓："白者怕光滑如磁，故沉实光滑者，医必难愈。"又曰："翳怕光滑，星怕在瞳神。"

【病因病机】

宿翳系由黑睛疾病或黑睛外伤痊愈后遗留瘢痕翳障所致。黑睛生翳多由外感风热或脏腑热炽所致，火热易伤阴液，且火邪易郁脉络，故瘢痕翳障的形成往往与阴津不足、气血瘀滞有关。

【临床表现】

（一）自觉症状

眼无红赤疼痛、羞明流泪，但可有视力下降或不能视物。

（二）眼部检查

黑睛上有翳障，部位不定，形状不一，厚薄不等，或为冰瑕翳、云翳、厚翳、斑脂翳等不同，表面光滑，边缘清楚，2% 荧光素钠溶液染色阴性。位于黑睛周边者，多不影响视力或影响较小；位于黑睛中部且翳厚而遮掩瞳神者，则可严重影响视力。

【诊断依据】

1. 黑睛疾患留下瘢痕，荧光色素染色阴性。
2. 黑睛疾患结瘢，瘢痕菲薄，如冰上之瑕，须在强光下方能察见者，为冰瑕翳。
3. 黑睛疾患结瘢，瘢痕稍厚，如蝉翅，如浮云，自然光线下可见者，为云翳。
4. 黑睛疾患结瘢，瘢痕较厚，色白如瓷，一望则见者，为厚翳。
5. 黑睛疾患结瘢，瘢痕与黄仁黏着，其色白中带黄黑，或有细小赤脉牵绊，瞳神倚侧不圆者，为斑脂翳。

【鉴别诊断】

1. 本病应与混睛障相鉴别 混睛障是黑睛深层灰白翳障，表面晦暗，久则有赤脉贯布，眼痛，畏光，流泪；而宿翳是黑睛疾患后遗留下来的瘢痕翳障，其表面光滑，边缘清楚，眼无赤痛。

2. 本病应与新翳相鉴别　新翳为黑睛生翳，表面粗糙，边界不清，有发展变化，赤痛流泪；宿翳为黑睛遗留瘢痕，表面光滑，边界清楚，无发展变化，无赤痛流泪。

3. 本病应与圆翳内障相鉴别　圆翳内障为晶珠混浊，瞳神中央出现圆形银白色混浊，视力缓降，属内障；宿翳为黑睛混浊，部位不定，形态不一，从外而蔽，属外障。

【辨治思路】

宿翳之辨证，首先宜分新久。新患而浅薄者如坚持用药，可望减轻；日久而陈旧者则病情顽固，药物难以奏效，宜选择手术治疗。治疗以补虚泻实，退翳明目为原则。退翳用药是多方面的，应注意分析。火热伤阴者，以养阴退翳为主；余邪未尽者，当清除余邪；气血凝滞者，当行气活血，散风升发。因黑睛属肝，故清肝、平肝、疏肝之药皆可退翳。一般退翳方剂是散风、活血、养阴、平肝等几个方面的合理配伍。若单纯大量应用散风退翳药，会进一步伤阴耗液，不但宿翳不去，还会使旧病复发，不能不引起注意。

【治疗】

（一）辨证论治

1. 余邪未尽证
主证：黑睛生翳近愈，溃陷修复，肿胀变薄，边界渐轻，留有瘢痕，赤痛不显；视物昏蒙，轻微羞明流泪，稍感沙涩不适；舌红苔薄，脉弦。
治法：祛风清热，退翳明目。
方药：拨云退翳丸加减。黄连、天花粉、菊花、薄荷、防风、荆芥、蔓荆子、木贼、蝉蜕、蛇蜕、密蒙花。
加减：若见白睛微红者，加金银花、黄芩以清热。

2. 阴津不足证
主证：宿翳已成，眼内干涩，口干咽燥；舌红少苔，脉细。
治法：养阴退翳。
方药：滋阴退翳汤加减。生地黄、知母、玄参、麦冬、白蒺藜、木贼、蝉蜕、菊花、青葙子、甘草。
加减：若见头痛头晕加石决明以平肝潜阳。

3. 气血凝滞证
主证：宿翳日久，厚薄不等，形状不一，或有赤脉长入，视物不清；舌质暗红，脉弦涩。

治法：活血退翳。

方药：消翳汤加减。生地黄、赤芍、当归尾、川芎、红花、木贼、蒙花、柴胡、荆芥、防风、蔓荆子、石决明。

加减：若见舌淡脉弱者，加太子参以补气养阴；唇舌色淡，加熟地黄、何首乌以养血；若见腰膝酸软，遗精失眠者，合杞菊地黄汤加减，或改用开明丸内服，逐渐调理，缓以图功。

（二）中成药

1. 石斛夜光丸 功效为滋阴补肾、清肝明目，适用于肝肾不足之证。每日2次，每次5g，温水送服。

2. 杞菊地黄丸 功效为滋阴补肾、养肝明目，适用于肝肾阴亏之证。每日2次，每次5g，温水送服。

（三）单方验方

1. 平肝退翳明目方（《韦文贵眼科临床经验选》） 由白蒺藜9g、青葙子9g、蔓荆子9g、珍珠母15g、谷精草10g、夜明砂（包煎）10g、山药10g、川芎6g、菊花9g组成，水煎服，每日1剂，每日2次。适用于肝热生翳证。

2. 养阴活络退翳汤（《庞赞襄中医眼科经验》） 由生地黄12g、知母12g、决明子15g、天花粉10g、银柴胡5g、蝉蜕5g、木贼5g、菊花5g、旋覆花5g、黄芩6g、半夏3g、羌活3g、防风3g、橘红3g、甘草3g组成，水煎服，每日1剂。适用于宿翳阴虚郁阻证。

3. 退翳汤（《张皆春眼科证治》） 由防风6g、谷精草9g、木贼草6g、当归9g、车前子9g、枸杞子9g组成。水煎服，每日1剂。适用于翳已年深日久，呈现滑涩坚沉者。

4. 滋阴退翳汤（《眼科临证笔记》） 由玄参10g、知母10g、生地黄10g、麦冬10g、蒺藜10g、木贼10g、菊花6g、青葙子10g、蝉蜕6g、菟丝子10g、甘草3g组成。水煎服，每日1剂，每日2次。适用于阴虚证。

5. 涩化丹（《中医眼科六经法要》） 由赤石脂300g、炉甘石180g、薄荷30g、僵蚕30g、麻黄30g、蔓荆子30g、黄连30g、北细辛15g、紫草21g、龙胆12g、芦荟3g、草乌12g、空青石30g、珊瑚9g、琥珀6g、上血竭3g、珍珠1.5g组成。赤石脂、炉甘石研极细末，然后用薄荷、僵蚕、麻黄、蔓荆子、黄连、北细辛、紫草、龙胆、芦荟、草乌水煎去渣，以浸赤石脂、炉甘石，干时加入研为极细末的空青石、珊瑚、琥珀、上血竭、珍珠，每晚取少许点于翳上。适用于宿翳。

6. 荸荠退翳散（《中医眼科学讲义》）　由硼砂 30g、冰片 6g、麝香 1g、荸荠粉 155g 组成。研为极细末，点眼，每日 2~3 次。

（四）外治疗法

1. 八宝眼药或退云散　点眼，每日 2~3 次。

2. 球结膜下埋线　常规消毒，表面麻醉和局部麻醉后，用 0-1 号羊肠线埋入球结膜下，环绕角膜一圈，离角膜缘 2~3mm 远，线头不结扎，但不可外露，紧贴结膜剪断，图以消炎眼膏，眼垫封盖 1~2 天。对聚星障引起的宿翳，一般不用。

3. 发疱疗法　用斑蝥液（斑蝥 10 个，浸于 95% 酒精 30mL，10~15 日即成）少许，置于内关穴，保护好周围皮肤（可用胶布剪一孔，孔对内关穴），起疱后抽取泡液 0.5~1.0mL，注射于球结膜下，2~3 日 1 次，下次发疱可更换另手内关穴。对病程短的薄翳、斑翳有一定效果。

4. 狄奥宁滴眼　自 0.5% 开始，渐增至 1%、2%、3%、5%、10%，用过 10% 后，用黄降汞眼膏点眼，再从 1% 开始，渐增至 2%、3%，用完 3% 后，又从 0.5% 的狄奥宁开始，如此循环应用，坚持 6 个月至 1 年，可消退部分瘢痕翳障。但对聚星障引起者一般不用，以免引起复发。

（五）针灸治疗

针刺治疗可取睛明、承泣、瞳子髎、健明等为主穴，翳明、攒竹、太阳、合谷等为配穴，每次主、配穴各选 2~3 个，交替轮取，平补平泻，每日 1 次，每次留针 30 分钟，30 日为 1 个疗程。有退翳消障之功。

（六）西医治疗

1. 周边角膜瘢痕不影响视力者无需治疗。

2. 新形成的角膜瘢痕早期伴有浸润、水肿的角膜瘢痕，选用 0.1% 地塞米松滴眼剂滴眼，每日 6 次。

3. 促进角膜瘢痕吸收的药物有 1%~5% 乙基吗啡滴眼剂（先从低浓度开始，后逐渐升高浓度），滴眼，每日 4~6 次；1%~2% 氯化氨汞（白降汞）眼药膏，涂结膜囊，每日 2~4 次。

4. 陈旧性角膜瘢痕影响视力者，根据角膜瘢痕的位置、范围、厚薄及对视力影响程度，可进行角膜移植术或人工造瞳术；角膜瘢痕较浅者，可行准分子激光治疗。

5. 角膜周边透明，视力在 0.1 以下者，可行角膜移植术。

【预后转归】

翳新且薄，及时治疗者，可以使之消退或变薄；翳久且厚者，难以消退，视力下降。宿翳对视力的影响与翳的位置和厚薄有关，若位于黑睛的周边部，对视力影响不大；位于黑眼中央，不论翳之厚薄，均遮挡瞳神，影响视力。有的斑脂翳还会出现神水瘀滞，变生绿风内障而失明。

【预防调护】

（一）预防

1. 注意眼部卫生，不宜用脏手、脏帕擦眼。
2. 饮食宜清淡，忌腥发之物，禁烟酒，避风寒，防止宿翳复发。
3. 保持身心愉快，情绪稳定。
4. 新翳应积极治疗，尽量避免留有瘢痕。

（二）调护

1. 在黑睛生翳病后期，不可一味清热，以免翳被寒凝，不易消退，应逐渐加退翳药，以促进翳障吸收，提高视力。对宿翳要及早治疗。但对聚星障引起者，不可乱用消曚退翳药，以防复发。
2. 局部按时点药。

【名医经验】

（一）姚和清治疗宿翳的经验（摘录于《眼科证治经验》）

本病以风热引起的最为多见。当翳膜形成未久，可用驱风散热之剂治疗，用桑菊饮、麻杏石甘汤以及拨云退翳汤（木贼草、羌活、川黄连、青龙衣、天花粉、花椒、川芎、炒荆芥、薄荷、地骨皮、炒枳实、蝉蜕、密蒙花、当归、蔓荆子、白蒺藜、菊花、甘草）等；若热象不显，以驱风药为主，用菊花茶调散、万应蝉花散（石决明、蝉蜕、当归、甘草、川芎、防风、茯苓、苍术、羌活、青龙衣、赤芍）；若无特殊体征，也可用四物退翳汤（生地黄、赤芍、当归、川芎、蝉蜕、木贼草、谷精草、密蒙花）治疗。以上方剂皆用于实证以及初期病变，对后期病患效果不显。至于虚证病例，一般可予补益肝肾气虚药，如杞菊地黄汤、八珍汤之类，也可加入木贼草、白蒺藜、蝉衣、青龙衣、谷精草、密蒙花等退翳药。

（二）张皆春治疗宿翳的经验（摘录于《张皆春眼科证治》）

青睛发生星点翳膜，本当清轻散邪，诱而发之，兼以退翳。医者不明其理，过用寒凉之品，邪火冰伏不去，故遗本病；或青睛发生痕靥，是邪衰正虚之征，医者只知去其余邪，不晓补其不足，青睛不得润养，故留混浊之迹。

（三）庞赞襄治疗宿翳的经验（摘录于《庞赞襄中医眼科经验》）

本病的治疗以治疗原发病为主，常用养阴清热之品，佐以散风除邪，开通玄府，清除郁热。原发病如稳定以后，可用养阴活络，祛风退翳，通络明目之品，长期服药，以期控制原发病的复发，逐渐消退角膜云翳，使视物清楚，恢复光明。

【文献选录】

《证治准绳·杂病·七窍门》曰："冰瑕翳证，薄薄隐隐，或片或点，生于风轮之上，其色光白而甚薄，如冰上之瑕。若在瞳神傍侧者，视亦不碍光华；若掩及瞳神者人看，自视昏眊渺茫。"又说："斑脂翳证，其色白中带黑或带青，或焦黄，或微红，或有细细赤脉绊罩。有丝绊者则有病发之患。以不发病者论，大略多者粉青色，结在风轮边傍，大则掩及瞳神，掩及瞳神者，目亦减光，虽有神手，不能除去。"

《秘传眼科纂要·论退翳难易》曰："至若退翳之法，如风热正盛，则以祛风清热之药为主，略加退翳药；若风热稍减，则以退翳之药为主，略加祛风药、清热药。若一味清热，以至热气全无，则翳不冰即凝则燥，虽有神药，不能去矣。夫翳自热生，疗由毒发，发必在乌轮，乌轮属肝，则以清肝、平肝、行肝气之药，如柴胡、芍药、青皮之类，皆退翳药也。浅学者流，不识此理，惟执定蒙花、木贼、谷精、虫退、青葙、决明为退翳之药，又不辨寒热，信手摭拈，糊涂乱用，非徒取识者之笑，而且害人。"

《目经大成·冰壶秋月》曰："此证亦是宿翳，若隐若现，或片或点，留于风轮，色光白而甚薄，看虽易治，其实不然。掩及瞳子者，微觉昏而视短。"

【现代研究】

闵大炳用自拟消风退翳汤治疗角膜斑翳 20 例，方药组成：蝉蜕 30g，木贼、荆芥穗、防风、菊花、谷精草、决明子、蔓荆子、黄芩、白蒺藜、密蒙花、川芎各 10g，羌活、炒栀子、甘草各 5g。水煎服，每日 3 次。治愈 17 例，好转 2 例，无效 1 例。沈雁双等用石决明散 I 号治疗角膜翳 67 例，治疗治则：清热散邪，退翳明目。方药组成：石决明 25g，决明子 25g，青葙子 15g，栀子 15g，赤芍 15g，麦冬 15g，木贼 15g，荆芥 15g，蝉蜕 15g，乌贼骨 25g，共为胶囊。用法：口服，每次 6 粒，每日 3 次。治疗结果：67 例患者中，治愈 38 例（47 只眼），15～30 天治愈 25 例，30～60

天治愈 13 例；好转 17 例（23 只眼），无效 12 例（15 只眼），治愈率 55.29%，有效率 82.35%。罗维骁等采用中西医结合治疗角膜宿翳 58 例，治疗方法：中药用活血退翳丸（黄芪 30g，当归尾 15g，川芎、地龙、菊花、密蒙花、羌活、木贼、白蒺藜各 9g，红花、蛇蜕、蝉蜕各 6g，制成丸散剂），每次 6g 口服，每日 2 次；西药用自制 2%碘化钠注射液，行结膜下注射，首次 0.5mL，隔日 1 次，每次递增 0.1mL 至 1.0mL。再行 3%碘化钠结膜下注射，从 0.7mL 开始，仍每次递增 0.1mL 至 1.0mL，共 10 次，即为 1 个疗程。疗效：显效 23 只眼，占 34.8%；好转 33 只眼，占 50%；无效 10 只眼，占 15.2%。

第十七节　旋螺突起

旋螺突起是指黑睛部分突起，形似旋螺状，眼珠前部变白或发青，日久变成黑色的眼病。亦名旋螺尖起、旋螺突出。多发生于花翳白陷、凝脂翳、黑睛溃破后，黄仁绽出结瘢而成。与西医学的角膜葡萄肿相似。

【源流】

本证在《医方类聚》转引唐代《龙树菩萨眼论》中就有"翳如旋螺"的记载。以后《秘传眼科龙木论》根据"眼前似翳障，尖起似旋螺"而命名为"旋螺尖起外障"。因本病积热在肝，故治疗用泻肝饮子、搜风汤。《银海精微》《证治准绳》《医宗金鉴》均称为旋螺尖起。《银海精微》谓："旋螺尖起者，热积于肝，毒壅于膈门，充攻睛珠疼痛，中央瞳人渐变青白色，忽然突起。"内治用泻肝化瘀的郁金酒调散，内清外解的双解散，并有手术治疗。书中谓："若年久须有锋针对瞳人中央针入半分，放出恶水，此乃取平之，就纸封将息，避风忌口十数日可也。"本证多由斑脂翳导致神水瘀积，"放出恶水"即放出部分神水，可暂缓胀痛症状。《证治准绳·杂病·七窍门》的论述较为全面深刻，指出其病因乃"因亢滞之害，五气壅塞，故胀起乌珠。在肝独盛，内必有瘀血"。《医宗金鉴·眼科心法要诀》指出本证"乃肝经积热亢极，瘀血凝滞所致"，治疗"轻者宜泻肝汤，重者用泻肝饮子"。《目经大成》称"醢螺出壳"，"此证乃神珠被头风痰火所蒸、色紫而实，绝似煮熟田螺"。本病眼胀痛偏头痛剧烈者，往往与头风痰火，神水瘀滞，眼压增高有关。《异授眼科》称"旋螺突出"，"目有旋螺突出者何也，答曰：是积也。积乃脏腑之流毒，攻于外，发于目，血结于肝，木之积也"。治疗宜用活血疏风平肝退翳的蝉蜕无比散，外点推云散。

【病因病机】

多因黑睛疾病形成斑脂翳，复因肝经积热，头风痰火，气血壅塞，神水瘀滞，眼珠胀硬，致使黑睛部分突起，如旋螺尾尖之状。

【临床表现】

（一）自觉症状

患眼胀痛，偏头痛，时轻时重，沙涩难睁，视力障碍，甚至失明。

（二）眼部检查

查白睛血络粗大稀疏，抱轮暗红，黑睛有一处或多处呈旋螺尾尖样突起，色呈青黑，周围绕以白色瘢痕翳障，黄仁粘定其中，前房变浅，瞳仁倚侧不圆。

【诊断依据】

1. 患眼有斑脂翳，瞳仁变形不圆。
2. 黑睛部分突起，状如旋螺尖尾，翳色黑白相间。
3. 眼胀痛沙涩，眉棱骨痛，或偏头痛。

【鉴别诊断】

本病应与旋螺泛起相鉴别。旋螺泛起是黑睛突起呈圆锥状，黄仁、瞳神无改变。本症由斑脂翳变生而来，局部黑睛呈旋螺尖尾样突起，黑白相间，或带棕色，黄仁与瘢痕粘着，瞳神倚侧不圆，如枣核，或如杏仁。

【辨治思路】

该病服药仅可缓解症状，难以治愈。眼珠胀通，肝火亢盛者，治宜平肝泻火；症状缓解后，以平肝活血、退翳明目为主。

【治疗】

服药仅可缓解症状，难以治愈。眼珠胀通，肝火亢盛者，治宜平肝泻火；症状缓解后，以平肝活血、退翳明目为主。

（一）辨证论治

1. 肝经积热证

证候：旋螺尖起，抱轮红赤或白睛混赤，目珠胀痛；伴偏头痛，口苦咽干；舌红苔黄，脉弦数。

治法：清肝泻火。

方药：泻肝饮子加减。黄芩、龙胆、柴胡、大黄、芒硝、车前子、知母、桔梗、细辛。

加减：若眼珠胀痛明显者，加乳香、没药以行气活血止痛；眉棱骨痛加夏枯草以清肝止痛。

2. 血瘀气滞证

证候：红赤胀痛不显，黑睛突如旋螺尾尖，黄仁与瘢痕粘连，或有赤脉深入；舌质暗红，脉弦涩。

治法：活血散风，平肝退翳。

方药：蝉花无比散加减。当归、赤芍、川芎、羌活、防风、蝉蜕、蛇蜕、白蒺藜、石决明、白芍、生地黄、夏枯草。

（二）外治疗法

1. 用八宝眼药或犀黄散点眼。

2. 病情不能控制者，可考虑手术治疗。

（三）针灸治疗

取行间、太冲、风池、太阳、攒竹，每日一次，每次留针 30 分钟。

（四）西医治疗

1. 眼压增高继发青光眼时，对症降眼压处理。

2. 必要时可考虑手术治疗。

【预后转归】

本证预后不佳，服药只能暂时缓解症状。若瞳神尚未尽损者，还有几分希望，若瞳神全损，即成痼疾。

【预防调护】

黑睛斑脂翳变生旋螺突起，病变处黑睛薄而脆弱，故应保护患眼，切勿碰撞，以免发生穿孔。

【名医经验】

路际平论治旋螺突起

典型病例 康某，男，40 岁。病史：秉性暴躁，素日嗜酒，半夜忽觉头疼目胀，忍疼待旦，急来就诊。诊断：按其脉，六脉弦数。惟厥阴为甚；观其目，风轮高起。此乃五脏积热，肝火旺盛，上攻于目，以致左目旋螺突出，疼痛不已，热泪常流。处方：先刺内迎香出血；继又将后溪、目窗略刺；授以活血解毒汤（葶苈子、黄芩、大黄、黄柏、五灵脂、当归、地骨皮、赤芍、金银花、石膏、防风、大贝母、白芷、牛膝、龙胆、甘草），加田三七，煎服之，隔日止疼，连服数剂，红退而旋螺缩小大半。后又改用疏肝解肌汤（生石膏、当归尾、生地黄、金银花、栀子、连翘、大黄、寸冬、防风、大贝母、知母、龙胆、甘草、芒硝）常服，以消炎散（硼砂、白矾、梅片）常洗，1日3次。月余能分五指。以后间服黄连上清丸，年余高胀虽退，但瘢痕终身未免。（案例摘自路际平编著《眼科临证笔记》）

【文献选录】

《证治准绳·杂病·七窍门》曰："旋螺尖起证，乃气轮以里，乌珠大概高而绽起，如螺蛳之形，圆而尾尖，视乌珠亦圆绽而中尖高，故曰旋螺尖起。因亢滞之害，五气壅塞，故胀起乌珠。在肝独盛，内必有瘀血，初起可以平治。失于内平之法，则瘀虽退而气定膏凝，不复平矣。病甚膏肓者，珠外亦有病，如横翳、玉翳、水晶沉滑等证在焉，盖初起时本珠欲凸之候，因服寒凉之剂救止，但失于戕伐木气，故血虽退而络凝气定，不复平也。"

第十八节　旋胪泛起

旋胪泛起指黑睛中央凸起如圆锥之形。常发生于青春期，多双眼先后患病，女性多于男性，视力严重减退，药物治疗难以奏效。与西医学圆锥角膜相类似。

【源流】

本病名首见于《证治准绳·杂病·七窍门》，该书谓："气轮自平，水轮自明，唯风轮高泛也。"其病因"乃肝气独盛，胆液滞而木道涩，火郁风轮，故随火胀起。"《审视瑶函》沿用《证治准绳》之说，治疗用泻肝火退翳膜的泻肝火、救睛丸等。

【病因病机】

（一）禀赋不足

先天禀赋不足，黑睛发育不良所致。

（二）肝气郁结

肝失疏泄，气机郁结，肝气独盛于上，黑睛属足厥阴肝，黑睛中央较周边薄，无抵抗能力，黑睛中央向外突出而发为本病。

【临床表现】

（一）自觉症状

视力明显减退，目无红赤疼痛，黑睛并无翳障，瞳神无损害。

（二）眼部检查

在裂隙灯显微镜下可见黑睛中央突出变薄，呈圆锥状，黑睛与黄仁间（前房）距离较正常人加深，正中尤为显著，日久黑睛中央呈灰白色混浊，视力减退。用检眼镜查视眼底时，可见视网膜呈橘红反光，从不同角度查看视神经乳头，其形态变换不已，视网膜凹凸不平，视网膜血管起伏不一。若病情发展加重，视力严重下降，多无法矫正。

【诊断依据】

1. 常在青少年时期起病，多为双侧性，亦可先后发病。
2. 角膜中央部进行性变薄并向前呈圆锥状突出。
3. 进行性视力严重减退，有严重的不规则散光。
4. 裂隙灯检查可见圆锥底部角膜浅层有 Fleischer 环，严重者角膜后弹力层破裂，角膜水肿、混浊。

【鉴别诊断】

本病应与旋螺突起相鉴别。旋螺突起是黑睛生翳如螺盖，色青白或带褐色，损及瞳神，一般由蟹睛结瘢而来。本病是黑睛突起呈圆锥状，黄仁、瞳神无改变。

【治疗】

（一）辨证论治

肝气郁结证
证候：黑睛突起如圆锥，日久变薄；兼见胸胁胀满，烦躁易怒；舌苔薄，脉弦。
治法：疏肝解郁。
方药：逍遥散加减。柴胡、当归、白芍、白术、茯苓、丹参、赤芍、石决明、枸杞子、五味子。

（二）外治疗法

本病药物治疗难以取效，早期患者可予以戴镜或配戴硬性角膜接触镜，矫正不规则散光，提高视力；中晚期者可视病情进行角膜表面镜片术、板层角膜移植术或穿透性角膜移植术治疗。

（三）针灸治疗

针刺治疗可取睛明、肝俞、肾俞、太溪、太冲、风池、光明、悬钟等穴，交替轮取，平补平泻，每日 1 次，每次留针 30 分钟。

（四）西医治疗

1. 白天滴 1% 匹罗卡品眼液 1~3 次，以增加视力。
2. 必要时施行角膜移植术。

【预后转归】

本证预后不佳。

【预防调护】

保护患眼，切勿碰撞，以免发生穿孔。

【文献选录】

《证治准绳·杂病·七窍门》曰："气轮自平，水轮自明，唯风轮高泛也，……乃肝气独盛，胆液滞而木道涩，火郁风轮，故随火胀起。或在下，火在上，或在两旁，各随其或之所来，从上胀者多。非此旋螺尖起已成证而俱凸起顶尖不可医者，乃止言风轮胀起者耳。"

第十九节　偃月侵睛

偃月侵睛是指以风轮上际或四周发白，渐渐向下侵蚀，状若月牙或枣花为主要表现的外障眼病。症之初起，碜涩不适，或羞明流泪，白睛抱轮红赤，白睛与黑睛交界之际，生白翳，自上逐渐向下侵蚀黑睛，如新月。

与现代西医学之蚕蚀性角膜溃疡相似，边缘性角膜炎、角膜老年环等病变过程中出现与本病症相似的症候。

好发于成年人，可单眼或双眼受累。

【源流】

本病名见于《证治准绳》，又称偃月障症（《审视瑶函·卷之五》）、偃月翳、外偃月（《眼科金镜》）。宋元时期之《秘传眼科龙木论》描述本病的病因及治法为"脑风积热，致使生翳，如偃月之状，宜用金针拨之"。明代傅仁宇《审视瑶函·卷之五》指出本病主要症状，谓："此症乃风轮上边气轮交际，从白膜内隐隐成片，薄薄向下来，其色粉青，乃非内非外，从膜中而来者，初起不觉而无虑，后渐结久，始下风轮而损光，或沿边风轮周匝而为枣花，为害为迟。"

【病因病机】

其病因病机多因年老体弱，肝肾阴虚，水不涵木，或因好酒嗜燥，湿热内蕴，生痰化火，蒸灼黑睛；或热从内生，热邪伤肺，肺火及肝所致，或思虑过度，劳瞻竭视，肝血耗损，目失所养所致。

【临床表现】

（一）自觉症状

症见患目碜涩不适，或羞明流泪，白睛抱轮红赤。

（二）眼部检查

白睛与黑睛交际处生白翳，先从下方向上方缓缓蔓延，侵蚀黑睛如初月形。甚则向黑睛四周发展，侵及整个黑睛，遮盖瞳神，目力受损。

【诊断依据】

1. 好发于成年人，可单眼或双眼受累。
2. 症见患目碜涩不适，或羞明流泪，白睛抱轮红赤。白睛与黑睛交际处生白翳，先从下方向上方缓缓蔓延，侵蚀黑睛如初月形。甚则向黑睛四周发展，侵及整个黑睛，遮盖瞳神，目力受损。
3. 素有暴怒、饮酒、嗜食辛辣食物史。

【鉴别诊断】

本病与偃月内障相鉴别。偃月内障者，病发于瞳神内黄精上半部，混浊发白，形若新月之状，轻者则昏眇，重则瞳神皆白，不能视物，乃内障欲成之候。

【辨治思路】

本病症以中医治疗为主，如属角膜老年环则无须治疗。本病患者年老体弱者，以正虚为主，虚则补之，血虚者补血，阴亏者滋阴，年轻者多与痰火阻络有关，治疗以化痰清热、活血通络为主。

【治疗】

（一）辨证论治

1. 肺热及肝证

证候：眼内磣涩不适，羞明流泪。白睛抱轮红赤，黑睛上缘生翳向下伸延，形如月牙；鼻口干燥；舌质红，苔薄黄，脉弦数。

治法：清热泻火。

方药：凉肺散加减。生地黄、桑白皮、白芍、当归身、玄参、菊花、麦冬、甘草、细辛、车前子。

加减：热盛者加金银花、连翘清热解毒；目赤剧痛者，加红花、丹参、牡丹皮活血止痛。

2. 痰火阻络证

证候：黑睛上际生翳，逐渐向下侵蚀黑睛，甚则向黑睛四周发展，白睛混赤；眼痛泪黏，羞明难睁，溲黄便结；舌红，苔黄，脉滑数。

治法：化痰清热，活血通络。

方药：清痰汤汤加减。半夏、陈皮、茯苓、枳实、胆南星、竹茹、木瓜、黄芩、丹参、甘草。

加减：目红痛甚者，加当归、赤芍、延胡索活血止痛。

3. 肝血不足证

证候：眼目干涩不爽，白睛赤脉隐隐，黑睛上际生翳，沿黑睛向四周发展；面色无华，睑内色淡，久视疲劳；舌淡，脉细。

治法：补血养肝，退翳明目。

方药：四物补肝散加减。熟地黄、当归、白芍、川芎、木贼、蝉蜕、谷精草、何首乌。

加减：若伴见气短乏力者，加黄芪、人参以双补气血。

4. 肝肾阴虚证

证候：患者年老体弱，黑睛生翳，沿黑睛周边呈环形浑浊；腰膝酸软，头晕目眩；舌红苔少，脉细。

治法：补益肝肾，滋阴明目。

方药：杞菊地黄丸加减。枸杞子、菊花、熟地黄、山药、山茱萸、泽泻、茯苓、牡丹皮。

加减：若见烦躁失眠者，加女贞子、墨旱莲、楮实子以增强滋阴之力。

（二）中成药

1. 平肝上清丸　具有清热泻火作用。适用于偃月侵睛肺热及肝型。口服。

2. 明目蒺藜丸　具有清热散风、明目退翳作用。适用于上焦火盛引起的暴发火眼，云蒙障翳，羞明多眵，眼边赤烂，红肿痛痒，迎风流泪。

（三）外治疗法

目翳处点琥珀散：琥珀、珊瑚、礁砂、白硇砂、马牙硝各15g，乌贼骨3g，珍珠30g。共研末备用，勿泄气。

（四）针灸治疗

处方：头临泣、鱼腰、四白等穴刺之。

【预后转归】

本病预后良好，一般不影响视力。

【名医经验】

江苏老中医张健谈对本病的治疗，若患者因肺肝风热而发病者，治以疏肝清热，方用羌活、防风、菊花、蒺藜、桑螵蛸、栀子、黄芩、连翘、当归、荆芥、赤芍、大黄各10g，麻黄、薄荷、木贼、川芎、甘草各5g。若属肝胆实热者，治宜清肝泻热，药用当归尾、防风、生地黄、苏木、菊花、蒺藜、羌活、赤芍各10g，川芎、薄荷、红花、蝉蜕、木贼、甘草各6g。若属阴血不足者，治宜养血祛风、退翳明目，药用玄参、熟地黄、生地黄、白芍各15g，当归、麦冬、白蒺藜、木贼、羌活、防风、菊花各10g，蝉蜕、川芎、甘草各5g。同时目翳处点琥珀散。先后治疗70例，服药32～54例。

【文献选录】

《证治准绳·杂病·七窍门》曰："偃月侵睛证，风轮上半边气轮交际，从白膜内隐隐白片薄薄盖向下来，其色粉青，乃非内非外，从膜中而来者，初不以为意，久之始下风轮而损光，或沿遍风轮周匝，而为枣花，为害最迟，人每忽之，常中其患，乃脑有风湿，久滞郁中，微火攻击，脑油滴下，亲火嗜燥，好酒暴怒，激走其郁者，为变亦急，凡发经水不待干而湿蒸，及痰火人好燥腻湿热物者，皆有此患，坠翳丸。"

【现代研究】

刘宝霞等中西医治疗蚕蚀性角膜溃疡20例，局部阿托品眼药点眼散瞳，常规外点瑞士产素高捷疗眼膏，中药给予龙胆泻肝汤加味原方加薄荷、紫草。加减：眼痛剧烈者，加制乳香、制没药、延胡索；羞明严重者，加荆芥、防风、羌活、菊花、蜈蚣、全蝎；前房积脓者，加瓜蒌仁、天花粉、玄明粉、生石膏、紫花地丁、玄参；溃疡久不愈者，加黄芪、党参、白芍、生地黄、当归；恢复期去龙胆、泽泻、车前子，加密蒙花、菊花、白蒺藜、蝉蜕、谷精草。治疗结果：20 例中，治愈 11 例，治疗时间最长 48 天，最短 11 天，平均 28.5 天；好转 5 例，治疗时间最长 29 天，最短 9 天，平均 16 天；无效 4 例，均系经济困难未能坚持用药者。

刘亚男采用中西医结合治疗蚕蚀性角膜溃疡，中药用自拟溃疡四号方，药物组成：党参 20g，白术 20g，薏苡仁 20g，半夏 10g，厚朴 10g，通草 10g，滑石 15g，龙胆 15g，黄芩 15g，黄柏 10g，蝉蜕 10g，谷精草 10g，木贼 10g，甘草 6g，每日 1 剂，每剂煎 3 次，前 2 次煎汁共取 400mL，早晚各 1 次分服，第 3 次煎汁 30mL 放入雾化吸入器雾化患者眼球，温度为眼部耐受为限，每日 1 次，每次 20 分钟。同时患眼给予贝复舒凝胶适量涂眼，每日 2 次。15 天为 1 个疗程，连续 2 个疗程统计疗效。结果：治疗 10 例 12 眼，治愈 10 眼，占 83.3%；好转 2 眼，占 16.67%。随访时间 3 个月~2 年，均无复发。

程志娟等用滋阴降火汤加激素治疗蚕蚀性角膜溃疡 18 例，滋阴降火汤基本方：黄柏、赤芍、川芎、柴胡各 10g，知母、麦冬、当归、木贼草、黄芩各 12g，黄芪 30g，白蒺藜、生地黄各 15g，甘草 6g。眼红、眼痛明显的，酌加焦山栀子、白芷；畏光流泪明显的，酌加防风、羌活；头晕乏力明显的，酌加白术、党参。另用地塞米松 5mg 加入 5% 葡萄糖盐水或生理盐水 250mL 中静脉滴注，辅以适量的维生素。视病情的好转，地塞米松改为口服并逐渐减量至停用。外用采取贝复舒眼水或右旋糖酐眼水滴眼，或配合用洛美沙星眼用凝胶等。治疗结果：所有病例均治愈。用药 2~5 天症状开始缓解，眼痛、眼红逐渐减轻，荧光素染色角膜溃疡缩小。角膜溃疡愈合时间 12~34 天，平均 21 天。本组病例随访 3 个月~5 年，均无复发。

参考文献

1. 王明芳，谢学军. 中医眼科学 [M]. 北京：中国中医药出版社，2004：527.

2. 李德新，王文兰，张亚平. 中医眼科临证备要 [M]. 北京：北京医科大学中国协和医科大学联合出版社，1995：79.

3. 唐由之. 中国医学百科全书·中医眼科学 [M]. 上海：上海科学技术出版社，1992：46.

4. 张云霞，孙金章. 消星饮治疗浅层点状角膜炎的临床研究 [J]. 江西中医药，2012，43（11）：48-49.

5. 谭乐娟. 当归散治疗浅层点状角膜炎 35 例临床观察 [J]. 湖南中医药导报，1999（8）：27-28.

6. 陈雨，肖家翔. 银花解毒汤联合炎琥宁雾化治疗单疱疹病毒性角膜炎临床疗效观察 [J]. 亚太传统医药，2017，13（5）：135－136.

7. 巩继平. 中药内服联合西医治疗单纯疱疹病毒性角膜炎回顾性分析 [J]. 新中医，2017，49（09）：110－113.

8. 黄俊珺，董学梅. 益气养血祛风法治疗复发性单纯疱疹病毒性角膜炎的临床观察 [J]. 国际眼科杂志，2017，17（12）：2318－2320.

9. 张彬，刘怀栋，庞赞襄. 辨证治疗匐行性角膜溃疡60例临床观察 [J]. 河北中医，1995（5）：21－22.

10. 王育良，张子述，魏淳，等. 消单灵眼液治疗家兔实验性单疱性角膜炎的研究 [J]. 中国医药学报，1991（3）：32－34，65.

11. 张琴. 龙胆泻肝汤加减治疗泡性眼炎临床观察 [J]. 浙江中西医结合杂志，2001（12）：40－41.

12. 吴艳，曹茜. 泡性眼炎37例病因的临床分析 [J]. 山西医药杂志（下半月刊），2013，42（3）：285－286.

13. 刘怀栋，张彬，魏素英，等. 辨证治疗匐行性角膜溃疡60例临床观察 [J]. 河北中医，2000（5）：348－349.

14. 宋桂莲，庞赞襄. 中医治疗匐行性角膜溃疡56例 [J]. 辽宁中医杂志，1984（3）：29.

15. 张健. 858例凝脂翳的辨证论治 [J]. 北京中医，1988（2）：23－25.

16. 彭清华. 细菌性角膜溃疡67例的辨证论治 [J]. 辽宁中医杂志，1991（8）：22－24.

17. 贺义恒，韦企平. 韦玉英治疗角膜溃疡经验 [J]. 山东中医杂志，2007（12）：862－863.

18. 王琦，谭亚芹，赵凯. 丹溪玉屏风颗粒联合纳他霉素治疗真菌性角膜炎的临床效果观察 [J]. 中药药理与临床，2016，32（5）：110－113.

19. 周珊. 中西医结合治疗真菌性角膜炎28例 [J]. 中医研究，2012，25（2）：19－21.

20. 黄海波. 龙胆泻肝汤加味配合西药治疗前房积脓28例 [J]. 时珍国医国药，2000（7）：651.

21. 周清. 中西医结合治疗单纯疱疹性角膜炎56例 [J]. 湖南中医杂志，2001（3）：44－45.

22. 肖云康. 中西医结合治疗角膜基质炎26例 [J]. 实用中医药杂志，2010，26（2）：92.

23. 邹芬兰，洪亮. 清肝利湿法结合针刺治疗真菌性角膜溃疡 [C]. 第十次全省中、西医眼科学术交流会（暨吉安地区眼科专委会成立会议）学术论文集 [A]. 2010.

24. 张健. 中药治愈角膜瘘一例 [J]. 湖南中医学院学报，1983，10（1）：28.

25. 余中明，疏琳. 局部用药与激光联合治疗应用于中学生沙眼普治效果观察 [J]. 安徽预防医学杂志，2005，11（3）：161－162.

26. 陈尽好. 中西医结合治疗重症沙眼47例 [J]. 中国民族民间医药，2009（4）：61－62.

27. 陈增奎. 角膜软化症17例临床分析 [J]. 基层医学论坛，2006，10（5）：473.

28. 陈显文. 中医对角膜软化症的论治 [J]. 成都中医药大学学报，1998（5）：13－14.

29. 石林山，钱雪，程萍. 金因舒治疗暴露性角膜炎临床观察 [J]. 吉林医学，2011，32（17）：3463－3464.

30. 赵京京，王新鹏. 3例应用自体血清治疗全麻术后暴露性角膜炎的效果观察与护理 [J]. 现代临床护理，2013，12（1）：33-34.

31. 闵大炳. 自拟消风退翳汤治疗角膜斑翳 20 例［J］. 湖北中医杂志，1995，17（1）：12.

32. 沈雁双，刘玉兰. 石决明散 I 号治疗角膜翳 67 例［J］. 中国中医药科技，2004，11（4）：254.

33. 罗维骁，李迎舒. 中西医结合治疗角膜宿翳［J］. 中西医结合眼科杂志，1995（4）：237-238.

34. 刘宝霞，张美兰，张成美，等. 中西药治疗蚕蚀性角膜溃疡 20 例［J］. 山东中医杂志，1996，15（8）：364-365.

35. 刘亚男. 中西医结合治疗蚕蚀性角膜溃疡疗效观察［J］. 河北中医，2009，31（7）：1055-1056.

36. 程志娟，徐盈. 滋阴降火汤加激素治疗蚕蚀性角膜溃疡 18 例［J］. 浙江中医杂志，2009，44（8）：603.

第十八章　瞳神疾病

瞳神又名瞳子、瞳仁、眸子、金井等，简称瞳。瞳神有狭义和广义之分，狭义的瞳神指黄仁中央能展缩之圆孔，相当于西医学之瞳孔；广义的瞳神是瞳孔及瞳孔后眼内各部组织的总称。如《证治准绳·杂病·七窍门》曰："五轮之中，四轮不鉴，唯瞳神乃照物者。"又如《目经大成·五轮》曰："风轮下一圈收放者为金井，井内黑水曰神膏，有如卵白涂以墨汁，膏中有珠，澄澈而软，状类水晶棋子，曰'黄精'，总名瞳神。"可见，广义的瞳神不仅指瞳神本身，而且还包括了其后的黄仁、神水、晶珠、神膏、视衣及目系等组织。

按五轮学说瞳神应属水轮，内应于肾和膀胱，其发病多责之于肾、膀胱。实则瞳神涉及脏腑经络颇多，病变时除与肾和膀胱有关外，与其他脏腑亦密切相关。瞳神疾病在内常由脏腑功能失调所致，外则多因感受邪气而起，其证有虚证、实证及虚实夹杂证。虚证多因脏腑内损，气血不足，真元耗伤，精气不能上荣于目等所致；实证常由风热攻目，气火上逆，痰湿内聚，气滞血瘀，目窍不利等引起；虚实夹杂证则由阴虚火炎，肝阳化风，气虚血滞，脾肾阳虚而水湿内停等引起。此外，瞳神疾病还可因某些外障眼病传变而来，也可因头眼部外伤等导致。

本章所言为广义瞳神的疾病，属内障眼病范畴，为常见、多发眼病。瞳神结构复杂而精细，为眼内产生视觉的重要部分。其病变复杂多样，对视力的影响也较其他外障眼疾为重。主要证候特点表现为两类：一为瞳神形色的异常，如瞳神缩小、散大及变形、变色等；二为视觉的改变，如视物模糊、变形、变色，眼前有物飞动，夜盲，视野缺损，视力骤降，甚至失明。因涉及眼组织广泛，对视力影响明显，病变极其复杂，故不能仅凭主观症状进行辨证论治，必须采用相关的现代仪器检查，确定病变的部位及性质，从而进行综合分析、治疗。

瞳神疾病包括西医学的葡萄膜疾病、青光眼、晶状体疾病、玻璃体疾病、视网膜疾病、视神经及视路疾病等。

在瞳神疾病的治疗中，内治虚证多以滋养肝肾、补气血、益精明目等法为主；实证常用清热泻火、疏肝理气、淡渗利湿、化痰散结、凉血止血、活血化瘀、芳香开窍等治疗方法；虚实兼夹证宜以滋阴降火、柔肝息风、益气活血、健脾渗湿、温阳利水等法治疗。在外治方面，局部用药及必要的手术治疗亦十分重要。有些瞳神疾病发病急骤危重，须进行中西医结合治疗以提高疗效。此外，配合针灸、激光等其他有效的方法进行综合治疗也是临床常用的治疗措施。

第一节　黄仁疾病

黄仁疾病，是以黄仁病变为中心的水轮疾患，属于内障眼病。此类疾病，病在黄仁，但症状在瞳孔反应最为明显，因其缩小或参差不圆，故称"瞳神紧小"或"瞳神干缺"症，病邪内传，波及神膏、视衣，患者自觉眼前黑花、黑点飞舞或视物昏花，故与"云雾移睛""萤星满目""视瞻昏渺"症亦有相似之处。若神水失清，继而成脓，则症同"黄液上冲"。若病势急猛，波及整个目珠，而见胞睑极度肿胀，白睛混赤水肿，目珠固定，运转失灵，则与"突起睛高"症相似。由此可见，这类疾病，病变虽起于黄仁，但可内传、外犯，出现一些其他内障疾患或外障疾患的症状，但究其源，都与黄仁病变有着密切的联系，临证不可不详，切不可囿于黄仁归属水轮，内应于肾，肝肾同源，而仅仅将病因责之于脏腑功能失调，证治以肝肾立论，而贻误病情。也不可只强调此类疾病某一过程的症状，倒其本末，使辨证莫衷一是，使论治难得要领。

【源流】

黄仁疾病既往归于瞳神疾病，瞳神有狭义和广义之分。狭义的瞳神指黄仁中央能展缩之圆孔，相当于西医学之瞳孔。本节属于狭义的瞳神疾病。

古代医家因限于历史条件，不能直观瞳内结构，无法细辨眼内组织，往往又将瞳孔以及其后之全部内眼组织如黄仁、神水、晶珠、神膏、视衣、目系等统称为瞳神，故黄仁疾病既往归于瞳神疾病。瞳神古称瞳子（《灵枢·大惑论》），又名瞳仁、瞳人（《眼科龙木论·葆光道人秘传眼科》）、金井（《银海精微·卷之上》）等。古人因瞳神位于眼的核心部位，故名瞳子、瞳仁，如《审视瑶函·卷之一·目为至宝论》曰："华佗云，目形类丸，瞳神居中而独前。"又因其结构清莹透明，能映照出与之对视者的人影，而称瞳人。其形态幽深，似井之圆孔，不断内渗神水，按五行学说的相生关系，金生水，故名金井。后世眼科又因其能发越神光，明视万物，为心神之外候，故又谓之瞳神。瞳神之名首次见于《证治准绳·杂病·七窍门》，曰："五轮之中，四轮不鉴，唯瞳神乃照物者。"又如《目经大成·五轮》曰："风轮下一圈收放者为金井，井内黑水曰神膏，有如卵白涂以墨汁，膏中有珠，澄澈而软，状类水晶棋子，曰'黄精'，总名瞳神。"

最早出现的关于"瞳神缩小"的描述，是东汉张仲景在《伤寒论·观两目》中提出"瞳神缩小者脑系枯结"。但仲景并未详细记载这一疾病。唐代王焘的《外台秘要》最早将"瞳神紧小"的症状描述为"瞳子渐渐细小如簪脚，甚则小如针"，也并未提出明确的病名。后至明代王肯堂编撰的《证治准绳·杂病·七窍门》中首次提出"瞳神紧小"的病名。明末清初傅仁宇在《审视瑶函》继承了这一思想，详细分析了这一疾病的病因病机，并又将其命名为"瞳人紧小""瞳人锁"。

瞳神干缺最早出现在《秘传眼科龙木论》中，有瞳人干缺外障的记载。详细地描述了本病目珠疼痛的症状，并将此症状命名为瞳仁干缺。（《银海精微·瞳人干缺》）指出"瞳人干缺者，亦系内障，与外障无预……此症失于医治，久久瞳多锁紧如小针眼大；内结有云翳，或黄或青或白，阴看不大，阳看不小，遂成瞽疾耳"。其后，《原机启微·强阳抟实阴之病》曰："足少阴肾为水，肾之精上为神水，手厥阴心包络为相火，火强抟水，水实而自收，其病神水紧小，渐小而又小，积渐之至，竟如菜子许。又有神水外围，相类虫蚀者，然皆能睹而不昏，但微觉眊矂羞涩耳。"初步把瞳神紧小与瞳神干缺联系起来。元代危亦林所著《世医得效方》载"此证其睛干涩，全无泪液，或白或黑，始则疼痛，后来稍定，而黑不见。此证不可治疗"，增加了对本病的认识。至明清时期，众多医家对本病有了更多的认识。《普济方》中也有相关记载，"瞳仁干缺水全无"。明代徐春甫所编著的《古今医统大全》中有"瞳人干缺痒难任"。明代武之望《济阳纲目》中提到"不治证，瞳仁干缺，痛涩无泪"。清代吴谦的《眼科心法要诀》记载有"瞳仁干缺瞳形缺，左右上下不成圆"。清代沈金鳌的《杂病源流犀烛》载"瞳人干缺，眼睛干涩，全无泪流，始而痛，后稍定，或白或黑，不能见物，不可治"。

一、瞳神紧小

瞳神紧小是黄仁受邪，以瞳孔持续缩小、展缩不灵，伴有目赤疼痛、畏光流泪、黑睛内壁沉着物、神水混浊、视力下降为主要临床症状的眼病。又名瞳神焦小、瞳神缩小、瞳神细小及肝决等。

本病相当于西医学急性前葡萄膜炎。急性葡萄膜炎病因繁多，发病机制复杂，感染、自身免疫以及各种理化和机械损伤因素等均可引起。

该病常见于青壮年人，病情迁延易反复，缠绵难愈。

【源流】

明·王肯堂《证治准绳·杂病·七窍门·瞳神紧小》首次对本病以"瞳神紧小"命名，并描述本病"瞳子渐渐细小如簪脚，甚则小如针，视尚有光，早治可以挽住，复故则难"。诸多眼科古文献对本病命名不一，多大同小异，如《秘传眼科龙木论》称为"瞳仁缩小"，傅仁宇《审视瑶函》称为"瞳神缩小"，邓苑《一草亭目科全书》称为"瞳神焦小"，颜筱园《眼科约编》称为"瞳神细小"《银海精微》称为"瞳神锁紧"。而《眼科捷径》却称为"肝决"，意指本病可致瞳神极度缩小如粟米。倪维德《原机启微》则称为"强阳抟实阴之病"，盖瞳神属肾主水，属阴，而瞳神内有神水充盈，故为实阴，又此病多因外感风热或火热内炽，燔灼黄仁，属强阳，强阳与实阴相搏致瞳仁缩小发病。李传课主编的《中医药学高级丛书·中医眼科学》将本病归入"葡萄膜炎"的范畴。彭清华在主编的《全国中医药行业高等教育"十三五"规划教材·中医眼科学》中,将瞳神紧小归于西医学"急性前葡萄膜炎",比较系统地从病名、病因病机、内外治、其他治法、预后及预防护理等方面介绍了瞳神紧小的内容。

【病因病机】

《内经》云:"正气存内,邪不可干""邪之所凑,其气必虚"。瞳神紧小病因病机复杂,但亦不外乎此。肝开窍于目,目者肝之官也,肝与目窍关系紧密。《灵枢·脉度》有云:"肝气通于目,肝和则能辨五色矣"。历代古文献中对瞳神紧小的诊疗亦多责之于肝,或实证,或虚证,或虚实夹杂。"虚者眼目昏花,肾经真水之微也;实者眼目肿痛,肝经风热之盛也"(朱震亨)。《证治准绳》论述本病病机在于"肝肾二经俱伤,元气衰弱不能升运精汁,以滋于胆,胆中三合之精有亏则所输亦乏,故瞳中之精亦日见损耗"所致。又《目经大成》认为本病因"劳伤精血,阳火散乱,火衰不能鼓荡山泽之气生水滋木,致目自涸,而水亦随涸。"

(一)肝经风热证

头为诸阳之首,目为七窍之宗。风为阳邪最易伤阳犯目,《素问·太阴阳明论》曰:"故犯贼风虚邪者,阳受之。"故伤于风者,上先受之。《审视瑶函》曰:"风兮风兮祸何多,未伤人身先损目。"风确为眼科"百病之长"。瞳神紧小之有目"暴红、暴痛,着一二日后,畏风畏明之甚,见风日则痛如针刺,或泪如汤下,此风而兼热也"(《秘传眼科纂要》)。症见:眼珠疼痛,畏光,流泪,视物稍模糊;轻度抱轮红赤,黑睛后壁可见少许粉尘状物附着,神水轻度混浊,瞳神稍有缩小,展缩欠灵;舌苔薄黄,脉浮数。

(二)肝胆火炽证

火性炎上,又六气皆易从火化。刘完素论"目昏赤肿翳膜,皆属于热",张子和提出"目不因火则不病",朱丹溪亦有"阳常有余,阴常不足"的论述,《审视瑶函》曰:"且目为窍至高,火性上炎,最易从窍而出。"又云:"但一肾水而配五脏之火,是火太有余,水甚不足,肾水再虚,诸火易炽。"对此,张子和倡导治病以攻邪为先,"邪之如诸身,速攻之可也,速去之可也""先论攻其邪,邪去而元气自复也",是以选用龙胆泻肝汤直折肝胆实火。《医学启源》论龙胆"治目黄赤肿,晴胀,瘀肉高起,痛不可忍"。症见:眼珠疼痛,痛连眉骨颞颥,畏光流泪,视力下降为主,见胞睑红肿,白睛混赤,黑睛后壁可见点状或羊脂状沉着物,神水混浊,甚或黄液上冲、血贯瞳神;黄仁肿胀,纹理不清,展缩失灵,瞳神紧小或瞳神干缺,或见神膏内细尘状混浊;或伴口舌生疮,阴部溃疡,口苦咽干,大便秘结;舌红苔黄,脉弦数。

（三）风湿夹热证

《素问·至真要大论》曰："诸转反戾，水液混浊，皆属于热。"湿热之邪，上犯目窍常致病程缠绵，反复发作，正因湿热熏蒸神水，致神水混浊失清而有沉者物附于黑睛内壁。《银海指南》曰："湿而有热苦寒之剂燥之。"临床常用抑阳酒连散（独活、羌活、防己、白芷、防风、蔓荆子、黄连、黄芩、黄柏、栀子、寒水石、生地黄、知母、甘草）祛风除湿清热。《原机启微》认为此方功在抑阳缓阴，主治瞳神紧小竟如菜子许，又有神水外围，相类虫蚀者，然皆能睹而不昏，但微觉眨躁羞涩"之证。症见：眼珠坠胀疼痛，眉棱骨胀痛，畏光流泪，视力缓降，抱轮红赤或白睛混赤，病情较缓，病势缠绵，反复发作；黑睛后壁有点状或羊脂状物沉着，神水混浊，黄仁肿胀，纹理不清；瞳神缩小或瞳神干缺，或瞳神区有灰白色膜样物覆盖，或见神膏内有细尘状、絮状混浊；常伴肢节肿胀，酸楚疼痛；舌红苔黄腻，脉濡数或弦数。

（四）虚火上炎证

《秘传眼科纂要》曰："肝属目，肾属水，水能生木，子肝母肾也，有子时而能相离者哉。故肝肾之气充则精彩光明，肝肾之气乏则昏蒙眩晕。"《审视瑶函》曰："凡病目后，宜滋肾水何也？目以肝为主，肝开窍于目，目得血而能视。若滋肾水，则水能生木，木能生火，火能生土，土能生金，金能生水生生不已，其益无穷。"肝主藏血，肾主藏精，肝肾二脏母子相生，精血同源；肝肾阴虚者，双目缺少肝肾精血的濡养，阴虚则生虚火，虚火上炎导致瞳神紧小病。症见：目痛时轻时重，眼干不适，视物昏花，或见抱轮红赤，黑睛后壁沉着物小而量少，神水混浊不显，黄仁干枯不荣，瞳神干缺，晶珠混浊；可兼烦热不眠，口干咽燥；舌红少苔，脉细数。

【临床表现】

（一）自觉症状

起病可感眼珠疼痛拒按，痛连眉骨颞部，入夜尤甚，伴畏光、流泪、视物模糊，或伴关节酸楚疼痛等。

（二）眼部检查

眼部检查视力不同程度下降，胞睑红肿或重或轻，抱轮红赤或白睛混赤，黑睛后壁可见粉尘状或小点状、羊脂状沉着物，多呈三角形排列，神水混浊（Tyndall 现象阳性）。严重者可见黄液上冲或血贯瞳神，黄仁肿胀，纹理不清，瞳神缩小，展缩不灵；黄仁一处或多处与晶珠粘着，瞳神失却正圆，呈梅花状、锯齿状或梨状等；晶珠上可有黄仁色素附着，或有灰白膜样物覆盖瞳神，出现晶珠混浊或神膏混浊等。

（三）实验室及特殊检查

1. 血沉检查　部分患者血沉速度加快。

2. 类风湿因子检查　部分患者呈阳性。

3. HLA-B27 抗原检查　有助于发现关节强直性脊柱炎。

4. 胸部 X 线检查　及纤维结肠镜检查有助于发现肺及肠道结核病。

5. 梅毒血清学测定　部分患者呈阳性。

6. 免疫球蛋白检查　部分患者 IgA、IgG、IgM 等均可能增高。

【诊断依据】

1. 眼珠疼痛，畏光流泪，视力下降。
2. 抱轮红赤或白睛混赤。
3. 黑睛后壁可见粉尘状或小点状、羊脂状物沉着。
4. 神水混浊。
5. 黄仁肿胀、纹理不清，展缩失灵。
6. 瞳神紧小或瞳神干缺、瞳神闭锁或瞳神膜闭。

【鉴别诊断】

1. 本病应与急性结膜炎相鉴别　急性结膜炎呈急性发病，有异物感、烧灼感，分泌物多，检查见眼睑肿胀，结膜充血，这些表现与急性前葡萄膜炎的畏光、流泪、视物模糊、睫状充血以及前房炎症反应有明显不同。

2. 本病应与急性闭角型青光眼相鉴别　急性闭角型青光眼呈急性发病，视力突然下降，头痛、恶心、呕吐、角膜上皮水肿、角膜雾状混浊、前房浅、前房闪辉等，但无前房炎症细胞，瞳孔呈椭圆形散大，眼压增高，与急性前葡萄膜炎的角膜透明、大量 KP、前房深度正常、房水大量炎症细胞、瞳孔缩小、眼压正常或偏低等易于鉴别。

3. 本病应与能引起前葡萄膜炎的全葡萄膜炎相鉴别　一些类型的葡萄膜炎，如 Behcet 病性葡萄膜炎、Vogt-小柳原田综合征等均可表现为前葡萄膜炎，但这两类葡萄膜炎往往伴有眼外表现，因此在诊断时应注意鉴别。

【辨治思路】

（一）辨证思路

1. 肝经风热证　本病以发病急骤，眼珠疼痛，畏光，流泪，视物稍模糊为辨证要点。风热交攻上扰黄仁，故发病较急；风热邪气循肝经上壅于目，故眼痛视昏，抱轮红赤，畏光流泪；属病邪初犯，邪热煎熬，故神水轻度混浊；肝经风热上攻，血热壅滞，故黄仁肿胀，展缩失灵，舌苔薄黄，脉浮数。

2. 肝胆火炽证　本病以眼珠疼痛，痛连眉骨颞颥，畏光流泪，视力下降为辨证要点。肝开窍于目，眉骨颞颥分属肝胆经，肝胆火炽上攻黄仁，脉络阻滞，故眼珠疼痛，痛连眉骨颞颥；火郁目窍，故畏光流泪，白睛混赤；热灼肝胆则神水混浊、黄液上冲或神膏混浊；火炽伤络，血溢络外则血贯瞳神；神水混浊，黄液上冲或神膏混浊，神光发越受阻，则视力下降；肝热循经下注，则导致阴部溃疡，舌红苔黄，脉弦数。

3. 风湿夹热证　本病眼珠坠胀疼痛，眉棱骨胀痛，畏光流泪，视力缓降，抱轮红赤或白睛混赤，病情较缓，病势缠绵，反复发作为辨证要点。风湿与热邪相搏，风湿热邪黏滞重着，阻滞于中，清阳不升，浊阴上泛，故眼珠坠胀疼痛、眉棱骨胀痛；湿热熏蒸肝胆，故抱轮红赤或白睛混赤，神水混浊；湿性黏滞，故发病较缓，病势缠绵，且易反复；肢节肿胀、酸楚疼痛等为湿热黏滞关节所致；舌红苔黄腻，脉濡数或弦数，为风湿夹热之象。

4. 虚火上炎证　本病病势较轻或病至后期，以目痛时轻时重，眼干不适，视物昏花，或见抱轮红赤为辨证要点。久病伤阴，阴虚火炎，故眼干不适，视物昏花，目痛时轻时重；阴虚灼烁黄仁，晶珠失养，故黄仁失荣，瞳神干缺，晶珠混浊；虚火上扰则烦热不眠、口干咽燥；舌红少苔、脉细数。

（二）症状识辨

1. 眼痛　瞳神紧小的眼痛一般是眼部炎症刺激引起痛觉神经兴奋，达到痛阈值即可产生疼痛，可有压痛，往往伴有眼红；剧烈的疼痛常可向头部、额面部放射。眼痛视昏，抱轮红赤，多由于风热邪气循肝经上壅于目；眼珠疼痛，痛连眉骨颞颥多由肝胆火炽上攻黄仁，脉络阻滞；眼珠坠胀疼痛、眉棱骨胀痛多由风湿热邪黏滞重着，阻滞于中，清阳不升，浊阴上泛。

2. 视力下降　瞳神紧小的视力下降是炎症引起的房水、瞳孔区晶状体表面及玻璃体的混浊以及继发的黄斑水肿、视网膜及视神经炎症反应引起的。此外，炎症刺激引起睫状体痉挛而形成近视亦可导致视力下降。常有明显的眼痛、畏光流泪及眼睑痉挛等刺激症状及红眼。视物不清，伴白睛红赤或翳膜遮睛，属外感风热或肝胆火炽。自觉眼前黑花飞舞，云雾移睛者，多为浊气上泛，阴虚火动或肝肾不足。

3. 畏光　瞳神紧小的畏光表现为对光的不耐受，患者对光线敏感，光照射下不适感。瞳神紧小由于眼前节炎症引起，常伴流泪、睑痉挛，多由风热或肝火所致。

（三）治疗思路

1. 治法与处方原则　瞳神疾病常为脏腑失调，真元耗伤，精气不能上荣目，或因脾胃虚弱，脾失健运，痰湿郁遏，窍道闭阻，玄府不利；或因肝胆火炽，上犯于目，或因风、热、痰、湿所致，或因七情过伤，气滞血瘀；或因白睛、黑睛某些疾病邪气深入，或头眼部外伤，或某些全身疾病如消渴、历节风、瘰疬等引起。病变初期有虚有实，或虚实夹杂，病至后期，以虚证居多，其治疗原则，虚证从补益肝肾、滋养阴血、填补精气着手；实证以祛风清热、清热泻火、利湿祛痰、疏肝理气、活血化瘀治之。虚实夹杂者，多以滋阴降火、平肝息风、健脾利湿、养阴清热、益气活血治之。临症时不仅要掌握整体情况，而且需结合眼底的各种病变，寻因求本，明辨虚实，才能获得满意疗效。对某些病变，还需配合外点药物，如瞳神紧小、瞳神干缺，需用散瞳药物，绿风内障、黑风内障、青风内障需用缩瞳药物，圆翳内障等则需手术治疗。

由于本病来势凶猛，煎药熬汤往往历时较久，难以处理急症，此时，针灸等中医外治方法以及西医学的价值得以凸显，应该在这些方法加以研究，有望形成一套独特的诊疗规范。

2. 用药方式 病变初期有虚有实，或虚实夹杂，病至后期，以虚证居多，其治疗原则，虚证从补益肝肾、滋养阴血、填补精气着手；实证以祛风清热、清热泻火、利湿祛痰、疏肝理气、活血化瘀治之。虚实夹杂者，多以滋阴降火、平肝息风、健脾利湿、养阴清热、益气活血治之。

（1）肝经风热证：瞳神紧小肝经风热者，应该投以祛风清热之药，柴胡、黄连、黄芩、赤芍、蔓荆子、栀子、龙胆、木通、甘草、荆芥、防风。其中柴胡、蔓荆子祛风清热，佐以荆芥、防风祛风；龙胆入肝经，清肝胆实热，予以黄芩、黄连、栀子清热解毒；木通利尿通淋，清心除烦；甘草寓意调和诸药。

（2）肝胆火炽证：瞳神紧小肝胆火炽者，应投以清泻肝胆实火之品，用龙胆、栀子、黄芩、木通、泽泻、车前子、柴胡、甘草、当归、生地黄。其中龙胆大苦大寒，既能清利肝胆实火，又能清利肝经湿热；黄芩、栀子苦寒泻火，燥湿清热；泽泻、木通、车前子渗湿泻热，导热下行；实火所伤，损伤阴血，当归、生地黄养血滋阴，邪去而不伤阴血；柴胡舒畅肝经之气，引诸药归肝经；甘草调和诸药。

（3）风湿夹热证：瞳神紧小风湿夹热者，应投以祛风清热除湿之品，用生地黄、独活、黄柏、防风、知母、防己、蔓荆子、前胡、羌活、白芷、生甘草、黄芩、寒水石、栀子、黄连。其中生地黄补肾水真阴；独活、黄柏、知母俱益肾水；蔓荆子、羌活、防风、白芷为升阳之药，谓既抑之，令其分而更不相犯也；生甘草、黄芩、栀子、寒水石、防己、黄连抑阳，不欲祛除也；诸用酒制者，为引导也。

（4）虚火上炎证：瞳神紧小风湿夹热者，应投以滋阴降火之品，用山药、牡丹皮、白茯苓、山茱萸、泽泻、黄柏、熟地黄、知母。其中熟地黄滋阴补肾、填精益髓；山茱萸滋养肝肾、秘涩精气；山药健脾补虚、涩精固肾，补后天以充先天；泽泻淡渗泻浊，并防熟地黄之滋腻恋邪；牡丹皮清泻相火，并制山茱萸之温涩；茯苓渗湿健脾，既助泽泻以泻肾浊，又助山药之健运以充养后天；黄柏、知母滋阴泻火。

【治疗】

本病为眼科急症，抢救应尽早、尽快。病变初期有虚有实，或虚实夹杂，病至后期，以虚证居多，其治疗原则，虚证从补益肝肾、滋养阴血、填补精气着手；实证以祛风清热、清热泻火、利湿祛痰、疏肝理气、活血化瘀治之。

（一）辨证论治

1. 肝经风热证

证候：发病急骤，眼珠疼痛，畏光，流泪，视物稍模糊；轻度抱轮红赤，黑睛后壁可见少许粉尘状物附着，神水轻度混浊，瞳神稍有缩小，展缩欠灵；舌苔薄黄，脉浮数。

治法：祛风清热。

方药：新制柴连汤加减。柴胡、黄连、黄芩、赤芍、蔓荆子、栀子、龙胆、木通、甘草、荆芥、防风。

加减：若目珠红赤较甚，加生地黄、牡丹皮、丹参、茺蔚子等凉血活血以退赤止痛；神水混浊较明显者，可加泽泻、猪苓、海藻等以利水泻热、软坚散结。

2. 肝胆火炽证

证候：眼珠疼痛，痛连眉骨颞颥，畏光流泪，视力下降；胞睑红肿，白睛混赤，黑睛后壁可见点状或羊脂状沉着物，神水混浊，甚或黄液上冲、血贯瞳神；黄仁肿胀，纹理不清，展缩失灵，瞳神紧小或瞳神干缺，或见神膏内细尘状混浊；或伴口舌生疮，阴部溃疡，口苦咽干，大便秘结；舌红苔黄，脉弦数。

治法：清泻肝胆实火。

方药：龙胆泻肝汤加减。龙胆、栀子、黄芩、木通、泽泻、车前子、柴胡、甘草、当归、生地黄。

加减：眼珠疼痛甚、白睛混赤或伴血贯瞳神者，可加赤芍、牡丹皮、茜草、生蒲黄以凉血止血、退赤止痛；若见黄液上冲者，可加蒲公英、紫花地丁、败酱草以清热解毒、排脓止痛；口苦咽干、大便秘结者，加天花粉、大黄以清热生津、泻下攻积。

3. 风湿夹热证

证候：眼珠坠胀疼痛，眉棱骨胀痛，畏光流泪，视力缓降，抱轮红赤或白睛混赤，病情较缓，病势缠绵，反复发作；黑睛后壁有点状或羊脂状物沉着，神水混浊，黄仁肿胀，纹理不清；瞳神缩小或瞳神干缺，或瞳神区有灰白色膜样物覆盖，或见神膏内有细尘状、絮状混浊；常伴肢节肿胀，酸楚疼痛；舌红苔黄腻，脉濡数或弦数。

治法：祛风清热除湿。

方药：抑阳酒连散加减。生地黄、独活、黄柏、防风、知母、防己、蔓荆子、前胡、羌活、白芷、生甘草、黄芩、寒水石、栀子、黄连。

加减：风热偏重，赤痛较甚者，去羌活、独活、白芷，加荆芥、芜蔚子等清热除湿；风湿偏重者，去知母、栀子、生地黄，加广藿香、厚朴、半夏等以祛风湿；若神水混浊甚者，可加车前子、薏苡仁、泽泻以健脾渗湿；脘痞、苔腻者，系湿邪为盛，去知母、寒水石，酌加白豆蔻、薏苡仁等加强祛湿之功。

4. 虚火上炎证

证候：发病日久，视物昏蒙，视网膜动脉细而色淡红或呈白色线条状，视网膜水肿，视盘颜色淡白；或伴短气乏力，面色萎黄，倦怠懒言；舌质淡兼有瘀斑，脉涩或结代。

治法：滋阴降火。

方药：知柏地黄丸加减。山药、牡丹皮、白茯苓、山茱萸、泽泻、黄柏、熟地黄、知母。

加减：眠差者加酸枣仁以养血安神；腰膝酸软者加女贞子、墨旱莲以补肝益肾。

（二）中成药

1. 龙胆泻肝丸（水丸） 具有清肝胆、利湿热的作用，适用于瞳神紧小肝胆湿热证。

2. 知柏地黄丸 具有滋阴清热作用，用于瞳神紧小虚火上炎证。

3. 清开灵注射液静脉滴注 具有清热解毒、化痰通络作用，用于瞳神紧小肝胆火炽证。

（三）单方验方

1. 盐浸黄柏、盐浸知母各30g，晒干，共研细末。每晚卧前服9g。本方适用于肝肾亏虚所致虚火上炎型之瞳神紧小。

2. 石决明18g，菊花9g，甘草3g，水煎服，每日1剂。本方适用于肝经风热之瞳神紧小。

3. 生地黄、金银花各15g，川芎6g，赤芍、芜蔚子、黄芪、当归各12g，防风5g，党参、紫草各10g，每日1剂，水煎分2次服。本方适用于肝经风热之瞳神紧小。

4. 青葙子、芜蔚子、牡丹皮、茯苓、黄柏、知母、蔓荆子、密蒙花各10g，生地黄、熟地黄、山药各30g，山茱萸、泽泻各15g。水煎服，每日1剂，连服30~50剂。本方适用于虚火上炎之瞳神紧小。

5. 密蒙花、黄柏各30g，研末，炼蜜为丸，如梧桐子大，每次服5~6g，饭后及临睡前，开水送服。本方适用于虚火上炎之瞳神紧小。

6. 密蒙花、石决明、木贼、蒺藜、羌活、菊花各等份，共为细末，每服3g，饭后清茶调下，日服2次。本方适用于肝经风热之瞳神紧小。

（四）外治疗法

1. 滴滴眼液 ①散瞳：是治疗本病重要而必不可少的措施。发病之初即应快速、充分散瞳。重症者可滴用1%~2%硫酸阿托品滴眼液，每日2~3次，以防止和拉开瞳孔与晶状体粘连。症状轻或对硫酸阿托品过敏者可用2%后马托品滴眼液。恢复期可用0.5%~1%托吡卡胺滴眼液散瞳，每日1~2次。②糖皮质激素滴眼液：如0.5%醋酸可的松滴眼液或0.1%地塞米松滴眼液，每日4~6次；病情重者每30分钟1次，好转后每小时1次。③抗生素滴眼液：如妥布霉素滴眼液等。

2. 涂眼药膏 睡前涂四环素可的松眼药膏。

3. 药物熨敷 将内服方之药渣用布包，在温度适宜时即可进行眼部药物熨敷，以利退赤。

4. 结膜下注射 地塞米松注射液做结膜下注射，每日1次或视病情而定。

（五）针灸治疗

1. 肝经风热者，针用泻法，选睛明、申脉、太冲、曲泉、合谷。

2. 肝胆火炽者，针用泻法，选太冲、风池、睛明、太阳、印堂。

3. 风湿夹热者，针用泻法，选合谷、曲池、承泣、攒竹、风池。

4. 虚火上炎者，针用补法，选睛明、四白、三阴交、行间、肝俞、太溪等。

以上均每日1次，留针30分钟，10日为1个疗程。

（六）药膳疗法

由于本病发病很急，药膳疗法来势缓慢，在临床中极少使用，在此不予以赘述。

（七）西医治疗

1. 药物

（1）睫状肌麻痹剂药：是治疗急性前葡萄膜炎的必需药物，一旦发病应立即给药，其目的在于：①防止和拉开虹膜后粘连，避免并发症。②解除睫状肌、瞳孔括约肌的痉挛，以减轻充血、水肿及疼痛，促进炎症恢复和减轻患者痛苦。最常用的睫状肌麻痹药为后马托品眼膏（1%、2%、4%），作用时间18~36小时，可使瞳孔处于不断运动状态，因此可有效预防虹膜后粘连的发生。后马托品的扩瞳及睫状肌麻痹作用不及阿托品。但是阿托品的睫状肌麻痹作用和瞳孔扩大作用持续时间长（10~14天），使瞳孔处于相对固定的开大状态，易发生瞳孔开大状态下的虹膜后粘连，给患者带来更为严重的后果。因此对于严重的急性前葡萄膜炎，应给予1%~2%阿托品眼膏1~2次，治疗数天待炎症有所减轻时，改用2%后马托品眼膏滴眼，一日1~2次，新鲜的虹膜后粘连不易拉开时，可结膜下注射散瞳合剂（1%阿托品、1%可卡因、

0.1%肾上腺素等量混合）0.1～0.2mL，对炎症恢复期可给予0.5%～1%的托品酰胺滴眼液滴眼，每日一次。

（2）糖皮质激素滴眼液：常用的制剂有醋酸氢化可的松（0.2%、2.5%）、醋酸地塞米松（0.1%）、醋酸泼尼松龙（0.12%、0.125%、0.5%、1%）和地塞米松磷酸盐（0.1%）悬液或溶液。对严重的急性前葡萄膜炎，可给予0.1%地塞米松磷酸盐溶液每15分钟滴眼一次，连续4次后改为每小时一次，连续应用数天后，根据炎症消退情况逐渐减少滴眼次数，并应改为作用缓和的糖皮质激素滴眼剂。

一般不宜或不宜反复给予糖皮质激素结膜下注射，因为滴眼液滴眼可在房水中达到足够的浓度，达到与结膜下注射相同的治疗效果，并能避免结膜下注射给患者带来的痛苦和并发症。

（3）非甾体消炎药：此类药物主要通过阻断前列腺素、白三烯等花生四烯酸代谢产物而发挥其抗炎作用。已经证明，急性前葡萄膜炎，特别是手术后或外伤后所致者有花生四烯酸代谢产物的参与，因此可给予吲哚美辛、双氯芬酸钠等滴眼液滴眼治疗，每日3～8次。一般不需用口服治疗。

（4）糖皮质激素：眼周和全身治疗。对于出现反应性视盘水肿或黄斑囊样水肿的患者，可给予地塞米松2.5mg后Tenon囊下注射。方法是选用25号针头，从颞上或颞下方穹隆部结膜和球结膜移行处进针，在进针过程中要注意左右摆动，以避免针头误刺入眼球内。对于不宜Tenon囊下注射者或双侧急性前葡萄膜炎出现反应性黄斑水肿视盘水肿者可给予泼尼松口服，开始剂量为30～40mg，早晨顿服，使用1周后减量，一般治疗时间为2～4周。

（5）全身免疫抑制药：对前葡萄膜炎反复发作者特别是伴有全身病变者可考虑给予糖皮质激素联合其他免疫抑制药治疗。

2. 手术

（1）对有瞳孔阻滞的继发性青光眼患者应在积极抗炎治疗下，尽早行激光虹膜切开术成行虹膜周边切除术，如房角粘连广泛者可行滤过性手术。

（2）并发性白内障：应在炎症得到很好控制的情况下，行白内障摘除术和人工晶状体植入术，术前、术后应局部或全身使用糖皮质激素，必要时联合其他免疫抑制药治疗，以预防术后葡萄膜炎的复发。

【预后转归】

本病及时治疗，不再复发者，预后良好，若病转迁延或反复发作，最终可出现许多并发症，如继发绿风内障、晶珠混浊，甚至目珠萎陷，视力全失。

【预防调护】

1. 早期应及时散瞳，防止瞳神后粘连，减少或减轻并发症的发生。

2. 用糖皮质激素药物的不良反应，避免并发症的发生。

3. 节房事，安心调养，调节情志，保持乐观心态。

4. 治疗原发病，定期复查。

5. 避免辛辣炙煿之品，戒烟酒，饮食宜清淡，以防助湿生热。

6. 外出可戴有色眼镜，避免光线刺激。

【名医经验】

（一）陈达夫论治瞳神紧小

1. 学术思想 陈达夫教授认为在本病急性期，常因风湿与热邪相搏，湿热蒸灼神水及黄仁。故其治当以祛风除湿清热，中药的应用主要以辨证为主，可以"抑阳酒连散"为基础再辅以辨病论治。抑阳酒连散出自《原机启微》，由生地黄、独活、黄柏、防风、知母、蔓荆子、前胡、羌活、白芷、生甘草、黄芩、寒水石、栀子、黄连、防己组成。原方系治素体阴虚，加之风湿夹热，循经上行伤于黄仁即瞳神紧小者。其发病病机乃阳气亢盛，揉弄（搏）阴精，而阴精坚实，奋起抵御的一种眼病，即"强阳搏实阴"，其治法当以抑阳缓阴之法，方中黄芩、黄连均用酒制，可引导诸药直达病所，故方名为抑阳酒连散。方中知母、黄柏、寒水石、生地泻肾火滋肾水，抑阳坚阴为主药；黄连、黄芩、栀子清热解毒燥湿，助知母、黄柏抑阳；羌活、防风、白芷、防己祛风除湿，亦有抑阳之用；尤用独活入肾经搜伏风留湿而去病邪，前胡降气散风热，蔓荆子宣散风热而利头目；甘草调和诸药。合用使热邪清，风邪散，湿邪除，且兼养肾水清虚火，以抑阳缓阴，阴阳调和，目疾得愈。

2. 典型病例 杨某，男，35岁。患者自2006年3月左眼发红，氯霉素眼液无效。半月后由某医院诊为"左虹膜睫状体炎"，中西药治疗半月余症状加重，视力下降明显。2006年4月2日前来就诊，以"左眼急性葡萄膜炎"收住院治疗，初以中药苓桂术甘汤加减，并配合散瞳、局部和全身激素治疗。经治疗20天后，视力及症状均无好转，4月23日检查，右眼未见明显异常，左眼视力：0.1，睫状充血（＋），前房大量羊脂状KP，Tyn（＋），因房水混浊，故只能看到上半部肿胀虹膜，瞳孔药物性散大，晶状体前囊有大量渗出物，玻璃体大量絮状混浊，眼底不能窥入，自觉身热口渴，不欲饮，时有左太阳穴处痛，舌质暗红，苔薄黄脉滑数，大便秘结，小便上午次数多。综上，脉证系脾胃内蕴湿热，外乘风邪，内外合邪上攻于目，予以清热利湿，散风活血，内服抑阳酒连散加减，另用番泻叶泡水代茶饮，同时配合散瞳，可的松滴眼液滴眼，口服泼尼松片及结膜下注射地塞米松。处方：防风、防己各10g，酒制黄连10g，生石膏（先下）30g，白芷10g，甘草10g，生地黄15g，牡丹皮10g，羌活、独活各8g，蔓荆子10g，盐知母、黄柏各10g，萆薢10g，红花10g，七剂，水煎服，日1剂。二诊：治疗20天后，左视力上升至0.6，睫状充血基本消失，KP减少，眼底已窥见视乳头，血管迂曲，视网膜欠清，黄斑轻度水肿。大便已畅，头不痛，脉滑弦，苔薄白微红，原方加减：上方去红花、萆薢、独活，加连翘 12g，茯苓 12g，当归 10g，石斛 12g，七剂，水煎服。三诊：上方治疗 1 个月后，检查视力提高到 1.2，除瞳孔 6 点处有粘连外，余均正常。眼底视乳头边缘稍模糊，黄斑区中心凹隐见少许硬渗及色素沉着。自觉腰酸腿软，倦怠，于处方中减苦寒散风药，加以补气理血之品。处方：太子参 10g，茯苓 15g，陈皮 8g，白术 10g，赤芍、白芍各 10g，牡丹皮 10g，决明子 10g，蒙花 12g，红花 8g，水煎服。随访 4 年未见复发。

（二）邹菊生论治急性葡萄膜炎

1. 学术思想 邹老认为眼部葡萄膜炎与外科脉管炎有相近之处，治疗前葡萄膜炎时常选用外科治疗热毒型血栓闭塞性脉管炎验方四妙勇安汤加减论治。清代《验方新编》中的四妙勇安汤为治疗脱骨疽验方，主要用于治疗热毒型血栓闭塞性脉管炎或其他原因引起的血管栓塞病变。其病机特征为郁火邪毒蕴于肉轮，烧灼阴液，阴亏不足以制火；亦因外感寒湿邪气，郁久化热，热邪壅盛，以致局部气血凝滞，血行不畅，经脉瘀滞不通使然。故治宜用清热解毒、活血通脉之四妙勇安汤加减，自拟瞳神紧小方：生地黄 12g，当归 12g，玄参 12g，金银花 12g，蒲公英 30g，甘草 6g，野荞麦根 30g，土茯苓 15g，金樱子 12g，海风藤 12g，木瓜 12g，枳壳 6g，天花粉 12g。方中重用金银花，借其甘寒气清之性，奏清热解毒之效，玄参性味苦甘咸寒，长于清热凉血、泻火解毒，兼以滋阴养液，合金银花共行清热解毒之功。当归养血活血、散瘀通脉，甘草配合金银花加强清热解毒作用。酌加用蒲公英、土茯苓、野荞麦根以增强清热解毒之效，其中蒲公英清阳明胃经之热，而角膜后沉着物（KP）属痰浊为患，"阳明为目之下纲"，故在急性期重用清胃之品。配以金樱子收涩化浊，亦针对神水混浊。海风藤通经络、和血脉，木瓜入肝经，益筋走血止痛，针对睫状肌的痉挛收缩。枳壳行气止痛，花粉清热生津，甘草清热调和诸药。诸药合用，共奏和营清热解毒，活血止痛之功效。

2. 典型病例 张某，男性，36 岁。因"右眼红痛 3 天，伴畏光流泪"就诊。发病前无明显诱因，3 天前右眼突然红痛，畏光流泪，视物模糊，自点消炎眼药水后症情无好转，遂来门诊求治。检查：右眼 0.5（插片无提高），右眼混合充血（＋＋），角膜后 KP（＋＋），呈灰白色，Tyn（＋＋），瞳孔小约 2mm，对光反应迟钝，虹膜纹理不清，眼底模糊不见。舌质暗红，苔薄白腻，脉细。中医诊断：右眼瞳神紧小（邪热入络）；西医诊断：右眼虹膜睫状体炎（前葡萄膜炎）。治拟和营清热法，方以四妙勇安汤加减：金银花 12g，玄参 12g，生地黄 12g，当归 12g，蒲公英 30g，野荞麦根 30g，黄芩 9g，土茯苓 15g，海风藤 12g，金樱子 12g，甘草 6g。右眼局部予以扩瞳及典必殊眼药水滴眼，每日 3 次。上方服 7 剂后，右眼红痛减轻，仍有畏光流泪。检查：右眼 0.6（插片无提高），睫状充血（＋），角膜后 KP（＋），Tyn（＋）。瞳孔药物性扩大，眼底无明显异常。苔薄，脉细。治拟和营清热。金银花12g，玄参12g，生地黄12g，当归12g，蒲公英30g，野荞麦30g，黄芩9g，土茯苓15g，海风藤12g，赤石脂15g，禹余粮15g，生甘草6g。上方再服7剂，患者右眼无疼痛、流泪、畏光，视物清。检查：右眼0.8，睫状充血（+），角膜后KP（±），Tyn（-）。瞳孔药物性扩大，眼底无异常。苔薄，脉细。上方服用14剂后，诸症消失。患者右眼视力达1.0。

（三）陆绵绵论治急性前葡萄膜炎

1. 学术思想 陆师认为葡萄膜炎按部位大体上分为前葡萄膜炎和后葡萄膜炎，而前葡萄膜炎以急、慢性虹膜睫状体炎为最常见。她将急性虹膜睫状体炎辨为肝热炽盛型及气营两燔型。急性虹膜睫状体炎总的要抓住"肝热"（或"肝经湿热"）、"血热"与"瘀滞"进行辨证。若表现为充血、急性渗出、房水混浊等，则为肝经气分邪热入营血而导致血分有热之象，实际上为气营（血）两燔之证。凡炎性渗出而造成的屈光间质的混浊、眼压升高及眼球胀痛与睫状区压痛皆属瘀滞，可因热、湿热及血热所致，诸如角膜后沉淀物、房水混浊、前房积脓、前房积血等皆属于此。一般来说，前房有纤维素性渗出物或角膜后羊脂状沉淀物，多偏于湿热因素，前房积血则多偏重血热之候。在以上辨证的基础上，治疗时首当清热。清热不仅要清气分热，亦要清血分热，视具体情况有所侧重。清气分热以清肝热或湿热为主，如肝胆火炽或热毒炽盛重者当清肝泻火或加用清热解毒之药。陆师认为活血祛瘀药能扩张血管，改善局部血液循环，不仅有利于瘀滞的吸收，且可增加机体的新陈代谢与抗病能力，同时也能帮助解除因炎症及瘀滞而产生的疼痛。因此，急性虹膜睫状体炎的治疗，清热是主要的，但不同程度地佐以活血祛瘀药亦是不可缺少的。

2. 典型病例 谭某，男，29岁，主诉：右眼红痛、视力下降1周。纳可，口苦，大便偏干，舌红，苔薄黄腻。检查视力：右眼0.3（不能矫正），左1.2，右眼混合性充血（++），角膜后灰白色KP（+++），Tyn（++），瞳孔直径约2mm，虹膜部分后粘连，后部窥不清。诊断：右眼急性虹膜睫状体炎。证属肝经湿热，上蒸于目，治以清肝利湿处方：龙胆6g，炒山栀子、柴胡、黄芩、当归、生地、泽泻、决明子各10g，车前子20g。另用1%阿托品眼液点右眼，3次/日；典必殊眼液点右眼，4次/日；消炎痛25mg，3次/日。治疗5天后，右眼红痛明显减轻，视物较前清楚，检查视力0.5，睫状体充血（+），角膜后KP（++），Tyn（+），瞳孔药物性散大，晶体前囊有虹膜色素沉着，眼底正常。继用上法治疗半月复诊，右眼红痛消退，视物清楚，检查视力0.8（小孔镜1.2），充血（-），角膜后少许棕色KP，Tyn（-），瞳孔药物性散大。嘱停消炎痛及阿托品眼液，逐渐减少典必殊点眼次数，中药子知柏地黄丸5g，2次/日，以善其后。

【文献选录】

《原机启微·强阳抟实阴之病》曰："强者，盛而有力也。实者，坚而内充也。故有力者，强而欲抟，内充者实而自收。是以阴阳无两强，亦无两实。惟强与实，以偏则病，内抟于身，上见于虚窍也。足少阴肾为水，肾之精上为神水，手厥阴心包络为相火，火强抟水，水实而自收。其病神水紧小，渐小而又小，积渐之至，竟如菜子许。又有神水外围，相类虫蚀者，然皆能睹而不昏，但觉睡燥羞涩耳。是皆阳气强盛而抟阴，阴气坚实而有御，虽受所抟，终止于边鄙皮肤也，内无所伤动。治法当抑阳缓阴则愈。以其强也故可抑，以其实也故可缓，而弗宜助，助之则反抑，以其实也惟可缓，而弗宜助，助之则反胜，抑阳酒连散主之。大抵强者不易入，故以酒为之导引，欲其气味投合，入则可展其长，此反治也，还阴救苦汤主之，疗相火药也，亦宜用㗜鼻碧云散。"

《原机启微·心火乘金水衰反制之病》曰："有白睛微变青色，黑睛稍带白色，白黑之间，赤环如带，谓之抱轮红者，此心火乘金水衰反制之病也。此病或因目病已久，抑郁不舒，或因目病误服寒凉药过多，或因目病时内多房劳，皆能内伤元气。元气一虚，心火亢盛，故火能克金。金乃手太阴肺，白睛属肺，水乃足少阴肾，黑睛属肾。水本克火，水衰不能克，反受火制，故视物不明，昏如雾露中。或睛珠高低不平，其色如死，甚不光泽，赤带抱轮而红也。口干舌苦，眵多羞涩，稍有热者，还阴救苦汤主之，黄连羊肝丸主之，川芎决明散主之，无口干舌苦，眵多羞涩者，助阳活血汤主之，川芎决明散主之，无口干舌苦，眵多羞涩者，助阳活血汤主之，神验锦鸠丸主之，万应蝉花散主之。有热无热，俱服千金磁朱丸，镇坠心火，滋益肾水，荣养元气，自然获愈。"

《证治准绳·杂病》曰："秘要云，瞳子渐渐细小如簪脚，甚则小如针，视尚有光，早治可以挽住，复故则难。患者因恣色之故，虽病目赤不忌淫欲，及劳伤血气，思竭心意，肝肾二经俱伤，元气衰弱不能升运精汁，以滋于胆。胆中三合之精有亏，则所输亦乏，故瞳中之精亦日渐耗损，甚则陷没俱无，而终身疾矣。亦有头风热证攻走，蒸干精液而细小者，皆宜乘初早救，以免噬脐之悔也。"

《目经大成·瞳神缩小五十一》曰："此症谓金井倏而收小，渐渐小如针孔也，盖因劳伤精血，阳火散乱，火衰不能鼓荡山泽之气生水滋木，致目自涸，而水亦随涸，故肾络下缩，水轮上敛。甚则紧合无隙，残疾终身矣。治宜大补气血，略带开郁镇邪，使无形之水得以下降，有形之水因而上升，其血归元，而真气不损，或少挽回一二。"

【现代研究】

魏建房等将葡萄膜炎 40 例分为两组，对照组应用西医治疗：应用阿托品滴眼液散瞳，并局部应用非甾体类消炎药物、糖皮质激素、抗炎药等，配合全身应用糖皮质激素，效果欠佳或无效者可应用环孢素 A、环磷酰胺等免疫抑制药。治疗组在西医治疗基础上再应用中医治疗：根据患者的全身症状，辨证分为三个证型：①肝经风热型，选择柴连解毒汤，柴胡、金银花、连翘各 12g，黄芩、黄连、栀子各 10g，甘草、龙胆各 6g。若患者明显充血则加用茺蔚子 12g、牡丹皮 9g；若患者房水混浊加用决明子、青葙子各 15g。②肝胆湿热型，选择龙胆泻肝汤，生地黄 15g，龙胆、黄芩各 12g，柴胡、泽泻、栀子、车前子各 10g，甘草 6g。若患者大便秘结则加用大黄 10g；若前房积脓则加用知母 12g、生石膏 30g。③阴虚火旺型，选择知柏地黄汤，生地黄、决明子各 15g，黄柏、山茱萸、怀山药各 12g，牡丹皮、知母、泽泻、茯苓各 10g。若患者玻璃体混浊则加用海藻、昆布各 15g，陈皮 9g；若患者夜间头目疼痛则加用蔓荆子、夏枯草各 10g。治疗结果：①两组患者疗效比较，治疗组、对照组的总有效率分别为 95.0%、70.0%，相比差异具有统计学意义。②两组患者中医症状评分比较，治疗后两组的各项中医症状评分均下降，并且治疗后治疗组的疼痛、流泪、房水混浊、点状物在角膜后沉着的评分均低于对照组，差异均具有统计学意义。所以中西医结合可有效治疗葡萄膜炎，可明显改善视力和缓解症状，具有临床推广应用价值。

商蕴波收治风湿夹热型瞳神紧小患者 60 例，分为两组。对照组：①局部用药：1% 硫酸阿托品眼用凝胶涂眼，每日 1 次，散瞳。②妥布霉素地塞米松滴眼液点眼，每日 4 次。2 周为 1 个疗程。共治疗 2 个疗程。治疗组在对照组基础上，给予中药直流电导入治疗：抑阳酒连散加减，药物组成：羌活 15g，独活 20g，防风 15g，黄芩 20g，黄连 10g，栀子 20g，黄柏 15g，防己 10g，蔓荆子 10g，知母 15g，寒水石 10g。采用 DY 多功能眼病治疗仪进行直流电离子导入治疗，取仰卧位，轻闭双眼，取抑阳酒连散原液将两块 4cm×4cm 的八层纱布浸湿，放置双侧眼睑。将镜架电极配戴在眼上，并与眼睑上的纱布充分结合，另外取一 4cm×4cm 的 8 层纱布，用生理盐水浸湿，与内关穴处电极充分接触后放置于内关穴。打开治疗仪开关，按药物离子的特性调好导入极性，调节强弱钮，指示灯闪烁，说明治疗开始。观察仪器电流指示，根据患者个人感受调节电流至 0.5~0.8mA，15 分钟后停机，指示灯灭。2 周为 1 个疗程。共治疗 2 个疗程。治疗组治愈 18 例，好转 12 例，未愈 0 例，总有效率为 100%；对照组治愈 12 例，好转 13 例，未愈 5 例，总有效率为 83.33%；差异有统计学意义（$P < 0.05$）；两组患者治疗时间、复发间隔时间等比较，治疗组明显优于对照组，差异有统计学意义（$P < 0.05$）。风湿加热型瞳神紧小，其病机为风湿与热邪相搏，风湿热邪黏滞重着，阻滞于中，清阳不升，浊阴上泛，故眼珠坠胀疼痛、眉棱骨胀痛；湿热熏蒸肝胆，故见抱轮红赤或白睛混赤，神水混浊；湿性黏滞，故发病较缓，病势缠绵，且易反复。抑阳酒连散是治疗本证型的代表方剂，方中知母滋阴抑阳；黄连、黄芩、黄柏、寒水石苦寒泻火，黄芩、黄连用酒制后，可引导诸药直达病所；防风、蔓荆子、羌活、独活祛风除湿；甘草和中，调和诸药。诸药合用，共奏滋阴清热、散风

除湿之功。

曾静等观察祛风活血丸治疗前葡萄膜炎临床疗效，将纳入前葡萄膜炎患者117例132只眼，随机分为治疗组59例（69眼）和对照组58例（63眼），治疗组给予阿托品滴眼液＋0.1%醋酸地塞米松滴眼液＋祛风活血丸，对照组给予阿托品滴眼液＋0.1%醋酸地塞米松滴眼液，连续治疗15天，比较两组的有效率和2年内复发率，结果：治疗组治愈43只眼，有效14只眼，无效2只眼，总有效率为98%；对照组治愈42只眼，有效15只眼，无效6只眼，总有效率为92%，两组差异无统计学意义。随防2年，治疗组复发率12.12%；对照组复发率43.10%，两组差异无统计学意义（$P < 0.01$）。说明祛风活血丸治疗前葡萄膜炎，既能提高临床疗效，又能减少复发。

李维等观察祛风活血丸预防白内障超声乳化摘除联合人工晶状体植入术后迟发型葡萄膜炎的效果，将1457例施行白内障超声乳化摘除联合人工晶状体植入术患者随机分为治疗组（729例729只眼）与对照组（728例728只眼）。对照组予眼局部点用抗生素＋激素及短效扩瞳药治疗，治疗组在对照组治疗基础上加服中药祛风活血丸，共观察4个疗程后，比较两组迟发型葡萄膜炎发生率及发生时间。结果：发生迟发型葡萄膜炎者治疗组为16例（16只眼），发生率为2.195%，对照组为26例（26只眼），发生率为3.571%，两组比较，差异有统计学意义（$P < 0.05$）。迟发型葡萄膜炎的平均发生时间治疗组为25.76天，对照组为26.92天，组间比较，差异无统计学意义。认为祛风活血丸能够明显降低白内障超声乳化摘除联合人工晶状体植入术后迟发型葡萄膜炎的发生率，且能明显减轻眼局部症状。

二、瞳神干缺

瞳神干缺是指瞳神紧小症失治、误治，致使黄仁与其后晶珠发生粘连，瞳神失去正圆，边缘参差不齐，形如锯齿或花瓣，且伴视力下降的内障眼病。

相当于西医学之慢性虹膜睫状体炎。慢性葡萄膜炎发病机制复杂，感染、自身免疫以及各种理化和机械损伤因素等均可引起。

【源流】

瞳神干缺名最早见于《银海精微》，但其前在《秘传眼科龙术论）中，就已有了瞳神干缺外障的记载。《原机启微》对其做了进一步描述："若瞳神失去正圆，边缘参差不齐，如虫蚀样，黄仁干枯不荣，则称瞳神干缺。"《一草亭目科全书》称其为瞳神缺陷。李传课主编的《中医药学高级丛书·中医眼科学》将本病归入"葡萄膜炎"的范畴。彭清华在主编的《全国中医药行业高等教育"十三五"规划教材·中医眼科学》中，将瞳神干缺与瞳神紧小统一归于瞳神疾病，比较系统地从病名、病因病机、内外治、其他治法、预后及预防护理等方面介绍了瞳神疾病的内容。

【病因病机】

本病系因瞳神紧小症失治、误治，或反复发作所致，故其脏腑病机也与肝、胆实火，或肝肾阴亏，虚火上扰有关。常虚实并见，临证须得详审。结合临床可归纳如下。

（一）肝胆火盛证

本证多因情志不遂肝郁化火；或热邪内侵，或他脏有火，累及于肝胆；或素喜烟酒辛辣肥甘之品，郁而化热化火等所致。情志不遂，肝郁化火，循经入胆，气火内灼则胁肋灼痛；气火上攻，故头晕胀痛，面红目赤；血随气逆可见吐血、衄血；肝失条达，情志不畅则急躁易怒；肝胆互为表里，肝热移胆，循胆经上冲，则耳鸣如潮，或耳内肿痛流脓；胆汁上溢则口苦；火热内扰，心神不安，故失眠、噩梦纷纭；肝火内炽，热盛伤津，则小便短黄大便秘结；舌红苔黄，脉弦数，为肝胆火盛之征。症见：眼痛不适，连及额、颞，畏光流泪，眼前有黑花飘浮，视物模糊，视力明显下降。查视眼部，白睛抱轮红赤，黑睛后可见灰白或黄棕色沉着物，神水混浊，黄仁纹理不清，瞳神干缺，或见神膏混浊；口苦咽干，口渴思饮，舌质红，苔薄白或薄黄，脉弦数。

（二）阴虚火旺证

阴虚证常因热病伤阴，或五志过极，或过服温燥之品，或房劳太过，或久病暗耗，或衰老以致阴液亏乏所致。阴液不足，机体失却滋润和濡养，则见口咽干燥，形体消瘦。阴虚不能制阳，阳亢而虚热内生，故见潮热盗汗，五心烦热，两颧潮红。阴虚火旺，膀胱化源不足，则见小便短赤，大肠失润即见大便干结。症见：患眼胀痛隐隐，干涩不适，视物昏蒙。查视眼部白睛抱轮红赤时轻时重，黑睛内壁有细尘状沉着物或黄棕色小点状色素沉着物，黄仁纹理不清或局限性干枯变白，神水不清，瞳神干缺不整，或小如针孔，甚则其上被翳膜遮蔽。神膏失清，呈点尘状混浊；虚烦不眠，手足心热，舌红苔薄，脉细数。

（三）余邪未尽证

指在疾病的发展变化过程中，正气已大虚，而余邪未尽，由于正气虚无力驱邪外出，邪气留恋不去，致使疾病处于缠绵难愈的一种病理状态。多见于疾病后期，且常是多种疾病由急性转为慢性，或慢性疾病经久不愈或遗留某些后遗症的主要原因之一。疾病发展至正虚邪恋阶段，一般有两种发展趋势，一是在积极的治疗调养下，正气增强，邪气渐散，疾病趋于好转，或痊愈。二是治疗调养不当，或正气无力驱除余邪或病邪缠绵难祛而致正气难复，邪气留恋而转为迁延性或慢性病证，或留下后遗症。症见：眼痛轻缓，畏光流泪。眼前黑花飘舞，或感视力下降。抱轮红赤不尽，黑睛内壁沉着物久不消失，黄仁纹理不清，或见局部干枯变白，瞳神干缺不整，神膏点尘状混浊；口苦咽干，渴而思饮，舌红苔薄，脉数。

【临床表现】

（一）自觉症状

可感眼珠慢性隐痛，稍有畏光、流泪、视物模糊，视力减退，或伴关节酸楚疼痛等。

（二）眼部检查

胞睑多无明显异常，白睛抱轮红赤不甚，黑睛内壁沉着物色呈灰白或棕黄。黄仁纹理不清或局限性干枯变白。神水或混浊。瞳神边缘一处或数处与晶珠粘连，其状或如花瓣，或如锯齿，或如虫蚀。若瞳神全部与晶珠粘连，其形可如粟米甚或针孔。久之其上可被白色或灰黄色翳障遮挡，以致视力衰失。若瞳神全部粘着，阻碍神水外出，可致黄仁向前隆起如弓形，导致眼珠胀痛如脱，眼压升高，证似绿风内障。日久黄仁上血络增生，阻滞神水排出，可变乌风内障，若血络破裂，可致血贯瞳神。

（三）实验室及特殊检查

血常规、血沉、HLA-B27 抗原分型等，对怀疑病原体感染所致者，应进行相应的病原学检查。

【诊断依据】

1. 黄仁纹理不清或色泽干枯不荣，瞳孔缘与晶珠粘连，参差不齐。
2. 白睛抱轮红赤，黑睛内壁有灰白色或黄棕色沉着物。
3. 视物昏蒙、视力下降。

【鉴别诊断】

本病应与能引起前葡萄膜炎的全葡萄膜炎相鉴别。一些类型的葡萄膜炎，如 Behcet 病性葡萄膜炎、Vogt-小柳原田综合征等均可表现为前葡萄膜炎，但这两类葡萄膜炎往往伴有眼外表现，因此在诊断时应注意鉴别。

【辨治思路】

（一）辨证思路

1. 肝胆火盛证 肝胆火盛，循经上犯，故旧病复发且有眼痛、头痛，畏光流泪。火邪煎灼神水，故神水混浊失清，黑睛内壁沉着物增多。黄仁受灼，故黄仁纹理不清，展缩失灵，瞳神干缺不整。火邪内犯，迫及神膏，神膏混浊，故而视物不清，视力下降。口苦咽干，渴而思饮，舌红苔黄，脉弦数，为肝胆火盛之候。

2. 阴虚火旺证　肝肾阴虚或久病伤阴，水不制火，虚火上炎，故眼痛隐隐，干涩不适，黑睛内壁可见灰白色黄棕色沉着物，黄仁失养、受灼，故纹理不清或局限性干枯变白，瞳神干缺不整，久之可见灰白翳膜遮蔽。邪热内犯，故神膏失清、混浊。虚烦不眠，手足心热，舌红苔薄，脉细数，为阴虚阳亢之候。

3. 余邪未尽证　余邪未尽，多见于本病之慢性期或迁延反复发作期。病势缓和，症状较轻，故自觉眼痛不明显，局部症状也较轻微。余邪为火邪，火邪在肝，肝火上炎目窍，故见黑花飘舞，视力下降。但因邪火不炽，体内正气又可抗拒邪气，邪正相搏，互有进退，故见抱轮红赤不尽，黑睛内壁沉着物久不消失等症。

（二）症状识辨

1. 眼痛　瞳神干缺的眼痛往往不明显，多表现为隐痛，隐隐作痛为精气虚，多属阴。白睛微红微痛，干涩不舒，多为津亏血少；眼珠深部疼痛，多为肝郁气滞或阴虚火旺。

2. 视力下降　自觉眼前黑花飞舞，云雾移睛者，多为浊气上泛，阴虚火动或肝肾不足。其人动作稍过，坐起生花，多属精亏血少。内障日久，视力渐降而至失明者，多属气血两亏或肝肾不足。

（三）治疗思路

1. 治法与处方原则　病变初期有虚有实，或虚实夹杂，病至后期，以虚证居多，其治疗原则：虚证从补益肝肾、滋养阴血，填补精气着手；实证以祛风清热，清热泻火，利湿祛痰，疏肝理气，活血化瘀治之。虚实夹杂者，多以滋阴降火，平肝息风，健脾利湿，养阴清热，益气活血治之。临症时不仅要掌握整体情况，而且需结合眼底的各种病变，寻因求本，明辨虚实，才能获得满意疗效。对某些病变，还需配合外点药物，如瞳神紧小、瞳神干缺，需用散瞳药物；绿风内障、黑风内障、青风内障需用缩瞳药物，圆翳内障等则需手术治疗。

2. 用药方式　本病见于病程迁延缠绵不愈者，多为阴虚火旺，肝胆邪留之证，治宜扶正祛邪。见于旧病复发者，多为肝胆火盛，治宜清泻有余之火。及时充分扩瞳，也是本病治疗之重要措施。

（1）肝胆火盛证：瞳神干缺肝胆火盛者，应投以清肝泻热，散邪明目之药，用龙胆、栀子、黄芩、木通、泽泻、车前子、柴胡、生甘草、当归、生地黄。其中龙胆大苦大寒，既能清利肝胆实火，又能清利肝经湿热；黄芩、栀子苦寒泻火，燥湿清热；泽泻、木通、车前子渗湿泻热，导热下行；实火所伤，损伤阴血，当归、生地黄养血滋阴，邪去而不伤阴血；柴胡舒畅肝经之气，引诸药归肝经；甘草调和诸药。

（2）阴虚火旺证：瞳神干缺阴虚火旺者，应投以滋阴降火，散邪明目之药，用山药、牡丹皮、白茯苓、山茱萸、泽泻、黄柏、熟地黄、知母。其中熟地黄滋阴补肾、填精益髓；山茱萸滋养肝肾、秘涩精气；山药健脾补虚、涩精固肾，补后天以充先天；泽泻淡渗泻浊，并防熟地黄之滋腻恋邪；牡丹皮清泻相火，并制山茱萸之温涩；茯苓渗湿健脾，既助泽泻以泻肾浊，又助山药之健运以充养后天；黄柏、知母滋阴泻火。

（3）余邪未尽证：瞳神干缺余邪未尽者，应投以清肝泻火，散邪明目之药，用当归尾、大黄、黄芩、知母、桔梗、茺蔚子、芒硝、车前子、防风、赤芍、栀子、连翘、薄荷。其中黄芩、龙胆、知母苦寒清热；大黄、芒硝通腑泻下，车前子清热利尿，大便通、小便利，火热邪毒从二便泻，脏腑热甚得减，局部症状必轻；羌活、桔梗祛风行气止痛，玄参滋阴，当归活血，赤芍、牡丹皮凉血化瘀。

【治疗】

本病系因瞳神紧小症失治、误治，或反复发作所致，治疗要及时、正确，以保证视功能。

（一）辨证论治

1. 肝胆火盛证

证候：眼痛不适，连及额、颞，畏光流泪，眼前有黑花飘浮，视物模糊，视力明显下降。查视眼部，白睛抱轮红赤，黑睛后可见灰白或黄棕色沉着物，神水混浊，黄仁纹理不清，瞳神干缺，或见神膏混浊。口苦咽干，口渴思饮；舌质红，苔薄白或薄黄，脉弦数。

治法：清肝泻热，散邪明目。

方药：龙胆泻肝汤。龙胆、栀子、黄芩、木通、泽泻、车前子、柴胡、生甘草、当归、生地黄。

加减：原方去木通、泽泻加夏枯草、青葙子清肝明目；大便秘结加枳实、大黄泻热通便；口干明显加天花粉养阴液；神膏混浊重者加郁金、红花、牡丹皮理气凉血活血。

2. 阴虚火旺证

证候：患眼胀痛隐隐，干涩不适，视物昏蒙。查视眼部，白睛抱轮红赤时轻时重，黑睛内壁有细尘状沉着物或黄棕色小点状色素沉着物，黄仁纹理不清或局限性干枯变白，神水不清，瞳神干缺不整，或小如针孔，甚则其上被翳膜遮蔽。神膏失清，呈点尘状混浊。虚烦不眠，手足心热；舌红苔薄，脉细数。

治法：滋阴降火，散邪明目。

方药：知柏地黄汤。山药、牡丹皮、白茯苓、山茱萸、泽泻、黄柏、熟地黄、知母。

加减：原方加地骨皮、银柴胡、青葙子清虚热；寐差多梦加炒酸枣仁、知母清热安神；阴亏津少加北沙参、麦冬滋养阴液；神膏混浊加丹参、郁金、浙贝母、生牡蛎理气活血散结。

3. 余邪未尽证

证候：眼痛轻缓，畏光流泪。眼前黑花飘舞，或感视力下降。抱轮红赤不尽，黑睛内壁沉着物久不消失，黄仁纹理不清，或见局部干枯变白，瞳神干缺不整，神膏点尘状混浊。口苦咽干，渴而思饮；舌红苔薄，脉数。

治法：清肝泻火，散邪明目。

方药：泻肝散加减。当归尾、大黄、黄芩、知母、桔梗、茺蔚子、芒硝、车前子、防风、赤芍、栀子、连翘、薄荷。

加减：阴亏津伤加生地黄、天花粉滋阴；大便秘结加大黄、芒硝泻腑通便；血贯瞳神加生地黄清热凉血。

（二）中成药

1. 龙胆泻肝丸（水丸）　具有清肝胆、利湿热的作用，适用于瞳神干缺肝胆火盛证。

2. 知柏地黄丸　具有滋阴清热作用，用于瞳神干缺阴虚火旺证。

（三）单方验方

1. 盐浸黄柏、盐浸知母各30g，晒干，共研细末。每晚卧前服9g。本方适用于阴虚火旺型之瞳神干缺。

2. 青葙子、茺蔚子、牡丹皮、茯苓、黄柏、知母、蔓荆子、密蒙花各10g，生地黄、熟地黄、山药各30g，山茱萸、泽泻各15g，水煎服，每日1剂，连服30～50剂。本方适用于阴虚火旺型之瞳神干缺。

（四）外治疗法

1. 局部滴用扩瞳药和其他眼药　与瞳神紧小同（参见瞳神紧小节）。

2. 熏洗疗法　与瞳神紧小同（参见瞳神紧小节）。

3. 手术疗法　瞳神膜闭或闭锁，神水排出受阻，眼压升高者，可行虹膜切除术

（包括激光虹膜切除术）。若瞳神干缺或膜闭，而并发金花内障，但可见三光，能辨红、绿颜色，眼压正常者，可行白内障超声乳化术。

（五）针灸治疗

1. 肝胆火盛者，针用泻法，选太冲、风池、睛明、太阳、印堂。

2. 阴虚火旺者，针用补法，选睛明、四白、三阴交、行间、肝俞、太溪等。每日1次，留针30分钟，10日为1个疗程。

（六）药膳疗法

1. 枯草瘦肉汤　猪瘦肉300g，夏枯草10g，青葙子10g，精盐、佐料各适量。将瘦肉洗净切片入锅，加夏枯草、青葙子和适量水，文火煲1小时，加入精盐、佐料即可。适用于肝胆火盛证患者。

2. 苡仁绿豆肴　薏苡仁25g，绿豆30g，藕1节。将藕洗净切成小块，与生薏苡仁、绿豆同煮至熟烂后即可。用法：可供中、晚餐菜肴，每日1次。适用于阴虚火旺患者。

（七）西医治疗

糖皮质激素、非甾体消炎药和睫状肌麻痹药是常用的局部治疗药物（详见瞳神紧小的治疗），但滴眼频度应视炎症严重程度而定。对于合并有全身性疾病（如幼年型慢性关节炎、炎症性肠道疾病、福格特－小柳－原田综合征等）患者，除了局部用药外，尚需全身使用糖皮质激素和/或其他免疫抑制药。

【预后转归】

本病若及时、正确治疗，可减少黄仁与晶珠粘连范围，减轻粘连程度，对避免金花内障、绿风内障等并发症，保护视力有重要作用。否则将难于避免并发症对视力的损害甚至失去手术治疗的时机，最终导致失明。

【预防调护】

1. 饮食宜清淡，少食辛辣炙煿之品。
2. 患病期间避免熬夜或过用目力。
3. 稳定情绪，避免急躁、沮丧。
4. 节房事，安心调养。
5. 适当应用热敷、熏洗。
6. 对已发生瞳神膜闭或闭锁者，应严密观察眼部症状和眼压，一旦有绿风内障发生，则应按该病治疗、调护办法处理。

【名医经验】

（一）庞赞襄论治慢性前葡萄膜炎

1. 学术思想　肺阴不足，津液少，内有郁热，外受风邪，风热毒邪交攻于目，以致本病；或因肝胃湿热，火热毒邪上炎于目；或脾胃虚弱，外受风邪，内有热毒，风热之邪犯目；或肝经虚寒，玄府被凝，脉络失畅，精气受阻，目失所养，以致本病。

2. 典型病例　李某，男，43岁，教师，于1983年6月11日住院。主诉：双眼视物不清3个月。检查：右眼远视力0.4，左眼远视力0.3。裂隙灯检查：双眼结膜充血，角膜后壁细小灰白色沉着物，虹膜纹理不清，瞳孔药物性散大。眼底检查：双眼底瞳下未见明显异常。舌苔薄白，脉沉弦细。诊断：双眼瞳仁干缺症（双眼虹膜睫状体炎）。方药：养阴清热汤加减（《中医眼科临床实践》）。处方：生地黄30g，生石膏30g，金银花30g，天花粉12g，知母12g，枳壳10g，龙胆10g，青黛10g，芦荟10g，黄芩10g，荆芥10g，防风10g，甘草3g，水煎服，每日1剂。配合口服泼尼松片5mg，每日3次，氯霉素眼药水、泼尼松龙眼药水、阿托品眼药水点眼。治疗经过：7月2日复诊，双眼远视力0.5，眼部情况较前好转，前方继服。8月1日再诊，双眼远视力1.2，结膜不充血，角膜透明，虹膜纹理清，瞳孔圆，对光反应灵敏，于8月6日出院，观察6年未复发。

（二）郝小波论治慢性前葡萄膜炎

1. 学术思想　慢性葡萄膜炎患者大多有大量使用糖皮质激素的病史，激素易损伤脾胃，致使其功能降低，升降失常，水湿不运，混蕴中焦。葡萄膜血多气少，"血不利则为水"，气少则气机运行不畅。湿为脾虚引起，或由外而入侵。湿为阴邪、实邪，阻滞气机，蕴久化热可上犯目窍。因此，慢性葡萄膜炎的病机特点为：脾虚为本，湿阻或湿热互结为标。治当以益气健脾、祛湿通络为法，方选参苓白术散加减；如湿郁化热则治以清热利湿，可选三仁汤或四妙散加减，但须注意中病即止，因苦寒易伤脾，使脾虚更甚，湿又再生。又因利湿、燥湿之品容易伤阴，故往往在祛湿、燥湿或化湿的治疗中随着湿浊渐去，适当加用少许养阴药，使湿去而不伤阴。若神水混浊，甚则有大量纤维性渗出，角膜后有大量灰白色沉着物者，多为痰湿所致，可在化湿、燥湿的基础上加化痰、涤痰、软坚之品，如二陈汤或夏枯草、法半夏、浙贝母、陈皮、鸡内金、昆布等。视网膜灰白水肿或渗出性视网膜脱离者，可与五苓散加减。五苓散为治脾虚水湿气化不利之方，用辛温之桂枝助脾阳，使膀胱气化水湿之气易于蒸发。气行则湿易化，湿去则热也无所存矣。

2. 典型病例　患者，男，46岁，2008年9月初诊。主诉：双眼先后发病，视物不清 1 年余。病后在当地某医院诊治，诊断为白塞综合征，先后以激素、免疫抑制药等治疗，疗效不佳。诊见：视力右眼 0.8，左限 0.1，双眼瞳孔不规则，部分后粘连，眼底视网膜弥漫性水肿混浊，周边部小动脉闭塞呈白线状，散在出血灶。口腔溃疡反复发作，伴面部痤疮样皮疹。纳差，舌淡、苔白腻微黄，脉滑。中医诊为狐惑病，证属脾气虚夹湿热。处方：党参、白术各 15g，黄芪、赤小豆、蒲公英、薏苡仁各 30g，茯苓 25g，田基黄、炙甘草各 10g。每天 1 剂，水煎服。同时给予生活饮食健康教育。治疗 2 周后，黄苔消失，视物稍有好转，眼底水肿减轻。照原方去赤小豆、田基黄，加黄精、龟甲、枸杞子各 15g。继服 15 剂，视力提高至右眼 0.12、左眼 0.2，眼底情况明显好转。

【文献选录】

《银海精微》曰："瞳神干缺者，因夜卧不得，肝藏魂，肺藏魄，魂魄不安，精神不定而少卧，劳伤于肝，故金井不圆，上下东西如锯齿，偏缺参差，久则渐渐细小，视物朦朦，难辨人物，相牵俱损。治法，宜泻肝补肾之剂。一本无眦鸿飞内有，肝肾俱虚火旺也。用猪肝煮熟，露宿晨切薄，蘸夜明砂细嚼，此药能通明益胆之功。瞳人小者肝之实，瞳人大者肝之虚。此症失于医治，久久瞳多锁紧，如小针眼大，内结有云翳或黄或青或白，阴看不能大，阳看不能小，遂成瞽疾耳。初起时眼珠坠痛，大眦微红，犹见三光者，治宜服五泻汤，省风汤同补肾丸，及补肾明目丸，久服效。"

《秘传眼科龙木论》曰："此眼初患之时，忽因疼痛发歌，作时难忍，夜卧不得睡，即瞳神干缺。或上或下，或东或西，常不圆正，不辨三光，久后俱损，大人多患。其瞳人或白黑不定，白者脑脂流下为患，黑者胆热，肾脏俱劳，肝风为思，宜服泻肝汤、镇肝丸，立效。"

【现代研究】

毕宏生等将 46 例患者随机分为对照组（激素）23 例和治疗组（激素＋中药）23 例，比较治疗前后最佳矫正视力的变化及治疗后的综合疗效，并进行统计学分析。结果：中西医结合治疗组治疗后最佳矫正视力为 0.58 ± 0.14，对照组为 0.49 ± 0.13，$P < 0.05$；综合有效率治疗组 95.65%，对照组 86.96%。毕宏生认为中药减轻了单一使用激素带来的多种副作用，同时还提高了激素的治疗效果，缓解了患者的病情。对病人进行整体辨证，同时注重局部用药，以防止虹膜后粘连，如阿托品点眼散瞳，疗效确切。本研究也表明，比起对照组单纯地使用激素，治疗组在此治疗前提下，吸收了中医的整体治疗观，辨证施治、分型论治，根据目前患者的病情，选用对症的中药方剂，故在视力恢复方面，治疗组视力恢复情况与治疗前相比有所好转，与对照组疗效相比更为明显；在综合疗效方面，对照组的总体有效率也远不如治疗组，更凸显了治疗组的优势。本研究说明，在葡萄膜炎（福格特－小柳－原田综合征，肝胆火炽

型）的治疗上，除西医激素的常规疗法外，再整合中医的整体思维，随症施治，有利于视力的提高，病情的缓解，减少激素带来的并发症。

喻京生采取祛风清热、养血活血方法，创立了祛风活血丸，用于治疗免疫相关性葡萄膜炎等疾病，效果良好。其主要药物组成为熟地黄、当归、川芎、柴胡、黄芩、杭菊、防风、鱼腥草等，按现代制剂工艺制成水丸。其中柴胡、黄芩、杭菊、防风、鱼腥草等祛风清热，熟地黄、当归、川芎等养血活血。现代实验证实，柴胡、黄芩、杭菊、防风、鱼腥草具有解热、镇痛、抗菌、消炎等作用，熟地黄、当归、川芎、鱼腥草有免疫调节作用。前期研究证实：祛风活血丸对白内障术后前房炎性反应有较好的治疗作用，并能修复术后泪膜功能。其作用机制可能是调节机体免疫功能，增加血流量、改善微循环、加快眼部血液和房水循环有关；且祛风活血法能明显减轻自身免疫相关性葡萄膜炎的眼部炎症，改善眼部微环境，调节细胞凋亡。

罗国芬认为本病的主要病因病机为真精亏损，肾虚水乏，水不涵木，肝阳上亢，肝热内生；再加外界风、热、湿等的侵袭，内外合邪，本虚而标实，临床上就出现了肾虚肝热的一系列症状。

附：葡萄膜炎

葡萄膜又称色素膜、血管膜，由虹膜、睫状体及脉络膜三部分组成。三者相互连接，发病时常互相影响。葡萄膜炎的病因和发病机制极其复杂，且易发生严重并发症，为常见的致盲眼病之一。

【病因】

1. 感染因素　可因病毒、细菌、真菌、寄生虫、立克次体等病原体直接侵犯葡萄膜及眼内组织引起炎症，因此诱发的抗原-抗体及补体复合物引起葡萄膜炎，病原体与人体或眼组织的交叉反应引起的免疫反应亦可诱发。

2. 非感染性因素

（1）外源性因素：多因手术、外伤、酸、碱等物理或化学性损伤所致。

（2）内源性因素：①自身免疫反应，如正常眼组织中含有致葡萄膜炎的抗原，在机体免疫功能紊乱时，就可出现对自身抗原的免疫反应而致病。②氧化损伤因素，如变性组织或坏死肿瘤组织所致氧自由基代谢产物增加，可直接引起组织损伤和诱发本病。

3. 免疫遗传因素　现已发现多种葡萄膜炎与 HLA 抗原有关。HLA 抗原为组织相关抗原，凡与它有关联的病变多有一定程度的遗传倾向，如强直性脊柱炎合并葡萄膜炎与 HLA-B27 有关等。

【分类】

本病分类方法较多，大致有以下几种。

1. 按病因，分为感染性和非感染性。

2. 按病程，分为急性、亚急性、慢性和陈旧性。

3. 按炎症性质，分为化脓性和非化脓性。

4. 按病理改变，分为肉芽肿性和非肉芽肿性。

5. 按解剖部位划分，是目前临床最常用的分类方法，分为以下几种。

（1）前葡萄膜炎：于虹膜和睫状体冠以前的睫状体组织发炎，又称虹膜炎、前部睫状体炎及虹膜睫状体炎。

（2）中间葡萄膜炎：睫状体扁平部、玻璃体基底部、周边视网膜及脉络膜炎性和增生性疾病。

（3）后葡萄膜炎：脉络膜、视网膜、视网膜血管及玻璃体等组织的炎症，称脉络膜炎、脉络膜视网膜炎。

（4）全葡萄膜炎：包括前、中、后葡萄膜炎的混合型，炎症累及整个葡萄膜。

6. 特殊性葡萄膜炎，包括交感性眼炎、白塞综合征、福格特－小柳－原田综合征等。

三、瞳神欹侧

瞳神欹侧是指瞳神失去在黄仁正中之位置及正圆形状，偏斜于某侧，又称瞳神不正、瞳欹、瞳神偏射等。《张氏医通》中记载，"瞳神欹侧，谓瞳神歪斜，或如杏仁桃核，三角半月，此肝肾灼烁，水槁火炎而耗损瞳神，宜六味丸加蒺藜、当归及清火药。若轮破损，神膏流绽而欹侧者，瞳神将尽矣，急宜补肾。若轮外有蟹睛者，蟹睛虽平，瞳神不得复圆，外有脂翳，终身不脱"。《目经大成·瞳神欹侧七十二》曰："猫睛轮目人乌有，碧眼方瞳世固稀，到是杏仁椒枣状，不时瞥见未为奇。此症金井歪斜，有如杏仁、枣核、胡椒、半月等类。乃阳明燥极，传导失职，未及运化水谷以滋胆肾，致巽风内动，神膏因而潜涸，涸则水轮无所凭根据，势必东倒西歪，故作前状。所谓破巢之下，焉有完卵者也。若夫睛破膏流，徐徐而得者，必曾患蟹眼。蟹眼平，瞳子不能复圆，轮外亦有迹膜，终身不脱。人目似此，见光不治犹治；不见，治犹未治。"

本病类似于西医学中因先天、继发或其他各种因素导致的瞳神形态异常。症见瞳神不正不圆，视力可有不同程度障碍或基本正常。本病发生多由先天疾患或继发于其他眼病及外伤所致。先天禀赋不足，瞳神发育异常，其他眼病如黑睛疾病，若致瞳神变形，日久瞳神不得复原，偏于某侧，眼外伤中睛珠受挫，瞳神边缘撕裂，则其形态不圆而呈偏斜。治疗中，若因其他眼病、外伤引起者，应及早救治，可防止或减轻不良后果，治以滋补肝肾。若病势已成，药物多难奏效，应考虑手术治疗。

【辨证要点】

瞳神不在黄仁正中，偏斜于某方，失去正圆形状，或如杏仁、枣核、三角，或呈半月形，是辨别本病的主症。眼部若无明显症状，则视力尚好。也可伴轻度目痛、羞明流白睛红赤。

【治疗】

（一）辨证论治

1. 先天不足证

证候：瞳神先天发育即不正不圆，视力可有不同程度障碍或基本正常。

治法：补益肝肾。

方药：六味地黄丸加味。熟地黄、山药、山茱萸、泽泻、茯苓、牡丹皮、枸杞子、僵蚕、天麻。

2. 肝阴虚证

证候：继发于黑睛疾病（如凝脂翳、小儿疳积等），先见黑睛破损、黄仁嵌贴于破口处致瞳神变形，甚至演成蟹睛，日久难平，黄仁黏定于破口，致瞳神不得复原，偏斜某侧。

治法：养肝明目。

方药：杞菊地黄丸加减。枸杞子、菊花、熟地黄、山药、山茱萸、泽泻、茯苓、牡丹皮。

3. 外伤血瘀证

证候：睛珠受挫，黄仁根部断裂，或致瞳神边缘斯裂；则致形态不定而呈偏斜。

治法：通窍活血。

方药：通窍活血汤加减。赤芍、桃红、红花、川芎、大枣、生姜、老葱、麝香。

（二）外治

不论何种原因导致本病，发病日久，眼无红赤，无羞明流泪，无目痛者，可根据患者瞳神欹侧的具体形态、程度及视物能力等因素，考虑手术治疗。

（三）单方验方

明目地黄汤：熟地黄 24g，山茱萸、山药各 12g，泽泻、茯苓、牡丹皮各 9g，当归、五味子、柴胡各 10g，水煎服，每日 1 剂。适用于因其他眼病或外伤而致，黑睛虽平复，瞳神欹侧已成，而仍有轻度目痛，羞明流泪，白睛红赤者。服用本方则补中有泻，升降得宜，共奏补养肝肾、益精明目的作用。

四、瞳神散大

凡瞳神大于常人，失去正常敛聚能力的眼病，称为瞳神散大。本病名见于《证治准绳》，于《兰室秘藏》中已有"瞳子散大"之记载。《原机启微》中称"气为怒伤散而不聚之病"，又称"辘轳展开"（《银海精微》、"瞳人开大"（《秘本眼科捷径》）、"瞳仁散大"（《秘传眼科纂要》）等。瞳人极度开大，似无黄仁，瞳人与黄仁通混不分的病，称为"通瞳"。见于《银海精微·小儿通睛》中，如谓："通者黄仁水轮皆黑，似无黄仁，瞳人水散，似无瞳人，此黄仁与瞳人通混不分，号曰通瞳。"又名"小儿通睛内障"（《秘传眼科纂要》）。有因突受惊恐，惊则气乱，恐则气下。气机逆乱则瞳神散大，或肝经风邪上壅，黄仁不成关锁，瞳人极度开大；有因头额外伤，血瘀络滞所致；亦有因先天发育异常，通瞳与生俱来者，症见视物模糊，怕日羞明，瞳神极度散大，似无黄仁。本病应与绿风内障晚期之瞳人极度散大相区别。绿风内障者，多先有眼胀难忍、头痛恶心，眼硬如石，瞳神呈淡绿色或淡黄色，至晚期方见瞳神极度散大，不睹三光，常伴有黄精混浊。

本病类似于西医学中多种原因导致的瞳孔散大，如青光眼、视神经萎缩、视网膜色素变性、眼外伤、动眼神经麻痹、颈交感神经刺激等，皆可出现瞳神散大。阿迪（Adie）瞳孔为一种较为特殊的瞳孔迟缓反应。其原因目前尚不清楚。有少数病理报告证实睫状神经节中神经节细胞明显减少，因此认为本病主要损害可能在睫状神经节。本病常见于女性，发病年龄多在 20～40 岁，绝大多数为单眼发病，且以左眼为多。表现为单侧瞳孔开大，对光反应微弱、缓慢，甚至消失，辐辏反射及调节反射均极缓慢。若伴有膝反射及踝反射消失，则称为阿迪综合征。

多因七情内伤，如暴怒忿郁，忧思惊恐等，损及肝脾，气为怒伤，精气不能敛聚，瞳神散大；或因多食辛热炙煿，嗜烟恣酒，积热生火，耗气伤阴所致。《东垣试效方》曰："瞳子散大者，由食辛热之物太甚故也，所谓辛主散，热则助火，上乘于脑中，其精故散，精散则视物亦散大……手少阴足厥阴所主风热，连目系，邪之中人，各从其类，故循此道而来攻，头目肿闷而瞳子散大。"或因劳心竭思，房事不节，耗伤真阴，水不制火，虚火上炎，蒸灼瞳神而成；或因肝风痰火上攻于目所致；或目为物所伤，损及血络及黄仁，触损真气，致瞳神不能敛聚，故而散大。

本病症见瞳神散大，黄仁缩至黑睛周围，展缩欠灵，重者环周如细线，阳看不能变小，视物昏蒙，甚者盲无所见，眼外可无他证，亦可伴目痛、羞明流泪、胞睑肿胀等症。

本病宜急治，收敛瞳神，以复神光，否则病延日久，气定膏损，瞳神难以收敛。特别是肝风痰火攻害，头目胀痛者，为害最甚。《证治准绳·七窍门》云："若初起即收可复，缓则气定膏散，不复收敛。未起内障颜色，而止是散大者，直收瞳神，瞳神收而光自生矣……病既急者，以收瞳神为先，瞳神但得收复，目即有生意……凡头风攻散者，又难收。如他证譬诸伤寒疟疾痰火等热证，炎燥之火。热邪蒸坏神膏，内障来迟，而收亦易敛，若风攻则内障即来，且难收敛而光亦损耳。"当以养血活血、滋阴降火、清肝解郁、息风化痰为要。具体治疗时，若由某些眼部病证如五风内障、青盲及高风内障等重症及晚期继发者，可参见相关病证，遣方用药，随症施治。

【辨证要点】

眼部见瞳神散大，敛聚失灵，视物昏蒙，甚则目盲，或见目痛，羞明流泪，胞睑肿胀等。因眼外伤而致者，多有外伤原因可查；若兼见口苦咽干，胸胁闷痛，烦躁易怒，脉弦数者，多属气郁化火，兼见胃脘满闷，不思饮食者，多属脾胃蕴热；兼见腰膝酸软，头晕耳鸣者，多属阴虚火旺；兼见目珠转动失灵，偏斜，上胞下垂，或头目胀痛者，多属风痰阻络。

【治疗】

（一）辨证论治

1. 外伤损目证

证候：外伤后即见瞳仁散大，或偏斜不圆，展缩失灵，甚则视物昏蒙，或有目痛、羞明流泪，胞睑瘀血肿胀，血贯瞳神等症。

治法：养血活血，除风益损。

方药：除风益损汤加减。当归、川芎、熟地黄、白芍、前胡、防风、藁本。

加减：本方用于病证初起。若至后期，改用杞菊地黄丸（熟地黄、山药、山茱萸、茯苓、泽泻、牡丹皮、枸杞子、菊花）加五味子、白芍，以滋肾益精，收敛瞳神。

2. 气郁化火证

证候：瞳神散大，黄仁缩至黑睛周围，不能展伸，甚则环周如细线，阳看不能变小，视物昏蒙；可兼见目赤咽干，胸闷胁痛，烦躁易怒，嗳气少食；舌红苔薄，脉弦数。

治法：清肝解郁，理气健脾。

方药：调气汤加减。白芍、陈皮、生地黄、黄柏、香附、知母、当归身、枳壳、茯苓、甘草。

加减：若热象明显，酌加牡丹皮、山栀子、菊花等以清热明目；若脾虚明显，加太子参、白术等增强健脾益气之力。

3. 脾胃蕴热证

证候：瞳神散大；兼见胃脘满闷，不思饮食，口干咽燥；苔腻，脉细数。

治法：清热养阴，益气养血。

方药：滋阴地黄丸加味。当归身、黄芩、熟地黄、炒枳壳、天冬、柴胡、五味子、炙甘草、生地黄、黄连、地骨皮、人参。

加减：本方由滋阴地黄丸加生地黄而成。若热象较重者，可加石膏以助清泻脾胃积热。

4. 阴虚火旺证

证候：瞳神散大，视物模糊，干涩不爽；腰膝酸软，耳鸣耳聋，遗精滑泄；舌红少苔，脉虚细数。

治法：滋阴降火，益精明目。

方药：益阴肾气丸加减。熟地黄、牡丹皮、山茱萸、茯苓、泽泻、山药、当归尾、柴胡、五味子、生地黄。

加减：若虚火较重者，加知母、黄柏育阴清热。

5. 风痰阻络证

证候：瞳神散大，兼见上胞下垂，眼珠向上、向下或向内转动失灵，目珠偏斜，视物昏蒙，视一为二，头目胀痛；苔厚腻，脉弦滑。

治法：平肝息风，降火化痰。

方药：清痰丸加味。苍术、香附、瓜蒌仁、半夏、黄芩、黄连、茯苓、胆南星、青黛。

加减：本方是由清痰丸加茯苓、胆南星、青黛而成。若火热较重，口苦心烦，头目胀痛，加羚羊角、石决明、僵蚕以平肝清热息风。

（二）单方验方

瞳神散大方：熟地黄24g，牡丹皮、山茱萸各6g，薄荷5g，山药、茯苓、白菊花、泽泻、五味子各9g，磁石（打，先煎）30g，水煎服，每日1剂。适用于肝肾阴虚，虚火上炎者。

（三）针灸疗法

1. 体针　取水沟、睛明、攒竹、太冲、合谷、行间、三阴交、太溪、足三里等，每次选2~4穴，毫针刺，用平补平泻法，留针15~30分钟，每日1次。适用于本病各证。

2. 耳针　眼、目、肝阳、神门、肝等穴，局部消毒，毫针刺，捻转手法，留针15~30分钟。用于本病的辅助治疗。

第二节　五风内障

五风内障为绿风内障、青风内障、乌风内障、黄风内障、黑风内障之合称。《秘传眼科龙木论》将本病名五风变内障，习称五风内障。因发病后患者瞳神散大，并分别呈现以上颜色，且病势急剧，善变如风，故历代中医眼科以青风、绿风等命名。《目经大成·五风变》谓："此症乃风、火、痰疾烈交攻，头目痛急，金井先散，然后神水随某脏而变某色，本经谓之五风。"《医宗金鉴·眼科心法要诀》则说："瞳变黄色者，名曰黄风；变绿白色者，名曰绿风；变黑色者，名曰黑风；变乌红色者，名曰乌风；变青色者，名曰青风。"由于五症瞳神皆有大小气色变化，后期多有晶珠混浊，均属内障范畴，故称五风内障。另外历代中医记载的雷头风、偏头风，症状也均有头目剧烈疼痛，这其中也包括因目病而导致的头痛，如青光眼，或因头痛而导致的目疾，如颅内肿瘤。

五风内障的发生发展与肝关系密切，肝开窍于目，肝火可以生风，肝阳可以化风。又因瞳神属肾，肝肾同源，故肝胆风火上攻，肝肾阴阳偏盛，肝脾气机郁滞，痰浊内生，皆可以引起气血失和，目窍不利，神水瘀积而发生本病。古人也注意到了本病的局部因素，王焘《外台秘要·卷二十一·眼疾品类不同候》中说："此疾之源，皆从内肝管缺，眼孔不通所致也。"

对五风内障的治疗应分缓急，别虚实，辨证论治。病急者，症见眼胀欲脱，头痛如劈，视力急降，眼珠胀硬，瞳神散大，瞳色淡绿，多属实证，风、火、痰饮为病，治当平肝息风，清肝泻火，化痰降浊。病缓者，症状隐蔽，或反复发作，眼压渐高，瞳神稍大，瞳色淡青，视野渐窄，视力渐降，多属虚中夹实证或虚证。以气血失和，阴阳失调，肝肾亏虚为主。治疗多采用养血疏肝，滋阴潜阳，补益肝肾之法。不论急缓，危害相同，治疗不及时或误治，终致失明。除中医药整体调理外，西药局部点眼降眼压亦十分重要，为了防止病情反复，大多需要采用手术治疗。

一、绿风内障

绿风内障是以眼珠变硬，瞳神散大，瞳神色泽淡绿，视力骤减，伴有恶心呕吐、头目剧痛为主要临床特征的眼病。又名绿风、绿盲、绿水灌瞳等。本病是常见的致盲眼病之一，发病急，病情重，应及时治疗。多见于50岁以上的中老年人，双眼发病，先后或同时发病，女性居多，多因情志波动或过度劳累诱发。

绿风内障类似于西医学之原发性急性闭角型青光眼，睫状环阻塞性青光眼也可参考本病辨证论治。

【源流】

本病在唐代《外台秘要·卷二十一·眼疾品类不同候》中已有"绿翳青盲"的记载，"如瞳子翳绿色者，名为绿翳青盲，皆是虚风所作，当觉急须即疗，汤丸散煎针灸，禁慎以驱疾势。"其病因为"此疾之源，皆从内肝管缺，眼孔不通所致也"。

《医方类聚》所载《龙树菩萨眼论》称为"绿盲"，书中对其病因、症状、预后都有详细描述，并指出"妇人患多于男子"，治疗应"初觉即急疗之，先服汤丸，将息慎护，针刺依法疗之，即住疾热。宜服羚羊角饮子三五剂，还睛散，通明镇肝丸。及针丘墟、解溪穴，牵引令风气下。忌针眦脉出血，头上并不宜针灸之也。若瞳人开张，兼有青色，绝见三光者，拱手无方可救，皆因谬治及晚故也"。绿风内障的病名，至《太平圣惠方》才有记载，"治绿风内障，肝肺风热壅滞，见红白黑花，头额偏疼，渐渐昏暗，不见物者，宜服羚羊角丸"。至《秘传眼科龙木论·绿风内障》谓："此眼初患之时，头旋额角偏痛，连眼睑骨及鼻颊骨痛，眼内痛涩见花，或因呕吐恶心，或因呕逆后，便令一眼先患，然后相牵俱损。"治疗"宜服羚羊角饮子、还睛丸，兼针诸穴眉骨血脉"。另外，治疗"五风变内障"用除风汤、通明补肾丸，治疗"雷头风内障"用泻肝汤，均着眼于平肝泻肝，利水化湿。《原机启微》以病因命名眼科疾病，"气为怒伤散而不聚之病"与本病类似，书中谓："一证因为暴怒，神水（瞳神）随散，光遂不收，都无初渐之次，此一得永不复治之证也。"其治疗"宜以千金磁朱丸主之，镇坠药也；石斛夜光丸主之，羡补药也，益阴肾气丸主之，壮水药也，有热者，滋阴地黄汤主之。此病最难治，饵服上药，必要积以岁月，必要无饥饱劳役，必要驱七情五贼，必要德性纯粹，庶几易效，不然必废"。至于对瞳神变化的描述，则以《证治准绳·杂病·七窍门》为细，书中谓："绿风内障证，瞳神气色浊而不清，其色如黄云之笼翠岫，似靛蓝之合藤黄，乃青风变重之证，久则变为黄风。虽曰头风所致，亦由痰湿所攻，火郁忧思忿怒之过……先服羚羊角散，后服还睛丸。"本病在该书的"瞳神散大"中亦有论述，"瞳子散大者，少阴心之脉夹目系，厥阴肝之脉连目系，心主火，肝主木，此木火之势盛也。其味则宜苦、宜酸、宜凉，大忌辛辣热物，是泻木火之邪也……药中去茺蔚子，以味辛及主益肝，是助火也，故去之……亦不可用青葙子，为助阳火也……病既急者，以收瞳神为先，瞳神但得收复，目即有生意，有何内障，或药或针，庶无失收瞳神之悔"。《审视瑶函·绿风障证》沿用《证治准绳》之说，痰湿攻伤所致者用半夏羚羊角散，头旋目痛者，用羚羊角散。该书在"大小雷头风症"中对动辄头晕，夹痰湿之实证用降火逐痰的将军定痛丸。《医宗金鉴·眼科心法要诀》将五风内障分为有余不足两类，绿风有余证用绿风羚羊饮，绿风不足证用绿风还睛丸。

绿风内障尚有其他病名，如绿风（《世医得效方》）、绿盲（《医方类聚》所载《龙树菩萨眼论》）、绿风障证（《审视瑶函》）、绿水灌瞳（明代《一草亭目科全书》）、绿水灌珠（《眼科捷径》）、绿水贯瞳人（《石氏眼科应验良方》）、绿风变花（《眼科统秘》）等。

【病因病机】

许多中医古代文献中对本病的病因病机都有所阐述，《外台秘要·眼疾品类不同候》认为"内肝管缺，眼孔不通"则引发本病；《太平圣惠方》概括其病因病机为"肝肺风热壅滞"；《原机启微》分析本病病因病机为"因为暴怒，神水随散，光遂不收，都无初渐之次"；《证治准绳·杂病·七窍门》认为"痰湿所致，火郁、忧思、忿怒之过"为发病原因。结合临床归纳如下。

（一）风火攻目证

肝开窍于目，肝胆互为表里，足少阳胆经过头颞侧。患者平素易忿怒暴悖，七情过极，五志化火，肝胆火旺，火盛生风，风火攻目，故骤然发作，头目剧痛，白睛混赤。风火上逆，气机不利，气滞血瘀，神水瘀积，眼压升高，故眼珠胀硬。风性开泄，火性升散，风火攻冲瞳神，故瞳神散大，瞳神淡绿。气火上逆，胃失和降，故恶心呕吐。肝胆火旺，故口苦咽干，便秘尿赤，舌红苔黄，脉弦数。症见：发病急剧，眼胀欲脱，头痛如劈，视力急降，甚至不辨人物。白睛混赤，黑睛雾状混浊，瞳神散大，瞳色淡绿，眼珠胀硬，甚至胀硬如石；伴有恶心呕吐，便秘尿赤，口苦咽干，舌红苔黄，脉弦数。

（二）气火上逆证

患者情志抑郁，肝失疏泄，肝郁化火，气火上逆，循经攻目。肝失条达，气机郁滞，故精神抑郁，胸胁胀满。肝郁化火，气火上逆，玄府郁闭，神水瘀积，故眼胀头痛，眼珠变硬，视物不清。口苦咽干，急躁易怒，舌红苔黄，脉弦数均为肝郁化火之征。症见：眼胀头痛，眼珠变硬，视物不清，反复发作；兼见情志不舒，急躁易怒，胸胁胀满，口苦咽干；舌红苔黄，脉弦数。

（三）痰火上壅证

肝郁化火，火灼津液，煎熬为痰；或脾失健运，痰湿内生，痰聚生热，痰因火动，火盛生风，肝风夹痰火上壅头目，气血津液郁滞不行，暴发本病，故有头目胀痛，眼珠胀硬，瞳神散大，视力急降。痰火内盛，气机不利，故面赤身热，动辄眩晕，胸闷呕恶。大小肠积热，故溲赤便秘。舌脉均痰火之象。症见：发病急剧，眼胀欲脱，头痛如劈，视力急降，甚至不辨人物；白睛混赤，黑睛雾状混浊，瞳神散大，瞳色淡绿，眼珠胀硬，甚至胀硬如石；伴有面赤身热，动辄头晕，恶心呕吐，胸闷不爽，溲赤便秘；舌红苔黄腻，脉弦滑数。

（四）饮邪上犯证

肝胃虚寒，清阳不升，浊阴不降，饮邪上犯于目，阻遏清窍，故头痛眼胀，瞳散视昏。肝寒犯胃，胃失和降，则干呕吐涎。阳虚不能温煦四末，则四肢不温。胃阳不足，受纳失职，气血乏源，故纳少神疲。舌淡苔白，脉弦沉均为肝胃虚寒之象。症见：头痛眼胀，瞳散视昏；干呕吐涎，食少神疲，四肢不温；舌淡苔白，脉弦沉。

（五）风阳上扰证

年老阴亏血少，加之竭思劳虑，过用目力，精血耗伤，阴不济阳，肝阳上亢，肝阳化风，风阳升扰于目，神水瘀积，故头痛眼胀，眼珠变硬，眩晕耳鸣。阴主敛，阳主散，阴虚阳亢故瞳神散大。阴虚血少，瞳神失养故视物昏蒙。肝肾阴虚，精血不足，脑失充养则健忘失眠，骨骼失养则腰膝酸软。阴液不能上承于口则口燥咽干。症见：头目胀痛，视物昏蒙，观灯有虹晕，瞳神散大，眼珠变硬，时愈时发；伴有健忘失眠，腰膝酸软，眩晕耳鸣，口燥咽干；舌红少苔，脉弦细。

【临床表现】

绿风内障为双侧性眼病，当一眼急性发作被确诊后，另外一眼即使没有任何临床症状也可以诊断为临床前期。另外，部分绿风内障患者在急性发作以前，可以没有任何自觉症状，但具有前房浅、黄仁膨隆、房角狭窄等表现，特别在一定诱因条件下，如暗室试验后眼压明显升高者，也可诊断为本病的临床前期。

发病常在情志刺激或劳神过度之后，自觉眼珠微胀，鼻根酸痛，头额疼痛，观灯有虹晕，视物昏蒙，如隔云雾，休息之后，多可缓解，此为先兆小发作期。大部分患者小发作后能够自行缓解，房角重新开放或者大部分开放，不用药眼压也能够稳定在正常水平，此时称为间歇期。

急性发作期，起病急骤，症状剧烈，眼胀欲脱，头痛如劈，视力急降，常伴有恶心呕吐等。检查眼部，可见白睛混赤，黑睛雾状混浊，瞳神散大，展缩失灵，瞳色淡绿，浊而不清。指触眼珠变硬，甚至胀硬如石。眼压多在50mmHg以上，甚至高达80mmHg左右。黄仁与黑睛周边部几乎相贴，房角关闭。此时及时救治，诸症可以缓解，视力尚可恢复。多数患者症状部分缓解进入慢性期，少数患者眼珠胀硬不减，瞳神散大不收，可于数日内失明。

慢性者，起病较缓慢，多有反复发作史，眼压增高是逐渐进行的，眼珠时时胀硬，瞳神愈散愈大，视物日渐昏蒙，视野渐渐缩窄，眼底视乳头凹陷萎缩。

失明期：绿风内障"久则变为黄风"。眼珠胀痛或不痛，盲不见物，甚至不睹三光，白睛抱轮暗红，或赤脉粗大旋曲，黑睛昏暗，可出现大泡。黄仁部分变白萎缩，瞳神散大不收，瞳内气色昏黄，晶珠混浊，眼底常不能窥入。眼珠胀硬，程度不等。

【诊断依据】

1. 瞳神散大，黑睛雾状混浊，隐隐淡绿色，白睛混赤。

2. 眼压升高可致 50 ~ 80mmHg，眼珠变硬，胀硬如石。

3. 前房浅，房角关闭。

4. 发病急骤，视力骤减，头目剧烈胀痛，恶心呕吐。

绿风内障急性发作时诊断并不困难，但要争取早期诊断，以减轻损害。凡具有前房浅，房角窄，并有发作性雾视、虹视，眼胀头痛，眉棱骨痛，鼻根酸胀，尤其 50 岁以上妇女，应考虑患本病之可能，可做暗室试验等以明确诊断。

【鉴别诊断】

本病容易和瞳神紧小（急性虹膜睫状体炎）相混淆，应掌握以下鉴别要点：①角膜后沉着物为棕色色素而不是灰白色细胞；②前房极浅；③瞳孔中等扩大而不是缩小；④虹膜有节段状萎缩；⑤可能有青光眼斑；⑥以往可有小发作史；⑦对侧眼具有前房浅、虹膜膨隆、房角狭窄等解剖特征。瞳神紧小一般无角膜上皮水肿，眼压也常常偏低。如果对侧眼前房较深，则应考虑患眼可能为其他疾病引起的绿风内障，如眼后节占位性病变所导致的房角关闭。

另外，本病急性发作期常合并有恶心、呕吐和剧烈头痛，这些症状甚至可以遮盖眼痛及视力下降，临床上应该注意鉴别，以免误诊为胃肠道疾病、颅脑疾患或偏头痛而耽误治疗。

【辨治思路】

（一）辨证思路

1. 风火攻目证 本证以发病急剧，眼胀欲脱，头痛如劈，视力骤降，黑睛雾状混浊，瞳神散大，瞳色淡绿，眼珠胀硬，或伴恶心呕吐为诊断要点。风火是指肝胆火盛生风，肝开窍于目，肝气通于目，患者平素易忿怒暴悖，七情过极，五志化火，肝胆火旺，火盛生风，风火攻目，故骤然发作，头目剧痛，白睛混赤。风火上逆，气机不利，气滞血瘀，神水瘀积，眼压升高，故眼珠胀硬。风性开泄，火性升散，风火攻冲瞳神，故瞳神散大，瞳神淡绿。气火上逆，胃失和降，故恶心呕吐。肝胆火旺，故口苦咽干，便秘尿赤，舌红苔黄，脉弦数。

2. 气火上逆证 本证以眼胀头痛，眼珠变硬，视物不清，情志不舒，胸胁胀满，口苦咽干为诊断要点。患者平素情志抑郁，肝失疏泄，郁而化火，气火上逆，循经攻目。肝失条达，气机郁滞，故精神抑郁，胸胁胀满。肝郁化火，气火上逆，玄府郁闭，神水瘀积，故眼胀头痛，眼珠变硬，视物不清。口苦咽干，急躁易怒，舌红苔黄，脉弦数均为肝郁化火之征。

3. 痰火上壅证 本证以发病急剧，眼胀欲脱，面赤身热，恶心呕吐，胸闷不爽为诊断要点。患者肝郁化火，火灼津液，煎熬为痰；或脾失健运，痰湿内生，痰聚生热，痰因火动，火盛生风，肝风夹痰火上壅头目，气血津液郁滞不行，暴发本病，故有头目胀痛，眼珠胀硬，瞳神散大，视力急降。痰火内盛，气机不利，故面赤身热，动辄眩晕，胸闷呕恶。大小肠积热，故溲赤便秘。舌红苔黄腻，脉弦滑数均为痰火之象。

4. 饮邪上犯证　本证以头痛眼胀，干呕吐涎沫，食少神疲，四肢不温为诊断要点。患者肝胃虚寒，清阳不升，浊阴不降，饮邪上犯于目，阻遏清窍，故头痛眼胀，瞳散视昏。肝寒犯胃，胃失和降，则干呕吐涎。阳虚不能温煦四末，则四肢不温。胃阳不足，受纳失职，气血乏源，故食少神疲。舌淡苔白，脉弦沉均为肝胃虚寒之象。

5. 风阳上扰证　本证以头目胀痛，视物昏蒙，观灯有虹视，时愈时发，健忘失眠，腰膝酸软，眩晕耳鸣为诊断要点。患者阴亏血少，加之竭思劳虑，过用目力，精血耗伤，阴不济阳，肝阳上亢，肝阳化风，风阳升扰于目，神水瘀积，故头痛眼胀，眼珠变硬，眩晕耳鸣。阴主敛，阳主散，阴虚阳亢故瞳神散大。阴虚血少，瞳神失养故视物昏蒙。肝肾阴虚，精血不足，脑失充养则健忘失眠，骨骼失养则腰膝酸软。阴液不能上承于口，则口燥咽干。舌红少苔，脉弦细为肝肾阴虚之象。

（二）症状识辨

1. 视力下降　绿风内障急性大发作期视力下降大多表现为视力骤降，头目胀痛明显；在先兆小发作期，常表现为雾视，虹视，视物昏蒙，可能伴有患侧额部疼痛，或伴鼻根部酸胀；慢性期患者视物日渐昏蒙，视野日益缩窄，视盘凹陷；在失明期，绿风内障转变为黄风内障，患眼盲不见物，甚至不睹三光。绿风内障视力下降多因为风火痰浊，攻冲于目，气血失和，经脉不利，玄府闭塞，神水瘀滞而发病，后期常致目系失养，神光不得发越。

2. 眼胀头痛　眼胀欲脱，头痛如劈，多为头风痰火，气血瘀阻，神水瘀滞，玄府闭塞所致；眼胀头痛，兼胸胁胀满，多为肝郁化火，气火上逆，玄府郁闭，神水瘀积；头痛眼胀，痛牵颠顶，多为肝胃虚寒，清阳不升，浊阴不降，饮邪上犯于目，阻遏清窍；头目胀痛，视物昏蒙，观灯有虹视，瞳神散大，眼珠变硬，时愈时发，伴健忘失眠，腰膝酸软，眩晕耳鸣，则多为精血耗伤，阴不济阳，肝阳上亢，肝阳化风，风阳升扰于目，神水瘀积所致。

（三）治疗思路

1. 治法与处方原则　绿风内障是眼科急重症之一，必须中西医结合救治。以西药降眼压、缩瞳神为先，再配合中医全身辨证论治，方能用方精确，从而获得理想效果。

本病急性发作时，主要表现为实证，以风火、气火、痰火、饮邪为主。先兆期及慢性者以气血失和，阴虚阳亢居多，为虚中夹实之证。不论缓急，均与玄府闭塞，眼孔不通，神水瘀滞有关。若病因不除，玄府闭塞不通，眼内气血津液不行，势必造成失明。故治疗应消除病因，治其根本，同时要注意通血脉，开玄府，宣壅滞，缩瞳神，尽快改善症状，以挽救视力。

中西药物治疗绿风内障，能使眼压下降，症状缓解，但不能防止复发，所以在眼压下降后，根据病情，结合房角粘连情况，尽快行周边虹膜切除（或激光虹膜切开术）或滤过性手术。

2. 用药方式

（1）风火攻目证：肝热炽盛，热极动风，风火攻目，骤发绿风内障，瞳神散大，头痛如劈，眼胀欲脱。首先要平肝息风，古代医家常用羚羊角，现代由于本品价格昂贵，许多医家常用大剂量山羊角代替。再用玄参、知母、黄芩等清肝泻火，茯苓、车前子利尿渗湿，大黄泻火通便，二便通，则邪热从二便出；防风、细辛上达头目，祛风止痛；桔梗载药上行。诸药合用，共奏清热泻火，凉肝息风之功。

（2）气火上逆证：患者情志抑郁，肝失疏泄，肝郁化火，木郁克土，则泛恶呕吐，肝经布两胁，则胸胁胀满，气火上逆，循经攻目，则眼胀头痛，神水瘀滞，眼珠变硬，视物不清。既要清热疏肝，又要和胃降逆。牡丹皮、栀子、黄连苦寒泻火，柴胡疏肝解郁，当归、白芍养血柔肝，茯苓、白术、甘草培土健脾以抵御木侮，恐黄连苦寒太过，投以辛热之吴茱萸，既能降逆止呕，制酸止痛，又能制约黄连之过于寒凉，二味配合，一清一温，苦降辛开，以收相反相成之效。

（3）痰火上壅证：肝郁化火，火灼津液，煎熬为痰；或脾失健运，痰湿内生，痰聚生热，痰因火动，火盛生风，肝风夹痰火上壅头目，气血津液郁滞不行，暴发本病。用大黄苦寒泻热，清降痰邪，直折火势，引痰火下行，痰火去则头痛眼胀止。半夏燥湿化痰，降逆止呕，为化痰要药，太阴痰厥头痛非此不能除，黄芩清肝泻热解毒，帮助大黄泻火之功，天麻平肝息风，与大黄、半夏同用则化痰息风、降泻风痰；白僵蚕息风化痰止痉；陈皮燥湿化痰，礞石重坠性猛，坠痰息风，平肝下气，与大黄共用则逐痰力大；白芷散风止痛，桔梗祛痰，也能载药上行头目。

（4）饮邪上犯证：肝胃虚寒，饮邪上犯于目，阻遏清窍，故头痛眼胀，瞳散视昏；肝寒犯胃，胃失和降，则干呕吐涎。阳虚不能温煦四末，则四肢不温。胃阳不足，受纳失职，气血乏源，故食少神疲。可用吴茱萸温中散寒，降逆止呕，半夏和胃，乃止呕良药；人参、茯苓补脾益气；川芎、白芷祛风止痛；陈皮理气行滞；生姜助吴茱萸散寒，又助半夏温胃止呕。

（5）风阳上扰证：精血耗伤，阴不济阳，肝阳上亢，肝阳化风，风阳升扰于目。用阿胶、鸡子黄、生地、白芍补阴血、养阴液；石决明、钩藤、牡蛎平肝阳、息肝风；络石藤通络脉；茯神养心神；炙甘草配白芍酸甘化阴，柔肝和中。

【治疗】

(一) 辨证论治

1. 风火攻目证

证候：发病急剧，眼胀欲脱，头痛如劈，视力骤降，甚至不辨人物。白睛混赤，黑睛雾状混浊，瞳神散大，瞳色淡绿，眼珠胀硬，甚至胀硬如石；伴有恶心呕吐，便秘尿赤，口苦咽干；舌红苔黄，脉象弦数。

治法：清热泻火，凉肝息风。

方药：绿风羚羊饮加减。羚羊角（水牛角代）、黄芩、玄参、知母、大黄、车前子、茯苓、防风、桔梗。

加减：若头目胀痛难忍者，加钩藤、白芍以增加息风止痛之功；呕吐明显者，加陈皮、半夏以降逆止呕。对于肝火炽盛，热极生风，阴血已伤之证，应以凉肝息风为主，方用羚羊钩藤汤加减。临床中羚羊角可用山羊角替代，但成人用量一般要达到15g。

2. 气火上逆证

证候：眼胀头痛，眼珠变硬，视物不清，反复发作；兼见情志不舒，急躁易怒，胸胁胀满，泛恶呕吐，口苦咽干；舌红苔黄，脉弦数。

治法：疏肝清热，和胃降逆。

方药：丹栀逍遥散合左金丸加减。牡丹皮、栀子、柴胡、茯苓、白术、当归、白芍、甘草、黄连、吴茱萸。

加减：若眼痛明显者加香附、郁金以增行气止痛之功；呕吐严重者，加陈皮、半夏降逆止呕；大便秘结者，加大黄通腑泻热。

3. 痰火上壅证

证候：发病急剧，眼胀欲脱，头痛如劈，视力骤降，甚至不辨人物。白睛混赤，黑睛雾状混浊，瞳神散大，瞳色淡绿，眼珠胀硬，甚至胀硬如石；伴有面赤身热，动辄头晕，恶心呕吐，胸闷不爽，溲赤便秘；舌红苔黄腻，脉弦滑数。

治法：降火逐痰，平肝息风。

方药：将军定痛丸加减。大黄、黄芩、礞石、陈皮、半夏、桔梗、天麻、白僵蚕、白芷、薄荷（后下）。

加减：若痰火酿瘀，视野渐小者，加丹参、川芎活血化瘀；若痰火扰心，夜寐不安者，加太子参、牡丹皮、朱砂养心安神；若口干舌红者，加牡丹皮、钩藤、苦丁茶清热。

4. 饮邪上犯证

证候：头痛眼胀，痛牵颠顶，眼压增高，视物昏渺，瞳孔散大；干呕吐涎沫，食少神疲，四肢不温；舌淡苔白，脉沉弦。

治法：温肝暖胃，降逆止痛。

方药：吴茱萸汤加减。吴茱萸、党参、茯苓、甘草、半夏、陈皮、生姜、白芷、川芎。

加减：若头晕目眩、腰膝酸软者，加牛膝、杜仲、地龙补肾活血；足冷者，加桂枝温通四肢；头痛重加细辛以散寒止痛。

5. 风阳上扰证

证候：头目胀痛，视物昏蒙，观灯有虹视，瞳神散大，眼珠变硬，时愈时发；伴有健忘失眠，腰膝酸软，眩晕耳鸣，口燥咽干；舌红少苔，脉弦细。

治法：滋阴潜阳，平肝息风。

方药：阿胶鸡子黄汤加减。阿胶（烊化兑服）、鸡子黄（兑服）、生地黄、白芍、石决明、钩藤、牡蛎、络石藤、茯神、炙甘草。

加减：若见五心烦热，加知母、黄柏以降虚火，或改用知柏地黄汤。

（二）中成药

1. 羚羊角胶囊 具有平肝息风、清肝明目、散血解毒作用。适用于绿风内障属于肝火、肝风上扰证。

2. 当归龙荟丸 具有泻火通便功效。适用于肝胆火旺之绿风内障以及伴随的心烦不宁、头晕目眩、耳鸣耳聋、胁肋疼痛、脘腹胀痛、大便秘结等症状。

3. 明目地黄丸 具有滋肾、养肝、明目功效。适用于肝肾阴虚之绿风内障以及伴随的目涩畏光、视物模糊、迎风流泪等症状。

4. 青光安颗粒 具有活血利水、益气养阴作用。适用于绿风内障术后视神经保护性治疗。

5. 益脉康分散片 具有活血化瘀功效。适用于绿风内障术后眼压已控制的视野缩小症。

（三）单方验方

1. 夏枯草20g，决明子15g，石决明（先煎）30g，生地黄20g，黄芩15g，大黄（后下）10g，猪苓15g，茯苓15g，泽泻10g，木通10g，茵陈10g，栀子10g，制香附10g，丹参15g，煎服，每日一剂，一剂两煎，早晚各一次。本方适用于肝郁化火，邪热内结之绿风内障。

2. 槟榔30~50g，羚羊角（水牛角代）10~15g，生石膏120~250g，龙胆、栀子、黄芩、大黄、枳实、泽泻各10~15g，生石决明、夏枯草各30g，煎服，每日一剂，一剂两煎，早晚各一次。本方适用于肝胆火炽，风热上攻之绿风内障。

3. 龙胆15g，黄芩9g，栀子9g，泽泻10g，通草6g，车前子12g，当归15g，生地黄20g，柴胡10g，生甘草6g，茯苓12g，猪苓10g，桂枝6g，白术10g，煎服，每日一剂，一剂两煎，早晚各一次。本方适用于肝胆火热证之绿风内障。

4. 黄芪30g，麦冬10g，五味子10g，赤芍10g，川芎10g，当归15g，地龙10g，桃仁10g，红花6g，煎服，每日一剂，一剂两煎，早晚各一次。本方适用于绿风内障术后气阴两虚，脉络瘀滞，玄府闭塞者。

（四）外治疗法

1. 间歇性按摩眼球以降低眼压。

2. 眼部直流电药物离子导入。可选用川芎嗪液、丹参液或三七液导入，每日1次，每次15分钟，10次为1个疗程。

（五）针灸治疗

1. 体针 常选用太冲、行间、内关、足三里、合谷、曲池、风池、承泣、睛明、攒竹、翳明、球后等穴，每次局部取2穴，远端取2穴，交替使用。每日1次，10次为1个疗程，强刺激。

2. 耳针 可取耳尖、目1、目2、眼降压点、肝阳1、肝阳2、内分泌等。

（六）西医治疗

绿风内障为眼科急重症之一，必须中西医结合救治。

1. 药物

（1）拟副交感神经药（缩瞳剂）：用1%~4%毛果芸香碱（pilocarpine）滴眼剂，急性大发作的时候，每隔5分钟点眼1次，共点3次，然后每隔30分钟1次，共4次，以后改为每小时1次。如瞳孔括约肌未受损，一般用药后3~4小时瞳孔就能明显缩小，可减量至每日4次。

（2）β肾上腺素受体阻滞药：常用0.25%~0.5%噻吗洛尔（timolol）、0.25%~0.5%盐酸左旋布诺洛尔（levobunolol）和0.25%~0.5%倍他洛尔（betaxolol）等滴眼剂，每日1~2次点眼。其中噻吗洛尔和盐酸左旋布诺洛尔为非选择性β_1、β_2受体阻滞药，对有房室传导阻滞、窦房结病变、支气管哮喘患者忌用。倍他洛尔为选择性β_1受体阻滞药，呼吸道方面的副作用较轻。

（3）肾上腺素受体激动药：一般选用α_2受体激动药，比如0.2%溴莫尼定（brimonidine），其选择性兴奋α_2受体，可同时减少房水生成和促进房水经葡萄膜巩膜外通道排出。

（4）前列腺素制剂：如0.005%拉坦前列素（latanoprost）、0.004%曲伏前列素和0.03%贝美前列素，其降压机制为增加房水经葡萄膜巩膜通道外流，但不减少房水生成。每日傍晚1次点眼，可使眼压降低20%～40%。本类药物主要副作用为点药后局部短暂烧灼、刺痛、痒感和结膜充血，长期用药可使虹膜色素增加、睫毛增长、眼周皮肤色素沉着。毛果芸香碱可减少葡萄膜巩膜通道房水外流，理论上与前列腺素制剂有拮抗作用，一般认为两者不宜联合用药。

（5）碳酸酐酶抑制药：能抑制房水生成。常用醋甲唑胺（neptazane）口服。一般药量为25mg，每日2次，服药后1～2小时开始降压，维持24小时以上。目前临床还有局部滴眼用碳酸酐酶抑制剂，常用的有布林佐胺（brinzolamide）滴眼剂。布林佐胺与多种降眼压药合用有相加作用，其中与β肾上腺素受体阻滞药联合应用降压幅度最大，可在噻吗洛尔降眼压的基础上再降低眼压约20%。

（6）高渗剂：本类药能提高血浆渗透压，吸取眼内水分，使眼压迅速下降，但作用时间短。常用的有50%甘油（glycerin）和20%甘露醇（mannitol），前者供口服2～3mL/kg体重；后者静脉快速滴注，1～2g/kg体重。高渗剂主要用于闭角型青光眼急性发作和某些有急性眼压增高的继发性青光眼。使用高渗剂后，因颅内压降低，部分患者可出现头痛、恶心等症状，宜平卧休息。甘油参与体内糖代谢，糖尿病患者慎用。

2. 手术 药物治疗绿风内障，能使眼压下降，症状缓解，但不能防止再发，故应在眼压下降后，根据病情，结合房角关闭情况，尽快选择周边虹膜切除术（或激光虹膜切开术）或滤过性手术。

【预后转归】

本病为临床常见致盲性眼病，急性者治不及时，可于数日内失明。慢性者常反复发作，眼珠时时胀硬，瞳神愈散愈大，终成黄风内障而失明。

【预防调护】

七情过极，情绪波动可以引发绿风内障已是众所周知的事实。急躁恼怒，抑郁悲伤，过度兴奋与劳累紧张均可使本病发作。因此，有青光眼素质者，要豁达乐观，心情舒畅，避免七情过伤。平时摄生有方，起居有常，饮食有节，劳逸得当。读书写作、绘图雕刻等低头位工作不宜时间过长。室内光线要充足，不宜做暗室工作，不看或少看电影电视，或看电影前点缩瞳剂，看电视时身旁放一盏灯，以改善照明。老年人要慎用或不用散瞳剂。由于本病多为双眼疾病，若一眼已经发生绿风内障，健眼虽无任何症状，亦需密切观察，定期检查，或及早做预防性虹膜切除。对疑似病例，应追踪观察，必要时做激发试验，以明确诊断，及早治疗。

绿风内障发病急，危害重，患者往往精神紧张，抑郁悲伤，医护人员要安慰患者，增强战胜疾病的信心。积极配合检查治疗。情志要安定，心情要舒畅，生活要有规律，饮食有节，忌暴饮暴食，一次饮水不宜太多。多食蔬菜水果，保持大便通畅。

禁止饮酒、吸烟、喝浓茶。睡眠要充分，枕头要适当垫高，睡前热水足浴以引血下行。不宜做暗室工作，不看或少看电影电视。点药前要认真核对，不可误将阿托品滴入眼内，以免引起严重后果。

绿风内障术后患者饮食要清淡，不要过多食用高蛋白类食物，否则有可能导致术中形成的滤过道瘢痕化，造成房水流出不畅而致手术失败，另外要定期复查，监测眼压和视野。

【名医经验】

（一）李熊飞论治绿风内障

1. 学术思想 李老常将绿风内障分为虚实两证。实证主要指肝经风热或肝胆火热证，虚证主要指阴虚阳亢证。肝经风热证，患眼常表现为剧烈胀痛，同侧头痛，白睛混赤，黑睛混浊，瞳孔散大，色呈淡绿，眼球坚硬，视物如雾蒙，视灯有彩圈；或伴有恶心呕吐，头晕耳鸣。此乃肝经风热、火热上攻所致。治宜平肝散风，泻火清热。复方槟榔煎治之，兼服石斛夜光丸（成药）。复方槟榔煎药物：槟榔30～50g，羚羊角10～15g（或水牛角80g），生石膏120～250g，龙胆、栀子、黄芩、大黄、枳实、泽泻各10～15g，生石决明、夏枯草各30g。加减：头痛不甚者，将羚羊角和生石膏剂量酌减；眼球胀硬减轻或胀硬不甚者，将槟榔剂量酌减；大便不难解者去枳实；恶心呕吐者加陈皮、竹茹；若吐甚者酌加半夏、佩兰；眼球剧痛者加延胡索；口渴引饮者加天花粉；白睛混赤甚者加蒲公英、牡丹皮；头痛剧烈且有眩晕者加钩藤、菊花。阴虚阳亢证，患者常表现为头痛眩晕，眼胀视朦，时有虹视，白睛混赤不甚，耳鸣耳聋，心烦易怒，口燥咽干，舌红少津，脉弦细数。治宜滋阴潜阳，大补阴丸合知柏地黄汤治之，兼服磁朱丸（成药）。大补阴丸合知柏地黄汤药物：知母10g，黄柏12g，生地黄30g，牡丹皮10g，泽泻10g，茯苓10g，山茱萸12g，山药15g，龟板30g，五味子10g，生石决明20g，玄参20g。加减：白睛混赤甚者加龙胆；眼胀痛较甚者加郁金、蔓荆子、夏枯草。

2. 典型病例 张某，男，62岁。右眼红痛，视物不清20余天。在当地诊断为急性闭角型青光眼，给予20%甘露醇静脉滴注、口服乙酰唑胺和外用降压类眼药水等治疗，其症状均无明显缓解。就诊时伴头痛，恶心欲呕，心烦易怒，畏寒，小便黄，大便干。查：视力右眼0.1，左眼1.0；测眼压，右眼48mmHg，左眼18mmHg，右眼混合充血（＋＋＋），瞳孔呈竖椭圆形，约5mm×6mm，对光反应消失，舌红，苔薄黄，脉弦数。诊断：绿风内障（急性闭角型青光眼）。辨证：肝胆火炽、风火上攻所致，治法：清热泻火，平肝散风。方用复方槟榔煎加减。方药组成：羚羊角4g（另煎，水牛角代），龙胆12g，夏枯草20g，菊花12g，生石膏30g，生大黄12g，生石决明12g，黄连10g，槟榔25g，枳壳15g。每日1剂，水煎服，分2次温服。外用丁公藤眼药水，

30 分钟点右眼 1 次,次日症减,8 天后诸症大减,大便稀,眼压右眼 16mmHg,左眼 15mmHg,舌脉同前,原方去大黄、羚羊角(水牛角代),5 剂。患者又复感眼胀,右眼眼压 28mmHg,大便稀,上方加水牛角 80g,再服 6 剂,诸症消失,惟脉弦细,上方加枸杞子 20g 以滋养肝阴。5 剂。视力右眼 0.6,左眼 1.0,双眼眼压 13mmHg,随访 1 年,一直未复发。

(二)张怀安论治绿风内障

1. 学术思想 张怀安根据"肝开窍于目""肝受血而能视""肝气通于目,肝和则能辨五色"等理论,分辨肝热、肝火、肝阳、肝寒、肝虚等临床表现,采用疏肝泻热、清肝泻火、柔肝之阴、疏肝解郁、理肝祛瘀、温肝降逆、平肝潜阳、补肝滋肾等八法论治。《素问·评热病论》曰:"邪气所凑,其气必虚。"《素问·生气通天论》曰:"风客淫气,精乃亡,邪伤肝也。"《素问·阴阳应象大论》曰:"风气通于肝。"由于肝气郁结或暴怒伤肝,正气已虚,外来风寒或风火乘虚而入,引动内生痰、湿、风、火,故发病急、来势猛,突然目赤肿痛,风轮混浊,瞳神散大,成为绿风内障。急者先治其标,采用疏肝清热、清肝泻火、温肝降逆等法,待外感之风寒、风热去,再治其本。正如《审视瑶函》所说:"病既急者,以收瞳神为先,瞳神但得收复,目既有生意,有何内障,或药或针,庶无失收瞳神之悔。"肝为风木之脏,体阴用阳,可寒可热,可虚可实,因此本病复杂多变,病程可以发生转化,如实证变成虚证,热证转为寒证,或虚实夹杂等。因而必须仔细分析病情进退,权衡在于临床。

2. 典型病例 陈某,男,59 岁。初诊日期:1995 年 9 月 22 日。患者右侧头痛剧烈,眼珠胀痛,虹视,视力急剧下降 3 天。伴耳鸣耳痛,口苦咽干,烦躁易怒,大便秘,小便黄赤。检查:视力右眼 0.2,左眼 0.8。右眼睑痉挛,结膜混合性充血(+++),角膜雾状水肿,瞳孔竖椭圆形散大,直径 6mm。眼压,右眼 48mmHg,左眼 18mmHg。舌质红,苔黄,脉弦数。诊断:急性闭角型青光眼(右眼急性发作期,左眼临床前期)。辨证:肝火上炎证。治法:清肝泻火。方用加味龙胆泻肝汤加减。药物组成:龙胆 10g,黄芩 10g,栀子 10g,泽泻 10g,木通 10g,车前子(包煎)10g,当归 10g,柴胡 10g,生地黄 30g,羌活 10g,防风 10g,夏枯草 10g,红花 5g,赤芍 10g,酒炒大黄 10g,甘草 5g。水煎,每日 1 剂,分 2 次温服。外用 1% 毛果芸香碱滴眼剂,滴右眼;20% 甘露醇,静脉滴注;乙酰唑胺,口服。3 天后,眼胀痛消失,右眼眼压降至 21mmHg,视力恢复到 0.5。局麻下右眼施行小梁切除术;2 周后,左眼施行周边虹膜切除术。观察 7 年眼压控制在正常范围之内,能坚持正常工作。

【文献选录】

《外台秘要·二十一卷·眼疾品类不同候》曰:"如瞳子翳绿色者,名为绿翳青盲。皆是虚风所作，当觉急须即疗，汤丸散煎针灸，禁慎以驱疾势。若眼自阒多时，不复可疗。此疾之源，皆从内肝管缺，眼孔不通所致也。"

《医方类聚·龙树菩萨眼论·辨诸般眼病疾不同随状所疗三十篇》曰："若眼初觉患者，头微旋，额角偏痛，连眼眶骨，及鼻额时时痛，眼涩，兼有花睛时痛，是风兼劳热为主。初患皆从一眼前恶（此作"坏"之意），恶后必相牵俱损。其状妇人患多于男子，皆因产节后，状（按文义应为"将"）息失度，及细作绣画，用眼力劳损。或有三五年即双暗。有风热盛，不经旬月，即俱损之，此是毒热入脑，及肝肾劳，受其热气所致。古方皆为绿盲。初觉即急疗之，先服汤丸，将息慎护，针刺依法疗之，即住疾热。宜服羚羊角饮子三五剂，还睛丸、通明镇肝丸，及针丘墟、解溪穴，常引令风气下。忌针眦脉出血，头上并不宜针灸之也。若瞳人开张，兼有青色，绝见三光者，拱手无方可救，皆因谬治及晚故也。"

《秘传眼科龙木论·绿风内障》曰："此眼初患之时，头眩额角偏痛，连眼睑骨及鼻颊骨痛，眼内痛涩见花。或因呕吐恶心，或因呕逆后，便令一眼先患，然后相牵俱损。目前花生，或红或黑，为肝肺受伤，致令然也。"

《证治准绳·杂病·七窍门》曰："绿风内障证：瞳神气色浊而不清，其色如黄云之笼翠岫，似蓝靛之合藤黄，乃青风变重之证，久则变为黄风。虽曰头风所致，亦由痰湿所攻，火郁忧思忿怒之过。若伤寒疟疫热蒸，先散瞳神而后绿后黄。前后并无头痛者，乃痰湿攻伤真气，神膏耗涸，是以色变也。盖久郁则热胜，热胜则肝木之风邪起，故瞳散愈散愈黄。大凡病到绿色危极矣，十有九不能治也。"

《证治准绳·杂病·七窍门》曰："瞳子散大者，少阴心之脉夹目系，厥阴肝之脉连目系，心主火，肝主木，此木火之势盛也。其味则宜苦、宜酸、宜凉，大忌辛辣热物，是泻木火之邪也。瞳神散大，而风轮反为窄窄一周，甚则一周如线者，乃邪热郁蒸，风湿攻击，以致神膏游走散坏。若初起即收可复，缓则气定膏散，不复收敛。未起内障颜色，而止是散大者，直收瞳神，瞳神收而光自生矣。散大而有内障起者，于收瞳神药内，渐加攻内障药治之。多用攻内障发药，攻动真气，瞳神难收。病既急者，以收瞳神为先，瞳神但得收复，目即有生意。有何内障，或药或针，庶无失收瞳神之悔。若只攻内障，不收瞳神，瞳神愈散，而内障不退，缓而疑不决治者，二证皆气定而不复治，终身疾矣。"

《张氏医通·七窍门》曰："瞳神散大者，风热所为也。火性散，夹风益炽，神光怯弱不能支，亦随而散漫，……又有瞳神散大而风轮反窄，甚则一周如线者，乃邪热郁蒸，风湿攻激，以致神膏光散。若初起收放不常者易敛，缓则气定膏散，不可复收。未起内障，止是散大者，直收瞳神，而光自生；散大而有内障起者，于收瞳神药内量加攻内障药""大抵瞳神散大，因头风攻痛者多，乃水中伏火之发，最难收敛。……若风攻内障即来，且难收敛，而光亦损耳。"

《原机启微·气为怒伤散而不聚之病》曰："气阳物，类天之云雾，性本动。聚，其体也，聚为阴，是阳中之阴，乃离中有水之象，阳外阴内故聚也。纯阳，故不聚也。不聚则散，散则经络不收。足厥阴肝主目，在志为怒，怒甚伤肝，伤脾胃则气不聚，伤肝则神水散，何则，神水亦气聚也，……一证因为暴怒，神水随散，光遂不收，都无初渐之次，此一得永不复治之证也。又一证为物所击，神水散，如暴怒之证，亦不复治。"

《医宗金鉴·眼科心法要诀》曰："论五风发病之源"谓："然风虽有五，其致病之由则有二：一曰外因，必因头风，其痛引目上攻于脑，脑脂与热合邪，下注于目，而致两目忽然失明也；一曰内因，必因内伤脏腑，精气不能上注于目，或先病左目，后及于右目，或先病右目，后及于左目，左右相传，两目俱损也。"

【现代研究】

彭清华从肝论治原发性青光眼 57 例，分为 6 型。肝经风热型（17 例）用回光汤加减：羚羊角 0.3 ~ 1g（可用山羊角 15g 或水牛角 30g 代替），茯苓、车前子各 20g，玄参 15g，知母、龙胆、荆芥、防风、白菊花、川芎、法半夏各 10g，僵蚕 6g，细辛 3g。肝胆火炽型（16 例）用龙胆泻肝汤或四顺清凉饮加减：生地黄 30g，龙胆、柴胡、黄芩、栀子、木通、泽泻、车前子、夏枯草、茯苓、当归、羌活、防风、酒炒大黄各 10g，甘草 5g。肝气郁结型（14 例）用逍遥散加减：牡丹皮、栀子、柴胡、赤芍、白芍、当归、香附、茯苓、白术、夏枯草、车前子、防风、荆芥各 10g，生地黄 20g，红花、川芎各 6g，甘草 5g。肝风上扰型（2 例）用天麻钩藤饮加减：熟地黄 30g，生石决明、磁石、珍珠母各 20g，天麻、钩藤、枸杞子、白菊花、山茱萸、泽泻、茯苓、首乌藤、川牛膝各 10g。肝阴不足型（5 例）用滋阴地黄汤加减：生地黄、熟地黄各 30g，黄芩、枸杞子、白菊花、山茱萸、五味子、天冬、当归、柴胡、川芎、赤芍各 10g，红花、甘草各 5g。肝肾阴虚型（3 例）用滋阴降火汤或知柏地黄汤加减：生地黄、熟地黄、石决明各 20g，知母、黄柏、麦冬、柴胡、白芍、黄芩、当归、山茱萸、茯苓、牡丹皮各 10g，川芎、甘草各 5g。除 1 例低眼压性青光眼外，均用 1% 毛果芸香碱或 0.25% 噻吗洛尔滴眼，其中 32 例在短期内（3 ~ 7 天）服用乙酰唑胺或同时静脉推注高渗葡萄糖。结果：57 例 86 只眼中，痊愈 41 只眼（47.67%），显效 7 只眼（8.14%），好转 30 只眼（34.88%），无效 8 只眼（9.3%），总有效率 90.70%。

彭清华等认为急、慢性闭角型青光眼患者不论其中医病因如何，在其病变过程中均存在"血瘀水停"的病证特点。他们将原发性闭角型青光眼分为慢性闭角型青光眼组（慢闭组）、急性闭角型青光眼急性发作期组（急闭Ⅰ组）、急性闭角型青光眼慢性期组（急闭Ⅱ组）三组，并与正常组或白内障组对照，对其眼压、房水流畅系数、房水蛋白、血浆心房利钠肽（ANF）、内皮素-1、血液流变学、血栓素、前列腺素、眼动脉（OA）和视网膜中央动脉（CRA）的彩色超声多普勒（CDI）进行检测，并对其 A 型行为及人格特征进行调查。同时还对原发性闭角型青光眼患者中医辨证分为肝郁气滞证、肝胆火旺证、肝胃虚寒证和肝阴虚阳亢证四组的上述指标进行检测分析。结果发现：原发性闭角型青光眼患者与正常人相比眼压显著升高，房水流畅系数显著降低，房水白蛋白和总蛋白含量均显著升高，说明闭角型青光眼患者存在房水黏度增高，房水流出阻力增大，房水游积于眼内的"水停"病理改变。原发性闭角型青光眼患者 ANF 显著升高，ANF 升高的水平以急性闭角型青光眼急性发作期最显著，慢性闭角型青光眼次之，急性闭角型青光眼慢性期再次之，ANF 的升高与眼压升高的水平呈正相关关系，说明 ANF 水平的改变是眼局部病变与机体应激性保护反应的结果。原发性闭角型青光眼患者的眼动脉和视网膜中央动脉血流参数指标与正常组相比，呈现 PSV、EDV 和 AV 下降、PI 和 RI 升高的血瘀病理改变，但这种病理改变与眼压高低呈正相关关系，即眼压越高，眼血流参数指标的变异越明显。说明眼局部的这种血瘀病理改变主要是由于眼压升高，压迫眼局部血管（机械压迫），使眼血流明显障碍所致，只要降低其眼压，其病理改变就可明显缓解。

彭清华等根据青光眼手术后气阴两虚、血瘀水停的综合病理，对 107 例 152 只眼的闭角型青光眼手术后患者采用由活血利水、益气养阴药制成的青光安颗粒剂进行治疗，并与术后不服用中药的 103 例 148 只眼进行对照观察。结果：以活血利水药为主、辅以益气养阴药制成的青光安颗粒剂，能明显提高闭角型青光眼手术后患者的视力，扩大其视野，与对照组相比，有显著性差异（$P < 0.01$），并能维持其术后正常眼压。且青光安颗粒剂治疗后患者的内皮素-1、血液流变学、血小板活化与血管内皮细胞受检指标均得以明显改善。经 6 ~ 20 个月，平均 13.4 个月的远期疗效观察，青光安颗粒剂治疗组患者视力、视野、眼压的疗效稳定，三者与对照组相比，均有显著性差异（$P < 0.01$）。说明青光安颗粒剂能提高青光眼手术后患者的视功能，防止术后眼压回升。

项敏泓等为探讨灯盏细辛对眼压已控制青光眼患者视野的保护作用，选择有青光眼视野缺损、眼压控制在 18mmHg 以内的原发性青光眼患者 24 例 40 眼，按随机、双盲法予药物口服，药物分别为灯盏细辛片和安慰剂。患者每日口服 3 次，每次 2 片。2 个月为 1 个疗程，连续 3 个疗程，每 2 个月随访 1 次。试验结束由药物提供方拆盲并反馈信息。结果：用药前后各疗程对照组和治疗组收缩压、舒张压、脉搏、眼压、杯/盘、视力均无统计学差异（$P < 0.05$），且所有患者用药过程中无明显不良反应。治疗组用药 6 个月后的平均缺损（MD）、平均敏感度（MS）与用药前的 MD、MS 相比，差异有统计学意义（$P < 0.05$）。中晚期治疗组用药 2、4、6 个月后的 MD、MS 分别与用药前 MD、MS 相比差异均有统计学意义（$P < 0.05$）。该研究表明降低眼压对部分青光眼患者的视功能有保护作用，灯盏细辛对原发性青光眼患者的视功能有一定的保护作用，且应用疗程越长，视野缺损改善越明显；而对于原发性中晚期青光眼患者，灯盏细辛改善视野更显著。灯盏细辛对血压、脉搏、眼压、视力、杯/盘均没有影响。

二、青风内障

青风内障是指起病隐伏，自觉症状不明显，眼压增高不显著，瞳色微混，如青山笼淡烟之状，视野逐渐缩窄，视物日渐昏蒙，终至失明的眼病。青风内障的病因多为忧愁忿怒，肝郁气滞，或脾湿生痰，痰郁化火，或竭思劳神，真阴暗耗，以上因素可导致气血失和，脉络不利，以致神水瘀滞而酿成本病，素有头风、痰火及阴虚血少之人，尤易罹患。

青风内障类似于西医学之原发性开角型青光眼。

【源流】

本病早在《太平圣惠方·治眼内障诸方》中即有记载，谓："青风内障，瞳人虽在，昏暗渐不见物，状如青盲，宜服葳蕤散方。"《世医得效方·眼科》记述稍详，"此眼不痛不痒，瞳人俨然如不患者，但微有头旋，及见生花，或劳则转加昏蒙"，治疗"宜服还睛散。"《秘传眼科龙木论·青风内障》指出本病初患之时症状较轻，"微有痛涩""瞳人不开不大"，日久"渐渐昏暗，或因劳倦，渐加昏重"，治疗"不宜针拨，皆因五脏虚劳所作，致令然也，宜服羚羊角汤、还睛散即瘥"。《证治准绳·杂病·七窍门》对本病的症状表现、病因病机、转归预后做了进一步阐述："青风内障证，视瞳神内有气色昏朦，如晴（按文义应作"青"）山笼淡烟也，然自视尚见，但比平时光华则昏蒙日进。急宜治之，免变绿色，变绿色则病甚而光没矣。阴虚血少之人，及竭劳心思，忧郁忿恚，用意太过者，每有此患。然无头风痰气夹攻者，则无此患。病至此亦危矣。不知其危而不救者，盲在旦夕耳。"治疗用"羚羊角汤、白附子丸、补肾磁石丸、羚羊角散、还睛丸"。《审视瑶函·青风障症》沿用王氏之说，治疗用羚羊角汤。《医宗金鉴·眼科心法要诀》将本病分为有余不足两证，青风有余证用青风羚羊汤，青风不足证用青风还睛散。

此外，本病多见虹视现象，在《证治准绳·杂病·七窍门》和《目经大成·目晕》中也有记述，前者称为"光华晕大证"，系"实火阳邪发越于上之害，诸络必有滞涩"。后者称之为"目晕"，认为它"似因非症"，不是一个独立的病症，谓："此目别无甚病，但见灯视月及隙漏之处，则有碗大一圈环影睛外。其色内青红而外紫绿，绝似日华月晕，故曰目晕。大意水衰不能制火，水火相射，则乖戾之气激而上浮，故能无中生有。譬诸日与雨交，倏然成虹，其象亦红绿间……凡人劳极久视，废眠强起，便有此弊，可暂而不可常……若以恙小而忽之，并不加培养，丧明之前驱也。"治疗"须四君合补水宁神汤立愈"。

【病因病机】

古代医家认为青风内障应是虚实夹杂之症。《证治准绳·杂病·七窍门上·内障》中有论："阴虚血少之人，及竭劳心思、忧郁忿恚、用意太过者，每有此患。然无头风痰气夹攻者，则无此患。""虚"指的是青风内障患者的特殊体质（阴虚血少之人），以及由过度思虑、情绪因素导致的气血耗伤。"实"指的是"头风痰气夹攻"，被认为是本病发病的另一个必备条件。《审视瑶函·卷五·运气原证·青风障症》中再次重申了这一观点，并总结有"肝胆病，精液亏兮气不正，哭泣忧郁风气痰"。

《普济方》和《明目至宝》分别概括青风内障的病机为"五脏风劳"和"肾虚劳"；《本草简要方》辨为"肝热"。《本草简要方》和《普济方》都用了羚羊角汤（羚羊角、人参、玄参、地骨皮、羌活、车前子）。《普济方》和《明目至宝》又都用了还睛散（人参、车前子、地骨皮、茯苓、细辛、防风、川芎、羌活），与《证治准绳》和《审视瑶函》的用药是统一的。由此可见，古代医家在青风内障辨证治疗上的观点是一致的，只是在文字表述方面存在一些差别。结合临床归纳如下。

（一）气郁化火证

肝喜条达，主疏泄，肝失条达，郁而化火，气火上逆，玄府不利，神水滞留，故眼压稍高，眼胀头痛。胸胁为肝之经脉所过，气机不利，脉络阻滞，故胸胁胀满，喜长叹息。肝郁犯脾，脾失健运，故食少神疲。口苦咽干，舌红苔黄，脉弦数为肝郁化火之象。

（二）肝热生风证

肝郁气滞，化火生风，风火上扰，经脉不利，神水瘀积，故眼珠胀痛，头晕脑痛。肝火扰心则心烦易怒。肝火夹胆火上逆故口苦。火盛伤津则口燥咽干。舌红苔黄，脉弦数。

（三）痰火升扰证

痰火升扰，流窜经络，上蒙清窍，则头晕目痛，眼压偏高。痰火内扰，心神不安，胃失和降，故心烦而悸，食少痰多，胸闷呕恶。口苦，舌红，苔黄腻，脉滑数皆痰火之征。

（四）阴虚风动证

劳倦太过，阴血耗伤，水不涵木，肝风上旋，以致头晕耳鸣，眼珠胀痛，瞳神略散。阴虚血少，目失濡养，则视物昏蒙。肾水不能上济于心，心肾不交，则夜卧失眠。虹视、五心烦热、口燥咽干、舌绛少苔，脉细数，皆由阴虚血少，水不制火所致。

（五）气虚血瘀证

病久不愈，正气已虚，气虚无力推动血行，气血不能正常上行灌注于目，故视野日渐缩窄，视盘凹陷苍白。气血不能上荣于面则面色苍白，中气不足则气短乏力。津血同源，"血不利则为水"，血行不利，神水瘀积，故眼压偏高。舌脉为气虚血瘀之象。

（六）肝肾两亏证

病久元气衰惫，肝肾精血亏损，目窍失养，神光衰微，故视野缩窄，视力减退，视乳头杯状凹陷，颜色苍白。既病之后，眼孔阻滞，脉道不利，神水瘀积，故眼珠胀硬不减。耳鸣头旋，健忘失眠，腰膝酸软，舌红少苔，脉沉细数皆精血亏虚所致。面白肢冷，夜间尿多，精神倦怠，舌淡苔白，脉沉细无力为肾阳不足之象。

以上因素皆可导致气血失和，脉络瘀滞，窍道不利，神水瘀积，酿成本病。津血同源，血不利则为水，血脉瘀滞与神水瘀积可互为因果。

【临床表现】

（一）早期

早期可无自觉症状，或于瞻视过久，劳神过度之后，微感眼胀头痛，观灯有虹晕，视物疲劳等。检查视力尚好，眼压呈波动性，有时正常，有时偏高，24 小时眼压波动幅度超过 8mmHg，眼底多无明显异常。早期视野缺损多在中央 30°范围内，主要有中心外暗点、弓形暗点及鼻侧阶梯状暗点，这些暗点要用小视标及低暗照度下仔细检查才能发现。早期视野缺损的形态与视神经纤维的分布状态有关。黄斑区上下方的纤维呈弓形分别集中于视乳头颞侧旁的上下方，这些弓形纤维最易受高眼压的影响，弓形视野缺损表示视乳头的一束神经纤维受损害。

（二）中期

病变发展，眼胀头痛加重，瞳神略大，瞳色淡青，触压眼珠较正常为硬，眼压呈中等度增高。眼底视乳头生理凹陷呈垂直椭圆形扩大，血管偏向鼻侧，呈屈膝状，中心视野明显不正常，周边视野向心性缩小。

（三）晚期

晚期自觉症状加重，眼压持续性升高，眼底视乳头凹陷深大如杯状，色苍白萎缩。视野的改变与视乳头的病理变化是相应的，因为二者均是视神经纤维损害的结果。视乳头苍白越明显，视野缺损就越多，病至晚期，仅留 5°～10°的小视野，即管形视野，中心视力亦下降，终至完全失明。

【诊断依据】

1. 眼压增高，早期有时高，有时正常，病变发展，则经常处于较高状态。
2. 视乳头病理性凹陷，呈垂直椭圆形扩大，或呈典型的青光眼杯状凹陷。
3. 视野缺损，早期中心视野检查可见中心外暗点，弓形暗点，后期周边视野向心缩小，严重者呈管形。
4. 瞳神轻度散大，瞳色淡青。
5. 自觉症状不明显，或有眼胀头痛，视物疲劳。

眼压升高，视乳头病理凹陷和视野缺损是诊断本病的三个主要依据，如果眼压升高时房角是开放的，即可诊断为青风内障（开角型青光眼）。为减少视功能损害，关键是早期诊断。对疑似病例，可做 24 小时眼压曲线测量，测量时间：上午 5、7、10时，下午 2、6、10 时。眼压日差小于 5mmHg 为正常，大于 8mmHg 为病理性。绝不能根据一两次眼压结果而妄下肯定或否定的结论，以免增加患者的思想负担或贻误治疗时机，必须采取谨慎负责的态度，如一时不能肯定诊断，应长期观察，多次检查。

【鉴别诊断】

本病应与绿风内障之慢性者及黑风内障相鉴别。青风内障自觉症状多不明显，前房深浅正常，多为宽角，高眼压下房角仍是开放的，视乳头凹陷及视野缺损出现较早。而绿风内障之慢性者，多有反复发作病史，前房浅，房角窄，高眼压下房角部分或全部关闭，早期一般无眼底及视野改变。黑风内障头目胀痛症状相对逐渐加重，可见视乳头凹陷及视野缺损，但有周边前房浅，房角狭窄，或局限性周边黄仁前粘连。

【辨治思路】

（一）辨证思路

1. 气郁化火证 本证以头目胀痛，眼压稍高，情志不舒，胸胁胀满，口苦咽干为诊断要点。肝喜条达，主疏泄，肝失条达，郁而化火，气火上逆，玄府不利，神水滞留，故眼压稍高，眼胀头痛。胸胁为肝之经脉所过，气机不利，脉络阻滞，故胸胁胀满，喜长叹息。肝郁犯脾，脾失健运，故食少神疲。口苦咽干，舌红苔黄，脉弦数为肝郁化火之象。

2. 肝热生风证 本证以眼珠胀痛，头晕头痛，心烦易怒，口苦咽干为诊断要点。患者肝郁气滞，化火生风，风火上扰，经脉不利，神水瘀滞，故眼珠胀痛，头晕头痛。肝火扰心则心烦易怒。肝火夹胆火上逆则口苦。火盛伤津则口咽干燥。舌红苔黄，脉弦数为肝热之象。

3. 痰火升扰证　本证以头晕目痛，心烦而悸，食少痰多，胸闷呕恶，口苦为诊断要点。痰火升扰，流窜经络，上蒙清窍，则头晕目痛，眼压偏高。痰火内扰，心神不安，胃失和降，故心烦而悸，食少痰多，胸闷呕恶。口苦，舌红，苔黄腻，脉滑数皆痰火之征。

4. 阴虚风动证　本证以劳倦后眼症加重，头晕眼胀，耳鸣失眠，五心烦热，口燥咽干为诊断要点。劳倦太过，阴血耗伤，水不涵木，肝风上旋，以致头晕耳鸣，眼珠胀痛，瞳神略微散大。阴虚血少，目失濡养，则视物昏蒙。肾水不能上济于心，心肾不交，则夜卧失眠。五心烦热，口燥咽干，舌绛少苔，脉细数，皆由阴虚血少，水不制火所致。

5. 气虚血瘀证　本证以视野日渐缩窄，视盘凹陷苍白，面色无华，气短乏力为诊断要点。病久不愈，正气已虚，气虚无力推动血行，气血不能正常上行灌注于目，故视野日渐缩窄，视盘凹陷苍白。气血不能上荣于面则面色苍白，中气不足则气短乏力。津血同源，"血不利则为水"，血行不利，神水瘀积，眼压偏高。舌质淡紫或有斑点，苔白，脉沉细为气虚血瘀之象。

6. 肝肾两亏证　本证以视野明显缩窄，中心视力渐减，眼底视乳头凹陷扩大加深呈杯状，颜色苍白，耳鸣头旋，健忘失眠，腰膝酸软；或者面白肢冷，夜尿频繁，精神倦怠为诊断要点。病久元气衰惫，肝肾精血亏损，目窍失养，神光衰微，故视野缩窄，视力减退，视乳头杯状凹陷，颜色苍白。既病之后，眼孔阻滞，脉道不利，神水瘀积，故眼珠胀硬不减。耳鸣头旋，健忘失眠，腰膝酸软，舌红少苔，脉沉细数皆精血亏虚所致。面白肢冷，夜间尿多，精神倦怠，舌淡苔白，脉沉细无力为肾阳不足之象。

（二）症状识辨

1. 视力下降　青风内障早期常无自觉症状，或偶尔在瞻视过久，劳神过度之后，微感眼胀头痛，观灯有虹晕，视物疲劳等，此多属于阴虚风动证，患者素有阴虚亏损，劳倦太过加重阴血耗伤，致水不涵木，肝风上旋。随着病变发展，到了中期，患者眼胀头痛加重，眼压中等程度升高，视力日益下降，视野日益缩窄，此阶段多属于气郁化火证、肝热生风证或者痰火升扰证。发展至晚期，眼压持续升高、视力明显下降、视野明显缺损，甚至出现管状视野，眼底视乳头凹陷深大如杯状，色苍白萎缩，多属于气虚血瘀证或者肝肾两亏证。

2. 视乳头凹陷萎缩　肝藏血，肾藏精，肝开窍于目，瞳神目系属肾；气行则血行，气虚则血瘀，久病则瘀。至青风内障晚期，中心视力日益下降，视野明显缩窄，眼底视乳头凹陷扩大加深呈杯状，颜色苍白，多为肝肾不足或者气虚血瘀所致，目系失去滋养而萎缩。

（三）治疗思路

1. 治法与处方原则 本病初起多为实证为主，以郁火、风火、痰火为主，随着病情的发展，可出现虚实夹杂或虚证，本虚多为阴虚、气虚，标实多为内风、血瘀。所以本病初期以祛邪为要，到中晚期以扶正祛邪或者扶正为治疗原则。

本病双眼发病，而双眼发病的进程可不一致。病变初期，可无自觉症状，眼底可见视乳头凹陷扩大，眼压偏高或正常，病情进展，眼压升高，眼珠胀痛，眼底视乳头凹陷进一步扩大加深，视野出现缺损，如及时发现，中医辨证论治联合西药积极治疗，可望保持病情稳定，如失治误治，可出现视物模糊，视野缩窄，甚则管状视野，视乳头颜色苍白，凹陷扩大，终至失明，难以逆转。

2. 用药方式

（1）气郁化火证：气郁化火者，应予以清热疏肝。郁久化火，火热上承，熏蒸目窍，选用牡丹皮、栀子清泻郁火；柴胡疏肝解郁、条达肝气；当归、白芍养血柔肝；茯苓、白术、甘草培土健脾以抵御木侮；薄荷小许以助柴胡条达肝气；煨生姜数片与当归、白芍相伍，调和气血。

（2）肝热生风证：肝热炽盛，热极动风，风火攻目，首先要平肝息风，古代医家常用羚羊角，现代由于本品价格昂贵，许多医家常用山羊角代替。用玄参、地骨皮、车前子清肝养阴；眼珠胀痛明显，加羌活、钩藤、石决明以加强平肝息风；如果患者有劳倦后视昏加重，乃气虚所致，可加人参。

（3）痰火升扰证：脾为生痰之源，既要祛邪，又要扶正。痰火升扰，上蒙清窍，予以黄连清热泻火；法半夏、竹茹化痰止呕、除烦止呕；茯苓、陈皮、枳壳理气导滞，健脾渗湿，以杜绝生痰之源。

（4）阴虚风动证：年老阴血亏虚者或者劳倦之后，阳亢风动。用阿胶、鸡子黄、生地、白芍补阴血，养阴液；牡蛎、石决明、钩藤平肝阳、息肝风；络石藤通络脉；茯神养心神；炙甘草配白芍酸甘化阴，柔肝和中。

（5）气虚血瘀证：病久不愈，正气已虚，气虚无力推动血行，气血不能正常上行灌注于目，故视野日渐缩窄，视盘凹陷苍白。用药上应该注意：除应注重大剂量应用补气药物之外，同时要运用理气活血等药物，气行则血行。补气药物可用黄芪、党参、山药；理气活血用归尾、赤芍、地龙、川芎、红花、桃仁；其中黄芪既能补气，又能行气。

（6）肝肾两亏证：肝开窍于目，肝藏血，肾藏精，精血同源。患者病程日久，肝肾精血亏损，精血属阴，阴损及阳，导致肾阳偏虚，目窍失养，神光衰微。偏于肝肾精血不足者用六味地黄丸加枸杞子、菊花以补益肝肾之阴，明目；偏于肾阳虚，兼见面白肢冷，夜尿频繁，精神倦怠者，在六味地黄丸基础上加附子、桂枝组成肾气丸，于水中补火，阴中求阳，鼓舞肾气，协调阴阳，用于肝肾不足，阳偏虚者。

【治疗】

（一）辨证论治

1. 气郁化火证

证候：情志不舒，抑郁忿怒引发本病，头目胀痛，眼压稍高；胸胁胀满，喜叹息，食少神疲，口苦咽干；舌红苔黄，脉弦数。

治法：清热泻火，疏肝解郁。

方药：丹栀逍遥散加减。牡丹皮、栀子、柴胡、当归、白芍、茯苓、白术、甘草、薄荷、生姜。

加减：眼胀明显者加石决明、夏枯草以平肝清热；胁痛明显者加香附、郁金以行气活血。

2. 肝热生风证

证候：眼珠胀痛，头晕头痛，眼压增高；心烦易怒，口苦咽干；舌红苔黄，脉弦数。

治法：清热泻火，平肝息风。

方药：羚羊角汤加减。羚羊角（水牛角代）、玄参、地骨皮、羌活、车前子、人参。

加减：头晕头痛，眼珠胀痛明显者，加钩藤、石决明以增平肝息风之功；口苦咽干者，加夏枯草、生地黄清热生津。

3. 痰火升扰证

证候：头晕目痛，眼压偏高；心烦而悸，食少痰多，胸闷呕恶，口苦；舌红，苔黄而腻，脉滑数。

治法：清热化痰，和胃降逆。

方药：黄连温胆汤加减。黄连、法半夏、茯苓、陈皮、枳壳、竹茹、甘草。

加减：胸闷恶心，加瓜蒌、胆南星清热化痰；目胀眼痛明显，加郁金、柴胡理气活血止痛。

4. 阴虚风动证

证候：劳倦后眼症加重，头晕眼胀，瞳神略大；视物昏蒙，虹视，耳鸣失眠，五心烦热，口燥咽干；舌绛少苔，脉细数。

治法：滋阴养血，柔肝息风。

方药：阿胶鸡子黄汤加减。阿胶、鸡子黄、白芍、石决明、钩藤、生地黄、茯神、络石藤、生牡蛎、炙甘草。

加减：若阴虚火旺者，方中酌加知母、地骨皮以降虚火；若阴虚阳亢，酌加石决明、钩藤平肝潜阳。

5. 气虚血瘀证

证候：病久不愈，眼压正常或偏高，视野日渐缩窄，视盘凹陷苍白；兼见面色无华，气短乏力；舌质淡紫或有瘀斑，苔白，脉沉细。

治法：益气活血利水。

方药：补阳还五汤加减。黄芪、归尾、赤芍、地龙、川芎、红花、桃仁。

加减：少气懒言者，加党参、山药益气健脾；胸胁刺痛者，加郁金、香附理气活血止痛；眼压偏高加茯苓、车前子利水。

6. 肝肾两亏证

证候：病久瞳神渐散，眼珠胀硬疼痛，视野明显缩窄，中心视力渐减，眼底视乳头凹陷扩大加深呈杯状，颜色苍白；兼见耳鸣头旋，健忘失眠，腰膝酸软；舌红少苔，脉沉细数；或面白肢冷，夜尿频繁，精神倦怠；舌淡苔白，脉沉细无力。

治法：补益肝肾。

方药：杞菊地黄丸或肾气丸加减。杞菊地黄丸组成：枸杞子、菊花、熟地黄、山茱萸、山药、泽泻、牡丹皮、茯苓。肾气丸组成：附子、肉桂、熟地黄、山茱萸、山药、泽泻、牡丹皮、茯苓。

加减：杞菊地黄丸用于肝肾精血不足者；肾气丸用于肝肾不足，肾阳偏虚者。视物昏蒙，可加菟丝子、茺蔚子、五味子补益肝肾；气血不足者，加黄芪、当归、白芍、川芎益气养血。

（二）中成药

1. 丹栀逍遥丸　具有疏肝解郁清热功效。适用于本病属于气郁化火证。

2. 羚羊角胶囊　具有平肝息风、清肝明目、散血解毒作用。适用于本病的肝热生风证。

3. 将军定痛丸　具有泻火逐痰、平肝息风作用。适用于本病属于痰火升扰证。

4. 明目地黄丸　具有滋肾、养肝、明目功效。适用于肝肾阴虚之五风内障以及伴随的目涩畏光，视物模糊，迎风流泪等症状。

5. 石斛夜光丸　具有滋阴补肾、清肝明目功效。适用于本病属于肝肾两亏，阴虚火旺证。

6. 青光安颗粒　具有活血利水、益气养阴作用。适用于本病术后视神经保护性治疗。

7. 益脉康分散片　具有活血化瘀功效。适用于本病术后眼压已控制的视野缩小症。

（三）单方验方

1. 丹参30g，黄芪30g，人参15g，煎服，每日一剂，一剂两煎，早晚各一次。本方适用于眼压已经控制的青风内障，可以改善视野。

2. 灯盏花12g，白蒺藜12g，菊花12g，赭石12g，枸杞子6g，牡丹皮12g，泽泻12g，红花9g，甘草3g，煎服，每日一剂，一剂两煎，早晚各一次。用于青光眼小梁切除术后，可以阻止视神经损害，保护视功能。

3. 柴胡12g，葛根12g，当归12g，郁金12g，石菖蒲6g，丹参6g，白芍6g，决明子6g，炙甘草3g，煎服，每日一剂，一剂两煎，早晚各一次。用于青风内障小梁切除术后，可以缓解视神经萎缩，提升视力，改善视野光敏度，阻止视野缺损及增强视神经电位活动。

4. 石决明30g，沙参30g，黄芪15g，天花粉15g，生地黄12g，当归12g，麻黄6g，蛇蜕6g，钩藤15g，防风15g，如兼恶心呕吐者加藿香15g、豆蔻10g，煎服，每日一剂，一剂两煎，早晚各一次，必要时配合滴1%毛果芸香碱滴眼液。本方能够平肝息风，利窍养阴，对控制青风内障眼压有一定作用。

（四）外治疗法

1. 药物　离子导入主要适用于青光眼眼压控制后的视神经保护治疗，可根据病情选择复方血栓通注射液、维生素 B_1、维生素 B_{12} 等，采用电离子导入，每日1次，10天为1个疗程，可达到活血化瘀、营养神经的作用。

2. 局部　穴位注射主要选用复方樟柳碱、神经生长因子、维生素 B_{12} 等药物，在太阳穴及周围注射，每日1次或隔日1次，10天为1个疗程。

（五）针灸治疗

1. 体针　常选用太冲、行间、内关、足三里、合谷、曲池、风池、承泣、睛明、攒竹、翳明、球后等穴，每次局部取2穴，远端取2穴，交替使用。每日1次，10次为1个疗程，强刺激。

2. 耳针　可取耳尖、目1、目2、眼降压点、肝阳1、肝阳2、内分泌等。

（六）药膳疗法

1. 生地青葙粥　生地黄15g，青葙子9g，陈皮6g，加适量水煎20分钟，去渣取汁，入粳米100g煮成稀粥食用。功效：滋阴，清肝明目。

2. 白茅根决明饮　白茅根、决明子各30g，加适量水共煮，去渣饮汁。功效：清肝明目。

3. 沙参决明饮 沙参、枸杞子各15g，牛膝、决明子各9g，加适量水共煎30分钟，去渣取汁，冲蜂蜜适量服食。功效：滋阴清热，养肝明目。

（七）西医治疗

1. 药物

（1）拟副交感神经药（缩瞳剂）：用1%～4%毛果芸香碱点眼，每日3～4次。降眼压机制主要是促进房水经小梁网途径排出。但由于毛果芸香碱又可减少葡萄膜巩膜通道房水外流，所以一般不与前列腺素制剂联合应用。

（2）β肾上腺素受体阻滞药：常用0.25%～0.5%噻吗洛尔、0.25%～0.5%盐酸左旋布诺洛尔和0.25%～0.5%倍他洛尔等滴眼剂，每日1～2次点眼。其中噻吗洛尔和盐酸左旋布诺洛尔为非选择性β_1、β_2受体阻滞药，对有房室传导阻滞、窦房结病变、支气管哮喘患者忌用。倍他洛尔为选择性β_1受体阻滞药，呼吸道方面的副作用较轻。

（3）肾上腺能受体激动药：一般选用α_2受体激动药，比如0.2%溴莫尼定，其选择性兴奋α_2受体，可同时减少房水生成和促进房水经葡萄膜巩膜外通道排出。

（4）前列腺素制剂：如0.005%拉坦前列素、0.004%曲伏前列素和0.03%贝美前列素，其降压机制为增加房水经葡萄膜巩膜通道外流，但不减少房水生成。每日傍晚1次点眼，可使眼压降低20%～40%。本类药主要副作用为点药后局部短暂烧灼、刺痛、痒感和结膜充血，长期用药可使虹膜色素增加、睫毛增长、眼周皮肤色素沉着。

（5）碳酸酐酶抑制药：能抑制房水生成。常用醋甲唑胺口服。一般药量为25mg，每日2次，服药后1～2小时开始降压，维持24小时以上。目前临床还有局部滴眼用碳酸酐酶抑制药，常用的有布林佐胺滴眼剂。布林唑胺与多种降眼压药合用有相加作用，其中与β肾上腺素受体阻滞药联合应用降压幅度最大，可在噻吗洛尔降眼压的基础上再降低眼压约20%。

（6）高渗剂：本类药能提高血浆渗透压，吸取眼内水分，使眼压迅速下降，但作用时间短。常用的有50%甘油和20%甘露醇，前者供口服2～3mL/kg体重；后者静脉快速滴注，1～2g/kg体重。高渗剂一般仅在原发性开角型青光眼眼压明显增高时临时应用。

2. 手术 药物治疗不能控制眼压，病情继续发展，应考虑手术治疗，多用小梁切除术或其他滤过性手术。

【预后转归】

本病症状隐蔽，不易引起人们的重视，如治不及时或治疗无效，终将失明。

【预防调护】

1. 坚定战胜疾病的信心，只要早期发现积极治疗，效果较好。

2. 劳逸结合，适当参加体力劳动及文体活动，如跑步、做体操、打太极拳、练气功等。

3. 合理安排生活，饮食有节，起居有常，睡眠充足，多吃水果蔬菜，保持大便通畅。

4. 坚持治疗，按时用药，定期观察。

5. 本病病因复杂，目前尚难从根本上防止本病的发生，主要是早期发现，早期治疗，力求减轻视功能损害，避免失明的严重后果。通常采取以下措施。

（1）宣传本病的知识，在 30 岁以上的成人中进行普查，以发现早期病例。

（2）如有以下情况的患者，应做进一步检查。①有阵发性虹视、雾视、眼胀头痛，不能用其他原因解释者。②不能解释的视疲劳，尤其是早晨阅读困难，频换眼镜仍感不适者。③有本病家族史，本人又有可疑症状者。④一眼已患本病的另一眼，视乳头或视野有可疑变化者。⑤24 小时内眼压波动幅度大于 8mmHg 或眼压高于 21mmHg 者。

【名医经验】

（一）唐由之论治青光眼

1. 学术思想 "国医大师"唐由之认为，五风内障的主要病因是眼孔不通，房水壅塞，房水不能排出眼外所致；该病的诱因是情志不舒，肝脉郁滞，引动肝风痰火而发。因此，在治疗上要谨守病机，以通为用。他根据发病的缓急、眼压的高低分别采用中西结合的方法，分阶段进行治疗。对于眼压偏高者，采用清泻肝火、利水明目的方法配合西医降眼压药物或手术进行治疗；对于眼压基本正常者，则以中医为主采用补益肝肾、养血活血的方法进行治疗。

2. 典型病例 刘某，男，35 岁。初诊日期：2009 年 6 月 8 日。患者左眼胀痛，视野缩小 2 年。患者 7 岁时左眼外伤，行白内障摘除手术，2006 年劳累后左眼眼胀、视野中央有暗点，当时测眼压，右眼 15mmHg，左眼 30mmHg，在当地诊断为"左眼无晶状体性青光眼"，未曾系统治疗。就诊时查：视力右眼 1.0，左眼 0.5；左眼虹膜部分萎缩，瞳孔强直，晶状体缺如，玻璃体混浊；眼底，右眼正常，左眼视盘苍白，C/D 约为 0.7，有轻度弧形斑，豹纹状，黄斑检查不清。查房角，双眼房角宽。测眼压，右眼 18.2mmHg，左眼 27.3mmHg；视野，右眼正常，左眼视野缺损。诊断：①左眼开角型青光眼；②左眼无晶体眼。辨证：肝肾亏虚证。治法：补益肝肾，养血活血。方用六味地黄丸加减。方药组成：生地黄、熟地黄、山药、茯苓、泽泻、当归、丹参、枸杞子、覆盆子、黄芪等。0.005%拉坦前列素滴眼液（适利达）滴左眼，每晚1次。

二诊（2009年10月23日）：视力右眼1.0，左眼0.6；眼压，右眼18.8mmHg，左眼26.8mmHg，其余症状同前，加用2%盐酸卡替洛尔滴眼液（美开朗）滴左眼。在上方基础上加牛膝15g以引水下行。

三诊（2010年1月15日）：视力右眼1.0，左眼0.6；眼压，右眼19.2mmHg，左眼25.7mmHg，左眼底同前，视野明显改善。原来的滴眼液不变，方药组成：茯苓、泽泻、地肤子、猪苓、熟地黄、当归、丹参、枸杞子、黄芪等。

四诊（2010年4月23日）：视力右眼1.0，左0.6^{+3}；眼压，右眼19.4mmHg，左眼21.6mmHg，眼底同前。方药组成：制何首乌、黄精、生地黄、熟地黄、丹参、车前子、黄芪等巩固治疗。

（二）邹菊生论治原发性开角型青光眼

1. 学术思想

（1）从脏腑、气血论病位：邹教授深入研究中医眼科"五轮学说"，根据"轮脏相关"理论，认为本病眼压高为眼孔不通所致。正如唐·《外台秘要》所言："此疾之源，皆从内肝管缺，眼孔不通所致。"本病晚期可见眼底目系端生理凹陷扩大、颜色苍白。足厥阴肝经与目系相连，肝气通于目，主藏血，肝之疏泄有度，则气机升降出入有序，气血精液上归于目，目得所养而能视。七情内伤为本病重要病因之一。肝与情志相关，情志有变，肝失条达。故而本病脏腑病位在肝，晚期常由气血不足，目失所养而致盲。

（2）从眼内神水生理探病机：邹教授认为，本病病机与眼内神水的生成和排泄相关。《证治准绳·七窍门》认为眼内所含神水是"由三焦而发源，先天真一之气所化，在目之内……血养水，水养膏，膏护瞳神"。三焦为孤腑，主通行元气、运化水谷和疏通水道。三焦功能失常，神水化生失度，神水瘀滞，玄府郁闭，目失充养。神水的生成和排泄还与肺、脾、肾相关。肺为水之上源，主宣发、肃降；脾主运化，主升清；肾主一身水液，肾的气化功能有助水液代谢排出浊液。神水与神光为眼内瞳神之阴阳，《审视瑶函·目为至宝论》曰："夫神光者，谓目中自然能视之精华也，原于命门，通于胆，发于心，皆火之用事。"《黄帝内经灵枢集注》中说："火之精为神，水之精为精，精上抟于神，共凑于目而为睛明。"《审视瑶函》曰："水衰则有火盛躁暴之患，水竭则有目轮大小之疾，耗涩则有昏眇之危。"

（3）辨病与辨证相结合：邹教授认为，辨病当与辨证相结合，处方遣药可参考现代药理学研究成果。根据上述病机认识，邹教授对于本病治疗常采用清肝利水之法，基本方为：夏枯草12g，葛根12g，槟榔12g，猪苓、茯苓各12g，车前子（包煎）14g，甜葶苈（包煎）14g，五味子9g，川芎9g，延胡索12g，牛膝6g，桔梗4g，北细辛3g，玄参12g，枸杞子12g，女贞子15g。并在辨证基础上，结合药理学研究，酌情选用中药。若在眼压偏高时加用具有利水降眼压作用中药，如葛根、槟榔、车前子等；在眼底视神经乳头苍白情况下选用具有扩血管增强房水循环作用的丹参、红花、郁金、毛冬青、鸡血藤等；在视敏度下降时选用具有增强视细胞功能作用的中药枸杞子、菟丝子、制何首乌、黄精等。对于气郁化火型，选用柴胡、当归、白芍、炙甘草等；对于痰火升扰型，选用半夏、陈皮、枳实、黄连等；对于阴虚风动型，选用知母、黄柏、地骨皮、桑椹等；对于肝肾两亏型，选用枸杞子、女贞子、菟丝子、五味子等。

（4）强调治未病：原发性开角型青光眼系多基因、多因素致病。糖尿病患者、甲状腺功能低下者、心血管疾病和血液流变异常者、近视眼患者、视网膜静脉阻塞患者是原发性开角型青光眼的高危人群。本病发病隐匿，病情进展缓慢，在早期可无任何自觉症状，而至本病晚期则视功能损害已不可逆转。故邹教授在治疗过程中强调"治未病"，即根据疾病的演变规律超前考虑治疗，治未病以防患于未然，这其中也包括禀赋防患、饮食防患、情志防患。原发性开角型青光眼患者存在眼房水排出受阻的先天性解剖因素，而长时间阅读、失眠、情志忧郁或急躁、不正当饮食等均可导致眼内房水生成过多而排出过少。如前贤所言"见肝之病，知肝传脾""不治已病治未病"。邹教授在本病早期降眼压同时即给予扩张血管及提高视敏度治疗。

2. 典型病例 患者，女，57岁。初诊日期：2006年11月24日。患者近两年来双眼视物不清，不耐久视，时有胀痛，曾诊为双眼慢性开角型青光眼。平素常用盐酸卡替洛尔滴眼液（美开朗），眼压仍时有增高。2004年在外院行双眼白内障手术。现症见：双眼视物不清；舌淡红、苔薄白，脉细。眼科检查：视力，右眼0.6，左眼0.5；双眼角膜透明，前房偏浅，双眼瞳孔等大圆，直径3.5mm，对光反射可，人工晶体在位，双眼玻璃体轻度混浊，双眼视盘色淡。杯盘比（C/D），右眼0.6，左眼0.7；眼底视网膜呈脉络膜萎缩改变，黄斑结构不清，中心光反射不见。眼压，右眼26mmHg，左眼24mmHg。西医诊断：双眼开角型青光眼，双眼白内障术后。中医诊断：青风内障。辨证：肝郁气滞，目中脉络不利，玄府郁闭，神水瘀滞。治法：清肝利水。处方：夏枯草12g，桑叶9g，葛根12g，制香附12g，槟榔12g，茯苓12g，车前子（包）15g，丹参12g，莪术12g，毛冬青12g，枸杞子12g，黄精12g，制何首乌12g，五味子9g，野百合12g。14剂，水煎服，每日1剂。

二诊（12月24日）：药后眼部症状好转；舌淡红、苔薄白，脉细弦。检查眼压，右20mmHg，左18mmHg。于11月28日视野检查示：右眼，光敏感度（MS）22.6，视野缺损（MD）4.9，视野丢失方差（LV）9.4；左眼，MS25.9，MD1.5，LV12.3。治拟清肝利水。处方：夏枯草12g，桑叶9g，葛根12g，制香附12g，槟榔12g，威灵仙12g，鸡血藤15g，熟地黄12g，枸杞子12g，黄精12g，猪苓12g，茯苓12g，龙葵12g，丹参12g，莪术12g，野百合12g。14剂，水煎服，每日1剂。

三诊（2007年2月9日）：药后双眼无胀痛，视物转明；舌淡红、苔薄白，脉细弦。眼科检查：视力，右眼0.8，左眼0.6；双眼视盘色淡；C/D右眼0.6，左眼0.7。眼压，右眼17mmHg，左眼15mmHg。治拟清肝利水。处方：夏枯草12g，桑叶9g，葛根12g，制香附12g，槟榔12g，威灵仙12g，鸡血藤15g，枸杞子12g，黄精12g，猪苓12g，茯苓12g，龙葵12g，牛膝12g，野百合12g。14剂，水煎服，每日1剂。

四诊（3月23日）：时有眼干涩。眼科检查：视力，右眼0.8，左眼0.8，双眼角膜明，前房偏浅，双眼眼底检查同前。眼压，右眼16mmHg，左眼12mmHg。治拟清肝利水。处方：夏枯草12g，桑叶9g，葛根12g，制香附12g，槟榔12g，丹参12g，莪术12g，毛冬青12g，枸杞子12g，黄精12g，猪苓12g，茯苓12g，楮实子12g，覆盆子12g，野百合12g。14剂，水煎服，每日1剂。

五诊（4月27日）：眼无胀痛，眼干涩好转。视力，右眼0.8，左眼0.8。眼底检查同前。眼压右眼19.3mmHg，左眼16.3mmHg。治拟清肝利水。处方：夏枯草12g，桑叶9g，葛根12g，制香附12g，槟榔12g，丹参12g，枸杞子12g，黄精12g，制何首乌12g，茯苓12g，石斛12g，珍珠母（先煎）30g，五味子9g，野百合12g。14剂，水煎服，每日1剂。

六诊（6月9日）：双眼无胀痛，无眼干涩。眼科检查：视力，右眼0.8，左眼0.8；双眼玻璃体轻度混浊，双眼视盘色淡，生理凹陷扩大；C/D右眼0.6，左眼0.7，视网膜呈脉络膜萎缩改变，黄斑结构不清，中心光反射不见。眼压，右眼18.5mmHg，左眼18.5mmHg。视野检查示：右眼，MS24.0，MD3.5，LV9.2；左眼，MS27.2，MD0.3，LV2.5。治拟：清肝利水。处方：夏枯草12g，桑叶9g，葛根12g，制香附12g，槟榔12g，紫丹参12g，枸杞子12g，黄精12g，制何首乌12g，茯苓12g，紫贝齿（先煎）30g，牡蛎（先煎）30g，野百合12g，石菖蒲（包）9g，地肤子12g。14剂，水煎服，每日1剂。

患者坚持服中药调理，双眼视物渐明，眼压稳定。于2008年11月10日复诊时检查：视力，右眼1.0，左眼0.8，双眼角膜透明，双眼瞳孔等大圆，对光反射可，双眼玻璃体轻度混浊，双眼视盘色淡，生理凹陷扩大，C/D右眼0.6，左眼0.6，眼底黄斑中心光反射不见。眼压，右眼16mmHg，左眼17mmHg。视野MS值，右眼23.8，左眼27.4。再守原法治疗。并叮嘱勿轻易放弃治疗、勿熬夜、勿长时间阅读、勿一次性大量饮水，心情放松、饮食清淡、劳逸结合。

（三）王静波治疗中晚期青光眼

1. 学术思想　青光眼属中医五风内障（青风、绿风、黄风、乌风、黑风）、雷头风、偏头风的范畴。临床上无论哪种类型的青光眼都会造成视野、视神经损害，导致视功能发生不可逆的改变，中晚期青光眼成为青光眼治疗的难点。王静波教授对中晚期青光眼的病因病机、辨证论治有独到的见解。

（1）气阴双亏、目窍不通为中晚期青光眼的重要病机之一。中医认为，青光眼的发病多因情志不舒所致，肝开窍于目，肝火生风，肝阳化风，上攻于目。又因瞳神属肾，肝肾同源，肝肾阴阳偏盛，肝脾气机瘀滞，痰浊内生，引起气血失和，目窍不利，神水瘀积而发生本病。此外，古人还注意到本病的局部因素，王焘《外台秘要·卷二十一·眼疾品类不同候》中说："此病之源，皆从内肝管缺，眼孔不通所致。"这与现代研究认为的青光眼主要是由于各种原因导致房水各途径排出不畅之机制相吻合。

疾病发展至中晚期，患者视物障碍明显，甚至视物不见。经云："阳胜阴者暴，阴胜阳者盲。"视物不见之盲目，多系精阳气不能升运于目所致。《素问·生气通天论》又曰："阳不胜其阴，则五脏气争，九窍不通。"朱丹溪则认为凡眼目昏花之人，多为虚症，是由于"肾经真水之微"的缘故。结合上述认识和临床经验，王教授认为中晚期青光眼视神经萎缩、视野缩小的病机主要是肝风耗伤阴液，阴虚阳亢，日久气阴双亏，致目之窍道无力以通，无物以养而视物不清。

（2）益气养阴开窍法为中晚期青光眼的治疗大法。基于中晚期青光眼的上述病机，王教授创制了以益气养阴开窍为治则的益阴明目合剂，将益气、养阴药与开窍药配合使用，以开通玄府闭塞的窍道，濡养眼目。通过十余年的临床验证和实验研究，证实益阴明目合剂确实是治疗青光眼有效的方法。

益阴明目合剂主要由黄精、五味子、枸杞子、麦冬、当归、党参、知母、石菖蒲等组成。方中黄精味甘，性平，归脾、肺、肾经，为君药，具有养阴润肺、补脾益气、滋肾填精之功。五味子味酸，性温，归肺、心、肾经。具有收敛固涩、益气生津、宁心安神之功。《本经》曰："主益气，咳逆上气，劳伤羸瘦，补不足，强阴，益男子精。"石菖蒲味辛、苦，性微温，归心、肝、脾经。具有化痰开窍、化湿行气、祛风利痹，消肿止痛之功。枸杞子具有养阴明目之功。五味子、石菖蒲、枸杞子三药共为臣药，协助君药补助正气，兼能开窍明目。当归养血和营，知母清降虚火，党参益气，麦冬养阴，增强益气养阴之功，共为佐使。青光眼的病机主要是由于各种原因导致的气血失和，经脉不利，使目中玄府闭塞，神水瘀积。方中以黄精、党参、五味子、枸杞子、麦冬等补益正气，用知母来清泻虚火，石菖蒲开启玄府，攻补兼施，使目中脉道通利，气血调和，则诸症俱解。

2. 典型病例 喻某，男，78 岁，某高校退休教师，2003 年在北京同仁医院诊为"正常眼压型青光眼"，先后点溴莫尼定滴眼液、倍他洛尔滴眼液、布林佐胺滴眼液、曲伏前列素滴眼液、拉坦前列素滴眼等，但是眼压控制不理想，达不到目标眼压，视力、视野仍在恶化。2008 年 2 月 27 日开始来我院中西医结合治疗，在原来用布林佐胺滴眼液、拉坦前列素滴眼的基础上，同时服用益阴明目合剂，临床观察 3 年余，右眼平均眼压由中西医结合治疗前的 14.1mmHg 降为 11.2mmHg，左眼由 14.1mmHg 降为 11.3mmHg，3 年来一直维持在该水平，视力稳定，视野也有明显改善，因右眼视力差，视野未能检测，左眼平均偏差（mean deviation，MD）、模式标准差（pattern standard deviation，PSD）分别由 −28.20dB、5.71dB（2008 年 8 月 13 日）提高到 −14.25dB、12.53dB（2009 年 11 月 18 日）。患者非常满意，现仍坚持半个月复诊 1 次。

【文献选录】

《秘传眼科龙木论·青风内障》曰："此眼初患之时，微有痛涩，头旋脑痛，或眼先见有花无花，瞳人不开不大，渐渐昏暗，或因劳倦，渐加昏重。宜令将息，便须服药，恐久结为内障。不宜针拨，皆因五脏虚劳所作。"

《证治准绳·杂病·七窍门》曰："青风内障证，视瞳神内有气色昏朦，如晴（按文义应"青"）山笼淡烟也。然自视尚见，但比平时光华则昏蒙日进。急宜治之，免变绿色，变绿色则病甚而光没矣。阴虚血少之人，及竭劳心思，忧郁忿恚，用意太过者，每有此患。然无头风痰气夹攻者，则无此患。病至此亦危矣。不知其危而不急救者，盲在旦夕耳。"

【现代研究】

1. 原发性开角型青光眼"血瘀水停"病机的研究　彭清华等研究发现，原发性开角型青光眼患者房水白蛋白和总蛋白含量均增高，从开角型青光眼中医辨证分型组间房水蛋白检测来分析，开角型青光眼肝郁气滞、痰湿犯目、肝肾阴虚各证型组房水白蛋白和总蛋白均明显高于对照组，房水蛋白的增加，提示房水的黏度增加，房水瘀积于眼内。说明开角型青光眼不论其中医病理机制如何，均存在房水（神水）瘀积于眼内的病理特点，这种病变特点的严重程度在开角型青光眼 3 证型组中呈现痰湿犯目证＞肝郁气滞证＞肝肾阴虚证的趋势。

原发性开角型青光眼患者眼血流动力学的改变及其与中医辨证分型之间的关系研究发现，开角型青光眼患者眼动脉和视网膜中央动脉的血流参数指标均表现为 PSV、EDV 和 AV 的降低，RI 和 PI 的升高。其中在 OA 血流参数中，与正常组比较，PSV、EDV 和 AV 差异均有统计学意义（$P < 0.05$ 或 $P < 0.01$）；在 CRA 血流参数中，与正常组相比，PSV、EDV 和 AV 差异均有统计学意义（P 均 < 0.01）。OA 和 CRA 的血流参数指标在开角型青光眼肝郁气滞证、痰湿犯目证、肝肾阴虚证中均表现为 PSV、EDV 和 AV 的下降，PI 和 RI 的升高。在 3 个证型组中各指标的变异程度以肝郁气滞证略高、痰湿犯目证与肝肾阴虚证相对较轻。在 OA 血流参数中，肝郁气滞证组与痰湿犯目证组相比，PSV 的差异有统计学意义（$P < 0.05$）；肝郁气滞证组与肝肾阴虚证组相比，PSV 的差异有统计学意义（$P < 0.05$）；痰湿犯目证组与肝肾阴虚证组相比，各指标差异均无统计学意义（P 均 > 0.05）。在 CRA 血流参数中，肝郁气滞证组与痰湿犯目证组相比，PSV 的差异有统计学意义（$P < 0.05$）；肝郁气滞证组与肝肾阴虚证

组相比，PSV 的差异有统计学意义（$P < 0.01$）；痰湿犯目证组与肝肾阴虚证组相比，各指标差异均无统计学意义（P 均 > 0.05）。这说明 OA 和 CRA 的血流参数指标可反映开角型青光眼各证型眼血流速度、循环障碍的轻重，可作为开角型青光眼微观辨证指标之一，同样反映开角型青光眼及其中医证型间局部血瘀程度的一项重要指标。

对原发性开角型青光眼患者眼底荧光造影及血液流变学改变与中医证型关系的研究发现，原发性开角型青光眼高眼压型患者和正常眼压型青光眼患者与正常组相比，高（V_H）、中（V_M）、低（V_I）切变率下全血表观黏度值、血细胞比容明显升高。原发性开角型青光眼中医辨证分型各组与正常组比较，均表现为血细胞比容升高。其中肝郁气滞证和肝肾亏虚证组的高（V_H）、中（V_M）、低（V_I）切变率下全血表观黏度值、血细胞比容均升高；痰湿犯目证组的血细胞比容比值明显升高，差异均有统计学意义。原发性开角型青光眼高眼压型患者和正常眼压型患者与正常组相比，眼底荧光血管造影中臂 – 脉络膜充盈时间（A-CT）、臂 – 视网膜动脉充盈时间（A-AT）、视网膜动 – 静脉充盈时间（A-VT）延长，差异均有统计学意义（均 $P < 0.01$）。原发性开角型青光眼中医辨证分型各组与正常组比较，均表现为臂 – 脉络膜充盈时间（A-CT）、臂 – 视网膜动脉充盈时间（A-AT）、视网膜动 – 静脉充盈时间（A-VT）延长。其中肝郁气滞证组最为明显。说明原发性开角型青光眼高眼压型患者和正常眼压型青光眼患者均存在明显的血瘀病理改变，而正常对照组的血瘀改变不明显。在中医证型中，这种血瘀病理以肝郁气滞证最明显，肝肾亏虚证次之，痰湿犯目证最轻。

对原发性开角型青光眼患者血管内皮、血小板功能改变及与中医证型关系的研究发现，原发性开角型青光眼高眼压型患者和正常眼压型青光眼患者与正常组相比，内皮素（ET）、血浆血栓素 B_2（TXB_2）、血浆 β – 血栓球蛋白（β-TG）、Von Willebrand 因子（vWF）、6 – 酮 – 前列环素 $F1\alpha$（6-keto-PGF1α）、T/K 比值的差异均有统计学意义（$P < 0.05$ 或 $P < 0.01$）。原发性开角型青光眼中医辨证分型各组与正常组比较，均表现为 ET-1、TXB_2、β-TG、vWF 和 T/K 比值升高，6-keto-PGF1α 下降。其中肝郁气滞证和肝肾亏虚证组分别与正常组比较，TXB_2、β-TG、vWF、6-keto-PGF1α 和 T/K 比值的差异均有统计学意义（$P < 0.05$ 或 $P < 0.01$）；痰湿犯目证组与正常组比较，T/K 比值的差异均有统计学意义（$P < 0.05$）。这说明原发性开角型青光眼高眼压型患者和正常眼压型青光眼患者均存在明显的血管内皮细胞受损和血小板凝集性增强，血液呈现高凝状态的血瘀病理改变，而正常对照组的血瘀改变不明显。在中医证型中，这种血瘀病理以肝郁气滞证最明显，肝肾亏虚证次之，痰湿犯目证最轻。

究其原因，系肝气郁结，气滞血瘀，致目中脉络不利，玄府郁闭，神水瘀滞；或先天禀赋不足，命门火衰，不能温煦脾阳，水谷不化精微，生湿生痰，痰湿流窜目中脉络，阻滞目中玄府，神水运行不畅而滞留于目；或久病肝肾亏虚，目窍失养，经脉不利，神水滞涩；或思虑过度，用意太过，内伤心脾，致气血不足，血液运行滞涩，玄府闭塞，神水瘀积。因而均可见"血瘀水停"的病理。

2. 中西医结合治疗开角型青光眼 陆南山认为眼压升高的原因为肝阳偏旺，肝气郁结，肝病犯脾或忧思伤脾，脾虚不能制水，水湿上泛。故采用平肝健脾利湿法，药用生石决明 15g，茯苓 12g，白术、苍术、猪苓各 6g，泽泻、楮实子、菊花各 9g，桂枝、陈皮各 3g。眼压较高者口服乙酰挫胺，局部点缩瞳剂。治疗慢性单纯性青光眼 15 例 26 只眼，疗效满意 10 只眼，显效 10 只眼，进步 2 只眼，无效 4 只眼。对早期病例疗效显著及疗效维持较久为其优点。

3. 川芎嗪对开角型青光眼的影响 张丽霞等探讨川芎嗪对控制在目标眼压范围的原发性开角型青光眼患者视功能的保护作用，对治疗组用川芎嗪注射液静脉滴注，对照组口服尼莫地平片，两组各 30 例，治疗前后进行视力、眼压、眼底和视野、共焦激光视网膜断层扫描、共焦激光视网膜多普勒血流等检查。结果：两组治疗前后的视力改善均无统计学意义（$P > 0.05$）；治疗组治疗前后视野平均光敏感度（$P < 0.05$）、视野平均缺损和视野丢失方差的改善均有统计学意义（$P < 0.05$）；对照组对视野平均光敏感度的改善有统计学意义（$P < 0.05$）；视野平均缺损和视野丢失方差的改善没有统计学意义；治疗组对视盘筛板区血管容量的改善有统计学意义（$P < 0.05$），对照组对视盘筛板区血管容量的改善没有统计学意义（$P > 0.05$）；治疗组与对照组治疗前后对视盘筛板区血流量的改善没有统计学意义（$P > 0.05$）；治疗组与对照组治疗前后对视盘筛板区红细胞移动速率的改善均有统计学意义（$P < 0.05$）。研究表明：川芎嗪可以改善眼压控制后青光眼患者的视野平均敏感度、视野平均缺损和视野丢失方差，尼莫地平可以改善眼压控制后青光眼患者的视野平均敏感度，川芎嗪可以改善眼压控制后青光眼患者的视盘筛板区血管容量，川芎嗪和尼莫地平可以改善眼压控制后青光眼患者的视盘筛板区红细胞移动速率。

4. 孙河等立疏肝通窍法 自拟通窍明目Ⅳ号，包括柴胡、牡丹皮、当归、路路通、茯苓、菟丝子等药。自拟以疏肝通窍法为治则的针刺组穴：球后、窍明、风池、百会、光明、行间等穴，用于青光眼视神经保护治疗。提出肝郁是青光眼发病的根本病因，玄府闭塞是发病的病理机制。以疏肝通窍法为治疗方略，针药并用，用于青光眼视神经保护治疗。临床研究表明，以疏肝通窍法为治则的"通窍明目Ⅳ号"多年来在临床上广泛使用，临床疗效良好。经过治疗，患者的视力提高、视野平均光敏度增加、视觉诱发电位振幅提高、RNFL 厚度增加，血流动力学改善；针刺前后视觉诱发电位的变化提示，可能对纹状旁区有即时影响，增强视觉中枢生物电活动，经过长期治疗，可改善视神经传导功能，促进视神经再修复，起到增加视力提高视功能的作用。

实验研究表明，疏肝通窍法能有效保护高眼压下的视神经，通过减轻视网膜、视神经超微结构损伤，减少、阻断或防止视网膜神经节细胞的凋亡，减轻 NO、Glu 对视网膜神经节细胞毒性作用，上调视网膜抗凋亡基因 Bcl-xl 和神经营养因子 BDNF 的表达来保护视神经；实验研究还表明，针刺对视网膜和视神经超微结构的损伤均有一定的保护作用。能扩张血管，改善微循环，减低渗出，加速吸收，减少组织坏死等，阻止部分坏死的视网膜神经节细胞的凋亡，减低细胞凋亡率。近期在国家自然科学基金的支持下，研究了肝郁证慢性高眼压大鼠视网膜 miRNAs 表达特征及疏肝通窍法对其表达的影响，发现肝郁证慢性高眼压大鼠特异性致病 miRNA 为 miR-133b-5p 和 miR-1b，发现 miR-133b-5p 为通窍明目Ⅳ号治疗肝郁证慢性高眼压大鼠的特异性 miRNA，有可能揭示青光眼体质特征的病理基础、致病靶基因及相关通路，有可能预测疏肝通窍法治疗青光眼、视神经保护作用的靶基因及通路。

三、乌风内障

乌风内障是因发病后瞳神"色昏浊晕滞气，如暮雨中之浓烟重雾"（《证治准绳·杂病·七窍门》），其色带乌而得名。

乌风内障类似于西医学继发性青光眼之新生血管性青光眼，虹膜和小梁表面有新生的纤维血管膜，进而使房角粘连、眼压升高。因为新生血管容易破裂，反复发生前房出血，故又名出血性青光眼。本病以虹膜新生血管（虹膜红边）为重要体征，眼珠胀硬，剧烈疼痛，顽固难愈，常导致失明。

【源流】

中医学对乌风内障早有认识，在唐代王焘《外台秘要》中即有记载："若见黑烟赤光，瞳子黑大者，为乌风。"宋元时期医家辑录前人眼科著作形成的中医眼科专著《秘传眼科龙木论·卷之二》首次提到乌风内障之名，并对其早期表现、病情发展、治疗及预后均做了阐述，"乌风内障，此病初患之时，不疼不痒，渐渐昏沉，如不患眼人相似，先从一眼起，复乃相牵俱损，瞳子端然不开，不睹三光，此是脏气不和光明倒退，眼带隆闭，经三五年内昏气结，或翳如青白色，不辨人物，已后相牵俱损，瞳人微小，针之无效，惟宜服药补五脏，令夺病势，宜服决明丸、补肝汤"，指出其早期临床症状无眼胀痛，仅为视物模糊，而病程经过较长，终为目盲。《证治准绳》《张氏医通》也对其临床症状进行了简单描述，"气昏浊晕滞气，如雨中之浓烟重雾"，无明显的症候特点。而清代吴谦在《医宗金鉴·眼科心法要诀》对本病的描述与西医学之"新生血管性青光眼"较为接近，"乌风者，初病亦与绿风内障之证不异，但头痛而不旋晕，眼前常见乌花，日久瞳变乌带浑红之色"，指出其临床具有头痛、眼胀、虹膜红变的特点。

【病因病机】

本病的病因病机，古代医家主要有两种认识，一为实证，如元代危亦林《世医得效方·眼科》归纳为"肝有实热"；二为虚证，如明代王肯堂《证治准绳·杂病·七窍门》"风痰之人，嗜欲太多，败血伤精，肾络损而胆汁亏，其气耗而神光坠矣"，傅仁宇著《审视瑶函·卷五·乌风内障》论其病机同王氏基本一致。《医宗金鉴·眼科心法要诀》也将此病分为有余不足二证，有余证用乌风决明丸，不足证用乌风补肝散治疗。乌风内障常继发于消渴目病、络瘀暴盲等眼底缺血性疾病，多由于肝肾阴虚，虚火上炎，灼伤眼底脉络，变生新生脉络，新生脉络侵及黄仁、房角，黄仁红变，新生赤脉破裂，可反复发生血贯瞳神，瘀阻玄府，神水积滞，引起头痛、眼胀等症状。结合不同阶段临床症状，病因病机归纳如下。

（一）血瘀水停证

患者既往有消渴目病、络瘀暴盲等眼底缺血性疾病，肝肾阴虚日久，气阴两亏，目失所养而视物模糊；阴津耗伤，入于血分，血受煎炼，变生新生脉络，新生脉络侵及黄仁、房角，黄仁赤脉丛生，变为乌红色，甚或玄府粘连闭合，神水瘀积，不通则痛，眼压持续升高，眼珠胀硬，头痛眼胀明显；虚火灼脉，血液不循常道，新生赤脉破裂，反复发生血贯瞳神，加重神水瘀积。舌质紫暗或舌边有瘀点，脉弦或涩，为血瘀之象。

（二）风火上攻证

血瘀日久，黄仁赤脉密布，房角纤维血管膜形成，房角完全关闭，瘀滞不通，化火生风，头目剧痛，眼胀欲脱，头痛如劈，眼珠胀硬。玄府闭塞，神水瘀积，故眼珠极度胀硬，瞳神散大外翻，展缩失灵。舌红苔黄，脉弦为风火上攻之征。

【临床表现】

本病后期疼痛异常剧烈，眼胀欲脱，头痛如劈，眼珠胀硬，白睛紫赤，黑睛水肿，雾状不清，黄仁变红，黄仁及房角有新生赤脉，瞳神散大，展缩失灵。若黄仁及房角新生赤脉破裂，可反复发生血贯瞳神。

【诊断依据】

1. 本病常继发于一些视网膜血管疾病，如增生型糖尿病性视网膜病变，完全性视网膜中央静脉阻塞，或视网膜中央动脉阻塞。

2. 黄仁表面有新生赤脉（虹膜红变）。

3. 房角周边粘连，并有新生赤脉。

4. 眼压增高，瞳神散大。

5. 头目剧烈疼痛。

【鉴别诊断】

1. 与外伤出血引起的青光眼鉴别 外伤造成前房或玻璃体积血，出血量多，房角小梁间隙被血液残渣、溶解的红细胞及变性细胞所阻塞，引起眼压增高。

2. 与原发性青光眼鉴别　原发性开角型青光眼容易发生视网膜中央静脉阻塞，因为高眼压使中央静脉在筛板区受压而血流障碍，易促使血栓形成。青光眼与视网膜中央静脉阻塞的因果关系容易混淆。

新生血管性青光眼与以上两症区别的关键在于仔细检查虹膜及房角，具有虹膜新生血管及房角粘连者方可诊断为新生血管性青光眼。不能把有视网膜中央静脉阻塞又有高眼压者一概诊为新生血管性青光眼而遗漏原发性开角型青光眼。

【辨治思路】

（一）辨证思路

1. 血瘀水停证　本证以视物昏蒙，黄仁赤脉丛生，变为乌红色，反复发生血贯瞳神，眼珠胀硬，头痛眼胀明显为诊断要点。阴虚日久，气阴两亏，目失所养而视物昏蒙；阴津耗伤，入于血分，血受煎炼，变生新生脉络，新生脉络侵及黄仁、房角，黄仁赤脉丛生，变为乌红色，甚或玄府粘连闭合，神水瘀积，不通则痛，眼压持续升高，眼珠胀硬，头痛眼胀明显；虚火灼脉，新生赤脉破裂，反复发生血贯瞳神，加重玄府瘀积。舌质紫暗或舌边有瘀点，脉弦或涩。

2. 风火上攻证　本证以视力急降、眼胀欲脱，头痛如劈，眼珠胀硬，黄仁红变，瞳神散大固定为诊断要点。黄仁赤脉密布，堵塞房角，房角完全关闭，血瘀日久，神水积滞日益加重，化火生风，风火相煽，交攻于目，故眼胀欲脱，头痛如劈。风火上逆，气机不利，眼珠胀硬。风性开泄，火性升散，风火攻冲瞳神，瞳神散大固定。舌红苔黄，脉弦。

（二）症状识辨

黄仁赤脉　乌风内障的病程主要与黄仁赤脉的形成与发展有关。患者既往常表现为肝肾阴虚，阴虚不能制火，虚火上炎，灼伤眼底正常脉络，眼底新生血管形成，逐渐蔓延至黄仁，早期房角可开放，或者小梁网赤脉形成，仅有轻微局限的黄仁周边前粘连，神水外流受阻，眼压升高引起眼胀头痛；阴虚日久，阴津耗伤，燥热更盛，黄仁赤脉增多变粗，房角纤维血管膜性粘连闭合，神水外流受阻加重，同时燥热入于血分，黄仁赤脉破裂导致前房反复出血；在后期，黄仁赤脉密布导致房角完全关闭，瘀积之神水化火生风，风火相煽，交攻于目，故头目剧痛，视力急降，风火攻冲瞳神，故瞳神散大固定。

（三）治疗思路

1. 治法与处方原则　本病由瘀滞而化火生风，风火为标，瘀滞为本。急则治标，当风火正盛时，以平肝息风为主；缓则治本，当病情缓解后，以活血化瘀为主，血行风自灭也。

2. 用药方式

（1）血瘀水停证：乌风内障血瘀水停者，宜活血行气利水，其中活血行气之品常包括桃仁、红花、赤芍、牛膝、桃仁、川芎、枳壳、柴胡等。其中桃仁、红花、赤芍、牛膝活血化瘀，气行则血行，气滞则血瘀，用川芎、枳壳行气化瘀，气滞多有肝郁，用柴胡疏肝解郁。血瘀的结果就是玄府闭塞，神水积滞，故疏通玄府，利水疏络的治法应在辨证论治的基础上加以运用，药物可选用茯苓、泽泻、猪苓、车前子等。

但是在黄仁新生赤脉破裂，发生血贯瞳神之初，或者眼底见新鲜出血时，宜选用止血而不留瘀药物，包括生蒲黄、墨旱莲、丹参、郁金、牡丹皮、荆芥炭等，待出血稳定后再活血化瘀。若瞳神血积日久，或者神膏内可见黄白色颗粒并见膜状物形成，视网膜上的出血血色黯黑，部分出血吸收，或见机化灶，此为死血干血，一般的活血化瘀药物已难当此任，宜破血逐瘀，常选三棱、莪术、水蛭、虻虫、五灵脂等，另一方面血积既久已化为痰，应化痰散结，常用浙贝母、海藻、昆布等。

另外，活血化瘀药物常伤血伤阴，而新生血管的特点是可致眼内反复出血，故需同时顾护阴血，配用养阴补血之品，可选当归、枸杞子、桑椹等。

（2）风火上攻证：瘀滞不通，化火生风，风火攻目，出现头痛如劈，眼胀欲脱，瞳神散大固定等症状。首先要平肝息风，用羚羊角或大剂量山羊角；再用黄芩、黄连等清肝泻火；大黄、芒硝等泻火通便，二便通，则邪热从二便出；防风、细辛上达头目，祛风止痛；本证因为瘀滞而发生，同时可加赤芍、川芎以行气活血；用茯苓、泽泻、猪苓、车前子等利水疏络。诸药合用，共奏平肝息风、活血利水之功。

【治疗】

（一）辨证论治

1. 血瘀水停证

证候：视物昏蒙，眼胀头痛，眼珠胀硬，或眼底或瞳神反复出血，久不吸收；黄仁赤脉丛生，房角纤维血管膜性粘连闭合；舌质紫黯，脉象弦数。

治法：活血化瘀，利水通窍。

方药：血府逐瘀汤加减。柴胡、桃仁、红花、生地黄、当归、赤芍、川芎、牛膝、泽兰、三七粉（冲）、石决明、车前子（包煎）。

加减：在发生出血后 15 天内，由于出血可能有反复出血倾向，故宜以凉血止血为要，配合利水降压，方选生蒲黄汤加减。生蒲黄、墨旱莲、郁金、丹参、牡丹皮、荆芥炭、生地黄、川芎、茯苓、车前子（包煎）。

2. 风火上攻证

证候：眼胀欲脱，头痛如劈，眼珠胀硬，瞳神散大固定，黄仁赤脉密布，白睛紫赤，黑睛水肿；舌红苔黄，脉弦。

治法：平肝息风，活血利水。

方药：羚羊角饮子加减。羚羊角（水牛角代）、防风、细辛、黄芩、黄连、大黄、赤芍、川芎、茯苓、车前子（包煎）、甘草。

（二）中成药

1. 散血明目片 具有止血、活血、通脉、利尿、明目作用。适用于乌风内障属于血瘀水停证。

2. 和血明目片 具有凉血止血、滋阴化瘀、养肝明目作用。适用于乌风内障属于血瘀水停证。络阻暴盲属气血瘀阻证。

3. 羚羊角胶囊 具有平肝息风、清肝明目、散血解毒作用。适用于乌风内障属于风火上攻证。

（三）西医治疗

1. 发生虹膜新生血管时，可采用全视网膜激光光凝术或冷凝术，药物治疗可选用血管内皮生长因子（VEGF）拮抗药如贝伐单抗（avastin）、雷珠单抗（lucentis）、康柏西普（conbercept）等眼内注射，新生血管很快消退，但如果原发病因未消除，新生血管不久又会出现。1%阿托品滴眼液和皮质类固醇滴眼液能够减少眼部炎症反应。

2. 当发生新生血管性青光眼时，即使眼内注射抗VEGF类药物能够使新生血管消退，但其依附的肌纤维（血管）膜仍然存在，房角仍无引流房水的功能，需加用减少房水生成的降眼压药治疗，只是为进一步的青光眼引流手术赢得一个时间窗，并不能治疗青光眼本身。

3. 手术以青光眼引流阀植入术为首选。临床上发现47%的新生血管性青光眼患眼在眼压得到控制后（仅仅施行青光眼引流阀手术），虹膜表面的新生血管完全消退，而部分患者当眼压再次升高时，新生血管又出现。

4. 对于眼压不能控制且已无有用视力的终末期或绝对期新生血管性青光眼，以减缓眼痛症状为主要治疗目的，有泡性角膜病变时可选用软性角膜接触镜配戴，也可选用睫状体破坏手术如冷凝、热凝、光凝和超声睫状体成形术（UCP）等，对不能或不愿接受这些手术的可行球后酒精注射镇痛，甚至可行眼球摘除手术。

【预后转归】

常用的抗青光眼药物及手术疗效均差，多导致失明。失明后仍疼痛难忍者，往往摘除眼球。

【预防调护】

1. 由于本病疼痛难忍，治疗困难，预后不良，医护人员要多安慰患者，患者要积极配合治疗，既来之则安之，任何急躁、悲观情绪都无助于病情的好转。

2. 患视网膜中央静脉阻塞、糖尿病性视网膜病变者，当虹膜出现新生血管时，应用全视网膜激光凝固术，可以防止本病发生。另外，中医中药辨证治疗视网膜中央静脉阻塞、糖尿病性视网膜病变，防止继发青光眼，可能是一个有效途径。

【名医经验】

张健论治新生血管性青光眼

1. 学术思想　张健教授认为本病多为肝火上炎、肝风上扰，风火攻目，蒸灼目络；或风痰上壅，阻闭目络；或气滞血瘀，脉络瘀阻，玄府闭塞，神水瘀滞，发为本病。

2. 典型病例

（1）匡某，女，52岁。初诊日期：2014年8月9日。患者右眼胀痛、视力锐减5日。患者右眼于3个月前患视网膜中央静脉阻塞，经光凝、抗血小板聚集药等治疗，病情一度控制，8月4日晚突发右眼胀痛，畏光，流泪，视力锐减。伴同侧剧烈头痛，心烦，口干。检查：视力，右眼光感，左眼0.8。右眼混合充血，角膜雾状混浊，前房浅，虹膜有新生血管，瞳孔散大，对光反应消失。眼压，右眼48mmHg，左眼20mmHg。房角检查：右眼房角关闭。舌质红，苔黄腻，脉弦。诊断：右眼新生血管性青光眼。辨证：风火攻目证。治法：清肝泻火。方用回光汤（《张怀安眼科临床经验集》）加减。方药组成：山羊角（先煎）15g，玄参15g，知母10g，龙胆10g，荆芥10g，防风10g，法半夏10g，僵蚕5g，菊花10g，细辛3g，川芎5g，茯苓20g，车前子（包煎）15g，羌活10g，桃仁10g，红花3g，甘草5g。3剂，水煎服，每日1剂，分2次温服。0.5%马来酸噻吗洛尔滴眼剂，滴右眼，每日2次；醋甲唑胺片，一次25mg，每日2次。同时选用攒竹、睛明、承泣、球后、太阳、风池、合谷、三阴交、阳陵泉等穴，每次选局部穴2个，远道穴3个，交替使用，每日1次，强刺激。嘱咐调情志，避风寒，忌食辛辣厚味之品。

二诊（2014年8月12日）：眼痛减轻；视力，右眼光感，左眼0.8；眼压，右眼25mmHg，左眼18mmHg，原方3剂。右眼继续滴0.5%马来酸噻吗洛尔滴眼剂。停服醋甲唑胺片。

三诊（2014年8月15日）：眼胀头痛消失，右眼眼压降至18mmHg。视力，右眼手动/眼前，左眼0.8。原方去细辛、龙胆。7剂。

四诊（2014年8月22日）：眼胀头痛消失，右眼眼压降至16mmHg。视力，右眼手动/眼前，左眼 0.8。房角检查，右眼房角关闭。为防止复发，局麻下行右眼青光眼引流阀植入术。术后追访 6 个月，右眼眼压控制正常。

（2）张某，女，55 岁，初诊日期：2014 年 8 月 9 日。右眼胀痛、视力骤降 2 日。患者右眼于 3 个月前患视网膜中央静脉阻塞，经治疗，病情一度控制，11 月 10 日晚突发右眼胀痛，畏光、流泪、视力骤降。伴同侧头目抽痛，胸闷不适。检查：视力，右眼手动/眼前，左眼 0.8。右眼混合充血，角膜雾状混浊，前房浅，瞳孔缘虹膜有细小新生血管，瞳孔散大，对光反应消失。测眼压，右眼 38mmHg，左眼 20mmHg。舌质淡红，苔白滑而腻，脉滑。诊断：右眼新生血管性青光眼。辨证：风痰上扰证。治法：祛风除痰。方用白附子汤（《审视瑶函》）加减。方药组成：白附子 5g，荆芥 10g，菊花 10g，防风 10g，木贼 5g，甘草 5g，苍术 10g，羌活 10g，刺蒺藜 10g，丹参 15g，三七粉（冲服）2g。3 剂，水煎服，每日 1 剂，分 2 次温服。0.5% 马来酸噻吗洛尔滴眼剂，滴右眼，每日 2 次；醋甲唑胺片，一次 25mg，每日 2 次。同时选用攒竹、睛明、承泣、球后、太阳、风池、合谷、三阴交、阳陵泉等穴，每次选局部穴 2个，远道穴 3 个，交替使用，每日 1 次，强刺激。嘱咐调情志，避风寒，忌食辛辣厚味之品。

二诊（2014 年 11 月 15 日）：眼痛减轻；视力，右眼手动/眼前，左眼 0.8；眼压，右眼 24mmHg，左眼 18mmHg，原方 3 剂。右眼继续滴 0.5% 马来酸噻吗洛尔滴眼剂。停服醋甲唑胺片。

三诊（2014 年 11 月 18 日）：眼胀头痛消失，右眼眼压降至 22mmHg。视力，右眼手动/眼前，左眼 0.8，原方 7 剂。

四诊（2014 年 11 月 25 日）：眼胀头痛消失，右眼眼压降至 21mmHg。视力，右眼手动/眼前，左眼 0.8。

（3）魏某，男，58 岁，初诊日期：2014 年 8 月 24 日。左眼胀痛、视力骤降 3日。患者左眼于 4 个月前患视网膜中央静脉阻塞，经治疗疗效欠佳，8 月 21 日晚突发左眼胀痛，畏光、流泪、视力骤降。伴大便秘结。检查：视力，右眼 0.8，左眼 0.02。左眼混合充血，角膜雾状混浊，前房浅，瞳孔缘虹膜虹变，瞳孔散大，对光反应消失。测眼压，右眼 18mmHg，左眼 36mmHg。舌质紫暗，舌下有瘀斑，脉弦数。诊断：左眼新生血管性青光眼。辨证：气滞血瘀证。治法：活血化瘀。方用清上瘀血汤（《证治准绳》）加减。方药组成：羌活 10g，独活 5g，连翘 10g，桔梗 10g，枳壳 10g，赤芍 10g，当归 10g，栀子 10g，黄芩 10g，甘草 5g，川芎 5g，桃仁 10g，红花 5g，苏木 10g，大黄（后下）10g，生地黄 15g，老酒煎服。3 剂，水煎服，每日 1 剂，分 2次温服。0.5% 马来酸噻吗洛尔滴眼剂，滴左眼，每日 2 次；醋甲唑胺片，一次 25mg，每日 2 次。同时选用攒竹、睛明、承泣、球后、太阳、风池、合谷、三阴交、阳陵泉等穴，每次选局部穴 2 个，远道穴 3 个，交替使用，每日 1 次，强刺激。嘱咐调情志，避风寒，忌食辛辣厚味之品。

二诊（2014年8月27日）：便通痛减；视力，右眼0.8，左眼0.04；眼压，右眼18mmHg，左眼26mmHg，原方去大黄，3剂。左眼继续滴0.5%马来酸噻吗洛尔滴眼剂。停服醋甲唑胺片。

三诊（2014年8月30日）：眼胀头痛消失；眼压，右眼16mmHg，左眼22mmHg；视力，右眼0.8，左眼0.06，原方7剂。

四诊（2014年9月6日）：视力，右眼0.8，左眼0.1。眼压，右眼16mmHg，左眼18mmHg。

（4）吴某，男，68岁，初诊日期：2015年1月22日。左眼胀痛、视力骤降5日。患者左眼于3个月前患糖尿病性视网膜病变，玻璃体积血，经玻璃体切割＋晶状体摘除＋人工晶体植入＋眼底多次激光光凝后，视力曾经恢复到0.1，1月17日晚突发左眼胀痛，视力骤降；伴神疲，手足蠕动。检查：视力，右眼0.3，左眼光感。右眼外观正常，眼底周边部可见大量激光斑。左眼混合充血，角膜雾状混浊，前房浅，虹膜虹变，瞳孔散大，对光反应消失，眼底不能窥及。测眼压，右眼18mmHg，左眼38mmHg。舌绛少苔，脉虚弱。诊断：左眼新生血管性青光眼。辨证：阴虚风动证。治法：滋阴息风。方用三甲复脉汤（《温病条辨》）加减。方药组成：炙甘草10g，生地黄30g，白芍18g，阿胶（烊化）10g，火麻仁15g，麦冬10g，生牡蛎（先煎）15g，生鳖甲（先煎）15g，生龟甲（先煎）15g。3剂，水煎服，每日1剂，分2次温服。布林佐胺滴眼剂，滴左眼，每日2次；醋甲唑胺片，一次25mg，每日2次。同时选用攒竹、睛明、承泣、球后、太阳、风池、合谷、三阴交、阳陵泉等穴，每次选局部穴2个，远道穴3个，交替使用，每日1次，强刺激。嘱咐调情志，避风寒，忌食辛辣厚味之品。

二诊（2015年1月25日）：眼胀痛减轻；视力，右眼0.3，左眼光感；眼压，右眼16mmHg，左眼32mmHg，原方3剂。左眼继续滴布林佐胺滴眼剂，继续口服醋甲唑胺片，一次25mg，每日2次。

三诊（2015年1月28日）：眼胀头痛消失，左眼眼压降至22mmHg。视力，右眼0.3，左眼指数/眼前，原方7剂。左眼继续滴布林佐胺滴眼剂。停服醋甲唑胺片。

四诊（2015年2月3日）：眼胀头痛消失，左眼眼压降至18mmHg。视力，右眼0.3，左眼指数/眼前。

【文献选录】

《龙树菩萨眼论》曰："眼都无痛痒，亦不头旋，渐渐昏暗，亦无翳，与不患者同，名曰乌风，古曰黑风。近觉暗即治之……若绝三光，亦不可疗。此是明孔不通所致。"

《秘传眼科龙木论·乌风内障》曰："先从一眼起，复乃相牵俱损，瞳子端然不开，不大微小，不睹三光，此是脏气不和，光明倒退。"

《世医得效方·眼科》曰:"乌风,此眼虽痒痛而头不旋,但渐渐昏暗,如物遮定,全无翳障,或时生花,此肝有实热,宜服泻肝散。"

《证治准绳·杂病·七窍门》曰:"乌风内障证,色昏浊晕滞气,如暮雨中之浓烟重雾,风痰人嗜欲太多,败血伤精,肾络损而胆汁亏,真气耗而神光坠矣。"

《张氏医通·七窍门》曰:"乌风内障证色昏浊晕滞气,如暮雨中之浓烟重雾。风痰人嗜欲太多,败血伤精,肾络损而胆汁亏,真气耗而神光坠矣。"

《审视瑶函·内障》曰:"乌风内障浊如烟,气散膏伤胆肾间,真一既飘精已耗,青囊妙药也徒然。此症色昏浊晕气滞,如暮雨之中浓烟重雾,风痰之人,嗜欲太多,及败血伤精,肾络损而胆汁亏,精气耗而神光坠矣。"

《医宗金鉴·眼科心法要诀》曰:"乌风者,初病亦与绿风之证不异,但头痛而不旋晕,眼前常见乌花,日久瞳变乌带浑红之色。"

【现代研究】

1. 睫状体冷凝及小梁切除术联合乌风决明合生蒲黄汤治疗新生血管性青光眼 陈宗贤等将 30 例新生血管性青光眼患者随机分为试验组和对照组各 15 例,试验组采用睫状体冷凝及小梁切除术联合术后应用乌风决明合生蒲黄汤,对照组采用睫状体冷凝及小梁切除术联合术后应用甲钴胺片。两组疗程均为 2 周。观察两组术后眼压、视力、新生血管回退等情况。结果发现,术后 1 个月及术后 6 个月试验组与对照组眼压比较差异均有统计学意义($P < 0.01$)。试验组术后 6 个月视力提高 8 例(53.33%),稳定 5 例(33.33%),下降 2 例(13.34%);对照组术后 6 个月视力提高 6 例(40.00%),稳定 6 例(40.00%),下降 3 例(20.00%),两组比较差异无统计学意义($P > 0.05$)。试验组术后 6 个月新生血管全部回退 9 例(60.00%),部分回退 4 例(26.67%),无回退 2 例(13.33%);对照组术后 6 个月新生血管全部消退 3 例(20.00%),部分回退 7 例(46.67%),无回退 5 例(33.33%),两组比较差异有统计学意义($P < 0.05$)。认为睫状体冷凝及小梁切除术联合乌风决明合生蒲黄汤治疗新生血管性青光眼可以有效控制眼压,提高视力,促进新生血管消退,具有较好的临床疗效。

2. 中西医结合治疗新生血管性青光眼 闫希冬等治疗新生血管性青光眼 251 例 284 眼,其中同时联合中医治疗的 150 例 162 眼,单纯西医治疗的 101 例 122 眼。中医采用辨证施治,服用中药,以"补阳还五汤"加减为主。西医主要以手术治疗,对于新生血管性青光眼 1 期行全视网膜激光光凝术 + 玻璃体腔注射曲安奈德,2 期行复合式小梁切除联合羊膜移植术;3A 期行 Ahmed 引流阀植入联合玻璃体前部切割 + 玻璃体腔注射曲安奈德术;3B 期、3C 期者施行 Ahmed 引流阀植入 + 玻璃体切割 + 玻璃体腔注射曲安奈德术。治疗后 6 个月时,观察眼压、视力、虹膜新生血管等指标。结果发现,与单纯西医治疗相比,联合中医治疗可以提高 1 期和 2 期新生血管性青光眼的视力（ZC＝2.872，$P<0.05$；ZC＝8.017，$P<0.05$），有效控制 2 期和 3 期新生血管性青光眼的眼压（ZC＝4.557，$P<0.05$；ZC＝2.171，$P<0.05$），促进 2 期新生血管性青光眼的虹膜新生血管消退（ZC＝5.330，$P<0.05$）。认为采用中西医结合的综合疗法，较单纯西医治疗对新生血管性青光眼的治疗效果更好。

四、黄风内障

五风内障之一，为绿风、青风内障等晚期改变。瞳神散大难收，不睹三光，晴珠变黄，古人因其瞳色昏黄，故名黄风内障（《证治准绳·杂病·七窍门》）。又名黄风（《世医得效方·眼科》）。类似于西医学之青光眼绝对期。

【源流】

《秘传眼科龙木论·五风变内障》诗曰："乌绿青风及黄黑，堪嗟宿世有灾殃。"并谓："此病初患之时，头旋偏痛，亦是脏腑虚劳，肝风为本。或一眼先患，或因呕吐双暗。"其中包括有最早出现的关于黄风的记载，但在分证论述时未列本病。其后《世医得效方·眼科》谓："高风雀目……才至黄昏便不见，经年瞳子如金色，名曰黄风。"高风雀目类似西医之视网膜色素变性，依现代的观点来看，黄风的瞳色变黄可有两种情况。其一，神水瘀滞，眼珠胀硬，瞳神散大，瞳色昏黄；其二，瞳神大小无明显异常，晶珠混浊，反射黄光。前者与《秘传眼科龙木论》所载类同，而后者与《世医得效方》载之瞳子色黄"如金"比较接近。到明清时期，众位医家论黄风，有宗《秘传眼科龙木论》者，亦有沿袭《世医得效方》者。如《证治准绳·杂病·七窍门》指出，绿风内障证，"久则变为黄风"，其症"瞳神已大而色昏浊为黄也，病至此，十无一人可救者"，并强调"瞳神不大不小，只是黄而明莹，乃是元气伤滞所成……若非黄风之散大不可医者"。《医宗金鉴·眼科心法要诀》则曰："黄风者，初病雀目，日久瞳变黄色，甚而如金，难治之症也。"不过，比较而言，以《证治准绳·杂病·七窍门》对黄风的认识更符合五风内障的特点。至于高风雀目内障，后世文献明确指出：除晶珠可变混浊外，也能并发神水瘀滞，眼珠胀硬，瞳神散大，瞳色昏黄之黄风。

【病因病机】

《证治准绳·杂病·七窍门》指出：绿风内障证，"久则变为黄风"。绿风、青风内障，治不及时或经治不效，风火痰郁诸邪阻滞脉络；或者由于病久正虚，虚火上炎，化热生风，目失所养所致。

（一）肝热风盛证

患者平素易忿怒暴悖，七情过极，五志化火，肝胆火热，热盛生风，风热攻目，故头目胀痛。风热上逆，气机不利，气滞血瘀，神水瘀积，眼压持续升高，故眼珠胀硬。风性开泄，火性升散，风火攻冲瞳神，故瞳神散大，瞳色昏黄；风火熏蒸目系日久，则目系失却气血津液濡养，萎缩变白。肝胆火热，口苦咽干，舌红苔黄，脉弦数均为风热壅盛之象。

（二）阴虚风动证

长期肝火热灼，阴血暗耗，水不涵木，肝风上旋，以致头晕耳鸣，头目胀痛，瞳神散大。阴虚亏虚，目系失却濡养，萎缩变白，不睹三光。肾水不能上济于心，心肾不交，则失眠多梦。口燥咽干，舌红少苔，脉细数，皆由阴虚血少，水不制火所致。

【临床表现】

眼珠胀痛，或无不适，但不睹三光，白睛丝脉粗蟠，色赤紫暗，或见抱轮微红，黑睛晦暗，可生翳如水泡，大小不等，大者常见，溃后则眼痛涩泪出。黑睛常有赤丝侵入，瞳神极度散大，展缩失灵，黄仁全周缩窄如线，变薄泛白，可有赤脉伸入其上。晶珠混浊，呈显黄色，眼底多不能窥见。如偶能窥见者，可见视乳头凹陷如杯，色变苍白。目珠较硬，但亦可变萎软而塌陷。

【诊断依据】

1. 视力丧失，不睹三光。
2. 眼珠胀硬，眼压升高，但亦可变萎软而塌陷。
3. 瞳色昏黄，晶珠混浊，呈显黄色；瞳神散大。
4. 如偶能窥见者，可见视乳头凹陷如杯，色变苍白。

【辨治思路】

（一）辨证思路

1. 肝热风盛证 本证以头目胀痛，眼珠胀硬，瞳神散大，瞳色昏黄，不睹三光，口苦咽干为诊断要点。肝开窍于目，肝气通于目，患者平素易忿怒暴悖，七情过极，五志化火，肝胆火热，热盛生风，风热攻目，故头目胀痛。风热上逆，气机不利，气滞血瘀，神水瘀积，眼压升高，故眼珠胀硬。风性开泄，火性升散，风火攻冲瞳神，故瞳神散大，瞳色昏黄。肝胆火热，故口苦咽干，舌红苔黄，脉弦数。

2. 阴虚风动证 本证以头目胀痛反复发作，眼珠胀硬，瞳神散大，瞳色昏黄，不睹三光，头晕耳鸣，失眠多梦，口燥咽干为诊断要点。长期肝火热灼，阴血耗伤，水不涵木，肝风上旋，以致头晕耳鸣，头目胀痛，瞳神散大。阴虚亏虚，目失濡养，则不睹三光。肾水不能上济于心，心肾不交，则失眠多梦。口燥咽干，舌红少苔，脉细数，皆由阴虚血少，水不制火所致。

（二）症状识辨

1. 不睹三光　绿风、青风内障，治不及时或经治不效，风火痰郁诸邪阻滞脉络；或高风雀目病久正虚，从而导致气机不畅，血流滞缓，引起目中玄府不利，神水瘀滞，气血津液难以上承，目系失养日久，视乳头凹陷如杯，色变苍白，遂产生不睹三光。

2. 瞳色昏黄　风火痰郁诸邪长期阻滞脉络，晶珠失却气血津液濡养，渐变黄色，再加上风火攻冲，风性开泄，火性升散，瞳神散大，黑睛雾状混浊，相互映衬，故形成"瞳色昏黄"之症。

（三）治疗思路

1. 治法与处方原则　本病瞳神散大，盲不见物，甚至不睹三光，治疗不能使其复明，治疗主要在于减轻或消除头目胀痛等不适。导致头目胀痛等主要在于"风"邪作祟，肝热实风引起予以清热平肝息风，阴虚内风引起予以滋阴柔肝息风。

2. 用药方式

（1）肝热风盛证：患者平素易忿怒暴悖，七情过极，五志化火，肝胆火热，热盛生风，风热攻目，故头目胀痛。风热上逆，气机不利，气滞血瘀，神水瘀积，眼压升高，故眼珠胀硬。风性开泄，火性升散，风火攻冲瞳神，故瞳神散大，瞳色昏黄。肝胆火热，故口苦咽干。首先要平肝息风，可用羚羊角或大剂量山羊角以直折其风。再用玄参、知母、黄芩等清肝热，茯苓、车前子利水通络，大黄泻火通便，二便通，则邪热从二便出；防风、细辛上达头目，祛风止痛；桔梗载药上行。诸药合用，共奏清肝热，息肝风之功。

（2）阴虚风动证：长期肝火热灼，阴血耗伤，水不涵木，肝风上旋，以致头晕耳鸣，头目胀痛，瞳神散大。阴虚亏虚，目失濡养，则不睹三光。肾水不能上济于心，心肾不交，则失眠多梦，口燥咽干等。既应驱其虚风，又要滋阴柔肝。用阿胶、鸡子黄、生地黄、芍药补阴血，养阴液；牡蛎、石决明、钩藤平肝阳，息肝风；络石藤通络脉，茯神养心安神；炙甘草与芍药相配，酸甘化阴，柔肝和中。再配合猪苓、车前子等利水通络。

【治疗】

（一）辨证论治

1. 肝热风盛证

证候：头目胀痛，眼珠胀硬，白睛赤脉粗大或抱轮紫红，黑睛昏暗，瞳神散大，瞳色昏黄，不睹三光；口苦咽干；舌红苔黄，脉弦。

治法：清肝平肝息风。

方药：绿风羚羊饮加减。羚羊角、黄芩、玄参、知母、大黄、车前子、茯苓、防风、桔梗。

2. 阴虚风动证

证候：头目胀痛反复发作，眼珠胀硬，瞳神散大，瞳色昏黄，不睹三光；头晕耳鸣，失眠多梦，口燥咽干；舌红少津，脉弦而细。

治法：滋阴柔肝息风。

方药：阿胶鸡子黄汤加减。阿胶（烊化兑服）、鸡子黄（兑服）、生地黄、芍药、牡蛎、石决明、钩藤、络石藤、茯神、猪苓、车前子（包煎）、炙甘草。

（二）西医治疗

1. 不睹三光，眼痛剧烈，可以考虑经睫状体光凝术（包括眼内窥镜直视下睫状体光凝术和经巩膜睫状体光凝术）、超声睫状体成形术（UCP）及传统的睫状体冷冻术，以减少房水生成，降低眼压，减少患者痛苦。其中近年从国外引进的超声睫状体成形术（UCP），治疗过程简单，迅速，且无创，可重复操作，对绝对期青光眼的治疗表现出良好的治疗前景。而睫状体冷冻术由于降压效果很难预料，且会严重损害眼组织，甚至可能引起眼球萎缩，因此它现在一般不作为黄风内障首选手术治疗方式。其他治疗还有球后注射氯丙嗪或无水酒精，甚至眼球摘除术等。

2. 黄风内障引起黑睛水泡，眼涩痛流泪，症状轻者，可以局部应用高渗剂和角膜营养剂，上皮有缺损应加用上皮营养药及用抗生素滴眼液预防感染。症状严重者，可考虑配戴亲水软性角膜接触镜或者角膜层间烧灼术。

【文献选录】

《秘传眼科龙木论·五风变内障》曰："乌绿青风及黄黑，堪嗟宿世有灾殃"。并谓：此病初患之时，头旋偏痛，亦是脏腑虚劳，肝风为本。或一眼先患，或因呕吐双暗"。

《世医得效方·眼科》曰："高风雀目……才至黄昏便不见，经年瞳子如金色，名曰黄风。"

《证治准绳·杂病·七窍门》曰："瞳神已大而色昏浊为黄也，病至此，十无一人可救者。""瞳神不大不小，只是黄而明莹，乃是元气伤滞所成……若非黄风之散大不可医者。"

《医宗金鉴·眼科心法要诀》曰：黄风者，初病雀目，日久瞳变黄色，甚而如金，难治之症也。"

五、黑风内障

本病为五风内障之一，发病时头眼俱痛症状与绿风内障相似，古人因起病时眼前起黑花，故名黑风内障（《太平圣惠方·治眼内障诸方》）。又名黑风（《龙树菩萨眼论》）。类似西医慢性闭角型青光眼。

【源流】

据《龙树菩萨眼论》记载："黑风、绿风等，皆从一眼前发者多，已后必相牵俱患，即觉头旋，眼有花，额角如绳缠，疼痛不可堪忍，月日间，或因食热酒面，发还如旧，则候时时发动，此是恶候……瞳人若青色，绝三光者，无烦救疗耳！"后来《秘传眼科龙木论·黑风内障》沿袭前说，云："此眼初患之时，头旋额角偏痛，连眼睑骨及鼻颊骨时时亦痛，兼眼内痛涩，有黑花来往，先从一眼先患，以后相牵俱损。"内容与其所述绿风内障的基本症情相同，因此，《世医得效方·眼科》论黑风时云："此眼与绿风候相似，但时时黑花起，乃肾受风邪，热攻于眼。"后世《证治准绳·七窍门》《张氏医通·七窍门》等皆同意这一见解。《眼科捷径》还云："黑风日久成绿风。"

综上所述，黑风与绿风的差异仅在于黑风不如绿风之头眼剧痛，以致恶心呕吐；发病时瞳色不绿而呈昏黑。然而，头眼疼痛，连及眼眶鼻颊，瞳神散大变昏，终呈昏黄，不睹三光；一眼先发，而后相牵俱损等基本病情相同。因此，黑风类似于西医之慢性闭角型青光眼，房角粘连是由点到面逐渐发展的，小梁网损害是渐进性的，眼压水平也随着粘连范围的缓慢发展而逐步上升，因而头眼疼痛也不如急性闭角型青光眼急性发作时那么剧烈。

【病因病机】

黑风内障的病因，《太平圣惠方·治眼内障诸方》提出是"肝肾风虚，上焦客热"；《秘传眼科龙木论·黑风内障》认为是"肾脏虚劳"；但后世以遵《世医得效方·眼科》之说者为多，认为由"肾受风邪，热攻于眼"所致。治疗主张祛风热，滋肾水。病因病机归纳如下。

（一）气火上逆证

患者情志抑郁，肝失疏泄，肝郁化火，气火上逆，循经攻目。肝失条达，气机郁滞，故精神抑郁，胸胁胀满。肝郁化火，气火上逆，玄府郁闭，神水瘀积，故眼胀头痛，眼珠变硬，视物不清。口苦咽干，急躁易怒，舌红苔黄，脉弦数均为肝郁化火之征。症见：眼胀头痛，眼珠变硬，视物不清；兼见情志不舒，急躁易怒，胸胁胀满，口苦咽干，舌红苔黄，脉弦数。

（二）痰湿上犯证

肝郁化火，火灼津液，煎熬为痰；或肝郁犯脾，脾失健运，痰湿内生，痰湿上犯头目，气血津液郁滞不行，故有头目胀痛，眼珠胀硬，瞳神散大，视力下降。痰湿内盛，气机不利，故胸闷泛恶。舌红苔厚腻，脉濡滑均为痰湿之象。症见：眼胀头痛，眼珠变硬，视物不清，反复发作；伴有胸闷泛恶，舌红苔厚腻，脉濡滑。

（三）肝肾阴虚证

病久元气衰惫，肝肾精血亏损，虚火上炎，白睛不红或抱轮隐隐带红，黑睛无明显异常，瞳神略大，瞳内气色微显昏黑，眼珠略略增硬；目窍失养，神光衰微，故视野缩窄，视力减退，视乳头杯状凹陷，颜色苍白。颧红口苦，五心烦热，失眠盗汗，舌红少苔，脉沉细数皆肝肾阴虚所致。

【临床表现】

视物昏蒙，头旋额角偏痛，连眼睑骨及鼻颊骨时时亦痛，白睛不红或抱轮红赤，瞳神略大，瞳内气色微显昏黑，眼珠略略增硬。眼底可见视乳头凹陷扩大变白，视乳头血管压向边缘呈屈膝爬坡状，可见筛板的灰色萎缩小点。

【诊断依据】

1. 视物昏蒙，头旋额角偏痛，眼睑骨及鼻颊骨亦痛。
2. 瞳神略大，瞳内气色微显昏黑，眼珠逐渐增硬。
3. 房角狭窄，或可见局限性周边黄仁前粘连。
4. 眼底可见典型的青光眼性视盘凹陷。

【鉴别诊断】

本病应与青风内障相鉴别：黑风内障头眼疼痛症状逐渐加重，有周边前房浅，房角狭窄，或可见局限性周边黄仁前粘连，随着病程发展，可见视乳头凹陷及视野缺损。而青风内障自觉症状多不明显，前房深浅正常，多为宽角，高眼压下房角仍是开放的，视乳头凹陷及视野缺损出现较早。

【辨治思路】

（一）辨证思路

1. 气火上逆证 本证以眼胀头痛，眼珠变硬，视物不清，情志不舒，急躁易怒，胸胁胀满，口苦咽干为诊断要点。肝喜条达，主疏泄，肝失条达，郁而化火，则情志不舒，急躁易怒；气火上逆，玄府不利，神水滞留，故眼压升高，眼胀头痛，眼珠变硬，视物不清。胸胁为肝之经脉所过，气机不利，脉络阻滞，故胸胁胀满。口苦咽干，舌红苔黄，脉弦数为气郁化火之象。

2. 痰湿上犯证 本证以头目胀痛，眼珠胀硬，瞳神散大，视力下降，胸闷泛恶为诊断要点。肝郁化火，火灼津液，煎熬为痰；或肝郁犯脾，脾失健运，痰湿内生，痰湿上犯头目，气血津液郁滞不行，故有头目胀痛，眼珠胀硬，瞳神散大，视力下降。痰湿内盛，气机不利，故胸闷泛恶。舌红苔厚腻，脉濡滑为痰湿内蕴之象。

3. 肝肾阴虚证　本证以白睛不红或抱轮隐隐带红，黑睛无明显异常，瞳神略大，瞳内气色微显昏黑，眼珠略略增硬，视野缩窄，视力减退，视乳头杯状凹陷，颜色苍白为诊断要点。病久肝肾精血亏损，虚火上炎，白睛不红或抱轮隐隐带红，黑睛无明显异常，瞳神略大，瞳内气色微显昏黑，眼珠略略增硬；目窍失养，神光衰微，故视野缩窄，视力减退，视乳头杯状凹陷，颜色苍白。颧红口苦，五心烦热，失眠盗汗。舌红少苔，脉沉细数皆为肝肾阴虚所致。

(二) 治疗思路

1. 治法与处方原则　本病的病因，主要是气火、痰湿、虚火，但其结果均与玄府闭塞，眼孔不通，神水瘀滞有关。若病因不除，玄府闭塞不通，眼内气血津液不行，势必造成失明。故治疗应消除病因，治其根本，同时要注意开玄府，宣壅滞，缩瞳神，尽快改善症状。

中西药物治疗黑风内障，与绿风内障一样，可使眼压下降，症状缓解，但不能防止复发，所以在眼压下降后，根据病情，结合房角粘连情况，尽快行周边虹膜切除（或激光虹膜切开术）或滤过性手术。

2. 用药方式

（1）气火上逆证：目为肝窍，肝喜条达，主疏泄，肝失条达，郁而化火，则情志不舒，急躁易怒；气火上逆，玄府不利，神水滞留，故眼压升高，眼胀头痛，眼珠变硬，视物不清。治疗首先要疏肝解郁清火，用柴胡疏肝解郁，条达肝气；当归、白芍补养肝血，目得血则能视；肝郁不达，乘克脾土，用茯苓、白术、甘草培土健脾，薄荷少许可助柴胡条达肝气；煨生姜数片与归芍相伍，可调和气血；牡丹皮、栀子清肝郁之热。若热极生风，眼胀头痛加重，可用羚羊角（水牛角代）以平肝息风。玄府闭塞不通，加泽泻、车前子（包煎）以利水通络。

（2）痰湿上犯证：患者肝郁化火，火灼津液，煎熬为痰；或肝郁犯脾，脾失健运，痰湿内生，痰湿上犯头目，气血津液郁滞不行，故有头目胀痛，眼珠胀硬，瞳神散大，视力下降。痰湿内盛，气机不利，故胸闷泛恶。痰湿乃由肝郁日久而形成，首先当疏肝解郁，用柴胡、香附、川芎以疏肝经之郁滞，行气活血，陈皮、枳壳理气行滞化痰，芍药、甘草养血柔肝。再则需要化痰湿，半夏配竹茹，一温一凉化痰湿，再加茯苓，健脾渗湿利水，以杜绝生痰之源。

（3）肝肾阴虚证：病久肝肾精血亏损，虚火上炎，白睛不红或抱轮隐隐带红，黑睛无明显异常，瞳神略大，瞳内气色微显昏黑，眼珠略略增硬；目窍失养，神光衰微，故视野缩窄，视力减退，视乳头杯状凹陷，颜色苍白。当滋阴降火，用熟地黄、山茱萸、山药滋补肝肾之阴；用牡丹皮、茯苓、泽泻防治滋阴滞塞之弊，活血利水；知母、黄柏清降虚火，阴足火降，诸症自除。

【治疗】

（一）辨证论治

1. 气火上逆证

证候：眼胀头痛，眼珠变硬，视物不清，抱轮微红，瞳神中等散大，气色偏黑；可兼见情志不舒，急躁易怒，胸胁胀满，口苦咽干；舌红苔黄，脉弦数。

治法：疏肝解郁，清热泻火。

方药：丹栀逍遥散加减。牡丹皮、栀子、当归、茯苓、白芍、白术、柴胡、甘草。

加减：如热极生风，眼胀头痛加重，可用羚羊角以平肝息风；玄府闭塞不通，酌加泽泻、车前子（包煎）以利水通络。

2. 痰湿上犯证

证候：眼症如上；兼见胸闷泛恶；舌红苔厚腻，脉濡滑。

治法：疏肝解郁，化痰通络。

方药：柴胡疏肝散合温胆汤加减。柴胡疏肝散组成：柴胡、白芍、枳壳、川芎、香附、甘草；温胆汤组成：陈皮、半夏、茯苓、枳实、竹茹、甘草。

3. 肝肾阴虚证

证候：白睛不红或抱轮隐隐带红，黑睛无明显异常，瞳神略大，瞳内气色微显昏黑，眼珠略略增硬，视野缩窄，视力减退，视乳头杯状凹陷，颜色苍白；可兼见颧红口苦，五心烦热，失眠盗汗；舌红少苔，脉沉细数。

治法：滋阴降火。

方药：知柏地黄丸加减。熟地黄、山茱萸、山药、泽泻、茯苓、牡丹皮、知母、黄柏。

（二）西医治疗

同绿风内障。

【预后转归】

须及早治疗，失治日久，恐变黄风内障而目盲。

【文献选录】

《龙树菩萨眼论》曰："黑风、绿风等，皆从一眼前发者多，已后必相牵俱患，即觉头旋，眼有花，额角如绳缠，疼痛不可堪忍，月日间，或因食热酒面，发还如旧，则候时时发动，此是恶候……瞳人若青色，绝三光者，无烦救疗耳！"

《秘传眼科龙木论·黑风内障》曰："此眼初患之时，头旋额角偏痛，连眼睑骨及鼻颊骨时时亦痛，兼眼内痛涩，有黑花来往，先从一眼先患，以后相牵俱损。"

《世医得效方·眼科》曰："此眼与绿风候相似，但时时黑花起，乃肾受风邪，热攻于眼。"

《眼科捷径》曰："黑风日久成绿风。"

附：青光眼

【分类】

青光眼（glaucoma）是以视神经萎缩和视野缺损为共同特征的疾病，病理性眼压升高是其主要危险因素。

眼球内容物作用于眼球壁的压力称为眼压，维持正常视功能的眼压为正常眼压。正常情况下房水生成、房水排出及眼内容物的体积三者处于动态平衡状态，这种平衡失调，将出现病理性眼压。眼压升高绝大多数是由于房水流出阻力增加造成的，也有少数人为房水产生过多所致。正常人眼压平均值为16mmHg，标准差3mmHg。从统计学概念，也就将正常眼压定义在10~21mmHg，但实际上正常人群眼压并非呈正态分布，因此不能机械地把眼压＞21mmHg认为是病理值。只是一般说来，眼压越高，持续时间越长，视功能损害越严重。但视神经对眼压的耐受程度有很大的个体差异，少数人眼压虽在正常范围内，而视乳头和视野的损害却已十分明显，称为正常眼压性青光眼。但也有人眼压虽然超过统计学正常上限，但经长期观察，视神经却未遭受任何损害，称为高眼压症。

临床上根据房角形态（开角或闭角）、病理机制（明确或不明确）以及发病年龄3个主要因素，一般将青光眼分为原发性、继发性和先天性3大类。其中继发性青光眼由于起始原因各异，所以种类繁多，常见的如青光眼睫状体炎综合征、糖皮质激素性青光眼、眼外伤所致的继发性青光眼、晶状体源性青光眼、虹膜睫状体炎继发性青光眼、新生血管性青光眼、睫状环阻塞性青光眼、视网膜玻璃体手术后继发性青光眼、虹膜角膜内皮综合征及色素性青光眼等。

原发性青光眼

　　闭角型青光眼

　　　急性闭角型青光眼

　　　慢性闭角型青光眼

　　开角型青光眼

继发性青光眼

先天性青光眼

婴幼儿型青光眼

青少年型青光眼

先天性青光眼伴有其他先天异常

【治疗】

青光眼治疗的目的是保存视功能。治疗方法包括：①降低眼压。由于眼压是相对容易控制的危险因素，目前对青光眼的治疗主要是通过药物或手术，将眼压控制在视神经损害不进一步发展的水平，即所谓目标眼压。目标眼压值因人而异，视神经损害程度越重，其残余神经纤维对眼压的耐受性越差，因此目标眼压值也相对较低。对晚期病例，要求眼压比一般水平更低，以防止病情进一步恶化。目标眼压还与视神经损害出现时的眼压水平、青光眼病情进展速度、患者的年龄及可能的寿命有关。除了眼压峰值以外，昼夜眼压波动大也是导致病情恶化的危险因素，因此 24 小时眼压测量对于观察眼压控制情况也十分重要。由于眼压不是青光眼发病的唯一危险因素，部分患者在眼压得到控制后，视神经萎缩和视野缺损仍然进行性发展，因此目标眼压也仅仅只是一个相对安全眼压水平。②视神经保护性治疗，即通过改善视神经血液供应和控制节细胞凋亡来保护视神经。

（一）常用降眼压药

药物降低眼压主要通过 3 种途径：①增加房水流出，如毛果芸香碱减少小梁网房水排出阻力，前列腺素衍生物增加房水经葡萄膜巩膜通道外流。②抑制房水生成，如 β 肾上腺素受体阻滞药、碳酸酐酶抑制药。③减少眼内容积，如高渗脱水剂。其中，通过增加房水流出降低眼压最符合正常房水生理功能的维持。

1. 拟副交感神经药（缩瞳药） 最常用为 1% ~4% 毛果芸香碱（pilocarpine）滴眼剂，每日 3 ~4 次，或 4% 毛果芸香碱凝胶，每晚 1 次点眼。毛果芸香碱直接兴奋瞳孔括约肌，缩小瞳孔和增加虹膜张力，解除周边虹膜对小梁网的堵塞，使房角重新开放，为治疗闭角型青光眼的一线药。对开角型青光眼，毛果芸香碱的降压机制为刺激睫状肌收缩，牵引巩膜突和小梁网，减少房水外流阻力。但该药可引起眉弓疼痛、视物发暗、近视加深等副作用，若用高浓度制剂频繁点眼，还可产生胃肠道反应、头痛、出汗等全身中毒症状。毛果芸香碱缓释膜或毛果芸香碱凝胶作用时间长，不需频繁点眼，副作用也相对较小。

2. β 肾上腺素受体阻滞药 常用 0.25% ~0.5% 噻吗洛尔（timolol）、0.25% ~0.5% 盐酸左旋布诺洛尔（levobunolol）和 0.25% ~0.5% 倍他洛尔（betaxolol）等滴眼剂，每日 1~2 次点眼。β 肾上腺素受体阻滞药通过抑制房水生成降低眼压，不影响瞳孔大小和调节功能，但其降压幅度有限，长期应用后降压效果减弱。噻吗洛尔和盐酸左旋布诺洛尔为非选择性 β_1、β_2 受体阻滞药，对有房室传导阻滞、窦房结病变、支气管哮喘患者忌用。倍他洛尔为选择性 β_1 受体阻滞药，呼吸道方面的副作用较轻。

3. 肾上腺素受体激动药　β_2 受体激动药主要有 1% 肾上腺素（epinephrine）、0.1% 地匹福林（dipivefrin），其降压机制主要为促进房水经小梁网及葡萄膜巩膜通道外流。用药早期，肾上腺素可增加房水生成，随着用药时间延长，又可抑制房水生成。肾上腺素点眼后有短暂结膜贫血及瞳孔扩大，禁用于闭角型青光眼。肾上腺素也可以导致黄斑囊样水肿，无晶状体眼患者不宜使用，对严重高血压、冠心病患者禁用。地匹福林是肾上腺素的前体，该药渗透力强，进入前房后转化为肾上腺素而起作用，对患有心血管疾病患者较为安全。α_2 受体激动药有 0.2% 酒石酸溴莫尼定（brimonidine），其选择性兴奋 α_2 受体，可同时减少房水生成和促进房水经葡萄膜巩膜通道外流。酒石酸溴莫尼定对 α_1 受体作用甚微，不引起瞳孔扩大，对心肺功能无明显影响。

4. 前列腺素制剂　如 0.005% 拉坦前列素、0.004% 曲伏前列素和 0.03% 贝美前列素，其降压机制为增加房水经葡萄膜巩膜通道外流，但不减少房水生成。每日傍晚 1 次点眼，可使眼压降低 20%～40%。本药主要副作用为点药后局部短暂烧灼、刺痛、痒感和结膜充血，长期用药可使虹膜色素增加、睫毛增长、眼周皮肤色素沉着。毛果芸香碱可减少葡萄膜巩膜通道房水外流，理论上与前列腺素制剂有拮抗作用，一般认为两者不宜联合用药。

5. 碳酸酐酶抑制药　以乙酰唑胺（diamox）和醋甲唑胺（neptazane）为代表，目前临床常用醋甲唑胺，其通过减少房水生成而降低眼压。多为局部用药的补充，剂量不宜过大，如口服醋甲唑胺，每次 25mg，每日 2 次。常见不良反应包括感觉异常，尤其是四肢末端麻木感，听力障碍或耳鸣，食欲减退，胃肠功能紊乱血尿等，故不宜长期服用。目前也有碳酸酐酶抑制药局部用药制剂，如 1% 布林佐胺（azopt），其降压效果略小于全身用药，但全身副作用少。

6. 高渗剂　常用 50% 甘油（glycerin）和 20% 甘露醇（mannitol），前者供口服 2～3mL/kg 体重；后者静脉快速滴注，1～2g/kg 体重。这类药物可在短期内提高血浆渗透压，使眼组织，特别是玻璃体中的水分进入血液，从而减少眼内容积、迅速降低眼压，但降压作用在 2～3 小时后即消失。高渗剂主要用于治疗闭角型青光眼急性发作和某些有急性眼压增高的继发性青光眼。使用高渗剂后，因为颅内压降低，部分患者可出现头痛、恶心等症状，宜平卧休息。甘油参与体内糖代谢，故糖尿病患者慎用。

（二）常用抗青光眼手术

1. 解除瞳孔阻滞的手术　如周边虹膜切除术（peripheral iridectomy）、激光虹膜切开术（laser iridotomy）。此类手术的基本原理是通过切除或切开周边虹膜，使前后房沟通、解除瞳孔阻滞。术后前后房压力达到平衡，常能根治性地防止闭角型青光眼的再次发作。这类手术主要适用于发病机制为瞳孔阻滞、房角尚无广泛粘连的早期原发性闭角型青光眼和继发性闭角型青光眼。

2. 解除小梁网阻塞的手术 如房角切开术（goniotomy）、小梁切开术（trabeculotomy）、氩激光小梁成形术（argon laser trabeculoplasty, ALT）。房角切开术或小梁切开术分别从内面和外部切开发育不良或通透性不够的小梁网，房水能经正常途径引流至静脉系统，本类手术对于原发性婴幼儿型青光眼常常可达到治愈的效果。ALT 应用激光束烧灼小梁网色素带前缘，使小梁网相邻区收缩，小梁网眼张大，增加房水外流易度，达到降低眼压的目的。主要用于治疗早期原发性开角型青光眼，或作为一种补充治疗，用于药物治疗眼压控制不满意的原发性开角型青光眼。ALT 的远期降压效果较差，但治疗可重复。

3. 建立房水外引流通道的手术（滤过性手术） 如小梁切除术（trabeculectomy）、非穿透性小梁手术（nonpenetrating trabecular surgery）、激光巩膜造瘘术（laser sclerostomy）、房水引流装置植入术（implantation drainage device）。滤过性手术基本原理是切除一部分角巩膜小梁组织，形成一个瘘管，房水经此瘘管引流到球结膜下间隙，然后再由结膜组织的毛细血管和淋巴管吸收，达到降低眼压的目的。本类手术主要适用于房角广泛粘连的闭角型青光眼和原发性开角型青光眼。

4. 减少房水生成的手术 如睫状体冷凝术（cyclocryotherapy）、透热术（cyclodiathermy）、光凝术（cyclophotocoagulation）和超声睫状体成形术（ultrasound ciliary boby plasty, UCP）。本类手术通过冷凝、透热、激光、超声能量破坏睫状体及其血管、减少房水生成，以达到降低眼压、控制症状的目的。睫状体破坏手术主要用于疼痛症状较为显著的绝对期青光眼。

（三）原发性闭角型青光眼的治疗

原发性闭角型青光眼眼压增高的原因是周边虹膜堵塞了房水外流通道，通过解除瞳孔阻滞或周边虹膜成形加宽房角，避免周边虹膜与房水外流通道接触和粘连是主要的治疗目的。

1. 急性闭角型青光眼基本治疗原则是手术 术前应积极采用综合药物治疗以缩小瞳孔，使房角开放、迅速控制眼压、减少组织损害。在眼压降低、炎症反应控制后，手术效果较好。

（1）缩小瞳孔：先兆期小发作时，用1%毛果芸香碱每半小时点眼1次，2~3次后一般即可达到缩小瞳孔、降低眼压的目的。急性大发作的时候，每隔5分钟点眼1次，共点3次，然后每隔30分钟1次，共4次，以后改为每小时1次。若瞳孔括约肌未受损，一般用药后3~4小时瞳孔就能明显缩小，可减量至每日4次。若眼压过高、瞳孔括约肌受损麻痹，或虹膜发生缺血、坏死，则缩瞳药难以奏效。通常全身使用降眼压药后再点缩瞳药，缩瞳效果较好。若频繁用高浓度缩瞳药点眼，每次点药后应用棉球压迫泪囊部数分钟，以免药物通过鼻黏膜吸收而引起全身中毒症状。

（2）联合用药：急性发作期，除局部点缩瞳药外，常需联合用药，如全身应用高渗剂、碳酸酐酶抑制药，局部点用β肾上腺素受体阻滞药以迅速降低眼压。

（3）辅助治疗：全身症状严重者，可予以止呕、镇静、安眠药物。局部点用糖皮质激素有利于减轻充血及虹膜炎症反应。

（4）手术治疗：急性闭角型青光眼缓解后，眼压可以保持在较低水平数周，原因是睫状体缺血，房水分泌功能减退。因此这时的眼压不能代表房角功能好转或痊愈。应该向患者强调指出，经药物治疗眼压下降后，治疗尚未结束，必须进一步行手术治疗。术前仔细检查前房角。如房角仍然开放或粘连范围＜1/3周，眼压稳定在21mmHg以下，可行周边虹膜切除术或激光虹膜切开术。目的在于沟通前后房，解除瞳孔阻滞，平衡前后房压力，减轻虹膜膨隆并加宽房角，防止虹膜周边部再与小梁网接触。若房角已有广泛粘连，应用毛果芸香碱后眼压仍超过21mmHg，表示小梁功能已遭到永久性损害，应做滤过性手术。

临床上有极少数病例，虽然经过联合用药但眼压仍居高不下，可在药物减轻角膜水肿的情况下，考虑激光虹膜切开术以迅速解除瞳孔阻滞。如果激光虹膜切开术不能实施，也可试行前房穿刺放液术，防止持续性高眼压对视神经产生严重损害。

临床前期如不给予治疗，其中40%～80%在5～10年内可能急性发作。长期使用毛果芸香碱，不一定能有效地预防急性发作。因此对于具有虹膜膨隆、浅前房、窄房角的临床前期患者，应早期做预防性周边虹膜切除术或激光虹膜切开术。

2. 慢性闭角型青光眼其治疗原则也是药物控制眼压后手术 由于慢性闭角型青光眼瞳孔阻滞因素不明显，周边虹膜切除术不如急性闭角型青光眼那样有针对性。但周边虹膜切除术后，对防止长期点用毛果芸香碱可能引起的瞳孔阻滞有帮助，在一定程度上也可防止或减慢房角的进一步粘连。因此周边虹膜切除术可用于存在瞳孔阻滞、房角粘连范围不大、单用缩瞳药即能控制眼压的早期病例。对于非瞳孔阻滞机制性慢性闭角型青光眼，单用周边虹膜切除术往往不能阻止房角进行性关闭，应采用氩激光周边虹膜成形术，以加宽房角。对大部分房角已有广泛粘连，单用缩瞳药眼压不能控制，或已有明显视神经损害的慢性闭角型青光眼患者，需行滤过性手术。

（四）原发性开角型青光眼

1. 药物治疗 原发性开角型青光眼眼压升高的主要原因是小梁网渗透性降低。增加小梁网房水外流的药物，如缩瞳药，可针对病因进行治疗，但缩瞳药的副作用限制了其在原发性开角型青光眼的长期应用。尽管通过减少房水生成降低眼压并非病因治疗，但由于房水生成抑制药副作用较少，故在临床上应用更广泛。前列腺素衍生物增加房水经葡萄膜巩膜通道排出，也是目前治疗原发性开角型青光眼的重要药物。若局部点用1～2种药物即可使眼压控制在安全水平，患者能配合治疗并定期复查，则可先试用药物治疗。如无禁忌证，可首选 β 肾上腺素受体阻滞药；一种药物不能控制眼压，可换用另一种药物；如点用单一药物眼压仍未控制在安全水平，可联合用药，常在 β 肾上腺素受体阻滞药、肾上腺素受体激动药和碳酸酐酶抑制药局部用药制剂中选用 2 ~ 3 种药物联合点眼。两种药物点眼应间隔 5 分钟以上，点眼后压迫泪囊区或闭合眼睑 1 ~ 2 分钟，有助于维持局部药物浓度并减少全身吸收。

2. 激光治疗　若药物治疗不理想，可试用氩激光小梁成形术（ALT）。

3. 滤过性手术　小梁切除术是最常用的术式，一般认为手术适应证是药物治疗无效或无法耐受长期用药，或没有条件进行药物治疗的病例。也有学者认为一旦诊断明确，且有明显视盘、视野改变，即可采用滤过性手术进行治疗。

（五）新生血管性青光眼

属于继发性青光眼中的一种。常继发于广泛性视网膜缺血，如视网膜静脉阻塞、糖尿病性视网膜病变等之后的难治性青光眼，其临床特点是在原发性眼底基础上虹膜出现新生血管，疾病前期由于纤维血管膜封闭了房水外流通道，后期纤维血管膜收缩牵拉，使房角关闭，引起眼压升高和剧烈疼痛。本病治疗比较棘手。发生虹膜新生血管时，可采用全视网膜激光光凝术或冷凝术，药物治疗可选用血管内皮生长因子（VEGF）拮抗药如贝伐单抗（avastin）、雷珠单抗（lucentis）、康柏西普（conbercept）等眼内注射，新生血管很快消退，但如果原发病因未消除，新生血管不久又会出现。1% 阿托品滴眼液和皮质类固醇滴眼液能够减少眼部炎症反应。当发生新生血管性青光眼时，即使眼内注射抗 VEGF 类药物能够使新生血管消退，但其依附的肌纤维（血管）膜仍然存在，房角仍无引流房水的功能，需加用减少房水生成的降眼压药治疗，只是为进一步的青光眼引流手术赢得一个时间窗，并不能治疗青光眼本身。手术以青光眼引流阀植入术为首选。临床上发现 47% 的新生血管性青光眼患眼在眼压得到控制后（仅仅施行青光眼引流阀手术），虹膜表面的新生血管完全消退，而部分患者当眼压再次升高时，新生血管又出现。对于眼压不能控制且已无有用视力的终末期或绝对期新生血管性青光眼，以减缓眼痛症状为主要治疗目的，有泡性角膜病变时可选用软性角膜接触镜配戴，也可选用睫状体破坏手术如冷凝、热凝、光凝，超声睫状体成形术（UCP）等，对不能或不愿接受这些手术的可行球后酒精注射镇痛，甚至可行眼球摘除手术。

（六）视神经保护性治疗

青光眼以视神经节细胞进行性死亡为特征，研究表明节细胞死亡机制为凋亡。眼压升高或视神经缺血是青光眼发病的始动因素，而自由基、神经营养因子的剥夺、眼内兴奋性毒素——谷氨酸增多，可能是节细胞凋亡的激发因素。因此除了降眼压外，合理的青光眼治疗应包括视神经保护性治疗。目前正在从中和凋亡激发因素、开发外源性和内源性神经营养因子、基因治疗和神经再生或移植诸方面进行研究，以控制节细胞凋亡，达到保护视神经的目的。

钙离子通道阻滞药、谷氨酸拮抗药、神经营养因子、抗氧化剂（维生素 C、维生素 E）从不同环节起到了保护视神经作用。β_1 受体阻滞药倍他洛尔，除降眼压外，尚可增加视神经血流量，α_2 受体激动药酒石酸溴莫尼定也有一定保护神经作用。传统中医药通过辨证论治，从改善视神经血液循环、抗氧化等方面入手，表现了良好的保护视神经作用。

第三节　晶珠内障

晶状体，中医称为晶珠，又名黄精或睛珠。晶体本身透明，无血管，位于眼内黄仁（虹膜瞳孔）之后，神膏（玻璃体）之前，借晶体悬韧带与睫状体联系以固定其位置，正对瞳神圆孔，为一扁圆形双凸面弹性透明体，状似水晶围棋子，是保证眼内神光发越的重要组织，是眼屈光系统的重要组成部分。晶珠具有折光作用，并能凭本身的弹性而调节折光。随着年龄的增长，晶珠的弹性降低，调节作用也随之减弱。晶珠一旦发病，则逐渐变混，影响眼内神光的正常发越，障碍视力。其病理变化可为透明度改变和位置与形态的异常，前者，表现为临床上各种类型的白内障；后者，在临床上可分为全脱位和半脱位。

晶珠混浊的病变，西医学称为白内障，它是眼科常见病和主要致盲性疾病，根据病因、发生年龄、发展速度、晶体混浊程度和部位及形态等，可进行不同的分类。本章主要讨论几种常见的晶状体混浊性疾病，主要临床表现为晶珠混浊，视力缓慢下降，渐至失明。

【源流】

白内障系晶状体混浊，《诸病源候论》的"青盲有翳候"即包括本症，《外台秘要》的"脑流青盲眼"即指本症。唐代以后眼科专书将本症归并于"内障"范畴，并根据病因及症状提出多种病名，近代对此进行了研究，并做了分类。圆翳内障为年龄相关性白内障总称；银风、金花内障为并发性；惊振内障为外伤性；胎患内障为先天性。在年龄相关性白内障中，以混浊程度分为银花与枣花翳内障；以形态分冰翳、散翳、横翳、偃月翳内障，以色泽分白翳黄心、黑水凝翳、滑翳、涩翳、浮翳内障；以深浅分浮翳与沉翳内障。对照西医学对本症的分类，圆翳、滑翳、涩翳、浮翳、白翳黄心及黑水凝翳、冰翳等皆属本症成熟期；枣花翳、偃月翳、沉翳、散翳、横翳等属于本症未成熟期。其中白翳黄心类似核性内障，浮翳类似前皮质性白内障，沉翳类似后皮质性内障。

白内障成熟，需要手术治疗，古代创有金针拨障术，此术最早见于《梁书》，在中医古籍中，则最早见于《龙树菩萨眼论》，惜已失传，现存《秘传眼科龙木论》尚有迹近原著之处，《外台秘要》亦有有关针拨术的记述，可谓现存医书最早的记载，眼科书如《银海精微》《审视瑶函》《目经大成》与《张氏医通》等对本手术做了详细的描绘。

一、圆翳内障

圆翳内障是指随年龄增长而晶珠逐渐混浊，视力缓慢下降，终致失明的眼病。

圆翳内障相当于西医学的年龄相关性白内障，又称老年性白内障。病因较为复杂，可能是环境、营养、代谢和遗传等多种因素对晶状体长期综合作用的结果。流行病学研究表明，过多的紫外线照射、过量饮酒、吸烟、妇女生育多、心血管疾病、高血压、精神病、机体外伤等与白内障的形成有关。本病多见于 50 岁以上的老年人，随年龄增长患病率增高且晶珠混浊加重。可一眼或两眼先后或同时发病，病程一般较长。

根据混浊部位不同，西医学将年龄相关性白内障分为 3 种类型，即皮质性白内障、核性白内障和囊膜下混浊性白内障，皮质性白内障最为常见。

"四边皆白，中心一点微黄色"，即古称白翳黄心内障，今所称之晶状体核混浊，相当于核性白内障。

【源流】

圆翳内障的名称首见于《秘传眼科龙木论》。本病的最早记载见于《外台秘要·出眼疾候》，书中描述了本病的发生和漫长的发展过程、后果及治疗，"眼无所因起，忽然膜膜，不痛不痒，渐渐不明，久历年岁，遂致失明。令观容状，眼形不异，唯正当眼中央小珠子里，乃有其障，作青白色，虽不辨物，犹知明暗三光，知昼知夜。如此者，名作脑流青盲眼。未患时，忽觉眼前时见飞蝇黑子，逐眼上下去，此宜金篦决（注：金篦，即金针；决，开通之意。金篦决，按文义指用金针拨开内障。）一针之后，豁然开云而见白日"。因古人误认为本病是脑脂流下结成内障儿失明，故称为脑流青盲眼。其中所说的金篦决内障，则是对眼科金针拨内障手术的最早记载。此后，《龙树菩萨眼论》也有类似记载，"眼不痒不痛，端然渐渐不明，遂即失明，眼形不异，唯瞳人里有隐隐青白色，虽不辨人物，犹见三光者，名曰内"。还解释说："古方名清盲，非盲，今见其有翳如浆水色者是。瞳人岂得清盲者，以清净为义耳。"并指出"若翳状已成，非汤药所及，徒施千方，亦无一效，唯用金针拨之，如拨云见日"。到了《秘传眼科龙木论》，对本病的认识已经比较全面。该书在"圆翳内障"中说："凡眼初患之时，眼前多见蝇飞花发，垂蟢（注：蟢，音 xi，通称蟢子或喜蛛，为蜘蛛的一种，身体细长，脚很少，暗褐色），薄烟轻雾，渐渐加重；不痛不痒，渐渐失明，眼与不患相似，且不辨人物，惟睹三光。患者不觉，先从一眼先患，向后相牵俱损。此是脑脂流下，肝风上冲。玉翳青白，瞳人端正，阳看则小，阴看则大，其眼须针，然后服药。"将本病的自觉症状做了详细生动的描述，而且把检查所见和手术指征记载得十分明白。该书还最早记载了与本病相类的冰翳、浮翳、沉翳、滑翳、涩翳、横翳、散翳、枣花翳、偃月翳、白翳黄心、黑水凝翳、胎患等 10 余种内障，其病名虽不相同，实则均为晶珠混浊，只是发病的病因及病变的阶段、程度、部位、颜色有所差别而已。因此，后来《目经大成·内障》说："障在睛内，犹悬布幔于纸窗之上，外人安知其蔽而不明也。初起目昏，次视惑，次妄见，甚乃成翳，色白或微黄，或粉青，状如星，如枣花，如半月，如剑脊，如水银之走，如膏脂之凝，如油之滴水中，如冰之冻杯内，名曰圆、曰横、曰滑、曰涩、曰浮、曰沉、曰破散、曰浓厚，先生一目，向后俱有。"该书作者黄庭镜，对内障的手术治疗很有研究，指出："目不赤痛，左右并无头风，瞳子不敧不侧，阳看能小，阴看能大，年未过六十，过六十而矍铄，知昼夜，见影动，皆可针拨，反此者不能。"并在《审视瑶函·内障》所载拨内障八法的基础上做了进一步的阐述，而且将八个操作步骤依次以审机、点睛、射覆、探骊、扰海、卷帘、圆镜、完璧命名。在《证治准绳·杂病·七窍门》中，对晶珠完全混浊的圆翳内障记载尤为准确，"瞳神中白色如银也……重则瞳神皆雪白而圆亮"。古人还根据晶珠混浊的部位、形态、程度及颜色等不同，分别命名为浮翳、沉翳、冰翳、横翳、散翳、枣花翳、偃月翳、白翳黄心、黑水凝翳等。

《秘传眼科龙木论·七十二证方论》白翳黄心内障："此眼初患之时，肝脏劳热。先从一眼先患，以后相牵俱损。初觉即须急疗，先须服用汤药丸散。将息谨护，即宜针刺诸穴脉。后更用金针轻拨，然后服坠翳散即效。"黄心翳四边皆白，中心一点微黄色，隐在黑珠内，映出珠外。属圆翳内障范围。

《医宗金鉴》曰："白翳黄心内障证，四围白包内中黄，大小眦中微带赤，翳隐黑珠障内光，肺肝风热冲于目，隐痛羞明泪似汤。坠翳决明茺蔚子，人参甘菊共车防。"

【病因病机】

古代医籍中认为本病的发生与肝肾俱虚、肝风上冲、肝气冲上等因素有关。结合临床归纳如下。

（一）肝肾不足证

年老体弱，肝肾不足，精血亏损，不能滋养晶珠而混浊；或可阴血不足，虚热内生，上灼晶珠，致晶珠混浊。症见：视物昏花，视力缓降，晶珠混浊；或头昏耳鸣，少寐健忘，腰酸腿软，口干；舌红苔少，脉细。或见耳鸣耳聋，潮热盗汗，虚烦不寐，口咽干痛，小便短黄，大便秘结；舌红少津，苔薄黄，脉细弦数。

（二）脾气虚弱证

年老脾虚气弱，运化失健，精微输布乏力，不能濡养晶珠而混浊；或水湿内生，上泛晶珠而混浊。症见：视物模糊，视力缓降，或视近尚明而视远模糊，晶珠混浊；伴面色萎黄，少气懒言，肢体倦怠；舌淡苔白，脉缓弱。

（三）肝热上扰证

肝热上扰目窍，致晶珠逐渐混浊。症见：视物不清，视力缓降，晶珠混浊，或有眵泪，目涩胀；时有头昏痛，口苦咽干，便结；舌红苔薄黄，脉弦或弦数。

【临床表现】

（一）自觉症状

视物模糊，或视近尚明而视远模糊，或眼前可见固定不动的黑影，或视一为二，或可有虹视等。

（二）眼部检查

视力下降，与病程长短及晶珠混浊部位密切相关。病程越长视力下降越明显，混浊在瞳神部位视力多有下降，最终视力可仅为手动或光感。晶珠可见不同形态、部位、颜色和不同程度的混浊。在病变早期，用药物散大瞳神可见晶珠周边呈点状或冰棱状混浊，后渐向中心发展而全混浊；或如"四边皆白，中心一点微黄色"，即古称白翳黄心内障，今所称之晶状体核混浊，所谓核性白内障。瞳神展缩正常，正如古称瞳神"阴看则大，阳看则小"。

【诊断依据】

1. 年龄在 50 岁以上，视力渐进性下降。
2. 晶珠有不同部位、不同形态及不同程度的混浊。
3. 排除引起晶珠混浊的其他眼病和全身性疾病。
4. 分类白内障是常见的主要致盲眼病，分类方法较多。
（1）根据发病年龄进行分类分为先天性、婴儿性、青年性、成年性、老年性白内障等。
（2）根据病因进行分类分为老年性、外伤性、并发性、代谢性、药物性及中毒性、发育性、后发性白内障等。
（3）根据混浊部位进行分类分为皮质性白内障、核性白内障、后囊膜下白内障等。

1）皮质性白内障（cortical cataract）：最为常见。按其发展过程分为 4 期。

①初发期（incipient stage）：晶状体皮质内出现空泡、水裂和板层分离。空泡为圆形透明小泡，位于前、后皮质中央部或缝合附近。水裂的形态不一，从周边向中央逐渐扩大。板层分离多在皮质深层，呈羽毛状。楔形混浊在皮质性白内障中最为常见，位于前、后皮质中，尖端向着晶状体中心，基底位于赤道部，这些混浊在赤道部汇合，最后形成轮辐状混浊；或在晶状体某一象限融合成小片或大片混浊。散大瞳孔后应用检眼镜彻照法或裂隙灯下检查，可在眼底红光反射中看到轮辐状混浊的阴影。当瞳孔区的晶状体未累及时，一般不会影响视力。此期的晶状体混浊发展缓慢，可经数年才会发展到下一期。

②膨胀期（intumescent stage）：又称未熟期（immature stage），为晶状体混浊继续加重时，其渗透压改变，短期内有较多水分积聚于晶状体内，使其急剧肿胀，体积变大，将虹膜向前推移，前房变浅，可诱发急性闭角型青光眼。晶状体呈不均匀的灰白色混浊。在裂隙灯显微镜下可以看到皮质内的空泡、水裂和板层分离。患眼视力明显减退，眼底难以看清。以斜照法检查晶状体时，投照侧虹膜须深层混浊皮质上形成新月形阴影，称为虹膜投影，这是本期白内障的特点。

③成熟期（mature stage）：膨胀期之后，晶状体内水分和分解产物从囊膜内溢出，晶状体又恢复到原来体积，前房深度恢复正常。晶状体混浊逐渐加重，直至全部混浊，虹膜投影消失。患眼的视力降至眼前手动或光感。眼底不能窥入。从初发期到成熟期可经 10 多个月至数 10 年不等。

④过熟期（hypermature stage）：如果成熟期持续时间过长，经数年后晶状体内水分继续丢失，晶状体体积缩小，囊膜皱缩和有不规则的白色斑点及胆固醇结晶，前房加深，虹膜震颤。晶状体纤维分解液化，呈乳白色。棕黄色晶状体核沉于囊袋下方，可随体位变化而移动，上方前房进一步加深，称为 Morgagnian 白内障。当晶状体核下沉后，视力可以突然提高。过熟期白内障囊膜变性，通透性增加或出现细小的破裂。当液化的皮质渗漏到晶状体囊膜外时，可发生晶状体诱导的葡萄膜炎。长期存在于房水中的晶状体皮质可沉积于前房角；也可被巨噬细胞吞噬，堵塞前房角而引起继发性青光眼，称为晶状体溶解性青光眼。当患眼受到剧烈震动后可使晶状体囊膜破裂，晶状体核脱入前房或玻璃体内可引起继发性青光眼。过熟期白内障的晶状体悬韧带发生退行性改变，容易发生晶状体脱位。

2）核性白内障（nuclear cataract）：较皮质性白内障少见，发病年龄较早，进展缓慢。混浊开始于胎儿核或成人核，前者较多见，逐渐发展到成人核，直至其完全混浊。初期晶状体核呈黄色混浊，但很难与核硬化相鉴别。核硬化是生理现象，由于晶状体终身生长，晶状体核密度逐渐增加，颜色变深，透明度降低造成，但对视力无明显影响。散大瞳孔后用后彻照法检查，核性白内障在周边部环状红色反光中，中央有一盘状暗影。眼底检查时仅由周边部看清眼底。由于核屈光力增加，可发生近视。由于晶状体周边部的屈光力并没有明显改变，因此瞳孔散大前后的视力是不同的，远视力的减退较慢。由于晶状体的中央和周边部的屈光力不同，形成晶状体双焦距，可产生单眼复视或多视。核性白内障以后逐渐变为棕黄色或棕黑色，此时视力极度减退，眼底已不能看清。晶状体核的这种改变可以持续很久而不变。可以同时出现晶状体皮质混浊，但不易成熟。

3）后囊膜下白内障（subcapsular cataract）：晶状体后囊膜下浅层皮质出现棕黄色混浊，为许多致密小点组成，其中有小空泡和结晶样颗粒，外观似锅巴状。由于混浊位于视轴，所以早期就会出现明显视力障碍。后囊膜下白内障进展缓慢，后期合并晶状体皮质和核混浊，最后发展为成熟期白内障。

（4）根据混浊形态进行分类分为点状白内障、冠状白内障、板层状白内障、绕核白内障等。

（5）根据混浊程度进行分类分为初发期白内障、肿胀期白内障、成熟期白内障、过熟期白内障。

【鉴别诊断】

1. 本病应与老年性核硬化相鉴别　与核性白内障的鉴别，主要是核硬化多不影响视力，眼底镜彻照法检查眼底时，核硬化无遮光现象。

2. 本病应与并发性白内障相鉴别　与囊膜下白内障的鉴别，主要是并发性白内障早期在面包屑样混浊中有彩色光泽，混浊沿视轴区向前发展，边界模糊。有眼部其他疾病病史。

3. 本病应与蓝点状白内障相鉴别　静止性先天异常，混浊呈斑点状，可呈灰白色或天蓝色，一般较小，不影响视力。

4. 本病应与先天性白内障相鉴别　晶珠混浊为与生俱来，可以伴发或不伴发其他眼部异常或遗传性和系统性疾病。

5. 本病应与外伤性白内障相鉴别　有眼部钝挫伤、穿通伤、眼内异物或物理因素外伤的病史。

【辨治思路】

（一）辨证思路

1. 肝肾不足证　本证以视物昏花，视力缓降，晶珠混浊；或头昏耳鸣，少寐健忘，腰酸腿软，口干；或见耳鸣耳聋，潮热盗汗，虚烦不寐，口咽干痛，小便短黄，大便秘结为诊断要点。肝肾亏虚，精血不足，精不上承，目失濡养，晶珠失于充养而渐渐混浊；或阴亏虚火内生，上炎晶珠，故见晶珠渐渐混浊、视力缓降；肾主骨，肾藏精，精生髓，诸髓属脑，肝肾阴虚，脑髓、骨骼失养，故头晕耳鸣，腰膝酸软。阴虚津亏则口咽干痛，小便短黄，大便秘结；阴虚虚火上炎，则潮热盗汗，虚烦不寐。舌红，苔少或薄，脉细为阴虚所致。

2. 脾气虚弱证　本证以视物模糊，视力缓降，或视近尚明而视远模糊，晶珠混浊；伴面色萎黄，少气懒言，肢体倦怠为诊断要点。脾虚运化失健，水谷精微输布乏力，不能上荣晶珠，晶珠失养；或脾虚水湿不运，上犯晶珠，故见晶珠混浊、视力缓降；脾虚运化失健，水谷精微输布乏力，气血化生不足，则面色萎黄，少气懒言；脾主肌肉，脾气虚弱，则肢体倦怠。舌淡苔白，脉缓弱为脾气虚弱之候。

3. 肝热上扰证　本证以视物不清，视力缓降，晶珠混浊，或有眵泪，目涩胀；时有头昏痛，口苦咽干，便结。肝热上扰头目，热灼晶珠，故见晶珠混浊、视力缓降；肝热上扰目窍，耗伤津液则有眵泪，目涩胀；肝热上扰于头，脑失所养，则时有头昏痛；肝热伤津则口苦咽干，便结。舌红苔薄黄，脉弦或弦数为肝热上扰之候。

（二）症状识辨

1. 视力渐进性下降　圆翳内障的视力下降一般是逐渐下降，视力下降多由于肝肾亏虚，精血不足，精不上承，或脾虚水湿不运，或肝热上扰头目，目失濡养，视力缓降。

2. 晶珠混浊　多由于肝肾亏虚，精血不足，精不上承，目失濡养，晶珠失于充养而渐渐混浊；或阴亏虚火内生，上炎晶珠，故见晶珠渐混、视力缓降；患者症状为头昏耳鸣，少寐健忘，腰酸腿软，口干；或见耳鸣耳聋，潮热盗汗，虚烦不寐，口咽干痛，小便短黄，大便秘结。或脾虚水湿不运，上犯晶珠，故见晶珠混浊、视力缓降；患者症状为面色萎黄，少气懒言，肢体倦怠。或肝热上扰头目，热灼晶珠，故见晶珠混浊、视力缓降或有眵泪，目涩胀；患者时有头昏痛，口苦咽干，便结。

（三）治疗思路

1. 治法与处方原则　中药治疗圆翳内障贵在辨证合理、处方准确。该症属中医内障眼病范畴，在外观上无特殊，更给探明证型增加了难度，因此在临床上要有整体的观念意识，因为大多数是老年患者，遇到视力下降的患者要首先排除其他眼病。辨证要点应抓住局部辨病这个主要环节，可以借助西医眼底检查等手段，进行多方面了解，观察内窥辨证，再配合中医全身辨证，方能精确地立法用方，从而获得理想效果。

治疗应该以全身辨证施治，配合局部滴眼药水，争取视力有所提高，告诫患者视功能的恢复是一个长期的过程，脉络通畅，目得所养，冀以复明，需要耐心调治，以图见效。若服药后视力有所提高，即勿随意更换方剂，嘱患者继续服药，坚持治疗。患者感觉到晶珠混浊已影响生活或工作时，应行手术治疗。

2. 用药方式 本病是老年患者的退行性病变，处方用药主要以补益为主，主要兼顾补充人体正气；既要着重调理脏腑，又要注意调理气血，还要注重患者其他兼症。

（1）肝肾不足证：圆翳内障肝肾不足者，宜补益肝肾，方选杞菊地黄丸加减，用枸杞子、熟地黄、山茱萸补肾填精，牡丹皮主宣通，可防山茱萸之酸涩，泻肝肾虚火；茯苓通利，可防山药之滞塞，助山药健脾养胃；泽泻利小便以泻相火又可行地黄之滞，菊花清肝明目。

（2）脾气虚弱证：圆翳内障脾气虚弱者，宜益气健脾，利水渗湿，方选四君子汤加减。用人参大补元气，扶正祛邪；白术、茯苓、甘草健脾补气；全方益气健脾，扶正祛邪。

（3）肝热上扰证：圆翳内障肝热上扰者，宜清热平肝，明目退障，方选石决明散加减。方中石决明、决明子平肝清热，明目退翳为君；山栀子、大黄、赤芍泻火凉血，导热下行为臣；木贼、青葙子明目退翳；荆芥、羌活祛风明目；麦冬养阴明目，共为佐使。诸药合用，共为平肝清热之剂。

【治疗】

初患圆翳内障者可用药物治疗，控制或减缓晶珠混浊的发展。晶珠混浊程度较甚或完全混浊者，或患者感觉到晶珠混浊已影响生活或工作时，应行手术治疗。

（一）辨证论治

1. 肝肾不足证

证候：视物昏花，视力缓降，晶珠混浊；或头昏耳鸣，少寐健忘，腰酸腿软，口干；舌红苔少，脉细。或见耳鸣耳聋，潮热盗汗，虚烦不寐，口咽干痛，小便短黄，大便秘结；舌红少津，苔薄黄，脉细弦数。

治法：补益肝肾，清热明目。

方药：杞菊地黄丸加减。枸杞子、菊花、熟地黄、山茱萸、茯苓、山药、牡丹皮、泽泻。

加减：少寐口干者，宜加女贞子、墨旱莲滋养阴液；若阴亏虚火上炎，潮热虚烦，口咽干燥者，可用知柏地黄丸加地骨皮、石斛滋阴降火。

2. 脾气虚弱证

证候：视物模糊，视力缓降，或视近尚明而视远模糊，晶珠混浊；伴面色萎黄，少气懒言，肢体倦怠；舌淡苔白，脉缓弱。

治法：益气健脾，利水渗湿

方药：四君子汤加减。人参、白术、茯苓、甘草。

加减：若大便稀溏者，宜加薏苡仁、扁豆、车前子以利水渗湿；纳差食少者，加山药、神曲、鸡内金、薏苡仁等以补脾和胃渗湿。

3. 肝热上扰证

证候：视物不清，视力缓降，晶珠混浊，或有眵泪，目涩胀；时有头昏痛，口苦咽干，便结；舌红苔薄黄，脉弦或弦数。

治法：清热平肝，明目退障。

方药：石决明散加减。石决明、决明子、山栀子、大黄、赤芍、木贼、青葙子、荆芥、羌活、麦冬。

加减：因邪热为患而口苦便结者，去方中性味辛温的羌活；肝热不甚，无口苦便结者，可去方中栀子、大黄；肝热夹风而头昏痛者，可酌加黄芩、桑叶、菊花、蔓荆子、钩藤、刺蒺藜，以助清热平肝、明目退障之功；若口苦咽干甚者，加生地黄、玄参以清热生津。

（二）中成药

1. 杞菊地黄丸　具有补益肝肾、清热明目作用。适用于圆翳内障属肝肾不足证。口服，每次 6g，每日 3 次。

2. 知柏地黄丸　具有滋阴降火作用。适用于圆翳内障属阴虚火旺证。口服，每次 6g，每日 3 次。

3. 石斛夜光丸　具有补益肝肾、清热明目作用。适用于圆翳内障属肝肾不足证。口服，每次 6g，每日 3 次。

4. 参苓白术散　适用于云雾移睛属脾虚气弱证。口服，每次 6g，每日 3 次。

（三）针灸治疗

本病初、中期可行针刺治疗。主穴：太阳、攒竹、百会、四白、完骨、风池、足三里。配穴：肝热上扰证选蠡沟、太冲；肝肾不足证选肝俞；脾气虚弱证选脾俞、三阴交。根据虚实施以补泻。每日 1 次，留针 30 分钟，30 日为 1 个疗程。虚象明显者可在肢体躯干穴加施灸法。

（四）药膳疗法

1. 枸杞子20g，龙眼肉20 枚，水煎煮服食，连续服用有效。能益精养血、滋补明目。枸杞子富含胡萝卜素、维生素及钙、磷、铁等；龙眼肉亦富含维生素 B_2、维生素 C 及蛋白质，均有明目功能，对眼睛十分有益。适用于治疗老年性白内障、视力减退等病症。

2. 黑芝麻炒熟研成粉，每次以 1 汤匙，冲到豆浆或牛奶中服之，并加 1 汤匙蜂蜜。黑芝麻富含维生素 E，能推迟延缓人体细胞衰老、改善眼球内的循环，还含有铁质、蛋白质，能维护和增强造血系统和免疫系统的功能，如再加茯苓粉10g 效果更佳，是老年性白内障的理想食疗佳品。

3. 胡萝卜经常适量食用。胡萝卜富含有维生素 E、C、A 等，能补肝明目。可用于治疗老年性白内障。

4. 猪肝 150g，鲜枸杞叶 100g。先将猪肝洗净切条，同枸杞叶共同煎煮，饮汤吃肝，每日服 2 次。猪肝富含铁、蛋白质、维生素 A 等，能益肝明目，有明显的改善视力功能的作用。

5. 红枣 7 枚，枸杞子 15g，加适量水煎服，每日 1 剂，连续服用。红枣富含蛋白质、维生素 C 及铁、磷、钙等，能补血明目，有提高视力的作用。

6. 新鲜西红柿，开水烫洗，去皮后，每天早晚空腹时吃 1 个，或将鲜鸡蛋与西红柿烧汤，调味食用。西红柿富含谷胱甘肽及维生素 C 等营养，对防治老年性白内障有很好的作用。

7. 苦瓜 250g 洗净去子，切丝，用开水浸泡一会，将苦瓜放于盘内，加少量葱、姜、盐凉拌，佐餐食。常食可防治白内障及青光眼。

8. 猪肝鸡蛋汤：将猪肝 100g，切片加水适量，以小火煮汤，猪肝煮熟后加少量豆豉、葱白，再加鸡蛋一个煮好后，喝汤吃猪肝、鸡蛋，每周按上方食 3 次，连食 2~3 个月，可补肝养血，清心明目。常食可防治白内障。

9. 党参淮山粥：党参 25g，淮山药 20g，大米 50g。煮粥食之。党参、山药健脾益气，可治疗因脾气虚弱所致的视物昏蒙、肢体倦怠、精神萎靡等症的老年人白内障。

10. 扁豆红枣汤：白扁豆、红枣各适量，猪瘦肉 60g，煎汤服食。本方具有健脾益气的作用，治疗脾气虚弱所致的视物昏蒙、肢体倦怠、精神萎靡等症的老年人白内障。

（五）西医治疗

1. 药物　用于滴眼的药物如麝珠明目滴眼液、法可林、卡他林、卡林－U 滴眼液等滴眼，每日 4 次。

2. 手术

（1）中医眼科传统的手术方法是在翳定障老，瞳神不欹不侧，阴看则大、阳看则小、唯见三光时行白内障针拨术。该手术方法在古代"金针拨内障"的基础上有一定的改进，手术优点是切口小，手术时间短，患者手术时体位可坐可仰卧，尤其对于年老多病不能平卧，无法施行白内障囊内、外手术的患者较为适合。手术时用特制的拨障针等简单手术器械，将完全混浊的晶状体的悬韧带划断，然后转移到靠近视网膜周边部的玻璃体腔内。其缺点是混浊晶状体存留在玻璃体腔内，易继发青光眼等并发症。随着白内障手术的发展，现已很少选用此种手术方法。

（2）白内障囊内摘除术：适用于圆翳内障成熟期。

（3）白内障囊外摘除联合人工晶状体植入术、超声乳化白内障吸出联合人工晶状体植入术等，为目前临床常用的主要手术方法。

（4）后发性白内障手术：圆翳内障术后晶状体后囊混浊在影响视力时可用 YAG 激光将瞳孔区的晶状体后囊膜切开，若后囊膜太厚可行手术切开治疗。

【预后转归】

圆翳内障患者，如果眼无其他疾患，仅为晶珠混浊，不论未成熟或成熟，治疗效果均较好，尤其是翳定障老者，行手术治疗后，即可恢复部分视功能，预后良好。若因其他眼疾导致晶珠混浊而无光感或光定位不准，红绿色觉不能识辨，眼压低或高者，不属本病范围，不能手术治疗，疗效不好，预后亦不佳。

【预防调护】

1. 对于早期白内障的患者，应及时点药服药，积极治疗，以控制或减缓晶珠混浊的发展。

2. 若患有糖尿病、高血压等全身疾病者，应积极治疗全身病，对控制或减缓晶珠混浊有一定意义，同时也有利于以后手术治疗。

3. 注意饮食调养，忌食辛燥煎炸食品。白内障术后患者应多食清淡而富于营养的食物及水果，少食辛辣炙煿之品。

4. 白内障患者手术后，应根据术式选择的不同，采用不同体位。如白内障针拨术后的患者宜半卧位，以后少做低头动作，避免晶珠脱出于前房，并生他症；白内障囊内摘除术后的患者宜卧位或半卧位，以免玻璃体脱入前房形成玻璃体疝；白内障现代囊外摘除术的患者术后即可行走，但仍不宜做剧烈活动。

5. 为防止圆翳内障的发生，在阳光较强的热带或沙漠地区工作时，宜戴墨镜或防护眼镜以保护眼睛。

【文献选录】

《原机启微·阴弱不能配阳之病》曰："其病初起时，视觉微昏，常见空中有黑花……次则视歧，睹一成二，神水淡白色。"

《证治准绳·七窍门》曰："瞳神中色白如银也，轻则一点白亮如性星似片，重则瞳神皆雪白而圆亮。圆亮者，一名圆翳内障。"

《证治准绳·圆翳内障证》曰："黑睛上一点圆，日中见之差小，阴处见之则大，或明或暗，视物不明。医者不晓，以冷药治之，转见黑花，此因肝肾俱虚而得也。宜服皂角丸合生熟地黄丸及补肺散、补肾丸、镇肝丸、虎精丸、聚宝丸、化毒丸、青金丹、卷云膏""见蝇飞蚁舞，薄烟轻雾，先患一眼，次第相牵，若油点浮水中，目中看之差小，阴处看之则大，或明或暗，视物不明……此因肝肾俱虚而得。"

《证治准绳·七窍门·如银内障》曰："瞳神中白色如银也，轻则一点白亮如星似片，重则瞳神皆雪白而圆亮，圆亮者一名圆翳内障。有仰月、偃月变重为圆者。"

《中西医结合手术治疗白内障·祖国医学对白内障的分类》：白内障在形成的过程中，用肉眼去观察，可发现各种不同的颜色形态，古人亦相应地取了各种不同的病称，举例如下：

以颜色分，有"白翳黄心内障"，白内障的中心呈棕黄色或琥珀色，类似某些老年性核性白内障。

以白内障的混浊形态和部位不同来分，如混浊在周边呈锯齿状者，称"枣花翳内障"，与某些晶状体皮质先开始混浊的老年性皮质性白内障近似。

以白内障的成熟度或软硬度不同，又有"老翳内障"和"嫩翳内障"的称呼。

其他尚有"浮翳内障""滑翳内障""散翳内障"等名称。

这种分类与"金针拨内障"的手术方法和器械准备有关。如选择拨障针的粗细，需依白内障的老、嫩来定。"老翳"是指白内障较硬者（如成熟期老年性白内障，特别是核性白内障），可用细针拨，使晶状体韧带拨断，亦不致将内障拨破，针孔可小一些。"嫩翳"是指白内障较软，囊膜易破的白内障（如老年性白内障膨胀期和过熟期，以及某些先天性白内障、并发性白内障），可用粗针拨，这样拨时白内障不易破碎。故有"老翳细针粗薄嫩，针形不可一般般"之说。又如"浮翳"即前房浅者，要从近角膜处进针。"沉翳"即前房深者，要从远角膜缘处进针。此外，以白内障的形态，来决定完整拨下还是将其刺破，等等。

总之，分类的目的是为了指导手术，使白内障患者复明。

《中西医结合手术治疗白内障·祖国医学的"金针拨障术"》：明末清初黄庭镜所著的《目经大成》一书，将这个手术的方法归纳成八个步骤，分别称"审机""点睛""射覆""探骊""扰海""卷帘""圆镜""完璧"，总称为金针拨障术"八法"。

"审机"：指病人手术时采取的体位，用冷水麻醉，医生如何拿针及固定手术眼等方法。

"点睛"：指选定进针部位，在"风轮与外眦相半正中插入"，进针的方向、手法等。

"射覆"：指"点睛"后继续进针，同时将针柄向颞侧倾斜，使针进入虹膜之后，晶状体之前的部位。

"探骊"：指"射覆"后针头继续探索前进，使针经过虹膜之后、晶状体之前，继续进针指向瞳孔。

"扰海"：指"探骊"后，拨障针到达瞳孔将整个白内障拨下。

"卷帘"：指白内障在经"扰海"拨落后，如又重新浮起，则需再度拨落，务使白内障拨落到下方，不再浮起为止。

"圆镜"：指白内障已被拨落，不再浮起，停针在瞳孔中央，检查瞳孔是否正圆、明亮，被拨下的白内障位置是否合适，亦可问患者是否能看见人、物，一般患者此时已能见眼前手指。

"完璧"：指手术经过良好，告毕，缓缓将针抽出一半，如内障不再浮起，则全部出针，随即包扎手术眼。

以上介绍的是"金针拨障术"的主要手术操作过程，但在具体手术时，又有几种不同的方法。主要有两种：第一种是将白内障完整拨下，如果被拨破，则表示手术失败，因为白内障破后易引起各种术后并发症，甚至造成失明。《龙木论》在"浮翳内障"中提到"但依教法施心力，免触凝脂破不明"。第二种手法是有意将白内障刺破，《龙木论》在"滑翳内障"中提到"有似水银珠子旋，针拨虽然随手落，拟抽针处却归源，缩针穿破青涎散，五月金乌照远天"。书中所说的"滑翳"，相当于一些没有晶状体核、皮质呈乳状、囊皮较厚、韧带又坚韧的先天性白内障。

"金针拨障术"的手术部位，中医古书提到，是在"风轮与外眦相半正中插入"，即角膜与外眦之中点，相当于角膜缘外 4～5mm 处。从解剖学上分析，距角膜缘 4mm 左右正在睫状体扁平部，这里的血管较睫状体突起部大为减少，中医有选择这里做切口的实践经验。我们通过动物实验和临床观察，进一步证明，在睫状体扁平部做切口不易引起出血，而且当病人因各种原因，需要第二次手术时，在术后任何一天都可从原切口重新进行，同样不易引起出血。我们认为，睫状体扁平部血管少，只是术中不易出血的部分原因。另外，这里尚有较多的睫状肌，当手术切开后，切口两端的肌肉挛缩压迫血管，使之不易出血。同时，因肌肉收缩，两断端分开而有一定的距离，术后各自愈合，当需要做第二次手术时，从原切口进针亦不易出血，且术后反应很轻。

【现代研究】

（一）基础研究

主要是关于病因学的现代研究。杜植鹏等认为由于晶体蛋白的氧化损伤、翻译后修饰等，使得晶体蛋白水溶性降低，导致晶状体混浊，引起视力下降。晶体蛋白是晶状体上皮细胞的主要成分，约占晶状体中水溶性蛋白的 90%，依据其在电场中的迁移能力，分为 α、β、γ 三种晶体蛋白。大量的研究表明，白内障的发生与自由基的产生、氧化损伤、晶体蛋白比例改变及晶状体上皮细胞的凋亡有直接关系。而晶状体中含有丰富的热休克蛋白（heat shock proteins，HSP）对晶状体上皮及晶体蛋白维持正常的生理活动起着重要的作用。近来的研究表明，HSP 可帮助晶状体中新合成的蛋白质分子获得天然构象，保护它们免受应激损害，阻止蛋白质的不正确折叠或变性，或帮助变性的蛋白质复性。代广知等提出氧化应激导致自由基过量产生而诱发细胞凋亡，认为在紫外线照射、营养缺乏等不良因素下，人的眼睛会产生活性氧自由基，首先，过量的自由基会损伤细胞中的 DNA。过量的自由基会导致细胞膜受到破坏以及细胞内的蛋白受到氧化而发生聚集不溶。同时，还提出蛋白质糖基化学说，认为在高血糖或高半乳糖等病理情况下，晶体蛋白的游离氨基被糖分子中醛基结合后，改变了表面电荷的分布和分子结构，使内部巯基基团暴露，氧化形成二硫键，最终形成不溶性高分子聚合物，最终导致白内障的发生。

魏远建等对水通道蛋白与白内障的关系进行研究，水通道蛋白主要介导自由水沿渗透压梯度的被动跨生物膜转运，对水有高度选择性。晶状体只有两种水通道蛋白，晶状体上皮细胞表达的水通道蛋白和晶状体纤维细胞表达的水通道蛋白，它们共同调节晶状体水代谢，维持晶状体生理功能及透明性，其异常表达可导致白内障的发生。

刘丽丽等对一氧化氮与白内障病理进行相关性的实验分析，将老年性白内障、糖尿病性白内障和正常晶状体匀浆上清，检测一氧化氮合成酶与一氧化氮。结果表明正常患者晶状体中含有一氧化氮合成酶与一氧化氮，老年性白内障晶状体一氧化氮合成酶与一氧化氮高于正常组，糖尿病性白内障晶状体一氧化氮合成酶与一氧化氮高于老年性白内障组。

（二）治疗研究

马伟凤等探讨中药金钗石斛提取物中 4 种不同极性的生物碱（脂溶性、水溶性、低极性、弱极性）对人晶状体上皮细胞（HLEC）氧化损伤防护作用的影响。方法：将 H_2O_2 与传代培养的 HLEC 共同孵育复制氧化损伤模型，同时加入不同极性的金钗石斛提取物作用 24 小时后，用四甲基偶氮唑蓝法（MTT）检测 HLEC 的增殖情况，流式细胞术检测其凋亡情况，并探讨不同极性及同一极性不同浓度的金钗石斛提取物对氧化损伤后细胞增殖及凋亡的影响。结果：H_2O_2 组 HLEC 增殖下降，金钗石斛脂溶性生物碱和水溶性生物碱高剂量组可促进氧化损伤的 HLEC 的增殖，其中脂溶性生物碱显著增强氧化损伤的 HLEC 的增殖（$P < 0.01$）。脂溶性生物碱可以明显抑制 H_2O_2 诱导的 HLEC 凋亡（$P < 0.01$）。认为金钗石斛脂溶性生物碱低剂量组通过抗氧化损伤而促进 HLEC 的增殖，抑制 HLEC 的凋亡。

辽宁省药物研究所肖春莹等用苦瓜霜滴眼液对白内障进行研究，通过测定大鼠 D - 半乳糖性白内障晶状体混浊程度分值，测定豚鼠 D - 半乳糖性白内障晶状体混浊程度分值，测定大鼠亚硒酸钠性白内障晶状体混浊程度分值，结果表明苦瓜霜滴眼液明显降低 D - 半乳糖性白内障大鼠、D - 半乳糖性白内障豚鼠和亚硒酸钠性白内障大鼠晶状体混浊程度分值。结论是苦瓜霜滴眼液对白内障有明显的预防和治疗作用。

湖南中医药大学附属第一医院张健等用障眼明胶囊治疗早期年龄相关性白内障 56 例，总有效率 82.14%。广东省广州市萝岗区中医院雷春燕等自拟活血补肾明目汤治疗未成熟老年性白内障，将 100 例患者随机分成两组，治疗组 50 例用活血补肾明目汤治疗，对照组 50 例患者用莎普爱思滴眼液治疗，6 个月后观察两组患者的视力情况、晶体混浊程度及自觉症状，以评价药物的防治效果。结果治疗组总有效率 84%。

附：白内障

【分类】

白内障是常见的主要致盲眼病，分类方法较多。

1. 根据发病年龄进行分类分为先天性、婴儿性、青年性、成年性、老年性白内障等。

2. 根据病因进行分类分为老年性、外伤性、并发性、代谢性、药物性及中毒性、发育性、后发性白内障等。

3. 根据混浊部位进行分类分为皮质性白内障、核性白内障、囊膜下白内障等。

4. 根据混浊形态进行分类分为点状白内障、冠状白内障、板层状白内障、绕核白内障等。

5. 根据混浊程度进行分类分为初发期白内障、肿胀期白内障、成熟期白内障、过熟期白内障。

【术前常规检查】

1. 眼部检查

（1）视力：0.5 以下。若仅有手动/眼前或光感者，应检查光定位是否准确，色觉是否正常。若光定位不准确及色觉不正常者，术后视力难以评估。

（2）眼前段检查：无泪囊炎，结膜无充血，角膜透明，房水闪光阴性，虹膜无炎症者方可行手术治疗。若有泪囊炎者必先行泪囊手术。

（3）晶状体核硬度的分级：一般核为白色或浅黄色为 1 度硬化，称 1 级核；核为黄色为 2 度硬化，称 2 级核；核为琥珀色为 3 度硬化，称 3 级核；核为棕黄或棕黑色为 4 度硬化，称 4 级核。

（4）眼压：在正常范围。

（5）角膜曲率及 A 型超声波检查眼轴长度，计算人工晶状体度数。

（6）视觉电生理检查：初步评估术后视力的恢复情况。

2. 全身检查

（1）血压：在正常范围内。若长期患高血压者不宜降得太低，但亦应在 180/90mmHg 以下。

（2）血常规、尿常规及出、凝血时间检查。

（3）血糖：应在正常范围（6.1mmol/L 以下）。糖尿病患者应在其所适应的范围内尽可能地控制血糖，最好在 8.3mmol/L（150mg%）以下。

（4）心电图、胸部 X 光透视、肝肾功能等检查以确定是否适应手术，必要时请相关科室会诊或术中监护。

【主要手术方法】

1. 白内障囊内摘除术 该手术方法多用于晶状体完全混浊者，是将整个混浊晶状体完全摘除，术后无后囊膜残留，不会出现后发性白内障，瞳孔区始终透明。该手术不用在显微镜下进行。其缺点是患者常会发生玻璃体疝、继发青光眼及角膜的损伤，有的还会发生视网膜脱离，加之术后需配戴高度的凸透镜，镜片厚重，且视野范围受限，因此目前已少采用。

2. 白内障囊外摘除联合人工晶状体植入术 该手术是在手术显微镜下将晶状体前囊膜作环行撕开，呈直径4~5mm的圆孔，取出混浊核并吸净混浊皮质，然后将人工晶状体植入囊袋内。该手术方法因保留了后囊膜，克服了白内障囊内摘除术后的一些并发症，而且能迅速恢复视力，临床应用极为广泛。缺点是易出现后发性白内障。

3. 超声乳化白内障吸出联合人工晶状体植入术 该手术是在手术显微镜下，于角膜缘后做6~7mm长的与角膜缘平行或与角膜缘呈反弧形的巩膜板层切口，撕开晶状体前囊膜4~5mm的圆孔，水分离核，用超声乳化仪将晶状体核粉碎并吸出，吸净皮质，然后将人工晶状体植入囊袋内。该手术方法切口小，手术时间短，创伤小，保留了后囊膜，可迅速恢复视力，是目前临床积极推崇的手术方法之一。

二、胎患内障

因先天因素所致小儿初生晶珠即有混浊，或在出生后若干年内晶珠渐变混浊的眼病，称为胎患内障。本病可与其他先天性眼病或先天性畸形同时存在。多为双眼发病，可在出生数月发现，也可至十余年后才被察觉。多数静止不变，少数缓慢发展。若出生后体质虚弱、营养不良者，可加速发展。

西医学的先天性白内障，可参照胎患内障进行辨证论治。

【源流】

胎患内障一名，首见于《秘传眼科龙木论》。又名"胎翳内障"（《中国医学大辞典》）和"小儿胎元内障"（《疡医大全》）。

关于本病，《秘传眼科龙木论·胎患内障》曰："此眼初患时，皆因乳母多有吃食乖违，将息失度，爱食湿面五辛诸毒丹药，积热在腹，后此另胎中患眼。生后五、六岁以来，不言不笑，睹无盼视，父母始觉。急须服药调理，不宜点诸毒药、烧灸头面……直至年长十五以来，方始辨眼内翳障状如青白色，盖定瞳人，犹辨三光，可候金针拨之。"阐述了胎患内障的病因和证治。《世医得效方·眼科》曰："胎患，此候初生二三岁，观物则近看，转睛不快；至四五岁，瞳仁洁白，昏蒙不见；延至年高，无药可治。盖胎中受热，致损其目，莫能治之。"从而阐明了本病的临床特征、病因病机、治疗及预后，进一步说明胎患内障的病因是"胎中受热"，该病药物治疗的效果不佳。

【病因病机】

多因父母具有本病的遗传家族史，或先天禀赋不足，脾肾两虚所致；或因母亲妊娠期将息失度，饮食失调，过食肥甘厚味或辛辣炙煿之品，或误食某些药物，或患风疹，感受风毒，邪聚腹中，内攻胎儿目睛，致晶珠发育不良而成。

（一）脾气虚弱证

脾为后天之本，主运化。脾虚不运，水谷精微不能上输于目，晶珠失养，故晶珠混浊逐渐加重。症见：晶珠混浊逐渐发展，视物模糊，面色无华，身体羸瘦，神疲纳差；舌淡，脉细弱。

（二）肾阴不足证

肾藏精，肾阴不足，精不上承，目失濡养，故眼内干涩，晶珠混浊。症见：眼内干涩，晶珠混浊，头晕耳鸣，毛发萎黄，发育不良；舌红，少苔或薄，脉细。

【临床表现】

（一）自觉症状

患儿出生后，视物转睛不如同龄儿灵敏，顾盼无神。

（二）眼部检查

可见瞳神内的晶珠呈乳白色或粉青色混浊；或呈小点状、圆斑状、星状、梭状、羽毛状、花冠状混浊，混浊区与透明区境界清楚；或瞳神周边清莹而晶珠中央呈乳白色或蓝白色混浊。大多数双眼患病，但程度可以不一致。部分患儿终身保持原状且视力不受明显影响，也有的病人则在数月、数年内完全失明，并可伴见眼球震颤、黄仁发育异常、小眼珠、心脏病等眼或全身性疾病。

【诊断依据】

1. 患儿出生后即存在不同程度的晶珠混浊。
2. 双眼患病。
3. 无眼外伤或其他可以导致晶珠混浊的局部或全身性的疾病。

【鉴别诊断】

1. 本病应与视网膜母细胞瘤相鉴别　视网膜母细胞瘤患者瞳孔呈金黄色反光，

肿瘤表面有血管，眶 X 光线平面可见钙斑；B 超探查可见强回声占位病变，可有钙斑声影。

2. 本病应与转移性眼内炎相鉴别　转移性眼内炎患者高热，有急性感染性疾病史，角膜后沉着物，虹膜后粘连，低眼压或眼球萎缩，并发性白内障。

3. 本病应与外伤性白内障相鉴别　外伤性白内障患者有眼部外伤病史，晶体混浊的形态及周围组织的损伤痕迹。

4. 本病应与原始玻璃体增生症相鉴别　原始玻璃体增生症为足月产婴儿，单眼发病，患眼前房浅，眼轴短，晶体后灰白色纤维膜状物，可伴玻璃体动脉残遗。

5. 本病应与外层渗出性视网膜病变相鉴别　外层渗出性视网膜病变患者多单眼患病，年龄较大，6 岁以上，男性多见。视网膜有白黄色病变，轻度隆起，表面有微血管瘤，毛细血管扩张，严重者因视网膜广泛脱离而呈现白瞳孔反射。

6. 本病应与早产儿视网膜病变相鉴别　早产儿视网膜病变患儿多为低体重早产儿，有高浓度氧气吸入史，双眼发病；其视网膜血管扩张迂曲，周边部视网膜有新生血管和水肿，在晶体后有纤维血管组织，将睫状体向中央牵拉，因而发生白内障和视网膜脱离。

【辨治思路】

（一）辨证思路

1. 脾气虚弱证　本证以晶珠混浊逐渐发展，视物模糊，面色无华，身体羸瘦，神疲纳差，舌淡，脉细弱为诊断要点。脾为后天之本，主运化。脾虚不运，水谷精微不能上输于目，晶珠失养，故晶珠混浊逐渐加重；晶珠混浊，遮蔽神光，故视物模糊；脾虚气血生化之源不足，故面色无华；精微不补，故身体羸瘦，神疲纳差；舌淡，脉细弱，为脾气虚弱所致。

2. 肾阴不足证　本证以眼内干涩，晶珠混浊，头晕耳鸣，毛发萎黄，发育不良，舌红，少苔或薄，脉细为诊断要点。肾藏精，肾阴不足，精不上承，目失濡养，故眼内干涩，晶珠混浊；肾阴不足，脑失所养，故头晕耳鸣、毛发萎黄；肾主先天，肾阴不足，故见小儿发育不良；舌红，少苔或薄，脉细为肾阴不足所致。

（二）症状识辨

1. 视物转睛不如同龄儿灵敏，顾盼无神　胎患内障的患儿因为自幼视物不清，所以视物转睛不如同龄儿灵敏，顾盼无神。视物不清多由于脾为后天之本，主运化。脾虚不运，水谷精微不能上输于目，晶珠失养，或因肾藏精，肾阴不足，精不上承，目失濡养，故眼内干涩，晶珠混浊逐渐加重；晶珠混浊，遮蔽神光，故视物模糊。

2. 晶珠混浊 脾虚运化失健，水谷精微输布乏力，不能上营晶珠，晶珠失养；或肾阴亏虚，精血不足，精不上承，目失濡养，晶珠失于充养而渐渐混浊，视力缓降。患者症状为视物模糊，面色无华，身体羸瘦，神疲纳差。脾虚气血生化之源不足，故面色无华；精微不足，故身体羸瘦，神疲纳差。患者症状为头晕耳鸣，毛发萎黄，发育不良，肾阴不足，脑失所养，故头晕耳鸣、毛发萎黄；肾主先天，肾阴不足，故见小儿发育不良。

（三）治疗思路

1. 治法与处方原则 中药治疗胎患内障贵在辨证合理、处方准确。该症属中医内障眼病范畴，在外观上无特殊，更给探明证型增加了难度，因此在临床上要有整体的观念意识。因为是年幼患儿，无法叙述病情，给诊断带来困惑，遇到视力不清的患儿要首先排除其他眼病。辨证要点应抓住局部辨病这个主要环节，可以借助西医裂隙灯、眼底检查等手段，进行多方面了解，观察内窥辨证，再配合中医全身辨证，方能精确地立法用方，从而获得理想效果。

治疗应该以全身辨证施治，配合局部滴眼药水，争取视力有所提高，告诫患者视功能的恢复是一个长期的过程，脉络通畅，目得所养，冀以复明，需要耐心调治，以图见效。若服药后视力有所提高，即勿随意更换方剂，嘱患者继续服药，坚持治疗。患者感觉到晶珠混浊已影响生活或学习时，应行尽早手术治疗，手术后，如果患儿有弱视，还要配合弱视治疗。

2. 用药方式 本病是幼儿患者的先天性病变，处方用药主要以补益为主，主要兼顾补充人体正气；既要着重调理脏腑，又要注意调理气血，还要注重患者其他兼症。

（1）脾气虚弱证：胎患内障脾气虚弱者，宜健脾益气，方选参苓白术散加减，用人参、白术、茯苓、炙甘草、扁豆、薏苡仁、山药、莲子健脾益气渗湿；砂仁和胃理气；桔梗载药上行，升达清阳。

（2）肾阴不足证：胎患内障肾阴不足者，宜补益肾阴，方选杞菊地黄丸加减，用枸杞子、熟地黄、山茱萸补肾填精，牡丹皮主宣通，可防山茱萸之酸涩，泻肝肾虚火；茯苓通利，可防山药之滞塞，助山药健脾养胃；泽泻利小便以泻相火又可行地黄之滞，菊花清肝明目。

【治疗】

胎患内障，晶珠轻微混浊，视力尚可，病情逐渐加重者，可服药治疗。若病变轻微，静止不变，可不必治疗。若晶珠全混，视力障碍者，应及早手术治疗，术后可内服健脾益气或滋补肝肾之剂以调理，对恢复视功能有利。

（一）辨证论治

1. 脾气虚弱证

证候：晶珠混浊逐渐发展，视物模糊；面色无华，身体羸瘦，神疲纳差；舌淡，脉细弱。

治法：健脾益气。

方药：参苓白术散加减。人参、白术、茯苓、扁豆、薏苡仁、山药、砂仁、桔梗、炙甘草。

加减：若消化不良，加麦芽 6g、神曲 6g 健脾消食；若目中干涩不适，加石斛、玉竹、枸杞子滋阴润燥；若兼血虚，则合四物汤加减。

2. 肾阴不足证

证候：眼内干涩，晶珠混浊；头晕耳鸣，毛发萎黄，发育不良；舌红，少苔或薄，脉细。

治法：补益肾阴。

方药：杞菊地黄丸加减。枸杞子、菊花、熟地黄、山药、山茱萸、茯苓、泽泻、菟丝子、车前子、覆盆子、白蒺藜。

（二）中成药

1. 杞菊地黄丸　具有补益肝肾、清热明目作用。适用于胎患内障属肝肾不足证。口服，每次 3g，每日 3 次。

2. 益气聪明丸　具有益气扶脾、明目聪耳作用。适用于胎患内障属脾气虚弱证。口服，每次 3g，每日 3 次。

3. 石斛夜光丸　具有补益肝肾、清热明目作用。适用于胎患内障属肝肾不足证。口服，每次 3g，每日 3 次。

（三）穴位注射

取合谷、三阴交、足三里、肾俞、翳明等，每次 2 ~ 3 穴，每穴注射维生素 C 0.25mL，每日或隔日 1 次，10 次 1 个疗程。

（四）针灸治疗

本病初、中期可行针刺治疗。主穴：太阳、攒竹、百会、四白、完骨、风池、足三里。配穴：肝热上扰证选蠡沟、太冲；肝肾不足证选肝俞；脾气虚弱证选脾俞、三阴交。根据虚实施以补泻。每日 1 次，留针 30 分钟，30 日为 1 个疗程。虚象明显者可在肢体躯干穴加施灸法。

（五）西医治疗

1. 药物 用于滴眼的药物如麝珠明目滴眼液、法可林、卡他林、卡林–U 滴眼液等滴眼，每日 4 次。

2. 手术 胎患内障，晶珠全部混浊，或中央部分混浊比较严重，瞳神展缩如常，光定位及色觉功能正常者，就必须及时手术，以免导致幼儿发生弱视。对于出生后晶珠已完全混浊，或中央部分明显混浊者，应尽早手术，最早可于出生后 3～6 个月左右施行，以利其视功能的发育。

对于手术方式的选择，应根据患儿的年龄、晶珠混浊的部位及程度、是否伴有其他眼病等具体情况而定。一般而言，不宜选择囊内摘除术。相反，在选择的任何术式中均应考虑到尽可能避免损失晶体后囊膜，以利于以后植入人工晶体，但患者年龄太小时，不宜过早植入，宜待眼珠发育相对稳定后再行二期人工晶体植入术。对于混浊位于晶珠中央而周边透明者，可考虑选择光学虹膜切除术，亦即增视性虹膜切除术。如晶珠周边仅存部分透明区，切口应选在最透明处；如各周边都透明，则切口以选择在鼻下方为好，以利于患儿步行和阅读；如晶珠完全混浊，可选择针吸术、线状摘除术等。

胎患内障术后可服用祛风清热、活血明目中药如除风益损汤、清上瘀血汤；后期服用补益肝肾之剂如明目地黄丸、杞菊地黄丸、加减驻景丸等，对提高患者视功能有利。

（1）增视性虹膜切除术：增视性虹膜切除术适用于晶体中央混浊小于 5mm；或散瞳后视力在 0.3 以上，晶体混浊估计无明显进展者；或角膜中央部白斑影响视力，在散瞳后视力有进步者。该手术既能提高视力，又能保留晶状体的调节功能。手术一般做在鼻下象限，如果该区角膜混浊则应改在颞象限，术后可以扩大患者的视野。如果患者仅有一只眼，应在散瞳后用裂隙灯检查，将虹膜缺损做在视力进步最明显的部位。

手术方法为：表面麻醉及结膜下和球后麻醉，开睑，用固定镊将角膜切口对侧靠近角膜缘的球结膜夹住，固定眼球。用三角形刀片由角膜缘内 0.5mm 处刺透角膜，进入前房。角膜切口约为 4mm，在撤出刀片时可将其向一侧牵引以扩大切口。也可以在手术部位做一个以角膜缘为基底的结膜瓣，剥离至角膜缘前界，在角膜后界做切口。将虹膜镊由切口伸入前房，放在与角膜中央呈放射状的位置剪除虹膜，做一个小于 3mm 的窄条虹膜缺损，留下 1.5～2.0mm 的虹膜根部（太大的虹膜缺损不仅不能增进视力，反而能引起强光炫眼）。将虹膜恢复器由切口的颞侧角伸入，把虹膜缺损的颞侧柱角抚平整后，撤出恢复器，再由切口鼻侧角伸入，同样地抚平整鼻侧的虹膜柱角。注意勿伤及晶状体。球结膜下注射庆大霉素和地塞米松，涂阿托品和抗生素眼膏，遮盖并包扎双眼。

（2）白内障吸出术和抽吸灌注术：白内障吸出术是把晶状体前囊刺破后将其内容物抽吸出来；而抽吸灌注术是指手术时一直维持前房深度，在刺破前囊后将液体注入前房的同时，抽吸出晶体内容物。此两种手术适用于没有硬核的白内障，包括婴幼儿先天性白内障和 30 岁以下的各种软性白内障。

手术方法为：术前应充分散大瞳孔，手术可以在局部麻醉（1%～2% 普鲁卡因或利多卡因做眼睑、球后、球结膜下麻醉或加上直肌下麻醉）或全身麻醉，亦可以在基础麻醉下加上局部麻醉再进行。以开睑器或睑牵引缝线张大睑裂后（必要时以缝线固定上直肌使眼球处在下转位置），在鼻侧、颞侧或上方做以角巩缘或穹隆部为基底的小结膜瓣，以截囊刀自角巩缘刺入前房（或以 25 号针头连接前房冲洗液如生理盐水、林格溶液或平衡盐溶液，使在前房不消失的情况下），将中央部的前囊切开，抽出破囊刀（针）后，将连接冲洗液的抽吸针头伸入前房把晶体皮质抽吸出来，这是晶体吸出手术方法。有条件时应采用抽吸灌注法，即将连接冲洗液的抽吸及灌注针头伸入前房，在不断灌注的情况下，同时将晶体皮质抽吸出来。抽吸灌注针头可以使用同轴双腔灌注器，其内管连接抽吸注射器的顶端或一侧有一小吸孔，其外管连接灌注液体。亦可以将 18 或 19 号二个钝头针头焊接成并排抽吸灌注器，或在角巩缘做二个入口，分别伸入灌注针头和抽吸针头，待皮质抽吸干净后，缝合角巩缘创口及球结膜瓣。球结膜下注射庆大霉素加地塞米松，术眼涂阿托品及抗生素眼膏，眼垫遮盖并包扎双眼。

【预后转归】

本病预后主要取决于病眼的发育情况，是否伴有其他眼病，并与手术时期及手术方式的选择是否正确有关。如伴小眼珠、虹膜缺损、眼珠震颤、目偏视等眼病者，视力多不能满意提高；对晶珠全混浊或中央部分严重混浊者，手术治疗应尽早施行，过迟则会引起弱视而丧失获得良好视功能的机会。

【预防调护】

1. 注意围生期保健，母亲怀孕前 3 个月预防感冒，避免病毒感染；怀孕期间营养均衡，避免代谢紊乱，减少胎患内障的发生。

2. 优生优育，禁止近亲婚配是减少隐性遗传性白内障的重要措施。

3. 对于晶珠全混浊或中央部分严重混浊者，手术治疗应尽早施行，术后尽早进行弱视治疗，争取获得良好视功能的机会。

【文献选录】

《血证论》曰："即成胎后，肾中之阳气，则化水以养胎，胃中之水谷，则取汁化血，从冲任二脉，下注胞中以养胎，胎中水足，则血不燥；肾中血足，则气不亢；水血调和，则胎孕无病。所以有病者，皆血与水不和之故，胎疾多端。"

《疡医大全》曰："此证皆因母怀孕时，有暴怒惊恐，兼饮食乖违，将息失度，母食面食，五辛炙煿之物，并服诸丹药，积热在腹内攻小儿损目，及生二、三岁后，不言不哭，都无盼视，父母始觉。及长成方知内障，内有翳青白色遮盖瞳仁。"

三、惊振内障

眼珠被物损伤，损及晶珠而发生晶珠混浊的内障眼病，称为惊振内障。相当于西医学的外伤性白内障。因损伤程度不同，其病情发展速度和程度也各有差异，或数日内晶珠全混，不能辨物；或晶珠逐渐混浊，发展缓慢；或仅晶珠局部混浊而终身保留一定视力。药物治疗病程较长，可使已混浊的晶珠吸收而转清澈；若患眼损伤不重而晶珠全混者，手术治疗常可复明。

本病多因眼球穿通伤、钝挫伤、辐射性损伤及电击伤等引起的晶状体混浊。由于致伤原因不同，伤情复杂，晶体混浊的部位、形态、发生、发展和预后各有特点。以机械所致的晶体混浊多见，病人多为青壮年。

【源流】

惊振内障一名，首见于《秘传眼科龙木论》，《证治准绳·七窍门》"目为物所伤"中的"触伤真气证"与此类同，提出其治疗时"内宜调畅气机，无使凝滞"。《审视瑶函》又名"惊振翳。"其证如《目经大成·卷二·内障》所述："有头脑被物打触，或跌扑倒撞，瘀血流出眼窝，渗入神水，当不及觉，后茌苒成症。轻止本目，重则左右相牵，本经曰惊振翳，受病固不同于他，而治法则一。然要知右边受伤，先损右而牵左；左边受伤，先损左而牵右。牵损者可针，先损者忌针；损轻者可针，损重者忌针耳。"描述了其症状、病情发展情况及治疗原则。

【病因病机】

（一）气滞血瘀证

眼珠被物撞击受到挫伤，震击晶珠，气血失和，络脉滞涩，渐至气结膏凝，晶珠失其晶莹透明之色而变混浊。症见：眼珠胀痛，头痛，视力下降；胞睑瘀血肿胀，白睛瘀赤，血贯瞳神，瞳神不圆或偏斜，晶珠部分混浊；全身可无兼症。

（二）风毒夹瘀证

眼珠因锐物刺伤或金石碎屑飞溅入目，直接损及晶珠，晶珠破碎，膏脂外溢，凝结而为内障；或风热毒邪乘隙而入，伤及目中血络，瘀血停留，郁而化热，煎灼晶珠而发为本病。症见：目珠疼痛难忍，羞明流泪，视力骤降；胞睑红赤肿痛，白睛混赤，黑睛生翳如凝脂，或黄液上冲，晶珠混浊或破碎，膏脂溢出。全身可兼见口干口苦，小便黄，大便结，舌红苔黄，脉数。

【临床表现】

（一）自觉症状

因损目之物的尖锐、力的大小等的不同，外伤后的临床表现各异。一般外伤后眼部疼痛、畏光、流泪、视力下降。

（二）眼部检查

可见胞睑瘀肿，抱轮红赤或白睛瘀赤肿胀，在白睛或黑睛上可发现眼球穿透伤口，或黄仁受损，神水不清，甚至可见血贯瞳神，或瞳神干缺，或瞳仁欹侧。

晶珠受伤后的表现：眼珠为物挫伤，晶珠被震击，轻者晶珠部分逐渐混浊，发展缓慢，后经一至三年，形成乳白色完全混浊；重者，晶珠数日内即可出现点片状混浊，并迅速发展全部混浊变白，障满瞳神。有眼珠被物穿透，晶珠直接受伤破碎，膏脂外溢，一二日内即可全部混浊，并有乳白色膏脂悬浮于神水之中。更有甚者，由于受伤后晶珠肿胀或溢出膏脂的刺激，可引起并发性瞳神紧小；或因风热毒邪的乘隙侵入，引起黄液上冲等险症。

外伤性白内障由于外伤性质的不同，所致晶状体混浊的部位和程度亦有所不同。现分述如下。

1. 挫伤性白内障 眼部受挫伤后，首先表现为虹膜瞳孔缘色素印在晶状体表面，使相应部位晶状体囊下出现环形混浊，常可逐渐消退或遗留细小白点。此外，挫伤的外力亦可通过房水传导直接作用于晶状体，影响晶状体囊膜的渗透性，甚至使晶状体囊膜破裂，或损伤前囊下的晶状体上皮细胞和晶状体纤维，引起晶状体纤维肿胀及形成混浊。

2. 穿透性外伤性白内障 眼球穿通伤的同时可使晶状体囊破裂，房水进入晶状体囊内，引起纤维水肿、变性和混浊。若穿孔极小可自行闭合，使晶状体出现局限性小混浊，不再发展，但在晶状体囊膜破损后多数出现皮质迅速混浊。由于晶状体皮质过度膨胀，或由于皮质碎片阻塞房角，或发生继发性青光眼。

3. 辐射性白内障 多由于工业或医疗防护措施不当，或长期接触射线或一次性大剂量接触射线引起，包括红外线、微波、快速中子、γ 线和 X 线照射等。晶状体混浊常开始于后囊或后上皮质，多缓慢发展成全白内障。

4. 电击伤白内障 多发生于雷击、触电后，致白内障的电压为 500～3000V。潜伏期为数日至数年不等，病变部位在晶状体囊及其下皮质，晶状体混浊可静止，也可持续发展，影响视力，雷击者多为双侧性，前后囊及其下皮质均受累；电击者多为单侧性，与接触部位同侧，多累及前囊及其下皮质。

5. 爆炸伤引起的白内障 矿工因采矿时的爆炸、儿童眼部的爆竹伤，均可造成类似于穿透性白内障，一般情况下眼组织的损伤均较严重。

惊振内障的发生与伤害的程度有关。如果瞳孔区晶体受伤，视力减退很快发生；位于虹膜后的晶体受伤，发生视力减退的时间就较慢；囊膜广泛破坏，除视力障碍之外，还伴有眼前节明显炎症或继发性青光眼。在检查惊振内障病人时，必须高度注意有无眼内异物。有时巩膜的伤口不易发现造成误诊。

【诊断依据】

1. 有眼珠被锐物刺破或金石飞溅入目或撞击伤目的外伤史。
2. 有晶珠混浊。

【鉴别诊断】

1. 本病应与年龄相关性白内障相鉴别 后者多为中老年发病，随着年龄增长，晶体逐渐混浊，视力逐渐下降，无眼部其他疾病的病史。

2. 本病应与先天性白内障相鉴别 后者为出生时或出生后第一年内发生的晶状体混浊，可以伴发或不伴发其他眼部异常或遗传性和系统性疾病。

3. 本病应与并发性白内障相鉴别 后者常由于眼部炎症或退行性病变，使晶状体营养或代谢发生障碍，导致混浊。

【辨治思路】

（一）辨证思路

1. 气滞血瘀证 本证以眼珠胀痛，头痛，视力下降；胞睑瘀血肿胀，白睛瘀赤，血贯瞳神，瞳神不圆或偏斜，晶珠部分混浊；全身可无兼症为诊断要点。眼珠被物挫伤，气血失和，气机阻滞，故眼胀、头痛；眼受外伤，胞睑、白睛首当其冲，伤后气血瘀滞，故胞睑瘀肿、白睛瘀赤；目中血络受损，脉破血溢，故见血贯瞳神；黄仁受伤，失其舒缩功能，故瞳神不圆或偏斜；伤及晶珠，则逐渐混浊；晶珠混浊，神光发越受阻，故视力下降。

2. 风毒夹瘀证 本证以目珠疼痛难忍，羞明流泪，视力骤降；胞睑红赤肿痛，白睛混赤，黑睛生翳如凝脂，或黄液上冲，晶珠混浊或破碎，膏脂溢出。全身可兼见口干口苦，小便黄，大便结，舌红苔黄，脉数为诊断要点。眼珠被锐物刺破，或金石飞溅入目，风热毒邪乘袭侵入，目络壅滞，故目珠疼痛难忍，羞明流泪，视力下降；风热毒邪侵袭胞睑、白睛、黑睛，故胞睑红赤肿胀，白睛混赤，黑睛生翳如凝脂；热毒蕴积眼内，可见黄液上冲；晶珠直接受伤破碎，故膏脂溢出，凝结混浊。口干口苦、小便黄、大便结、舌红苔黄、脉数均为热毒内蕴之象。

（二）症状识辨

1. 胞睑瘀肿、白睛瘀赤　惊振内障的患者因为眼受外伤，胞睑、白睛首当其冲，伤后气血瘀滞，故胞睑瘀肿、白睛瘀赤。

2. 血贯瞳神　目中血络受损，脉破血溢，故见血贯瞳神。

3. 瞳神不圆或偏斜　黄仁受伤，失其舒缩功能，故瞳神不圆或偏斜。

4. 晶珠部分混浊　外伤伤及晶珠，则晶珠逐渐混浊。或晶珠直接受伤破碎，故膏脂溢出，凝结混浊。

5. 目珠疼痛难忍，羞明流泪，视力下降　眼珠被锐物刺破，或金石飞溅入目，风热毒邪乘袭侵入，目络壅滞，故目珠疼痛难忍，羞明流泪。晶珠混浊，神光发越受阻，故视力下降。

6. 胞睑红赤肿痛，白睛混赤，黑睛生翳如凝脂　风热毒邪侵袭胞睑、白睛、黑睛，故胞睑红赤肿胀，白睛混赤，黑睛生翳如凝脂。

7. 黄液上冲　热毒蕴积眼内，可见黄液上冲。

（三）治疗思路

1. 治法与处方原则　本病是由外伤所致，且多伴有血络受损或眼珠破损所致的血贯瞳神，甚至因邪毒内侵而发生黄液上冲等重症，故早期积极的药物治疗是必要的。药物对外伤后的晶珠混浊亦有一定疗效，尤其是晶珠破碎、皮质溢出而混浊者，服药治疗可促进其消散，一般以祛风清热、活血化瘀治疗为宜。若晶珠未破而全混者，服药则难以奏效，可采用手术治疗。

2. 用药方式

（1）气滞血瘀证：惊振内障气滞血瘀者，宜行气活血，祛风止痛，方选除风益损汤加减，用熟地黄、当归、白芍、川芎养血活血；受伤之际，七情内移，卫气衰备，外风入侵，故用藁本、前胡、防风祛风散邪。

（2）风毒夹瘀证：惊振内障风毒夹瘀者，宜祛风泻热，活血解毒，方选分珠散加减，用蒲黄、苏木、红花、丹参、血竭、乳香、归尾行血破血，化瘀除障；紫草、牡丹皮槐花清热凉血；朱砂有明目作用。

【治疗】

惊振内障是由外伤所致，早期积极的药物治疗是必要的。一般以祛风清热、活血化瘀法治疗。对外伤后晶珠破碎、皮质溢出而混浊者，服药治疗可促进其消散。若晶珠未破而全混者，服药则难以奏效，可采用手术治疗，其手术方式应根据伤眼具体情况而定。

（一）辨证论治

1. 气滞血瘀证

证候：眼珠胀痛，头痛，视力下降；胞睑瘀血肿胀，白睛瘀赤，血贯瞳神，瞳神不圆或偏斜，晶珠部分混浊；全身可无兼症。

治法：行气活血，祛风止痛。

方药：除风益损汤加减。熟地黄、当归、白芍、川芎、藁本、前胡、防风。

加减：胞睑、白睛瘀肿较甚者，加桃仁、红花、田三七活血祛瘀；血贯瞳神者，去川芎，加白茅根、侧柏叶、炒蒲黄凉血止血，待血止成瘀后改用坠血明目饮加减；出现抱轮红赤者，加决明子、蔓荆子、夏枯草、柴胡祛风清热。

2. 风毒夹瘀证

证候：目珠疼痛难忍，羞明流泪，视力骤降；胞睑红赤肿痛，白睛混赤，黑睛生翳如凝脂，或黄液上冲，晶珠混浊或破碎，膏脂溢出；全身可兼见口干口苦，小便黄，大便结；舌红苔黄，脉数。

治法：祛风泻热，活血解毒。

方药：分珠散加减。蒲黄、红花、丹参、当归尾、苏木、乳香、血竭、牡丹皮、紫草、朱砂。待热毒清除，病势减轻，可改用除风益损汤或坠血明目饮加减。

（二）中成药

复方血栓通胶囊，具有益气养阴、活血化瘀作用。适用于惊振内障属气滞血瘀证。口服，每日 3 次，每次 2 粒。

（三）穴位注射

取合谷、三阴交、足三里、肾俞、翳明等，每次 2～3 穴，每穴注射维生素 C 0.25mL，每日或隔日 1 次，10 次 1 个疗程。

（四）针灸治疗

本病初、中期可行针刺治疗。主穴：太阳、攒竹、百会、四白、完骨、风池、足三里。配穴：肝热上扰证选蠡沟、太冲；肝肾不足证选肝俞；脾气虚弱证选脾俞、三阴交。根据虚实施以补泻。每日 1 次，留针 30 分钟，30 日为 1 个疗程。虚象明显者可在肢体躯干穴加施灸法。

（五）西医治疗

1. 药物

（1）局部扩瞳：晶珠破碎，膏脂溢出及引起黄仁病变者，滴 1% 阿托品扩瞳，以加速神水循环，促进溢出膏脂的吸收，并防止瞳神干缺。

（2）局部滴药：眼珠穿破致晶珠混浊者，可滴用黄芩苷眼药水、千里光眼药水，或0.25%氯霉素眼水、0.025%地塞米松眼水等。晶珠震击未破，逐渐混浊者，可滴用白内停、法可林或卡他林眼液等。

（3）西药治疗：晶珠未破混浊者，可口服维生素；小晶珠破裂，膏脂溢出，引起黄仁病变者，可加服激素。

2. 手术　碰撞日久（伤后半年以上），晶珠完全混浊，或严重损害视力，光定位准确，红绿色觉正常，眼压正常者，应手术治疗。对术式的选择应根据具体情况而定，30岁以下者可做白内障吸出术，有条件的，最好选用现代囊外摘除联合人工晶体植入术，以使患者能获得术后最佳视力，免去终身戴镜的烦恼。对晶体囊膜已破裂，晶体皮质进入前房内者，应在处理其他伤口的同时，摘除已混浊的晶体。

【预后转归】

本病的预后主要取决于伤眼的损伤程度以及是否存在感染等，尤其取决于眼底组织的损伤程度。若仅晶体损伤而发生白内障，手术后视力多能得到不同程度的改善。

【预防调护】

1. 本病预防的关键在于预防眼外伤，加强安全教育，注重劳动保护，健全规章制度，遵守操作规程；要教育学生、儿童不要玩弄锐利、有弹性、有爆炸性的物品；磨工、车工、电焊工等工作时以及到高山、沙漠、雪地等均要戴用防护眼镜。

2. 患者宜饮食清淡而富有营养，忌食辛辣等刺激性食品，注意保持大便通畅。

【文献选录】

《秘传眼科龙木论·惊振内障》曰："此眼初患之时……或因打筑，脑中恶血流下，渐入眼内，后经二三年间变成白翳，一如内障形状，不宜针拨。先患之眼，更一只牵损之眼。却待翳成，依法针之立效，然后服镇肝丸、还睛散即瘥。"

《证治准绳·七窍门·触伤真气证》曰："乃被物撞打，而目珠痛，痛后视复如故，但过后渐觉昏冥也。盖打动珠中真气，脉络涩滞而郁遏，精华不得上运，损及瞳神而为内障之急。若初觉昏暗，速治之以免内障结成之患。若疾已成，瞳神无大小欹侧者，犹可拨治，内宜调畅气血，无使凝滞。此证即成，即惊振内障。"

《世医得效方·眼科》曰："此证因病目再被撞打，变成内障。日夜疼痛，淹淹障子，赤膜饶目，不能视三光，亦久病内障。"

四、金花内障

金花内障是指因眼部疾病而导致晶珠逐渐混浊，视力缓慢下降，终致失明的眼病。又名金星内障。相当于西医学的并发性白内障。本病常与其他眼病同时存在，常为瞳神紧小、瞳神干缺、高风内障、绿风内障、青风内障、视衣脱离及目瘤等并发症。

由眼部疾病所造成的晶体透明度部分或全部丧失者，称为并发性白内障，常引起并发性白内障的原发眼病有炎症性疾病，如葡萄膜炎、严重角膜炎等；变性性疾病，如视网膜色素变性、高度近视、青光眼、视网膜脱离等；眼内肿瘤、网膜血管性疾病、内眼手术后的并发性白内障临床上并不少见。晶体混浊的发展变化很大程度上取决于眼部病变的进展过程。由于晶体后囊薄弱，无上皮层，故多发生囊膜下混浊。

并发性白内障发生机制尚未完全明了。一般认为由于眼内炎症或其他病理过程，其代谢产物影响晶体的营养和代谢，致使晶体混浊。

【源流】

金花内障，系指瞳人锁扣不开，渐结成障膜如金花之样，端然失明，唯见三光的病证。本病类似今之瞳孔闭锁及膜闭，或由虹膜睫状体炎引起的并发性白内障等。又名金星内障。

《原机启微·强阳抟实阴之病》曰："足少阴肾为水，肾之精上为神水，手厥阴心包络为相火，火强抟水，水实而自收，其病神水紧小，渐小而又小，积渐之至，竟如菜子许。又有神水外围，相类虫蚀者，然皆能睹而不昏，但觉眊矂羞涩耳。"《证治准绳·杂病·七窍门》云："瞳子渐渐细小如簪脚，甚则小如针，视尚有光，早治可以挽住，复故则难……及劳伤气血……肝肾二经俱伤，元气衰弱……瞳中之精亦日渐耗损……亦有风热证攻走，蒸干精液而细小者，皆宜乘初早救。"《世医得效方》认为："散翳……肝肺相传，停留风热""黑花翳……盖胆受风寒。"《秘传眼科龙木论》有"五风变内障"之说，并曰："乌绿青风及黑黄，堪嗟宿世有灾殃，瞳人颜色如明月，问睹三光不见光，后有脑脂如洁白，真如内障色如霜。"五风是指青风内障、绿风内障、黄风内障、黑风内障和乌风内障五种病症，因共同有疼痛和善变似风的特点，日渐演变成内障，故统称为"五风变内障"。

【病因病机】

病因大致相似，为阴虚阳亢、肝风内动、上攻头目，多兼脏腑内伤、精气血不能输布头目。

【临床表现】

（一）自觉症状

视物模糊，视力逐渐下降，终致失明，唯见三光或眼前可见固定不动的黑影。

（二）眼部检查

视力下降，与患者原发眼病密切相关。患者有原发眼病的表现。晶珠混浊的形态学特征性改变：后囊膜下混浊，呈玫瑰花状、网状、花彩、点状、条状或弥漫性。常有水泡及水裂，后皮质有彩虹样光泽。数月或数年后可呈晶体完全混浊。

因眼部原发病不同，晶珠混浊特点也不同。由瞳神紧小或瞳神干缺所致者多由皮质开始；严重黑睛疾病可引起晶珠前极部混浊；绿风内障急性发作所致"青光眼斑"为前囊膜下边界清晰的斑点状白色混浊；高度近视多致核性混浊；高风内障的并发性白内障晶珠混浊形态较为典型。具代表性。金花内障的发展取决于眼部原发病的进展过程。金花内障多为单眼，亦可为双眼。多于眼部原发性疾病的晚期发生。

眼部原发疾病的特征，如葡萄膜炎的 KP、前房渗出等。晶珠未完全混浊前可详查眼底病变表现。

【诊断依据】

1. 原发性疾病史，如葡萄膜炎、视网膜脱离、青光眼、眼外伤、高度近视等。

2. 视力明显下降。

3. 晶状体后囊首先出现金黄色蜂窝样锅底状混浊，以后向中心及四周发展，后囊下皮质呈菊花状混浊，并有空泡变性，最后扩展至全皮质混浊。

【鉴别诊断】

1. 本病应与老年性囊膜下白内障相鉴别　后者表现为囊膜下棕黄色盘状混浊，边缘清楚，厚度基本一致，而且没有彩色结晶，空泡较少，常呈锅巴样外观。无其他眼病。

2. 本病应与外伤性白内障相鉴别　后者有外伤史及角膜、虹膜外伤痕迹，混浊部位与伤痕多关系密切。混浊沿晶体纤维分布延伸，无空泡及彩色结晶。

【辨治思路】

（一）辨证思路

可根据原发性眼部疾病进行辨证思考。

（二）症状识辨

1. 视物模糊，视力逐渐下降，终致失明　金花内障的患者因为晶珠逐渐混浊，神光发越受阻，故视力下降，终致失明。

2. 晶珠混浊　由于目中疾患，晶珠失濡养，导致晶珠逐渐混浊。

（三）治疗思路

本病是由于瞳神紧小或瞳神干缺、严重黑睛疾病、绿风内障、高度近视、高风内障等疾患导致晶珠混浊，处方用药应以治疗原发疾病为主，服药难以奏效时，可采用手术治疗。

【治疗】

（一）辨证论治

可参照瞳神紧小或瞳神干缺、黑睛疾病、绿风内障、高度近视、高风内障进行辨证论治。

（二）中成药

杞菊地黄丸，具有补益肝肾，清热明目作用。适用于金花内障属肝肾不足证。口服，每次6g，每日3次。

（三）穴位注射

取合谷、三阴交、足三里、肾俞、翳明等，每次2~3穴，每穴注射维生素C 0.25mL，每日或隔日1次，10次1个疗程。

（四）针灸治疗

本病初、中期可行针刺治疗。主穴：太阳、攒竹、百会、四白、完骨、风池、足三里。配穴：肝热上扰证选蠡沟、太冲；肝肾不足证选肝俞；脾气虚弱证选脾俞、三阴交。根据虚实施以补泻。每日1次，留针30分钟，30日为1个疗程。虚象明显者可在肢体躯干穴加施灸法。

（五）西医治疗

1. 药物
（1）局部滴药：晶珠逐渐混浊者，可滴用白内停、法可林或卡他林眼液等。
（2）西药治疗：按原发病进行治疗。
2. 手术　并发性白内障明显影响视力，眼部原发病稳定情况下，可采用手术治疗。

（六）治疗提示

1. 对并发性白内障的后极部混浊，应在术前、术中认真检查，估计后囊膜是否受累。对于联合人工晶体植入术的病人尤为重要。

2. 视功能的恢复与原发眼病导致视功能损害的程度有关。虹膜异色症并发症白内障和高度近视并发白内障预后较好。

3. 对于恢复视功能无望的病人，是否采取手术应慎重考虑。

4. 手术时机的选择：要因眼部原发病情况而定，如葡萄膜炎完全静止 3 个月至半年。

5. 高度近视的并发症：白内障，由于现代白内障囊外摘出术的开展而安全性大大提高。

6. 并发性白内障手术：是否联合实施人工晶体植入术需慎重考虑。如眼部活动性炎症、视网膜中央血管阻塞、增殖性视网膜病变、虹膜红变、眼内肿瘤等属绝对禁忌证。

【预后转归】

本病的预后主要取决于原发眼病对眼底组织的损伤程度。若仅晶体损伤而发生白内障，手术后视力多能得到不同程度的改善。

【预防调护】

1. 本病预防的关键在于积极治疗原发眼病，避免发展为并发性白内障。

2. 患者宜饮食清淡而富有营养，忌食辛辣等刺激性食品。

【文献选录】

《秘传眼科龙木论·五风变内障》曰："乌绿青风及黑黄，堪嗟宿世有灾殃，瞳人颜色如明月，问睹三光不见光，后有脑脂如洁白，真如内障色如霜。"

第四节　神膏疾病

一、云雾移睛

云雾移睛是指眼外观端好，唯自觉眼前有蚊蝇或云雾样黑影飞舞飘动，甚至视物昏蒙的内障眼病。又名眼见黑花（《太平圣惠方》）、蝇翅黑花（《银海精微·卷之上》）、蝇影飞起（《一草亭目科全书·内障》）、黑花飞蝇（《圣济总录》）、珠中气动（《证治准绳·杂病·七窍门》）。

云雾移睛相当于西医学的玻璃体混浊，玻璃体混浊不是一种孤立性的疾病，而是由多种眼内疾病所引起的体征之一。所以，在西医学中飞蚊症、闪辉性玻璃体变性、玻璃体淀粉样变性、星状玻璃体变性、原始玻璃体动脉残留、真性晶体囊膜剥脱征、

Fuchs 虹膜异色性葡萄膜炎、糖尿病视网膜病变、年龄相关性黄斑变性、高度近视、视网膜震荡、先天性视盘前血管襻、埋藏视盘玻璃疣等病变过程中或可出现与云雾移睛相类似的症候。多由于玻璃体液化、变性、后脱离或眼内炎症、出血、全身性疾病、外伤、寄生虫、眼内肿瘤、老年人及高度近视等因素导致。临床上常见眼前出现大小不等、形态不一的影子飘动等症状。

本病多发生于中老年人。年老体弱、近视、消渴、过度疲劳等常易罹患。其病位在神膏。可单眼或双眼发病。病久则缠绵难愈。

【源流】

对云雾移睛的症状早在隋·巢元方《诸病源候论·目病诸候》就有"视见蜚蝇黄黑"的类似记载。《龙树菩萨眼论》又有"眼无痛痒，唯见黑花，或如飞蝇悬发者"的描述。宋·《圣济总录·眼目门》有目见黑花飞蝇的记载，谓："始则眼不能瞩远，久则昏暗，时见黑花飞蝇。其证如此，肾虚可知也。"进一步指出了视近而不能视远者，病久可见黑花飞蝇之症。而宋元时代葆光道人在《眼科龙木论·葆光道人秘传眼科》中则另有见解，认为本病亦有实证，与肝肾胆有关，"眼常见黑花如绳牵者……此肾脏之实也。肾属水，其应北方黑色，乃肝之母，母实，肝肾之邪伤于经；胆者目之经，神水之源。肾邪入目，时复落落蝇羽者，肾之实也"。而云雾移睛之病名首见于明·王肯堂《证治准绳·杂病·七窍门》。该书对其病名、症状、病因病机做了比较详细的描述，"云雾移睛证，谓人自见目外有如蝇、蛇、旗斾、蛱蝶、绦环等状之物，色或青黑，粉白微黄者，在眼外空中飞扬缭乱，仰视则上，俯视则下，乃玄府有伤，络间精液耗涩，郁滞清纯之气而为内障之证"。在珠中气动中指出："视瞳神深处，有气一道，隐隐袅袅而动，状若明镜远照一缕青烟也……动而定后光冥者，内证成矣。"明·《银海精微·卷之上》对本病的病因和症状记述比较具体，强调本病为脏腑内虚所致，"此肾水衰。肾乃肝之母，肾水不能济于肝木则虚热，胆乃生于肝之侵。肝木枯焦，胆气不足，故行动举止，则眼中神水之中，荡漾有黑影如蝇翅者"。此后的《审视瑶函》《张氏医通》等对云雾移睛症的病因和证治认识比较一致，而且较前人全面，如清·张璐《张氏医通·七窍门》曰："云雾移睛证，自见蝇飞花堕，旌斾绦环，空中撩乱，或青黄黑白，仰视则上，俯则下也。乃络间津液耗涩，郁滞清纯之气而然，其原皆属胆肾，黑者胆肾自病……或白或黄者，因痰火伤肺脾清纯之气也。"由此可见，历代医家从不同侧面对云雾移睛进行了较为详尽的论述。现代《中医眼科学》教材及其他眼科论著对本病进行了系统的归纳整理，并结合西医学的相关进行了论述疾病。

【病因病机】

《证治准绳·杂病·七窍门》认为："玄府有伤，络间精液耗涩，郁滞清纯之气而为内障之证。其原皆属胆肾。黑者，胆肾自病；白者，因痰火伤肺，金之清纯不足；黄者，脾胃清纯之气有伤其络。"结合临床归纳如下。

（一）肝肾亏损证

肝肾亏损，耗精伤液，神膏失养。多因年事渐高，脏腑功能减退，以致肝肾亏损，精气不升，目失精血濡养，则神膏混浊不清。症见：眼前黑影飘动，如蚊翅，如环状、半环状，或伴闪光感，可伴近视，视物昏蒙，眼干涩，易疲劳；全身可见头晕耳鸣，腰酸遗泻；舌红质舌苔薄，脉细。

（二）气血亏虚证

脾虚气弱或气血不足。多因竭视劳瞻，过用目力，久视伤血，精气不能上注于目，目失濡养，神膏受损而混浊不清。症见：自觉视物昏花，眼前黑影飘动，时隐时现，不耐久视，睛珠涩痛；兼见面白无华，头晕心悸，少气懒言；唇淡舌嫩，脉细弱。

（三）湿热蕴蒸证

痰湿内蕴，郁久化热。多因饮食不节，嗜食辛辣炙煿，脾胃受损，脾虚生湿，郁怒伤肝，肝火内生，湿热阻遏气机，浊气循经上泛头目，蒸伤清纯之气，致神膏混浊不清。症见：自觉眼前黑影浮动，多呈尘状、絮状混浊，视物昏蒙；形体肥胖，胸闷纳呆，或头重神疲、四肢乏力；舌苔黄腻，脉滑。

（四）气滞血瘀证

气滞血瘀，血溢络外。多因情志不舒，肝失疏泄，气机郁滞，经脉不利，气血郁闭目窍，滞于神膏而混浊不清。症见：自觉眼前黑花，呈絮状、块状红色混浊，视力不同程度下降；或有情志不舒，胸胁胀痛；舌有瘀斑，脉弦涩。

【临床表现】

（一）自觉症状

自觉眼前有云雾或蚊蝇样物飘动，或为黑色，或为红色，在明亮白色背景下更明显，可伴"闪光"感。视力可正常或有不同程度障碍。

（二）眼部检查

眼外观如常。玻璃体内可见灰白色、黑色、棕褐、红色等细尘状、絮状、团块状混浊灶。根据玻璃体混浊物的色泽、形态、位置，应用裂隙灯显微镜加前置镜可对其性质进行区别。

1. 呈弥漫细小点状或粗大点状，棕褐色、灰黄色点状、白色絮状、白色雪球样者多为葡萄膜病引起。呈灰白色弥漫尘状者为梅毒特征结核性者则呈块状、索条和分枝状。

2. 呈弥漫性棕黄色点状，间有暗红色凝块或条索者为血性混浊。

3. 呈絮状、丝状，或半透明膜状者为高度近视变性混浊。

（三）眼超声检查

对了解混浊性质、程度及预后判断都有帮助；眼部光学相干断层扫描检查可了解视网膜状况。

（四）根据病因进行分类

1. 炎症引起的玻璃体混浊

（1）常见于视网膜、色素膜的炎症，其中虹膜睫状体炎的混浊以前部玻璃体混浊为主，视网膜和脉络膜炎的混浊则偏重于后部玻璃体。

（2）眼前有黑影飘动，视力减退程度与混浊的程度有关。

（3）眼底和裂隙灯检查：眼底呈薄纱状，有片状、絮状混浊飘浮，随渗出物的性质而异，渗出物增多，可导致玻璃体积脓（脓肿形成）。大量的炎性渗出物，可纤维化形成瘢痕性条索，牵拉造成继发性机网膜脱离。

2. 出血引起的玻璃体混浊

（1）常见于眼外伤、内眼手术、眼内肿瘤、眼内炎、视网膜病及全身性病史。

（2）突然发病，视力障碍依出血量多少而定，甚至失明。

（3）玻璃体可见红色新鲜出血或棕黄色陈旧性出血，严重者窥不见眼底，轻者可见灰尘状、条状、絮状、片状漂浮物，随眼球活动而移动。

（4）反复出血，视网膜与玻璃体可见新生血管呈条索状及蜡样增生组织。

3. 外伤引起的玻璃体混浊

（1）眼球钝挫伤或穿通伤均常合并眼内出血和渗出而引起玻璃体混浊，眼内异物和继发感染则更不例外。

（2）可因损伤的部位、出血和渗出的程度不同，视力损伤的程度也不相同。

（3）裂隙灯和眼底检查：对于眼球穿通伤和球内异物，早期可见异物存在于玻璃体内，后期可见穿通道与巩膜相连的坚韧纤维条索，并且常伴有大量血管，可引起视网膜脱离，造成严重的视力障碍。

4. 玻璃体变性引起的玻璃体混浊

（1）多见于老年人和高度近视病人。

（2）视力大多正常或眼前有黑影或闪光感。

（3）裂隙灯和眼底检查：玻璃体内可有无数雪花状白色点状物飘动，移动度不大，也不下降，如夜间闪光的繁星，裂隙灯下呈小球或小蝶体。也可是五彩缤纷的多形结晶体，随眼球运动而飘动，移动度大，也可有类似淀粉祥物质的非结晶沉淀而引起的玻璃体混浊。

5. 色素膜和视网膜肿瘤引起的玻璃体混浊

（1）常见于脉络膜黑色素瘤和视网膜母细胞瘤病人。

（2）视力：脉络膜黑色素瘤早期出现视物变形，小视症及中心暗点，晚期可造成视力严重障碍。对于视网膜母细胞瘤可出现单眼视力障碍。

（3）裂隙灯和眼底检查：对于脉络膜黑色素瘤，早期可见黄白色玻璃体疣以及棕黄色色素颗粒，当玻璃体膜破坏后可出现蘑菇样肿物。晚期肿物血管破裂，引起玻璃体大出血。对于视网膜母细胞瘤，眼底可见圆形或椭圆形，边界不清，呈白色或黄白色隆起的结节，表面有新生血管和出血，同时肿瘤团块可散布于玻璃体，从而形成玻璃体混浊。

6. 全身疾病引起的玻璃体混浊　肾炎、妊娠高血压、糖尿病和某些急性发热疾病，以及玻璃体寄生虫等均可引起玻璃体混浊。

【诊断依据】

1. 自感眼前有云雾或蚊绳样物漂浮，且随目珠转动而呈无规律飘动。

2. 轻者不影响视力，重者视力有障碍。

3. 混浊较重者，检眼镜彻照下可见色泽不同，形态各异的漂浮物。

【鉴别诊断】

1. 本病应与与圆翳内障相鉴别　二者均可出现眼前有黑影遮挡。主要区别在于病位不同，云雾移睛病位在玻璃体，黑影在眼前飘动，其移动方向与眼球转动方向不一致；圆翳内障病位在晶状体，黑影移动与眼球转动方向一致或不随眼球转动。

2. 本病应与与生理性飞蚊症相鉴别　生理性飞蚊症的特征是：量少、孤立、透明无色。检眼镜及前置镜均没有查出玻璃体有混浊物。

3. 本病应与与神光自现相鉴别　神光自现又名神光自见，是指外观如常，自视眼前一片白光闪烁，时发时止，一闪而过，病变部位多在视网膜，与眼球运动无关。

4. 本病与坐起生花相鉴别　坐起生花又名起坐生花，是指坐起过快，眼前冒花，而非云雾移睛之眼前常有黑影飘动。

5. 本病应与与萤星满目相鉴别　萤星满目是指自觉眼前有无数金星散乱，状如萤火飞伏缭乱，大多认为是眩晕所致的症状之一，但神膏内无病变。

6. 本病应与白色闪辉症相鉴别　后者多见于老年男性糖尿病或高胆固醇血症患

者，一般为单眼发病，双眼发病者仅占1/4。自感眼前有白色点状物闪烁，可随眼球轻微移动，但不下沉为其特点。裂隙灯显微镜下，可见白色星状体，如串珠状联在一起，或呈球状、雪花样物体，亦有蓝色或黄色者。本病眼部症状稳定，一般不会恶化，也不影响视力。

7. 本病应与闪辉性玻璃体液化症相鉴别　后者多为 35 岁左右青壮年，自感眼前有彩光或闪亮物，随眼球自由浮动，亦有患者并无明显感觉，仅在体检时发现玻璃体内有扁平多角型类似金箔或银箔样闪光物，以眼球静止后下沉为其特点。

【辨治思路】

（一）辨证思路

1. 肝肾亏损证　本证以眼前黑影飘动，近视及头晕耳鸣、腰酸遗泄等全身症状为诊断要点。肝肾两亏，精血虚衰，神膏失养，故见眼前黑影飘动；神光衰微，故伴近视，视物昏蒙；头晕耳鸣、腰酸遗泄，舌红质舌苔薄，脉细均为肝肾亏损之象。

2. 气血亏虚证　本证以自觉视物昏花，眼前黑影飘动，时隐时现，不耐久视，睛珠涩痛；兼见面白无华，头晕心悸，少气懒言为诊断要点。久病气血亏损，气虚不能生血，血虚不能化气，五脏六腑之气血不能上荣于目，神膏失于濡养，故眼前黑影飘动，不耐久视，睛珠涩痛。面白无华，头晕心悸，少气懒言，唇淡舌嫩，脉细弱均为气血亏虚的表现。

3. 湿热蕴蒸证　本证以自觉眼前黑影浮动，多呈尘状、絮状混浊，视物昏蒙；形体肥胖，胸闷纳呆，或头重神疲、四肢乏力为诊断要点。素嗜肥甘厚味、烘烤焙烙之品，致脾胃湿热内蕴，清阳不升，浊邪上泛，故眼前黑影为尘絮状，视物昏蒙，形体肥胖；头重神疲，四肢乏力，舌苔黄腻，脉滑为湿热蕴蒸之象。

4. 气滞血瘀证　本证以自觉眼前黑花，呈絮状、块状红色混浊，视力不同程度下降；或有情志不舒，胸胁胀痛为诊断要点。七情内伤，肝气不疏，肝郁气滞，致脉络瘀阻，血溢络外，滞于神膏，故眼前有红色或棕褐色团块状影子飘浮，胸胁胀痛及舌有瘀斑，脉弦涩为气滞血瘀之象。

（二）症状识辨

1. 自觉眼前有云雾或蚊蝇样物飘动　云雾移睛，多由于年事渐高，脏腑功能减退，以致肝肾亏损，精气不升，目失精血濡养，或因竭视劳瞻，过用目力，久视伤血，精气不能上注于目，目失濡养，或因饮食不节，嗜食辛辣炙煿，脾胃受损，脾虚生湿，郁怒伤肝，肝火内生，湿热阻遏气机，浊气循经上泛头目，或因情志不舒，肝失疏泄，气机郁滞，经脉不利，气血郁闭目窍，故见眼前有云雾或蚊蝇样物飘动。

2. 神膏混浊 多由于肝肾亏损，耗精伤液，神膏失养；或多因竭视劳瞻，过用目力，久视伤血，精气不能上注于目，目失濡养，神膏受损而混浊不清；或痰湿内蕴，郁久化热；湿热阻遏气机，浊气循经上泛头目，蒸伤清纯之气，致神膏混浊不清；或因情志不舒，肝失疏泄，气机郁滞，经脉不利，气血郁闭目窍，滞于神膏而混浊不清。

（三）治疗思路

1. 治法与处方原则 本病中药治疗以虚实为纲，针对引起云雾移睛的病因，归纳起来不外肝肾亏损、气血亏虚、湿热蕴蒸、气滞血瘀四类，故治疗从补益肝肾、益气补血、宣化畅中，清热除湿、行气活血着手。在临床上要有整体的观念意识，因为大多数是老年患者，遇到视力下降，伴有眼前有云雾或蚊蝇样物飘动的患者要首先排除其他眼病。辨证要点应抓住局部辨病这个主要环节，可以借助西医眼底检查等手段，进行多方面了解，观察内窥辨证，再配合中医全身辨证，方能精确地立法用方，从而获得理想效果。若引起本病之原发病未控制，应着手治疗原发病。

2. 用药方式 本病大部分是老年患者或者高度近视患者的退行性病变，处方用药主要以补益为主，主要兼顾补充人体正气；既要着重调理脏腑，又要注意调理气血，补虚泻实，还要注重患者其他兼症。

（1）肝肾亏损证：云雾移睛肝肾亏损者，宜补益肝肾，方选明目地黄丸加减，用枸杞子、熟地黄、山茱萸补肾填精，牡丹皮主宣通，可防山茱萸之酸涩，泻肝肾虚火；茯苓通利，可防山药之滞塞，助山药健脾养胃；泽泻利小便以泻相火，又可行地黄之滞；生地黄补肾水，滋真阴；五味子以收敛瞳神；当归养血活血；柴胡引药入肝。

（2）气血亏虚证：云雾移睛气血亏虚者，宜益气补血，方选八珍汤加减。用人参、黄芪大补脾肺之气，扶正祛邪；茯苓补脾运湿；熟地黄、当归、白芍、川芎补血和血，行气止痛；气血充盈，下则充养血室，则血室涩痛可愈；上则营养头目，则头痛眩晕可止。或选芎归补血汤加减，方中用当归、熟地黄为君；川芎、牛膝、白芍为臣，以其祛风续绝定痛而通补血也；甘草、白术大和胃气，用以为佐；防风外发，生地补肾，天冬治血热，谓血亡生风燥，故以为使。

（3）湿热蕴蒸证：云雾移睛湿热蕴蒸证者，宜宣化畅中，清热除湿，方选三仁汤加减。用杏仁宣肺除湿；薏苡仁健脾运湿；白豆蔻醒脾化湿；半夏、厚朴苦温燥湿；滑石、通草、竹叶清热利湿。湿邪清，热邪无以依恋，则达到湿去热清的目的。

（4）气滞血瘀证：云雾移睛气滞血瘀证者，宜行气活血，方选血府逐瘀汤减。用桃仁、红花、赤芍、牛膝活血行瘀；气行则血行，气滞则血滞，用川芎、枳壳行气化瘀；气滞多有肝郁，用柴胡疏肝解郁；肝主藏血，恐破血药耗肝血，伤肝阴，用当归、生地黄养肝血，滋肝阴；病在眼窍，居高位，用桔梗载药上行，直达病所；甘草协和诸药。

【治疗】

云雾移睛疗效的判定，在于神膏混浊减轻的程度，因此临证要把祛除造成神膏混浊的病因放在首位，同时注意适当加祛瘀散结之品，以利于混浊的减轻和吸收。另外，还应加强对引起神膏混浊原发病的控制。

（一）辨证论治

1. 肝肾亏虚证

证候：眼前黑影飘动，如蚊翅，如环状、半环状，或伴闪光感，可伴近视，视物昏蒙，眼干涩，易疲劳；全身可见头晕耳鸣，腰酸遗泄；舌红质舌苔薄，脉细。

治法：补益肝肾。

方药：明目地黄丸加减。枸杞子、熟地黄、山茱萸、茯苓、山药、牡丹皮、泽泻、五味子、当归、柴胡。

加减：若玻璃体混浊较重，酌加牛膝、丹参以助补肝肾、养血活血；虚火伤络者加知母、黄柏、墨旱莲、女贞子以养阴清热。

2. 气血亏虚证

证候：自觉视物昏花，眼前黑影飘动，时隐时现，不耐久视，睛珠涩痛；兼见面白无华，头晕心悸，少气懒言；唇淡舌嫩，脉细弱。

治法：益气补血。

方药：八珍汤或芎归补血汤加减。八珍汤：人参、黄芪、茯苓、熟地黄、当归、白芍、川芎。芎归补血汤：当归、熟地黄、川芎、牛膝、白芍、甘草、白术、防风、生地、天冬。

加减：气虚甚者酌加黄芪、党参以助益气。

3. 湿热蕴蒸证

证候：自觉眼前黑影浮动，多呈尘状、絮状混浊，视物昏蒙；形体肥胖，胸闷纳呆，或头重神疲、四肢乏力；舌苔黄腻，脉滑。

治法：宣化畅中，清热除湿。

方药：三仁汤加减。杏仁、薏苡仁、白豆蔻、半夏、厚朴、滑石、通草、竹叶。

加减：食少纳呆者加白术、淮山药、白扁豆以健脾益气；混浊呈絮状者可加浙贝母、法半夏、桔梗等化痰散结；有心烦口苦者选加黄芩、栀子、厚朴、苍术、车前子以助清热除湿。

4. 气滞血瘀证

证候：自觉眼前黑花，呈絮状、块状红色混浊，视力不同程度下降；或有情志不舒，胸胁胀痛；舌有瘀斑，脉弦涩。

治法：行气活血。

方药：血府逐瘀汤加减。桃仁、红花、赤芍、牛膝、川芎、枳壳、柴胡、当归、生地黄、桔梗、甘草。

加减：混浊物鲜红者，宜去桃仁、红花而酌加生蒲黄、生三七以止血化瘀；混浊物呈棕褐色者，选加三棱、莪术、鳖甲、牡蛎以助化瘀散结；久瘀伤正，可选加黄芪、党参、五爪龙、五指毛桃等扶正祛瘀。

（二）中成药

1. 杞菊地黄丸 具有补益肝肾、清热明目作用。适用于云雾移睛属肝肾不足证。口服，每次 6g，每日 3 次。

2. 知柏地黄丸 具有滋阴降火作用。适用于云雾移睛属阴虚火旺证。口服，每次 6g，每日 3 次。

3. 石斛夜光丸 具有补益肝肾、清热明目作用。适用于云雾移睛属肝肾不足证。口服，每次 8 丸，每日 3 次。

4. 参苓白术散 适用于云雾移睛属脾虚气弱证。口服，每次 6g，每日 3 次。

5. 补中益气丸（浓缩丸） 适用于云雾移睛属中气不足证。口服，每次 8 ~ 10 丸，每日 3 次。

6. 血府逐瘀口服液 适用于云雾移睛属气滞血瘀证。口服，每次 10mL，每日 3 次。

7. 明目地黄丸（浓缩丸） 适用于云雾移睛属肝肾亏损证。口服，每次 8 丸，每日 3 次。

8. 八珍丸（浓缩丸） 适用于云雾移睛属气血亏虚证。口服，每次 8 丸，每日 3 次。

9. 黄芪注射液 适用于云雾移睛兼有气虚证。静脉滴注，每次 20mL，加入 0.9% 氯化钠注射液 250mL，每日 1 次，连续 7 ~ 14 天。

10. 丹参注射液 适用于云雾移睛兼有气滞血瘀证。静脉滴注，每次 20mL，加入 0.9% 氯化钠注射液 250mL，每日 1 次，连续 7 ~ 14 天。

11. 川芎嗪注射液 适用于云雾移睛兼有血瘀证。静脉滴注，每次 80mg，加入 0.9% 氯化钠注射液 250mL，每日 1 次，连续 7 ~ 14 天。

12. 茵栀黄注射液 适用云雾移睛属湿热蕴蒸证。静脉滴注，每次 20mL，加入 0.9% 氯化钠注射液 250mL，每日 1 次，连续 7 ~ 14 天。

（三）外治疗法

眼部直流电药物离子导入，选用川芎嗪、丹参、三七、安妥碘液等做眼部直流电离子导入。每日 1 次，10 次为 1 个疗程。但对新近出血所致本病者应避免使用。

（四）药膳疗法

可用海带煲排骨汤，海带含碘，有利于减少玻璃体混浊，但是有甲状腺疾病者慎用。

（五）西医治疗

1. 药物

（1）滴滴眼液：氨肽碘滴眼液，滴眼，每次 1 滴，每天 6 次。

（2）口服：卵磷脂络合碘片（沃丽汀），每片 1.5mg，每次 3mg，每日 3 次。

（3）肌内注射：安妥碘注射液，每次 2mL，每日 1 次。

2. 手术　玻璃体切除术，适用于严重的玻璃体混浊、玻璃体积血且药物治疗不能吸收，或增生性玻璃体视网膜病变，或牵拉性视网膜脱离者。

【预后转归】

高度近视患者玻璃体液化，可能导致玻璃体后脱离，产生视网膜裂孔。引起玻璃体积血和视网膜脱离。若玻璃体混浊或玻璃体积血不吸收，或反复玻璃体出血，可引起青光眼，或形成牵拉性视网膜脱离。

【预防调护】

1. 心情舒畅，避免急躁忿怒、过度疲劳。向患者解释病情，树立信心，坚持治疗。

2. 高度近视者，应避免过用目力和头部震动。

3. 出血引起者，饮食宜清淡，少食辛辣炙煿、烘烤焙烙之品。

4. 眼前黑影短期内增加或"闪光"频发时，应详细检查眼底，注意是否有视网膜变性区和早期视网膜脱离，根据病情采取相应措施进行干预，防止病情发展。

5. 若行玻璃体切除术，应根据术中玻璃体腔内是否填充惰性气体、硅油或重水等，根据填充物作用位置选择相应的体位，提高手术成功率。

【文献选录】

《诸病源候论·目病诸候》曰："凡目病若肝气不足，兼胸膈风痰劳热，则目不能远视，视物则茫茫漠漠也，若心气虚，亦令目茫茫，或恶见火光，视风蛮蝇黄黑也。

《圣济总录·卷一百一十九》曰："肾水既虚，肝无从滋养，故见与目者，始则不能远视，久则昏暗，时见黑花飞蝇。"

葆光道人《眼科龙木集》曰："一如云影申花，或似飞蝇相赶，此乃肝经受病也……肾脏原来受贼邪，上生两眼内生花，分明蝴蝶交加舞，莫待朦胧似雾遮。"

《银海精微·蝇翅黑花》曰："人之患眼目见黑花，茫茫如蝇者何也？答曰：此肾水衰……治之须用猪苓散，顺其肝肾之邪热，次用黑参汤以凉其肝……后用补肾丸，黑花自消。"

《审视瑶函·云雾移睛症》曰："云雾移睛，元虚者殃，自视目外，有物舒张，或如蝇蚊飞舞，或如旗饰飘扬，有如粉蝶，有带青黄，昏属肾胆，内障难当。"

【现代研究】

宋曼将符合标准的玻璃体混浊 60 例患者分为治疗组 30 例（45 眼）和对照组 30 例（42 眼）。治疗组予利水散结方内服，对照组予石斛夜光丸口服。结果：①两组药物均有治疗玻璃体混浊的作用，治疗前后各项指标均有差异。②两组药物临床疗效相比治疗组优于对照组。认为利水散结方治疗玻璃体混浊效果显著，值得临床推广。陈志强将玻璃体混浊 60 例患者随机分为治疗组 30 例（50 只眼）和对照组 30 例（48 只眼）。治疗组内服明目清浊汤，对照组肌内注射安妥碘。结果治疗组显效 16 眼，有效 22 眼，无效 12 眼，总有效率为 76.00%；对照组显效 10 眼，有效 16 眼，无效 22 眼，总有效率为 54.17%；两组综合疗效比较差异有显著性意义。认为明目清浊汤治疗玻璃体混浊疗效优于肌内注射安妥碘。周瑞雅等将 71 例 98 眼近视性玻璃体混浊的患者，分为治疗组 39 例 57 眼，对照组 32 例 41 眼。治疗组应用氨碘肽注射液 2mL 肌内注射，1 次/日，30 日为 1 个疗程，共 2 个疗程。对照组应用复方血栓通胶囊、三七片口服。结果治疗组显效 21.5%；有效 61.8%；无效 16.7%。对照组显效 3.26%；有效 10.71%；无效 86.03%。认为氨碘肽注射液在近视性玻璃体混浊疗效显著，无明显副作用，可以作为近视性玻璃体混浊治疗的首选药物。

二、血灌瞳神

血灌瞳神是指由于各种原因导致目中之血不循经流注，溢于络外，灌入瞳神之中的眼病，属于眼科急重症之一。

本病类似于西医学的前房积血和玻璃体积血。前房积血多由于眼外伤及手术损伤所致，或由于虹膜睫状体炎或新生血管性青光眼等致血液积聚于前房内。而玻璃体积血主要由于视网膜血管病，如糖尿病视网膜病变、视网膜静脉阻塞、视网膜静脉周围炎、视网膜血管炎等导致血管破裂或新生血管出血所致；或眼外伤及手术损伤所致，也可以是视网膜裂孔形成或年龄相关性黄斑变性等导致血液积聚于玻璃体腔内。

血灌瞳神可发生于不同性别的任何年龄，素体热盛或阴虚火旺或气虚血弱者有可能罹患本病，但相对而言，临床可多见于眼部外伤，诸如撞击伤目或眼部手术等情况。

【源流】

血灌瞳神病名首见于《证治准绳·杂病·七窍门》，相类似的病名有目血灌瞳人

（《圣济总录·卷一百〇五》）、血灌瞳人（《世医得效方》）、瞳人血贯（《眼科秘诀·论退翳之法》）、血贯瞳人（《眼科易简补编·论证》）、血灌瞳人外障（《秘传眼科龙木论·卷之五》）、血灌瞳仁内障（《秘传眼科纂要》）。近代有根据离经之血灌流的位置不同，而将本病分为"血灌瞳神前部"和"血灌瞳神后部"的提法。"血灌瞳神前部"是指离经之血灌注于黑睛与黄仁之间者，本节内容以讨论此种病症为主；"血灌瞳神后部"是指离经之血经瞳仁如水流入井之状，灌入瞳神之内，其证多属"云雾移睛""视瞻昏渺"和"暴盲"等范畴，可参见相关的病症。

中医古代医籍对本病的记载较丰富，认识也相对统一。宋元时期的《秘传眼科龙木论·七十二证方论·血灌瞳神外障》称"此眼初患之时，忽被物误刺着，针或灸之失度"。首先强调了眼外伤是本病发生的重要原因。明·王肯堂在《证治准绳·杂病·七窍门》中进一步对本病进行了较详细的论述，"瞳神不见其黑莹，但见其一点鲜红，甚则紫色也"。认为本病的病机在于肾元和胆中精汁受损，因此治疗困难，预后不佳，即所谓："盖肾之真一有伤，胆中精汁皆损，故一点元阳神气灵光，见其血之英色，而显于肾部，十患九不治者。"明·傅仁宇在《审视瑶函·卷之三·目赤》中，表达了同样的看法，并着重强调了与瘀血灌瞳症的鉴别意义，"今称人但见瘀血灌睛，便为血灌瞳神，不知血灌瞳神，乃清阳纯和之气已损，其英华血色，乘于肾部，命亦不久，岂比火入血分，瘀凝有形之急者比乎"。此后清代张璐对本病的临床表现和病因病机做了进一步的阐述，并将其分为三种证型，认为本病系"因毒血灌入金井瞳神水内也，清浊相混，时痛涩，红光满目，蒙蒙如隔绢，看物若烟雾中，此证有三：若肝肾血热灌入瞳神者，多一眼先患，后相牵俱损，最难得退；有撞损血灌入者，虽甚而退速；有针内障，失手拨着黄仁，瘀血灌入者"（《张氏医通·七窍门·目赤》）。所描述的内容，与当今的临床实际是比较吻合的，对后世影响较大。此后也有着重从脏腑失调角度认识本病的，如《眼科易简补编·论证·血贯瞳人》称"血贯瞳人者，因心生血，肝藏血，脾统血，精倦神疲，脾气衰，肝邪盛，是故肝木强而克脾土，脾失统血之权，随肝火而入于金井之中。初则青轮下睑现出红线，渐如半月之状，久则浸盈流溢，灌入金井，视物如黄霞赤浪，致青轮四面俱红。正面看之如血膜在外，侧面看之青轮浮起，轮内障是红血"。对肝脾失调，脾不统血而致的病机做了较精当的论述，同时对本病的临床所见的描述也十分贴切。《眼科奇书》则着重强调了本病在药物治疗方面应注意的问题，"血灌瞳人，甚痛，如不急治，眼必胀破，女人多有此病。然须辨析明白，方可用药，如黑珠内瞳人是红色，正是血灌瞳人。治此病万不可用升提药，总以平肝肾为主"。由于本病的发病多因于外伤所致，故近代许多中医眼科专著均将本病归于"撞击伤目"等外伤性眼病中，而发生于瞳神后部者，又多归于"暴盲""视瞻昏渺""云雾移睛"等病症中，故而未予单独论述。廖品正主编的《高等中医药院校教学参考丛书·中医眼科学》等对本病进行了较系统的归纳和整理，使本病的诊断和治疗方法更趋于完善，更符合临床实际。彭清华主编的全国中医药行业"十三五"规划教材《中医眼科学》称其为"血溢神膏"。

【病因病机】

（一）眼络受损证

撞击伤目，损伤目络，或手术不慎，眼络受损，血溢络外，致血灌瞳神。症见：撞击眼部或眼部手术后，黑睛与黄仁之间，或金井内积有瘀血，视物不清或眼珠胀痛；舌质红或有瘀斑，舌苔薄白或薄黄，脉弦。

（二）血热妄行证

七情内伤，肝失条达，肝气郁结，血行不畅，脉络瘀滞，血不循经，灌于瞳神。症见：眼珠胀痛，黑睛与黄仁之间，或金井内积有瘀血，眼前骤见黑花或红光，或视力急剧下降，多伴烦躁易怒，口苦咽干，溲赤便秘，舌红苔黄，脉弦数。

（三）虚火伤络证

阴虚火旺，虚火上炎，络伤血溢，滞于神膏。症见：血灌瞳神；兼见头晕耳鸣，心烦失眠，颧赤唇红，口苦咽干；舌红苔少，脉细数。

【临床表现】

（一）自觉症状

患眼视力可有不同程度下降。或视物如隔绢纱，或见红光，或有眼胀痛，甚至伴有头额疼痛。

（二）眼部检查

前房见瘀积鲜红色或紫暗血液，量少者仅沉积于下方，量多者可遮掩瞳神。若日久瘀血不消散，常并发青光眼或角膜血染。若为玻璃体积血量少者，可见玻璃体有程度不同的尘状、条状或絮状混浊，可见眼底有出血灶。若玻璃体积血量多者，检眼镜下瞳孔区仅见红光反射，看不见眼底。若积血日久不消散，常并发牵拉性玻璃体视网膜病变、继发性青光眼等。若玻璃体积血量多者，可用眼部 B 型超声检查，了解玻璃体与眼底情况。

【诊断依据】

1. 用裂隙灯显微镜检查可发现前房积血及其程度。
2. 少量玻璃体积血经眼底检查即可确诊，部分可发现原发病。

3. 大量玻璃体积血需要进行眼部超声检查证实。

【鉴别诊断】

1. 本病症应与白睛溢血相鉴别　本病积血的部位在黑睛与黄仁之间，或金井内，多有视力受损，甚则目珠胀痛；而后者主要表现为白睛表层出血点状或片状鲜红色、或紫暗色出血灶，甚则遍布全白睛，视力不受影响，目无肿痛。

2. 本病症应与玻璃体炎性渗出物相鉴别　后者玻璃体内混浊为白色点状、絮状、团球状或积脓，并有原发性疾病的表现。

3. 本病症应与视网膜母细胞瘤相鉴别　儿童玻璃体出血，眼压升高时，应考虑视网膜母细胞瘤可能，通过 B 超可确诊。

【辨治思路】

（一）辨证思路

1. 眼络受损证　本证以撞击眼部或眼部手术后，黑睛与黄仁之间，或金井内积有瘀血，视物不清或眼珠胀痛。舌质红或有瘀斑，舌苔薄白或薄黄，脉弦为诊断要点。睛珠被外力撞击，致目中脉络受损，或眼部手术损伤目中脉络，致血溢络外而灌于瞳神，故视物不清。瘀血积聚，气机不畅，不通则痛而目珠胀痛。舌质有瘀斑乃瘀滞之象。

2. 血热妄行证　本证以眼珠胀痛，黑睛与黄仁之间，或金井内积有瘀血，眼前骤见黑花或红光，或视力急剧下降，多伴烦躁易怒，口苦咽干，溲赤便秘，舌红苔黄，脉弦数为诊断要点。热邪炽盛，入于血分，热盛血壅，滞结睛珠，故致眼珠胀痛，热邪伤络，血热妄行，则血灌瞳神。烦躁易怒，口苦咽干，溲赤便秘，舌红苔黄，脉弦数乃为里热炽盛所致。

3. 虚火伤络证　本证以血灌瞳神；兼见头晕耳鸣、心烦失眠、颧赤唇红，口苦咽干；舌红苔少，脉细数为诊断要点。阴虚虚火上炎，热入血分，灼伤脉络，血不循经，溢于络外，故血灌瞳神。头晕耳鸣、心烦失眠、颧赤唇红，口燥咽干。舌红苔少，脉细数乃为真阴亏耗，虚火上炎，内扰心神所致。

（二）症状识辨

1. 视力可有不同程度下降　睛珠被外力撞击，致目中脉络受损；或眼部手术损伤目中脉络；或热邪炽盛，入于血分，迫血妄行；或阴虚虚火上炎，热入血分，灼伤脉络，血不循经，溢于络外，致血溢络外而灌于瞳神，故视物不清。

2. 目珠胀痛　瘀血积聚，气机不畅，不通则痛而目珠胀痛。

3. 前房积血或玻璃体积血 睛珠被外力撞击，致目中脉络受损；或眼部手术损伤目中脉络或热邪炽盛，入于血分，迫血妄行；或阴虚虚火上炎，热入血分，灼伤脉络，血不循经，溢于络外，致血溢络外而灌于瞳神。

（三）治疗思路

1. 治法与处方原则 本病中药治疗以虚实为纲，外伤撞击，损伤脉络，早期多属实证，以后随病程长短，病情变化则可出现虚实夹杂证或虚证。脏腑蕴热，火热炽盛，迫血妄行，溢于络外者，多属实证。阴虚火旺，虚火上炎，灼伤脉络，血不循经，溢于络外者属虚证。故治疗早期宜凉血止血，除风益损；或清热凉血止血；或滋阴降火，凉血止血，后期宜从活血化瘀着手。在临床上要有整体的观念意识，针对引起血灌瞳神的病因，进行对因治疗。辨证要点应抓住局部辨病这个主要环节，可以借助西医 B 超检查等手段，进行多方面了解，观察内窥辨证，再配合中医全身辨证，方能精确地立法用方，从而获得理想效果。如果 6 个月后玻璃体积血仍然不吸收，应予手术治疗，可行玻璃体切割术。

2. 用药方式

（1）眼络受损证：血灌瞳神眼络受损者，受损早期，宜凉血止血，除风益损。后期宜活血化瘀。方选除风益损汤加减，用熟地黄、当归、白芍、川芎养血活血；受伤之际，七情内移，卫气衰备，外风入侵，故用藁本、前胡、防风祛风散邪。

（2）血热妄行证：血灌瞳神血热妄行证者，宜清热凉血止血。方选生蒲黄汤加减，用生地黄、牡丹皮凉血止血；墨旱莲滋阴止血；荆芥炭入血止血；生蒲黄、郁金、丹参、川芎活血化瘀，消散已出之血。

（3）虚火伤络证：血灌瞳神虚火伤络证，宜滋阴降火，凉血止血。方选滋阴降火汤或知柏地黄丸加减。滋阴降火汤用生地黄、当归、白芍、川芎补养肝血，滋养肝阴；生地黄与熟地黄相配，麦冬与甘草相配伍，能清润滋阴，生津增液；知母、黄柏、黄芩降火滋阴；柴胡调理肝气。全方以滋阴为主降火为辅，阴足水自升，水升火自降。知柏地黄丸用熟地黄、山茱萸补肾填精，牡丹皮主宣通，可防山茱萸之酸涩，泻肝肾虚火；茯苓通利，可防山药之滞塞，助山药健脾养胃；泽泻利小便以泻相火又可行地黄之滞，知母、黄柏清降虚火，阴足火降，诸证自除。

【治疗】

（一）辨证论治

1. 眼络受损证

证候：撞击眼部或眼部手术后，黑睛与黄仁之间，或金井内积有瘀血，视物不清或眼珠胀痛；舌质红或有瘀斑，舌苔薄白或薄黄，脉弦。

治法：受损早期，宜凉血止血，除风益损；后期宜活血化瘀。

方药：除风益损汤加减。熟地黄、当归、白芍、川芎、藁本、前胡、防风。

加减：出血有加重趋势者，去当归，加生蒲黄、女贞子以凉血止血；后期用桃红四物汤，若积血多，血色紫暗，积久不消者，加三棱、莪术等破瘀散结；若有瘀积化热症，加栀子、黄芩等以清肝泻热。

2. 血热妄行证

证候：眼珠胀痛，黑睛与黄仁之间，或金井内积有瘀血，眼前骤见黑花或红光，或视力急剧下降；多伴烦躁易怒，口苦咽干，溲赤便秘；舌红苔黄，脉弦数。

治法：清热凉血止血。

方药：生蒲黄散加减。生地黄、牡丹皮、墨旱莲、荆芥炭、生蒲黄、郁金、丹参、川芎。

加减：肝阳上亢者，加石决明、夏枯草、白蒺藜以清热平肝；出血严重者，酌加藕节、阿胶、栀子炭、侧柏炭以凉血止血；大便秘结者酌加大黄、芒硝以泻下通便。

3. 虚火伤络证

证候：血灌瞳神；兼见头晕耳鸣，心烦失眠，颧赤唇红，口苦咽干；舌红苔少，脉细数。

治法：滋阴降火，凉血止血。

方药：滋阴降火汤或知柏地黄丸加减。滋阴降火汤：生地黄、当归、白芍、川芎、熟地黄、麦冬、甘草、知母、黄柏、黄芩、柴胡；知柏地黄丸：知母、黄柏、熟地黄、山茱萸、茯苓、山药、牡丹皮、泽泻。

加减：口苦咽干、五心烦热者，酌加鳖甲、莲子心、沙参、天冬、玄参以养阴清热；虚烦少眠者，酌加生牡蛎、生龙骨、酸枣仁、首乌藤、柏子仁以安神除烦。

（二）中成药

1. 复方丹参片　适用于血灌瞳神属眼络受损证。口服，每次 3 片，每日 3 次。

2. 复方血栓通胶囊片　适用于血灌瞳神属血瘀兼气阴两虚证。口服，每粒 0.5g，每次 3 粒，每日 3 次。

3. 血府逐瘀丸　适用于血灌瞳神属血热妄行证。口服，每次 2 丸，每日 2 次。

4. 知柏地黄丸（浓缩丸）　适用于血灌瞳神属虚火伤络血瘀者。口服，每次 8 丸，每日 3 次。

5. 丹参注射液　适用于血灌瞳神属血瘀者。静脉滴注，每次 20mL，加入 0.9% 氯化钠注射液 250mL，每日 1 次，连续 7～14 天。

6. 川芎嗪注射液　适用于血灌瞳神属血瘀者。静脉滴注，每次 80mg，加入

0.9%氯化钠注射液250mL，每日1次，连续7~14天。

7. 黄芪注射液 适用于血灌瞳神属气虚者。静脉滴注，每次20mL，加入0.9%氯化钠注射液250mL，每日1次，连续7~14天。

（三）外治疗法

电离子导入：出血静止后，可用三七、丹参、红花、川芎等药液电离子导入，促进瘀血消散。

（四）针灸治疗

1. 外伤所致的血灌瞳神，取合谷、太冲、太阳、大椎、足三里穴。出血早期以泻法为主，出血后期以补泻法为主，或用平补平泻法。

2. 属虚火者，取承泣、曲池、合谷、肾俞、肝俞、睛明、三阴交、太溪、光明穴。用平补平泻法。

（五）西医治疗

1. 药物

（1）药物：早期可用维生素K_4，每次8mg，，每日3次。出血停止后可用卵磷脂络合碘片（沃丽汀），每片1.5mg，每次3mg，每日3次。

（2）肌内注射：立止血，每次1000U，每日1次。

（3）静脉给药：早期可用酚磺乙胺注射液，每次250mg，加入0.9%氯化钠注射液250mL，每日1次。或氨甲苯酸注射液，每次0.4g，加入0.9%氯化钠注射液250mL，每日1次。停止出血后可用尿激酶，每次5000~10 000U，加入0.9%氯化钠注射液250mL，新鲜配制，每日1次。

2. 手术

（1）前房冲洗术：适用于前房积血不能吸收者，前房积血继发青光眼者。

（2）玻璃体切除术：适用于玻璃体积血不能吸收者，或增生性玻璃体视网膜病变，或牵拉性视网膜脱离者。

（3）激光睫状体光凝术或睫状体冷冻术：适用于血灌瞳神所致的新生血管性青光眼。

【预后转归】

外伤所致的血灌瞳神多能吸收。但前房积血若日久不吸收，可出现角膜血染或继发性青光眼；玻璃体积血日久不吸收，可出现增生性玻璃体视网膜病变，或继发性青光眼，上述病变均可严重影响视力，甚则导致视功能丧失。

【预防调护】

1. 出现血灌瞳神，应包扎双眼、取半坐卧位、减少活动、静养休息。
2. 重视生产安全，避免眼外伤。
3. 眼部手术时，操作动作要轻柔、准确，避免损伤眼部组织。
4. 饮食宜清淡，忌食辛辣炙煿、肥甘厚味、烘烤焙烙之品。
5. 若行玻璃体切除术，应根据术中玻璃体腔内是否填充惰性气体、硅油或重水等，根据填充物作用位置选择相应的体位，提高手术成功率。

【文献选录】

《证治准绳·杂病·七窍门》曰："血灌瞳神证，谓视瞳神不见其黑莹，但见其一点鲜红，甚则紫浊色也，病至此亦甚危且急矣，初起一二日尚可救，迟则救亦不愈。"

《眼科金镜·血贯瞳神症》曰："血贯瞳神，乃胆肾真精有损，清纯元阳正气耗散，致瘀血流入睛中，清浊相混，红光满瞳，视日蒙蒙如隔雾，看物冥冥似云生。此症最险，急治可救，缓则难痊，多有命不能长久者。人多以瘀血贯睛乃白睛由瘀血所灌，紫胀如虬；此是瞳仁黑莹一点鲜红血色，遮盖神光。宜坠血明目丸、没药散。"

《医宗金鉴·眼科心法要诀·血灌瞳人歌》曰："血灌瞳人目睛痛，犹如血灌色相同，胆汁肝血因热耗，血为火迫灌睛瞳。急用止痛没药散，硝黄血竭引茶清；痛止大黄当归散，贼芩栀子菊苏红。"

【名医经验】

（一）陆绵绵论治玻璃体积血

1. 学术思想　陆师认为玻璃体积血亦是玻璃体混浊的一种，神膏混浊，乃湿浊内聚，故治疗时可适当加些泽泻、车前子、猪苓、茯苓、薏苡仁等利水祛湿之品。如积血吸收，眼底能看清，应及时做眼底血管造影，寻找发病原因，需要行眼底激光治疗的，就应做眼底激光，不要认为积血吸收，视力提高，病就痊愈了。

陆师认为视网膜出血多为血热妄行。量多为心肝火上炎；量少为阴虚火旺。一次大量出血属血热妄行或气不摄血；若视网膜静脉阻塞缺血型反复大量出血或老年黄斑变性渗出型，陆师认为辨证为气虚不能摄血，采用益气止血法，重用生炙黄芪、仙鹤草、茜草等可促进出血吸收，减少复发次数；而年轻人的视网膜静脉周围炎大量视网膜出血为局部的炎症所致，辨证为内热壅盛，迫血妄行，治疗采用凉血止血。多次量少属阴虚火旺，深层圆点状出血为内有郁热，多见于视网膜静脉阻塞后期，治疗以理气活血通络为主，以桃红四物汤加减。

陆师认为视网膜水肿中，局限性黄斑水肿多为脾虚有湿，阴虚火旺，心肾不交，心肝有热或血热壅盛，如视网膜静脉阻塞后期。弥漫性水肿多为肾阳不足或气血瘀滞，治疗以益气健脾，活血通络利水为主。视网膜渗出分为新鲜的多为血热、阴虚火旺或心脾不足；而陈旧的硬化性渗出为气血瘀滞或脾肾不足，阳气不运，多见于眼底出血后期。

2. 典型病例 邬某，女，49岁，1997年6月14日就诊。主诉：左眼视力下降1个月。曾服中药活血化瘀等治疗少效。有高血压史。检查视力，右0.5，左0.02，双外眼安静，瞳孔（－）。左托吡卡胺散瞳，左玻璃体混浊、积血，下方有机化膜下垂，眼底模糊可见颞下方网膜片状出血及黄白色渗出，余看不清。右眼底视盘如常，网膜动脉细反光强，动静脉交叉征（＋），黄斑部中心反光（＋）。全身无特殊不适，舌淡苔薄。诊断：①左眼玻璃体积血；②左眼视网膜出血；③双眼视网膜动脉硬化。证属气虚血滞。治疗以补气活血软坚。处方：炙黄芪15g，生地黄10g，当归10g，川芎10g，仙鹤草10g，红花6g，丹参20g，侧柏叶10g，夏枯草6g，生牡蛎20g，昆布10g，海藻10g。另三七片3片，每日3次。7剂后视力提高至0.25，左玻璃体积血部分吸收，眼底情况同前。原方加贝母10g，再服半月，视力至0.5（矫正至1.0），左玻璃体混浊明显吸收，眼底视盘界清，色常，黄斑部中心反光（＋），下方周边部玻璃体白色混浊及少量陈旧性出血，网膜颞下方网膜出血及渗出已吸收。原方继服20剂，以巩固疗效。

（二）彭清华论治玻璃体积血

1. 学术思想 彭清华教授采用中医辨证为主治疗玻璃体积血，取得较好疗效。其治疗方法如下。

阴虚火旺证：症见头晕耳鸣，视力渐降或锐减，失眠多梦，口干颧红，手足心热，玻璃体积血（多由视网膜静脉周围炎引起），舌尖红少苔，脉细数。治宜滋阴降火，凉血止血。用知柏地黄丸加减：知母、黄柏、生地黄、熟地黄、茯苓、牡丹皮、泽泻、山茱萸、墨旱莲、女贞子、白茅根、侧柏炭、柴胡、生炒蒲黄。阴虚阳亢者，加石决、钩藤、白芍等平肝潜阳，或改用天麻钩藤饮加减。

气滞血瘀证：症见视力急骤下降，头晕眼胀，玻璃体积血（多由外伤或视网膜中央静脉阻塞引起），舌有瘀点瘀斑，脉弦涩。治宜活血祛瘀，止血明目。方用桃红四物汤合逍遥散，或血府逐瘀汤，或除风益损汤加减。药用：桃仁、红花、柴胡、川芎、赤芍、生地黄、茯苓、桔梗、丹参、蒲黄、田三七粉、牛膝。若为外伤引起者，则宜加当归、防风、羌活等祛风活血。

血热血瘀证：症见视力下降，颜面红赤，烦躁易怒，口渴咽干，便结溲黄，玻璃体积血（多由视网膜静脉周围炎、视网膜中央静脉阻塞等引起），舌红苔黄，脉弦或弦数。治宜清热凉血，化瘀止血。方用宁血汤，或丹栀逍遥散加减：生地黄、牡丹皮、柴胡、栀子、茯苓、白茅根、墨旱莲、赤芍、当归、仙鹤草、田三七粉、生炒蒲黄。

水血互结证：症见视力下降，玻璃体积血日久不吸收，眼内干涩，口干，舌暗或见瘀点，脉细涩。治宜养阴增液，活血利水，水血同治。方用猪苓散合生蒲黄汤加减：生地黄、茯苓、猪苓、车前子、萹蓄、麦冬、墨旱莲、当归、生炒蒲黄、田三七粉、枳壳、丹参、赤芍、白茅根。

以上方剂，均以水煎，每日1剂，分2次温服。其药量可根据患者年龄、体质、病情等而定。其药物加减原则是：出血早期，血色鲜红者，加白及、大小蓟、白茅根、仙鹤草等凉血止血；出血中期，血色暗红或紫黑者，重用桃仁、红花、赤芍、丹参等活血化瘀之品；病至后期，玻璃体积血机化者，加陈皮、法半夏、昆布、海藻等祛痰软坚散结；血压高，眼底动脉硬化者，加石决明、钩藤、夏枯草等平肝潜阳；脾虚纳差者，加麦芽、神曲、山楂炭健脾消食；失眠多梦者，加首乌藤、远志等安神定志；积血逐渐吸收，视力逐渐恢复时，加熟地黄、枸杞子、山茱萸等滋补肝肾之药，以提高视力和控制复发。

2. 典型病例

（1）刘某，女，27岁。于1986年12月1日入院，住院号44676。患者于6月底发现左眼前黑影飘动，7月在外院诊断为视网膜静脉周围炎（左），服地巴唑、复方丹参片等，视力好转，但眼前黑影未能消失。后又两次发作，皆服中西药好转。11月27日因左眼视力再次骤降而来我院求治。诊见左眼视物不清，寐差多梦，口干便结。查视力，右眼1.5，左眼指数/眼前（鼻侧）。左眼玻璃体全部血性混浊，鼻侧暗，眼底仅见红色反光。苔薄黄，脉细数。诊断为玻璃体积血（左），视网膜静脉周围炎（左）？证属阴虚火旺证。治以滋阴降火，凉血止血。方用知柏地黄汤加减：生地黄、石决明各20g，茯苓、山药、知母、黄柏炭、泽泻、牡丹皮、山茱萸、茅根炭、茜草炭、荆芥炭各10g，珍珠母30g。服4剂后，视物较前清晰，查左眼视力0.1，舌淡红，脉弦细。改用滋补肝肾、降火明目法。用知柏二至丸原方加石决明20g、桑椹30g。服6剂后，视力上升至0.3。继服5剂，视力上升至1.2。扩瞳查眼底：左眼玻璃体轻度血性混浊，眼底已无出血渗出。继服上方加沙参、麦冬各20g。10剂后，左眼视力上升至1.5。时隔2天，病情又复发，左眼视力骤降至指数/30cm，又服知柏二至丸加减23剂，视力恢复至1.5，痊愈出院。半年后随访，病情未再复发。

（2）张某，男，19岁。1985年5月10日入院，住院号39321。患者于4月24日上午突发左眼视物模糊，次日即已不辨人物，在当地服凉血止血中药及维生素C、50%葡萄糖等，病情无明显好转而来我院。现觉左眼视物不见，口渴咽干。查视力右眼1.5，左眼指数/30cm。扩瞳可见左眼玻璃体内血性混浊（＋＋＋），其积血呈游离状，模糊可见鼻上支血管充盈，周围有片状出血。舌红苔薄黄，脉弦。诊断为玻璃体积血（左），视网膜中央静脉阻塞（左）？证属血热血瘀证。急则治其标，以清热凉血止血为先，以宁血汤加减：生地黄30g，柴胡、牡丹皮、栀子炭、白芍、白及、荆芥炭、炒白术、侧柏叶、白茅根各 10g，田三七粉（兑服）3g。服 4 剂后，左眼视力0.01。上方加金银花 30g、墨旱莲 30g，继服 4 剂，视力上升至 0.2。原方续进 9 剂，视力上升为 0.5，玻璃体积血全部吸收，但仍可见块状混浊，舌红，脉弦细。改用养阴清热法，用知柏地黄汤合二至丸加丹参、首乌藤、山楂。服 15 剂，视力上升至1.0，玻璃体内有条状机化物。改用养阴活血、软坚散结法，在上方基础上加昆布、海藻、牡蛎、生蒲黄，连服 18 剂，玻璃体混浊全消，视力达 1.2，痊愈出院。

（3）王某，男，33 岁。工人。1987 年 12 月 17 日入院，住院号 48218。患者入院时诊断为陈旧性视网膜炎（右），玻璃体混浊（右），经用滋阴补肾明目法，服桑椹地黄汤加减治疗 1 个月后，右眼视力由 0.2 上升至 0.5。1988 年 1 月 16 日突发右眼视物不见，查视力指数/20cm。诊断为视网膜静脉周围炎（右），玻璃体积血（右）。采用清心宁神、凉血止血法，服药 20 余剂，视力无明显提高，仍眼前有黑影，睡眠不佳，右眼视力指数/60cm，玻璃体内大片积血，视网膜上布满血块，舌红，脉细。此为病情日久，水血互结。改用养阴增液、活血利水法。用猪苓散加减：生地黄、茯苓、墨旱莲各 30g，首乌藤 20g，当归、白芍、猪苓、车前子、白茅根、栀子仁、萹蓄、生蒲黄、丹参、枳壳各 10g。服 5 剂后，视力好转。再服 10 剂，视力上升至 0.6，玻璃体积血大部分吸收。原方去白茅根、萹蓄，加海藻、牡蛎各 15g。服 5 剂后，双眼戴镜视力 1.2，右眼屈光间质清，视网膜静脉稍充盈，未见明显白鞘，网膜无出血及机化物，痊愈出院。

3. 讨论与体会 玻璃体积血属于中医学外不见证的瞳神疾病，《审视瑶函》曰："五轮之中，四轮不能视物，惟瞳神乃照物者""惟此一点，独照鉴视，空阔无穷者，是曰瞳神，此水轮也。"故瞳神患病，可造成视力严重减退，甚至失明。本病病因复杂，不仅因为瞳神属肾，肝肾同源，若肾阴虚，虚火上炎，灼伤脉络，血溢脉外，注入神膏可致本病。而且肝气郁结，气滞血瘀，脉络阻滞，血运不畅，破脉而出，溢于神膏；或肝郁日久化热，或外邪入里化热，迫血妄行，血溢神膏；或肾水不足，水不涵木，肝阳上亢，血不循经，破脉而溢于神膏，或外伤后损伤脉络，血从破脉而出，溢于神膏等均可导致本病的发生。根据本组病例病种的特点，我们将本病分为阴虚火旺、气滞血瘀、血热血瘀、水血互结四型，分别采用滋阴降火活血、理气活血止血、清热凉血活血、养阴活血利水等法治疗，经临床观察，疗效是比较满意的。

从西医学病因学观点来分析，则视网膜静脉周围炎、糖尿病性视网膜病变引起的玻璃体积血多见于阴虚火旺型和血热血瘀型；视网膜静脉阻塞和眼外伤引起的玻璃体积血多见于气滞血瘀型，前者亦可见于血热血瘀型，而各种病因引起的玻璃体积血日久不吸收，均可属于水血互结型。从病变发展的过程来分析，则玻璃体积血的早期多见于阴虚火旺型和血热血瘀型，晚期多见于水血互结型，而气滞血瘀型则在本病之早、中、晚期均可见到。因此，在治疗过程中必须根据证型的变化，采取相应的治疗法则，才能取得较好的疗效。

【现代研究】

温利辉等将外伤性前房积血112例患者给予复方血栓通胶囊和云南白药胶囊口服为主治疗，辅以局部糖皮质类固醇，眼压超过30mmHg者进行降眼压治疗，持续高眼压者行前房冲洗。结果112例患者前房积血全部吸收。认为血栓通胶囊联合云南白药胶囊及西医辅助治疗外伤性前房积血临床效果满意。王跃进等将112例患者滴注20%甘露醇250mL，每日2次。温开水冲服中药免煎颗粒生蒲黄汤，早晚各一次，结合出血时间、积血程度、并发症进行加减。结果I级积血1~2日吸收，II级积血3~8日吸收，III级积血7~15日吸收，2例继发青光眼，无并发角膜血染。认为生蒲黄汤结合甘露醇可有效控制早期出血，促进前房积血吸收，减少继发青光眼等并发症的发生。周春安将101例外伤性前房积血患者随机分为治疗组51例，对照组50例。治疗组采用西药加中药蒲黄汤、桃红四物汤治疗，对照组采用单纯西药治疗，两组均7天为1个疗程，2个疗程后评价疗效。结果痊愈率治疗组为94.3%，对照组为60.0%，差异有统计学意义，治疗组优于对照组；两组出血吸收时间比较，I级积血差异无统计学意义；II级和III级积血差异均有统计学意义，治疗组优于对照组。认为中西医结合治疗外伤性前房积血较单纯西药效果好。申德昂将治疗组采用中西医结合分期治疗的方法进行治疗，对照组应用西医治疗。结果治疗组有效率100%；对照组有效率96%。认为治疗组明显优于对照组，经统计学处理差异有显著性。治疗组继发青光眼2例，对照组24例，经统计学处理，差异有显著性。李群英等将92例外伤性前房积血的患者随机分为治疗组和对照组，每组46例。对照组给予常规止血、降眼压、抗炎等对症治疗；治疗组在对照组治疗的基础上，给予中药免煎剂蒲七汤以凉血止血、活血化瘀。两组病例均以7天为1个疗程，1个疗程结束后统计疗效。观察两组患者综合临床疗效、前房积血吸收、视力恢复及眼压控制情况。结果：治疗组综合临床疗效明显优于对照组，前房积血吸收时间、视力恢复及眼压控制情况与对照组比较，有统计学差异。认为蒲七汤治疗外伤性前房积血临床疗效显著，安全可靠。杨玉青等将符合诊断标准的糖尿病性玻璃体积血患者采用单盲法随机分成治疗组和对照组，治疗组37例，对照组25例，在常规糖尿病治疗基础上，治疗组应用依据益气养阴、和血通络法为治法自拟糖网汤为基本方，结合分期辨证加减，对照组出血早期，给予立止血针肌内注射，同时给予维生素C、维生素E口服，出血稳定后，普罗碘铵注射液患眼电离子导入，观察治疗前后视力、玻璃体积血变化。结果：治疗组有效率84.21%，疗效明显高于对照组。璃体积血治疗组治疗前后差异显著，两组治疗后比较差异有统计学意义。认为益气养阴、和血通络法结合分期治疗糖尿病性玻璃体积血疗效确切。

曾明葵采用养阴活血利水法［基本方组成：生地黄30g，阿胶（烊化）15g，墨旱莲30g，玄参20g，栀子10g，丹参30g，益母草20g，生蒲黄20g，三七粉（兑服）3g，猪苓12g，茯苓20g，车前子12g，泽泻12g，每日1剂，水煎2次温服］治疗玻璃体积血 15 例，结果积血全部吸收者 6 例，部分吸收 9 例。彭清华等根据玻璃体积血患者"水血互结"的中医病机特点，采用活血通脉、利水明目作用的散血明目片（由生蒲黄、白茅根、益母草、酒大黄、地龙、猪苓、田三七等药组成）治疗玻璃体积血患者 76 例 79 只眼，与 35 例 37 只眼作对照，证实该药确能促进玻璃体积血的吸收，改善眼底情况，改善全身血液流变性，降低血液的黏滞性和聚集性，降低血小板的活化功能，减轻血管内皮细胞的受损等，从而全面改善患者血瘀状况，提高玻璃体积血患者的视功能。动物实验证实散血明目片能明显促进玻璃体积血的吸收、促进溶血、增强巨噬细胞的噬血能力、提高 SOD 活性、对玻璃体积血造成的玻璃体组织结构损害有一定的促进恢复作用；并能明显减少巨噬细胞对 IL-6、TNF-α 等炎性因子的释放，抑制其在玻璃体内的高表达，进而抑制由玻璃体积血所致 VPR 的发生，对视网膜具有保护性作用。毒理学研究证实散血明目片用药安全，无明显毒副作用。本研究为玻璃体积血的治疗及并发症的预防提供了临床和实验依据。

第五节　暴　盲

暴盲是指眼外观正常，一眼或双眼视力骤然急剧下降，甚至盲而不见的内障眼病。属眼科的急危重症之一。若不及时治疗常可导致视力永久损害。本病类似于西医学突然发生视力急剧下降，甚至视力丧失的一类疾病。

【源流】

暴盲作为一种临床急危重症，早在东汉时期华佗的《华氏中藏经·论脚弱状候不同》已附带提及，该书在论述脚气病因病机时，将临床暴盲症状列为脚气病的发病诱因之一，指出脚气"特因他疾而作，或如伤寒，或如中暑……或暴盲聋，或口眼抽搐"。至宋金时期，张子和的《儒门事亲》进一步指出忿怒可导致暴盲的发生，"怒气所致为呕血……为目暴盲，耳暴闭"，认为气候条件会影响本病的临床发病率，称在"君火司天"的"火运年"中"其年目病者，往往目暴盲，运火灾烈故也"；并首次列举了本病的临床医案，"戴人女僮至西华，目忽暴盲不见物，戴人曰：此相火也，太阳阳明，气血俱盛，乃刺其鼻中攒竹穴与顶前五穴，大出血，目立明"。

首次将暴盲作为一个病名并加以较详细的论述者，为明·王肯堂的《证治准绳·杂病·七窍门》。书中所述："平日素无他病，外不伤轮廓，内不损瞳神，倏然盲而不见也。病于阳伤者，缘忿怒暴悖，恣酒嗜辣，好燥腻及久患热病，痰火之人得之则烦躁秘渴；病于阴者，多色欲、悲伤、思竭、哭泣太频之故；伤于神者，因思虑太过，用心罔极，忧伤至甚，惊恐无措者得之。屡有因头风、痰火、元虚、水少之人眩晕发而醒则见。能保养者，亦有不治自愈；病复不能保养，乃成痼疾。其证最速。"指出了暴盲的主要症状，认为病因病机主要与痰热、虚证、伤神有关，还指出了本病发病迅速，治疗困难。

由于《证治准绳》对暴盲的病因病机描述欠清，明·傅仁宇《审视瑶函·内障·暴盲症》又进行了更清晰的阐述："其故有三，曰阴孤，曰阳寡，曰神离，乃闭塞关格之病。"此后众多医家均宗此说，并做了进一步阐述，如清·黄庭镜《目经大成·卷之二下·暴盲》等。《抄本眼科》对暴盲又称为"落气眼"，也指出了本证的病因病机，"落气眼不害疾，忽然眼目黑暗，不能视见，白日如夜，此症乃是元气下陷，阴气上升"所致。

在全国高等医药院校教材（五版教材）《中医眼科学》中首次对暴盲进行了定义："暴盲是指眼外观端好，猝然一眼或两眼视力急剧下降，甚至失明的严重内障眼病。"在辨证施治中，该书主要提出了对"眼络阻塞"和"目系猝病"二种情况的证候和治疗。《中国医学百科全书·中医眼科学》认为："一眼或双眼视力迅速下降或骤然失明，而外观端好的病症，称为暴盲。"在治疗中，该书提出了暴盲见于眼底出血、视网膜中央动脉栓塞、急性视神经炎、视网膜脱离 4 种情况的证候和治疗。《中医药学高级丛书·中医眼科学》通过《证治准绳·杂病·七窍门》对暴盲的认识，认为暴盲的诊断要具有以下 4 点："一是要外观端好；二是视力急剧下降；三是严重者可致失明；四是指眼底病。"自《证治准绳》到 20 世纪 80 年代，近 400 年间出版的中医综合性著作、眼科专著和教材，均沿用"暴盲"病名。

暴盲所包含的病种太多，且大都为较为严重的眼病，所需要的治疗也相差甚远，单一的"暴盲"已难以指导对这些眼底病的临床诊疗，因此，将暴盲病进行分化可以更好地指导临床，此需求越来越迫切。彭清华在 20 世纪 90 年代发表的《中医眼科病名规范化的探讨》一文中指出，古人只能凭借病人的自觉症状来命名疾病，使本来是由不同病理改变而发生的多种不同疾病用一个病名统括，这在眼底病变的命名中十分突出。如视衣衄血、目系发炎、视衣脉络阻滞、视衣脱落、目系外伤，5 种病均由不同病理所致，因而其治疗亦应当不尽相同。但因此 5 种病之主要临床表现均为视力突然锐减，甚或失明，历代眼科医家则以"暴盲"一名统之，实不能适应临床诊治疾病的需要；因而明确提出应将"暴盲"病名分化为视衣脱落暴盲（视网膜脱离）、目衄暴盲（视网膜静脉周围炎和视网膜中央静脉栓塞）、脉络阻滞暴盲（视网膜中央血管阻塞）、目系炎性暴盲（急性视神经炎、急性球后视神经炎和视乳头水肿）、目系外伤暴盲（视神经挫伤、外伤性视神经萎缩）等 5 种病名，认为这样对协助临床诊治这些疾病有重要意义。

《中国民间局部诊法》中仍将暴盲病名分化为目系炎性暴盲、目系外伤暴盲、视衣脱落暴盲、目络阻滞暴盲、目衄暴盲 5 种。目系炎性暴盲指目系生炎，充血水肿，视力锐减，甚至失明，多因肝胆实火，上炎于目所致。目系外伤暴盲指因颅脑及眼部外伤，损及目系，致视力锐减甚或失明，多因外伤气血瘀滞所致。视衣脱落暴盲指因视衣脱落而致视力锐减，甚或失明。初起患者多有眼前闪光，视物变形，继则眼前有大块黑影遮挡的感觉。多因脾肾失调，脾失健运，肾阳不振，水湿停聚，上泛于目所致；轻度外伤常为本病的诱发因素。目络阻滞暴盲指视衣脉络（动脉）阻滞，致视力突然锐减，甚或失明，多因情志不舒，肝气上逆，气滞血瘀，玄府不通，脉络阻塞所致。目衄暴盲指因眼底出血，致视力锐减，甚或失明。多因肝火内炽，迫血妄行；或肺肾阴虚，虚火上炎，火郁脉络，血不循经；或肝气不遂，郁久化热，藏血失职；或阴虚阳亢，升扰目窍，脉络瘀阻，血溢脉外等所致。4 年之后，在彭清华编著的《中医诊断与鉴别诊断学·眼病》中，对暴盲病名进行了修改，将其分为络阻暴盲（相当于视网膜动脉阻塞）、目衄暴盲（相当于视网膜静脉阻塞）、络损暴盲（相当于视网膜静脉周围炎）、火郁暴盲（相当于急性视神经炎）、视衣脱离（相当于视网膜脱离）5 种。之后，在彭清华编著的《现代中医临床诊断学·眼病类》中仍沿用络阻暴盲、目衄暴盲、络损暴盲、火郁暴盲、视衣脱离 5 个病名。2002 年，中国中医药出版社组织编写新世纪全国高等中医院校规划教材《中医眼科学》，在编写讨论中，该教材第一副主编彭清华教授提出应将暴盲疾病进行分化，以适应当今临床实际情况，后被该书主编及编委会采纳，并在以上分类的基础上，经编委会讨论将暴盲分为络阻暴盲、络损暴盲、目系暴盲和视衣脱离 4 种。

随着中西医结合日趋紧密和西医学的不断发展，暴盲作为急性视力损害的中医内障眼病，在临床表现、病因病机、诊断治则等方面，逐渐融入了西医学相关疾病的内容，至 2016 年，由彭清华主编的全国中医药行业高等教育"十三五"规划教材《中医眼科学》（第十版）将暴盲分为络阻暴盲、络瘀暴盲、络损暴盲、目系暴盲等，以下分别予以论述。

一、络阻暴盲

络阻暴盲是指患眼外观正常，猝然一眼或双眼视力急剧下降，视衣可见典型的缺血性改变为特征的致盲眼病。

本病相当于西医学视网膜动脉阻塞（见彩图 18 - 5 - 1）、视网膜分支动脉阻塞（见彩图 18 - 5 - 2）、睫状视网膜动脉阻塞、视网膜毛细血管前小动脉阻塞、脉络膜缺血和眼动脉阻塞等。本节主要讨论视网膜中央动脉或分支动脉阻塞。主要的致病因素有血管硬化、血管痉挛、血栓形成、血管受压、高血压等，各类栓子栓塞如动脉粥样硬化斑脱落、血小板纤维蛋白栓子、脂肪栓子、脓毒栓子、药物栓子等；动脉硬化或炎症、痉挛等可使血管内皮受损，血管内壁粗糙狭窄，易于形成血栓阻塞；同时，玻璃体视网膜手术、眼眶手术等由于术中及术后出现高眼压，可使视网膜动脉受压，或手术中对血管的直接损伤或刺激的应激反应，都有可能发生视网膜动脉阻塞。

本病发病急骤，多为单眼发病，无性别差异，多发生于患有心血管疾病的老年人，偶见于年轻患者。

【源流】

络阻暴盲以往中医古籍在"暴盲"中论述。对络阻暴盲特点记载较为准确的当推《抄本眼科》，书中描述"不害疾，忽然眼目黑暗，不能视见，白日如夜"。又称"落气眼"。而络阻暴盲病名则首见于《临床必读》。廖品正主编的《高等中医药院校教学参考丛书·中医眼科学》将本病归入"眼络阻塞"的范畴。彭清华编著的《中国民间局部诊法》称为"目络阻滞暴盲"。此后曾庆华在主编的《普通高等教育"十五"国家级规划教材·中医眼科学》中比较系统地从病名、病因病机、内外治、其他治法、预后及预防护理等方面介绍了络阻暴盲的内容。

【病因病机】

络阻暴盲为眼底络脉阻断而导致血脉闭塞关格，气血津液无法滋养，而"目受血而能视"，因此神光不见之症。许多中医古代文献中对本病的病因病机都有所阐述，《证治准绳·杂病·七窍门》中谓："乃否塞关格之病。病于阳伤者，缘忿怒暴悖，恣酒嗜辣好燥腻，及久患热病痰火人得之，则烦躁秘渴。病于阴伤者，多色欲悲伤，思竭哭泣太频之故。"《抄本眼科》指出其病机为"元气下陷，阴气上升"所致，结合临床可归纳如下。

（一）气血瘀阻证

"气为血之帅，血为气之母"，气血瘀阻，是指气和血同时发生瘀塞阻滞的病理情况。患者多因性情急躁，忿怒暴悖，忿怒而伤肝，肝失条达；或性情忧郁，情志内伤，气机郁滞，血行不畅，亦可导致肝失条达，肝在五脏属阴，《证治准绳·杂病·七窍门》中谓："乃否塞关格之病……病于阴伤者，多色欲悲伤，思竭哭泣太频之故。"肝气通于目，致目中脉络瘀阻，神光无以发越，故见视力骤降，视网膜水肿；气血瘀阻脉络，故头痛眼胀，胸胁胀闷，舌有瘀点，脉弦或涩。正如《眼科金镜》谓："况思之过者则气结，气结则血聚，血聚则经络郁，经络郁则不能统精血上荣输纳，目病即生焉。"症见：视网膜动脉显著变细，伴胸胁胀满，走窜疼痛，急躁易怒，胁下痞块，刺痛拒按，妇女可见月经闭止，或痛经，经色紫暗有块，舌质紫暗或见瘀斑，脉涩。

（二）痰热上壅证

痰热上壅是指异常之津聚而成痰，或津液煎熬成痰，夹热上行，蒙蔽清窍的病理状态。《证治准绳·杂病·七窍门》中谓本病"病于阳伤者，缘忿怒暴悖，恣酒嗜辣好燥腻，及久患热病痰火人得之，则烦躁秘渴"。患者常常有不良生活习惯，偏食肥甘燥腻之味、烘烤焙烙之品，或恣酒嗜辣，这些都是外部热邪进入人体，聚而成痰，痰郁化热，或热邪津液煎熬成痰，此痰属热，痰热内生，上扰清窍，血脉闭塞，痰热互结，上壅目中脉络，故骤然盲目。症见：眼部症状及检查同前；形体多较胖，头眩而重，胸闷烦躁，食少恶心，口苦痰稠；舌苔黄腻，脉弦滑。

（三）肝阳上亢证

肝阳上亢是指由于肝肾阴亏，肝阳亢扰于上所表现的上实下虚证候。正如《银海指南》谓："属相火上浮，水不能制。"患者或因恼怒所伤，气郁化火，火热耗伤肝肾之阴；或因房劳所伤、年老肾阴亏虚，水不涵木，肝木失荣；或因年老阴亏，肝肾不足，肝阳上亢，气血并逆。各种原因导致肝肾阴虚之后，阴不涵阳，以致肝阳升动太过，肝火反侮肾水，水不涵木，肝阳失潜，或肝郁气火内生而阴液暗耗，阴不制阳，肝阳亢逆，气血上冲，瘀阻目中脉络，故骤然盲而不见，神光无以发越。症见：眼部症状及眼底检查同前，目干涩；年老体弱，头痛眼胀或眩晕时作，急躁易怒，面赤烘热，心悸健忘，失眠多梦，口苦咽干；脉弦细或数。

（四）气虚血瘀证

气虚血瘀，是指因气对血的推动无力而致血行不畅，甚至瘀阻不行的病理状态。气虚和气滞可与血瘀并存，三者相互影响。《医林改错·论抽风不是风》云："元气既虚，必不能达于血管，血管无气，必停留而瘀。"气虚血瘀，较多见于发病日久，心气不足，运血无力；另外，老年人多血瘀，且多气虚，故气虚血瘀病机在老年病中具有重要意义。气为血帅，血液的正常运行，有赖于气的正常推动，若元气亏虚，无力行血，则血行缓慢，停留而瘀。气虚推动乏力，血行滞缓，眼络瘀塞，蒙蔽清窍。症见：发病日久，眼部症状及眼底检查同前，视盘颜色淡白；或伴短气乏力，面色萎黄，倦怠懒言；舌质淡兼有瘀斑，脉涩或结代。

【临床表现】

（一）自觉症状

突然视力急剧下降，甚至失明，或部分视野缺损。部分患者起病前可有一时性视物模糊、头痛头昏等。

（二）眼部检查

外眼如常，眼底检查可见视网膜动脉显著变细，甚则呈线状；静脉亦变细，血柱呈节段状或念珠状；视网膜后极部灰白色混浊水肿，黄斑区呈圆形或椭圆形红色，临床称之为"樱桃红斑"；如有视网膜睫状动脉存在则其供血区域呈红色舌状区。分支动脉阻塞时，病变限于该分支营养区域。日久视网膜混浊水肿可消退，但出现视颜色淡白。

（三）实验室及特殊检查

荧光素眼底血管造影：在病变发生时很难及时进行造影检查，多在病变发生后数小时、数日甚至数周后才进行此项检查，因此差异较大，其常见有以下几种的变化。

1. 中央动脉主干无灌注或动脉小分支无灌注。
2. 动脉及静脉充盈迟缓，视网膜循环时间延长。
3. 检眼镜下所见的血流"中断"部位仍有荧光素通过。
4. 毛细血管无灌注区形成。
5. 部分血管壁的荧光素渗漏。
6. 晚期患者可能没有显示视网膜动脉阻塞的荧光形态。

【诊断依据】

1. 突然视力急剧下降或丧失。
2. 视网膜动脉极细，血柱呈节段状。
3. 视网膜中央动脉阻塞时，后极部广泛灰白色水肿混浊，出现黄斑区樱桃红斑。
4. 可有典型荧光素眼底血管造影的荧光形态，如臂－视网膜循环时间或视网膜动－静脉回流时间延缓、视网膜动脉充盈迟缓或充盈不良，或视网膜动脉呈节段性充盈或呈串珠状充盈等。
5. 分型：分为2种类型。

（1）轻型（非缺血型、高渗透型或部分性阻塞）：自觉症状轻微或全无症状，根据黄斑受损的程度，视力可以正常或轻度减退，视野正常或有轻度改变。

早期：视盘正常或边界轻度模糊、水肿。黄斑区正常或有轻度水肿、出血。动脉管径正常，静脉迂曲扩张，沿着视网膜4支静脉有少量或中等量火焰状和点状出血，没有或偶见棉絮状斑，视网膜有轻度水肿。荧光血管造影视网膜循环时间正常或稍延长，静脉管壁轻度荧光素渗漏，毛细血管轻度扩张及少量微血管瘤形成。黄斑正常或有轻度点状荧光素渗漏。

晚期：经过3~6个月，视网膜出血逐渐吸收，最后完全消失。黄斑区恢复正常或有轻度色素紊乱；少数患者黄斑呈暗红色囊样水肿，荧光血管造影呈花瓣状荧光素渗漏，最后形成囊样瘢痕，可致视力下降。部分患者视盘有睫状视网膜血管侧支形成，形态如瓣状或花圈状，静脉瘀滞扩张减轻或完全恢复，但有白鞘伴随。没有或偶有少量无灌注区，没有新生血管形成，视力恢复正常或轻度减退。部分轻型视网膜中央静脉阻塞患者可发生病情恶化，转变为重症缺血型静脉阻塞。

（2）重型（缺血型、出血型或完全型阻塞）：分为早期与晚期。

早期：大多数患者有视物模糊、视力明显减退，严重者视力降至仅能辨别手指数或手动，合并动脉阻塞者可降至仅有光感。可有浓密中心暗点的视野缺损或周边缩窄。眼底检查可见视盘高度水肿充血，边界模糊并可被出血掩盖。

晚期：一般在发病6~12个月后进入晚期，视盘水肿消退，颜色恢复正常或变淡，其表面或边缘常有睫状视网膜侧支血管形成，呈环状或螺旋状，比较粗大；或有新生血管形成，呈卷丝状或花环状，比较细窄，有的可突入玻璃体内，在眼底漂浮。黄斑水肿消退，有色素紊乱，或花瓣状暗红色斑，提示以往曾有黄斑囊样水肿。严重者视网膜胶质增生，成纤维细胞聚集，形成继发性视网膜前膜，或掺杂有色素的瘢痕形成，视力严重受损。

【鉴别诊断】

1. 本病应与眼动脉阻塞相鉴别　眼动脉阻塞时，视网膜中央动脉和睫状动脉同时供血缺失，视力损害更加严重，仅为光感或无光感。视网膜乳白色水肿混浊更重，40%的患者眼底无樱桃红点，荧光素眼底血管造影脉络膜为低荧光。病变晚期黄斑部有明显的色素紊乱。

2. 本病应与缺血性视神经病变相鉴别　缺血性视神经病变（见彩图18-5-3）视力可正常或程度不等的下降，但不如动脉阻塞者严重；视野常可出现与生理盲点相连的象限性缺损，荧光素眼底血管造影显示为视盘荧光充盈不均匀。

3. 本病应与脉络膜缺血相鉴别　脉络膜缺血主要表现为视力突然减退，甚至骤然下降至眼前手动。眼底主要根据阻塞血管的大小、数量和发病时间而定。早期病变在阻塞的血管分支供应区域，视网膜外层和视网膜下出现灰白色水肿，严重者累及整个眼底呈灰白水肿。后期随着视网膜水肿的逐渐吸收，局部呈脉络膜视网膜色素变性病变，逐渐出现色素颗粒，典型者呈三角形的色素瘢痕区域，其顶点指向视盘，底边朝向周边部，称为三角综合征。临床多数脉络膜缺血患者常合并有视网膜中央动脉阻塞或缺血性视神经病变。荧光素眼底血管造影早期可见脉络膜血管阻塞相应区域的血管无荧光素充盈。

【辨治思路】

（一）辨证思路

1. 气血瘀阻证　本证以视网膜动脉显著变细，急躁易怒，伴胸胁胀满，妇女可见月经闭止，或痛经为诊断要点。气血瘀阻中的"气"多指肝气，肝气通于目，主疏泄而藏血，患者多因急躁、忧郁等情志内伤而伤肝，肝失条达，气机郁滞，血行不畅，目中脉络瘀阻，故症见视网膜动脉变细，视力骤降；气滞则血水内停，故视网膜水肿；气血瘀阻脉络，故头痛眼胀，胸胁胀闷，舌有瘀点，脉弦或涩。

2. 痰热上壅证　本证以视网膜动脉极细，有时可见血管内栓子，头重如裹，身重如缠，口苦痰稠为诊断要点。脾为生痰之源，脾气损伤则有痰。肝气不疏，则脾气郁结，脾气郁结，则津液输布不利，聚而成痰；或偏食肥甘燥腻之味、烘烤焙烙之品，这些夹杂热邪进入人体，将津液煎熬成痰，热邪炎上，则夹热上行至眼。痰饮所停，气机不利，郁而化热，可蒙蔽目中清窍，症见骤然盲目，视网膜动脉极细，甚至可见血管栓子；痰热互结，气机不利，津液不布，故口苦痰稠，头重如裹，身重如缠，舌苔黄腻，脉弦滑。

3. 肝阳上亢证　本证以视网膜动脉变细，视网膜静脉迂曲扩张，或有新生血管形成，头痛眼胀或眩晕时作，急躁易怒，健忘失眠，口苦咽干为诊断要点。患者往往年老体弱，或过劳成疾，导致肾水不足，水不涵木，肝阳上亢，肝木失荣，气血并逆，气血上冲，瘀阻目中脉络。症见骤然盲而不见，神光无以发越。肝火反侮肾水，导致阴液不足，虚火上炎，症见面颧潮红，五心烦热，口干咽燥，少寐多梦，遗精盗汗，形体消瘦，或有新生血管形成；脉弦细或数。

4. 气虚血瘀证　本证以发病日久，视网膜动脉极细，甚至出现血管白线状，视盘颜色淡白，伴短气乏力为诊断要点。气滞日久，卧而不行，久卧伤气，必然气虚，故症见面色无华，气短乏力，气少懒言。血管无气，运血无力，血液必停留成瘀，蒙蔽清窍，故症见视网膜动脉白线状，视网膜色淡，视盘颜色淡白或苍白；舌质淡兼有瘀斑，脉涩或结代。

（二）症状识辨

1. 视力下降　络阻暴盲的视力下降一般都是突发性视物不见、上下半区或象限性视野缺损，有视物模糊的程度重、视力下降速度快的特点。视力严重下降多由水停日久，津凝成痰，血凝成瘀，痰瘀互结，可兼见舌红，苔黄而腻；视力突然下降多由肝肾阴虚所致肝阳上亢，血热煎熬成痰瘀所致。

2. 动脉纤细　动脉纤细即动脉阻塞之后，管内血液中空，管腔塌瘪而形成的一种病理状态，要根据动脉纤细的程度、动脉颜色加以区别分析。有动脉变细、动脉极细、动脉白线状这3种情况。一般动脉变细，其动脉颜色尚呈红色，多属阴虚内热，肝阳上亢，灼伤血络所致；患者症状为视力下降，伴口干咽燥，五心烦热等。动脉极细，多系肝经郁滞，气滞血瘀，脉络受阻，或痰瘀互结，痰阻清窍；其症状为视力严重下降，伴头目眩晕，头重如裹，身重如缠，口苦苔黄等。动脉白线状多因起病日久，气血亏耗，脉道阻塞，气虚血瘀所致；其症状为视物不见，视网膜动脉白线状，面色无华，气短乏力；舌质淡兼有瘀斑，脉涩或结代。

3. 眼底水肿　络阻暴盲眼底水肿的病位在视网膜，尤其在于黄斑区。多由肝、脾、肾三脏功能失调所致，因肝郁气滞，疏泄失职水湿停留，上扰清窍而形成水肿者，其症状为单眼或双眼视力骤降，目珠胀痛，伴头晕目眩，胸闷不舒。水肿伴有充血者，充血属赤，谓之热也，火为热之极，故充血乃属肝郁化火，其症状除视力障碍外，伴头目眩晕、胁痛、口苦咽干等；若因肝胆火旺上攻于目，其症状为视力骤降，伴头痛眩晕，面红，胁痛口苦等。或因肝阳偏亢，升扰清窍，症状除视力障碍外，伴眩晕耳鸣，头痛且胀，面红目赤，急躁易怒。

4. 视乳头苍白 目得血而能视，凡原为红润而苍白者，多属气血之虚，或为肝血不足、目失涵养，或因脉道闭塞，或因脾虚气弱、后天生化无源所致；其症状为视力减退或失明，伴面色无华，眩晕等。若因脾虚血少，目失濡养者，其症状除视力障碍或失明，伴有面白神疲，饮食无味，四肢乏力等。

（三）治疗思路

1. 治法与处方原则 中药治疗络阻暴盲贵在"兵贵神速"，辨证要迅速、准确，处方急救。该症属中医内障眼病范畴，在外观上无特殊，更给探明证型增加了难度，因此在临床上要有络阻暴盲的意识，遇到疑似的患者要首先排除络阻暴盲。辨证要点应抓住局部辨病这个主要环节，可以借助西医眼底检查等手段，进行多方面了解，观察内窥辨证，首先以急救为主，再配合中医全身辨证，方能精确地立法用方，从而获得理想效果。

治疗应该以及早解除目络的郁结，恢复脉络的通畅及气血的流通，争取保存有用视力，挽救视功能为主。视功能的恢复是一个长期的过程，因此，脉络通畅，目得所养，冀以复明，需要耐心调治，以图见效。如服药后视力有所提高，视野有所改善，即勿随意更换方剂，嘱患者继续服药，坚持治疗。

络阻暴盲病情发展十分迅速，号称"眼科第一急症"，早期处理和后期处理的原则有所不同。"平肝、活血、逐痰"是治疗络阻暴盲的早期处理法则，应治病求本，主张攻伐，则能使血脉迅速畅通，所用药物应轻浮上行，迅速到达病灶，收到预期的效果。"潜阳、补气、补血"是治疗络阻暴盲的后期处理法则，当以补益气血为要，促使目络受血而能视。此外，后期处理还要警惕本病的复发以及另一眼的发病情况。

由于本病来势凶猛，煎药熬汤往往历时较久，难以处理急症，此时，针灸等中医外治方法的价值得以凸显，应该在这些方法加以研究，有望形成一套独特的诊疗规范。

2. 用药方式 本病早期主张攻伐，后期主张补益。在治疗用药时，应注重攻伐以及补益之间的调整，处方用药时，药味应轻浮上行，配伍得当。总之，既要主张急救，又要兼顾补充人体正气；既要着重调理脏腑，又要注意调理气血，还要注重患者其他兼症。

（1）气血瘀阻证：络阻暴盲气血瘀阻者，应该早投活血之峻品，其中既能行气又能活血者为上品，用丹参、五灵脂、青皮、枳实、当归、赤芍、川芎、生地黄、大黄、桃仁、红花。其中当归甘补辛散，苦泻温通，既能补血，又能活血，兼行气散结，血虚、血瘀、血寒、气滞均可用之；羌活、防风、蝉蜕、木贼能发散郁结，散结导滞，合用，意为解玄府之郁结，发散郁闭玄府。

（2）痰热上壅证：痰热上壅可由燥热外邪聚而成痰，或可由津液煎熬成痰，夹热上行。此痰属热，需要清热化痰，既要扶正，又要祛邪，通补兼施，用黄芪、归尾、杏仁、川芎、浙贝母、川贝母、制半夏、橘红、石决明、茺蔚子、车前子、五味子。此类药物多属苦寒，或甘寒清润，使用时注意苦寒败胃，需要加用佐剂护胃。痰热郁结甚者，可用礞石、三棱、莪术；脉络瘀滞甚者，重用川芎、桃仁、红花等。

脾为生痰之源，对于本证，更多需要从脾胃论治。《金匮要略·真言论》曰："中央黄色，入通于脾。"《素问·阴阳应象大论》曰："中央生湿，湿生甘，甘生脾，其在天为湿，在地为土，在体为肉，在脏为脾，在色为黄。"陈达夫先生六经辨证认为黄斑乃脾之精华所结，而络阻暴盲的典型体征为黄斑区的樱桃红点样改变，故治以健脾利湿，用泽泻、茯苓、猪苓、白术、桂枝、黄芪、苍术；脾胃健运，则痰生无源，如茯苓性平，补而不峻，利而不猛，既可扶正，又可祛邪，利水渗湿，健脾和中。

（3）肝阳上亢证：导致肝阳上亢的原因有多种，一是年老体弱，或过劳成疾，导致肾水不足，水不涵木，肝阳上亢；二是肝阴血亏虚而肝阳上亢。水不涵木者可用地龙、丹参、熟地黄、生地黄、钩藤、生石决、决明子、牛膝、茯神、女贞子、墨旱莲；阴虚阳亢者可用银柴胡、麦冬、知母、龙骨、牡蛎、牛膝、生地黄、珍珠母、枸杞子、白芍、沙参、墨旱莲、荆芥。白芍养血敛阴，疏肝解郁益肝阴而不升腾，无苦泻之弊，功擅凉血解郁，退虚热而治阴虚，故为常用之品；荆芥入血分清热，以其辛散上行之力，助众苦寒下行之药上达病所；生地黄清热凉血、滋阴益肾而润燥，清营以泻郁热；枸杞子滋补肝肾，益精明目；麦冬养阴明目；沙参养血敛阴，柔肝解郁，生津润肺；珍珠母、生龙骨、生牡蛎、怀牛膝育阴潜阳，清肝明目，心神平安，软坚散结，活血祛瘀，引血循行，用于阴虚阳亢之头晕目眩，心神不安等，并有散郁破瘀，导滞通络之功。

（4）气虚血瘀证：气滞发病日久可导致气虚，可见视网膜动脉极细，甚至出现血管白线状，视盘颜色淡白。用药上应该注意：除应注重大剂量应用补气药物之外，更要注重疏肝解郁等行气药物，因为气滞才是气虚的主要原因。补气药物可用黄芪、人参、升麻、葛根；疏肝行气用柴胡、白芍、香附、川芎、郁金。其中黄芪既能补气，又能行气；而葛根、升麻还可载诸药上行。

【治疗】

本病为眼科急重症，抢救应尽早、尽快，以通为要，兼顾脏腑之虚实，辅以益气、行气。

（一）辨证论治

1. 气血瘀阻证

证候：眼外观端好，骤然盲无所见，眼底表现同眼部体征；兼情志抑郁，胸胁胀满，头痛眼胀，或病发于暴怒之后；舌有瘀点，脉弦或涩。

治法：行气活血，通窍明目。

方药：通窍活血汤加减。赤芍、川芎、桃仁、红枣、红花、老葱、鲜姜、麝香。

加减：失眠者加首乌藤、柏子仁、酸枣仁以宁心安神；胸胁胀满甚者，加柴胡、郁金、青皮以行气解郁；视网膜水肿甚者，加琥珀、泽兰、益母草之类活血化瘀、利水消肿；头昏痛者加天麻、白蒺藜、牛膝以平肝、引血下行。

2. 痰热上壅证

证候：眼部症状及检查同前；形体多较胖，头眩而重，胸闷烦躁，食少恶心，口苦痰稠；舌苔黄腻，脉弦滑。

治法：涤痰通络，活血开窍。

方药：涤痰汤加减。茯苓、人参、甘草、陈皮、橘红、胆南星、半夏、竹茹、枳实、菖蒲。

加减：方中酌加地龙、川芎、郁金、牛膝、泽兰、麝香以助活血通络开窍之力；若热邪较甚，方中去人参，酌加黄连、黄芩以清热涤痰。

3. 肝阳上亢证

证候：眼部症状及眼底检查同前，目干涩；年老体弱，头痛眼胀或眩晕时作，急躁易怒，面赤烘热，心悸健忘，失眠多梦，口苦咽干；脉弦细或数。

治法：平肝潜阳，活血通络。

方药：镇肝熄风汤加减。怀牛膝、生赭石、生龙骨、生牡蛎、生龟板、生杭芍、玄参、天冬、川楝子、生麦芽、茵陈、甘草。

加减：可于方中加石菖蒲、丹参、丝瓜络、地龙、川芎以助通络活血；心悸健忘、失眠多梦者，宜加首乌藤、珍珠母镇静安神；五心烦热者，加知母、黄柏、地骨皮降虚火；视网膜水肿混浊明显者，加车前子、益母草、泽兰、郁金以活血利水。

4. 气虚血瘀证

证候：发病日久，视物昏蒙，视网膜动脉细而色淡红或呈白色线条状，视网膜水肿，视盘颜色淡白；或伴短气乏力，面色萎黄，倦怠懒言；舌质淡兼有瘀斑，脉涩或结代。

治法：补气养血，化瘀通脉。

方药：补阳还五汤加减。黄芪、当归尾、赤芍、地龙、川芎、红花、桃仁。

加减：心慌心悸，失眠多梦者，加酸枣仁、首乌藤、柏子仁以养心宁神；视网膜颜色淡者，加枸杞子、楮实子、菟丝子、女贞子等益肾明目；久病情志抑郁者，加柴胡、白芍、枳壳、青皮、郁金以疏肝解郁。

（二）中成药

1. 麝香保心丸　具有芳香温通、益气强心作用。适用于络阻暴盲属气血瘀阻证。

2. 复方丹参滴丸　具有活血化瘀、理气止痛作用。适用于络阻暴盲属气血瘀阻证。

3. 复方丹参片　具有活血化瘀、理气止痛作用。适用于络阻暴盲属气血瘀阻证。

4. 贝羚胶囊　具有清热化痰、止咳平喘作用。适用于络阻暴盲属痰热上壅证。

5. 礞石滚痰丸　具有降火逐痰作用。适用于络阻暴盲属痰热上壅证。

6. 清脑降压片　具有平肝潜阳、清脑降压作用。适用于络阻暴盲属肝阳上亢证。

7. 丹参注射液　具有活血化瘀、理气止痛作用。适用于络阻暴盲兼有血瘀者。

（三）单方验方

1. 麝香 3g，川芎 12g，赤芍 12g，桃仁 12g，红花 6g，葱白 12g，丹参 12g，三七粉 12g，黄酒 50g，煎服（麝香冲服），每日一剂，一剂两煎，早晚各一次，本方适用于肝气不疏所致血脉瘀阻型之络阻暴盲。

2. 人参、麦冬、柴胡、枳壳、香附、川芎、白芍、当归、郁金、丹参、栀子、牡丹皮、白术、车前子、木通、山楂、神曲、甘草各 10g，煎服，每日一剂，一剂两煎，早晚各一次，本方适用于肝血亏虚所致气虚血瘀型之络阻暴盲。

3. 生地黄、赤芍、当归尾、川芎、桃仁、红花、川牛膝、柴胡、桔梗、三棱、莪术、水蛭、青皮、甘草、三七各 10g，煎服（三七冲服），每日一剂，一剂两煎，早晚各一次，本方适用于痰热壅阻之络阻暴盲。

4. 柴胡 12g，当归 12g，香附 12g，川芎 12g，茯苓 12g，白芍 12g，桃仁 6g，红花 6g，牛膝 12g，葛根 12g，石菖蒲 12g，麝香 3g，煎服（麝香冲服），每日一剂，一剂两煎，早晚各一次，本方适用于气血阻滞，玄府闭塞所致血脉瘀阻型之络阻暴盲。

5. 木香、厚朴、丹参、赤芍、川芎、当归各 10g，煎服，每日一剂，一剂两煎，早晚各一次，本方适用于痰热壅阻之络阻暴盲。

（四）外治疗法

1. 按摩　间歇性按摩眼球以降低眼压。

2. 眼部直流电药物离子导入　可选用川芎嗪液、丹参液或三七液导入，每日 1 次，每次 15 分钟，10 次为 1 个疗程。

（五）针灸治疗

1. 主穴睛明、风池、球后；配穴外关、合谷、光明。

2. 主穴风池、大椎、攒竹；配穴合谷、阳白、内关。

3. 主穴鱼腰、攒竹、球后；配穴合谷、太冲、翳风。

方法：各组主穴穴位轮流交替使用，配穴则左右侧交替使用。每天 1 次，平补平泻，留针 20 ~ 30 分钟，可连续针刺 1 ~ 3 个月。

（六）西医治疗

1. 药物

（1）扩张血管：亚硝酸异戊酯 0.2mL 吸入，每隔 1 ~ 2 小时吸 1 次，连用 2 ~ 3 次。

（2）扩张血管：舌下含化三硝酸甘油酯片，每次 0.3 ~ 0.6mg，每日 2 ~ 3 次。

（3）吸氧：吸入 95% 氧及 5% 二氧化碳混合气体。

（4）降眼压：口服醋氮酰胺片，每次 250 ~ 500mg，首次倍量，每日 2 ~ 3 次。同时服等量碳酸氢钠片。

（5）球后注射：球后注射妥拉苏林注射液，每次 12.5mg，每日 1 次；或阿托品注射液，每次 1mg，每日 1 次。

（6）静脉给药：尿激酶，每次 10 000 ~ 20 000U，加入 0.9% 氯化钠注射液 250mL，每日 1 次，连续 5 天；或葛根素注射液，每次 200 ~ 400mg，加入 0.9% 氯化钠注射液 250mL，每日 1 次；或罂粟碱 30 ~ 60mg，加入 0.9% 氯化钠注射液 250mL，每日 1 次。

2. 手术 前房穿刺术：以降低眼压，使动脉压阻力减少。适用于本病早期。

【预后转归】

视网膜动脉阻塞是眼科致盲的急危重症，若能争分夺秒，应用中西医结合的方法积极进行抢救，尚可挽回部分有用视力；若治疗不及时，常导致视力丧失。

【预防调护】

1. 平素应保持心情舒畅，避免精神紧张及烦躁暴怒，节制房事，积极参加适当的体育活动。

2. 饮食宜清淡，忌食肥甘油腻、烘烤焙烙及烟酒等惹火生痰之品。

3. 一旦发现视力骤降时，应及时去医院诊治，避免失去抢救时机及延误病情。

【名医经验】

（一）陈达夫论治视网膜中央动脉阻塞

1. 学术思想 陈师认为本病的病因病机系由七情郁结，脏腑功能失调，气血不和，而致气滞血瘀，阻塞经络；或由脾气虚弱，心气亏虚，而致气血瘀滞、脉络阻塞。根据内眼组织和六经相属学说，目中血脉属手少阴心经，故视网膜中央动脉阻塞应归属手少阴心经病变。由于本病起病急骤，视力丧失迅速，一经损害，则难恢复，故应积极进行抢救。其治疗原则是开窍活血，逐瘀通络。尽快排除血脉瘀阻，使眼内气血得到流通，眼内组织得到气血濡养，就会多保存一分视力。方用通窍活血汤加减：麝香（冲服）60mg，川芎15g，赤芍25g，桃仁12g，红花10g，葱白30g，丹参25g，三七粉3g，黄酒（煎药）500mL。陈师还认为本证关键在问诊，有全身症状可稽者固然好辨，此惟"目盲"而它证极少，故须凭借经验，参以中医理论指导。《灵枢·经脉》云："足厥阴之脉，……循喉咙之后，上入颃颡，连目系，上出额，与督脉会于颠。"此七情乖决，气化不常，气机阻塞，目不得精气以荣而暴盲。络脉阻滞，故项强而痛。气郁火生，肝伤血滞，故宜行气开郁，清热化瘀。

2. 典型病例 患者，女，39岁。患者左眼突然视物模糊，伴偏头痛4天。早在10多年前，其左眼即有间歇性视力障碍，每次持续1分钟左右，未经治疗而自然恢复。4天前，左侧头部剧烈疼痛，同时左眼突然失明，立即到某医院急诊，给654-2注射，口服维生素类药无效。检查：左眼视力指数/30cm，右眼视力1.5，眼前部正常，左眼视乳头色淡，边界模糊，后极部网膜水肿、混浊，视网膜动脉普遍变细，颞上支动脉缩细成线条状，颞上支动脉所支配区的视网膜呈界限清楚的乳白色混浊，鼻下方视野缺损。此乃手少阴心经血瘀里实目病。亟宜通窍活血，养肝止痛。方取通窍活血汤，将川芎、赤芍、桃仁、红花、葱、姜、枣水煎去渣，再加啤酒煎10分钟，分3次服，首次药冲服麝香，1剂/日。服5剂后，左眼视力提高到0.6，但头痛未减。检查：视乳头颜色恢复正常，后极部视网膜水肿消失，颞上支动脉有细血栓通过，颞上视网膜转为淡红色。于上方中去生姜，加五灵脂10g，珍珠母25g。服6剂后，左眼视力增至0.8，头痛未减。改养血活血，养肝止痛法。方用血府逐瘀汤加减，服6剂后，头痛止，但视力降至0.6。再服通窍活血汤8剂，视力增至1.2。检查眼底：颞上视网膜色泽已正常，颞上支动脉较正常者稍细，视乳头颞上方色稍淡。自觉鼻下方视物稍淡，余无特殊不适。

（二）庞赞襄论治视网膜动脉阻塞

1. 学术思想 庞师论治本病时将其分型为肝气郁结型、阴虚阳亢型。肝气郁结型多因七情郁结，暴怒伤肝，肝血瘀滞，阻血畅行。症见烦躁易怒，头晕或不晕，口苦，咽干，或微干，胃纳尚可，便润，舌润无苔或薄白，脉弦细或弦数者。治宜疏肝解郁、破瘀行血为主。方用疏肝破瘀通脉汤，方药组成：银柴胡10g，当归10g，白芍10g，茯苓10g，白术10g，羌活10g，防风10g，蝉蜕10g，木贼10g，陈皮10g，黄芩10g，丹参10g，赤芍10g，甘草3g。水煎服，每天1剂。阴虚阳亢型多因肾阴不足，肝阳上炎，或素有高血压病史。症见头晕目眩，耳鸣，颧赤，舌绛无苔，脉虚大或弦数。治宜滋阴益肾、平肝潜阳、破瘀行血。方用育阴潜阳通脉汤，方药组成：银柴胡10g，羌活10g，防风10g，当归10g，枳壳10g，山药10g，麦冬10g，盐知母10g，盐黄柏10g，生龙骨10g，生牡蛎10g，怀牛膝10g，丹参10g，赤芍10g，蝉蜕10g，木贼10g，生地黄15g，珍珠母15g，枸杞子12g，白芍12g，沙参12g，甘草3g。水煎服，每天1剂。

2. 典型病例

（1）患者，女，42岁，工人，于1991年4月28日初诊。主诉：右眼突发视物不见3天。检查：远视力右眼0.1，左眼1.2，裂隙灯检查双眼前节正常。眼底检查：右眼视盘边界清，颞下支动脉阻塞，沿该血管分布区视网膜水肿变白，黄斑区中心凹反射不清，呈红色小点，中心凹下部有渗出点。患者素有心脏病史。舌质红、苔白，脉沉细有结象。诊断：右眼暴盲（右眼视网膜颞下支动脉阻塞）。方药：疏肝破瘀通脉汤加味治疗。治疗经过：前方服药至5月3日复诊，远视力右眼0.8，有时头痛，脉弦细而数。继以前方服至5月6日，远视力右眼1.0，右眼底视盘下半部模糊呈轻度水肿状态，颞下支动脉视盘狭细，大于1.5个视盘距离，狭细尤为显著，该动脉附近视网膜仍有灰白色水肿，水肿波及黄斑区下方，中心部仍显樱桃红色。压迫眼球，颞下支动脉无搏动，证明动脉栓塞尚未完全恢复。继以前方服至6月5日，远视力右眼1.0，右眼底视盘色淡，边界稍模糊，颞下支原阻塞动脉已通，但血管旁均有轻微白鞘形成，视网膜污秽有色素沉着，嘱其停药。

（2）患者，女，66岁，农民，于1989年12月16日住院。主诉：右眼突然视物不见4天。检查：右眼远视力眼前手动，左眼远视力0.8。裂隙灯检查，双眼前节正常。眼底检查，右眼视盘边界不清，色泽淡白，视网膜后极部水肿，中央动脉极细呈线状，视盘颞侧可见一舌形区，黄斑区呈樱桃暗红色，中心凹反射不见；舌绛无苔，脉弦；患者素有高血压病史。诊断：右眼视网膜中央动脉阻塞。予育阴潜阳通脉汤水煎服，每天1剂。治疗经过：前方急服7天，每天2剂，配合针刺治疗，穴位太阳、攒竹、风池、上星、百会、睛明。后改为每天1剂，服至1990年2月6日，检查右眼远视力0.1，视盘边界清楚，色泽淡白，视网膜后极部水肿消失，动脉较细，黄斑区发暗，中心凹反射不清。治疗56天出院，观察半年，视力巩固。

（三）陆绵绵论治视网膜中央动脉阻塞

1. 学术思想 陆师认为视网膜中央动脉阻塞时若视网膜静脉粗大，迂曲扩张则为气血瘀滞，心肝火旺，血分有热而致瘀；静脉充盈紫暗为气血不足，血行乏力，阻滞脉络，多见于后期，治疗以益气养血活血通络为主，用补阳还五汤加减。视网膜血管变细多为气血不足，也可因肝阳、肝风或痰浊瘀阻导致动脉硬化、痉挛和阻塞，多见于视网膜动脉阻塞恢复期，治疗以补益气血、疏经通络为主，同时结合全身病治疗。

2. 典型病例 王某，男，59 岁。右眼视力下降 1 天，黑影遮挡，有高血压病史，舌淡，苔薄，脉弦。检查：视力右眼手动/眼前，左眼 0.8。晶体轻度混浊，眼底视神经乳头颜色淡，视网膜动脉细，后极部视网膜水肿、混浊，黄斑区呈樱桃红。眼底血管造影诊断为右眼视网膜中央动脉阻塞。陆师认为患者肝风内动，脉络瘀阻，气滞血瘀所致，治疗以平肝息风、活血通络为主。方选桃红四物汤加减：桃仁 10g，红花 6g，生地黄 10g，泽泻 10g，丹参 10g，路路通 10g，川芎 10g，玄参 10g，郁金 10g，石菖蒲 10g，柴胡 10g，赤芍 10g，甘草 5g。服药 14 剂，配合扩血管及能量合剂静脉滴注。自觉视物略明亮，继以原方加防风 6g，地龙 6g。服药 14 剂，病情稳定，视力 0.05，眼底检查视神经乳头色淡，边界清，黄斑区水肿减轻，樱桃红消失。原方继用，巩固疗效。

【文献选录】

《灵枢·决气》曰："精脱者耳聋，气脱者目不明。"

《素问·刺禁论》曰："刺面，中溜脉，不幸为盲""刺眶上陷骨中脉，为漏为盲。"

《审视瑶函·暴盲症》曰："此症谓目平素别无他症，外不伤轮廓，内不损瞳神，倏然盲而不见也……乃闭塞关格之病……其症最迷而异，急治可复，缓则气定而无用也。"

《抄本眼科》曰："落气眼不害疾，忽然眼目黑暗，不能视见，白日如夜，此症乃是元气下陷，阴气上生。"

《证治准绳·暴盲》曰："平日无他病，外不伤轮廓，内不损瞳神，倏然盲而不见也"。

《医林改错·论抽风不是风》曰："元气既虚，必不能达于血管，血管无气，必停留而瘀。"

【现代研究】

彭清华等采用中药为主治疗视网膜中央动脉阻塞 13 例，根据患者的全身症状，辨证分为以下两型：气滞血瘀证者，治以理气解郁，活血利水，通窍明目，方用血府逐瘀汤加减（桃仁 10g，红花 8g，当归尾 12g，生地黄 20g，川芎 10g，地龙 12g，赤芍 10g，柴胡 10g，桔梗 10g，牛膝 15g，益母草 20g，车前子 15g，石菖蒲 15g，天麻 10g，石决明 15g）；气虚血瘀证者，治以益气活血利水，通窍明目，方用补阳还五汤加减（黄芪 30g，白参 10g，地龙 15g，赤芍 10g，川芎 10g，当归 12g，桃仁 10g，红花 6g，丹参 20g，石菖蒲 10g，茯苓 10g，车前子 15g）。在内服中药的同时，均配合球后注射归红注射液（由当归、红花为主制成）1.5 ～2mL，隔日 1 次，注射后并按摩眼球 15 ～20 分钟，持续 2 ～3 周，病程在 4 天内者均配合使用硝酸甘油片 0.5mg 舌下含服，每日 1 ～2 次；10% 低分子右旋糖酐 500mL 静脉滴注，每日 1 次，持续使用 7 ～

10 天。13 例患者经 29～52 天，平均 37.15 天的治疗，均获得明显疗效，挽救了患者部分视功能。视力由治疗前的 2.965±0.803 提高到治疗后的 4.123±0.231，有非常显著性意义（$P < 0.001$）。所有患者经治疗，视野由查不出到可以查出，或视野明显扩大，视网膜水肿混浊吸收，黄斑部樱桃红消失。有 4 例患者治疗后经荧光素眼底血管造影复查，发现其视网膜循环时间明显缩短，由治疗前的（6.3±2.1）秒，缩短至治疗后的（3.8±1.3）秒，有非常显著性意义（$P < 0.01$）。

陈莉将确诊为视网膜中央动脉栓塞的患者 68 例分为两组，治疗组采用中医活血化瘀法，用复元活血汤加减治疗（柴胡 15g，天花粉 9g，当归 9g，酒炒大黄 30g，桃仁 9g，红花 6g，穿山甲 6g，杏仁 9g，枳壳 9g，甘草 6g），辅以六味地黄丸口服。对照组用尿激酶 5000U 加入 5% 葡萄糖或生理盐水 250mL 内静脉滴注，每日 1 次。结果：①两组患者实施不同治疗前后视力情况，总有效率组间比较，3 个月和 6 个月的治疗效果，治疗组均优于对照组，差异具有统计学意义。②两组患者实施不同治疗前后眼底荧光造影情况，总有效率组间比较，3 个月和 6 个月的治疗效果，治疗组均优于对照组，差异具有统计学意义。认为在临床上治疗视网膜中央动脉栓塞的过程中，运用中医活血化瘀法的效果显著，是治疗视网膜中央动脉栓塞的可靠选择。

王祎成对 43 例视网膜中央动脉栓塞患者同时使用补阳还五汤加味和西药进行治疗。西医治疗包括：①舌下含化硝酸甘油 0.6mg；②球后注射消旋山莨菪碱注射液 5mg；③间歇性按摩眼球；④患侧颞浅动脉旁皮下注射复方樟柳碱注射液 2mL，每日 1 次，连续 10 日；⑤吸入 95% 的氧和 5% 的二氧化碳的混合气体，流量为 3L/分钟，每日 14 次，每次 15 分钟，连续 10 日。在联合中医辨证治疗中，选补阳还五汤加味（黄芪 60g，当归 10g，赤芍 10g，川芎 10g，桃仁 10g，红花 10g，地龙 10g，丹参 30g，血竭 10g），水煎服，每次服 400mL，每日服一剂，分早、晚两次服下，10 天为 1 个疗程，应连续治疗 2～3 个疗程。结果在本组患者中，有 14 眼治愈，有 20 眼显效，有 8 眼有效，仅有 3 眼无效，治疗后视力改善的总有效率为 93.33%。认为使用补阳还五汤加味治疗视网膜中央动脉栓塞具有确切的效果。

二、络瘀暴盲

络瘀暴盲，属于中医暴盲病的一种类型，是指因眼底脉络瘀阻，血液不循常道外溢致视力突然下降的眼病，可伴有血灌瞳神、云雾移睛的症状，严重者甚至有视物不见、眼胀欲脱的症状。

络瘀暴盲类似于西医学的视网膜中央静脉阻塞（见彩图 18-5-4）、视网膜分支静脉阻塞（见彩图 18-5-5）、视网膜半侧静脉阻塞。特发性脉络膜新生血管、年龄相关性黄斑变性（湿性）等引起出血而视力骤降的眼病，可参考本证进行辨证论治。本节主要论视网膜静脉阻塞，西医学认为引起视网膜静脉阻塞的原因有血管外的压迫、静脉血流的瘀滞以及静脉血管内壁的损害。血管外的压迫多由于视神经内或视网膜动静脉交叉处的视网膜中央动脉或分支小动脉硬化,压迫其邻近的静脉所致,因而常见于高血压及动脉硬化等老年病;静脉血流的瘀滞则见于视网膜动脉灌注压不足或眼压增高及血液黏滞度增高,因而常发生于颈动脉供血不足、大量失血、低血压、青光眼、红细胞增多症、糖尿病、镰状细胞性贫血和血内蛋白异常等病;血管内壁的损害常由于视网膜血管炎所致,静脉血管的炎症,发生血管壁的内膜浸润肿胀粗糙,血流阻力增加,使静脉的管腔容易阻塞,因而多见于年轻病人和糖尿病患者。这些病因常互相影响,故本病主要是多因素所致。

一般认为本病病因复杂,可能是多种因素的综合影响。多数患者全身有高血压、糖尿病和肾病等,动脉发生硬化,在动静脉交叉处压迫静脉,使静脉管腔狭窄,或因静脉血管的炎症,发生血管壁的内膜浸润肿胀粗糙,血流阻力增加,使静脉的管腔容易阻塞;此外血液的黏稠度和凝集性增高,血流速度减慢,血液循环不畅,容易诱发本病。但有关视网膜静脉阻塞的发病机制目前尚未完全明了,大量关于血栓形成相关因子研究,如缺乏 C 蛋白、S 蛋白及抗凝血酶Ⅲ等,倾向于血栓形成,但观点尚未统一,多数学者认为高同型半胱氨酸血症和抗磷脂综合征可能是视网膜静脉阻塞的病因。多见于中老年人,常单眼发病。

【源流】

络瘀暴盲以往中医古籍在"暴盲"中论述。《临床必读》将本病称之为"目衄暴盲",廖品正主编的《高等中医药院校教学参考丛书·中医眼科学》将本病归入"眼络阻塞"范畴。曾庆华主编的《普通高等教育"十五"国家级规划教材·中医眼科学》将其归属于"络损暴盲"范畴,并且比较系统地从病因病机、内外治法、其他治法、预后及预防护理等方面介绍了络损暴盲的内容。彭清华主编全国中医药行业"十二五"规划教材《中医眼科学》首次将因眼底脉络瘀阻,血液不循常道外溢致视力突然下降的眼病称之为络瘀暴盲。

【病因病机】

络瘀暴盲顾名思义为眼底络脉瘀阻而导致血脉闭塞,神光不得发越之症,血脉瘀阻之因不外乎气滞血瘀、气虚血瘀、血热迫血妄行、痰瘀阻塞等几种原因。气滞血瘀者是因"气为血之帅",情志不舒,或外邪侵袭引起肝气久郁不解,导致气滞与血瘀并存;气虚血瘀是指气虚则运血无力,血行瘀滞而表现的症候,常由病久气虚,渐致瘀血内停而引起;血热迫血妄行是因肝肾阴虚,肝阳上亢于目,煎熬血液,迫血妄行;痰瘀阻塞多因血瘀日久,滋生痰火,与瘀互结而成。结合临床可归纳为如下。

(一)气滞血瘀证

"气为血之帅,血为气之母",气滞血瘀,是指气滞和血瘀同时存在的病理状态。

正如《抄本眼科》对"落气眼"的描述："症乃是元气下陷，阴气上升。"其在眼部的病变机制，一般多先由气的运行不畅，然后引起血液的运行瘀滞，是先有气滞，由气滞而导致血瘀，也可由离经之血等瘀血阻滞，影响气的运行，这就先有瘀血，由瘀血导致气滞，也可因损伤而气滞与血瘀同时形成。气滞血瘀证，是气机郁滞而致血行瘀阻所出现的证候，多由情志不舒，情志内伤，或外邪侵袭引起肝气久郁不解所致，肝失条达，气滞血郁，血行不畅，瘀滞脉内，瘀久则脉络破损而出血。症见：胸胁胀闷，走窜疼痛，急躁易怒，胁下痞块，刺痛拒按，妇女可见月经闭止，或痛经，经色紫暗有块，舌质紫暗或见瘀斑，脉涩。

（二）阴虚阳亢证

阴虚指精、津亏虚，这种情况下，由于匮乏阴气制约，反而会有亢盛的病理变化，从而称为"阳亢"。正如《审视瑶函》中阐述络瘀暴盲的病机为："其故有三，曰阴孤，曰阳寡，曰神离，乃闭塞关格之病。"《银海指南·肾经主病》也提出了病机"属相火上浮，水不能制"的见解。其在眼部的病变机制，是阴虚会引起阳气亢盛，阳亢则内热生，进而能使阴液进一步耗损，两者互为因果。多由患者年老体衰，精血亏虚，或由津液耗损外观端好，视力急降，眼底表现符合本病特征；兼见头晕耳鸣，面热潮红，头重脚轻，失眠多梦，烦躁易怒，腰膝酸软；舌红少苔，脉弦细。

（三）痰瘀互结证

痰瘀互结即是指痰浊与瘀血相互搏结，以局部瘀血、肿胀、痿废为主要表现。痰瘀互为影响。痰为津液结聚，瘀乃血行停滞。人身上下内外流通无滞者，惟气血津液而已，因痰致瘀，痰瘀互结。痰浊内阻，一则加重脏腑气化之损害，再则又能阻碍血之循行，导致循行不畅，瘀血内停，结而成块。例如，《素问·调经论》曰："孙络水溢，是经有留血。"巢氏《诸病源候论》曰："诸痰者，此由血脉壅塞，饮水积聚而不消散，故成痰也。"唐容川《血证论》曰："血积既久，亦能化为痰水。"痰浊为患，最易阻滞气机。又如《证治准绳·杂病·七窍门》曰："平日素无他病，外不伤轮廓，内不损瞳神，倏然盲而不见也。病于阳伤者，缘忿怒暴悖，恣酒嗜辣，好燥腻及久患热病，痰火之人得之则烦躁秘渴……病复不能保养，乃成痼疾。"指出了暴盲的主要症状，认为病因病机主要与痰热等有关。其在眼部的病变机制，是过食肥甘厚味、烘烤焙烙之品，痰湿内生，痰凝气滞，血脉瘀阻出血，脉络瘀阻，血溢脉外，遮蔽神光；后又因病程较长，眼底水肿渗出明显，或有黄斑囊样水肿；形体肥胖，兼见头重眩晕，胸胁脘胀；舌紫暗或有斑点，苔腻，脉弦涩等为常见证候。

【临床表现】

（一）自觉症状

视力突然减退，或有眼前黑影飘动，严重者可骤降至眼前手动。

（二）眼部检查

视网膜静脉粗大迂曲，隐没于出血及水肿之中，视网膜火焰状出血及水肿，重者可见视盘充血、水肿；稍久则有黄白色硬性渗出或棉絮状白斑，或黄斑囊样水肿，视网膜动脉可有反光增强等硬化征象。

（三）实验室及特殊检查

荧光素眼底血管造影早期可见视网膜动脉 – 静脉循环时间延长，出血区遮蔽荧光，阻塞区毛细血管扩张或有微动脉瘤；造影后期可见毛细血管荧光素渗漏、静脉管壁着染。病久者或可见毛细血管无灌注区、黄斑区水肿、视网膜新生血管等荧光形态。

【诊断依据】

1. 中老年发病者常有高血压等病史，单眼突然视力障碍或眼前黑影飘动。
2. 受累部位视网膜静脉扩张迂曲，呈腊肠状。沿视网膜血管走行区域浅层出血为火焰状、斑点状，视网膜水肿、渗出及棉絮状斑。如出血量多而进入玻璃体，则无法看清眼底。
3. 荧光素眼底血管造影对诊断及分型有重要参考价值。

【鉴别诊断】

1. 本病应与糖尿病视网膜病变相鉴别　糖尿病视网膜病变时，视网膜也会出现视网膜内出血，但出血一般以点状或圆片状为主，其体征主要为广泛出现的微血管瘤，有明确的糖尿病病史；初期视力无改变，到后期方才有视力的下降，视力下降速度较缓。另外，糖尿病视网膜病变到增殖期时，还将会有特征性的新生血管增殖膜和牵拉性网脱等体征出现。

2. 本病应与缺血性视神经病变相鉴别　缺血性视神经病变视力可正常或程度不等的下降，但不如静脉阻塞者严重；视野常可出现与生理盲点相连的象限性缺损，荧光素眼底血管造影显示为视盘荧光充盈不均匀。

3. 本病应与视乳头水肿相鉴别　由于颅内高压等原因引起的眼底改变同样具有视乳头水肿、视网膜血管走行迂曲等特点，但是此类视乳头水肿程度重，隆起程度很高，波及范围大于视网膜静脉阻塞；视网膜血管走行迂曲也很明显，但是一般未见出血，或者伴有极少量的视网膜内出血。

【辨治思路】

（一）辨证思路

1. 气滞血瘀证　本证以情志不舒，情志抑郁，同时伴有胸胁胀闷、刺痛，女子月经不调为诊断要点。肝主疏泄而藏血，具有条达气机，调节情志的功能，情志不遂或外邪侵袭肝脉则肝气郁滞，疏泄失职，故情绪抑郁或急躁，走窜疼痛，症见头痛眼胀；气为血帅，肝郁气滞，日久不解，必致瘀血内停，故视网膜有放射状出血、血色暗红，出血斑较厚；舌质紫暗或有瘀斑，脉涩，均为瘀血内停之症；肝主藏血，肝血瘀滞，瘀血停滞，则致网膜混浊肿胀，静脉粗大迂曲。

2. 阴虚阳亢证　肾水不足，水不涵木，肝阳上亢，血不循经，破脉而溢。症见头晕目眩，耳鸣耳聋，面部烘热，心烦易怒，失眠多梦，腰膝酸软，视网膜呈火焰状出血、出血量较多，网膜有灰白色渗出或水肿，静脉怒张迂曲，动脉细、反光强，可见动静脉压迫征，多舌绛无苔或少苔，脉弦有力或弦细数。阴液不足，虚火上炎，灼伤脉络，血溢于外。症见面颧潮红，五心烦热，口干咽燥，少寐多梦，遗精盗汗，形体消瘦，视网膜静脉扩张，或有新生血管形成，出血量不多，但易反复出血，舌红苔净，脉细数。

3. 痰瘀互结证　因瘀生痰，痰瘀互结。情志所伤，肝气不疏，脾气郁结，肝脾气机阻滞，故见素体肥胖，胸闷痰多，头晕，口不渴或渴不多饮。瘀血内阻，气机失和，妨碍津液之输布，停滞结聚为痰，终则因气滞而瘀，因瘀生痰，痰瘀互结，积块乃成；风痰上扰或痰热阻络，血行失畅，溢于脉外，症见视网膜出血伴有较多的渗出、水肿，静脉曲张，动脉硬化较明显；舌淡胖、苔白或腻，脉弦滑，血脂增高。

（二）症状识辨

1. 视力下降　即是视物模糊、视物不见、视野缺损或眼前出现黑影飘动遮挡，有视物模糊的程度、视力下降的速度之区别，包括视力轻度下降、视力严重下降、视力逐渐下降、视力突然下降等情况。视力轻度下降多由气滞血瘀，络脉气机瘀阻，少量血液离经为瘀所致，可兼见舌有瘀点，苔少而白；也可见于痰瘀互结初发之时，痰瘀稍阻气机，以至于神光发越不畅。视力严重下降多由水停日久，津凝成痰，血凝成瘀，痰瘀互结，可兼见舌红，苔黄而腻；也可见于肝阳暴亢，阳亢生热，迫血妄行，血液离经积聚，遮蔽神光。视力逐渐下降多由气滞血瘀逐渐加重，耗损精气，气滞逐渐转化为气虚。视力突然下降多由肝肾阴虚所致肝阳上亢，血热出血，或血热煎熬成瘀瘀所致。

2. 眼底出血　即血不循经而外溢，着于视衣，要根据出血的形态、部位、色泽、多寡加以区别分析。一般早期点状出血，其颜色呈鲜红色，多属阴虚内热，灼伤血络，络损血溢所致；患者症状为视力下降，视物模糊见暗影，伴口干咽燥、五心烦热等。片状出血如颜色呈暗红色，多系肝经郁滞，气滞血瘀，脉络受阻；其症状为视力有不同程度下降，眼前见黑影动荡，伴头目眩晕，胸胁胀痛，口苦咽干等。团块状出血多因津液亏耗，血稠成瘀，脉道阻塞，迫血离经所致；其症状为视力障碍，眼前见黑影动荡，伴头目眩晕，舌有紫斑，苔多黄腻，口苦咽干等。

3. 眼底水肿　病位在视网膜、视神经乳头及黄斑区。多由肺、脾、肾三脏功能失调所致，因脾主运化，脾虚不运，导致水湿上泛，溢于视衣；其症状为视物模糊，变形见暗影，伴胸膈满闷，头重而昏，或小便不利者。若因肝郁气滞，疏泄失职水湿停留，上扰清窍而形成水肿者，其症状为单眼或双眼视力骤降，目珠胀痛，伴头晕目眩，胸闷不舒。水肿伴有充血者，充血属赤，谓之热也，火为热之极，故充血乃属肝郁化火，其症状除视力障碍外，伴头目眩晕、胁痛、口苦咽干等；若因肝胆火旺上攻于目，其症状为视力骤降，伴头痛眩晕、面红、胁痛口苦等；或因肝阳偏亢，升扰清窍，症状除视力障碍外，伴眩晕耳鸣，头痛且胀，面红目赤，急躁易怒。

4. 眼底渗出及机化物　渗出、机化物主要是由痰形成，痰为脾所生，故多为水湿停滞，久遏成热，湿热交阻而成。若渗出边界模糊，多为湿痰；边界清晰多为老痰；色黄多为热痰；白色者多为寒痰。伴有牵拉性网膜脱离者，多因脾虚不运，水湿停聚，清气不升，浊气上泛清窍；或因肝郁气滞，气化不利，水湿上泛于目所致。其症状为视力骤降，眼前见云雾动荡，眼压降低。

5. 视乳头苍白　目得血而能视，凡原为红润而苍白者，多属气血之虚，或为肝血不足、目失涵养，或因脉道闭塞，或因脾虚气弱、后天生化无源所致；其症状为视力减退或失明，伴面色无华、眩晕等。若因脾虚血少，目失濡养者，其症状除视力障碍或失明，伴有面白神疲，饮食无味，四肢乏力等。

（三）治疗思路

1. 治法与处方原则　中药治疗贵在辨证准确、理法方药合宜。重视局部辨病，其病因复杂，仅凭患者主观视觉变化及全身脉症进行辨证，难以明确诊断，况且该症属中医内障眼病范畴，以外不见证、从内而蔽为其特征，更给探明证型增加了难度。辨证要点应抓住局部辨病这个主要环节，可以借助西医眼底检查等手段，进行多方面了解，观察内窥辨证，审清病因还能分辨眼底出血的不同阶段，再配合中医全身辨证，方能精确地立法用方，从而获得理想效果。

眼虽为机体的局部器官，但从中医整体观念而言"五脏六腑之精皆上注于目"，脏腑功能失调，造成热、瘀、气三者为患，引起络瘀暴盲。根据"有诸内者，必形诸外"的规律，除眼局部外，患者多出现全身症状，其眼病多为原发病的并发症。辨证时应在局部辨病的基础上，眼体合参，通过望、闻、问，切等方法，立足于整体，着眼于全身症状，进行推理分析。

络瘀暴盲病情变化较快，早期处理和长期处理的原则有所不同。"辨明寒热虚实，止血不留瘀"是治疗络瘀暴盲的早期处理法则，应治病求本，分清寒热、明辨虚实，用药补泻得宜，则能止血不留瘀，收到预期的效果。"分清出血阶段，祛瘀不伤正"是治疗络瘀暴盲的处理法则，当以活血化瘀为要，促使行血归经，但活血化瘀药有如"双刃剑"，少用能活，多用能破，眼球精致脆弱，祛瘀药用之不当或长期使用，有引起再出血之虞。因此，辨证治疗时，应分清阶段，不宜过分克伐，活血化瘀药以选用轻浮上行，行中有补类为宜，力求活血通络而不伤正。

络瘀暴盲患者瘀、热、气三者为患，但从脏腑辨证而言，多责之于肝。肝经实热化火以及肝阴不足之虚火皆能灼伤目络；肝郁气滞，气血瘀结阻滞，血不循经；肝血不足，心脾两虚，不能藏血和统血等，都是主要原因。正如《血证论》指出："夫目虽阳明经所属，而实肝所开之窍也。"因此，治病求本，在治疗眼底出血的全过程中，应针对病因采用清泄肝火、滋养肝肾、疏肝祛瘀、补养肝血等治本之法，选用入肝经的药物，从肝论治。

2. 用药方式 眼为清净之脏器，不宜攻伐太过，应该在止血同时注重活血，活血同时注重利水，"秽物当洗，不洗焉能洁净"。络瘀暴盲患者瘀、热、气三者为患，病机复杂且变化快，在治疗用药时，应时刻注重调整，往往不能"一方到底"，处方用药时，药味应灵活多变，配伍宜得当，宜选用质轻上行之品。总之，既要使病邪去，又勿损伤人体正气；既要着重调理肝肾，使肾精充沛，肝血流畅，又不要忽视本病的主要眼底表现，如充血、瘀滞、出血、水肿等特点，和患者其他兼症。才能使病邪随治疗而解，脉道随治疗而通，瘀血随治疗而行；目光亦随症愈而逐渐恢复。

（1）气滞血瘀证："肝开窍于目"，肝主藏血，肝主疏泄而藏血，具有条达气机，调节情志的功能，因此，络瘀暴盲所涉及之气滞主要是指肝气郁滞。用药上应该注意：除应注重疏肝解郁之行气药物外，还要注意补气，因为气虚亦可导致气滞。疏肝行气用柴胡、枳壳、白芍、香附、赤芍、川芎、郁金；补气药物可用黄芪、人参、升麻，其中黄芪既能补气，又能行气，而升麻还可载诸药上行。

气滞血瘀者，积血不消，新血不生，血脉不通则会再度出血，治疗应以活血化瘀为主，一方面促进出血、渗出的吸收和消散；另一方面改善视网膜灌注，防止新生血管的出现。但应避免过早投活血之峻品，否则旧血未消，新血复出，反而欲速不达，用生地黄、丹参、赤芍、川芎、三七、茺蔚子、玄参、益母草、泽兰。其中三七古称血参，乃血分要药，化瘀不伤血、止血不留瘀，还可扶正强身，于出血各型各期均可使用；丹参、赤芍、川芎活血化瘀通络；当归养血活血。

活血同时要注意利水药物的使用，络瘀暴盲常有"血瘀水停"的病机，《血证论》中所述"血证不离乎水，水证不离乎血"，用益母草、泽兰、墨旱莲、车前子、五味子、淡竹叶、茯苓、泽泻。其中益母草、泽兰两药活血和利水之功并存，临床使用值得注意。

（2）阴虚阳亢证：阴虚阳亢证应包括两种情况，一种是肾水不足，水不涵木，肝阳上亢，血不循经，破脉而溢；另一种是肝肾阴虚在下，虚火上炎于上。均可见头晕目眩，耳鸣耳聋，面部烘热，面颧潮红，心烦易怒，五心烦热，口干咽燥，失眠多梦，腰膝酸软，视网膜呈火焰状出血、出血量较多，网膜有灰白色渗出或水肿，静脉怒张迂曲，动脉细、反光强。阴液不足，虚火上炎，灼伤脉络，血溢于外，属于血热出血。早期主张以清热凉血止血法为主，酌加活血理气消瘀之品，以防留瘀之弊，用生地黄、玄参、焦栀子、当归尾、赤芍、炒荆芥、龙胆、黄芩、黄连、知母、黄柏、木贼、夏枯草、槐花、侧柏叶、白茅根、墨旱莲、仙鹤草。黄芩、黄连、黄柏、龙胆、知母、焦栀子泻上中下三焦之火；玄参、生地黄滋阴凉血止血；当归尾、赤芍化瘀生新又有凉血之效；荆芥入血分清热，以其辛散上行之力，助众苦寒下行之药上达病所；槐花清热凉血；侧柏叶、白茅根、墨旱莲、仙鹤草等，因血"见黑即止"，因此临床常见将大量炭类药用于早期患者，对出血量大且迅猛者，可加炭类药止血，但因炭类药性燥，故不宜多用或久服，否则生燥伤阴化火，反而灼伤脉络，致反复出血。

对于肾阴不足、肝阳上亢型者，治宜平肝潜阳、养阴通络。用地龙、丹参、生地黄、钩藤、生石决、决明子、牛膝、茯神。

对于肝肾阴虚、虚火上炎型者，治宜滋阴降火、凉血散瘀。用熟地黄、生地黄、山茱萸、山药、茯苓、牡丹皮、知母、黄柏、桑椹、女贞子、墨旱莲。

（3）痰瘀互结证：因瘀生痰，痰瘀互结。瘀血内阻，气机失和，妨碍津液之输布，停滞结聚为痰，终则因气滞而瘀，因瘀生痰，痰瘀互结，积块乃成。此种情况多见于病至后期，出血已止，瘀血未尽，阻滞脉络，气血俱损。气为血帅，气虚行血无力，且旧瘀耗伤阴血，脉道不润，治疗当以双补气阴、养血活血为法。扶正祛邪、通补兼施，用黄芪、归尾、赤芍、川芎、桃仁、红花、地龙、生地黄、知母、石决明、茺蔚子、车前子、五味子、赤芍、牛膝、党参、白术、山药、白蒺藜、防风、细辛。脉络瘀滞甚者，重用川芎、桃仁、红花等；水肿明显者，重用茯苓；头痛眼胀者的重用石决明、钩藤、夏枯草等；党参、白术、山药益气扶正摄血；茺蔚子、车前子、五味子"诸子明目"。

对渗出较多者，加利湿化痰药以促进吸收。从肝肾论治外，更多从脾胃论治。《素问·金匮真言论》曰："中央黄色，入通于脾。"《素问·阴阳应象大论》曰："中央生湿，湿生甘，甘生脾，其在天为湿，在地为土，在体为肉，在脏为脾，在色为黄。"陈达夫先生六经辨证认为黄斑乃脾之精华所结，脾气涣散，则视物模糊。故治以健脾利湿，用泽泻、茯苓、猪苓、白术、桂枝、黄芪、苍术，脾胃健运，气机畅达，则水湿可散。对于硬性渗出较多或病程较长，出现机化者，宜从痰从瘀论治，将理血剂与制半夏、橘红等化痰剂相合，再配以夏枯草、连翘、浙贝母、玄参、牡蛎等化痰软坚、散结消肿；对热象不甚或偏寒者，则酌减玄参、连翘、夏枯草等寒凉药，加制半夏、天南星、皂角刺等温化之品。

【治疗】

本病的病因复杂，仅凭患者主观视觉变化及全身脉症进行辨证，难以明确诊断，需要借助于西医学的检查手段，进行多方面了解，查清楚病名和证型，以及疾病的不同阶段，再配合中西医结合的方法，从而获得理想效果。

（一）辨证论治

1. 肝郁气滞，血瘀内停证

证候：眼外观端好，视力急降，眼底见视网膜火焰状出血或点片状出血；全身可有眼胀头痛，胸胁胀痛，或情志抑郁，食少嗳气，或忿怒暴悖，烦躁失眠；舌红有瘀斑，苔薄白，脉弦或涩等。

治法：理气解郁，化瘀止血。

方药：血府逐瘀汤加减。桃仁、红花、当归、生地黄、牛膝、川芎、桔梗、赤芍、枳壳、甘草、柴胡。

加减：出血初期，舌红脉数者，宜加侧柏叶、荆芥炭、血余炭、白茅根、大蓟、小蓟清热止血；眼底出血较多，血色紫暗，加生蒲黄、茜草、三七活血化瘀；视盘充血水肿，视网膜水肿明显，为血不利化为水，宜加泽兰、益母草、车前子利水明目；失眠多梦者，加浮小麦、珍珠母、首乌藤养心安神。

2. 肾阴不足、肝阳上亢证

证候：眼外观端好，视力急降，眼底见视网膜火焰状出血；兼见头晕耳鸣，面热潮红，头重脚轻，失眠多梦，烦躁易怒，腰膝酸软；舌红少苔，脉弦细。

治法：镇肝息风，滋阴潜阳。

方药：镇肝熄风汤加减。怀牛膝、生赭石、生龙骨、生牡蛎、生龟板、生杭白芍、玄参、天冬、川楝子、生麦芽、茵陈、甘草。

加减：潮热口干明显者，可加生地黄、麦冬、知母、黄柏以滋阴降火；头重脚轻者，宜加龟板、何首乌、白芍以滋阴潜阳。

3. 肝肾阴虚、虚火上炎证

证候：眼外观端好，视物模糊，络损血溢，神光被遏，视网膜静脉扩张迂曲，眼底出血；兼见头晕耳鸣，面颧潮红，五心烦热，腰膝酸痛，盗汗少寐；舌质红，脉细数。

治法：滋阴降火，清热宁血。

方药：知柏地黄汤合左归丸加减。知母、黄柏、熟地黄、山茱萸、牡丹皮、茯苓、泽泻、山药、枸杞子、川牛膝、鹿角胶、龟板胶、菟丝子。

加减：潮热口干明显者，可加生地黄、麦冬、知母、黄柏以滋阴降火；视力明显模糊者，用猪苓、白术、桂枝、黄芪、苍术以健脾利湿。

4. 瘀久成痰，痰瘀互结证

证候：眼症同前，或是病程较长，以视网膜静脉扩张迂曲、色暗红、水肿、渗出明显，或有黄斑囊样水肿；形体肥胖，兼见头重眩晕，胸闷脘胀；舌苔腻或舌有瘀点，脉弦或滑。

治法：清热除湿，化瘀通络。

方药：桃红四物汤合温胆汤加减。柴胡、赤芍、川芎、枳壳、桃仁、红花、郁金、茺蔚子、生地黄、当归、丹参、三七、半夏、竹茹、枳实、陈皮、甘草（炙）、茯苓。

加减：若视网膜水肿、渗出明显者，可加车前子、益母草、泽兰以利水化瘀消肿。

5. 血水互结，血瘀水停证

证候：视物不清，眼底出血、渗出日久不吸收，眼内干涩；舌暗或见瘀点，舌面少津，脉细涩。

治法：养阴增液，活血利水。

方药：生蒲黄汤合猪苓散加减。生蒲黄、丹参、赤芍、当归、生地黄、麦冬、茯苓、猪苓、车前子、萹蓄、墨旱莲、地龙。

加减：出血初期应配合少许凉血止血药，如白茅根、牡丹皮；若视网膜水肿、渗出明显者，可加益母草、泽兰、防己、泽泻以利水化瘀消肿。

6. 血虚津亏，血瘀脉阻证

证候：病程日久，视力长期不能提高，视神经乳头及视网膜色泽改变，视网膜色淡，视盘苍白；伴眩晕，面白神疲，饮食无味，四肢乏力；舌质暗红，有瘀点，苔薄黄。

治法：养血活络，通窍明目。

方药：四物汤合通窍活血汤加减。熟地黄、当归、赤芍、川芎、桃仁、红枣、红花、老葱、鲜姜、麝香。

加减：视网膜色泽灰白者，考虑湿气困着，加用茯苓、白扁豆、薏苡仁、白术以益气健脾；眼珠胀痛伴头痛者，加天麻、钩藤、龙骨、牡蛎以镇肝息风。

7. 脾虚气弱，气不摄血证

证候：视力骤降；伴头晕目眩，胸闷不舒，皮下瘀斑，崩漏，气短，倦怠乏力，面色白而无华；舌淡，脉细弱。

治法：补气健脾，摄血明目。

方药：归脾汤加减。白术、人参、黄芪、当归、甘草、茯苓、远志、酸枣仁、木香、龙眼肉、生姜、大枣。

加减：崩漏下血偏寒者，可加艾叶炭、炮姜炭以温经止血；偏热者，加生地黄炭、阿胶珠、棕榈炭以清热止血。

8. 脾虚不运，水湿上泛证

证候：视物模糊，变形见暗影，眼胀不舒；伴胸隔满闷，头重而昏，或小便不利，食少便溏，气短咳嗽，肢倦乏力；舌淡，脉濡。

治法：培土益气，健脾利湿。

方药：参苓白术散加减。白扁豆、白术、茯苓、甘草、桔梗、莲子、人参、砂仁、山药、薏苡仁。

加减：眼底可见渗出、机化物边界模糊，多为湿痰，加赤小豆、法半夏、防己祛湿化痰；眼底可见渗出、机化物边界清晰多为老痰，加用礞石滚痰丸；眼底可见渗出、机化物色黄多为热痰，加黄芩、黄柏、茵陈、金钱草清热化痰；眼底可见渗出、机化物白色者多为寒痰，加用温中化痰丸。

（二）中成药

1. 散血明目片　具有活血通脉、利水散结作用。用于络瘀暴盲属气血瘀阻证或血瘀水停证者。

2. 复方丹参片　具有活血化瘀、理气止痛作用。用于络瘀暴盲属气血瘀阻证。

3. 复方丹参滴丸　具有活血化瘀、理气止痛作用。用于络瘀暴盲属气血瘀阻证。

4. 天麻钩藤饮　具有平肝息风、清热活血、补益肝肾作用。用于络瘀暴盲属阴虚阳亢证。

5. 复方血栓通胶囊　具有活血化瘀、益气养阴作用。用于络瘀暴盲属血瘀兼气阴两虚证。

6. 复方血栓通软胶囊　具有活血化瘀、益气养阴作用。用于络瘀暴盲属血瘀兼气阴两虚证。

7. 醒脑静注射液　具有清热解毒、凉血活血、开窍醒脑作用。用于络瘀暴盲属气血瘀滞者。

8. 黄芪注射液　具有益气养元、扶正祛邪、养心通脉、健脾利湿作用。用于络瘀暴盲属气虚者。

9. 葛根素注射液　具有益气祛邪、健脾利湿作用。用于络瘀暴盲属气虚者。

10. 川芎嗪注射液　具有行气活血、化瘀散结作用。用于络瘀暴盲属气血瘀阻证。

（三）单方验方

1. 紫丹参、赤白芍、银柴胡、羌活、防风、木贼、蝉蜕、当归、白术、云苓、甘草各10g，煎服，每日一剂，一剂两煎，早晚各一次，本方适用于肝气不疏所致血脉瘀阻型之络瘀暴盲。

2. 生地黄、山药、枸杞子、麦冬、白芍、沙参、知母、黄柏、牛膝、紫丹参、赤芍、蝉蜕、木贼各10g，煎服，每日一剂，一剂两煎，早晚各一次，本方适用于肾阴不足、肝阳上亢型之络瘀暴盲。

3. 生地黄、夏枯草、牡丹皮、芍药各10g，煎服，每日一剂，一剂两煎，早晚各一次，本方适用于本病属血热瘀阻者，老年人加制首乌、黄芩、当归尾、丹参、川牛膝，青年人加黄芩、栀子、龙胆。

4. 红花、川芎、茺蔚子、当归、石决明、决明子、白芍、枸杞子、茯苓、陈皮、柴胡、丹参、昆布、甘草，制成蜜丸，每丸10g，早晚各服1丸。适用于血瘀水停或者痰瘀互结型之络瘀暴盲。

5. 钩藤10g，石决明20g，柴胡10g，大生地黄20g，玄参10g，夏枯草10g，侧柏叶10g，仙鹤草10g，墨旱莲10g，汉三七（冲）1.5g，川牛膝10g，麦冬10g，石斛15g，决明子10g，杭菊花10g，广皮10g，佛手10g，香橼10g，煎服，每日一剂，一剂两煎，早晚各一次，本方适用于肝阳上亢之络瘀暴盲。

6. 大小蓟30g，蒲公英30g，墨旱莲10g，蒲黄15g，夏枯草15g，侧柏叶10g，仙鹤草10g，汉三七（冲）1.5g，川牛膝10g，有热者加金银花、连翘各15g，体虚加阿胶20g，胃纳减少者加香橼10g、佛手10g，便燥加大黄10g，胃经有热加生石膏30g、知母10g。煎服，每日一剂，一剂两煎，早晚各一次，本方适用于肝经郁热之络瘀暴盲。

（四）外治疗法

眼部直流电药物离子导入：选用川芎嗪液、丹参液或三七液导入，每日1次，每次15分钟，10次为1个疗程。

（五）针灸治疗

1. 体针　睛明、攒竹、球后、瞳子髎、太阳、翳明、风池、合谷、足三里、阳陵泉、球后等。方法：每次局部、远端取穴各2~3个。每天1次，平补平泻，留针10~15分钟。

2. 耳针

（1）取穴：心、肝炎区、眼、胃、脑点。先用0.5寸毫针强刺，每5分钟行针一次，连续30分钟，之后为巩固疗效，在上述穴位埋耳环针，嘱其每半小时按压一次加强疗效。

（2）取穴：目1、目2、眼、心、肝、脾、肾、神门、皮质下，每次取一侧耳穴，贴压王不留行籽，按压至耳郭发红发热，左右交替，每日2次。

3. 穴位 注射取穴肝俞、肾俞、内关、足三里，选用红花注射液或川芎嗪注射液等注射于上述穴位，每次1~3穴。

（六）药膳疗法

1. 仙芹兔丁 仙人掌50g，芹菜150g，兔肉500g，米醋及调料各适量。仙人掌去刺，芹菜洗净，一同放入沸水焯沸，捞出仙人掌切丝，芹菜切成小段。将熟兔肉切成丁，合调料，拌匀食用。用于肝经郁热之络瘀暴盲。

2. 三花茶 菊花10g，密蒙花10g，红花3g，冰糖适量。用滚开水冲泡上三味药，加冰糖，代茶饮。用于肝胆实热证的患者。

3. 平肝片 蔓荆子20g，青葙子20g，栀子15g，鲜猪肝500g。以上三味药用温水浸泡30分钟，入锅水煎取汁，再将猪肝洗净切成薄片，入药汁内煮沸15分钟，入调料，待温食服。用于肝胆实热证的患者。

4. 糯米生地藕 老藕1节，生地黄15g，糯米200g。将藕洗净，暴露藕孔，从此端将糯米和生地黄装入塞紧，入笼屉蒸熟，切片食用。每日一次，连服10~15天。用于阴虚火旺证的患者。

5. 生地饮鲜 生地黄250g，三七粉10g。将鲜生地黄洗净，捣烂如泥，榨取汁，加入三七粉和匀顿服，每日1次，连服7~10天。用于阴虚火旺证的患者。

6. 炒木须肉 黑木耳10g，黄花菜10g，鸡蛋1个，猪瘦肉30g，调料适量。黑木耳和黄花菜用温水浸泡，鸡蛋打匀，猪肉切成小薄片，生炒鸡蛋取出，再用爆火将猪肉煸熟取出，然后将木耳和黄花菜煸炒后加入鸡蛋、肉片、调料，同炒即成。用于阴虚火旺证的患者。

【预后转归】

视网膜静脉阻塞是眼科致盲的常见原因，一般来说非缺血型者疗程较短、预后较好；而缺血型者疗程较长、预后差，且取得治疗效果后仍容易反复发作，最终可由高度黄斑水肿以及新生血管性青光眼等并发症造成视力的严重丧失。

【预防调护】

1. 出血期间应适当休息，减少活动，取半坐卧位。

2. 饮食宜低盐、低脂肪、低胆固醇，以清淡、容易消化、升血糖指数低的食物为主。忌食辛辣炙煿、烙焙烘烤及肥甘厚味腥发之品，戒烟慎酒。

3. 本病可能出现反复出血，应坚持长期治疗和观察，当病情反复时，切忌急躁、悲观、忿怒，保持心情舒畅，积极配合治疗。

4. 注意有无高血压、高血脂症、高血糖及心脑血管等疾病，消除可能发生本病的不良因素。

【名医经验】

（一）陈达夫论治视网膜中央静脉阻塞

1. 学术思想　陈师认为本病起因七情郁结，脏腑功能失调，气血不和，而致气滞血瘀；也可因肝肾阴虚，肝阳上亢，迫血妄行；或虚火上炎，血不循经，溢于脉外；或脾气虚弱，心血亏虚，而致气滞血瘀，脉络阻塞。目中血脉属手少阴心经，故本病应属手少阴心经目病。本病初期阶段主要表现为血热妄行，治疗当以止血凉血为主；中期血液离经之后形成瘀血，治疗当以活血化瘀，行气通络为主；后期瘀血已祛，但已造成组织损害，又当养血扶正，滋养肝肾为主。

凉血止血，佐以活血化瘀，方用生蒲黄汤加味：生蒲黄25g，墨旱莲25g，丹参25g，荆芥炭15g，怀牛膝15g，牡丹皮12g，郁金15g，生地黄15g，川芎6g，蕺菜25g。若兼肝阳上亢者，加石决明、夏枯草；头痛甚者，加五灵脂、赭石；兼阴虚者，加知母、玄参、阿胶；兼气虚者，加太子参、黄芪。

活血化瘀，行气通络，方用通窍活血汤或血府逐瘀汤加味：①麝香（冲服）60mg，川芎25g，赤芍25g，桃仁12g，红花10g，生姜30g，葱白30g，大枣4枚，墨旱莲30g，荆芥炭15g，黄酒或啤酒（煎药）500mL。②桃仁12g，红花10g，当归10g，生地黄15g，赤芍15g，川芎10g，柴胡10g，桔梗10g，枳壳10g，牛膝10g，墨旱莲30g，荆芥炭15g。

滋养肝肾，养血扶正，方用驻景丸加减：楮实子25g，菟丝子25g，茺蔚子18g，枸杞子15g，木瓜15g，参三七粉（冲服）3g，怀牛膝15g，墨旱莲25g，丹参25g。可酌加炒谷芽、山楂、鸡内金等消积导滞之品，以改善变性和渗出。

2. 典型病例　患者，男，68岁。患者20天前右眼突见红影，视力很快减退到眼前看手动。宿有高血压病20年余，嗜酒。发病后，经某院诊断为右眼视网膜中央静脉阻塞，服烟酸、路丁、维生素C、碘化钾等，并嘱到院用中药治疗。来院后，即停服西药。检查：视力右眼前看手动，左眼1.5。右眼眼底视乳头边界模糊，静脉明显扩张、迂曲，动脉变曲，A∶V＝1∶3，网膜水肿，以乳头为中心广泛放射状，火焰状出血，黄斑结构不清，且有白色渗出。全身检查：胸部透视正常，血压180/110mmHg，胆固醇6.75mmol/L。脉弦而有力，舌尖微红，苔黄稍厚。微感头晕，睡眠、饮食、二便尚正常。此属手少阴心经血瘀里实目病。治以通窍活血，化瘀止血。方取通窍活血汤加墨旱莲、荆芥炭。服2剂后，由于麝香不易购买，而改用血府逐瘀汤加味（方同上）。服12剂后，视力开始好转，出血有所吸收，连续服药3个月，视力恢复至 0.6。眼底：乳头边界清，静脉迂曲明显改善，但仍较健眼充盈，网膜出血全部吸收，但沿静脉分支处网膜有椒盐样改变，黄斑中心凹光反射仍不可见，且有黄色星芒状硬性渗出，色素增生紊乱，间有灰白色条纹。

（二）李传课论治视网膜中央静脉阻塞

1. 学术思想 李师认为视网膜静脉阻塞属于脉络瘀阻而眼底出血者。脉络瘀阻，血行不畅或滞塞，血溢络外。此为瘀血不去，新血妄行。被阻静脉粗大迂曲，有放射状或火焰状出血，量多者亦可流入玻璃体。全身可见头胀胸闷，舌有瘀斑等，治以通脉化瘀为主，兼以止血。用自拟通脉化瘀方（桃仁、红花、地龙、丹参、牛膝、川芎、生炒蒲黄、益母草、白茅根）加减。

2. 典型病例 曹某，女，65岁，退休干部。2000年8月1日门诊，患慢性肾盂肾炎15年，血压偏高5年，右眼视力下降3天。查右眼视力0.1，左1.2，扩瞳检查：右玻璃体不混浊，视乳头颞上支静脉粗大迂曲，沿血管有片状及条状出血，出血涉及黄斑部，相应视网膜有轻水肿。视网膜动脉变细，反光增强，A：V约1：2，未见明显交叉压迹，舌质红、苔薄白，脉弦缓。诊断为视网膜颞上分支静脉阻塞，视网膜动脉硬化。证属脉络瘀阻。治宜通脉化瘀兼以止血。用通脉化瘀汤加减：桃仁10g，红花10g，地龙10g，丹参15g，牛膝10g，三七粉3g，益母草12g，白茅根15g，生石决15g，钩藤10g，甘草3g。嘱其继续控制血压。二诊：服上方20剂后，视网膜出血减薄，视网膜水肿基本消失，大便干结，舌脉同前。仍用原方去白茅根加决明子12g。三诊，服上方20剂，眼底出血减少，视力提高至0.2。仍用原方加减，又服3个月，眼底出血吸收，视网膜留有黄白色硬性斑点，视力提高至0.5，观察3年，视力稳定，未见出血。

（三）彭清华治疗视网膜静脉阻塞的经验

1. 学术思想 彭清华认为视网膜静脉阻塞是眼科较典型的血瘀证候，本病的临床特征就是静脉栓塞后使脉中的血液运行受阻，溢于脉外，导致眼底出血，因此在本病的整个治疗过程中，除了需辨证施治外，均应活血，即使在出血的初期亦应以活血为主，配合少许凉血止血药。为什么在用活血药治疗的同时还要利水？因为本病临床上除有出血表现外，由于血管阻塞，脉中津液外渗，往往有视网膜的水肿、渗出，不少患者还伴有黄斑囊样水肿，眼底荧光血管造影时即可见到黄斑区荧光渗漏。因此，治疗上在活血的同时，常选用茯苓、猪苓、车前子、泽泻、白术、益母草、泽兰等药利水消肿。活血药与利水药的配合使用，可加速出血的吸收、脉络的畅通与水肿、渗出的吸收，从而促进病变的早日恢复。

2. 典型病例 彭某，男，55岁。因右眼视力急剧下降12天于1993年12月20日入院。入院时症见右眼视物不清，头晕目眩。查视力，右0.04，左1.0。扩瞳查眼底见右眼视网膜静脉充盈怒张，尤以鼻下、颞下支为甚，下方视网膜上满布出血斑块，伴有黄白色渗出，累及黄斑部。双眼视网膜动脉变细，反光增强，A∶V＝1∶2，左眼底余未见异常。发现有高血压病史6年。舌红少苔，脉弦。诊断为右眼视网膜中央静脉不全阻塞，双眼底动脉硬化。辨证为阳亢血瘀，治以平肝潜阳、活血利水，方用天麻钩藤饮加减：天麻（蒸兑）10g，钩藤12g，生石决12g，菊花10g，牛膝15g，益母草20g，车前子20g，茯苓30g，赤芍15g，地龙12g，泽泻15g，丹参15g，每日1剂，分2次温服。配合静脉推注50%葡萄糖40mL加血栓通4mL，每日1次。服上药3周后，右眼视力上升至0.15，眼底出血部分吸收，头晕目眩等症减轻。病已1个月有余，改用养阴增液、活血利水法，方用生蒲黄汤合猪苓散加减：生蒲黄15g，丹参15g，地龙12g，赤芍15g，当归12g，生地黄20g，墨旱莲15g，枸杞子15g，茯苓30g，猪苓20g，泽泻10g，车前子20g，每日1剂。服药15剂后，右眼视力提高到0.3；继服34剂后，视力提高到0.6^{+2}；坚持再服21剂，视力提高到0.8^{+3}，视网膜静脉形态基本恢复正常，眼底出血全部吸收，黄斑部结构稍紊乱，患者自觉右眼视物轻度变形。病已临床治愈，嘱带药15剂出院。

【文献选录】

《银海指南·杂病总论》曰："病之发也，有因外感内伤，前已详论之矣。至于杂症，不过气血痰食郁五者而已。然五者之中惟气血为甚。"

《素问·宣明五气》曰："久视伤血。"

《审视瑶函·内外二障论》曰："夫目属肝，肝主怒，怒则血动痰生，痰火阻塞肝胆脉道，则通光之窍遂蔽，是以二日昏朦，如烟如雾。日一昏花，愈生郁闷，古云久病多瘀，久郁生病。"

《目经大成》曰："是故血虽静，欲使其行，不行则凝，凝则经络不通。"

《原机启微》曰："凡是邪胜血病不行，不行渐滞，滞则易凝。"

【现代研究】

彭清华以活血利水法为主，采用分期结合分型用药治疗视网膜静脉阻塞。凡病程在1个月以内的患者，根据全身症状的不同，按以下两型施治。阳亢血瘀型者，治以平肝潜阳，活血利水，用天麻钩藤饮加减，药用：天麻10g，钩藤10g，生石决明15g，牛膝15g，菊花10g，益母草20～30g，茯苓30g，泽泻15g，车前子20g，赤芍15g，地龙12g，丹参15g等；气滞血瘀型者，治以理气通络，活血利水，用血府逐瘀汤加减，药用：生地黄15g，当归尾12g，柴胡10g，桃仁10g，红花6g，川芎10g，赤芍10g，桔梗10g，牛膝15g，茯苓30g，猪苓20g，车前子20g等。凡病程在1个月以上的患者，不论其全身症状如何，均按水血互结型论治，治以养阴增液，活血利水。方用生蒲黄汤合猪苓散加减，药用：生蒲黄15g，丹参15g，赤芍15g，当归12g，生地黄 20g，麦冬 12g，茯苓 30g，猪苓 20g，车前子 20g，萹蓄 15g，墨旱莲 15g，地龙 12g 等。在内服中药的同时，配合静脉给药血栓通、球后注射归红注射液。治疗 RVO 23 例 23 只眼，取得了较好的临床疗效，并且通过治疗前后荧光素眼底血管造影及血液流变学检查发现，随着病情的好转，其眼底血管荧光充盈及血管形态、血液流变学各检测指标均得以不同程度的改善。魏燕萍等采用活血通脉利水散结之散血明目片（三七、酒大黄、蒲黄、猪苓、防己、地龙、益母草等中药制成片剂）治疗气滞血瘀型视网膜静脉阻塞，亦取得明显疗效。

姜秀芳等将缺血型视网膜中央静脉阻塞的 360 例（均为单眼发病）随机分为两组，对照组 180 例，采用激光光凝法治疗；观察组 180 例，在对照组治疗基础上加用自拟中药方剂分期治疗。激光光凝法疗程 1 个月，中药治疗疗程 4 个月，疗程结束观察两组效果。结果：对照组有效率为 77.78%，观察组有效率为 95.56%，两组比较差异有统计学意义。两组均未发生明显不良反应。认为激光光凝法联合中药治疗缺血型视网膜中央静脉阻塞的效果优于单纯激光光凝法，且不良反应较少。郑燕林等对确诊为视网膜中央静脉阻塞黄斑水肿的 30 例患者；详细记录患者病史、眼科常规检查、OCT、FFA 的结果；用曲安奈德玻璃体腔注射联合黄斑区格栅样光凝加用桃红四物汤合四苓散（桃仁 10g，红花 10g，生地黄 10g，当归 10g，川芎 10g，赤芍 15g，茯苓 20g，泽泻 10g，炒白术 10g，猪苓 15g）治疗黄斑水肿；观察时间 6 个月，在治疗后 1 周、1 个月、3 个月和 6 个月，进行眼科常规检查和 OCT 检查。结果：治疗前与联合治疗后 1 周、1 个月、3 个月、6 个月黄斑中心凹厚度（μm）分别为 572、391、328、271、269；视力 Log MAR 值分别为 1.27、0.96、0.84、0.74、0.68。认为联合治疗能降低视网膜中央静脉阻塞导致的黄斑水肿，治疗 3 个月该效果达到顶峰，之后趋于稳定；联合治疗能够有效改善患者视力，并能维持较长的时间；治疗后 1 周黄斑中心凹视网膜厚度的降低能显著提升视力。

张波涛、彭清华等研究发现，中药蛴螬能明显促进兔实验性视网膜静脉阻塞后视网膜出血的吸收，减轻视网膜水肿，减少了出血及水肿对视网膜组织的损害，改善视网膜血液循环；明显提高视网膜静脉阻塞后视网膜组织中 tPA 的活性表达，降低 ET-1 的含量及 PAI-1 活性表达，诱导 HSP70 的高表达，改善血液瘀滞的状态，保持了视网膜局部凝血和纤溶的动态平衡，抗血栓形成，有效改善视网膜静脉阻塞后视网膜局部微循环，降低缺血缺氧对 VEC 的损害；明显抑制视网膜静脉阻塞后视网膜组织中 VEGF、bFGF 的高表达，促进 HGF 的下调及 ES 的上调，抑制视网膜中 MMP-2 的上调及 TIMP-2 的下调，从而抑制新生血管的形成；蛴螬提取物能抑制视网膜静脉阻塞后小胶质细胞活化，降低其毒性作用，从而减少了对视网膜及视神经的损害。

三、络损暴盲

络损暴盲是指患眼外观正常，猝然一眼或双眼视力急剧下降，以视衣血络阻塞性改变为特征的可致盲性眼病。

络损暴盲在西医学的视网膜静脉周围炎（见彩图18-5-6）、视网膜血管炎（见彩图18-5-7）、树枝状视网膜血管炎等病变过程中可出现与本病证类似的症候。本节主要论述视网膜静脉周围炎。本病病因尚未明确，可能与结核、梅毒、感染等多种因素有关。是一种视网膜周边部血管阻塞性病变。以血管周围有白鞘、毛细血管闭塞、新生血管及反复玻璃体积血为临床特点。

本病好发于20~30岁的青年男性，约有90%的患者双眼发病，可双眼先后或同时发病，病情轻重不一。

【源流】

络损暴盲在2002年以前一般都归在暴盲中论述。有关"暴盲"的病名来源及其演变情况，以及历代医家对暴盲病因病机的认识请参阅本节总论的源流部分。

随着中医学和中西医结合的不断发展与创新，暴盲作为急性视力损害的中医内障眼病，在病因病机、诊断与鉴别诊断、临床表现、治则与方药应用等方面，已逐渐融入了西医学相关疾病的内容。多年来现代中医医家对视网膜静脉周围炎主要是根据患者的自觉症状进行中医命名，根据患者疾病不同的阶段、不同的证候将其归属于中医学"暴盲""视瞻有色""视直为曲""视瞻昏渺""云雾移睛""萤星满目""视惑""目䀮"和"血灌瞳神"等范畴。后来有的中医眼科医家将视网膜静脉周围炎称之为络损暴盲。络损暴盲作为病名首见于朱文锋主编的《中医诊断与鉴别诊断学》。至2002年，曾庆华主编的新世纪全国高等中医院校规划教材《中医眼科学》，将络损暴盲正式从暴盲节中列出，作为新的病症进行独立论述。

【病因病机】

络损暴盲是以视衣或视衣周边部血络阻塞性改变为特征的致盲性眼病。"目受血而能视"，各种原因导致视衣或视衣周边部血脉闭塞，则气血津液无以滋养清窍，因此神光不能发越而目无所见。历代中医文献中对本病的病因病机都有阐述，如《证治准绳·杂病·七窍门》认为本证："病于阳伤者，缘忿怒暴悖，恣酒嗜辣好燥腻，及久患热病痰火人得之，则烦躁秘渴。病于阴伤者，多色欲悲伤，思竭哭泣太频之故。"现代中医医家结合本病的特征与临床所见归纳如下。

（一）血热伤络证

血热伤络是指由于血热灼伤脉络所引起一系列眼内病理改变的证候。《原机启微》认为："心火承金水衰反制。"心主血脉，诸脉属目，肝主疏泄，喜条达，开窍于目。患者多因性情急躁，忿怒暴悖，肝失疏泄，气郁伤肝，心肝火旺，循经上犯目窍，灼烁眼内血络，血不循经，血溢络外，遮蔽神光，神光无以发越，故视力急降。症见：

眼内出血，视力下降，心烦失眠，小便短赤等。

（二）肝经郁热证

肝经郁热是指肝气郁结，日久化热所引起一系列的眼内病理改变之证候。肝主疏泄、藏血、肝经连目系，开窍于目，《灵枢经·脉度》认为："肝气通于目，肝和则目能辨五色矣。"患者肝失条达，疏泄失职，致肝气郁结，郁久化火，热入血分，血络受损，络损血溢，遏阻神光，神光无以发越，故见视力骤降，眼内出血。症见：眼内出血，视力下降，口苦咽干，烦躁易怒；舌质红，舌苔黄，脉弦数。

（三）阴虚火旺证

阴虚火旺是指由于阴虚不能济火，火性上炎所引起一系列眼内病理改变的证候。《审视瑶函》认为："精生气，气生神，故肾精一虚，则阳光独治，阳光独治，则壮火食气，无以生神，令人目暗不明。"病变日久，热邪留中，伤阴耗液，阴伤正亏，则邪恋不去，阴虚不能济火，火性炎上，灼伤血络，络损而血不循经，溢于络外，故病情反复，眼内出血。症见：眼内出血，视力下降，头晕耳鸣，五心烦热，口干唇燥；舌质红，脉细数。

【临床表现】

主要临床表现是视力下降和反复眼内出血。症状与病程、病位等有关。

（一）自觉症状

视力逐渐减退或突然下降，或有眼前黑影飘动，严重者可骤降至眼前手动或光感。

（二）眼部检查

病变早期可见视网膜周边部小静脉呈串珠样不规则迂曲、扩张，小静脉周围有白鞘伴生、出血及黄白色渗出；当病情发展至主干静脉，则主干静脉管径不规则，静脉旁有白鞘，沿病变静脉周围有大量出血及渗出，视网膜水肿；当溢出的血液进入玻璃体，则玻璃体积血，严重甚至无法看见眼底；病变晚期，视网膜静脉广泛受累，新生血管形成，反复出现玻璃体积血，甚至引起牵拉性视网膜脱离。

（三）实验室及特殊检查

1. 荧光素眼底血管造影检查 可显示病变的部位和程度。早期可见病变静脉迂曲、扩张，血管壁荧光素染色、渗漏，或毛细血管扩张、微血管瘤形成、动静脉异常吻合。后期病变周边部可出现毛细血管无灌注、视网膜血管异常吻合，或新生血管形成。

2. Amsler 方格表检查　病变影响黄斑区可见中心暗点，方格变形。

3. 光学相干断层扫描（OCT）检查　可评估黄斑区水肿的程度。

4. 视网膜厚度分析仪（RTA）检查　可评估黄斑区水肿的程度。

5. 眼部超声检查　部分患者呈现玻璃体积血、增殖性玻璃体视网膜病变的典型回声波。

6. 结核菌素试验　部分患者呈阳性。

7. 梅毒确证试验　部分患者呈阳性。

8. 血分析、X 线胸片、免疫球蛋白、循环免疫复合物、抗核抗体、类风湿因子等检测　可有助于早期诊断。

【诊断依据】

1. 多见于青年男性。
2. 眼底检查有上述典型之眼底表现。
3. 双眼或单眼反复出现玻璃体积血。
4. 荧光素眼底血管造影视网膜周边部病变小静脉出现迂曲、扩张，血管壁荧光素染色、渗漏，或见毛细血管无灌注区，视网膜血管异常吻合，视网膜新生血管形成等改变

【鉴别诊断】

1. 本病应与视网膜中央静脉阻塞（络瘀暴盲）相鉴别　视网膜中央静脉阻塞多见于中老年人，单眼发病，视力可突然下降，多伴有视盘水肿、视网膜静脉高度迂曲、扩张，出血灶沿静脉走向分布，荧光素血管造影见静脉充盈迟缓和血管壁荧光素渗漏。

2. 本病应与糖尿病视网膜病变（消渴内障）相鉴别　糖尿病视网膜病变患者有明确的糖尿病病史，多双眼发病，眼底检查见微血管瘤、出血灶、灰白色或黄白色点状渗出；或有玻璃体、视网膜增殖性改变、黄斑区弥漫性或囊样水肿或牵拉性视网膜脱离等。荧光素眼底血管造影见微血管瘤、出血性荧光遮蔽、毛细血管无灌注、黄斑区弥漫性或花瓣样荧光素渗漏及视网膜增殖组织荧光素渗漏等典型的体征。

3. 本病应与视网膜血管炎（络损暴盲）相鉴别　视网膜血管炎是由各种原因导致的视网膜动脉或静脉炎症性眼病，常单眼发病，多合并有全身疾病。眼底检查见后极部或赤道部视网膜血管周围浸润，血管有白鞘，玻璃体混浊、视盘或黄斑区水肿。荧光素眼底血管造影显示视网膜部分血管出血，或有弥漫性荧光素渗漏。

4. 本病应与 Coats 病（视瞻昏渺）相鉴别 Coats 病是一种视网膜毛细血管扩张症，多发于男性少年，单眼发病。早期病变未累及黄斑区则视力无明显下降，病情发展则表现为环绕视盘和黄斑区附近视网膜血管扩张、迂曲及渗出，常并发渗出性视网膜脱离或增殖性玻璃体视网膜病变，后期大块渗出病变可侵犯全视网膜并发白内障、虹膜红变、新生血管性青光眼等。荧光素眼底血管造影显示小动静脉扩张、迂曲或血管瘤形成、或显示毛细血管扩张、微血管瘤、毛细血管无灌注、动静脉血管异常吻合及新生血管、出血性荧光遮蔽、黄斑区花瓣样荧光素积存等。

5. 本病应与树枝状视网膜血管炎（络损暴盲）相鉴别 树枝状视网膜血管炎多见于 10 岁以下儿童，常双眼突然发病，视网膜血管有白鞘相伴，同时多伴有葡萄膜炎的体征。

【辨治思路】

（一）辨证思路

1. 血热伤络证 本证以视力急降，眼底典型表现，心烦失眠，口舌生疮，小便短赤为诊断要点。心主血脉，诸脉属目，肝开窍于目。患者多因性情急躁，忿怒暴悖，致肝失疏泄，日久心肝火旺，循经上犯目窍，灼伤眼内血络，血溢络外，神光被遏，无以发越，故视力急剧下降，眼内出血；多伴心烦失眠，口舌生疮，小便短赤；舌质红，脉数。

2. 肝经郁热证 本证以眼底典型表现，兼见口苦咽干，烦躁易怒为诊断要点。肝主疏泄、藏血、肝经连目系，开窍于目。患者肝失条达，疏泄失职，日久热郁化火，热入血分，脉络受损，络损血溢，神光被遏，无以发越，故见视力骤降，眼底典型表现；兼见口苦咽干，烦躁易怒；舌质红，舌苔黄，脉弦数。

3. 阴虚火旺证 本证以病情迁延，反复出现玻璃体积血，兼见头晕耳鸣为诊断要点，病变日久，热邪留中，伤阴耗液，阴伤正亏，则邪恋不去，阴虚不能济火，火性炎上，灼伤血络，络损而血不循经，溢于络外，故病情迁延，眼内反复出血；伴见头晕耳鸣，五心烦热，口干唇燥；舌质红，脉细数。

（二）症状识辨

1. 视力下降 络损暴盲的视力下降多由血热伤络、肝经郁热，神光无以发越所致。如出血的量比较少，或部位不在黄斑区中心或玻璃体腔内，则视力下降可能是缓慢的。如眼内出血量多，且出血波及黄斑区中心或进入到玻璃体腔内，则可出现视力急剧下降。若属血热伤络证，多伴心烦失眠，口舌生疮，小便短赤；舌质红，脉数等症。若为肝经郁热证，多兼见口苦咽干，烦躁易怒；舌质红，舌苔黄，脉弦数等症。

2. 眼内周边部血络异常 视网膜周边部小静脉迂曲、扩张，有白鞘伴行或渗出，或有出血灶，随病情发展，视网膜周边部小血管病变范围逐渐扩大，导致黄斑区水肿，产生视网膜新生血管，出血从病变血管或新生血管中漏出，甚至进入玻璃体。多属血热伤络、肝经郁热。若血热伤络证，患者多伴心烦失眠，口舌生疮，小便短赤；舌质红，脉数等症。若属肝经郁热证，多兼见口苦咽干，烦躁易怒；舌质红，舌苔黄，脉弦数等全身证候。

3. 瞳神内积血 多因血热伤络、肝经郁热或阴虚火旺，灼伤目内血络，血不循经，溢于络外，直至溢出的血液进入玻璃体腔内，变生为血灌瞳神，神光被遏，无以发越，故目无所见。若属血热伤络证，多伴心烦失眠，口舌生疮，小便短赤；舌质红，脉数。若为肝经郁热证，多兼见口苦咽干，烦躁易怒；舌质红，舌苔黄，脉弦数。若为阴虚火旺证，多伴见头晕耳鸣，五心烦热，口干唇燥；舌质红，脉细数等全身相应的证状与舌脉之候。

（三）治疗思路

1. 治法与处方原则 中医药治疗络损暴盲要及时、准确、坚持。该症属中医内障眼病范畴，在外观上无特殊，给确定证型增加一定的难度，因此在临床上要有络损暴盲的基本知识，特别是年轻且视力障碍的患者，遇到疑似的患者要排除络损暴盲。辨证要点还应抓住局部辨病这个主要环节，并借助西医学眼底检查等多种方法，进行全面的了解，观察眼内变化，需要全身辨证与局部辨病相结合，方能精确地立法处方，从而获得预期的效果。

治疗早期应该及时阻止血络的出血，阴阳平衡，恢复肝气条达，保存和提高有用视力，防治病变反复。视功能的恢复需要一个长期的过程，应及时稳定病情，耐心调治，因此需要阴阳平衡，肝气条达，使目得所养，以期收到显著的疗效。如服药后视力有所提高，勿随意更换处方，嘱患者继续服药，坚持治疗一段时间。

络损暴盲病情容易反复，应该做好预防工作，特别是平常要与患者做好有效沟通，积极做好生活、饮食及精神等方面的调理，期待能形成一套独特的有效的以中医为主的预防方法。而且，病变的早期处理和后期处理的原则有所不同。"清热、平肝、止血、祛瘀"是治疗络损暴盲早期的处理法则，应治病求本，主张攻伐，使出血静止而不留瘀，所用药物要迅速到达病灶，以收到预期的效果。"滋阴、降火、疏肝、解郁"是治疗络损暴盲后期的处理原则，当以滋阴降火为要，促使目受血而能视，此外，后期处理还要兼顾防止本病的复发以及注意另一眼的是否有发病。

2. 用药方式 本病早期主张尽快止血而不留瘀，后期以滋阴降火为主，治疗过程更要防止复发。在治疗用药时，应注意止血与滋阴之间的调整，处方用药时，既要重视治标，又要兼顾治本，标本兼治。同时，值得注意的是，中国地域辽阔，东西南北经纬跨度大，每个地区的自然地理、气候环境有差异，生活习俗也不尽相同，历代各地区的中医医家对此都非常重视，在病因病机、辨证论治等基础理论和临证用药等方面也各有特征。比如，岭南地区，地处亚热带，高温多雨，气候潮湿，其基本体质、临床症候、治法和药物使用上也有相应的特点，目前已形成了比较完整，具有地区特色的岭南中医医学体系。因此，岭南地区的络损暴盲患者在治疗过程中与预防疾病反复上要根据其特征，注意兼顾燥湿、利湿、祛湿、渗湿、化湿等药物的加减应用；充分注意湿与瘀、湿与痰、湿与血、湿与热、湿与暑等关系。

（1）血热伤络证：络损暴盲属血热伤络证，以清热凉血，止血活血为治法，多用宁血汤加减治疗。方中用生地黄、栀子炭、白茅根、侧柏炭、墨旱莲炭、仙鹤草、白蔹凉血止血；白芍、白及收敛止血；阿胶滋阴止血。宁血汤多为止血药，只用在出血的早期，须中病即止，不可久用；待出血停止后应及时使用活血祛瘀药，以免瘀血滞留。也可在出血的早期，就加入一些止血而不易留瘀的药物，如云南白药、三七等。

（2）肝经郁热证：络损暴盲属肝经郁热证，以疏肝清热，凉血止血为治法，方用丹栀逍遥散加减。方中用柴胡疏肝解郁，使肝气得以条达为君药。白芍酸苦微寒，养血敛阴，柔肝缓急；当归甘辛苦温，养血活血，且气香可理气，为血中之气药；当归、白芍与柴胡同用，补肝体而助肝用，使血和则肝和，血充则肝柔，共为臣药。木郁则土衰，肝病易传脾，故以白术、茯苓、甘草健脾益气，非但实土以抑木，且使营血生化有源，共为佐药。方中加入少量薄荷，以疏散郁遏之气，透达肝经郁热；煨生姜降逆和中且能辛散达郁，同属佐药。柴胡作为肝经的引经药，兼使药之用。再加入牡丹皮清热凉血，活血祛瘀；栀子泻火除烦，清热利湿，凉血解毒。诸药合用，共奏疏肝清热，凉血止血的功效。

（3）阴虚火旺证：络损暴盲属阴虚火旺证，以滋阴降火，凉血化瘀为治法，方用滋阴降火汤或知柏地黄汤加减。滋阴降火汤以熟地黄、当归、白芍、川芎为四物汤，能补肝养血，滋阴养肝；生地黄与熟地黄相配，麦冬与甘草配伍，能清润滋阴，生津增液；知母、黄柏、黄芩降火滋阴；柴胡调理肝气。合用以滋阴为主降火为辅，阴足水自升，水升火自降。知柏地黄汤则由六味地黄丸滋补肝肾之阴；加入知母、黄柏清降虚火。诸药合用，使阴亏得补，虚火得降。

【治疗】

络损暴盲始终应当及时运用以中医为主进行治疗，必要时也可采取中西医结合的方法进行治疗，要充分发挥中医中药治疗本病的优势。以清热凉血、止血活血、疏肝清热、凉血止血，滋阴降火、凉血化瘀等为中医治疗原则。以止血和促进血液吸收为西医学治疗原则。治疗过程中要充分注意中药汤剂、中药注射液、中成药、眼部直流电中药药物离子导入、针灸、药膳疗法、中药药物浴足、中药药液眼浴等方法的选择与应用，而且要特别重视预防本病容易反复发作的特点。

（一）辨证论治

1. 血热伤络证

证候：眼外观端好，视力急降，眼底表现同眼部检查；伴见心烦失眠，口舌生疮，小便短赤；舌质红，脉数。

治法：清热凉血，止血活血。

方药：宁血汤加减。生地黄、栀子炭、白茅根、侧柏炭、墨旱莲炭、仙鹤草、白蔹、白芍、白及、阿胶（烊化）。

加减：出血初期，舌质红，脉数者，宜选加白薇、棕榈炭、荆芥炭、茜草根、大蓟、小蓟等以凉血止血；眼底出血较多，血色紫暗，选加生蒲黄、茜草、郁金、三七、云南白药等以止血化瘀；视网膜水肿明显，为血不利化为水，宜选加益母草、薏苡仁、车前子、琥珀末、泽兰等以活血利水。

2. 肝经郁热证

证候：眼症同前；多伴口苦咽干，烦躁易怒；舌质红，舌苔黄，脉弦数。

治法：疏肝清热，凉血止血。

方药：丹栀逍遥散加减。柴胡、白芍药、当归、白术、茯苓、甘草、薄荷、煨生姜、牡丹皮、白茅根、生蒲黄、栀子。

加减：出血早期，可选加侧柏叶、茜草、藕节、紫草、墨旱莲、仙鹤草等以增凉血止血之功；失眠多梦者，选加首乌藤、柏子仁、酸枣仁、煅牡蛎、生龙骨、百合等以镇静安神。

3. 阴虚火旺证

证候：病情迁延，反复出现玻璃体积血；多伴头晕耳鸣，五心烦热，口干唇燥；舌质红，脉细数。

治法：滋阴降火，凉血化瘀。

方药：滋阴降火汤或知柏地黄汤加减。熟地黄、白芍、川芎、当归、麦冬、黄柏、知母、柴胡、茯苓、泽泻、牡丹皮、山药。

加减：出血初期，宜选加阿胶、仙鹤草、茜草根、荆芥炭、白茅根、墨旱莲等以凉血止血；出血静止后，宜选加茺蔚子、三七、泽兰、丹参、琥珀末、赤芍等以活血祛瘀；若病情反复发作者，可选加浙贝母、昆布、海藻、五味子等以软坚散结。

（二）中成药

1. 六味地黄丸 具有滋养肝肾作用。适用于络损暴盲属阴阳两虚证。每次 8 丸，每日 3 次，3 个月为 1 个疗程。

2. 杞菊地黄丸 具有补益肝肾作用。适用于络损暴盲属肝肾阴虚证。每次 8 丸，每日 3 次，3 个月为 1 个疗程。

3. 知柏地黄丸 具有滋阴清热作用。适用于络损暴盲属阴虚火旺证。每次 8 丸，每日 3 次，3 个月为 1 个疗程。

4. 金匮肾气片 具有温阳补肾、化气行水作用。适用于络损暴盲属肾阳虚证。每次 4 片，每日 2 次，3 个月为 1 个疗程。

5. 参苓白术散 具有健脾渗湿作用。适用于络损暴盲属脾气虚弱证。每次 1.2g，每日 3 次，3 个月为 1 个疗程。

6. 复方丹参滴丸 具有活血化瘀通络作用。适用于络损暴盲属兼血瘀证。每次 10 丸，每日 3 次，3 个月为 1 个疗程。

7. 归脾丸 具有益气健脾，养血安神作用。适用于络损暴盲属心脾气虚结证。每次 10g，每日 3 次，3 个月为 1 个疗程。

8. 血府逐瘀丸 具有活血化瘀通络作用。适用于络损暴盲属血瘀内阻或兼血瘀证。每次 2 丸，每日 2 次，3 个月为 1 个疗程。

9. 银杏叶胶囊 具有活血祛瘀通络作用。适用于络损暴盲兼有血瘀证。每次 2 粒，每日 3 次，3 个月为 1 个疗程。

10. 生脉口服液 具有养阴生津、益气和中作用。适用于络损暴盲属阴虚火旺证。每次 10mL，每日 3 次，3 个月为 1 个疗程。

11. 盐酸川芎嗪注射液 具有活血祛瘀作用。适用于络损暴盲属气滞血瘀证。每次 40～80mg，加入 0.9% 氯化钠注射液 250mL，静脉缓慢滴注，每日 1 次，10 日为 1 个疗程。

12. 脉络宁注射液 具有清热养阴、活血祛瘀作用。适用于络损暴盲属阴虚兼血瘀证。每次 10～20mL，加入 0.9% 氯化钠注射液 250mL，静脉滴注，每日 1 次，14 日为 1 个疗程。

13. 丹参注射液 具有活血祛瘀、通脉养心作用。适用于络损暴盲属兼血瘀证。每次 10～20mL，加入 5% 葡萄糖注射液 250mL，静脉滴注，每日 1 次，14 日为 1 个疗程。

14. 葛根素注射液 具有活血祛瘀作用。适用于络损暴盲属兼血瘀证。每次 200～400mg，加入 5% 葡萄糖注射液 250mL，静脉滴注，每日 1 次，10～20 日为 1 个疗程。

15. 血栓通注射液 具有活血祛瘀、扩张血管、改善微循环作用。适用于络损暴盲属兼血瘀证。每次 2～5mL，加入 10% 葡萄糖注射液 250mL，静脉滴注，每日 1～2 次，14 日为 1 个疗程。

16. 黄芪注射液 具有益气养血、扶正祛邪、养心通脉、健脾渗湿等作用。适用于络损暴盲属气血两亏证。每次 10～20mL，加入 0.9% 氯化钠注射液，静脉滴注，每日 1 次，10 日为 1 个疗程。

（三）单方验方

1. 黄柏10g，知母10g，生地黄15g，山药15g，山茱萸10g，茯苓10g，泽泻10g，牡丹皮10g，侧柏叶10g，墨旱莲10g。适用于络损暴盲属阴虚火旺证。

2. 滋阴解郁汤：生地黄12g，白芍12g，沙参12g，冬青子12g，墨旱莲15g，知母10g，生牡蛎30g，生龙骨30g，木贼10g，蝉蜕6g，赤芍10g，栀子10g，黄芩10g，甘草6g。适用于络损暴盲属肝经郁热证。

3. 槐花侧柏汤：槐花10g，侧柏叶15g，赤芍10g，川芎10g，丹参15g，桃仁10g，红花10g。适用于络损暴盲属兼血瘀证。

4. 生蒲黄汤：生蒲黄25g，墨旱莲25g，丹参10g，郁金12g，荆芥炭10g，生地黄15g，川芎10g。适用于络损暴盲属血热伤络证。

5. 桃仁10g，红花10g，川芎10g，当归10g，赤芍10g，墨旱莲12g，荆芥炭6g。本方适用于络损暴盲属兼血瘀证。

6. 当归10g，生地黄15g，桃仁10g，红花6g，枳壳10g，牛膝15g，桔梗10g，柴胡10g，墨旱莲12g，荆芥炭6g。适用于络损暴盲属兼血瘀证。

7. 楮实子25g，菟丝子12g，茺蔚子10g，枸杞子12g，三七末3g，木瓜12g，郁金10g，墨旱莲12g，荆芥炭6g。适用于络损暴盲属阴虚火旺证。

8. 生石膏50g，知母10g，天花粉20g，栀子炭6g，生地黄15g，赭石15g，牛膝15g，蒺藜15g，阿胶12g，竹叶12g，枳壳10g，甘草6g。适用于络损暴盲属阴虚火旺证。

9. 三七、丹参、山楂，三味药等份研磨成粉末，混合后备用，每次3g，用温开水冲服，每日1次。适用于络损暴盲属兼血瘀证。

（四）外治法

1. 眼部直流电中药药物离子导入

药物：丹参液、三七液或红花液，选择其中的1种药物。

方法：用眼－枕法导入。每次20分钟，每日1次，14日为1个疗程，可连续2～3个疗程，疗程之间相隔3日。

适应证：用于络损暴盲兼有血瘀证。若属气阴两虚证，可选用黄芪液作为导入液。方法同前。

注意事项：要明确分辨导入药液的极性以及导入电流的强度，避免灼伤眼部。

2. 中药药物浴足

（1）毛冬青30g，牛膝10g，生地黄30g，白茅根30g，墨旱莲15g，仙鹤草30g，白蔹10g，白及10g，苍术30g。适用于络损暴盲属血热伤络证。

（2）毛冬青30g，牛膝10g，柴胡10g，三七30g，葛根30g，丹参15g，枳壳20g。

适用于络损暴盲属肝经郁热证。

（3）黄柏15g，知母15g，生地黄30g，山药30g，山茱萸15g，土茯苓30g，牡丹皮10g，墨旱莲10g。适用于络损暴盲属阴虚火旺证。

方法：根据络损暴盲辨证的证型选择1组药物，加入清水2500mL，煎煮40分钟，去药渣，用足部能耐受的温度之药液浸泡双脚（药液以浸过踝关节上方5cm为宜），每次30分钟，每日1次。

注意事项：要注意浴足药液的温度，避免烫伤足部。足部有损伤者禁用。

3. 中药药液眼浴 毛冬青30g，或三七30g，或白及30g。选取其中1味药，加入清水750mL，煎煮45分钟，滤干净药渣，用眼部能耐受的温度之药液放入眼浴杯内进行眼浴，每次15分钟，每日2次。适用于络损暴盲兼有血瘀证。要注意眼浴药液的温度，避免烫伤眼部组织。眼部有新鲜出血或视网膜脱离者禁用。

（五）针灸治疗

针刺取穴：太阳、攒竹、风池、承泣、球后。针球后、承泣，以左手拇指轻轻向上固定眼球，针尖沿眶下缘向鼻尖方向斜刺1寸；太阳直刺0.5寸，攒竹平刺1寸。

（六）药膳疗法

1. 猪瘦肉酿苦瓜

材料：猪瘦肉200g，苦瓜250g，低钠盐2g。

制法：将肉和苦瓜洗干净，将苦瓜切开去瓤，将猪瘦肉剁成肉末，入盐，将肉末填入苦瓜内，放入容器内蒸熟。

用法：佐餐，每日1次。

适应证：用于络损暴盲属血热伤络证。

2. 山药兔肉汤

材料：兔肉200g，鲜山药250g，低钠盐2g。

制法：将兔肉洗净，鲜山药洗净切片，将两物放入锅内，加水500～700mL，先用武火煮沸，再用文火煮熟，加入盐即可。

用法：喝汤吃肉。每日1次。

适应证：用于络损暴盲属肝经郁热证。

3. 高粱枸杞粥

材料：高粱米100g，枸杞子30g，桑螵蛸20g，低钠盐2g。

制法：将桑螵蛸洗净。加清水800mL，煮沸后倒出汁液，加清水400mL，反复3次，将汁液合起来，过滤成药液约500mL，将枸杞子、高粱米分别洗净共放于锅内，加入药液及清水300mL，先用武火煮沸，再用文火煮成粥，加入盐即可吃用。

用法：每日1次，连续用1个月。

适应证：用于络损暴盲属肝经郁热证。

4. 知母人参茶

材料：知母30g，人参15g。

制法：将两药洗净共放于锅内，加清水1000mL，用文火煮30分钟，去渣取汁。可将药物反复煎煮3次。

用法：代茶饮。连续用1个月。

适应证：用于络损暴盲属阴虚火旺证。

5. 枸杞山药羊肾汤

材料：枸杞子10g，山药12g，白菊花10g，熟地黄15g，羊肾200g，低钠盐2g。

制法：分别将枸杞子、山药、白菊花和熟地黄用水洗净。将羊肾用清水浸泡1小时以去除异味，再洗净切片。将上述所有材料一起放入瓦煲内，放入清水2500mL，用武火煮沸后，改用文火煮2小时，加入盐即可食用。

用法：每日1次。连续用1个月。

适应证：用于络损暴盲属阴虚火旺证。

6. 山药黄芪泥鳅汤

材料：山药50g，黄芪25g，泥鳅250g，葱花、姜末各5g，低钠盐2g。

制法：分别将山药、黄芪用水洗净，放入纱布袋内，扎口。再将泥鳅宰洗干净，去鳃及肠杂，用沸水洗1次，取出备用。将铁锅烧热，加入花生油5mL，再将泥鳅放入铁锅，入黄酒2mL，再入清水500mL，放入药袋，用武火煮沸后改用文火煮30分钟，取出药袋。加入葱花、姜末和盐即可。

用法：隔日1次。连续用1个月。

适应证：用于络损暴盲属阴虚火旺证。

7. 莲藕汁

材料：新鲜莲藕1000g。

制法：将莲藕洗干净，横切成片状，放入榨汁机内榨成藕汁，去渣即成。

用法：每日将藕汁作茶饮。

适应证：用于络损暴盲属血热伤络证。

（七）西医治疗

1. 药物 络损暴盲的治疗，主要是除去病因，及时给予适量的皮质类固醇，维生素类及促进血液吸收药物，常可收到较好效果。

（1）病因治疗：应进行全面细致的检查，尽可能找出病因，针对病因积极治疗，如应用驱梅、抗结核等治疗。

（2）皮质类固醇的应用：皮质类固醇能减轻组织的炎症反应及减少组织水肿，减轻视功能的损害和缩短病程。在全身和局部无禁忌证的情况下，应早期足量应用，病情好转后逐渐减量，至病情稳定，再以维持量巩固疗效。常用的药物和方法如下。

1）地塞米松注射液，每次 10~20mg，加入 5% 葡萄糖注射液 250mL，静脉滴注，每日 1 次。一般总量为 300~400mg，应用 3~4 日后开始以 5mg 递减用量，15 天后改为口服至维持量。

地塞米松注射液，每次 2mg，球后注射，每日或隔日 1 次，连续 5 次。

地塞米松片，每次 5mg，每日 3 次，口服；或每日清晨 15~20mg，1 次顿服。

2）氢化可的松注射液，每次 150~200mg，加入 5% 葡萄糖注射液 250mL，静脉滴注，每日 1 次。应用 3~5 日后开始以 25~50mg 递减用量，15 天后改为口服至维持量。

3）泼尼松片，每次 10~15mg，每日 3 次，或每日清晨 30~60mg。1 次顿服。

（3）出血的治疗：出血静止后可用酶制剂和碘制剂等以促进吸收。

1）透明质酸酶注射液，每次 1500U，肌内注射，每日 1 次。

2）尿激酶注射液，每次 600U/kg，加入 0.9% 氯化钠注射液 250mL，静脉滴注，每日 1 次。

3）复方菠萝蛋白酶肠溶片，每次 4 片，每日 3 次。

（4）辅助治疗

1）维生素 C 片，每次 200mg，每日 1 次，口服。

2）芦丁片，每次 40mg，每日 3 次，口服。

2. 手术

（1）视网膜激光光凝术：适用于有视网膜毛细血管无灌注区，黄斑囊样水肿、微血管瘤或新生血管形成者。根据荧光素眼底血管造影显示，决定光凝治疗的方式方法。对病变区进行激光光凝治疗，以消除毛细血管无灌注区，促进新生血管消退、减少出血；以减轻或消除黄斑囊样水肿。要注意控制好激光光斑的大小和激光的能量。

（2）玻璃体腔内注射药物：若有新生血管（包括新生血管性青光眼）或黄斑区水肿者，可于玻璃体腔内注射雷珠单抗注射液等相关药物。要注意规范无菌操作、进针的部位、方向与深度、注入药物的量等，避免发生眼内感染、眼压增高、眼内出血或损伤眼内组织等并发症。

（3）玻璃体切割术：对严重玻璃体积血经积极治疗超过 1 个月仍无明显吸收，或经眼部 B 型超声检查显示玻璃体或视网膜有机化条索形成，或有视网膜脱离者，应行玻璃体切割术。如术中在玻璃体腔内注入硅油、惰性气体等，术后应注意对患者进行体位变化的指导。

（4）小梁切除联合人工引流装置植入术：适用于新生血管性青光眼使用药物治疗无效者。要注意严格掌握适应证。

（5）睫状体冷凝术、睫状体热凝术、睫状体光凝术：适用于新生血管性青光眼无光感兼疼痛症状无缓解者。要注意严格掌握适应证、凝固的范围以及时间的控制。

（6）眼球摘除术：适用于新生血管性青光眼无光感兼疼痛症状无缓解者。要注意严格掌握适应证。

3. 物理治疗 高压氧治疗可增加机体血氧的含量，提高氧张力和血浆氧含量，以改善视网膜的缺氧状态。每日1次，每次30分钟，10日为1个疗程。

【预后转归】

络损暴盲的特点是病程长，容易出现反复出血。部分患者虽经多次发作，仍能保持较好的视力，但有的患者则由于反复眼内出血终致失明。视力的预后根据病情的轻重、病变的部位与反复发作的频率而不同，有的患者仅有视网膜静脉周围炎的一般改变，待出血吸收后视力多恢复正常，有的患者则出现玻璃体反复积血，导致新生血管或牵拉性视网膜脱离，或并发白内障，或并发黄斑区弥漫性或囊样水肿、或并发新生血管性青光眼等，最终均可引起失明。

【预防调护】

络损暴盲的致病因素复杂，要特别注意致病因素对身体的影响，充分重视生活、饮食与精神调理，增强身体抗病能力，避免发病。病愈后又要注意防止复发，建议要用中药进行调理，定期眼部检查，注意饮食忌宜，切忌连续久视，适当运动是关键。

（一）生活调理

1. 新鲜出血者，嘱患者避免剧烈运动，尽量静卧，或取半坐卧位；或包扎双眼，限制眼球活动。

2. 顺应四季，适其寒暑，锻炼身体，增强体质，避免外邪侵袭。

3. 合理安排生活起居、工作学习、文体活动，动静结合，避免过度疲劳而诱发本病。

4. 积极防治传染病，对眼部、鼻窦及口腔等部位的炎症应积极治疗，消除隐患。

5. 养成良好的生活习惯，切忌吸烟和酗酒，节制房事。

6. 络损暴盲发病后，应及时采取综合方法治疗，避免或减少并发症和后遗症的发生发展，防止病情反复发作。

（二）饮食调理

提倡饮食多样化，以富含营养，又易消化之品为宜。忌食辛辣炙煿，以及虾类、牛肉、羊肉、狗肉、鲮鱼、鲤鱼、螃蟹、菠萝、荔枝、芒果、榴莲等，以免助热生火，或酿成脾胃湿热，加重病情或诱发本病反复。宜多食蔬菜、水果等。病致康复期间，一般不宜进食寒凉凝滞之物，以免损伤脾胃，致运化失司，妨碍康复。常用于药膳疗法的药材与食物有党参、黄芪、桑椹、山药、高粱米、黄柏、知母、熟地黄、天冬、麦冬、枸杞子、黑木耳、百合、淡竹叶、菊花、芦根、丹参、谷精草、石菖蒲、决明子、山楂、墨鱼、鳝鱼、大枣、圆肉、苦瓜、绿豆、芝麻、胡萝卜、红萝卜、鳖肉、兔肉、黑芝麻、菠菜、黄瓜、丝瓜、冬瓜、玉米、西瓜、橘子、苹果、梨等。

（三）精神调理

络损暴盲患者应消除精神紧张或抑郁，调节喜怒与忧愁，减少思虑，避免惊恐，保持乐观，使精神内守，七情适度，百脉和畅，脏腑阴阳气血平衡，增强战胜疾病的信心。否则伤神伤血，阴阳失调，经脉阻滞，不利于视功能的康复，还容易加重病情或导致反复发作。当病情稳定，或在康复期间，宜积极参加文体活动，使体内脉络通利，气血流畅，脾胃健旺，筋骨强健，正气日盛，邪气渐消，以助疾病恢复和预防复发。

【名医经验】

（一）庞赞襄论治络损暴盲

1. 学术思想　庞氏认为视网膜静脉周围炎的病因多有肾阴不足，肝经郁热，血热妄行，上犯于目而成。其治法当根据患者全身情况和眼底出血情况而分别施治。

（1）患者全身情况良好，胃纳尚佳，二便正常，舌润无苔或苔薄白，脉弦数或沉弦细数。出血仅限于视网膜，而玻璃体内无明显积血者。宜滋阴益肾，壮水制火，凉血解郁为主。药用滋阴解郁汤：生地黄25g，山药15g，女贞子15g，知母15g，沙参15g，白芍15g，木贼15g，黄芩15g，赤芍5g，墨旱莲15g，甘草5g。口渴烦躁者，加生石膏50g，瓜蒌25g；便溏吞酸，加吴茱萸15g，苍术15g，白术15g；反复出血，加三七5g，阿胶15g，出血日久不吸收，加苍术15g，白术15g，羌活15g，银柴胡15g。

（2）玻璃体大量积血，视力丧失较重，或仅存光感。宜清肝解郁，益阴渗湿为主。要用清肝解郁益阴渗湿汤：菊花10g，木贼10g，蝉蜕10g，赤芍10g，羌活10g，生地黄10g，菟丝子10g，苍术10g，白术10g，防风10g，银柴胡10g，甘草3g，夏枯草50g。

（3）胃火热甚，头痛头晕，口渴欲饮，舌苔黄腻或舌绛无苔，脉弦数有力。宜清胃泻火，镇肝凉血为主。药用清胃镇肝凉血汤：生石膏50g，知母20g，天花粉20g，栀子15g，生地黄25g，赭石15g，牛膝15g，刺蒺藜15g，阿胶15g，竹叶15g，枳壳7.5g，甘草g。大便燥结，加芒硝15g；病势减轻，脉象变软后，酌减生石膏，加白芍、沙参、磁石、焦六曲各15g；口渴消失，脉象趋向和缓而稍数时，可改用滋阴解郁汤，调理善后。

（4）气血两虚，面色萎黄，体质衰弱，心悸怔忡，头晕失眠，舌润无苔，脉虚数，宜补气养血，宁心安神为主。药用归脾汤加减：党参15g，黄芪15g，当归15g，白芍15g，茯神15g，远志15g，炒酸枣仁15g，生地黄25g，栀子15g，阿胶15g，木香2.5g，五味子5g，甘草5g。口干舌燥，加麦冬15g、沙参15g；胃纳欠佳，加青皮、焦神曲、麦芽、山楂各15g；病势减轻，体质渐复，可改用滋阴解郁汤，调理善后。

2. 典型病例　王某，女，28岁，1958年11月29日初诊。

双眼底反复出血，6年来达60余次，经治疗屡愈屡发，近几个月来，每20余天左右复发1次。现在眼前有黑影浮动，头晕、心悸、失眠，胃纳尚好，二便正常。检查：视力右眼0.5，左眼手动/眼前。外眼正常。右眼视网膜血管变细，有增殖性改变及萎缩灶，玻璃体内有浮动物。左眼玻璃体内有新鲜出血，眼底模糊不清，鼻侧可见视网膜静脉怒张，有白鞘及多量出血斑。面色苍白，舌苔白腻，脉细数。诊断为右眼视瞻昏渺，左眼青盲症。

辨证：脾虚气弱。

治法：健脾益气。

方药：归脾汤加减。党参10g，黄芪10g，白术10g，茯苓10g，炒酸枣仁10g，麦冬10g，当归10g，远志10g，龙眼肉10g，甘草3g。

二诊：服12剂，左眼视力仅辨手动，伴头晕，脑痛，咽干，失眠，舌燥，舌润无苔，脉沉细数。继以前方加生地黄、阿胶、栀子。

三诊：服35剂，头晕，脑痛减轻，睡眠好，体质较前壮健。视力右眼0.9，左眼0.7。右眼视神经乳头正常，视网膜静脉管径部分不均匀，伴有白鞘，可见黄斑区中心光反射；左眼仅部分血管粗细不均。停药。愈后观察20个月情况良好。

（二）殷伯伦论治络损暴盲

1. 学术思想　殷师将视网膜静脉周围炎归入眼底出血中辨证施治，需要辨病与辨证相结合，认为本病多属肾阴不足，水不制火，虚火上炎，灼烁血络所致，治宜滋阴降火，止血散瘀。用滋阴止血汤［墨旱莲15g，制女贞子15g，生地黄15g，怀山药10g，山茱萸10g，牡丹皮10g，茯苓10g，泽泻10g，侧柏叶10g，白茅根15g，田七末（冲服）3g］加减治之。方中墨旱莲、制女贞子滋阴止血，标本兼治；生地黄、山茱萸、淮山药、牡丹皮、茯苓、泽泻为六味地黄丸，滋补肾阴固其本，水足火自降；侧柏叶、白茅根凉血止血治其标，迅速遏制出血之势；佐用田三七止血而不留瘀。诸药合用，共奏滋阴降火，凉血止血之功。

2. 典型病例　卢某，男，35岁。初诊日期：1998年10月16日。主诉双眼视力减退，眼前有暗影飘动反复发作10个多月，加剧15日。伴有口干咽燥，夜寐不安，舌质红苔少，脉细数。眼科检查：视力右眼0.15，左眼指数/10cm。右眼玻璃体呈棕黄色混浊，视盘正常。视网膜静脉轻度充盈，视网膜可见多处火焰状出血或渗出灶，周边部血管有白鞘。左眼玻璃体严重混浊，眼底体征不能看见。诊断：双眼云雾移睛（视网膜静脉周围炎）。辨证：阴虚火旺，灼伤目络。治法：滋阴降火，凉血止血。方用滋阴止血汤：墨旱莲 15g，制女贞子 15g，生地黄 15g，淮山药 10g，山茱萸 10g，牡丹皮 10g，茯苓 10g，泽泻 10g，侧柏叶 10g，白茅根 15g，田三七（冲服）3g，连服 2 周。双眼玻璃体混浊减轻，眼底视网膜出血明显吸收。视力右眼：0.5，左眼：0.2。续上方去侧柏叶、白茅根，加丹参 15g，茺蔚子 10g，调服 3 个月，患者双眼玻璃体混浊和视网膜出血吸收，视力右眼 1.0，左眼：0.8。随诊半年，病情稳定。

（三）陈达夫论治视网膜静脉周围炎

1. 学术思想 陈师认为本病辨证属于手少阴心经的阴虚内热，脉络被灼，以致血溢脉外，影响视力，乃至失明。治疗分以下 3 个阶段。

凉血止血，佐以活血化瘀：本病初期，眼内出血鲜红，或兼有口干、舌红、苔黄、脉数者，用生蒲黄汤。处方：生蒲黄 25g，墨旱莲 25g，丹参 15g，荆芥炭 12g，郁金 15g，生地黄 12g，川芎 6g。有人主张这一阶段用药不宜取活血之品，虑有再次出血之虞。陈达夫认为，瘀血不去，则新血不生，单用凉血止血之品，极易导致瘀血凝滞，或者机化，带来不良后果。反之，若一味活血化瘀，而不止血凉血，亦不合适。因为本病初起正当血热之时，单用活血化瘀，可导致出血更甚，故其治当以凉血止血为主，活血化瘀为辅。

活血化瘀，佐以清热：止血一旦出血停止，就应立即采取活血化瘀之法，以免死血停积眼内，阻碍血脉通调，目失精血濡养，视力不能很快恢复。尚需佐以清热止血之品，以防血溢。方用桃红四物汤加味：桃仁 10g，红花 10g，川芎 12g，当归 12g，生地 12g，赤芍 12g，墨旱莲 30g，荆芥炭 15g。

破瘀生新，软坚散结，或扶正祛邪，攻补兼施：病程后期，瘀血凝结成块，或已机化形成条索状，则在活血化瘀的同时，兼顾软坚散结。积血过于浓厚者，可选加破瘀血药。兼见体衰现象或病程迁延较久者，则应采用扶正祛邪或攻补兼施法进行治疗。破瘀生新，软坚散结，可选用桃红四物汤或血府逐瘀汤，选加活血祛瘀药，如三七、花蕊石、五灵脂、刘寄奴、三棱、莪术等；软坚散结药，如浙贝母、鳖甲、炒谷芽、炒麦芽、山楂、鸡内金、昆布、海藻等。扶正祛邪，用驻景丸加减方：楮实子 25g，菟丝子 25g，茺蔚子 18g，枸杞子 15g，三七粉（冲服）3g，木瓜 15g，丹参 25g，郁金 15g，墨旱莲 30g，荆芥炭 15g。如果视网膜瘢痕收缩和牵拉导致局限性视网膜脱离，眼压偏低，加生脉散以益气固脱。

2. 典型病例 患者，男，27 岁。患者双目失明 2 年余。2 年前，左眼视物模糊，10 天后，左眼失明。经当地医院检查，诊断为视网膜静脉周围炎，采用中西药治疗，疗效不明显。半年后右眼又有类似发病，很快即失明。来诊时检查：双眼视力仅可见眼前手动，双外眼正常，玻璃体混浊浓厚，瞳孔区无红光反射，眼底不能窥视，裂隙灯下见双玻璃体内大量黄灰色机化条带。手扪眼压正常。舌脉无特殊变化，惟感胸闷、气短。诊为少阴里证，虚中夹实。法拟平补肝肾，软坚散结，活血化瘀，攻补兼施。处方：①驻景丸加减方。楮实子 25g，菟丝子 25g，茺蔚子 18g，枸杞子 15g，木瓜 15g，三七粉（冲服）3g，丹参 25g，郁金 15g，炒谷芽 30g，甲珠 3g。②桃红四物汤加味。桃仁 10g，红花 10g，生地黄 15g，川芎 10g，赤芍 15g，当归 10g，丹参 25g，木瓜 15g，墨旱莲 30g，枸杞子 15g，郁金 15g，炒谷芽 30g。两方交替服用，每服 6 剂交替 1 次。服至 18 剂时，左眼外下方可以数手指；服至 80 剂时，右眼视力 0.02；服至 120 剂时，右眼视力 0.05，左眼则始终无变化。眼底镜检查：右眼可以窥见鼻上方网膜及血管，乳头前有大片灰白色机化膜，玻璃体混浊仍重。此例收效虽微，但使患者能摆脱整天需人护理的境态，亦属可喜。

（四）李传课论治视网膜静脉周围炎

1. 学术思想　李师认为视网膜静脉周围炎出血的急性期属于血分有热而眼底出血者。血循脉道，周流不息，得寒则凝，得热则行，行者妄行也，溢于脉外，见于眼底，则为眼底出血。其血可来自于视网膜，亦可见于脉络膜，多数出现玻璃体积血。全身可见口干溲黄，舌红，脉数等，治疗以凉血止血为主，兼以化瘀。自拟凉血止血方（生地黄、牡丹皮、赤芍、白茅根、生炒蒲黄、银柴胡、玄参、白薇、藕节、茜草根）加减。

2. 典型病例　谢某，男，28 岁，中学教师。2002 年 4 月 6 日初诊。2 年前患肺结核，抗结核治疗 1 年零 6 个月，结核病灶已钙化。3 个月前右眼前黑影飘移，在当地诊断为玻璃体积血。经治疗 1 个月，眼前黑影减少，视力由 0.2 上升至 0.6。本次又复发，眼前黑影增多，视力下降，特求治于中医。查视力右 0.12，左 1.2，扩瞳检查：右眼玻璃体内有条状、片状混浊物飘移，眼底模糊难见。左眼底未见出血。根据年龄、病史及临床表现，可能为视网膜静脉周围炎。舌质红、苔薄白，脉缓。此为血热妄行，应以凉血止血为主，兼以化瘀。用凉血止血方加减：生地黄 15g，牡丹皮 10g，赤芍 10g，白薇 10g，银柴胡 10g，黄芩炭 10g，玄参 10g，藕节 15g，生炒蒲黄 10g，甘草 3g。二诊，服上方 15 剂后眼前黑影明显减少，视力增至 0.6，眼底检查：玻璃体混浊明显减轻，视网膜鼻下支静脉管壁有白鞘，末端迂曲有小片状出血。诊断得到证实，于上方加丹参 15g。三诊，服上方 20 剂后，视力提高至 1.0，玻璃体混浊基本吸收，静脉旁片状出血消失。改服滋阴明目丸 1 个月，每次 10g，每日 3 次；并服异烟肼配合维生素 B_6 半年。观察至今 1 年零 4 个月，未见复发。

【文献选录】

《证治准绳·杂病·七窍门》曰："平日素无他病，外不伤轮廓，内不损瞳神，倏然盲而不见也……屡有因头风痰火，元虚水少之人，眩运发而醒则不见，能保养者，亦有不治自愈，病后不能保养，乃成痼疾，其证取速而异。"

《证治准绳·杂病·七窍门》曰："谓目内外别无证候，但自视昏渺，蒙昧不清也，有神劳，有血少，有元气弱，有元精亏而昏渺者，致害不一。"

《银海指南》曰："百病皆生于气，益气为用，无所不至，一有不调，无所不病。气有不调之处，即病根之处也。"

《目科正宗》曰："伤阳者多六欲，伤阴者多七情，伤神者兼情欲而有之。有少年知识未开，忽得此病。"

《审视瑶函·暴盲症》曰："此症谓目平素别无他症，外不伤轮廓，内不损瞳神，倏然盲而不见也……病于阳伤者，缘忿怒暴博，恣酒恣辛，好燥腻，及久患热病痰火人得之，则烦躁秘渴。"

《世医得效方·眼科》曰："血灌瞳人，瞳人为血灌注，其痛如锥刺，皆无翳膜，睹物不明者，由肝气闭，血无所归而得，宜引血归。"

【现代研究】

陆绵绵在《全国中医眼科名家学术经验集》中将视网膜静脉周围炎的中西医结合治疗归在眼科血证的范畴。血症是引起视功能严重受损的一种眼科重要疾病，对一些以出血症状为主的循环障碍性疾病，中医辨证为"瘀证"的中西医结合的辨病辨证治疗已沿用了几十年。随着科学的进步，中西医结合治疗本病已提高了一个层次。采用早期以中医为主促进出血吸收，对可以配合光凝的给予光凝治疗，以预防并发症的发生和防止复发。与过去单纯以中医为主贯穿始终的治疗方法比较，能明显地提高疗效。在积血吸收，眼底能看清时，应及时进行荧光素眼底血管造影检查，根据检查结果决定是否进行视网膜激光光凝等治疗。特别是本病，不可简单地认为积血吸收，视力恢复，病就痊愈。陆氏认为玻璃体积血是本病治疗过程中的难点之一，由于玻璃体本身没有血管，新陈代谢缓慢，造成积血后吸收困难，其辨证以虚实为纲，血热妄行多属实证；气不摄血、阴虚火旺属虚证；玻璃体积血本身就是一种瘀滞，早期止血不可太过，即所谓止血不留瘀；用药不可过寒，因寒则凝滞，积血难以吸收。并且临证当重视血与气的关系，治血须治气，气为血帅，血随气行，气和则血循经，气逆则血乱溢。根据唐容川《血证论·吐血》的理论，"血之不安者，皆由气之不安故也""治一切血证皆宜治气"。治疗玻璃体积血时，气不摄血当益气摄血，气滞血瘀当行气活血，但活血不可太过、太猛，特别是新生血管引起的玻璃体积血，以免新生血管破裂引起反复出血。玻璃体积血也是玻璃体混浊的一种，血不利则化为水，故治疗时常适当加泽泻、车前子、茯苓、猪苓、薏苡仁等利水渗湿之品。如积血吸收困难，或出现增殖性病变，或出现牵引性视网膜脱离时，应及时进行玻璃体切割术。术后再用中医中药治疗巩固疗效和防止复发。在中医中药辨证治疗方面主要分为三型：①血热妄行证，患者视力突然下降、玻璃体积血，病程短，或兼面红，口干咽苦，身热烦躁，便秘溲赤，舌红苔黄，脉数。治宜清热凉血治血。用犀角地黄汤加减。②气不摄血证，玻璃体积血反复发作，或兼神疲乏力，纳少，面色少华，大便易溏，舌淡苔白，治宜补气摄血。用归脾汤或补中益气汤加减。③阴虚火旺证，玻璃体积血反复发作，兼见五心烦热，口干，舌红少苔。治宜滋阴降火。用知柏地黄汤加减。

苏藩将视网膜静脉周围炎的中医治疗归在眼底血证的范畴。认为"目得血而能视"。血者气之所化也，为人生所赖，不可无也。血能泽脏腑、润经络、养筋骨、濡九窍，充满一身，目受其养，故宜疏通，而不宜瘀滞者也。眼络细微，易于阻塞，故治眼科血证者，以通为要。血行脉中，气行脉外，一方面"气行则血行，气滞则血瘀"；另一方面，血瘀亦可致气机升降失常，波及五脏六腑、表里内外、四肢九窍，发生种种病理变化，气滞导致血瘀，血瘀加重气滞，二者互为因果，血瘀可以凝结，凝结于脉中形成血栓而阻塞脉道发生出血。凡出血证的规律是"出血必有瘀，有瘀必出血，瘀滞损三光，瘀化则目明"。因此，在治疗中以活血化瘀、通窍明目贯穿全病程。另外，人的体质类型、职业、饮食、生活习惯、精神情绪因素的作用，年龄、性别的影响，也有可能导致脏腑功能的不平衡，殃及气血、脉道，而成为本证潜在的根本内在因素。情绪剧烈变化，过度疲劳，偶感外邪，常是诱发本病的原因。因此，眼底血证需防治结合，而且防重于治。可分5型进行论治：①肝胆实热、目络瘀滞型，以清泻肝胆，活血化瘀为治法。用龙胆泻肝汤加减。②肝肾阴虚、目络瘀滞型，治以滋阴降火，活血化瘀。应用知柏益坎煎加减。③肝脾不调，瘀湿不化型，治以疏肝健脾，活血化瘀。用疏肝解郁汤加减。④心脾两虚，瘀湿不化型，治以健脾养心，活血化瘀。用归脾化瘀汤加减。⑤脾肾两虚，瘀湿不化型，治以温肾化气，健脾祛湿，活血化瘀，用戊癸固元汤加减。

李振萍在《眼科专病中医临床诊治》中对视网膜静脉周围炎患者容易反复的难点，提出了自己的防治观点。认为本病往往在视网膜未完全吸收旧血之前又出现新的出血。瘀血留滞视网膜，损伤的血管修复缓慢，新血不生，旧瘀又化热，灼伤血络，再次溢血络外。而反复的出血，是导致失明的重要原因。因此，在治疗上，一旦出血停止，又当活血化瘀为要，佐清热止血，以免离经之血凝滞停滞眼内，阻碍眼内血脉畅通及闭塞目中窍道，并减少新生血管形成，从而预防本病的复发。临证时可根据局部辨病与全身辨证，取血府逐瘀汤加减治疗。并配合针刺足三里、三阴交等固本培土，使血有所归，巩固疗效，避免复发。还认为本病的发生发展，瘀与热两者互为因果，以至于长期反复出血。病之出血期为热重于瘀，但切不可单纯凉血止血，以免再瘀；陈旧期为瘀重于热，也不可单纯活血化瘀，以免促使新生血管形成，引起再度出血。而恢复期与新生血管则多为瘀热伤阴所致，治宜滋阴清热，凉血散瘀。药用牡丹皮、生地黄、沙参、阿胶、鳖甲等。李振萍还根据本病容易出血的特点，主张慎用行血活血，破血消瘀，温阳通脉之类，注意切勿使用桃仁、红花、川芎、三棱、莪术之类，以防再次出血。在病发后期有机化物形成时选加龙骨、牡蛎、鳖甲、昆布、海藻、浙贝母、夏枯草等软坚散结；气郁者行气活血加柴胡、郁金；气虚者益气行血，加党参、黄芪、白术、甘草；血虚者宜养血和血，加当归、阿胶，皆有化瘀之功。还认为本病患者多为青年，情绪容易激动。而本病视力的恢复，病情的稳定与精神、情绪有关，应调节情绪，勿过喜过忧，生活上宜节制房事，饮食清淡，忌服烟酒五辛等燥火之品，以免再度出血。出血多时，宜安静卧床休息，配合治疗；出血停止后，尚应坚持做长期、有计划的巩固治疗，才能有效地预防复发。

曾明葵等观察四妙勇安汤加味对视网膜静脉周围炎（Eales病）患者的治疗作用。采用滋阴利水、凉血散血之加味四妙勇安汤（当归15g，生地黄20g，玄参30g，金银花30g，炙甘草12g，知母10g，白及15g，白蔹12g，栀子10g，泽泻15g，猪苓10g，三七粉5g，每日1剂，水煎，日服2次。有结核者抗结核给予异烟肼0.3g，每日晨起顿服，连用2个月。服维生素C 0.2g，钙片2片，路丁20mg等，均为每日3次。新鲜出血而量较多者予酚磺乙胺0.5g，肌内注射，每日2次，连用7天。待出血止后用安妥碘0.4g，肌内注射，每日1次，连用20天。病情稳定后予血管扩张药，复方丹参片3片，烟酸0.2g，均为每日3次。治疗Eales病患者18例（32只眼），并与对照组进行对比，观察ET-1、NO、血小板活化与血管内皮细胞受检指标的变化。结果：观察组总有效率为90.63%，复发率为6.25%，对照组有总效率为76%，复发率为16%；ET-1、NO、血小板活化与血管内皮细胞受检指标的改善均优于对照组。认为四妙勇安汤加味能够有效治疗Eales病患者。

金鑫等探讨了中医辨证施治结合西药配合激光治疗轻、中、重型视网膜静脉周围炎的疗效。对照组：激光光凝，采用532nm激光机。充分散大瞳孔，表面麻醉，行区域性光凝，能量为100~400mW，光斑直径为200~300μm，曝光时间0.1~0.2s，光凝治疗时应避免出血区域，待出血吸收后补充光凝，治疗3次，每次治疗间隔7天。西药治疗：口服异烟肼，每次10mg，每日3次；维生素C，每次10mg，每日3次；每天清晨口服泼尼松，每次20mg，连续治疗10天，10天后减量，每次10mg，减量后连续治疗5天。治疗组：在对照组治疗基础上给予中医辨证施治。轻型Eales患者自觉症状不明显，偶尔可见黑影飘动，患者出血越严重，视力下降越快，治疗以止血凉血主，祛瘀为辅。方用泽泻、车前子各30g，密蒙花、白茅根、柴胡、黄芩、龙胆各20g，黄柏、秦艽、补骨脂、狗脊各15g，大黄、茜根草各10g，甘草5g。水煎，1日1剂，早晚各服1次，治疗1个月。中型Eales病情加重，玻璃体出血量大，使屈光间质混浊，妨碍光线达到视网膜，只能见红光反射或无红光反射，患者视力明显下降，治疗关键在于活血化瘀，软坚散结。方药用夏枯草、茜草根、白茅根、藕节各30g，丝瓜络、黄柏、狗脊、菊花各25g，菟丝子、肉苁蓉、枸杞子、柴胡各20g，大蓟、小蓟、黄芩各15g，侧柏叶、车前子各10g，甘草5g，水煎，每日1剂，早、晚各服1次，治疗2个月。重型Eales患者玻璃体大量且反复出血，引起玻璃体内出现机化物，可导致视网膜脱离，而且机化物中的新生血管也轻易反复出血，形成恶性循环，患者仅有光感或眼前手动。治疗的关键在于滋阴凉血，散瘀为辅。方药用白茅根、川芎、当归、黄芩、柴胡、夏枯草各25g，藕节、补骨脂、车前子、赤芍、木通、枸杞子、密蒙花各 20g，菟丝子、肉苁蓉各 15g，桃仁、茜草根各 10g，甘草 5g，水煎，每日 1 剂，早、晚各服 1 次，治疗 3 个月。并认为视网膜静脉周围炎属于"圆翳内障"、"暴盲"范畴，病因为气不摄血、血热妄行、瘀血内停，出血不能及时吸收，进一步加重，导致积血瘀积于眼底，瘀久化热，故瘀与热二者互为因果，导致长期反复出血。无论是轻、中、重型视网膜静脉周围炎患者，治疗的关键均离不开凉血止血、散瘀清热。方中柴胡解热、退热作用平稳可靠，黄芩、车前子、龙胆清热燥湿，黄柏燥湿、解毒，夏枯草散结，秦艽清湿热；茜草根活血通络，白茅根、侧柏叶、丝瓜络清解毒、凉血止血，大蓟、小蓟活血解毒，藕节收敛止血，赤芍凉血行瘀；枸杞子明目，补骨脂、菟丝子、肉苁蓉滋补肝肾，菊花清热解火，防止眼疲劳；川芎、桃仁、当归、大黄、泽泻、木通活血化瘀，有效改善了眼底视网膜的微循环，促进血液吸收，甘草调和诸药，双向调整机体免疫状态，促进炎症物质及出血灶吸收，有助于局部组织的修复。本研究中，对照组总有效率 75.0%，治疗组总有效率 91.7%，治疗组优于对照组，$P < 0.05$，差异有统计学意义。说明在西药基础上给予中医辨证施治，可以有效提高治疗效果，优于单纯西医治疗。

四、目系暴盲

目系暴盲是指目系因六淫外感、情志内伤或外伤等致患眼倏然盲而不见的眼病。病名首见于曾庆华主编全国高等中医药教育"十五"规划教材《中医眼科学》。

西医学的急性视神经炎（见彩图 18-5-8）、缺血性视神经病变、视盘血管炎（见彩图 18-5-9）、视神经脊髓炎谱系疾病（见彩图 18-5-10）等引起视力突然下降的视神经病变过程中可出现与目系暴盲病证相类似的证候。急性视神经炎因发病部位不同又分急性视神经视盘炎及球后视神经炎，是由感染性疾病、眶周或眼内炎症或脱髓鞘疾病等多种因素引起的视神经炎症。缺血性视神经病变为供应视盘的睫状后血管分支缺血引起的局部梗死所致，可能与高血压、糖尿病、高脂血症、颅内或眶内肿瘤、外伤等因素有关。而本病根据部位又分为前部缺血性视神经病变和后部缺血性视神经病变两类。本节主要论述急性视神经炎和缺血性视神经病变。由外伤等所致目系暴盲可参阅第二十章有关内容。

急性视神经炎好发于儿童及青壮年；缺血性视神经病变好发于中老年人。两者多以单眼发病，也有双眼先后或同时发病。无明显季节性，无地域及性别差异，发病多急重，可造成严重的视功能障碍。缺血性视神经病变者可伴有糖尿病、高血压病、动脉硬化等疾病。

【源流】

目系暴盲在 2002 年以前一般都归在暴盲中论述。有关"暴盲"的病名的来源及其演变情况，以及历代医家对本病病因病机的认识请参阅本节总论的源流部分。

随着中医学和中西医结合的不断发展与创新，暴盲作为急性视力损害的中医内障眼病，在病因病机、诊断与鉴别诊断、临床表现、治则与方药应用等方面，已逐渐融入了西医学相关疾病的内容，多年来不少现代中医眼科医家将导致视力急剧下降的视神经病变称为"目系暴盲"，至2002年，中国中医药出版社组织编写新世纪全国高等中医院校规划教材，由曾庆华主编的《中医眼科学》，首次正式将目系暴盲从暴盲中列出，作为新的疾病名进行独立论述。

【病因病机】

目系暴盲为目系络脉阻断而导致玄府闭塞，气血津液无法滋养，而"目受血而能视"，因此神光无以发越，目无所见之症。许多中医古代文献中对本病的病因病机有所阐述，如《证治准绳·杂病·七窍门》认为："乃否塞关格之病。病于阳伤者，缘忿怒暴悖，恣酒嗜辣好燥腻，及久患热病痰火人得之，则烦躁秘渴。病于阴伤者，多色欲悲伤，思竭哭泣太频之故。"中医学认为视神经属目系，目系乃厥阴肝经所主；目系位于瞳神，瞳神属肾，所以视神经疾病的发生多与肝肾功能失调相关。其病因病机可以火、郁、瘀、虚概之。如外感热邪，内传脏腑，或五志过极化火，肝火上攻目系，窍道被阻；或肝肾阴亏，阳亢动风，风阳上旋；或肝虚火旺，上扰清窍；或忿怒暴悖，悲忧过度，情志抑郁，气机郁滞，肝失条达，气滞血瘀，目系光道受阻；也有素体虚弱，或久病体虚，气血亏虚，血行滞缓，脉道不充，目失所养所致。上述各种原因，都可致目系猝病，神光不能发越，视力急剧下降。目前认为多由肝经实热、肝郁气滞、阴虚火旺和气血两虚等所致，而玄府闭塞则贯穿本病的始终。结合临床归纳如下。

（一）肝经实热证

肝经实热是指肝经之热上犯所致的一系列眼部病理改变。由于肝之经脉与目系直接相连，肝火内盛循经直灼目系，故见视力骤降，眼球转动时球后牵拽疼痛，或视盘充血肿胀等眼症。症见：视力急降甚至失明，伴眼球胀痛或转动时疼痛，眼底可见视盘充血肿胀，边界不清，视网膜静脉扩张，迂曲，颜色紫红，视盘周围水肿、渗出、出血，或眼底无异常；全身兼见头胀耳鸣，胁痛口苦；舌质红，舌苔黄，脉弦数。

（二）肝郁气滞证

肝郁气滞是指肝失疏泄，气机郁滞所致的一系列眼部病理改变。多因情志不舒，气机滞塞，经脉不利，气血郁闭目窍，神光发越受阻则视物昏蒙；若气滞血瘀、玄府闭塞，则视盘充血、水肿；若气郁化热，不通则痛，则口干口苦，胁肋胀痛，目珠微痛、脉弦等。症见：视力骤降，眼球后隐痛或眼球胀痛，眼部检查出现视盘改变；平素情志抑郁或妇女月经不调，胸胁疼痛，口苦咽干；舌质暗红，舌苔薄白，脉弦。

（三）阴虚火旺证

阴虚火旺是指阴虚不能济火所致的一系列眼部病理改变。多因劳瞻竭视或热病伤阴致虚火上炎，灼伤目系，故视物不明，眼球胀痛，视盘充血等；头晕目眩和舌脉等为阴虚火旺之候。症见：眼症同前；全身症见头晕目眩，五心烦热、颧赤唇红，口干；舌质红，舌苔少，脉细。

（四）气血两虚证

气血两虚是指气血虚弱所引起的一系列眼部病理改变。目受血而能视，患者由于年老或久病体弱，或失血过多，或产后哺乳期发病。若气血不足，目系失养，神光衰微，发越无能，则视力急降，眼球后隐痛或眼球胀痛；若精血无以濡润目系，则视盘颜色淡白或苍白；若清窍失养则头晕目眩，面色无华。症见：视物模糊，兼见面白无华或萎黄，爪甲唇色淡白，少气懒言，倦怠神疲；舌质淡嫩，脉细弱。

【临床表现】

（一）自觉症状

1. 前驱期症状　急性视神经视盘炎发作前可有前额或眼球运动时牵引样疼痛，部分患者觉头痛、头昏，但多无恶心呕吐。常因全身急性或慢性传染病，如流行性感冒、麻疹、伤寒等，或口腔、鼻窦、眼眶等部位的炎症，或因劳累、情绪等因素而诱发。

2. 典型症状　视力突然下降，发病数日即可下降至光感，甚至无光感。伴前额部、眶后部疼痛，眼球转动时疼痛加剧。

（二）眼部检查

1. 瞳孔变化　双眼无光感者，双眼瞳孔散大，直接或间接光反应均消失；视力严重损害者，瞳孔的光反应迟钝；也可出现对光反应不能持久，即光照射缩小，持续照射时又自行扩大，不能持续在收缩状态（即瞳孔颤动现象）。单眼发病者，患侧瞳孔可有 Marcu-s Gunn 征阳性。

2. 眼底检查　急性视神经视盘炎者见视盘充血，边界模糊，水肿，生理凹陷消失，水肿程度一般较轻，隆起多 < +3D，视盘周围视网膜轻度水肿，视网膜静脉迂曲、充盈，动脉变细，血管旁多出现黄白线条，视盘及附近视网膜少量片状出血。急性球后视神经炎者，早期眼底正常，若病变接近视盘，可见视盘轻度充血，边缘模糊。前部缺血性视神经病变显示视盘缺血侧水肿、边界模糊，严重者全视盘水肿，但隆起多 < +3D，盘缘及周围视网膜有少量出血灶。后部缺血性视神经病变早期眼底检

查多无明显阳性体征。

3. 晚期 视神经发生继发性萎缩时，视盘颜色淡白或苍白，动脉变窄，视网膜上可有色素变化。

（三）实验室及特殊检查

1. 血常规检查 合并全身及眼附近组织感染时白细胞总数可增加，嗜酸性粒细胞可升高。

2. 视野检查 根据病变侵犯的部位不同而有所差异。急性视神经视盘炎者，表现为中心暗点，伴有或不伴有视野向心性收缩及普遍敏感性下降。若伴有周边视野的改变，则预后欠佳。若为急性球后视神经炎者，视野改变可有中心暗点、环中心暗点或旁中心暗点等不同类型的视野缺损；同时，还有颜色视野的改变，首先是红色视野向心性缩小或敏感性下降，然后是绿色视野，再其次是蓝色视野的改变。缺血性视神经病变多有与生理盲点相连的扇形缺损，或水平或垂直性偏盲。

3. 视觉电生理检测

（1）视网膜电图（ERG）检测：图形 ERG 振幅降低，尤其是在低对比度刺激时，图形 ERG 振幅明显降低或消失。

（2）视觉诱发电位（VEP）检测：闪光/图形 VEP 的 P_{100} 潜时延长，P_{100} 振幅下降。联合 ERG 和闪光/图形 VEP 检查对视神经炎、缺血性视神经病变进行分析更具临床意义。

4. 荧光素眼底血管造影 急性视神经视盘者，视盘表面毛细血管明显扩张，荧光素渗漏，后期视盘表现为高荧光。若属缺血性视神经病变者，常显示与视野缺损相应的视盘某部位血管及其周围的脉络膜有局限性荧光素充盈不良或无荧光素充盈，随造影时间的延长而该处才出现荧光素充盈或荧光素渗漏。

5. 暗适应检查 光阈值明显减退。

6. 对比敏感度检测 多表现为全频率异常。

7. FM-100 色彩试验或 D-15 色盘试验 多表现为红色、绿色觉异常。

8. CT 扫描 视神经增粗，视神经血管扩张。

9. 磁共振成像（MRI） 视神经呈异常信号。

10. 眼部超声检查 呈视神经异常声像。

11. 血液流变学检查 若有糖尿病、高脂血症、红细胞增多症或年龄偏高的患者可出现指标不同程度的异常。

【诊断依据】

1. 起病急骤，早期视力急剧下降，严重者可丧失视力。伴前额部及眼球后疼痛，或压迫痛。部分缺血性视神经病变患者还可以准确表达视力下降的时间，或感觉到某一方位视野的异常情况。

2. 急性视神经视盘炎者视盘充血、水肿、边界模糊，视盘附近视网膜水肿，有小片状出血或渗出；球后视神经炎者，眼球转动时感球后疼痛。前部缺血性视神经病变者主要表现为视盘水肿、视盘周围视网膜可有出血灶。急性球后视神经炎、后部缺血性视神经病变眼底检查可正常。

3. 视野呈中心暗点，或傍中心暗点，或向心性缩小。缺血性视神经病变者视野缺损呈扇形或出现与生理盲点相连接的视野缺损区域。

4. 荧光素眼底血管造影，视盘可见典型的异常荧光形态。

5. 闪光/图形视觉诱发电位异常。

6. 色觉异常。

【鉴别诊断】

（一）急性视神经视盘炎、前部缺血性视神经病变须与下列疾病相鉴别

1. 本病应与视盘水肿相鉴别 视盘水肿早期视力基本正常，视野生理盲点扩大，向中心性收缩；有颅内压或眶内压高的其他体征。常伴头痛、恶心、呕吐等。眼底表现：视盘充血、水肿，隆起一般 = +3D，周围视网膜水肿、出血，视网膜中央静脉扩张、迂曲，静脉搏动消失。头部 CT 或 MRI 检查有助于诊断。

2. 本病应与假性视神经炎相鉴别 假性视神经炎的视盘虽颜色也较红，并稍隆起，但多 < +1 ~ +2D，这种情况终身不变，且无出血和渗出。视野正常，生理盲点无扩大。视力正常或矫正后正常。荧光素眼底血管造影检查：视盘无荧光素渗漏。

3. 本病应与有髓神经纤维相鉴别 有髓神经纤维为一种先天异常，一般可见由视盘边缘发出白色不透明斑块，呈放射状排列，视网膜及其血管均属正常，或视网膜血管可被部分有髓神经纤维覆盖。荧光素眼底血管造影检查：视盘未见异常荧光形态。

4. 急性视神经视盘炎应与缺血性视神经病变相鉴别 缺血性视神经病变常见于中老年人。视野检查可有与生理盲点相连的象限性缺损，水平或垂直性半侧偏盲。颅内压正常。眼底可见视盘水肿，边缘不清，常伴少量出血，中央动脉、静脉无明显改变。荧光素眼底血管造影：早期视盘的某一部分呈弱荧光，其余部分正常荧光，造影后期弱荧光区出现明显高荧光或荧光素渗漏。

（二）急性球后视神经炎、后部缺血性视神经病变应与下列疾病相鉴别

1. 本病应与诈盲相鉴别 诈盲患者的行为与视力不相称，用诈盲试验，不难诊断。视野和 VEP 检查正常可予以排除。

2. 本病应与癔病性黑矇相鉴别 癔病的瞳孔无改变。有发作性及螺旋状视野，

多次反复的检查，视野向心性缩小愈来愈明显。

3. 本病应与视交叉肿瘤相鉴别　蝶鞍区的垂体瘤或颅咽管瘤对视交叉的压迫，是颅内视路病损最常见的原因，常导致视力减退直至失明，后期视盘常呈现下行性单纯性萎缩，常与急性球后视神经炎相混淆。视交叉肿瘤引起的视力减退及视野缺损是逐渐发展的，典型者呈双侧偏盲，常伴有持续性头痛及内分泌失调。头颅影像学检查可见蝶鞍扩大或鞍上钙化点。应会同神经科进一步检查。

4. 本病应与屈光不正相鉴别　屈光不正多无视野改变，用针孔镜片或散瞳验光则可区别。

5. 本病应与角膜薄翳及晶状体后囊轻度混浊相鉴别　角膜薄翳及晶状体后囊轻度混浊可用彻照法或裂隙灯显微镜检查发现。

6. 本病应与中心性浆液性脉络膜视网膜病变、黄斑囊样水肿相鉴别　中心性浆液性脉络膜视网膜病变、黄斑囊样水肿虽表现为视力障碍及中心暗点，但无眼球后胀痛，且患者多述有视物变形，眼底多有黄斑部病变，患者色觉障碍及瞳孔变化均没有急性球后视神经炎者明显。用小电筒照射眼约 10 秒后再测视力，急性球后视神经炎者视力无明显下降，而黄斑病变者，视力则明显下降。荧光素眼底血管造影可以出现典型的中心性浆液性脉络膜视网膜病变及黄斑囊样水肿的荧光形态。

【辨治思路】

（一）辨证思路

1. 肝经实热证　本证以患者视力骤降，眼球转动时疼痛，或视盘充血肿胀，边界不清；兼见头胀耳鸣为诊断要点。肝之经脉与目系直接相连，肝火内盛循经灼烁目系，故见视力骤降，眼球转动时眼球后牵拽疼痛，或视盘充血肿胀，边界模糊等眼症；或视网膜静脉扩张、迂曲、颜色紫红，视盘周围水肿、渗出、出血，或眼底无异常；或全身兼见头胀耳鸣，胁痛口苦；舌质红，舌苔黄，脉弦数。

2. 肝郁气滞证　本证以患者平素多情志抑郁或妇女月经不调，喜叹息，胸胁疼痛，口苦咽干为诊断要点。情志抑郁，气机滞塞，目系郁闭，故患眼视力骤降，眼球后隐痛或眼球胀痛，胸闷胁痛，眼部检查同前，患者平素多情志抑郁或妇女月经不调，喜叹息，胸胁疼痛，头晕目眩，口苦咽干；舌质暗红，苔薄白，脉弦细。

3. 阴虚火旺证　本证以患者视物不明，眼球胀痛，视盘充血；头晕目眩，五心烦热、颧赤唇红为诊断要点。多因劳瞻竭视或热病伤阴致虚火上炎，灼伤目系，故视物不明，眼球胀痛，视盘充血等；阴虚致虚火上炎，故头晕目眩，五心烦热、颧赤唇红；阴虚火旺，灼津伤液，故口干；舌质红，舌苔少，脉细数。

4. 气血两虚证　本证以患者视力急降，眼球后隐痛，面色无华为诊断要点。目受血而能视，气血虚衰，精血不能上注于目，目系失养，神光无以发越，故视力急降；气血虚弱，运行乏力，脉络瘀滞，不通则痛，故眼球后隐痛或眼球胀痛；气血两虚，无以濡养，故见面色无华，爪甲唇色淡白，少气懒言，倦怠神疲；舌质淡嫩，脉细弱等。

（二）症状识辨

1. 视力下降 目系暴盲的视力下降一般都是突发性视物不见、或象限性视野缺损，有视物模糊的程度重、视力下降速度快的特点。视力突然下降多因肝经实热、肝郁气滞致气机阻塞，目系郁闭，全身兼见头胀耳鸣，胁痛口苦，或兼见情志抑郁或妇女月经不调；舌质红，舌苔黄，脉弦数。若因火灼脉络，神光无以发越所致，全身多兼见头晕目眩，五心烦热、颧赤唇红，口干；舌质红，舌苔少，脉细数。

2. 视盘充血，边界模糊 目系暴盲的视盘充血、边界模糊，多属肝经实热、肝郁气滞，气机滞塞，目系郁闭；或肝经实热、肝郁气滞等灼伤络脉；多伴胸胁疼痛，头晕目眩，口苦咽干等。或日久热灼伤津，炼液成痰；热灼痰凝，痰瘀互结，血脉不畅，阻闭清窍等而致视盘充血、边界模糊；全身多兼见头晕目眩，五心烦热、颧赤唇红，口干；舌质红，舌苔少，脉细数。

3. 视盘颜色苍白 视盘原为红润而逐渐变为淡白或苍白，视力也随之下降者，若属气血两虚证，多兼见面色无华，爪甲唇色淡白，少气懒言，倦怠神疲；舌质淡嫩，脉细弱等全身证候。若为脉道闭塞，气血精津不能上承于目，目得不到气血精津濡润，失去涵养，则全身多兼见多伴面白神疲，四肢乏力等症。若为阴虚火旺、灼烁目络，全身多兼见头晕目眩，五心烦热、颧赤唇红，口干；舌质红，舌苔少，脉细数等症。

（三）治疗思路

1. 治法与处方原则 目系暴盲要正确应用中西医结合的方法进行诊治。中医辨证要迅速、准确，立法处方要规范。该症属中医内障眼病范畴，在外观上无特殊，给辨析证型增加了难度，因此，在临床上要有目系暴盲的意识，遇到疑似的患者要排除目系暴盲。辨证要点应重视局部辨病这个主要环节，并借助西医学的多种检查方法，进行全面的检查，观察眼内及全身情况，结合检查结果进行全身证候的辨证，西医治疗与中医治疗同时并举，精准地立法处方，从而获得理想效果。

同时，目系暴盲是一个急危重的眼病，它虽然很早被人们认识，并积累了丰富的治疗经验，但是由于目系暴盲起病突然，发展迅速，视力可在数日下降至光感，甚至无光感，同时在治疗过程中由于应用皮质类固醇药物带来的不良反应，且病变发展过程容易并发视神经萎缩，使视功能难以恢复，给患者带来极大的痛苦。因此，如何进行中西医结合治疗，减少皮质类固醇药物的用量及缩短使用的周期，防治使用皮质类固醇药物治疗后出现的不良反应、防治视神经萎缩，尽可能使视功能恢复至发病前的水平等一系列问题已成为本病治疗上的难点。可见，目系暴盲的治疗与发展过程复杂多变，作为治疗思路，应坚持中西医结合诊治，正确处理全身辨证与局部辨病的关系，系统而全面地制定治疗方案。急性期，把握本病"本虚标实"的特点，分清轻重缓急，以西药治疗为主，根据治疗效果，及时调整治疗方案，尽可能减少激素的用量和缩短皮质类固醇药物的使用周期，减少使用皮质类固醇药物的不良反应，预防视神经萎缩的发生。康复期或出现视神经萎缩时，以中医药治疗为主，宜扶正固本为治法，恰当选择中药汤剂、中药注射液、中成药、眼部直流电中药药物离子导入、中药药物浴足、中药药液眼浴、针刺、药膳疗法等综合方法改善病变组织的微循环障碍，增强局部组织代谢能力和组织营养，以利于受害视细胞和视神经纤维的功能恢复。目前对本病尚有许多未被认识的复杂问题，随着对中医药治疗本病的确切作用机制的深入研究，更加有效地运用以中医为主，中西医结合的治疗方法，目系暴盲的治疗将会有所突破。

2. 用药方式 目系暴盲与肝、肾、心经关系密切，且与血瘀、玄府闭塞相关。根据病症的轻重缓急而确定治疗原则。早期以清肝泻火，疏肝解郁，行气活血治其标，控制病情，避免恶化；中、后期以滋阴降火、益气养血治其本，而活血化瘀，通络开窍当贯穿本病治疗的全过程，以助视功能的恢复。同时，值得注意的是中国地域辽阔，东西南北经纬跨度大，每个地区的自然地理气候环境有所差异，生活习俗也不尽相同，历代各地区的中医医家对此也非常重视，在病因病机、辨证论治等基础理论和临床应用等方面也各有特征。比如，岭南地区，地处亚热带，高温多雨，气候潮湿，其基本体质、临床证候、治法和药物的使用上也有相应的特点，目前已形成了比较完整，有明显地区特色的岭南中医医学体系。因此，岭南地区的目系暴盲患者在治疗过程中也要根据其特征，注意兼顾燥湿、利湿、祛湿、渗湿、化湿等药物的加减应用；还要重视湿与瘀、湿与痰、湿与血、湿与热等关系。

（1）肝经实热证：目系暴盲属肝经实热者，以清肝泻热，疏通瘀滞为治法。方用龙胆泻肝汤加减，方中用龙胆大苦大寒，既能泻肝胆实火，又能利肝经湿热，泻火除湿，两擅其功，切中病机，作为君药；黄芩、栀子苦寒泻火、清热燥湿，加强君药泻火除湿之力，是为臣药；湿热的主要出路，是利导下行从膀胱渗泻，故又用渗湿泻热之泽泻、木通、车前子，导湿热从水道而去；肝为藏血之脏，若为实火所伤，阴虚也随之消耗，且方中诸药以苦燥渗利伤阴之品居多，故用当归、生地黄养血滋阴，使邪去而阴血不伤，以上皆为佐药；肝体阴用阳，性喜疏泄条达而恶抑郁，火邪内郁，肝胆之气不疏，使用大剂苦寒降泻之品，既恐肝胆之气被郁，又虑折伤肝胆生发之机，故用柴胡疏泄肝胆之气，并引诸药归于肝胆之经；甘草调和诸药，护胃安中，二药并兼佐使之用。本方的配伍具有泻中有补，利中有滋，降中寓升，祛邪而不伤正，泻火而不伐胃的特点，使火降热清，湿浊得泻，循经所发诸证皆可相应而愈。

（2）肝郁气滞证：目系暴盲之肝郁气滞证者，宜疏肝解郁，行气活血。用逍遥散合桃红四物汤加减，方中用柴胡疏肝解郁，使肝气得以条达为君药。白芍酸苦微寒，养血敛阴，柔肝缓急；当归甘辛苦温，养血活血，且气香可理气，为血中之气药；当归、白芍与柴胡同用，补肝体而助肝用，使血和则肝和，血充则肝柔，共为臣药。木郁则土衰，肝病易传脾，故以白术、茯苓、甘草健脾益气，非但实土以抑木，且使营血生化有源，共为佐药。方中加入少许薄荷疏散郁遏之气，透达肝经郁热；煨生姜降逆和中，且能辛散达郁，均属佐药。柴胡为肝经引经药，又兼使药之用。加入熟地黄甘温味厚质润以滋阴养血，补肾填精；再用川芎、桃仁、红花活血祛瘀，诸药合用，共奏疏肝解郁，行气活血之功。

（3）阴虚火旺证：目系暴盲之阴虚火旺证者，宜滋阴降火，活血祛瘀。多用知柏地黄丸加减，方中重用熟地黄滋阴补肾，填精益髓，为君药。山茱萸补养肝肾，并能涩精，取"肝肾同源"之意。山药补益脾阴，亦能固肾，共为臣药。三药配合，肾、肝、脾三阴并补，是为"三补"，熟地黄用量是山茱萸与山药之和，故仍以补肾为主。泽泻利湿而泻肾浊，并能减轻熟地黄之滋腻；茯苓淡渗脾湿，并助山药之健运，与泽泻共泻肾浊，助真阴得复其位；牡丹皮清泻虚热，并制山茱萸之温湿。三药称为"三泻"，均为佐药。六味合用，三补三泻，其中补药用药重于"泻药"，本方以补为主；肝、脾、肾三阴并补，又以补肾阴为主。再配以知母、黄柏滋阴降火，共用以滋阴降火，活血祛瘀。

（4）气血两虚证：目系暴盲之气血两虚者，以补益气血，通脉开窍为治法。方用人参养荣汤加减，方中人参乃补气药之首，取其气为血帅之意，气行则血行。荣即营，指的是营血。喻用大补气血之品，滋养营血，使身体恢复健康，故称为人参养荣汤。其与八珍汤相比，少了川芎之辛窜，又加入远志、陈皮、五味子、路路通、石菖蒲、地龙干等药物，共奏补益气血、通脉开窍之效。用于治疗本病属气血两虚证效果明显。

【治疗】

目系暴盲的早期应当及时运用中西医结合的方法进行治疗，充分注意使用皮质类固醇药物的用量、方法和时间等，对其不良反应要及时预防与治疗，到后期主要以中医药的方法进行治疗。清肝泻热，疏通瘀滞；疏肝解郁，行气活血；滋阴降火，活血祛瘀；补益气血，通脉开窍等为中医治疗原则。除去病因，给予大剂量皮质类固醇、B族维生素类及血管扩张药的应用是西医学治疗本病的基本方法。临床多根据病情选择与应用中药汤剂、中药注射液、眼部直流电中药药物离子导入、针灸、中成药、中药药物浴足、中药药液眼浴、药膳疗法等方法进行治疗。活血化瘀、通络开窍当贯穿本病治疗的全过程。而且要特别重视防治视神经萎缩的发生与发展。

（一）辨证论治

1. 肝经实热证

证候：视力急降甚至失明，伴眼球胀痛或转动时作痛，视盘充血肿胀，边界不清，视网膜静脉扩张，迂曲，颜色紫红，视盘周围水肿、渗出、出血，或眼底无异常；全身兼见头胀耳鸣，胁痛口苦；舌质红，舌苔黄，脉弦数。

治法：清肝泻热，疏通瘀滞。

方药：龙胆泻肝汤加减。龙胆、生地黄、当归、柴胡、木通、泽泻、车前子、栀子、黄芩、生甘草、路路通、石菖蒲、地龙干。

加减：可于方中选加黄连、夏枯草、谷精草、密蒙花、夏枯草、白菊花、决明子、大青叶等以增强清肝泻火之功；若视盘充血肿胀等，可选加泽兰、红花、桃仁、牡丹皮、瞿麦、猪苓等以助活血散瘀、利水消肿；若头目胀痛者，可选加菊花、蔓荆子、青葙子、羌活、石决明等以清利头目止痛；烦躁失眠者，可选加七叶一枝花、莲子心、首乌藤等以清心宁神。

2. 肝郁气滞证

证候：患眼自觉视力骤降，眼球后隐痛或眼球胀痛，眼部检查同前；患者平素情志抑郁或妇女月经不调，喜叹息，胸胁疼痛，头晕目眩；口苦咽干；舌质暗红，苔薄白，脉弦细。

治法：疏肝解郁，行气活血。

方药：逍遥散合桃红四物汤加减。柴胡、当归、白芍、白术、茯苓、薄荷、煨生姜、炙甘草、桃仁、红花、川芎、熟地黄、路路通、石菖蒲、地龙干。

加减：若视盘充血明显或视网膜静脉迂曲粗大者，宜选加仙鹤草、茜草、紫草、淡竹叶、牡丹皮、栀子等以清热凉血散瘀；头目隐痛者选加石决明、谷精草、决明子、密蒙花、菊花等以清肝明目。

3. 阴虚火旺证

证候：眼症同前；全身兼见头晕目眩，五心烦热、颧赤唇红，口干；舌质红，舌苔少，脉细数。

治法：滋阴降火，活血祛瘀。

方药：知柏地黄丸加减。知母、黄柏、干生地黄、山茱萸、山药、茯苓、泽泻、牡丹皮、三七、赤芍、泽兰、路路通、石菖蒲、郁金。

加减：若瘀血明显者可在方中选加云南白药、丹参、毛冬青等以助活血化瘀。若耳鸣耳聋较重者，选加龟板、玄参、墨旱莲等以增强滋阴降火之力；若口渴喜冷饮者，宜选加石斛、天花粉、生石膏、麦冬、天冬等以生津止渴。

4. 气血两虚证

证候：病久体弱，或失血过多，或产后哺乳期发病。视物模糊，兼面白无华或萎黄，爪甲唇色淡白，少气懒言，倦怠神疲；舌质淡嫩，脉细弱。

治法：补益气血，通脉开窍。

方药：人参养荣汤加减。人参、白芍、当归、陈皮、黄芪、桂心、白术、炙甘草、熟地黄、五味子、茯苓、远志、生姜、大枣、路路通、石菖蒲、地龙干。

加减：可在方中选加丹参、泽兰、鸡血藤等以活血养血；心悸失眠者，可选加百合、酸枣仁、柏子仁、首乌藤等以养心宁神。

（二）中成药

1. 泻青丸 具有清肝泻火作用。适用于目系暴盲属症状轻之肝胆火炽证。每次9g，每日3次。

2. 龙胆泻肝丸 具有清肝泻火、清热利湿作用。适用于目系暴盲属肝胆火炽之证重者。每次9g，每日3次。

3. 龙胆泻肝口服液 具有清肝泻火、清热利湿作用。适用于目系暴盲属肝胆火炽之证重者。每次10mL，每日3次。

4. 双黄连口服液 具有辛凉解表、清热解毒作用。适用于目系暴盲属肝胆火炽或热毒灼目证。每次10mL，每日3次。

5. 清开灵口服液 具有清热解毒、镇惊安神作用。适用于目系暴盲属肝胆火炽或热毒灼目证。每次10mL，每日3次。

6. 逍遥丸 具有疏肝解郁、养血调经作用。适用于目系暴盲属肝气郁结之证轻者。每次9g，每日3次。

7. 疏肝丸 具有疏肝解郁、和胃止痛作用。适用于目系暴盲属肝气郁结之证重者。每次9g，每日3次。

8. 明目上清丸 具有清热散风、明目止痛作用。适用于目系暴盲属热毒灼目证。每次9g，每日3次。

9. 知柏地黄丸 具有滋阴降火作用。适用于目系暴盲属阴虚火旺证。每次8丸，每日3次。

10. 疏肝理气丸 具有疏肝解郁、行气祛瘀之作用。适用于目系暴盲属气滞血郁证每次6g，每日3次。

11. 甘露消毒丸 具有芳香化浊、清热祛湿作用。适用于目系暴盲属肝脾湿热证。每次9g，每日3次。

12. 血蝎胶囊 具有活血祛瘀作用。适用于目系暴盲兼血瘀证。每次2粒，每日3次。

13. 复方丹参滴丸 具有活血祛瘀、开窍止痛作用。适用于目系暴盲兼血瘀证。每次10丸，每日3次。

14. 十全大补丸 具有温补气血作用。适用于目系暴盲属气血两虚证。每次9g，每日3次。

15. 醒脑静注射液 具有清热泻火、凉血解毒、开窍醒目作用。适用于目系暴盲属肝气郁结证。每次10~20mL，加入0.9%氯化钠注射液250mL，静脉滴注，每日1次。

16. 双黄连粉针 具有辛凉解表、清热解毒作用。适用于目系暴盲属肝胆火炽或热毒灼目证。每次3.6~4.2g，加入0.9%氯化钠注射液250mL，静脉滴注，每日1次。

17. 清开灵注射液 具有清热解毒、镇惊安神作用。适用于目系暴盲属肝胆火炽或热毒灼目证。每次20mL，加入0.9%氯化钠注射液250mL，静脉滴注，每日1次。

18. 盐酸川芎嗪注射液 具有活血祛瘀作用。适用于目系暴盲属气滞血郁证。每次40~80mg，加入0.9%氯化钠注射液250mL，静脉缓慢滴注，每日1次。10日为1个疗程。

19. 脉络宁注射液 具有清热养阴、活血祛瘀作用。适用于目系暴盲属阴虚兼血瘀证。每次10~20mL，加入0.9%氯化钠注射液250mL，静脉滴注，每日1次。14日为1个疗程。

20. 丹参注射液 具有活血祛瘀、通脉养心作用。适用于目系暴盲兼血瘀证。每次10~20mL，加入5%葡萄糖注射液250mL，静脉滴注，每日1次。14日为1个疗程。

21. 血栓通注射液 具有活血祛瘀、扩张血管、改善微循环作用。适用于目系暴盲属兼血瘀证。每次2~5mL，加入10%葡萄糖注射液250mL，静脉滴注，每日1~2次。14日为1个疗程。

22. 黄芪注射液 具有益气养血、扶正祛邪，养心通脉，健脾渗湿等作用。适用于目系暴盲属气血两虚证。每次10~20mL，加入0.9%氯化钠注射液，静脉滴注，每日1次。10日为1个疗程。

（三）单方验方

1. 八珍汤加减 党参、黄芪、白术、茯苓、当归、白芍、熟地黄、枸杞子、远志、酸枣仁、麦冬各10g，川芎、升麻、银柴胡、陈皮、五味子、甘草各3g，水煎服，每日1剂。适用于目系暴盲属气血两虚证。

2. 凉血清肝饮 熟地黄30g，赤芍12g，牡丹皮12g，金银花15g，连翘12g，黄芩10g，炒栀子10g，川芎10g，羚羊角粉0.3g，茯苓12g。适用于目系暴盲属肝经血热瘀阻证。

3. 生脉六味汤 党参、麦冬、熟地黄、山药、茯苓、泽泻、山茱萸、牡丹皮、五味子，常规用量，有补阴壮水、益气生精之功效。适用于目系暴盲属用于真阴亏损，精气不足证。

4. 祖传验方 当归6g，白芍6g，茯苓6g，焦白术6g，银柴胡4.5g，甘草3g，黑栀子4.2g，牡丹皮4.2g，五味子3g，升麻1.8g。水煎服。适用于目系暴盲属肝气郁结证。

5. 镇肝熄风汤加减 石决明15g，磁石12g，白芍12g，赭石12g，牛膝15g，地龙15g，牡蛎15g，夏枯草15g，车前子15g，益母草15g，五味子15g，泽泻12g，鸡血藤15g，牡丹皮12g。适用于目系暴盲之缺血性视神经病变属肝阳上亢证。

6. 滋阴降火汤加减 生地黄20g，熟地黄12g，玄参20g，麦冬12g，当归10g，白芍12g，石斛12g，知母10g，黄柏10g，金银花20g，连翘10g，牡丹皮12g，丹参20g，毛冬青15g，银柴胡10g。适用于目系暴盲属阴虚火旺证。

7. 柴胡疏肝散合四苓散加减 柴胡15g，白芍10g，枳壳10g，香附12g，川芎10g，猪苓10g，茯苓15g，泽泻10g，当归20g，白术10g，丹参15g，郁金10g，车前子15g，地龙10g，红藤15g，僵蚕10g。适用于目系暴盲属气滞血瘀证。

8. 清热解毒活血化瘀汤 板蓝根20g，金银花20g，黄芩10g，土茯苓15g，贝母10g，连翘15g，木通15g，益母草15g。水煎服，每日1剂，适用于目系暴盲属痰瘀互结证。

（四）外治疗法

1. 眼部直流电中药药物离子导入

药物：丹参液、三七液、红花液、川芎液等，选用其中的1种。

方法：用眼-枕法导入。每次20分钟，每日1次，14日为1个疗程，可连续2~3个疗程，疗程之间相隔3日。

适应证：目系暴盲兼血瘀证。如有视神经萎缩者，可用黄芪液作为导入液。方法同前。

注意事项：要分辨导入药液的极性以及导入电流的强度，避免灼伤眼部。

2. 中药药物浴足

（1）龙胆10g，生地黄15g，藿香10g，柴胡12g，车前子10g，栀子10g，黄芩10g。适用于目系暴盲属肝经实热证。

（2）柴胡12g，三七10g，赤芍15g，郁金10g，土茯苓30g，桃仁10g，红花10g。适用于目系暴盲属肝郁气滞证。

（3）知母10g，黄柏10g，熟地黄30g，山茱萸15g，山药15g，土茯苓30g，牡丹皮12g，白芍10g。适用于目系暴盲属阴虚火旺证。

（4）党参15g，白芍30g，五指毛桃30g，炙甘草6g，熟地黄15g，土茯苓30g，生姜10g，路路通30g，石菖蒲20g。适用于目系暴盲属气血两虚证。

方法：根据目系暴盲辨证的证型选择相应的1组药物，加入清水2500mL，煎煮

40 分钟，去药渣，用脚部能耐受的温度之药液浸泡双脚（药液以浸过踝关节上方 5cm 为宜），每次 30 分钟，每日 1 次。

注意事项：要注意浴足药液的温度，避免烫伤足部。足部有损伤者禁用。

3. 中药药液眼浴　赤芍 30g，三七 30g，丹参 30g。选取其中 1 味药，加入清水 750mL，煎煮 45 分钟，滤去药渣，用眼部能耐受的温度之药液放入眼浴杯内进行眼浴，每次 15 分钟，每日 2 次。适用于目系暴盲兼血瘀证。要注意眼浴药液的温度，避免烫伤眼部组织。眼部有新鲜出血或视网膜脱离者禁用。

（五）针灸治疗

1. 针灸

（1）肝火亢盛：取攒竹、睛明、肝俞、心俞、风池、丝竹空、四白、合谷穴，以清热解毒，凉血泻火，多针少灸，以泻法为主。若额及眼眶深处痛甚者加印堂刺血 1~2 滴，太阳穴用针泻法，留针 1 小时，留针期间 5 分钟捻转 1 次。

（2）气滞血瘀：取睛明、膈俞、丝竹空、中渚、风池、悬钟穴，以疏肝解郁，行气活血，针灸并用，以针为主，平补平泻手法。若头目痛甚者加太阳、百会、头维、印堂（刺血），以行气活血，通络止痛。胸胁作胀甚加阳陵泉、肝俞、外关以疏肝解郁，行气活血，通络止痛。

（3）肝脾湿热：取睛明、脾俞、三阴交、足三里、合谷、四白、胆俞穴，以清热利湿，宣畅气机。若腹胀痞闷，纳果呕恶甚者，加中渚、天枢、内关、下巨虚，以清热利湿，降逆止呕；若大便溏泻者加天枢、上巨虚，以宣畅气机，除湿止泻。

（4）灸气海穴，每次 5~10 分钟。

2. 穴位注射

取穴：①球后、合谷；②睛明，外关；③光明、风池。

用药：维生素 B_1 100mg 或维生素 B_{12} 500μg，加 2% 利多卡因 0.2mL。

用法：穴位注射，每日 1 组，每穴 0.5mL，交替使用，10 日为 1 个疗程。

3. 耳针

取穴：取耳穴中眼、目$_1$、目$_2$、肝、肾、心、脾、神门等穴。

方法：针刺，每日 1 次，留针 15~20 分钟，10 次为 1 个疗程。或取耳穴压丸治疗，每周 2 次。

4. 眼针

（1）肝气郁结：取肝区、中焦区。亦可配太冲、膻中、合谷。用眶外横刺法，留针 10 分钟，每日 1 次，连续 10 日。

（2）气郁化火：取肝区、胆区、中焦区。亦可配合谷、曲池。用眶外横刺法，留针 10 分钟，每日 1 次，连续 10 日。

（3）阴虚火旺：取肝区、肾区、心区。亦可配太溪、太冲。用眶外横刺法，留针

10 分钟，每日 1 次，连续 10 日。

（4）气血亏虚：取心区、脾区、下焦区，亦可配心俞、脾俞、气海。用眶外横刺法，留针 10 分钟，每日 1 次，连续 10 日。

（5）气滞血郁：取肝区、下焦区。亦可配太冲、膈俞。用眶外横刺法，留针 10 分钟，每日 1 次，连续 10 日。

（六）药膳疗法

1. 逍遥粥

材料：柴胡 10g，白芷 10g，川芎 10g，粳米 15g，冰糖适量。

制法：将药及米洗干净，用清水 700mL，加入柴胡、白芷、川芎煎煮 30 分钟，去渣留汁，再入粳米煮成粥，将熟入冰糖，稍煎待溶即成。

用法：分 2 次服。

适应证：用于目系暴盲属气滞血郁证，症见心烦易怒，胸闷善太息，两胁胀满，或五心烦热，舌质暗，边有瘀斑，脉弦或涩者。

2. 杞子地黄粥

材料：枸杞子 15g，熟地黄 50g，粳米 50g。

制法：将药及米洗干净。将熟地黄用水浸泡 1 小时，用清水 1000mL，煎煮 2 次，每次 30 分钟，去渣取汁，合并药液。再将枸杞子、粳米放入药液，用文火熬成粥，待温食用。

用法：每日 1 次，连服 10 日。

适应证：用于目系暴盲恢复期属肝肾亏损证，症见视物模糊或视物易疲劳，伴头昏耳鸣，腰膝酸软，舌质红，无舌苔或舌苔少，脉细。

3. 归芪牛肉汤

材料：当归 30g，黄芪 100g，牛肉 1000g，调料适量。

制法：将牛肉与药洗干净。用清水 1000mL，将当归、黄芪同装入纱布袋内扎定，与牛肉及调料同放入炖盅，炖至烂熟为止。

用法：每次饮汤 250mL，每日 1 次。连服 3~4 周。

适应证：用于目系暴盲恢复期属气血亏虚证，症见视力疲劳，伴神疲体倦，面色少华，舌质淡，脉虚弱。

4. 菊花菖蒲饮

材料：菊花 30g，石菖蒲 15g，车前草 30g。

制法：将药洗干净。清水 800mL，加入上药，泡 15 分钟，煮沸 30 分钟，去渣取汁待用。

用法：分数次代茶饮。

适应证：用于目系暴盲属肝火上炎证，症见面红目痛，口苦咽干，烦躁易怒，尿黄便结，舌质红，舌苔黄，脉弦数。

5. 枸杞羊肾粥

材料：枸杞子 10g，羊肾 20g，粳米 50g，葱、姜、低钠盐、麻油各适量。

制法：将药、米洗干净。再将羊肾除去盘膜，洗净切碎，用葱、姜、低钠盐、麻油煸过，加入清水 1000mL，与粳米同煮，至八成熟时，加入枸杞子，用文火熬成粥即成。

用法：每日分 2 次，早、晚餐服食。

适应证：用于目系暴盲属肝肾亏损证，症见头晕目眩，耳鸣，腰膝酸软，脉细。

6. 淮山药杞子炖猪脑

材料：猪脑 1 具，淮山药 50g，枸杞子 15g，调料适量。

制法：将猪脑及药洗干净。用清水 500mL，与上述材料一起放入炖盅，炖熟，加入调料即成。

用法：饮汤食肉。每周 1 次。

适应证：用于目系暴盲属肝肾亏损证，症见视力下降，甚至失明，伴头晕耳鸣，腰膝酸软，舌苔薄白，脉沉细。

7. 枸杞炖牛肉

材料：牛肉（小腿肉为佳）250g，怀山药 10g，枸杞子 20g，桂圆肉 6g，低钠盐 2g。

制法：先把材料洗干净。将牛肉入沸水余约 3 分钟捞起，切片，待锅中花生油热时下入爆炒，炒匀后放进装有怀山药、枸杞子、桂圆肉的炖盅，上放姜、葱各适量，加清水 500mL，隔水蒸 2 小时，至牛肉软烂取出，去姜、葱，入盐即成。

用法：单食或佐食。每周 1 次。

适应证：用于目系暴盲属肝肾亏损，气血虚弱证，症见视物模糊、腰膝酸软等症。

8. 丹七粳米粥

材料：丹参 15g，三七 10g，山楂 6g，粳米 50g。

制法：先将药材与米洗干净。清水 400mL，加入丹参、三七、山楂煎取浓汁，去渣备用；再用清水 600mL，入粳米用文火煮粥，粥成时兑入药汁，煮沸即可。

用法：每日 2 次，早、晚温热服。

适应证：用于目系暴盲属气滞血郁证，症见眼胀痛或牵引样疼痛、视盘及周围出血等。

9. 甲鱼明目汤

材料：甲鱼 50g，夏枯草 15g，决明子 15g。

制法：将甲鱼与中药洗干净，用清水 500mL，将上述材料一起放入炖盅，炖熟，加入调料即成。

用法：饮汤食肉。每周 1 次。

适应证：用于目系暴盲属阴虚阳亢证，症见失眠多梦，舌苔薄黄，脉弦而数。

（七）西医治疗

1. 药物 目系暴盲的治疗，主要是除去病因，及时给予大剂量皮质类固醇药物，B 族维生素类及血管扩张药等，常可收到较好效果。

（1）病因治疗：应进行全面细致的检查，尽可能找出病因，针对病因积极治疗，如应用广谱抗生素、驱梅、抗结核、降血压等治疗。

（2）皮质类固醇药物的应用：皮质类固醇药物能减轻组织的炎症反应及减少组织水肿，减轻视功能的损害和缩短病程。在全身和局部无禁忌证的情况下，应早期应用，病情好转后逐渐减量，至病情稳定，再以维持量巩固疗效。常用的药物和方法有：

1）地塞米松注射液，每次 10～20mg，加入 5% 葡萄糖注射液 250mL，静脉滴注，每日 1 次。一般总量为 300～400mg，应用 3～4 日后开始以 5mg 递减用量，15 天后改为口服至维持量。

地塞米松注射液，每次 2mg，球后注射，每日或隔日 1 次，连续 5 次。

地塞米松片，每次 5mg，每日 3 次，口服；或每日清晨 15～20mg，1 次顿服。

2）氢化可的松注射液，每次 150～200mg，加入 5% 葡萄糖注射液 250mL，静脉静注，每日 1 次。应用 3～5 后开始以 25～50mg 递减用量，15 日后改为口服至维持量。

3）泼尼松片，每次 5～10mg，每日 3 次，或每日清晨 15～30mg。1 次顿服。

（3）抗生素的应用：一般急性视神经炎均考虑合并细菌感染存在，故常规使用抗生素进行治疗，主张使用广谱抗生素，足量和静脉给药，以期达到迅速、有效控制感染的目的。必要时选用二联以上的抗生素，但在使用大量皮质类固醇药物和广谱抗生素的情况下，注意出现二重感染的可能。

1）妥布霉素注射液，每次 24 万 U，加入 5% 葡萄糖 250mL，静脉滴注，每日 1 次。

2）青霉素注射液（皮试正常后使用），每次 320 万～600 万 U，加入 5% 葡萄糖 1000mL，静脉滴注，每日 1 次。

3）先锋霉素 V 注射液，每次 4～6g，加入 5% 葡萄糖 500mL，静脉滴注，每日 1 次。

（4）神经营养类药物

1）维生素 B_1 注射液，每次 100mg，肌内注射，每日 1 次。

2）维生素 B_{12} 注射液，每次 500μg，肌内注射，每日 1 次。

3）胞磷胆碱钠注射液 0.25～0.5g，加入 5%～10% 葡萄糖注射液 500mL，静脉缓慢滴注，每日 1 次。

（5）血管扩张药

1）烟酸片，每次 0.1g，口服，每日 3 次；或地巴唑片，每次 20mg，口服，每日 3 次。

2）维脑路通注射液，每次 200mg，肌内注射，每日 1 次。

2. 物理治疗　高压氧治疗可增加机体血氧的含量，提高氧张力和血浆氧含量，以改善视盘及视网膜的缺氧状态。每日 1 次，每次 30 分钟，10 次为 1 个疗程。

【预后转归】

目系暴盲是眼科急危重症，如能及时、积极、正确、规范地进行治疗，可恢复正常视力或保存一定的有用视力。若失治误治，或护理不当，缺乏有效的保健，则加重病情，治疗也难以奏效，常出现继发性视神经萎缩，表现为视力有不同程度的障碍，甚至失明。

【预防调护】

目系暴盲的致病因素复杂，要特别注意致病因素对身体的影响，重视生活、饮食与精神调理，加强身体抗病能力，避免疾病反复。

（一）生活调理

1. 顺应四时，适其寒温，锻炼身体，增强体质，避免外邪侵袭。

2. 合理安排生活起居、工作学习、文体活动，动静结合，避免过度疲劳而诱发本病。

3. 积极防治传染病，对眼部、鼻窦及口腔等部位的炎症应积极治疗，消除隐患。

4. 养成良好的生活习惯，切忌吸烟和酗酒。

5. 目系暴盲病发后，应及时采取综合方法治疗，避免或减少并发症和后遗症的发生发展。

（二）饮食调理

提倡饮食多样化，以富含营养，又易消化之品为宜，忌食辛辣炙煿、虾及螃蟹等腥发之物，以免助热生火，或酿成脾胃湿热，加重病情。宜多食蔬菜、水果、蛋类及猪瘦肉等。病至康复期，一般不宜进食寒凉凝滞之物，以免损伤脾胃，致运化失司，妨碍康复。常用于药膳疗法的药材与食物有党参、黄芪、山药、小米、羊肝、熟地黄、天冬、麦冬、枸杞子、木耳、百合、黑芝麻、桑椹、菊花、芦根、丹参、谷精草、石菖蒲、决明子、绿豆、胡萝卜、红萝卜、西红柿、洋葱、生菜、通菜、西蓝花、蒜苗、大葱、鳖肉、蚌肉、菠菜、南瓜、苦瓜、黄瓜、冬瓜、毛瓜、丝瓜等。

（三）精神调理

目系暴盲患者应重视精神调理，保持乐观情绪，控制喜怒，消除忧愁，减少思虑，避免惊恐，使精神内守，七情适度，则百脉和畅，脏腑阴阳气血平衡，增强战胜疾病的信心。否则伤神伤血，阴阳失调，经脉阻滞，不利于视功能的康复，还容易加重病情。当病情稳定，或在康复期，应适当参加文体活动，使身体脉络通利，气血流畅，脾胃健旺，筋骨强健，正气日盛，邪气渐消，以助疾病康复。

【名医经验】

（一）陈达夫论治目系暴盲

1. 学术思想 陈氏根据眼内组织和六经相属学说，认为视神经状类经筋，应属足厥阴肝经，然目系通于脑，脑属肾，肝肾同源，故视神经疾病属肝肾二经。由于足少阴肾及足厥阴肝经里虚，精血不足，目失涵养。如果卫外不固，风、寒之邪则可乘虚而入，闭塞目中玄府，而致视物不明；或情志郁结，肝失疏泄，玄府闭塞，亦可致目盲。

（1）本病临床表现以正虚邪实居多，即少阴厥阴里虚，而兼有外邪入侵为患。《审视瑶函》说："倘正气虚而邪有余，必先驱其邪，而后补其正气，斯无助邪害正之弊。"故在辨证时，应细心收集病史和认真分析临床症状，才能得出正确诊断，给以恰当的治疗，有邪必先驱其邪，而后扶其正。临床上多数患者有感受寒邪或感受风邪的病史，具有起病急，头昏头痛，眼珠胀痛，甚者恶心呕吐等邪实症状。

（2）寒邪直中足少阴肾经，闭塞目中玄府，分为二症型：①少阴寒表实，太阳与少阴同病，两眉头痛，涕如清水，脉沉而紧。②少阴里实，外无表现，房事后或梦遗后伤于寒，由于肾脏空虚，外面寒邪乘虚直中，闭塞了目中玄府，因而失明。治则：前者解表固里；后者温肾散寒。方药：麻黄附子细辛汤，麻黄6g，附子12g，细辛6g。

（3）风邪为患，风邪留滞三阳，内犯三阴，闭塞目中玄府：症见眼珠胀痛，前额、眼眶、太阳穴以及项背酸强等。治则：疏解三阳风邪，而开目中玄府。方药：柴葛解肌汤去姜枣，柴胡12g，葛根15g，甘草6g，黄芩10g，白芷12g，桔梗6g，白芍药15g，石膏15g，羌活3g，使内犯之邪仍从三阳而除。

（4）情志郁结，肝失疏泄，玄府闭塞：症见头昏目眩，眼珠胀痛，口苦咽干，或兼胸不舒。治宜疏肝解郁，清热补血。方药：丹栀逍遥散，柴胡10g，当归12g，白芍10g，茯苓10g，甘草3g，薄荷6g，煨姜6g，牡丹皮10g，栀子6g。

（5）足少阴肾经及足厥阴肝经里虚，阴弱不能配阳：症见目无所见，而外无现症。治宜滋养肝肾，益精明目。用驻景丸加减方：楮实子25g，菟丝子25g，芜蔚子

18g，枸杞子15g，车前子10g，木瓜15g，寒水石10g，河车粉10g，生三七粉（冲服）3g，五味子6g，鲜猪脊髓60g。视神经视网膜出现水肿时，加薏苡仁、茯苓、豆卷等以渗湿消肿；有渗出物瘀积者，加郁金、丹参、牡丹皮、赤芍、五灵脂等以疏肝行气、活血消瘀；另可选加鸡内金、山楂、炒谷芽、炒麦芽等助消积滞；若有气血不通，郁遏经络之头痛眼胀者，加丹参、郁金、五灵脂等行气活血祛瘀之品。

2. 典型病例 陈某，女，18岁，半月前淋雨后感冒发热，一天后烧退，7~8天后双眼突然视物模糊，又过2~3天后，双眼失明。全身无不适感，无眼胀痛。检查：双眼视力光感，双瞳孔散大，直径6mm，对光反射迟钝；双视盘充血，边界模糊；视网膜静脉充盈、弯曲；黄斑中心凹光反射消失。舌苔薄白，脉沉细。诊断为少阴厥阴内障目病。其虽有感冒病史，但无外感症状，说明表邪已去，双目失明和脉沉细是说明少阴厥阴里虚，故以滋养肝肾，益精明目，利湿消肿为治则。方用驻景丸加减方，楮实子25g，菟丝子25g，茺蔚子18g，枸杞子12g，生三七粉（冲服）3g，车前子10g，薏苡仁30g，茯苓10g，木瓜10g。服上方4剂后，双眼视力0.1，视盘水肿减轻，上方去前仁、茯苓，加丹参、郁金，以活血化瘀，疏肝解郁，服15剂，视力0.6，检查：视盘颞侧稍淡，边界清，水肿消，黄斑反光点存在，血管仍轻度充血，于第二次方中，加石菖蒲0.5g以开窍，服14剂，视力右1.0，左眼1.2，眼底同上。

（二）庞赞襄论治目系暴盲

1. 学术思想

（1）庞氏认为视神经炎外眼正常，瞳孔端好，展缩自如，但自感视力急剧下降，甚至1~2天内失明。病之初期，多为肝经郁热，热邪上炎于目，故多以疏肝解郁，清热解郁，开启玄府，疏通脉络为主，尤其青年人平素体壮热盛，内蕴热郁，郁邪热邪不得外散，上攻于目。故在治疗上重点选用解郁热之品，郁热伤及阴液，所以在用药之中加入益阴之品。产后体虚，气血两亏，脉络失畅，目失所养，故以补气养血之剂调理。本病多数发病急剧，但临床所见，发病急，及时治疗，收效快。发病缓慢，治疗收效亦慢。肾虚肝郁者，治宜滋阴益肾，疏肝解郁，常用疏肝解郁益阴汤，当归10g，白芍10g，茯苓10g，白术10g，丹参10g，赤芍10g，柴胡10g，生地黄10g，山药10g，熟地黄10g，枸杞子10g，神曲10g，磁石10g，栀子10g，升麻3g，五味子3g，甘草3g，水煎服。本方是由逍遥散、六味地黄汤和磁朱丸三方加减化裁组成的，旨在疏肝解郁，发散郁结，滋补肝肾，健脾和胃，开窍明目。若肝气郁结者，多见于儿童，视力突然下降，甚至失明，常因患高热病后所致。成年人多见于妇女，平素情志不遂，心烦意乱，易怒，月经不调，治宜疏肝解郁，方用逍遥散加减，当归10g，白芍10g，茯苓10g，白术10g，栀子10g，银柴胡10g，牡丹皮5g，丹参5g，赤芍5g，升麻3g，五味子3g，甘草3g，水煎服。若儿童伴有抽搐症状者，加钩藤5g，全蝎3g；儿童发热未清，加金银花10g，麦冬10g，天冬10g。妇女胸胁胀闷较甚，腹胀，加青皮 10g，枳壳 10g，郁金 10g。若属气血两亏者，多见于产后，面色苍白，心悸怔忡，短气懒言，体弱乏力，自汗，舌质淡，苔薄白，脉虚数或沉弦细，治宜补中益气，养血安神，用八珍汤加减。

（2）庞氏认为球后视神经炎者，多因肾虚肝郁，肝经郁热，热邪上犯于目，玄府郁闭，脉经失畅；或产后气血两虚，导致精气不能上承，目失荣养；或阴虚肺热，津液缺少，内有郁热，外受风邪，风热毒邪交攻于目，以致本病发生。临床所见，患者平素情志抑郁，肝郁日久，失于条达，肝体失于柔和，以致肝气横逆，肝火上炎，热邪亢盛，郁热阻络，热邪侵犯于目，以致目盲，肝郁热邪是导致本病的主要原因。治疗时，以疏肝解郁，启闭玄府，疏通脉络，健脾清热为主要治法，尤其青年患者，在疏肝解郁方剂之中，酌情加入辛凉宣散之品，如金银花、蒲公英之类，或加连翘、菊花、荆芥、防风、蝉蜕、木贼等，以发散郁结，清除热毒郁结。妇女患者以补中益气，养血安神为主，尤其是分娩之后或哺乳期，多属气血两亏，在补益剂中，酌加解郁通络之品，以防补而易滞，解纯补之弊。关键在于治疗及时，急性期，每日可服 2 剂中药，使药力充分发挥，还可配合针刺疗法，旨在早日恢复视力，避免病情的恶化。

2. 典型病例　张某，女，48 岁，干部，1989 年 7 月 7 日初诊。

主诉：左眼视物不清，伴有头痛 18 天。

检查：左眼视力眼前指数，双眼晶状体轻微混浊，眼底：右眼视盘边界模糊，鼻下侧可见条状出血，视网膜血管迂曲，黄斑部污秽，中心凹反射隐约可见。舌质淡，舌苔薄白，脉弦细。

辨证：肾虚肝郁。

治法：滋阴益肾，疏肝解郁。

方药：当归、白芍、茯苓、白术、丹参、赤芍、柴胡、生地黄、山药、熟地黄、枸杞子、神曲、磁石、栀子各 10g，升麻、五味子、甘草各 3g，水煎服，每日 1 剂。

二诊：1989 年 9 月 1 日复诊，检查，左眼视力 0.8，眼底：左眼视盘边界清，色稍淡，视盘鼻下侧出血吸收，视网膜血管迂曲，黄斑区发暗，中心凹反光隐约可见。前方去栀子，服 35 剂。

三诊：1989 年 10 月 5 日三诊，检查左眼视力 1.0 而停药，观察 3 年视力巩固。

本例辨证属肾虚肝郁，治宜滋阴益肾，疏肝解郁，自拟疏肝解郁益阴汤治之，本方是由逍遥散、六味地黄汤和磁朱丸三方加减化裁组成，以疏肝解郁，发散郁结，滋补肝肾，健脾和胃，开窍明目为主，嘱咐患者坚持服药，通过中药的调理与治疗，使患者恢复了正常视力。

（三）韦文贵论治目系暴盲

1. 学术思想

（1）韦氏认为暴盲（视神经炎）的原因主要有三方面：温热病高烧抽风后，余热未尽，肝经郁热，玄府热闭，风邪外侵，邪热阻窍或脉道受阻，精气不能上荣；暴怒或忧思过度均能导致肝气郁结，气机不畅，肝窍郁闭，目失荣养；暴饮暴食或劳役过度均易伤脾气，可致"气脱者目不明"。《审视瑶函》用丹栀逍遥散治疗"怒气伤肝，并脾虚血少致目暗不明"的暴盲症。按古人经验，结合自己的实践，认为丹栀逍遥散对暴盲症确有疗效。但在治疗过程中，由于年龄、体质的差别，病机可以转化，故不能执一不变，在治疗中，因人制宜，因病制宜，辨证施治，非常重要。

（2）球后视神经炎分为四型：①肝有郁热，肝气郁结，均可导致玄府闭郁，目失荣养，治以疏肝清热为主，活血破瘀为辅，方用丹栀逍遥散为主。②脾气虚弱或病后气阴两虚，清阳下陷，清窍失养，治宜益气升阳，滋阴明目，方用补中益气汤为主，适加滋阴益肾明目之品；如脾胃虚寒，腹胀肠鸣，治宜益气健脾，温中散寒，方用香砂六君子汤为主，酌加温中散寒之品。③素体阴虚火旺，或肝火郁结者，风邪易侵，风火相煽，上犯清窍，头眼剧痛或偏头痛者，治宜祛风止痛为主，滋阴降火为辅，方用偏正头痛方加减，防风5g，荆芥穗5g，木瓜3g，苏叶5g，蝉蜕3g，甘草3g。若湿热内困，气机不畅，邪浊阻窍而身重头沉者，改用芳香化浊，祛风利湿法，方用暑湿头痛验方加减，藿香9g，木贼6g，佩兰9g，滑石9g，白蒺藜9g，炒陈皮5g，黄芩5g，白芍5g，生、熟薏苡仁各12g。④肝肾阴虚，双眼干涩，治宜滋肝补肾明目为主，适加清肝明目之品，以杞菊地黄汤或明目地黄汤加减，并服明目还睛丸、犀角地黄汤、石斛夜光丸。阴虚火旺，口干神烦较重者，改用滋阴降火法，以知柏地黄汤或滋阴降火汤为主，虚烦少寐者，则以三仁五子汤养血安神，补益肝肾。

（3）韦氏还认为竭视苦思，用眼过久，视力疲劳，眼珠疼病者，属于久视伤血，肝血不足，风邪乘虚而侵，血不养睛而睛珠疼痛，治宜养血祛风止痛为主，常用当归养荣汤加蔓荆子每获显效。随症选药方面，凡是眼底病，常用枸杞子、决明子、青葙子清肝益精明目，平肝明目选用石决明、白蒺藜、珍珠母；郁热阻络，不通则痛，适加茺蔚子、牡丹皮、丹参活血行瘀而明目；热伤阴液，大便困难，常用生地黄、熟地黄、玄参、麦冬、火麻仁、决明子等滋阴润便，特别是湿热病后虚实互见之患者，既可攻实，又可防虚，祛邪而不伤正，可谓一举两得。

2. 典型病例　文某，女，12岁，门诊号70309，初期日期1959年4月24日。

主诉：视力急剧下降，伴有眼球胀痛半月余。四月初，感冒发热后双眼视物模糊，眼胀痛。11日双眼视力急剧下降，仅有光感。次日双眼视力光感消失。在外院检查，诊为急性球后视神经炎，14日在其他医院住院治疗，确诊为"急性视神经乳头炎"。经治疗效果欠佳而转本院治疗，现仍头痛眼胀。

检查：双眼视力眼前指数。双眼瞳孔稍大，对光反射较迟钝。双眼底视盘充血色红，边缘模糊不清，视盘水肿隆起约+2D，周围视网膜呈放射样水肿，鼻上及颞侧有点状出血，视网膜静脉扩张，动脉无明显改变。舌红。

辨证：肝经郁热，风邪外侵，玄府郁滞。

治法：疏肝解郁、活血祛瘀为主，辅以平肝明目。

方药：丹栀逍遥散加茺蔚子6g，决明子12g，五味子2g，七剂，水煎服。

二诊：药后视力提高，惟口眼发干。检查：双眼视力0.2，脉细而稍数，舌质稍红、少苔，证属热病伤阴，肝肾阴虚。治宜滋肝补肾明目。用杞菊地黄汤加减：枸杞子6g，菊花3g，熟地黄10g，山药6g，牡丹皮2g，茯苓6g，泽泻6g，五味子25g，桑叶3g，青葙子10g，七剂，水煎服。

三诊：1959年5月11日，服药后视力明显进步，全身无明显不适。检查：双眼视力0.6，原方去青葙子，加女贞子10g，熟地黄加重为15g，以助滋阴益肾之效。14剂，水煎服。

末诊：1959年5月25日，检查：双眼视力1.2，双眼瞳孔大小，光反射正常，双眼底视盘色淡，边缘稍模糊，水肿消退，出血吸收，动静脉比例正常，黄斑中心凹反射可见，周边部正常。仍以滋补肝肾为治则。杞菊地黄汤七剂，巩固疗效，停止治疗。

（四）张皆春论治目系暴盲

1. 学术思想　张氏认为人赖精、气、神而生，赖精、气、神而明。然三者是不可分割的整体，精为神之宅，有精则有神，积精可全神，精伤神无所舍，必然失守。精为气母，精虚则无气。人无精、气、神则死，目无精、气、神则盲。精者阴也，气者阳也。故《审视瑶函》言本症"曰阴孤，曰阳寡，曰神离，乃闭塞关格之病"。皆系阴阳分离之故。或暴怒气逆，气血郁闭；或肝胆火炽，迫血妄行，阴精不能通达于目；或脾胃受损，运化失调，水湿积聚，阳光不能上达眩神，或情志郁结，气滞血瘀，经络阻塞，精气不能上行，均可导致视神经炎发生。若暴怒气逆，气血郁闭者，治宜疏肝解郁，理气活血，用理气活血汤，柴胡6g，白芍9g，归尾9g，牡丹皮9g，香附9g，青皮3g，栀子6g。

2. 典型病例　孙某，女，27岁。1975年5月28日初诊。

主诉：于20天前右眼忽然失明。经当地医院诊断为视神经视网膜炎，服西药不见好转，自觉目珠胀痛，心烦易怒，两胁作痛。

检查：视力：右眼眼前手动，左眼1.5；右眼眼底：视盘边界模糊、色红、轻微水肿；视网膜动脉细，静脉迂曲，呈腊肠状，视网膜颜色稍淡；黄斑部有白色渗出，呈星网状；黄斑中心凹反射消失，脉强有力。

治法：疏肝解郁，理气活血。

方药：理气活血汤，柴胡6g，白芍9g，归尾9g，牡丹皮9g，香附9g，青皮3g，炒栀子6g，服20剂。

二诊：右眼视力0.1。眼底视盘边界模糊、色红；水肿消失；视网膜动脉细，静脉迂曲，视网膜颜色已恢复正常；黄斑区星网状渗出部分吸收，中心凹光反射不见。

又服上药 15 剂。

三诊：自觉视物较前清晰，心烦、胁痛减轻，右眼视力 0.3，又服上方 50 剂。

四诊：右眼视力 0.9，眼底，视盘边界不清，颞侧色淡，视网膜动脉稍细，黄斑区有少量白色渗出，中心凹光反射可见，但较暗。予六味地黄丸常服。

（五）韦企平论治目系暴盲

1. 学术思想 韦氏认为视神经炎治疗以肝为主。早期着重清肝火，平肝风，解肝郁；后期养肝血，补肝肾，调肝脾。分 5 型施治。①肝经风热型：多因温热病后，余热未尽，扰动肝风，风热相助，灼伤脉络或壅塞脉道，清窍失用。治宜清热平肝，用韦氏钩藤熄风饮。②肝郁气滞型：情志引发，肝郁气滞，玄府不能，目系失养。治宜疏肝解郁，开窍明目，用逍遥散加减。③肝郁血虚，兼气虚型：本型肝郁未解，气血渐亏，用柴胡参术汤，使气机通利，气血畅旺，目有所养而神光充沛。④脾虚气弱型：多属病程日久，调摄失当或久药伤胃，视力不增，脾气反虚。治宜益气升阳，健脾调中，方用补中益气汤。⑤肝肾阴虚型：因久病失治误治，精血内耗，肝肾渐亏，除视力下降，多有不同程度视神经萎缩外，可兼眼干涩，头晕耳鸣，神烦腰酸，脉细舌红等症。用杞菊地黄汤或明目地黄汤为主。年轻男性，若兼梦多遗精，神疲腿软的，可用四物五子汤合水陆二仙丹，补肾养血，涩精固本。若素体阴亏，虚火上灼，治宜滋阴降火，可选知柏地黄汤或滋阴降火汤。此外，尚有心火上炎，气阴两虚，痰浊阻窍，湿热伤目等证型。具体用药时，不可唯专分型，拘泥一证一方。因病情因人而异，同一个病人，病程发展不同阶段，证型亦虚实有变，脏腑相传。故本病变首重整体辨证，善于抓住四诊中的关键症候确定主证。确属无证可辨时，可根据发病急缓，病程远近，结合眼底望诊，立法定方。早期以丹栀逍遥散和柴郁参术汤为主随症加减；后期注重补肾健脾，以杞菊地黄汤和补中益气汤化裁合用。而理气活血，通畅玄府药则无论各期均可选择 2～3 味。

2. 典型病例 刘某，女，21 岁，1993 年 4 月 7 日初诊。

主诉：右眼视力骤退 40 余天。

视力下降后曾在某军区医院住院，按视神经炎治疗，来诊时仍服泼尼松 40mg，每日 1 次。

检查：右眼视力 0.06（矫正），瞳孔直接对光反射迟缓，眼底视盘颞侧色淡，黄斑中心凹反光不见。视野中心 5°～10°绝对性暗点。

辨证：肝郁气滞。

治法：疏肝解郁，清肝明目。

方药：丹栀逍遥散去薄荷、生姜，加夏枯草、连翘各 10g。

二诊：视力增至 0.1。泼尼松减量。以原方治疗至 5 月 15 日。右眼视力 0.6。全身有神疲，纳不香，便溏，脉细等脾虚证，随之改用健脾调肝，活血明目法，方用党参、茯苓各 10g，炒白术 15g，炙甘草 6g，当归、白芍、柴胡、菊花、枸杞子各 10g，炒谷麦芽各 15g。服 14 剂，右眼视力恢复至 1.0，视野中心暗点消失。

（六）高培质论治目系暴盲

1. 学术思想 高氏诊治前部缺血性视神经病变多为发病晚期或迁延不愈的患者，所以主要从以下证型进行论治。

（1）气虚血瘀型：《难经·八难》云："气者人之根本也。"气对人体具有温煦、防御、固摄、气化等十分重要的作用。气虚是由正气不足，不能发挥气的各种功能，脏腑功能减退所形成的一种病机，气与血的关系密切，气为血之帅，气行则血行。中医认为久病气虚正气不足，不能推动血液之运行而发生血瘀。由于气虚日久则视物不清，面色无华，目少神采，体倦乏力，少气懒言，舌质嫩胖伴齿痕，或有血瘀斑，脉细无力，证属气虚血瘀。治以益气养血，活血通络，组成药物有生黄芪、太子参、炒白术、丹参、鸡血藤、葛根、路路通、枸杞子、陈皮等。不采用任何西药配伍。

（2）肝气郁结、脉络阻滞型：肝气郁结是肝失疏泄的一种表现。肝失疏泄条达，气机瘀滞不畅，气滞血瘀导致气血失调而致玄府闭塞，产生暴盲。正如《证治准绳·七窍门》谓："平日素无他病，外不伤轮廓，内不损瞳神，倏然盲而不见也""多因阴阳失调，气血乖乱，甚者脉经闭塞，气血阻滞够乱。"患者表现为精神抑郁，胸胁满闷，头晕目眩，口苦咽干，舌质暗红，脉弦。治宜疏肝解郁，益气活血。组成药物有当归、丹参、白芍、柴胡、夏枯草、太子参、甘草、枸杞子、车前子等。

2. 典型病例 周某，女，67 岁，离休干部。初诊日期 1992 年 11 月 30 日。

主诉：右眼视力锐减 1 个余月。时有头晕，全身乏力，胃纳稍差，心情急躁，舌苔薄白，舌质胖暗伴齿痕。脉细稍迟。

眼部检查：视力右眼，手动/眼前；左眼 0.6。右眼瞳孔 4mm，直接对光反应迟钝。视乳头轻度水肿，边界不清，下缘色稍淡，其颞下方视网膜可见条状暗红色出血，动脉明显变细，黄斑中心凹反光未见。左眼前节正常，视网膜动脉变细，可见动静脉交叉压迹。

西医诊断：右眼前部缺血性视神经病变，双眼视网膜动脉硬化。

中医诊断：右眼暴盲。

辨证：气虚血瘀。

治则：益气养血，活血通络。

方药：太子参 15g，炒白术 12g，茯苓 10g，丹参 15g，当归 12g，鸡血藤 15g，葛根 12g，路路通 10g，墨旱莲 12g，泽泻 12g，车前子（包煎）12g，三七粉 3g（分 2 次冲服）。水煎服，14 剂。

12 月 18 日二诊：自觉视力明显好转，检查右眼：视力 0.2，视盘水肿消失，出血吸收。其余同初诊。继续用上方煎服 30 剂。

1993 年 1 月 8 日三诊：右眼视力：0.6，再服药 8 个月。右眼视力 0.7。随诊至 2010 年 3 月，检查双眼视力和视野均正常。

（七）高健生论治目系暴盲

1. 学术思想 高氏根据前部缺血性视神经病变患者发病年龄、致病原因及常伴有高血压、糖尿病等，认为本病病机以气虚为主：①劳累过度，使元气耗损；②饮食失调，使元气生成匮乏；③年老体弱，脏腑功能衰退而元气自衰。气虚生化不足，导致营亏、血虚或长期患慢性病，伤精耗气，使化血之源枯竭而致本病。"气行则血行""气为血帅，血为气母"，治疗强调益气为主，补虚助气血运行，同时养血通络。盖目主气血，气血盛则玄府得利，出入升降而明，虚则玄府无以出入升降而昏。常用方剂有补阳还五汤、血府逐瘀汤、参芪四物汤等，在此基础上加用虫类药物息风通络。

2. 典型病例 李某，男，61 岁，2010 年 4 月 20 日初诊。

主诉：右眼视力突然下降 3 个月。

检查：右眼视力 0.25，不能矫正。视盘边界清晰颜色淡，视网膜动脉细，黄斑中心凹反光消失，视野见与生盲点相连的扇形缺损。舌质紫暗，脉细涩。

诊断：右眼前部缺血性视神经病变、视神经萎缩。

辨证：气虚血瘀证。

治法：益气活血。

处方：①中药汤剂，血府逐瘀汤加减：生黄芪、赤芍各 30g，生地黄、熟地黄、地龙各 15g，桃仁、红花、川芎、炒枳壳、牛膝、柴胡、牡丹皮、黄芩各 10g，炒山栀子 6g。7 剂，水煎服。②复方血栓通胶囊 1.5g，每日 3 次，口服。③葛根素注射液 400mg，加入 0.9%氯化钠注射液 250mL，静脉滴注，每日 2 次，共 10 次。

2010 年 4 月 27 日二诊：右眼视力 0.4。以上方加蜈蚣 3 条、全蝎 6g，余同前。

2010 年 5 月 18 日三诊：处方同 4 月 27 日。

2010 年 6 月 21 日四诊：右眼视力 0.5[+3]。处方：①上方去黄芩、全蝎，加丹参 15g，玄参 15g，川乌 6g，生龙骨、生牡蛎各 15g，羚羊角粉（冲服）0.6g，14 剂，水煎服。②复方血栓通胶囊 1.5g，每日 3 次，口服。③葛根素注射液用法同量同初诊。随访 1 年半，病情稳定。

（八）彭清华从肝论治视神经炎的经验

1. 学术思想 彭教授对本病患者，采用中药为主，从肝论治，取得较好疗效。其治疗方法如下。

（1）肝郁气滞证：症见视力急降，眼球胀痛或转动时牵引痛，视乳头充血，轻度隆起，边界模糊，瞳孔轻度散大，对光反应迟钝，生理盲点扩大，情志不舒，胸胁胀痛，舌淡苔薄白，脉弦。治以疏肝理气，解郁明目。方用丹栀逍遥散加减，牡丹皮、栀子、白芍、当归、柴胡、茯苓、白术、薄荷、丹参、甘草、决明子、夏枯草。

（2）肝胆火炽证：症见视力急降，甚至仅存光感，眼珠胀痛明显，视乳头充血水肿，隆起明显，边界模糊，瞳孔中等度散大，对光反应迟钝，生理盲点扩大，情志急躁易怒，口苦口干，小便黄赤，舌红苔黄，脉弦数。治以清肝泻火。方用龙胆泻肝汤加减，龙胆、栀子、黄芩、柴胡、生地黄、当归、车前子、泽泻、木通、甘草。伴视网膜出血加牡丹皮、白茅根；大便秘结加大黄。

（3）肝郁血瘀证：症见视物模糊，眼球刺痛或牵扯痛，眶深部压痛，视乳头颞侧色淡，视野扇形缺损，或周边视野缩窄，情志不舒。舌淡红，舌体有瘀点瘀斑，脉弦涩。治以疏肝解郁，活血明目。方用血府逐瘀汤加减，柴胡、生地黄、当归、赤芍、川芎、红花、枳壳、桔梗、牛膝、茯苓、丹参、甘草。

（4）肝郁阴虚证：症见视力下降，或病情日久，视物模糊，眼球轻度胀痛，视乳头淡红，或见颞侧色淡，视野缺损，情志不舒，间歇头痛，舌淡苔薄白，脉弱。治以疏肝解郁，益阴明目。方用疏肝解郁益阴汤加减：柴胡、生地黄、当归、白芍、茯苓、白术、枸杞子、女贞子、桑椹、石斛、墨旱莲、丹参。病变后期，肝肾不足者，可改用明目地黄汤或加减驻景丸加减治疗。

2. 典型病例

（1）周某，女，39岁，农民，因双眼视力急剧下降，伴眼球胀痛1周于1989年9月13日入院。入院时视物模糊且变形，双眼红赤、胀痛、头痛，双眼视力FC/30cm。扩瞳查眼底：双眼视乳头充血，边界模糊不清，视网膜静脉血管迂曲扩张，视野检查示生理盲点扩大呈弧型，舌淡红、苔薄黄，脉弦数。诊断为急性视乳头炎（双）。证属肝胆火炽型。治以清肝泻火，用龙胆泻肝汤加减：柴胡、龙胆、栀子、黄芩、车前子、泽泻、本通、当归各10g，生地黄、金银花、蒲公英各20g，川黄连3g，夏枯草15g，甘草5g。并口服泼尼松、维生素B_1等药。服上方5剂后，自诉视物较前清晰，查视力双眼0.2。原方继服12剂后，查视力右眼1.2，左眼1.0，双眼视乳头色红，边界清楚。住院18天，痊愈出院。

（2）李某，女，20岁，干部。因左眼视力突然下降，眼球转动时疼痛4天，于1984年6月12日入院。患者5月8日起床时，突感左眼前有黑影遮挡，视物不清，在外院诊断为"球后视神经炎（左）"。给予肌内注射维生素B_1、维生素B_{12}，口服地巴唑、泼尼松等西药治疗无效而来我院。查远视力右眼0.2，加镜0.7，左眼指数/眼前，加镜无助，近视力右1.2，左0.1。双外眼正常。扩瞳查左眼底：屈光间质清，视乳头颜色、大小尚正常，边界清，C/D=0.4，可见动脉搏动，视网膜（－），黄斑亮点可见。左眼视野呈扇形缺损。情志抑郁。舌淡红、苔薄白，脉弦。诊断为急性球后视神经炎（左），屈光不正（双）。证属肝郁气滞型。治予疏肝理气，解郁明目。方用逍遥散加减，柴胡、白芍、白术、香附、益母草、首乌藤各10g，当归12g，茯苓、丹参各20g，薄荷3g，川芎5g。并口服维生素B，泼尼松按要求逐渐减量。服5

剂后，查左眼视力 0.04。上方去薄荷，加麦冬、玄参、生何首乌、生地黄、熟地黄各 15g，共服 35 剂后，查视力双眼 0.2，戴原镜视力双眼 1.5，视野恢复正常，眼底情况与入院时相比无特殊改变，住院 41 天，痊愈出院。

3. 讨论 目虽赖五脏六腑精华之濡养，但与肝的关系尤为密切。足厥阴肝经之脉，连目系，上出额，其支者，从目系，下颊里。《灵枢·脉度》曰："肝气通于目，肝和则目能辨五色矣。"《素问·金匮真言论》曰："肝，开窍于目。"《素问·五脏生成》曰："肝受血而能视。"说明目能明视万物，别黑白，审短长，察秋毫，视远近，均与肝密切有关。肝为刚脏，主藏血，体阴而用阳。肝喜条达，主疏泄，其对气机的升降调畅，血液的贮藏调节，也均有重要作用。五轮之中水轮（瞳神）属肾，肝肾同源，而肝主筋经，目系属肝。故凡肝气郁滞，肝胆火炽、肝郁阴虚等。均可导致脏腑功能失调，气机不畅，郁遏经络，目筋失养，发为本病。我们采用疏肝理气、清肝泻火、养阴疏肝三法从肝治疗本病，经临床证明，疗效是比较满意的。

彭教授通过临床观察后认为，视乳头炎早期以肝郁气滞型多见，中期以肝胆火炽型多见，后期以肝郁阴虚型多见；球后视神经炎早期多为肝郁气滞型，中期多为肝郁血瘀型，后期多为肝郁阴虚型。但本病病情复杂多变，在病变发展过程中证型可互相转化，法随证变，方由法来，随着证型的改变，采取相应的治则，是本病取得疗效的关键。

【文献选录】

《灵枢·口问》曰："目者，宗脉之所聚也。"

《灵枢·决气》曰："气脱者目不明。"

《灵枢·邪气藏腑病形》曰："十二经脉，三百六十五络，其血气皆上于面，而走空窍，其精阳气上走于目而为之睛。"

《灵枢·大惑论》曰："五藏六府之精气皆上注于目而为之精，精之窠为眼……裹撷筋骨血气之精而与脉并为系，上属于脑，后出于项中。"

《灵枢·脉度》曰："肝气通于目，肝和则目能辨五色矣。"

《灵枢·本神》曰："心藏神，随神往来者谓之魂。"

《灵枢·大惑论》曰："目者，心之使也。"

《素问·阴阳应象大论》曰："魂寓于目，宅于肝，藏精出入者，为之魂，故肺藏魂，脾藏意，脾之神曰意；肾藏智与志，肾之神曰志""喜伤心，怒伤肝，思伤脾，忧伤肺，恐伤肾。"

《证治准绳》曰："平日素无他病，外不伤轮廓，内不损瞳神，倏然盲而不见也……屡有因头风痰火，元虚水少之人，眩运发而醒则不见，能保养者，亦有不治自愈，病后不能保养，乃成痼疾，其证取速而异"。

《审视瑶函》曰："谓目平素别无他症，外不伤于轮廓，内不损乎瞳神，倏然盲而不见也……病于阳伤者，缘忿怒暴悖，恣酒嗜辛，如燥腻，及久患热病痰火人得之，则烦躁秘渴；病于阴伤者，多色欲悲伤，思竭哭泣太频之故；伤于神者，因思虑太过，用心罔极，忧伤至甚。元虚水少之人，眩晕发而盲瞀不见。能保养者，治之自愈，病后不能养者，成痼疾。"

《医林改错》曰："两目系如线，长于脑，所见之物归于脑。"

【现代研究】

尚姗姗等近年进行了目系暴盲的中医证候学研究。目的是了解目系暴盲（视神经炎）的证候诊断，以及辨证分型与年龄、性别之间的关系。为深入研究目系暴盲的中医辨证论治提供客观依据。选择2010年11月1日至2013年10月31日就诊于北京中医药大学东方医院眼科门诊、急诊和住院的目系暴盲患者，采用问卷调查的方法进行病例回顾和病例监测。以证候学研究为核心，采用临床流行病学的设计方法，收集固定时间段内目系暴盲患者的中医证候表现，对中医证型的性别分布、年龄分布进行分析。结果共收集病例109例，包括病例回顾61例，病例监测48例。统计结果显示：①男、女患者的各证型构成具有统计学意义的差异（$P = 0.031$，< 0.05）。女性患者的证型分布比较集中，主要分布在肝肾阴虚证、肝郁气滞证和气血两虚证，男性患者的证型分布则比较分散，以肝肾阴虚证、肝郁气滞证最为多见，且肝经实热证和阴虚火旺证的比例高于女性患者。②不同年龄段目系暴盲患者的证型分布差异无统计学意义（$P = 0.054$，> 0.05）。认为目系暴盲的中医证候类型分布与性别有关，女性患者的证型分布比较集中，以肝肾阴虚证、肝郁气滞证和气血两虚证多见。

李志英在《眼科专病中医临床诊治》中认为目系暴盲在治疗过程中关键要防治视神经萎缩。中医药以其独特的理论和诊疗方法治疗目系暴盲和防治视神经萎缩，取得了较好的效果。大量中草药药理生化研究正在揭示中药对视神经病变有效的作用机制，其中补益肝肾、益气养血，活血化瘀药物的合理使用，可改善病变部位微循环障碍，增强局部组织代谢能力和组织营养，有利于受害视细胞和神经纤维的功能恢复，防止视神经萎缩的发生。这与中医肝开窍于目，目得血而能视，营卫实则能视，营卫虚则昏暗，肝肾之气充则目能辨五色等理论是相符合的。针刺对本病的治疗也有较好疗效，其作用机制主要是兴奋视神经，借以扩张血管、改善血行以营养神经，从而缓解部分受抑制的视神经纤维，恢复发挥其正常的传导功能。

主要有辨证论治、针灸疗法、药物治疗、物理疗法等。

1. 辨证论治 视神经中医称目系，目系与心、肝、脾、肾四脏关系最密切。"心手少阴之阴……系目系""肝足厥阴之脉……连目系"，脾为后天之本，目系之气血营养要赖脾的运化；肾为先天之本，肝肾同源，肾生髓，目系属脑，故治疗时，应注意抓住心、肝、脾、肾四脏，并注意虚实之分。实证多为肝气郁结、气血瘀滞，虚证常属肝肾阴虚，气血两虚、脾虚气弱等。分别以逍遥散、通窍活血汤、明目地黄丸、十全大补汤、益气聪明汤等加减治之。

2. 针灸治疗 眼之所以能视万物，辨颜色，全赖脏腑精气的滋养，而眼与脏腑关系密切，是靠经络为之贯通并不断运输气、血、精、津而实现的。从经络角度认识，视神经属目系，与目系相连的经络均从其所属的脏腑发出，经由组织深处直达目系，即目系为视神经与足厥阴、手少阴、足三阳经相合后的总称。因此视神经、视网膜等内眼组织的生理、病理非肝肾所独主，尚与心、胆、胃、膀胱等经相关，从而为中医针刺防治视神经萎缩奠定了理论基础，其治疗机制主要是兴奋神经，并借以扩张血管，改善血循环以恢复视神经的部分功能，达到预防、治疗视神经萎缩的目的。值得注意的是，在眼球周围针刺要熟悉局部解剖关系，对针刺方向、深浅度、手法均应熟练掌握，切忌刺伤眼球。

3. 药物治疗 目系暴盲其发展过程复杂多变，要坚持中西医结合，正确处理辨证与辨病的关系，系统而全面地制定治疗方案。急性期，把握本病"本虚标实"的特点，分清轻重缓急，以中西医结合治疗为主，根据治疗效果，及时调整治疗方案，预防视神经萎缩的发生。康复期或出现视神经萎缩，治疗以中医药为主，宜扶正固本为治法。合理选择中药汤剂、中药注射液、眼部直流电中药药物离子导入、针刺、药膳疗法、中药药物浴足、中药药液眼浴等综合方法以改善病变组织的微循环障碍，增强局部组织代谢能力和组织营养，有利于受害视细胞和视神经纤维的功能恢复。目前对本病尚有许多未被认识的复杂问题，期待随着对中医药治疗本病的确切作用机制的深入研究，更加有效地运用以中医为主，中西医结合治疗的方法，防治视神经萎缩将会有所突破。

庞龙在《眼科专病中医临床诊治》中认为目系暴盲（缺血性视神经病变）是指各种原因引起视神经的血液循环障碍，发生局部缺血缺氧，致使局部组织水肿，表现为视力突然下降的疾病。其根本原因为视神经的缺血，因此一切治疗手段以增加视神经的血液供应为目的。认为在改善视神经循环障碍的治疗方法上思路要更开阔：①与针灸治疗相结合：临床常在大量应用活血化瘀药后，患者的视力仍无提高，疗效不理想，尤其对那些情志症状明显，辨证为肝郁气滞的患者，可考虑配以针灸治疗。针灸取穴除选择眼周穴位外，可根据上病下取的理论选择下肢远端的穴位；也可根据视神经为中医的目系，目系属肝的经络理论，选择肝经上的穴位和肝俞穴治疗；另外也可以选择耳穴采用耳针治疗。②全身用药与局部用药相结合：在全身应用药物治疗外，应根据具体病情及时采用球后注射药物治疗，或选择中药电控离子导入治疗。球后可注射阿托品注射液等缓解血管痉挛、扩张血管的药物，也可适当应用甲泼尼龙、地塞米松等糖皮质激素以减轻缺血而致的视神经水肿。患眼局部电控离子导入治疗的药物可选择丹参注射液、参附注射液等，使药物在病变局部分布的浓度更高，以更好地发挥活血化瘀、改善视神经血液供应的作用。③中医治疗急重症的特点，避免或减少糖皮质激素的应用：急性缺血性视神经病变的视力急剧下降，需及时治疗。临床上常大剂量全身或局部应用糖皮质激素，但糖皮质激素的副作用大，对患有消化道溃疡、糖尿病、肺结核、骨质疏松、高血压等疾病的患者不宜使用，同时，某些患者在大剂量应用糖皮质激素后常常出现明显阴虚夹湿热的证候。认为在发病早期可使用强有力的芳香开窍药如麝香等吞服以开通玄府，发越神光，同时配合辨证处以中药汤剂治疗，在不应用糖皮质激素的情况下可收到良好效果。对那些大剂量应用糖皮质激素后常出现明显阴虚夹湿热证候的患者，可根据阴虚与湿热的偏重和兼夹瘀血与否，选用六味地黄丸、杞菊地黄丸、知柏地黄丸、明目地黄丸等治疗。

附：视盘水肿

视盘水肿（彩图18-5-11）是指因颅内压升高导致的视盘肿胀、隆起、边缘模糊不清所致眼病。常见病因有颅内肿瘤，炎症，外伤及先天畸形等。多双眼发病。临床表现可见头痛，体位迅速变化时可出现视物模糊，视力下降，复视，恶心呕吐等症状，但也有部分患者可以完全无临床症状。视野检查显示早期为生理盲点扩大，若有视盘水肿所致的视网膜水肿累及黄斑区时，可同时存在相对性中心暗点。慢性期发展至视神经萎缩时，可有向心性周边视野缩窄。本病主要针对原发病进行治疗。

典型的视盘水肿分为四期：①早期，视盘充血水肿，边界模糊，隆起较轻，视盘附近可有线状出血，视神经纤维层水肿。②进展期，视盘明显充血水肿，隆起显著，严重者可达+8～+10D，视盘附近可有火焰状出血，视网膜静脉迂曲充盈，视神经纤维层有棉絮斑，黄斑有星状渗出或出血。③慢性期，视盘呈圆形隆起，视盘凹陷消失，视盘充血水肿减轻，视网膜静脉充盈减轻，出现硬性渗出。④萎缩期，视盘色泽灰白，视网膜血管变细，有血管白鞘形成，黄斑可有色素形成。

视盘水肿、视神经视盘炎和前部缺血性视神经病变都可以表现为视盘水肿，三个疾病需要进行鉴别诊断：①视盘水肿多因颅内压增高导致，可见于各个年龄段，病因多为颅内肿瘤、炎症、外伤等，双眼发病，早期视力无严重损害，视盘水肿隆起较高，一般>+3D，边界模糊视网膜静脉迂曲扩张，视野损害多表现为生理盲点扩大。②视神经视盘炎多为中青年发病，视力急剧下降，伴有眼球转动痛。视盘充血水肿，隆起一般=+3D，视盘周围有线状出血和渗出灶，视野损害多为中心暗点及周边向心性缩小。③前部缺血性视神经病变多见于中老年人，常伴有高血压、糖尿病、高脂血症等疾病，视盘水肿，隆起一般=+3D，视力损害多为象限形，视野有与生理盲点相连的扇形或象限性缺损，荧光素眼底血管造影早期视盘弱荧光或荧光素充盈不均匀，后期有荧光素渗漏；充盈迟缓或缺血区与视野缺损区有对应关系。

第六节　视衣脱离

视网膜脱离根据临床表现及发病机制的不同可分为孔源性视网膜脱离（又称原发性视网膜脱离）、牵拉性视网膜脱离和渗出性视网膜脱离。孔源性视网膜脱离是视网膜脱离中最常见的一种类型，严重危害视力，若治不及时或治疗不当，患者常致失明和眼球萎缩，且部分患者手术后再次发生视网膜脱离，即使多次手术也不能恢复视功能。因此，加强视网膜脱离防治研究和围手术期治疗研究成为眼底工作者十分关注的热点问题。

【源流】

在中医学文献中无"视网膜脱离"病名，因脱离的部位、范围、程度及伴发症状之不同：眼前黑影飘动、眼前闪光感、视力骤降等症状，分别归属于"云雾移睛""神光自现""视瞻昏渺"或"暴盲"等范畴。本病为"从内而散"的内障眼病。中医眼科文献中某些眼病症状的记载与本病颇为相似。如《证治准绳·七窍门》中说："谓目外自见神光出现，每如电闪掣，甚则如火焰霞明，时发时止……乃神光欲散，内障之重者。"近现代一些中医眼科医家将西医学之"视网膜"称为"视衣"，故视网膜脱离亦称为"视衣脱离"。"视衣脱离"病名首见于《临床必读》，且在中医眼科学第六版教材中正式使用该病名。

【病因病机】

由于元气衰弱，阴精亏损，气血不能上达以营养视网膜而引起。视网膜全靠气血濡养而发挥功能。阴精亏损，则无法留制阳光，于是孤阳外越，出现闪光幻觉等症状。并由于元气衰弱，不能升运精汁，既可引起玻璃体混浊，又能影响视网膜的健康，使视网膜逐渐衰退，发生退行性变化。此时如果受到外力影响，就容易破裂而发生视网膜脱离。

传统中医将孔源性视网膜脱离归入神光自现、云雾移睛、视瞻昏渺、暴盲中，未曾单独列出，现代中医将其命名为视衣脱离。在五轮学说和五轮辨证中，因视网膜位于瞳神之后，故视网膜属于水轮，按水轮辨证为主。又因肾主水、脾司运化水湿，本病的病因、病机与脾、肾关系密切。同时肝肾同源，因此在本病的中医脏腑辨证中常涉及脾、肾、肝。因此在一些文献中和历届《中医眼科学》教材中脾虚湿泛、肝肾阴虚常作为本病的两个主要临床证型。而头眼部外伤或眼科手术后出现的视衣脱离多因眼内脉络受损，瘀血阻滞，故脉络瘀滞证也被一些文献归纳为本病的常见中医证型之一。

（一）脾虚湿泛证

脾胃气虚，运化失司，固摄无权，水湿停滞，上泛目窍。

（二）脉络瘀滞证

头眼部外伤，视衣受损；禀赋不足或劳瞻竭视，精血暗耗，肝肾两虚，神膏变性，目失所养。

（三）肝肾阴虚证

禀赋不足或劳瞻竭视，精血暗耗，肝肾两虚，神膏变性，目失所养。

【临床表现】

（一）自觉症状

发病前常有黑影飘动或闪光感；视物可有变形、弯曲，出现不同程度视力下降，或有幕状黑影逐渐扩大，甚者视力突然下降。

（二）眼部检查

可见玻璃体混浊或液化；脱离的视网膜呈灰白色隆起，血管爬行其上；严重者可见数个半球状隆起，或呈宽窄不等的漏斗形，甚则漏斗闭合而不见视盘；裂孔大小不一，形状各异。

（三）实验室及特殊检查

1. 超声检查 A超图像显示在玻璃体平段内出现一个垂直于基线的单高波；B超图像显示视衣脱离处有一条强光带，凹面向前，一端与视盘相连，另一端止于周边部。

2. 荧光素眼底血管造影检查 如查不到裂孔可做本项检查，以鉴别脉络膜渗漏、泡状视网膜脱离等病变。

【诊断依据】

1. 突然视力下降或视野缺损

2. 眼底检查 见视网膜灰白色隆起及裂孔。

3. 分型 视网膜脱离（retinal detachment，RD）是指视网膜神经上皮与色素上皮的分离。根据发生原因的不同分为孔源性视网膜脱离（rhegmatogenous retinal detachment，RRD）和非孔源性视网膜脱离（nonrhegmatogenous retinal detachment，NRRD）。后者又包括渗出性视网膜脱离（exudative retinal detachment，ERD）和牵拉性视网膜脱离（tractional retinal detachment，TRD）。

（1）孔源性视网膜脱离：是玻璃体视网膜牵拉裂孔引起的视网膜脱离，其发病机制是由于玻璃体对视网膜的动态牵拉和周边视网膜潜在薄弱区（视网膜变性和裂孔）共同作用的结果；或者因玻璃体变性，液化的玻璃体经裂孔进入视网膜下形成视网膜脱离。

视网膜裂孔分类：视网膜裂孔是指神经上皮层的全层缺损，可以根据以下特点进行分类：

1）根据病因分类

撕裂孔：由玻璃体视网膜动态牵拉所致。

萎缩孔：由视网膜神经上皮层萎缩所致。

2）根据形态分类

U形撕裂孔：又称马蹄形裂孔，U形的开口总是朝向周边部。

不完全U形撕裂孔：U形裂孔盖的游离缘未被完全撕开，呈线性或L形裂孔。

带盖的撕裂孔：一般为圆形，裂孔瓣被完全撕离孔缘，飘于裂孔附近的玻璃体腔。

离断：位于锯齿缘的环形撕裂，多见于外伤。

巨大撕裂孔：大于眼球圆周90°甚至可达360°的裂孔。

3）根据部位分类：锯齿缘、锯齿缘后、赤道部、赤道后方和黄斑部。

视网膜裂孔前期周边部视网膜变性的特征：①格子样变性，梭形白色网格样病灶，容易出现撕裂孔或萎缩孔。②蜗牛迹样变性，呈雪花样条带，周围有白霜样表现，容易出现萎缩孔。③视网膜劈裂，视网膜神经上皮层分裂为外层（玻璃体层）和内层（脉络膜层），内外层同时出现裂孔则可引起视网膜脱离。④弥漫性视网膜脉络膜萎缩，赤道部脉络膜脱色素并有视网膜变薄，多见于高度近视，容易并发萎缩孔。

临床症状可见眼前闪光、漂浮物、帘幕或阴影遮挡感；可有视物遮挡或视力突然下降。眼科检查可见脱离的视网膜隆起，呈青灰色，血管爬行其上。常见视网膜裂孔为马蹄形、鱼嘴形、半圆形、圆形。可见视网膜固定皱褶。玻璃体后脱离，可见Weiss环；玻璃体混浊、积血。超声波检查提示视网膜脱离。

（2）渗出性视网膜脱离：由于病变累及视网膜或脉络膜血管，导致液体积聚于视网膜神经上皮而造成，通常不累及锯齿缘。病因包括脉络膜肿瘤、转移瘤、后葡萄膜炎、后巩膜炎、大泡性中心性浆液性视网膜病变、先天性异常、视网膜下新生血管、高血压脉络膜病变、葡萄膜渗漏综合征。由于视网膜、脉络膜肿瘤、炎症、血管病以及全身血液病或血管病引起视网膜毛细血管和色素上皮屏障功能破坏，血浆和脉络膜液体大量渗出和积聚在视网膜下形成。

临床症状可见患者自觉轻微至严重的视力下降或视野缺损，通常存在原发病。眼科检查可见视网膜脱离呈圆顶状，表面光滑，无牵拉皱褶。视网膜下积液多，可以活动，网膜脱离形态随体位变化。一般无视网膜裂孔。

（3）牵拉性视网膜脱离：牵拉性视网膜脱离由于玻璃体视网膜的增殖膜或机化组织收缩而牵拉视网膜所致。常见于增殖性糖尿病性视网膜病变、视网膜静脉周围炎、眼外伤、玻璃体出血、炎症、长期视网膜脱离。常见原因：①糖尿病性牵拉性视网膜脱离。由于纤维血管膜的进行性收缩牵拉大范围的玻璃体视网膜粘连区。或者玻璃体视网膜静态牵拉，可为切线方向、前后方向和桥状牵拉。②外伤性牵拉性视网膜脱离。钝挫伤可致眼球前后方向受到压迫导致赤道部横向扩张，可能导致锯齿缘离断，同时可伴有玻璃体基底部的撕脱或赤道部撕裂孔。穿通伤引起嵌顿于穿通伤口处的玻璃体和玻璃体内的积血促进成纤维细胞增殖和玻璃体视网膜的牵拉。

临床症状可见视力和视野缺损进展缓慢，也可能静止。眼科检查可见玻璃体视网膜有明显增殖膜或机化组织，视网膜脱离表面可见增殖膜或机化组织与之粘连，视网膜脱离呈帐篷状，最高点与玻璃体牵拉有关。视网膜活动度下降。若形成视网膜牵拉裂孔，脱离的视网膜就形成了隆起的孔源性视网膜脱离。

【鉴别诊断】

1. 本病应与老年性视网膜劈裂症相鉴别 后者一般为双侧发病，常常在颞下方，玻璃体中无色素细胞或出血，视网膜内层血管周围常常有血管鞘，视网膜内层常常可见白色的"雪片"；患者无症状。与原发性视网膜脱离所见的相对性暗点相反，视野检查时可见绝对性暗点。一般不出现分界线。当出现分界线时必须查找视网膜裂孔，因为长期的脱离看起来像劈裂，甚至出现绝对性视野缺损。

2. 本病应与青年性视网膜劈裂症相鉴别 后者双侧发病，当劈裂在赤道以后时可出现花瓣样改变，劈裂不波及到锯齿缘。为 X 性连锁隐性遗传。

3. 本病应与脉络膜脱离相鉴别 后者棕黄色，比视网膜脱离更有实质感，常常不用巩膜压陷即可见到锯齿缘，脱离范围可达眼球全周360°。一般有低眼压。

【辨治思路】

（一）辨证思路

1. 脾虚湿泛证 视力骤降，眼前有闪光感，眼底视网膜脱离，视网膜下积液多或手术后裂孔封闭，积液留滞；脾虚失运，湿浊停聚，上扰于目，阻碍神光发越，故见视物昏蒙、玻璃体混浊、视网膜脱离；倦怠乏力、食少便溏等全身症状及舌脉均为脾虚湿泛之候。

2. 脉络瘀滞证 头眼部外伤或术后脉络受损，气血失和，故出现上述眼症；全身症状和舌脉均为脉络瘀滞之候。

3. 肝肾阴虚证 年老体衰，高度近视多年，眼前黑影飘动；或视网膜脱离术后日久，视力未曾恢复；肝肾阴虚，目失濡养，故见术后视力不升，眼见黑花、闪光；全身症状及舌脉均为肝肾阴虚之候。

（二）治疗思路

1. 治法与处方原则

（1）对早期不宜手术的病例，要分清阴虚还是阳虚。阴虚的主以补阴补血，阳虚的主以补阳补气。方中酌佐活血利水之品，以通利血脉，导水下行。阴虚者用四物五子汤加赤芍、牡丹皮等；阳虚者用四君子汤合四苓散或五苓散加黄芪、丹参等。外伤引起者，可先予除风益损汤，然后再予以上方剂。

（2）本病经手术，视网膜下积液不退，亦当分别阴阳，而予以上方剂。

（3）手术后，玻璃体混浊严重，证属阴虚的，用四物汤加赤芍、牡丹皮、牛膝、海藻、昆布、夜明砂、海螵蛸等；属于阳虚的，用补中益气汤去甘草，加海藻、昆布、海螵蛸、夜明砂等。

（4）手术后，视网膜复位，但视力不提高，主以益气养阴、活血利水，用补阳还五汤、补中益气汤、人参养荣汤、炙甘草汤等加减；或滋补肝肾，或补益气血，用杞菊地黄汤、明目地黄汤、生脉六味汤、八珍汤等。

2. 用药方式

（1）脾虚湿泛证：饥饱劳役伤脾耗气，脾主运化水湿，性喜燥而恶湿，湿热之邪内困脾土，导致脾运失常，浊气上泛，故视力骤降，眼前有闪光感，眼底视网膜脱离，视网膜下积液多或手术后裂孔封闭，积液留滞；脾阳困阻，清气不升，倦怠乏力、食少便溏等全身症状及舌脉均为脾虚湿泛之候。治以健脾利湿，方用猪苓散加减。湿热重者加金钱草、海金沙、琥珀末；视力差者加枸杞子、女贞子。

（2）脉络瘀滞证：头眼部外伤或术后，脉络受损，伤气伤血，气血失和，瘀血阻络，窍道不通，气血运行不畅，目系失荣，故出现上述眼症；全身症状和舌脉均为脉络瘀滞之候。治以活血化瘀，通窍明目。方用桃红四物汤或通窍活血汤加减，后期加黄芪、党参、枸杞子、菟丝子等益气补肾。

（3）肝肾阴虚证：年老体衰而精血不足，或竭视劳瞻而精血耗损，肝肾两虚，目失濡养而致视物模糊，飞蚊幻视；肝肾阴虚，精亏血少，失于濡养，故头晕耳鸣，失眠多梦，腰膝酸软，全身症状及舌脉均为肝肾阴虚之候。治以滋补肝肾，方用杞菊地黄丸加减。若口干咽燥，脉细数者，加知母、黄柏滋阴降火。

【治疗】

对原发性孔源性视网膜脱离应尽早手术治疗，可根据病情采取巩膜外垫压术、巩膜环扎术或玻璃体手术。术前术后应辅以中药治疗，以减轻手术反应，提高视功能。

（一）辨证论治

1. 脾虚湿泛证

证候：视物昏蒙，玻璃体混浊，视网膜脱离，或为术后视网膜下仍有积液者；伴倦怠乏力，面色少华，或有食少便溏；舌淡胖有齿痕，苔白滑，脉细或濡。

治法：健脾益气，利水化浊。

方药：补中益气汤合四苓散加减。黄芪、甘草、人参、当归身、橘皮、升麻、柴胡、白术、茯苓、猪苓、泽泻。

加减：积液多者加苍术、薏苡仁、车前子以除湿利水。

2. 脉络瘀滞证

证候：头眼部外伤，或术后视网膜水肿或残留视网膜下积液，结膜充血、肿胀；伴眼痛头痛；舌质暗红或有瘀斑，脉弦涩。

治法：养血活血，祛风止痛。

方药：桃红四物汤加减。桃仁、红花、当归、川芎、熟地黄、白芍。

加减：可于方中加泽兰、三七，以加强祛瘀活血之功；残留积液者，宜加茯苓、赤小豆、白茅根以祛湿利水；头目胀痛甚者，加蔓荆子、菊花、石决明以祛风镇痛；术后表现为气虚血瘀水停者，可用补阳还五汤加益母草、泽兰等益气养阴、活血利水。

3. 肝肾阴虚证

证候：久病失养或手术后视力不升，眼见黑花、闪光；伴头晕耳鸣，失眠健忘，腰膝酸软；舌红少苔，脉细。

治法：滋补肝肾。

方药：驻景丸加减方加减。菟丝子、楮实子、茺蔚子、枸杞子、车前子、木瓜、寒水石、紫河车粉、三七粉、五味子。

加减：眼前黑花及闪光者宜加麦冬、太子参、当归、川芎、赤芍，以滋阴益气补血。

（二）中成药

1. 明目地黄丸　每次 10 粒，每日 3 次，温开水送服。适用于肝肾亏虚型。

2. 生脉饮　每次 10mL，每日 3 次，温开水送服。气阴双补，适用于阴虚型和气阴两虚、脾虚气弱型。

3. 复方丹参滴丸　10 粒，每日 3 次，温开水送服。适用于有血瘀表现者。

4. 生脉注射液　30mL 加入 5% 葡萄糖注射液 250mL 或 0.9% 生理盐水 250mL 静脉滴注，每日 1 次，10 次为 1 个疗程。适用于气阴两虚、脾虚气弱型。

5. 参麦注射液　30mL 加入 5% 葡萄糖注射液 250mL 或 0.9% 生理盐水 250mL 滴注，每日 1 次，10 次为 1 个疗程。适用于气阴两虚、脾虚气弱型。

6. 复方丹参注射液　30～40mL 加入 5% 葡萄糖注射液 250mL 或 0.9% 生理盐水 250mL 静脉滴注，每日 1 次，10 次为 1 个疗程。适用于有血瘀表现者。

7. 川芎嗪注射液　160mg 加入 5% 葡萄糖注射液 250mL 或 0.9% 生理盐水 250mL 静脉滴注，每日 1 次，10 次为 1 个疗程。功能活血化瘀，适用于有血瘀表现者。

（三）单方验方

1. 党参 9g，茯苓 9g，炒白术 9g，甘草 3g，砂仁 3g，木香 3g，陈皮 3g，法半夏

6g，适用于视网膜脱离术后脾胃虚弱证。

2. 生地黄 15g，当归 9g，白芍 9g，川芎 5g，菊花 6g，蔓荆子 6g，甘草 3g，黄芩 6g，适用于视网膜脱离术后血虚头痛者。

3. 山萸肉 6g，泽泻 6g，生地黄 15g，熟地黄 15g，牡丹皮 6g，山药 12g，茯苓 9g，枸杞子 9g，五味子 6g，肉苁蓉 6g，柴胡 5g，柏子仁 6g，适用于肝肾阴虚型视网膜脱离。

4. 熟地 15g，山药 9g，茯苓 12g，山茱萸 6g，牡丹皮 6g，泽泻 6g，菊花 9g，枸杞子 9g，黄柏 9g，知母 6g，胆南星 3g，法半夏 6g，楮实子 9g，菟丝子 9g，潼蒺藜 9g，青葙子 9g，适用于阴虚火旺型视网膜脱离。

5. 熟地 15g，山药 9g，山茱萸 6g，茯苓 9g，泽泻 6g，牡丹皮 6g，肉桂 3g，五味子 4.5g，适用于肾阳亏损型视网膜脱离。

6. 熟地黄 15g，生地黄 15g，白芍 9g，当归 9g，麦冬 9g，茯神 9g，甘草 3g，五味子 4.5g，适用于心肾不交型视网膜脱离。

7. 党参 9g，茯苓 12g，炒白术 9g，黄芪 9g，陈皮 4.5g，法半夏 4.5g，当归 9g，白芍 9g，猪苓 12g，泽泻 6g，适用于脾虚湿盛型视网膜脱离。

（四）外治疗法

根据视网膜脱离的具体情况，选择不同的手术方法，使视网膜复位。

1. 选用激光光凝、冷凝或透热电凝，使裂孔周围的视网膜、脉络膜产生炎症，从而令裂孔封闭。

2. 在经上述治疗的同时，可采用巩膜外硅胶垫压、巩膜环扎、玻璃体腔内充填惰性气体或硅油，或行玻璃体切割等。

（五）针灸治疗

可用于视网膜脱离术后稳定期。

1. 主穴睛明、风池、球后；配穴外关、合谷、光明。

2. 主穴鱼腰、攒竹、球后；配穴合谷、太冲、翳风。

3. 主穴风池、大椎、攒竹；配穴合谷、阳白、内关。

方法：各组主穴穴位轮流交替使用，配穴则左右侧交替使用。每天 1 次，平补平泻，留针 20～30 分钟，可连续针刺 1～3 个月。

（六）西医治疗

根据视网膜脱离的具体情况，可以选择不同的手术方法，使视网膜复位。随着手术技术和材料的改进，视网膜脱离复位术的复位率逐渐增加，但一些患者虽获得解剖学上的复位，但术后视力恢复较差。如视网膜脱离伴有增殖性玻璃体视网膜病变者，其手术成功率为33%～80%，且术后视力常低于0.1。视网膜脱离累及黄斑者约35%术后视力低于0.01。若一次手术未能使视网膜脱离复位者则需进行再次手术。多次手术后的患者视功能恢复更差。

现将三种视网膜脱离的治疗方案介绍如下。

1. 孔源性视网膜脱离　本病药物治疗无效。只有裂孔尚未发生视网膜脱离或仅发生于裂孔周围浅脱离时，可以激光光凝或冷凝封闭裂孔。已发生较大范围视网膜脱离时，需行手术治疗，包括如下手术。

（1）冷凝：可使视网膜、脉络膜组织水肿变性以致瘢痕形成，使裂孔周围视网膜与脉络膜发生瘢痕粘连，将视网膜裂孔封闭。

（2）巩膜外加压术：通过巩膜壁的压陷使视网膜色素上皮与裂孔处视网膜神经上皮贴近，以封闭裂孔，缓解和消除玻璃体的牵拉。包括巩膜外局部加压术和巩膜外环扎术。巩膜外加压术有较多的并发症，如术中放视网膜下液时可能发生脉络膜和视网膜下出血、视网膜嵌顿、医源性裂孔、玻璃体脱出等。术后有发生黄斑囊样水肿的可能。外加压过强可以导致眼前节缺血、脉络膜视网膜血液循环障碍。

（3）巩膜环扎：大范围的顶压视网膜裂孔和视网膜变性区，松解视网膜玻璃体牵拉。常用于高度近视眼周边视网膜广泛变性、巨大视网膜裂孔孔缘未翻转、多发性视网膜裂孔。

（4）放液：视网膜下积液较多，视网膜脱离较高，需行巩膜切开放液才能有效的巩膜加压。

（5）玻璃体注气：采用玻璃体腔内注入膨胀气体封闭裂孔。适应证为上方2/3眼底单个小裂孔或多个但范围不超过两个钟点裂孔的视网膜脱离。

（6）玻璃体切割：是经睫状体扁平部标准三切口玻璃体切割手术，是治疗复杂孔源性视网脱离的常用术式。玻璃体积血不能吸收、混浊、玻璃体视网膜增殖牵拉、视网膜巨大裂孔、黄斑裂孔以及视网膜裂孔、视网膜脱离伴严重屈光间质混浊等复杂孔源性视网膜脱离需行玻璃体切割术。尽管玻璃体切割术具有很多优势，但同样具有以下并发症及缺陷：玻璃体切割术后玻璃体腔内缺少了玻璃体的填充，使眼内环境发生变化，这种变化对患者的影响尚未见明确报道；玻璃体切割术中容易发生医源性视网膜裂孔；玻切术后白内障的发生率（53.8%～80%）较高；术后PVR、黄斑皱褶、黄斑视网膜前膜、黄斑囊样水肿、黄斑裂孔都有可能发生。预后：一般来讲，脱离范围越小、裂孔数越少、裂孔面积越小、玻璃体混浊越轻者视网膜复位率越高。脱离时间在2个月以内者，成功率高。手术成功与否以视网膜是否复位为标准，视功能不一定恢复。超过6个月的陈旧性视网膜脱离，即使手术复位，视功能也难以恢复。

2. 渗出性视网膜脱离　主要为治疗原发病。渗出性脱离在原发病因消失后多可自行复位。

3. 牵拉性视网膜脱离　无特效药物，需行玻璃体切割术联合视网膜复位术，主要是手术解除增殖膜或机化组织对视网膜的牵拉。

【预后转归】

视网膜脱离是眼科致盲性高的急危重症，应该尽早手术，尚可挽回部分有用视力。若治疗不及时常导致视力丧失。

【预防调护】

1. 预防性激光治疗适用于周边部视网膜格子样变性、囊样变性或干性裂孔者。
2. 视网膜脱离后，应卧床休息，避免剧烈运动。
3. 术后患者应戒烟限酒，少吃刺激性食物，保持大便通畅。
4. 如术中玻璃体腔内充填惰性气体或硅油，术后应根据气体或填充物作用位置选择相应的体位。

【名医经验】

（一）陈达夫治疗视网膜脱离

1. 学术思想　陈达夫使用生津益气，兼补肝肾法治疗视网膜脱离。此法适用于视网膜脱离证属三阴里虚目病。陈达夫认为，玻璃体属太阴肺金，治疗首先应补肺阴、生津益气，以填充玻璃体，回顶视网膜；继之补肝益肾，改善视网膜代谢。故本例先治以生脉散加味，再治以驻景丸加减方，从而达到恢复视功能的目的。

2. 典型病例　张某，女，45岁。

自幼近视，逐渐发展为高度近视。十多天前，左眼视力突然减退，眼前有黑影遮挡，并逐渐加重。检查：视力右眼0.04，左眼眼前手动。右眼前节正常，眼底为高度近视眼底改变。左眼轻度睫状充血，睫状区有压痛，房水闪光（+），周边晶状体呈放射状混浊，视网膜呈漏斗状全脱离，赤道部网膜呈灰白色幕状高起，后极部脱离稍低，尚可窥见部分正常红色眼底，黄斑中心凹处有一红色区，似一裂孔，眼压极低。诊断：三阴里虚目病。治则：生津益气，兼补肝肾。方药：生脉散加味。处方：明沙参60g，麦冬25g，五味子6g，木瓜10g，补骨脂20g。配合西药泼尼松5mg，一日3次口服，以及阿托品眼液滴眼。治疗17天后，视力增至右眼0.1，左眼眼前指数，眼压接近正常，上方网膜已经平复，下方网膜用+5D窥见，水囊状突起度要降低一些。治疗4周后，网膜全部回贴良好，玻璃体轻度混浊，视乳头边界模糊，近乳头部网膜稍高起，有微黄色皱褶，黄斑区模糊，未见裂孔，明显豹纹状眼底，视力右眼0.2，左眼0.02，改服下方，以防复发。处方：楮实子25g，菟丝子25g，茺蔚子18g，枸杞子12g，郁金12g，丹参25g，南沙参30g，五味子6g，麦冬25g，木瓜10g，补骨脂30g。7天后视网膜完全平复，视乳头边界稍模糊，黄斑中心凹有白色机化物和网膜放射状皱褶，其余网膜的黄色线条已消失。追踪观察 6 年，未见复发。

（二）陆绵绵辨治视网膜脱离术后三法

1. 学术思想　陆绵绵教授根据视网膜手术后患者的症状和眼底情况，按照中医辨证论治的原则，采用利水消肿、止血化瘀、补益肝肾 3 法，组方用药，予玻璃体视网膜患者术后常规使用，效果良好。

（1）利水消肿法：用于视网膜手术后裂孔封闭，但仍有部分积液留滞于视网膜组织中的神经上皮层与色素上皮层之间，吸收不良者，辨证为浊气上犯、水湿潴留、清窍闭塞。症状：手术后裂孔封闭但视网膜下积液多，视网膜水肿，可兼有头重胸闷、食少体倦、泛恶、苔白滑。方选利水消肿方，桂枝 3g，白术 12g，泽泻 15g，猪苓 10g，茯苓 10g，车前子 30g，茺蔚子 15g，葶苈子 10g，丹参 15g，枸杞子 10g，水煎服，每日 1 剂。

（2）止血化瘀法：玻璃体视网膜手术后脉络膜、视网膜下出血和（或）玻璃体积血明显多，多为术中放液，脉络膜损伤，瘀血阻滞，或牵引性视网膜脱离术中及术后新生血管的出血，亦可是视网膜血管损伤，血溢络外，滞于神膏，辨证为气滞血瘀、血溢络外。症状：术后脉络膜、视网膜及玻璃体出血，或玻璃体混浊，眼前黑花，呈絮状、块状红色混浊，或兼头痛眼痛、胸胁胀痛、舌质暗红或有瘀斑。方选止血化瘀方：墨旱莲 10g，熟蒲黄 10g，仙鹤草 10g，牡丹皮 10g，茜草 10g，三七 2g，生地黄 10g，炙黄芪 15g，丹参 15g，赤芍 10g，水煎服，每日 1 剂。

（3）补益肝肾法：经玻璃体视网膜手术治疗后，虽然视网膜脱离从解剖上复位，裂孔封闭，手术成功，但术后视网膜功能不足者，辨证为肝肾不足、目失濡养。症状：术后视网膜虽然复位，但视力不提高，视网膜色泽差，眼见黑花、闪光；兼见头晕目眩、耳鸣、失眠健忘，腰酸腿软，舌红少苔。方选补益肝肾方：枸杞子 15g，菟丝子 10g，楮实子 15g，山茱萸 10g，茺蔚子 15g，五味子 5g，丹参 15g，当归 10g，黄芪 15g，水煎服，每日 1 剂。

2. 典型病例　周某，女，70 岁，2005 年 10 月 14 日初诊。

因左眼视物模糊一年余，加重 2 个月入院。检查：右眼视力 0.8，左眼视力 0.05，右眼未见明显异常，左眼前节无异常，晶状体、玻璃体轻度混浊，下方视网膜呈青灰色隆起，4—5 点方位见一圆形裂孔，眼压 17mmHg。B 超示：左眼视网膜脱离。入院后在局麻下行左眼视网膜复位术，术中行巩膜外冷凝，放液，硅胶垫压、环扎，术毕见裂孔封闭，手术峰实，但视网膜下有积液，术后予林可霉素 1.8g，地塞米松 5mg 静脉滴注；术后 3 天见视网膜下积液未吸收，视网膜水肿，遂予带中药补益肝肾方出院。半月后复诊，左眼矫正视力 0.3，视网膜水肿消失，完全复位，视网膜呈橘红色，术峰可见。

（三）韦玉英治疗原发性视网膜脱离

1. 学术思想 视网膜脱离的原因多为患者气虚不固致视网膜不能紧贴球壁而脱落，其治疗必须先施以视网膜脱离复位术使其解剖复位。而视网膜脱离手术是一种人为的眼外伤，不但伤气，且术后多有血瘀病理存在，而且有时手术中还可致视网膜出血，加重血瘀。韦老在临床上以益气活血、养阴利水为治疗大法，以补阳还五汤为主益气活血，加生地黄、墨旱莲、枸杞子等补养阴血，茯苓、车前子、白术等益气明目、利水消肿。若手术病变后期，视网膜纤维组织增生者，则去茯苓、车前子、加陈皮、昆布、海藻软坚散结。

2. 典型病例 患者，女，32岁。

主诉：左眼视物变形、视直如曲已2周，自认为和加班、工作劳累、睡眠不足有关。检查：视力右眼1.2，左眼0.6，左眼矫正不提高。眼压，双眼11mmHg。左眼底黄斑部轻度水肿，范围约2/3视盘直径。初诊考虑左眼中心性浆液性视网膜病变，结合四诊，患者视力疲劳，眼睑无力，神疲面黄，纳谷不香，睡眠欠安，二便如常；舌质淡红，脉细弦，辨证为劳伤心脾，脾虚失运，水湿不化，浊阴上泛于目，清阳下陷不升。治以益气健脾，利湿消肿。治以补中益气汤加茯苓、炒薏苡仁、炒枣仁。服药21剂后，全身症状改善明显，但视力不增，视物仍变形，眼底黄斑水肿不消，且范围扩大，并见稀疏散在黄白硬化性渗出，按原方加陈皮。经散大瞳孔，详查眼底，发现左眼颞下方、下方视网膜青灰局限脱离，并于周边4点处见一楔形视网膜裂孔。诊断为原发性视网膜脱离伴黄斑水肿。嘱其先做手术，术前继续服用原方。1个月后患者求治，视网膜脱离已手术复位，黄斑部仍有水肿渗出，以原方化裁，健脾利湿为主，益气养血活血为辅，加服琥珀还睛丸补益肝肾明目。用药4周后检查，左眼视力恢复至1.0。

【文献选录】

《灵枢·决气》曰："精脱者耳聋，气脱者目不明。"

《素问·刺禁论》曰："刺面，中溜脉，不幸为盲""刺眶上陷骨中脉，为漏为盲。"

《抄本眼科》曰："落气眼不害疾，忽然眼目黑暗，不能视见，白日如夜，此症乃是元气下陷，阴气上生。"

《证治准绳·暴盲》曰："平日无他病，外不伤轮廓，内不损瞳神，倏然盲而不见也"。

《医林改错·论抽风不是风》曰："元气既虚，必不能达于血管，血管无气，必停留而瘀。"

【现代研究】

关于本病的中医辨证与治疗目前文献报道不多，尤其是关于本病较多例数的辨证分型的临床观察与研究报道较少，已有的报道中本病较多的证型有脾虚湿困、气滞血瘀、气阴两虚、肝肾亏虚。因此中医治疗以健脾利湿、活血化瘀、益气养阴、滋补肝肾为主。

徐国兴等将孔源性视网膜脱离辨证分型为肝肾阴虚、气血亏虚、水湿停聚，分别采用了滋补肝肾，益气养血，利水渗湿的治疗方法，结合西医手术方法治疗孔源性视网膜脱离，中药选用党参、生地黄、熟地黄、枸杞子、赤芍、菟丝子、白芍、石决明、决明子、白蒺藜、夜明砂各9g，甘草3g，随症加减用于视网膜脱离手术前后治疗。32例病人中显效25例，有效6例，无效1例。刘锋祥采用巩膜外加压（环扎）术后依据具体病情，分别辨证给予凉血、活血化瘀、益气健脾、补益肝肾，结合局部使用皮质类固醇及抗生素眼药水等治疗孔源性视网膜脱离49例，显效38例，有效10例，无效1例，总有效率为97.96%。吕文纲等将孔源性视网膜脱离复位术后患者辨证分为脾肾亏虚、水湿停聚、瘀血内阻等证型，运用健脾补肾活血之法，使用枸杞子、党参、熟地黄健脾益肾；黄芪、白术等健脾运湿；猪苓、泽泻等利水渗湿；当归、白芍等活血化瘀；术后5天对照组有效率60%，中药治疗组有效率为75.6%。

张仁俊将视网膜脱离手术（包括电凝、冷凝、环扎，巩膜缩短，外加压等）患者分为中药组52例52眼和西药组40例40只眼，前者配合服用中药网脱基本方（党参、白术、茯苓、泽泻、枸杞子、生地黄、丹参）加味，后者单用西药。视力提高3行，视网膜平复，裂孔封闭，瘢痕形成，视网膜下积液完全吸收为显效；视力有提高，视网膜仍有部分皱褶，其下还有少许积液为有效；视力无提高或稍有下降，视网膜未复位，其下仍有积液为无效。经1~8年随访，中药组总有效率94.23%，西药组72.5%（$P < 0.05$）。

夏贤闽用滋补肝肾和活血化瘀中药治疗伴有玻璃体积血的孔源性视网膜脱离10只眼，平均6.2天，10只眼玻璃体积血吸收，为裂孔的检查和手术治疗（裂孔冷凝/电凝，环扎术或硅胶加压术）创造了条件。朱新民将视网膜脱离辨证分为肝气郁结（肝开窍于目，肝气郁结则睛液滞留，聚积在视网膜下导致网膜剥离，故疏肝散郁，健脾除湿），肾虚水滞（肾为水脏，主化气而利小便，肾阳不足，气化无权，水饮内停，溢于目内，形成此症，故以温阳利水之剂），脾湿痰聚（脾湿痰聚型，脾为中土，脾虚则不能制水，水湿上泛而致此疾，故以培脾健胃兼湿阳）三型论治。

高翔等认为网脱术前用生地黄、熟地黄、党参生津益气，还有白术、猪苓、茯苓、泽泻、车前子等健脾利水渗湿，以消视网膜下的积液；当归、白芍、牡丹皮养血活血，视网膜脱离术后的综合病理为气阴两虚，血瘀水停，治疗应以益气养阴，活血利水为原则；治以滋养肝肾、益气养阴兼以活血化瘀。陆绵绵认为视网膜脱离术后辨证为浊气上犯，水湿潴留，清窍闭塞，治宜利水消肿；气滞血瘀，血溢络外，治宜止血化瘀；肝肾不足，目失濡养，治宜补益肝肾。王玉等认为视网膜下积液不吸收或吸收缓慢，主要属脾肾之气不足。肾气足，则脾胃得其温养，水液得以运化，不致蓄积为患，而脾虚产生水湿，水不能运，积蓄于视网膜下，水湿潴留，清窍闭塞。刘锋祥认为，孔源性视网膜脱离术后应治以凉血活血化瘀、滋阴益气健脾、补益肝肾三法。

彭清华等认为视网膜脱离产生之原因，多为患者气虚不固致视网膜不能紧贴球壁而脱落；而视网膜脱离手术是一种人为的眼外伤，术后多有瘀血病理存在，有时术中还可致视网膜出血；术中无论放水与不放水，其术后多有网膜下积液存留；而术中不可避免之出血又可使眼部阴血亏虚；其术后的综合病理为气阴两虚，脉络瘀滞，玄府闭塞，津液滞留闭；故提出益气养阴、活血利水的继续治疗方法，以补阳还五汤为主加减，药用地龙、赤芍、红花、茯苓、车前子、白术、黄芪、生地黄等。临床研究证实，与对照组相比，益气养阴活血利水法及其复明片能促进视网膜脱离复位术后患者视网膜下液体的吸收，促进脱离视网膜复位，减轻脱离，并能有效改善视网膜脱离术后患者的视功能。实验研究表明，复明片能提高网膜组织三磷酸腺苷含量及视网膜超氧化物歧化酶活性，降低视网膜丙二醛的水平，清除氧自由基，减轻脂质过氧化反应对视网膜组织的损伤，通过改善视网膜组织能量代谢；抑制视细胞凋亡，从而起到保护视网膜组织结构；能降低 Müller 细胞对损伤的过度增生反应，降低 GFAP 的表达，并能促进神经突触连接的恢复，使神经突触的表达增加；下调视网膜组织中 PCNA、IL-1β、MMP-2 的表达及玻璃体腔中 IL-6、ET-1 的含量，从而通过抑制兔视网膜脱离后的细胞增殖、炎症反应及基质降解而起到保护视网膜组织结构，促进视网膜脱离后视功能恢复。

谭炳寅等将术前四诊资料经过统计学描述和聚类分析发现，主要证型为脾虚湿困、湿热内蕴、气阴两虚血瘀、痰瘀互结 4 种。术后四诊资料经过统计学描述和聚类分析发现：术后多热多瘀。主要证型为肝经风热、肝胆火炽、气滞血瘀、气血两虚 4 种。

曾志成等观察益气养阴活血利水法对高度近视孔源性视网膜脱离复位术后残留视网膜下液及脉络膜血流动力学的影响。将高度近视孔源性视网膜脱离累及黄斑部，视网膜复位成功，OCT 检查黄斑部仍有 SRF 残留的患者共 60 例（60 眼），随机分为治疗组（30 例 30 眼）和对照组（30 例 30 眼）。治疗组予以益气养阴活血利水法中药，对照组予以迈之灵片，1 个月为 1 个疗程，共 3 个疗程。治疗前后行视力检查、OCT 检查黄斑中心凹视网膜下液高度及彩色多普勒血流显像技术检查睫状后短动脉的 PSV、EDV 及 RI 等。结果：两组患者视力治疗后均较治疗前有所改善（$P < 0.05$ 或 $P < 0.01$），其中治疗后 2、3 个月，治疗组患者视力优于对照组（$P < 0.05$ 或 $P < 0.01$）；两组患者治疗后黄斑中心凹 SRF 高度较治疗前均有所降低（$P < 0.05$ 或 $P < 0.01$），治疗后治疗组黄斑中心凹 SRF 高度均低于对照组（$P < 0.05$ 或 $P < 0.01$）；治

疗组患者 PSV、EDV 及 RI 治疗后均较治疗前改善（$P < 0.05$ 或 $P < 0.01$），而对照组 PSV、EDV 及 RI 治疗前后比较，无统计学意义，治疗后治疗组 PSV、EDV 均快于对照组（$P < 0.05$ 或 $P < 0.01$），RI 均低于对照组（$P < 0.05$ 或 $P < 0.01$）。发现益气养阴活血利水法能够通过提高睫状后短动脉的血流速度，增加脉络膜的血流灌注量，促进高度近视孔源性视网膜脱离患者术后黄斑区 SRF 的吸收，提高患者的视功能。

第七节 消渴内障

消渴内障是指由消渴病引起的内障眼病，包括瞳神紧小、绿风内障、青风内障、圆翳内障、云雾移睛、暴盲、青盲、视瞻昏渺、视惑、视直为曲、视瞻有色等病症。曾庆华主编《中医眼科学》称为"消渴目病"。消渴目病范围更广，包括由于消渴病并发的所有外障眼病及内障眼病。现代中医医家多认为消渴病所致的眼内病变属于"消渴内障"。本节主要针对消渴病中晚期引起的眼底出血、水肿、渗出等病变进行讨论，所致的其他眼病可参见有关章节进行防治。本病多为双眼先后或同时发病，如不及时防治对视力造成严重影响。

由糖尿病所致的葡萄膜炎、青光眼、白内障、玻璃体积血、视神经和视网膜病变等疾病过程中可出现与本病证相类似的证候。本节主要论述糖尿病视网膜病变（diabetic retinopathy，DR），是由于长期高血糖而发生损害视网膜微小血管后，导致视网膜水肿、出血、渗出；视网膜缺氧引起新生血管生长、纤维组织增殖，最终导致失明的一种并发症。其与糖尿病的类型、病程、发病年龄及血糖是否能控制等密切相关，而且高血压、高血脂、肾病、肥胖、吸烟等因素或可能加重糖尿病视网膜病变病情。

据文献报道：国外 40 岁及以上成人中糖尿病视网膜病变的患病率为 34.6%（9300 万人）；威胁视力的糖尿病视网膜病变的患病率估计为 10.2%（2800 万人）。糖尿病病程越长糖尿病视网膜病变的发病率越高，糖尿病病程 > 7 年者，有 50% 可发生糖尿病视网膜病变；糖尿病病程 15 年者，有 63% 发生糖尿病视网膜病变；糖尿病病程在 17~25 年者，有 90% 可发生糖尿病视网膜病变，而糖尿病病程 > 35 年者，有 95% 可发生糖尿病视网膜病变。同时还指出糖尿病视网膜病变与患者的全身情况、血糖水平关系密切。随着我国经济发展和生活方式的改变以及人口老龄化，糖尿病的患病率正在迅速上升，糖尿病及其并发症已成为严重威胁人们健康的公共卫生问题。糖尿病视网膜病变是糖尿病微血管病变中最重要的表现，是糖尿病的严重并发症之一，严重影响患者的视力，最终导致失明，目前已成为致盲的主要原因。据报道，2015 年我国的糖尿病患者已超过 1.096 亿人，居全球首位，其中近 13% 并发糖尿病视网膜病变，生活质量和健康水平严重下降。对糖尿病患者进行检查可早期发现、早期诊断和治疗，能够延缓甚至避免视力的继续下降。

【源流】

中医学对"消渴"的认识见于《黄帝内经》，又称"消瘅"。《灵枢·五变》曰："五脏皆柔弱者，善病消瘅。"至汉·张仲景《金匮要略·消渴小便不利淋病脉证并治第十三》中已有消渴的初步辨证论治，如"渴欲饮水，口干舌燥者，白虎加人参汤主之"。至隋·巢元方《诸病源候论》已有"消渴候"等共8候的初步分类，唐代已初步形成了消渴的病因、证候、治疗的理论体系，其后的历代医家对消渴的病因病机和治疗进行了补充与发展，至金元时期的医家在许多医著中专门论述了"消渴"，进一步阐明了其发病的机制和各种并发症，有关消渴并发眼病的论述主要是从这一时期开始的。金·刘河间《三消论》描述了"消渴"的许多并发症，首先发现了本病可以致盲："夫消渴者，多变聋盲疮癣痤痱之类，皆肠胃燥热怫郁，水液不能浸润于周身故也。"提出了燥热伤阴为消渴眼病的病因病机，在《黄帝素问宣明论方·燥门》中更一步指出："又如周身热燥怫郁，故变为雀目或内障，痈疽疮疡……为肾消。此为三消病也。"刘河间还解释了"热气怫郁"的病机："故知人之眼、耳、鼻、舌、身、神志，能为用者，皆有升降出入之通利也，有所闭塞，则不能用也。""若目无所见、耳无所闻……悉有热气怫郁、玄府闭塞，而至津液血脉、荣卫清气，不能升降出入故也。"明确指出热气怫郁而至玄府闭塞，津液血脉阻滞为消渴眼病的病机。明·戴原礼著《秘传证治要诀及类方》中提到"三消久之，精血既亏，或目无见……"，认为目无见为三消中后期的并发症，因精血亏虚所致。其后，明·王肯堂《证治准绳·杂病·七窍门》也有类似的论述。但是，明、清时期的中医著作却少有关于消渴眼病的专门论述。也有医家根据消渴病患者的证候与视力损害的程度，逐渐将其归入"云雾移睛""视瞻昏渺""视惑""视瞻有色""视直为曲""萤星满目""暴盲""血灌瞳神"等内障病变中进行辨证论治。在中医学的古代文献中还没有查阅到消渴病所致眼病的专门病名，多数是症状的描述，如《秘传证治要诀及类方·三消》认为"三消久之，精血既亏，或目无视，或手足偏废如风疾……"等。现代中医眼科医家逐渐融入了西医学的相关知识，认为糖尿病引起的视网膜病变要有一个中医病名，2002年曾庆华主编《中医眼科学》等教材和著作将本病称为"消渴目病"。而消渴目病的范围则更广，可包括由于消渴病并发的所有外障及内障眼病。以后又有中医眼科医家就将糖尿病视网膜病变命名为"消渴内障"。消渴内障首见于2012年彭清华主编的普通高等教育"十二五"国家级规划教材《中医眼科学》。按照中医传统的命名原则分析，消渴内障仅指糖尿病视网膜病变是不够全面的，因为糖尿病并发的内障眼病不单纯局限于视网膜病变，只是多见而已。目前，现代中医眼科医家对消渴病眼部并发症的命名还没有统一，有各种各样的观点，有按照中医传统的病名命名，认为在疾病的不同阶段、出现不同症候则可冠以不同中医的病名，如"视瞻昏渺""视惑""视直为曲""暴盲""视瞻有色""云雾移睛""血灌瞳神"等，并按照相关的病症进行论治。然而，现在不少中医眼科医家认为消渴内障是专指糖尿病所致的视网膜病变。

【病因病机】

现代中医眼科医家根据消渴病病因病机研究的进展，结合眼部病变发生发展过程及现代研究成果认为消渴内障的发生，多以阴虚燥热或脾气虚弱为本，素体阴虚，情志失调，或劳神过度，致伤津化热；脾肾素虚，或过食肥甘厚腻，或形胖湿盛，致运化失司。久病终必及肾，水不济火，致气阴两虚，虚火上炎，伤络动血，气虚统摄无权，血溢脉外，运化失司，导致视衣水肿、出血、渗出、积血、增殖等，最终发展为瘀血、痰湿互结，虚实夹杂，变症丛生。目前，中医眼科各医家对消渴内障病因病机的认识虽在脏腑虚实，以及瘀、热、痰、湿兼证上有所侧重，但一般多认为消渴内障的发生发展多经历阴虚内热—气阴两虚—阴阳两虚的病理变化过程，而脉络瘀阻则贯穿其始终。结合临床归纳如下。

（一）气阴两虚证

气阴两虚是指气虚与阴虚所引起的一系列眼部病理性改变。由于消渴日久，阴损及阳、气阴两虚、气滞血瘀，精气不能上乘于目，目络失养。气阴两虚致不能统血。症见：视力下降，视网膜或黄斑区水肿、渗出、出血等；面色少华，神疲乏力，少气懒言，咽干自汗，五心烦热；舌质淡，脉虚无力。

（二）脾肾两虚证

脾肾两虚是指脾肾两脏虚弱所致的一系列眼部病理性改变。多因饥饱失常，劳倦过度，损伤脾胃，脾胃虚弱，不能各司其职，升运失司。升清降浊之令不行，阳气下陷，或因脾虚瘀血不去，络脉不通；或肾中元气虚弱，肾府空亏，气化无权，温煦失职，精气不能上承，头目诸窍失养；两者相兼。症见：视力下降，视网膜水肿、棉絮样渗出斑、出血；形体消瘦或虚胖，头晕耳鸣，形寒肢冷，面色萎黄或浮肿，阳痿，夜尿频；舌质淡胖，脉沉弱。

（三）阴虚夹瘀证

阴虚夹瘀是指阴虚与瘀滞相兼所致的一系列眼部病理性改变。本病多阴虚为本，血瘀为标，消渴病患者多素体亏损，或饮食不节，或劳损过度，或七情内伤，日久伤气，推动乏力，血液黏稠而致血行滞塞，积滞成瘀，瘀血内阻，脉络阻滞。阴虚是发病的本质，证候中的瘀血是阴虚本质的体现，阴虚夹瘀互为因果，相互影响。症见：眼底可见微血管瘤、出血、渗出等，反复发生大片出血，或有视网膜增殖性改变，兼见口渴多饮，心烦失眠，头昏目眩，肢体麻木；舌质暗红有瘀斑，脉细弦或细涩。

（四）痰瘀阻滞证

痰瘀阻滞是指痰与瘀互结，阻滞脉络所致的一系列眼部病理性变化。患者消渴日久，阴损及阳，因虚致瘀，瘀血内停，目络阻滞，使气血耗尽，阴阳两虚；或肺失宣发与肃降，脾失健运，导致水湿内停、郁聚，渐成痰湿，日久积滞成瘀，痰瘀互结，阻滞脉络，精气不能上输，目窍失养，目无所见及出现痰瘀阻滞诸证。症见：视网膜水肿、渗出，或有新生血管、出血，玻璃体内多有灰白色增殖条索或与视网膜相牵、视网膜增殖性改变；多兼见形盛体胖，头身沉重；舌质暗紫有瘀斑，舌苔厚腻，脉弦滑。

【临床表现】

（一）自觉症状

早期眼部常无自觉症状，随着病变的发展，可出现视力减退、眼前有黑影飞动及视物变形等，严重者甚至失明。

（二）眼部检查

根据眼底表现可分为非增殖性和增殖性。非增殖性可见微血管瘤、视网膜毛细血管闭塞，有斑点状出血、硬性渗出、棉绒斑，视网膜、黄斑区水肿等；增殖性还可见视网膜新生血管及视网膜大片出血，出血量多还可引起玻璃体混浊、积血，玻璃体内可有灰白色增殖条索，或与视网膜相牵，或视网膜可见纤维增殖性改变，可出现视网膜脱离等（见彩图 18-7-1 ~ 彩图 18-7-6）。

（三）实验室及特殊检查

1. 荧光素眼底血管造影　在荧光素眼底血管造影下可出现多种异常荧光形态。如微血管瘤呈点状高荧光，毛细血管扩张、渗漏，出血性遮蔽荧光、毛细血管无灌注区以及视网膜新生血管；荧光素血管造影对毛细血管无灌注区的范围可做出定量估计；对黄斑区病变（水肿、囊样变性、缺血等）的性质、范围、程度做出诊断；对新生血管的部位、活动程度进行估计。因此可对本病的诊断、治疗、疗效评估提供依据。

2. 视网膜电图　振荡电位　视网膜电图振荡电位（OPs）为视网膜电图的亚成分，OPs 能客观而敏锐地反映视网膜内层血循环状态，特别是糖尿病视网膜病变的早期，在检眼镜未能发现视网膜病变时，OPs 就能出现有意义的改变。

3. 光学相干断层扫描（OCT）　一种利用低相干光波对活体生物组织进行横断而成像的影像学检查方法。光学相干断层扫描技术为研究视网膜断面的结构提供了良好的条件，尤其是为黄斑区微小病变提供了比较明确的影像学依据。糖尿病视网膜病变患者由于长期严重的视网膜内循环异常造成毛细血管渗漏和液体长期积存外丛状层，因此在视网膜神经纤维层间可见大小不等的液体腔隙，神经上皮层水肿增厚，对视网膜黄斑功能产生严重影响，其严重程度与糖尿病视网膜病变的分期关系密切。光学相干断层扫描可以发现极少量的视网膜下积液，定期检测黄斑区视网膜厚度的改变，是糖尿病视网膜病变早期诊断黄斑区水肿及评估疗效的检查方法。

【诊断依据】

1. 已确诊为糖尿病。

2. 眼底检查可见视网膜微血管瘤、出血灶、渗出斑、水肿或新生血管形成，或发生增殖性玻璃体视网膜病变。

3. 荧光素眼底血管造影可见糖尿病视网膜病变的体征。

4. 临床分期

（1）我国将糖尿病视网膜病变分为背景性（非增殖性）和增殖性两大类（详见表18-7-2）。

（2）2002年美国眼科学会提出国际临床糖尿病视网膜病变严重程度的分级及糖尿病黄斑水肿严重程度的分级（详见糖尿病视网膜病变临床分期及分级标准）。

【鉴别诊断】

1. 本病应与视网膜中央静脉阻塞（络瘀暴盲）相鉴别　详见表18-7-1。

表18-7-1　消渴内障与络瘀暴盲鉴别表

鉴别点	消渴内障	络瘀暴盲
病因	消渴（糖尿病）	血管硬化，高血压，结核等
眼别	多为双眼	多为单眼
视力	多缓慢下降，部分突然下降	多突然下降
视网膜	斑点状或大片出血水肿、渗出、增生膜	火焰状出血、渗出、视网膜血管、微血管瘤、毛细血管闭塞、后期新生血管、静脉扩张迂曲明显，亦可出现新生血管

2. 本病应与高血压性视网膜病变相鉴别　高血压性视网膜病变主要是视网膜动脉的改变，血管变细、反光增强，动静脉交叉压迫征，而糖尿病视网膜病变主要表现为视网膜静脉的改变，如充血、迂曲、节段性扩张及伴白鞘等；高血压性出血多为浅层火焰状或线状，而糖尿病视网膜病变多为圆形或不规则的深层出血；高血压的渗出多在视网膜浅层，在黄斑区常出现网状斑，糖尿病视网膜病变渗出多呈边界清晰的黄

白色有蜡样光泽的斑块。

【辨治思路】

（一）基市思路

1. 积极治疗糖尿病　尽可能将血糖控制在理想的范围。要积极向患者强调本病的治疗原则，合理膳食、适当运动、坚持用药、监测血糖、认识糖尿病及其并发症的基本知识。要让患者清楚地认识到要控制糖尿病视网膜病变的发生发展，必须在专科医师制定的治疗方案指导下循序渐进，千万不能延误病情，错失最佳防治时机。目前无论用何种方法治疗本病都不可能达到立竿见影或根治的效果。

2. 监测血糖　每周选1日，连续4周，早上、中午、晚上进餐前各测血糖1次，早上、中午、晚上进餐后2小时各测血糖1次，晚上睡前测血糖1次，午夜1时测血糖1次，共8次。并按照测血糖的时间分别记录之。复诊时供医师参考。待血糖稳定后再根据医师嘱咐决定监测血糖的时间和次数。同时，每3个月要检测1次糖化血红蛋白，了解日常血糖的水平，以指导糖尿病的治疗，这对糖尿病视网膜病变的防治非常重要。

3. 建议糖尿病患者到眼科检查的时间　对未出现糖尿病视网膜病变者，应半年至1年检查1次，并根据情况进行预防性干预。对非增殖性糖尿病视网膜病变者应每月至2个月检查眼底并进行规范治疗。对增殖性糖尿病视网膜病变前的患者，应半个月至1个月诊治1次。对增殖性糖尿病视网膜病变的患者，应每周至半个月诊治1次。

4. 中西医结合　根据患者不同的阶段，不同的病情，采用不同的治疗方法，期待能够取得预期的治疗效果。非增殖性糖尿病视网膜病变，以中医治疗为主。增殖前的糖尿病视网膜病变以中医防治为主，西医治疗为辅。增殖性糖尿病视网膜病变以西医治疗为主，辅以中医治疗，特别是增殖性糖尿病视网膜病变已完成了激光光凝或手术治疗以后，当用中医药辨证治疗。中医治疗方面，无论属于非增殖性、增殖前或增殖性糖尿病视网膜病变，都应根据病情恰当选择或综合使用中药汤剂、中药注射液、中成药、眼部直流电中药药物离子导入、针灸、药膳疗法、中药药液浴足、中药药液眼浴等方法进行治疗，以稳定病情和提高视功能。

（二）辨证思路

1. 气阴两虚证　本证以视网膜水肿、渗出、出血以及面色少华，神疲乏力，少气懒言，咽干，自汗，五心烦热；舌淡，脉虚无力为主要证候。气虚水湿运化乏力，气虚不能摄血，故见视网膜水肿、渗出及出血；面色少华，五心烦热等全身症状及舌脉均为气阴两虚之候。

2. 脾肾两虚证 本证以眼底可见视网膜水肿、棉绒斑；形体消瘦或虚胖，头晕耳鸣，形寒肢冷，面色萎黄或浮肿，阳痿，夜尿频、量多清长或混如脂膏为主要证候。由于脾肾阳虚不能温煦形体，阴寒内盛，气机凝滞，不能温化水湿，故见视网膜出现水肿、棉绒斑；形寒肢冷、夜尿频多等全身症状及舌脉均为脾肾两虚之候。

3. 阴虚夹瘀证 本证以视网膜可见微血管瘤、出血、渗出等，或反复发生出血为主要证候；多有口渴多饮，心烦失眠，头昏目眩，肢体麻木；舌质暗红有瘀斑，脉细弦或细涩等全身证候。由于久病伤阴，肾阴不足，阴虚血燥致瘀血内阻，则脉络不畅，甚至脉络破损，故见视网膜有微血管瘤、出血等表现；口渴多饮，肢体麻木等全身症状及舌脉均为阴虚夹瘀之候。

4. 痰瘀阻络证 本证以视力下降，眼前有黑影飘动，玻璃体、视网膜有增殖条索，或视网膜水肿、渗出，或有新生血管、出血为主要证候，多兼见形盛体胖，头身沉重，身体某部位固定刺痛，口唇或肢端紫暗；舌质暗紫有瘀斑，舌苔厚腻，脉弦滑等全身症状。

（三）症状识辨

1. 视力下降 消渴内障的视力下降一般都比较缓慢，但当眼内出现大面积出血，或有牵引性视网膜脱离时则导致视力突然下降。导致视力下降的病因病机是复杂的，多由气阴、脾肾两虚日久，或津凝成痰，血凝成瘀，痰瘀互结，上蒙清窍所致。若属气阴两虚证，多兼见面色少华，神疲乏力，少气懒言，咽干自汗，五心烦热；舌质淡，脉虚无力。若为脾肾两虚证，多兼见形体消瘦或虚胖，头晕耳鸣，形寒肢冷，面色萎黄或浮肿，阳痿，夜尿频、量多清长或混如脂膏为主要证候。若属阴虚夹瘀证，多伴有口渴多饮，心烦失眠，头昏目眩，肢体麻木；舌质暗红有瘀斑，脉细弦或细涩等全身证候。若为痰瘀阻络证，多兼见形盛体胖，头身沉重，身体某部位固定刺痛，口唇或肢端紫暗；舌质色紫有瘀斑，舌苔厚腻，脉弦滑等全身症状。

2. 视网膜或黄斑区渗出、水肿 多因肺失宣发与肃降，脾失健运，导致水湿内停郁聚，渐成痰湿，日久积滞成瘀，痰瘀互结，阻滞脉络，精气不能上输；全身多兼见头身沉重，身体某部位固定刺痛，脉弦滑等。或气阴两虚，正气亏损，气不运津，上泛清窍，多兼见少气懒言，咽干自汗，五心烦热；舌质淡，脉虚无力等全身症状。或脾虚运化失司，水湿上泛均使视网膜或黄斑区渗出、水肿，多兼见形盛体胖，头身沉重，或面色少华，神疲乏力；舌质淡白有齿龈等全身症状。

3. 微血管瘤、出血 瘀血阻络是视网膜微血管瘤发生发展的重要病机。由于阴虚燥热、久而伤气伤津，致气阴两虚，津亏液少则血液黏滞不畅，气虚推动无力亦致血行迟缓涩滞，瘀血郁久化热而成微血管瘤。瘀血又可伤津耗气，形成恶性循环，瘀阻眼络，血不循经；或热入血分，血受煎熬；或阴虚燥热，虚火内生，火性炎上，上扰目窍，血络被灼；或脾虚统摄无权，血不循经；均可导致出血。若属气阴两虚证，多兼见面色少华，神疲乏力，少气懒言，咽干自汗，五心烦热；舌质淡，脉虚无力。若为脾肾两虚证，多兼见形体消瘦或虚胖，头晕耳鸣，形寒肢冷，面色萎黄或浮肿，阳痿，夜尿频、量多清长或混如脂膏为主要证候。若属阴虚夹瘀证，多伴有渴多饮，心烦失眠，头昏目眩，肢体麻木；舌质暗红有瘀斑，脉细弦或细涩等全身证候。若为痰瘀阻络证，多兼见形盛体胖，头身沉重，身体某部位固定刺痛，口唇或肢端紫暗；舌质色紫有瘀斑，舌苔厚腻，脉弦滑等全身症状。

4. 视网膜新生血管　瘀血阻络亦是视网膜新生血管发生发展的重要病机。瘀血阻络，日久生痰生湿，瘀与痰湿蕴结，脉络循环失其常度，则血管新生。全身多兼见形盛体胖，头身沉重，身体某部位固定刺痛，口唇或肢端紫暗；舌质色紫有瘀斑，舌苔厚腻，脉弦滑等。

5. 玻璃体或视网膜增殖性改变　消渴日久，脉络受损，气血失和，以致发生瞳神内（玻璃体或视网膜）条索样的增殖性改变

6. 牵拉性视网膜脱离　瞳神内（玻璃体或视网膜）瘀积日久，血流不畅，痰湿阻滞，黏附在视衣的条索渐渐收缩牵拉，导致视衣脱离。

（四）治疗思路

1. 治法与处方原则　中医学认为消渴内障的病机以气阴两虚为本，气滞血瘀为标，目前临床有辨证分型论治、专方治疗、单味中药有效成分提取等治疗措施，丰富了消渴内障的治疗用药范围，虽还未能根治本病，但是，对改善视功能、阻止或延缓消渴内障的发生发展、改善眼底病理变化和全身证候，提高患者生活质量有较好的效果。一般认为属气阴两虚证，治以益气养阴、利水化瘀，方用六味地黄汤合生脉散加减。属脾肾两虚证，治以温阳益气、利水消肿，方用金匮肾气丸合四君子汤加减。属阴虚夹瘀证，以滋阴补肾、化瘀通络为治法，方用知柏地黄丸合四物汤加减。属痰瘀阻络证，宜健脾燥湿、化痰祛瘀为治法，多用温胆汤合血府逐瘀汤加减治之。

2. 用药方式　中医药治疗消渴内障有一定的优势与特点。首先是治病必求于本，本病在治疗上规范治疗糖尿病是关键，也是基本原则。其次是分清标本缓急：当本病突然出现玻璃体积血影响视力时，其"标"为血溢脉外，其"本"为气虚血瘀，按"急则治标，缓则治本"的原则，先以凉血止血为急，待出血停止后，宜滋阴清热，活血化瘀促进出血的吸收。继而注意虚实补泻，脏腑虚弱是"本"，出血、渗出和水肿为"标"；阴阳气血之虚宜滋补，而痰湿与血瘀之邪宜攻泻。同时，值得注意的是中国地域辽阔，东西南北经纬跨度大，每个地区的自然地理气候环境有差异，生活习俗也不尽相同，历代各地区的中医医家对此也非常重视，在病因病机、辨证论治等基础理论和临床用药等方面也各有特征。比如，在岭南地区，地处亚热带，高温多雨，

气候潮湿，其基本体质、临床症候、治法和药物使用上也有相应的特点，目前已形成了比较完整，有地区特色的岭南中医医学体系。因此，岭南地区的消渴内障患者在治疗上也要根据其特征，注意兼顾燥湿、利湿、祛湿、渗湿、化湿等药物的加减应用；还要重视湿与瘀、湿与痰、湿与血、湿与热、湿与暑等关系。

(1) 气阴两虚证：气虚水湿运化乏力，气虚不能摄血，故见视网膜水肿、渗出及出血；面色萎黄，五心烦热等全身症状及舌脉均为气阴两虚之候。治以益气养阴，利水化瘀。常用六味地黄汤合生脉散加减。方中重用熟地黄滋阴补肾，填精益髓，为君药。山茱萸补养肝肾，并能涩精，取"肝肾同源"之意。山药补益脾阴，亦能固肾，共为臣药。三药配合，肾、肝、脾三阴并补，是为"三补"，熟地黄用量是山茱萸与山药之和，故仍以补肾为主。泽泻利湿而泻肾浊，并能减轻熟地黄之滋腻；茯苓淡渗脾湿，并助山药之健运，与泽泻共泻肾浊，助真阴得复其位；牡丹皮清泻虚热，并制山茱萸之温湿。三药称为"三泻"，均为佐药。六味合用，三补三泻，其中补药用药重于"泻药"，本方以补为主；肝、脾、肾三阴并补，又以补肾阴为主。临床再配伍人参、麦冬、五味子，一补一润一敛，益气养阴，生津止渴的生脉散，疗效更佳。

(2) 脾肾两虚证：由于脾肾阳虚不能温煦形体，阴寒内盛，气机凝滞，不能温化水湿，治以温阳益气，利水消肿，方用金匮肾气丸合四君子汤加减。金匮肾气丸之方中附子大辛大热，为温阳诸药之首；桂枝辛甘而温，乃温通阳气之要药，二药相合，补肾阳之虚，助气化之复，共为君药，然肾为水火之脏，内寓元阴元阳，阴阳一方的偏衰必将导致阴损及阳或阳损及阴，而且肾阳虚一般病程较久，多由肾阴虚发展而来，若单补阳而不补阴，则阳无以附，无以发挥温升之能，正如张介宾所说："善补阳者，必于阴中求阳，则阳得阴助，而生化无穷"，故重用熟地黄滋阴补肾；配伍山茱萸、山药补肾而益阴血共为臣药。君臣相伍，补肾填精，温肾助阳，不仅可借阴中求阳而增补阳之力，而且阳药得阴药之柔润则温而不燥，阴药得阳药之温通则滋而不腻，二者相得益彰。方中补阳之品药少量轻而滋阴之品药多量重，可见其立方之旨，并非峻补元阳，乃在微微生火，鼓舞肾气，即取"少火生气"之义。再以泽泻、茯苓利水渗湿，配桂枝之温又善化痰饮；牡丹皮苦辛而寒，擅入血分，合桂枝则可调血分之滞，三药寓泻于补，使邪去而补药得力，为制诸阴药可能助湿碍邪之虞。诸药合用，诸阳之弱以化水，滋阴之虚以生气，使肾阳振奋，气化复常，则诸证自除。再用人参甘温益气，健脾养胃。白术健脾燥湿，加强益气助运之力；佐以甘淡茯苓，健脾渗湿，以炙甘草，益气和中，调和诸药。共奏温阳益气，利水消肿之功。

(3) 阴虚夹瘀证：久病伤阴，肾阴不足，阴虚血燥致瘀血内阻，则脉络不畅，甚至脉络破损，故见视网膜有微血管瘤、出血等表现；以滋阴补肾，化瘀通络为治法。常用知柏地黄丸合四物汤加减。其中知母、黄柏滋阴降火，合六味地黄丸以增补肝肾之阴的效果，再加入当归甘辛温，活血祛瘀，川芎活血行气，合用共奏滋阴补肾，化瘀通络之功。临床可用三七、丹参、泽兰、山楂等增强祛瘀作用

（4）痰瘀阻络证：此乃痰瘀互结，有形之物阻滞，脉络不利之痰瘀阻滞所致。宜健脾燥湿，化痰祛瘀为治法。常用温胆汤合血府逐瘀汤加减。用药时要充分注意痰与瘀互结的关系，化痰与祛瘀相兼，特别要注意痰凝是血瘀的重要原因，在化痰时行气也非常关键。方中用法半夏之辛温，燥湿化痰，和胃止呕，为君药。取竹茹甘而微寒，清热化痰，除烦止呕为臣药。佐以陈皮辛苦温，理气行滞，燥湿化痰；枳实辛苦微寒，降气导滞，消痰除痞。茯苓健脾渗湿，以杜生痰之源；煎加生姜、大枣调和脾胃，且生姜兼制法半夏之毒。甘草为使，调和诸药。血府逐瘀汤中的桃仁破血行滞润燥，红花活血祛瘀以止痛为君药。赤芍、川芎助红花活血祛瘀；牛膝活血通络，祛瘀止痛引血下行，共为臣药。生地黄、当归养血益阴，清热活血；桔梗、枳壳，一升一降，宽胸行气；柴胡疏肝解郁，升达清阳；与桔梗、枳壳同用，尤善理气行滞，使气行则血行，以上均为佐药。桔梗还能载药上行，兼有使药之用；甘草调和诸药，亦为使药。应用此方治疗主要是活血与行气相伍，既行血分瘀滞，又解气分郁结；再是祛瘀与养血同施，则活血而无耗血之虑，行气又无伤阴之弊；还升降兼顾，既能升达清阳，又可降泻下行，使气血调和。合而用之，使气行血活瘀化，诸证渐愈。

【治疗】

本病可根据不同病情分别采取以中医为主，或以西医为主，或以中西医结合等不同的方案进行治疗，如选择内服中药、激光光凝或玻璃体切割术等。

（一）辨证论治

1. 气阴两虚证

证候：视力下降，或眼前有黑影飘动，视网膜、黄斑区水肿，视网膜渗出、出血等；多伴面色少华，神疲乏力，少气懒言，咽干自汗，五心烦热；舌质淡红，脉虚无力。

治法：益气养阴，利水化瘀。

方药：六味地黄汤合生脉散加减。熟地黄、山茱萸、茯苓、泽泻、牡丹皮、山药、人参、麦冬、五味子。

加减：若为盗汗者，可选加黄芪、五指毛桃、糯稻根等以益气固表；视网膜、黄斑区水肿、渗出明显者，宜选加猪苓、车前子、密蒙花、泽兰、益母草、琥珀末等以利水化瘀；若属陈旧性出血者，可选加三七、丹参、赤芍、墨旱莲以活血化瘀；若属新鲜出血者，可选加生蒲黄、仙鹤草、侧柏叶、栀子炭、三七、云南白药等以止血不留瘀。

2. 脾肾两虚证

证候：视力下降，或眼前黑影飘动，视网膜水肿、棉绒斑、出血；多伴形体消瘦或虚胖，头晕耳鸣，形寒肢冷，面色萎黄或浮肿，阳痿，夜尿频、量多清长或混如脂膏，严重者尿少而面色㿠白；舌质淡胖，脉沉弱。

治法：温阳益气，利水消肿。

方药：金匮肾气丸合四君子汤加减。党参、茯苓、白术、炙甘草、附子、肉桂、熟地黄、山茱萸、泽泻、牡丹皮、山药。

加减：若水肿明显者，宜选加猪苓、益母草、泽兰、薏苡仁等以利水渗湿；若棉绒斑多者，宜选加法半夏、浙贝母、苍术、昆布、海藻等以化痰散结；若夜尿频、量多清长者，宜选加巴戟天、淫羊藿、肉苁蓉、菟丝子等以温补肾阳；如有新鲜出血者，可选加阿胶、藕节、炮姜炭、陈艾炭、大蓟、小蓟、侧柏叶、荆芥炭等以止血祛瘀。

3. 阴虚夹瘀证

证候：视力下降，眼前有黑影飘动，眼底可见微血管瘤、出血、渗出等，偶见视网膜新生血管，反复发生大片出血、视网膜增殖膜；兼见口渴多饮，心烦失眠，头昏目眩，肢体麻木；舌质暗红有瘀斑，脉细弦或细涩。

治法：滋阴补肾，化瘀通络。

方药：知柏地黄丸合四物汤加减。知母、黄柏、熟地黄、山茱萸、茯苓、泽泻、牡丹皮、山药、白芍、川芎、当归。

加减：若有新鲜出血者，可选加云南白药、大蓟、小蓟、生蒲黄、三七末等以止血不留瘀；若属陈旧出血者，可选加川牛膝、葛根、泽兰、毛冬青、鸡血藤等以活血通络；若有纤维增殖者，宜选加生牡蛎、鳖甲、鸡内金、僵蚕、浙贝母、昆布、海藻、五味子、山楂、瓦楞子等以除痰软坚散结；口渴甚者，宜选加麦冬、天冬、百合、石斛、天花粉、玉竹、玄参等以润燥生津。

4. 痰瘀阻滞证

证候：视力下降，眼前有黑影飘动，视网膜水肿、渗出，视网膜有新生血管、出血灶，玻璃体内可有灰白色增殖条索或与视网膜相牵、视网膜增殖性改变；兼见形盛体胖，头身沉重，身体某部位固定刺痛，口唇或肢端紫暗；舌质暗紫有瘀斑，舌苔厚腻，脉弦滑。

治法：健脾燥湿，化痰祛瘀。

方药：温胆汤合血府逐瘀汤加减。当归、生地黄、桃仁、红花、枳壳、赤芍、柴胡、甘草、桔梗、川芎、牛膝、法半夏、陈皮、竹茹。

加减：方中可选加泽兰、三七、丹参、郁金、山楂、僵蚕、益母草等以祛痰解郁，活血祛瘀；玻璃体有增殖条索、或视网膜有增殖性改变者，可方中去甘草，选加浙贝母、鳖甲、路路通、五味子、昆布、海藻、莪术、三棱等以化痰祛瘀，软坚散结；如属新鲜出血者，可选加云南白药、白茅根、茜草根、侧柏叶、生蒲黄等以止血不留瘀。

（二）中成药

1. 滋肾健脾化瘀片 具有滋肾健脾化瘀作用。适用于消渴内障属阴阳两虚证。每次 6 片，每日 3 次。3 个月为 1 个疗程。

2. 杞菊地黄丸 具有补益肝肾作用。适用于消渴内障属肝肾阴虚证。每次 8 丸，每日 3 次。3 个月为 1 个疗程。

3. 知柏地黄丸 具有滋阴清热作用。适用于消渴内障属阴虚内热证。每次 8 丸，每日 3 次。3 个月为 1 个疗程。

4. 金匮肾气片 具有温阳补肾，化气行水作用。适用于消渴内障出现视网膜或黄斑部水肿属肾阳虚证。每次 4 片，每日 2 次。3 个月为 1 个疗程。

5. 参苓白术散 具有健脾渗湿作用。适用于消渴内障出现视网膜或黄斑部水肿属脾气虚弱证。每次 1.2g，每日 3 次。3 个月为 1 个疗程。

6. 复方丹参滴丸 具有活血化瘀通络作用。适用于消渴内障属兼血瘀证。每次 10 丸，每日 3 次。3 个月为 1 个疗程。

7. 玉泉丸 具有益气复脉，养阴生津作用。适用于消渴内障属气阴两虚证。每次 6 丸，每日 3 次。3 个月为 1 个疗程。

8. 二陈丸 具有燥湿化痰作用。适用于消渴内障属痰瘀互结证。每次 6 丸，每日 3 次。3 个月为 1 个疗程。

9. 血府逐瘀丸 具有活血化瘀通络作用。适用于消渴内障属血瘀内阻或兼血瘀证。每次 2 丸，每日 2 次。3 个月为 1 个疗程。

10. 芪明颗粒 具有益气生津、滋养肾肝、通络明目作用。适用于消渴内障属气阴亏损、肝肾不足、目络瘀滞所证。每次 4.5g，每日 3 次。3~6 个月为 1 个疗程。

11. 银杏叶胶囊 具有活血祛瘀通络作用。适用于消渴内障兼有血瘀证。每次 2 粒，每日 3 次。3 个月为 1 个疗程。

12. 生脉口服液 具有养阴生津，益气和中作用。适用于消渴内障属阴虚燥热证。每次 10mL，每日 3 次。3 个月为 1 个疗程。

13. 盐酸川芎嗪注射液 具有活血祛瘀作用。适用于消渴内障属气滞血瘀证。每次 40~80mg，加入 0.9% 氯化钠注射液 250mL，静脉缓慢滴注，每日 1 次。10 日为 1 个疗程。

14. 脉络宁注射液 具有清热养阴、活血祛瘀作用。适用于消渴内障属气阴虚兼血瘀证。每次 10~20mL，加入 0.9% 氯化钠注射液 250mL，静脉滴注，每日 1 次。14 日为 1 个疗程。

15. 丹参注射液 具有活血祛瘀、通脉养心作用。适用于消渴内障属兼血瘀证。每次 10～20mL，加入 5% 葡萄糖注射液 250mL，静脉滴注，每日 1 次。14 日为 1 个疗程。

16. 葛根素注射液 具有活血祛瘀作用。适用于消渴内障属兼血瘀证。每次 200～400mg，加入 5% 葡萄糖注射液 250mL，静脉滴注，每日 1 次。10～20 日为 1 个疗程。

17. 血栓通注射液 具有活血祛瘀、扩张血管、改善微循环作用。适用于消渴内障属兼血瘀证。每次 2～5mL，加入 10% 葡萄糖注射液 250mL，静脉滴注，每日 1～2 次。14 日为 1 个疗程。

18. 黄芪注射液 具有益气养血，扶正祛邪，养心通脉，健脾渗湿等作用。适用于消渴内障属气血两亏证。每次 10～20mL，加入 0.9% 氯化钠注射液，静脉滴注，每日 1 次。10 日为 1 个疗程。

（三）单方验方

1. 温胆汤：法半夏 10g，竹茹 10g，枳实 10g，陈皮 6g，甘草 3g，茯苓 15g。每日 1 剂，水煎服。适用于消渴内障属痰瘀阻滞证。

2. 生脉散花旗参 15g，麦冬 15g，五味子 5g。每日 1 剂，水煎服。适用于消渴内障属气阴两虚证。

3. 加减生蒲黄汤：生地黄、墨旱莲各 12g，荆芥炭 6g，丹参、郁金各 15g，生蒲黄 25g，牡丹皮 10g，川芎 6g。每日 1 剂，水煎服，适用于消渴内障属早期出血证。

4. 三七末、丹参末、山楂末，三者等量混合备用。每次 3g，每日 1 次，温开水送服。适用于消渴内障属兼有血瘀者。

5. 滋阴活血方：黄精、山药各 30g，沙参 20g，生地黄 15g，麦冬、枸杞子各 12g。适用于消渴内障属阴虚血瘀者。

6. 生黄芪 30g，苍术 15g，葛根 15g，玄参 30g，丹参 30g，川芎 10g，白芷 10g，菊花 10g，青葙子 12g，谷精草 15g。适用于消渴内障属气阴两虚证。

7. 芪术地黄汤：生黄芪 30g，苍术 10g，白术 10g，生地黄 20g，山药 15g，茯苓 10g，泽泻 10g，山茱萸 15g，牡丹皮 10g，玄参 10g。适用于消渴内障属气阴两虚者。

8. 山茱萸、薏仁肉各 12g，葛根、山药、三七、鸡血藤、生地黄各 15g，石决明、黄芪各 30g，制乳香、大黄各 10g。每日 1 剂，水煎服。适用于消渴内障属肝肾不足兼脾虚、目络瘀滞证。

9. 健脾补肾益气活血方：丹参 20g，赤芍 10g，制乳香 6g，山茱萸 15g，茯苓 10g，泽泻 10g，制没药 6g，山药 15g，白僵蚕 10g，煅牡蛎 15g，天花粉 10g。适用于消渴内障属脾肾两亏、气虚血瘀者。

（四）外治疗法

1. 眼部直流电中药药物离子导入

药物：可根据病情选用川芎嗪液、丹参液、红花液、三七液等导入。

方法：用眼 – 枕法导入。每次 20 分钟，每日 1 次，14 日为 1 个疗程，可进行 2～3 个疗程，疗程间间隔 3 日。

适应证：消渴内障有玻璃体积血、或视网膜积血、渗出或水肿者。若属气虚者，可选用黄芪液导入。方法同前。

注意事项：要注意分辨导入药液的极性以及导入电流的强度，避免灼伤眼部。

2. 中药药物浴足

（1）鸡血藤 30g，益母草 30g，荞麦叶 15g，山药 30g，苍术 30g。适用于消渴内障属非增殖性糖尿病视网膜病变者。

（2）毛冬青 30g，三七 15g，葛根 30g，丹参 15g，五指毛桃 50g。适用于消渴内障属增殖性糖尿病视网膜病变已完成激光光凝或手术治疗者。

方法：根据消渴内障病变的类型选择 1 组药物，加入清水 2500mL，煎煮 40 分钟，去药渣，用脚部能耐受的温度之药液浸泡双脚（药液以浸过踝关节上方 5cm 为宜），每次 30 分钟，每日 1 次。

注意事项：要注意浴足药液的温度，避免烫伤足部。足部有损伤者禁用。

3. 中药药液眼浴 葛根 30g，三七 30g，益母草 30g。选取其中 1 味药，加入清水 750mL，煎煮 45 分钟，滤去药渣，用眼部能耐受的温度之药液放入眼浴杯内进行眼浴，每次 15 分钟，每日 2 次。适用于消渴内障兼有血瘀证。要注意眼浴药液的温度，避免烫伤眼部组织。眼部有新鲜出血或视网膜脱离者禁用。

（五）针灸治疗

1. 针刺法 取睛明、承泣、太阳、瞳子髎、上星、球后、血海、大椎、攒竹、丝竹空、百会、太冲、翳风、风池、合谷、内关、鱼腰、足三里、三阴交、阳白、足光明、阳陵泉、肺俞、脾俞、肾俞、肝俞等穴，每次取眼区穴 1～3 个，远端穴 1～3 个，每日 1 次，平补平泻，留针 30 分钟，可连续针刺 1 个月。

2. 耳针法 取眼、目$_1$、目$_2$、肝、胆、脾、肾、心、脑干、皮下质等穴，针刺或压丸，针刺每日 1 次，压丸每周 2 次。

（六）药膳疗法

1. 山药猪胰炖汤

材料：猪胰 1 具，鲜山药 250g，低钠盐 2g。

制法：将猪胰洗净，鲜山药洗净切片，将两物放入锅内，加水 400~500mL，先用武火煮沸，再用文火炖熟，加入低钠盐即可。

用法：每日 1 次。

适应证：用于消渴内障属气阴两虚者。

2. 高粱枸杞粥

材料：高粱米 100g，枸杞子 30g，桑螵蛸 20g，低钠盐 2g。

制法：将桑螵蛸洗净。加清水 800mL，煮沸后倒出汁液，加清水 400mL，反复 3 次，将汁液合起来过滤药液约 500mL，将枸杞子、高粱米分别洗净共放于锅内，加入药液及清水 300mL，先用武火煮沸，再用文火煮至米烂，加入低钠盐即可吃用。

用法：每日 1 次。连续用 1 个月。

适应证：用于消渴内障属阴阳两虚者。

3. 知母人参茶

材料：知母 30g，人参 15g。

制法：将两药洗净共放于锅内，加清水 1000mL，用文火煮 30 分钟，去渣取汁。可将药物煎煮 3 次，

用法：代茶饮，连续用 1 个月。

适应证：用于消渴内障属阴阳两虚者。

4. 枸杞山药羊肾汤

材料：枸杞子 10g，山药 12g，白菊花 10g，熟地黄 15g，羊肾 200g，低钠盐 2g。

制法：分别将枸杞子、山药、白菊花和熟地黄用水洗净。将羊肾用清水浸泡 1 小时以去除异味，再洗净切片。将上述所有材料一起放入瓦煲内，放入清水 2500mL，用武火煮沸后，改用文火煮 2 小时，加入低钠盐。

用法：每日 1 次。连续用 1 个月。

适应证：用于消渴内障属阴阳两虚者。

5. 山药黄芪泥鳅汤

材料：山药 50g，黄芪 25g，泥鳅 250g，葱花、姜末各 5g，低钠盐 2g。

制法：分别将山药、黄芪用水洗净，放入纱布袋内，扎口。再将泥鳅宰洗干净，去鳃及肠杂，用沸水洗 1 次，取出备用。将铁锅烧热，加入花生油 5mL，再将泥鳅放入铁锅，入黄酒 2mL，再入清水 500mL，放入药袋，用武火煮沸后改用文火煮 30 分钟，取出药袋。加入葱花、姜末和低钠盐即可吃用。

用法：隔日 1 次。连续用 1 个月。

适应证：用于消渴内障属阴阳两虚者。

（七）西医治疗

1. 药物 关键是控制糖尿病，始终要积极治疗糖尿病，应当使血糖稳定在正常

范围，这是治疗糖尿病视网膜病变的基础。长期稳定控制血糖能够阻止或延缓糖尿病视网膜病变发生、发展。在积极有效控制血糖的同时，还应注意治疗可能合并的高血压、高血脂等心血管疾病，力求将血压控制在正常或接近正常的范围。常用药物：

（1）羟苯磺酸钙胶囊（导升明），每次500mg，每日3次。半年至1年为1个疗程。有减轻糖尿病视网膜病变时的视网膜血管的高渗透反应，降低血液的高黏稠性及减少血小板的高聚集性。要注意监测血小板和血液黏稠性等。

（2）阿司匹林肠溶片，每次100mg，每日1次。具有抑制血小板聚集的作用，可以降低血液黏滞度，能降低心血管疾病的危险因素。注意监测血小板及胃肠道情况。

（3）烟酸片，每次100mg，每日3次。

（4）氯贝丁酯，每次250~500mg，每日3次。

（5）糖酐酯，每次150mg，每日3次。

（6）非诺贝特胶囊，每次100mg，早上2粒，晚上1粒。

2. 手术

（1）视网膜激光光凝治疗：激光光凝是目前治疗糖尿病视网膜病变的有效方法。主要作用是破坏缺氧的视网膜，使其耗氧量减少，避免产生新生血管，并使其消退，从而达到保护部分视网膜、保护视力的作用。建议比较轻的非增殖性糖尿病视网膜病变用局部激光治疗；比较重的非增殖性糖尿病视网膜病变或增殖前的糖尿病视网膜病变可采用全视网膜激光治疗；增殖性糖尿病视网膜病变可采用全视网膜激光治疗。要注意充分掌握激光光斑的大小与激光的能量。

（2）玻璃体腔内注射药物：若有新生血管（包括新生血管性青光眼）或黄斑区水肿者，可于玻璃体腔内注射雷珠单抗注射液等相关药物。要注意规范无菌操作、进针的部位、方向与深度、注入药物的量等，避免发生眼内感染、眼压增高、眼内出血或损伤眼内组织等并发症。

（3）冷冻疗法：适用于激光光凝未到达周边部视网膜或继发新生血管性青光眼使用药物治疗仍不能控制眼压且有明显症状的患者。要注意适应证的掌握，冷冻范围以及时间的控制。

（4）玻璃体切割术：适用于玻璃体积血经过积极治疗>1个月仍未吸收者，或出现增殖性糖尿病视网膜病变、或牵拉性视网膜脱离的患者。同时，手术后联合进行眼内视网膜激光光凝则效果更好。要注意适应证的掌握以及激光光斑大小与能量的控制。如术中玻璃体腔内注入硅油或填充惰性气体者，术后应指导患者根据气体或填充物作用位置选择相应的体位。

（5）小梁切除联合人工引流装置植入术：适用于新生血管性青光眼药物治疗无效者。要注意严格掌握适应证。

（6）睫状体冷凝术、睫状体热凝术、睫状体光凝术：适用于新生血管性青光眼无光感兼疼痛症状无缓解者。要注意严格掌握适应证、凝固范围以及时间的控制。

（7）眼球摘除术：适用于新生血管性青光眼无光感兼疼痛症状无缓解者，要注意严格掌握适应证。

【预后转归】

消渴内障是眼科常见病，其预后主要取决于是否能有效地控制消渴病的发展与阻止或延缓消渴内障的发生发展。同时早期发现、早期治疗也非常关键。若能早期发现消渴内障并能够进行规范的中西医结合防治措施，则多能保持有用视功能。在没有应用激光光凝治疗消渴内障以前，消渴内障特别是增殖性消渴内障除了视功能的预后差以外，还容易继发牵拉性视网膜脱离或新生血管性青光眼，最终导致失明。目前，消渴内障是已成为导致失明的主要原因之一。若失治误治，或护理不当，缺乏有效的保健，则加重病情，治疗也难以奏效，最终多导致失明。

【预防调护】

消渴内障的致病因素复杂，要特别注意消渴病对身体的影响，一旦有消渴病或出现消渴内障，必须做好合理膳食，适量运动，坚持用药，监测血糖和认识消渴病及其消渴内障的基本防治知识，避免加重病情或出现更严重的并发症。

（一）生活调理

1. 顺应四时，适其寒温，锻炼身体，增强体质，避免外邪侵袭。
2. 合理安排生活起居、工作学习、文体活动，动静结合，避免过度疲劳及过度肥胖。
3. 积极防治高血压、高血脂及其他心血管疾病，消除隐患。
4. 养成良好的生活习惯，切忌吸烟和酗酒。
5. 发生消渴病或消渴内障后，应及时采取规范的综合方法治疗，控制血糖，避免或减少并发症和后遗症的发生发展。

（二）饮食调理

在医师的指导下合理安排饮食，严格控制饮食的摄入量，食糖与食盐的摄入量更要严格控制在合理范围。提倡饮食多样化，以富含营养，又易消化之品为宜。忌食辛辣炙煿、虾及螃蟹等腥发之物，以免助热生火，或酿成脾胃湿热，加重病情。宜多食合适的蔬菜、水果、蛋类和豆类等食品。病至后期，一般不宜进食寒凉凝滞之物，以免损伤脾胃，致运化失司，妨碍康复。常用于药膳疗法的药材与食物有党参、黄芪、山药、丹参、石斛、川贝母、川芎、谷精草、葛根、石菖蒲、毛冬青、红枣、黄精、莲子、决明子、桑椹、桑叶、蝉蜕、小米、高粱米、羊肾、生地黄、熟地黄、山药、天冬、麦冬、枸杞子、黑木耳、百合、白菊花、芦根、赤小豆、海蜇皮、海参、紫菜、海带、冬瓜、南瓜、苦瓜、绿豆、黑豆、豆腐、蘑菇、胡萝卜、红萝卜、洋葱、鳖肉、蚌肉、黑芝麻、粟米、菠菜、西瓜、白瓜、葫芦瓜、青瓜、丝瓜、芹菜、油麦菜、西蓝花、西红柿、泥鳅等，临床可根据病症适当选用。

（三）精神调理

有的患者因情绪波动，工作不顺心，或经治疗后视力提高，认为消渴内障已治愈等因素而未按时到眼科定期检查，以致病情反复发作，丧失最佳治疗时机。因此，必须对消渴内障患者进行健康教育，使之了解消渴内障的基本知识，使其树立对疾病长期治疗的心理准备，又了解各时期出现的眼部证状。自觉及时到眼科检查，以免延误病情，使之能够得到及时治疗，保存有用视力。

【名医经验】

（一）高培质论治消渴内障

1. 学术思想 高氏认为糖尿病视网膜病变在中医眼科中还没有恰如其分的归属。只能根据本病的自觉症状，参考云雾移睛、视瞻昏渺、暴盲等眼病的诊治。但在临证时，参考糖尿病的中医辨证尤为重要。糖尿病属中医学的消渴症。消渴症分上、中、下三消。上消属肺、中消属胃、下消属肾，对三消多从火治。消渴主要由于烦热偏盛，阴津亏耗所致。认为临证时应参考糖尿病机制，重视对患者的整体辨证并与眼部辨证相结合。糖尿病视网膜病变的早期多属气阴两虚，用益气养阴、活血化瘀的治法。糖尿病视网膜病变的中后期多属脾肾阳虚，用益气温阳、活血软坚的治法。在使用中药的过程，还应注意规范控制血糖，使血糖能够保持在比较理想的水平，对糖尿病视网膜病变的控制是非常重要的。高氏还认为对非增殖性糖尿病视网膜病变的治疗，既要服用中药，也要注意视网膜病变的变化，特别是要进行荧光素眼底血管造影确定是否存在新生血管，当发现视网膜有大片毛细血管无灌注区或有新生血管时，应及时配合激光光凝治疗，以控制病情的发展。

2. 典型病例 邹某，男，65岁，干部。1995年2月18日初诊。

主诉：双眼逐渐视力下降约3年。

既往史：患糖尿病15年。眼部曾在外院做激光治疗。但双眼视力仍从0.5下降至0.05。

初诊检查：视力右眼0.01，左眼0.02。眼压正常。双眼前节正常。晶状体后囊轻度混浊。玻璃体明显混浊，右眼有机化膜形成，未能看清眼底组织结构。左眼隐约可见周边部视网膜有出血灶。形体消瘦，面色萎黄，全身乏力，口干口渴，大便燥结，下肢浮肿；舌质稍红，肥胖齿印，舌苔薄白，脉细数。

中医诊断：①双眼云雾移睛；②双眼圆翳内障。

西医诊断：①双眼增殖性糖尿病视网膜病变（右眼Ⅴ期、左眼Ⅳ期）；②双眼老年性白内障。

中医辨证：气阴两虚，血瘀脉络。

治法：益气养阴，活血通络，软坚散结。

方药：自拟糖网明1方加减，生黄芪40g，太子参20g，炒白术12g，生地黄20g，北沙参15g，黄精15g，当归15g，丹参15g，黑芝麻15g，桑叶10g，夏枯草10g，枸杞子15g，三七粉3g（分2次冲服）。连服30剂。

二诊：1995年3月18日。

眼部检查：视力右眼0.02，左眼0.05。眼压，右眼17.30mmHg，左眼15.88mmHg。双眼玻璃体混浊减轻，隐约见视盘形态与颜色正常。左眼周边部见部分血管。舌脉同初诊，仍用上方药30剂。以后不定期来门诊复查，视力逐渐提高。

六诊：1995年11月17日。全身乏力、下肢浮肿消失。大小便正常。血糖稳定。舌脉正常。

眼部检查：视力右眼0.6，左眼0.7。双眼玻璃体混浊明显减轻，右眼玻璃体机化膜减少、变薄，双眼视盘形态与颜色正常。视网膜动脉细，静脉稍充盈，黄斑中心光反射可见。视网膜激光光凝斑色素沉着。嘱停服中药。至1998年7月4日复查，眼部病情稳定。视力：右眼0.6，左眼0.7。眼底检查同六诊时记录相同。

（二）祁宝玉论治消渴内障

1. 学术思想　祁氏根据临床实践结合中医理论，提出糖尿病视网膜病变进入到增殖期，与患者眼球内形成"内障"有关的假说。糖尿病视网膜病变与燥有一定联系。认为古代文献对燥的论述："外燥"比较丰富，如喻嘉言提出的"清燥救肺汤"，到了吴鞠通则更为详尽，而"内燥"所论相对不多，比较详细系统论述的仅见清代的石寿棠在其所著的《医原》中提到："阴血则营养无资而成内燥，七结则血亦结，血结则营运不用而成内燥……"并提出内燥与肺、胃、肾关系密切，而刘河间提出的"诸涩枯涸，干劲皱揭，皆属于燥"，也有参考意义。综上所述，"内燥"产生多由阴血耗伤而营运无资，循环障碍，瘀血内阻，致使津液不能滋润脉络而致，故使眼球内脉络脆弱，柔韧失常，而极易破裂出血。对此病态易脆之脉络，只宜补益滋润为治，法取润燥养血柔肝。自拟"糖尿病视网膜病变出血阻断方"。药物包括阿胶（烊化）10g，仙鹤草30g，白芍15g，玄参15g，杏仁10g，白豆蔻6g。水煎服。方中取味甘性平之阿胶以补血润燥，白芍苦酸微寒养血柔肝为君；仙鹤草苦涩平以收敛止血补虚为臣；杏仁苦微温以润燥降气，玄参甘苦咸微寒以清热凉血、滋阴解毒为佐；为防上述药滋腻，则配用白蔻仁为使。祁氏对糖尿病视网膜病变进入增殖期而反复出血的患者，常以此方为基础，再结合患者的整体情况参伍相应的药物。由于糖尿病视网膜病变进入增殖期，其整体情况多虚实兼杂，寒热交错，其治疗必当辨证论治，而"糖网出血阻断方"基本是针对"内燥",故临证用药必须辨证与辨病相结合才能取得疗效。

2. 典型病例 赵某，女，51 岁。

主诉：左眼失明 2 年。

现病史：自诉患糖尿病近 20 年。目前用注射胰岛素维持血糖。但左眼反复出血致失明已 2 年，且眼压高达 50mmHg，滴眼药水眼压仍不能控制。近 1 年又发现右眼眼底也出血，并 4 次做视网膜激光光凝治疗，病情控制不理想。

眼部检查：视力，右眼 0.1，左眼无光感。眼压，右眼 15.42mmHg，左眼 > 50mmHg。右眼外眼正常。晶状体混浊，视网膜散在片状出血，颞上方及黄斑部大片出血，并有散在硬性渗出及棉絮样渗出，周边部可见激光光凝斑。左眼混合充血，角膜水肿。瞳孔椭圆形散大，晶状体混浊。眼底未能看见。全身形体偏胖，面色萎黄，脉细无力，苔白质胖而齿痕明显，睡眠差，大便无力而秘结，动则自汗，倦怠无力，月事一年来数月而至，且量少色暗。

中医辨证：脾虚气弱，血运无力，致使气滞血瘀，眼内血脉无资而酿内燥。

治法：补脾益气，润燥养血。

方药：生炙黄芪各 20g，山药 20g，白术 10g，党参 12g，仙鹤草 20g，阿胶（烊化）10g，杏桃仁各 10g，白芍 15g，当归 10g，首乌藤 30g，桑寄生 15g，玄参 12g，白豆蔻 6g。7 剂，水煎服。

二诊：服药后自觉睡眠改善，大便较前有力，视力改善。眼压，左眼 35mmHg。汗仍多。眼部检查同初诊。继用上方加生龙骨、牡蛎各 15g，服 14 剂。

三诊：服药后全身症状改善明显，唯汗多。眼部检查：视力，右眼 0.2，眼底出血明显吸收，黄斑区可见散在硬性渗出斑及增殖膜。眼压，左眼 25mmHg。脉细，舌苔白，舌质胖淡。因脾虚日久必累及肾，原方加肉苁蓉 10g，菟丝子 10g 以温补肾阳，14 剂。水煎内服。

四诊：视力，右眼 0.3。眼压，左眼 17mmHg。已无眼底出血。倦怠乏力消失，汗出明显减少，大便每日一次。按上方服药 15 剂后停服中药。随诊 4 个月，病情稳定。复查视力，右眼 0.3，眼底无新鲜出血。

（三）高健生论治消渴内障

1. 学术思想 高氏认为糖尿病视网膜病变按照视力下降程度的轻重，属中医"视瞻昏渺""暴盲"范畴，与目前诸多中医医家对糖尿病的病机认识基本一致，并认为糖尿病视网膜病变病情已经进展到气阴两虚甚或阴阳两虚，还创立了治疗糖尿病视网膜病变的密蒙花方，在此基础上进行药物加减，适用于增殖前期的患者，不仅改善视力，减少眼底出血、渗出，而且还可以改善全身诸多症状。密蒙花方主要由黄芪 30g，女贞子 15g，密蒙花 10g，乌梅 10g，益母草 10g，黄连 10g，肉桂 3g 组成。具有益气养阴，交通心肾的功效。高氏取密蒙花"消目中赤脉"之功，结合糖尿病视网膜病变后期视网膜新生血管和虹膜新生血管的产生，犹如肉眼所见外障眼病中的"目中赤脉""目膜"和"血翳"。并配以黄连寒以清热、消赤脉。还取其轻清上浮之性，在运用补益肝肾时佐以密蒙花，引诸药直达病所，使下焦肝肾之精血升腾，达耳目聪明之效。

2. 典型病例　李某，女，62 岁。初诊日期：2009 年 1 月 6 日。

主诉：双眼视物模糊 7 年，左眼明显。睡眠差。

既往史：患糖尿病已 15 年。

眼部检查：视力右眼 1.0，左眼 0.6。双眼眼前段正常。晶状体混浊，视网膜散在性出血，微血管瘤，硬性渗出。左眼还有黄斑区水肿，中心光反射消失。

中医诊断：双眼视瞻昏渺。

西医诊断：①双眼糖尿病视网膜病变（Ⅱ～Ⅲ期）；②左眼黄斑水肿。

中医辨证：气阴两虚，兼有阳虚。

治法：益气养阴，温阳化气。

方药：生黄芪 30g，女贞子 12g，密蒙花 10g，乌梅 10g，益母草 10g，黄连 10g，肉桂 1g，苍术 10g，太子参 15g，炒酸枣仁 15g，生酸枣仁 15g，生龙骨 15g，生牡蛎 15g。21 剂。

二诊：检查同初诊。按上方 21 剂。

三诊：耳鸣明显。方药：生黄芪 30g，女贞子 12g，密蒙花 10g，乌梅 10g，益母草 10g，黄连 10g，肉桂 1g，桂枝 6g，太子参 15g，猪苓 10g，茯苓 10g。21 剂。

四、五诊：自觉视力好转，但检查无明显变化。方药：生黄芪 30g，女贞子 12g，密蒙花 10g，乌梅 10g，益母草 10g，黄连 10g，肉桂 1g，桂枝 6g，厚朴 10g，苍术 10g，姜半夏 10g，青皮 10g，陈皮 10g。21 剂。

六诊：视力，右眼 1.0，左眼 0.8。方药：生黄芪 30g，女贞子 12g，密蒙花 10g，乌梅 10g，益母草 10g，黄连 6g，肉桂 2g，桂枝 6g，葛根 50g，磁石 30g，炒白术 15g，猪苓 10g，茯苓 10g。21 剂。

七诊：视力，右眼 1.2，左眼 1.0。左眼黄斑水肿基本消失。方药：生黄芪 30g，女贞子 12g，密蒙花 10g，乌梅 10g，益母草 10g，黄连 6g，肉桂 2g，桂枝 6g，葛根 60g，磁石（先煎）30g，泽泻 10g，炒白术 15g，石菖蒲 6g。21 剂。

八诊：视力，右眼 1.0，左眼 0.8。左眼眼底出血、黄斑水肿明显减轻。方药：生黄芪 30g，女贞子 12g，益母草 10g，密蒙花 10g，乌梅 10g，肉桂 2g，黄连 6g，葛根 60g，磁石（先煎）30g，炮姜 6g，桂枝 6g，泽泻 10g，炒苍术 10g，升麻 10g。

高氏认为糖尿病视网膜病变是气阴两虚向阴阳两虚发展的阶段，此时常因阳虚而不能温化水湿，水液不能正常输布，升降出入周流，积滞于内，则发生黄斑水肿。本病例前两诊用糖尿病视网膜病变基础方密蒙花方，即体现了益气养阴，交通心神的治疗原则；三诊在此基础上，加温阳利水方五苓散；四、五诊用密蒙花方加二陈汤行气化湿，经过治疗，左眼视力提高至0.8，黄斑部水肿减轻。六诊、七珍重用葛根以通络利水，石菖蒲开窍以明目，黄斑水肿基本消失，视力恢复到1.0。提示用密蒙花方加减治疗糖尿病视网膜病变能够取得较好的治疗效果。

（四）张梅芳论治消渴内障

1. 学术思想

（1）强调病证结合：张老主张临床诊疗应当诊西医之病而辨中医之证，糖尿病视网膜病变属中医眼科学内障范畴，以外不见证，从内而蔽为特征。由于历史条件所限，古代医家只能根据患者的主诉，不能"望"见瞳神内的任何改变，所以多凭患者主观视力、视觉变化及全身脉证相参进行辨证论治。而随着现代眼科检查仪器的应用，扩大了中医眼科学望诊的广度和深度，可以直接观到眼底视网膜病理改变，也为眼底病的论治提供了客观依据，为中医眼科学望诊的延伸。张氏借助西医学的检查方法，明确糖尿病视网膜病变分期，结合中医学四诊辨证，既重视整体，也重视局部的病理损害，从不同角度揭示出糖尿病视网膜病变的发生发展和论治规律。一些单纯性的糖尿病视网膜病变早期常无明显症状，而病证结合诊疗更有利于发挥中医学辨证论治优势。如通过FFA、OCT等检查，对黄斑水肿可以获得直观的依据，而在临床遣方用药时则可在辨证基础上更针对性应用一些利水渗湿药物来促进水肿消退。还可以根据检查结果明辨水肿的程度、水肿与视功能间的关系、水肿是否反复发作等不同情况，并针对不同的局部病证，结合全身情况进行辨证，对症下药。

（2）紧扣基本病机：气阴两虚、血行瘀滞是贯穿糖尿病视网膜病变发生、发展全过程的主要病机。结合临床和眼底病变特征，认为消渴多在素体阴虚、五脏虚弱的基础上，复加饮食不节、情志失调、劳欲过度而致，而糖尿病视网膜病变则发生于消渴日久者。消渴久之，耗伤气阴，气虚统摄无权则血溢脉外，可发生视网膜出血、玻璃体积血，气虚而运化失司，则致水湿上泛，痰浊内生，发生视网膜水肿、渗出等改变；阴虚火旺，煎熬津液，血脉失充，也致血运不畅，血行瘀滞，或虚火伤络动血，可见视网膜微血管瘤形成、出血等病理改变。在糖尿病视网膜病变发展过程中，常因瘀血、痰湿等互相夹杂、脏腑虚实偏重不同而致变证丛生。在糖尿病视网膜病变的治法之中要紧扣基本病机，提纲挈领，益气养阴、活血化瘀为其拟方之原则。

（3）注重标本缓急：糖尿病视网膜病变发展到增殖期，血管病变加剧，视网膜组织重度缺血缺氧，视网膜血管出现新生血管，易于出血；出血较多时往往进入玻璃体腔内，视力明显下降。在治疗此类患者时要分清标本缓急，病程不同，用药各异。对于增殖期患者发生玻璃体积血，可分为早期出血期、中期瘀血期和后期痰瘀期。早期一般指出血7天以内，出血为活动性。治疗主要以凉血止血化瘀为法，尤其是以凉血止血为主，适当加入祛瘀药；中期在8天至1个月内，出血已停止，出血凝结，色暗红。法当通络活血法，其中祛瘀为主，但仍应适当加入止血药以防再次出血。后期在

1 个月以上，出血静止，部分出血吸收，机化物开始形成，应祛瘀化痰、软坚散结。临床上辨证论治原则与治血早、中、后三期用药特征结合起来则疗效更好。如糖尿病视网膜病变有玻璃体新鲜出血者，临证所见舌淡暗、苔薄白，脉弦弹指有力，当标本兼治，应考虑益气养阴、潜阳、化瘀，但其眼底出血新鲜，出血量亦较多，临证时需以治标的止血为主，兼以化瘀，出血静止，再标本同治。

（4）重视痰瘀并治：张老根据本病临床症状和眼底病变特征，认为除久病致气阴亏虚、血行瘀滞之外，还与痰证息息相关。凡血运不畅，使局部血液停滞，或离经之血存留于器官之内，未能消散者，称为病血。瘀血形成后，反过来影响气血运行，气滞不畅，经脉不利，以致脏腑失调，津液衰败，则可化为痰。所以《景岳全书》指出："津凝血败，皆化为痰"。在疾病的发展过程中，痰瘀之间可互长病势，出现因痰致瘀、因瘀致痰的痰瘀互结、增加病势之恶性循环，故《丹溪心法》有"痰夹瘀血，遂成窠囊"之说。痰和瘀皆是脏腑功能失调的病理产物，可直接或间接地作用于机体某一组织器官引起疾病。对糖尿病视网膜病变而言，其病变过程中出现的微血管瘤、出血斑、硬性渗出、软性渗出、新生血管、纤维增殖等病理特征，符合中医学痰瘀互结之证的发展演变过程。《明医杂著》云："用血药而无行痰、开经络、达肌表之药佐之……焉能流通经络、驱逐病邪以成功也。"在治疗中注意痰瘀同治，既化痰又行瘀，就能打破这种恶性循环，中断这种病理环节。痰瘀同治较单纯祛痰有更大的优越性，若单纯祛痰而痰不化，仍然存在瘀成之机，单纯化瘀而瘀不行，仍然存在生痰之源，痰瘀同治方可收良效。

（5）中西医结合，既病防变：张老在糖尿病视网膜病变进行中医辨证论治同时，也常结合西医学治疗方法，如视网膜光凝、玻璃体腔注药等方法。对处于单纯性糖尿病视网膜病变患者，主张定期做荧光素眼底血管造影检查，了解视网膜毛细血管无灌注区的变化情况。如果眼底 4 个象限均有出血改变，散在棉绒斑，并开始有视网膜微血管异常等病理表现。应及时进行光凝治疗，以防止视网膜新生血管形成，进而避免玻璃体积血等严重病变的发生，有效地延缓病程进展。对进行视网膜光凝治疗的患者，应配合中药汤剂防治光凝的并发症，以益气养明、活血利水为治法。

2. 典型病例　黄某，女，59 岁，2009 年 3 月 11 日初诊。

双眼视力下降 1 个月余，以左眼明显。且口渴喜饮，小便多，大便干结难解。舌质淡暗，边有齿印，舌苔白腻，脉细。

曾在外院治疗，效果不佳。患 2 型糖尿病 10 年，服阿卡波糖等控制血糖。目前空腹血糖 9.3mmol/L。眼部检查：视力，右眼 0.4，左眼 0.1，均未能矫正。双眼外眼正常。晶状体轻度混浊。右眼视网膜散在性微血管瘤、点片状出血、黄色硬性渗出点及灰白色棉絮斑。左眼玻璃体积血，未能辨别眼底的体征。B 超提示左眼玻璃体混浊。

辨证：气阴两虚，痰瘀互结。

治法：益气养阴，祛瘀化痰。

方药：党参、麦冬、蒺藜、密蒙花、茯苓、法半夏、竹茹、毛冬青、仙鹤草、泽兰各9g，瓦楞子12g，陈皮、五味子、枳实、郁金各6g，三七末（冲服）、甘草各3g，每日1剂，水煎服。21剂。

二诊：视矇、便秘症状改善。视力右眼0.5，左眼0.15。眼底检查：右眼视网膜出血较初诊时减少。左眼玻璃体混浊较初诊时减轻，散瞳后看见视盘及部分血管。按上方加昆布18g以防机化，42剂。

三诊：双眼视力明显提高。眼部检查：视力右眼0.6，左眼0.3。右眼眼底仍见视网膜散在性微血管瘤、点片状出血、黄色硬性渗出点。左眼玻璃体混浊进一步减轻，可见大部分眼底组织结构，下方玻璃体腔少量积血。荧光素眼底血管造影显示：双眼糖尿病视网膜病变（右眼Ⅲ期，左眼Ⅳ期）。根据荧光素眼底血管造影结果进行2次双眼视网膜激光光凝治疗，继续给予中医中药辨证治疗1年余。随诊见病情稳定，未再恶化。

（五）王明芳论治消渴内障

1. 学术思想　王氏认为糖尿病病程长，根据中医对糖尿病的认识，结合糖尿病视网膜病变的特点，多为阴虚、气阴两虚（气虚主要是脾气亏虚）或阴阳两虚。便溏是辨证气阴两虚的要点。脾虚不能摄血，血溢络外。倦怠乏力，舌红少苔，脉细无力是辨证气阴两虚的要点，阴津亏耗，虚热内生，灼伤目中血络，引起出血；气虚则血运无力，滞而为瘀，瘀血阻络可致血溢络外。病至后期，形寒怯冷，舌体胖嫩，面色无华，脉沉细是辨证阴阳两虚的要点。阳虚生寒，寒则血凝成瘀，瘀血阻络可致血溢脉外。本病虽然多数患者均有不同程度的全身症状，但眼底改变也多种多样，故在全身辨证的基础上，还应根据眼底出血改变结合四期辨证。王氏认为糖尿病视网膜病变眼底往往伴有黄斑水肿和视网膜新生血管，新生血管多为瘀滞的表现。"因虚致瘀"，多属阴虚火旺，虚火上炎所致。水肿多为水湿停留或痰湿阻滞。治疗本病时属脾气亏虚则益气健脾，方用四君子汤或参苓白术散；属气阴两虚则益气养阴，方用生脉散和六味地黄丸；属阴阳两虚则补肾助阳，方用肾气丸。并在此基础上，根据眼底出血、水肿、渗出新生血管等表现进行加减，对于出血应以凉血止血为主，兼以活血，选用生蒲黄汤，根据是糖尿病视网膜病变的新生血管容易反复出血，如用活血之品不当，往往导致旧血未去，新血又生，不宜用破血逐瘀之品；对于水肿，常加用利水渗湿之四苓散。对于新生血管，应用凉血祛瘀之法，选用牡丹皮、紫草、赤芍、地黄、水牛角等，值得注意的是此类药物药性寒凉，久用易伤脾胃。

2. 典型病例　患者，男，78岁，居民。2009年4月7日初诊。

主诉：右眼有黑影遮挡1个月。

现病史：外院曾诊断为"出血"。患糖尿病10年。面色萎黄，大便稀溏；舌质黄厚，脉细。

眼科检查：视力右眼 0.02，左眼 0.4。双眼晶状体混浊。右眼视网膜多量点、片状出血和黄白色渗出，黄斑区水肿；左眼视网膜少量点状出血及微动脉瘤。

西医诊断：双眼糖尿病视网膜病变。

辨证：脾虚不能摄血。

治法：益气健脾，凉血止血。

方药：四君子汤合生蒲黄汤加减。太子参 30g，山药 30g，茯苓 20g，甘草 3g，生蒲黄 30g，墨旱莲 15g，白茅根 30g，薏苡仁 30g，荆芥炭 10g，法半夏 10g，厚朴 10g，车前子 20g。水煎服，每日 1 剂，15 剂。

二诊：视力及便溏好转。眼部检查：视力右眼 0.2，左眼 0.5。右眼视网膜出血部分吸收，OCT 显示黄斑水肿减轻。左眼视网膜少量点状出血及微动脉瘤。再用上方减薏苡仁、法半夏、厚朴，加鸡血藤 10g，20 剂。

三诊：右眼视力明显提高，大便正常。眼部检查：视力右眼 0.3，左眼 0.5。右眼视网膜出血大部分吸收，OCT 显示黄斑轻度水肿。左眼无变化。再用上方 20 剂。此后改用补精益气片和蒲黄止血口服液 2 个月。病情稳定，视力右眼 0.3，左眼 0.5。

（六）余杨桂论治消渴内障

1. 学术思想 余氏认为气阴两虚，肝肾亏虚，目络瘀阻是 DR 发生的基本病机。消渴病久伤阴，虚火内生，火性炎上，灼伤目中血络，血溢络外；阴血久亏，必然伤及气分，导致脾肾俱损，目失所养；或因虚致瘀，血络不畅而成内障。DR 按临床表现及病程可分为阴虚燥热、气阴两虚、脾肾两虚三个主证，多兼有瘀或痰。总而言之，DR 的病性总属本虚标实，以瘀为标，以肝肾阴虚或脾气虚弱为本。DR 按其临床表现分为亚临床期、非增殖期、增殖期三个阶段。认为治疗宜分期辨证论治，在亚临床期、非增殖期，根据 DR 的病机，提出以治脾肾两脏为主，针对出血和瘀血，主张止血与祛瘀兼顾。据此总结出滋肾健脾化瘀方，并以此方为主方治疗 DR，在临床上取得良好的疗效。在增殖期以滋肾健脾化瘀方联合视网膜激光治疗。DR 的发生是以肝肾阴虚或脾气虚弱为本，血瘀为标。滋肾健脾化瘀方以山茱萸、葳蕤肉、生地黄、石决明等补肝肾滋阴；黄芪、葛根益气健脾升阳；田七、乳香、大黄、山楂活血止血、化瘀通络之效。其中黄芪、山茱萸、僵蚕、葛根、生地、炒大黄均有降血糖作用。石决明为引经药，与葛根、炒大黄、山楂都有调理血压及降血脂作用，功能滋肾健脾、滋阴益气、化瘀通络。用于 DR 属气阴亏虚、肝肾不足、兼目络瘀滞型。滋肾健脾化瘀方是根据功效命名。临床观察表明，服用滋肾健脾化瘀方，大部分患者视力均有不同程度的提高，眼底视网膜水肿、出血及渗出可逐渐吸收，新生血管萎缩或缩小，是既能阻止 DR 的进展，又能保护视功能的比较有效的方法。

2. 典型病例 李某，女，52岁。

因"双眼视力逐渐下降5个月"入院。患2型糖尿病13年。5年前开始使用诺和灵30R控制血糖（早上18U，晚上10U，皮下注射），空腹血糖8mmol/L。兼有潮热、盗汗、神疲乏力，纳差，小便频数，大便溏，舌质暗，苔薄白，脉细。检查：视力右眼0.1，左眼0.2。均不能矫正。双眼底可见多量微血管瘤及点状出血，未见新生血管及增殖膜。诊断为"消渴目病"，辨证为"气阴两虚夹瘀"。以滋肾健脾化瘀为治法，用滋肾健脾化瘀片治疗（每次10片，每日3次）。连续用药3周，患者双眼视力有所提高。检查：视力右眼0.2，左眼0.4。均不能矫正。双眼底微血管瘤明显减少，点状出血基本吸收。出院后嘱其在控制血糖前提下，再连续服用滋肾健脾化瘀方并定期复诊。2年后复诊，病情稳定。

【文献选录】

《儒门事亲·三消论》曰："夫消渴者，多变聋盲疮癣痤痱之类，皆肠胃燥热怫郁，水液不能浸润于周身故也""故知人之眼、耳、鼻、舌、身、意、神志，能为用者，皆有升降出入之通利也，有所闭塞，则不能用也""若目无所见、耳无所闻，素有热气怫郁、玄府闭塞，而致津液血脉、荣卫清气，不能升降出入故也。"

《宣明论方·消渴总论》曰："又如周身热燥怫郁，故变为雀目或内障，痈痤疮疡""此为三消病也，消渴、消中、消肾，《经》意，但皆热之所致也。"

《秘传证治要诀·消渴》曰："三消久之，精血既亏，或目无见，或身足偏废，如风疾非风，然此证消肾得之为多。"

《审视瑶函·萤星满目症》曰："此症谓人自视目外有无数细细红星，如萤火飞缭乱也，甚则如灯光扫星矣。其人必耽酒嗜燥，劳心竭肾。痰火上升，目络涩滞，精汁为六贼之邪火熏蒸所损。故阳光散乱而飞伏，乃水不胜火之患。此病之最重者。久而不治，内障成矣，宜服滋阴降火汤。"

《审视瑶函·暴盲症》曰："此症谓目平素别无他症，外不伤轮廓，内不损瞳神，倏然盲而不见也，乃闭塞关格之病。病于阳伤者，缘忿怒暴悖，恣酒嗜辛，好燥腻，及久患热病痰火人得之，则烦躁秘渴。"

《证治准绳·杂病·七窍门》曰："谓目内外别无证候，但自视昏渺，蒙昧不清也，有神劳，有血少有元气弱，有元精亏而昏渺者，致害不一。"

【现代研究】

秦裕辉等通过Ⅱ、Ⅲ期临床试验观察双丹明目胶囊治疗糖尿病视网膜病变的有效性和安全性。方法：采用多中心、随机、盲法、对照，先后开展Ⅱ、Ⅲ期临床试验研究、安全性观察和疗效性观察。疗效性观察包括临床症状和体征、舌象及脉象、视力、视野、眼底、眼底荧光血管造影。以西药导升明作对照，Ⅱ期观察16周、Ⅲ期观察12周为1个疗程。结果：双丹明目胶囊对糖尿病视网膜病变总有效率Ⅱ、Ⅲ期分别为97.0%、98.4%，均优于对照药导升明（$P < 0.05$，$P < 0.01$）；对中医证候总有效率Ⅱ、Ⅲ期分别为88.1%、91%，均优于对照药导升明（$P < 0.01$）；能明显改善患者的眼科检查指标，治疗后患者微血管瘤数目，出血、渗出、渗漏、毛细血管无灌注区面积、视野缺损区面积均有明显减少，视力明显提高，中心视野光敏感度有所提高；对患者视物模糊、双目干涩、头晕耳鸣、咽干口燥、五心烦热、腰膝酸软等临床症状均有较好的改善作用和较高的消失率。两组治疗后均有部分病例血、尿常规、肝肾功能、心电图检测功能出现异常，但未证实其与试验药物有因果关系。认为双丹明目胶囊对糖尿病视网膜病变有较好的疗效，且临床使用安全。

彭清华等观察与评价益气养阴活血利水法治疗气阴两虚、血络瘀阻证早期糖尿病视网膜病变的临床疗效。方法：将合格受试对象40例按就诊先后随机分成益气养阴活血利水中药治疗组和导升明组（各20例，分别观察32和34只患眼），分别予以中药汤剂（益气养阴活血利水方由黄芪、黄精、生地黄、墨旱莲、蒲黄、蛴螬等组成）和导升明口服，30天为1个疗程，连续用3个疗程，观察治疗前后各组相关体征及中医证候的改善情况，并评价临床疗效。结果：治疗前后相比，中药治疗组和导升明组均能显著改善患者视力，差异有统计学意义；在视力、眼底、荧光素眼底血管造影及综合疗效方面两组总有效率均在80%以上，两组组间相比差异有统计学意义（$P < 0.05$）；两组中医证候疗效相比差异有统计学意义（$P < 0.05$），中药组能明显改善中医证候。认为中药组和导升明组均能明显改善糖尿病视网膜病变气阴两虚、血络瘀阻证患者的视力、眼底；益气养阴活血利水法能明显改善中医证候。

陈向东等观察养阴清热、活血利水中药复方联合抗血管内皮生长因子（VEGF）药物治疗糖尿病视网膜病变激光术后的临床疗效。将视网膜激光光凝治疗的糖尿病视网膜病变患者60例，根据不同的治疗方法，分为抗VEGF药物治疗组（对照组）和养阴清热活血利水中药复方 + 抗VEGF药物治疗组（观察组），观察两组患者疗程结束后4周、半年的最佳矫正视力、黄斑中心凹厚度变化、中医证候、注射抗VEGF次数及总体疗效的情况，比较两种治疗方法的综合疗效。结果：疗程结束4周后，两组的视力、黄斑中心厚度、中医证候、总体疗效差异无统计学意义（$P > 0.05$）；疗程结束半年后，观察组的视力、黄斑中心厚度、中医证候、总体疗效优于对照组，差异有统计学意义（$P < 0.05$）；观察组注射抗VEGF次数明显少于对照组（$P < 0.05$）。认为养阴清热活血利水中药复方联合抗VEGF药物治疗糖尿病视网膜病变激光术后患者的远期疗效优于单纯抗VEGF药物治疗。

孙河认为该病病机认气阴两虚为本，瘀血、出血、痰凝为标，非增殖期的病机主要是气阴两虚、瘀血出血；增殖期的病机多为气阴两虚，痰瘀互结，瘀血始终贯穿

DR 的各个阶段，立化瘀止血、通络明目，益气养阴法、化瘀止血、通络明目以治标，益气养阴以治本。予中药方达明饮（生蒲黄、三七、黄芪、黄精、生地黄、枸杞子、柴胡等），合理运用活血药与止血药，止血不留瘀，化瘀不伤正。共奏益气养阴、化瘀止血、通络明目、滋肾填精之功。观察显示明显改善非增殖期糖尿病视网膜病变患者视力、眼底病变，并能影响尿微量白蛋白、血小板异常参数、低密度脂蛋白等，提高生存质量。

孙河用针刺背俞穴联合眼局部穴位治疗非增殖性糖尿病视网膜病变气阴两虚、瘀血阻络证，选取脾俞、肾俞、太阳、阳白、四白、三阴交等穴，能有效改善非增殖性糖尿病视网膜病变气阴两虚、瘀血阻络证患者的视力、眼底、临床症状及眼血流动力学异常。其作用机制可能为改善视网膜血流及微循环。

赵艳青等研究挖掘糖尿病视网膜病变的中医证候分布规律及症状之间的相关性。以中国知网全文数据库（CNKI）、万方数据知识服务平台、维普网、中国生物医学文献数据库（CBM）、PubMed 中公开发表的文献为基础，运用 SPSS 20.0 与 IBM SPSS Modeler14.1 软件为工具，通过频数统计分析症状、病位、舌象、脉象、证候分型的分布情况，关联规则算法，探索糖尿病视网膜病变的潜在症状组合的基本规律。共检索出 560 篇文献，符合纳入与排除标准的有 240 篇，其中中医证候 62 个，涉及病例 9820 例，症状 201 条，舌象 29 种，脉象 36 种，病位分布肝、肾居于前两位，高频症状关联规则分析挖掘出潜在症状群 15 组，高频症状与舌象、脉象潜在症状组合三组。研究表明糖尿病视网膜病变的发病以气阴两虚证最多，病位与肝肾关系密切，高频症状与舌象、脉象、潜在症状组合可以作为诊断时的主症出现，为深入研究本病的 PRO 量表的流行病学调查提供文献参考，亦可以直接作为主症而加大这些症状出现时的权重，还可以作为中医证候诊断量表的备选条目池，进而为糖尿病视网膜病变中医症状条目库的构建和优化奠定基础。

谷雨明等应用基于中医传承辅助平台软件，分析和总结近 20 年中国期刊全文数据库（CNKI）文献中以中医药治疗糖尿病视网膜病变的用药规律。谷氏收集了 CNKI 中运用中医药方剂治疗糖尿病视网膜病变的文献，筛选并建立方剂数据库，运用中医传承辅助系统（V2.5）软件，分析治疗糖尿病视网膜病变方剂的用药规律。结果筛选了治疗糖尿病视网膜病变方剂 90 首，涉及中药 146 味。演化得到核心组合 20 个，新处方 10 首。认为治疗糖尿病视网膜病变方剂的组方规律，体现了益气养阴、补肾活血化瘀的治疗原则。为形成的核心组合和候选新方，为 DR 的临床选药提供了合理依据，对临床具有指导意义。

郭丹萍等观察了自拟益气明目汤（西洋参 15g，生黄芪 30g，丹参 15g，三七 9g，川芎 9g，生地黄 9g，茯苓 9g，泽泻 9g，焦山楂 15g）配合激光光凝治疗糖尿病视网膜病变的临床疗效。把糖尿病视网膜病变患者 93 例（126 眼）随机分为对照组（单纯激光治疗组）69 眼和治疗组（中药配合激光光凝治疗组）57 眼分别进行治疗，观察对比两组患者治疗前后的视力、眼底及荧光血管造影情况。结果治疗组总有效率94.7%，对照组总有效率84.1%，经统计学对照分析，两组结果有差异性（$P <$ 0.05）。认为自拟益气明目汤配合激光光凝治疗糖尿病视网膜病变疗效优于单纯激光光凝治疗，是一种安全有效的治疗方法。

杨瑾等观察了行气化瘀中药治疗非增生性糖尿病视网膜病变疗效及对血管内皮细胞生长因子（VEGF）、促血管生成素 1（Ang-1）、促血管生成素 2（Ang-2）及血管生成素蛋白 3（ANGPT-3）、血管生成素蛋白 4（ANGPT-4）的影响。方法将 120 例非增生性糖尿病视网膜病变患者随机分为两组，对照组 60 例给予羟苯磺酸钙和胰激肽原酶肠溶片治疗，观察组 60 例在对照组治疗基础上加用行气化瘀中药治疗，观察两组治疗前后中医证候积分视力、黄斑水肿评分、黄斑中心凹厚度、黄斑视网膜体积、眼底荧光血管造影指标、VEGF、Ang-1、Ang-2、ANGPT-3 及 ANGPT-4 水平变化情况，统计两组近期疗效。结果：两组治疗后各项中医证候积分和黄斑水肿评分均显著低于治疗前（P 均 < 0.05），且观察组治疗后各项积分均显著低于对照组（P 均 < 0.05）；两组治疗后视力及 Ang-1、ANGPT-4 水平均显著提高（$P < 0.05$），黄斑中心凹厚度、黄斑视网膜体积、血管渗漏面积、微血管瘤数量、臂视网膜循环时间、毛细血管无灌注区面积及 VEGF、Ang-2、ANGPT-3 水平均显著降低（P 均 < 0.05）且观察组治疗后各项指标改善情况均显著优于对照组（P 均 < 0.05）；观察组近期治疗总有效率显著高于对照组（$P < 0.05$）。认为行气化瘀中药治疗非增生性糖尿病视网膜病变可有效减轻临床症状，消除黄斑水肿，改善视力和眼底循环障碍，并有助于调节 VEGF、Ang 及 ANGPT 水平。

马莉等研究了复方丹参明目（FDM）对糖尿病性视网膜病变大鼠的影响及作用机制。作者采用大鼠单次尾静脉注射链脲佐菌素（45mg/kg）的方法制备糖尿病模型，继续普通料喂养 14 周，再制备成糖尿病性视网膜病变模型。雄性 SD 大鼠随机分为正常组，模型组，FDM 低、中、高剂量组（200mg/kg，400mg/kg，800mg/kg），连续灌胃给药 2 个月。采用酶联免疫法（ELISA）检测血清中血管内皮生长因子（VEGF）、基质金属蛋白酶 -2/9（MMP-2/9）、血小板衍生生长因子 A/B（PDGF-A/B）、碱性成纤维细胞生长因子（bFGF）和胰岛素样生长因子 1（IGF-1）的含量；采用免疫组化法检测视网膜组织中 VEGF 和血管内皮细胞生长因子受体 2（VEGFR-2）的表达；HE 染色观察糖尿病性视网膜病变大鼠视网膜病理学形态。结果与正常组比较，模型组大鼠血清 VEGF、MMP-2/9、PDGF-A/B、bFGF 和 IGF-1 含量均显著升高（$P < 0.01$），视网膜组织中 VEGF、VEGFR-2 表达均显著增多（$P < 0.01$）。与模型组比较，FDM 中、高剂量组大鼠血清 MMP-2/9、PDGF-A、bFGF 和 IGF-1 含量均显著降低（$P < 0.05$，$P < 0.01$），其中 FDM 高剂量组的 VEGF 含量亦显著降低（$P < 0.01$）；FDM 中、高剂量组大鼠视网膜组织中 VEGF、VEGFR-2 表达量均显著减少（$P < 0.01$）。认为 FDM 能显著改善糖尿病大鼠的视网膜病变，可能与通过抑制 VEGF/VEGFR-2 及其

他促血管生成因子的表达有关。

曾志成等观察益气养阴活血利水复方口服联合玻璃体内注射康柏西普治疗糖尿病性黄斑水肿的临床效果,将60例(70眼)糖尿病性黄斑水肿患者通过随机数字表法分为治疗组(30例,36眼)和对照组(30例,34眼)。两组患者于治疗第1个月、治疗第2个月、治疗第3个月玻璃体腔注射康柏西普0.5mg(0.05mL),第5个月根据英国抗血管内皮生长因子(VEGF)药物玻璃体腔注射临机应变方案决定是否需要重复注射。治疗组同时予以益气养阴活血利水中药汤剂口服,每日1剂,连续服药3个月。观察两组患者治疗前和治疗后第4个月、第5个月患眼视力、黄斑中心凹视网膜厚度(CMT)、需要重复注药眼数及并发症等情况。结果:治疗前两组视力评分及CMT水平差异无统计学意义($P > 0.05$)。与本组治疗前比较,对照组治疗后第4个月视力评分增加,CMT水平降低($P < 0.01$);治疗组治疗后第4、5个月视力评分增加,CMT水平降低($P < 0.01$)。与对照组比较,治疗组治疗后第5个月视力评分增加,CMT水平降低($P < 0.05$)。治疗组接受再次注射康柏西普的眼数(12只)少于对照组(20只,$X^2 = 4.578$,$P < 0.05$)。两组患者患眼均未出现并发性白内障、玻璃体积血及眼内炎等并发症。由此得出结论:益气养阴活血利水中药联合玻璃体腔注射康柏西普治疗糖尿病性黄斑水肿,不仅短期内能明显改善黄斑水肿,提高视力,而且在一定程度上能够稳定视力和CMT,减少玻璃体腔重复注射康柏西普的次数。并通过观察益气养阴活血利水中药汤剂对非增生性糖尿病视网膜病变黄斑水肿患者血清和玻璃体液中IL-6、VEGF质量浓度和临床疗效的影响,发现益气养阴活血利水中药口服联合玻璃体内注射TA能通过降低非增生性糖尿病视网膜病变DME患者血清与玻璃体中IL-6、VEGF质量浓度,抑制视网膜毛细血管炎症反应,减少血管活性介质的释放,从而减轻黄斑区水肿和渗漏,提高患者的视功能。

附:糖尿病视网膜病变临床分期及分级标准(表18 – 7 – 2至表18 – 7 – 4)

表18 – 7 – 2　中国糖尿病视网膜病变的临床分期(1984)

型期	视网膜病变
非增殖性	
I	出现微血管瘤和小出血点
II	出现黄白色硬性渗出及出血斑
III	出现白色棉绒状斑和出血斑
增殖性	
IV	眼底出现新生血管或有玻璃体积血
V	眼底出现新生血管和纤维增殖
VI	眼底出现新生血管和纤维增殖,并发牵拉性视网膜脱离

表 18-7-3　国际临床糖尿病视网膜病变严重程度的分级（2002）

疾病严重程度	散瞳眼底检查所见
1 期无明显的糖尿病视网膜病变	无异常
2 期轻度非增生性糖尿病视网膜病变	仅有微动脉瘤
3 期中度非增生性糖尿病视网膜病变	除微动脉瘤外，还存在轻于重度非增生性糖尿病视网膜病变的病变
4 期重度非增生性糖尿病视网膜病变	出现以下任一改变，但无增生性糖尿病视网膜病变的体征： （1）在四个象限中每一象限中出现多于 20 个以上视网膜内出血点 （2）在 2 个或以上象限有明确的静脉串珠样改变 （3）有一个以上象限出现明确的视网膜内微血管异常
5 期增生性糖尿病视网膜病变	具有下列中的一项或多项： （1）新生血管形成 （2）玻璃体积血或视网膜前出血

表 18-7-4　糖尿病黄斑水肿严重程度的分级（2002）

建议的疾病严重程度	散瞳下检眼镜可观察的发现
无明显的糖尿病黄斑水肿	后极部无明显的视网膜增厚或硬性渗出
有明显的糖尿病黄斑水肿	后极部有明显的视网膜增厚或硬性渗出
轻度黄斑水肿	有些视网膜增厚或硬性渗出，但远离黄斑中心
中度黄斑水肿	视网膜增厚或硬性渗出趋向但没有累及中心
重度黄斑水肿	视网膜增厚或硬性渗出累及黄斑中心

第八节　视瞻有色

视瞻有色是指眼外观无异常，自觉视野中心出现灰色或淡黄色固定阴影，视力下降的眼病，视瞻有色类似于西医学的中心性浆液性脉络膜视网膜病变（central serous chorioretinopathy，CSC）。

CSC 是眼科临床比较常见的一种眼底病，易发生于 20~50 岁的青壮年男性，多为单眼发病，有自限性和复发性，常单眼发病，近年来有逐渐增多的趋势。患病后外眼无任何异常表现，只是自觉视物昏蒙不清，如隔纱状，或眼前有灰黄色暗影，视物变形。本病的发生与肝、脾、肾三脏功能失调有关，尤与脾的关系最为密切。脾主运化水湿，黄斑位于眼底之中心，中央属土，故黄斑区应属于脾。若脾气虚弱，运化失司，就会导致水湿内停，聚而生痰化热，上攻于目，引起黄斑水肿与渗出。此外，经络不通，枢机不转，造成气滞血瘀，血不利则化为水，亦可出现黄斑水肿与渗出，这些病因病机与西医学认为本病是黄斑区小血管痉挛导致水肿相一致。

【源流】

CSC 在中医学中属于瞳神疾病和内障的范畴，与"视瞻有色""视直如曲""视正反斜""视惑""目黑候""视瞻昏渺"等症的描述颇为相似。

"视瞻有色"的病名见于《证治准绳·杂病·七窍门》，书中载："视瞻有色证，非若萤星、云雾二证之细点长条也，乃目凡视物有大片，甚则通行，当因其色而别其证以治之。"

"视直如曲"这一病名始见于《证治准绳》，在中医学文献中和视大为小、视小为大、视正为斜和视物变形等归于一类，属"视惑"或"妄见"范围。"惑"即视物不确，迷惑不解。"妄"即乱也，均指眼外观正常，惟视觉有各种变异的内障眼病。

【病因病机】

中医古籍里有关类似本病的论述很多，如《证治准绳·杂病》说："视瞻昏渺证，谓目内外别无证候，但自视昏渺，蒙昧不清也。有劳神，有血少，有元气弱，有元精亏而昏渺者，致害不一。"认为本病多由纵欲过度，劳力不节，用脑过度，损伤元气，耗损阴精，肝肾阴亏，虚火上炎，致精气不能上荣于目而不明；或饮食不节，精微不充，化源不足，气虚血少，目失所养而视弱；或愤怒忧虑，七情所伤，肝气郁结，化火上炎，或风火热邪外侵，风火相煽，循经上犯于目而发为本病。前两者属虚，后者属实，以虚者多见。

《证治准绳·杂病·七窍门》中对其病因病机记载较详，认为："当因其色而别其证以治之。若见青绿蓝碧之色，乃肝肾不足之病，由阴虚血少，精液衰耗，胆汁不足，气弱而散，故视亦见其色，怯弱证人，眼前每见青绿色，益见其阴虚血少之故也。若见黄赤者，乃火土络有伤也，痰火湿热人，每有此患。"结合临床归纳如下。

（一）湿浊上泛证

黄斑部水肿渗出是构成本病的主要病因。中医理论认为，凡引起水湿停聚的因素如淋雨涉水，居处潮湿或长期水中作业而造成的外湿，过食生冷、饮食不节引起的脾阳不振，运化失健，湿邪内困等皆可导致眼底水肿。本病的发生不仅与脏腑失调密切相关，而且与天时、地利有一定关系。水湿聚热或湿浊上犯则是病变发生的结果。《景岳全书》曰："凡水肿等症，乃脾肺肾三脏相干之病，盖水为至阴，故其本在肾，水化与气，故其标在肺，水唯畏土，故其制在脾"。有渗漏者以脾虚为多，无渗漏者以肾阴亏损为多，其中尤以脾肾为要。

据五轮学说及近代医家陈达夫教授六经辨证的观点，黄斑属足太阴脾经，黄斑病变与脾主运化功能失调关系密切。脾主运化水湿,脾失健运,水湿上犯目窍,导致本病发生。故其本在脏腑功能失调为虚,其标在视网膜黄斑区水肿及渗出、痰湿积聚为实,为本虚标实的眼病。病变早期,多由脾湿困阻或肾不气化,致湿浊上犯,治当从脾;或脾失健运,痰浊上壅,致气滞血瘀,血不养目而发。

(二)肝经郁热证

初发与急性发作者,以实证居多,或虚实夹见。因肝郁化火,风热犯肺,热邪上扰,热伤目内脉络;或因肝气郁结,肝失条达,肝气横逆犯脾,而肝郁脾虚,脾失健运则清气不能上荣于目,目络空虚,水湿浸淫,引发病变。

(三)肝肾不足证

中医认为此病主要是七情内伤,饮食不调,劳倦过度,房室不节等因素所致,其发病机制多与精血亏损,肝肾不足,脾肾阳虚有关,且以肾虚为主,正如朱丹溪所说:"眼疾所因,不过虚实二者而已,虚者眼目昏花,肾经真水之微也,实者眼目肿痛,肝经风热之甚也。"可见,朱丹溪认为除了眼目肿痛证之外,外无症象,仅有视觉障碍的一类内障眼病,多与肾虚有关。因肾精充沛则目光敏锐,肾精不足,目失所养,则目睛不明,所以中医学认为视觉之敏锐与否与肾有密切关系。

若缠绵日久,慢性病期者,多与肝肾二经有关,以虚证居多。因肝肾阴亏,精血不足,目无所养,或虚火上炎而致。

【临床表现】

(一)自觉症状

自感视野中心部有类圆形灰色或淡黄色的固定暗影,遮挡视线,视物变暗。同时出现视物变形、变小、变远。

(二)眼部检查

视力轻度下降,尤以近视力下降为明显;眼底后极部可见一圆形或椭圆形水肿之反光轮,黄斑中心凹光反射减弱或消失;发病一周后,病灶区可见针尖样灰白或灰黄色视网膜下渗出物沉着,在双目间接镜或三面镜下可见黄斑区呈圆顶状视网膜脱离。

(三)实验室及特殊检查

1. 荧光素眼底血管造影 在静脉期于病灶区内有 1 个或数个荧光素渗漏点,随时间的推移,渗漏点呈喷射状或墨渍样扩大,晚期表现为神经上皮脱离区,或伴有色素上皮脱离区的荧光积存。

2. OCT 检查 可发现并测量病灶区视网膜浆液性脱离和色素上皮脱离的范围与高度。

【诊断依据】

1. 眼前灰黄色固定暗影，视物变形。
2. 视力轻度下降。
3. 眼底黄斑区视网膜呈局限性盘状浆液性浅脱离。
4. 有荧光素眼底血管造影和 OCT 检查的典型表现。
5. 分型：按照病程可分为急性型、恢复型、迁延型和复发型，临床上将迁延型和复发型统称为慢性 CSC。慢性 CSC 由于其病情迁延，反复发作，常造成永久性的视力损害，因此需要进行积极干预。

【鉴别诊断】

1. 本病应与年龄相关性黄斑变性鉴别 年龄相关性黄斑变性多见于 50 岁以上中老年，黄斑区可见出血、水肿、机化物或玻璃膜疣样改变，可见玻璃膜疣或有视网膜下新生血管，FFA 和 OCT 检查有助于鉴别诊断。

2. 本病应与高度近视性黄斑病变鉴别 高度近视性黄斑病变有高度近视病史，视网膜呈豹纹状，伴有巩膜后葡萄肿及漆纹样裂纹，部分患者有黄斑区脉络膜新生血管。眼底荧光血管造影检查可见黄斑区有透见荧光或弱荧光，或视网膜下新生血管荧光渗漏，出血者有荧光遮蔽。

3. 本病应与特发性 CNV 鉴别 CSC 的神经上皮脱离隆起比较局限，可以合并浆液性色素上皮脱离。一般来说 CSC 没有出血样改变，如果出现视网膜下出血，应该考虑其他疾病，FFA、ICG 和 OCT 检查有助于鉴别诊断。

【辨治思路】

（一）辨证思路

1. 湿浊上泛证 本证型以视物模糊、眼前出现有色阴影、视物变小或变形、胸闷、纳呆呕恶、全身症状及舌脉为辨证要点，脾失健运，水湿上泛于目所致。

本型常缠绵不愈，自觉视物昏蒙，视物发暗，视瞻有色及视大为小，视直为曲，或伴有相对中心暗点等。眼底可见脉络膜视网膜有边界模糊之黄白色渗出点，或见黄斑区水肿渗出，中心凹光反射不清等。并见头重胸闷，食少口苦，腹满痰多，小便黄少，舌苔黄腻，脉濡数或滑数。此乃脾失健运，水湿停滞，郁久化热化火，蒸液成痰，湿浊痰热内蕴，上犯清窍所致。

2. 肝经郁热证 本证型以眼前棕黄色阴影，黄斑水肿、黄白色点状渗出、全身症状及舌脉为辨证要点，此乃情志不畅，肝气不疏，郁久化热，湿热上犯所致。

本型多自觉视力下降，眼前中央有带色阴影遮隔，视物变形。眼底可见黄斑区暗红，有渗出物及色素沉着，小血管弯曲，中心凹光反射不清等病变。并有情志不舒，头晕目眩、胁痛，口苦咽干，脉弦细数。此乃肝失条达，气滞血瘀，玄府不利所致。

本型常夹风热邪气犯肺，或与肝气相搏，致成肝肺蕴热，循经上扰客眼而发。或因身心过劳，情志不遂，脾虚气弱基础上又因气机不利，而成肝郁脾虚，气虚气滞，气滞水停，出现黄斑水肿。

3. 肝肾不足证 肝肾亏虚，精血不足，目失濡养，故以眼底黄斑区色素紊乱、中心凹光反射减弱、全身症状及舌脉为辨证要点。

本型多为病变后期，或反复发作。患者自觉眼内干涩，视物昏蒙，视物变形。眼底黄斑区色素沉着，病变较陈旧，或夹杂新的渗出斑，或黄斑区轻度水肿，中心凹光反射消失或不清。全身症见头晕耳鸣，夜眠梦多，腰膝酸软．舌红、苔薄白，脉细。此乃肝肾阴虚，精血亏耗，目失濡养所致。

（二）症状识辨

1. 视物变形 本型多见于本病早期，其典型的临床表现为中心视力下降，视物变形，眼底可见黄斑区圆形水肿区；荧光素眼底血管造影可见黄斑区或附近有渗漏逐渐扩散。全身可见体倦乏力，腹胀纳呆，舌淡苔白腻等。辨证当属脾虚湿困，湿浊上犯目窍；治以补气健脾，利湿明目。方用参苓白术散、五苓散等加减，可获较好疗效。

2. 视力下降 本型多见于发病后，视力下降及视物变形如前，眼底黄斑区水肿伴点状硬性渗出，荧光素眼底血管造影亦有一至数个渗漏点。全身表现情志抑郁，时有胁肋胀痛，舌质红，脉弦细数。辨证当属肝郁脾虚，目窍经络郁滞；治以疏肝解郁，清热明目。方用丹栀逍遥散加活血化瘀类中药获得较好疗效。

3. 眼前暗影日久不见消失 从肝肾亏损的角度论治本病，多适用于 CSC 病后期，视力恢复较差或眼前暗影日久不见消失者。症见视力下降，日久不愈，或眼前暗灰色阴影日久不退。眼底可见硬性渗出及黄斑区色素不匀，中心凹光反点日久不恢复等。辨证当属肝肾亏损，精不上承；治以补益肝肾，滋阴明目。方用知柏地黄汤或六味地黄汤加减。

（三）治疗思路

本病病变以黄斑部为主，因此在治疗时，应注意黄斑部辨证，如在早期以黄斑水肿为主时，多配用猪苓、茯苓、白术、泽泻等健脾利水药，适当结合理气活血之品，如桃仁、红花、茺蔚子、香附等。若在黄斑水肿大部分吸收，黄白色渗出显露，以健脾利湿，化痰消滞为主，配合活血药，如薏苡仁、泽泻、茯苓、金钱草、山楂、鸡内金、浙贝母、田三七、生地黄、石菖蒲等。若在恢复期，即黄斑区渗出物大部分吸收，视力难提高时，则应以补虚培本，滋补肝肾为主，如用枸杞子、菟丝子、楮实子、丹参、红花、石菖蒲等药物调补。

【治疗】

本病有一定的自限性，一般 3~6 个月或能自行痊愈。但部分患者经久不愈，视力下降明显，应积极治疗。

（一）辨证论治

1. 湿浊上泛证

证候：视物模糊，眼前出现有色阴影，视物变小或变形，眼底可见视网膜反光晕轮明显，黄斑水肿，中心凹光反射减弱或消失；胸闷，纳呆呕恶，大便稀溏；舌苔滑腻，脉濡或滑。

治法：利水化湿。

方药：三仁汤加减。杏仁、飞滑石、通草、竹叶、豆蔻、厚朴、薏苡仁、半夏。

加减：常加山栀子、金银花、茺蔚子、车前子、丹参、石菖蒲以增加清热利湿消肿作用。若瘀血明显者，加桃仁、红花以加强活血化瘀之功。黄斑区水肿明显者，宜加车前子、琥珀末以利水化痰；纳呆便溏者，加白术、山药、芡实以健脾除湿；失眠多梦者可用温胆汤加减。黄斑区黄白色点状渗出较多者，可加丹参、郁金、山楂以理气化瘀；脘腹痞满者，宜加鸡内金、莱菔子以消食散结；小便短赤者，加车前草、泽泻、黄柏以助清热利湿。

2. 肝经郁热证

证候：视物模糊，眼前棕黄色阴影，视物变小或变形，眼底可见黄斑水肿及黄白色渗出；胁肋胀痛，嗳气叹息，小便短赤；舌红苔黄，脉弦数。

治法：疏肝解郁，清热化湿。

方药：丹栀逍遥散加减。柴胡、当归、白芍、茯苓、白术、甘草、薄荷、生姜、牡丹皮、栀子。

加减：常加山栀子、丹参、郁金、茺蔚子、金银花、车前子、泽泻等疏肝活血，清热利湿。若兼夹风热犯肺者，则宜选加入桑叶、菊花、桑白皮、黄芩之类以祛风清肺为佐；黄斑区黄白色点状渗出较多者，可加丹参、郁金、山楂以理气化瘀；脘腹痞满者宜加鸡内金、莱菔子以消食散结；小便短赤者加车前子、泽泻、黄柏以助清热利湿。

3. 肝肾不足证

证候：视物模糊，眼前可见暗灰色阴影，视物变小或变形，眼底可见黄斑区色素紊乱，少许黄白色渗出，中心凹光反射减弱；或兼见头晕耳鸣，梦多滑遗，腰膝酸软；舌红少苔，脉细。

治法：滋补肝肾，活血明目。

方药：四物五子丸加减。熟地黄、当归、地肤子、白芍、菟丝子、川芎、覆盆子、枸杞子、车前子。

加减：若黄斑区渗出较多、色素紊乱，加山楂、昆布、海藻以软坚散结。

（二）中成药

1. 参苓白术丸 具有健脾、益气作用，适用于视瞻有色属湿浊上泛证。

2. 五苓散 具有温阳化气、利湿行水作用，适用于视瞻有色属湿浊上泛证。

3. 陈夏六君丸 具有补脾健胃、理气化痰作用，适用于视瞻有色属湿浊上泛证。

4. 丹栀逍遥丸 具有疏肝解郁、清热调经作用，适应于视瞻有色属肝经郁热证。

5. 六味地黄丸 具有补肾滋阴作用，适用于视瞻有色属肝肾不足证。杞菊地黄丸、知柏地黄丸、明目地黄丸均在六味地黄丸基础上加减而成，皆可用于肝肾不足证。

（三）单方验方

1. 五苓散、五皮饮加减 猪苓15g，茯苓20g，车前子（单包）15g，木通15g，苍术10g，桑白皮10g，大腹皮20g，陈皮15g，桂枝10g，白术15g，泽泻20g，水煎服。黄斑区水肿明显者，宜加车前子、琥珀末以利水化痰；纳呆便溏者，加莲子仁、薏苡仁以健脾除湿。全方共奏健脾利湿之功，对黄斑水肿有较好疗效。

2. 桃仁四物汤加海藻、昆布 桃仁15g，红花10g，当归15g，川芎10g，丹参15g，赤芍15g，生地黄15g，柴胡10g，海藻20g，昆布20g，香附10g，水煎服。适用于气滞血瘀痰阻所致视瞻有色者。

3. 杞菊地黄汤加减 生地黄15g，熟地黄20g，山药15g，山茱萸15g，牡丹皮15g，泽泻15g，茯苓15g，当归15g，菊花15g，枸杞子15g，五味子15g，水煎服。

4. 驻景丸加减 方中菟丝子、楮实子、五味子、枸杞子、熟地黄、当归补益肝肾，滋养精血；川花椒温阳以楮阴，且能行气，使诸药补而不滞。车前子利湿而泻肝肾邪热，既抑诸药之温燥，又防滋腻之碍湿。诸药合用有补肝肾，填精养血的功效。

5. 金匮肾气丸加减 附子5g，桂枝5g，干地黄30g，茯苓15g，泽泻15g，山药20g，山茱萸20g，牡丹皮15g。结合季节、病情、全身症状及眼底改变进行加减，夏季附桂少用，冬季附桂用量由小到大逐渐增加，若感到身体发热，咽干失眠附子肉桂用量酌减，牡丹皮加倍，并加入菊花、桔梗，以患者自觉视物好转且又未出现不良反应为附子肉桂最佳用量。分期：①初期，视力轻度下降或仅有眼前暗影，眼底黄斑区轻度渗出，中心反射紊乱或消失者加丹参、当归。②水肿渗出期，视力明显下降，视物变形，眼底黄斑区水肿明显，中心反射消失者加白术、猪苓，且茯苓、泽泻加倍。③恢复期，视力明显增加，黄斑区水肿消失而合并色素紊乱，中心反射可见或不清者加茺蔚子、香附；或服金匮肾气丸以巩固疗效。服法与疗程：以本方加减，每日1剂水煎服，早晚各1次，2周为1个疗程，恢复期亦可单服中成药金匮肾气丸，每日3次，每次1丸。

（四）针刺治疗

主穴可选瞳子髎、攒竹、球后、睛明；配穴可选合谷、足三里、肝俞、肾俞、脾俞、三阴交、光明。每次选主穴2个，配穴2~3个。根据辨证选择补泻法，每日1次，留针30分钟，10日为1个疗程。

（五）外治疗法

眼部直流电药物离子导入法：选用川芎嗪、丹参注射液、三七注射液作离子导入，每日1次，每次15分钟，10次为1个疗程，间隔2~5日再进行第2个疗程。

（六）西医治疗

激光光凝：适用于有明显荧光渗漏，且渗漏点位于视盘–黄斑纤维束外，离中心凹200μm以外，病程3个月以上仍见到荧光渗漏，并有持续存在的浆液性脱离者。

【预后转归】

本病有自限性，易复发，反复发作可能引起视力不可逆性损害；慢性CSC病情反复迁延，视力预后差。多种因素可影响CSC患者预后，FFA诊断类型与CSC预后有显著的相关性，其中渗漏类型、面积和位置与CSC预后不良呈线性相关关系，在临床上可作为预测CSC预后的指标。

【预防调护】

1. 保持环境安静，室内光线宜暗，注意休息，养成良好的生活习惯，避免过度疲劳、熬夜或情志不调等诱发本病的原因。

2. 饮食以容易消化、低脂肪、低蛋白、营养均衡为原则。多食新鲜水果、蔬菜、豆制品，忌烟戒酒，不喝咖啡、浓茶等兴奋类饮料。

【名医经验】

（一）庄曾渊论治中心性浆液性脉络膜视网膜病变

1. 学术思想 七情刺激、劳倦过度、外感等因素，可导致肝气郁滞，疏泄不利，肝气通于目,目之玄府闭郁,气液出入受阻,故而水湿停滞。病程日久,湿聚成痰,气阻血滞,病程更加缠绵。眼底组织有赖于气血的濡养,气血痰湿长久郁阻于局部,则相应组织失于濡养而发生萎缩,眼底正常组织功能失司,更加重了目窍气血津液的运行障碍,病程迁延,反复不愈。CSC 的整个疾病演变是由实至虚实夹杂的过程。

急性 CSC(发病 6 个月内),无论是首次发病或是再次复发,此期均为新病。"肝中郁解,则目之玄府通利而明",故治以小柴胡汤合双贯五苓散加减(双贯五苓散即五苓散加金银花、贯众),疏肝散邪解郁、开通玄府、行气利水。发病 3 个月后,发病诱因已基本消除,FFA 亦提示急性渗漏逐渐中止。若视网膜色素上皮/神经上皮浆液性脱离尚未消退,但视网膜色素上皮损害较轻,范围较小,则治疗仍以开导祛邪为主,考虑气液壅滞日久必将影响血行而兼有血滞,故予小柴胡汤合当归芍药散加减。饮停成痰,可加陈皮、浙贝等化痰之品。上方加陈皮即小柴胡汤、当归芍药散和二陈汤三方合用,是气、血、痰、湿郁并治。若 FFA 提示视网膜色素上皮损害进行性加重,是组织失于濡养所致,则在行气利水散滞化痰的基础上酌加熟地黄、枸杞子、当归等养血填精补形之品,以促进色素上皮功能恢复,防止病情向慢性迁延期发展。

慢性 CSC(发病 6 个月以上)FFA 见局部 RPE 染色及微漏点存在,提示视网膜色素上皮代偿失调。针对此期水湿停滞,精血不足的病机,在治疗上当开导扶正,通补兼施,以小柴胡汤合杞菊地黄丸为基本方。当患者色素上皮/神经上皮浆液性脱离恢复后,还当根据 FFA 表现,结合患者全身情况进行治疗,旨在扶助正气,减少 CSC复发。如患者全身未见明显不适可予养血填精的四物汤合五子衍宗丸或口服五子衍宗丸、杞菊地黄丸等成药;若患者脾胃功能欠佳,时常腹泻,则予参苓白术散合金匮肾气丸加减。

庄老论治本病时将其分型为:①风热夹湿证,治法为祛风清热,健脾利湿。方药用双贯五苓散(金银花、贯众、赤芍、猪苓、茯苓、泽泻、白术、桂枝)。②气滞水停证,治法为疏肝理气,健脾利湿。方药用柴苓汤(柴胡、黄芩、党参、法半夏、猪苓、茯苓、泽泻、桂枝、生白术)。③阴火伤络证,治法为凉血止血,益气利湿。方药用生蒲黄汤合防己黄芪汤(生蒲黄、墨旱莲、丹参、荆芥炭、郁金、生地黄、川芎、牡丹皮、黄芪、防己、白术)。④痰瘀互结证,治法为凉血散瘀,清化痰热。方药用清瘟败毒饮加减(生石膏、知母、生地黄、玄参、牡丹皮、黄连、黄芩、连翘、地榆、土茯苓、山药、法半夏)。如果瘀重于热,多见于中老年患者,病程反复,黄斑部视网膜下大片出血、渗出;唇暗心悸,舌质黯红、苔薄脉弦。治法为活血化瘀,化痰散结。方药用桃红四物汤加减(桃仁、红花、生地黄、川芎、当归、丹参、郁金、泽兰、茯苓、决明子、生牡蛎、三七粉)。⑤精血亏虚证,治宜补肾益精,养血明目。方药用补肾明目方(自拟方,肉苁蓉、女贞子、墨旱莲、补骨脂、丹参、当归、生黄芪、苍术、三七粉)。眼底有退行性改变,脉络膜视网膜萎缩或见高度近视,出现局限性隆起的圆形黑色斑(Fuchs 斑),宜选用四物五子汤加减(当归、熟地黄、川芎、白芍、枸杞子、菟丝子、车前子、楮实子、覆盆子、紫河车、三七粉）。

2. 典型病例 患者，男，53岁。

初诊于2014年6月3日。右眼视力下降伴视物变形3个月，左眼视力反复下降6年。右眼3个月前诊断"CSC"。FFA提示右眼见急性渗漏点，左眼视网膜色素上皮弥漫性渗漏及着色。右眼行眼底激光治疗。患者左眼6年前诊断"CSC"，已反复多次。眼科检查：右眼视力0.8，左眼视力0.1。双眼前节（－）。右眼黄斑区有圆形光晕，左眼黄斑区视网膜色略暗，有黄色小点。OCT：双眼黄斑区神经上皮脱离，左眼视网膜变薄。诊断：右眼急性CSC，左眼慢性CSC。脉细苔薄舌淡红，纳食可，大便干，夜寐欠佳。处方小柴胡汤合四苓散加减，柴胡8g，党参10g，黄芩10g，姜半夏10g，炙甘草8g，茯苓15g，泽泻10g，生白术10g，猪苓10g，石斛10g，全瓜蒌10g，枳实10g，柏子仁10g。

二诊（2014年7月8日）：患者仍觉视物变形。右眼视力0.8，左眼视力0.1。眼底大致同前。脉细苔薄，药后大便干减轻，夜寐好转。上方加生牡蛎20g、枸杞子10g、夏枯草10g，去枳实。

三诊（2014年8月5日）：查右眼视力0.8，左眼视力0.1。复查OCT较前无明显改变。脉细苔薄舌质红，患者工作劳累。处方予小柴胡汤合当归芍药散，柴胡10g，党参10g，黄芩10g，姜半夏10g，炙甘草10g，赤芍10g，当归10g，川芎10g，茯苓15g，泽泻10g，炒白术10g，生黄芪20g，连翘10g。

四诊（2014年9月2日）：患者觉左眼视物变性好转。眼科检查，右眼视力0.8，左眼视力0.1。复查OCT，双眼黄斑区浆液性神经上皮脱离，左眼较前减轻。脉细，苔薄，舌质淡红，眠差。上方加枸杞子10g、山茱萸10g、炒酸枣仁20g。

五诊（2014年10月28日）：双眼视力稍有提高，仍有视物变形。眼科检查：右眼视力1.0，左眼视力0.12。眼症大致同前。脉细苔薄舌淡红。复查OCT，右眼黄斑区浆液性神经上皮脱离减轻，左眼神经上皮脱离基本消失。处方：柴胡8g，党参15g，黄芩10g，姜半夏10g，炙甘草10g，当归10g，川芎10g，生白术10g，茯苓15g，生黄芪15g，山茱萸10g，枸杞子10g，茺蔚子10g。

六诊（2015年1月13日）：因近期劳累，双眼变形加重。眼科检查，右眼视力0.6，左眼视力0.1。眼底右眼黄斑区有反光晕轮，左眼黄斑区视网膜色暗。OCT提示：右眼黄斑区浆液性神经上皮脱离较上次加重，左眼神经上皮浅脱离。脉细苔薄舌淡红，眠差。处方杞菊地黄丸加减，枸杞子10g，白菊10g，蝉蜕8g，木贼草8g，熟地15g，山茱萸10g，山药15g，茯苓15g，泽泻10g，牡丹皮10g，煅龙骨20g，煅牡蛎20g，香附10g，茺蔚子10g。

七诊（2015年3月9日）：自觉右眼变形有所好转，仍工作劳累。复查OCT见右眼黄斑区浆液性神经上皮脱离稍有减轻，左眼神经上皮浅脱离。处方以上方加黄芪15g、猪苓15g。

八诊（2015 年 4 月 27 日）：右眼视力 0.8，左眼视力 0.1，复查 OCT 见右眼黄斑区浆液性神经上皮脱离明显减轻，左眼神经上皮浅脱离。处方以上方加沙苑子 10g。

九诊（2015 年 6 月 29 日）：右眼视力 1.0，左眼视力 0.1，复查 OCT 见右眼黄斑区浆液性神经上皮脱离消失，左眼神经上皮浅脱离较前稍有减轻。继服上方治疗。

按：患者右眼 CSC 初次发作后，根据眼底表现，常规予小柴胡汤合四苓散加减，经治后病情无明显改善，进入慢性迁延期。调整处方为小柴胡汤合当归芍药散加减，并配伍枸杞子、山茱萸、黄芪等益气填精之品。患者一度病情好转。但在劳累后病情再次加重，此时右眼发病已近 1 年。患者长期工作劳累，视网膜色素上皮长期代偿失调，正虚邪恋，故在治疗上予枸杞子、熟地黄、山药、山茱萸、黄芪填精益气，辅以泽泻、猪苓、茯苓、香附行气利水，并配菊花、蝉蜕、木贼草开通玄府，终使视网膜神经上皮脱离得以恢复。但患者色素上皮功能欠佳，还需治疗一段时日，方能从根本上控制病情复发。

（二）张怀安论治中心性浆液性脉络膜视网膜病变

1. 学术思想　认为"七情内伤，脾胃先病"，因情志失调，蔽阻脉络，蕴积化热。病变早期为湿热内蕴，蔽阻脉络，治以清热利水，健脾化湿，但利水药长期久用可伤阴，病变后期应注意补肾滋阴，调理肝肾。

2. 典型病例　陈某，男，40 岁，初诊日期：1978 年 10 月 17 日。

主诉：右眼前突然有一棕色圆形阴影遮挡及视物变形 1 个月余。

病史：因工作紧张加班，右眼前出现一棕色阴影，视物变形，视物变小。在外院服西药仍不见效。

检查：视力右眼 0.04，左眼 1.0^{+2}。外眼正常。右眼底检查视乳头色正界清，黄斑部可见许多黄白点状渗出点，周围有一水肿晕，中心光反射消失。

全身症状：头晕，口干不欲饮，尿黄，大便干，舌苔薄白，脉滑数。

诊断：右中心性浆液性视网膜炎。

辨证：湿热内蕴，蔽阻脉络。

治法：清热利水，健脾化湿。

方药：加味猪苓汤加大黄、猪苓、车前子、木通、萹蓄、滑石、栀子、狗脊、菊花、生地黄各 10g。水煎服，5 剂。

二诊：视物较前清晰，右眼视力 0.25，服上方后大便溏泻，一日二次。治疗上方去大黄，继服。

三诊：11 月 15 日复诊，自觉视力提高，变形减轻，但仍头晕，视物昏蒙。查视力，右眼 0.9^{+2}，黄斑部仍可见少许黄白渗出点，水肿已消退，中心凹光反射弥散可见，舌质红，脉细数。中药改用桑椹地黄汤，桑椹、女贞子、生地黄、熟地黄各 20g，黄精、玄参各 15g，石斛、决明子、麦冬、炒麦芽各 10g，石决明 15g。水煎服，

10 剂。

四诊：12 月 1 日，视力右眼 1.2，眼底黄斑部渗出物全部吸收，中心凹光反射清。瞩服杞菊地黄丸，调理善后。

本案例为中年男性，因工作紧张、疲劳等一系列精神因素而引起头晕目蒙，尿短色黄，大便燥结等症，《原机启微》认为"七情内伤，脾胃先病"，因情志失调，蔽阻脉络，蕴积化热。初诊时证为湿热内蕴，蔽阻脉络，遂治以清热利水，健脾化湿。加味猪苓汤加大黄，5 剂后，视物稍前清晰，但大便溏泻，故二诊时去除大黄，原方继服。三诊时查视力提高，变形减轻，但仍头晕，视物昏蒙，舌红脉细数，可见猪苓汤强大利水作用而致伤阴，用时切不可以众多强大利水药同时久用，以免肾阴亏损，相火上炎。后改用桑椹地黄汤 10 剂后，四诊时查黄斑区渗出物全部吸收，视力提高至 1.2，全身诸证改善，充分显示张怀安老先生根据一个病例治疗的不同阶段证型可不同，初为湿热治疗后转为阴虚，显示了张怀安老先生辨证论治思想和丰富的临证经验及独到之处。

（三）陈国孝论治中心性浆液性脉络膜视网膜病变

陈国孝认为该病临床上分早中晚三期治疗，早期多为湿浊上犯，中期以痰瘀互结为主，后期以肝肾阴虚多见。

湿浊上犯型多见于病之早期，患者常表现为视物模糊，眼前淡色暗影，视物变形；眼底黄斑部或附近网膜水肿，或伴有少量渗出，水肿边缘可见反光环，中心凹反光不见，多伴有舌红，苔白腻，脉濡缓等症。治以利湿化浊为主，兼以理血，方用五苓散加减，药用猪苓、茯苓、泽泻、车前子、半夏、陈皮、白术、桔梗、丹参等。夜眠欠佳者可加首乌藤、远志宁心安神，情志不畅者加柴胡、白芍疏肝理气。

痰瘀互结型多见于疾病中期，自觉视物模糊，眼前暗影；眼底检查见黄斑部黄白色或灰白色点状渗出较多且或略水肿，色素轻度紊乱，多伴有舌暗，苔厚腻，脉滑或涩，治以活血祛瘀为主，兼以利湿化痰，方用桃红四物汤和五苓散加减，药用：生地黄、当归、牡丹皮、泽泻、猪苓、茯苓、白术等。五心烦热者可加黄柏、知母滋阴降火。

肝肾阴虚型多见于疾病后期，患者病程较长，常表现为视物不清，双眼干涩，眼底黄斑部色素沉着紊乱，水肿及渗出不明显，伴有舌红，苔薄，脉细数。治以滋补肝肾为主，兼调血、软坚，方用知柏地黄汤加减，药用黄柏、知母、炒生地黄、当归、泽泻、山茱萸、海藻、昆布、牡蛎等。阴虚火旺者去山茱萸，加玄参清热滋阴。

【文献选录】

《审视瑶函》曰："视瞻昏渺症……有神劳，有血少，有元气弱，有元精亏……"

《秘传眼科龙木论》曰："初患之时，眼蒙昏暗，并无赤痛，内无翳膜。"

《证治准绳·杂病·七窍门》曰："非若萤星、云雾二证之细点长条也。乃目凡视物有大片，甚则通行，当因其色而别其证以治之。若见青绿蓝碧之色，乃肝肾不足之病，由阴虚血少，精液衰耗，胆汁不足，气弱而散，故视亦见其色，怯弱证人，眼前每见青绿色，益见其阴虚血少之故也。若见黄赤者，乃火土络有伤也。痰火湿热人，每有此患。"

【现代研究】

1. CSC 发病机制和病因尚不明确，目前认为病变部位在脉络膜毛细血管和视网膜色素上皮。有多种理论解释其发病机制，以下两种具有一定代表性。

脉络膜功能失调理论（脉络膜高渗透理论）：眼球内血液总量的 90% 在脉络膜，其中 70% 在脉络膜毛细血管层。脉络膜毛细血管层营养视网膜神经上皮层外层和部分视神经，是黄斑中心凹唯一的营养来源，黄斑下脉络膜毛细血管粗大。黄斑下脉络膜血供丰富，血流迅速，这样才能满足视网膜黄斑区高能量的代谢。脉络膜动静脉血流向前相向而行，血流量大，流速高，使其具有热调节的特殊生理功能。机体在受到各种有害因素刺激后，如病毒感染、精神紧张、妊娠、器官移植、肾衰竭、感冒及肝炎等，做出一系列广泛而复杂的应激反应，下丘脑－垂体－肾上腺轴在机体的应激反应中发挥着重要作用，被应激反应激活之后，导致肾上腺皮质释放糖皮质激素以及交感神经末梢和肾上腺髓质释放儿茶酚胺增加。儿茶酚胺包括肾上腺素和去甲肾上腺素，当交感神经兴奋时，可直接引起肾上腺髓质释放儿茶酚胺进入血液中。目前已发现脉络膜和视网膜色素上皮细胞均有糖皮质激素受体，糖皮质激素对交感神经系统有协调增效作用，使脉络膜血管对血管紧张素的易感性增高。已发现 CSC 患者体内分泌的儿茶酚胺及糖皮质激素水平增高，脉络膜血流无自主性调控，其调控几乎全部依赖肾上腺素能受体介导的交感缩血管纤维的单一神经支配来完成，交感神经活动的增加可使脉络膜血管收缩，血流减少，而缺血区周围静脉因血液回流受阻造成瘀血，并渗漏浆液，最终导致视网膜色素上皮层细胞间封闭小带受损，视网膜神经上皮层下积液。因此，肾上腺素水平增加及交感神经兴奋性提高可能是导致 CSC 发生的首要因素。应激可致儿茶酚胺释放及血小板聚集，使血浆纤维蛋白原及凝血因子等大分子物质含量增高，血液黏度增加，以上诸多因素导致血管收缩和毛细血管阻塞，造成血管床减少，血流阻力和血液黏度增加，致使健康血管床血流灌注不足和腔内灌注压力增加，腔内压力增加导致间质内血清和小分子渗漏，进一步堵塞血管，最终导致脉络膜毛细血管渗透性增加，渗出液通过缺损的视网膜色素上皮细胞渗漏进入视网膜下腔，形成 CSC。

视网膜色素上皮功能失调理论（弥散理论）：RPE 细胞在调节视网膜下间隙的液体量和感光细胞之间的离子环境中起着重要作用。脉络膜的液体静压和渗透压依靠血压维持，脉络膜血管结构具有维持液体静压的作用。脉络膜血流减慢或脉络膜静脉瘀血会引起脉络膜毛细血管内的压力升高，压力升高可能是脉络膜血管通透性增加的原因。脉络膜毛细血管的异常渗漏能使过多的液体及大分子物质渗出，导致视网膜外层缺氧。缺氧状态下，细胞维持葡萄糖活跃代谢状态的能力以及产生三磷酸腺苷的能力均丧失，代谢衰竭导致需要能量的泵功能发生异常。这些泵调节离子进出细胞，泵功能的衰竭导致细胞去极化和细胞内水肿，导致细胞可能处于功能障碍状态，但仍有可能被挽救。因为细胞凋亡或不可逆性细胞坏死均未发生，所以结果可能向不可逆性损伤或恢复这两个不同方向发展。缺血亦可增加细胞外兴奋性氨基酸的浓度。兴奋性氨基酸的积累，尤其是谷氨酸，将促进钙离子内流入缺血的神经元，细胞内钙离子浓度的增加使许多代谢过程发生改变，可造成蛋白质和基因活动的改变。细胞内高浓度的钙离子和代谢性酸中毒会刺激活性氧（氧自由基）和活性氧分子的释放，这些活性物质可能由神经元、胶质细胞和炎性细胞中受损的线粒体产生。其中比较明确的是一氧化氮和过氧化亚硝酸盐，可以促进细胞凋亡和炎症反应。视网膜与 RPE 在解剖学及功能上密切相关，任何这种正常机制的被破坏，都会导致 RPE 或视网膜下腔液体的积聚。CSC 可能由脉络膜血管的高通透性所引起，也可能与慢性的内源性肾上腺素或糖皮质激素对脉络膜血管的刺激相关，从而导致脉络膜血管通透性增加及 RPE 功能的改变。RPE 下的静水压增加使脱离的 RPE 由于机械的力量而发生迁移、增殖以及形态改变成成纤维细胞样或巨噬细胞样，从而引起 RPE 细胞连续性的中断，使液体积聚于神经视网膜下。

吲哚菁绿脉络膜造影技术可显示脉络膜血管充盈延迟，血管尤其是静脉呈扩张状态，造影中期出现的脉络膜血管高渗漏是诊断 CSC 的重要依据。增强深部成像的光学相干断层扫描技术检测脉络膜明显增厚，因此推测 CSC 可能与全身血管状态的异常有关。随着影像学的发展，我们对 CSC 的认识不断加深，高渗的脉络膜血管可能是本病的发病机制之一，该推断得到了吲哚菁绿血管造影技术及增强深部成像的光学相干断层扫描技术的佐证。

2. 应用光学相干断层扫描成像技术分析比较急慢性中心性浆液性脉络膜视网膜病变的变化。许发宝等应用 OCT 分析急慢性 CSC 的影像学改变，慢性 CSC 组中有 4 眼（12.5%）的 OCTA 图像中有明显的脉络膜新生血管，而其 ICGA 中却没有发现 CNV 的存在，急性 CSC 组的患者在 OCTA 和 ICGA 中均没有发现 CNV，OCTA 脉络膜浅层图像分析中，慢性 CSC 组局部"暗区"的出现率远高于急性 CSC 组（$P < 0.01$）；SD-OCT 图像中急性组视网膜外层结构（外界膜、肌样体区、椭圆体带、光感受器外节和视网膜色素上皮反射带）的完整性要明显优于慢性组（$P < 0.01$）。应用光学相干断层扫描血管成像技术评价中心性浆液性脉络膜视网膜病变视网膜及脉络膜的微循环变化，许发宝等研究发现 CSC 患眼存在眼底微循环异常，脉络膜浅层血流密度低于正常眼，并首次发现了慢性 CSC 视网膜表层和深层毛细血管血流密度低于正常眼，提示病史较长的患眼微循环异常不仅累及脉络膜血管而且累及视网膜血管。莫宾等研究认为

在 CSC 患者中，OCTA 可以清晰显示与 ICGA 高灌注所对应处的高血流信号影，能部分替代 ICGA 对 CSC 患者进行诊断。

3. 皮质醇激素受体拮抗药的研究：慢性 CSC 病情反复、迁延，因视网膜下液长期无法吸收导致光感受器受到损害，视力预后差。由于慢性 CSC 的发生与皮质醇激素密切相关，因此临床尝试利用皮质醇激素受体拮抗药抑制皮质醇激素治疗慢性 CSC；发现其可提高患者视力，促使视网膜下液吸收，降低黄斑中心视网膜厚度，此外，5α-还原酶的特异性抑制药非那雄胺、色素 P450-3A4 诱导剂利福平、调节节律药物褪黑素、系统性抗炎药物甲氨蝶呤也已应用于慢性 CSC 治疗的临床试验，并取得一定疗效。但蒋小爽等综述发现，目前与之相关的临床研究大多为系列病例报告，缺乏多中心随机临床试验结果，有关口服药物治疗慢性 CSC 的方案选择及其疗效需要进一步观察和研究。

4. 光动力治疗（PDT）：将光敏剂维替泊芬注入静脉后再用 689nm 激光照射，维替泊芬产生光化学反应，生成自由氧等中间活性物质，与靶组织结合，导致不可逆的组织损伤，改善脉络膜微循环，重塑血管，降低脉络膜通透性和终止 RPE 渗漏。PDT 治疗效果好，但存在的问题主要是维替泊芬药物的价格昂贵，并且有可能导致脉络膜毛细血管闭塞或缺血状态，引起 CNV 甚至萎缩。赵俊华、吴秀秀等诸多学者认为光敏剂剂量、照射激光波长、光照强度、光照剂量、光照持续时间等任何一个参数的过量，都可能导致治疗过度，使病灶血管因发生闭塞而引起不良反应，故而众多学者开始探究 PDT 治疗 CSC 的最佳治疗参数。将来有可能应用合适剂量 PDT 治疗 CSC 以完全促进视网膜下积液再吸收，并减少脉络膜的间接损伤。夏颖等研究发现中药联合半剂量维替泊芬光动力疗法可有效提高慢性中心性浆液性脉络膜视网膜病变的视力，促进患者视网膜下液吸收，光动力治疗可降低慢性 CSC 患者脉络膜毛细血管通透性，促进脉络膜血管重建从而达到治疗效果，能有效改善慢性 CSC 患者远视力、色觉、周边视力等视觉感受，提高患者视觉生存质量。

5. 抗 VEGF 治疗：闫琼认为抗 VEGF 可以改变血管内皮间的连接以及影响血管的通透性。慢性 CSC 患者玻璃体内注射雷珠单抗注射后的视力较注射前提高，证实注射后 8 周的黄斑脉络膜厚度显著低于注射前，由此推测，黄斑下脉络膜厚度的变化可能是影响治疗效果的要素。但徐丽综述发现，近来越来越多的文献及其作者对于抗 VEGF 治疗 CSC，持有怀疑甚至否定的态度，在 CSC 合并了异常脉络膜血管，包括 type1-CNV，抗 VEGF 治疗或许有效。

6. 中医辨证治疗：彭清华观察活血利水法治疗中心性浆液性脉络膜视网膜病变的临床疗效，对 108 例 129 只眼中心性浆液性脉络膜视网膜病变患者采用在中医辨证论治基础上加以活血利水法治疗，肾虚证者采用补益肝肾、活血利水法，用杞菊地黄汤加减；脾虚湿泛证者采用健脾活血利水（湿）法，用参苓白术散加减；肝经郁热证者采用疏肝清热、活血利水法，用丹栀逍遥散加减；并与采用常规中医辨证论治 105 例

124 只眼进行对照。结果，经 1 个疗程的治疗，治疗组临床治愈 39 只眼，显效 47 只眼，好转 40 只眼，无效 3 只眼，有效率 97.67%；对照组临床治愈 28 只眼，显效 39 只眼，好转 50 只眼，无效 7 只眼，有效率 94.35%。两组相比，差异有非常显著性意义（$P < 0.01$）。两组患者经治疗后视力均明显提高，每组治疗前后比较，差异有非常显著性意义（$P < 0.01$）；经治疗后，治疗组和对照组相比较，差异亦有显著性意义（$P < 0.05$）。发现在中医辨证论治基础上加以活血利水法治疗，能提高中心性浆液性脉络膜视网膜病变的临床疗效、恢复患者有用视力。

第九节　视瞻昏渺

视瞻昏渺指眼外观无异于常人，而视力减退，视物模糊不清的眼病。

本病类似于西医学中年龄相关性黄斑变性（age related macular degeneration, ARMD）。该病又称老年性黄斑变性，是一种随年龄增加而发病率上升并导致患者中心视力下降的疾病。发病年龄一般在 50 岁以上，无性别差异，随着我国人均寿命和眼科诊断水平的提高，近年本病的发病率有逐年增高之势。临床上根据其眼底的病变，分为干性（萎缩型）和湿性（渗出型）两类，以前者发病较为多见。本节主要针对年龄相关性黄斑变性进行讨论。其他黄斑部的营养不良、炎症、变性可参考本节进行治疗。

【源流】

视瞻昏渺之名首见于明代王肯堂撰著的《证治准绳·杂病·七窍门》。在秦汉时期，其作为症状在《黄帝内经》中归属于"目昏"范畴。隋代巢元方所著《诸病源候论·目病·卷二十八》有"目暗不明候"和"目茫茫候"的记载，与本病相似。宋元时期，《银海精微·卷之下》中有"视物不真"之名，其症状描述为"人之患眼视物不明，如纱遮睛"。《秘传眼科龙木论》中有"此眼初患之时，眼朦昏暗，并无赤痛，内无翳膜"的记述，指出本病的另一特点为"无翳膜"，可与外障眼病相鉴别。历代医家著作中对本病的症状皆有或详或略的记载。直至明代王肯堂撰著的《证治准绳·杂病·七窍门》首次正式提出"视瞻昏渺"一名，曰："视瞻昏眇证，谓目内外别无证候，但自视昏渺，蒙昧不清也。"此外，该书还记载"若人年五十以外而昏者，虽治不复光明，盖时犹月之过望，天真日衰，自然目光渐衰"，明确指出了本病的发病年龄及视力随年龄增加而降低，直至失明的特点。根据中医对该病认识，视瞻昏渺的症状、发病年龄的描述均与西医学中的年龄相关性黄斑变性相似。

【病因病机】

本病主因年老体衰，肝肾精气亏虚导致精血不能上荣目系，或因脾虚痰湿内生，痰瘀阻络，从而导致视物蒙昧不清。本病属内障眼病，病位在内眼，病变脏腑与肝、脾、肾三脏有关。

根据中医学理论，肝开窍于目，瞳神属肾。肝藏血，肾藏精，《灵枢·大惑论》曰："五脏六腑之精气皆上注于目而为之精。"故目之能视尤以肝肾精血的濡养最为重要。年龄相关性黄斑变性好发于老年人，患者多年老体衰，肾精亏虚，而肝肾同源，肾精不足，则肝失滋养，精血亏少，目失濡养，发为本病。此外，黄斑部内应于脾脏，与脾脏关系亦十分密切，而年老体弱，脾胃运化功能减退，或饮食不节，损伤脾胃，导致脾气亏虚，运化乏力，水谷不归正化，变生水湿，湿聚为痰，痰湿内阻，积聚眼底；脾胃虚损、气血生化乏源，脾气亏虚，统摄乏力，致使眼底目络津血不能循经，溢于脉外，形成眼底出血，影响视力。王肯堂在《证治准绳·杂病·七窍门》指出本病的病因病机是"有神劳、有血少、有元气弱、有元精亏而昏渺者"，强调因虚致病。但本病在临床诊治过程中，往往有虚有实，现结合临床归纳如下。

（一）脾虚湿困证

脾虚湿困是指脾气亏虚，运化水谷功能减退，导致水湿内停，阻滞气机的病理状态。患者年迈，脾胃运化功能减退，或饮食不节，损伤脾胃，导致脾气亏虚，运化乏力，水谷不归正化，变生水湿，湿困中焦，浊气上犯，故见视物模糊；水湿积聚眼底，变生后极部视网膜玻璃膜疣；脾胃虚损、气血生化乏源，脾气亏虚，统摄乏力，津血不能循经，溢于脉外，出现眼底黄斑中心凹反光消失，出血、渗出及水肿，影响视力。症见：眼部症状及眼底检查同前，可伴胸膈胀满，眩晕心悸，肢体乏力；舌质淡白，边有齿印，苔薄白，脉沉细或细。

（二）阴虚火旺证

阴虚火旺是指由于阴液亏虚，虚火偏亢，灼伤目络的病理状态。患者因年过半百，身体功能渐退，加之劳思竭虑，消耗肝肾之精而致肝肾亏损。肝肾的亏损尤以肝肾阴虚为著，阴虚不能制阳，虚火上炎，灼伤目络，迫血妄行，血液不循常道而致黄斑部反复出血，故见黄斑区大片新鲜出血、渗出和水肿。血溢脉外，则化为有形之瘀血，遮挡黄斑，故自觉视物变形，视力突然下降。症见：眼部症状及眼底检查同前；口干欲饮，潮热面赤，五心烦热，盗汗多梦，腰酸膝软；舌质红，苔少，脉细数。

（三）痰瘀互结证

痰瘀互结是指由于肝郁脾虚，气机不畅，瘀血痰浊互结于眼底的病理状态。肝气郁结，气机失畅，气滞则血瘀；木郁土壅，脾失健运，水湿不化，聚湿而成痰。痰浊变化多端，亦最易阻滞气机，《医碥·痰饮》有论："痰能滞气，勿谓不能作胀"。痰瘀互为因果而相兼，即由瘀生痰，由痰生瘀，此为痰瘀互结。痰阻气血日久，大多会夹有瘀血；瘀积日久，转化为痰，或瘀血停滞，气机不畅，津液不运而生痰，正如清·唐容川所云："瘀血积久，亦能化为痰水"。瘀血痰浊皆为有形之邪，遮挡黄斑，故视物变形。痰瘀互结，故眼底可见瘢痕形成及大片色素沉着。症见：病程较长，眼部症状及眼底检查同前；伴见倦怠乏力，纳食呆钝；舌淡，苔薄白腻，脉弦滑。

（四）肝肾两虚证

肝藏血，肾藏精，精血同源，故肝肾两虚即为精血亏虚所致的一系列病症。《仁斋直指方》指出："肝肾之气充，则精采光明，肝肾之气乏，则昏朦运眩。"肝肾两虚，精亏血少，精不上承，则目失所养，故见视物模糊，视物变形。肝肾亏虚，气血瘀滞，故见后极部视网膜色素紊乱或陈旧性渗出。症见：病程较长，眼部症状及眼底检查同前；常伴有头晕失眠或面白肢冷，精神倦怠，腰膝无力；舌淡红苔薄白，脉沉细无力。

【临床表现】

（一）自觉症状

初起视物昏蒙，如有轻纱薄雾遮挡。随着年龄增长，视物模糊逐渐加重，眼前出现固定暗影，视物变形；或可一眼视力骤降，眼前暗影遮挡，甚至仅辨明暗。

（二）眼部检查

眼外观无异常，视力下降，不能矫正。

1. 干性者（或称萎缩性、非新生血管性） 早期可见后极部视网膜有散在灰黄色、边界欠清的玻璃膜疣，黄斑区色素紊乱，呈现色素脱失的浅色斑点和色素沉着小点，如椒盐状，中心凹光反射减弱或消失；后期后极部视网膜色素紊乱或呈地图状色素上皮萎缩区。

2. 湿性者（或称渗出性、新生血管性） 初期可见后极部有灰白色稍隆起的视网膜下新生血管膜，其周围可见视网膜感觉层下或色素上皮下暗红色或暗黑色出血，病变区可隆起。病变范围小者约1个视盘直径，大者波及整个后极部。出血多者可见视网膜前出血，甚至达玻璃体内而成玻璃体积血。晚期黄斑部出血机化，形成盘状瘢痕，中心视力完全丧失。

（三）实验室及特殊检查

1. 荧光素眼底血管造影检查 萎缩性者早期可见后极部视网膜玻璃膜疣样荧光，或色素脱失样荧光形态，或脉络膜毛细血管萎缩、闭塞而呈低荧光区。渗出性者于动脉期可见脉络膜新生血管呈花边状、辐射状或绒球状的形态，后期呈现一片荧光素渗漏区，出血区则显遮蔽荧光。病变晚期视网膜下新生血管形成一片机化瘢痕。

2. 吲哚菁绿脉络膜血管造影检查 主要表现为脉络膜染料充盈迟缓或不规则，脉络膜动脉迂曲和硬化；它能够显示荧光素眼底血管造影不能发现的隐匿性脉络膜新生血管，且可清晰地显示脉络膜新生血管的位置和范围，可进一步用于指导激光治疗。

3. OCT 检查 在 ARMD 检查中，干性者可以看到玻璃膜疣，以及萎缩的视网膜色素上皮和神经上皮；湿性者可以清晰地显示脉络膜新生血管、出血、渗出及瘢痕的形态。

【诊断依据】

1. 年龄≥50 岁。

2. 视物昏蒙或视力逐渐下降。

3. 眼底检查：萎缩性者可见黄斑部有玻璃膜疣或黄斑区内脉络膜毛细血管萎缩区，渗出性者见出血灶或纤维血管膜等。

4. 荧光素眼底血管造影检查：见黄斑部有玻璃膜疣样荧光灶，或荧光遮蔽，或色素上皮损害，或脉络膜新生血管等。OCT 检查可见到黄斑部的相应改变。

5. 分型

（1）萎缩型（干性）：一般为双眼同时发生，视力下降缓慢。眼底早期可见黄斑区色素脱失，中心凹光反射不清或消失，多为散在玻璃膜疣；晚期病变加重，可有金箔样外观，地图状色素上皮萎缩，囊样变性或板层裂孔。眼底血管荧光素造影可见黄斑区有透见荧光或弱荧光，无荧光素渗漏。OCT 显示黄斑区有玻璃膜疣、萎缩的色素上皮和神经上皮。

（2）渗出型（湿性）：多为双眼先后发生，视力下降较急。病变早期黄斑区色素脱失，中心凹光反射不清或消失，玻璃膜疣常有融合。病情进一步发展，可见黄斑区出现浆液性或出血性盘状脱离，重者出现视网膜下血肿、视网膜内出血、玻璃体积血。晚期可出现瘢痕形成。眼底血管荧光素造影检查可见黄斑区有脉络膜新生血管，荧光素渗漏，出血性遮蔽荧光。OCT 检查可见在色素上皮与神经上皮间见出血、水肿、渗出等。

【鉴别诊断】

1. 本病应与中心性浆液性脉络膜视网膜病变相鉴别 中心性浆液性脉络膜视网膜病变多发生于青壮年，视力呈中度下降，能用凸透镜部分矫正，黄斑区水肿、渗出，中心凹光反射消失。眼底血管荧光素造影显示，色素上皮及神经上皮脱离荧光表现。OCT 可见神经上皮浆液性脱离或合并色素上皮脱离。

2. 本病应与中心性渗出性脉络膜视网膜病变相鉴别 中心性渗出性脉络膜视网膜病变多发生于 20～40 岁的青壮年，一般女性多见，单眼发病，病灶范围较局限，为 1/3 ~ 1/2 的视盘直径大小，无玻璃膜疣，可见脉络膜新生血管导致的浆液性、渗出性或出血性神经上皮层或色素上皮层脱离。

3. 本病应与脉络膜肿瘤相鉴别 年龄相关性黄斑变性的出血性脱离呈暗黑色或蓝灰色，易误诊为脉络膜肿瘤，眼底荧光素血管造影检查可以鉴别，ARMD 出血自始至终为荧光遮蔽，而脉络膜肿瘤先见滋养血管，继之为斑点状荧光，后期发展为融合的强荧光。另外，B 超、CT 有鉴别诊断意义。

【辨治思路】

（一）辨证思路

1. 脾虚湿困证 本证以出现眼底黄斑中心凹反光消失，出血、渗出，可伴胸膈胀满，眩晕心悸，肢体乏力为诊断要点。该证的病机以脾气虚为本。黄斑部内应于脾脏，脾气亏虚，运化失司，故致水湿积聚于眼底黄斑部，故见视物模糊；水湿聚而为痰，变生后极部视网膜玻璃膜疣；脾胃虚损，统摄乏力，津血溢于脉外，出现眼底出血、渗出。脾虚湿困于中焦，影响气机升降，故见胸膈胀满，眩晕心悸，肢体乏力，舌质淡白，边有齿印，苔薄白，脉沉细或细。

2. 阴虚火旺证 本证主要以视力突然下降，黄斑区新生血管形成，大片新鲜出血、渗出和水肿，伴口干欲饮，潮热面赤，五心烦热，盗汗多梦，腰酸膝软等虚热症状为诊断要点。患者往往年过半百，肝肾功能渐退，加之劳思竭虑，消耗肝肾之精而致肝肾亏损，虚火上炎头面，灼伤目络，迫血妄行，故见视力突然下降，黄斑区大片新鲜出血、渗出和水肿。阴精亏虚，不能荣养筋肉关节，故腰膝酸软；虚火扰神，则致多梦易醒；阴虚不能制阳，虚热内生，故症见口干欲饮，潮热面赤，五心烦热，盗汗；舌质红，苔少，脉细数。

3. 痰瘀互结证 本证以发病日久，眼底瘢痕形成及大片色素沉着，伴见倦怠乏力，纳食呆钝为诊断要点。该证患者往往中焦不足，脾失健运，聚湿而成痰，痰浊阻滞气机，气滞则血瘀。痰瘀互结于眼底，故可见反复渗出、出血后黄斑部瘢痕形成及大片色素沉着。脾虚痰阻，故见倦怠乏力，纳食呆钝；舌淡，苔薄白腻，脉弦滑。

4. 肝肾两虚证 本证主要以发病日久，后极部视网膜色素紊乱或陈旧性渗出，伴有头晕失眠或面白肢冷，精神倦怠，腰膝无力为诊断要点。肝肾精血亏少，精不上承，目窍失养，则视物模糊。精血不足，肝失濡养，气机失畅，则致气血瘀滞，故见后极部视网膜色素紊乱或陈旧性渗出，头晕失眠；肾精不足，无以鼓动肾阳，故见面白肢冷，精神倦怠，腰膝无力；舌淡红苔薄白，脉沉细无力。

（二）症状识辨

1. 视力进行性减退 本病视力一般无明显诱因而出现进行性减退，或伴视物变形，常为双眼同时发生；若后期出现脉络膜新生血管伴后极部出血，可出现突然视力严重下降。视力逐渐减退，多由于年老体衰，肝肾亏虚，精血不能上荣于目窍所致，可兼见舌淡红苔薄白，脉沉细无力。视力突然下降，多由于虚火灼络，迫血妄行，血溢脉外，遮挡黄斑而致，可兼见舌红少苔，脉细数。

2. 玻璃膜疣　见于本病萎缩型，眼底可见散在大小不一的黄白色类圆形玻璃膜疣，可以融合。玻璃膜疣的形成多因脾虚失运，水湿内停，聚而成痰，痰阻气机，血行不畅而致血瘀，痰瘀互结，变生玻璃膜疣。可兼见视物变形，胸膈胀满，肢体乏力，面色晦暗等脾虚痰浊之象。

3. 色素上皮层萎缩　见于本病萎缩型，色素上皮层增生或萎缩，中心凹光反射消失，后极部色素紊乱，进一步出现边界清晰的地图样萎缩区。多因肝、脾、肾三脏脏气亏虚，精血不足，目窍失于涵养，而出现眼底黄斑部退行性改变。伴乏力倦怠，少气懒言，纳呆食少，则多以脾虚为主；若伴视力下降，眼目干涩，腰膝酸软等，则多以肝肾亏虚为主。

4. 脉络膜新生血管　见于本病渗出型，眼底后极部可见灰黄色病灶，或可见视网膜下出血、渗出。多因脾气亏虚，不能统摄血液，或素体阴虚，虚火上炎，灼伤目络所致。若因脾虚失摄，其症状除视力突然下降、眼底新生血管出血、渗出外，可兼见面色无华、倦怠懒言、眩晕等；若因阴虚火旺，其症状除视力障碍及眼底改变外，可兼见五心烦热、潮热面赤、盗汗等。

（三）治疗思路

1. 治法与处方原则　本病为老年人较常见的与衰老有关的慢性眼病，肝肾两虚，脾气虚弱是其根本，局部病理则与水湿痰瘀，血热妄行有关。治以滋补肝肾，健脾益气为本；凉血止血，化痰祛瘀为治标之法。本病病程较长，故治宜耐心用药，缓以图之。

2. 用药方式　根据本病病机属虚实夹杂，以肝、脾、肾三脏亏虚为本，水湿、痰瘀等有形邪实为标，故在治疗用药时，应攻补兼施，在补虚同时兼顾祛邪。根据病症的不同，各有偏重。

（1）脾虚湿困证：对于此症患者，应以补脾益气为主，可选用党参、黄芪、白术、山药、茯苓、薏苡仁、白扁豆等。其中党参、黄芪、白术、山药可益气健脾，茯苓、薏苡仁、白扁豆可利水渗湿。气虚明显者倍用黄芪以增补气之功；体内湿重者，可加陈皮、砂仁、苍术等理气燥湿之品。眼底玻璃膜疣较多时，可酌加法半夏、浙贝母、生龙骨、牡蛎等。水肿明显者，加泽兰、益母草利水消肿。

（2）阴虚火旺证：该证因虚火灼络而致血不循经，溢于脉外，虽以阴虚为本，但应凉血化瘀止血，以祛眼底瘀血为先，可用蒲黄、大蓟、小蓟、三七粉、茜草、白茅根、姜黄等。其中，蒲黄可生、炒同用，生蒲黄行气化瘀，炒蒲黄收涩止血，大蓟、小蓟、三七粉、茜草、白茅根可增加凉血止血、散瘀消痈之力，姜黄破血行气。因素体阴虚为本，组方时应加用生地黄、女贞子、墨旱莲等以滋阴降火；后期瘀血吸收，可加麦冬、天冬、沙参等滋阴之品。出血日久不吸收者，可加黄芪、丹参、泽兰、浙贝母等行气活血消滞；瘢痕期可加浙贝母、半夏、夏枯草等以散结消痈。

（3）痰瘀互结证：本证病程日久，病机复杂，在组方用药时，应遵循活络通瘀，化痰散结，通窍明目的原则，可选用桃仁、红花、水蛭、三棱、莪术、茺蔚子、茯苓、生半夏、陈皮等。其中，桃仁、红花活血通经；三棱、莪术破血行气、消积止痛；茺蔚子为益母草的果实，味甘微寒，能活血化瘀、利水消肿、凉肝明目；水蛭咸苦平，具有破血逐瘀的功效。生半夏、陈皮可燥湿化痰，消痞散结；茯苓健脾利水渗湿。若见瘢痕明显者，可加浙贝母、鸡内金、夏枯草等以散结消痈。

（4）肝肾两虚证：本证为肝肾两虚，其中以肝肾阴精亏虚，目窍失养为主，故治疗上应侧重选用养血滋阴明目的药物，如熟地黄、当归、川芎、菟丝子、黄精、枸杞子、桑椹、楮实子、五味子等。为防补阴药物过于滋腻，组方时应加用太子参、黄芪、赤芍、丹参等补气行血之品。

【治疗】

（一）辨证论治

1. 脾虚湿困证
证候：视物昏蒙，视物变形，黄斑区色素紊乱，玻璃膜疣形成，中心凹反光消失，或黄斑出血、渗出及水肿；可伴胸膈胀满，眩晕心悸，肢体乏力；舌质淡白，边有齿印，苔薄白，脉沉细或细。

治法：健脾利湿。

方药：参苓白术散加减。人参、白术、茯苓、炒甘草、山药、桔梗、白扁豆、莲子肉、薏苡仁、缩砂仁。

加减：水肿明显者，加泽兰、益母草利水消肿。

2. 阴虚火旺证
证候：视物变形，视力突然下降，黄斑部可见大片新鲜出血、渗出和水肿；口干欲饮，潮热面赤，五心烦热，盗汗多梦，腰酸膝软；舌质红，苔少，脉细数。

治法：滋阴降火。

方药：生蒲黄汤合滋阴降火汤加减。生蒲黄汤：生蒲黄、墨旱莲、丹参、荆芥炭、郁金、生地黄、川芎、牡丹皮；滋阴降火汤：当归、川芎、生地黄、熟地黄、黄柏、知母、麦冬、白芍、黄芩、柴胡、甘草梢。

加减：可于方中加三七粉、郁金以助活血化瘀；若出血日久不吸收者，可加丹参、泽兰、浙贝母等活血消滞；大便干结者，可加火麻仁润肠通便。

3. 痰瘀互结证

证候：视物变形，视力下降，病程日久，眼底可见瘢痕形成及大片色素沉着；伴见倦怠乏力，纳食呆钝；舌淡，苔薄白腻，脉弦滑。

治法：化痰软坚，活血明目。

方药：化坚二陈丸加减。陈皮、制半夏、茯苓、生甘草、僵蚕、黄连。

加减：常加丹参、川芎、牛膝等活血通络；瘢痕明显者，可加浙贝母、鸡内金软坚散结。

4. 肝肾两虚证

证候：视物模糊，视物变形，眼底可见黄斑区陈旧性渗出，中心凹光反射减弱或消失；常伴有头晕失眠或面白肢冷，精神倦怠，腰膝无力；舌淡红苔薄白，脉沉细无力。

治法：补益肝肾。

方药：四物五子丸或加减驻景丸加减。四物五子丸：熟地黄、当归、地肤子、白芍、菟丝子、川芎、覆盆子、枸杞子、车前子。加减驻景丸：楮实子、菟丝子、枸杞子、车前子、五味子、当归、熟地黄、花椒。

（二）中成药

1. 参苓白术丸 具有补脾胃，益肺气作用。适用于脾胃虚弱证。

2. 杞菊地黄丸、明目地黄丸、石斛夜光丸 具有滋养肝肾、清肝明目的作用。适用于肝肾不足证。

3. 知柏地黄丸 具有滋阴清热的作用。适用于肝肾阴虚，虚火上炎证。

4. 生脉饮 具有益气养阴生津作用。适用于气阴两虚证。

5. 血府逐瘀胶囊 具有活血化瘀，理气止痛作用。适用于气滞瘀血证。

（三）单方验方

1. 疏肝破瘀通脉汤（庞赞襄） 紫丹参 15g，白芍 9g，赤芍 9g，银柴胡 9g，羌活 9g，防风 9g，木贼 9g，蝉蜕 9g，当归 9g，白术 9g，茯苓 9g，甘草 3g。水煎服，每日 1 剂，早晚分服。本方适用于肝气郁滞、气结血凝之黄斑变性。

2. 清肝解郁益阴渗湿汤（庞赞襄） 银柴胡、蝉蜕、木贼、羌活、防风、白术、苍术、生地黄、赤芍、菟丝子、女贞子各 10g，甘草 3g。水煎服，每日 1 剂，早晚分服。本方适用于肝经郁热、湿热蕴脾之渗出型黄斑变性。

3. 明目还少丸（王锡夫） 熟地黄、黄精、鳖甲各 30g，黄芪、丹参、益母草、泽泻、鹿角胶各 15g，柴胡、川芎、当归各 10g，三七 6g。水煎服（三七冲服），每日 1 剂，早晚分服。本方具有补肾益精，养血活血之功效，适用于肾精不足，瘀阻眼络之黄斑变性。

4. 黄斑康 太子参、牡丹皮、丹参、郁金、川芎、怀牛膝、生三七粉。水煎服（三七冲服），每日1剂，分4~6次服完。本方具有养血活血化瘀之功效，适用于因虚致瘀之黄斑变性。

（四）外治疗法

1. 穴位注射法 取睛明、球后、太阳、风池、养老、肝俞、脾俞、足三里、足光明、三阴交。用复方丹参注射液做穴位注射，每次局部选穴1~2穴，远端配穴1~2穴，每穴位注射药物0.5mL，每日或隔日1次，一般5~10次为1个疗程，疗程之间休息3~5日。

2. 中药离子导入法 选用川芎、当归、赤芍、丹参、柴胡、葛根、黄芪等，加水煎煮滤出药液行直流电离子导入。每次20分钟，每日1次，10次为1个疗程。

（五）针灸治疗

主穴睛明、球后、承泣、瞳子髎、攒竹、风池；配穴完骨、百会、合谷、肝俞、肾俞、脾俞、足三里、三阴交、光明。

方法：每次选主穴2个，配穴2~4个，根据辨证补泻，每日1次，留针30分钟，10日为1个疗程。

（六）药膳疗法

对于气血两虚的患者，可用枸杞子30g，大枣8枚，鸡蛋2枚，共煮，蛋熟后去壳再煮片刻，饮汤食蛋，每天或隔日1次，连服2~3周。气虚明显加黄芪30g或党参15g。

（七）西医治疗

1. 药物

（1）药物支持：适用于本病干性者，补充微量元素及维生素，可口服维生素C、维生素E等，以保护视细胞。

（2）滴滴眼液：可选用施图伦滴眼液滴眼，每次1滴，每日2~3次。

2. 手术

（1）激光光凝治疗：适用于本病湿性者，光凝部位在视网膜下，新生血管膜位于黄斑中心凹200μm以外，可封闭新生血管膜，以免病变不断发展、扩大而影响中心视力。

（2）玻璃体腔注射：适用于本病湿性者，可行玻璃体腔内注射抗新生血管药物。

（3）玻璃体切除术：适用于年龄相关性黄斑变性出现玻璃体积血的患者。

3. 其他

（1）光动力学疗法（PDT）：适用于本病湿性者，其原理是将光敏药物经静脉注入体内，其选择性在新生血管部位蓄积，在一定波长的冷激光照射下，光敏药物被激活，封闭新生血管，而其周围的正常血管不受影响。

（2）经瞳孔温热疗法（TTT）：适用于本病湿性者，该方法使用波长为 810nm 的半导体激光，低放射强度、大光斑、长时间照射，经瞳孔将激光的热能输送到脉络膜、视网膜色素上皮及眼底异常血管，引起持续性、缓慢性的高温以达到封闭 CNV 的目的。

【预后转归】

本病大多进展缓慢，早期症状较轻，若及时准确的治疗，可明显延缓病情的发展，视力可明显改善。若病情较重或治疗不及时，可出现病变区反复渗出、出血、瘢痕、机化，则为难治之症，甚至导致失明。

【预防调护】

1. 饮食有节，食宜清淡，多吃新鲜水果、蔬菜，忌肥腻厚味、辛辣刺激、煎炸炙煿以及生冷之品，戒烟酒。

2. 因太阳辐射、可见光均可致黄斑损伤，日光下应戴遮阳帽，雪地、水面应戴滤光镜，以保护眼睛免受光的损害。

3. 一眼已患年龄相关性黄斑变性的患者，应严格监测其健眼，一旦发现病变应进行系统治疗。

【名医经验】

（一）唐由之论治湿性年龄相关性黄斑变性

1. 学术思想　湿性老年黄斑变性是一种危害严重的老年眼病，治疗上较为棘手，唐由之研究员在 60 余年的临床过程中积累了治疗该病的较为丰富的经验。唐老认为：在辨证方面，应积极采用现代检查手段，扩大望诊范围，以眼底微观辨证为主，兼顾全身。将该病分为阴虚火旺、瘀血内阻和痰瘀互结 3 个常见证型。阴虚火旺型和瘀血内阻型以早、中期患者为主，痰瘀互结型以晚期患者多见。治疗上将"气血理论"应用于临床，从调理气血的关系入手，既重视凉血止血、活血、养血，又不忘补气、行气，固肾明目，最终达到气血调和，脉道通畅，目视睛明的目的。在辨证分型上，由于大多数患者全身症状并不明显，唐老主要根据眼底表现进行微观辨证。从眼底上看：除了玻璃膜疣、脉络膜下新生血管之外，阴虚火旺型以眼底出血为主；瘀血内阻型以眼底的出血渗出为主；痰瘀互结型则以黄斑部出现瘢痕、机化为主。从中医证型相关因素分析的结果上看，西医分期和中医证型之间关系密切。早、中期以阴虚火旺型和瘀血内阻型为主，晚期以痰瘀互结型为主。这和湿性老年黄斑变性患者疾病的发展过程基本吻合。在治疗上，对于发病时间较短，眼底以新鲜出血为主要表现的早期患者，急则治其标，采用凉血止血法为主配合少量滋阴药物，选用焦栀子、黄芩、生地黄、牡丹皮、蒲黄、姜黄、侧柏叶、大小蓟、茜草等。若出血已经稳定，眼底陈旧性出血、渗出伴见，则过渡到活血化瘀阶段，加丹参、川芎行气活血药，车前子、泽泻等利水渗湿药。病至晚期，瘢痕、机化物生成，则重用化痰散结药半夏、浙贝母、昆布、海藻等。在整个治疗过程中为防止出血，滋阴凉血之品如二至丸（墨旱莲、女贞子），以及补气养血之当归补血汤（黄芪、当归）贯穿始终，一方面补气养血以固护正气，另一方面滋阴降火，以凉血，防止复发，最终达到标本兼治的效果。

2. 典型病例　患者杨某，女，56 岁，于 2005 年 3 月 23 日初诊。

患者自诉左眼前暗影遮挡半年，曾于当地多家医院治疗，效果不佳。症见耳鸣、夜尿频多，大便正常。舌尖红，苔薄黄，脉细。检查：视力，右 1.0，左 0.1，左黄斑部渗出、出血，中心光不清。眼底荧光造影提示，左眼老年性黄斑病变（湿性）。西医诊断：左黄斑病变（湿性）。中医诊断：左眼视瞻昏渺（气血失和，肝肾不足，痰瘀互阻）。治法：益气补肾，化痰活血。方药：桑椹 15g，太子参 30g，葛根 30g，炒山楂 15g，何首乌 20g，黄芪 15g，白术 15g，茯苓 15g，昆布 15g，川芎 5g，田七胶囊 3g，大、小蓟各 15g，枸杞子 15g。处方 14 剂，水煎服。

二诊于 2005 年 4 月 6 日。自诉左眼前暗影稍变淡，口干，大便干。舌尖红，苔黄，脉细。检查：视力，右 1.0，左 0.2，左黄斑部渗出、出血好转，中心光不清。治疗：患者有化热之象，上方加连翘 12g、水牛角 12g。处方 7 剂，水煎服。

三诊于 2005 年 4 月 20 日。患者自诉左眼前暗影稍好转，视物模糊好转，大便正常，小便仍多。舌尖红，苔薄黄，脉细。检查：视力，右 1.0，左 0.4，左黄斑部渗出、出血好转，中心光不清。治疗：热象已减，肾虚明显，上方去连翘，加杜仲 10g、牛膝 10g。处方 14 剂，水煎服。

四诊于 2005 年 5 月 10 日。自诉左眼前暗影好转，视物模糊好转，大便正常，小便仍多。舌尖红，苔薄黄，脉细。检查：视力，右 1.0，左 0.5，左黄斑部出血吸收，少许硬性渗出，中心光隐约可见。治疗：患者症状好转，效不更方，以巩固疗效。守上方，处方 14 剂，水煎服。

（二）李传课论治年龄相关性黄斑变性

1. 学术思想　李传课教授在辨治老年黄斑变性过程中，对其病机概括为三个方面，并拟定相应治则和方药。其一，认为老年体衰、肝肾亏虚是本病发病的根本病机，法当滋补肝肾为主，常以自拟滋阴明目丸治疗。其二，认为肝阳偏亢、心火劫血是本病出血的常见病机，法当滋阴潜阳清心为主，兼以活血化瘀，常以自拟养阴潜阳清心方治疗。其三，认为肝脾失调、升降失常是本病渗液的常见病机，法当疏肝健脾、和胃化湿为主，兼以除痰化瘀，常以自拟疏肝健脾利湿方治疗。

2. 典型病例

（1）苏某，男，61岁，教师。双眼视物模糊，左眼视物变形2个月。于2001年5月30日初诊。查视力，右0.4，左0.3，加小孔镜视力无提高。近视力，双0.1。左眼Amsler方格表检查阳性。眼底视网膜后极部有黄白色小片状玻璃膜疣，双眼黄斑部结构不清，中心凹反光消失，凹旁散在点状玻璃膜疣，疣间有少许细小色素。平面视野检查，双眼可见中心相对性暗点，右7°，左8°。眼底荧光素血管造影：黄斑部呈透见荧光及细小点状遮蔽荧光，未见荧光渗漏。自觉眼干涩，视物昏蒙，腰膝酸软，舌红无苔，脉细弦。诊断为双眼萎缩性老年黄斑变性。辨证为肝肾阴虚。用滋阴明目丸，每次10g，每日3次，温开水送服。曾先后6次就诊。用药不变，治疗3个月。视力提高至0.7，中心相对暗点缩小5°，自觉症状基本消失。判定为显效。随访13个月，视力稳定。

（2）王某，女，65岁，退休教师，左眼视物不见15天。于2002年2月10日就诊。视力，右0.01（侧视），左0.8，散瞳查眼底右眼黄斑部有圆盘状渗出灶，约1.5个PD大小灶缘颜色加深，并有片状出血。眼底荧光素血管造影：右眼黄斑部右片状荧光遮蔽，后期有荧光渗漏。有时头昏、面红、血压偏高、舌质红少苔、脉细弦。诊断为老年黄斑湿性变性，辨治为阴虚阳亢、心火上承，用养阴潜阳清心活血方，每日1剂，煎服2次，曾先后4诊，用药不变，服用30天。眼底出血吸收，视力提高至0.25。改服滋阴明目丸以巩固疗效。观察至今，未见复发。

（3）周某，男，70岁，退休教师，右眼视力减退，视物变形1个月。于2002年11月10日就诊。视力，右0.3，左0.6，眼外（−），眼压正常，散瞳查双眼眼底双晶状体皮质锯齿状白色混浊。双眼黄斑部结构不清，中心凹反光不见，右眼黄斑部有轻度水肿。眼底荧光素血管造影，后期可见荧光增强，未见荧光明显渗漏。舌质淡红、苔薄白，脉缓稍弱。诊断为老年黄斑湿性变性（新生血管隐匿型）（右），早期老年性白内障，用上方1个月，先后3诊，黄斑部渗液基本消失，视力提高至0.6。续服滋阴明目丸3个月，以巩固疗效。

（三）韦企平论治年龄相关性黄斑变性

1. 学术思想　韦教授结合该病病因病机和其多年的临床经验提出，年龄相关性黄斑变性以本虚为主，也有本虚标实之证。虚多因肝、脾、肾三脏不足。或劳倦饮食，损伤脾胃，气血生化不足，津液输布无权，使目失濡养，水湿上泛；或年老肝肾阴亏，阴虚血少，神衰目暗。实则或瘀、或湿、或痰。大致病变早期以脏腑精气虚衰为主，随病程进展逐渐出现痰浊、瘀血，形成本虚标实、虚实夹杂的证候。而痰浊、瘀血既是病理产物，又是致病因素。韦教授将脏腑学说和六经辨证、眼底辨证相结合，把该病概括分为肝肾不足、精亏血瘀型，脾虚气弱、气不摄血型，肝脾失调、痰瘀互阻型 3 型。

2. 典型病例 刘某，男，67 岁。于 2005 年 8 月 3 日初诊。

主诉：双眼前有阴影 7 年，视力明显下降 4 个月。病史：患者 7 年前自觉双眼前先后出现淡灰固定阴影，曾在某医院诊断双眼年龄相关性黄斑病变。因平日工作操心忙碌，一直未积极治疗。今年 4 月份开始视力明显下降，曾在外院做眼底荧光血管造影检查及光学相干断层扫描，均诊断为右眼年龄相关性黄斑变性（湿性），左眼黄斑病变，并提示有视网膜色素上皮脱离。建议做光动力治疗（PDT 治疗），患者有顾虑而来我科治疗。

检查：视力，右眼 0.1，左眼 0.12，矫正右 0.4，左 0.5。眼压双 17mmHg。双眼前节正常，晶体前后囊下皮质不均匀混浊，双眼底视盘红，右眼黄斑散在不规则出血及掺杂色素增生或紊乱，左黄斑区色泽灰暗不均，有浅黄色机化斑，未见出血。因诊断明确，未做特殊检查。全身体健，纳眠可，二便调，舌尖红，舌苔薄腻，脉弦细。

诊断：双眼年龄相关性黄斑病变（右眼湿性活动期，左眼陈旧期）。

辨证：阴虚精亏，虚火上炎，灼伤血络。

治法：清肝泻火，化瘀利湿。

方药：夏枯草 10g，连翘 10g，牡丹皮 10g，赤芍 10g，淡竹叶 10g，炒白术 10g，茯苓 15g，泽泻 10g，生甘草 10g，太子参 20g，三七粉（分两次冲服）6g。水煎服 7 剂。

二诊：自觉服药后视物清晰些，连续服用 14 剂。检查：矫正视力右 0.6，左 0.5；右眼底出血部分吸收。近日较疲劳，余无不适。治则：清肝凉血，益气活血兼燥湿。处方：太子参 40g，炒白术 30g，茯苓 15g，夏枯草 15g，连翘 15g，丹参 15g，枳壳 15g，白茅根 20g，生山楂 20g，炙甘草 10g。7 剂。

三诊：2005 年 9 月 1 日复诊，右眼视力增至 1.0，左 0.5，右眼黄斑区仅残存斑点状出血，偏颞上散在硬性渗出，左眼底无变化。原方加车前子（包）15g，三七粉（冲服）6g。

四至七诊：10 月 25 日复诊，患者双眼前暗影明显变淡，视力提高。检查：矫正视力右 1.0，左 0.8。眼底黄斑区出血吸收，色素不均，其上方稀疏几个硬化性渗出点；左黄斑区色素紊乱。复查 OCT：双黄斑区原色素上皮脱离恢复，右眼未见新生血管。

【文献选录】

《素问·脉要精微论》曰："夫精明者，所以视万物、别黑白、审短长，以长为短，以白为黑，如是则衰矣。"

《素问·脏气法时论》曰："肝病者，虚则目无所见……"

《诸病源候论·目病·卷二十八》曰："脏腑虚损，为风邪痰热所乘，气传于肝，上冲于目，故令视瞻不分明。"有"目暗不明候"和"目茫茫候"的记载，与本病相似。

《太平圣惠方》曰："心气通则肝气和，眼无其疾；心气滞则肝气乏，目减其光。"

《秘传眼科龙木论》曰："此眼初患之时，眼朦昏暗，并无赤痛，内无翳膜。"

《银海精微·卷之下》曰："人之患眼视物不明，如纱遮眼……肾虚不为火交济，故心火上炎，眼目必热，则视物不准。"

《证治准绳·杂病·七窍门》曰："视瞻昏眇证，谓目内外别无证候，但自视昏渺，蒙昧不清也。有神劳、有血少、有元气弱、有元精亏而昏渺者，致害不一……必因六欲、七情、五味四气，瞻视哭泣等，故有伤目中气血精液、脉络也。"

《审视瑶函》曰："若人年五十以外而昏者，虽治不复光明，其对犹目之过望，天真日衰，自然目光渐衰""血养水，水养膏，膏护瞳神。"

《景岳全书》曰："肝肾之气充，则神采光明。肝肾之气乏，则昏朦眩晕。"

【现代研究】

1. 干性年龄相关性黄斑变性的中医药研究　江伟等对唐由之研究员采用二至明目汤治疗非渗出性年龄相关性黄斑变性（AMD）的患者进行临床分析及疗效评价。该研究筛选出符合非渗出性年龄相关性黄斑变性患者 30 例（共 41 眼），采用自身前后对照的研究方式，对患者治疗前后的视力及眼底情况进行评价。治疗处方为唐由之研究员根据临床经验拟定的二至明目汤加减，药物组成包括女贞子、墨旱莲、川芎、丹参、枸杞子、楮实子等，根据患者个体差异随症加减。汤药每日 1 剂，分 2 次服用。结果末诊时视力提高 6 眼，下降 2 眼，稳定 33 眼。末诊视力平均为 0.691，较初诊时平均视力（0.637）得到显著提高（$P < 0.05$）；同时与初诊时相比，末诊眼底好转的 5 眼，恶化的 1 眼，其余 35 眼无变化。结论：二至明目汤加减治疗非渗出性 AMD，效果肯定。

刘新泉等采用中药复方制剂滋阴补肾片治疗干性年龄相关性黄斑变性 82 例。对照组 39 例（75 眼）予维生素 C 片 0.2g 和维生素 E 胶丸 0.1g，每日 3 次，口服治疗。治疗组 43 例（80 眼）在对照组治疗基础上加滋阴补肾片（药物组成：熟地黄、制何首乌、女贞子、桑椹、生地黄、白芍、山药、泽泻、麦冬、五味子）5 片，每日 3 次，口服治疗。两组疗程均为 3 个月。结果：治疗组治疗后较治疗前视力提高，Amsler 表变形格数减少，中心视野缺损范围缩小，中医症状积分降低，比较差异均有统计学意义（$P < 0.05$），且 Amsler 表变形格数、中心视野缺损范围及中医症状疗效均优于对照组，差异亦均有统计学意义（$P < 0.05$）。故认为使用滋阴补肾片对于改善干性 AMD 患者临床症状，改善 Amsler 表变形、视野等视功能具有显著的疗效。

李传课等运用滋阴明目丸治疗肝肾阴虚型老年黄斑变性，并与杞菊地黄丸组进行对照，结果：治疗组视力提高总有效率为 78.84%（对照组 34.32%），视野改善率为 74.74%（对照组 33.36%），两组比较（$P < 0.05$）有显著性差异，说明治疗组明显优于对照组。另外，治疗组改善血液流变学的全血比黏度、低切、血浆比黏度、红细胞电泳、纤维蛋白原等各项指标，亦优于对照组。提示滋阴明目丸治疗本病有一定疗效。

吴大力等探讨蛴螬提取物对大鼠光损伤视网膜变性 NF-κB、FasL、TNF-α 和 Caspase-3 表达的影响。将 48 只大鼠随机分成 6 组，分别为空白组、模型组、驻景丸治疗组、蛴螬低剂量治疗组、蛴螬中剂量治疗组、蛴螬高剂量治疗组，每组 8 只动物16 只眼。除开空白组外，其余 5 组均建立光损伤视网膜变性模型，分组给药 3 周后取材做 NF-κB、FasL、TNF-α、Caspase-3 免疫组化检测。结果：与模型对照组比较，蛴螬中、高剂量治疗组的 NF-κB、FasL、TNF-α 和 Caspase-3 积分光密度增加，差异具有显著性意义（$P < 0.05$）。说明蛴螬通过增加 NF-κB 信号通路的活化，以抑制细胞凋亡死亡受体信号通路来发挥保护视网膜作用。

2. 湿性年龄相关性黄斑变性的中医药研究　　汪兵选取确诊为痰瘀互结型年龄相关性黄斑变性的患者 58 例，分为两组，每组 29 例（31 眼）。对照组采用维生素 E 0.1g，每日 2 次，维生素 C 0.2g，每日 3 次，葡萄糖酸锌片 70mg，每日 3 次，口服治疗。观察组采用活络散结汤（药物组成：水蛭、茯苓各 15g，红花、桃仁、茺蔚子、半夏、陈皮、防风各 12g，三棱、莪术各 6g，三七 3g）治疗，水煎服，每日 1 剂，取药汁 200mL，早晚分服。两组均连续治疗 1 个月。结果：观察组临床疗效 82.76%，对照组临床疗效 58.62%，观察组明显高于对照组，差异有统计学意义（$P < 0.05$）；观察组 OCT 疗效为 80.65%，对照组 OCT 疗效为 51.61%，观察组明显高于对照组，差异有统计学意义（$P < 0.05$）。故认为采用具有通经活血、祛瘀散结、明目通窍之功效的活络散结汤对痰瘀互结证渗出性年龄相关性黄斑变性具有确切的效果。刘嘉立等对针刺联合五苓散加减治疗痰瘀互结型渗出性老年性黄斑变性疗效进行观察。将 58 例（60 眼）患者随机分为三组，对照组 19 例（20 眼）予维生素 E 和维生素 C 口服治疗；单纯针刺组 20 例（20 眼）行针刺治疗，取穴：攒竹、太阳、球后、合谷、肾俞、脾俞、足三里、三阴交（如单眼患病则以上穴位取患侧，如双眼患病则取双侧）及四神聪，均采用提插捻转补法，留针 30 分钟，每 5 分钟行针 1 次，每日 1 次；治疗组 19 例（20 眼）在单纯针刺组治疗基础上加五苓散加减（药物组成：泽泻 20g，茯苓 15g，猪苓 15g，白术 15g，桂枝 3g，川芎 15g，当归 10g，红花 3g）。每日 1 剂，水煎取汁 400mL，分早、晚 2 次温服。三组均 10 日为 1 个疗程，治疗 3 个疗程后用国际标准视力表检查三组患者视力提高情况，光学相干断层扫描（OCT）观察三组治疗前后黄斑中心凹视网膜厚度，统计临床疗效。采用眼底照相观察黄斑区出血、渗出、水肿吸收情况，以评价临床疗效。结果：治疗组临床疗效优于单纯针刺组及对照组，单纯针刺组优于对照组，三组总有效率两两比较，差异均有统计学意义。治疗组及单纯

针刺组治疗后黄斑中心凹视网膜厚度均较本组治疗前减少，对照组治疗前后无明显变化，且治疗组低于单纯针刺组。治疗组及单纯针刺组治疗后患者视力较本组治疗前均明显提高，且治疗组高于单纯针刺组，而对照组治疗前后无明显变化。结论：针刺联合五苓散加减有利于痰瘀互结型渗出性老年性黄斑变性患者视网膜水肿的消退，改善黄斑功能，提高患者视力，疗效确切。

陈梅、邱晓星等通过建立实验性有色兔脉络膜新生血管（CNV）的动物模型，观察蛴螬提取物对血管内皮生长因子（VEGF）、碱性成纤维细胞生长因子（bFGF）、血管生成素1（Ang1）和色素上皮衍生因子（PEDF）表达的影响。选取40只有色兔，随机分成五组。A组，健康空白组；B组，模型组；C组，维生素E组；D组，驻景丸加减方组；E组，蛴螬提取物组。每组8只（16只眼），通过氩激光光凝方式建立CNV模型。激光光凝后24小时、7天、14天、21天、28天行眼底彩色照相，7天、14天、21天、28天行荧光素眼底血管造影（FFA），14天、28天行光学相干断层扫描（OCT）。然后将每组家兔随机分成2批，分别于14天、28天用空气栓塞法处死并摘取眼球后段组织行切片、HE染色，光镜下观察视网膜组织病理形态学改变，并行VEGF、bFGF、Ang1、PEDF免疫组织化学染色。结果：光凝后14天，实验对照组、维生素治疗组、驻景丸加减方治疗组、蛴螬提取物治疗组CNV的生成率分别为53.99%、41.67%、43.33%和28.61%，经X^2检验，CNV生成率治疗组较对照组均降低（$P < 0.05$），且蛴螬提取物组最低，与另外三组比较有统计学意义（$P < 0.05$）。光凝后28天，光凝区纤维血管组织增生（FVP）厚度治疗组较对照组显著变薄（$P < 0.05$）。且视网膜脉络膜巩膜切片新生血管定量分析及组织学切片，透射电镜观察结果显示实验对照组、维生素E治疗组、驻景丸加减方治疗组、蛴螬提取物治疗组CNV的生成与对照组相比均减少，差异有统计学意义（$P < 0.05$）；且蛴螬提取物治疗组表达低于其他三组，差异有统计学意义（$P < 0.05$）。结论：蛴螬提取物可以抑制实验性CNV中VEGF、bFGF和Ang1的表达，提高PEDF的表达，从而可以抑制实验性CNV的形成。

附：近视性黄斑变性、黄斑裂孔及黄斑部视网膜前膜

1. 近视性黄斑变性　由屈光不正引起的一种退行性变，见于高度近视眼。单纯性近视无眼底改变。大于 −6D 称为高度近视（hypermyopia），高度近视眼随年龄增长眼轴进行性变长，眼球向后极部扩张，视盘位置改变，眼底出现退行性变化，故又称为变性性近视（degenerative myopia）或病理性近视。视网膜血管离开视盘后即变细变直，脉络膜毛细血管的伸长影响了色素上皮层的营养，以致色素上皮萎缩或增生，黄斑部出现受累。常见形状不规则、单独或联合的脉络膜视网膜萎缩白斑，萎缩区内可见脉络膜的大血管暴露及不规则色素，呈豹纹状眼底。有时黄斑区可有出血，偶可见一黑色圆斑。在视网膜周边部锯齿缘附近，常可见视网膜萎缩和囊样变性。此外，由于上述黄斑区视网膜和脉络膜的萎缩变性改变，还有玻璃体液化及劈裂，高度近视眼易发生黄斑裂孔，继之发生视网膜脱离，若未及时治疗或治疗失败均可失明。视力、眼底彩照、OCT、荧光素眼底血管造影、吲哚菁绿脉络膜造影、OCT-A 等眼底检查可有助于诊断。

在高度近视性黄斑变性的治疗方面，因黄斑区的新生血管较小且位于接近中心凹，并无扩大的趋势，故不主张行激光凝固。近年因抗 – VEGF 药物的应用可改善视力，更受青睐。另外，也有行玻璃体手术、PDT、TTT 治疗近视性黄斑 CNV 取得较好效果的报道。

2. 黄斑裂孔（macular hole） 各种原因造成的黄斑部视网膜的组织缺损。一般 1/4～1/2PD 大小，中心视力明显下降，分为继发性和特发性两种。因外伤、变性、高度近视、玻璃体增殖条带牵拉、长期黄斑囊样水肿等引起的裂孔，称为"继发性黄斑裂孔"。特发性是指无明显原因引起的黄斑裂孔，占黄斑裂孔大部分病例。部分黄斑裂孔可引起视网膜脱离，特别是高度近视者。

早期黄斑裂孔视力中度下降，随病情进展，视力还会逐渐下降。

玻璃体黄斑牵拉是引起黄斑裂孔的一个重要因素。按 Gass 分期法：Ⅰ期为裂孔形成前期，Ⅰa 期主要表现为中心凹区有直径 100～200μm 的黄色斑点；Ⅰb 期中心凹有 200～350μm 的黄色环，中心凹变浅或消失。Ⅱ期，黄斑裂孔形成，通常小于 400μm，裂孔边缘可有盖膜附着，视力明显下降；Ⅲ期，裂孔变大，大于 400μm，伴玻璃体不全后脱离，可伴盖膜；Ⅳ期，玻璃体后皮质完全脱离，伴较大的全层黄斑裂孔。双侧发生率在 25%～30%。一眼发生裂孔，另眼无玻璃体后脱离时，发病危险性较大。全层裂孔，可行玻璃体手术治疗。OCT 检查可鉴别黄斑裂孔、假性黄斑裂孔和板层黄斑裂孔。

3. 黄斑部视网膜前膜（epiretinal membrane，ERM） 发生在视网膜内表面上，是由于视网膜胶质细胞及色素上皮移行、增生而形成的纤维化膜。视网膜前膜可继发于多种眼底病变，如视网膜静脉阻塞、长期黄斑囊样水肿、眼内炎症、视网膜色素变性、眼外伤、视网膜脱离术后、光凝及冷凝术后等。膜的收缩可使黄斑发生皱褶、变形、水肿，引起视力下降和视物变形。

本病也可发生在 50 岁以上、无任何眼病的老年人，称"特发性黄斑 REM"，男女都可发病，20% 为双侧。前膜很薄且透明，为"玻璃纸"膜，在检眼镜下不易被检出，而表现为视网膜反光异常，有不规则的或放射状皱纹及小血管改变。由于 OCT 可以观察视网膜横截面结构，因而对黄斑前膜有确诊价值，并为玻璃体手术提供参考。

第十节　高风内障

高风内障是以夜盲和视野逐渐缩窄为特征的内障眼病。

高风内障相当于西医学的原发性视网膜色素变性。本病为遗传性疾病，多为双眼发病，病情缓慢加重，但多数患者最终会残存一定的中心视力。

本病多从青少年时期开始发病，均为双眼罹患，极少数病例为单眼。

【源流】

早在《秘传眼科龙木论》就有高风雀目内障病名，对其症状，认为除夜盲外，主要有视野缩小，称"惟见顶上之物"。同时对其并发症也有一定的认识，说："多年瞳子如金色。"在《太平圣惠方》称高风雀目，并提出了高风雀目渐变内障的治法。《原机启微》中称"阳衰不能抗阴之病"，主要论述其夜盲。《诸病源候论·目病诸候》云："人有昼而睛明，至瞑则不见物，世谓之雀目。言其如鸟雀，瞑便无所见也。"《千金方·七窍门》亦称为雀目。可见唐代之前夜盲均称雀目，至《秘传眼科龙木论》始将夜盲分为肝虚雀目和高风雀目两症。至清代《杂病源流犀烛·目病源流》谓本病"亦有生成如此，并由父母遗体，……不必治，治亦无效"。这就明确指出该病与遗传有关，很难治。在《目经大成·阴风障》中对夜盲和视野缩窄的记载更为形象，说："大道行不去，可知世界窄，未晚草堂昏，几疑天地黑。"对于本病的预后转归，《目经大成》亦有明确记述，认为本病"至晚不见，晓则复明，盖元阳不足之病""不则，变内障者有之，变青盲者有之"。当时已认识到本病可致白内障和视神经萎缩。

【病因病机】

《杂病源流犀烛·目病源流》对其病因病机的认识与现代极为一致，说："有生成如此，并由父母遗体。"结合临床归纳如下。

（一）肾阳不足证

患者先天禀赋不足，命门火衰，阳虚无以抗阴，阳气陷于阴中，不能自振，目失温煦所致，故夜盲，视野进行性缩窄。命门火衰，无法温煦，故形寒肢冷、腰膝酸软；肾主二便，肾阳亏虚，肾失摄纳，则夜尿频繁，小便清长。症见：夜盲，视野进行性缩窄，伴腰膝酸软，形寒肢冷，夜尿频频，小便清长；舌质淡，苔薄白，脉沉弱。

（二）肝肾阴虚证

肝肾阴虚证指的是素体真阴不足，阴虚不能济阳，阳气不能为用而病。肝肾阴虚，目失所养，则可见夜盲、视野进行性缩窄。肝肾阴虚，则津亏血少，无以滋养头窍，则头晕头痛耳鸣；肝肾阴虚日久，阴不涵阳，则肝阳上亢，肝风内动，也可引起头晕头痛耳鸣等不适症状；肾阴亏虚，肾水无法上济心火，心火旺盛，心火扰神，表现为失眠多梦等症状。症见：夜盲，视野进行性缩窄，伴头晕耳鸣；舌质红少苔，脉细数。

（三）脾气虚弱证

脾气虚弱是指患者脾胃虚弱，气血不足，养目之源匮乏，目不能视物而导致的疾病。脾胃为后天之本，气血生化之源，脾胃虚弱，则后天之本匮乏，气血生化无源，气血亏虚，无以滋养目窍，则夜盲，视野进行性缩窄。气血亏虚，不能荣于头面，则面色无华、神疲乏力。症见：夜盲，视野进行性缩窄，兼见面色无华，神疲乏力，食少纳呆；舌质淡，苔白，脉弱。

【临床表现】

（一）自觉症状

初发时白昼或光亮处视物如常，但入暮或在黑暗处视物不清，行动困难；病久则常有撞人碰物之现象；最终可致失明。

（二）眼部检查

双眼对称性、进行性视野缩小，但中心视力可长期保持。眼底早期可见赤道部视网膜色素稍紊乱，随之在赤道部视网膜血管旁出现骨细胞样色素沉着；随着病情发展，色素沉着逐渐增多，并向后极部及锯齿缘方向进展。晚期视盘呈蜡黄色萎缩，视网膜血管一致性狭窄；视网膜呈青灰色，黄斑色暗；有的无骨细胞样色素沉着，仅见视网膜和色素上皮萎缩，或视网膜上出现黄色、结晶样闪光点或白色圆形小点。此外，可并发晶状体后囊下混浊。

（三）实验室及特殊检查

1. 视野检查　早期见环形暗点，晚期视野进行性缩小，最终成管状。

2. 荧光素眼底血管造影　病程早期显示斑驳状荧光，病变明显时显现大片的透见荧光，色素沉着处为遮蔽荧光，视网膜血管充盈不良或充盈缺失。晚期因脉络膜毛细血管萎缩而透见脉络膜大血管。

3. 视觉电生理检查　①mfERG 振幅严重降低，并且其随离心度的增加更加明显，这是早期最灵敏的指标。②暗适应白光 fERG 的 a、b 波极度降低甚至熄灭是本病的典型改变。③EOG 的光峰和暗谷明显降低或熄灭。

4. 暗适应检查　暗适应能力差。

【诊断依据】

1. 夜盲。
2. 视野呈双眼对称性、进行性缩小，晚期呈管状视野。

3. 眼底视盘呈蜡黄色萎缩，视网膜血管普遍狭窄，视网膜呈青灰色，有骨细胞样或不规则状色素沉着，或视网膜上出现黄色、结晶样闪光点或白色圆形小点。

4. 视网膜电图及暗适应检查异常。

5. 分型

（1）按病因分类

1）原发性视网膜色素变性：指发病机制未明，多和基因以及遗传有关，通常指临床所见的视网膜色素变性。

2）继发性视网膜色素变性：主要包括继发于炎症、中毒、外伤、血管病变等已知因素引起的一类视网膜炎症疾病，如梅毒性视网膜色素变性等。

（2）按家族遗传史分类

1）家族遗传型视网膜色素变性：①常染色体显性遗传视网膜色素变性。②常染色体隐性遗传视网膜色素变性。③X染色体连锁遗传型视网膜色素变性。④其他，如双基因遗传、线粒体遗传。

2）散发型视网膜色素变性：又称为单纯型视网膜色素变性。

（3）按有无合并全身其他症状分类

1）非综合征型视网膜色素变性：①典型性视网膜色素变性。②非典型性视网膜色素变性，包括无色素性视网膜色素变性，扇形视网膜色素变性，结晶样视网膜色素变性，单眼RP，血管闭塞型RP。

2）综合征型视网膜色素变性：①Usher综合征。②Bardet-Biedl综合征。

【鉴别诊断】

1. 本病应与维生素A缺乏相鉴别　后者常由营养不良或肠切除手术所致，可以是遗传性的。有显著的夜盲，结膜出现Biot斑，周边视网膜深层可见无数黄白色、境界清楚的小斑。

2. 本病应与梅毒性脉络膜视网膜病变相鉴别　后者有梅毒病史，如为先天型者很像视网膜色素变性，其父母血清梅毒反应亦呈阳性，眼底可见视网膜下分布不均，主要位于后极部，形态不规则，非骨细胞样色素沉着，脉络膜视网膜萎缩斑明显，夜盲不明显，视野检查无环形暗点，ERG b波振幅轻度降低或正常，血清梅毒反应阳性。

3. 本病应与风疹病毒先天感染相鉴别　后者多有核性白内障和母亲患病史，椒盐样眼底可以并发小眼球、聋、先天性心脏异常或者其他全身异常。ERG多为正常。

【辨治思路】

（一）辨证思路

1. 肾阳不足证　本证以夜盲，视野进行性缩窄，形寒肢冷、腰膝酸软，夜尿频繁，小便清长为诊断要点。患者先天禀赋不足，命门火衰，阳虚无以抗阴，阳气陷于阴中，不能自振，目失温煦所致，故夜盲，视野进行性缩窄；命门火衰，无法温煦，故形寒肢冷、腰膝酸软；肾主二便，肾阳亏虚，肾失摄纳，则夜尿频繁，小便清长。肾阳不足，故舌质淡，苔薄白，脉沉弱。

2. 肝肾阴虚证 本证以夜盲，视野进行性缩窄，伴头晕耳鸣；舌质红少苔，脉细数为诊断要点。肝肾阴虚，目失所养，则可见夜盲、视野进行性缩窄；肝肾阴虚，则津亏血少，无以滋养头窍，则头晕头痛耳鸣；肝肾阴虚日久，阴不涵阳，则肝阳上亢，肝风内动，也可引起头晕头痛耳鸣等不适症状；肾阴亏虚，肾水无法上济心火，心火旺盛，心火扰神，表现为失眠多梦等症状；肝肾阴虚，故舌质红少苔，脉细数。

3. 脾气虚弱证 本证以夜盲，视野进行性缩窄，兼见面色无华，神疲乏力，食少纳呆为诊断要点。脾胃为后天之本，气血生化之源，脾胃虚弱，则后天之本匮乏，气血生化无源，气血亏虚，无以滋养目窍，则夜盲，视野进行性缩窄；气血亏虚，不能荣于头面，则面色无华、神疲乏力；脾气亏虚日久，故舌质淡，苔白，脉弱。

（二）症状识辨

1. 夜盲 高风内障的夜盲多是青少年儿童时期发病，夜盲是最早发生的症状，部分患者在昏暗光线下视力下降。夜盲多是由于肾阳亏虚、脾气亏虚、肝肾阴虚，无以滋养目窍所致。

2. 视野进行性缩窄 视野进行性的缩窄，中心视力下降、辨色困难，也是高风内障病的一个主要临床特点。视野进行性缩窄，伴形寒肢冷、腰膝酸软，夜尿频繁，小便清长多是由于肾阳亏虚，无以温煦所致；视野进行性缩窄，伴头晕耳鸣，多是由于肝肾亏虚，无以滋补目窍所致；视野进行性缩窄，兼见面色无华，神疲乏力，食少纳呆，是由于脾胃虚弱，后天之本匮乏，气血生化无源，气血亏虚，无以滋养目窍。

（三）治疗思路

1. 治法与处方原则 对于与基因和遗传相关的视网膜色素变性，通过中西医结合治疗可延缓其病程进展；对于非遗传因素引起的继发性视网膜色素变性，应积极寻找病因，针对病因治疗，预防和延缓其病程进展和防止失明。

中医将本病病机归属于虚证，其病理特征"以虚为本"，因禀赋不足，命门火衰；肝肾亏损，精血不足或脾胃虚弱，清气不升导致目失濡养，而且诸种亏损和不足均可使脉道不得充盈，血流滞涩而发为本病。故治疗以益气、养血、滋阴、温阳为治法，配以开窍通络、活血化瘀之品。

2. 用药方式 《原机启微》《审视瑶函》及后世众多医家均认为本病为先天禀赋不足，元阳虚衰，"阳衰不能抗阴之病"。阴阳是辨证的总纲，阳气虚或相对不足，则出现功能减退或衰弱的状态，阳虚多以脾肾阳虚为主，肾为先天之本，一身阳气之根，脾为后天之本，气血生化之源。阳气具温煦、气化、推动作用，阳气虚则温煦、气化作用减退，精气不能上承，遂见夜盲诸症，后期常因脉道闭塞，气血失养而失明，治疗当补其不足，以补阳化阴，补肾益气养血为主。晚期则采用活血化瘀通络明目的中药，扩张血管，改善微循环或降低氧耗量，以增加局部组织供血量。

（1）肝肾阴虚证：为本病常见证型，肝肾阴虚，则津亏血少，无以滋养头窍，目失所养，熟地黄、当归、五味子、枸杞子有滋养肝肾、益精明目的功能；山茱萸、生地黄有固肾益精之功效；山药能滋补脾阴、固摄精微；泽泻、牡丹皮有泻肝肾火热之功效；柴胡、白蒺藜能升散、疏肝解郁；丹参、夜明砂、茺蔚子有活血化瘀、通络消滞之功效。

（2）脾气虚弱证：脾胃为后天之本，气血生化之源，脾胃虚弱，则后天之本匮乏，气血生化无源，气血亏虚，无以滋养目窍。黄芪补中益气、升阳固表，人参、白术、甘草甘温益气，补益脾胃，陈皮调理气机，当归补血和营，升麻、柴胡协同参、芪升举清阳。综合全方，补气健脾，使后天生化有源，脾胃气虚诸证自可痊愈；同时升提中气，恢复中焦升降之功能。可加川芎、丹参、三七、鸡血藤等，以助通络活血之功。

（3）肾阳不足证：肾阳不足，命门火衰，目失温煦，神光不能发越。补骨脂、菟丝子、枸杞子补肾明目；熟地黄、当归、石斛滋阴养血活血；生黄芪、红参、苍术益气健脾，补后天之本，使气血生化有源；川芎、山楂活血化瘀、通络消滞，共奏补肾、健脾、养血、通络、明目之功。

【治疗】

（一）辨证论治

治疗本病主要是补虚通脉，调整阴阳。本病为难治之证，需耐心用药，缓以图功。应抓住虚、瘀、郁的病机特点，以虚为主，虚中夹瘀兼郁，在补虚同时，兼以活血化瘀及解郁，可望改善视功能或延缓病程。

1. 肝肾阴虚证

证候：夜盲，视野进行性缩窄，眼底表现符合本病特征；伴头晕耳鸣；舌质红少苔，脉细数。

治法：滋补肝肾，活血明目。

方药：明目地黄丸加减。熟地黄、生地黄、山药、泽泻、山茱萸、牡丹皮、柴胡、茯神、当归身、五味子。

加减：可于方中加用川芎、丹参、牛膝，以增活血化瘀通络之功；如多梦盗汗者，加知母、牡丹皮、黄柏等以滋阴清热；眼干涩不适者可加天花粉、玄参以养阴清热活血。

2. 脾气虚弱证

证候：眼症同前；兼见面色无华，神疲乏力，食少纳呆；舌质淡，苔白，脉弱。

治法：健脾益气，活血明目。

方药：补中益气汤加减。黄芪、甘草、人参、当归身、橘皮、升麻、柴胡、白术。

加减：方中可加川芎、丹参、三七、鸡血藤等，以助通络活血之功。

3. 肾阳不足证

证候：眼症同前；伴腰膝酸软，形寒肢冷，夜尿频频，小便清长；舌质淡，苔薄白，脉沉弱。

治法：温补肾阳，活血明目。

方药：右归丸加减。熟地黄、山药、山茱萸、枸杞子、鹿角胶、菟丝子、杜仲、当归、肉桂、制附子。

加减：方中酌加川芎、鸡血藤、牛膝等以增活血通络之功。

（二）中成药

1. 明目地黄丸 具有滋补肝肾、活血明目作用。适用于高风内障属肝肾阴虚证。

2. 琥珀还睛丸 具有补益肝肾、清热明目作用。用于高风内障属肝肾阴虚证。

3. 石斛夜光丸 具有滋阴补肾、清肝明目作用。用于高风内障属肝肾阴虚证。

4. 补中益气丸 具有补中益气、升阳举陷作用。用于高风内障属脾气虚弱证。

5. 归脾丸 具有益气健脾、养血安神作用。适用于高风内障属脾气虚弱证。

6. 右归丸 具有温补肾阳、填精止遗作用。适用于高风内障属肾阳不足证。

7. 金匮肾气丸 具有温补肾阳、行气化水作用。适用于高风内障属肾阳不足证。

（三）单方验方

1. 人参、茯苓、川芎、知母各30g，茺蔚子、石决明各60g，木香、细辛各17g，炼蜜为丸，每次空腹吞6~9g，每日2次。

2. 桑椹1000g，龙眼肉500g，加水适量，文火熬膏，每次服10g，每日2次。

3. 谷精草、钩藤各15g，石决明、小茴香、片姜黄各12g，上药用水煎服，每日1剂。儿童用量酌减。

4. 苍术30g，决明子60g，共研细末，每次服3g，每日3次。

5. 蜈蚣（去头足）2条，焙干研末，用豆腐皮包而食之，每日1剂。

6. 夜明砂（布包）15g，水煎服，每日1剂。

7. 苍术120g，泔水浸一夜，切片研末，每日拌熟羊肝10g，下酒。

8. 万寿菊、夏枯草、杭菊花各 12g，水煎服。

9. 鸡冠花或子 15～20g，红枣 7 枚，水煎服。

10. 牛胆 1 个，黑豆适量。将黑豆塞入牛胆内，以满为度，阴干，每晨服黑豆 2～3 粒。

（四）外治疗法

1. 眼局部穴位按摩 按揉天应、睛明、四白、太阳、攒竹、鱼腰、丝竹空、瞳子髎、承泣穴每次 15～20 分钟，每日 2～3 次。

2. 背部腧穴按摩 双手虎口叉住腹部两侧，拇指在前，四指在后，指稍弯曲，指尖揉按脾俞（第 11 胸椎下旁开 1 寸 5 分处）、胃俞（第 12 胸椎下旁开 1 寸 5 分处）、肾俞（第 2 腰椎下旁 1 寸 5 分处）等穴，每次 15 分钟，日 2～3 次。

（五）针灸治疗

主穴睛明、上睛明、球后、承泣、攒竹、瞳子髎、太阳；配穴风池、完骨、百会、合谷、内关、肝俞、肾俞、脾俞、足三里、三阴交、气海、关元。

方法：每次选主穴 2 个，配穴 2～4 个，根据辨证补泻，每日 1 次。本病为退行性变，可每 3～6 个月针刺 20～30 日。

眼通过经络系统与各脏腑紧密相连。足厥阴肝经上行于面而"旁约太阳之脉"，胃经与足太阳膀胱经会于睛明，胃经经别"系目系"，而足太阴脾经与足阳明胃经相表里，共同调节气血生化。足少阴肾经又与足太阳膀胱经相表里，各经互相连接，如环无端，故眼部病变可通过局部及循经取穴来治疗。其中睛明、瞳子髎、球后、攒竹为局部取穴，可疏通局部气血，通经开窍；取脾俞、肾俞、关元、气海、风池、光明可滋养肝肾、调补气血；足三里为足阳明胃经的合穴，三阴交为足太阴脾经的穴位，取之可资助气血生化之源，补后天之本以益先天之本；合谷为手阳明大肠经的穴，取之疏通手足阳明经气以明目；内关为手厥阴心包经的穴，取之可安神以明目。诸穴合用，可以疏通经络、调畅气血、平秘阴阳，以达扶正祛邪，改善视网膜血液循环，使视锥、视杆细胞兴奋而产生视觉功能的效应。

（六）药膳疗法

1. 杞菊猪脊粥 枸杞子 15g，菊花 10g，猪脊骨（带髓）250g，粳米 100g，姜丝及调料各适量。粳米淘净，加水 1200mL，大火烧开后，将枸杞子洗净，猪脊骨（连髓）砍成小段和姜丝放入，转成小火慢熬成粥，下菊花及调料，调均。用于肝肾阴虚之高风内障。

2. 参芪二地粥 党参、黄芪、生地黄、熟地黄各 10g，粳米 100g，冰糖适量。各药分别洗净，加水 300mL，煎半小时，去渣收取浓汁。粳米淘净，加水 800mL，大火烧开后，转成小火慢熬成粥，下药汁及冰糖，至冰糖熬溶。用于脾气虚弱之高风内障。

3. 杞菊猪脊粥 枸杞子、菊花各 15g，肉苁蓉、巴戟天各 10g，粳米 100g，冰糖适量。各药分别洗净，加水 300mL，煎半小时，去渣收取浓汁。粳米淘净，加水 800mL，大火烧开后，转成小火慢熬成粥，下药汁及冰糖，至冰糖熬溶。用于肾阳不足之高风内障。

（七）西医治疗

目前尚无有效疗法。低视力者可试戴助视器。营养素、血管扩张药及抗氧化药（维生素 A、维生素 B 等）的治疗作用未确定。

【预后转归】

视网膜色素变性是一种进行性损害的难治性眼病，预后多不良。一般在 30 岁以前发病，最常见于儿童或青少年期起病，至青春期症状加重，到中年或老年时因黄斑受累视力严重障碍而失明。采取中医综合治疗方法坚持治疗，有望改善视功能或延缓病程。

本病隐性遗传者发病早，病情重，发展快，预后差；显性遗传者则反之，偶尔亦有发展至一定程度后趋于静止者。

【预防调护】

1. 做好宣传，优生优育。本病隐性遗传者，其先辈多有近亲联姻史。隐性遗传患者应尽量避免与有本病家族史者联姻。

2. 强光可加速视细胞外节变性，必须戴遮光眼镜。镜片的颜色从理论上说，应采用与视红质同色调的红紫色，也可用不同深度的灰色。深黑色墨镜并不合适，禁用绿色镜片。

3. 饮食营养合理，增加硒、锌等元素可能减缓疾病的发展，降低疾病对患者视力的危害。

4. 患者需要畅情志，尽量保持心态平和。过度紧张时，体液内儿茶酚胺增加，脉络膜血管收缩而处于低氧状态，使视细胞变性加剧。

【名医经验】

（一）韦文贵论治视网膜色素变性

1. 学术思想 韦老认为本病属肝肾不足，脾虚气弱，脉道阻塞，清窍失养，精明失用，因而夜视不清，视界狭窄。根据气行则血行的理论，治以益气升阳为主，平肝清肝、益精明目为辅。主要方剂是人参补胃汤合决明夜灵散，加谷精草、白蒺藜等以助清肝明目之功，配五味子加强滋阴生津之效，并服黄连羊肝丸清肝养血明目。同时选服石斛夜光丸、明目地黄丸、明目还睛丸等补肝益肾明目。经治的几例视网膜色素变性患者，上法治疗后，有明显视力提高及视野扩大，说明中医中药对本病的部分病例提高视力，扩大视野，控制病情发展有一定的作用。

2. 典型病例　彭某，男，19 岁。

双眼夜盲 15 年。患者 4 岁时发现从地上拣东西困难，9 岁时晚上走路经常摔跤，14 岁于北京某医院确诊为视网膜色素变性，曾用组织疗法和其他对症治疗半年无效。现黄昏视力较差，晚上看不见路，经常摔倒，视界狭窄，视力疲劳，头晕眼干，神烦，眠纳尚可，二便调；舌质稍红，脉细。出生后有佝偻病，3 岁时小便色白且混浊如米泔水，经治疗后好转，以后经常鼻衄。父母非近亲结婚，兄妹中无同样疾病。检查：视力双 1.2，近视力耶格表 1。双眼屈光间质清晰，乳头色蜡黄，边界清楚，动脉细，黄斑中心凹光反射可见，视网膜赤道部可见散在骨细胞样及条样色素沉着，右眼较左眼多，伴有灰白色圆形小点，边界整齐而清楚，脉络膜血管可透见。诊断：双眼高风雀目内障。辨证：脾虚气弱，清阳下陷，兼有肝肾阴虚。治则：益气升阳为主，兼以平肝益肾明目。方药：①人参补胃汤合决明夜灵散加减。党参 10g，蔓荆子 10g，炒白术 10g，炙甘草 3g，炙黄芪 6g，黄柏 5g，石决明 25g，夜明砂（包煎）25g，14 剂。②黄连羊肝丸，每日 1 丸（10g）。

二诊：药后视物较前清楚，视疲劳及头晕等症状已减轻，鼻衄 2 次。脉细，舌质稍红。周边视野向心性缩小，用 10mm 白色视标检查，右上下及鼻侧均为 30°、颞侧 80°，左上下及鼻侧均为 30°、颞侧 50°。仍以上方去黄芪加白蒺藜 12g，谷精草 10g，以助平肝明目之效，每日同服黄连羊肝丸 1 粒。

末诊：服药 2 个月后，夜盲明显好转。1 年多来，一直断续服上方，现在晚上有灯光能看见东西，亦能走路；没有灯光也能走路，视界范围已扩大。现已复学，将去外地学习，改服丸剂。方药：人参养荣丸、石斛夜光丸、明目地黄丸、明目还睛丸，每次 1 丸，交替服用，每日服两种。

服药 1 年后，复查双眼视力 1.5，耶格近视力表。视野扩大，周边视野右上 40°、下 45°、鼻侧 50°、颞侧 90°，左上 45°、下 50°、鼻侧 50°、颞侧 90°，眼底同前。仍按前法，服药 1 个月，以巩固疗效。

（二）陈达夫论治原发性视网膜色素变性

1. 学术思想　陈师认为根据内眼组织和六经相属学说，视网膜属肝，一切眼中色素属肾，故本病应归足少阴肾和足厥阴肝两经合病。由于少阴厥阴里虚，真阳不足，阴气偏胜，真阴、真阳不能协调，而致阳不胜阴，故出现夜盲。肝木过虚而精气不能上承于目，目失所养，故视物不清，以致失明。治疗原则为滋补肝肾，益精明目。方用驻景丸加减，菟丝子 250g，楮实子 250g，茺蔚子 180g，枸杞子 60g，前仁

60g，木瓜60g，寒水石100g，河车粉100g，生三七粉150g，五味子60g，共研为细末，蜜丸，每日空腹服30g，用米泔水煎鲜猪肝60g，夜明砂60g送下。本方义在调肝滋肾，大补真元。方中加鲜猪肝，取其血肉之品，直补肝脏之义；加夜明砂，取其能入肝而散血明目。

2. 典型病例 蒲某，女，12岁。

2岁左右发生夜间看物不清。7岁上学时，查视力不佳，且有明显夜盲。经重庆某医院检查，诊断为视网膜色素变性，无特殊治疗，给鱼肝油丸口服无效，故来院要求中医治疗。在其家族中，一弟无夜盲，父母非近亲联姻，祖母有夜盲，晚年失明，曾祖辈情况不详。检查：视力右眼0.6，左眼0.4。双眼前节正常。眼底可见双视乳头色轻度蜡黄，边界尚清，视网膜动脉稍细，网膜色调较暗秽，黄斑中心凹光反射消失，周边网膜满布蜘蛛样色素，部分地区堆集较多。视野向心性缩窄30°。诊断：少阴厥阴里虚内障目病。治则：滋补肝肾，益精明目。方用驻景丸加减，楮实子300g，菟丝子300g，茺蔚子180g，木瓜150g，三七100g，枸杞子150g，黑豆150g，鸡内金120g，猪肝粉300g，共研细末，蜜丸，每次服15g，每日服3次，连服3个月后，视力有提高，右眼0.9，左限0.8；视野无明显改变。2年后复查，视力未下降。

（三）李传课论治原发性视网膜色素变性

1. 学术思想 李师认为此病除先天禀赋不足，命门火衰；或肝肾亏损，精血不足；或脾胃虚弱，清气不升以致目失濡养等公认病机外，在临床上可观察到本病有眼底血管变细，逐渐发展，细之又细，甚至血管闭塞的改变，认为本病夹有血瘀的病机，为虚中夹瘀，且瘀贯始终。从1985年开始，李师指导研究生从眼血流图、血液流变学、球结膜及甲皱微循环等西医学角度进行了深入研究，其结果印证了有虚中夹瘀的病机，为治疗本病在补虚的同时必须兼用活血化瘀药的依据，且后来又从临床效果得到了证实。李师在临床上将本病分为三大证型两大兼夹证：肝肾阴虚、脾肾阳虚、脾胃气虚为三大证型，兼肝郁、兼血瘀为两大兼夹证。其中以肝肾阴虚最多，脾肾阳虚次之，脾胃气虚者常见于小孩，兼夹证是夹在各证型里。李师采用综合治疗，中药、针灸、自我按摩、自我保护等措施综合运用，有75%～80%的患者可获不同程度的效果（按1995年国家中医药管理局发布的《中医病证诊断疗效标准》评价），或视力提高，或视野扩大，或两者均有，有的视网膜电流图也得到了改善，但夜盲症状难以改善。获效的程度与疗程长短及病情轻重有关。

2. 典型病例 杨某，男，56岁，农民。

双眼视力差，行动不便2年余。约9岁左右开始夜间视物不如常人，约20岁以后视界范围逐渐变窄，有时碰撞周边物件，约40岁以后中心视力也逐渐减退，约50岁以后行动不便，只能在熟悉的地方活动。否认父母有同类病史，但为表亲婚姻。查：视力右0.01，左0.02。眼压正常。右眼屈光间质尚透明，视盘颜色蜡黄，边缘清楚。

视网膜血管普遍变细，动脉更明显。视网膜呈青灰色调，视网膜布满许多不规则的骨细胞样色素，位于血管之上或其下。黄斑部色灰暗，中心凹反光消失。左眼底与右眼底大致相同。因视力太差，不便检查视野。自觉间或头昏耳鸣，腰酸膝软。舌质红，无苔，脉缓稍细。诊断为双眼原发性视网膜色素变性。根据眼底表现与舌脉情况，辨为肝肾亏虚，精血不足，眼底络脉瘀滞，目失濡养所致。属肝肾阴虚兼有血瘀证。治宜滋补肝肾兼以活血化瘀。服滋阴明目丸每次 10g，日 3 次；益脉康片，每次 2 片，日 3 次，服 3 个月复查。并嘱自我按摩眼部穴位与腧穴。

二诊：自觉服药无不良反应，视力略有提高，右 0.03，左 0.04。眼底无改善。嘱服眼明丸，每次 10g，日 3 次；益脉康片照服，用 3 个月。继续坚持自我按摩。

【文献选录】

《诸病源候论·雀目症》曰："人有昼而晴明，至瞑则不见物，世谓之雀目。"

《秘传眼科龙木论·高风雀目内障》曰："此眼初患之时，肝有积热冲，肾脏虚劳，亦兼患后风冲，肝气不足，致患此疾，与前状不同，见物有别，惟见顶上之物，然后为青盲，宜服补肝散、还睛丸即瘥。"

《原机启微·阳衰不能抗阴之病》曰："人有昼视通明，夜视罔见，虽有火光月色，终为不能睹物者，此阳衰不能抗阴之病。所谓雀目者也……忧思恐怒，劳役饥饱之类，过而不节，皆能伤动脾胃，脾胃受伤，阳气下陷，遇天阴盛阳衰之时，我之阳气既衰，不得不应之时伏也，故夜视罔所见也。镇阴升阳之药，决明夜灵散（石决明、夜明砂、猪肝）主之。"

《审视瑶函·高风障症》曰："高风俗号是鸡盲，为类鸡睛夜不明，因损元阳真气弱，亦能致祸勿言轻，能知变理，不治自宁，不知戒忌，何止双盲，阴阳否塞为中满，不久魂飞入北溟。"

《秘传眼科七十二症全书·高风雀目内障》曰："高风雀目者，乃肝中积热，肾水衰不能制伏肝火，肝火壅盛，致伤于目。黄昏易物，至点灯全不见物，渐渐昏矇，视物惟见直上之物。依方服药外，又可用夜明砂蘸白猪婆肝，空心食之，或羊肝连胆煮，露一宿，切薄，空心蘸夜明砂食之亦可。此病初患时，若不谙调理，延至日久，变为青盲，终为不治之症。"

《目经大成·阴风障》曰："大道行不去，可知世界窄，未晚草堂昏，几疑天地黑。心迹非无素，双睛绝尘墨，何以蔽幽光，惺惺重侧侧。濰川古疾民，元气能培植，相识半盲人，共子度晨久。秋风哭不成，浩歌响岩石。此症世呼鸡盲，一名雀目，本经曰阴风障。至晚不见，晓则复明，盖元阳不足之病。或曰：阳既不足，午厉属阴，何未申尚见？子后属阳，何丑寅不明？日午后虽阴，太阳离丽，日阳而时阴，阳分之阴；子后虽阳，太阴瞑黑，夜阴而时阳，阴分之阳。目其类也，故晦明共之。然有灯、月亦尔者，月太阴，灯亦是阴，安能内助乎阳而容光必照焉。且五六天地中合，人身脏腑十数，既与天地相参，则阴阳之气无时不中，亦无时不合。平旦阳气生，景午阳气隆，日西阳气息，气门乃闭。人而阳不胜阴，则气必下陷，阳气下陷则阴气上腾，纵有不光月色，终不能睹。亟用春阳回令丸、四神丸各一料，早晚量服。再汇升阳益阴上品好药，昼煎一剂，则精气冲和，自然而愈。不则，变内障者有之，变青盲者有之。若骄恣不遵戒慎，或衣食不适口体，致阴阳否塞，为中满、中消而死者，患者其毋忽诸。"

【现代研究】

视网膜色素变性（RP）是一组以感光细胞死亡为主要特征的遗传异质性疾病，其临床表现包括夜盲、视力下降、进行性视野缺失等，且视网膜电图异常。目前已发现众多与 RP 相关的基因缺陷，其导致 RP 患者的视杆细胞功能逐步丧失，随即视锥细胞感光功能出现障碍，最终完全失明。RP 的致盲率较高，而临床目前尚无有效的治疗方法。近年来随着生物分子学技术的进步，针对 RP 治疗方法的研究取得较大进展。钱天威等综述针对 RP 的发病机制和临床表现，有 3 种治疗策略：①从根本上或在疾病的早期阶段防止感光细胞凋亡，主要手段为基因治疗，将正常基因导入视网膜靶细胞，更正缺陷基因，使其产生正常的基因表现型，并稳定表达。②尽可能延缓 RP 的病程，减缓感光细胞凋亡的速率，这主要依靠神经营养因子、抗凋亡药物、钙离子阻滞药、抗氧化剂及维护视网膜的营养剂。这些物质可以改善视杆细胞和视锥细胞的营养供给，维持视网膜血管的完整性，抑制视网膜细胞的氧化损伤等。③在疾病的晚期用新生的细胞替换凋亡的感光细胞，这主要依赖于干细胞疗法。

梁丽娜等探讨补肾益精方对先天性视网膜色素变性 RCS 大鼠感光细胞凋亡的影响，采用随机数字表法将 24 只 RCS 大鼠随机分为补肾益精方组及蒸馏水组，每组 12 只，补肾益精方组给予补肾益精方药液灌胃（8.8g/kg），每天 1 次，蒸馏水组给予同等量的蒸馏水灌胃，给药 7 天及 28 天后每组按随机数字表法选取 6 只大鼠进行指标检测，健康 SD 大鼠常规饲养作为正常组。HE 染色切片光学显微镜下正常组 SD 大鼠视网膜结构清晰，层次分明，各层细胞排列整齐。蒸馏水组大鼠视网膜内核层及外核层均较正常组明显变薄，细胞排列稀疏，可见空泡样改变，感光细胞数减少，且随鼠龄增加减少日益显著。补肾益精方组大鼠视网膜内核层及外核层亦较正常组变薄，但与蒸馏水组相比增厚，感光细胞数较后者增多，细胞排列也较为整齐。给药 7 天及 28 天时补肾益精方组每个高倍视野感光细胞数分别为 140 ± 9 和 80 ± 9，蒸馏水组分别为 113 ± 8 和 44 ± 6，补肾益精方组较蒸馏水组明显增多，差异有统计学意义（均为 $P < 0.05$）。TUNEL 检测结果显示给药 7 天及 28 天时补肾益精方组感光细胞凋亡率分别为 $31.67\% \pm 5.39\%$ 及 $29.68\% \pm 4.31\%$，蒸馏水组分别为 $50.34\% \pm 5.21\%$ 及 $44.02\% \pm 7.17\%$，补肾益精方组较蒸馏水组均明显降低，差异均有统计学意义（均为 $P <$

0.05)。实时荧光定量 PCR 结果显示给药 7 天及 28 天补肾益精方组视网膜睫状神经营养因子表达均较蒸馏水组增加（均为 $P < 0.05$），给药 7 天时补肾益精方组视网膜脑源性神经营养因子表达较蒸馏水组明显增加（$P < 0.05$），28 天时两组差异无统计学意义（$P > 0.05$）；给药 7 天及 28 天两组碱性成纤维细胞生长因子的表达差异均无统计学意义（均为 $P > 0.05$）。实验结果显示，补肾益精方组感光细胞的凋亡率明显低于蒸馏水组，同时 HE 染色病理结果发现补肾益精方组 RCS 大鼠视网膜保留较多的感光细胞，初步证实补肾益精方可以抑制 RCS 大鼠感光细胞的凋亡。研究还观察了补肾益精方对神经营养因子家族中的 CNTF、BDNF 及 bFGF 在视网膜表达的影响，结果发现补肾益精方对上述神经营养因子表达有不同的促进作用，其中对 CNTF 的作用最强，在给药 7 天及 28 天，补肾益精方组视网膜 CNTF 的表达均明显高于蒸馏水组，对 BDNF 作用次之，对 bFGF 作用不明显。补肾益精方对 RCS 大鼠视网膜感光细胞凋亡具有抑制作用，其作用机制可能与促进视网膜神经营养因子的表达有关。

彭清华及其项目组自 1987 年以来，对视网膜色素变性的中医病理机制和治疗进行了较系统的研究，通过与正常组对照，对患者进行微量元素、眼电图、免疫学、自由基体系、血清性激素、眼血流图、血液流变学、球结膜及甲襞微循环、血小板活化和血管内皮细胞受检指标、眼底荧光血管造影、舌象及舌下静脉等指标的检测，并采用中医综合疗法对视网膜色素变性患者进行治疗观察。结果发现：视网膜色素变性患者头发微量元素中锌、铜、铁含量及血清锌、铜含量和血清铜/锌比值明显低于正常组（$P < 0.01 \sim 0.05$）；眼电图（EOG）中 LP、DP、LD-DP、Arden 比明显低于正常组（$P < 0.01 \sim 0.05$）；免疫学指标中 T1、T4、T8、C3、C4 明显降低，IgM、T4/T8、CIC 明显升高（$P < 0.01$）；血浆中自由基含量、脂质过氧化物（LPO）水平明显升高，红细胞内超氧化物歧化酶活性（SOD）活性显著降低（$P < 0.01$），而血浆谷胱甘肽过氧化酶活性（GSH-Px）改变不明显；血清性激素中 PRL、FSH、LH、E_2 和 E_2/T 明显升高，T 显著下降（$P < 0.01$）；ROG 中异常波型率明显升高，Hs 下降，Ta 延长，Ta/T 增高，Hs/Ta 和 Hs/Tb 降低，上升角减小和顶夹角增大；血液流变学中红细胞电泳时间明显延长（$P < 0.01$），全血比黏度增加（$P < 0.01$），血沉加快（$P < 0.05$）；球结膜和甲襞微循环中微血管走行异常，口径宽窄不一，微血管瘤出现率增高，网格密度增加，血流减慢、红细胞集聚、血色暗红；血浆 β-血栓球蛋白、血栓素 B_2、Von Winebrand 因子含量明显升高，6-酮-前列环素（6-keto-PGF$_{1\alpha}$）含量降低，TXA$_2$ 与 PGF$_{1\alpha}$ 比例失衡；眼底荧光血管造影见脉络膜微循环障碍，血流缓慢；暗红或暗红兼见瘀点舌比例达 34.21%，舌下静脉弯曲、粗张等。说明视网膜色素变性存在虚中夹瘀病机。动物实验通过检测 RCS 大鼠"虚"证指标 cAMP、cGMP、cAMP/cGMP、PG、E_2 和"瘀"证指标 P-Selectin 等，证实了视网膜色素变性动物模型 RCS 大鼠的虚中夹瘀证。

其后的实验研究发现，补虚活血配伍中药枸杞子、丹参可以改善 RCS 大鼠的"虚"证与"瘀"证，从而减少视网膜损伤因素；枸杞子、丹参可以减轻 RCS 大鼠的视网膜细胞的内质网应激反应，下调视网膜细胞内质网应激因子 XBP1 及内质网凋亡途径诱导因子 Caspase12，减少视网膜感光细胞变性凋亡；枸杞子、丹参可以促进 RHO 表达，保护视功能。枸杞子、丹参能有效干预虚中夹瘀证 RCS 大鼠体内凋亡相关的调控基因 Bcl-2、Bid 以及热休克蛋白 αB-晶体蛋白（Alpha B-crystallin, CRYAB）的表达，抑制视网膜细胞的凋亡，延缓视功能的损伤过程。补气活血中药益气明目丸和滋阴活血中药滋阴明目丸亦均能改善视网膜色素变性（RCS）大鼠视网膜 Fas、FasL 的表达。

彭清华等在临床上治疗视网膜色素变性时，常辨证分为三型：脾气虚弱型，治以补脾益气、活血明目，用补中益气汤加减；肝肾阴虚型，治以补益肝肾、活血明目，用杞菊地黄汤或左归饮加减；脾肾阳虚型，治以温补脾肾、活血明目，用肾气丸或右归饮加减。同时，在上述方药的基础上，均选加桃仁、红花、地龙、川芎、赤芍、丹参、苏木、益母草、水蛭、三棱、莪术等活血化瘀药甚至破血药。湖南中医药大学第一附属医院眼科经采用补虚活血中药（均在辨证施治的基础上选加活血化瘀药甚至破血药）配合针灸、按摩等的中医综合疗法治疗 3000 余例患者，经临床观察，其临床疗效较单纯补虚治疗而不用活血化瘀药者为佳，其提高视力、扩大视野的有效率在 80% 以上。该研究表明，视网膜色素变性的病理机制为虚中夹实（瘀），在其病变过程中自始至终存在血瘀病理改变，中医药治疗本病应以补虚活血为基本原则，采用中医综合疗法进行治疗，可收到较好的疗效。

刘昳等应用银杏明目方治疗原发性视网膜色素变性，采取单盲、随机对照的临床研究方法，将 40 例（80 眼）原发性视网膜色素变性患者随机分成治疗组和对照组。治疗组口服银杏明目方（银杏叶 10g，山茱萸 10g，熟地黄 10g，川芎 10g，丹参 10g，石菖蒲 10g，黄芪 10g，夜明砂 10g），水煎服，2 次/日，早晚服用，连续服用 4 周；对照组每次口服维生素 E 0.1g，1 次/日，连续服用 4 周。经 4 周治疗后，治疗组 40 眼中 27 眼临床症状好转，对照组 40 眼中 11 眼临床症状好转；治疗组平均光敏度由治疗前 15.15 ± 1.43 提升至治疗后 16.64 ± 1.30，平均缺损由治疗前 15.45 ± 6.52 降低至治疗后 11.74 ± 5.12，对照组平均光敏度由治疗前 14.85 ± 1.57 提升到治疗后 15.12 ± 1.03，平均缺损由治疗前 16.15 ± 5.82 降低至治疗后 14.75 ± 5.58；治疗组全血黏度（mPa·s）由治疗前 10.28 ± 1.75 降低至治疗后 9.26 ± 2.16，血浆黏度值由治疗前 1.59 ± 0.23 降低至治疗后 1.43 ± 0.15。在改善原发性视网膜色素变性患者的临床症状、平均光敏度、平均缺损和提高视力方面，治疗组显著优于对照组（$P < 0.05$）。治疗后治疗组全血黏度（mPa·s）、血浆黏度值水平较治疗前比较，差异有统计学意义（$P < 0.05$）。银杏明目方对改善视网膜色素变性中早期患者的症状有良好的疗效。

第十一节　青　盲

青盲是以视盘色淡，视力渐降，甚至盲无所见为特征的内障眼病，可单眼或双眼发病。本病与性别、年龄无关，小儿罹患者称小儿青盲。

本病相当于西医学的视神经萎缩。《眼科学》（葛坚主编）教材的概念是"视神经萎缩指外侧膝状体以前的视神经纤维、神经节细胞及其轴索因各种疾病所致的传导功能障碍所致"。视神经萎缩分原发性视神经萎缩（又名下行性视神经萎缩）、继发性视神经萎缩（又名上行性视神经萎缩）两类。可由高风内障、绿风内障、青风内障、络阻暴盲、目系暴盲等失治或演变而成，亦可由肿瘤、恶性贫血、奎宁中毒等其他全身性疾病或头眼外伤引起。

【源流】

"青盲"病名首见于《神农本草经》，但并未做具体解释。根据汉代许慎所著《说文解字》中指出青字属青部，云："东方之色也。凡青之属皆从青……古文青，静也，谓粉白黛黑也……而无浓绍不献是曰静也。"盲字则属目部，"盲曰无眸子也，牟俗作眸，即目瞳子也"。结合字意，可以看出，当时人们对于青盲这种疾病已经有所认识，可以出现视觉功能的障碍。到晋代，青盲列为独立的眼科疾病。皇甫谧所撰《针灸甲乙经·足太阳阳明手少阳脉动发目病第四》中说："青盲，远视不明""青盲，无所见"。公元 610 年，隋代巢元方等所编《诸病源候论·目病诸候·目青盲候》，对青盲有了比较具体的记载，"黑白二睛无有损伤，瞳孔分明，但不见物，名为青盲"。书中还专门提到"小儿青盲"。明朝王肯堂《证治准绳·杂病·七窍门》则对青盲做了最为详尽的描述，书中云："青盲者，瞳神不大不小，无缺无损，仔细观之，瞳神内并无别样色气，俨然与好人一般，只是自看不见，方为此证，若有何气色，即是内障，非青盲也。"书中对青盲的认识几乎与西医学中的视神经萎缩相符。此后的明、清中医眼科各家，所论青盲大多遵其所论。

【病因病机】

《证治准绳·杂病·七窍门》中谓：本病可因"玄府幽邃之源郁遏，不得发此灵明耳。其因有二：一曰神失，二曰胆涩。须询其为病之始，若伤于七情则伤于神，若伤于精血则损于胆。"结合临床归纳如下。

（一）肝郁气滞证

情志抑郁，肝气不疏，经络郁滞，气机不利，玄府闭塞，目窍郁闭，目失所养，神光不得发越。

（二）肝肾不足证

禀赋不足，或劳损过度，致肝肾两亏，精虚血少，不得荣目，目窍萎闭，神光遂没。

（三）气血两虚证

久病、过劳或失血过多，气血不足，失于荣润，目窍萎缩，神光泯灭。

（四）气血瘀滞证

头眼外伤，目系受损，或脑部肿瘤压迫目系，致脉络瘀阻，目窍闭塞而神光泯灭。

【临床表现】

（一）自觉症状

视力渐降，或视野窄小，逐渐加重，终致失明。

（二）眼部检查

原发性视神经萎缩可见视盘色淡或苍白，边界清楚，筛板明显可见，视网膜血管一般正常；继发性视神经萎缩可见视盘色灰白、秽暗，边界不清，筛板不显，视网膜动脉变细，视盘附近血管可伴有鞘膜，后极部视网膜可见残留的硬性渗出。

（三）实验室及特殊检查

1. 色觉检查 可有后天性色觉障碍，红绿色觉障碍多见。

2. 视野检查 多见视野向心性缩小。

3. 视觉诱发电位 P_{100}潜时延长或振幅严重下降。

4. OCT 检查 视神经纤维层变薄。

5. 头颅 CT 和 MRI 排除或确诊有无颅内占位性病变压迫视神经等。

6. 基因检测 排除或确诊有无 Leber 遗传性视神经病变等疾病。

【诊断依据】

1. 视力逐渐下降，或者色觉障碍。
2. 视盘色泽变淡或苍白。

3. 患眼或病情严重眼有 RAPD。

4. 视野向心性缩小，也可见其他类型视野缺损。

5. 视觉诱发电位的异常。

6. 分型

（1）原发性视神经萎缩：原发性（下行性）视神经萎缩，可见视盘色苍白，边界清楚，筛板清晰可见，血管正常或变细。

（2）继发性视神经萎缩：继发性视神经萎缩，可见视盘色灰白，边界不清，筛板不显，视盘附近血管可伴有白鞘，视网膜静脉充盈或粗细不均，动脉变细。

【鉴别诊断】

视盘的色泽和形态有个体差异，临床诊断视神经萎缩应慎重，尤其是原发性视神经萎缩，是由于筛板之后至外侧膝状体之前的前视路损害引起的视神经萎缩，眼底改变仅陷于视盘颜色变淡，边界清晰，由于视神经纤维萎缩及髓鞘的丧失，生理凹陷稍显扩大变深，呈浅碟状，并可见灰蓝色的小点状的筛孔，但视网膜、黄斑及血管可正常。所以视盘颜色变淡或苍白未必就能诊断视神经萎缩，应结合前述多项视功能检查以明确诊断。视盘变白的区域和范围对鉴别不同病因有一定意义，视盘颞侧苍白常由选择性累及中心视力和视野的中毒性和营养障碍性视神经萎缩、Leber 遗传性视神经病变及球后视神经炎等引起；视盘上方或下方苍白时，更可能是缺血性视神经病变；视盘苍白主要局限在鼻侧和颞侧，即所谓带状或蝴蝶结－领结状萎缩，则有一定的定位意义，提示病变累及对侧的视交叉纤维，尤其婴幼儿，难以准确表达视力，尽早确认带状视神经萎缩并排除先天性鞍上肿瘤十分重要。反之，尽管有视力下降和视野缺损，偶尔可见患眼视盘色泽正常，但仔细检查视盘周围视网膜，可能发现视神经纤维层萎缩的证据，只是萎缩程度轻或太局限，不足以产生明显可见的视盘变白。

在视神经萎缩早期，视盘粉红色调变浅，随病情进展，视盘组织缓慢消失，残留灰白，弯月形浅凹陷，裸露筛板，类似青光眼性病理凹陷，但仔细观察，视神经萎缩病人的视盘罕见有任何区域的盘沿缺损，且盘沿色泽是苍白的，有统计认为盘沿苍白对非青光眼性视神经萎缩有 94% 的特异性，而盘沿局灶性或弥漫性变窄，且盘沿区仍保留正常粉红色，对青光眼视神经损害有 87% 的特异性。当然，青光眼性视神经病变的视野缺损多发生在生理杯明显扩大时，且中心视力下降常发生在晚期。

1. 本病应与屈光不正（如远视）相鉴别 伴有弱视时，裸眼视力不佳而眼外观及前段无异常，眼底检查似是而非，应与早期视神经萎缩相鉴别。需详细追寻病史及行散瞳验光、视野、电生理等详细检查。

2. 本病应与青光眼相鉴别 视神经萎缩早期，视盘粉红色调变浅，随病情进展，视盘组织缓慢萎缩，形成浅凹陷，裸露筛板，类似青光眼性病理凹陷，两者应鉴别。青光眼患者通常有眼压增高，青光眼视神经损害的特异性改变为盘沿变窄，盘沿区保留正常粉红色。

【辨治思路】

（一）辨证思路

1. 肝郁气滞证 肝郁气滞，气机不利，玄府闭塞，目失所养，致目系失养变白；心烦郁闷，口苦胁痛为气郁化火；头晕，食少太息，舌红苔薄白，脉弦为辨证要点。

2. 肝肾不足证 肝肾阴虚，精血不足，目失濡养，以眼底表现，以及口眼干涩；头晕耳鸣，腰酸肢软，烦热盗汗等全身症状和舌红脉细为辨证要点。

3. 气血两虚证 久病过劳或失血过多，营血亏虚，目窍失养致目系淡白；以及面色无华，唇甲色淡，神疲乏力等全身症状和舌淡脉细为辨证要点。

4. 气血瘀滞证 头目外伤或颅内手术后致气滞血瘀，脉络阻塞，目窍失养致视盘色淡或苍白，以及舌暗红有瘀点，脉细涩为辨证要点。

（二）症状识辨

1. 视力下降 以视力慢性逐渐下降为特征，逐渐加重，终致失明。

2. 视野缺损 视野向心性缩小，也可见其他类型视野缺损。

3. 视乳头苍白 视盘色淡或苍白，边界清楚，筛板明显可见，视网膜血管一般正常；继发性视神经萎缩可见视盘色灰白、秽暗，边界不清，筛板不显，视网膜动脉变细，视盘附近血管可伴有鞘膜，后极部视网膜可见残留的硬性渗出。

（三）治疗思路

1. 治法与处方原则 首先应该尽量明确视神经萎缩的病因，针对病因治疗。如鞍区垂体瘤、脑积水、颅高压等压迫性因素导致的应尽早手术；对青光眼患者要积极控制眼压；中毒代谢尽早去除毒性物质对视神经的急性损害；对视神经炎患者告知反复发作的风险及定期随访。视神经萎缩是视神经纤维病理损害过程中呈现的临床征象，这一损害过程可以是急剧的，如缺血、炎症等；也可以是亚急性进展或缓慢发展的，如遗传、中毒或压迫性因素。完全萎缩的神经纤维是不可逆病理结局，但正在病理损害中或未被损害的神经纤维，只要及时发现原发病灶并尽早处治，或积极采用中西医结合综合治疗，是有机会恢复或改善视功能的，或者可维持原有视功能。本病进展到什么程度可以治疗？疗程多长？是否可能复发？是否需要长期药物治疗？何时终止治疗？除了医生的专业水平外，还涉及患者职业需求、生活质量、经济承受能力等诸多伦理道德方面的问题。中医辨证论治结合针刺疗法是当前治疗本病的既经济又相对简单有效的手段。但确属视功能已完全丧失，VEP波形熄灭，则应坦诚、如实告知患者，继续治疗已无价值。

2. 用药方式　本病眼底多见视乳头色淡或苍白、视网膜血管等退行性变化。加之久病，全身虚象多见，虚则补之，故临床中多以补为主，尤以补肾为重。行气开窍在青盲的治疗之中被广泛使用，并且通过使用行气开窍药，提高了疗效。柴胡主要的功效是疏肝理气。常用的证型多是肝郁气滞的病症。柴胡在眼科中还有一个重要的作用就是能够开窍。柴胡的体质是轻清的，其性味都是薄，《黄帝内经·阴阳应象大论》中说："味厚则泄，薄则通；气薄则发泄，厚则发热。"为此，可以通过宣泄来开窍通窍。石菖蒲主要的功效就是化痰祛湿、开窍醒神。石菖蒲具开窍功效，石菖蒲开窍的主要功效与其能够化痰祛湿的功效是密不可分的，同时石菖蒲还能够开心窍、开耳目等，可以开人体之九窍之中的眼窍。

（1）肝郁气滞证：《灵枢·经脉》云："肝足厥阴之经脉……循喉咙之后，上入颃颡，连目系，上出额。"十二经脉中唯独肝经与目系直接相连。柴胡、当归、白术、甘草、牡丹皮、茯苓、栀子、菊花、白芍、枸杞子、石菖蒲为常用药物。组方时多以柴胡为君药，依据具体证型，配伍香附、郁金以疏肝解郁，或配伍当归、白芍柔肝养血，或配伍枳壳、陈皮调肝理气，或配伍牡丹皮、栀子清肝泻热。

（2）肝肾不足证：药物主要有枸杞子、山药、熟地黄，其主要的功效是补益肝肾。这类药物来源于右归丸或左归丸。左归丸与右归丸的组成比较相似，二者都为补肾的常用药，其中左归丸主要用来补肾阴，右归丸主要用来补肾阳。

（3）气血两虚证：药物主要有茯苓、白术、甘草、白芍、当归，其主要的功效是补气生血。这类药物来源于八珍汤。八珍汤的药物组成主要有熟地黄、当归、白芍、川芎、人参、茯苓、白术、甘草。其中，熟地黄偏于补养肝肾，川芎多为行气活血，人参为大补元气之药。

（4）气血瘀滞证：药物主要有柴胡、石菖蒲、川芎、红花、生地黄、赤芍、丹参、黄芪，其主要的功效是行气活血通窍。这类药物来源于血府逐瘀汤或补阳还五汤。尽管单纯从功效上分析，生地黄、赤芍和黄芪的作用并非是活血，但从血府逐瘀汤和补阳还五汤的方剂组成中可以发现，生地黄和黄芪这两味中药是重要的组成部分。其中补阳还五汤中重用黄芪，主要是由于通过补气的方法促进血液的运行，补气以行气，行气以行血。生地黄的主要作用是滋阴养血，在活血的过程中，难免出现耗血伤阴，方中加入生地黄可以起到活血而不伤阴之效。

【治疗】

（一）辨证论治

1. 肝郁气滞证

证候：视物昏蒙，视盘色淡白或苍白，或视盘生理凹陷扩大加深如杯状，血管向鼻侧移位，动、静脉变细；兼见情志抑郁，胸胁胀痛，口干口苦；舌红，苔薄白或薄黄，脉弦或细弦。

治法：疏肝解郁，开窍明目。

方药：丹栀逍遥散加减。柴胡、当归、白芍、茯苓、白术、甘草、薄荷、生姜、牡丹皮、栀子。

加减：方中酌加枳壳、香附以助疏肝理气；加丹参、川芎、郁金以助行气活血；加菟丝子、枸杞子、桑椹以助滋养肝肾明目；加远志、石菖蒲以开窍明目；郁热不重者可去牡丹皮、栀子。

2. 肝肾不足证

证候：眼外观正常，视力渐降，视物昏蒙，甚至失明；眼底表现符合本病特征；全身症可见头晕耳鸣、腰膝酸软；舌质淡，苔薄白，脉细。

治法：补益肝肾，开窍明目。

方药：左归饮或明目地黄汤加减。左归饮：熟地黄、山药、枸杞子、山茱萸、茯苓、炙甘草。明目地黄汤：熟地黄、山药、山茱萸、牡丹皮、茯苓、泽泻、当归、白芍、枸杞子、菊花、石决明、蒺藜。

加减：方中加麝香、石菖蒲以增开窍明目之功，加丹参、川芎、牛膝以增活血化瘀之力。

3. 气血两虚证

证候：眼症同前；可伴见头晕心悸，失眠健忘，面色少华，神疲肢软；舌质淡，苔薄白，脉沉细。

治法：益气养血，宁神开窍。

方药：人参养荣汤加减。白芍、当归、陈皮、黄芪、肉桂、人参、白术、炙甘草、熟地黄、五味子、茯苓、远志、生姜、大枣。

加减：方中可加石菖蒲以通络开窍；若气虚较轻，可将人参改用党参；血虚偏重者可加制何首乌、龙眼肉以养血安神；并可加用枳壳、柴胡等理气之品，以通助补。

4. 气血瘀滞证

证候：多因头眼外伤，视力渐丧，视盘色苍白，边界清，血管变细；兼见头痛健忘，失眠多梦；舌质暗红，或有瘀斑，苔薄白，脉涩。

治法：行气活血，化瘀通络。

方药：通窍活血汤加减。赤芍、川芎、桃仁、红花、老葱、红枣、麝香、黄酒、鲜姜。

加减：方中可加石菖蒲、苏合香以增芳香开窍之功；加丹参、郁金、地龙以助化瘀通络。

（二）中成药

1. 逍遥丸　具有疏肝理气解郁作用。用于青盲属肝郁气滞证。

2. 补中益气丸　具有补中益气作用。用于青盲属气血两虚证。

3. 明目地黄丸　具有滋肾、养肝。明目作用。用于青盲属肝肾不足证。

4. 杞菊地黄丸　具有滋补肝肾作用。用于青盲属肝肾不足证。

5. 石斛夜光丸　具有滋阴补肾、清肝明目作用。用于青盲属肝肾不足证。

6. 复方丹参滴丸　具有活血化瘀、理气止痛作用。用于青盲属气血瘀滞证。

7. 复方丹参片　具有活血化瘀、理气止痛作用。用于青盲属气血瘀滞证。

（三）单方验方

1. 明目逍遥汤（韦玉英经验方）　药物组成：薄荷、柴胡、当归、白芍、白术、茯苓、炙甘草、牡丹皮、栀子、菊花。治疗血虚肝郁型儿童视神经萎缩。

2. 重明益损汤（韦企平经验方）　药物组成：黄芪、当归、川芎、赤芍、生地黄、党参、柴胡等，益气活血、养阴明目，治疗外伤性视神经病变所致青盲。

3. 益气活血利水方（彭清华经验方）　药物组成：黄芪 30g，生地黄 20g，茯苓 20g，车前子 20g，地龙 10g，赤芍 10g，红花 10g，白术 10g。水煎每天 1 剂，分 2 次温服。治疗气虚血瘀之青盲。

（四）外治疗法

直流电药物离子导入：利用直流电场作用，将拟导入的药物离子放在同性电极下，根据同性相斥，异性相吸的原理，将药物离子不经血液循环而直接导入眼内。多选维生素 B_{12}、决明子、丹参、川芎嗪等药导入。疗程同电针治疗。

（五）针灸治疗

1. 体针　以局部穴为主，配合躯干肢体穴；根据辨证虚实施以补泻手法。主穴选攒竹、太阳、睛明、上睛明、四白、球后、承泣、丝竹空等；配穴选风池、完骨、天柱、百会、合谷、肝俞、肾俞、血海、足三里、三阴交、光明等。每次选主穴 2~3 个，配穴 3~5 个，补法为主，每日 1~2 次，30 日为 1 个疗程。属虚证者可在肢体躯干穴施灸法。

不同证型配穴：①肝郁气滞者配以行间、太冲、中都、肝俞。②脾虚湿泛者配以足三里、商丘、脾俞。③肝肾阴虚者配以三阴交、阳陵泉、悬钟、肝俞、肾俞。④气血两虚者配以合谷、足三里、百会、气海、脾俞、肾俞。⑤脾肾阳虚者配以关元、足三里、三阴交、脾俞、肾俞。⑥肝经风热者配以水沟、印堂、合谷、太冲、大椎、曲池、肝俞。

刺法：睛明、上睛明、承泣、球后等穴是治疗本病的重要腧穴，但由于贴近眼球，其间血管分布丰富，加之眼球圆弧状外壁与骨性眶壁之间狭窄的间隙又非直线状，进针不慎可能刺破血管而造成出血，甚至损伤眼球，尤其是高度近视、内分泌突眼、发育性青光眼及反复眼内手术后球壁较薄或眼球轻度变形者更均可能误伤眼球。治疗本病常用平补平泻法，晚期虚证明显者以补法为主。眼球四周进针除必须十分熟悉腧穴和眼球的解剖关系，操作要点：①嘱患者自然轻闭眼，放松肌肉，并使眼球转向所刺穴位相反侧，以留出间隙。②左手食指和中指触感穴位和眼眶及球壁的关系，并推压眼球加大眼球壁和眶壁间隙。③右手持针迅速刺入皮下后，先慢后快顺势深刺，若遇抵触感，稍变角度或稍退针再向下刺入，切忌强行刺入。④刺入至要求深度后可留针 15~30 分钟，可轻度捻转或轻弹针柄以求针感，但避免提插。⑤出针时左手持棉球按住针孔周围皮肤，右手持针轻微捻转，无针下涩滞感时先慢后快顺势起针。⑥出针后仍继续用棉球按压针孔 3~5 分钟，以防出血。

2. 头针 取视区，两侧均由上向下平刺 3~4cm，快速捻转，使之产生较强的胀、痛、麻等感觉。每日或隔日针 1 次。

3. 电针 是将毫针的针刺作用与电刺激的生理效应综合作用，以加强疗效。可选前述不同穴位，每日 1 次，每次 20 分钟，10 次 1 个疗程。应注意电流回路要求尽量成对，邻近配对取穴。

4. 穴位 注射取肝俞、肾俞，用复方丹参注射液或维生素 B_1 做穴位注射，亦可用复方樟柳碱注射液穴位或皮下注射。

（六）西医治疗

1. 药物

（1）B 族维生素：维生素 B_1，每次 10~20mg，每日 3 次口服，或每日 100mg 肌内注射。维生素 B_{12}，每次 100~500μg，肌内注射，每日 1 次，或每次 500~1000μg，每周 1 次。弥可保，每次 500μg，每日 2~3 次口服。

（2）改善机体代谢药：三磷酸腺苷（ATP），每次 10~20mg，每日 1 次肌内注射，或 20~40mg 溶于 5%~10% 葡萄糖溶液 250mL 内静脉滴注，每日 1 次，10~14 天 1 个疗程。辅酶 A 肌内注射，每次 50~100U，每日 1~2 次；或静脉滴注每次 50~100U，常和 ATP 合用，每日 1 次，7~14 天为 1 个疗程。肌苷片口服，每次 40~200mg，每日 3 次；静脉滴注每次 200~400mg，每日 1 次。

（3）扩张血管药：烟酸，每次 100~200mg，每日 3 次饭后口服；地巴唑，每次 30mg，每日 3 次口服。

（4）营养神经药：神经生长因子及脑苷肌肽注射液等，对病程短、病情重的患者可选择应用。

2. 高压氧治疗 对放射性、中毒性、外伤性及缺血性视神经萎缩早期应用可能有效。

3. 体外反搏疗法 该疗法是在舒张期压迫肢体，提高主动脉舒张压，从而增加冠状动脉和颈总动脉的灌注量，使视网膜和视神经缺血、缺氧状态显著改善；并能通过缺血区吻合支开放及侧支循环形成改善微循环，有助于促进视盘血运及新陈代谢。方法是使用四肢序贯式正压体外反搏器进行治疗，每次 1 小时，每日 1 次，20 次为 1 个疗程，每个疗程结束后休息 3 天，再进行下个疗程治疗。治疗前应排除先天性心脏病、肺心病、心衰及出血性疾病，每疗程反搏前后测血压，查视力、视野、眼底、眼压等。该疗法适宜病程较短者，对长期药物治疗无效的应增加治疗次数。

【预后转归】

视神经萎缩早期，视盘粉红色调变浅，随病情进展，视盘组织缓慢消失，残留灰白，弯月形浅凹陷，裸露筛板，类似青光眼性病理凹陷。

本病及时治疗，解除病因，视功能能够有所改善，或者处于稳定状态。但部分患者虽然积极治疗，视功能仍然继续损伤，最终导致失明。

【预防调护】

青盲属于疑难眼病，一旦形成，不论何种病因"皆不易治，而年老尤难"（《审视瑶函》）。黄庭镜认为青盲"如年形衰迈性气浮燥，治亦无济"。这都说明预防该病发生发展，防患于未然的必要性。中医自古认为"上医治未病"，《审视瑶函·识病辨证详明金玉赋》更明确提出，"目之害者起于微，睛之损者由于渐，欲无其患，防制其微"。据上述病因病机，当避外邪，调情志，慎起居饮食，节烟酒房劳。重视养生保健，不仅助于预防，对治病恢复也很有益。

1. 养成良好的生活习惯，起居有时，避免过度疲劳，戒烟慎酒。

2. 积极治疗原发疾病。

3. 服用乙胺丁醇、奎宁等对视神经有毒害作用的药物，定期检查视力和视野的变化。

4. 预防头部或眼部损伤。

5. 缺血性及遗传性视神经病变患者，应向患者解释预后，控制风险因素，优生优育。

【名医经验】

（一）韦玉英论治视神经萎缩

1. 学术思想 韦玉英教授结合多年临床经验提出"法随证转"，即在治疗过程中，患者证候转化，则立法方药也随之而变，体现辨证论治的精髓。并在此基础上提出了辨治青盲的九法，即疏肝解郁法、行气活血法、清热平肝法、补气活血法、疏肝养血法、阳穴合营法、健脾益气法、滋补肝肾法及温肾健脾法；并将小儿青盲分三期论治：早期肝经风热，标本并治；中期血虚肝郁，攻补兼施；晚期邪退重补，脾肾当先。提出视神经萎缩"郁、瘀、虚"的证候特点。并提出青盲总的治则是"滋补肝肾""益气升阳""疏肝解郁""养血活血"。治疗内障眼病重补兼通，补则首重肝肾，即使其他证型，往往也加用养血填精、固本培元之品；通则疏肝调肝，善以逍遥散验方疏通调达玄府郁滞。另外还重视脾胃，脾胃之气旺，气血充盛，升降有序，脏腑和谐，有利于眼病的恢复。脾胃不健，直接影响精血的上承和清窍的充养，故久病服药者常用轻剂缓调，以免日久伤脾，并先天后天同补，扶正以祛邪。

青盲之肝经风热：症见盲无所见，目紧上视，口眼歪斜，瞳神散大，烦躁不安；或有项强口噤，肢体屈伸不利等；舌质红或绛，少苔，脉弦数有力。本证型多见于小儿，3岁以下可见指纹青紫，透见风关或气关。治法为清热解毒，息风定惊，开窍明目。处方为钩藤熄风饮。该方为韦玉英主任医师自创方，适用于各种急性热病后风热未解，双眼青盲或视瞻昏渺，瞳神散大，兼有上述诸症者。方中金银花、连翘清热解毒，取其"热极生风，热解风自灭"之意，钩藤为手、足厥阴药，可平肝息风，通络镇痉，兼清肝热，共为君药；薄荷、蝉蜕凉肝息风，又能疏解肝郁，定惊止痉，白僵蚕、全蝎息风止痉力强，又可化痰散结，尤适用于风痰上扰清窍的口眼歪斜，抽搐痉挛，语言不利等症，四药共为臣药；风火相煽，易耗阴灼液伤津，故加生地黄养阴增液；石菖蒲辛温，入心、肝、胃经，可豁痰宣壅，开窍通闭，用于痰浊上蒙清窍诸症，以助药力。若病重阴伤明显，生地黄可倍量，并加麦冬、石斛等养阴生津药；夜卧不宁加茯神、灯心草、远志；肢体触痛加丹参、白芍；若有低热，寒热往来，属邪在少阳，热极生风，可用小柴胡汤加全蝎、僵蚕、钩藤等清透少阳，息风定惊。

2. 典型病例 徐某，女，12岁，1990年6月30日初诊。

主诉：双眼视力突然下降1个月。1个月前高热、咳嗽，曾按急性肺炎治疗，后出现双下肢瘫痪及视力急剧下降，在北京儿童医院按视神经脊髓炎住院，予以激素治疗为主，全身情况好转稳定，唯视力不增，转我院治疗。检查视力右0.1，左0.2，不能矫正，双眼底视盘颞侧淡白，黄斑中心凹反光可见。视野双眼向心性缩小，各象限10°~30°不等。面色萎黄，乏力，纳眠如常，二便调，舌质淡红，苔薄白，脉细。诊断双视瞻昏渺（视神经萎缩），辨证为高热伤阴耗气，肾亏脾弱，濡养失职，目暗不明。治则益气养阴，补肾明目。处方：生黄芪、太子参、女贞子、茺蔚子、鸡血藤各6g，枸杞子、桑寄生、伸筋草、决明子、石菖蒲各10g，山茱萸5g，丹参12g。每日1剂水煎服；杞菊地黄口服液每日1支口服。

1990年7月14日二诊，视力稳定，右0.12，左0.3，守方14剂。三诊至五诊，均以初诊方基础上随症加减，至10月23日检查右视力0.25，左0.6。继续治疗至

1991年2月9日，右视力0.4，左0.6，眼底无变化，视野各象限原缩小范围未再进展，继续用中成药巩固。1991年5月6日复诊双视力1.2。

（二）唐由之论治视神经萎缩

1. 学术思想 唐老认为视神经萎缩疾病病机：其病情迁延日久，由数月至数年，临床辨证时需要去粗存精、去伪存真。常言云"久病多瘀"，"瘀"者却有虚、实之分，虽然"久病多虚"常见，但综合起来，却是或虚实夹杂、或单纯虚证均可见。结合脏腑辨证时，"瘀""虚"简而言之可谓"不通"与"不足"。"不通"——人体左升右降，肝主升发，脾主升清，肝与脾为气血升发的主力，肝郁不能升发，脾虚不能升清，致目失濡养，神光不能发越，多见于继发性视神经萎缩。"不足"——精、气、血之不足，即原动力和能量不足。视神经是中枢神经系统的一部分，肾主骨生髓，脊髓通于脑，髓聚而成，肾中精气充盈，则"髓海"得养，补肾益精为视路功能运行提供物质基础。从患者的眼底表现上看，视盘苍白或局部颜色偏淡，血管偏细，益气活血亦为要。本病治疗时，中药汤剂化裁当灵活取舍，"不足""不通"间杂有之。"不足"为虚，虚则补之，驻景丸、四物五子汤、明目地黄丸是常用的方剂。唐老在补虚用方中常常兼顾气、血、肾三方面，黄芪、当归、白芍、菟丝子、枸杞子为常用药；"不通"为郁为滞，疏肝健脾，以促升发，小柴胡汤、加味逍遥丸、补中益气汤、益气聪明汤为其主方。唐老在化瘀用方中，常用桃仁、红花、川芎、鸡血藤、柴胡、郁金等。"不足"与"不通"兼有夹杂者，两类方剂互用，随辨证主次以立君臣。

2. 典型病例 李某，女，18岁。2010年3月5日就诊。

主诉：双眼视力下降9年。患者8年前无明显诱因出现双眼视力下降，当地医院诊断为"双眼视神经萎缩"，口服中药、针灸等治疗有好转，近半年自觉视力下降明显。刻下症：双眼视物模糊，无眼红眼痛。纳食可、夜寐安、二便调。眼科检查：视力右眼0.2（矫正0.5），左眼0.15（矫正0.8）。双眼前节无明显异常。眼底检查，双眼视盘边界清色苍白，右眼视盘鼻侧稍红润，双眼黄斑中心凹纹理稍紊乱，但中心凹反光可见，视网膜及动静脉血管未见异常。眼压，右眼13.8mmHg，左眼15.9mmHg。视野，双眼视敏度降低，右眼为重。诊断：双眼视神经萎缩。处方：生地黄20g，熟地黄20g，当归20g，淮山药15g，茯苓15g，肉苁蓉20g，巴戟天20g，山茱萸15g，菟丝子20g，枸杞子30g，金樱子20g，楮实子20g，覆盆子15g，生黄芪30g，柴胡6g。60剂水煎，每日1剂，煎出400mL，早晚饭后半小时各服200mL。

二诊：2010年11月5日。患者自诉双眼视物较前清晰。视力，右眼0.2（矫正0.8），左眼0.15（矫正0.6）。眼部其余检查同前。视野检查，右眼视敏度较前稍好转。处方：上方去生熟地黄，加制首乌30g、黄精20g。60剂水煎，每日1剂，煎出400mL，早晚饭后半小时各服200mL。

三诊：2011年4月8日，患者自诉双眼视物无明显不适。眼科检查：视力，右眼

0.2（矫正 0.8^{+1}），左眼 0.15（矫正 0.8^{+1}）。眼部其余检查同前。方药：太子参 12g，西洋参 12g，制首乌 30g，黄精 30g，巴戟天 12g，肉苁蓉 12g，菟丝子 15g，枸杞子 15g，生黄芪 30g，炙黄芪 30g。30 剂水煎，每日 1 剂，煎出 400mL，早晚饭后半小时各服 200mL。视野检查：双眼视敏度明显改善。

按语：该患者病史较长，眼科检查视盘边界清晰，颜色淡白，可明确诊断为视神经萎缩，病因为先天发育不良可能性大。此时患者已病九年之久，久病多虚，久病多瘀，当属虚实夹杂之证。该患虽然年轻，全身无虚象之征，但依据眼底视盘颜色淡白，辨其病机以虚为主，治法为补肾益精明目。方中以生地黄、熟地黄、山茱萸、枸杞子、菟丝子、覆盆子众药合力补益肝肾，益精明目，阴阳双补；生黄芪补气固表；柴胡引诸药上达目系。后期制何首乌、黄精增加补肝肾、益精血之力，病情明显好转，予以补气、益精、养血收功。本病病程缓慢，注意调理脾胃，以防药物滋腻。

（三）庞赞襄辨治视神经萎缩

1. 学术思想　视神经萎缩的发生与郁热有关，在初期，郁邪程度较轻，热邪较重。初起多为热邪亢盛，热重于郁，热郁持久侵及目系，造成神光涣散，目系功能丧失。久病易郁，后期郁重于热，或郁热并重，郁结热邪深入目系，以致脉络不通，玄府郁闭，精光之道受损。久郁易于损伤气血，目得血而能视，气脱者目不明。郁结热邪造成气血失源，目失所养，其病难治。久郁热邪灼津耗液，津液亏损，目失阴精涵养而导致盲。此外，还有肝脾肾的功能失调，脏腑气血的偏盛偏衰。因为肝郁易气郁，如果郁热留滞肝经，肝气郁结，郁结易生热邪，郁热为阴邪易化火，灼耗津液，以致肝肾阴虚。脾主运化，为生气血之源，肝郁日久累及于脾，脾虚失运。久病欲思复明，久思郁结伤及心脾，以致心脾两虚。肾阴不足，肝经郁热，可致肝郁肾虚。总之，本病涉及诸脏腑，变化多端。临床辨证要分清郁结热邪，阴阳虚实，更应重视机体状况和内因变化。另外，还有些患者，全身无证可兼。唯眼失明，并非素体亏虚，只是脏腑气血失调，不能理解为脏腑气血亏损，辨证应以眼局部为主。综上所述，视神经萎缩在临床上分为实证和虚证，多因郁热致病，实证多为郁致滞，虚证多为郁致虚。

因本病多郁，临床治疗应注意以下几点：①善治目病者，宜先解郁，若郁结不解，脉络不通，郁热不除，玄府郁闭，气血何以上下流通？目何以得养？郁结清散，脉络通畅，目得所养，则目明矣。诚如《医学纲目·通治眼病》所云："故先贤治目昏花……解肝中诸郁，盖肝主目，肝中郁解，则目之元府通利而明矣。"故治疗本病多从郁热论治，从肝入手。首施常用疏肝解郁、健脾清热之法。多用清解郁热，散结导滞之品，而后攻补兼施或气血双补。勿用燥热敛涩呆补之剂，勿投苦寒峻下之品，多用丹栀逍遥散加减。治疗本病应以疏肝为主，充分调理脏腑功能。绝不能忽视清除郁热的重要性。因为在视神经萎缩的早期治疗不当，有可能郁热残留，热邪潜伏。由于脏腑功能失调，郁热尚可继续内生，祛之不尽又复燃。故治疗本病注意扶正之剂每多甘温，补益之品勿投过早，以防甘温内留，而助郁热。②视神经萎缩病久易虚。视力及视野长期无改善，全身又表现为正气虚弱，多为肝脾肾气血不足，心脾两虚，肾虚肝郁，肝肾阴虚，青年人以气阴两虚多见。此外，过度思虑，心情不佳，长期失眠，饮酒，或月经不调等，都是影响视功能恢复的主要因素。本病开始为肝经郁热之邪损伤正气，造成因病致虚。逐渐形成脏腑气血功能失调和功能减弱，以致正不抗邪，招致郁热内侵，造成因虚致病。肝肾之阴相互资生，相互耗损，久郁致虚，故治疗宜补益肝肾，多用大养肝阴之品。③纵观眼科诸家论著，主张内障眼病大补者多，这与内障多虚论有关。但视神经萎缩不辨虚实，概以虚论，以补治之，当然有纯补之弊。故《审视瑶函·内外二障论》云："目一昏花，愈生郁闷。故云二久病生郁，久郁生病。今之治者，不达此理，俱执一偏之论，唯言肝肾之虚，止以补肝补肾之剂投之，其肝胆脉道之邪气，一得其补，愈补愈蔽，至目日昏，药之无效，良由通光脉道之瘀塞耳……由此推之，因知肝肾无邪，则目决不病，专是科者，必究其肝肾果无邪而虚耶，则以补剂投之，倘正气虚而邪气有余，必先驱其邪气，而后补其正气，斯无助邪害正之弊，则内障虽云难治，亦可以少尽病情矣。"故治疗本病既不能单纯补益，又需注意疏肝解郁，二者相辅相成，不可偏废。勿违虚虚实实之诫，治前宜当详审，治宜标本兼顾，莫执一偏之论为妙。

本病有瘀当先祛瘀，瘀去新生，再行补法。否则瘀不去，新不生，虚无以补。其证治方药如下。

肝经郁热型：多见于小儿热病后，热退双目失明，或成人素体肝气旺盛，烦躁易怒，纳可。便润舌质淡红苔薄白，脉细数。治宜疏肝解郁，健脾通络。方药：逍遥散加减。当归、白芍、茯苓、白术各10g，银柴胡5g，升麻、五味子、甘草各3g，水煎服。

肝郁损气型：病程缠绵，素体气虚，周身乏力。不欲睁眼，易感寒热，纳可，口不干，便润，舌苔薄白，脉和缓或弦细。治宜益气疏肝，滋阴养血方药。方药：补气疏肝益阴汤。党参、黄芪、茯苓、当归、山药、枸杞子、菟丝子、石斛各10g，丹参、银柴胡各6g，赤芍、五味子各5g，升麻、陈皮、甘草各3g，水煎服。

肝郁少津型：多见有情志不舒，口渴欲饮，胸胁满闷，饮食减少，舌红无苔，脉弦数。治宜疏肝解郁，破瘀生津。方药：疏肝解郁生津汤。当归、赤芍、茯苓、白术、丹参、白芍、银柴胡、麦冬、天冬各10g，生地黄、五味子各6g，陈皮、甘草各3g，水煎服。

心脾两虚型：多见于头晕目眩，心悸怔忡，短气懒言，面色黄白，体倦无力，胃纳减少，舌润无苔，脉缓细。治宜健脾益气，养血安神。方药：归脾汤加减。党参、黄芪、白术、当归、茯神、女贞子、熟地黄、远志、炒酸枣仁各10g，升麻、银柴胡、甘草、木香各3g，水煎服。

肾虚肝郁型：多见有头晕耳鸣，逆气上冲，胃纳减少口干，便润，舌苔薄白或无苔，脉弦细尺弱或沉弦数。治宜滋阴益肾，疏肝解郁。方药：疏肝解郁益阴汤。当归、白芍、茯苓、白术、丹参、赤芍、银柴胡、熟地黄、山药、枸杞子、焦曲、磁石、栀子各10g，升麻、五味子、甘草各3g，水煎服。

2. 典型病例　患者，男，9岁，1981年8月23日就诊。

其父代诉：患儿于1981年7月23日突患结核性脑炎，在某省医院住院治疗1个月。现双眼失明，耳聋，失语，四肢不能活动，大小便失禁。检查：视力双眼无光感。双眼视盘边界清，色淡白，动脉变细。诊断：小儿青盲（双眼视神经萎缩）。处方：生地黄、枸杞子、石决明各12g，麦冬、白芍、当归、茯苓、白术、陈皮各9g，牡丹皮、银柴胡各6g，五味子、槟榔各5g，莲子心3g，水煎服。服药20剂后可听到讲话，能言语，自知大小便。服药30剂后可视物，逐渐可以坐、站、走路。1983年1月13日，视力双眼在1米处可见5分长针，语言听力恢复，左肢活动较右肢略差。至1986年2月2日复诊，双眼视力0.2。双眼视盘边界清，色淡。说话、四肢活动基本正常，仅左手握力稍差，有时口角稍显斜。用五味子、天冬、决明子、枸杞子、麦冬各30g，代茶饮，以巩固疗效。

（四）孙河论治视神经萎缩

1. 学术思想　本病的主要病机为肝郁致目系失养；肝的疏泄功能正常与否，与眼病的发生发展密切相关。孙河教授认为视神经萎缩的主要病机：①本病多起于肝经郁热，肝火上炎，侵袭目系。②肝主疏泄，肝郁导致气血运行不畅，肝血不能上输于目，目窍失养而致本病。③肝郁日久则化火，结于脉络，灼伤津液，致使阴精不足，目失濡养，发于本病。④肝主藏血，脾主运化，肝郁易横逆克脾，土壅木郁，气血运行不畅，血之精华不能上输于目，从而导致目系失养。⑤肝肾同源，肝郁可致肾精亏虚，久郁致虚，郁久伤肾，可致肾精不足，精生髓，髓通于脑，目系需赖肾精的濡养，其充实则目有神光；或肝郁日久，肾精亏损，加之情志抑郁，以致肝气郁结，肾阴亏损，导致肾虚肝郁，玄府郁闭。因此本病在临床中患者多有明显的情绪波动因素，多表现为视物昏蒙、情志抑郁、善太息、口干、口苦、胸胁胀满、疼痛、舌苔薄白、脉弦等。孙河教授认为对视神经萎缩患者应注重疏肝之法，肝与春气相应，引申为升发、条达、疏通；气血条达是全身正常生理功能平衡的一个标志。因此孙教授在治疗时，将疏肝理气，通络明目作为治疗原则。认为疏肝通窍法是治疗视神经萎缩的主要治法之一。针对视神经萎缩创立了通窍明目系列方剂，为外伤导致的视神经萎缩创建了通窍明目Ⅰ号；视神经炎导致的视神经萎缩创建了通窍明目Ⅱ号；视网膜色素变性导致的视神经萎缩创建了通窍明目Ⅲ号；青光眼导致的视神经萎缩创建了通窍明目Ⅳ号。在系列方剂中，疏肝是各方剂不可或缺的治则之一。

2. 典型病例　文某，23 岁，女。

初诊：2016 年 5 月 16 日。主诉"双眼视物模糊、眼胀、伴前额疼痛 4 年，近日加重。"患者自诉自幼右眼高度近视，4 年前无明显诱因自觉双眼视物模糊，眼胀痛伴前额疼痛，前往他院就诊，诊断为"高度近视、开角型青光眼"，未予以重视及系统治疗。患者现双眼视物模糊、眼胀、头痛，素性情急躁，畏寒，善太息，口苦，便溏，舌淡苔白，脉弦数。

专科检查：视力右眼 0.01 − 10.00DS/ − 1.25DC × 165 = 0.02，左眼 0.08 − 7.00DS/ − 0.75DC × 180 = 0.6^{+1}。双眼前房中等深，玻璃体轻度混浊，眼底视盘界清色淡，生理凹陷加深，血管偏鼻，盘周弧形斑，右眼明显，右眼杯盘比约为 0.8，左眼杯盘比约为 0.5，双眼视网膜豹纹状，血管细，脉络膜色素上皮层萎缩，黄斑区色暗，黄斑区结构不清，色素紊乱，中心凹光反射消失。24 小时眼压，右眼最高 24mmHg，最低 18mmHg；左眼最高 23mmHg，最低 18mmHg。中央角膜厚度，右眼 571μm，左眼 584μm。视野检查见图。

中医诊断：①右眼青盲，肝郁气滞证；②双眼青风内障；③双眼能近怯远。

西医诊断：①右眼视神经萎缩；②双眼开角型青光眼；③双眼高度近视眼；④屈光参差。

治疗方法：①降眼压治疗，布林佐胺滴眼液，双眼，每日 2 次。②中药治疗，予通窍明目Ⅳ号方加减，疏肝理气，通络明目。柴胡 15g，牡丹皮 20g，车前子 20g，茯苓 20g，石菖蒲 20g，当归 15g，淡竹叶 15g，白术 20g，枸杞子 20g，桑叶 20g，蔓荆子 20g，麦冬 20g，石斛 20g，川芎 15g。10 剂，水煎服。③针刺治疗，以球后、"窍明穴"为主穴，太阳、睛明、百会、风池、风府、大椎、足三里、三阴交、行间为配穴。行平补平泻手法，留针 40 分钟。并予以每日 1 次针刺治疗。

二诊：2016 年 5 月 25 日。患者矫正视力，右眼 0.02，左眼 0.8，眼压，右眼 22mmHg，左眼 21mmHg。眼胀、口苦、善太息症状明显改善，眼底未见明显改变。中药予前方加路路通 20g，15 剂。加强疏肝理气之功。继续针刺及降眼压眼药治疗。

三诊：2016 年 6 月 10 日。患者口苦、太息症状消失，视物较初诊时清晰。矫正视力：右眼 0.04，左眼 1.0^{+2}，眼压，右眼 19mmHg，左眼 18mmHg。视野较前改善。前方去车前子、石菖蒲，继续口服 15 剂，降眼压滴眼液继续点眼。之后电话随访 3 个月视力保持稳定，身体状态良好。

按语：患者平素性情急躁，情志不舒，症见眼胀、头痛，而太息、口苦等均是肝郁气滞的典型表现，四诊合参诊断为青盲之肝郁气滞证。考虑其病机为气滞血瘀，气血运行不畅，不能输精于目，使眼胀、视物昏蒙。方用通窍明目Ⅳ号方加减。方中柴胡、川芎、石菖蒲疏肝行气；车前子、淡竹叶、蔓荆子、清肝明目；茯苓、白术、当归合用补气行血；牡丹皮疏通经脉、活血化瘀；枸杞子、石斛、麦冬平补肾阴，以助明目。诸药配伍配合针刺，既能疏肝行气，通络明目，又可调补气血。二诊、三诊患者视力提高，视野改善，中医症状亦明显好转。

【文献选录】

《诸病源候论·目病诸候》曰："脏腑气血不荣于睛，故外状不异，只不见物而已。"

《素问玄机原病式》曰："目昧不明热也，然玄府者，无物不有，人之脏腑皮毛，肌肉筋膜，骨髓爪牙，至于世间万物，尽皆有之，乃气出入升降之道路门户也，人之眼、耳、鼻、舌、身、意、神，识能为用者，皆升降出入之通利也。有所闭塞者，不能为用也。若目无所见，耳无所闻……悉由热气怫郁，玄府闭密而致气液血脉，荣卫精神，不能升降出入故也，各随郁结微甚，而为病之重轻，故知热郁于目，则无所见也。故目昏者，至近则转难辨物。由目之玄府闭小，如隔帘视物之象也，或视如蝇翼者，玄府有所闭合者也，或目昏而见黑花者，由热气甚而发之于目，亢则害，承乃制，而反出其泪泣气液眯之，以其至近，故虽微而亦见如黑花也。"

《证治准绳·杂病·七窍门》曰："目内外并无障翳气色等病，只自不见者是，乃元府幽邃之源郁遏，不得发此灵明耳""其因有二，一曰神失，二曰胆涩。须询其为病之始，若伤于七情则伤于神，若伤于精血则损于胆。"

《审视瑶函·青盲症》曰："病于阳伤者，缘忿怒暴悖，恣酒嗜辛，好燥腻，及久患热病痰火人得之，则烦躁秘渴，病于阴伤者，多色欲悲伤，思竭哭泣太频之故；伤于神者，因思虑太过，用心罔极，忧伤至甚。元虚水少之人，眩晕发而盲瞽不见。能保养者，治之自愈，病后不能养者，成痼疾""真精者，乃先后二天元气所化之精汁，先起于肾……而后及乎瞳神也。"

《目经大成》曰："则元府出入之路被邪遏抑，不得发此灵明，目虽有，若无矣。此二因者，究竟皆得于七情六欲，最不能治""元府则脉中流行，不舍昼夜之气血。"

《眼科金镜》中将小儿青盲症的病机归结为："盖因病后热留经络，壅闭玄府，精华不能上升荣养之故。"

《眼科证治经验》曰："高热，热甚伤阴，目内阴液耗损，热邪留恋，客于经络，以致玄府郁闭，脏腑精气不能上升。"

《中医眼科六经法要》曰："皆属神败精亏，真元不足，无以上供目用，并致目中玄府衰竭自闭，郁遏光明。"

【现代研究】

（一）RGC 凋亡的分子学机制

近年来，在视神经损伤后的视网膜神经节细胞（retinal ganglion cells，RGC）凋亡通路的研究中取得了进展，这不仅提高了有关 RGC 的神经生物学认识，也激发了对新型神经保护疗法的探索。RGC 凋亡的分子学机制有以下几个方面。

1. 神经营养因子的作用

（1）神经营养因子及其受体：神经营养因子（neurotrophin，NT）属于靶源性因子，人们发现其具有调节神经元发育、分化、存活、增殖，甚至神经传导的作用，在中枢神经系统中，NT 对由多种刺激诱导的神经元损伤发挥着强大的促存活效能。其家族成员包括神经生长因子（nerve growth factor，NGF）、脑源性神经营养因子（brain-derived neurotrophic factor，BDNF）、神经营养因子-3（neurotrophin-3，NT-3）和神经营养因子-4/5（neurotrophin-4/5，NT-4/5）。在神经营养因子中，BDNF 因其强大的促 RGC 存活作用而备受关注，在视神经切断后 BDNF 能够促使体外培养的视网膜神经节细胞存活。内源性 BDNF 可能有助于视神经损伤后的自然保护，高眼压症的早期 BDNF mRNA 水平明显增加，BDNF 上调是经受轴索损伤视网膜神经节细胞的早期反应。

NT 的生物学效应是由两类细胞膜表面蛋白受体组成：①高亲和力的原肌球蛋白的相关激酶（tropomyosin-related kinase，Trk）受体家族，包括 NGF 受体 TrkA、BDNF 及 NT-4/5 受体 TrkB、NT-3 受体 TrkC。②低亲和力的神经营养因子 P75（P75 neurotrophin，p75NT）受体。Trk 受体的激活与神经元的存活有关，NGF、BDNF 等神经营养因子通过与其特异性受体 TrkA、TrkB 等结合后，在细胞膜上形成二聚体，继而激活多个下游的存活通路，包括激活磷酸肌醇 3 激酶（phosphoinositide-3 kinase，PI3K）、促分裂原活化蛋白激酶（mitogen-activated protein kinase，MAPK）和磷脂酶 C（phospholipase Cγ，PLC-γ）等，最终抑制细胞凋亡，促进细胞存活、增殖和分化。

（2）神经营养因子的剥夺：NT 通过抑制内在凋亡程序及激活生存信号的形式起作用的，因此，NT 的剥夺是 RGC 凋亡最根本的原因之一。供应视网膜的 NT 主要来源于大脑，已有研究指出 NT 的剥夺和神经元死亡是由轴突运输阻塞所致。在高眼压状态下，逆行运输的 BDNF 及其 TrkB 受体同时被阻止在视乳头处，导致神经营养因子的剥夺，随即出现 RGC 的凋亡。并且 RGC 的存活不依赖 NT 水平的多少，即使有充足的 BDNF，一旦轴突逆向运输，必然引起 RGC 的损伤。

视网膜组织中的内源性神经营养因子在成熟的 RGC 存活中发挥了重要的作用，源自视网膜组织的 NT 和/或其受体的缺乏可能在 RGC 凋亡中发挥作用。外源性神经营养因子一直作为潜在的防止或延缓 RGC 凋亡的神经保护策略而得到广泛的研究。

2. 视网膜神经节细胞凋亡调控途径的激活 除了神经营养因子作用，其他损伤机制也能导致 RGC 的减少，如神经胶质细胞的活化、兴奋性毒性作用（如谷氨酸）、局部缺血、氧化应激（如活性氧自由基、一氧化氮等）、Ca^{2+} 通道及电离辐射等。与中枢神经系统的其他神经元相似，RGC 凋亡也涉及两个途径：内源性和外源性细胞凋亡途径，凋亡过程可由不同的刺激触发，并且两个途径可以单独发生，也可以相互作用。

3. 神经毒性作用

（1）兴奋性氨基酸毒性：谷氨酸是中枢神经系统中主要的兴奋性氨基酸，并且已经证实其参与了诸多视神经病变的 RGC 凋亡过程。视神经损伤后，释放大量谷氨酸，导致细胞外 Ca^{2+} 稳态漂移，过度激活谷氨酸受体，包括 NMDA 受体、AMPA 受体和 KA 受体，使离子通道开放，从而导致 Ca^{2+} 内流。在神经细胞中钙离子稳态对于轴突生长、突触传递及细胞存活是必不可少的。细胞内钙离子的堆积导致 Ca^{2+} 依赖凋亡通路的激活，这也可能涉及 Ca^{2+} 依赖的半胱氨酸蛋白酶家族成员之一钙蛋白酶，从而促进 RGC 的凋亡。

（2）氧化应激（oxidative stress，OS）：是机体在病理情况下，体内活性分子如活性氧自由基（reactive oxygen species，ROS）和活性氮自由基（reactive nitrogen species，RNS）生成过多，造成氧化物清除不及时，氧化系统与抗氧化系统之间的平衡受影响，从而导致组织损伤。ROS 是引起氧化应激最主要的原因，它可以通过破坏小梁网、视盘及视网膜组织，最终导致 RGC 凋亡。氧化应激在诱导体外培养的视网膜神经节细胞凋亡的过程中，涉及 casepase 家族，诱发内质网应激，从而引起 RGC 凋亡。视网膜组织的缺血缺氧可以引起自由基及脂质过氧化产物过多，细胞膜正常结构破坏，造成 Ca^{2+} 内流、超载，Ca^{2+} 可以激活核酸内切酶，促使 DNA 断裂，细胞解体，最终造成细胞凋亡。

（二）视神经保护的研究

视神经病变病因包括外伤、缺血、高眼压、炎症、中毒、营养不良和遗传等因素，RGC 的凋亡是这些视神经疾病发病的共同特征，最终导致 RGC 减少而影响视功能，甚至导致视神经萎缩。通常阻止 RGC 死亡的方法称为神经保护，保护和挽救损伤的 RGC，使其免受继续损伤的视神经保护策略是治疗视神经疾病的共同目标。近年来有很多研究都在试图探讨导致 RGC 凋亡的机制，而且取得了重大进展，目前发现多条有关参与细胞凋亡的关键途径，针对这些机制，国内外学者又进一步试图寻找不同类型的治疗策略。

1992 年 Reynolds 等从成年小鼠纹状体中分离出了能在体外不断分裂增殖、具有多种分化潜能的神经干细胞，这一发现对中枢神经系统发育成熟后不可再生理论提出了挑战。中医认为"精"与干细胞有较大的相关性，尤其是"先天之精"与干细胞直接相关，干细胞具"先天之精"属性，是"先天之精"在细胞层次的存在形式。近年来，对视神经损伤后的 RGC 凋亡通路的研究取得了较大的进展，这不仅提高了有关 RGC 的神经生物学认识，也激发了对神经保护疗法的探索，越来越多的中药制剂对视神经保护作用的临床和实验研究取得较大进展。

视神经保护是指阻止 RGC 凋亡或死亡，目前发现多条有关参与细胞凋亡的关键途径，包括神经营养因子的剥夺、谷氨酸毒性、氧化应激等等，视神经损伤具有多因素、多途径特点，保护和挽救损伤的 RGC 是临床治疗许多视神经疾病的共同目标，中医整体观念的特点及中药复方的特征，使得中医药在视神经保护方面可能具有多靶点的优势。中药的视神经保护作用已经得到临床研究和基础实验的证实，单味中药、中药提取物及中药复方通过改善机体内环境、促进神经再生、修复神经损伤，起到视神经保护作用。

在神经保护研究领域，中西医在基础研究取得了令人兴奋的进展，然而临床应用的疗效并没有基础实验那么理想，视神经损伤仍然缺乏理想的临床治疗方法，如何将基础研究的成果应用到临床还有大量工作要做，需要加强基础与临床的合作，促进基础研究成果尽快向临床应用转化。中药视神经保护的作用机制普遍并不十分清楚，可能不是通过单一途径，而是多种机制共同作用的结果，今后仍需要进一步深入研究与探索。

参考文献

1. 李传课. 中医眼科学 [M]. 2 版. 北京：人民卫生出版社，2015：548 - 549.

2. 赵堪兴，杨培增. 眼科学 [M]. 7 版. 北京：人民卫生出版社，2011：161 - 164.

3. 王明芳，谢学军. 中医眼科学 [M]. 北京：中国中医药出版社，2004：578 - 587.

4. 张梅芳，詹宇坚，邱波. 眼科专病中医临床诊治 [M]. 北京：人民卫生出版社，2013：159 - 179.

5. 庄曾渊，金明. 今日中医眼科 [M]. 北京：人民卫生出版社，2011：225 - 270.

6. 彭清华. 中医眼科学 [M]. 北京：中国中医药出版社，2016：168 - 170.

7. 段俊国. 中西医结合眼科学 [M]. 北京：人民卫生出版社，2013：271 - 273.

8. 彭清华，秦裕辉. 全国中医眼科名家学术经验集 [M]. 北京：中国中医药出版社，2014：45 - 47，166 - 168，239 - 442.

9. 彭清华，魏湘铭. 中西医临床用药手册·眼科分册 [M]. 长沙：湖南科学技术出版社，2010：142 - 143，182 - 183，243 - 247.

10. 彭清华. 中西医结合眼底病学 [M]. 北京：人民军医出版社，2011：114 - 119.

11. 关国华. 中医眼科诊疗学 [M]. 上海：上海中医药大学出版社，2002：305 - 308.

12. 丁淑华. 实用西医师中成药手册·五官科分册 [M]. 北京：中国中医药出版社，2012：98 - 101.

13. 张建，张明亮. 眼科汤头歌诀. 太原：山西科学技术出版社，2009：80 - 183.

14. 张健，张清. 中西医结合诊治视网膜血管病——专家答疑解惑 [M]. 北京：人民卫生出版社，2016：92 - 101.

15. 张彬，霍双. 针刺治疗常见眼病 [M]. 石家庄：河北科学技术出版社，2014：160 - 161.

16. 庞赞襄. 中医眼科临床实践 [M]. 石家庄：河北人民出版社，1976：84 - 89.

17. 中华医学会. 临床诊疗指南眼科学分册 [M]. 北京：人民卫生出版社，2006：271 - 273.

18. 魏建房，张媛媛，王芬芬，等. 中西医结合治疗葡萄膜炎 20 例临床观察 [J]. 光明中医，

2018, 33 (2): 248 - 250.

19. 商蕴波. 中药直流电导入治疗葡萄膜炎的临床观察 [J]. 临床医药文献杂志, 2015, 2 (36): 7425, 7428.

20. 曾明葵, 毛谦. 抑阳酒连散治疗色素膜炎的体会 [J]. 湖南中医学院学报, 1990, 10 (1): 22 - 23.

21. 曾静, 喻京生, 颜家朝, 等. 祛风活血丸治疗前葡萄膜炎疗效观察 [J]. 中国中医眼科杂志, 2012, 22 (6): 409 - 411.

22. 李维, 喻京生, 颜家朝, 等. 祛风活血丸预防白内障术后迟发型葡萄膜炎的效果观察 [J]. 湖南中医杂志, 2016, 32 (4): 6 - 8.

23. 陈雨琪, 毕宏生. 中西医结合治疗葡萄膜炎 (VKH 综合征 - 肝胆火炽型) 的临床观察[J]. 科技视界, 2018 (35): 187 - 189.

24. 曾静. 祛风活血汤对实验性自身免疫性葡萄膜炎大鼠血清 TNF-α、IL-6、IL-10 影响的研究 [D]. 湖南中医药大学, 2014.

25. 许敏, 黄洁. 中药治疗前葡萄膜炎的疗效分析 [J]. 北方药学, 2014, 11 (1): 39 - 40.

26. 喻京生, 肖霞, 李维, 等. 祛风活血丸对 EAU 大鼠模型 TGF-β2 表达的影响 [J]. 中国中医眼科杂志, 2017, 27 (3): 146 - 150.

27. 罗国芬. 慢性葡萄膜炎的病因病机与治则探讨 [J]. 中西医结合眼科杂志, 1995, 13 (3): 154.

28. 罗维晓, 刘艳, 彭清华. 李熊飞老中医治疗青光眼的临床经验 [J]. 中国中医眼科杂志, 2011, 21 (6): 321 - 323.

29. 罗维晓, 刘艳, 彭清华. 李熊飞治疗绿风内障经验 [J]. 湖南中医杂志, 2011, 27 (6): 39 - 40.

30. 张明亮, 张健, 张湘晖, 等. 张怀安眼科临床经验集 [M]. 北京: 人民卫生出版社, 2012: 40 - 46, 129 - 134.

31. 彭清华. 从肝论治原发性青光眼 57 例临床总结 [J]. 江苏中医药, 1990 (10): 6 - 9.

32. 彭清华, 朱文锋, 罗萍. 原发性闭角型青光眼血瘀水停病理的研究 [J]. 中医药导报, 2000, 6 (9): 16 - 18.

33. 彭清华, 李建超. 青光安治疗抗青光眼术后患者临床研究 [J]. 湖南中医药大学学报, 2004, 24 (2): 36 - 39.

34. 项敏泓, 钟一声, 张兴儒. 灯盏细辛对眼压已控制青光眼患者视野的保护作用 [J]. 国际眼科杂志, 2006, 6 (4): 806 - 809.

35. 周尚昆, 王慧娟, 唐由之. 唐由之中西医结合治疗青光眼经验 [J]. 中医杂志, 2012, 53 (14): 1185 - 1186.

36. 张殷建. 邹菊生辨治原发性开角型青光眼经验 [J]. 上海中医药杂志, 2010 (2): 11 - 13.

37. 陈美荣, 郝永龙, 王静波. 王静波教授治疗中晚期青光眼学术思想 [J]. 中国中医眼科杂志, 2012, 22 (1): 59 - 60.

38. 彭俊, 李建超, 姚小磊, 等. 原发性开角型青光眼房水蛋白含量的检测及其与中医证型关系的研究 [J]. 湖南中医药大学学报, 2016, 36 (12): 31 - 33.

39. 李建超, 彭俊, 曾志成, 等. 原发性开角型青光眼患者眼血流动力学的改变及与中医证型关系的研究 [J]. 湖南中医药大学学报, 2016, 36 (12): 27 - 30.

40. 姚小磊, 彭俊, 李建超, 等. 原发性开角型青光眼患者眼底荧光血管造影及血液流变学改变与中医证型关系的研究 [J]. 湖南中医药大学学报, 2016, 36 (11): 41 - 45.

41. 徐剑, 彭俊, 姚小磊, 等. 原发性开角型青光眼患者血管内皮、血小板功能改变及与中医证型关系的研究 [J]. 湖南中医药大学学报, 2016, 36 (11): 37 - 40.

42. 陆南山, 邓子宏. 中西医结合治疗慢性单纯性青光眼疗效初步观察 [J]. 新医学, 1977, 8 (3): 114 - 116.

43. 张丽霞, 李静贞, 高健生, 等. 川芎嗪对眼压控制下原发性开角型青光眼患者视功能和视网膜血循环的影响 [J]. 中国中医眼科杂志, 2006, 16 (3): 129 - 132.

44. 张健. 张健眼科医案 [M]. 北京: 中国中医药出版社, 2016: 221 - 227.

45. 罗国芬. 中药治疗出血性青光眼 12 例 [C]. 成都中医学院资料选编眼科专辑 [A], 1981 (14): 63.

46. 金威尔, 林颖, 刘安. 睫状体扁平部造瘘术治疗新生血管性青光眼的初步观察 [J]. 中国中医眼科杂志, 1994, 4 (3): 145 - 147.

47. 杜植鹏, 吴燕, 李闻捷. 晶体蛋白与白内障发病机制研究 [J]. 国际眼科杂志, 2009, 9 (10): 1923.

48. 代广知, 谭树华. 白内障发病机制的研究进展 [J]. 生物技术世界, 2014, 10 (3): 115.

49. 魏远建, 徐国兴. 水通道蛋白与白内障研究进展 [J]. 国际眼科杂志, 2013, 13 (7): 1341.

50. 刘丽丽, 陈涛, 刘加顺. 一氧化氮与白内障病理相关性的实验分析 [J]. 药物与人, 2014, 27 (7): 256.

51. 马伟凤, 徐勤. 金钗石斛提取物对晶状体上皮细胞氧化损伤防护作用 [J]. 国际眼科杂志, 2010, 10 (4): 650.

52. 肖春莹, 缪家林, 连红. 苦瓜霜滴眼液对白内障治疗作用的研究 [J]. 黑龙江医药, 2014, 27 (3): 600.

53. 张健, 欧阳云, 翁小涛, 等. 障眼明胶囊治疗早期年龄相关性白内障 [J]. 河南中医, 2014, 34 (6): 1128.

54. 雷春燕, 张一迎. 自拟活血补肾明目汤治疗未成熟老年性白内障临床观察 [J]. 光明中医, 2014, 29 (6): 1238 - 1239.

55. 彭清华. 辨证治疗玻璃体积血 33 例 [J]. 辽宁中医杂志, 1990 (10): 18 - 20.

56. 曾明葵. 养阴活血利水法治疗玻璃体积血 15 例 [J]. 中国中医眼科杂志, 1992, 2 (4): 233 - 234.

57. 彭清华, 李建超, 张琳, 等. 散血明目片治疗玻璃体积血的临床及实验研究 [J]. 中国医药学报, 2004, 19 (增刊): 61 - 64.

58. 宋曼. 利水散结方治疗玻璃体混浊临床观察 [J]. 中国民族民间医药, 2012, 22 (3): 151.

59. 陈志强. 明目清浊汤治疗玻璃体混浊疗效观察 [J]. 山西中医, 2011, 27 (2): 12 - 13.

60. 周瑞雅，陈彬川，帖红艳．氨碘肽注射液在近视性玻璃体混浊治疗中的应用 [J]．医药论坛杂志，2011，32（21）：156－157．

61. 温利辉，农义军，莫明辉，等．中西医结合治疗外伤性前房积血的临床观察 [J]．华夏医学，2013，26（3）：530－532．

62. 王跃进，王斐．生蒲黄汤结合甘露醇治疗外伤性前房积血112例 [J]．河南中医，2013，33（2）：255－256．

63. 周春安．中西医结合治疗外伤性前房积血51例临床观察 [J]．中医药导报，2011，17（6）：66－67．

64. 申德昂．中西医结合分期治疗外伤性前房积血102例疗效观察 [J]．中国美容医学，2012，22（3）：169－170．

65. 李群英，冯小梅，汪伟，等．蒲七汤治疗外伤性前房积血46例 [J]．辽宁中医杂志，2012，39（10）：2009－2011．

66. 杨玉青，臧乐红．益气养阴和血通络法治疗糖尿病性玻璃体积血疗效观察 [J]．陕西中医，2011，32（12）：1629－1631．

67. 彭清华，谢立科，曾自明．中药为主治疗视网膜中央动脉阻塞13例 [J]．中医杂志，1996，37（1）：38－40．

68. 彭清华．活血利水法为主治疗视网膜静脉阻塞的临床研究 [J]．中国中医眼科杂志，1994，4（4）：206－209．

69. 彭清华，姚小磊，曾志成，等．活血通脉利水明目法治疗非缺血型视网膜静脉阻塞的卫生经济学评价 [J]．中华中医药学刊，2011，29（1）：24－26．

70. 彭清华，张波涛，叶群如，等．散血明目片对兔视网膜静脉阻塞后视网膜组织中诱导型一氧化氮合酶表达的影响 [J]．中国中医眼科杂志，2010，20（6）：311－313．

71. 彭清华，叶群如，张波涛，等．散血明目片对兔视网膜静脉阻塞热休克蛋白70表达的影响 [J]．湖南中医药大学学报，2010，30（9）：61－63．

72. 魏燕萍，彭清华，吴权龙，等．散血明目片治疗视网膜静脉阻塞气滞血瘀证的临床研究 [J]．中国中医眼科杂志，2010，20（1）：20－24．

73. 姜秀芳，王伟．激光光凝法联合中药治疗缺血型视网膜中央静脉阻塞 [J]．临床误诊误治，2012，25（9）：68－69．

74. 郑燕林，高明敏，毛奕茜，等．曲安奈德联合激光及中药治疗视网膜中央静脉阻塞性黄斑水肿的临床研究 [J]．中国中医眼科杂志，2013，23（1）：28－31．

75. 周春阳，郑燕林，陈瑾．视网膜静脉阻塞的中医分期治疗 [J]．四川中医，2003（2）：15－17．

76. 张波涛，彭清华，叶群如，等．蛴螬对兔视网膜静脉阻塞模型 iNOS 表达的干预研究 [J]．湖南中医药大学学报，2008，28（2）：25－28．

77. 叶群如，彭清华，张波涛．蛴螬对实验性视网膜静脉阻塞兔 HSP70 表达的影响及意义 [J]．中国中医眼科杂志，2008，18（5）：261－263．

78. 张波涛，彭清华，叶群如，等．蛴螬提取物对兔视网膜静脉阻塞模型视网膜组织 ET-1 表达的影响 [J]．湖南中医药大学学报，2012，32（9）：8－11．

79. 董子奕，彭清华，李建超，等. 兔视网膜中央静脉阻塞模型中小胶质细胞 CD40 和铁蛋白的表达 [J]. 眼科新进展，2015，35（2）：116-119.

80. 梁凯霞，蒋鹏飞，彭俊，等. 蛴螬提取物对实验性兔视网膜静脉阻塞不同时间窗 HGF 表达的影响 [J]. 数字中医药与诊断，2014，2（2）：126-132.

81. 马俊旭，蒋鹏飞，彭俊，等. 蛴螬提取物对实验性兔视网膜静脉阻塞不同时间窗 TIMP-2 表达的影响 [J]. 数字中医药与诊断，2014，2（2）：133-139.

82. 张波涛，蒋鹏飞，彭俊，等. 蛴螬对兔视网膜静脉阻塞模型 tPA、PAI-1 表达干预的影响 [J]. 数字中医药与诊断，2014，2（2）：140-143.

83. 曾明葵，李建超. 加味四妙勇安汤治疗视网膜静脉周围炎临床观察. 湖南中医学院学报，2004，24（4）：44-45.

84. 金鑫，佟英. 中医辨证施治结合西药配合激光治疗轻、中、重型视网膜静脉周围炎的疗效 [J]. 中国疗养医学，2017，26（9）：928-929.

85. 彭清华. 从肝论治球后视神经炎45例 [J]. 江苏中医，1991（3）：10-11.

86. 彭清华. 从肝论治视乳头炎21例临床观察 [J]. 贵阳中医学院学报，1991（3）：28-29.

87. 尚姗姗，韦企平. 视神经炎的中医证候学研究 [J]. 中国中医药杂志，2014，24（4）：240-242.

88. 徐国兴，郭健，林鸿，等. 加减八珍汤中西医结合治疗视网膜脱离疗效探讨 [J]. 海峡科学，2007（12）：15-16.

89. 吕文纲，叶思勇. 中药健脾补肾活血对视网膜脱离复位术后视力恢复的促进作用 [J]. 中国临床保健杂志，2006，9（3）：277.

90. 张仁俊. 视网膜脱离手术配合中药的疗效分析 [J]. 中国中医眼科杂志，2000，10（3）：164-165.

91. 夏贤闻. 中药在伴有玻璃体积血的孔源性视网膜脱离治疗中的作用 [J]. 中国中医眼科杂志，1998，8（1）：36-38.

92. 朱新民. 视网膜剥离的辨证施治 [J]. 安徽中医临床杂志，2001，13（2）：135-136.

93. 高翔，吴红斌. 中药在孔源性视网膜脱离手术前后的应用 [J]. 中国中医眼科杂志，2003，13（4）：225-226.

94. 孙化萍，高卫萍，洪德建，等. 内眼手术围手术期中医药辨治思路 [J]. 河北中医，2011，33（10）：1539-1540，1600.

95. 王玉，范传峰，季强，等. 最小量手术结合中药治疗孔源性视网膜脱离 [J]. 中国中医眼科杂志，2009，19（4）：220-222.

96. 刘锋祥. 中药在孔源性视网膜脱离复位术后的应用 [J]. 江西中医药，2000，31（6）：36-37.

97. 彭清华，范艳华，段国平，等. 益气养阴活血利水法治疗视网膜脱离术后的临床研究 [J]. 湖南中医药大学学报，2009，29（1）：47-49.

98. 彭清华，喻京生，陈艳芳，等. 眼科围手术期的中医药治疗 [J]. 中国中医眼科杂志，2009，19（3）：172-175.

99. 谭炳寅. 孔源性视网膜脱离围手术期证候特征及辨证分型研究 [D]. 广州中医药大

学，2012.

100. 曾志成，彭俊，沈志华，等. 益气养阴活血利水法对高度近视孔源性视网膜脱离复位术后残留视网膜下液的影响 [J]. 中华中医药杂志，2019，34 (5)：2017 – 2021.

101. 秦裕辉，李芳，涂良钰，等. 双丹明目胶囊治疗糖尿病视网膜病变的多中心临床研究[J]. 湖南中医药大学学报，2010，30 (1)：46 – 51.

102. 聂辅娇，孙淑铭，谢鹤，等. 养阴清热、活血利水方联合西药治疗糖尿病视网膜病变激光术后的疗效观察 [J]. 湖南中医药大学学报，2017，37 (12)：1381 – 1385.

103. 欧扬，邱波，刘聪慧. 张梅芳教授治疗糖尿病病视网膜病变经验简介 [J]. 新中医，2011，43 (2)：158 – 159.

104. 刘求红. 余杨桂教授治疗糖尿病性视网膜病变的思路与经验 [J]. 黑龙江中医药，2004 (2)：26 – 27.

105. 熊静，彭清华，吴权龙，等. 益气养阴活血利水法治疗单纯性糖尿病视网膜病变临床研究 [J]. 中国中医眼科杂志，2009，19 (6)：311 – 315.

106. 王佳娣，孙河. 达明饮加味治疗重度糖尿病黄斑水肿近期疗效观察 [J]. 中医药学报，2015，43 (6)：74 – 76.

107. 牛世煜，孙河. 达明饮治疗糖尿病视网膜病变 42 例临床观察 [J]. 中医药信息，2010，27 (2)：61 – 62.

108. 赵艳青，李青松，项敏泓，等. 糖尿病视网膜病变中医证候分布规律及症状相关性研究 [J]. 中国中医药，2017，42 (14)：2796 – 2801.

109. 谷雨明，刘秀枝，冯博，等. 基于中医传承辅助系统的治疗糖尿病视网膜病变组方规律分析 [J]. 山东中医药大学学报，2017，43 (6)：531 – 535.

110. 郭丹萍，李敏，寇久社，等. 益气明目汤配合激光光凝治疗糖尿病视网膜病变 57 例 [J]. 现代中医药. 2017，37 (6)：81 – 83.

111. 杨瑾. 行气化瘀中药治疗非增生性糖尿病视网膜病变疗效及对 VEGF、Ang 及 ANGPT 的影响 [J]. 现代中西医结合杂志，2017，26 (35)：3923 – 3926.

112. 马莉，金泽祥. 复方丹参明目对糖尿病大鼠视网膜病变的影响 [J]. 中药新药与临床药理，2017，28 (5)：628 – 632.

113. 曾志成，彭俊，蒋鹏飞，等. 益气养阴活血利水复方联合玻璃体腔注射康柏西普治疗糖尿病性黄斑水肿疗效观察 [J]. 中国中西医结合杂志，2019，39 (3)：270 – 274.

114. 曾志成，彭俊，李文杰，等. 中药汤剂口服联合玻璃体内注射曲安奈德对非增生性糖尿病视网膜病变黄斑水肿患者血清及玻璃体液 IL-6、VEGF 表达的影响 [J]. 湖南中医药大学学报，2019，39 (1)：74 – 78.

115. 彭清华，彭俊. 吴权龙，等. 活血利水法治疗中心性浆液性脉络膜视网膜病变的临床研究 [J]. 国际眼科杂志，2010，10 (7)：1284 – 1286.

116. 曹端荣，龚静青，金玲，等. 中心性浆液性脉络膜视网膜病变患者荧光素眼底血管造影及预后特征相关性分析 [J]. 临床眼科杂志，2018 (1)：18 – 21.

117. 盛倩，庄曾渊，郭晓勤. 从精气血津液辨证分期论治中心性浆液性脉络膜视网膜病变[J]. 世界中西医结合杂志，2017 (7)：1023 – 1026.

118. 刘雪霞，周国宏，师燕芸，等. 中心性浆液性脉络膜视网膜病变发病机制与治疗方法的研究进展 [J]. 中华眼科医学杂志（电子版），2015（6）：323-327.

119. 许发宝，周立军，巩亚军，等. 应用光学相干断层扫描成像技术分析比较急慢性中心性浆液性脉络膜视网膜病变的变化 [J]. 中国病理生理杂志，2018（6）：1109-1114.

120. 许发宝，周立军，巩亚军，等. 应用光学相干断层扫描血管成像技术评价中心性浆液性脉络膜视网膜病变视网膜及脉络膜的微循环变化 [J]. 中山大学学报（医学科学版），2018（4）：566-572.

121. 莫宾，周海英，焦璇，等. 中心性浆液性脉络膜视网膜病变的 OCTA 特点及与 ICGA 的比较分析 [J]. 国际眼科杂志，2017，17（7）：1351-1355.

122. 蒋小爽，李薇，李娅楠，等. 慢性中心性浆液性脉络膜视网膜病变口服药物治疗研究现状 [J]. 中华眼底病杂志，2017（6）：665-668.

123. 赵俊华. 中心性浆液性脉络膜视网膜病变治疗方法的研究进展 [J]. 中国临床新医学，2017（8）：816-820.

124. 吴秀秀，谢琳，游志鹏. 光动力治疗中心性浆液性脉络膜视网膜病变的研究进展 [J]. 眼科新进展，2016（12）：1180-1183.

125. 夏颖，魏伟，王菁. 中药联合半剂量维替泊芬光动力疗法治疗慢性 CSC 的临床疗效观察 [J]. 中国中医眼科杂志，2017（1）：65-68.

126. 闫琼，李秋明，董淑倩，等. 玻璃体内注射雷珠单抗治疗中心性浆液性脉络膜视网膜病变的临床观察 [J]. 中华眼外伤职业眼病杂志，2018（4）：254-257.

127. 徐丽，王治骞，庄晓彤. 中心性浆液性脉络膜视网膜病变研究近况及治疗 [J]. 中国实用眼科杂志，2017（6）：553-557.

128. 江伟，唐由之，梁丽娜，等. 二至明目汤治疗非渗出性年龄相关性黄斑变性临床分析[J]. 中国中医眼科杂志，2013，23（3）：201-203.

129. 苏晶，刘新泉，张殿建. 滋阴补肾片治疗干性年龄相关性黄斑变性疗效观察 [J]. 河北中医，2017，39（6）：835-838.

130. 汪兵. 活络散结汤治疗痰瘀互结证渗出性年龄相关性黄斑变性临床效果 [J]. 当代医学，2018，24（22）：52-54.

131. 刘嘉立. 中药内服联合离子导入法治疗痰瘀互结型 AMD 的临床观察 [D]. 黑龙江中医药大学，2017.

132. 邢怡桥，黄蓉，李敏. 视网膜色素变性分类的研究进展 [J]. 临床眼科杂志，2017（2）：173-176.

133. 李传课，李波，彭清华，等. 滋阴明目丸治疗肝肾阴虚视网膜色素变性与老年黄斑变性的临床观察 [J]. 湖南中医学院学报，2001，21（3）：38-40.

134. 吴大力，谭涵宇，彭清华. 蛴螬提取物对大鼠光损伤视网膜变性 NF-kB 表达及核转位的影响 [J]. 湖南中医药大学学报，2012，32（5）：35-38.

135. 谭涵宇，李建超，彭俊，等. 蛴螬不同途径给药对干性年龄相关性黄斑变性模型 Caspase-3、FasL、TNF-α、NF-κB 表达的影响 [J]. 湖南中医药大学学报，2018，38（5）：499-503.

136. 蒋鹏飞，彭俊，吴大力，等. 蛴螬提取物对兔光损伤视网膜变性 Caspase 8、Bax、Bid 及

Caspase 3 表达的影响 [J]. 中华眼科医学杂志（电子版），2019，9（2）：83-89.

137. 陈梅，邱晓星，彭清华，等. 蛴螬提取物对兔脉络膜新生血管 VEGF 和 bFGF 表达的影响 [J]. 国际眼科杂志，2008，8（12）：2443-2448.

138. 邱晓星，彭清华，陈梅，等. 蛴螬提取物对兔脉络膜新生血管 VEGF 和 bFGF 表达的影响 [J]. 国际眼科杂志，2012，12（11）：2053-2058.

139. 谭涵宇，李建超，彭俊，等. 蛴螬提取物不同途径给药对激光诱导鼠眼 CNV 模型的影响 [J]. 世界科学技术-中医药现代化，2018，20（8）：109-117.

140. 彭清华，李传课. 视网膜色素变性虚中夹瘀的机理研究小结 [J]. 中国医药学报，1993，8（6）：7-10.

141. 彭清华，徐剑，彭俊，等. 补虚活血中药对虚中夹瘀证 RCS 大鼠视网膜 RHO、XBP1、Caspase12 表达的影响 [C]. 第十三届世界中医药大会论文汇编 [A]，2016：188-191.

142. 彭清华. 视网膜色素变性 RCS 大鼠虚中夹瘀证模型的研究 [C]. 第十五届世界中医药大会论文汇编 [A]，2018：97-98.

143. 徐剑，周亚莎，彭俊，等. RCS（rdy-/-，p-/-）大鼠虚中夹瘀证实验评价 [J]. 中华眼视光学与视觉光学杂志，2018，20（9）：519-524.

144. 徐剑. 基于 RHO、XBP1、Caspase12 表达探讨枸杞、丹参对虚中夹瘀证 RP 模型大鼠的干预研究 [D]. 湖南中医药大学博士学位论文，2016.

145. 王英. 滋阴明目丸对 RCS 大鼠视网膜 Bax 及 Caspase3 表达的影响 [D]. 湖南中医药大学硕士学位论文，2017.

146. 王英，蒋鹏飞，潘坤，等. 滋阴明目丸对 RCS 大鼠视网膜 Fas/FasL 表达的影响 [J]. 中国医药导报，2019，16（16）：25-27，53.

147. 刘家琪. 枸杞加丹参对视网膜色素变性大鼠视网膜组织形态学及 CRYAB mRNA 的影响 [D]. 湖南中医药大学硕士学位论文，2017.

148. 薛智仁. 枸杞子加丹参对 RCS 大鼠视网膜细胞凋亡及 BCL-2、Bid 表达的影响 [D]. 湖南中医药大学硕士学位论文，2017.

149. 蒋鹏飞，王英，潘坤，等. 益气明目丸对视网膜色素变性大鼠视网膜 Fas/FasL 蛋白表达的影响 [J]. 中医杂志，2019，60（4）：327-332.

150. 宋厚盼，曾梅艳，彭俊，等. 枸杞子、丹参药对治疗视网膜色素变性的分子机制探讨[J]. 中国实验方剂学杂志，2019，25（14）：199-206.

151. 杨毅敬. 基于差异表达基因探讨补虚活血配伍中药枸杞-丹参干预视网膜色素变性虚中夹瘀证机理的研究 [D]. 湖南中医药大学博士学位论文，2019.

152. 陈伟丽，庄曾渊，巢国俊，等. 中医药治疗原发性视网膜色素变性的疗效分析 [J]. 中国中医眼科杂志，2010，10（4）：198-200.

153. 罗丹. 明目地黄汤加减治疗视网膜色素变性肝肾阴虚型的临床研究 [J]. 中外医学研究，2012（5）：4-6.

154. 钱天威，许迅. 视网膜色素变性治疗策略的研究进展 [J]. 中华眼科杂志，2017（2）：148-153.

155. 梁丽娜，李雪丽，许凯，等. 补肾益精方对先天性视网膜色素变性 RCS 大鼠感光细胞凋亡

的抑制作用 [J]. 眼科新进展，2018 (7)：611 –615.

156. 刘眹，张元钟，章青. 银杏明目方治疗原发性视网膜色素变性 [J]. 长春中医药大学学报，2017 (1)：115 –117.

157. 王影，邱礼新，唐由之. 唐由之视神经萎缩诊治经验 [J]. 中国中医眼科杂志，2015，25 (1)：35 –36.

158. 王山山，董霏雪，孙河，等. 孙河从肝郁论治视神经萎缩经验 [J]. 中国中医眼科杂志，2018，28 (4)：239 –241.

159. 张进，徐志伟，陈群，等. 干细胞与中医基础理论中的先天之精学说 [J]. 中国临床康复，2006 (7)：189 –192.

160. 周剑. 中医药视神经保护研究进展 [J]. 中国中医眼科杂志，2018，28 (6)：351 –355.

第十九章　目眶疾病

目眶即眼眶，是由七块颜面骨组成的锥形骨性空腔，眶内有眼球、视神经、眼外肌、血管、脂肪、泪腺、神经和筋膜等组织。眶壁和眶尖的各个裂、孔、管与颅腔、鼻窦相通，为血管、神经通过之处，并且面部静脉无瓣膜，血液回流多经眶内眼静脉而汇入海绵窦。因此，眼眶与颅腔、鼻窦关系密切，其病变可以相互影响，引起较复杂的临床症状，而且一旦发生病灶感染，极易向颅内及附近组织扩散，甚至危及生命。眼球在眶内的位置主要取决于眶内软组织的相互制约作用，一切增加眶内容的病变，或所有使眼外肌陷于弛缓或麻痹状态的病变，均可引起病理性眼球突出。

目眶疾病多位于眶内深部，其诊断除详细询问病史及一般眼部检查外，还需借助必要的影像学检查，如眼眶及头颅 X 线、超声波、CT、MRI、DSA（数字减影血管造影）等。此外，实验室相关检查、病理学检查等亦为目眶疾病常用的诊断方法。

中医学根据目眶疾病的特点，多以自觉症状及局部体征，尤其是眼珠外突的征象为命名依据，如眉棱骨痛、突起睛高、鹘眼凝睛、珠突出眶、目眶瘊瘤等。本类疾病病因复杂，主要由风热邪毒、肝郁气滞、痰湿蕴结、血瘀络阻，以及脏腑功能失调、阴阳气血亏损等所致。治疗常以疏风清热、泻火解毒、理气解郁、祛痰散结、活血化瘀、滋阴养血等为主，局部配合敷药、针灸等治疗，同时还应结合全身情况和相关疾病进行治疗。

第一节　眉棱骨痛

眉棱骨痛是指眉棱骨或眼眶骨疼痛的病症，是一种自觉症状。一般外眼正常，初起颜面稍感不舒或视物不能持久，久则视物昏花、头痛、眼胀，继则眉棱骨处深部疼痛，以指按眼眶上内深部则疼痛加剧，可伴有半侧头痛，严重时可有恶心、呕吐。

眉棱骨痛类似于西医学之眶上神经痛，多属非器质性疾病。其病因较为复杂，可能与上呼吸道感染、鼻窦炎有关；精神因素，尤其在精神紧张、心理压力较大的情况下容易发作；也与屈光不正、眼疲劳，以及女性月经期等因素有关。另外眼部的手术后遗疼痛、高眼压等原因也可导致本病的发生。

本病可单侧发生，亦可双侧出现。多见于成年人，女性多于男性。

【源流】

对眉棱骨痛的描述首见于金代张子和《儒门事亲》，该书中将眉棱骨痛称之为攒竹痛,曰:"攒竹痛,俗呼为眉棱痛者是也。"明代戴元礼在《证治要诀》中又将眉棱骨痛包括于"眼眶骨痛"内。眉棱骨痛见于清代马化龙所写的《眼科阐微》,其对本病的病因及治疗均有描述。《审视瑶函》称眉骨痛,并将该病分为两型:"眉棱骨痛有二,眼属肝,有肝虚而痛,才见光明则眉骨痛甚,宜服地黄丸;有眉棱骨痛目不能开,昼夜剧,宜导痰汤之类"。清代张璐在《张氏医通·七窍门》中将眉骨痛伴有前额板骨痛者,称"阳邪风证"。至此之后,眉棱骨痛病名在眼科著作中和多版教材中,均被沿用。

【病因病机】

眉棱骨痛多因清阳受扰、脉络阻滞,或脉络空虚、目无所养等导致。常见原因有感受风热之邪,或痰饮内盛、上凌目窍,或肝郁化火、肝火上炎,或肝血不足、失于滋养等。《太平圣惠方·治眼眉骨及头痛诸方》谓眉棱骨痛是"风邪毒气……攻头目"而致,肝郁日久,化热生风,如有外伤或外感等诱因,外来的风邪和热邪易引动内风和内热,风热相携,上犯目窍,遂发本病。太阴脾经素有湿痰,复感风邪,痰随风动上冲眉骨,风痰阻塞经脉,导致气血不能畅行,眉棱骨作痛。《审视瑶函·眉骨痛》强调可由"肝虚"引起。结合临床可归纳如下。

(一)风热上扰证

足太阳经脉起于目内眦,其经脉走行过眉头攒竹穴,主一身之表,"高颠之上,惟风可到",外感风热之邪,循足太阳经乘袭,上扰清窍,乘眉棱骨攒竹穴及前额眶骨部,致眉棱骨痛,伴前额部痛,《素问·太阴阳明论》说:"伤于风者,上先受之",概括了此意。症见:眉棱骨痛,突然发生,疼痛走窜,压之痛甚;可兼发热恶风,鼻塞流涕;舌质红,苔薄黄,脉浮数。

(二)风痰上犯证

头为诸阳之会,目为清阳之窍,由脏腑中清阳之气所充养。若因饥饱不节,劳倦过度,皆能伤及脾胃,脾胃伤则升清降浊、输布水湿之令不行,水湿内停,为痰为饮。眉属肝,痰饮侵淫肝经,风痰上犯,浊阴所乘,脉道阻塞,清阳不升,目窍不利,故而眉棱骨痛。《杂病源流犀烛·目病源流》谓:"眉属肝,故横生,禀木气,眉所生处是骨为眉棱骨,故其为病亦属肝。"症见:眉棱骨痛,眼珠发胀,目不欲睁;伴见头目晕眩,胸闷泛恶,纳食欠佳;舌苔白,脉弦滑。

(三)肝火上炎证

目为肝之窍,足厥阴肝脉连目系。肝主怒,忿怒暴悖则伤肝,忧思兼并则生郁,情志内伤,肝失条达,肝郁气滞,郁久化火,皆可致肝火炎盛,循经脉上乘,攻冲目窍，眉棱骨、攒竹穴、眼眶骨部疼痛不适。《古今医统大全·眼科·眉痛论》认为"眉棱骨痛者，多是肝火上炎，怒气甚者，多有此病。其谓风症，亦火所致，热甚生风是也"。症见：眉棱骨痛，痛连眼眶及前额部，目珠胀痛；伴口苦咽干，头晕而眩，烦躁不宁，胁肋胀痛，小便短赤，大便干结；舌质红，苔黄，脉弦数。

（四）肝血不足证

肝主藏血，开窍于目，肝受血而能视。若肝经阴血不足，循行目窍脉络之血亦匮乏，头目失于濡养，故眼眶、目珠微痛酸楚。《原机启微·亡血过多之病》中说："手少阴心主血，血荣于目，足厥阴肝，开窍于目，肝亦多血，故血亡目病……其为病，睛珠痛，珠痛不能视，羞明隐涩，眶睫无力，眉骨太阳，因为酸痛。"症见：眼眶微痛，目珠酸痛，畏光隐涩，目不欲睁，不耐久视；可兼体倦神疲，心烦少寐；舌质淡，苔白，脉细。

【临床表现】

（一）自觉症状

自觉眉棱骨疼痛，常伴眼球胀痛，或痛连眶内或痛连两颞，阵阵发作，时轻时重，尤以夜间为甚，并有畏光、不耐久视、日不欲睁、阅读后疼痛加重等。体虚者，可伴眩晕恶心。

（二）眼部检查

检查外眼形色正常，唯按压患眼攒竹穴（眶上切迹）处有明显压痛。

【诊断依据】

1. 眉棱骨疼痛，时作时止，常伴眼珠胀痛。
2. 患眼攒竹穴（眶上切迹）处有压痛。
3. 视力多无影响。

【鉴别诊断】

1. 本病应与鼻窦炎相鉴别 鼻窦炎可有前额、鼻根部、内眦等部位疼痛，急性者可有全身恶寒发热等症状，慢性者可有流涕等症状。而本病多无全身症状。

2. 本病应与左、右偏头风相鉴别 左、右偏头风必兼有同侧眼目疼痛，或有视力改变，而本病视力一般不受影响。

3. 本病应与急性闭角型青光眼发作相鉴别 急性闭角型青光眼发作时眼压明显升高，可伴眼胀痛不适、视力明显下降、结膜混合充血、角膜雾状水肿等。而本病患者眼前后节无明显异常。

【辨治思路】

(一) 辨证思路

1. 风热上扰证 本证以眉棱骨痛,伴前额部痛,突然发生,疼痛走窜,可兼见风热恶风,鼻塞流涕为诊断要点。太阳主一身之表,其经脉经眉头之攒竹,风热外袭,循经上乘,上扰清窍,眉骨及前额在头目部位置较高,风邪外袭,上先受之,风邪善行而数变,故前额及眉棱骨痛,疼痛走窜,舌质红,苔薄黄,脉浮数。

2. 风痰上犯证 本证以眉棱骨痛,眼珠发胀,目不欲睁,伴见头目晕眩,胸闷泛恶,纳食欠佳为诊断要点。痰扰肝经为风痰,"诸风掉眩,皆属于肝""风气通于肝",内风多责之于肝。"见肝之病,知肝传脾",脾乃土脏,为生痰之源,故肝风为病,往往与痰相兼为患。内风与痰可互生,一方面风可生痰,如肝阳化风,煎熬津液,化而为痰,致肝风痰浊相兼;另一方面痰可生风,痰热内伏,复为情志、饮食、烦劳所触动,情志抑郁或忿怒伤肝,肝失疏泄,气机郁结化火,致肝阳亢盛,内生肝风。风痰浊阴乘逆,清气不能上达,故症见眉棱骨痛,眼珠发胀,目不欲睁;痰饮内停,阻滞气机,故头目晕眩,胸闷泛恶,纳食欠佳,舌苔白,脉弦滑。

3. 肝火上炎证 本证以眉棱骨痛,痛连眼眶及前额部,目珠胀痛,伴口苦咽干,头晕而眩,烦躁不宁,胁肋胀痛,小便短赤,大便干结为诊断要点。肝为刚脏,具有刚强躁急的生理特点,患者往往性情忧郁或烦躁易怒,情志内伤,气机郁滞,郁久化火,导致肝失条达,肝火循经上炎,攻冲目窍,眉骨作痛,火性炎上,肝气升发太过,则可表现为头晕而眩,烦躁不宁,胁肋胀痛,舌质红,苔黄,脉弦数。

4. 肝血不足证 本证以眼眶微痛,目珠酸痛,畏光隐涩,目不欲睁,不耐久视,可兼体倦神疲,心烦少寐为诊断要点。肝血虚而循行目窍脉络之血亦匮乏,头目失于濡养,故眼眶、目珠微痛酸楚。肝气通于目,肝和则目能辨五色,肝血不足,则目珠酸痛,畏光隐涩,目不欲睁,不耐久视,舌质淡,苔白,脉细。

(二) 症状识辨

眉棱骨痛 疼痛多为自觉性,风热上扰证中多因外感风热之邪,风善行而数变可见眉棱骨痛突然发生,疼痛走窜,可兼见舌质红,苔薄黄,脉浮数;风痰上犯证中痰邪阻滞气机,清气不升,可见眉棱骨痛,眼珠发胀,目不欲睁,痰浊阻滞清窍伴见头目晕眩,胸闷泛恶等;肝火上炎证中肝经实火循经上炎,可见痛连眼眶及前额部,目珠胀痛,肝火上炎,升扰清窍,除眼部症状可见头晕而眩,烦躁不宁;肝血不足证中肝血虚则目窍脉络血亦不充可见眼眶微痛,目珠酸痛,不耐久视,肝主藏血,肝血虚则可见全身体倦神疲。

（三）治疗思路

1. 治法与处方原则　中医治疗眉棱骨痛首先辨证虚实，临证时宜局部辨证与全身辨证相结合。该症眼外观无异常，仅有患者的自觉症状，为临床诊断带来困难，因此在临床中要加强此病诊断意识。

治疗上多以缓解症状为主，中医理论中有"不通则痛""不荣则痛"之说，辨证属实者以通为用，治法多有疏散风热、燥湿化痰、清肝泻火等；辨证属虚者，宜补益为主，治法多有滋养肝血等。

由于本病多反复发作，病程较长，病情顽固的特点，必要时可以针药并用。

2. 用药方式　本病主张以通为用，以养为荣。在治疗用药时，应注重攻伐以及补益之间的权衡，处方用药时，药味应轻浮上行，配伍得当。总之，既要去除风热、风痰，清利肝火，又要兼顾补养肝血；既要着重调理脏腑，又要注意调理气血，还要注重患者其他兼症。

（1）风热上扰证：眉棱骨痛风热上扰者，宜用疏风清热之品，用薄荷、桑叶、菊花、蔓荆子、柴胡、白芷、防风、细辛、川芎。其中薄荷、桑叶、菊花具有可疏散风热之效，药味轻浮上行，药效易达上部头目；白芷善入足阳明胃经，可单用治疗眉棱骨痛；防风、细辛、川芎长于祛风止痛。

（2）风痰上犯证：风痰上犯者，宜用息风化痰药，用防风、羌活、黄芩、半夏、白术、胆南星、北细辛。其中半夏、白术、胆南星燥湿化痰；防风、羌活可有解表之功。

（3）肝火上炎证：肝火上炎者，宜用清肝泻火药，用当归尾、生地黄、牡丹皮、赤芍、蝉蜕、羌活、防风、薄荷、川芎、红花。其中牡丹皮、赤芍清肝泻火；薄荷、蝉蜕清肝明目。肝主疏泄，肝气郁结，郁久化火，川芎、红花具有活血理气之效，诸药合用共奏理气活血、清肝泻火之功。

（4）肝血不足证：肝血不足者，宜用滋养肝血药，用当归、生地黄、熟地黄、天冬、川芎、牛膝、白芍、白术。其中熟地黄、白芍可养血；当归、川芎有活血之效，使补血而不滞。

【治疗】

本病之证有虚有实，或虚实夹杂。临证时宜局部辨证与全身辨证相结合，必要时针药并施。

（一）辨证论治

1. 风热上扰证

证候：眉棱骨痛，伴前额部痛，突然发生，压之痛甚，疼痛走窜；可兼发热恶风，鼻塞流涕；舌质红，苔薄黄，脉浮数。

治法：疏风清热，散邪止痛。

方药：驱风上清散加减。柴胡梢、黄芩、白芷、羌活、防风、川芎、荆芥。

加减：疼痛严重加制乳香、制没药；痛连两颧加柴胡；痛连后脑顶加吴茱萸；兼眼胀加香附、夏枯草；兼眼睫无力加黄芪、党参；兼恶心呕吐加法半夏；时痛时止，经常发作合四物汤以和养血络。

2. 风痰上犯证

证候：眉骨疼痛，眼珠发胀，目不欲睁，昼轻暮重；伴见头目晕眩，胸闷泛恶，纳食欠佳；舌苔白，脉弦滑。

治法：燥湿化痰，祛风止痛。

方药：防风羌活汤加减。防风、羌活、黄芩、半夏、白术、胆南星、北细辛、炙甘草。

加减：可加天麻、僵蚕祛风化痰；眩晕较甚者，加白蒺藜、钩藤以息风定晕；目眩呕逆者，加牡蛎、珍珠母、赭石等以平肝降逆止呕。

3. 肝火上炎证

证候：眉棱骨痛，痛连眼眶及前额部，目珠胀痛；伴口苦咽干，头晕而眩，烦躁不宁，胁肋胀痛，小便短赤，大便干结；舌质红，苔黄，脉弦数。

治法：清肝泻火，解郁通窍。

方药：洗肝散加减。当归尾、生地黄、赤芍、木贼、蝉蜕、羌活、防风、薄荷、川芎、苏木、红花。

加减：疼痛较甚者，加石决明、夏枯草以清泻肝经郁火；热盛伤阴者，加天冬、麦冬养阴清热。

4. 肝血不足证

证候：眼眶微痛，目珠酸痛，畏光隐涩，目不欲睁，不耐久视；可兼体倦神疲，心烦少寐；舌质淡，苔白，脉细。

治法：滋养肝血，温通目络。

方药：当归补血汤加减。生地黄、熟地黄、天冬、川芎、牛膝、白芍、白术、当归。

加减：加黄芪、桂枝、地龙以益气温经通络；失眠多梦，加首乌藤、酸枣仁以养心安神。

（二）中成药

1. 川芎茶调丸 具有疏风止痛的功效，可用于眉棱骨痛风热上扰证。

2. 清眩丸 具有散风清热的功效，可用于眉棱骨痛风热上扰证。

3. 龙胆泻肝丸 具有清利肝胆的功效，可用于眉棱骨痛肝火上炎证。

4. 归脾丸　具有益气健脾生血的功效，可用于眉棱骨痛肝血不足证。

（三）单方验方

1. 紫苏6g，荆芥9g，水煎两次分服，每日1剂。
2. 苏叶、羌活、茶叶各9g，煎水代茶饮。
3. 葛根60g，白芷9g，细辛3g，水煎两次分服，每日1剂。
4. 连须葱白30g，淡豆豉10g，生姜3片，加水500mL，煎成再加黄酒30mL，煎煮服后，盖被取汗。

（四）外治疗法

1. 温熨　取艾叶、生姜各适量炒热布包温熨痛处，每日2次，每次15分钟。冲和散适量，热酒调敷痛处，每天1~2次；太平散3~6g，以酒精调和敷痛处，每天1~2次。

2. 热敷　用热水袋或热毛巾敷患部，每日3次，每次20分钟，可缓解疼痛。

3. 熏法　地龙15g，谷精草10g，白芷、乳香各3g，研末每用1.5g，点燃令烟熏患侧鼻孔。

4. 穴位注射　可用麝香注射液0.5mL注射于攒竹穴，每日或隔日一次。

（五）针灸治疗

1. 针刺治疗

（1）主穴组：攒竹、鱼腰、丝竹空、阳白、太阳、风池。配穴组：委中、承山、昆仑、阳陵泉。方法：主穴组穴位轮流交替使用，配穴组则左右侧交替使用。每天1次，平补平泻，留针10~15分钟。

（2）取太阳、攒竹透鱼腰，强刺激，留针20分钟，每天1次，5次为1个疗程。

2. 耳针　用针灸针头在耳郭上寻找压痛点，在压痛点上针刺，埋皮内针或压丸治疗。

（六）西医治疗

1. 药物

（1）复方樟柳碱注射液2mL，眶上切迹处注射治疗，注意针刺骨膜时回抽无出血再注射，若为双眼眉棱骨痛则间隔6小时注射另一侧。

（2）维生素B_1、B_6、B_{12}各0.4mL沿眶上切迹针刺局部封闭治疗，每日1次，4次为1个疗程。操作中注意回抽。

（3）2%利多卡因0.5mL、地塞米松0.5mL、维生素B_{12}200μg混合液注射眶上切迹处。操作中注意回抽。

2. 穴位振荡　可用高效电振荡治疗仪将钝针头对准眶上切迹，振荡 10 分钟，每天 1 次，一般一次收效，3～5 次即可痊愈。

3. 手术　射频热凝术治疗难治性眉棱骨痛，注意在操作中穿刺针不要滑脱刺伤眼球，操作过程中要回抽。

【预后转归】

服药疼痛易止，但易反复发作，若合并有其他严重眼病或鼻病者，则应详辨主次，标本兼治才能收效。经及时治疗，一般能较快康复，预后良好。

【预防调护】

1. 有屈光不正者应及时矫正，调整作息时间，避免过用目力及熬夜等。
2. 保持心情舒畅，避免情志刺激。
3. 避免头面部受寒冷刺激。预防感冒，若有头痛、鼻塞、流涕等症状时应及时治疗。
4. 忌食辛辣炙煿之品。

【名医经验】

（一）刘崇晏论治眉棱骨痛

刘崇晏认为本病多从肝来论治，肝喜疏泄恶抑郁，肝不足则易致肝郁，肝郁日久则易化热生风。若有外伤或外感等诱因，外来的风邪和热邪易引动内风和内热，风热相携，上犯目窍，遂发为本病。对于本病的治疗，中医对比西医有优势，不论什么原因引起的眶上神经痛，祛肝经风热的药物都有明显的止痛作用，如荆芥、防风、白芷、白蒺藜、白僵蚕、谷精草、钩藤、薄荷、蔓荆子、细辛、麻黄等，可酌情选用。发病期采用疏风清肝、泻热明目之品。若延绵不愈或反复发作者，予补肝阴、养肝血的中药以滋阴清热祛风，可用生地黄、当归、白芍、川芎、枸杞子、沙参、麦冬等，有较好疗效。眉棱骨痛的治疗当分清疾病的虚实、缓急，方可用药。主要治法不离祛风止痛，反复发作的眉棱骨痛要注意酌用补肝阴、养肝血的方法治疗。

（二）庞赞襄论治眉棱骨痛

庞赞襄教授认为本病多由感冒病毒感染所致，屈光不正，视疲劳，失眠，脑力劳动过度，长期紧张，情志不畅，心理状态不佳，月经失调等均可导致本病；或肝经郁热，外受风邪，玄府郁闭，脉络受阻，以致本病。清肝和解汤是治疗本病的有效方剂，银柴胡9g，黄芩9g，半夏9g，荆芥9g，防风9g，夏枯草15g，香附9g，甘草8g。方中黄芩清热燥湿，泻火解毒；半夏燥湿化痰，消痞散结，降逆止呕；荆芥祛风解表，止血；防风祛风解表，胜湿解痉，止泻止血；银柴胡疏肝解郁，益阴明目，清退虚热；夏枯草清肝火，发散郁结，疏肝理气；甘草补中益气，泻火解毒，润肺祛痰，缓和药性，缓急定痛。本方中银柴胡疏肝解郁益阴；黄芩清泻少阳半里之热；半夏和胃降逆；加荆芥、防风发散郁结，辛通玄府；香附理气解郁；夏枯草清肝解郁，甘草健脾和中，调和诸药。本方随症加减治疗肝经郁热，外受风邪，脉络郁阻，玄府郁闭所致的多种眼病，亦获佳效。本病治疗以清肝和解，散风通络为主，取风类药物之性，解郁结，通络导滞，和解止痛。原方取自小柴胡汤之意，以和解少阳，开通玄府，散郁通络。本病虽然不影响视力，但是患者十分痛苦，有些患者多处求医，久治无效。采用清肝和解之法，取得较好效果，应用风药散郁解郁，启闭玄府，散风止痛。

（三）肖国士论治眉棱骨痛

1. 学术思想　肖国士认为眶上神经为额神经较大的终末支，伴眶上动脉由眶上切迹或眶上孔离开眼眶，常在眶内分成内外支，又彼此吻合，支配额部上睑及结膜，所以眶上神经痛，局部不红肿，疼痛重点在眶上缘，常伴前头痛或眼睑、眼球胀痛。按经络辨证，属于三阳经合病，但以太阳经为主。攒竹穴、阳白穴、中渚穴是针灸与穴位注射或电针治疗的主穴。体针常取太阳、攒竹透鱼腰，强刺激，留针20分钟，每天1次，5次为1个疗程；耳针常用针头在耳郭上寻找压痛点，在压痛点上针刺，埋皮内针或压丸治疗；穴位注射常用麝香注射液或当归注射液5mL，注入眶上切迹处，每天或隔日1次，或用10%普鲁卡因2mL，注入中渚穴或合谷穴，一般注射后眶上神经痛立即缓解，据临床观察，局部封闭、穴位注射可收到立竿见影的效果。本病的病机，除了属于三阳经合病外，还具有外风的特点。《证治准绳》称阴邪风，俗称眉骨风，既然是三阳经合病，就离不开用羌活、葛根、柴胡等引经药；既然属于外风证，也就离不开用白芷、蔓荆子、藁本、细辛等祛风止痛药。因此，柴葛解肌汤自然就成为临床首选的方剂，再随症加减，自然就可以收到理想的止痛效果。不通则痛，酌情加入乳香、没药、五灵脂、三七等活血止痛的药，则相得益彰，其效尤速。本病除用针灸疗法和内服中药煎剂外，还有许多有效的简易疗法，可供选用。中成药可用川芎茶调丸，或正天丸，每天3次，每次6g；外用药疗法可用食250g或艾叶、生姜适量，炒热，布包熨痛处，每天2次；单方验方疗法，可用葛根30g，白芷10g，川芎6g，水煎两次分服，每天1剂。或用羌活、防风、甘草各10g，黄芩6g，水煎服，每天1剂。按摩疗法可自行按摩，用大拇指面按揉攒竹穴，先轻后重，每天1~2次，每次300圈，或用小型自动按摩器按摩攒竹穴，伴偏头痛者加太阳穴，每天2次，每次10分钟。平素应避免头面受寒冷刺激，冷库工作人员应注意眉骨及头面保温，一般可用干毛巾包扎眉部和头颈。凡遇眼胀痛的病人，在检查外眼时，应按压眶上切迹以免漏诊。

2. 典型病例

（1）肖某，男，62 岁。3 个月前，患者自觉戴眼镜后双眼疼痛，尤以左眼眶为甚，每天眉心及左眉棱骨大痛 2~3 次，每次持续 20~30 分钟，影响工作及睡眠。后虽不戴眼镜，左眼眶疼痛亦未减轻，有时伴眩晕、胸闷、纳减或觉口苦。予维生素 B_1、B_2 等药治疗，未见好转。现舌黯红，苔白滑，脉弦细略滑。按压左眶上切迹有明显压痛，诊断为左眼眶上神经痛。药用生地黄 15g，羌活、防风、白芷、蔓荆子、竹茹、法半夏、云茯苓各 9g，枳壳、甘草各 6g。每天 1 剂，水煎，分 2 次服。服 5 剂后，自觉眉棱骨处疼痛逐渐减轻，眩晕、胸闷等症状亦见改善，精神、胃纳转佳。再服 15 剂而愈。

（2）宋某，女，20 岁。双眼眶内深部疼痛，伴头痛 5 天。双眼视力 1.5，眼前节及眼底未见异常，以指按眶内深部疼痛剧烈，眶上神经孔处甚痛。舌质淡，苔白，脉弦数。诊断为眶上神经痛。药用葛根 15g，银柴胡、黄芩、半夏、荆芥、防风、香附各 10g，甘草 6g，每日 1 剂，水煎服。服 3 剂后，眼眶内深部疼痛减轻，头痛减轻，再服 3 剂，眼眶及头部已不疼痛，嘱其停药。

（四）张望之论治眉棱骨痛

张望之认为本病多由太阴经素有湿痰，复感风邪，痰随风动上冲眉骨，风痰阻塞经脉，导致气血不能畅行，故眉棱骨处作痛。舌淡润，脉浮缓，呕恶，均为风邪湿痰阻滞之象。治则以祛风化痰通络，方药以半夏天麻白术汤加减，天麻、半夏各 10g，白芷 12g，川羌活、陈皮各 10g，云茯苓 20g，郁金 12g，防风 6g，生姜 3 片。方中半夏、生姜温中燥湿化痰；天麻、白芷、川羌、防风祛风胜湿通络；云茯苓补心脾通行水；郁金破痰结，行滞气；陈皮协半夏降逆气，同云茯苓导湿下行。故治此症效果良好。有热者去生姜，加槟榔、胆南星；呕甚者，去川羌，加赭石；纳差者，加白术、麦芽。伴头后部痛，加吴茱萸。

（五）陆南山论治眉棱骨痛

1. 学术思想 陆南山论治此病时认为本病多因风热上攻，风为阳邪，夹热上攻，壅塞于上，致眉棱骨疼痛。治疗以祛风止痛，巩固疗效选用健脾补气之品。

2. 典型病例 胡某，男，40 岁。1975 年 12 月 25 日初诊。

病史：右眼上额部疼痛一月余，每日上午疼痛较甚，下午逐渐减轻，曾在当地医院治疗无效。

检查：两眼视力均 1.5。眼底检查，两眼视神经乳头边缘清晰，色泽正常。视网膜血管正常，黄斑区中心凹反光正常。右眼眶上切迹处压痛明显，左眼眶上切迹处无压痛。五官科会诊意见，未见明显病变。

诊断：右眼眶上神经痛。

辨证与治疗：风为阳邪，夹热上攻，壅塞于上，致右眼眉棱骨疼痛。脉弦紧，舌苔薄白。颠顶之上，惟风可到。治宜祛散风热，升阳止痛。荆芥3g，防风3g，炙细辛1.8g，白芷3g，荷叶一角，白蒺藜9g。

上列处方连服2剂后，眉棱骨疼痛已止，眶上切迹处压痛消失，但全身有疲倦感。为求巩固疗效，改用健脾补气和血法。党参9g，炙甘草4.5g，茯苓12g，白术6g，陈皮3g，当归9g，白蒺藜9g。病员急欲回乡，带处方回当地配药煎服。

第一张处方的荆芥、防风为风药，风药主升，兼配细辛、白芷，其祛风止痛的功效较为明显，而治疗头部疼痛尤为显著。方中又配白蒺藜的疏肝祛风与荷叶的升阳解热，因此煎服2剂后，病程已一月余的眉棱骨痛完全消失。为了巩固疗效，改服健脾补气和血的党参、白术、茯苓、炙甘草的四君子汤，另加陈皮、当归、白蒺藜等，这是符合邪去扶正的治疗原则的。

（六）潘开明论治眉棱骨痛

1. 学术思想　潘开明认为眉棱骨痛系指三叉神经第1支眶上分支的疼痛，临床上较为常见。疼痛以上眼眶和额部为主，常伴有眼球酸胀痛。论治多从肝郁气滞、脉络瘀阻入手，治以行气活血，疏肝清热。选用行气疏肝汤，药物有生地黄、赤芍、白芍、当归、川芎、柴胡、制香附、夏枯草、牡丹皮、炙甘草。

2. 典型病例　张某，女，32岁。

主诉：两眼疼痛将近2个月。因小事与邻居争吵，以后感觉眼痛头胀，无法工作，用止痛药可以缓解，但不能根绝，用过维生素B及镇静药等无效。

眼部检查：两眼远近视力正常，眼外阴性，屈光无异常，无隐斜，集合功能亦佳，唯指压眶上切迹剧痛。

西医诊断：两眼眶上神经痛。

中医辨证：据主诉，推测其病因由于郁怒伤肝，气逆动火，火性炎上，所以上窜头目。目为肝窍，受血所养，由于气滞和脉络瘀阻，所以发生疼痛。

治疗：主以行气活血，佐以疏肝清热。处方以上述行气疏肝汤，3剂后，眼痛头痛减轻，于是继用原方4剂，疼痛基本消失。以原方去牡丹皮、柴胡，再服3剂，后改为杞菊地黄丸口服。

【文献选录】

《儒门事亲》曰："攒竹痛，俗呼为眉棱痛者是也。"

《审视瑶函》称眉骨痛，并将该病分为两型："眉棱骨痛有二，眼属肝，有肝虚而痛，才见光明则眉骨痛甚，宜服地黄丸；有眉棱骨痛目不能开，昼夜剧，宜导痰汤之类。"

《太平圣惠方·治眼眉骨及头痛诸方》谓眉棱骨痛是"风邪毒气……攻头目"。

《素问·太阴阳明论》说："伤于风者，上先受之。"

《杂病源流犀烛·目病源流》谓："眉属肝，故横生，禀木气，眉所生处是骨为眉棱骨，故其为病亦属肝。"

《古今医统大全·眼科·眉痛论》认为"眉棱骨痛者，多是肝火上炎，怒气甚者，多有此病。其谓风症，亦火所致，热甚生风是也"。

《原机启微·亡血过多之病》中说："手少阴心主血，血荣于目，足厥阴肝，开窍于目，肝亦多血，故血亡目病……其为病，睛珠痛，珠痛不能视，羞明隐涩，眶睫无力，眉骨太阳，因为酸痛。"

【现代研究】

叶祖明等辨证治疗眶上神经痛 31 例，风热上扰型：治宜疏风清热，散邪止痛，方选驱风上清散加减（白芷、羌活、防风、川芎、荆芥、菊花、桑叶、酒黄芩、柴胡各 10g，甘草 6g）；风痰上泛型：治以燥湿化痰，祛风止痛，方选防风羌活汤加减（防风、川羌活、姜半夏、黄芩、白术、川芎、炙甘草各 10g，姜南星 4.5g、北细辛 3g）；肝血不足型：治宜滋养肝血，温通目络，方选当归补血汤加减（当归 30g，炙黄芪 10g，枸杞 15g，生地黄 15g，酸枣仁 30g，决明子 10g，川芎 9g，白芷 6g）；肝火上炎型：治宜清肝泻火，解郁通窍，方选洗肝散加减（车前子、茺蔚子、柴胡、黄芩、玄参、龙胆各 10g，细辛 3g）。上述治疗组给予中药水煎日 1 剂口服，对照组给予西药口服消炎痛片 25mg，维生素 B_1 20mg，维生素 B_{12} 500μg，日 3 次。均治疗 14 天后，治疗组总有效率 96.8%，对照组总有效率 73.33%，两组比较有统计学意义（$P < 0.05$）。

王松辨证论治眶上神经痛 147 例，根据患者的全身症状，辨证分为以下四型：外感风热型、肝火上炎型、风痰上犯型、肝血不足型。所有病例均给予经验方五味止痛方加减，荆芥、防风、川芎、羌活各 10g，细辛 3g，水煎服，每日 1 剂，早晚温服，同时配合针灸治疗，针灸取穴均采用上下配穴法，上部以眼眶四周局部取穴为主。①外感风热证：以足阳明胃经为主，常取穴有承泣、四白、巨髎、鱼腰、睛明、太阳、头维、合谷，手法行以泻法。②肝火上炎证：以足少阳胆经为主，常取穴有瞳子髎、听会、上关、颔厌、阳陵泉、阳交、光明、悬钟、鱼腰、睛明、合谷，施以泻法。③风痰上犯证：取穴以局部取穴配以足阳明胃经、足太阴脾经为主，常取穴有三阴交、地机、阴陵泉、四白、巨髎、鱼腰、睛明、太阳等，行针手法应补泻兼施。④肝血不足证以足少阳胆经为主，常取穴有瞳子髎、听会、上关、颔厌、阳陵泉、鱼腰，行以补法。以上穴位每日行针一次，每次留针 30 分钟，共治疗 14 天，为治疗组。对照 1 组：维生素 B_{12}、维生素 B_1，各取药液 0.2mL，沿眶上切迹缓慢注射，每日 1 次。同时共连续治疗 14 天，同时口服腺苷钴胺片 0.5g，每日 3 次。对照 2 组：注射用克林霉素磷酸酯 0.6g 静脉滴注，每日 1 次，连续给药 7 天。三组患者临床疗效比较：治疗组总有效率 76%，治疗 1 组 31.25%，治疗 2 组 57.14%。

第二节　突起睛高

突起睛高是指以眼珠突高胀起，转动受限，白睛赤肿等为主要特征的一种急性眼病。

本病相当于西医学之急性炎症性突眼，常见于眼眶蜂窝织炎、眶骨膜炎、眼球筋膜炎、全眼球炎等。多由各种化脓菌感染所致，以金黄色葡萄球菌和溶血性链球菌感染最为常见。

本病多单眼为患，起病急骤，变化迅速，病势凶猛，治不及时，邪毒蔓延，不仅影响视力，还可出现颅内并发症或败血症而危及生命。

【源流】

本病最早见于北宋时期的《太平圣惠方·治目珠子突出诸方》，称之为"目珠子突出"，宋元时期，署名葆光道人的《秘传眼科龙木论·卷之四》，称其为"突起睛高外障"，元代危亦林所著《世医得效方·眼科》命名为"突起睛高"，托名孙思邈之《银海精微·卷之上》对本病症状特点的描述更为清楚，谓："突起睛高，险峻厉害之症也，初起麻木疼痛，汪汪泪出，病势汹涌，卒暴之变莫测。"

【病因病机】

本病多由风热火毒上攻于眼所致。《医宗金鉴·眼科心法要诀》曰："突起睛高珠肿疼，风热毒火上冲睛。"《世医得效方·眼科》认为，本病是因"风毒流注五脏，不能消散，忽然突起，痒痛，乃热极所致"。《太平圣惠方·治目珠子突出诸方》说："夫人风热痰饮，渍于脏腑，则阴阳不和。肝气蕴积生热，热冲于目，使睛疼痛，热气冲击其珠子，故令突出也。"《秘传眼科龙木论·卷之四》称本病："盖是五脏毒风所致"，结合临床归纳如下。

（一）风热上攻证

《素问·太阴阳明论》曰："伤于风者，上先受之。"目乃至高之窍，居于头面，暴露于外，易被风邪所袭；再者，肝为风木之脏，开窍于目，同气相求，先从其类而受之；且风为百病之长，易与他邪相合。热者火之渐，热为阳邪，其性炎上，易袭目窍。目病的阳热为患，历代医家甚为重视，《诸病源候论》所论目病诸候，将近半数的目病言及热邪。金元四大家之一刘完素亦认为目病皆为热邪。患者多因外感风热之邪，侵犯肺卫所致。病程尚属初期，表热明显，上攻于目，壅滞脉络，故见眼珠突出不明显；白睛属肺，风热外侵，首犯肺卫，故见白睛红赤肿胀；风为阳邪，干扰清阳之会，故头目疼痛。症见：眼珠轻度突出，胞睑肿胀，白睛红肿，头目疼痛；伴发热恶寒；舌质红，苔薄黄，脉浮数。

（二）火毒壅滞证

火者热之极，火之极者为毒。张子和在《儒门事亲》中强调："目不因火则不病……能治火者一句可了。"火为阳邪，性喜炎上，主升主动，易冲头目，其性急猛；目乃上窍，易被火扰。《灵枢·痈疽》说："大热不止，热甚则肉腐，肉腐则为脓。"本病患者多由邪毒侵袭，脏腑积热，外邪内热交攻，火盛生风成毒，火热毒风壅闭清窍，气血凝滞，肉腐血败，或头面疖肿、丹毒、鼻渊、漏睛疮等病灶毒邪蔓延至眶内，火毒腐损血肉所致。热毒入里炽盛，火气燔灼，蓄腐血肉，则眼珠赤肿高突、头目剧痛；木火刑金，则白睛红赤臃肿。症见：眼珠高突，甚至珠突出眶，转动受限，胞睑红肿，白睛红赤臃肿，头目剧痛；伴壮热烦渴，便秘溲赤，甚者神昏谵语；舌质红，苔黄，脉数有力。

【临床表现】

（一）自觉症状

眼部疼痛，甚则跳痛难忍，热泪如汤，视力骤降；可伴有身热头痛，恶心呕吐，甚则高热烦躁，神昏谵语。

（二）眼部检查

眼珠外突，转动受限，甚至完全不能转动；胞睑红肿，皮肤紧张发亮，表面隐约可见静脉血管网；白睛红赤臃肿，严重者可突出于睑裂之外；若病变侵及视神经，眼底可见视神经乳头充血水肿，视网膜静脉迂曲扩张及出血等；若眼珠或眶内灌脓，最终可溃穿组织，脓液外流，甚则目珠塌陷。

（三）实验室及特殊检查

1. 血常规　白细胞总数升高，以中性粒细胞最为显著。

2. 超声检查　可见眼外肌轻度肿大，球后脂肪垫扩大，光点分散，球筋膜囊积液；如脓肿形成则可见不规则暗区，间杂回声光斑。

3. CT检查　可显示眶内脂肪区密度较高，脓肿形成后则为不规则高密度块影，均质而不增强。

【诊断依据】

1. 发病前常有感冒或眼球或眼眶周围有感染病，或有手术、外伤史。
2. 发病急骤，眼部剧痛，视力下降，发热。
3. 眼球突出，运动障碍。
4. 球结膜充血肿胀，甚则突出睑外。
5. 血常规检查白细胞总数升高，超声波、CT 检查可见典型眶内炎症性影像。

【鉴别诊断】

1. 本病应与眼眶恶性肿瘤相鉴别 眼眶恶性肿瘤眼球突出，运动障碍及视力下降，超声显示眶内有占位病变，缺乏眶内脂肪水肿征，CT 除显示眶内占位病变外，同时显示骨破坏。

2. 本病应与甲状腺相关性眼病相鉴别 甲状腺相关性眼病多双眼发病，病势较缓，病程较长，无明显疼痛，常伴有甲状腺功能异常和上睑退缩与迟落；CT 和超声波检查有助于鉴别。

3. 本病应与血栓性海绵窦炎相鉴别 血栓性海绵窦炎一般起病急剧，病情严重，眼球突出，可出现耳后乳突部水肿及全身严重感染性中毒症状，对侧的瞳孔反射及视乳头均为正常。

【辨治思路】

（一）辨证思路

1. 风热上攻证 本证以眼珠轻度突出，胞睑肿胀，白睛红肿，头目疼痛，发热恶寒为诊断要点。眼居头面，乃至高之窍，六淫之邪，每从外袭，易上扰于目。而六淫所致眼病，以风火居多。患者多因风热之邪侵袭，首犯肺卫，病程尚属初期，白睛在脏属肺，病邪随经上扰，故见白睛红肿；目乃上窍，风为阳邪，具有升发、向上的特性，热性升腾上炎，最易上冲头目，风热之邪上攻目窠，脉络壅滞，故见眼珠突出不明显，胞睑肿胀，头目疼痛；发热恶寒，舌质红，苔薄黄，脉浮数，均为风热上攻之候。

2. 火毒壅滞证 本证以眼珠高突，胞睑红肿，白睛红赤臃肿，头目剧痛；壮热烦渴，便秘溲赤，神昏谵语为诊断要点。热之极为火，毒者火之极。患者多因外感温热之邪，或其他外邪郁积化热化火而发病。火热之邪致病，燔灼急迫，来势迅猛，发展快，病情重；目居高位，易受火热之邪侵犯，火毒循经上炎，壅滞目窍，故见眼珠突然高起，胞睑红肿，白睛红赤臃肿，头目剧痛；火热耗液伤津，故见壮热烦渴，便秘溲赤；热扰心神，轻则烦躁，重则神昏谵语；舌质红，苔黄，脉数有力，均为火毒壅滞之征象。

（二）症状识辨

眼珠突出　突起睛高的眼珠突出多见于单眼，具有病程短，且转动受限，白睛红赤的特点。眼珠轻度突出见于疾病的初期，多因外感六淫邪气所致，尤以风热为主，风热之邪，易循经上扰，侵犯目珠，使脉络壅塞，可兼见头目疼痛，发热恶寒，舌质红，苔薄黄，脉浮数。眼珠高突见于疾病发展期，多因外感风热之邪入里，或他邪郁久化火所致，火热之邪，其性炎上，侵及目珠，火热毒邪结聚于眶内，可兼见头目剧痛，壮热烦渴，便秘溲赤，甚者神昏谵语，舌质红，苔黄，脉数有力。

（三）治疗思路

1. 治法与处方原则　突起睛高起病急，发展快，病情重，故辨证应迅速、准确、及时治疗。在局部辨证的同时，结合全身辨证，方能精确地立法用方，从而获得理想效果。治疗上在积极诊治原发病的同时，预防严重并发症；以清热散结，消肿止痛，恢复脉络通畅为主，从而缓解眶内压力，避免视功能下降。如服药后目珠突出症状、视功能有所改善，需在原方基础上加减，继续服药，坚持治疗。突起睛高属眼科急症，早期处理和后期处理的原则有所不同。早期多以外感风热毒邪为主，宜疏风散邪，清热解毒；后期以火毒壅盛为主，宜清热解毒，散结消肿止痛。由于本病来势凶猛，煎药熬汤往往历时较久，难以处理急症，故应中西医结合综合治疗。

2. 用药方式　本病早期宜疏风散邪，清热解毒；后期宜泻火解毒，消肿止痛。攻伐祛邪的同时，要顾护人体正气。总之，既要主张急救，又要兼顾补充人体正气；既要调理脏腑，又要注重其他兼证。

（1）风热上攻证：宜投疏风散邪、清热解毒之品。疏风药物用牛蒡子、薄荷、羌活、防风、蝉蜕、蔓荆子等；清热解毒用黄连、黄芩、金银花、连翘、野菊花、蒲公英、大青叶、夏枯草、紫花地丁、鱼腥草等。其中金银花、连翘性苦、寒，归肺经，既能疏散风热，又能清热解毒；羌活、防风散风邪作用较强；薄荷、牛蒡子等均可疏风散热；黄连、黄芩、野菊花、蒲公英、紫花地丁等均可清热解毒。

（2）火毒壅滞证：宜投清热泻火，凉血解毒、散结消肿之品。清热泻火药物用生石膏、栀子、知母、鲜竹叶、芦根、夏枯草、密蒙花、青葙子等；清热解毒药物用金银花、连翘、蒲公英、紫花地丁、大青叶、野菊花、黄芩、黄连等；清热凉血药物用生地黄、牡丹皮、赤芍等；消肿散结药物用泽泻、半夏、浙贝母等。其中赤芍、牡丹皮、夏枯草、浙贝母可清热凉血、消肿散结；大黄、芒硝可清热泻火，通腑泻热。

【治疗】

本病为眼科急重之症，临证须循证求因，标本兼治，中医根据辨证可采用疏风清热、泻火解毒、消肿止痛等治法；积极治疗原发病，避免严重并发症发生。

（一）辨证论治

1. 风热上攻证

证候：眼珠轻度突出，胞睑肿胀，白睛红肿，头目疼痛；伴发热恶寒；舌质红，苔薄黄，脉浮数。

治法：疏风清热，解毒散邪。

方药：散热消毒饮子加减。牛蒡子、羌活、黄连、黄芩、薄荷、防风、连翘、野菊花、蒲公英、大青叶。

加减：恶寒发热较甚者，加荆芥、防风以祛风散邪；红肿疼痛较重者，加赤芍、牡丹皮、夏枯草、浙贝母以清热凉血，消肿散结；兼有热痰者，可酌加胆南星、浙贝母、竹茹等以清热化痰。

2. 火毒壅滞证

证候：眼珠高突，甚至珠突出眶，转动受限，胞睑红肿，白睛红赤臃肿，头目剧痛；伴壮热烦渴，便秘溲赤，甚者神昏谵语；舌质红，苔黄，脉数有力。

治法：泻火解毒，消肿止痛。

方药：清瘟败毒饮加减。生石膏、生地黄、犀角、黄连、栀子、桔梗、黄芩、知母、玄参、连翘、牡丹皮、鲜竹叶、赤芍、甘草。

加减：大便秘结严重者，可加大黄、芒硝以通腑泻热；赤肿明显，加板蓝根、天花粉以解毒散结；若出现神昏谵语者，可用清营汤送服安宫牛黄丸以清营开窍。

（二）中成药

1. **连翘败毒丸** 具有疏风散邪、清热解毒作用。适用于突起睛高属风热上攻证。
2. **明目上清片** 具有清热散风、明目止痛作用。适用于突起睛高属风热上攻证。
3. **牛黄解毒片** 具有清热泻火、散风止痛作用。适用于突起睛高属风热火毒证。
4. **清火栀麦片** 具有清火解毒、凉血消肿作用。适用于突起睛高属火毒壅滞证。

（三）单方验方

1. 金银花20g，野菊花30g，蒲公英30g，紫花地丁20g，紫背天葵子20g，穿山甲15g，天花粉20g，乳香10g，没药10g，白芷10g，赤芍15g，贝母10g，防风10g，皂角刺20g，当归10g，陈皮10g，千里光30g，甘草5g，煎服，每日一剂，一剂两煎，早晚各一次，本方适用于风热毒攻型之突起睛高。

2. 桔梗、茺蔚子、大黄、黑参、芍药、防风、黄芩、芒硝各一两，共为末，以水一盏，散一钱，煎至五分，食后去粗温服，本方适用于风热毒攻型突起睛高。

3. 远志、芜蔚子、防风、人参、干山药、五味子、茯苓、细辛各一两，车前子一两半组成，共为末。炼蜜为丸如桐子大，空心茶下 10 丸，适用于突起睛高各证。

4. 炒槐花、蛤粉、防风、山栀子、牛蒡子各 60g，共为末。每服 6g，食后酒调下，适用于突起睛高各证。

（四）外治疗法

1. 点眼药 清热解毒滴眼液（熊胆眼药水、鱼腥草眼药水）或抗生素滴眼液点眼；眼珠突出，黑睛暴露者，可涂抗生素眼膏，以保护黑睛。

2. 湿热敷 用野菊花、金银花、蒲公英、桑叶、赤芍、薄荷等水煎，取汁作眼部湿热敷，以清热解毒、散结消肿，有物理及药物双重治疗作用。

3. 熏洗 用白芷、细辛、当归、苍术、麻黄、防风、羌活煎汤熏洗，以清热消肿，散结止痛。

4. 切开排脓 眼睑皮肤或穹隆部结膜出现脓头者应切开排脓，并放置引流条，至脓尽为止。

（五）针灸治疗

穴位：太阳、耳垂、耳尖、耳背。方法：针刺放血。隔日一次。

（六）西医治疗

1. 药物

（1）青霉素类抗生素：①青霉素 G，240 万~480 万 U 加入 5% 葡萄糖注射液或 5% 葡萄糖氯化钠注射液 100mL 中，静脉滴注，2~3 次/日（注：青霉素类用药前需做皮试；滴注时每次用量尽可能在 1 小时内滴完）。②苯唑西林，1~2g 静脉滴注，3~4 次/日。③呋布西林，1~2g，静脉滴注，3~4 次/日。④哌拉西林，2~4g，静脉滴注，3~4 次/日。

（2）对青霉素类有耐药性可选用：①头孢唑林钠，1~1.5g，静脉滴注，3~4 次/日。②头孢拉定，1~1.5g，静脉滴注，3~4 次/日。③头孢唑肟，1~2g，静脉滴注，2 次/日。④头孢曲松，1~2g，静脉滴注，1 次/日。⑤左氧氟沙星，100~200mg 静脉滴注，2~3 次/日。

（3）糖皮质激素：氢化可的松 100~200mg 静脉滴注，1 次/日，疗程 2~3 日；地塞米松 5~10mg，静脉滴注，1 次/日，疗程 2~3 日。

2. 手术

（1）颞侧睑缘缝合术：保护角膜和结膜，用于眼球严重突出，角膜和结膜暴露者。

（2）外眦部切开术：以降低眶内压力，用于眼睑皮肤或穹隆部结膜出现脓头者。

（3）眼球摘除或眼内容物剜出术：以解除患者痛苦，用于眼内灌满脓液，视力丧失，眼痛不止者。

【预后转归】

本病发病急，来势猛，若早期明确诊断、及时正确治疗，尚能控制其发展，并有可能治愈；若失治误治，迁延日久则病情危重，不仅视力丧失，珠塌目陷，甚至危及生命，故预后不良。

【预防调护】

1. 及时控制全身其他部位的感染，对面部疖肿、鼻窦炎等感染病灶应积极治疗，切忌挤压和过早切开，以免邪毒扩散。

2. 发病后应卧床休息，避风寒；多饮水，饮食宜清淡，忌食辛辣厚腻，保持大便通畅。

【名医经验】

（一）韦文贵论治突起睛高

韦文贵治疗炎症性突眼以清热散风、活血行瘀、清肝明目为主。韦老认为，风邪伤人，容易侵犯人体的头面和肌表，所谓"颠顶之上，惟风可到"。热有实热和虚热之分，实热多因六淫外侵所致。眼科常见病中，伤于风热者较多见；肝开窍于目，肝受血而目能视，肝血以滋为养，以行为用，守为顺，溢为逆，善理血者，枯者滋之，瘀者行之，逆着顺之，故治疗炎症性突眼，以祛风解表、清热明目、活血化瘀为原则。给予目珠突出方，炒栀子6g，薄荷（后入）3g，赤芍10g，枸杞子10g，苍术5g，车前子10g。方中焦栀子清热泻火，薄荷散风清热，枸杞子清肝明目，赤芍活血行瘀，苍术健脾燥湿，车前子清肝利湿明目。

（二）滕晓明论治突起睛高

1. 学术思想 滕晓明治疗此病临证循因，标本兼治，以清热泻火，解毒散邪为其大法，方用内疏黄连汤合五味消毒饮加减。在内用中药清热解毒的同时，加用外治中药以增强解毒祛邪之力，起到事半功倍的疗效，使突起睛高诸症缓解，病情得以控制。内服中药为治疗的核心，其中内疏黄连汤中黄连、黄芩、栀子清热解毒疗赤肿，清心热，心热除则血自宁；重用大黄通腑泻热，攻下逐邪；另有赤芍、生地黄以增强凉血活血、散瘀消肿之力；夏枯草、白蒺藜清肝明目退翳。五味消毒饮具有清热解毒、消散疗毒之功效，为外科疮疡常用方。其主药金银花功善清热解毒散结，为治痈疮肿毒之要药，用治内痈外痈之证。内疏黄连汤合五味消毒饮加减化裁，既能清泻上攻之火毒，又可疏导郁传之邪气，共奏清热泻火、解毒散邪之功。

2. 典型病例　李某，男，65岁。2011年11月18日初诊。

主诉：左眼睑红肿、疼痛、视力下降1周。患者1周前曾有感冒病史，现左眼睑红肿、疼痛、视力下降。

检查：左眼视力为光感，左眼睑弥漫红肿（＋＋）、灼热，球结膜混合性充血（＋＋），高度水肿突出睑裂（＋＋），眼球突出固定，角膜水肿（＋），前房（－），余窥不清，右眼（－）。眼压，右眼12mmHg，左眼测不出。体温39.4℃，恶寒头痛，舌红，苔黄，脉数。白细胞总数12×10^9/L，中性粒细胞比例0.81。眼眶CT示，眶内脂肪区为不规则高密度影。患者自诉为过敏体质，绝大多数抗生素过敏，谢绝使用西药且不接受手术治疗，愿服中药以求保住眼球。

诊断：突起睛高——风热毒攻证。

治疗：以清热泻火、解毒散邪为大法，方以内疏黄连汤合五味消毒饮加减，药用大黄、赤芍、栀子、连翘、薄荷、黄芩、黄连、桔梗、金银花、蒲公英、紫花地丁、菊花、夏枯草、白蒺藜、生地黄。每日一剂，水煎，早晚温服。外以黄连解毒汤每日两次熏洗患眼及湿敷，药用黄连、黄芩、黄柏、苦参、鹤虱。患眼局部滴用鱼腥草眼液，每小时一次。全身给予炎琥宁注射液每日2次静点。

用药10天后，左眼视力为0.1，左眼睑红肿（＋），球结膜充血（＋＋），水肿（＋），角膜水肿减轻，前房（－），余窥不清。眼压，右眼12mmg，左眼17mmHg，眼球可运动，但不到位。体温37.4℃，无恶寒头痛，舌淡红，苔薄黄，脉数。白细胞总数9.2×10^9/L，中性粒细胞比例0.72。因患者仍有眼睑红肿，球结膜充血水肿，故前内服方中加茯苓、泽泻、防风，加重金银花、连翘用量，以增强清热解毒、利水消肿之功，静脉滴注改用喜炎平注射液，每日2次。局部滴眼液及外用中药用法用量不变。

治疗24天时，左眼视力为0.4，左眼睑轻度红肿，无压痛，球结膜充血（±），水肿（－），角膜欠光泽，前房（－），眼底无著变，眼压正常，眼球各方向运动到位。体温36.7℃，无恶寒头痛，舌淡红，苔薄黄，脉数。白细胞总数8.3×10^9/L，中性粒细胞比例0.68，停药。

（三）万冬梅论治突起睛高

1. 学术思想　万冬梅认为眶骨膜炎属心脾两虚。因心主血脉，心血不足则血液亏损而无以滋养于脾，致脾虚不能制水。脾主运化水谷精微，为气血生化之源。水谷精微蕴成湿浊，内困于脾，上扰于神明，上犯于目所致。治以扶脾养心，利湿解毒。方中党参、黄芪、白术、茯苓健脾养心以扶正治本，猪苓、薏苡仁、泽泻、蒲公英、金银花等利湿解毒以去标，标本兼治，则邪去正复而病痊愈。

2. 典型病例 郭某，女，30 岁。

左下睑红肿 1 个月余，曾用"青霉素、地塞米松"等多种西药治疗，收效甚微。于 2006 年 6 月 20 日来我院诊治。刻诊见：面色无华，体弱羸瘦，四肢乏力，舌质淡红，苔薄白，脉细弱。眼科检查：视力 5.1（双）；双上睑浮肿，左眼下睑及颧面部红肿，眶缘处压痛（＋），未触及肿物；球结膜轻度充血、水肿，屈光间质清晰，眼底大致正常，双眼球活动自如。辅助检查：血 WBC 7×10^9/L，N 0.69，L 0.31，血沉 15mm/小时，肝功能正常。胸透（－）。两眼眶壁及副鼻窦 CR 片示无明显病变。初步诊断为眶骨膜炎（左）。

中医证属心脾两虚，毒邪上犯。治宜健脾利湿，解毒。处方：苍术 10g，白术 10g，茯苓 15g，猪苓 10g，炒薏苡仁 30g，泽泻 10g，黄柏 10g，金银花 15g，蒲公英 15g，紫花地丁 10g。每日 1 剂水煎服。经服上方 5 剂治疗，各种自觉症状明显好转。原方加党参 9g、炙黄芪 12g 以扶正固本，继服 10 剂，左眶缘肿胀消失，局部轻微压痛，脉细数，为津液少且有内热，治以养阴清热法，方以知柏地黄汤加减，知母 20g，黄柏 10g，熟地黄 20g，山茱萸 15g，淮山药 20g，茯苓 12g，泽泻 10g，牡丹皮 10g，服 5 剂，诸症皆除。

【文献选录】

《素问·太阴阳明论》曰："伤于风者，上先受之。"

《灵枢·痈疽》曰："热胜则肉腐。"

《太平圣惠方·治目珠子突出诸方》曰："夫人风热痰饮，渍于脏腑，则阴阳不和。肝气蕴积生热，热冲于目，使睛疼痛，热气冲击其珠子，故令突出也……疗之有据即渐微，瘿终不可全差，宜用气针引之，出恶浊汁以消毒气。如再发，亦宜更针之。"

《银海精微·突起睛高》指出："突起睛高，险峻厉害之症也……初起麻木疼痛，汪汪泪出，病势汹涌，卒暴之变莫测。"

《世医得效方·眼科》曰："风毒流注五脏，不能消散，忽发突起，痒痛，乃热极所致。"

《秘传眼科龙木论·卷之四》曰："盖是五脏毒风所致。"

《秘传眼科龙木论·突起睛高外障》曰："此眼初患之时，皆因疼痛发歇作时，盖是五脏毒风所致，令睛突出。此疾不宜针灸钩割，只宜服退热桔梗饮子、还睛丸。若要平稳，用针针破，流出青汁，即得平复。"

【现代研究】

郑宏飞采用中药为主治疗突起睛高 20 例，均口服仙方活命饮加减，服药剂数视具体眼部情况而定，7 天为 1 疗程，一般治疗 2~4 个疗程；剂量视年龄及患者体质而定，一般 15 岁以下者减量或减半。处方：金银花 30g，天花粉 12g，防风、白芷、当归尾、陈皮、皂角刺、贝母、制乳香、制没药、炮穿山甲、赤芍、生甘草各 10g，若眼部红肿、疼痛剧烈，减白芷、陈皮至 6g，加蒲公英 20g，夏枯草、蔓荆子各 10g；便秘加酒大黄、枳壳各 10g；舌红偏绛，高热头痛，去防风白芷，加生地 15g，牡丹皮、黄连各 10g，若服药 1~2 个疗程后，眼部红肿、疼痛已消，但仍有上睑下垂瞳孔散大，或有口干神疲，脉虚者，改拟益气养阴、疏风散瘀法治疗，方用还睛丸加减，细辛、五味子各 5g，党参、白术、茯苓、山药、茺蔚子、远志、天花粉、丝瓜络各 10g，防风 6g，生黄芪、金银花各 10g。同时常规眼科保护角膜处理。早期无外伤者寻找邻近或全身感染病灶；有明显头痛发热或白细胞明显高于正常者酌情使用抗生素，脓肿形成者，切开排脓。结果，12 例痊愈（眼珠复位，活动正常，视功能进步）；3 例显效（眼珠基本复位，活动轻度受限，视功能不变或有进步）；5 例好转（眼突明显好转，活动有不同程度受限，视功能不变）总有效率 100%，痊愈率 60%。

李建美等采用中西医结合治疗炎性突眼 32 例 32 只眼，从整体出发，结合眼部辨证，分为以下三型：热毒炽盛证者，治以泻火解毒，活血消肿，方用仙方活命饮加减（金银花 30g，防风 10g，白芷 10g，当归尾 10g，陈皮 10g，皂角刺 10g，贝母 10g，天花粉 12g，制乳没各 10g，炮穿山甲 10g，赤芍 10g，生甘草 10g）；此型需全身使用青霉素治疗，剂量根据症状轻重、体温高低及白细胞数等而定。火毒内陷证者，治以凉血解毒，清心开窍，方用清营汤加减 ［犀角粉（冲）2g（一般用水牛角 60g 代替），生地黄 30g，丹参 15g，玄参 15g，麦冬 10g，金银花 20g，连翘 10g，竹叶 10g，黄连 10g，赤芍 15g，牡丹皮 10g］；此型常规请神经内科会诊，抗生素使用大剂量氨苄青霉素或先锋Ⅳ治疗。气阴两亏证者，治以益气养阴，疏风散瘀，方用还睛丸加减（五味子 6g，西党参 10g，白术 10g，茯苓 10g，细辛 5g，山药 10g，防风 6g，生黄芪 20g，茺蔚子 10g，远志 10g，金银花 20g，天花粉 10g，丝瓜络 10g）；此型一般不使用抗生素治疗。结果：32 例 32 只眼治愈 26 只眼，显效 2 只眼，好转 4 只眼，无无效病例。总有效率 100%，痊愈率 81.25%。

第三节　鹘眼凝睛

鹘眼凝睛是以眼珠逐渐胀硬突起，红赤如鹘鸟之眼，凝视不能转动为特征的眼病。

本病相当于西医学的甲状腺相关性眼病（TAO），又称 Graves 眼病。其确切病因尚不清楚，目前较集中的观点认为球后组织促甲状腺素受体的异常表达是其发病的重要原因，同时本病还与遗传、环境、感染等多种因素密切相关，是一种与甲状腺功能相关的器官特异性自身免疫性疾病。患者可表现为甲状腺功能亢进，但也有正常或减退者。

本病为常见的眼眶疾病，其发病率居眼眶疾病之首。多双眼发病，亦可单眼罹患，常见于女性，但在年龄大于50岁的男性中亦常见。常伴有全身症状，起病较缓，病程冗长，且屡有反复。

【源流】

鹘眼凝睛的病名见于宋元时期的《秘传眼科龙木论》，称之为"鹘眼凝睛外障"；元代危亦林所著的《世医得效方·眼科》首次提出鹘眼凝睛的病名概念，该书谓："轮硬而不能转侧，此为鹘眼凝睛。"《银海精微》认为："鹘眼凝睛，此骤然所感，非久患之症。"同时指出病名的命名依据："因五脏皆受热毒，至五轮振起，坚硬不能转运，气血凝滞，睁然如鹘鸟之眼，凝视不运之貌，难辨人物，因形而名曰鹘眼凝睛。"明代袁学渊所著《秘传眼科七十二症全书》、清代张璐所著《张氏医通》等均持此观点。本病在明代王肯堂所著的《证治准绳·七窍门》中记述较详，该书曰："其状目如火赤，绽大胀于睥间，不能敛运转动。若庙塑凶神之目，犹鹘鸟之珠，赤而绽凝者，凝定也。"明代傅仁宇所著《审视瑶函》，清代吴谦等所著《医宗金鉴》等均沿袭了《证治准绳》的观点。清代黄庭镜的《目经大成》则以其眼珠突出，似鱼睛不能闭目，而称之为"鱼睛不夜"。鹘眼凝睛病名在中医眼科论著及多版教材中一直被沿用至今。

【病因病机】

中医古代文献对本病的病因病机多有所阐述，《秘传眼科龙木论·鹘眼凝睛外障》中谓："此疾皆因五脏热壅冲上，脑中风热入眼所使。"《世医得效方·眼科》认为系"风毒流注五脏，不能消散……乃热极所致"。《银海精微·鹘眼凝睛》记载"因五脏皆受热毒，致五轮振起，坚硬不能转运，气血凝滞"而引发。《证治准绳·七窍门》云："乃三焦关格，阳邪实盛，亢极之害。风热壅阻，诸络涩滞，目欲暴出。"古医籍描述本病病因较广，但若因阳邪亢盛、风热壅阻所致者，其病机可参见突起睛高。结合临床可归纳如下。

（一）气郁化火证

"肝主疏泄，性喜条达"，气郁化火是指气机郁滞，郁久化火的病机表现。《灵枢·脉度》说："肝气通于目，肝和则目能辨五色矣。"目为肝窍，肝气可直接通达于目，肝气条达，使气机升降出入有序，有利于气血津液上输于目，目得所养而能辨色视物。若患者因精神刺激，性情忧郁，情志不遂，或郁怒伤肝，肝失条达，气机郁滞，郁久化火，上炎目窜，故见白睛赤肿。目中玄府是气血精津升降出入于眼部的道路门户。《素问玄机原病式》曰："若目无所见……悉由热气怫郁，玄府闭塞，而致气液血脉、营卫精神不能升降出入故也。"肝气郁结，气郁化火，则上扰空窍使目中玄府郁闭，故见眼珠胀硬突起，红赤如鹘鸟。症见：眼珠进行性突出，白睛赤肿，凝视不能转动；伴有胸胁胀痛，走窜不定，急躁易怒，口苦咽干，怕热多汗，心悸失眠；舌质红，苔黄，脉弦数。

（二）阴虚阳亢证

阴虚阳亢是指肝肾阴虚，肝阳升发无制，亢扰于上所表现的本虚标实证候。患者多因素体阴虚，或邪热亢盛，日久伤阴，或情志过极，气郁化火，火热耗伤肝肾之阴，或劳伤过度，耗伤阴血，肝阴亏损，或年老肾阴亏虚，水不涵木，肝木失荣。各种原因导致阴精亏耗，水不济火，虚火内生，上炎目窠，故见白睛微红；肝郁火热内生而阴液耗伤，阴不制阳，肝阳上亢，上扰目窍，故见眼珠微突，凝视不能转动。症见：眼珠微突，凝视不能转动，白睛微红；可伴头晕耳鸣，腰膝酸软，心烦不寐，消瘦盗汗；舌质红，少苔，脉细数。

（三）气郁痰凝证

气郁痰凝是指肝郁气滞，横逆犯脾，脾失运化，聚湿成痰的病理状态。脾主运化水湿，为生痰之源。患者多因情志不畅，或忿怒暴悖，肝失条达，木郁土壅，脾气损伤，脾失健运，水湿不化，聚湿成痰，痰郁互结，阻于目窠，故见眼珠外突，运转失灵，白睛暗红；肝气不疏，经气郁滞，则胸胁胀满；脾胃运化失调，气滞湿阻，则纳呆腹胀。症见：眼珠外突，运转失灵，白睛暗红；可伴胁肋胀满，胸闷不舒，纳呆腹胀；舌质暗红，苔白腻，脉弦或缓。

【临床表现】

（一）自觉症状

患眼胀痛、异物感、畏光流泪、视力下降、复视；可伴有甲状腺功能亢进表现，如烦躁易怒，心悸不安，低热多汗，失眠，食欲亢进，皮肤黏膜干燥，体重下降，手震颤，男性性欲降低，女性月经不规则。

（二）眼部检查

双侧或单侧眼珠渐进突出，转动受限，突出严重者，可致暴露性角膜炎；上下睑可出现眼睑退缩、上睑迟落，瞬目增多或减少；结膜水肿，严重者脱出睑裂外；若有视神经损伤，可出现视野缺损、色觉障碍、视觉电生理异常，严重者视力下降，甚者视力丧失。此外，还可出现泪腺增大、泪阜水肿等症状。

（三）实验室及特殊检查

1. 眼球突出度测量 用眼球突出计确定眼球突出程度。

2. 超声波检查 早期眼外肌水肿明显时，内回声弱，光点少；随着病变发展，肌肉内出现纤维化，内回声增强，光点增多。同时由于眶内脂肪组织弥漫性肿胀，表现为回声光团增大；软组织水肿及炎性细胞浸润而使视神经侧后边回声向后延长。

3. CT 扫描检查 可显示多条眼外肌增粗，外形呈梭形肿胀；眶尖部眼外肌增厚常压迫视神经，使其水肿增粗；多条肿胀的眼外肌汇聚于眶尖部而使眶尖密度增高。同时由于眼外肌和眶脂体肿胀而使眶隔前移，眼球突出。

4. MRI 检查 可显示眼外肌增厚的中、高强度信号。

5. 全身检查 多数患者可有血清 T_3、T_4升高，甲状腺吸碘率增强。

【诊断依据】

1. 眼部有异物感，畏光流泪，胀痛。
2. 眼球突出，呈凝视状。
3. 超声探查、CT 扫描及 MRI 检查提示眼外肌肿胀肥大。
4. 甲状腺功能的实验室检查有助于诊断。

【鉴别诊断】

1. 本病应与眼睑肿瘤相鉴别 眼睑肿瘤多为单侧突眼，发展缓慢，突出方向与病变部位相反，不伴眼睑退缩和滞后，CT 扫描有助于鉴别。

2. 本病应与眼眶特发性炎性假瘤相鉴别 眼眶特发性炎性假瘤是原发于眼眶组织的慢性特异性炎性改变，组织学表现属于特发性炎症，眼外肌可肥大，但无眼睑退缩表现，影像学检查显示肌肉止点处肥大或眶内不规则实性病变影，糖皮质激素治疗效果明显，组织学检查能明确诊断。

3. 本病应与静脉性血管瘤相鉴别 静脉性血管瘤眼球多向前突出，下方移位，低头时眼球突出加重，直立体位仍保持一侧性眼突出。超声探测眶内侧实体性占位病变，形态不规则，有血管性声学空腔。

【辨治思路】

（一）辨证思路

1. 气郁化火证 本证以眼珠进行性突出，转动受限，白睛赤肿；胸胁胀痛，走窜不定，急躁易怒，口苦咽干，心悸失眠为诊断要点。气郁化火中的"气"多指肝气，肝气通于目，肝和则目能辨色视物，患者多因情志不畅，而致肝气不疏，气机郁滞，郁久化火，上犯目窠，使玄府闭塞。故症见：眼珠进行性突出，转动受限，白睛赤肿；气火循经上逆，故口苦咽干；火热内扰，心神不宁，故失眠心悸；舌质红，苔黄，脉弦数均为气郁化火之候。

2. 阴虚阳亢证　本证以眼珠微突，凝视不能转动，白睛微红，头晕耳鸣，腰膝酸软，心烦不寐，消瘦盗汗为诊断要点。肝肾阴虚中的"阴"多指肝血、肾精、以及心血，肝主藏血，肝受血而目能视，患者多因素体阴虚，或阴损精亏，目窍失于濡养，阴虚不能潜阳，虚阳上扰，清窍不利，故症见眼珠微突，凝视不能转动，白睛微红。肝火反侮肾水，肾精不足，虚火上炎，故症见头晕耳鸣，腰膝酸软，心烦不寐，消瘦盗汗；舌质红，少苔，脉细数均为阴虚阳亢之候。

3. 气郁痰凝证　本证以眼珠外突，运转失灵，白睛暗红，胁肋胀满，胸闷不舒，纳呆腹胀为诊断要点。患者多因情志不舒，肝失疏泄，肝气郁滞，横乘脾土，脾失健运，水湿不化，聚湿成痰，郁痰互结，阻于目窠。故症见：眼珠外突，运转失灵，白睛暗红；全身症状及舌质暗红，苔白腻，脉弦或缓均为气郁痰凝之候。

（二）症状识辨

目珠突出　鹘眼凝睛的目珠突出多伴有凝视且转动受限的特点。目珠进行性突出多由肝气郁结，郁久化火，上炎目窠，使玄府闭塞，可兼见舌质红，苔黄，脉弦数；目珠微突多由肝肾阴虚，目窍失于濡养，阴虚不能潜阳，虚阳上扰，目窍不利，可兼见舌质红，少苔，脉细数；目珠外突逐渐加重，多由情志不畅，肝气郁结，气机阻滞，木郁土壅，脾失健运，水湿不化，聚湿成痰，痰郁互结，阻于目窠，可兼见舌质暗红，苔白腻，脉弦或缓。

（三）治疗思路

1. 治法与处方原则　本病病机为本虚标实，本病病标在目，病位在肝，与肾、脾、心有关，发病与气滞、痰凝、火热等病理因素密切相关。在发病的不同时期有着不同的病理变化。早期多因情志所伤，忧忿气结，肝失疏泄，肝气亢盛，气郁化火，上扰目窍所致，宜解郁清肝为主；中期多因肝肾阴虚，虚火内生，上炎目窠所致，宜滋阴降火为主；后期多因肝郁气滞，横逆犯脾，脾失运化，津液不行聚而为痰，痰郁互结阻于目窍所致，宜理气化痰为主。

2. 用药方式　本病早期主张清肝疏肝，中期主张滋阴降火，后期主张理气化痰。在治疗用药时，应注重攻伐以及补益之间的调整，处方用药时，药味应轻浮上行，配伍得当。总之，要调整人体阴阳平衡，既要着重调理脏腑，又要注意调理气血，还要注重患者其他兼症。

（1）气郁化火证：应投疏肝理气、清肝泻火之品，用柴胡、枳壳、陈皮、木香、厚朴、淡竹叶、石膏、知母、夏枯草、栀子。其中柴胡归肝、胆经，辛行苦泄，善条达肝气，疏肝解郁，为治疗肝郁气滞之要药。枳壳、陈皮、木香、厚朴均可疏肝理气；石膏、淡竹叶、知母、夏枯草、栀子均能清肝泻火。

（2）阴虚阳亢证：应投滋阴潜阳、平肝降火之品，用生地黄、熟地黄、桑椹、沙参、麦冬、枸杞子、白芍、银柴胡、夏枯草、当归、车前子。其中生地黄为甘润苦寒清泻之品，归肝、肾经，有养阴、生津、清热之功效。熟地黄、桑椹、沙参、麦冬、枸杞子均可滋补肾阴；地骨皮、银柴胡、白薇、胡黄连能清虚热。

（3）气郁痰凝证：应投疏肝解郁、理气化痰之品，用柴胡、枳壳、陈皮、木香、厚朴、石菖蒲、半夏、浙贝母、郁金。其中半夏辛、温，归脾、胃、肺经，能辛开散结，化痰消痞，与紫苏叶、厚朴同用可增强行气化痰之力，用于治疗痰郁互结；柴胡、枳壳、陈皮、木香侧重疏肝理气，石菖蒲、郁金、浙贝母侧重去湿化痰。

【治疗】

本病为全身疾病在眼部的表现之一，应局部症状结合全身情况进行辨证，可采用解郁清肝、滋阴降火、理气化痰等治法。

（一）辨证论治

1. 气郁化火证

证候：眼珠进行性突出，不能转动，白睛赤肿，畏光流泪；全身或伴有急躁易怒，口苦咽干，怕热多汗，心悸失眠；舌质红，苔黄，脉弦数。

治法：清肝泻火，解郁散结。

方药：丹栀逍遥散加减。牡丹皮、栀子、当归、白芍、柴胡、茯苓、白术、薄荷、炙甘草。

加减：肝火郁结较重者，可加夏枯草、决明子入肝经而清泻郁火；若胸闷胁痛，加香附、郁金以疏肝解郁；两手及舌伸出有震颤者，可加石决明、钩藤以平肝息风。

2. 阴虚阳亢证

证候：眼珠微突，凝视不能转动，白睛淡红；可伴头晕耳鸣，怵惕不安，心烦不寐，消瘦多汗，腰膝酸软；舌红少苔，脉细数。

治法：滋阴潜阳，平肝降火。

方药：平肝清火汤加减。生地黄、连翘、白芍、柴胡、夏枯草、枸杞子、当归、车前子。

加减：阴虚火旺者，可加知母、黄柏滋阴降火；心悸失眠明显者，加酸枣仁、首乌藤以养心安神；双手震颤者，加石决明、龟板、鳖甲以滋阴平肝息风。

3. 气郁痰凝证

证候：眼珠外突，运转失灵，白睛暗红，视一为二，羞明流泪；可伴胁肋胀满，胸闷不舒，纳呆腹胀；舌质暗红，苔白腻，脉弦或缓。

治法：疏肝解郁，理气化痰。

方药：逍遥散合清气化痰丸加减。当归、白芍、柴胡、茯苓、白术、薄荷、陈皮、瓜蒌仁、制半夏、杏仁、枳实。

加减：郁热之征明显者，可加郁金、茺蔚子以解郁清肝；兼有瘀血之象者，可加泽兰、川芎、桃仁活血化瘀；眼突明显者，加浙贝母、夏枯草、昆布以软坚化痰散结。

（二）中成药

1. **丹栀逍遥丸** 具有疏肝解郁、健脾养血作用。适用于气郁化火证。
2. **回生口服液** 具有解郁散结、消癥化瘀作用。适用于气滞血瘀证。
3. **三黄片** 具有泻火解毒、清热利便作用。适用于火毒内盛证。
4. **新清宁胶囊** 具有清热解毒、活血化瘀作用。适用于内结实热证。

（三）单方验方

1. 炙甘草、红花各0.3g，生地黄、熟地黄各1.5g，升麻、桃仁、当归各3g，水煎服，每日1剂。适用于阴亏血瘀引起的鹘眼凝睛症。

2. 防风、车前子、木通、茺蔚子、茯苓、熟大黄、玄参、玄明粉（冲服）、桔梗、黄芩各等份，水煎服，每日1剂。适用于风热毒邪引起的鹘眼凝睛症。

3. 海藻、陈皮、贝母、连翘、昆布、半夏、青皮、独活、川芎、当归、甘草各3g，水煎服，每日1剂。适用于痰湿内结，气血瘀阻引起的鹘眼凝睛症。

4. 石决明、茯苓、车前子、五味子、人参、细辛、知母各5g，捣罗为末，食后米饮汤调下6g。适用于脑中风热入眼所致鹘眼凝睛外障。

（四）外治疗法

1. **穴位贴敷** 摩风膏外贴太阳穴。
2. **点眼药** 穿心莲眼膏或抗生素眼膏涂眼，或熊胆眼药水点眼，以防暴露赤眼生翳。
3. **湿热敷** 用桑叶、荆芥、防风、菊花、大青叶、当归、赤芍各30g，水煎，过滤取汁作眼部湿热敷。
4. **洗眼** 黄连10g，秦皮10g，黄柏10g，蕤仁6g，干枣10枚。水煎，去滓，洗眼，每日3次。

（五）针灸治疗

针刺放血穴位取迎香、太阳、上星、合谷。方法：用三棱针针刺放血，以引气血流通，祛邪消肿。

毫针

（1）穴位取风池、天柱、百会、阳白、外关、内关、合谷、行间、太冲。以泻法为主，交替轮流取穴，每日 1 次。

（2）穴位取睛明、太阳、合谷、风池、球后。以平补平泻为主，留针 30 分钟。

（六）药膳疗法

1. 佛手粥　佛手 9g，海藻 15g，粳米 60g，红糖适量。将佛手、海藻用适量水煎汁去渣后，再加入粳米、红糖煮成粥即成。每日 1 剂，连服 10 ~ 15 天，具有疏肝清热功效。

2. 竹茹淡菜煎　竹茹、淡菜各 15g，牡蛎各 30g，红糖适量。用水煎汁，去渣。每日 1 剂，连服 7 ~ 10 天，具有化痰利湿，软坚散结功效。

（七）西医治疗

1. 药物　TAO 伴有甲状腺功能异常的患者使用抗甲状腺药物治疗是本病的基础治疗。

（1）糖皮质激素：口服泼尼松起始用量在 1 ~ 1.5mg/kg，待症状减轻（7 ~ 14 日）后逐渐减量至最小维持量（10 ~ 20mg）数月。一般总疗程在 6 个月以内。球后糖皮质激素注射，常使用 40g/L 曲安奈德（TA4）20 ~ 40mg 球周注射，该药效力是可的松的 20 ~ 30 倍，作用时间可维持 2 ~ 3 周，每 2 ~ 3 周根据病情选择注射。

（2）环孢素 A（CSA）：一般用于糖皮质激素治疗不敏感的活动性 TAO，因毒副作用较大，故使用剂量不应超过 7.5mg/（kg·d）。

（3）细胞因子抑制药：主要包括白细胞介素（IL）、肿瘤坏死因子（TNF）、干扰素（IFN）等，主要功能是作为细胞间信号传递分子介导和调节机体，免疫应答和炎症反应。依那西普，在细胞外有 TNF-α 的结合位点，它可以降低 TNF-α 的生物活性，是一类炎症细胞因子。利妥昔单抗是一种单克隆抗体，它与 B 淋巴细胞表面抗原 CD20 相结合，减弱 TAO 患者 B 细胞在炎症反应中的作用。雷帕霉素是大环内酯类抗生素中的一类，可抑制细胞因子和生长因子介导的成纤维细胞和免疫细胞的增殖。

2. 手术

（1）开眶减压术：开眶减压术通过对骨性眶壁的去除，扩大眶腔，改善眼球突出的症状，缓解视神经的压迫，同时起到美容的效果。适用于严重的眼球突出、角膜暴露及视神经受压。

（2）眼外肌手术：缓解眼外直肌纤维化。适用于下直肌纤维化，严重复视干扰正常生活者。

（3）眼睑手术：适用于凝视症以及上睑退缩的患者或有角膜溃疡和暴露性角膜

炎，经保守治疗无效的患者。

【预后转归】

对于单眼为患、起病较急者，经及时治疗，一般多有好转。但应避免复发和慎重进行开眶术，否则可因病情渐重而目盲。双眼缓慢发病，伴瘿瘤之症者，轻则可愈，重者可因高度突起，固定不动，胞睑不能闭合，致黑睛生翳、瞳神紧小等而失明，故预后不良。

【预防调护】

1. 注意调节情志，避免情绪激动，保持心情舒畅。
2. 忌吃辛辣炙煿及肥甘厚腻之品，以免加重病情。
3. 应积极进行针对性治疗，防止并发症和视功能的损害。

【名医经验】

（一）邓亚平论治鹘眼凝睛

1. 学术思想　邓亚平教授认为甲状腺相关眼病与肝脾有关。因为肝开窍于目，目为肝之外候，《素问·金匮真言论》："东方青色，入通于肝，开窍于目，藏精于肝。"肝主疏泄，调畅气机，肝气条达，则气血和畅。若情志抑郁，肝气郁结，失去条达，疏泄失司，则气血失和，运行不畅，气滞血瘀，结聚成块而形成肌肉肥厚，眼球突出；肝气横逆犯脾，脾失健运，水液运化失司，湿浊内生，聚而成饮生痰，痰瘀互结，脉络阻塞结而成块，致眼球突出。在临证治疗甲状腺相关眼病时，该病虽无出血、积血等"有形之瘀"的体征，但是邓老在选用方药时常以活血化瘀、利水渗湿法，用四苓汤合四物汤加减。

2. 典型案例　张某，女，48岁。

患者一年前无明显诱因左眼不能上转，伴复视，眼球突出，当时诊断为"甲亢"，经治疗，甲亢病情好转，但眼部症状不好转，左眼反复充血。全身无明显不适。舌淡、苔薄白，脉细。眼科检查：视力，右眼0.4，左眼0.25，双眼上睑退缩，右眼结膜充血（－），瞳孔圆，晶状体无混浊，玻璃体无混浊，眼底正常。左眼结膜充血（＋），角膜上皮少许点状着色，瞳孔圆，晶状体无混浊，玻璃体无混浊，眼底正常。眼球运动，左眼上转受限。

辨证：气滞血瘀，水湿内停。

治疗：活血化瘀，利水渗湿。处方：四苓汤合四物汤加减。川芎15g，生地15g，赤芍15g，当归15g，茯苓15g，猪苓15g，泽泻15g，白术17g，荔枝核15g，浙贝母15g，夏枯草15g，枳壳15g，水煎服，每日1剂。泼尼松，30mg，口服，每日1次，服 7 日；叶酸 2 片，口服，每日 3 次；甲氨蝶呤 4 片，口服，每日 1 次。

1 周后，自感左眼球突出较前好转，但仍不能上转，伴复视。纳眠可，二便调，舌淡，苔薄白，脉弦。眼科检查：视力，右眼 0.4，矫正 0.8；左眼 0.25，矫正 0.6。双眼上睑退缩，右眼同前，左眼眼球突出，结膜充血（＋），角膜（－），瞳孔圆，晶状体无混浊，玻璃体无混浊，眼底正常。眼球运动，左眼上转受限，外展轻度受限。双眼上睑退缩减轻，治疗有效，故继续治以活血化瘀、软坚散结，并加强软坚散结的力量。处方：桃红四物汤合化坚二陈汤加减。川芎 15g，生地黄 15g，赤芍 15g，枳壳 15g，夏枯草 15g，桃仁 15g，红花 15g，陈皮 15g，法半夏 15g，茯苓 15g，荔枝核 15g，浙贝母 15g，僵蚕 6g，水煎服，每日 1 剂。泼尼松，15mg，口服，每日 1 次，服 7 日；叶酸 2 片，口服，每日 3 次；甲氨蝶呤 2 片，口服，每日 1 次。经过治疗，患者的病情得到很好控制，同时也避免了糖皮质激素的副作用。

（二）曾平论治鹘眼凝睛

曾平教授认为 TAO 早期患者由于提上睑肌和 Müller 肌炎症水肿，肌张力增强，引起上睑退缩和迟落，严重者出现睑闭合不全；眶周软组织受累导致眼睑红、肿胀；角、结膜炎症导致结膜充血和上方角膜缘角结膜炎。在慢性期，肌束膜成纤维细胞增殖、胶原纤维合成增多，提上睑肌和 Müller 肌纤维化，导致药物不能治愈的眼睑退缩和迟落。中医相关病名有"鹘眼凝睛""状如鱼泡"等。中医认为本病病机为本虚标实，本虚为肝肾阴虚，标实为痰、瘀。本病病标在目，病本在肝，与肾、脾有关，病理产物为痰、瘀。故中医治疗本病多侧重于活血散瘀、化痰散结。本病的早期因情志所伤，忧忿气结，肝失疏泄，湿聚生痰，血滞成瘀，肝气亢盛，气郁化火，郁火痰瘀，上扰空窍，而致畏光流泪，面红耳赤，目瞳炯炯有神，如怒视之状。早期易清肝泻火，行气化痰；中、后期宜活血通络，化痰散结。经验方药用制半夏、陈皮、茯苓、胆南星、黄芩、枳实、泽兰、地龙、白花蛇舌草、甘草、生姜、水蛭，治疗早期甲状腺相关眼病以软组织损害、上睑退缩、眼球突出为主症的患者 25 例，1 个月后上睑退缩，上睑迟落，突眼度均能得到有效控制，未发现不良反应。

（三）路际平论治鹘眼凝睛

此症乃因肝气不疏，荣卫不和，而痰火乘隙上冲，以致诸窍壅塞，头疼、呕吐、目珠疼甚，视力速失，继则眼球突出，运动被阻。初期先刺通里、阳谷、神庭、合谷等穴；再服逐瘀化痰汤（桃仁 12g，牡丹皮、当归、半夏、胆南星、槟榔各 9g，川芎、青礞石各 6g，陈皮 4.5g，甘草 3g，天竺黄 1.5g）。如肝阳上越，头疼如裂，二目突胀而直视者，此方去陈皮、槟榔，加生石膏、生地黄、大黄各 15g，全蝎 5 个，蜈蚣 1 条；再刺上星、少商、百会，3 ~ 4 次即愈。

【文献选录】

《秘传眼科龙木论·鹘眼凝睛外障》曰："此疾皆因五脏热壅冲上，脑中风热入眼所使。"

《证治准绳·七窍门》曰："其状目如火赤，绽大胀于睥间，不能敛运转动。若庙塑凶神之目，犹鹘鸟之珠，赤而绽凝者，凝定也。乃三焦关格，阳邪实盛，亢极之害。风热壅阻诸络涩滞，目欲暴出矣。"

《世医得效方·眼科》曰："轮硬而不能转侧，此为鹘眼凝睛，此不可治。"

《目经大成·鱼睛不夜》曰："此症项强，面赤燥，目如火，胀于睑间，不能开闭，若野庙凶神与花缸变鱼之目，凸而定凝，故曰鱼睛不夜。"

【现代研究】

廖世煌等将50例Graves眼病患者随机分为三组：他巴唑组10例、泼尼松组15例、甲眼消组25例。三组均口服他巴唑作为常规治疗，根据甲状腺功能调整用量。初治阶段：他巴唑10mg，每日3次，疗程1~2个月；减药阶段：每2~3周减5mg，疗程2~3个月；维持阶段：每日5~10mg，疗程1~1.5年。①他巴唑组：仅常规口服他巴唑；②泼尼松（强的松）组：在常规治疗基础上口服泼尼松，每次60mg，每日1次，持续4周，以后每2周递减5mg；③甲眼消组：在常规治疗基础上口服甲眼消（由黄芪、生地黄、五味子、茯苓、薏苡仁、丹参、赤芍、法半夏、浙贝母、车前子、决明子、白蒺藜等组成，广州中医药大学第一附属医院制剂科生产），每次5片，每日3次。结果：①甲眼消组对眼部症状体征的改善比较明显，减轻眼后胀满感（有效率87.5%）及多泪（有效率84.2%）、眼痛（有效率81.8%）等症状有较好疗效；泼尼松组亦有一定疗效（有效率分别为60.0%、77%、72.7%），但没有甲眼消组明显；甲眼消组治疗眼胀效果优于泼尼松组（$P < 0.01$），治疗多泪、眼痛与泼尼松组相当（$P > 0.05$），而他巴唑组则疗效较差（有效率分别为11.1%、14.2%、0）。②甲眼消组、泼尼松组均能降低血清GAG含量，提高患者视力水平，二组间差异无显著性意义。在降低突眼度方面，甲眼消组作用优于泼尼松组，二组间差异有显著性（$P < 0.01$）。③各组对Graves眼病的综合疗效：他巴唑组显效0例，好转1例，无效9例，总有效率10%；泼尼松组显效0例，好转8例，无效7例，总有效率53.3%；甲眼消组显效3例，好转19例，无效3例，总有效率88%。甲眼消组总有效率优于他巴唑组（$P < 0.05$）和泼尼松组（$P < 0.01$）。

张亚利等将90例非活动期Graves眼病患者，随机分为试验组和对照组，两组各45例。全部受试者维持Graves眼病常规治疗，试验组在常规治疗基础上予平目颗粒（由龙华医院制剂室制作），1袋/次，2次/日；对照组在常规治疗基础上予平目颗粒模拟剂（由龙华医院制剂室制作），1袋/次，2次/日。连续治疗24周。结果：①突眼度，治疗前两组患者突眼度比较，差异无统计学意义，两组资料具有可比性；治疗后两组患者突眼度比较，差异有统计学意义（$P<0.01$）；治疗后两组突眼度差值比较，差异有统计学意义（$P<0.01$），试验组对患者突眼度的降低优于对照组。试验组治疗后突眼度明显下降，与治疗前比较，差异有统计学意义（$P<0.01$）；对照组治疗后突眼度与治疗前相比，差异无统计学意义（$P=0.075$）。②临床疗效，试验组43例，临床治疗突眼显效10例（占23.3%），有效25例（占58.1%），无效8例（占18.6%），总有效35例占81.4%；对照组41例，临床治疗突眼显效0例，有效7例（占17.1%），无效34例（占82.9%），总有效7例（占17.1%）。两组治疗后总有效率比较，试验组为81.4%，对照组17.1%，差异有统计学意义（$P<0.01$），试验组治疗突眼疗效优于对照组。③中医证候疗效：试验组治疗后各项中医证候均明显改善。其中治疗组治疗后眼球胀痛、乏力、恶寒、面色晦暗、四肢不温、自汗与对照组相比，差异有统计学意义（恶寒相比，$P<0.05$，余均$P<0.01$）。试验组43例，临床治疗显效17例（占39.53%），有效21例（占48.84%），无效5例（占11.63%），总有效38例（占88.37%）；对照组41例，临床治疗显效3例（占7.32%），有效10例（占24.39%），无效28例（占68.29%），总有效13例占31.71%，两组总有效率比较，差异有统计学意义（$P<0.01$），试验组中医证候疗效改善优于对照组。④甲状腺功能：治疗前两组甲状腺功能比较，FT_3、FT_4、TSH差异无统计学意义（$P>0.05$），两组资料具有可比性。治疗后两组FT_3、FT_4、TSH差值比较差异亦无统计学差异（$P>0.05$）。说明治疗前后甲状腺功能无明显变化。

李贵茂等将32例甲亢性浸润性突眼患者随机分为中西医结合治疗组及单纯西药对照组。治疗组17例，对照组15例，两组在夜间高枕、限制钠盐饮食、予以利尿药及加强眼部护理的基础上，均常规予以抗甲状腺药物丙硫氧嘧啶（PTU）100mg/次，每6小时口服1次，连续服6~8周，同时服用肾上腺皮质激素泼尼松，20~30mg/次，3次/日，连续2~3周渐减量，至8~10周停药；重者予以泼尼松龙0.5~1.0g，加入生理盐水250mL静脉滴注，隔日1次，连用2~3次以上量改服泼尼松。为预防甲状腺功能低下加重突眼，两组均合用左甲状腺素片（L-T_4）50μg/d，1次/日，口服。治疗组在上述治疗的同时，加用清热化痰、祛瘀散结之自拟方药睛突1号（黄芩、柴胡、瓜蒌、竹茹、苍术、川芎、郁金、龙胆、当归、黄芪、密蒙花），每日1剂，水煎服，早晚各1次，每次150mL。眼胀痛、畏光流泪较重者加玄参、栀子、大黄；视力下降明显加青葙子、枸杞子、千里光；眼睑肿胀、结膜充血、水肿重者，加牡丹皮、金银花、连翘、野菊花；角膜外露形成溃疡、全眼炎者，加乌梅、生龙骨、生牡蛎、白花蛇舌草。结果：①治疗组17例，显效13例（76.47%），有效3例（17.65%），无效1例（5.88%），总有效率94.12%；对照组15例，显效9例（60.00%），有效5例（33.33%），无效1例（6.67%），总有效率93.33%。两组间总有效率差异无显著性意义，但治疗组的显效率明显高于对照组，且两组停用激素后，治疗组的有效率远远高于对照组（$P < 0.001$）。②两组在最初2周泼尼松用量相同。2周后，治疗组从治疗量渐减为维持量，平均需2~4周，停服需4~6周；对照组常需3周开始减量，从治疗量渐减为维持量，平均需6~8周，停服需8~12周。③两组在最初4周PTU用量基本相同。4周后，治疗组从治疗量渐减为维持量，平均需4~6周，平均用量渐减为50~100mg/d；对照组从治疗量减为维持量，平均需8~10周，平均用量渐减为150~200mg/d。④两组患者治疗前后眼部症状、体征及ATA分级均有所改善，但改善幅度有很大的不同。治疗组在眼球胀痛、畏光流泪、眼睑闭合不全、角膜溃疡、视力等的恢复方面及ATA分级改善方面均明显优于对照组，尤其是激素减量和停药以后表现得更为突出，疗效更为巩固。⑤两组在最初4周不良反应基本相同弄。4周以后，随着治疗组激素及PTU用量的渐减中药药效逐渐显现，其不良反应亦渐减，至停用激素及PTU减至维持量后，不良反应几近消失。而对照组，随着激素和PTU用药时间的拖长及维持量的偏大，不良反应增多且持续时间长。两组比较有显著差异（$P < 0.05$）。⑥经过3年的随访观察，治疗组17例中复发2例（11.76%），对照组15例中复发4例（26.67%）。

第四节　珠突出眶

珠突出眶是指眼珠突出，随头位而改变的眼病，常在低头、怒吼、屏气、咳嗽、呕吐、打喷嚏等诱因后发生。

本病类似于西医学的间歇性眼球突出。多由眶内静脉，尤其是眶上静脉曲张所致，约有90%的患者由于先天性或后天性眶内静脉曲张所引起；血管瘤、复发性眶内出血或气肿等也可引起轻度的间歇性眼球突出。

本病发病急骤，中年男性多见，常单眼发病，左侧多于右侧。

【源流】

早在隋代，《诸病源候论》中则称本病为"目珠子脱出候"，谓："热气冲击其珠子，故令脱出。"珠突出眶之病名见于明代的《证治准绳·杂病·七窍门》，谓："乌珠忽然突出眶也。与鹘眼证因滞而慢慢胀出者不同，其故不一。"并指出了本病的病因："有酒醉怒甚及呕吐，极而挣出。有因患火证，热盛关格亢极而胀出者。有因怒甚，吼喊而挣出者。"《审视瑶函·卷之三·肿胀》说："珠突出眶，此症专言乌睛暴然突出眶也……疼痛难当，既离两睑，枉冤仙方。"至清代，《目经大成·卷之二下》中又称其为"睛凸"。谓之："此症通睛突然凸出眶外，非鱼睛不夜因滞而慢慢胀高者比。"指出了本病的鉴别要点。综上所述，古代医家对本病的论述虽然不多，但其认识基本一致。至现代，因一般将风热毒邪所致者归于突起睛高，将外伤所致者归于物伤睛突或撞击伤目，结合临床，本病主要指间歇性突眼，故文献所见及论述很少。现代著作及教材所列之珠突出眶亦主要指间歇性突眼。

【病因病机】

先天禀赋异常，目眶先天发育不良，或眶内血络曲张，当暴怒气悖、高声吼喊、低头屏气、咳嗽、呕吐、打喷嚏时，气血并走于上，脉络郁滞，眼珠突出。如《证治准绳·杂病·七窍门》："有酒醉怒甚及呕吐，极而挣出。……有因怒甚，吼喊而挣出者。"症见：眼珠突出，低头、俯卧时加重，眼部胀痛，胞睑肿胀，白睛红肿，视力下降；可伴有眩晕、头痛、恶心；舌紫暗或有瘀斑，脉涩或缓。

【临床表现】

（一）自觉症状

自觉眼部胀痛，球后疼痛，视力有不同程度的下降，可有复视；全身可伴有头痛、眩晕、恶心等。

（二）眼部检查

间歇性眼珠突出，持续数秒、数小时或数日，多为单侧突出，时轻时重，在低头、弯腰、俯卧时加重，站立、端坐时眼珠复位或突出减轻；发作时可有上睑肿胀下垂，白睛红肿，瞳神散大；患眼可见视盘水肿，视网膜静脉迂曲扩张或有出血。

（三）实验室及特殊检查

1. 超声检查 眶内静脉曲张，直立或平卧可表现为正常超声图像，或有眶脂肪缩小，当压迫颈内静脉时，可见眶脂肪强回声光团内出现无回声区，此无回声区便是眶内异常静脉充血的影像。

2. CT 扫描 眶内静脉曲张，一般扫描可正常，当颈部加压眼球突出后则见不规则的高密度区，不均质，常伴有静脉石。

【诊断依据】

1. 单眼眼球突出，常有明显诱因。
2. 眼球突出可随头位发生改变，低头、弯腰、俯卧时加重。
3. 超声检查、CT 扫描、MRI 检查有助于诊断。

【鉴别诊断】

1. 本病应与搏动性眼球突出相鉴别 后者为单侧性，随脉搏而搏动，眼睑及球结膜血管充血和肿胀，眼底检查可见视乳头水肿、视网膜静脉迂曲扩张及视网膜出血。可有复视、视力下降。主诉或检查可闻及吹风样杂音，压迫供血血管时搏动和杂音消失。

2. 本病应与炎症性眼球突出相鉴别　炎症性眼球突出伴头眼剧烈疼痛，热泪频流。随炎症过程的急剧而加重，可根据眼球突出的方向估计炎症发生的位置。

3. 本病应与外伤性眼球突出相鉴别　后者有外伤史，眼球高度突出，眼睑皮下及结膜下出血水肿，CT 检查可见眶骨或颅底骨折，眶内积血。

【辨治思路】

（一）辨证思路

脉络瘀滞证　本证以眼珠突出，呈间歇性，体位改变时发作加重，发作时眼胀不适为诊断要点。先天禀赋不足，目眶及眶内脉络、筋肉发育不良，怒吼、剧烈咳嗽、低头后气血并走于上，脉络瘀滞，故间歇性眼珠突出；瘀血停聚于胞睑及白睛，血行不畅，则上睑肿胀下垂，白睛红肿；气血瘀滞，不通则痛，则眼珠胀痛；气滞血瘀，脉络瘀滞，水液输布障碍，故见视网膜静脉曲张，视盘水肿；目为清阳之窍，脉络瘀滞，清气不能上达，故头痛、眩晕、恶心；舌有瘀斑，脉涩或缓均为瘀证之象。

（二）症状识辨

间歇性眼珠突出　间歇性眼珠突出多在低头、弯腰，以及大怒、呕吐、屏气等诱因后眼珠瞬间突出，当平仰后，突出则消失。先天眶内血络曲张，遭遇诱发因素作用，气机失常，气血并于上，脉络瘀滞，故间歇性眼珠突出；患者伴有眼胀头痛，眼睑肿胀，兼有舌紫暗或有瘀斑，脉涩或缓等，均为气滞血瘀，不通则痛，脉络郁滞等所导致。

（三）治疗思路

1. 治法与处方原则　本病属血管性疾病引起的眼珠突出，中药治疗以疏通脉络为要旨，该症属中医目眶病范畴，在外观上眼珠突出眶外，呈间歇性。辨证要点应抓住眼珠外突，以局部辨病这个主要环节，结合伴随症状及全身情况进行辨证，方能精确地立法用方，从而获得理想效果。

珠突出眶发病突然，活血化瘀，疏通脉络是治疗本病的主要处理法则，应治病求本，主张攻伐，则能使血脉畅通，目窍在上，所用药物应轻浮上行，才能迅速到达病灶，收到预期的效果。由于本病来势凶猛，根据病情需要，采取急症处理，并可配合外治法综合治疗。

2. 用药方式 珠突出眶脉络瘀滞者，应该早投活血化瘀之峻品，用桃仁、红花、白芍、当归、牛膝、熟地黄、丹参、川芎、甘草。其中桃仁、红花、川芎活血化瘀；熟地黄补血养阴，改用生地黄可加强活血作用；白芍养阴柔肝，缓急止痛；当归活血止痛，补血养肝；中药以活血为主，行中有补，则行而不泻，补中有行，则补而不滞。合用共奏活血化瘀，疏通脉络，消肿止痛之功。

【治疗】

本病由诱因导致气血并于上，脉络郁滞，故治疗宜疏通脉络、活血行瘀，并注意避免诱因的发生。

（一）辨证论治

脉络瘀滞证

证候：眼珠突出，低头、俯卧时加重；发作时眼胀不适，上睑下垂，白睛红肿，视盘水肿，视网膜静脉曲张；可伴有眩晕、头痛、恶心；舌紫暗或有斑，脉涩或缓。

治法：活血化瘀，疏通脉络。

方药：桃红四物汤加减。桃仁、红花、白芍、当归、牛膝、熟地黄、丹参、川芎、甘草。

加减：头昏复视者，加石决明、牡蛎以平肝潜阳；恶心呕吐者，加法半夏、陈皮以降逆止呕。珠突明显且体质壮实者，加三棱、莪术以破血行瘀。

（二）中成药

1. 复方丹参片 具有活血化瘀、理气止痛、芳香开窍的作用，适用于珠突出眶属脉络瘀滞之证。

2. 血府逐瘀口服液 具有活血祛瘀、行气止痛的作用，适用于珠突出眶属瘀血内阻证。

3. 跌打丸 具有活血散瘀、消肿止痛、祛风通络的作用，适用于珠突出眶瘀血肿痛证。

4. 连翘解毒丸 具有辛凉解表、清热解毒的作用，适用于珠突出眶属风热壅盛证。

5. 丹栀逍遥丸 具有疏肝解郁、清热调经的作用，适用于珠突出眶属肝郁化火证。

6. 红花当归丸 具有化瘀清热、活血调经的作用，适用于珠突出眶属气血瘀结证。

（三）单方验方

1. 立退丸：朱砂（另研为衣）、人参各 6g，天冬、远志、麦冬、八月札各 30g，白茯苓 60g，为细末，炼蜜为丸，每服 3g，清茶或沸汤送下。适用于年老之珠突出眶症。

2. 救睛丸：枸杞子、苍术、山栀子仁、赤芍、苏薄荷各等份，为细末，酒糊为丸，每服 9g，温开水送服。适用于少年之珠突出眶症。

3. 玄参散：玄参 45g，桔梗 30g，大黄 30g，羚羊角屑（代）30g，防风 30g，黄芩 30g，荒蔚子 60g，炙甘草 15g。共为粗末，每服 12g，水煎去渣，食后温服，临卧时再服。

4. 三棱、莪术各 6g，黄药子 15g。水煎服，每日 1 剂。

5. 柴胡、香附、郁金各 10g。水煎服，每日 1 剂。

6. 昆布、海藻、玄参各 12g，夏枯草 15g。水煎服，每日 1 剂。

（四）外治疗法

1. 点眼及外敷疗法

（1）黄连 0.6g，粉甘草 0.3g，硼砂 1g，人乳适量。共研极细末。人乳调末，点眼角。

（2）熊胆眼药水点眼，每天 3~4 次。

（3）如意金黄散，醋调敷，敷眼部，每天 1~2 次。

2. 熏洗疗法

（1）羌活 15g，煎汤，熏洗患眼，每天 2~3 次。

（2）木贼草、红花各 3g，赤芍、薏仁（研）各 6g，水煎洗眼。每天 2~3 次。

（3）炒僵蚕、赤芍、秦皮各 6g，红花、木贼草各 3g，薏仁 4.5g，薄荷 2g。水煎去渣，洗目。每天 2~3 次。

（4）鲜石榴嫩叶 30g，加水 1 碗，煎至半碗，去渣，作洗眼剂，每天 2~3 次。

3. 其他疗法 掌心涂以润滑剂，轻轻按摩眼珠，纳入眶内，并加压包扎，使其复位。

（五）针灸治疗

1. 毫针

（1）主穴攒竹、睛明、丝竹空、瞳子髎、阳白、鱼腰、四白、承泣、合谷、列缺、外关。针刺，强刺激，留针 15~20 分钟，每日 1 次，7~10 日为 1 个疗程。

（2）主穴阳白、外关、四白、合谷、攒竹、后溪、内关、行间。针刺，用泻法，每天 1 次，10 次为 1 个疗程。

（3）主穴上天柱（天柱上5分）、风池、阳白；配穴间使、太冲、三阴交。

2. 针刺 放血取印堂、耳尖、肩井，采用三棱针放血少许，每天1次，5次为1个疗程。

（六）西医治疗

1. 自发性者有自愈倾向或终身不变，以保守治疗为宜。

2. 高度突眼，常导致暴露性角膜溃疡，甚至引起穿孔，可考虑做睑裂缝合，以保护角膜。

3. 若发作频繁而严重时，对血管瘤引起者行手术摘除；眶内曲张静脉引起者，可行切除或结扎术，浅层静脉曲张一般用5%鱼肝油酸钠0.2~0.3mL注入患部，促使畸形静脉纤维化，但有些病人效果不明显。

【预后转归】

眶内脉络曲张，间歇性外突出者，及时手术治疗，尚可保存部分视力，但手术不彻底或反复者，预后同样不良。对于先天目眶发育不良者，只要避免诱因，及时正确治疗，防护得当，预后尚好。

【预防调护】

1. 忌食辛辣炙煿之品，避免过量饮酒。

2. 注意减少低头、弯腰，以及大怒、吼叫、屏气、剧烈咳嗽等加重脉络瘀滞的诱因。

3. 珠突明显者，注意保护黑睛，尽早施以加压包扎，嘱其平卧，并劝慰病人，勿急躁和悲观，以免加重病情。

【名医经验】

黄庭镜论治珠突出眶

东邻吴氏女，夜窗绣鞋，目忽不见。初以为灯落，举头觉有物在颧间，摸之，乃睛也。捶胸大恸，家人惊呼，余亦起视。时天严寒，系已僵。浣小碟，置温泉，将睛涵养片刻，纳入睑，治以前法，越月而痊。然神光熹微，妙语莫能形容。

令渠闭睑默坐，煎大补元汤温经益元散，乘热呷之（大补元煎：人参、山药、地黄、当归、枸杞子、当归、鹿茸、酸枣仁、肉桂各等份，附子、丁香减半，姜酒调）。一面煅磁石淬醋，对鼻熏蒸，肝得浓厚酸气，虽散合收。俟微汗欲发，开襟将冷泉水于胸前、背心不时喷之。俾肌肤一挠，脉络一缩，尽昼夜可定。然后适情顺养，或可侥万一之幸。

【文献选录】

《证治准绳·杂病·七窍门》曰："乌珠忽然突出眶也。与鹘眼证因滞而慢慢胀出者不同。"

《目经大成》称为睛凸，谓："此症通睛突然凸出眶外，非鱼睛不夜因滞而慢慢胀高者比。"

《审视瑶函·卷之三·肿胀》曰："珠突出眶，此症专言乌睛暴然突出眶也……疼痛难当，既离两睑，枉冤仙方。虚乃气血之不足，实则暴火之为殃。若然半出，犹可复康，脉络既动，终是无光……宜服救睛丸、立退丸。"

《诸病源候论·目珠子脱出候》曰："凡人风热痰饮渍于脏腑，阴阳不和，肝气蕴积生热，热冲于目，使目睛疼痛。热气冲击其珠子，故令脱出。"

第五节　目眶痰瘤

目眶痰瘤是指以眼珠突出，运转受限，胞睑及白睛赤痛，伴流泪，甚者视一为二为特征的眼病。因其眶内可扪及肿块，属于中医学癥瘕范畴，故名目眶痰瘤。

本病类似于西医学的眼眶炎性假瘤，又名特发性眼眶炎性假瘤，是一种非特异性慢性增殖性炎性反应，因病变外观似真性眶肿瘤而得名。其发病原因尚不明确，目前多认为属于自身免疫性疾病。

本病发病较急，进展缓慢，病程较长，时有反复发作和自行消退的特点。多见于成年人，一般无明显性别差异，单眼发病者较多。其发病率位列 Graves 眼病和眼眶血管病变之后，居眼眶病变的第三位，也是引起眼球突出的常见原因。

【源流】

本病中医既往多归于"突起睛高"及"鹘眼凝睛"范畴，《诸病源候论·瘰疬瘘候》明确指出"此由风邪毒气，客于肌肉，随虚处停结而为瘰疬"。《医宗金鉴·外科心法要诀》中进一步指出"瘰疬形名各异，受病不外痰、湿、风、热、气、毒结聚而成。"《秘传眼科龙木论》称鹘眼凝睛外障，谓："此疾皆因五脏热壅，冲上脑中，风热入眼，所使然也。"因其为常见眼眶病，且中医药治疗近年来报道较多，而中医无与此相应病名，2003 年曾庆华主编的《普通高等教育"十五"国家级规划教材·中医眼科学》将"突起睛高"及"鹘眼凝睛"明确列为相关眼眶疾病，为与其他眼眶疾病相鉴别，本书运用了"眼眶假瘤"病名，其后多版教材沿用眼眶假瘤病名，因其眶内及眶缘可扪及肿块，属于中医学癥瘕范畴，故命名为"目眶痰瘤"。

【病因病机】

目眶瘕瘤多与风、热、气、血关系密切，多因风热外袭，邪毒和瘀滞胶结而发。风热毒邪壅滞于目，日久不解，热盛伤阴，导致眼络滞涩，阴液亏耗，气血不行、气滞血瘀或痰湿凝聚，而眼珠胀而欲出。因疾病有不同的类型和各个阶段侧重不同，会出现不同证型。发病早期以风热毒壅为主，晚期以气血瘀滞、痰瘀互结居多。结合临床可归纳为：

（一）风热毒壅证

风热毒壅是指风热外袭，邪热亢盛，热毒壅滞的病理状态。风邪善行数变，突从外袭，故发病较急。风邪袭表，侵犯肺卫，宣降失常，通调水道失职，则见胞睑浮肿；热为阳邪，其性急迫，火热炽盛，伤津耗气，充斥于外，燔灼上炎，故见面红目赤；风热毒邪侵袭，上犯于目，眼络滞涩，经气不利，气血不畅，脉络瘀阻，致眼珠外突。症见：眼珠突出，运转受限，胞睑及白睛红赤肿痛，伴流泪，甚者视一为二；舌红，苔薄黄，脉浮数。

（二）气滞血瘀证

气滞血瘀是指由于气滞导致血行瘀阻，或血瘀导致气行阻滞，出现以气滞和血瘀症状相兼的病理情况。气血互化互行，"气为血之帅"，气行则血畅，气滞则血瘀，血瘀可兼气滞，多同时并存。本病多因情志所伤，肝气郁结，气机不畅，故胸胁胀满；气郁日久不解，蕴而化热，邪热亢盛，热盛伤阴，阴液亏耗，致口苦而渴，便秘溲赤；气血不行，气滞血瘀，眼络涩滞，致珠胀而欲出。症见：眼部症状同前，急躁易怒，伴胸胁胀满，口苦而渴，便秘溲赤；舌质紫暗，苔黄，脉涩。

（三）痰瘀互结证

痰瘀互结是指脾失健运，痰浊内生，肝气失于疏泄，气滞血瘀，痰瘀胶结的病理情况。患者多因性情急躁，忿恚暴悖，怒而伤肝，或性情忧郁，情志内伤，气机郁滞，均可导致肝失条达。肝气通于目，肝郁气滞，致目中脉络瘀阻。气郁伤脾，脾失健运，水湿停滞，聚湿成痰，故见胁肋胀满，胸闷不舒；痰瘀互结，阻于眶内，故见眼珠突出，视力下降。症见：眼珠突出，运转不灵，视一为二；伴头晕胸闷，胁肋胀满；舌暗红，苔黄腻，脉弦滑。

【临床表现】

（一）自觉症状

常见症状有目眶疼痛，牵连头额，胞睑及白睛赤痛，伴畏光流泪，甚者出现视一为二，视力下降。

（二）眼部检查

眼睑不能闭合，结膜充血水肿，角膜干燥混浊。可在眶缘触及肿物，呈结节状，可推动，轻度触痛。如侵犯泪腺，在眶外上方可触及肿物不能推动，相应处结膜充血。若侵犯视神经周围，眼底可见视乳头血管充盈、视乳头水肿视力下降。

（三）辅助检查

1. 组织学检查 炎性细胞浸润，纤维组织增生、变性。对于诊断不明确或疗效不显著者，应注意排除恶性肿瘤。

2. X 线检查 摄片少有骨质破坏，常显示为正常或眼眶密度增高，病程长者眶容积增大及眶壁吸收。

3. 超声波检查 眶内可见低回声区，若肿物纤维组织多，则回声衰减明显，后界往往不能显示。

4. CT 检查 眶内可见形状不规则的软组织块影，边界不清楚，呈铸造样，并常有眼外肌肥大、眼外肌及止点处的肌腱肿大，眼环增厚及泪腺增大，纤维增生者，则眶内弥漫性密度增高，重要标志可被遮蔽。

5. MRI 检查 表现为淋巴细胞浸润型，纤维组织增生型，肌炎型则显示眼外肌肿大。

【诊断依据】

1. 眼眶疼痛，畏光流泪，甚者出现复视，视力下降。

2. 眼球突出或移位，转动受限，结膜充血水肿，眼睑肿胀。

3. 眶内可扪及肿块，累及视神经时，眼底早期改变可见视乳头水肿，晚期表现为视神经萎缩。

4. 分型

（1）按组织病理学分类：可分为淋巴细胞浸润型、纤维组织增生型、混合型。一般认为炎性假瘤病理改变过程主要表现为慢性炎症细胞逐渐减少而胶原纤维不断增加。淋巴细胞浸润型，镜下见淋巴细胞浸润为主，纤维组织增生型，镜下以纤维组织增生为主，细胞成分很少。混合型介于两型之间，既有淋巴细胞浸润，同时伴有纤维组织增生。

（2）按临床表现分类：可分为急性、亚急性、慢性炎症。急性炎性假瘤发病较急，可出现不同程度的眼睑红肿、结膜充血、眼痛、眼球运动受限、眼球突出等症状。亚急性及慢性者临床症状不明显，表现为眶内局限性或弥漫性肿物，边界不清，泪腺弥漫性肿大，眼外肌变粗，诊断需结合辅助检查。

（3）按 CT 检查结果分类：可分成肌炎型、泪腺炎型、巩膜周围炎及视神经周围炎型、弥漫性眼眶炎症型、炎性肿块型。

【鉴别诊断】

1. 本病应与真性恶瘤相鉴别 恶性肿瘤多见于老年人和少年，单侧发病，病程短，发展快，外眼红肿疼痛明显，对视力影响较大。有时鉴别很困难；常需开眶探查，组织活检方能确诊。若无条件，可试用激素进行试验治疗；若为假瘤，一般经 1～2 周治疗后眼球突出度可以减轻。

2. 本病应与甲状腺相关眼病相鉴别 甲状腺相关眼病通常为隐匿性发作，眼睑迟闭和退缩是该病两大特征性表现。影像学表现为典型的眼外肌肌腹肥厚，而肌腱不受累。

3. 本病应与急性细菌性眶蜂窝织炎相鉴别 急性细菌性眶蜂窝织炎发作突然，疼痛明显，常有鼻窦炎、牙病或外伤史。多有发热，白细胞计数增加。该病可危及生命，若有患者表现为急性眶炎，应首先排除该病。

【辨治思路】

（一）辨证思路

1. 风热毒壅证 本证以眼球突出，转动不灵，胞睑及白睛轻度红赤臃肿，流泪，伴头痛项强为诊断要点。风邪袭表，侵犯肺卫，故见头痛项强；风热之邪客于胞睑，气机不畅，故胞睑红、肿、热、痛；风热毒邪壅于肺经，故白睛轻度红赤臃肿；风热相搏，客于泪窍，故见流泪；火热毒邪结聚，目络壅阻，气血瘀滞，故见眼珠突出；舌红苔薄黄、脉浮数均为风热之象。

2. 气滞血瘀证 本证以眼珠突出，胞睑紫赤肿胀，伴急躁易怒，胸胁胀满，口苦而渴，便秘溲赤为诊断要点。气滞血瘀中的"气"多指肝气，肝主升主动，喜条达而恶抑郁，肝气具有疏通、畅达全身气机的作用，肝失疏泄，气机郁滞，气郁化热，故口苦而渴，便秘溲赤；气滞血瘀，眼络涩滞，故见胞睑紫赤肿胀，白睛红肿；热毒壅滞，热盛伤阴，阴液亏耗，气血不行，气滞血瘀，努胀加剧，故眼珠突出，运动受限，视一为二；舌脉均为气滞血瘀之象。

3. 痰瘀互结证 本证以眼珠突出，眶缘可扪及肿物，胁肋胀满，胸闷不舒为诊断要点。肝气通于目，主疏泄而藏血，肝失疏泄，分为两个方面：一为肝气郁结，疏泄失职，多因情志抑郁，郁怒伤肝所致；二是肝气亢逆，疏泄太过，多因暴怒伤肝，或气郁日久化火，导致肝气亢逆，升发太过。肝失条达，气机郁滞，则胸胁胀满；肺气不利，则胸闷不舒；脾失健运，气机不利，内生湿邪，水湿停滞为痰，血行不畅为瘀，痰瘀互结，阻于眶内，故眼珠突出，运转不灵，视一为二；全身症状及舌脉均为痰瘀互结之候。

（二）症状识辨

1. 眶缘肿物 为有形之物，系痰浊和瘀血积聚而成。目眶痕瘤的患者约有 1/3 眶缘可扪及肿物，形状、大小可有不同，与病变发生部位及病理分型有关。临床辨证首寻病因，次辨寒热，质软偏重痰浊，质硬多为血瘀，色红面肿为热，痰浊阻寒者，皮色不变不肿。风热之邪上犯目窠，滞留于局部脉络，气血不畅，眶缘肿物赤痛肿胀，伴有白睛红赤壅肿；痰瘀阻滞胞睑脉络，混结成块，故眶缘可扪及肿物，皮色如常，伴胸胁胀满、胸闷不舒等肝郁气滞表现。

2. 眼球转动受限 目眶痕瘤的眼球转动受眼球运动神经支配，分别包括动眼、滑车、外展神经。当上述神经或神经核单独或合并受损时，可出现眼球运动障碍或复视，完全损害时则出现眼外肌全部麻痹，眼球固定不动。中医认为眼珠转动受限其因有二，一者风热毒邪壅盛，上犯于目，热灼津液，攻损眼带筋肉，遂致凝结经络而定者，转动不能。二者痰瘀结聚，阻滞目络，气血不行，致眼带弛缓不用，目珠转动失调。

（三）治疗思路

1. 治法与处方原则 本病病情发展缓慢，但极易复发，活血化瘀、软坚散结是治疗目眶痕瘤的主要处理法则，主张攻伐祛邪为主，则能使气血畅通。所用药物应轻浮上行，迅速到达病灶，收到预期的效果。辨证中应局部结合全身，辨证结合辨病，方能准确遣方用药，从而获得理想效果。同时应强调中西医结合，力求最好的疗效。

2. 用药方式 本病在治疗用药时，应重视活血化瘀、软坚散结之法，药味应轻浮上行达病灶，配伍得当。既注重局部症状的缓解，又要兼顾调理脏腑，疏通气血，还要注意患者其他兼症。

（1）风热毒壅证：风热毒壅者，应以清热疏风，解毒散结为治则，用当归、赤芍、荆芥穗、防风、川芎、菊花、柴胡、金银花、连翘、山栀子仁、薄荷、龙胆、牛蒡子、灯心草。其中金银花、连翘、栀子、甘草清热泻火解毒；菊花、荆芥穗、防风、柴胡、薄荷辛散祛风；当归、赤芍、川芎活血消肿退红；灯心草少许引热下行。

（2）气滞血瘀证：气滞血瘀者，应该早投活血化瘀，行气止痛之峻品，其中既能行气又能活血者为上品，用桃仁、红花、当归、生地黄、牛膝、川芎、桔梗、赤芍、枳壳、柴胡。其中桃仁破血行滞而润燥，红花、赤芍、牛膝、川芎活血祛瘀止痛；生地黄、当归清热活血，养血益阴；桔梗、枳壳、柴胡理气行滞，使气行则血行。

（3）痰瘀互结证：痰浊和瘀血积聚即为痰瘀互结证。临床辨证根据症状和体征，眶缘肿物质偏软多为痰浊，质偏硬多为血瘀，红赤肿胀偏热；皮色不变偏寒，前者重清热解毒、化痰散结，用黄连、白僵蚕、姜半夏、茯苓、陈皮、夏枯草、浙贝母、昆布、海藻、僵蚕、蒲公英等。后者重活血化瘀、行气通阳，用桂枝、茯苓、牡丹皮、桃仁、赤芍、三棱、莪术、丹参、郁金、桃仁等。凡有痰凝血瘀者皆因正气不足，气血循行不利所致，上方应用时必须注意扶正气，配合党参、白术、砂仁理脾和胃或配石斛、玉竹、沙参、麦芽等滋养胃阴，以保后天之本，不乏化源。

【治疗】

目眶痰瘤多因风热壅目、气滞血瘀、痰瘀互结所致，治宜清热散风、泻火解毒，更应重视活血化瘀、软坚散结治疗法则的应用。

（一）辨证论治

1. 风热毒壅证

证候：眼球突出，转动不灵，胞睑及白睛轻度红赤臃肿，眼睑痛，视一为二，流泪；伴头痛项强；舌红苔薄黄，脉浮数。

治法：清热散风，解毒散结。

方药：疏风清肝汤加减。当归、赤芍、金银花、川芎、菊花、甘草、柴胡、连翘、山栀子仁、薄荷、龙胆、荆芥、防风、牛蒡子、灯心草。

加减：若热毒壅盛甚者，可加大青叶、蒲公英、夏枯草以增强清热解毒散结之力；头痛重者，加僵蚕、蔓荆子以祛风止痛；大便秘结者，加大黄、玄明粉泻热通腑。

2. 气滞血瘀证

证候：眼珠突出严重，转动失灵，眼睑紫赤肿胀，白睛红赤臃肿，复视，口苦而渴，便秘溲赤；舌质紫暗苔黄，脉涩。

治法：活血化瘀，行气散结。

方药：血府逐瘀汤加减。桃仁、红花、当归、川芎、生地黄、赤芍、牛膝、桔梗、柴胡、枳壳、甘草。

加减：若血瘀气滞甚者，可加莪术、天花粉、生牡蛎破气软坚散结；咽干口燥者，加玄参、麦冬养阴润燥；便秘重者，加决明子、大黄通便泻烦热；口燥咽干，便结者，加玄参、麦冬以滋阴软坚。

3. 痰瘀互结证

证候：眼球外突，运动受限，白睛暗红，复视，流泪；胁肋胀满，胸闷不舒；舌暗苔黄，脉弦。

治法：疏肝理气，化瘀祛痰。

方药：逍遥散合化坚二陈汤加减。柴胡、当归、白芍、白术、茯苓、瓜蒌仁、陈皮、黄芩、黄连、僵蚕、枳实、胆南星、制半夏、薄荷、炙甘草。

加减：若热象不显著者，可去黄芩；若气滞血瘀甚者，可加郁金、川芎、桃仁以行气活血化瘀；若痰邪壅盛者，可加生牡蛎、浙贝母、昆布、海藻以软坚化痰散结。

（二）中成药

1. 逍遥丸 具有疏肝健脾、养血调经作用。适用于目眶瘕瘤属气滞血瘀证。

2. 二陈丸 具有渗湿化痰、理气和胃作用。适用于目眶瘕瘤属痰瘀互结证。

3. 血府逐瘀汤（丸剂、颗粒剂） 具有活血祛瘀、行气止痛作用。适用于目眶瘕瘤属气滞血瘀证。

（三）外治疗法

1. 中药湿敷：用内服药渣煎水做湿热敷。

2. 清开灵注射液 40mL 加入 5% 葡萄糖注射液 250mL 中，静脉滴注，每日 1 次，10 天为 1 个疗程。

（四）针灸治疗

主穴迎香、太阳、上星、耳尖。三棱针点刺放血，开郁导滞，泻其有余。间隔 3 天一次。

（五）西医治疗

1. 药物

（1）糖皮质激素：①静脉滴注或口服：首次激素治疗应先给予 500～1000mg 激素静脉滴注冲击治疗 3～5 天，然后改为口服并逐渐减量停药，减为 20～40mg 时初发患者维持 2～3 个月，复发患者维持 4～6 个月。②局部用药：患侧眼眶内注射泼尼松龙 12.5mg，每周注射 1 次，可增强疗效，减少药物并发症的发生。

（2）免疫抑制药：对于糖皮质激素和放射治疗不敏感患者可给予免疫抑制药治疗，以减少糖皮质激素的用量，减轻症状。常用药物有环磷酰胺、甲氨蝶呤、环孢素、硫唑嘌呤、长春新碱等。可静脉输入、口服或球后注射等。

（3）放射治疗：慢性或亚急性期对激素不敏感或有禁忌证的病例可采用小剂量放射治疗，总剂量 15～20Gy 眶外侧分次照射。

2. 手术 一般不主张手术治疗。部分病人有自限和自愈的倾向，预后较好。若视力已丧失，且疼痛剧烈，眼球高度突出药物治疗无效及瘕瘤已占满眼眶者，可考虑行全眶内容物剜除术或后部眶内容物剜除术以改善外观，解除痛苦。

【预后转归】

预后一般多有好转。若肿物长期压迫视神经引起视盘水肿，极个别病例继之导致视神经萎缩而失明。

【预防调护】

1. 饮食宜清淡，忌食辛辣炙煿之品。

2. 平素应保持心情舒畅，避免精神紧张及烦躁、暴怒。

3. 睑裂闭合不全者，应保护暴露的结膜角膜，可涂抗生素眼膏。

4. 一旦发现眼球突出、视力下降时，应及时去医院诊治，积极治疗，控制病情发展。

【名医经验】

（一）高健生论治眼眶假瘤

1. 学术思想　高老师认为，在本病的发展过程中，以中青年患者为多，此类患者多体质壮实、阳气充盛，感受风热毒邪后壅滞于目则发为本病，故病初发者多应用大量寒凉药直折其热，兼以疏风，可选用玄参、连翘、赤芍、知母、牡丹皮等药物；若病情反复，或因手术伤及气血，气滞血瘀而成，或因阳热日久耗伤阴液，津液失于输布凝聚成痰，痰热互结而成，证属虚实夹杂，在治疗上除应用寒凉药外还可配伍三棱、莪术活血化瘀、软坚散结，半夏、夏枯草化痰散结；对于气虚者可配伍生黄芪以益气清热。另外，许多久治不愈患者多过用寒凉，可配伍附子、细辛、肉桂、麻黄等药物以温阳通经、散寒止痛。

2. 典型病例　刘某，女，30岁，2013年5月20日初诊。

主诉：右眼向下固定，红肿疼痛4年。4年前怀孕期间发病，2年前先后经激素、放疗、手术等治疗后病情略有好转，之后又反复发作病情加重。患者平日喜食辛辣，性情急躁。来诊时，右眼胀痛不喜睁，头颈部疼痛，夜寐不安，纳差，手足不温，偶有酸麻，月经正常，舌红，苔薄，脉细数。临床诊断：右眼眶炎性假瘤。予清热凉血解毒，兼以通络行气止痛为法，方选清瘟败毒饮加减：黄芪、生地黄、赤芍、牡丹皮、玄参、连翘、细辛、麻黄、川乌、桂枝、延胡索、生龙骨、生牡蛎、防风。服用中药5个月后，随诊至今病情稳定，视力未下降。

（二）韦企平论治眼眶假瘤

1. 学术思想　韦企平教授对眼眶炎性假瘤的病例，多应用清热化湿、祛痰散结治疗，夏枯草、连翘解毒消肿散结，牡丹皮、赤芍凉血散瘀消肿，浙贝母、土贝母清热消肿，散结拔毒，发挥药物相须的作用，提高疗效，并提出这类患者常用糖皮质激素治疗出现药源性劫阴助湿症状，临证处方应加强滋阴降火、化痰利湿药的应用，并注意糖皮质激素减量过程中的阴阳平衡，化裁用药。

2. 典型病例　患者，男，48 岁。

左眼上睑红肿伴眼眶内疼痛 2 个月。先后在 3 所医院使用大量激素、抗生素及非甾体类抗炎药治疗，病情时轻时重。近 5 日来眶内疼痛难忍，西药难以控制，故来我科就诊。诊断：左眼眶内炎性瘕瘤。治法：在全身辨证的基础上，采用凉血散瘀、化痰消肿、软坚散结治疗。处方：牡丹皮、赤芍、陈皮、川贝母、夏枯草、连翘、生牡蛎、皂角刺，其后随症加减，治疗 2 个月后眼睑肿胀完全消失，眼球运动恢复正常。

（三）高慧筠诊治眼眶假瘤

1. 学术思想　高慧筠认为本病多因肝气郁结、气滞伤脾、脾气不运、痰湿内生、气滞血瘀痰瘀凝滞所致；或因风热毒邪上壅头目、眼络滞涩、经气不利、气血不畅、气血瘀阻所致；或因邪热亢盛、日久伤阴、阴液亏耗、血运滞涩、气滞血瘀所致。中医根据症状、体征、舌苔脉象等进行辨证论治，治以行气解郁、祛痰散结，或清热解毒、散邪通络，或滋阴清热、化痰散结等。

2. 典型病例　石某，女，49 岁。2008 年 3 月 3 日初诊。

主因右眼肿胀疼痛，反复发作 1 年余来就诊。先后曾在几所医院使用大量激素、抗生素及非甾体类抗炎药治疗，病情时轻时重，反复 6 次。现症见右眼明显肿痛、视力下降、视物重影、烦躁、眠差、乏力、口苦、咽干、大便干，舌红，有瘀斑，苔黄腻，脉弦数。因眼眶疼痛每天服用扶他林片止痛。西医诊断：右眼眶炎性假瘤。中医诊断：鹘眼凝睛。辨证：肝胆湿热，肝火上炎。治法：清泻肝胆实火，清利肝胆湿热。处方：龙胆泻肝汤加减，龙胆、栀子、黄芩、柴胡、车前子（包）、泽泻、当归、生地黄、赤芍、白芍、枳壳、夏枯草、黄连、生甘草，水煎服。嘱患者继续晨起顿服泼尼松 5mg，并继服扶他林片。后二诊、三诊症状好转，中药在原方基础上随症加减继服，以善其后。随诊 6 个月未复发。

（四）谢立科论治眼眶假瘤

1. 学术思想　谢立科教授认为本病发病缘于郁怒伤肝，肝失疏泄，气机不畅。肝失疏泄一则致气机郁滞，血行不畅，二则化火生热伤阴，三则横逆犯脾致湿生痰，终致痰瘀瘀互结为患。本病早期治以清热疏风，泻火解毒，谢师指出热毒重可加蚤休、重楼、半枝莲、半边莲加强清热解毒消肿之功。中期多气血凝滞，故用柴胡、香附、青皮等疏肝理气，当归、川芎、独活等活血行气，同时可加浙贝母、郁金、泽兰、金樱子之属以散结化瘀。本病如若扪及肿物，则应加大软坚化痰散结之功，煅龙牡、夏枯草、浙贝母、昆布、海藻、僵蚕之属须重用。若瘀血较重，化瘀通络之红花、桃仁、山甲等，则必不可少。必要时添加水蛭、蟅虫以破血逐瘀。后期阴虚较重则重用龟板、麦冬、沙参、熟地之类。谢立科教授治疗本病主以理气疏肝、健脾化痰、活血消坚，着眼全身，血行气顺，痰化浊去，则全身平和，眼疾可愈。

2. 典型病例　患者，女，30 岁。

主诉右眼反复肿胀疼痛一年余。患者自诉年前因与人发生口角后即出现右眼肿胀疼痛，当时未予重视，未进行系统治疗，一周后因疼痛加重，双眼复视，眼睑和结膜肿胀、充血就诊于当地人民医院，确诊为"右侧眼眶炎性假瘤"，局部滴用典必殊无效。后间断使用激素 10 个月，病情时常反复。现症见：右眼红肿疼痛、双眼复视、眼球运动障碍、视力下降、口苦咽干，舌红、苔薄黄、脉弦细。西医诊断：右眼眼眶炎性假瘤。中医诊断：瘰疬，辨证为气郁化火，痰瘀阻滞，予丹栀逍遥散加减，柴胡、白芍、当归、云苓、丹参、法夏、浙贝母、昆布、海藻、煅龙骨（先煎）、煅牡蛎（先煎）、龙葵、红花、防风、蔓荆子，水煎服，每日 1 剂，早晚空腹温服。同嘱服药期间泼尼松 1 片维持治疗，早八点顿服。服药 3 个月余后停药，随访 2 年未复发。

【文献选录】

《诸病源候论·瘰疬瘘候》曰："此由风邪毒气，克于肌肉，随虚处停结而为瘰疬。"

《医宗金鉴·外科心法要诀》曰："瘰疬形名各异，受病不外痰、湿、风、热、气、毒结聚而成。"

《灵枢·九针论》曰："泄热出血。"

《素问·血气形志》曰："凡治病必先去其血。"

《银海精微》曰："目睛斜视：太阳、风池。"

【现代研究】

张祖钧用中药治疗眼眶假瘤一例，根据患者的全身症状，辨证为厥阴头痛，属寒邪凝滞厥阴经脉，经气不畅，浊气上逆。治宜暖肝温胃、降逆止呕、养血活血，方用吴茱萸汤（吴茱萸、党参、大枣、生姜、地龙、白芷、丹参、川芎、当归、白芍、甘草），服药 6 剂后，颠顶痛明显减轻，无恶心感，右眼不胀，上方加熟附片 6g，白术、山药、薏米仁各 15g。继服 11 剂后，头痛、眼胀等症状完全解除，已不恶寒，视物清晰。再投以泻肝散、镇肾决明丸以善其后。半年后随访，病未再发。

张南等用龙胆泻肝汤治疗眼眶假瘤一例，根据患者起因为着急上火，表现为右眼肿胀疼痛、视力下降、视物双影、烦躁、眠差、乏力、口苦咽干，大便干。舌红，有瘀斑，苔黄腻，脉弦数。辨证为肝胆湿热、肝火上炎。治法：清泻肝胆实火，清利肝经湿热。予龙胆泻肝汤加减（龙胆、栀子、黄芩、柴胡、车前子、泽泻、当归、生地黄、赤芍、白芍、枳壳、夏枯草、黄连、生甘草），其中葛根、天花粉、赤芍、白芍、枳壳、夏枯草等活血化瘀、解肌行气散结。水煎服。嘱患者继续晨起顿服泼尼松 5mg，并继服扶他林片。服药 24 余剂后，随诊 6 个月未复发。

　　朱华英等观察自拟清热化坚汤加减（夏枯草、蒲公英、蚤休、半枝莲、葛根、牛蒡子、青礞石、白僵蚕、白芥子、玄参、乳香、没药、木瓜、汉防己、葶苈子）联合糖皮质激素治疗眼眶特发性炎性假瘤（IOIP）的临床疗效。收集30例IOIP患者，采用随机数字表法分为治疗组和对照组每组各15例。治疗组予中药联合口服糖皮质激素治疗。对照组予单纯口服糖皮质激素治疗。两组治疗半年后比较中医证候积分、临床疗效（眼球突出度、眼压、影像学检查）及复发率的变化差异。结果：①临床疗效治疗组痊愈5例，显效6例，有效2例，无效2例，总有效率86.67%；对照组痊愈2例，显效3例，有效4例，无效6例，总有效率60.00%。②中医证候疗效：治疗组痊愈5例，显效7例，有效3例，无效0例，总有效率100.00%；对照组痊愈1例，显效2例，有效6例，无效6例，总有效率60.00%。③复发率：随访半年，治疗组15例，失访1例，复发2例，复发率14.29%；对照组15例，失访1例，复发7例，复发率50.00%。结论自拟清热化坚汤联合糖皮质激素治疗IOIP可以明显改善悉者的中医症状及临床体征，对降低IOIP复发率亦有一定作用。

参考文献

1. 叶祖明，苏锦瑞，马兆润. 辨证治疗眶上神经痛31例疗效观察 [J]. 四川中医，2009，27（5）：111 – 112.

2. 王松. 辨证论治眶上神经痛147例 [J]. 湖北中医杂志，2016，38（5）：46 – 47.

3. 郑宏飞. 仙方活命饮治疗炎性突眼20例 [J]. 浙江中医杂志，2002（2）：18.

4. 李建美，郑宏飞. 中西医结合治疗炎性突眼 [J]. 中西医结合眼科杂志，1996（2）：95 – 96.

5. 廖世煌，刘清平，李丽霞，等. 甲眼消治疗Graves眼病25例临床观察 [J]. 中医杂志，2002（8）：606 – 608.

6. 张亚利，汪涛，李红，等. 平目颗粒治疗非活动期Graves眼病阳气亏虚、痰瘀阻滞证的临床观察 [J]. 中华中医药学刊，2014，32（9）：2124 – 2127.

7. 李贵茂，李贵满，陈路德. 中西医结合治疗甲状腺机能亢进浸润性突眼临床对照观察 [J]. 中国中医药信息杂志，2008（6）：62 – 63.

8. 张祖钧. 吴茱萸汤治疗眼眶假瘤一例 [J]. 北京中医，1988（2）：50 – 51.

9. 张南，许家骏，高慧筠. 龙胆泻肝汤加减治疗眼眶炎性假瘤1例 [J]. 北京中医药大学学报（中医临床版），2009，16（3）：36 – 37.

10. 朱华英，刘新泉，魏锐利，等. 清热化坚汤治疗眼眶特发性炎性假瘤的临床研究 [J]. 中国中医眼科杂志，2016，26（2）：85 – 88.

第二十章　外伤眼病

外伤眼病是指眼珠及其周围组织受外物意外伤害而导致损伤的一类眼病。是眼科常见病、多发病，是常见的致盲因素之一，其预防十分重要。西医学称为眼外伤。

外伤眼病在古代医籍中统称为"为物所伤之病"。眼居高位，暴露于外，易受外伤，造成形态和功能的损害。眼珠脉道幽深细微，经络分布周密，气血纵横贯目，若有损伤，既可伤血，又可伤气，伤血则易致瘀滞，伤气则气机失调。外伤有隙，邪气易乘虚而入，致伤物大多污秽，受伤处易被感染，容易导致视功能障碍。眼外伤的临床表现及其预后与致伤因素、部位、程度及处理措施正确与否等密切相关。眼珠不同部位的组织对外伤的抵抗力与敏感性有较大的差异，如黑睛边缘易发生裂伤，黄仁根部易断裂，晶珠易混浊和脱位。此外，真睛破损还可发生邪毒传变而损伤健眼，若治不及时，可致双眼失明。本病易于误诊，眼球伤口小隐蔽而症状轻者或非金属球内异物，易于漏诊；全身多发性损伤，抢救时易忽略眼部，而致眼病漏诊误诊。

外伤眼病的治疗常需内外兼治。若伤眼红肿疼痛、羞明流泪、黑睛生翳，多为风热之邪乘伤侵袭所致，治宜祛风清热，兼以活血；若伤眼赤肿疼痛、抱轮红赤或白睛混赤、黑睛溃烂、黄液上冲，则为邪毒炽盛之候，治当清热解毒，兼以凉血；若胞睑青紫、白睛溢血、血灌瞳神，可按"离经之血，虽清血鲜血，亦是瘀血"来辨证，治宜先凉血止血，后活血化瘀；若眼胀头痛伴胸闷纳呆、口苦咽干，多为七情内伤、气郁化火，则宜在以上治疗的基础上酌加疏肝理气泻火之品。

第一节　异物入目

异物入目是指沙尘、金属碎屑等细小异物进入眼内，黏附或嵌顿于白睛、黑睛表层睑内面的眼病。该病名见于《中医临证备要》，又名眯目飞扬、飞丝入目、物偶入睛、飞尘入目、眯目飞尘外障等。本病相当于西医学的结膜、角膜异物。

【源流】

眯目飞扬之名见于明代王肯堂所著的《证治准绳·杂病·七窍门》。古代医籍对本病的记载较早，如唐代孙思邈所著《千金要方·七窍病》中就载有"治目中眯不出方""治稻麦芒等入目中方""治沙石草木入目中不出方"等。北宋初叶王怀隐等所著《太平圣惠方·治眯目诸方》记载了其病因和主要临床表现，"夫眯目者，是飞扬诸物尘埃之类入于眼中，粘睛不出，遂令疼痛难开也"。《秘传眼科龙木论·卷之五》载有"眯目飞尘外障"，从病因、临床表现及治疗进行了较为详细的论述，谓："此眼初患之时，皆因风吹尘物入眼，贴睑皮粘定睛上疼痛，隐涩难开，不辨人物，欲治之时，须翻眼皮，用棉裹针拨出眯目，宜服药将息忌口。若有翳膜，急服退翳车前散、补肝丸。"明代王肯堂著《证治准绳·杂病·七窍门》中有"眯目飞扬""飞丝入目""物偶入睛"等记载，并强调当有异物入目时，"不可乘躁便擦，须按住性，待泪来满"让其自行冲出。明代无名氏所撰《异授眼科·眼有七十二症医法》中记载了"尘物入目，用食盐冲水洗之"的方法。此外，《审视瑶函》《张氏医通·七窍门》《医宗金鉴·眼科心法要诀》《一草亭目科全书》以及《目经大成》等古籍中均有飞尘入目的相关记载。现代中医眼科教材，将诸物入目，黏附或嵌于眼珠表层者统称为"异物入目"。

【病因病机】

多由于日常生活、工作中防护不慎或回避不及，尘埃沙土、煤灰粉渣、金属碎屑、麦芒、谷壳或昆虫之类进入眼内所致。

异物损伤黑睛，风热毒邪乘伤侵袭，致黑睛生翳，辨证以黑睛星翳，抱轮红赤为要点。

【临床表现】

（一）自觉症状

异物黏附于胞睑内面或白睛表面者，碜涩疼痛、流泪等症相对较轻；若黏附或嵌顿在黑睛表层，则碜涩疼痛、羞明流泪等症状较重。

（二）眼部检查

若异物黏附于胞睑内面或白睛、黑睛表层，可见白睛红赤，在胞睑内面或白睛表层、黑睛表层查见异物；若异物嵌于黑睛，可见抱轮红赤或白睛混赤，时间较长则在黑睛异物周围有边缘不清的翳障，异物若为铁屑，则其周围可见棕色锈环；若邪毒入侵，可变生凝脂翳，出现神水混浊、黑睛后壁沉着物、瞳神紧小等变症。

【诊断依据】

1. 有明确的异物入目史。
2. 伤眼碜涩疼痛，羞明流泪。
3. 在白睛、黑睛表层或胞睑内面见异物附着或嵌顿。

【鉴别诊断】

本病当与真睛破损相鉴别。前者异物存留于睑内、白睛或黑睛浅层，尚未进入眼内；而后者常因异物飞溅入目、刺穿眼球，留于球内，可见穿通伤口，发为真睛破损。

【辨治思路】

（一）辨证思路

邪侵睛伤证　本病为异物损伤黑睛，风热毒邪乘伤侵袭，致黑睛生翳，辨证以黑睛星翳，抱轮红赤为要点。根据异物的不同形状、性质以及入目部位、时间长短，其临床表现也有所不同。若异物在胞睑内面及白睛表面时，只有沙涩之感；若异物在黑睛表层，则眼刺痛流泪、羞明难睁；若为铁屑异物，可见棕色锈环。

（二）症状识辨

1. 碜涩疼痛、羞明流泪　异物入目，擦之不出，故见碜涩疼痛、羞明流泪。

2. 黑睛生翳　异物损伤黑睛，风热毒邪乘伤侵袭，致黑睛生翳。

（三）治疗思路

1. 治法与处方原则　清除异物，防止感染。若异物表浅、细小，可用生理盐水冲洗，或无菌盐水棉签粘出。若异物嵌在黑睛表面，可在表麻下采用角膜异物剔除术去除。

2. 用药方式　异物入目邪侵睛伤证以疏风清热，平肝退翳为主，如石决明、决明子、赤芍、青葙子、麦冬、羌活、栀子、木贼、大黄、荆芥。石决明、栀子、大黄清火泻气为主药，决明子、青葙子清肝明目退翳、赤芍凉血散瘀为辅药，佐以麦冬养阴益胃以防苦寒太过、伤阴败胃，木贼、荆芥、羌活祛风散邪兼条达肝气，俾肝胃热清，外邪涤散，从而达到玄府开通，神光复现之效。

【治疗】

（一）辨证论治

邪侵睛伤证

证候：异物嵌于黑睛日久、或黑睛异物取出术后，患眼羞明流泪，目痛难睁；可见抱轮红赤，黑睛星翳；舌淡红，苔薄，脉浮数。

治法：疏风清热，平肝退翳。

方药：石决明散加减。药物：石决明、决明子、赤芍、青葙子、麦冬、羌活、栀子、木贼、大黄、荆芥。

加减：若无便秘，可去大黄；若热毒炽盛，患眼红肿疼痛明显者酌加金银花、野菊花、蒲公英、连翘、紫花地丁以助清热解毒，消肿止痛。

（二）外治疗法

以及时清除异物、防止感染为要。

1. 黏附于睑内、白睛表层的异物　可用氯化钠注射液冲洗，或用无菌盐水棉签或棉球粘出；异物在黑睛表层，可滴 0.5% ~1% 地卡因液 1 ~2 次后，用无菌棉签粘出，并涂抗生素眼膏或滴眼液，眼垫包封。

2. 嵌于黑睛表层的异物　可采用角膜异物剔除术，须按无菌操作施行。先用氯化钠注射液冲洗结膜囊，再滴 0.5% ~1% 地卡因液 1 ~2 次后，头部固定不动，双眼睁开，注视一固定目标，术者用左手分开患者上、下睑，右手持消毒异物针或注射针头从异物一侧呈 15° 剔除异物，针尖朝向角膜缘方向，切忌针头垂直伸入，以免刺穿角膜。若有铁锈应剔除，注意勿损伤正常组织。术毕涂抗生素眼膏，症状重者可在结膜下注射抗生素，以眼垫封盖。

3. 次日复查　观察有无异物残留，以及创面愈合情况。若见并发凝脂翳者，按凝脂翳处理。

【预后转归】

处理及时，无异物残留，预后良好，若见并发凝脂翳者，按凝脂翳处理。

【预防调护】

1. 加强卫生宣教，提高防护意识。施工过程中，严格执行操作规程。在异物入目机会较多的场地工作时，须戴防护眼镜。

2. 若有异物入目，须及时正确处理，切勿乱施揉擦或随意挑拨，以免加重病情或变生他症。

【名医经验】

颍川十龄子秋成，时沿溪扑草虫饲雀。误拂一物于目，睑率胀起。本里有眼医二，一曰暑风，一曰中虫毒，尔散我丸，既汗复下，睑愈肿，睛尤痛不能耐。无已延余。心知飞尘眯目，试未出尔。翻胞见谷大一颗，周围血瘀。铲落视之，真谷也。哄堂大笑，厥病如失。然谷有芒刺，不受尘埃半点，侵之青睛，何当刺蔽三日，竟成气翳，嗟嗟！医者，意也。乃无妄之疾，治至大故，二医之意深矣哉。（案例摘自《目经大成·卷之二下》）

【文献选录】

《证治准绳·七窍门》曰："凡人被物入目，不可乘躁便擦，须按住性，待泪来满而擦，则无润而易出，如物性重及有芒刺不能出者，急令人取出，不可揉擦，擦则物愈深入而难取。"

《世医得效方·眯目飞尘飞丝》曰："尘埃入目，粘睛不脱，或被飞丝而侵，或被砂石而苦，疼痛隐涩，揩擦不开，宜用瞿麦散。"

《张氏医通·七窍门》曰："偶被物撞打在风轮，伤有大小，色有黄白，黄者害速，白者稍迟。若触膏及破者，必有膏汁，或黑青，或如痰者流出，为患者最急，纵然急治，瞳神虽在，亦难免欹侧之患。如草木刺，金石屑，苗叶十尖，针尖，触在风轮，必晓夜疼痛难当，急宜取出。"

《目经大成·卷二》曰："此泛言目忽被金被木，打伤跌伤，迫在轮廓之甚者，初患必赤肿痛涩……稍瘥，始现伤痕，或黄或白，白者害迟，黄者速而险，有赤障头痛症必变……其浅小可治，若伤大而深及内损神膏，外破神珠者，纵然急治，免得枯凹，明终丧尔。"

第二节　撞击伤目

撞击伤目是指眼部受钝力撞击但无穿破性伤口的眼病。古典医籍中虽无"撞击伤目"的病名记载，但有关眼部外伤的记载较多，因撞伤部位的不同而有"被物撞打""振胞瘀痛""惊震外障""触伤其气"等病名。其临床表现和预后与钝力的大小、受伤的部位等因素有关。

本病相当于西医学的机械性非穿通性眼外伤。

【源流】

撞击伤目之名见于《中医眼科学讲义》1964 年版。古籍中虽无"撞击伤目"的病名记载，但有关眼珠外伤的记载较多。在《医方类聚》转载的《龙树菩萨眼论》中就有"眼忽被物撞打着睛出，眼带未断，当时内（通"纳"）入眶中"，以及"眼内物撞刺作翳"等眼外伤的记载。《太平圣惠方·治眼被物撞打着诸方》有外伤导致白睛瘀血的记载。《圣济总录·眼目门》在"外物伤目"中指出轻者可致眼胞肿痛，重者可致目睛突出。《世医得效方·眼科》在"被物撞打"中认为，外可伤及胞睑，内可损及瞳人。《原机启微·为物所伤之病》中述及撞击伤目之伤情，并提出以除风益损汤为主方，根据所伤部位的不同进行加减化裁。《秘传眼科龙木论·卷之二》论述"惊振内障"的原因之一为"或因打筑"，该书的卷之五所载"撞刺生翳外障""血灌瞳人外障"，均主要由外伤引起。《古今医统》在"打击伤损"中记述了"积血注目"和"眼眶内瘀血"的伤情。明代王肯堂著《证治准绳·杂病·七窍门》不仅有"物损真睛证"，而且还专立了"振胞瘀痛""触伤真气""惊振外障"等撞击伤目的不同损伤部位之伤情。此后，《审视瑶函》《张氏医通》《目经大成》所载"物损真睛"中包括了撞击伤目的伤情。至 1964 年，广州中医学院主编的《中医眼科学讲义》，根据致伤原因和眼珠是否穿破，将物损真睛分为"撞击伤目"与"真睛破损"两大类，本节病名即源于此。

【病因病机】

《证治准绳·杂病·七窍门》指出本病的病因病机为"偶被物撞打，而血停滞于睑眦之间，以致胀痛也"，以及"盖打动珠中真气，络涩滞而郁遏，精华不得上运，损及瞳神而为内障之急"。结合临床归纳为：①多因球类、拳头、棍棒、石块、金属制品、皮带等钝性物体撞击眼部。②高压液体、气体冲击眼部。③头面部突然撞击墙体等硬性物。④眼部邻近组织损伤或头面部受到强烈震击，亦可伤及眼珠。

总之，钝力撞击，损伤眼珠，可致气血受伤，组织受损，以致血溢络外、血瘀气滞，此为本病的主要病机。

（一）撞击伤络

外物伤目，血络受损，血溢络外。若胞睑受伤，则多见肿胀难睁而青紫，白睛受伤则多溢血，血灌瞳神或眼底出血多见视力障碍。因所伤部位不同，故表现不一。

（二）血瘀气滞

外物伤目，组织受损，气血失和，血瘀气滞，水湿停聚。瘀血水湿停聚于胞睑则上胞下垂，目珠偏斜；停聚于黑睛或黄仁则黑睛混浊，瞳神紧小或散大不收；停聚于视衣则视衣水肿，视物不清；因伤至瘀，瘀则不通，故眼珠胀痛；神水瘀滞不行则可见眼压升高。

【临床表现】

（一）自觉症状

伤及胞睑、白睛者，轻则微感胀痛，重则疼痛难睁；伤及黑睛则畏光流泪、视力下降，且有刺痛感；伤及晶珠、神膏、视衣、目系则视力下降，甚或暴盲；伤及眼眶则伤处及头部疼痛；伤及眼外肌可见复视、头晕等症。

（二）眼部检查

1. 胞睑　受伤轻则胞睑青紫，重则胞睑青紫高肿，状如杯覆，有时对侧胞睑亦可青紫肿胀，或伴见上胞下垂。

2. 白睛 受伤可见白睛溢血，量少者则呈片状分布，色如胭脂；量多者布满整个白睛，色泽暗红。

3. 黑睛 受伤可见黑睛条状、片状混浊，伴有抱轮红赤；若邪毒外袭，重者可变生凝脂翳等。

4. 黄仁 受伤可见瞳神散大，若黄仁断裂，可见瞳神不圆，呈 "D" 形或新月形；若黄仁脉络受损，可见血灌瞳神，血量少则沉于瞳神以下，多则漫过瞳神；若日久不散，可致黑睛血染，失去晶莹明澈；也可致眼珠胀硬、黑睛混浊等多种变症。

5. 晶珠 受伤可见晶珠半脱位或全脱位，或脱于神膏中，或倚于瞳孔之间；或见晶珠日渐混浊，变生惊震内障。

6. 眼底 受伤可见视网膜水肿，或见视网膜出血，甚则玻璃体积血，眼底不能窥见；或见视网膜脱离；或见视神经挫伤；或见脉络膜视网膜破裂。

7. 眼眶 受伤可表现为眼眶骨折或眶内瘀血，若眶内瘀血较多者，可致眼珠突出而为物伤睛突；若合并颅骨骨折者，常伴口、鼻、耳出血，12 小时后围绕眼眶缘之胞睑皮下和白睛下有瘀血出现。

8. 眼外肌 受伤可见眼珠转动失灵，视一为二。

（三）实验室及特殊检查

1. 眼眶受伤时，需行 X 线或 CT 检查排除眶骨及颅骨骨折。
2. 玻璃体大量积血时，需行 B 超检查判断是否有视网膜或脉络膜脱离。

【诊断依据】

1. 有钝物撞击头目史。
2. 眼部有肿胀、疼痛、视力下降等症状和体征。
3. 眼眶受伤时，X 线或 CT 示眼眶骨折。

【鉴别诊断】

本病当与真睛破损相鉴别。前者系因眼部受钝力撞击，损及眼组织导致的病变，但眼球无穿通伤口；后者眼珠为物所伤，且有穿通伤口。

【辨治思路】

（一）辨证思路

1. 撞击伤络证 本病为物所伤，血络受损，血溢络外，故见胞睑青紫，肿胀难睁；或白睛溢血，色如胭脂；或眶内瘀血，目珠突出；或血灌瞳神，视力障碍；或眼底出血，变生络瘀暴盲、目系暴盲。

2. 血瘀气滞证 本病为物所伤，组织受损，气血失和，血瘀气滞，水湿停聚，故见上胞下垂，目珠偏斜；或黑睛混浊，瞳神紧小或散大不收；或视衣水肿，视物不清；或眼珠胀痛，眼压升高。

（二）症状识辨

1. 胞睑青紫 目为物所伤，血络受损，血溢络外，故见胞睑青紫。

2. 视力下降 目受撞击，血络受损，溢出脉外，甚者导致血灌瞳神或眼底出血，故视力下降。

3. 上胞下垂 组织受损，气血失和，血瘀气滞，水湿停聚，故见上胞下垂。

（三）治疗思路

1. 治法与处方原则 眼球钝挫伤为眼科急危重症，应采用中西医结合疗法，将局部处理与全身治疗、药物治疗与手术治疗统筹考虑。

2. 用药方式 本病早期应以止血止痛为主，后期化瘀为主。

（1）撞击伤络证：撞击伤目受伤早期，应用止血之品，如生蒲黄、墨旱莲、丹参、荆芥炭、郁金、生地黄、川芎、牡丹皮。其中蒲黄、墨旱莲合用滋阴活血止血；丹参、郁金、牡丹皮、生地黄、荆芥凉血散瘀止血；川芎活血止血。若出血较多可加血余炭、仙鹤草以加强止血之功；化瘀用祛瘀汤加减，用于受伤后期，若目中积血较多者可加三棱、莪术、枳壳以增强行气祛瘀之力；若有化热倾向、大便秘结者，可加大黄泻下攻积。

（2）血瘀气滞证：撞击伤目血瘀气滞证应用行气活血，化瘀止痛之品，如桃仁、红花、当归、川芎、生地黄、赤芍、牛膝、桔梗、柴胡、枳壳、甘草。其中桃仁破血行滞而润燥，红花活血祛瘀以止痛，共为君药。赤芍、川芎助君药活血祛瘀；牛膝活血通经，祛瘀止痛，引血下行，共为臣药。生地黄、当归养血益阴，清热活血；桔梗、枳壳，一升一降，宽胸行气；柴胡疏肝解郁，升达清阳，与桔梗、枳壳同用，尤善理气行滞，使气行则血行，以上均为佐药。桔梗并能载药上行，兼有使药之用；甘草调和诸药，亦为使药。上胞下垂、眼珠偏斜者，可酌加防风、葛根、白芷、白附子、僵蚕以祛风散邪、缓急通络；瞳神散大者宜去柴胡、川芎，加香附、五味子以顺气敛瞳；视衣水肿者可加茯苓、泽兰、薏苡仁、茺蔚子以祛瘀利水。

【治疗】

根据伤情，在辨证论治的同时可结合必要的手术治疗。

（一）辨证论治

1. 撞击伤络证

证候：胞睑青紫，肿胀难睁；或白睛溢血，色如胭脂；或眶内瘀血，目珠突出；或血灌瞳神，视力障碍；或眼底出血，变生络瘀暴盲、目系暴盲。

治法：早期止血，后期化瘀。

方药：止血用生蒲黄汤加减。生蒲黄、墨旱莲、丹参、荆芥炭、郁金、生地黄、川芎、牡丹皮。

加减：用于受伤早期，若出血较多可加血余炭、仙鹤草以加强止血之功；化瘀用祛瘀汤加减，用于受伤后期，若目中积血较多者可加三棱、莪术、枳壳以增强行气祛瘀之力；若有化热倾向、大便秘结者，可加大黄泻下攻积。

2. 血瘀气滞证

证候：上胞下垂，目珠偏斜；或黑睛混浊，瞳神紧小或散大不收；或视衣水肿，视物不清；或眼珠胀痛，眼压升高。

治法：行气活血，化瘀止痛。

方药：血府逐瘀汤加减。桃仁、红花、当归、川芎、生地黄、赤芍、牛膝、桔梗、柴胡、枳壳、甘草。

加减：上胞下垂、眼珠偏斜者，可酌加防风、葛根、白芷、白附子、僵蚕以祛风散邪、缓急通络；瞳神散大者宜去柴胡、川芎，加香附、五味子以顺气敛瞳；视衣水肿者可加茯苓、泽兰、薏苡仁、茺蔚子以祛瘀利水。

本证后期酌情选用滋补肝肾，活血明目之剂，以恢复功能，提高视力。

（二）中成药

根据临床证型，可选用血府逐瘀胶囊、复方血栓通胶囊等口服；亦可选复方丹参注射液、川芎嗪注射液、血栓通注射液等静脉滴注。

（三）外治疗法

1. 滴滴眼液
黑睛混浊者可用熊胆滴眼液，亦可选抗生素滴眼液。

2. 外敷法
胞睑肿胀青紫者24小时内宜冷敷，或用鲜生地黄、鲜赤芍等量捣碎加鸡蛋清外敷；24小时后则改为热敷。眼珠疼痛者可用生地黄、芙蓉叶、红花等量捣烂，鸡蛋清调匀，隔纱布敷患眼。

3. 手术
前房积血者经药物治疗4~5日无吸收迹象且眼压持续上升时，可行前房穿刺术；晶珠混浊，视力严重障碍者，可做白内障囊外摘除联合人工晶体植入术；若合并眶骨、颅底骨折者，须速请有关科室会诊手术。

（四）针灸治疗

目珠刺痛，黑睛生翳者，可配合针刺止痛。取穴四白、太阳、合谷、承泣、睛明等。

（五）其他治疗

1. 电离子导入　血灌瞳神者可选用丹参、血栓通注射液电离子导入。

2. 高压氧疗法　若发生目系暴盲者，可配合高压氧疗法。

3. 加压包扎　眶内出血致眼珠突出，或胞睑皮下气肿者，需加压包扎，勿擤鼻涕，避免打喷嚏。

【预后转归】

本病的转归及预后，主要取决于受伤的程度及治疗是否及时恰当。若眼内组织无损伤或损伤较轻者，其预后较好；眼内组织受损严重者，则视力受损严重，甚至完全失明。

【预防调护】

1. 加强宣传教育，严格执行安全操作制度，做好安全防护。
2. 患者饮食以清淡为宜，保持大便通畅。
3. 血灌瞳神者宜用眼垫遮盖双眼，半卧位休息。

【名医经验】

庞赞襄论治撞击伤目

1. 学术思想　庞师将古方新用，以四物汤为主治疗血证，用来散郁结，开通玄府，促进出血吸收。有血证而非单用止血和补血药来治。或是久病之人，或惊恐气下之人，来用滋补肾气，通过补肾水从而达到滋养肝木，故以为佐。故方中以生地黄、赤芍、当归、川芎养血活血；防风、前胡、郁金、夏枯草发散郁结，开通玄府；女贞子、菟丝子、枸杞子滋阴益肾，大养肝阴；香附理气和中。诸药合用治疗眼外伤取得佳效。

2. 典型病例　孙某，女，24 岁，工人，1990 年 6 月 6 日初诊。

主诉：左眼被自行车把撞伤 7 天。检查：左眼视力眼前 30 厘米数指，手压眼珠不硬。左眼白睛红赤，血灌瞳神前部，后部看不清。舌质淡，苔薄白，脉弦细。诊断：左眼血灌瞳神，左眼撞击伤目。处方：当归、赤芍、生地黄、前胡、防风、香附、郁金、女贞子、菟丝子各 10g，夏枯草 30g，枸杞子 15g，川芎 3g，水煎服，每日

1 剂。治疗经过：前方服药 7 剂，左眼视力 0.2，血灌瞳神的积血大部分吸收，继服前方 20 剂，左眼视力 1.0，前房积血全部吸收而停药。

【文献选录】

《证治准绳·七窍门》曰："乃被物撞打而目珠痛，痛后视复如故，但过后渐觉昏冥也，盖打动珠中真气，络涩滞而郁遏，精华不能上运，损及瞳神，故为内障之急""偶被物撞打而血停滞于睑睥之间，以致胀痛也""目被撞触而结为外障也。"

【现代研究】

王琳等认为，眼钝挫伤可分为前段型、后段型及混合型。由于力传导的原因，后段视网膜和视神经受损，是视功能严重损害的主要原因。赵燕麟等认为，依据中心视力、病灶损害部位与黄斑的关系和程度，以及视神经损伤与否，可分为轻、中、重三型。及时进行 FFA 检查，可以客观显现视盘、视网膜循环和挫伤造成的视网膜、脉络膜屏障功能障碍情况，尤其对眼底一些细小变化及易于混淆的问题，在双眼对比下更易辨认。专家普遍认为应将 FFA 作为眼底损伤判定的必检项目。对于视网膜震荡，孙慧悦用柴胡、川芎、当归水煎服，取得较好疗效。对于眼内出血，李全智认为早期宜用防风、前胡、藁本等水煎服用，并根据不同兼证进行加减配伍。赵经梅认为，撞击伤目后表现为气滞血瘀者固属多见，但亦有表现为气血亏虚者，若拘于疏风活血，难免不犯虚虚之戒。故此类患者宜先治肝郁，以使气机条畅，后补脾气升清阳，使化源充足，脏腑清气源源上承于目。

第三节　真睛破损

真睛破损是指眼珠为物所伤且有穿透伤口的眼病。可伴眼内异物，甚至可影响健眼，是一种严重的眼外伤。《证治准绳·杂病·七窍门》称其为"物损真睛"，又名偶被物撞破外障、被物撞破。《目经大成·物损真睛》对其预后有所记载，谓："其为细尖之物所触，浅小可治，若伤大而深，及内损神膏、外破神珠者，纵然急治，免得枯凸，明终丧尔。"该病预后主要与损伤的严重程度和部位、有无眼内异物有关。真睛破损最严重的并发症是交感性眼炎。

本病相当于西医学的机械性穿通性眼外伤。

【源流】

在古代医籍中，真睛破损与撞击伤目未能截然分开，常统称"为物所伤之病"（《原机启微》）。《秘传眼科龙木论·卷之四》专立"偶被物撞破外障"，虽明确提到"非理因遭撞破伤"，但对其临床表现的描述仅谈到"不任疼痛堪乖张，瞳人被振全昏浊，恶血仍流在眼眶"。《银海精微·卷之上·被物撞破》指出："积血紫青，撞破白仁，外控硬壳，此不能为害，惟撞破三风轮，血灌瞳人，立并轮混杂，最为利害之症也。"元代倪维德在《原机启微·卷之上·为物所伤之病》中虽然未明确指出目珠破损，但其创立的除风益损汤却为后世广泛应用，被喻为治疗眼外伤之通用方。对真睛破损病因、临床表现、并发症及预后论述较为详细全面者，当首推明代医家王肯堂所著《证治准绳·杂病·七窍门》。该书首次提出"物损真睛"之名，对"物损真睛"的论述主要涉及目珠破损之眼外伤，指出致伤物形状有尖有钝，受伤的程度有深有浅，若伤深而穿破者，"必有膏汁，或青黑色，或白色如痰者流出，为害尤急。纵然急治，瞳神虽在，亦难免欹侧之患。绽甚而瞳神已去者，不治。"对其并发症也有论述，如"大凡此病，不论大小黄白，但有泪出赤胀等证，急而有变，珠痛头痛者尤急。"此后，《审视瑶函》《张氏医通·七窍门》《目经大成》在论述物损真睛时，均是在《证治准绳》的基础上进行简略的发挥。其中，《目经大成·卷之二下》明确指出其不良预后为"其为细尖之物所触，浅小可治，若伤大而深，及内损神膏、外破神珠者，纵然急治，免得枯凸，明终丧尔"。现代中医眼科学教材将眼珠外伤而又有穿透伤者，称为"真睛破损"，与"撞击伤目"明确区分。

【病因病机】

《审视瑶函·为物所伤之病》认为："今为物之所伤，则皮毛肉膝之间，为隙必甚，所伤之际，岂无七情内移，而为卫气衰惫之原，二者俱召，风安不从。"结合临床归纳如下：①锐器刺破眼珠。②高速飞溅之金石铁屑、碎石破片穿破眼珠。③过猛钝力碰撞挤压致真睛破损。

真睛破损易招风热邪毒乘虚而入，致伤物又多污秽，则致邪毒入侵，热毒炽盛，化腐成脓。因此，真睛破损不仅使气血、经络、组织受伤，而且常出现邪毒为患之候。

（一）风热乘袭

目为物伤，膝理失密，气血失和，风邪乘隙而入，故伤眼疼痛、畏光流泪；黑睛破损，故而视力骤降；舌脉亦为风邪乘袭之候。症见：伤眼疼痛，胞睑难睁，畏光流泪，视力骤降，白睛、黑睛破损，眼珠内容物脱出；舌苔薄白或薄黄，脉弦紧或弦数。

（二）热毒壅盛

真睛破损，故而视力骤降；邪毒内聚，蓄腐成脓，故见白睛混赤、瞳神紧小、黄液上冲等；舌脉亦为热毒壅盛之候。症见：伤眼剧痛，视力骤降，伤口污秽浮肿，胞睑肿胀，白睛混赤，瞳神紧小，神水混浊，黄液上冲，眼珠突出，转动失灵；伴见头痛；舌红苔黄，脉弦数。

（三）毒伤健眼

一眼受伤，邪毒乘伤入侵，致伤眼迁延难愈，甚则邪毒循经流注，交感健眼。症见：伤眼黑睛或白睛破损，迁延不愈，反复发作；健眼视物不清或视力骤降，畏光流泪。查见伤眼反复红赤；健眼抱轮红赤，黑睛内壁沉着物，神水混浊，瞳神缩小，或神膏混浊，或视盘充血水肿，视网膜见黄白色渗出等；舌红苔黄，脉弦数。

【临床表现】

（一）自觉症状

伤眼多有疼痛剧烈，牵及头部，畏光流泪，眼睑难开，视力骤降；若感伤健眼，则健眼亦出现畏光流泪、头目疼痛、视力下降等症。

（二）眼部检查

伤眼可见大小、形状不一的伤口，有的可合并胞睑穿透伤。伤口可在白睛里层、黑睛、黑白睛交界之处，可见神水溢出，或黄仁脱出、状如蟹睛，或晶珠脱出、神膏外溢，甚至眼珠塌陷变软，睛毁珠坏。

若致伤物污秽，邪毒入侵，热毒炽盛，则伤后 1～2 日见胞睑肿胀，白睛混赤肿胀，神水混浊，黄液上冲，瞳神难辨，眼珠突出，转动失灵，伴见头痛及寒热往来等症，或眼珠变软、塌陷或呈突起睛高之症。

若伤口不大，或伤口经正规处理治疗后眼部症状仍不减轻，甚或加重者，应考虑伴有眼内异物。

若邪毒传变而致健眼受损，则可见健眼视力急剧下降，抱轮红赤或白睛混赤，黑睛后壁附有细小沉着物，瞳神紧小，神水混浊，神膏混浊，视盘水肿，视衣出现黄白色点状渗出等改变，此为真睛破损的一种严重并发症，相当于西医学的交感性眼炎。

（三）实验室及特殊检查

1. 影像学检查　若考虑有眼内异物，应做眼部 X 线摄片或超声波检查，必要时行 MRI 检查，以明确异物属性和部位。

2. 血常规　可见白细胞总数及中性粒细胞比例增高。

【诊断依据】

1. 有外伤史及眼珠破损伤口。

2. 伤眼视力障碍，并有相应症状。

3. 部分患者可有眼内异物。

【鉴别诊断】

本病应与撞击伤目相鉴别。两者的鉴别要点在于眼珠有无穿透性伤口，有者则为真睛破损，无者则为撞击伤目。

【辨治思路】

（一）辨证思路

1. 风热乘袭证 本证为目为物伤，腠理失密，气血失和，风邪乘隙而入，故伤眼疼痛、畏光流泪；黑睛破损，故而视力骤降；舌脉亦为风邪乘袭之候。风热乘袭故舌苔薄白或薄黄，脉弦紧或弦数。

2. 热毒壅盛证 本证因真睛破损，故而视力骤降；邪毒内聚，蓄腐成脓，故见白睛混赤、瞳神紧小、黄液上冲等；热毒壅盛故见头痛；舌红苔黄，脉弦数。

3. 毒伤健眼证 本证因一眼受伤，邪毒乘伤入侵，致伤眼迁延难愈，甚则邪毒循经流注，交感健眼。故见伤眼迁延难愈，健眼视物不清，神水混浊，瞳神缩小或神膏混浊。舌红苔黄，脉弦数。

（二）症状识辨

1. 视力下降 穿通伤口致黑睛破损，严重者伴眼内容物脱出，故伤眼视力骤降。

2. 疼痛剧烈 目为物伤，腠理失密，气血失和，风邪乘隙而入，故伤眼疼痛剧烈。

（三）治疗思路

1. 治法与处方原则 真睛破损是眼科的急症，应以手术治疗为主，术后加强中医辨证治疗；若发生交感性眼炎，可参照"瞳神紧小"进行辨证论治。

2. 用药方式 《原机启微》之当归养荣汤主治"睛珠痛甚不可忍"，本病诸证可在本方基础上再根据证型加减用药，具体方药组成如下：香附15g，夏枯草15g，菊花15g，当归15g，川芎15g，白芍15g，熟地黄20g，羌活9g，防风9g，白芷9g。

【治疗】

真睛破损是眼科的急症，应以手术治疗为主，术后加强中医辨证治疗；若发生交感性眼炎，可参照"瞳神紧小"进行辨证论治。

（一）辨证论治

1. 风热乘袭证

证候：伤眼疼痛，胞睑难睁，畏光流泪，视力骤降，白睛、黑睛破损，或眼珠内容物脱出；舌苔薄白或薄黄，脉弦紧或弦数。

治法：祛风止痛。

方药：除风益损汤合归芍红花散加减。熟地黄、当归、白芍、川芎、藁本、前胡、防风。

加减：可加菊花、金银花、黄芩、夏枯草以祛风清热解毒；加红花、苏木、郁金以增散瘀止痛之功。亦可用归芍红花散加减以祛风清热、凉血活血。

2. 热毒壅盛证

证候：伤眼剧痛，视力骤降，伤口污秽浮肿，胞睑肿胀，白睛混赤，瞳神紧小，神水混浊，黄液上冲，眼珠突出，转动失灵；伴见头痛；舌红苔黄，脉弦数。

治法：清热解毒，凉血化瘀。

方药：经效散合五味消毒饮加减。狗脊、金银花、野菊花、蒲公英、紫花地丁、紫背天葵子。

加减：常以生地黄、玄参、牡丹皮代替方中犀角；若便秘溲赤者，可加芒硝、木通、车前子以通利二便，使邪热下泻；伤眼剧痛者可加没药、乳香以化瘀止痛。

3. 毒伤健眼证

证候：伤眼黑睛或白睛破损，迁延不愈，反复发作；健眼视物不清或视力骤降，畏光流泪。查见伤眼反复红赤；健眼抱轮红赤，黑睛内壁沉着物，神水混浊，瞳神缩小，或神膏混浊，或视盘充血水肿，视网膜见黄白色渗出等。舌红苔黄，脉弦数。

治法：清热泻火，凉血解毒。

方药：泻脑汤加减。防风、车前子、木通、茺蔚子、大黄、桔梗、玄明粉、黄芩、玄参、茯苓。

加减：若口苦咽干，头目痛甚，酌加石决明、龙胆、夏枯草以清肝泻火。若神膏混浊，视网膜出血、渗出多者，酌加丹参、郁金、赤芍、泽兰、川牛膝以凉血散瘀；加海藻、昆布软坚散结。

（二）中成药

1. 丹红化瘀口服液
功效为活血养血、行气化瘀，适用于气滞血瘀之证。每日3次，每次1~2支。

2. 清开灵口服液
功效为清热解毒，适用于脓毒侵袭之证。每日3次，每次1支。

3. 双黄连注射液
功效为清热解毒，适用于脓毒侵袭之证，每日1次，每次

3.6g，加入 0.9% 氯化钠注射液 250mL，静脉滴注，10 天为 1 个疗程。

（三）单方验方

香附 30g，夏枯草 30g，菊花 15g，当归 15g，川芎 15g，白芍 15g，熟地黄 20g，羌活 10g，防风 10g，白芷 10g。水煎服，日 1 剂，早晚 2 次分服。适用于睛珠痛甚不可忍，红赤羞明者。

（四）外治疗法

1. 清创缝合 用 0.9% 氯化钠注射液轻轻冲洗伤眼，清除一切污物。若黑睛伤口小于 3mm，对合良好，无眼内容物脱出，前房存在者，可不缝合，治以散瞳、涂抗生素眼药膏、包扎伤眼；伤口大于 3mm 者应尽早缝合。

2. 滴滴眼液 用抗生素滴眼液，每日 6 次，症状严重者可每小时 2 次；用 1% 硫酸阿托品滴眼液散瞳。同时可根据病情选用糖皮质激素滴眼液滴眼。

（五）西医治疗

1. 药物

（1）全身用足量的广谱抗生素和糖皮质激素。

（2）注射破伤风抗毒素或破伤风免疫球蛋白。

2. 手术 要及时封闭伤口，防止感染，必要时行二期手术。3mm 以下的伤口，若闭合好，无眼内容物嵌顿，可不缝合，加压包扎。3mm 以上的伤口，无论有无眼内容物脱出，均需缝合。脱出的虹膜、晶状体、玻璃体原则上应剪除，但若在 24 小时内，虹膜表面干净，可用抗生素冲洗后将虹膜送回前房。葡萄膜组织的处理同上。锯齿缘后方巩膜裂口，在缝合伤口后，宜在巩膜伤口两侧做电凝或冷凝，防止视网膜脱离。若晶状体混浊破裂，可一并切除，局限性的白内障，暂不处理。对复杂病例，多采用二步手术，初期缝合伤口，1~2 周内再行内眼或玻璃体手术，对发生增生性玻璃体视网膜病变者，手术治疗时，术中须彻底清除玻璃体，彻底清除全部黄斑视网膜前膜。

【预后转归】

本病大多预后不良，其预后与穿破伤口的部位、大小、深浅、珠内有无异物存留等多种因素有关。若伤口小、无眼内组织脱出，且未感受毒邪者，经过积极治疗，一般尚可恢复一定的视力；若伤口大，有眼内组织脱出者，虽经积极治疗，但视力难以恢复；若有珠内异物、复感毒邪，或眼珠破口大，有大量的眼内组织脱出者，常致眼珠毁坏，甚至脓毒攻眼，扩散至头部，危及生命，或感伤健眼而使双目失明。

【预防调护】

1. 建立健全生产和操作过程的规章制度，遵守操作规程，加强劳动保护，避免眼外伤的发生。

2. 加强儿童、学生的安全教育，避免玩弄锐利、有弹伤性、爆炸性的物品。

3. 饮食以清淡为宜，保持大便通畅。

【名医经验】

（一）清代医家黄庭镜治疗物损真睛的经验

物伤何最险，风水气三轮。黄白两般色，浅深一样痕。血亡先益气，神倦且安魂。已破加沉陷，汤丸免入唇。（《目经大成·卷之二下》）。

（二）陈达夫治疗真睛破损的经验

根据创伤结果，常引动肝热的原则，配合用石决明散加减方，以平肝清热，可以促进伤口早期愈合，减少组织水肿和瘢痕组织形成。如有风热毒邪外侵者，加蒲公英、紫草、生地黄、败酱草之类清热解毒；若有黄液上冲者，可用犀角地黄汤加味。（《陈达夫中医眼科临床经验》）

【文献选录】

《张氏医通·七窍门》曰："偶被物触打在风轮，伤有大小，色有黄白，黄者害速，白者稍迟。若触膏及破者，必有膏汁，或青黑，或如痰者流出，为患最急，纵然急治，瞳神虽在，亦难免欹侧之患。"

《目经大成·卷二》曰："此泛言目忽被金被木打伤跌伤，迫在轮廓之甚者，初患必赤肿痛涩……稍瘥，始现伤痕……若伤大而深，及内损神膏、外破神珠者，纵然急治，免得枯凸，明终丧尔。"

【现代研究】

1. 基础研究 眼球穿通伤后的炎症反应越来越受到重视，眼外伤后的炎性反应分为反应性炎症、化脓性炎症和免疫性炎症三类。

（1）反应性炎症：发生在病变早期，此时在损伤组织释放的前列腺素和组胺的影响下，血管扩张，通透性增加，组织水肿。在眼前节，主要引起血-房水屏障破坏，葡萄膜血管扩张，血浆蛋白通过血-房水屏障进入房水，出现房水闪光阳性。同时，由于前部色素膜的血管扩张，微过滤增加，房水分泌增多，可出现一过性高眼压。此后，因为睫状体和睫状突充血水肿，血流瘀滞，房水分泌减少，又会出现低眼压。在眼后节，血浆蛋白通过受损的血－视网膜屏障和玻璃体视网膜界面进入视网膜内和玻璃体腔，引起视网膜水肿。血管反应后出现的炎细胞浸润，吸引嗜中性粒细胞发挥活跃的吞噬功能，用于清除损伤组织，吸引巨噬细胞和其他细胞成分。巨噬细胞一方面可减少炎症反应的刺激物，另一方面，可通过对成纤维细胞的调节作用启动组织修复过程。成纤维细胞在炎症部位增生，同时也释放许多活性物质到细胞外间隙，这些物质，一方面对伤口修复起主要作用，另一方面也能产生胶原瘢痕和新生血管，重新建立异常循环。

眼内炎症主要影响葡萄膜和视网膜。穿孔伤后，巩膜伤口主要由巩膜表层和脉络膜基质的成纤维细胞修复，视网膜破损由瘢痕封闭。虹膜睫状体修复很有限，慢性炎症可加剧修复过程，使眼内细胞过度增生，在眼后节内形成视网膜前膜或增殖性玻璃体病变。

（2）化脓性炎症：是因感染微生物进入眼内而引起。实验研究表明，向动物眼内注入细菌后，首先表现为眼内各层组织的嗜中性粒细胞浸润，此后光感受器细胞变性。多数细菌在注入后24~48小时数量最多，72小时后培养即为阴性，但病理改变却依然向坏的方向发展。这说明外伤后炎症发展不取决于感染源的延续存在，而在于细菌内毒素和其他毒素的作用。

（3）免疫性炎症：发生在创伤后眼组织屏障结构破坏的基础上，损伤组织产生的某些抗原成分如晶状体皮质抗原、葡萄膜色素抗原、视网膜S抗原等发生反应，表现为交感性眼炎和晶状体蛋白过敏性眼内炎等典型病变。近些年开展的基础研究，使我们对交感性眼炎有了新的认识。实验证明，抽取和分离交感性眼炎患者的外周淋巴细胞，在组织培养液中暴露同种的葡萄膜、视网膜提取物，结果促进了这些淋巴细胞的转化，说明患者的淋巴细胞对葡萄膜视网膜的某些抗原过敏。试验还证明，将交感性眼炎患者的淋巴细胞暴露于牛的脉络膜提取物中时，能抑制淋巴细胞的游走。另有研究证明，视网膜和其他表皮来源的眼结构中存在着能引起迟发性过敏反应的抗原。当把视网膜提取的抗原注射给豚鼠时能引起非常类似于交感性眼炎的眼内炎症。也有人提出，交感性眼炎可能是由视网膜S抗原这种与视网膜光感受器膜有关的可溶性蛋白，或其他视网膜抗原发生过敏反应的结果。免疫组织化学研究证实，葡萄膜炎是由光感受器细胞、视网膜色素上皮细胞和脉络膜黑色素细胞共同存在的表面膜抗原，由T淋巴细胞介导的迟发性过敏反应。这些研究虽从不同侧面说明了交感性眼炎发生的机制，但还有许多尚待说明的问题。

2. 治疗研究　西医多集中在手术方法的改进和时机选择方面，而中药对于本病在减轻症状、保护视功能方面有积极作用。马珊等总结王明芳教授的证治心悟为：外伤多瘀滞，外伤引动肝热，外伤易于感受外邪，外伤后有七情内移，外伤易损伤组织，主张对眼外伤所致瘀血需促其尽快吸收；若兼发葡萄膜炎常用石决明散或龙胆泻肝汤为基础加减治疗；若兼发眼内炎常用五味消毒饮或清瘟败毒饮加减；若兼有眼胀、胸闷等肝气不疏等，予逍遥散加减服用。

（1）手术时机：对复杂眼内异物的玻璃体切割治疗的手术时机，多数学者认为可选择在伤后 7～14 天进行。此时伤眼的急性炎症缓解，眼内组织水肿消退，角膜伤口能够承受手术，眼内纤维组织尚未形成，玻璃体已发生后脱离，容易切除干净，减少PVR、视网膜脱离发生的机会。但姜新辉等也指出，一旦发现视网膜脱离和眼内炎，应立即做玻璃体手术，以去除玻璃体牵引和 PVR 形成，消除眼内病原体及其毒性产物和异物化学因素对视网膜的损害。

（2）妥善处理裂孔：为预防视网膜脱离这一最主要并发症的发生，学者们强调对异物处的裂孔要妥善处理，同时要避免术中形成新的裂孔。实验研究和临床观察都证明，PVR 是造成视网膜脱离的主要因素，但不是唯一因素，而是裂孔形成和玻璃体牵引的共同结果。为此，曾健等指出，对术前异物床区及视网膜其他区域裂孔，均应先行眼内光凝，异物取出后，再补充光凝。气液交换后，依视网膜情况用 C_3F_8 或硅油眼内填充。对赤道区视网膜裂孔行巩膜外加压或外加压环扎术，直视下冷凝视网膜裂孔。郑海华等亦采用相同方法，同时指出，如伴有局部视网膜脱离，还可在全氟化碳液体压迫下行眼内光凝，或周边裂孔冷凝。

（3）预防 PVR：异物损伤引起的病变，是视网膜色素上皮细胞及伴同的其他细胞变异增生的良好基床，能诱发外伤性增殖性玻璃体病变。异物床发生的玻璃体牵引也可能是早期外伤性 PVR 的诱因。肖健等认为，切除外伤损害的玻璃体，仔细清除异物通道及异物床区四周混有血迹的玻璃体，成功摘除异物，能最大限度减少手术后外伤 PVR 的机会。同时，还应防止冷凝时 RPE 细胞进入玻璃体或硅油填充不足等因素的影响。

视网膜内界膜剥除近年来亦被用于眼内异物伴黄斑部铁锈症的治疗，不仅解除了内界膜对黄斑中心凹处视网膜的牵引，还可清除紧附在黄斑前膜上的毒性物质，对改善黄斑区局部代谢，恢复黄斑功能有重要作用。

第四节　酸碱入目

酸碱入目是指因强酸、强碱及其他腐蚀性物质进入或接触眼部并引起眼部组织损伤，以眼睑或眼球蚀烂、剧痛以及视力障碍为主要临床表现的眼病。本病即西医学的化学性眼损伤。本节重点介绍酸碱入目而引起眼部组织损伤的眼病，即酸碱化学伤。本病为眼科急重症，其病情的轻重和预后与化学物质的性质、浓度、量的多少，以及与眼接触时间的长短、急救措施是否恰当等因素有关。本病名见于国家标准《中医临床诊疗术语》。

【源流】

酸碱入目之名见于中华人民共和国国家标准《中医临床诊疗术语》。古籍中虽无

"酸碱入目"的病名记载，但《华佗神医秘传》中记载有"碱水入目"，并指出："治碱水入目神方，以清水洗涤眼部自愈。若用新鲜牛乳点之尤效"的治疗方法。《病源辞典》中也有"蟾蜍入目""目赤欲痛"的临床症状描述，并认为其治疗"宜用紫草取汁点之"。唯清代《银海精微·卷二》首载眼部石灰伤的病案，并详析其病因病机，认为石灰烧伤是"石本属阳，又因火化灰，其性更烈，目为所伤，则血凝水涸"。这就为后世拟定酸碱入目的治法奠定了理论基础。新中国成立后，广州中医学院、成都中医学院先后主编的《中医眼科学》教材对本病分别命以"化学性腐蚀伤""化学性眼外伤"之名。1997年发布的朱文锋教授牵头制定的中华人民共和国国家标准《中医临床诊疗术语·病名部分》，将本病称之为"酸碱入目"。本节病名即源于此。

【病因病机】

结合临床归纳如下：①碱性化学伤，致伤物主要有氢氧化钾、氢氧化钠、石灰、氨水等。此类物质与眼组织接触后，除与组织蛋白结合外，还可与组织中的类脂质发生皂化反应而向深部组织渗透，故伤势常较严重。②酸性化学伤，致伤物主要有硫酸、硝酸、盐酸以及某些有机酸。酸与眼组织接触后与组织蛋白发生凝固反应，可以阻挡酸继续向深部组织渗透、扩散，因此造成的损害相对较轻。但若量多，浓度高，作用时间长，同样可造成严重损害。

（一）热邪侵目，引动肝火

酸碱入目，热邪侵睛，引动肝火，故见畏光流泪、白睛混赤等症；热盛血壅，黄仁展而不缩，故瞳神紧小；舌红、苔黄、脉数为热邪之征。

（二）火邪伤阴，阴伤成翳

酸碱伤目初愈，邪退正复，故白睛红肿消退；热邪最易伤阴，阴津亏耗，目不得阴津滋润，故目中干涩，羞明不适；邪虽已退，但遗留翳障，致黑睛失去晶莹清澈，阻碍神水发越，故视物昏蒙；口渴便秘，舌红少津，脉细数，皆为热邪伤阴，阴津不足之征。

【临床表现】

（一）自觉症状

轻者仅感眼部灼热刺痛，畏光流泪；重者伤眼剧烈疼痛，畏光难睁，热泪如泉，视力急剧下降。

（二）眼部检查

轻者白睛微红，黑睛轻度混浊，表层点状脱落；重者胞睑红肿或起泡糜烂，白睛混赤臃肿或显苍白，失去弹性，黑睛广泛混浊，甚至完全变白坏死，并可伤及深部组织，出现黄液上冲，瞳神变小、干枯，晶珠混浊，甚或眼珠萎陷等症。病至后期可形成黑睛厚翳，或有赤脉深入，或成血翳包睛之势，严重影响视力。愈后可发生睥肉粘轮。

酸性损伤与碱性损伤的鉴别主要根据病史。其临床表现的区别是：酸性损伤的创面边界清楚且浅，可不扩大加深，坏死组织容易分离脱落，眼内组织反应较小而轻；碱性损伤的创面边界不清且较深，易扩大加深，坏死组织不易分离，眼内组织反应重，易引起瞳神紧小、晶珠混浊、绿风内障等。

【诊断依据】

1. 有明确的化学物质与眼部接触史。

2. 因受伤程度不同，临床表现各异。临床诊断一般将本病分为以下 4 个不同等级。

Ⅰ级：伤眼碜涩或刺痛，羞明流泪，白睛抱轮红赤或白睛混赤，黑睛浅层点片状脱落。

Ⅱ级：伤眼疼痛难忍，胞肿难睁，羞明流泪，热泪如汤，视物昏蒙，白睛色泽变淡、形如虾座、间有点片状溢血，黑睛灰白如气翳，浅层广泛剥落，黄仁纹理不能窥清。

Ⅲ级：伤眼自觉症状与Ⅱ级大致相同，然白睛血络完全消失呈凝固坏死状，黑睛全层均呈灰白水肿，黄仁纹理不能窥清。但瞳神形状大致可见，可伴见黄液上冲之候。

Ⅳ级：伤眼多无严重不适感，白睛呈白色或黄色坏死，黑睛呈瓷白色，黄仁及瞳神全不能窥见，甚至白睛或黑睛坏死穿孔，眼珠塌陷。

【鉴别诊断】

由于进入眼部的化学物质酸碱性不同，其治疗措施也有所不同，故应对酸性与碱性伤相区别，见表 20 - 4 - 1。

表 20 - 4 - 1　酸性伤与碱性伤的鉴别

	酸性伤	碱性伤
创面	边界清楚，创面较浅；不扩大加深	边界不清，创面较深，且易扩大加深
坏死组织	易分离	不易脱落
瞳神内变化	较少且较轻	较多，且较严重

【辨治思路】

（一）辨证思路

1. 热邪侵目，引动肝火证

酸碱入目，热邪侵睛，引动肝火，故见畏光流泪，白睛混赤等症；热盛血壅，黄仁展而不缩，故瞳神紧小；舌红、苔黄、脉数为热邪之征。

2. 火邪伤阴，阴伤成翳证

酸碱伤目初愈，邪退正复，故白睛红肿消退；热邪最易伤阴，阴津亏耗，目不得阴津滋润，故目中干涩，羞明不适；邪虽已退，但遗留翳障，致黑睛失去晶莹清澈，阻碍神水发越，故视物昏蒙；口渴便秘，舌红少津，脉细数，皆为热邪伤阴，阴津不足之征。

（二）症状识辨

1. 视物昏蒙　邪虽已退，但遗留翳障，致黑睛失去晶莹清澈，阻碍神光发越，故视物昏蒙

2. 畏光流泪　酸碱入目，热邪侵睛，引动肝火，故见畏光流泪。

（三）治疗思路

1. 治法与处方原则　本病治疗的关键在于急救冲洗，以彻底清除化学物质、减轻眼部组织损伤、预防并发症、提高视力为原则。

2. 用药方式　复方丹参注射液 16～20mL 加入 5% 葡萄糖 250mL 内、维生素 C 2～3g 加入 10% 葡萄糖液 250mL 中静脉滴注，每日 1 次，10 次为 1 个疗程。复方丹参注射液每 2mL 含相当于生药丹参和降香各 2g。丹参为活血化瘀良药，降香有理气开窍，增加微血管流量的作用，能够促进局部水肿、出血和渗出的吸收。复方丹参注射液还具有抑制角膜新生血管形成的作用，而且不影响角膜损伤的愈合。

【治疗】

本病治疗的关键在于急救冲洗，以彻底清除化学物质、减轻眼部组织损伤、预防并发症、提高视力为原则。

（一）辨证论治

1. 热邪侵目，引动肝火证

证候：伤眼羞明流泪，灼热刺痛，视物模糊；胞肿难睁，白睛混赤臃肿，黑睛生

翳，或见瞳神紧小，或瞳神干缺；可兼见头痛；舌质红，苔薄黄，脉数。

治法：平肝清热，退翳明目。

方药：石决明散加减。石决明、决明子、青葙子、栀子、赤芍、大黄、麦冬、木贼、荆芥、羌活。

加减：目赤肿痛者，可加生地黄、牡丹皮、茺蔚子以凉血活血；若白睛红赤臃肿，黑睛翳膜扩大，表面污秽，边界不清，或黄液上冲者，可用黄连解毒汤合龙胆泻肝汤加减。

2. 火邪伤阴，阴伤成翳证

证候：伤已初愈，自觉视物昏蒙，目中干涩，羞明不适；白睛红赤已消，黑睛上留有形态不一的翳障；口渴便秘；舌质红，苔薄少津，脉细数。

治法：养阴清热，退翳明目。

方药：甘露饮加减。熟地黄、生地黄、天冬、麦冬、石斛、黄芩、枇杷叶、茵陈、枳壳、甘草。

加减：常加石决明、谷精草、密蒙花以平肝清热退翳；加当归尾、茺蔚子、赤芍以活血行滞而助退翳明目。

（二）中成药

明目片 功效为平肝清热、退翳明目，适用于热邪侵目、引动肝火之证。每日3次，每次4~6片，温水送服。

（三）单方验方

1. 苦瓜霜 （《中医眼科全书·眼科临证精华·其他眼病》）

药物及制法：取未成熟的新鲜苦瓜，一端切断，掏出瓤和子，然后灌满芒硝，再将两端连接封闭，悬挂于室内通风处，待苦瓜表面出现白色芽霜后，刮取芽霜，避光贮存备用。

用法：取苦瓜霜20g、5g，分别加蒸馏水100mL，配成20%和5%溶液。5%溶液用于洗眼、滴眼，每10分钟一次；20%溶液浸泡药棉垫，局部外敷，每半小时换一次。

适应证：用于眼部酸碱烧伤、水火烫伤和电光性眼炎等。

2. 泻肝解郁汤 （《庞赞襄中医眼科经验·下篇》）

药物组成：桔梗10g，茺蔚子10g，车前子10g，葶苈子10g，防风10g，黄芩10g，香附10g，黄连10g，龙胆10g，枳壳10g，芦根10g，夏枯草10g，大黄6g，木通5g。

用法：水煎服，每日一剂。

适应证：此方有泻肝解郁、利水清热之功，可用于化学性眼外伤及热烧伤等，舌苔薄白，脉弦数。

（四）外治疗法

1. 急救冲洗　最迫切和有效的急救措施是伤后立即就地用清水彻底冲洗，冲洗越迅速、彻底，预后越好。最好就地用氯化钠注射液或自来水冲洗；若条件不具备，也可用其他清洁干净水冲洗；或让患者将眼部浸于水中，反复开合眼睑。应注意充分暴露穹隆部结膜，冲洗清除残余的化学物质。

2. 中和冲洗　在急救处理后可进行中和冲洗。若为酸性伤，可用2%～3%碳酸氢钠液冲洗；碱性伤用3%硼酸液冲洗；石灰致伤用0.37%依地酸二钠液冲洗。

3. 创面清创处理　在眼部彻底冲洗后即进行适当的创面清创处理，清除颗粒样物质和失活的眼表组织，并进行抗感染治疗。

4. 药物治疗　伤后急性期应频滴抗生素滴眼液；如出现瞳神紧小或干缺须用1%硫酸阿托品滴眼液或眼药膏散瞳，或酌情给予糖皮质激素类滴眼液。每日用玻璃棒在睑内和白睛之间分离2～3次，并涂抗生素眼膏，以预防睥肉粘轮。

（五）西医治疗

1. 药物　全身应用抗生素预防感染。碱性眼化学伤可适当全身或局部给予维生素C、胶原酶抑制药等。

2. 手术　病情严重者应根据病情选择球结膜切开冲洗术、前房穿刺术、结膜囊成形术及角膜移植术等。

【预后转归】

本病的转归及预后，取决于酸碱物质的浓度、数量、接触时间的长短以及早期急救处理等多方面的情况。一般而言，酸性伤较碱性伤预后好；低浓度损伤较高浓度损伤轻；早期得到就地彻底冲洗者较延误冲洗时间者好；Ⅰ、Ⅱ级损伤预后较好；Ⅲ级损伤经治疗，终难以恢复有用视力；Ⅳ级损伤则预后甚差，若眼珠已穿孔，多致眼珠塌陷，目珠枯萎而完全失明。

【预防调护】

1. 建立健全规章制度，加强防护措施，避免发生化学性眼损伤。
2. 少食辛辣刺激性食品，注意眼部卫生。

【名医经验】

陈达夫治疗酸碱入目的经验（《陈达夫中医眼科临床经验》）

酸碱入目为眼科急症，在急救处理后，陈达夫教授主张局部频点鸡蛋清，用以保护眼上皮，阻止化学物质内窜。他认为鸡蛋清属两性化合物，对酸碱都有中和作用。并配合点滴抗生素眼膏，以防继发感染。在外治的同时，内服甘露饮，取其养阴清热，且具滋润之功，可获清热之效。

【文献选录】

《华佗神医秘传》曰："治碱水入目神方，以清水洗涤，眼部自愈。若用新鲜牛乳点之，尤效。"

【现代研究】

1. 基础研究 化学伤的病理过程至今未全部揭示，普遍认为，重度烧伤后 24 小时内表现为受损组织缺损、水肿、广泛的血栓形成；伤后 1 ~ 2 周，组织进入再生修复阶段，新生血管生成，多形核白细胞浸润和成纤维细胞增殖；伤后 3 周，眼组织处于再生修复和溃疡加深过程。

以角膜碱烧伤为例，杨世琳综合多家观点指出，碱性物质一旦与眼组织接触，就会形成多形核白细胞浸润为主的急性炎症。白细胞过多地吞噬坏死角膜组织后使其自溶破裂，释放酶颗粒，使胶原酶、超氧自由基大量增加，从而进一步加重组织破坏，使角膜的坏死组织增加。如此恶性循环是造成组织溃烂，形成溃疡的主要原因。在此过程，存在于角膜的 MMP 被激活，或由浸入角膜的多形核白细胞和巨噬细胞合成，大量的 MMP 作用于角膜上皮及基质胶原组织，可造成胶原溶解，形成溃疡，甚至穿孔。MMP 家族的活跃，也对新生血管的形成起到促进作用，与 BFGF 一起成为新生血管形成进程的主要因素，碱烧伤时存在的自由基反应紊乱等因素也能加重损伤，影响修复。研究还证明，角膜碱烧伤后的病理变化也是机体细胞免疫和体液免疫共同作用的结果。

2. 治疗研究

（1）药物治疗：对于碱烧伤的治疗，万延英认为维生素 C 不但可以中和碱，还参与机体氧化还原反应，减少氧化型谷胱甘肽的存在，抑制胶原酶释放，加速组织修复，溃疡愈合。刘春民报道用血小板活化因子拮抗药，因其能抑制 MMP 的活化作用，从而阻止角膜组织的破坏和溃疡的形成。依据同样机制研制的 GM6001、重组金属蛋白酶抑制药 I 型、盐酸强力霉素及转化生长因子等都有较好作用。邱良秀等人工合成具有自由基催化剂的药物，对治疗角膜溃疡有肯定疗效。

（2）手术治疗：羊膜移植已成为重度碱烧伤的重要方法。因羊膜组织半透明，有一定韧性，无神经、血管和淋巴管，无抗原性，不表达人白细胞抗原。将其用于治疗可立即重建眼表上皮，防止胶原组织暴露溶解，还能合成蛋白酶抑制药等抑制炎症的活性成分，从而在眼表重建、减轻炎症、抑制瘢痕形成和新生血管形成中发挥重要作用。而对于完全性角膜干细胞缺乏者，游向东等认为可先行羊膜移植恢复角膜周围基质，再行角膜缘干细胞移植或联合角膜板层移植术。因为干细胞是细胞增殖分化的源泉，存在于角膜缘的干细胞，可阻止结膜血管的长入。取患者对侧健眼或直系亲属的干细胞移植于被破坏的角膜缘，可减少角膜血管化的发生率。孔丽萍等报道此法手术治疗眼严重碱烧伤，疗效满意。实验证实，切除 1/4 角膜缘干细胞的供眼，不会影响其眼表健康。而动物实验研究证明，健康眼角膜缘切除范围 < 1/2，不会影响供眼健康。

（3）其他疗法：姜浩等研究证实，高压氧治疗能降低角膜血管内皮细胞增殖水平，抑制角膜新生血管的形成。

第五节　辐射伤目

辐射伤目是指辐射损伤白睛、黑睛浅层所致，以眼珠红赤畏光、流泪或疼痛为主要临床表现的眼病。

本病即西医学的辐射性眼损伤，是指眼被电磁波谱中除可视光线外的其他电磁波所伤。其作用原理可分为物理的热作用，如红外线、微波损害；化学的光化学作用，如紫外线损害；电离的生物作用，如 X 线、γ 射线、镭、中子流等损害。本节重点介绍紫外线造成的辐射性眼损伤，其病变的轻重与紫外线的强度、照射时间的长短及与接受紫外线的距离有关。症状一般持续 6 ~ 8 小时，在 1 ~ 2 天逐渐消失。电光性眼炎在国家标准《中医临床诊疗术语》中称为"电光伤目"。

【源流】

本病名见于彭清华主编全国中医药行业"十二五"规划教材《中医眼科学》。古代医著中虽无本病名之记载，但早在北魏时期的高僧宋云所撰《行纪》中就有"雪有白光，照耀人眼，令人闭目，茫然无见"之记述。唐·王焘在《外台秘要》中则将"雪山巨晴视日"列为丧明原因之一，告诫人们避免强光。可见，前贤已认识到强光可导致眼目损伤。实际上，紫外线照射不仅可以导致白睛、黑睛浅层的损伤，而且还可引起视衣的损伤，甚者导致失明。当今唐由之等所著《中医眼科全书·眼科证治要诀》将辐射线所致的目病统称为"辐射线伤目"，而朱文锋主编的《中医诊断与鉴别诊断》和国家标准《中医临床诊疗术语》则将紫外线所致白睛、黑睛浅层损伤命名为"电光伤目"。电光伤目则属于辐射线伤目的一种。

【病因病机】

眼被紫外线照射后，可引起胞睑、白睛、黑睛浅层病变。其病症似风火之邪外袭，猝然伤目之患。

（一）风热犯目证

病因有以下几个方面：多由电焊、气焊时被电弧、乙炔焰、熔化金属产生的紫外线照射后引起；用紫外线灯防护不佳而受伤；在雪地、冰川、海洋、沙漠等环境工作，被紫外线反射所伤，其证属风热之邪猝然外袭伤目，水不胜火所致。

（二）阴虚邪留证

本病后期因风热之邪伤津耗液日久，使目失濡润，故眼干；黑睛遗留星翳，阻碍神光发越，故视物昏蒙。

【临床表现】

（一）自觉症状

受紫外线照射后，经过一定的潜伏期（最短半小时，最长不超过 24 小时，一般为 3~8 小时）而出现症状。轻者沙涩不适，畏光流泪，灼热疼痛；重者眼内剧痛，睑肿难睁，热泪如汤，视物模糊，或有虹视、闪光幻觉等。

（二）眼部检查

胞睑红肿或有小红斑，瘙痒难睁，白睛红赤或混赤，黑睛微混，荧光素钠液染色可见点状着色，部分患者可见瞳神缩小。

【诊断依据】

1. 有接受紫外线照射病史。
2. 潜伏期一般为 3~8 小时，不超过 24 小时。
3. 眼部异物感、畏光、流泪、剧烈疼痛。
4. 胞睑痉挛，白睛混赤、水肿，黑睛点状星翳。

【鉴别诊断】

本病当与聚星障相鉴别　两者临床症状相似，但前者有明确受紫外线照射病史；后者常有感冒发热病史，且易反复发作。

【辨治思路】

（一）辨证思路

1. 风热犯目证　目受紫外线所伤，证属风热之邪乘虚侵袭伤目，致胞睑、白睛红赤，黑睛星翳。辨证以白睛红赤或混赤、黑睛浅层星翳为要点；舌红，苔薄白，脉数。

2. 阴虚邪留证 风热之邪伤津耗液，目失濡润，故眼干；黑睛遗留星翳，阻碍神光发越，故视物昏蒙。辨证以伤眼微痛干涩、黑睛星翳稀疏为要点；舌红少苔，脉细数。

（二）症状识辨

1. 灼热刺痛 患目被风热之邪所伤，故灼热刺痛明显。
2. 伤眼微痛干涩 风热之邪伤耗津液，目失濡润，故伤眼微痛干涩。

（三）治疗思路

本病以止痛为要，促进修复，预防感染。

辨证论治病之初期多为风火外袭，猝犯于目所致，故以祛风清热、退翳止痛之法治之，方选新制柴连汤加减，可加蝉蜕、木贼以散翳明目。

病之后期多为风火伤津耗液，津液不能上荣于目，故以养阴退翳明目之法治之，方选消翳汤加减。若白睛红赤未尽者，可加菊花、黄芩以清解余邪。

【治疗】

发作时应以止痛为要，主要依靠自身组织的修复。

（一）辨证论治

1. 风热犯目证
证候：伤眼灼热刺痛，畏光流泪；检查见胞睑红赤肿胀，白睛红赤或混赤，黑睛表层星翳；舌红，苔薄白，脉数。
治法：疏风清热，退翳止痛。
方药：新制柴连汤加减。柴胡、黄连、黄芩、赤芍、蔓荆子、栀子、龙胆、木通、荆芥、防风、甘草。
加减：若黑睛表层大量星翳，酌加木贼、蝉蜕、密蒙花以明退翳。若痛剧者，酌加白芷、石决明祛风止痛。
2. 阴虚邪留证
证候：伤眼微痛干涩，视物昏蒙；检查见白睛红赤不显，黑睛星翳稀疏；伴口渴喜饮；舌红少苔，脉细数。
治法：养阴退清热，退翳明目。
方药：消翳汤加减。密蒙花、柴胡、川芎、当归尾、甘草、生地黄、荆芥穗、防风、木贼、蔓荆子、枳壳。

加减：若目干涩不爽，可酌加玉竹、天花粉、麦冬、玄参滋阴润燥。

（二）单方验方

1. 苦瓜霜（《中医眼科全书·眼科临证精华·其他眼病》） 取未成熟的新鲜苦瓜，一端切断，掏出瓤和子，然后灌满芒硝，再将两端连接封闭，悬挂于室内通风处，待苦瓜表面出现白色芽霜后，刮取芽霜，避光贮存备用。取苦瓜霜20g、5g，分别加蒸馏水100g，配成20%和5%溶液。5%溶液用于洗眼、滴眼，每10分钟1次；20%溶液浸泡药棉垫，局部外敷，每半小时换一次。

2. 祖传单验方（《中医眼科临证备要》）

（1）新鲜人乳或鲜牛乳滴眼。

（2）人乳汁10g，熊胆1g，将熊胆纳入人乳汁中滴眼，每日4~6次，每次3滴。

（3）熟地黄适量，将熟地黄洗净切片，每片约2cm厚，4片即够用，贴患目，1日2次。

（三）外治疗法

1. 点用抗生素滴眼液或眼药膏，以防感染。胞睑有水疱者亦可用眼膏外涂。

2. 若剧烈疼痛者，可滴用0.25%~0.5%地卡因滴眼液，但不宜多滴。

3. 局部冷敷可止痛。

（四）针灸治疗

针刺合谷、太阳、风池、四白穴，有针感后留针15分钟；或针刺耳穴肝、眼区等。

【预防调护】

1. 焊接操作者和10m范围以内的工作人员应戴防护面罩，车间可用吸收紫外线的涂料粉刷墙壁。

2. 在雪地、冰川、沙漠、海面作业的人员工作时应戴好防护眼镜。

【文献选录】

宋云《行纪》曰："雪有白光，照耀人眼，令人闭目，茫然无见。"

【现代研究】

1. 红外线辐射伤 玻璃加工和高温环境可产生大量红外线，对眼部的损伤主要是热作用。临床表现类似轻度烧伤。其中短波红外线（波长800~1200nm）可被晶状体和虹膜吸收，造成白内障。红外线若透过眼组织，聚焦于视网膜，可致视网膜灼伤，后极部视网膜水肿，或见小出血点，轻度网脱，甚者黄斑区形成裂孔，视力剧降。本病应以预防为主，接触红外线人员应戴含氧化铁的特制防护眼镜。

2. 可见光损伤 直接观看强烈日光时，可见光及短波红外线可经眼组织折射，聚焦于黄斑而灼伤黄斑。眼科检查仪器及手术显微镜的强光源亦可引起光损伤。临床表现为畏光、中心暗点、视物变形、视力减退。轻者无明显病变，重者黄斑区水肿、或见小出血点、小裂孔。通常3~6个月恢复，宜对症治疗及配戴有色防护眼镜。

3. 电离性辐射伤 X线、γ线、中子或质子束可引起放射性白内障、放射性视网膜病变或视神经病变，角膜炎或虹膜睫状体炎等，应注意防护，使用防护隔离屏使射线不能穿透；眼部肿瘤放疗时，用铅板保护好眼球。

第六节 热烫伤目

热烫伤目是因高温物质烧伤或烫伤外眼或眼球所致，以眼部红肿剧痛，甚至影响视力为主要临床表现的眼病。

本病相当于西医学的眼热烧伤。因致病物不同，眼热烧伤分为火烧伤和接触性烧伤两大类，直接接触高热固体、液体和气体的接触性眼烧伤中，通常由液体所致者称为眼烫伤。眼热烧伤中以火烧伤和烫伤多见。病情轻重及预后与致伤物的温度、数量及接触时间长短有密切关系。本病名见于国家标准《中医临床诊疗术语》，之后彭清华主编的全国中医药行业"十二五""十三五"规划教材《中医眼科学》沿用此病名。

【病因病机】

日常生活和工业生产中不慎被火焰烧伤，或被开水、沸油、钢水烫伤，造成眼睑、白睛、黑睛损害。

【临床表现】

（一）自觉症状

轻者仅觉畏光流泪；重者眼内剧痛，多泪难睁，视力下降或视物不见。

（二）眼部检查

眼睑皮肤发红，浮肿或起水疱，白睛红赤或呈灰白色坏死，甚则成脓或见瘢痕形成，终成睥肉粘轮。黑睛可见局部或大面积翳障形成，或见翳障坏死脱落，形成凝脂翳，甚则直接形成厚翳或斑脂翳。

【诊断依据】

有明确的热烧伤史和发生在眼睑、白睛或黑睛的症状。

【鉴别诊断】

本病当与辐射性眼损伤鉴别 前者有明确高温液体、气体、固体热烧伤史；后者有微波、紫外线、红外线、X 线等辐射线照射病史。

【辨治思路】

（一）辨证思路

热邪侵袭，灼伤胞睑、白睛、黑睛，故见胞睑、白睛红赤，黑睛生翳。辨证以胞睑、白睛红赤，黑睛翳障为要点。舌红，苔黄，脉数。

（二）症状识辨

1. 灼热剧痛 本病因高热接触性热烧伤，故见伤眼灼热剧痛。

2. 视力下降 热邪侵袭，灼伤胞睑、白睛、黑睛，致热泪频流，羞明难睁，视力下降。

（三）治疗思路

眼部热烧伤治疗，以防止感染，促进创面愈合，防止睑球粘连为原则。但由于眼部热烧伤更多是以全身烧伤的一部分出现，所以在对眼部热烧伤处理同时要注意患者的生命体征和其他部位的烧伤，做到全面观察，认真对待，及时处理。

烧伤局部的处理以开放疗法为佳。先用肥皂水擦洗四周的健康皮肤，再用灭菌生理盐水冲洗清洁创面，用消毒湿棉球或纱布擦除创面污垢或异物，轻者直接涂抗生素眼膏即可；重者应先抽出水疱内液体，擦去坏死组织，然后再涂广谱抗生素眼膏，盖以吸水纱布。球结膜水肿严重者做放射状切开，放出结膜下积液。对已坏死的球结膜应早期切除，对角膜新生血管可采用角膜周围血管切除术或 β 射线照射。角膜已形成瘢痕，情况许可者，可行角膜移植术。同时应采用积极手段防治睑球粘连、瘢痕性睑闭不全等并发症。

【治疗】

轻者外治为主，重者须内外兼治。

（一）辨证论治

火毒犯目证

证候：眼内剧痛，多泪难睁，视力骤降，白睛混赤或呈灰白色坏死，黑睛出现大片新翳或呈凝脂翳状；伴心情烦躁，口干便秘，小便短赤；舌质红，苔黄，脉数或弦数。

治法：清解热毒，养阴散邪。

方药：银花解毒汤合石决明散加减。金银花、蒲公英、生大黄、龙胆、黄芩、蔓荆子、桑白皮、天花粉、枳壳、生甘草、石决明、决明子、赤芍、青葙子、麦冬、羌活、栀子、木贼、荆芥。

加减：可去龙胆，加玄参以增养阴增液之力。

（二）外治疗法

1. 滴滴眼液 可滴用抗生素滴眼液。若疼痛剧烈，可在医师指导下滴用0.25%～0.5%地卡因滴眼液，以缓解疼痛。

2. 涂眼膏 为预防睥肉粘轮，可涂抗生素眼膏，并用玻璃棒在睑内和白睛间每日分离2～3次。

3. 局部涂药 眼睑部轻度热烧伤可涂红花油，注意勿进入眼内。

4. 手术 胞睑深度热烧伤者可做早期皮片覆盖；睥肉粘轮者可做结膜囊成形术；黑睛有坏死穿孔或大片白斑形成时，可考虑角膜移植术。

（三）其他治法

根据病情可全身酌用抗生素以预防和控制感染。

【预防调护】

加强劳动保护和自我防范意识。患者应保持心情平静，清淡饮食，预防便秘。

【现代研究】

一般光烧伤除烧时过久者外仅烧伤眼睑而眼球本身受伤者较少见。工业中以接触熔化了的金属如铅、锡、锌、镁、铝、银、铜、镍、白铸铁、纯铁、硅（玻璃）等接触性烫伤为多见。若温度不太高、接触时间短、面积小者，仅发生眼睑皮肤及结膜充血和水肿以及浅层角膜损伤。严重者可发生凝固性坏死，再严重者发生巩膜坏死穿孔，最严重者由于结膜坏死角膜营养断绝而发生角膜坏死穿孔，内容物流出或继发感染而失明。若眼球未被破坏，烧伤后常易发生睑球粘连、假性翼状胬肉、泪腺破坏所致的眼干燥症、眼睑畸形、睑内翻、睑外翻、倒睫、眼睑缺损、瘢痕收缩、兔眼导致角膜暴露性损害。可用抗生素、化学制剂溶液和软膏防止感染；防止睑球粘连（疗法同化学烧伤）。可用热敷促进局部恢复。发生眼睑畸形者应行畸形矫正术。现在采用立即将坏死眼睑组织完全切除并施行成形植皮术；将已坏死的结膜除去再进行结膜移植；对严重的角膜坏死为防止穿孔可即时或早做治疗性板层角膜移植术。如果是大面积烧伤，应请外科会诊、处理。

参考文献

1. 王琳，惠延年，王雨生. 眼钝挫伤致眼底损伤的玻璃体手术治疗 [J]. 中华眼底病杂志，1999（2）：37-39.

2. 赵燕麟，宋巧梅. 眼球钝挫伤眼底荧光血管造影的临床观察 [J]. 眼外伤职业眼病杂志（附眼科手术），1992（S1）：376-378.

3. 孙慧悦. 视衣复明汤治疗视网膜震荡和挫伤74例78眼 [J]. 中医研究，2005（7）：46-47.

4. 来雅庭. 重症眼外伤治验3例 [J]. 中医杂志，1986（10）：46-47.

5. 郑海华，杨顺海，陈峰，等. 玻璃体手术治疗复杂眼内异物 [J]. 中国中医眼科杂志，2006，16（2）：105-106.

6. 马珊，黄秀蓉，李志钢，等. 王明芳教授对眼外伤的证治规律浅识 [J]. 中医药学刊，2004（11）：1991-1992.

7. 杨世琳. 角膜碱烧伤相关研究进展 [J]. 中国中医眼科杂志，2006，16（1）：60-62.

8. 万延英. 硝酸银局部应用治疗真菌性角膜溃疡 [J]. 江苏医药，1996，22（5）：348.

9. 游向东，林静娜. 穿透性角膜移植50例的临床研究 [J]. 国际眼科杂志，2008，8（8）：205-206.

10. 孔丽萍，邱翎，蒋自培. 早期保存板层角巩膜移植联合干细胞移植治疗眼严重碱烧伤的临床观察（英文）[D]，2007.

11. 姜浩，尹树国. 高压氧抑制外伤性角膜血管新生的实验研究 [J]. 眼外伤职业眼病杂志（附眼科手术），2002，24（2）：145-147.

12. 李保良，钞蕴昕，高祥慧. 中西医结合治疗角膜碱烧伤 [J]. 中国中医眼科杂志，1999（3）：30.

13. 刘鲁霞，姜红，邹红. 眼科常见职业危害因素及护理对策 [J]. 护理研究，2009，23（32）：2964-2965.

14. 周建强，殷汝桂. 眼部热灼伤46例临床分析 [J]. 中西医结合眼科杂志，1994（4）：221-223.

第二十一章 其他眼病

本章所述近视、远视、老视、目倦、通睛、风牵偏视、弱视、辘轳转关、目闭不开，是不能按五轮及外伤归类的眼科杂病。其病因虽然不尽一致，但多与先天禀赋不足，或肝肾亏虚，或脾气虚弱，或情志不舒，或过用目力等有关。治疗上除了进行中医辨证治疗，其他的相关治疗方法也是十分必要的。若近视、远视、目倦、通睛、弱视需要进行相关的屈光检查和配镜矫正治疗，风牵偏视可行相应的手术治疗。近视、目倦、通睛、弱视除了相关的治疗，还要注重预防调护。

第一节 近 视

近视是指视近清楚，视远模糊为特征的眼病。古称能近怯远症，近视程度高者称近觑，又称为觑觑眼。

本病类似于西医学之近视。是指眼在调节放松状态下，平行光线经眼的屈光系统后聚焦在视网膜之前。近视眼的发生受遗传和环境等多因素的影响。近视的病因尚未明确，可能与遗传因素、发育因素、外因相关。近代研究认为近视眼是由于调节功能衰退及遗传两种因素相互作用，而巩膜因素（包括眼压机制）则起着使近视眼进一步发展的作用。高度近视眼可能属常染色体隐性遗传，也有报道为常染色体显性遗传；单纯性近视眼与长时间近距离用眼、户外活动少有关。

【源流】

历代医籍对近视多有论述。隋代巢元方所注《诸病源候论·目病诸候》在"目不能远视候"中说："夫目不能远视者，由目为肝之外候，脏腑之精华，若劳伤脏腑，肝气不足，兼受风邪，使精华自气衰弱，故不能远视。"将其称为"目不能远视"。明代傅仁宇的《审视瑶函》对本病的阐述有"禀受生成近觑""久视伤睛近觑"等记载。清代黄庭镜所著《目经大成·卷之二下》始简称本病为"近视"，其曰："双眼近觑是生来，不是生来而祸胎，真火不明真气弱。"由此可见，古代医家早已认识到近视由天生禀赋不足所致，与生俱来。在治法方面，古代医家认识基本统一，多以补虚为原则。如元代王海藏在《此事难知》中指出"不能远视，责其无火，法当补心，局方定志丸主之"。提出补益心气，安神定志之法。另外，《目经大成·卷之二下·近视》形容高度近视时说："甚则子立身边，问为谁氏。行坐无晶镜，白昼有如黄昏。"

自此可反映出我国清代已有采用眼镜矫正近视的治法。现代中医临证除对近视者配镜矫正视力外，亦重视整体治疗，如内服中药，调整脏腑，还重视局部点药、针灸推拿、手术等外治的运用，故在近视的研究方面取得重大进展。廖品正等主编的《高等中医药院校教材·中医眼科学》将本病归入"近视"的范畴。并对此病比较系统地从病名、病因病机、内外治、其他治法、预后及预防护理等方面进行介绍。

【病因病机】

近视是因先天禀赋不足或过用目力，劳瞻竭视所致阴阳失调，气血运行不畅，目失所养，神光不能远及。古代医家早已认识到近视由先天禀赋不足以及后天过用目力所致。明代傅仁宇的《审视瑶函》有"禀受生成近觑""久视伤睛近觑"等记载。并对本病的病因病机阐述更为详尽，"怯远症，肝经不足，肾经病，光华咫尺视模糊……能近视不能远视者，阳不足，阴有余，病于少火者也，无火，是以光华不能发越于远，而收敛近耳"。明代《证治准绳·杂病·七窍门》能近视不能远视："东垣云，'能近视不能远视者，阳气不足，阴气有余，乃气虚而血盛也。血盛者，阴火有余也；气虚者，元气虚弱也，此老人桑榆之象也。'"还认为"盖阳不足……神气弱必发用衰，发用衰则经络涩滞，经络涩滞则阴阳偏胜，而光华不能发达矣"。清代黄庭镜所著《目经大成·卷之二下》曰："双眼近觑是生来，不是生来而祸胎，真火不明真气弱。"结合临床归纳如下。

（一）心阳不足证

心主火，火在目为神光。《素问·灵兰秘典论》谓："心者，君主之官，神明出焉。"《灵枢·本神》谓："所以任物者谓之心。"说明眼接受外来事物或刺激而产生的视觉是由心主宰。劳瞻竭读，耗损心阳，阳主发散而视远，阴主收敛而视近，心阳不足则目中神光不能发越于远处，致视远模糊；阳不敛阴，阴有余而能收敛视近，故视近尚清，视远模糊。心阳不足，鼓动无力，血脉不充，气血不能上荣，则面色㿠白，畏寒肢冷，舌淡脉弱；血不养心，心气不宁，故心悸神疲。正如元代王海藏在《此事难知》中指出"不能远视，责其无火"。症见：视近清楚，视远模糊；兼见面色㿠白，畏寒肢冷，心悸神疲，不耐久视；舌质淡，脉弱。

（二）气血不足证

"气为血之帅，血为气之母""气虚则血虚"。气血不足，是指气和血生化之源不足所致的气机衰微的病理情况。"脾胃是后天之本，气血生化之源"。脾主运化，主升清。饮食失调，致伤脾胃，精微物质不能上输于目，目失所养。如《兰室秘藏·眼耳鼻门》中明确指出，"夫五脏六腑之精气皆禀受于脾，上贯于目……故脾虚则五脏之精气皆失所司，不能归明于目矣"。肝藏血，肝受血而能视。久视久思，暗耗阴血，血虚，不能上荣于目，光华不能远及而仅能视近。气血不足，视衣失养可见视网膜呈豹纹状等改变；气血不足不能上荣于头面，故面色不华；气虚升举无力而见神疲乏力，不耐久视；舌质淡，苔薄白，脉细弱为气血不足之象。正如《太平圣惠方》曰："眼通五脏，气贯五轮。"《审视瑶函·开导致之后而补论》曰："夫目之有血，为养目之源，充和则有发生长养之功而目不病；少有亏滞，目病生矣"。症见：视近清楚，视远模糊，眼底呈退行性改变（近视弧形斑、豹纹状眼底、视神经乳头弧形斑、黄斑Fuchs斑、巩膜后葡萄肿、周边视网膜变性）；或兼见面色不华，神疲乏力，不耐久视；舌质淡，苔薄白，脉细弱。

（三）肝肾两虚证

肝肾两虚是指肝肾精血不足的病理情况。《素问·金匮真言论》说："东方青色，入通于肝，开窍于目，藏精于肝。"《素问·脉要精微论》所言："夫精明者，所以视万物、别白黑、审短长；以长为短、以白为黑，如是则精衰矣。"肾寓真阴真阳，为水火之脏，水为真阴所化，火为真阳所生，为全身阴阳之根本。五脏之阴阳由此升发，五脏之阴靠此滋养。肾之精华化生以供养瞳神。水轮位在瞳神，而神光藏于瞳神。正如《审视瑶函·目为至宝论》曰："肾之精腾，结而为水轮。"《证治准绳·杂病·七窍门》认为瞳神"乃先天之气所生，后天之气所成，阴阳之妙用，水火之精华"。说明瞳神内含阴阳是产生视觉的基础，肾精的滋养、命门之火的温煦是视觉产生的条件。肝肾亏虚，精血虚少，神光衰微，光华不能远及，故仅能视近。肝肾亏虚，精血衰微，神膏失养则眼前黑花渐生。脑为髓海，肾虚不能上承，髓海不足，则头晕耳鸣。腰膝酸软，舌质淡，脉细弱或弦细为肝肾两虚之征。正如明代傅仁宇的《审视瑶函》对本病的阐述，"怯远症，肝经不足，肾经病，光华咫尺视模糊"。症见：能近怯远，可有眼前黑花飘动，可见玻璃体液化混浊，眼底呈退行性改变（近视弧形斑、豹纹状眼底、视神经乳头弧形斑、黄斑Fuchs斑、巩膜后葡萄肿、周边视网膜变性）；或有头晕耳鸣，腰膝酸软，夜寐多梦；舌质淡，脉细弱或弦细。

【临床表现】

（一）自觉症状

近距离视物清晰，视远物时常需移近所视目标，且眯眼视物。近视度数较高者除视远物模糊，常伴有夜间视力差、眼前黑花飘动等。部分患者可有神疲目倦、不耐久视。

（二）眼部检查

1. 视功能 近视力正常。远视力降低，近视度数越高远视力越差，光敏度多降低，病理性近视眼生理盲点可扩大，周边视野早期亦可异常，对比敏感度多降低，并多呈低常型 ERG。

2. 调节功能 可表现调节灵敏度降低，表现为调节滞后。由于视近调节与聚合不协调，常表现为外隐斜或外斜视。

3. 眼轴 眼球前后径（眼轴）变长，眼球向前突出。

4. 眼底 高度近视眼可发生程度不等的眼底退行性改变，如近视弧形斑、豹纹状眼底。随着眼轴的延长，眼底病变范围扩大、程度加重。视网膜和脉络膜变薄，视网膜血管变细，脉络膜血管变直、变细，同时色素上皮营养障碍，浅层色素消失，暴露脉络膜血管，呈现豹纹状眼底。视神经乳头周围的脉络膜，在后极部巩膜张力的牵引下，从视神经乳头旁脱开，后面的巩膜暴露形成白色的弧形斑，多居颞侧。若眼球继续延长，可扩张到视神经乳头四周，形成环形斑。黄斑区的病变主要有色素紊乱、变形、萎缩、出血、新生血管、Fuchs 斑浆液性病变、裂孔等。其中 Fuchs 斑为近视眼特征性表现，呈圆形、椭圆形或不规则性、灰黑色、$1/4 \sim 1/3$ 视神经乳头大小的盘状变形病灶。眼球后极部局限性扩张，形成巩膜葡萄肿。周边眼底表现为色素变性、格子样变性、铺路石样变性、无压力白斑、囊样变性等。由于不影响中心视力，多不被早发现，但发生率较高、早期即可出现、范围多较广、破坏性较大，可致视网膜脱离。

（三）实验室及特殊检查

1. 验光检查需用凹透镜矫正视力。

2. 调节灵敏度降低，表现为调节滞后。

3. 由于视近时调节与聚合不协调，AC/A 异常。同视机检查常表现为外隐斜或外斜视。

4. 视野检查，病理性近视眼生理盲点可扩大，周边视野早期亦可异常，对比敏感度多降低，并多呈低常型 ERG。

【诊断依据】

1. 远视力减退，近视力正常。

2. 验光检查为近视，需用凹透镜矫正远视力。

3. 眼球前后径（眼轴）变长。

4. 分类

（1）按功能分为 2 种类型：①单纯性近视眼，绝大多数起自青少年，个别见于成年期。主要特点是进展慢，近视程度一般为低度或中度，远视力矫正可达到正常，其他视功能正常，遗传因素不明显或不肯定。②病理性近视，早年即开始近视；持续进行性加深，发展快，成年后变慢或相对静止；一般 >6D；眼轴明显延长；眼底病变早期即可开始，并进行性加重；视功能明显受损；有遗传因素；多伴并发症。

（2）按屈光成分为 2 种类型：①轴性近视，由于眼轴延长所致的近视眼，见于病理性近视眼和大多数单纯性近视眼。②屈光性近视，眼轴在正常范围，由于屈光成分异常所致的近视眼。又可分为曲率性近视与指数性近视。曲率性近视是由于角膜、晶状体的弯曲度过强所致，见于圆锥角膜、球形晶状体等。指数性近视是由于房水、晶状体屈光指数增加所致，见于急性虹膜睫状体炎、老年晶状体硬化、初发白内障、糖尿病患者等。

（3）根据近视眼程度分为 3 种类型：①轻度近视眼，＜ －3.00D。②中度近视眼，－3.00D ～ －6.00D。③高度近视眼，＞ －6.00D。

（4）根据调节作用参与分为 3 种类型：①假性近视眼，由于调节痉挛，使正视眼或远视眼表现出一时性的近视现象。用阿托品散瞳后检查，近视消失呈现为正视或远视者。②真性近视眼，用阿托品散瞳后屈光度未降低或降低度数 ＜0.50D。③混性近视眼，用阿托品散瞳后屈光度降低 ≥0.50D，但未恢复正常者。

【鉴别诊断】

1. 真性近视与假性近视、混合性近视鉴别　真性近视，近视力正常，远视力下降，用阿托品散瞳后屈光度未降低或降低度数 ＜0.50D。假性近视多见于少年儿童，尤其是持续近距离用眼多者，近视力正常，远视力在短期内下降较快，加凹透镜视力可提高，用阿托品散瞳后检查，近视消失呈现为正视或远视者。混合性近视，近视力正常，远视力下降，用阿托品散瞳后屈光度降低 ≥0.50D，但未恢复正常者。

2. 单纯性近视与病理性近视鉴别　单纯性近视眼绝大多数起自青少年，个别见于成年期，进展慢，近视程度一般为低度或中度，远视力可达到正常，其他视功能正常，遗传因素不明显或不肯定。病理性近视早年即开始；持续进行性加深，发展快，成年后变慢或相对静止；一般 ＞ －6D；眼轴明显延长；眼底病变早期即可开始，并进行性加重，视功能明显受损；有遗传因素；多伴并发症。

【辨治思路】

（一）辨证思路

1. 心阳不足证　本证以视近清楚，视远模糊，面色㿠白，畏寒肢冷，心悸神疲，舌质淡，脉弱为诊断要点。心阳不足是指阳气之发散和鼓动之力不足。患者多因劳瞻竭读，耗损心阳，目中神光不能发越于远处，致视远模糊；阳不敛阴，阴有余而能收敛视近，故视近清楚。心阳不足，鼓动无力，血脉不充，气血不能上荣，血不养心，故面色㿠白，心悸神疲，畏寒肢冷，舌淡脉弱。

2. 气血不足证　本证以视近清楚，视远模糊，眼底退行性改变，面色不华，神疲乏力，不耐久视，舌质淡，苔薄白，脉细弱为诊断要点。气血不足证主要是指脾气虚，肝血不足的表现。患者多因饮食失调，致伤脾胃，气血化源不足，兼之久视久思，暗耗阴血，目失濡养，光华不能远及而仅能视近。脾气虚，升举无力而见神疲乏力，不耐久视，气血不足，视衣失养可见视网膜呈豹纹状等改变；气血不足，血脉不充，不能上荣于头面，故面色不华，舌质淡，苔薄白，脉细弱。

3. 肝肾两虚证 本证以自幼视近清楚，视远模糊，眼前黑花飘动，眼底呈豹纹状改变；或有头晕耳鸣，腰膝酸软；舌质淡，脉细弱或弦细为诊断要点。肝肾两虚主要是指肝肾精血不足。肝开窍于目，目为肝之外候，目受血而能视。肾主藏精，精充目明，肾寓阴阳，涵养瞳神。肝肾精血亏虚，瞳神失养，神光衰微，光华不能远及，故仅能视近。肝肾精血不足，不能上荣于目，瞳神失养则眼前黑花渐生。头晕耳鸣，腰膝酸软，夜寐多梦，舌质淡，脉细弱或弦细为肝肾两虚之象。

（二）症状识辨

1. 视力下降 近视的视力下降一般都是远视力下降，少年儿童如不注意用眼习惯会逐年加重；病理性近视早年即开始，持续进行性加深，发展快，成年后变慢或相对静止的特点。视力下降由劳瞻竭读而致者，为久视伤血，阴损及阳，目中神光不能发越于远处；视力下降自早年始者多由肝肾两虚，精血不足，神光衰微，光华不能远及所致。

2. 不耐久视 不耐久视是指过用目力而出现视物昏花、头痛、眼胀为主要表现。心阳不足，鼓动无力，血脉不充或因脾虚气弱、气血化源不足，不能上荣于目，气虚升举无力而不耐久视。若因心阳不足，目失温煦者，其症状除远视力下降，伴见面色㿠白，畏寒肢冷，心悸神疲等。若因气血不足者，伴有面色不华，神疲乏力。

3. 眼前黑花 眼前黑花病位在神膏，多由先天禀赋不足，肝肾精血亏虚，目窍失养，神膏变混所致。其症状为能近怯远，眼前黑花渐生，伴见头晕耳鸣，腰膝酸软，夜寐多梦舌质淡，脉细弱或弦细等。

4. 眼底退行性改变 眼底退行性改变是指近视弧形斑、豹纹状眼底、视神经乳头弧形斑、黄斑 Fuchs 斑、巩膜后葡萄肿、周边视网膜变性。目受血而能视，精充目明。气为血之帅，血为气之母，气虚则血虚。肝开窍于目，肾主藏精，涵养瞳神，气血不足，肝肾两虚，瞳神失养。眼底退行性改变多由气血不足，肝肾精亏日久所致。其症状除能近怯远外，伴有面色不华，神疲乏力、不耐久视者属气血不足；伴见眼前黑花，头晕耳鸣，腰膝酸软，夜寐多梦者为肝肾不足。

（三）治疗思路

1. 治法与处方原则 现代中医临证除对近视者配镜矫正视力外，不论是内治还是外治都重视整体治疗，全身辨证与局部辨证相结合，指导临床辨证用药，如内服中药，调整脏腑，平衡阴阳，使血旺精充，目窍得养。

随着眼科综合辨证的发展，眼内组织即局部所表现出来的某些特征性的病理改变，如近视弧形斑、豹纹状眼底、视神经乳头弧形斑、黄斑 Fuchs 斑、巩膜后葡萄肿、周边视网膜变性等属于内障范畴，可以借助西医眼底检查等手段进行多方面了解，把西医的病理认识和中医的病机分析结合起来指导临床用药。如病理性近视眼黄斑变性，是因眼内结构改变，循环障碍所致而出现的并发症，为退行性病变，属虚证，多为肝肾不足，精气亏虚，不能上荣于目所致，当以补益肝肾为主。黄斑区某些病变如出血、渗出、水肿等各自不同的形态、色泽、性质的特征，这些特征就可以为进一步的辨证、诊断提供可靠依据。治疗上根据其"急则治其标，缓则治其本"的原则，确定方案，随症加减，灵活用药。

2. 用药方式 由于本病发展时间长，煎服中药，患者难以依从，针灸、推拿等中医外治方法效果凸显，应该在这些方法加以研究，有望形成一套独特的防治近视诊疗规范。

（1）心阳不足证：元代王海藏在《此事难知》中指出"不能远视，责其无火"。心阳衰弱所致的近视，宜补心益气，安神定志，用人参、远志、石菖蒲合用，补益心气，安神宁志，开窍明目；茯苓性平，补而不峻，利而不猛，既可扶正，又可祛邪，利水渗湿，健脾和中；甘草味甘、平，归心、脾、肺、胃四经，具有补脾益气，调和药性之作用。以上诸药，相互配伍，共起补心益气，定志安神之功。

（2）气血不足证：治疗近视的补血中药常用的有当归、熟地黄、川芎、生白芍、何首乌等。其中川芎、当归味甘、辛，温，入心、肝、脾三经，具有补血和血，通宣血脉之功，其味甘而重，专能补血，补中有动，行中有补，为血中之气药，补血之要药。常与白芍、熟地黄同伍而补血。《本草集要》曰："熟地生血养血，治血虚目昏。"何首乌有补肝肾、养血敛精之功，与当归、枸杞子等同用，治疗血虚精亏，视物不明等，亦有补肝肾之功。在治疗近视眼病常用的补气中药有党参、黄芪、白术、茯苓、甘草。其中党参性味甘平，入脾肺二经，可补中益气，生津养血；黄芪味甘温，入肺脾二经，具有补气升阳，益气固表，消肿利水之功；以上二药均为补气之圣药，临床上常单用或合用作为补气主药。党参常与白术、茯苓、炙甘草、砂仁等合用起健脾益气之功，黄芪常与当归合用起益气生血之功。

（3）肝肾两虚证：近视肝肾两虚者，当滋补肝肾。常用补益肝肾的中药有熟地黄、山茱萸、枸杞子等。山茱萸酸涩微温，入肝、肾二经，既能温补肾阳，又能补肝肾之阴，为平补阴阳之要药，有益元阳，补元气，固元精，壮元神，安五脏，通九窍，利明目之功，主要用于补益肝肾，常与熟地黄、山药等同伍，治疗因肝肾不足，精血不能上荣于目所致的各种目昏之症。枸杞子味甘、平，入肝、肾经，有补益肝肾，养血明目之功，用于补益肝肾，常与熟地黄、山药、牡丹皮、茯苓、泽泻合用，适用于肝肾亏损，精血不能上济于目的神光不能发越，视物模糊或眼前有黑影飘动等症；用于养血明目，常与白菊花为伍。

【治疗】

（一）辨证论治

1. 心阳不足证

证候：视近清楚，视远模糊；全身无明显不适，或兼见面白畏寒，心悸，神倦，不耐久视；舌质淡，脉弱。

治法：补心益气，安神定志。

方药：定志丸加减。人参、茯苓、远志、石菖蒲。

加减：若有食欲不振加麦芽、山楂以健胃消食；心悸重者加五味子、酸枣仁、柏子仁以养心安神；若伴神倦乏力者，可加白术、黄芪、大枣以健脾益气。

2. 气血不足证

证候：视近清楚，视远模糊，不耐久视；眼底可呈豹纹状改变；或兼见面色不华，神疲乏力；舌质淡，苔薄白，脉细弱。

治法：益气补血。

方药：当归补血汤加减。生地黄、熟地黄、当归身、川芎、牛膝、防风、炙甘草、白术、天冬、白芍。

加减：若有眼胀涩者可加首乌藤、木瓜以养血活络。气虚甚者，加北黄芪以助补气之功。若神疲食少、纳呆便溏者，可去生地黄、熟地黄，加党参、茯苓、莲子肉以健脾补气渗湿。

3. 肝肾两虚证

证候：视近清楚，视远模糊，不耐久视，眼前黑花飘动；可见玻璃体液化混浊；眼底可呈豹纹状改变；或有头晕耳鸣，腰膝酸软，寐差多梦；舌质淡，脉细弱或弦细。

治法：滋补肝肾。

方药：驻景丸加减方加减。菟丝子、楮实子、茺蔚子、枸杞子、车前子、木瓜、寒水石、紫河车、三七粉、五味子。

加减：若眼底视网膜呈豹纹状改变者，可选加太子参、麦冬、五味子以助益气之功；若玻璃体混浊较重者，可选加牛膝、丹参以助补肾活血之功。

（二）中成药

1. 增光片 具有滋养肝肾、补益气血、明目安神作用。适用于近视属气血、肝肾不足证。

2. 益视冲剂 具有滋阴养肝、健脾益气作用。适用于近视属肝肾、气血不足证。

3. 杞菊地黄胶囊 具有滋肾养肝作用。适用于近视属肝肾阴亏之证。

4. 复方阿胶浆 具有补气养血作用。适用于近视属气血两虚之证。

5. 养血安神片 具有滋阴养血、宁心安神作用。适用于近视属阴血不足之证。

（三）单方验方

1. 千里光散（《银海精微》） 由菊花、千里光、甘草等各等份组成，共为细末，每服 10g，临卧用清茶服下。适用于能近视不能远视者。

2. 空青点眼法（《普济方》） 由朴硝 1.5g，白蒺藜 0.3g，龙胆 0.3g，淫羊藿叶 3g，旋覆花 3g 组成，共为细末，用黄泥拳大 1 块，同药和匀，水调如软饭相似，做土饼 1 个，用古铜钱 5 文，放土饼上，用硼砂如豆大 5 颗，每颗按在古铜钱孔罅中，再用黄土盖土饼，另用新砂盒 1 个盖之。以此作空青法，不可嫩亦不可老，须得中也，土饼冬日十日，夏日五日，取出，于钱上摘取下，细研入药点眼用。适用于能近视不能远视，或能远视不能近视者。

3. 加味定志汤（《韦文贵眼科临床经验选》） 由石菖蒲 6g，党参 3g，远志 6g，白茯神 10g，枸杞子 10g，五味子 9g，菟丝子 9g，石决明（先煎）24g 组成，水煎服，每日 1 剂，适用于心脾两虚，肝肾不足之近视。

4. 右归饮加减方（张望之《眼科探骊》） 由黄芪 18g，熟地黄 30g，枸杞子 15g，菟丝子 15g，石菖蒲 15g，炙远志 10g，肉桂（后入）6g，附子 6g 组成，水煎服，每日 1 剂。适用于因不良习惯引起或先天禀赋不足所致之近视者。

5. 熟地丸（庞赞襄《中医眼科临床实践》） 由熟地黄、生地黄、麦冬、天冬、山药、茯苓、枸杞子、石斛、炒酸枣仁各 15g，车前子 30g，桔梗、五味子、远志、银柴胡各 12g，细辛、甘草各 3g 组成，共为细末，炼蜜为丸，每丸重 9g，每日 2 次，每次 1 丸，白开水送下。适用于高度近视或高度近视引起的神膏混浊者。

（四）外治疗法

1. 防近增视霜 以天然中药和高级脂肪醇精制而成，它应用中医活血化瘀、舒筋活血的原理，能促进微血管循环，增强新陈代谢，活跃眼调节系统功能，对近视眼视力有恢复和增进作用。每日 2 次，将"增视霜"均匀涂在眼眶周围，再按顺、逆时针方向各按 20 圈，疗程 1 个月。

2. 中药超声雾化熏眼 对伴目倦者可用内服药渣再次煎水过滤，做中药超声雾化熏眼，每次 10~15 分钟，每日 2~3 次。

（五）针灸治疗

1. 体针 常用下列四组穴位，承泣、翳明；四白、肩中俞；头维、球后；睛明、光明。每天针刺1组，轮换取穴，10次为1个疗程。

2. 推拿治疗 主穴取攒竹下3分，配穴取攒竹、鱼腰、丝竹空、四白、睛明，可自我推拿或相互推拿，即以食指指端按住穴位，先主穴，后配穴，对准穴位做小圆圈按摩，共10分钟。通常1个月为1个疗程。

3. 耳穴 将王不留行籽用胶布固定于耳郭心、肝、肾、眼、内分泌等穴处，每日按压2~5次，1周为1个疗程。

4. 梅花针 用梅花针叩打后颈部及眼眶周围，于颈椎两侧各打3行，于眼眶上缘及下缘密叩3~4圈，同时在睛明、攒竹、鱼腰、四白、太阳、风池等穴各叩几下。也可叩打背部俞穴。隔日1次，15次为1个疗程，以中等度刺激为宜。

（六）西医治疗

1. 滴滴眼液 可选用0.25%托吡卡胺滴眼液点眼，每晚临睡前滴眼1次。

2. 配镜 近视眼用凹透镜矫正。配镜的原则是选用使患者获得最佳矫正视力的最低度数镜片。对于外隐斜者应给以完全矫正。

（1）框架眼镜：由于其安全、简便、经济，为目前应用最为广泛的矫治方法。框架眼镜主要使用球镜、柱镜或球柱镜。球镜用于矫正单纯远视或近视，柱镜或球柱镜用于矫正散光。框架眼镜片材料主要有玻璃和树脂，玻璃镜片透光率高、耐磨性好、化学性质稳定、折射率稳定，但较重、易碎；树脂镜片较轻、抗紫外线、不易破碎，虽然易磨损，但目前镀膜工艺可克服这一问题。

配戴框架眼镜时，通常须将镜片的光学中心对准瞳孔中心，否则将产生棱镜效应。由于框架眼镜镜片与角膜顶点存在一定距离，高度数镜片存在放大率问题，尤其是屈光参差者因存在双眼像放大率差异而难以适应。

（2）角膜接触镜：又称隐形眼镜，是直接戴在角膜的泪液层表面的镜片，在角膜与镜片之间存在着泪液构成的液体镜，这样就由镜片、液体镜、角膜和眼的其他屈光间质构成新的屈光系统，从而减少了框架眼镜所致的像放大率问题。但其缺点是易引起相应的眼表生理改变。

角膜接触镜分为硬镜和软镜，按用途可分为光学矫正、诊断检查、眼病治疗、美容或其他用途。①硬镜：其优点是透氧性强、抗蛋白沉淀、光学成像效果好、护理简便；由于角膜与镜片间存有泪液，适于矫正高度散光和圆锥角膜。但同时也有配验较复杂、配戴者需较长时间适应的缺点。②软镜：依镜片更换方式分为传统型、定期更换型和抛弃型。优点是吸水后质地柔软，戴镜片后患者容易适应，透氧性能好，可较长时间戴镜；依镜片更换方式分为传统型、定期更换型和抛弃型。但也存在不足之处，如矫正角膜散光差；质地柔软较薄而容易破损和老化，容易沉着和吸附蛋白质或杂质以及化学物质；配戴不当可引起一系列的并发症，如巨乳头性结膜炎、角膜炎、角膜溃疡等。

角膜塑形镜是使用经过特殊设计的高透氧硬镜，通过机械压迫、镜片移动的按摩作用及泪液的液压作用，使角膜中央压平，可达到暂时降低近视度数的目的。但由于角膜塑形镜降低近视度数是暂时性的，因此一旦停止配戴，原屈光度数将回复；且角膜塑形镜的配验较复杂，制作要求高，应由专业医疗人员进行规范的配验；如果使用不当，将引起严重的并发症。

3. 屈光手术

（1）角膜屈光手术：包括准分子激光角膜切削术、准分子激光角膜原位磨镶术、飞秒激光辅助制瓣准分子激光角膜原位磨镶术、全飞秒激光微切开角膜基质透镜切除术、表面角膜镜片术、角膜基质环植入术等。

（2）晶状体屈光手术：又称屈光性晶状体置换术，即以矫正屈光不正为目的摘除晶状体植入人工晶体。有晶体眼人工晶体植入术，即以矫正屈光不正为目的，植入后房型人工晶体。

【预后转归】

1. 玻璃体异常　玻璃体液化、混浊及后脱离，导致明显的飞蚊症。

2. 视网膜脱离　发生于近视眼的视网膜脱离是其他人群的 8～10 倍，基本病理条件为裂孔形成，多见于赤道部及周边部，同时液化的玻璃体经裂孔流进视网膜下，使视网膜隆起。

3. 青光眼　高度近视眼患开角型青光眼的比例明显高于其他人群，但症状不明显，易被忽略。

4. 白内障　近视眼的晶状体混浊表现多为后极型，亦可为核性混浊，色棕黄，进展较慢。

【预防调护】

1. 养成良好的用眼习惯，阅读和书写时保持端正的姿势，连续近距离用眼时间不宜太长。

2. 改善学习和工作环境，照明要适度、无眩光、无闪烁，黑板无反光。

3. 定期检查视力，对近期出现近视者应查明原因，积极治疗。

4. 对进行性加深的病理性近视眼，可考虑做后巩膜加固手术以预防近视的进展。

5. 增强体质，注意均衡营养，多做户外活动。

6. 减少遗传因素的影响，尽量避免配偶双方均为高度近视家族史。

【名医经验】

（一）张怀安治疗近视六法

1. 升阳泻阴法　对兼见耳鸣失眠，头晕目眩，少气懒言，倦怠无力，口苦咽干，脉虚无力者，方用益气聪明汤。

2. 补阴壮阳法　对兼见精神不振，腰膝酸冷，舌淡苔白，脉沉细无力者，方用补阴壮阳汤

3. 益心定志法　对兼见心悸气短，神疲体倦，舌淡苔白，脉细弱者，方用加味定志丸。

4. 养血安神法　对兼见心悸健忘，失眠多梦，口咽干燥，舌红少津，脉细数者，方用加味补心汤。

5. 疏肝明目法　对兼见眉骨酸痛，头痛眼胀，干涩昏花，脉沉弦或沉而无力者，方用加味疏肝明目汤。

6. 温补命门法　对兼见眼目昏暗，时见黑花，渐成内障者，方用加味补肾丸。

（二）庞赞襄治疗近视的经验

治疗近视眼多以滋阴养血，清肝和解为法配合开窍明目之品，以滋肾水，涵肝木，养血明血；解肝郁，开玄府，通窍疏络。另外针刺疗法，局部点用眼药（每晚临睡前点用双星明眼药水 1~2 滴），穴位按摩疗法可以缓解眼局部疲劳症状，暂时提高视力，延缓视力的继续下降。对于下列中成药，如六味地黄丸、杞菊地黄丸、杞菊地黄口服液、明目地黄丸等亦可适当选用。还应根据视力情况、工作或学习需要，验光配镜以矫正视力。

【文献选录】

《灵枢·本神》曰："所以任物者谓之心。"

《素问·灵兰秘典论》曰："心者，君主之官，神明出焉。"

《素问·金匮真言论》曰："东方青色，入通于肝，开窍于目，藏精于肝。"

《素问·脉要精微论》曰："夫精明者，所以视万物、别白黑、审短长；以长为短、以白为黑，如是则精衰矣。"

《兰室秘藏·眼耳鼻门》曰："夫五脏六腑之精气皆禀受于脾，上贯于目……故脾虚则五脏之精气皆失所司，不能归明于目矣。"

《诸病源候论·目病诸候》在"目不能远视候"中曰："夫目不能远视者，由目为肝之外候，脏腑之精华，若劳伤脏腑，肝气不足，兼受风邪，使精华之气衰弱，故不能远视。"

《此事难知》曰："不能远视，责其无火，法当补心"。

《证治准绳·杂病·七窍门》认为瞳神"乃先天之气所生，后天之气所成，阴阳之妙用，水火之精华"。"东垣云：'能近视不能远视者，阳气不足，阴气有余，乃气虚而血盛也。血盛者，阴火有余也；气虚者，元气虚弱也，此老人桑榆之象也。'"还认为"盖阳不足……神气弱必发用衰，发用衰则经络涩滞，经络涩滞则阴阳偏胜，而

光华不能发达矣"。

《审视瑶函》曰："肾之精腾，结而为水轮""怯远症，肝经不足，肾经病，光华眍尺视模糊……能近视不能远视者，阳不足，阴有余，病于少火者也，无火，是以光华不能发越于远，而收敛近耳……治目能近视，知其有水，不能远视，责其无火，当宜补心火。"并有"禀受生成近觑""久视伤睛近觑""夫目之有血，为养目之源，充和则有发生长养之功而目不病；少有亏滞，目病生矣"等记载。

《目经大成·卷之二下》始简称本病为"近视"，其曰："双眼近觑是生来，不是生来而祸胎，真火不明真气弱。"形容高度近视时曰："甚则子立身边，问为谁氏。行坐无晶镜，白昼有如黄昏。"

《此事难知》曰："不能远视，责其无火，法当补心，局方定志丸主之。"

《太平圣惠方》曰："眼通五脏，气贯五轮。"

【现代研究】

1. 遗传因素 近视眼的遗传问题十分复杂，病理性近视眼具有遗传性，茅祖裕报道双亲有近视眼，子女患近视眼为 40.3%；双亲无近视眼，子女近视眼为 25.8%。关国华的统计资料发现，有家族史的 100 例近视眼中，67% 在 10 岁以前发病，11 岁及 16 岁以后发病者分别占 24% 及 9%。

2. 环境因素 过度近距离用眼是引起单纯近视的主要原因。长期近距离工作，眼一直处于调节状态，眼外肌也处于紧张状态，机械压迫巩膜，日久造成眼轴增长。钟润先等指出，"用眼过度是青少年近视眼发病率上升的重要因素"。据国外报道，Angeli（1980）对 13 536 名 12~17 岁学生统计发现，近视眼发病率上升，每日看书时间短于 1 小时的组为 27.7%，1~3 小时的组为 32.8%，长于 3 小时组为 34.6%。

3. 体质因素 中医理论体系的特点是整体观念和辨证论治，提倡未病先防，纠正偏颇体质可预防近视的发生发展。2012 年，杨寅等对北京 8~18 岁中小学生（近视 237 例、非近视 62 例）进行调研发现，与平和质相比，偏颇体质者发生近视的危险性高，而偏颇体质中以气虚质为近视的主要影响因素，认为气虚质是近视发生的易患体质。莫亚等对 200 例病理性近视患者 600 例正常人调查发现，病理性近视患者中阳虚体质、阴虚体质、痰湿体质、气郁体质明显高于正常人群，且以阳虚体质最多；病理性近视患者中，女性以阳虚质、阴虚质、气郁质为主，男性以阴虚质和气虚质多见。高度近视患者随着年龄增长，证候类型有从气阴两虚逐渐向肝肾亏虚转变的趋势。王鸿章等对 215 例近视患儿进行中医体质调查，发现近视患儿体质分型以阴虚质、气虚质为主，而且随着近视年龄的增加，气虚质的比例呈增加趋势。

4. 补益肝肾法在近视眼治疗中的作用机制 肝肾精血充盛是保证视力的重要条

件。李玉涛研究发现补益肝肾可以改变血液流变学，降低血液黏稠度，改善微循环，增加眼部的血供。谢学军等通过实验研究发现滋养肝肾、活血化瘀对大鼠的全血黏度，血浆黏度，全血黏度比值及红细胞聚集性明显降低，红细胞变形能力显著增强，并与对照组比较具有显著性差异（$P < 0.01$）。

5. 健脾益气法在近视眼治疗中的作用机制　沈承沆通过大量资料论证脾为后天之本，主运化，将水谷运化成精微，进而化为气血，并输布全身。目能视物依赖脾胃运化的精气充养。黄仲委益气活血治疗高度近视黄斑病变在取得疗效的基础上，用气虚大鼠模型探讨该方对气虚血滞高度近视黄斑病变的作用机制。结果提示，该方有提高大鼠血浆 cAMP、cAMP//cGMP 的作用和提高大鼠视网膜 cAMP、cAMP/cGMP 的作用，说明该方对气虚大鼠有健脾益气作用。试验结果为今后因循环障碍所致的高度近视黄斑病变的治疗提供了新的启示。

6. 针刺在治疗近视眼中的作用机制　针刺治疗近视眼已有很多临床报道，针刺的确可使近视患者视力提高。《灵枢·脉度》说"肝气通于目""肝开窍于目"，肾与膀胱相表里，膀胱经循行于头面部，与眼有直接关系。柳璐等自制电脉冲刺激仪，主穴选胆经的阳白、瞳子髎、光明等穴，辅穴选用攒竹、睛明穴，对 56 例（112 眼）青少年近视患者给予 15 分钟/次，每日 1 次的穴位刺激，10 次为 1 个疗程，治疗 3 个疗程后有效率达 94.64%。吕晖等将 90 例 6～14 岁近视患儿随机分为腹针组（45 例，90 只患眼）和耳穴组（45 例，90 只患眼）；腹针组取中脘、商曲、下脘、天枢、气海、关元穴；耳穴组用王不留行籽敷贴肝、肾、脾、胃、眼区、屏间前、屏间后、枕穴，治疗 3 个月后发现两组均有效果，且腹针组优于耳穴组。

7. 推拿在治疗近视眼中的作用机制　钟瑞英认为近视系因过用目力，久视伤血，血伤气损，以致目中神光不能发越于远处。经络是人体运行气血的通路，内属脏腑，外络肢节，沟通内外，贯穿上下。而眼与人体视觉器官及脏腑有着不可分割的联系，并赖经络与之贯通，眼之所以能视万物、辨五色依赖于五脏六腑的精气，通过经络的运行上注于目，目得所养，以益视力。对 117 例（234 眼）7～8 岁未近视学生分为：A 组予以推拿（眼周推拿、头部推拿、颈背部推拿）联合配戴个性化近用眼镜；B 组配戴个性化近用眼镜；C 组不予任何干预。结果，A、B、C 组 6 年近视眼发病率为 24.32%、32.05%、56.25%。三组受试者屈光度变化分别为（-0.564 ± 0.176）D、（-1.316 ± 0.727）D 和（-2.413 ± 1.484）D，A 组与 B、C 组间屈光度比较差异有统计学意义（$P < 0.01$）；A、B、C 三组受试者眼轴增长分别为（1.158 ± 0.333）mm、（1.296 ± 0.401）mm 和（1.555 ± 0.607）mm；A 组与 B、C 组间眼轴增长比较，差异有统计学意义（$P < 0.01$）。证实推拿可有效预防近视的发生作用。以及将近视患 198 例（393 眼）随机分为两组，对照组用阿托品眼用凝胶散瞳验光，配戴合适的远用眼镜。治疗组在对照组基础上配合推拿（眼周推拿、头部推拿、颈背部推拿）治疗。连续观察 1 年，结果显示推拿能有效控制近视的进展。两组差异有统计

学意义（$P < 0.05$）。张健等将 60 例青少年近视患者随机分为三步推拿（眼部推拿、颈部推拿、头部推拿三部位相结合）结合耳穴贴敷法治疗组（30 例，60 只眼）和常规穴位推拿配合耳穴贴敷法治疗组（30 例，60 只眼），在接受 2 个疗程治疗后发现，三步推拿结合耳穴贴敷和常规穴位推拿结合耳穴贴敷治疗青少年近视均有疗效，但三步推拿结合耳穴贴敷治疗组总有效率为 93.4%，常规穴位推拿结合耳穴贴敷治疗法组总有效率为 83.4%；经过治疗，治疗组的椎动脉和基底动脉血流平均值有提高，治疗前后比较，差异有显著性意义（$P < 0.01$）；对照组的椎动脉和基底动脉血流平均值没有明显变化，治疗前后比较，差异没有显著性意义（$P > 0.05$）；两组在治疗后椎动脉和基底动脉血流平均值比较，差异有显著意义（$P < 0.01$）。认为三步推拿结合耳穴贴敷法能进一步改善脑血流动力学，特别是改善椎 - 基底动脉系统的血液供应，可改善眼部血液循环，使眼得到濡养，视力得到提高和恢复。

附：屈光的检查方法

当眼在调节松弛的状态下，来自 5m 以外的平行光线经过眼的屈光系统的屈光作用，不能在黄斑中心凹成焦点，此眼的光学状态称为非正视状态，即一般所说的屈光不正。屈光不正可分为近视、远视和散光三大类。

屈光检查法分为他觉验光法和主觉验光法两种，通过验光求得患者准确的屈光状态，以此给患者开出合适的眼镜处方。屈光检查可在小瞳下进行（小瞳验光），但对于一些特殊情况的患者，如儿童、内斜视患者以及有视疲劳症状的成人，需要睫状肌麻痹验光。常用的药物有复方托吡卡胺、0.5% ~ 1% 阿托品眼药水或眼膏（散瞳验光）。

【他觉验光法】

他觉验光法是不凭被检者的主观知觉，而是通过客观的方法测定被检眼的远点位置，借此来判断眼球屈光系统的屈光状态。主要有视网膜检影镜法、角膜曲率计法、直接检影镜法、自动验光仪法、自动角膜曲率计法等。其中最常用的是视网膜检影镜法和自动电脑验光仪法。

1. 视网膜检影镜法 检影镜光线投射入眼，通过观察瞳孔区的影动来判断眼的屈光状态，是一种比较客观准确的测量屈光不正的方法。被检查者注视远处目标，以放松调节。检影工作距离可选择 1m，检查者手持平面检影镜把光投进患眼的瞳孔，轻轻转动镜面，并注意观察患者眼瞳孔区的光和影的表现及运动方向来判断其屈光状态，即看光影是顺动或逆动来了解反射出来的光线是平行、集合或散开。如光影为顺动，则被检眼的远点位于检查者眼的后方，该眼的屈光状态可能是正视、-1.00D 以内的近视或为远视；将凸球镜片置于眼前，逐渐增加度数至瞳孔区光影不动，即达到中和点（neutral point）。如光影为逆动，则表明被检眼的远点位于 1m 以内，即表示为 -1.00D 以上的近视，应加凹球镜，渐增度数至瞳孔区光影不动。在达到中和点之后，如再增加镜片度数，光影可由原来的移动方向转为相反方向，即由顺动变为逆动，或由逆动变为顺动。被检眼的屈光度计算公式为：

$$被检眼的屈光度 = 中和所需透镜度数 - \frac{1}{工作距（m）}$$

若在检影中两主径线上的中和点不同，则表明有散光，两条主径线是互相垂直的，则可分别找出两个主径线的中和点，其屈光度数之差即为散光的度数。

2. 自动验光仪　目前较多应用电脑验光仪，其操作简便，可迅速测定眼的屈光度数，是一种快速和有价值的屈光筛选方法。

【主觉验光法】

主觉验光法是指被检眼处于调节放松的条件下，检查者遵照系统的标准验光程序，通过被检者对不同球柱联合的镜片的主观视力反应，来决定被检眼屈光状态和程度的方法。它通过精细调整球镜度数、柱镜的轴位、柱镜度数、双眼的平衡来得到最清晰和最舒适的视力。主观验光可分为两个部分，单眼的主觉验光和双眼平衡。

单眼的主觉验光常用的方法有雾视法、红绿双色法、散光表法和交叉圆柱镜法。雾视法和红绿双色法是验证屈光不正度数中的球镜部分，目的是以最高度数的正球镜或最低度数的负球镜获得最佳视力。而散光表法和交叉圆柱镜法则是对散光的度数进行验证。

1. 插片验光法　用镜片置于患眼之前，靠患者的判断力寻求最佳视力的方法。插片前先测远视力和近视力，以便了解被检眼的可能屈光情况而选择所用矫正镜片，并通过精细调整球镜度数、柱镜轴位、柱镜度数、双眼的平衡来得到最清晰和最舒适的视力。

2. 综合验光仪法　将各种测试镜片组合在一起，不仅用于验光，而且用于隐斜等视功能的检测，从而达到矫正视力的最佳状态，即清晰、舒适、持久，并获得双眼调节平衡。规范程序如下：①首次 MPMVA（maximum puls to maximum visual acuity，最正球镜时的最佳视力）在检影或电脑验光的基础上进行。②进行首次红绿测试。因红绿光波长不同，折射率不同，红光波长长，成像于视网膜后，绿光波长短，成像于视网膜前，依此矫正镜片的过强或过弱。③交叉柱镜或使用散光表调整散光轴位和度数，使散光得到很好的矫正。④进行二次 MPMVA，在精确散光调整基础上进行。⑤再进行二次红绿测试。⑥双眼平衡。

第二节　远　视

远视是指视远清晰，视近模糊，不耐久视或视远、近皆模糊不清为特征的眼病。

本病类似于西医学之远视。是当眼调节放松时，平行光线经过眼的屈光系统后聚焦在视网膜之后。

【源流】

远视在古代医籍中称为能远怯近症，能远怯近之病名首见于明代傅仁宇所撰著的《审视瑶函·卷之五·目昏》。清代黄庭镜的《目经大成》则根据本病的特征，直书为远视，此名沿用至今，为中西医眼科所通用。该书对本病的症状描述更详："此症目渐次昏昧，能远视而不能近视者也。甚则秉烛作书，举头落笔。出入非杖藜熟路，莫敢放步。盖阴不配阳，病于水者。"

【病因病机】

远视为禀赋不足，阳不生阴，阴精不能收敛，目失濡养则目中光华不能收敛视近。元代王海藏在《此事难知》中即概括了本病的病机为阴不足，谓之："不能近视，责其无水，法当补肾。"宋元时代假托孙思邈所著之《银海精微·卷之下·眼能远视不能近视》也说："能远视不能近视者……气旺血衰也。经云近视不明是无水也。治宜六味地黄丸，加补肾丸，诸补阴药皆可主之。"《审视瑶函·能远怯近症》中谓："盖阴精不足，阳光有余，病于水者，故光华发见散乱而不能收敛近视。"在《目经大成·远视》中谓："盖阴不配阳，病于水者……淫泣劳极，斫耗风力，则元神飞越。"至明代，王肯堂在《证治准绳·杂病·七窍门》中，对其病因病机的论述更为具体全面，并指出其病位在心肾。谓之："能远视不能近视者，阳气有余，阴气不足也，乃血虚气盛。血虚气盛者，皆火有余，元气不足。火者，元气、谷气、真气之贼也。元气之来也徐而和，细细如线。邪气之来也紧而强，如巨川之水，不可遏也。海藏云：目能远视，责其有火。不能近视，责其无水。法当补肾地芝丸主之。《秘要》云，阴精不足，阳光有余，病于水者，故光华发见散乱而不能收敛近视，治之在心肾，心肾平则水火调，而阴阳和顺则收敛发用各得其宜。夫血之所化为水，在身为津液，在目为膏汁。若贪淫恣欲，饥饱失节，形脉甚劳，过于悲泣，皆斫耗阴精，阴精亏则阳火盛，火性炎而发见，阴精不能制伏挽回，故越于外而远照。"

肝肾不足证：肝肾两虚是指肝肾精血不足的病理情况。"东方青色，入通于肝，开窍于目，藏精于肝"。肾主藏精，寓阴阳，涵养瞳神。《证治准绳·杂病·七窍门》认为瞳神"乃先天之气所生，后天之气所成，阴阳之妙用，水火之精华"。说明瞳神内含阴阳是产生视觉的基础，肾精的滋养、命门之火的温煦是视觉产生的条件。患者多因先天禀赋不足或肝肾俱虚，元阳不足，神光不能发越于外而远照，或阴阳俱虚致精血亏损，不能上荣于目，光华失敛不能近视，故视远、近皆模糊不清。正如《素问·脉要精微论》所言："夫精明者，所以视万物、别白黑、审短长；

以长为短、以白为黑，如是则精衰矣"。症见：视远、近皆昏蒙不清，且不耐久视，或伴有眼位偏斜，目珠震颤；全身可见头晕耳鸣，失眠多梦，腰膝酸软。舌红，脉细。

【临床表现】

（一）自觉症状

轻度远视眼在青少年时期，视远、视近可正常；在中老年人，视远、视近均不清。如为高度远视者，视远、视近均不清楚，而且视近比视远更模糊。严重者可伴有眼珠隐痛、眉棱骨痛，不耐久视，以及眩晕、恶心、泛呕等。

（二）眼部检查

中度以上远视者视盘较小、色红，边缘不清，稍隆起；高度远视的儿童易诱发内斜视。

（三）实验室及特殊检查

1. 验光检查需用凸透镜矫正视力。
2. 同视机检查常表现为内隐斜或内斜视。

【诊断依据】

1. 视远欠清，视近模糊；或视远、视近均模糊。
2. 验光检查为远视，需用凸透镜矫正视力。
3. 分类：根据近视度数分为 3 种类型。
（1）轻度远视：< +3.00D，该范围远视在年轻时由于能在视远时使用调节进行代偿，大部分人 40 岁以前不影响视力。
（2）中度远视：+3.00D ~ +5.00D，视力受影响，并伴有不适感或视疲劳症状，过度使用调节还会出现内斜。
（3）高度远视眼：> +5.00D，视力受影响，非常模糊，但视疲劳或不适感反而不明显，因为远视度数太高，患者无法使用调节来代偿。

【鉴别诊断】

本病应与老视相鉴别 远视和老视都是用凸透镜矫正视力。远视戴凸透镜后既可看清远方，也能看清近方，而老视戴凸透镜后虽能看清近方目标，但不能同时用此镜看清远方物体。

【辨治思路】

（一）辨证思路

肝肾不足证 本证以视远欠清，视近模糊，或眼酸涩、眉棱骨痛，不耐久视，或兼见头晕耳鸣，腰膝酸软；舌淡红苔薄白，脉细为诊断要点。先天不足或肝肾亏虚，致目中光华散漫不收，故出现远视；阴阳俱虚致精血亏损，不能上荣于头目，故头晕耳鸣，失眠多梦。腰膝酸软，舌红，脉细皆为肝肾俱虚之象。

（二）症状识辨

1. 视力下降 轻度远视者远、近视力均可正常；若为高度远视者，视远、视近均不清楚，而且视近比视远更不清楚。禀赋不足，阳不生阴，阴精不能收敛，目失濡养则目中光华不能收敛视近；肝肾亏虚，阴不足而阳过盛，发越于外则视远尚清晰。头晕耳鸣，腰膝酸软，舌淡红苔薄白，脉细，为肝肾不足之候。久视目珠胀痛，干涩不适，腰膝酸软，心烦少寐，舌红少苔，脉细数等肾阴虚之象。

2. 不耐久视 过用目力而出现视物不能持久，久则视物昏花、头痛、眼胀、酸涩为主要表现。神水不足，不能涵养目珠，故目珠胀痛，干涩不适。肾阴亏虚者可见心烦少寐，舌红少苔，脉细数等。肝肾俱虚者可见眼位偏斜，目珠震颤，腰膝酸软，舌红，脉细等肝肾俱虚之象。

（三）治疗思路

1. 治法与处方原则 中药治疗远视并不能降低远视的程度，其目的是减少或治疗远视的并发症。远视，主要是由禀赋不足，肝肾两虚所致。"补益肝肾"是治疗远视法则。对已发生小儿通睛及近距离阅读、书写有视蒙、眼胀、头痛、恶心的儿童，应及早采用睫状肌麻痹药散瞳验光，给予配镜矫正，以避免弱视。配戴眼镜已达3个月之久，若眼位未能矫正者，则应考虑行手术矫正。

2. 用药方式 本病重在补益，同时要兼顾患者其他病症。

肝肾不足证：远视肝肾俱虚者，当滋补肝肾之阴。用枸杞子、熟地黄、酒山茱萸滋补肝肾，牡丹皮清热凉血，山药补肾健脾，茯苓、泽泻利水渗湿。远视肾阴亏虚者，水不制阳者，除补肾明目之外，还应投以滋阴清热之品。用生地黄凉血生血，天冬滋肾，枳壳宽肠去滞，菊花清热降火。

【治疗】

根据不同患者的情况及时进行散瞳验光，给予配镜治疗或药物治疗，定期复查。

（一）辨证论治

肝肾不足证

证候：视远欠清，视近模糊，或眼酸涩、眉棱骨痛，不耐久视，或兼见头晕耳鸣，腰膝酸软；舌淡红苔薄白，脉细。

治法：补益肝肾。

方药：杞菊地黄丸加减。枸杞子、菊花、熟地黄、山茱萸、山药、泽泻、茯苓、牡丹皮。

若口干咽燥，舌红少苔为阴虚有热者，可用地芝丸加减。药物：生地黄、天冬、枳壳、菊花。

加减：若眼酸涩、眉棱骨痛，不耐久视者可加首乌藤、木瓜以养血活络。若目珠胀痛者，加郁金、红花以活血通络止痛；头痛者，加当归、川芎、蔓荆子以养血利头目；眼干涩不适者，加玄参、麦冬以增滋肾养阴之功。

（二）中成药

1. 杞菊地黄胶囊 具有滋补肝肾明目的作用，适用于远视属肝肾不足证。

2. 灵芝糖浆 具有滋补肝肾明目的作用，适用于远视属肝肾不足证。

3. 六味地黄丸 具有滋补肝肾明目的作用，适用于远视属肝肾不足证。

4. 明目地黄丸 具有滋补肝肾明目的作用，适用于远视属肝肾不足证。

5. 五子补肾丸 具有滋补肝肾明目的作用，适用于远视属肝肾不足证。

6. 石斛夜光丸 具有滋阴补肾、清肝明目的作用，适用于远视属肝肾两亏，阴虚火旺证。

（三）单方验方

楮实子25g，菟丝子25g，芜蔚子18g，枸杞子15g，木瓜15g，三七粉（冲服）3g，青皮15g，五味子6g，紫河车粉10g，寒水石10g，煎服，每日一剂，一剂两煎，早晚一次。适用于远视之肝肾不足证。

（四）外治疗法

对不耐久视者可用内服药渣热敷眉棱骨，每次10~15分钟，每日2~3次。

（五）针灸治疗

1. 体针 常用下列四组穴位，承泣、翳明；四白、肩中俞；头维、球后；睛明、光明。每天针刺1组，轮换取穴，10次为1个疗程。

2. 耳穴 将王不留行籽用胶布固定于耳郭心、肝、肾、眼、内分泌等穴处，每日按压 2~5 次，1 周为 1 个疗程。

3. 梅花针

（1）用梅花针叩打后颈部及眼区（眼眶周围），于颈椎两侧各打 3 行，于眼眶上缘及下缘密叩 3~4 圈，同时在睛明、攒竹、鱼腰、四白、太阳、风池等穴各叩几下。也可叩打背部俞穴。

（2）主穴正光穴（攒竹穴与鱼腰穴连线中点，眶上缘下方）。配穴风池、大椎、内关。于穴位 0.8~1.2cm 直径范围内叩打 20~50 下。一般只用主穴，如效果不佳再酌情加用配穴。隔日 1 次，15 次为 1 个疗程，以中等度刺激为宜。

（六）西医治疗

1. 配镜 远视眼用凸透镜矫正。配镜的原则是选用使患者获得最佳矫正视力的最高度数镜片。

2. 屈光手术 可选择角膜屈光手术、晶状体屈光手术。

对通睛内斜患儿，若验光配镜不能矫正眼位者，可酌情施行矫正手术。

【预后转归】

本病多自幼发病，除部分未经治疗或治不及时者可致目偏视、弱视外，多数能够随年龄增长而病情减轻，故预后良好。

【预防调护】

1. 注意饮食结构要合理，勿偏食、嗜食。

2. 对小儿远视者要及时矫正治疗。

【名医经验】

李纪源论治远视

1. 学术思想 能远怯近症中医认为是阴不足而阳过盛，以滋补肾水为主治疗之。"肾者神光发源之所，其精气上注于目，然后能辨万物"。用滋补肾水之法，又给予通经活血治疗之，肾水得充，经络通，血循常道，故而耳聪目明，视物清晰。

2. 典型病例 赵某，女，7 岁，学生。于 1977 年 9 月 2 日就诊。

自幼视力不良，逐渐加重，不能久视，经常头晕眼疼。检查：右眼视力 0.5，左眼视力 0.2。可接受远视眼镜。辨证：肝肾阴虚，兼血瘀。治则：滋补肝肾，辅以活血祛瘀。方药：枸杞子 12g，墨旱莲 10g，桑椹 12g，泽兰 12g，丝瓜络 10g。11 月 2

日二诊：服药后，病情改善，视物较前清晰，右眼视力0.6，左眼视力0.5。1月14日三诊：又服十余剂，诸症消失，双眼视力均为0.7。处方：冬青子10g，党参10g，当归10g，鸡血藤10g，生地黄10g。继续服药数日，双眼视力均为1.0。观察5年，情况良好。

【文献选录】

《审视瑶函·能远怯近症》曰："盖阴精不足，阳光有余，病于水者，故光华发见散乱而不能收敛近视。"

《目经大成·远视》曰："此症目渐次昏昧，能远视而不能近视者也。甚则秉烛作书，举头落笔。出入非杖藜熟路，莫敢放步。盖阴不配阳，病于水者……淫泣劳极，斫耗风力，则元神飞越。"

《此事难知》曰："不能近视，责其无水，法当补肾。"

《银海精微·卷之下·眼能远视不能近视》曰："能远视不能近视者……气旺血衰也。经云近视不明是无水也。治宜六味地黄丸，加补肾丸，诸补阴药皆可主之。"

《证治准绳·杂病·七窍门》曰："能远视不能近视者，阳气有余，阴气不足也，乃血虚气盛。血虚气盛者，皆火有余，元气不足。火者，元气、谷气、真气之贼也。元气之来也徐而和，细细如线。邪气之来也紧而强，如巨川之水，不可遏也。海藏云：目能远视，责其有火。不能近视，责其无水。法当补肾地芝丸主之。《秘要》云：阴精不足，阳光有余，病于水者，故光华发见散乱而不能收敛近视，治之在心肾，心肾平则水火调，而阴阳和顺则收敛发用各得其宜。夫血之所化为水，在身为津液，在目为膏汁。若贪淫恣欲，饥饱失节，形脉甚劳，过于悲泣，皆斫耗阴精，阴精亏则阳火盛，火性炎而发见，阴精不能制伏挽回，故越于外而远照。"

《证治准绳·杂病·七窍门》曰：瞳神"乃先天之气所生，后天之气所成，阴阳之妙用，水火之精华。"

《素问·脉要精微论》曰："夫精明者，所以视万物、别白黑、审短长；以长为短、以白为黑，如是则精衰矣。"

【现代研究】

中医学理论认为远视病的生成是由于患者的体内心火、肝火旺盛，而肝肾的阴精较弱，阴精不盛，因此无法向上抵达滋养于目，心肝之火不能够向下通顺、滋养于肾，由此导致阴阳不和、水火失济之乱象。袁晓辉等采用补益肝肾、滋养精血之法，选用陈达夫老师经验方驻景丸加减方制成的益视片（楮实子、菟丝子、枸杞子、丹参、三七、木瓜等）治疗远视性弱视33例55只眼，总有效率为87.8%，其中治愈率为45.4%，显效率2%，有效率18.2%。衣元良以滋补肝肾、益精养血、健脾益气、平肝明目为治则之自拟方视明饮（地黄、白芍、山药、女贞子、蕤仁、石决明、黄精等），治疗 184 例 299 只眼，总有效率 96.3%。范玲等用补肾健脾法，选用益视合剂（益智仁、肉苁蓉、枸杞子、白术、远志、石菖蒲等），治疗 28 例 52 只眼，总有效率 63.46%。

除药物治疗外，有些医者还采用中医的传统针灸、按摩等方法治疗远视。邹本宝等用针刺、电热、脉冲电流刺激一只手或两只手的手背皮肤，刺激颈侧部皮肤和颈侧加眶上部皮肤四个部位，治疗 110 例 218 只眼，有效率 68.2%，治愈率 24.5%。刘庆英采用穴位按摩（睛明、攒竹、鱼腰、太阳、承泣、四白、翳风、瞳子髎），王不留行籽做耳穴（眼、肝、肾、神门）贴压，治疗 60 例 86 只眼，有效率 64%。

第三节　老　视

老视是指人年 40 以上，视远尚清，视近模糊的眼病。本病并非病态，而系全身衰老在眼部的表现之一。

本病类似于西医学的老视。这是一种生理现象，是人生步入中老年后必然会出现的视觉问题，随着年龄的增长，晶状体发生硬化，弹性下降，睫状肌的功能逐渐减低，从而引起眼的调节功能逐渐下降，出现近距离工作和阅读的困难。原有的屈光状态将影响老视症状出现的迟早，原有远视眼者老视症状出现较早，未经矫正的近视者出现的老视症状较晚或不发生。

【源流】

古籍中未见"老视"一名，此病的发生与年老体衰有关。《素问·阴阳应象大论》谓："年五十，体重，耳目不聪明矣。"唐初孙思邈撰著的《千金要方·七窍门》首次记述了老人目昏，谓："凡人年四十五十以后，渐觉眼暗。"朱丹溪根据《内经》旨意所著的《格致余论·阳有余阴不足论》谓："夫以阴气之成，止供得三十年之视听言动，已先亏矣。"指出一个人的精气，只供给得三十年的视听言动，进一步说明了生理衰退的原因。在治疗方面，宋明时期已有不少使用"叆叇"（眼镜）矫治的记载。明代屠隆所著的《文房器具笺》谓："叆叇大如钱，色如云母，老人目力昏倦，不辨细书，以之掩目，精不散，笔画倍明。"张自烈所著《正字通》明确指出，"叆叇，眼镜也"。

【病因病机】

老视总的病因病机为年老体弱，肝肾之精渐衰，或劳瞻竭耗，阴精不足，不能配阳，故目中光华虽可发越于外，但不能收敛视近。古代文献中对本病的病因病机都有所阐述，《灵枢·天年》谓："五十岁，肝气始衰，肝叶始薄，胆汁始减，目始不明。"清代王子固的《眼科百问》则谓之："肾虚不能近视也，年老人多有之。"结合临床可归纳如下。

（一）肾阴不足证

肾阴不足是指肾阴虚，水亏不能制火的病理情况。年老体弱，阴常不足，阳常有余，阴精不足，不能配阳，光华虽可远及，但不能收敛视近，故视远清而视近模糊。肾阴虚，虚火上炎，灼烁津液，目失濡养，故目珠干涩不适。正如《眼科百问》谓："肾虚不能近视也，年老多有之。"症见：视远尚清，视近模糊，不耐久视，目珠干涩不适；全身可见头晕耳鸣，失眠健忘，腰膝酸软；舌红少苔，脉细数。

（二）气血两虚证

气血两虚是指气血俱虚，致气血滞缓，壅塞脉道，清阳不升的病理情况。气能行血，血能载气。患者年高体弱，气血两虚，不能上荣于目，目失所养，故不能视近，视久昏花；血行滞缓，脉道壅塞，"不通则痛"，故眼珠胀痛；气虚升举无力而见睑重欲闭。面色苍白或萎黄、头晕心悸，少气乏力，舌质淡嫩，脉细弱为气血两虚之象。正如《素问·五脏生成》"目受血而能视"。症见：为能远视不能近视，视久昏花，眼珠胀痛，睑重欲闭；全身症见面色苍白或萎黄，头晕心悸，少气乏力；舌质淡嫩，脉细弱。

【临床表现】

（一）自觉症状

阅读中小字模糊不清，需要更强的照明度，常不自主将近物远移，并可伴有眼胀、干涩、头痛等症状。

（二）眼部检查

外眼如常，眼底检查无明显异常。近视力下降，戴凸透镜后，近视力能提高。

【诊断依据】

1. 40 岁以上者，视远尚清，视近模糊。
2. 戴凸透镜后，近视力能提高。

【鉴别诊断】

本病应与远视相鉴别　两者均用凸透镜矫正视力。前者是矫正近视力，后者是矫正远视力。前者是一种生理变化，是机体发生衰老的现象之一；后者则系眼部的一种疾病，是一种病理变化。在发病年龄方面，前者系 40 岁以上的中老年人；后者则不受年龄的限制，且多自幼发病。

【辨治思路】

（一）辨证思路

1. 肾阴不足证 本证以视远尚清，视近模糊，不耐久视，目珠干涩不适；全身可见头晕耳鸣，失眠，腰膝酸软为诊断要点。阴精不足，不能配阳，光华虽可远及，但不能收敛视近，故视远尚清，视近模糊；肾阴不足，虚火上炎，灼烁津液，目失濡养，故目珠干涩不适，不耐久视；舌红少苔，脉细数为肾阴不足，虚火上炎之象。

2. 气血两虚证 本证以能远视不能近视，视久昏花，眼珠胀痛，睑重欲闭；全身症见面色苍白或萎黄，头晕心悸，神疲乏力为诊断要点。气能行血，血能载气，年高体弱，气血俱虚，气血运行滞缓，壅塞脉道，清阳不升，目失所养，故不能视近，视久昏花，且眼珠胀痛，睑重欲闭。气血不能上荣则头晕，血虚心失所养则心悸；面白或萎黄，神疲乏力，舌质淡嫩，脉象细弱均为气血不足所致。

（二）症状识辨

1. 视远尚清 视近模糊初起，自感阅读书报杂志中小字模糊难辨，尤以夜间灯光下或光线不充足处为甚，故常将近物远移。多因年老体弱，肾之精渐衰，或劳瞻竭视，阴血暗耗，阴精不足，不能配阳所致。肾虚有热者可见失眠、腰膝酸软，舌红少苔，脉细弱；气血两虚者可见面色苍白或萎黄，头晕心悸、少气乏力。

2. 不耐久视 过用目力而出现视物昏花、头痛、眼胀等为主要表现。气血不足，不能上荣于目，目失濡养。其症状除视远尚清，视近模糊，若为肝肾不足所致者兼见头晕耳鸣，失眠多梦，腰膝酸软；若兼见头晕目眩、五心烦热、颧赤唇红、口干、舌红苔少，脉细数者则为阴虚火旺所致。若因气血不足，伴有面色不华，神疲乏力。

（三）治疗思路

1. 治法与处方原则 古今医家认为本病并非病态，是全身衰老在眼部的表现之一，无需服药，仅配戴眼镜即可提高视力。中医学认为，眼之所以能视万物、辨五色依赖于五脏六腑的精气上注于目。老视是与患者精血不足、肾水亏损相关。若老视症状出现过早，或发展太快，则要结合全身情况，辨证用药。

2. 用药方式 本病重在补益，既要着重调理脏腑，又要注意调理气血，还要注重患者其他兼症。

（1）肾阴不足证：老视肾阴不足者，除补肾明目之外，还应投以滋阴降火之品。常用补益肝肾的中药有熟地黄、山茱萸、枸杞子等。用生地黄、天冬、菊花，凉血清热降火。

（2）气血两虚证：老视气血两虚者，宜补益气血，还应注重配用行气健脾之药。用人参、黄芪、当归、川芎、白芍、熟地黄、龙眼肉益气养血，气血双补。白术、白茯苓、甘草健脾渗湿，助人参益气补脾，川芎活血行气，使熟地黄、当归、白芍补而不滞。炙甘草益气和中，调和诸药。

【治疗】

老视不属病态，一般无需服药。若出现过早，或发展太快，则辨证用药。

（一）辨证论治

1. 肾阴不足证

证候：视远尚清，视近模糊，不耐久视，目珠干涩不适；全身可见头晕耳鸣，失眠，腰膝酸软；舌红少苔，脉细数。

治法：滋阴补肾。

方药：地芝丸加减。生地黄、天冬、枳壳、菊花。

加减：眼干涩不适重者，加沙参、龟板以增滋阴清热之力；若有眼胀、不耐久视者可加首乌藤、黄精、木瓜以养血活络。

2. 气血两虚证

证候：视远尚清，视近模糊，视久昏花，眼珠胀痛，睑重欲闭；全身症见面色苍白或萎黄，头晕心悸，神疲乏力；舌质淡嫩，脉细弱。

治法：补益气血。

方药：八珍汤加减。人参、白术、白茯苓、当归、川芎、白芍、熟地黄、甘草。

加减：气虚偏重者，加黄芪以增补气之力；血虚明显者，加鸡血藤、桑椹、黄精、首乌以增补益精血之功；气虚血滞较甚者加丹参、牛膝以活血祛瘀。

（二）中成药

1. 六味地黄丸　具有滋阴补肾的作用，适用于老视属肾阴不足证。

2. 杞菊地黄丸　具有滋肾明目的作用，适用于老视属肾阴不足证。

3. 明目地黄丸　具有滋肾明目的作用，适用于老视属肾阴不足证。

4. 五子补肾丸　具有滋补肝肾、益精明目的作用，适用于老视属肝肾阴亏证。

5. 石斛夜光丸　具有滋阴降火明目的作用，适用于老视属阴虚火旺证。

6. 复方阿胶浆　具有补气养血的作用，适用于老视属气血两虚证。

（三）单方验方

1. 生湿枸杞子 1000g，清酒 6000mL，煮五沸，取出研之，热滤取汁。令其子极净，曝令干，捣末和前汁微火煎，令可丸，酒服 6g，日 2 服，亦可丸服 50 丸（丸如梧桐子大）。本方适用于肝肾亏虚型老视。

（四）针灸疗法

常用穴位睛明、攒竹、太阳、承泣、合谷、足三里、肝俞、肾俞、太冲等。每次选用眼周及远端穴位各 2 个进行针刺。

（五）药膳疗法

1. 芝麻粥（《锦囊秘录》） 黑芝麻 30g，粳米 60g 煮粥，早晚分食，适用于肝肾不足，伴见头晕耳鸣、头发早白之老视症。

2. 枸杞膏（《眼科阐微》） 枸杞子 1000～1500g，夏季加五味子 60g，蜂蜜、牛乳或羊乳（若以人乳尤佳）适量，选枸杞子肥大赤色干净者，以鲜乳汁浸拌，上笼蒸烂，捣成膏，加水 500～1000mL 煎，拧出浓汁，去渣加蜜，再熬制成膏，贮瓷器内备用。每日用滚水或桂圆肉汤、参汤调服 3.5 茶匙。适用于一切劳目久视，气血不足所致的老视症。

3. 桑椹糖（《濒湖集简方》） 由桑椹 200g，白砂糖 500g 组成，将白砂糖加水少许，煎至汤汁较稠厚时，加入桑椹碎末 200g，调匀，再继续煎至用铲挑起即成丝状而不粘手时停火。将其倒在表面涂过食用油的大搪瓷盘中，待稍冷，将糖分割成条，再分成 100 块即可食用。适用症同上。

（六）西医治疗

1. 药物 本病一般不需用药。

2. 手术 目前角膜手术疗效尚不确切；晶体置换术有多焦人工晶体植入。手术技术与材料等尚处于不断发展成熟过程中。

3. 配镜 老视所需的附加度数，一般规律是正视眼在 40～43 岁时开始可戴 +1.00D。以后每增加 5 岁，增加 +0.50D。

老视的检查与矫正：首先进行远视力检查和验光，矫正屈光不正，同时了解被检者的工作性质和阅读习惯，选择合适的阅读距离进行老视的验配。老视矫正用凸透镜，可选择单光眼镜、双光眼镜和多焦眼镜。

【预后转归】

本病预后较好，绝大多数患者验光配戴合适的老花眼镜，或配合内服药物治疗可获得良好而持久的近视力。

【预防调护】

1. 年过 40 岁者，应注意惜目养生，以防老视过早发生。
2. 若已出现老视，应验光检查，配戴合适的老花眼镜。
3. 若老视进展快，频换眼镜难以得到满意视力者，应排除其他眼疾。

【名医经验】

（一）路际平治疗老视

1. 学术思想 视远怯近症，先天性者，所在多有；病变性者，所见无几；自然性者，众所有之。乃属年老精血衰以致睛珠硬化而出现视远怯近之症，俗称老花眼。治疗初期视近眩晕时，宜刺上星、神庭、四白；内服玄精石丸有效（玄精石 120g，知母 60g，黄柏 30g，生地黄 60g，栀子 30g，牡丹皮 30g，石决明 60g，玄参 24g，牛膝 15g，黄连 15g，甘草 9g。共为细末，炼蜜为丸，每服三钱，一日两次）。若视远怯近症已成，常服石斛夜光丸即可。如不见效，再服杞菊地黄丸亦可。

2. 典型病例 张某，女，60 岁。

素无目疾，夜间常觉萤星外现，自不以为事，以后渐渐近视昏花，远视真切，来我院诊治。按其脉，寸大于尺，而关部平常，是知心火旺盛，而肾水不足，致有此疾。先将上星、神庭、四白刺之，以泻肝经之火；内服玄精石丸，月余而视力如故；后又改服石斛夜光丸，稍觉近视真切，但远视照常。歌曰：视远觉明亮，视近反来昏；阳盛而阴弱。抑阳又补阴；此症休轻视，主要查原因。

（二）陈达夫论治老视

陈师认为无论能近怯远，或能远怯近，以及年老肝肾虚衰之视近困难，皆由肝肾不足，精血亏虚，目失濡养，致疏泄失职，气机不利。治则：补肾调肝。药物：楮实子 25g，菟丝子 25g，茺蔚子 18g，枸杞子 15g，木瓜 15g，三七粉（冲服）3g，青皮 15g，五味子 6g，紫河车粉 10g，寒水石 10g。在实践中发现，此方可以消除视疲劳症状，服药时间越长，效果越好，一般以 3 个月为 1 个疗程。若阴虚有热者，去河车粉、寒水石，加伸筋草、松节，以助舒筋活络。

【文献选录】

《素问·阴阳应象大论》曰："年五十，体重，耳目不聪明矣。"

《灵枢·天年》曰："五十岁，肝气始衰，肝叶始薄，胆汁始减，目始不明。"

《素问·五脏生成》曰："目受血而能视。"

《千金要方·七窍门》曰："凡人年四十五十以后,渐觉眼暗。"

《格致余论·阳有余阴不足论》曰："夫以阴气之成,止供得三十年之视听言动,已先亏矣。"

《眼科百问》曰："肾虚不能近视也,年老多有之。"

《文房器具笺》曰："叆叇大如钱,色如云母,老人目力昏倦,不辨细书,以之掩目,精不散,笔画倍明。"

《正字通》曰："叆叇,眼镜也。"

【现代研究】

杨文华等认为人身三宝是精、气、神,"精盈则气盛,气盛则神全"。若精亏则体弱神衰,脏腑功能失调,百邪易侵,而眼睛更是反映阴精充足与否的一扇"窗户",因为"五脏六腑之精气皆上注于目",现代人常感到身体疲惫、头昏脑胀、眼睛干涩难受,这些都是因为用眼过度导致阴精不足所致。实验选择 200 例早期老视患者作为研究对象,年龄 38~48 岁,分为治疗组和对照组,进行为期 1 年的研究。治疗组在中医基础理论指导下,选取具有防治老视功效的青灵穴,采取穴位中药外敷及按摩等中医技术综合施治,对照组不做任何治疗。每 3 个月进行 1 次视功能测试,记录测试结果。结果:经过为期 1 年的实验观察,治疗组近视力的提高率达到 71%,有效率达到 94%,明显高于对照组($P<0.05$)。

刘宜群等认为老视主要是由于肝肾阴虚,肾精亏损,脾虚失养导致的视力减退,目视昏花,与肝、肾、脾的关系最为密切。"远视因水虚",故老视多因年老体衰,脾虚气血生化无源,肝血不足目失所养,肾精亏虚,不能配阳,故目中光华虽可发越于外,但不能收敛视近,目中光华散漫不收,以致不能视近。选取 200 例老视患者随机分为治疗组和对照组,治疗组在中医基础理论指导下,按照健脾、调肝、补肾的原则,选配具有防治老视功效的穴位,对这些穴位采取中药熏蒸、点穴按摩、毫针刺法、耳针、中药外敷等中医理疗技术综合施治,对照组不做任何治疗。每 3 个月进行一次视功能测试,记录测试结果。结果证明经过为期 1 年的实验观察,治疗组近视力的提高率达到 67%,有效率达到 91%,明显高于对照组($P<0.05$)。

第四节 目 倦

目倦是指过用目力而出现视物不能持久,久则视物昏花、头痛、眼胀为主要表现的眼病。该病名见于国家标准《中医临床诊疗术语》,又名肝劳。

本病西医学称之为视疲劳。引起视疲劳的原因包括环境因素、眼部因素、体质因素和精神因素,本病常有久视后出现眼胀、头痛、头晕、眼眶胀痛等自觉症状及眼或全身器质性因素与精神(心理)因素相互交织的综合征。并非独立的眼病,属于心身医学范畴。

【源流】

目倦，又名肝劳。肝劳之病名见于唐代孙思邈撰著的《千金要方·七窍门》，该书曰："其读书、博弈等过度用者，名曰肝劳。"至明代，李梴所著《医学入门·杂病分类·眼》亦谓之"读书针刺过度而（目）痛者，名曰肝劳"。明代名家张介宾在所著《景岳全书·目疾门》中亦曰："眼目一症……既无红肿，又无热病，但或昏或涩无光，或年及中衰，或酒色过度，以致羞明黑瞳，了视无力，珠疼如抠等症，则无非水之不足也。"明代，马莳所撰著的《黄帝内经素问注证发微》认为本病的发生与劳心伤血有关，谓："久视者必劳心，故伤血。"总之，古代医家当时已认识到本病的发生主要系因用目不当，久视近物所致。彭清华主编的全国中医药行业高等教育"十二五"规划教材《中医眼科学》将目倦进行了定义："过用目力或目力不足而出现视物不能持久，久则视物昏花、头痛、眼胀为主要表现的眼病。"比较系统地从病因病机、内外治法、其他治法、预后及预防护理等方面介绍了目倦的内容。

【病因病机】

目倦为过用目力，劳瞻竭视，目中经络涩滞，调节失司而致目不耐久视之症。许多中医古代文献中对本病的病因病机都有所阐述，明代，李梴所著《医学入门·杂病分类·眼》指出其病因为"极目远视，夜书细字，镂刻博弈伤神，皆伤目之本"。另外，明代马莳所撰著的《黄帝内经素问注证发微》认为本病的发生与劳心伤血有关，谓："久视者必劳心，故伤血。"明代傅仁宇在所著《审视瑶函·卷之一·内外二障论》中又进一步阐述为"心藏乎神，运光于目，凡读书作字，与夫妇女描刺，匠作雕銮，凡此皆以目不转睛而视，又必留心内营。心主火，内营不息，则心火动。心火一动，则眼珠隐隐作痛"。并且指出"若肾元亏，则水能上升，可以制火。水上升，火下降，是为水火既济，故虽神劳，元气充足，亦无大害。惟肾水亏弱之人，难以调治"。结合临床可归纳如下。

（一）气血亏虚证

气血亏虚是指气血不足，气机衰微，目失濡养的病理情况。心主血，"气为血之帅，血为气之母""气虚则血虚"。《灵枢·营卫生会》曰："血之与气，异名同类。"前人认为"血化于液，液化于气"，说明气血关系极为密切。气血是维持眼正常生理活动的物质基础。劳瞻竭视，耗气伤血，气血亏虚，目失濡养，目中经络涩滞，故不能久视、视物昏花、干涩困乏，眼目胀痛等症。正如《素问·五脏生成》有"目受血而能视"之论。症见：久视后视物模糊、眼目胀痛、头晕；眼部检查可有近视、远视或老视；可兼见心悸、健忘、神疲；舌淡苔白，脉沉细。

（二）肝肾不足证

肝肾不足是指肝肾精血亏损不足，筋失所养，调节失司的病理情况。《素问·金匮真言论》说："东方青色，入通于肝，开窍于目，藏精于肝。"肾寓真阴真阳，为水火之脏，水为真阴所化，火为真阳所生，为全身阴阳之根本。肝肾不足，精血亏损，不能上荣于目，久视则加剧阴血亏耗，故视久昏花、不能持久。症见：久视后眼昏花、模糊、目干涩，眼部检查可有近视、远视或老视；兼见头晕目眩、耳鸣、腰膝酸软；舌质淡，苔少，脉细。

（三）阴虚火旺证

阴虚火旺是指肾阴虚，水亏不能制火的证候。劳瞻竭视，耗伤阴津，阴精不足，目失濡养，阴虚不制阳，虚火上炎，上扰清窍，故视物不能持久，久则视物昏花、头痛、眼目胀痛。正如《审视瑶函·卷之一·内外二障论》指出，"若肾无亏，则水能上升，可以制火。水上升，火下降，是为水火既济，故虽神劳，元气充足，亦无大害。惟肾水亏弱之人，难以调治"。症见：久视后出现视物模糊、眼珠胀痛，眉棱骨痛、干涩，可兼见头晕目眩、五心烦热、颧赤唇红、口干，舌红苔少，脉细数。

【临床表现】

（一）自觉症状

长时间近距离用眼后视物模糊、昏花，甚者胞睑困倦难睁，眼珠胀痛，目干涩、流泪等；或伴头痛、眩晕、颈背酸痛、神疲等。

（二）眼部检查

1. 眉棱骨压痛。
2. 可见眼珠偏斜。

（三）实验室及特殊检查

1. 同视机检查可确定斜视度数。
2. 验光检查有近视、远视、散光、或老视，需用凹透镜或凸透镜或圆柱镜矫正视力。

【诊断依据】

1. 久视近物后有视物昏花模糊，眼珠酸痛，眉棱骨痛；目干涩等症状，配戴合适的眼镜或休息后症状可缓解或消失。

2. 常有近视、远视、散光、或老视，或目偏视。

【鉴别诊断】

本病在临床上应与青风内障相鉴别 青风内障亦有眼胀、头痛、鼻根及眼眶疼痛、视蒙等症状，但青风内障戴镜或休息后症状亦不能自行缓解或消失，而且青风内障有眼珠变硬，视野渐窄，最终盲无所见，且有家族史。

【辨治思路】

（一）辨证思路

1. 气血亏虚证 本证以久视后视物模糊，眼目胀痛，头晕，心悸怔忡，神疲健忘为诊断要点。劳瞻竭视，耗气伤血，气血亏虚，目失濡养，目中经络涩滞，故不能久视、视物昏花、干涩不适，眼目胀痛等症。气血不足，脉道不充，不能上荣头面故见面白无华，头晕，血不养心，则心悸失眠，健忘等。舌淡苔白，脉沉细为气血亏虚之象。

2. 肝肾不足证 本证以久视后视物昏花模糊，目干涩，头晕目眩，耳鸣，腰膝酸软为诊断要点。肝肾两亏，精血虚少，目失濡养，故视物昏花，眼目干涩、酸痛；精亏血少，髓海不足，可见头晕耳鸣，失眠多梦，腰膝酸软，舌淡若薄，脉细弱。

3. 阴虚火旺证 本证以久视后出现视物模糊，眼珠胀痛，眉棱骨痛，目干涩，头晕目眩，五心烦热，颧赤唇红，口干为诊断要点。劳瞻竭视，耗伤阴津，阴液不足，目失濡养，故视物模糊、目珠干涩不适、不耐久视。阴不制阳，虚火上炎，上扰清窍，故眼珠胀痛、眉棱骨痛；五心烦热、颧赤唇红、口干、舌红苔少，脉细数为阴虚火旺之候。

（二）症状识辨

1. 视物模糊 目倦的视物模糊，多表现为长时间近距离用眼后视物模糊、复视、字行重叠，一般是呈一过性的，休息后自觉症状可好转。少数可伴有头痛、偏头痛、眩晕、神疲、注意力难以集中等。临床可根据兼证进行辨证论治。若为气血亏虚者兼见面白无华、神疲健忘、心悸失眠等；若为肝肾不足所致者兼见头晕耳鸣，失眠多梦，腰膝酸软；若兼见头晕目眩，五心烦热，颧赤唇红，口干；舌红苔少，脉细数者则为阴虚火旺所致。

2. 眼痛 目倦的眼痛是指眼珠酸痛，眉棱骨痛，眼痛为隐隐作痛，喜温、喜按，按之痛解。若为气血亏虚者眼痛绵绵不休，手足麻木，过劳则甚，伴见面白无华、神疲健忘、心悸失眠等。肝肾不足所致者伴有头脑空痛，头晕耳鸣，失眠多梦，腰膝酸软。若为阴虚火旺者兼见五心烦热，颧赤唇红，口干，舌红苔少，脉细数。

（三）治疗思路

1. 治法与处方原则 目倦发生的原因复杂多样，是眼或全身器质性因素、精神心理因素、环境等相互交织形成的多因素结果。目倦在临床上相当多见，虽不致盲，但却给患者的工作、学习、生活带来不便和痛苦。本病的发生与近视、远视、老视等因素有关，也与劳瞻竭视，用目不当等有关，因此采用综合疗法是治疗视疲劳的最佳方案。西医治疗以视功能训练等局部对症治疗为主，而中医注重整体观念，治病求本。故治疗上应探明病因，宜先验光配镜矫正眼的屈光状态再配合中医全身辨证，辅以针灸、推拿等其他疗法进行治疗从而获得理想效果。

2. 用药方式 中医治疗目倦是从整体观出发，全身辨证与局部辨证相结合来指导临床辨证用药。中医认为目倦是因素体禀赋不足，肝肾两虚或过用目力，劳瞻竭视所致气血亏虚、阴津暗耗，目失濡养，目中经络涩滞而致。本病多兼有近视、远视、老视并由用目不当诱发，病本为虚，亦有虚实夹杂表现。治疗上以补虚固本为主，既要调理脏腑，又要顾护正气，还要注重患者其他兼症以及诱因治疗。处方用药时，药味应轻浮上行，配伍得当。

（1）气血亏虚证：目倦气血亏虚者是由劳瞻竭视，耗气伤血，气血亏虚，目失濡养，目中经络涩滞所致。故治疗上宜气血双补，补血中药常用的有当归、熟地黄、川芎、白芍、何首乌、黑芝麻等。其中血虚、血行不畅者宜用具有补血和血，通宣血脉之功的当归、川芎，补中有动，行中有补，为补血之要药，常与白芍、熟地黄同伍而补血。熟地黄味甘、微温，入心、肝、肾三经，有滋阴养血、填精补髓、聪耳明目之功。《本草集要》曰："熟地生血养血，治血虚目昏。"常与当归、白芍同伍，治疗血少视昏，双目干涩，不能久视之症；脾主运化，气血生化之源，用药时辅以理气健脾之品，如黄芪、党参、炙甘草、白术等。目倦常伴有目珠疼痛、头痛等，故配以蔓荆子、菊花、延胡索、丹参等以清利头目、理气活血止痛，使气血调和，络脉得养，目视不倦。

（2）肝肾不足证：禀赋不足，肝肾亏虚者，劳瞻竭视后精血更亏，筋失所养，调节失司，故治以滋补肝肾，益精明目。补益肝肾中药常用的有楮实子、枸杞子、熟地黄、肉苁蓉、菟丝子等。目为肝之外候，目得血而能视，肾精上注则目明。常配伍香附、夏枯草、菊花之疏肝清肝，疏肝以降浊逆，助养肝血以升清阳，使五脏调和、六腑通畅，目系得以精气上输，肝血濡养而视万物。

（3）阴虚火旺证：目倦阴虚火旺者，因水亏不能制火，虚火上炎，上扰清窍。宜用滋阴降火之方药，常用熟地黄、山茱萸、山药补益肝肾，阴液不足，目失濡养者用麦冬、沙参、玉竹、五味子养阴生津。如阴不制阳，虚阳上浮而头目疼痛者，宜配伍菊花、石决明、牡蛎等，"能收摄虚阳而纳归于下"，木平则风息，火降则热除。

【治疗】

本病的发生与气血亏虚、肝肾不足、阴虚火旺等因素有关，多兼有近视、远视、老视，并由用目不当诱发，故本病治疗应以去除病因，补虚固本为主，辅以行气、活血、清利头目。

（一）辨证论治

1. 气血亏虚证

证候：久视后视物模糊、眼胀、头晕；眼部检查可有近视、远视或老视；可兼见心悸、健忘、神疲；舌淡苔白，脉沉细。

治法：补养气血，养心安神。

方药：八珍汤加减。人参、白术、茯苓、甘草、熟地黄、当归、川芎、白芍。

加减：心悸、健忘可加百合、远志以安神定志；头目胀痛加蔓荆子、菊花、延胡索以清利头目、止痛；神疲乏力者，加黄芪、柴胡、升麻以益气升阳。

2. 肝肾不足证

证候：久视后眼昏花、模糊、目干涩，眼部检查可有近视、远视或老视；兼见头晕目眩、耳鸣、腰膝酸软；舌质淡，苔少，脉细。

治法：滋补肝肾，益精明目。

方药：杞菊地黄丸加减。枸杞子、菊花、熟地黄、山茱萸、山药、泽泻、茯苓、牡丹皮。

加减：头晕头痛者，加天麻、钩藤、菊花以平肝息风通络；眼胀、眉棱骨痛、头痛甚者，加川芎、白芷、蔓荆子以清利头目，散风止痛；眼目干涩者，加麦冬、玉竹以滋阴生津；腰膝酸软者，加续断、牛膝、杜仲以补肾强腰。

3. 阴虚火旺证

证候：久视后出现视物模糊、眼珠胀痛，眉棱骨痛、干涩，眼部检查可有近视、远视或老视；可兼见头晕目眩、五心烦热、颧赤唇红、口干；舌红苔少，脉细数。

治法：滋阴降火，明目止痛。

方药：知柏地黄丸加减。知母、黄柏、熟地黄、山茱萸、山药、泽泻、茯苓、牡丹皮。

加减：口干喜饮者，宜加石斛、天花粉以生津止渴；胁肋胀痛、偏头痛者，加柴胡、郁金、延胡索、石决明以疏肝理气，解郁止痛。

（二）中成药

1. 补中益气丸 具有补中益气、升阳举陷作用。适用于目倦属脾胃气虚之证。

2. 柏子养心丸 具有补气养血、养心安神作用。适用于目倦属心虚血亏，心神不安之证。

3. 天王补心丹　具有滋阴养血、补心安神作用。适用于目倦属心阴不足之证。

4. 安神补心丸　具有养心安神作用。适用于目倦属心营亏虚之证。

5. 杞菊地黄丸　具有滋肾养肝明目作用。适用于目倦属肝肾不足之证。

6. 知柏地黄丸　具有滋阴降火作用。适用于目倦属阴虚火旺之证。

（三）单方验方

1. 滋阴明目丸（路际平《眼科临证笔记》）　由熟地黄15g，知母9g，黄柏6g，当归9g，女贞子9g，车前子（炒）9g，菟丝子12g，石斛9g，蒺藜（炒）9g，菊花9g，楮实子9g，覆盆子9g，青葙子9g，枸杞子9g，甘草3g组成。水煎服，每日1剂。适用于肾水不足，肝火有余所致目干涩昏花症。

2. 加味五子明目丸（路际平《眼科临证笔记》）　由楮实子60g，菟丝子45g，车前子30g，五味子30g，枸杞子45g，决明子30g，熟地黄30g，知母24g，黄柏15g，菊花18g，甘草3g组成。共为细末，炼蜜为丸。每日2次，每次服9g。适用于肝肾亏损，劳瞻竭视所致目涩昏花之症。

3. 滋阴养血和解汤（《庞赞襄中医眼科经验》）　由熟地黄30g，枸杞子12g，麦冬10g，沙参10g，黄芩10g，半夏10g，银柴胡10g，荆芥10g，防风10g，香附10g，当归5g，白芍5g，夏枯草15g，甘草3g组成。水煎服，每日1剂。适用于肾虚肝郁所致之眼疲劳症。

（四）外治疗法

点眼药法　七叶洋地黄双苷滴眼液每日4次，每次1滴；麝珠明目液每日2次，每次1滴。

（五）针灸推拿疗法

1. 针刺法　以取足太阳膀胱经、足少阴肾经、足少阳胆经、足厥阴肝经、手少阴心经穴位为主，选用攒竹、肝俞、肾俞、膏肓俞、心俞、照海、神门、风池、阳白、行间、太阳穴、鱼腰、丝竹空、瞳子髎等，每次用4~6穴，每日1次，10天为1个疗程，可行2~3个疗程。

2. 按摩疗法　选用眼部周围的穴位攒竹、睛明、承泣、瞳子髎、丝竹空、阳白、鱼腰等，用手指轻揉、指压穴位。每日1~2次，每次15~30分钟。

（六）药膳疗法

1. 枸杞子茶　枸杞子适量，用开水冲泡饮用。枸杞子养肝明目，适用于肝肾不足的目倦患者。

2. 五味蜜茶　五味子（略炒稍焦）4g，密蒙花6g，加适量水煮沸3分钟，加入绿茶粉1g和蜂蜜适量即可。适用于阴虚有热的目倦患者。

3. 枸杞粥　枸杞子20g与大米60g同熬成粥食用，特别适用于经常头晕目涩、耳鸣遗精、腰膝酸软等症患者。

4. 枸杞桑椹粥　将枸杞子5g，桑椹5g，山药5g，红枣5个，粳米100g，熬成粥食用。枸杞子、桑椹养血明目，山药、红枣平补肺肾、益气健脾。适用于肝肾不足的目倦患者。

5. 枸杞子猪肝汤　枸杞子适量，猪肝适量，同煲成汤。猪肝所含维生素A丰富，二者搭配养血明目。

（七）西医治疗

1. 矫正屈光不正　视疲劳主要原因是屈光不正与过度调节，因此矫正屈光不正，是改善视疲劳症状的有效方法之一。

2. 视功能训练　调节训练能有效缓解视疲劳，提高调节灵敏度和增加调节幅度。

3. 矫正眼位　斜视患者进行斜视手术。

4. 改变生活、工作习惯　合理的膳食结构和适度的体育锻炼对维持机体正常的代谢活动和生理功能起着重要的作用。有效增加眨眼频率、提高工作效率、减少视疲劳发生。

5. 滴眼药　七叶洋地黄双苷滴眼液可缓解眼睛疲劳等不适症状；人工泪液滴眼，补充眼睛所缺乏的营养和水分，有助于避免眼疲劳的发生。

【预防调护】

1. 凡有近视、远视、老视者宜先验光，必要时配戴合适的眼镜。
2. 改善工作条件与环境，减少持续近距离用眼，劳逸结合。
3. 加强锻炼，增强体质，规律生活，饮食有节。

【名医经验】

（一）庞赞襄治疗肝劳的经验

1. 学术思想　本病多因日久视物，疲劳过度，或肾阴不足，津液短少，肝血虚损，内有郁热，以致本病。治疗本病，首先嘱患者注意休息，调节眼睛视物能力，治疗以滋阴养血，清肝和解，解郁通络为主。本病虽然视力不受影响，不会致盲，但患者较为痛苦，临床常见患者多方求医但未能取效。庞氏据临床见症，取一贯煎和小柴胡汤之意组成滋阴养血和解汤，此方适用于肾阴虚损，肝血不足，病程日久所致肝经郁热之证。

2. 典型病例 高某，女，27岁，会计，于1989年12月12日初诊。

主诉：双眼干涩不适，眼胀15天。

检查与诊断：双眼视力均为1.5，内外眼未见异常，舌质淡红，苔薄白，脉弦细数。诊断：眼疲劳。

处方：熟地黄30g，夏枯草15g，枸杞子12g，麦冬、沙参、黄芩、半夏、银柴胡、荆芥、防风、香附各10g，当归、白芍各5g，甘草3g，水煎服，每日1剂。珍珠明目液点双眼，每日3~5次，每次2滴。

治疗经过：服药3剂，自感眼干涩症状好转，眼胀消失。故不更方，前方继服，7剂后眼部干涩症状消失，视物清晰。嘱其停药。

按语：本案所用滋阴养血和解汤，是庞赞襄研制的经验方剂，该方取一贯煎之麦冬、当归、沙参、枸杞子、生地黄（易熟地黄）以滋阴疏肝，养血柔肝；用小柴胡汤中柴胡、黄芩、半夏、甘草和解少阳，柴胡透达少阳半表之邪，黄芩清泻少阳半里之热，半夏和胃降逆，甘草益气和中。加入荆芥、防风、香附、夏枯草清肝解郁，开通玄府，发散郁结，使肝气得疏，郁热得除，脉络通畅，目得气血所养，故病得愈。

（二）庄曾渊治疗肝劳的经验

1. 学术思想 认为本病主要责之于久视劳心伤神，耗伤气血，以致血不养睛，筋脉失养，故见不耐久视，常欲闭目，目珠酸痛或伴头痛等症。临床主张病证结合，抓主症，辨证论治，认为主症是中西医共同关注的客观基础，是西医疾病病理改变最特征性的外在表现，亦是中医最能反映机体内在病机变化的临床表现。根据"肝劳"临床的具体表现，主要分责之于气和责之于血进行论治。以畏光、不欲睁眼为主症，全身可伴有乏力、便溏者，责之于阳气不足，清阳不升，方用李东垣助阳活血汤、益气聪明汤、补中益气汤等。方中以黄芪、党参、甘草甘温三味补中益气并能气中生血，合升麻、柴胡、白芷、蔓荆子等大队风药升举阳气并能祛风散邪。以不耐久视，眼珠胀痛、眉棱骨痛、阅读后目珠酸痛为主症，全身可伴有头痛、夜寐不安者，责之于阴血亏虚，血不养睛，方用当归养荣汤、目舒丸、加减地黄丸等。当归养荣汤出自《原机启微·七情五贼劳役饥饱之病》，治睛珠痛甚不可忍者。熟地黄、当归、川芎、白芍即四物汤，功能养血荣睛，配伍羌活、防风、白芷祛风止痛并能升发阳气。

2. 典型病例 患者任某，女，40岁。初诊于2014年8月24日。

双眼久视后疲劳、目珠酸痛伴前额、眉棱骨痛、头顶痛2天。眼科检查：右眼视力0.15，－5.00DS＝1.0，左眼视力0.2，－4.00DS＝1.0（自镜屈光矫正无异常），眶上神经压痛，余无异常。脉细苔薄，口干，纳食可，二便调。西医诊断：双眼屈光不正，视疲劳。中医诊断：双眼肝劳。证属血虚不能养睛。治以养血祛风止痛。处方：当归 8g，白芍 10g，熟地黄 12g，砂仁 5g，羌活 8g，防风 10g，藁本 10g，白芷 12g，葛根 12g，天麻 12g，钩藤 12g，全蝎 3g，南沙参 15g，蝉蜕 10g，蔓荆子 10g。7 剂后复诊，诸症缓解。

按语：患者就诊时以久视后目珠酸痛并伴前额、眉棱骨痛及头顶疼痛为主要临床表现，故中医辨证为血不养睛，治以养血祛风止痛，以当归、白芍、熟地黄养血荣目，配风药祛风止痛，其中藁本擅治颠顶疼痛、白芷擅治前额疼痛，又体现了中医分经论治的治疗思想。本案患者经屈光相关检查，仅表现为近视且矫正无异常，考虑为用眼过度所致，西医不需要屈光相关特殊处理。根据患者临床表现的主症，进行中医辨证论治取得较好的临床疗效，体现了病证结合论治屈光相关性视疲劳的优势。

【文献选录】

《灵枢·营卫生会》谓："血之与气，异名同类。"

《素问·五脏生成》谓："目受血而能视。"

《素问·金匮真言论》说："东方青色，入通于肝，开窍于目，藏精于肝。"

《千金要方·七窍门》曰："其读书、博弈等过度用者，名曰肝劳。"

《医学入门·杂病分类·眼》谓："读书针刺过度而（目）痛者，名曰肝劳。"又谓："极目远视，夜书细字，镂刻博弈伤神，皆伤目之本。"

《黄帝内经素问注证发微》谓："久视者必劳心，故伤血。"

《审视瑶函·卷之一·内外二障论》谓："心藏乎神，运光于目，凡读书作字，与夫妇女描刺，匠作雕镂，凡此皆以目不转睛而视，又必留心内营。心主火，内营不息，则心火动。心火一动，则眼珠隐隐作痛。""若肾无亏，则水能上升，可以制火。水上升，火下降，是为水火既济，故虽神劳，元气充足，亦无大害。惟肾水亏弱之人，难以调治。"

《景岳全书·目疾门》曰："眼目一症……既无红肿，又无热痛，而但或昏或涩，或眩运，或无光，或年及中衰，或酒色过度，以致羞明黑瞳，瞪视无力，珠疼如抠等症，则无非水之不足也。"

【现代研究】

曾庆华等应用西医学实验方法研究树鼩持续视近时睫状肌神经－受体角度所发生的变化，探讨肝劳的发病机制。正常对照组树鼩在实验期间其行为、状态、体征未见明显变化。模型组树鼩在造模第 1~3 天对诱视物表现兴趣，持续注视观察；4 天后树鼩逐渐表现烦躁不安，易激性增强，但到第 6 天时仍能对诱视物保持持续注视。7 天后至实验结束，树鼩回避注视，食量减少，蜷卧少动。在实验的第 3、6、9 天分别处死模型组和对照组动物各 12 只，测定睫状体中 D-AP 的 RT、KD、cAMP、cGMP 值。

将每一时段模型组及空白对照组检测数据做横向比较，将空白组及模型组各时段检测数据做纵向比较，结果表明持续视近状态可导致睫鼩睫状肌 D-AP 的向上调节及其偶联的细胞内第二信使 cAMP 含量的上调。通过观察睫状体中 $Na^+ - K^+$ ATPase 发现，持续视近状态下 $Na^+ - K^+$ ATPase 活力处于高水平，显示副交感神经外于持续兴奋状态。因此，曾庆华等认为造模 6 天已经引起睫鼩睫状肌中神经 - 受体偶联链的变化。双重神经支配的失衡可能是肝劳发病的原因之一。

韩城城等研究测量 800 例近视患者在屈光不正矫正下的各眼动参数，包括调节功能调节幅度，调节灵敏度，调节反应和双眼视功能近距离垂直和水平隐斜，远近距离的正负融像集合，辐辏近点，正负相对调节，刺激性 AC／A 和立体视。结果 800 例近视患者中有视疲劳 194 例（24.3%），不同年龄和屈光度比较差异无统计学意义（$P >$ 0.05），而女性（27.8%）高于男性（19.4%），差异有统计学意义（$P < 0.05$）；戴眼镜视疲劳患病率（24.1%）低于非戴眼镜患病率（39.2%），差异具有统计学意义（$P < 0.05$）。24.3% 的近视患者报告有视疲劳，视疲劳组和非视疲劳组之间的单眼调节幅度、双眼调节幅度、正相对调节和负相对调节差异有统计学意义（$P < 0.05$）。结论：近视患者视疲劳的发生与调节幅度，正负相对调节的降低有关，并且与较高的 AC／A 值可能有关系。

卜文超认为目倦的基本病理均为肝血亏虚。盖"肝开窍于目，目受血而能视"。而心火、脾土、肾水为病亦能影响和损及肝木之体，故遣方用药，当顺应肝之生理、病理特点，并兼顾其他相关脏腑，方能使肝血得补，目得所养而诸症可除。据此，以疏肝养血，健脾滋肾为基本治则，组成养目汤。方中柴胡、茵陈疏肝利胆，一升一降，调畅肝气；白芍、当归、枸杞子滋补肝血，川芎活血止痛；人参合黄芪、茯苓补气健脾安神，合枸杞子壮元滋肾，黄芪合当归益气生血；珍珠母、青葙子清肝明目，柴胡合石菖蒲开窍宁神，并引诸药达肝经。以养目汤治 82 例 164 只眼。结果：治愈 63 例，好转 19 例，全部有效。

第五节　通睛

通睛是指双眼同时注视时目珠偏于内眦的眼病。临床表现为双眼同时注视时目珠偏于内眦。

通睛类似于西医学的共同性内斜视。共同性内斜视可分为调节性与非调节性两类，前者临床较为常见，多为屈光不正，眼过度调节而引起过强的集合力所致；后者原因甚多，与眼外肌发育异常、集合力过强、分散力过弱、融合功能不良等有关。

据调查发现，目前我国少年儿童斜视患病率已超过 1%，斜视同近视和弱视等眼病一样，已成为威胁青少年健康的一大病症。

【源流】

病名见于《幼幼近编》，又名小儿通睛外障、双目睛通、睊目等，多自幼发病。《目经大成·天旋》称之为“天旋”，并描述说：“此症通睛偏昃，白眼斜觇，盖乾廓下倾，幼时所患者也，故曰天旋。”《审视瑶函·双目睛通症》谓：“患非一端，有脆嫩之时目病风热，攻损脑筋急缩者；有因惊风天吊，带转筋络，失于散治风热，遂致凝结经络而定者；有因小儿眠于牖下亮处，侧视既久，遂致筋脉滞定而偏者。”

【病因病机】

《审视瑶函·双目睛通症》谓：“患非一端，有脆嫩之时目病风热，攻损脑筋急缩者；有因惊风天吊，带转筋络，失于散治风热，遂致凝结经络而定者；有因小儿眠于牖下亮处，侧视既久，遂致筋脉滞定而偏者。”结合临床归纳如下。

（一）肝肾亏虚证

先天禀赋不足，眼带发育不良而致目偏斜与生俱来；或眼珠发育异常，致能远怯近，日久目珠偏斜。

（二）筋络挛滞证

婴幼儿期长期逼近视物或头部偏向一侧，视之过久致筋脉挛滞，日久导致目偏视。

【临床表现】

（一）自觉症状

多不明显，常由他人发现而就诊。

（二）眼部检查

角膜映光法检查 斜视眼偏向鼻侧，可伴有视力下降。眼球各方向运动均不受限，用任何一眼注视时其偏斜程度基本相等。

（三）实验室及特殊检查

1. 弧形视野计斜视角检查 第一斜视角等于第二斜视角。

2. 同视机检查 可确定斜视度、视功能级别、融合力等。

3. 三棱镜遮盖法 可确定斜视度。

【诊断依据】

1. 常见于小儿，成人则始于幼年时期。

2. 眼珠偏斜于内侧，第一斜视角等于第二斜视角。

3. 眼珠运动不受限，无复视。

4. 散瞳验光检查常有远视。

5. 分型：共同性内斜视可分为调节性与非调节性两类；前者又可分为屈光调节性、部分调节性、高 AC/A 型调节性和混合型调节性四种。

（1）调节性内斜视：分为四种。①屈光性调节性内斜视，有中度或高度远视性屈光不正。去调节可以矫正眼位。眼球运动无限制。发病平均年龄为 2 岁半。②部分调节性内斜视，有中度或高度远视性屈光不正。去调节可以部分矫正眼位。眼球运动无明显限制。合并或不合并弱视。发病平均年龄为 2 岁半。③高 AC/A 型调节性内斜视，斜视度看近大于看远≥15°，看远时可为正位。可以有远视性屈光不正。此类斜视 10 岁后有自愈趋势。④混合型调节性内斜视，有远视性屈光不正。戴镜后斜视度减少，看远减少明显，看近仍有较大度数内斜视，看近大于看远≥15 度。

（2）非调节性内斜视：没有明显的调节因素。单眼斜视可合并弱视。斜视角较先天性内斜视小，但随年龄增长可增大。眼球运动无明显限制。

【鉴别诊断】

1. 风牵偏视　两者相同之处是均有目偏斜。不同之处是通睛一般无复视，第一斜视角等于第二斜视角，无眼球运动障碍；风牵偏视则有复视，第二斜视角大于第一斜视角，并有不同程度的眼球转动受限。

2. 假性斜视　家长常因患儿内眦赘皮、鼻梁较宽或瞳孔间距异常误认为斜视就诊。应用角膜映光、交替遮盖行鉴别。值得注意的是，部分假性内斜视可合并有小角度内斜视，对于确诊假性内斜视患儿应定期复查，以免贻误治疗。

3. 展神经麻痹　先天性内斜视因发生交叉注视常呈假性展神经麻痹，但真正的展神经麻痹表现为同侧复视，外转受限，常有代偿头位。此外，洋娃娃头试验有助于鉴别诊断。

4. 集合不足　由于视近集合幅度不足，集合近点退到正常距离以外出现的视疲劳、阅读困难，甚至发生调节痉挛等症状。集合不足并非外斜视，交替遮盖可鉴别。

5. 眼球震颤阻滞综合征　通过加强集合减轻震颤，表现为内斜视、水平冲动型眼球震颤、代偿头位及假性展神经麻痹等症状。可用底向外的 5D 三棱镜置于一眼前，发现眼球震颤阻滞综合征内斜度数继续加大。

6. Duane 眼球后退综合征　主要与 1 型 Duane 眼球后退综合征相鉴别，其特征是受累眼外转时明显受限，内转正常或轻度受限，眼球内转时，集合不足，眼球后退，外转时伴有睑裂增宽。Duane 眼球后退综合征多有代偿头位，面转向受累眼一侧，以维持双眼单视。

7. 第Ⅲ对脑神经麻痹 儿童常因炎症、外伤；成人多因肿瘤、动脉瘤及糖尿病等导致第Ⅲ对脑神经麻痹，根据动眼神经不同分支的受损程度可表现为眼球外斜、内旋、上睑下垂及瞳孔散大等。根据病史及伴随症状做出诊断并不困难。

8. Mobius 综合征 又称先天性眼－面麻痹。病因不明，可能与脑干脑神经核发育不全有关，主要表现为第Ⅵ、Ⅶ、Ⅷ、Ⅻ对脑神经不全麻痹，同时伴有骨骼、肌肉的异常。临床可见，双侧面神经麻痹出现假面具样面容，嘴闭不拢，不能做吹口哨动作。精神迟钝，智力低下，由于舌咽神经麻痹常有耳聋及语言障碍，胸廓畸形，指（趾）畸形。眼部检查可见：上睑下垂，双眼闭合不全，小眼球，眼球震颤，外直肌麻痹。眼球运动检查水平运动受限、垂直运动正常，常产生交叉注视，被动牵拉试验提示外展受限，眼球常呈内斜位。

【辨治思路】

（一）辨证思路

1. 肝肾亏虚证 本病以目珠向内侧偏斜为特点，患者先天禀赋不足，眼带发育不良，或肝肾精血亏虚，筋脉失荣，以致目珠向内偏斜，能近怯远，或远近视力皆不良，视物模糊，肝肾亏虚，故见舌淡红，苔薄白，脉弱或缓。

2. 筋络挛滞证 本病以眼珠逐渐向内偏斜为特点，因小儿长期仰卧或长期逼近视物，或偏视灯光及亮处，眼珠逐渐向内偏斜，舌脉无异常。

（二）症状识辨

目珠向内偏斜 目珠偏斜因与生俱来或幼年逐渐形成者，伴目珠发育不良，远近视力不良，视物模糊，舌淡红，苔薄白，脉弱或缓属于肝肾亏虚。因长期仰卧或长期逼近视物所致者，舌脉无异常。

（三）治疗思路

1. 治法与处方原则 本病多因先天诱发，在治疗时除了辨证治疗外，同时改变婴幼儿用眼习惯，还要与针灸治疗相结合。患儿应注意增加饮食营养，增强体质。有屈光不正患者应及时配戴适度眼镜，经保守治疗不能完全矫正者，须手术治疗，有弱视者应配合弱视治疗。

2. 用药方式 本病多由先天因素或婴幼儿时期用眼不良引起，多自幼发病。在辨证用药同时应辅予补益之药。

（1）肝肾亏虚证：通睛之肝肾亏虚患者治以补益肝肾，熟地黄、枸杞子益肾阳，养精髓；泽泻泻肾降浊，牡丹皮泻肝火，山茱萸滋肾益肝，山药滋肾补脾，茯苓利水渗湿，菊花清肝明目。

（2）筋络挛滞证：通睛筋络挛滞者，治以舒筋通络。羌活、防风祛风化痰，秦艽、木瓜舒筋活络，僵蚕、白附子、胆南星、法半夏祛风化痰，燥湿解痉，黄松节、生姜燥湿和胃，酌加芍药、天冬、当归以加强滋阴养血、舒筋通络之功。

【治疗】

中医辨证主要考虑肝肾不足及脾虚气弱，治宜补益肝肾、补脾益气、通络明目。具体治疗方法如下。

（一）辨证论治

1. 肝肾亏虚证

证候：目珠向内侧偏斜，与生俱来或幼年逐渐形成，或伴目珠发育不良，能远怯近，视物模糊；舌淡红，苔薄白，脉弱或缓。

治法：补益肝肾。

方药：杞菊地黄丸加减。枸杞子、菊花、熟地黄、酒山茱萸、牡丹皮、山药、茯苓、泽泻。

加减：若体弱气虚者，加党参、黄精以益气养阴；伴能远怯近者，可加何首乌、龙眼肉、肉苁蓉，以增滋补肝肾。

2. 筋络挛滞证

证候：小儿长期仰卧或长期逼近视物，或偏视灯光及亮处，眼珠逐渐向内偏斜；全身及舌脉无异常。

治法：舒筋通络。

方药：正容汤加减。羌活、白附子、防风、秦艽、胆南星、半夏、僵蚕、木瓜、甘草、黄松节、生姜。

加减：酌加白芍、天冬、当归以加强滋阴养血、舒筋通络之功。

（二）中成药

六味地黄丸 具有滋补肝肾作用。适用于通睛属肝肾亏虚证。

（三）单方验方

羌活 3g，防风 3g，荆芥 4g，法半夏 2g，制白附子 2g，胆南星 2g，秦艽 2g，僵蚕 2g，制全蝎 1g，木瓜 2g，茯神 2g，钩藤 2g，蝉蜕 2g，甘草 2g。煎服，每日一剂，一剂两煎，早晚一次，适用于风痰阻络证。

（四）针灸治疗

针刺治疗　可取瞳子髎、承泣、太阳、风池，右眼配左侧合谷、足三里，左眼配右侧合谷、足三里，每日1次，10次为1个疗程。

（五）西医治疗

1. 药物

（1）麻痹睫状肌，减弱辐辏作用：适用于婴幼儿的共同性内斜视。双眼交替应用0.5%阿托品散瞳，一眼持续15～30天，间隔15天，改为另一眼。如双眼辐辏过强，屈光参差不明显者，应双眼同时散瞳。

（2）缩瞳药：应用胆碱酯酶抑制药收缩睫状肌，减少中枢调节，相应减少调节集合矫正内斜视。

2. 手术　小儿通睛日久，经针刺、服药及配戴眼镜均无效者，可考虑手术矫正眼位。先天性内斜视原则上应尽早手术，有利于视功能的恢复；后天性内斜视根据斜视的眼位，可行内直肌的后退或外直肌缩短手术。

3. 其他治疗

（1）矫正屈光不正，以消除调节性内斜视，纠正眼位。

（2）三棱镜矫治，可消除抑制异常视网膜对应，增强融像功能。

（3）有弱视者参照弱视治疗。

【预后转归】

本病如能早期治疗，不仅可以纠正斜位，而且可以防止视力减退，尤对完全调节性内斜视，预后良好。日久失治，则视力减退而较难恢复。

【预防调护】

1. 婴幼儿时期不可让其逼近视物，仰卧时避免让头经常侧视一侧光亮处，以免久后形成斜视。

2. 通睛患儿宜早期散瞳验光配镜。

3. 患儿应注意增加饮食营养，加强体育锻炼，增强体质，并认真坚持治疗。

【名医经验】

周文莲论治通睛的经验

1. 学术思想　从外风和内热出发辨证论治，运用中药配合针刺治疗。

2. 典型病例　张某，男，3岁半，1985年11月15日初诊。

7天前突然发现左眼内斜，无发烧和外伤史，头晕、恶心症状不明显。检查：外眼球结膜无充血，角膜孔均正常。眼底双视神经乳头略小。眼位：右眼球正位，左眼球内斜35°，外展活动受限，角膜外缘距外眦约2mm，灯影投照于角膜外缘内2mm处，因患儿幼小无法检查视力和复视像。脉浮弦，舌红降。

辨证：根据脉症为外受风邪，窜入筋络，内郁食痰，郁而化火，风火上攻，热迫筋急，发为本病，治宜疏风清热，消食化积搜风。方药：牵正散加防风、石膏、杭芍、山楂。水煎服，每日1剂，分4次服。

针刺穴位：风池、太阳强刺激，晴明穴轻刺激，均不留针，每天针1次，10天为1个疗程治疗4天检查见左眼内斜好转，外展时角膜外缘与外部重合（不露球结膜）。治疗7天检查：左眼转动较自如，灯影投于瞳孔外缘处，内斜约15°。治疗10天左眼位恢复正常，灯影投于双眼瞳孔中心，眼球各方向转动自如，1个疗程痊愈，阿托品散瞳检影：双眼+5.00DS。

按语：本例为外直肌麻痹，此型病因或为外受风热之邪、病毒、细菌感染中毒，或为外展神经挫伤失去功能，由于此患儿发病急，原因不明，据脉症考虑，外受风邪，内有郁积，郁而化热，风火上扬，筋脉拘急而致斜视，所以用加味牵正散疏风、消滞、柔筋止惊，获效。外展受限，所以外侧穴位强刺激，患儿为中度远视，有形成共同性内斜因素，所以验光配镜矫正，防止辐辏过度。3年后追访患儿良好。

【文献选录】

《证治准绳·杂病·七窍门》曰："双目睛通，亦曰明目，《甲乙经》云，明目者水沟主之，此证谓幼时所患，目珠偏斜，视亦不正，至长不愈者，患非一端，有因嫩脆之时目病，风热攻损，脑筋急缩者，有因惊风天吊带转，筋络失于散治，风热遂致凝滞经络而定者，有因小儿眠三熥之下亮处，侧视久之，遂致筋脉滞定而偏者。凡有此病，急宜乘病嫩，血气未定治之。若至长，筋络血气已定，不复愈矣。此专言幼患至长不可医者，非神珠将反急病之比。牛黄膏：治小儿通睛。牛黄一钱，犀角二钱，甘草一分二厘，金银箔各五片。上为末，炼蜜，丸绿豆大，每服七丸，薄荷汤下。"

《银海精微·小儿通睛》曰："小儿通睛，与鹘眼凝睛、辘轳展开此三症颇同，然此症或因外物打着头颅，或被诸般人物惊心，遂成惊风之症。风热伤肝魂不应目，风邪上壅黄仁不成关锁，瞳仁开，惟直视不辨人物，致眼通睛，通者黄仁、水轮皆黑，似无黄仁，瞳仁水散，似无瞳仁，此黄仁与瞳仁通混不分，号曰通瞳。亦风药摩擦二法，发散风邪宜服牛黄丸，不须点药，只服药，然前症牛黄丸、通顶石楠散亦可用也。"

《秘传眼科龙木论·六十八·小儿通睛外障》曰："此眼初患之时。皆因失误筑打着头面额角。倒蹙扑下。令小儿肝受惊风。遂使眼目通睛。宜服牛黄丸、犀角饮子、通顶石南散立效。诗曰：小儿两目患通睛，欲拟看西又看东；振着脑中睛带转，肝家受得内惊风；牛黄犀角频研服，细研石南吹鼻中，乳母牵连须忌口，数朝方得旧时容。"

《幼幼新书·通睛第十四》曰："《龙木论》论小儿通睛外障，此眼初患时，皆因失误筑打着头面，额角兼倒蹙扑下，令小儿肝受惊风，遂使眼目通睛。宜服牛黄丸、犀角饮子、通顶石南散立效。"

《眼科心法要诀·小儿通睛歌》曰："小儿通睛因惊振，看东反西视斜偏，牛黄珠麝竺金黛，地龙苏附珀油蚕。"

《目经大成·天旋》曰："此症通睛偏戾，白眼斜觇，盖乾廓下倾，幼时所患者也，故曰天旋。"

【现代研究】

史存娥等按摩治疗小儿共同性斜视 10 例。按压眶周（取眼眶骨边缘，医者用拇指尖按患者患侧眶骨边缘，中度手法绕周依次按压）20 次。上斜视可重点按压下眶中部；下斜视可重点按压上眶中部；内斜视可重点按压外眦角处，外斜视可重点按压内眦角处；清肝经（医者取患儿示指掌侧末节横纹处推向指尖）100 次；揉合谷（医者用拇指揉患儿合谷穴处）20 次，若发惊较重者加清心经（中指末节掌侧横纹向指尖推）100 次。按压眶周内可直接刺激动眼神经和展神经，又可疏通经络，畅行气血，恢复眼肌营养。合谷亦为眼病要穴，按揉合谷能加速拮抗肌和眼肌神经麻痹的恢复。

第六节　风牵偏视

风牵偏视是以眼珠突然偏斜，转动受限，视一为二为临床特征的眼病。本病又名目偏视、神珠将反、坠睛、坠睛眼，均以眼珠偏斜为其主症。

风牵偏视类似于西医学的麻痹性斜视。分为先天性、后天性两类，前者由先天发育异常、产伤等引起；后者可由外伤、炎症、血管性疾病、肿瘤和代谢性疾病等引起。

据调查发现，目前我国少年儿童斜视患病率已超过 1%，斜视同近视和弱视等眼病一样，已成为威胁青少年健康的一大病症。

【源流】

坠睛之记载首见于《灵枢·大惑论》云："谓邪中于项，乘虚入脑，引目系急，以致目眩睛斜，视歧而见一物为两物。"《诸病源候论·目病诸候》谓："人脏腑虚而风邪入于目，而瞳子被风所射，睛不正则偏视。"《太平圣惠方·治坠睛诸方》谓："坠睛眼者，由眼中贼风所吹故也……则瞳人牵拽向下。"

【病因病机】

《证治准绳·杂病·七窍门》谓："目珠不正，人虽要转而目不能转。乃风热攻脑，筋络被其牵缩紧急，吊偏珠子，是以不能运转。"《太平圣惠方·治坠睛诸方》则认为本病是"风寒入贯瞳人，攻于眼带，则瞳人牵拽向下"所致。结合临床归纳如下。

（一）风邪中络证

气血不足，腠理不固，风邪乘虚侵入经络，目中筋脉弛缓而发病。

（二）风痰阻络证

脾胃失调，津液不布，聚湿生痰，复感风邪，风痰阻络，致眼带转动不灵。

（三）脉络瘀阻证

因头面部外伤或肿瘤压迫，致使脉络受损瘀阻所致。

【临床表现】

（一）自觉症状

猝然发病，视一为二，常伴有视物模糊、眩晕、恶心、步态不稳等。

（二）眼部检查

眼珠斜向麻痹肌作用方向的对侧，运动受限。外展肌群麻痹时眼位向鼻侧偏斜，产生同侧性复视；内转肌群麻痹时眼位向颞侧偏斜，产生交叉性复视。一般头向麻痹肌作用方向偏斜，部分可伴有瞳孔散大、视力下降。

（三）实验室及特殊检查

1. 弧形视野计检查 第二斜视角大于第一斜视角，即麻痹眼注视时健眼的偏斜度大。

2. 同视机检查 可确定斜视度数。

3. 影像学检查 进行眼眶 X 线片、颅脑 CT 或 MRI 检查，以排除眼眶骨折、颅脑出血及占位性病变。

【诊断依据】

1. 复视，视物昏蒙，或恶心呕吐，头晕目眩，步履不稳等。

2. 眼球斜向麻痹肌作用方向的对侧，出现不同程度的转动受限。

3. 第二斜视角大于第一斜视角。

4. 为了减轻或克服视一为二现象，头部往往出现偏斜位。

5. 分型：分为2种类型。

（1）先天性麻痹性斜视：最常见为上斜肌不全麻痹、单独下斜肌和下直肌麻痹罕见。①先天性上斜肌不全麻痹，受累眼上斜视，可以单侧或双侧发病，双侧多于单侧。双侧发病者两眼可以对称或不对称。双眼受累时第一眼位垂直斜视度较小。双眼眼球运动表现为受累眼内下转时落后，下斜肌功能亢进或正常。单眼运动可以正常。可有典型的代偿头位，头向低位眼倾，面转向健眼侧，下颌内收。面部发育常不对称。失代偿者可有复视。②先天性动眼神经麻痹，受累眼上睑下垂，大度数外斜视。眼内肌受累时瞳孔扩大，对光反应消失或迟钝。眼球运动内转明显受限，内上、外上、外下运动均有不同程度限制。

（2）后天性麻痹性斜视：主要是展神经麻痹、上斜肌麻痹、动眼神经麻痹引起。①展神经麻痹，大度数内斜视。受累眼外转受限，严重时外转不能超过中线。患者复视，伴有代偿头位。②获得性上斜肌麻痹，复视；受累眼上斜视；受累眼向鼻下运动，不同程度限制。有代偿头位，但不如先天者典型。有过指现象（投射失误）。③获得性动眼神经麻痹，受累眼上睑下垂，大度数外斜视，瞳孔正常或散大；受累眼内转明显受限；受累眼开启时有复视。

【鉴别诊断】

本病应与通睛相鉴别 两者相同之处是均有目偏斜。不同之处是通睛一般无复视，第一斜视角等于第二斜视角，无眼球运动障碍；风牵偏视则有复视，第二斜视角大于第一斜视角，并有不同程度的眼球转动受限。

【辨治思路】

中医将麻痹性斜视归于"目偏视""风牵偏视"等范畴，认为正气亏虚，络脉不固，则易牵偏眼珠；而脾失健运，复感风邪，痰郁化热，久之风痰阻络，气血难运，筋脉失之濡养而发为本病，治疗应辨证与辨病相结合，既要祛邪，又要扶正，调理脏腑气血，还要注重患者其他兼症。

（一）辨证思路

1. 风邪中络证 本证以目珠偏斜，转动失灵，倾头瞻视，视物昏花，视一为二为诊断要点。气血不足，腠理不固，风邪侵袭经络，则气血运行不畅，筋脉失于濡养而弛缓不用，目珠偏斜，转动失灵，头面受风后易出现头晕目眩，风性主动，故步态不稳，风邪中络，故舌淡，脉浮数。

2. 风痰阻络证　本证以目珠偏斜，转动失灵，倾头瞻视，视物昏花，视一为二为诊断要点，脾虚痰聚，复感风邪，风痰结聚，阻滞脉络，气血不行致筋肉失养而弛缓不用，故目珠偏斜，脾失健运，痰湿蕴阻，故胸闷呕恶，食欲不振，泛吐痰涎，舌苔白腻，脉弦滑为风痰阻络证。

3. 脉络瘀阻证　本证以目珠偏位，视一为二为诊断要点，外伤或中风后瘀血阻络，日久不消，筋脉失于濡养，故目珠偏位，视一为二，瘀血阻滞舌面，舌质淡或瘀斑，脉涩。

（二）症状识辨

目珠偏斜，发病急骤，转动失灵，倾头瞻视，视物昏花，视一为二；多系头部外伤、眼部直接受伤或中风后出现目珠偏位，视一为二；风邪中络者伴头晕目眩，步态不稳，舌淡，脉浮数；风痰阻络者伴胸闷呕恶，食欲不振，泛吐痰涎，舌苔白腻，脉弦滑；脉络瘀阻者伴舌质淡或瘀斑，脉涩。

（三）治疗思路

1. 治法与处方原则　本病早期应针药并用疗效更佳，以达祛邪通络、行气活血之功效。结合患者伴随症状，予以清热、化痰、补虚之法。

2. 用药方式

（1）风邪中络证：风牵偏视风邪中络者，当祛风通络，扶正祛邪。以麻黄汤、桂枝汤加防风、防己祛风通络，以驱外来之风邪；附子、人参温阳益气，与祛风散寒药同用，有扶正祛邪之功；川芎上行头目，以祛颠顶之风，且能活血化瘀，取"血行风自灭"之意；黄芩制诸药之温热。诸药合用，共奏辛温祛风，益气扶正之功。

（2）风痰阻络证：风牵偏视风痰阻络者，当祛风除湿，化痰通络。羌活、防风祛风化痰，秦艽、木瓜舒筋活络，僵蚕、白附子、胆南星、法半夏祛风化痰，燥湿解痉，黄松节、生姜燥湿和胃，酌加芍药、天冬、当归以加强滋阴养血、舒筋通络之功。

（3）脉络瘀阻证：风牵偏视脉络瘀阻者，当活血行气，化瘀通络。桃仁、红花为主，力主活血化瘀；以甘温之熟地黄、当归滋阴补肝、养血调经；芍药养血和营，以增补血之力；川芎活血行气、调畅气血，以助活血之功，白附子辛温燥烈，入阳明经而走头面，以祛风化痰。全蝎、僵蚕均能祛风止痉，其中全蝎长于通络，僵蚕且能化痰，两方合用共奏活血行气，化瘀通络之功。

【治疗】

本病早期应针药并用，疗效更佳。若经 6 个月以上治疗而麻痹肌功能仍无恢复者，可考虑手术治疗；若有颅内、眶内病变者，应及早针对病因治疗。

（一）辨证论治

1. 风邪中络证

证候：发病急骤，目珠偏斜，转动失灵，倾头瞻视，视物昏花，视一为二；兼见头晕目眩，步态不稳；舌淡，脉浮数。

治法：祛风通络，扶正祛邪。

方药：小续命汤或化风汤加减。麻黄、防己、人参、黄芩、肉桂、白芍、川芎、杏仁、附子、防风、生姜、甘草、大枣。

加减：肝虚血少者可加当归、熟地黄以补血养血；风热为患者可去方中生姜、肉桂、附子等温热之品，酌加生石膏、生地黄、秦艽、桑枝等，以辛凉疏风、清热通络。

2. 风痰阻络证

证候：发病急骤，目珠偏斜，转动失灵，倾头瞻视，视物昏花，视一为二；兼见胸闷呕恶，食欲不振，泛吐痰涎；舌苔白腻，脉弦滑。

治法：祛风除湿，化痰通络。

方药：正容汤加减。羌活、白附子、防风、秦艽、胆南星、半夏、僵蚕、木瓜、甘草、黄松节、生姜。

加减：可酌加赤芍、当归以活血通络；恶心呕吐甚者，加竹茹、姜半夏以涤痰止呕；痰湿偏重者，酌加薏苡仁、石菖蒲、佩兰以芳香化浊、除湿祛痰。

3. 脉络瘀阻证

证候：多系头部外伤、眼部直接受伤或中风后出现目珠偏位，视一为二；舌质淡或瘀斑，脉涩。

治法：活血行气，化瘀通络。

方药：桃红四物汤合牵正散加减。桃仁、红花、当归、川芎、熟地黄、白芍、白附子、僵蚕、全蝎。

加减：病变早期可加防风、荆芥、蒺藜以增祛风散邪之功；后期表现为气虚血瘀者，可加党参、黄芪等以益气扶正，或改用补阳还五汤加减以益气活血通络。

（二）中成药

正斜丸（湖南中医药大学第一附属医院自制药） 由蜈蚣、僵蚕、全蝎、防风、秦艽、蝉蜕、黄芪、党参、甘草、红花、制白附子等组成，具有祛风化痰、活血通络、益气健脾作用。适用于风牵偏视属风痰阻络证。

（三）单方验方

1. 熟地黄24g，白芍18g，当归12g，川芎9g，白附子12g，僵蚕9g，全蝎6g，煎服。每日一剂，一剂两煎，早晚一次。适用于本病之肝虚受风证。

2. 银柴胡、黄芩、白术、枳壳、羌活、防风、前胡、薄荷、全蝎、桔梗、钩藤各10g，甘草3g，煎服。每日一剂，一剂两煎，早晚一次。适用于本病之风邪中络证。

3. 山药、黄芪各30g，茯苓、白术、黄精、钩藤各15g，附子、熟地黄、枸杞子、泽泻各10g，全蝎6g，牡丹皮、肉桂各5g，煎服。每日一剂，一剂两煎，早晚一次。适用于本病之肾阳不足、脉络失畅证。

4. 白附子（先煎）5g，僵蚕、桃仁、当归、川芎、法半夏、防风各10g，全蝎6g，络石藤、地龙各9g，丹参、黄芪各15g，煎服。每日一剂，一剂两煎，早晚一次。适用于本病之脉络瘀阻证。

（四）针灸治疗

1. 针刺治疗 ①主穴选用风池、完骨、天柱、太阳、百会、肝俞、肾俞、足三里、阳陵泉；配穴选眼局部与麻痹肌相对应的穴位，如内直肌麻痹选睛明，外直肌麻痹选瞳子髎，下直肌麻痹选承泣，上直肌麻痹选鱼腰。轮流选穴，平补平泻，每日针1~2次，留针30分钟。②眼肌直接针刺法：结膜囊表面麻醉后，以针灸针直接刺相应麻痹肌之眼球附着点后1~3mm处，每条肌肉可轻轻推刺数十下，刺后点抗生素眼药，每日或隔日1次。

2. 穴位敷贴 用复方牵正膏敷贴患侧太阳、下关、颊车穴，先太阳后下关再颊车，每次1穴，每穴治疗间隔7~10天，适用于风痰阻络证。

3. 推拿治疗 患者仰卧位，医者坐于患者头侧，用双手拇指分别按揉百会、睛明、攒竹、鱼腰、太阳、瞳子髎、丝竹空、风池等穴；再用双手拇指指腹分抹眼眶周围。上述手法反复交替使用，每次治疗约20分钟。然后患者取坐位，医者在患者背部点揉肝俞、胆俞及对侧合谷、下肢光明穴5~10分钟。全套手法治疗时间30分钟，每日1次，10日为1个疗程。

（五）西医治疗

1. 非手术治疗

（1）病因治疗：全身应用抗炎药物或治疗外伤。

（2）支持疗法：可配合用能量合剂、B族维生素及促进神经功能恢复的药物。

2. 手术 病因清楚保守治疗6个月无效，或病情好转停止、稳定4~6个月，仍有斜视者可采用手术治疗。手术设计原则是减弱功能亢进肌肉，加强功能不足的肌肉。

展神经部分麻痹可行内直肌后徙外直肌截腱手术，外直肌全麻痹者可行内直肌减弱联合下直肌与外直肌连接术（Jenson手术）或上下直肌移位术；内直肌注射类肉毒素可以避免或缓解肌肉挛缩，也可以替代内直肌后徙术；获得性上斜肌麻痹的患者，手术应以矫正正前方及前下方眼位并恢复双眼单视；由于动眼神经累及眼外肌多手术效果较差，上转运动严重限制时上睑下垂矫正手术应慎重。

【预后转归】

部分病例经及时正确治疗可较早康复，久病疗效则差。手术效果一般不理想。

【预防调护】

1. 遮盖麻痹眼，以消除复视。
2. 本病忌食肥甘厚腻，以免渍湿生痰加重病情。
3. 慎起居，避风寒，以避免或减少本病的发生。

【名医经验】

（一）唐由之论治风牵偏视经验

1. 学术思想

（1）补脾祛风法为首：《诸病源候论·目病诸候》中记载"人脏腑虚而风邪入于目，而瞳子被风所射，睛不正则偏视"。《证治准绳·杂病·七窍门》中亦有"目珠不正，乃风热攻脑，筋络被其牵缩紧急，吊斜目珠子，是以不能运转"。唐老在历代医家论述的基础上结合临床经验认为，风牵偏视发生迅速，短则数小时就可致病，与风邪的致病特点相一致。但风有内外，外风主见于外感，在眼部表现为目痒、羞明、白睛红赤、黑睛生翳等；内风多源于内虚，和脾胃密切相关，脾胃为后天之本，气血生化之源。虚则运化水谷精微乏力，气血化生不足，血不荣络，所主眼外肌不能得到充分濡养，致血虚化风；一旦被外邪所侵则内外合邪，引起眼外肌运动失常，在整个发病过程中，脾气虚是其本，外风侵袭为之标。在治疗上，对于初犯该病者应当补气健脾固本与祛风通络相结合，在牵正散的基础上加健脾益气药（如党参、黄芪、白术等）进行治疗。

（2）疏经通络贯始终：风牵偏视患者以中老年人多见，人至老年全身功能日渐减退，正如李东垣在《医学发明·中风有三》中记载"中风者，非外来风邪，乃本气病也。凡人年逾四旬气衰之际，或因忧喜忿怒伤其气者，多有此疾。壮岁之时无有也，若肥盛则间有之。亦是形盛气衰而如此"。正气虚，推动无力，则血液瘀滞；脾气虚，运化水湿之力减弱，则湿内生，无形之疾留滞经络之间则进一步加重病情。因此，在整个治疗过程中，酌加祛痰通络药（如橘络、地龙、白僵蚕）、活血通经药（如丹参、川芎）、祛湿通络药（如伸筋草、黄松节、木瓜）等，使经络畅达药到病所。

此外，对于有明显病因（如高血压、糖尿病、甲状腺功能亢进、眼外伤等）的患者，应当积极治疗原发病。对高血压引起该病的患者治疗，唐老常加入天麻、钩藤、石决明等平肝潜阳药物；眼伤引起者，酌加水蛭、桃仁、红花等活血化瘀之品；甲状腺功能亢进引起者加黄连、黄柏、香附、浙贝母。

2. 典型病例

患者，男，56岁。以"晨起后发现向左看时复视2个月"为主诉，于2007年3月5日到中国中医科学院眼科医院就诊。门诊查：视力，右眼1.0，左眼0.8。33cm角膜映光，+15°，左眼球向外运动受限，其余眼部检查未见明显异常。患者否认外伤史、大量饮酒史、高血压、糖尿病及甲状腺亢进等病史。曾在其他医院静脉滴注甲钴胺注射液，口服维生素类药物效果不明显。查血糖：5.1mmol/L，头颅MRI（-）。全身症见：头晕，乏力，舌淡，脉沉细。唐老诊查后以补气健脾、祛风化痰通络为治则。处方：黄芪、党参、升麻、柴胡、当归、炒白术、全蝎、白僵蚕、射干、白附子，21剂，水煎服，每日一剂。

3月26日二诊，患者自觉复视、头晕乏力症状转前好转。上方去白附子，加川乌、伸筋草、黄松节，21剂继服。5月11日，患者复视、头晕症状完全消失，33cm角膜映光正位。左眼球向左转动基本到位。

按语：患者已年近六旬，工作较为忙碌，伴有乏力、头晕症状，舌淡，脉沉细。考虑其病机为脾虚中焦运化失常，化湿生痰；气虚推动无力，血液运行不畅，脉络瘀滞。痰、湿、瘀三种病理因素互为影响，阻滞经络，眼外眦得不到精血津液等精微物质的充养，加之引动内风，风邪中络，最终导致眼肌麻痹的发生。

（二）庞赞襄治疗麻痹性斜视经验

1. 学术思想 麻痹性斜视是眼科常见的疑难眼病，庞教授对于麻痹性斜视的治疗，强调必须着重于健脾益气，息风疏络，补气升阳。

（1）脾胃虚弱，脉络失畅型：上睑无力展开，遮于整个角膜，麻木弛缓，开张失去自主，患者为了克服视物障碍，每有仰头视物的姿态，一般精神疲乏，食欲不振，舌质淡，苔薄白，脉缓细或弦细。治宜健脾益气，养血疏络。方用培土健肌汤（《中医眼科临床实践》）。方由党参、白术、茯苓、当归、炙黄芪、钩藤、全蝎、银柴胡、升麻、陈皮、甘草组成。

（2）风邪较重，脉络受阻型：眼球仅能直视而不能转动，伴有头痛，颈项拘紧，舌苔薄白，脉浮数。治宜健脾散风，疏通脉络。方用羌活胜风汤（《原机启微》）。方由银柴胡、黄芩、白术、枳壳、羌活、防风、前胡、薄荷、全蝎、桔梗、钩藤、甘草组成。

（3）肾阴不足，津血亏损型：伴有高血压病，视物成双，头晕目眩，手足心热，盗汗，口燥咽干，尿短而赤，或多见于成年人、脑力劳动者而突然发病，舌质红少苔或无苔，脉细数或弦数有力。治宜滋阴益肾，平肝息风。方用育阴潜阳熄风汤（《中医眼科临床实践》）。方由生地黄、石决明、白芍、麦冬、天冬、盐知母、盐黄柏、生龙骨、生牡蛎、怀牛膝、钩藤、全蝎、菊花、黄芩组成。

（4）肾阳不足，脉络失畅型：伴有久病不愈，视物成双，体乏无力，面色无华，畏寒肢冷，少气懒言，自汗腰酸，小便清长，或糖尿病患者，或老年人突然发病者，胃纳尚可，便润，口不干，舌质暗苔白，脉沉细。治宜滋补肾阳，温化通络。方用桂附地黄汤加味（《金匮要略》）。方由山药、黄芪、茯苓、白术、黄精、钩藤、附子（先煎）、熟地黄、枸杞子、泽泻、全蝎、牡丹皮、肉桂组成。

2. 典型病例　患者，女，40岁，工人。于1999年4月29日初诊。

主诉：一日前因感冒后头痛，双眼视物成双，视一为二。视力：右眼1.2，左眼1.0。右眼球向外转动时受限，每次转动时眼球疼痛，伴有前额疼痛。复视像检查诊断为右眼外直肌麻痹。

处方：柴胡12g，黄芩、白术、枳壳各10g，羌活、防风、前胡、薄荷、全蝎、桔梗、钩藤各15g，甘草3g。水煎服，每日1剂。1999年5月18日复查，双眼视物成双症状基本消失，前方加荆芥、蔓荆子各10g，服至6月5日。查双眼复视症状完全消失，右眼球转动自如，病愈停药。

按语：由于麻痹性斜视风邪所中有轻重缓急之不同，因而治法各异。属于风邪较重者，多用培土健肌汤和羌活胜风汤加减。麻痹性斜视多为脾胃虚弱，气虚风侵，脉络失畅，以致眼肌麻痹。故以健脾益气，培土健肌，散风疏络为治疗原则。当归、白芍养血活血，取"血行风自灭"之义；羌活与升麻、柴胡配伍，为"升举阳气之要药"。诸药合用，共奏健脾益气，散风疏络之效。方药对症，故见其效。或外感风邪，风邪中络客于眼肌，以致眼肌麻痹，视物成双而病。由此见症，多拟散风祛邪之品，辅用健脾之药。故在大量散风药中，多用散风祛邪加清解郁热内邪之品，或用健脾散风之品。诸品合用，风邪祛散，脉络通畅，故病得治。另外全蝎多用于急感风邪，或风邪较重者。庞师对于病程日久者，并用小量党参、黄芪等扶正祛邪之品；属于肾阴阳虚者，方用育阴潜阳熄风汤和桂附地黄汤加减；肾阴不足，津液匮乏，阴液亏损，肝阳易于上亢，风邪外侵，内有郁热，脉络失畅，以致本病，用养肝阴、滋水涵木、清退虚热之品，或用育阴潜阳、散风疏络、清热解郁之药；伴有糖尿病或其他全身性疾病，且病情较重者，多用温补肾阳、疏通脉络、开郁启闭，佐以散风解郁之品，应用桂附地黄汤意为阴中求阳，在补阴阳中加宣通之品，配合针刺治疗，以开通玄府，解郁散风，疏通脉络，治愈眼病。

【文献选录】

《灵枢·大惑论》曰："邪中于项，因逢其身之虚，其入深，则随眼系以入于脑，入于脑则转，脑转则引目系急，目系急则目眩以转矣，邪其精（通"睛"），其精（通"睛"）所中不相比也，则精散，精散则视歧，视歧见两物。"（《类经·疾病类》注：前邪字，邪气也。后邪字，与斜同。邪气中于风府、天柱之间，乘其虚则入脑连目，目系急则目眩精斜，故左右之脉互有缓急，视歧失正，则两睛之所中于物者，不相类比而各异其见，是以视一为两也。"）

《证治准绳·杂病·七窍门》曰："瞳神反背，因六气偏胜，风热搏急，其珠斜翻，侧翻，白向外而黑向内也。药不能疗，止用拨治，须久久精熟，能识其向人，何眦或带上带下之分，然后拨之，则疗在反掌，否则患者徒受痛楚，医者枉费心机。今人但见目盲内障，或目损风水二轮，坏而膏杂，白掩黑者，皆呼为瞳神反背，谬矣。夫反背实是斜翻，乌珠向内，岂有珠正向外，而可谓之反背者哉。通肝散加全蝎、钩藤，或黄芪建中加羌活、归身、蝎梢。虚则神效黄芪、补中益气皆可取用。"

《太平圣惠方·治坠睛诸方》曰："夫坠睛眼者，由眼中贼风所吹故也，风寒入贯瞳仁，攻于眼带，则瞳仁牵拽向下，名曰坠睛。治坠睛眼，风热牵瞳仁向下，宜服此细辛散方。治坠睛，风毒牵瞳仁向下，眼带紧急，视物不明，宜服菊花散方。治坠睛久不瘥，宜服羌活散。治眼风邪所攻，坠睛向下，渐渐失明，宜服槐子丸方。"

【现代研究】

1. 刘晓倩等对循经筋取穴治疗风牵偏视（风痰阻络型）做临床观察，将符合风牵偏视疾病纳入标准的 72 例患者随机分为两组。两组均采用甲钴胺注射液 0.5mg 肌内注射。治疗组，针刺眼部经筋，每次 30 分钟，1 次/日；同时采用复方樟柳碱注射液颞浅动脉旁注射。对照组，复方樟柳碱注射液 2mL 颞浅动脉旁皮下注射，1 次/日；两组均以 15 日为 1 个疗程，3 个疗程后统计结果。分别在治疗前与治疗后记录患者眼位及斜视角的变化，以及主症复视，头晕、恶心等伴随症状的改善情况。用 SPSS19.0 统计软件进行统计分析，并根据统计结果分析两组治疗方法的临床疗效的差异性。结果，统计结果表明治疗组与对照组均能改善风牵偏视病的临床症状及体征，将两组疗效情况进行统计处理，$P < 0.05$，差异显著，说明治疗组的治疗方法对本病的临床症状、体征改善优于对照组。结论：循经筋取穴治疗风牵偏视（风痰阻络型）有效。

2. 陈旭虹从五轮学说入手将目窍与五脏联系，运用临床治疗风牵偏视经验，论述了目窍与五脏相关理论在治疗风牵偏视中的应用。

3. 刘远峰中医针刺治疗麻痹性斜视 13 例眼区局部取穴，睛明、球后、攒竹、上睛明、瞳子髎、承泣、四白、阳白；头部取穴，百会、风池、太阳，远部取穴，合谷、内关、光明，眼部及头部取穴为患侧，远部取穴为对侧，10 天为 1 个疗程，睛明、上睛明、球后、承泣，向眼球侧方斜行进针 1.5~3cm 以达到刺激直肌肌腹为目的，行平补平泻手法，忌捻转，其他穴位可配合电针治疗。本组 13 例，9 例治愈，无复视及代偿头位，同视机检查斜视角无，显效 3 例，同视机检查在正常范围，1 例无效，因病程过长。总有效率为 93.3%。针刺取穴原则为疏风和络，使气血运行通畅。除眼部穴位外，其他穴位配合电针治疗，以增强疗效。眼部应注意进针角度、深度，以免损伤眼球及视神经。手法应熟练、准确，针后应按压针眼，防止出血。

4. 王海燕将 56 例麻痹性斜视患者随机分为治疗组和对照组各 28 例，治疗组采用中医辨证配合针刺治疗。对照组单纯运用中医辨证治疗。中医辨证风痰阻络型采用中医祛风化痰通络法治疗，以正容汤加减，药用：白附子 10g，胆南星 10g，僵蚕 10g，羌活 10g，防风 10g，秦艽 10g，全蝎 10g，茯神 10g，甘草 69，生姜 3 片，大枣 5 枚。脉络瘀阻型采用中医活血化瘀通络法治疗，以血府逐瘀汤加减，药用：当归 10g，生地黄 10g，桃仁 10g，红花 6g，赤芍 10g，柴胡 10g，鸡血藤 15g，桔梗 5g，川芎 10g，川牛膝 6g。阳亢动风型采用中医平肝潜阳、息风通络法治疗，以洪亮教授自拟方天麻钩藤四物汤加减，药用：天麻 10g，钩藤（后下）10g，生地黄 15g，当归 10g，白芍 10g，川芎 6g，地龙 10g，僵蚕 10g，怀牛膝 10g，丹参 15g，茯神 10g，石决明（先煎）20g。情志郁闷加柴胡、郁金；肝胆火盛加山栀子、黄芩。

针刺治疗：主穴睛明、鱼腰、攒竹、太阳、风池、百会；配穴合谷、承泣、球后、丝竹空、阳白、足三里、阳陵泉、外关、丰隆。①内、外直肌麻痹取睛明、鱼腰、阳白、攒竹、太阳、百会、丝竹空、合谷。②上、下直肌麻痹取睛明、球后、承泣、攒竹、阳白、合谷。③上、下斜肌及多条肌麻痹取睛明、阳白、承泣、攒竹、太阳、鱼腰、丝竹空、风池、百会。④疾病过程中均可加用足三里、阳陵泉、外关、丰隆等全身穴位扶正祛风，化痰通络。本临床研究共观察 60 例麻痹性斜视患者，其中有 4 例未能按要求定期复查者，而将其排除，有效病例 56 例，运用统计学软件 SPSS11.5 进行分析比较，治疗组治愈痊愈 23 眼，显效 2 眼，好转 2 眼，无效 1 眼；对照组痊愈 9 眼，显效 10 眼，好转 5 眼，无效 4 眼，总有效率治疗组为 96.4%（27/28），对照组为 85.7%（24/28），治疗组疗效明显优于对照组，差别有显著性意义（$P < 0.05$）。结果表明中医辨证配合针刺疗法能够有效地治疗麻痹性斜视、能够积极有效地改善患者眼球活动度、减轻复视、促进麻痹肌肉功能恢复并平衡各眼肌肌力及缩短病程，而且其临床疗效优于单纯中医辨证疗法。

第七节 弱 视

弱视是指眼球无器质性病变，但单眼或双眼矫正视力低于同龄正常儿童的眼病。弱视为西医学病名，多由视觉发育期间各种原因导致视觉细胞的有效刺激不足，从而造成视力发育迟缓。根据其病因，临床将本病分为斜视性弱视、屈光参差性弱视、屈光不正性弱视、形觉剥夺性弱视及其他类型弱视五种类型。中医学对本病的论述散见于小儿通睛、能远怯近、胎患内障等眼病中。我国青少年人群中弱视患病率为 2% ~ 5%，我国有 3 亿多儿童，估计近 1000 万儿童患有弱视。

【源流】

中医学中并无弱视之名，据其病因病机及临床表现，可将其归属为"视瞻昏渺"

"小儿青盲""能远怯近""能近怯远"等眼病范畴，关于其症状的描述早在《诸病源候论·小儿杂病·目青盲候》中即可见："眼无翳障，而不见物，谓之盲"。关于其病机，则主要体现在"能远怯近""能近怯远""小儿眼生翳"等眼病中，《外台秘要》中有"阴精不足，阳光有余，病于水者……而阴阳和顺"，认为调节心肾阴阳，使之阴平阳秘，气旺血盛，则视物清晰。

【病因病机】

（一）肝肾不足证

先天禀赋不足，目中真精亏少，神光发越无力。

（二）脾胃虚弱证

小儿喂养不当，日久则脾胃虚弱，气血生化乏源，可致目失濡养，视物不明。

【临床表现】

（一）自觉症状

视物昏蒙。因患儿年幼而不能自诉，多因目偏视而为家长所发现或在体检时查出。

（二）眼部检查

矫正视力 3岁以下儿童低于0.5；4~5岁儿童低于0.6；6~7岁儿童低于0.7；或8岁以上儿童低于0.8；或双眼视力相差2行以上；或伴有目偏视；或有先天性白内障术后及不恰当地遮盖眼睛史。视力检查中，对单个字体的辨认能力比对同样大小排列成行字体的辨认能力高（拥挤现象），对比敏感功能降低。眼底检查常有异常固视。

（三）实验室及特殊检查

1. 视觉电生理检查 图形视觉诱发电位（P-VEP）P_{100}潜时延长及振幅下降。

2. 同视机检查 用于双眼视觉功能检查。

【诊断依据】

1. 矫正视力 3岁以下儿童低于0.5；4~5岁儿童低于0.6；6~7岁儿童低于0.7；8岁以上儿童低于0.8；或双眼视力相差2行以上。

2. 可有屈光不正或眼部斜视或无晶体眼或严重上睑下垂等

3. 分型

（1）斜视性弱视：为单眼弱视。发生在单眼性斜视，双眼交替性斜视不形成斜视性弱视。由于眼位偏斜后引起异常的双眼相互作用，斜视眼的黄斑中心凹接受的不同物像（混淆视）受到抑制，导致斜视眼最佳矫正视力下降。

（2）屈光参差性弱视：即两眼之间存在屈光参差（正球镜相差≥1.5D，柱镜相差≥1D），屈光度较高的一眼可以形成弱视。屈光参差性弱视是由于两眼异常相互作用和形觉剥夺两个因素引起的。中低度数的近视性屈光参差一般不形成弱视，差别＞−6D屈光度较高的眼有形成弱视的危险。屈光参差性弱视为单眼性弱视。

（3）屈光不正性弱视：为双眼性弱视。发生在双眼高度屈光不正（主要指远视性屈光不正或高度散光）未及时矫正者，主要由于两眼物像模糊引起形觉剥夺。双眼中低度近视一般不会形成弱视。超过−10D的近视有形成双眼弱视的危险。高度近视引起的视力下降要和近视性视网膜病变相鉴别。由双眼高度散光引起的弱视又称子午线性弱视。屈光不正性弱视配戴合适眼镜后视力可自行逐步恢复。

屈光参差性弱视、屈光不正性弱视以及高度散光引起的弱视统称为屈光性弱视。

（4）形觉剥夺性弱视：是指在视觉关键期内由于屈光间质混浊（角膜白斑、白内障、玻璃体炎症或积血），完全性上睑下垂，造成该眼视力下降，单眼形觉剥夺危害更大，更易形成弱视。形觉剥夺性弱视一般为单眼性弱视。引起形觉剥夺性弱视的原因，既有单眼形觉剥夺因素，又有双眼异常相互作用因素。

【鉴别诊断】

1. 屈光不正　诊断弱视前，应常规散瞳验光，排除屈光不正导致的视力不良。

2. 眼底病变　部分患儿因合并有先天性视网膜、视神经发育异常表现为视力低下，应仔细检查眼底，排除眼部的器质性疾病。

3. 合并全身异常的先天性眼病　如先天性青光眼、先天性小眼球及其他先天性眼病。

【辨治思路】

（一）辨证思路

1. 肝肾不足证　本病以视物不清为诊断要点，由于先天禀赋不足，目失温煦濡养，致神光无力而视物模糊，肾气不足，则小儿夜惊，肾失固摄，则遗尿，舌质淡，脉弱。

2. 脾胃虚弱证　本病以视物不清为诊断要点，由于脾胃虚弱，气血无生化之源，目失所养，故目珠发育迟缓，视物不明，脾主肌肉，脾气亏虚则胞睑下垂，脾失运化，则小儿偏食，水谷精微不足，颜面肌肉不得濡养则面色萎黄无华，消瘦，神疲乏力，运化不良，食欲低下，腹胀，便溏。舌淡嫩，苔薄白，脉缓弱为脾胃虚弱之象。

（二）症状识辨

小儿视物不清　因胎患内障或先天远视、近视所致者，或伴夜惊，遗尿，舌质淡，脉弱为肝肾不足者。或伴胞睑下垂；或小儿偏食，面色萎黄无华，消瘦，神疲乏力，食欲不振，食后脘腹胀满、便溏；舌淡嫩，苔薄白，脉缓弱为脾胃虚弱者。

（三）治疗思路

1. 治法与处方原则　应用健脾理气为主，辨证论治的基础上，适当予以补肾，对于肝肾不足型患儿应考虑其是否为屈光不正性。

2. 用药方式

（1）肝肾不足证：弱视肝肾不足者，应补益肝肾。熟地黄、白芍、当归、川芎滋养肝血，补养肝阴，枸杞子、覆盆子、地肤子、车前子、菟丝子补肾养精，精血足，瞳神得以濡养。

（2）脾胃虚弱证：弱视脾胃虚弱者，应健脾益气，兼以祛湿，人参健脾养胃，白术健脾燥湿，茯苓健脾渗湿，甘草益气和中，加白扁豆、砂仁祛湿，共奏健脾益气利湿之效。

【治疗】

早期发现，早期治疗。弱视治疗的预后与治疗年龄密切相关，年龄越小，疗效越高，成人后治愈基本无望。提高视力，尽快建立正常双眼视功能。

弱视应根据其病因的不同，采取针对性治疗方法；尽早去除形觉剥夺因素，重视斜视及屈光不正的矫正，以及黄斑固视和融合功能的训练等多方面综合治疗。

（一）辨证论治

1. 肝肾不足证

证候：胎患内障术后或先天远视、近视等致视物不清；或兼见小儿夜惊，遗尿；舌质淡，脉弱。

治法：补益肝肾，滋阴养血。

方药：四物五子丸加减。熟地黄、当归、地肤子、白芍、菟丝子、川芎、覆盆子、枸杞子、车前子。

加减：偏肾阳虚者，加山茱萸、补骨脂、淫羊藿以温补肾阳；肝肾阴虚明显者，加褚实子、桑椹、山茱萸以滋补肝肾；伴脾胃虚弱者，加白术、党参健脾益气。

2. 脾胃虚弱证

证候：视物不清，或胞睑下垂；或兼见小儿偏食，面色萎黄无华，消瘦，神疲乏力，食欲不振，食后脘腹胀满、便溏；舌淡嫩，苔薄白，脉缓弱。

治法：健脾益气，渗湿和胃。

方药：参苓白术散加减。人参、白术、茯苓、炒甘草、山药、桔梗、白扁豆、莲子肉、薏苡仁、缩砂仁。

加减：兼食滞者可选加山楂、麦芽、神曲、谷芽、鸡内金健胃消食。

（二）中成药

1. 槐杞黄颗粒　具有滋补肝肾作用，适用于弱视属肝肾不足证。

2. 四物五子胶囊　具有滋补肝肾作用，适用于弱视属肝肾不足证。

3. 杞明胶囊　具有补肾助阳，益精壮骨作用，适用于弱视属肾阳不足证。

（三）单方验方

熟地黄 12g，黄精 12g，怀山药 12g，白芍 10g，女贞子 12g，潞党参 12g，当归 12g，川芎 15g，生龙骨 20g，生牡蛎 20g，陈皮 6g，六神曲 10g，砂仁 5g。煎服，每日一剂，一剂两煎，早晚一次，适用于肝肾不足或脾胃虚弱证。

（四）外治疗法

1. 复方樟柳碱静脉输注。

2. 用人参、枸杞子、黄芪、当归、丹参、川芎、芍药、菟丝子、红花、威灵仙、细辛、防风、菊花、珍珠、薄荷脑、冰片等天然中草药制成中药外用膜剂（制备工艺略）。治疗时取一片消毒后的纱布展开，取自制中药膜剂 10mL 均匀地倒在纱布上，患者闭目，将蘸有敷液的纱布紧贴在眼部及其周围，其上盖一阻止药液向外蒸发的与纱布同等大小的塑料薄膜，敷 40 分钟。

3. 用王不留行籽压迫耳穴（眼、目 1、目 2、肝、脾、肾、心等），使之达到热、胀、痛为度。

（五）针灸治疗

眼部取睛明、承泣、攒竹、球后穴；头部及远端取风池、光明、翳明穴。若肝肾不足配肝俞、肾俞、三阴交；脾胃虚弱配足三里、关元、脾俞、胃俞。于每组穴中各取 1~2 穴针刺，年龄小的患儿不留针，年龄大的患儿留针 10~20 分钟。每日或隔日 1 次，10 次为 1 个疗程。

（六）西医治疗

1. 中心注视弱视治疗 宜选用传统遮盖优势眼、光学和药物压抑疗法、光栅刺激疗法等进行治疗。压抑疗法（penalization）又称光学药物压抑疗法，源于欧洲。最初有很多变换方式，通过镜片和好眼滴用阿托品实现限制好眼使用来提升弱视眼视力。方法：①近距离压抑疗法，健眼每日滴1%阿托品溶液散瞳，戴矫正眼镜，使健镜只能看清远距离，弱视眼在矫正眼镜上再加+3.00D，使之无需调节便能看清近距离。②远距离压抑法，健眼过矫+3.00D，使健眼只能看清近距离，弱视眼只戴最佳矫正眼镜，促进其看远。③全部压抑法，每日健眼以1%阿托品散瞳，戴欠矫4.00~5.00D球镜片，使看远近视力均不佳，弱视眼戴全矫眼镜。④交替压抑，方法是配两副眼镜，一副使右眼过矫+3.00D，另一副使左眼过矫+3.00D，不滴阿托品眼药水，每日交替换戴眼镜。北美多中心研究表明，药物压抑法是有效的，而光学压抑法的效果尚需进一步研究。

2. 旁中心注视弱视治疗 应选用后像疗法、红色滤光片疗法、三棱镜矫治、光刷治疗等方法进行治疗。后像疗法（afterimage therapy）又名增视疗法（pleoptics），为治疗旁中心注视弱视的方法，使用时需要用后像镜。后像镜也是一种直接检眼镜，但光源比一般检眼镜强。在光路上有一转盘，盘上设有直径不同大小的黑色圆点，此黑点之视网膜影像大小不同，可通过拨动转盘来更换不同的黑点。先将后像镜光线开到一般检眼镜亮度，看清弱视眼底，把黑点恰好放在中心凹处，形成清楚的影像。黑点的用途是为了保护中心凹使之不被照射，但要避免把旁中心注视点一起遮盖起来。位置定好后，加大后像镜亮度，使用强光照射包括旁中心注视点在内的视网膜带，一般照射20秒至1分钟后关闭光源。嘱患者观看白色屏幕上黑色"+"中心点，待产生负后像，诱导患者看到一照亮"X"字的中心被一暗圈围绕着，以纠正旁中心注视。

3. 海丁格刷法 为另外一种转变注视性质的方法。正常眼通过旋转的偏光镜片观看时，在蓝光（波长470nm）的背景上可看到两个三角形尖端相对的毛刷样影像围绕着中心注视点转动，很像飞机的螺旋桨。这是一种内视现象，其产生原因是由于极化光的方向作用于黄斑部放射状纤维，因此，其中心点应相对于中心凹。由于弱视患者在黄斑区有抑制暗点，所以刚开始治疗时很难看到此现象。通过一段时间治疗可以逐步看到这种现象。初始治疗期间此刷可能不在视野中央。此器械附有光圈来控制视野的大小。

4. 手术 伴有斜视者在适当时机应考虑手术治疗。

【预后转归】

弱视的疗效与治疗年龄有密切关系。早发现早治疗，效果较好。斜视性弱视，只要早期让斜视眼得到注视，就可以解除抑制，增进视力；屈光不正性弱视，需配戴合适的眼镜，视力可逐渐提高；屈光参差性弱视，如能早期配戴合适眼镜，视力亦可提高；形觉剥夺性弱视、先天性弱视，治疗多无效，预后差。

【预防调护】

儿童弱视早期发现、及时治疗十分重要，年龄越小则治疗效果越好，因此应做好以下几项工作。

1. 普及弱视知识的宣传教育工作，使家长和托幼工作者了解和掌握有关弱视防治基本知识，以便及早发现。

2. 儿童3岁前为视觉发育关键期，此年龄前检查视力最为重要。若3岁以上儿童视力检查发现双眼视力差异≥2行、矫正视力低于同龄正常儿童者，应及时到眼科就医。

3. 弱视治疗需要较长时间，应建立良好的医患合作关系。医务人员应将弱视的危害性、可逆性、治疗方法、注意事项告知家长，以取得合作。患儿家长，应做好小儿思想工作，积极配合治疗。

4. 注意营养，加强锻炼，增强体质。

【名医经验】

（一）衣元良论治弱视

典型病例：某男，7岁，发现左眼视力欠佳2年。

2年前家长发现患儿左眼视力欠佳，在外院检查诊为"屈光不正、弱视"，戴镜后视力进展缓慢，要求配合中药治疗。检查：视力，右眼0.8，近视力1.2，矫正视力+0.75D+0.5D×100°=1.0；左眼0.25，近视力0.7，矫正视力−1.00D+3.75D×180°=0.5。双眼位正，运动正常，屈光间质清晰。眼底，右眼为黄斑中心注视，左眼为中心旁注视5°，立体视觉（颜氏图）=60°，双眼中心抑制暗点均为10°；P-VEP，右眼P2、N2波潜伏期略延迟，左眼N2、P2波潜伏期明显延退，提示P-VEP右眼轻度异常，左眼中度异常；舌质淡，苔薄白，脉沉细。

中医诊断：右眼能近怯远；左眼视瞻昏渺；西医诊断：双眼屈光不正，左眼屈光参差性弱视。证属肝肾阴虚，气血不足。治以滋补肝肾，益气养血。

处方：视明饮加减。生地黄15g，白芍6g，枸杞子10g，山药15g，党参12g，当归6g，石决明15g，黄精12g，肉苁蓉10g，陈皮6g。水煎服，每日1剂，分早晚两次服。配合遮盖右眼。服药30剂后食欲欠佳，复查视力右眼1.5，左眼0.8，眼部情况及舌脉同前。上方加黄芪15g，焦三仙各10g，麦冬12g继服，1个月后饮食正常，视力明显好转，复查视力右眼1.5，左眼1.0。眼底，左眼中心旁注视3°，后患者停药。停药2年后随访，视力：右眼1.2，左眼1.0，立体视觉=60°，中心抑制暗点，右眼消失，左眼5°，复查P-VEP双侧N1、N2、P2各波潜伏期均正常，双侧各波幅对称，提示双眼P-VEP大致正常。

按语：此例弱视是屈光参差性，这类弱视由于两眼的屈光参差较大，在两眼黄斑部所形成物像的清晰度不等，即使屈光不正得到矫正，屈光参差所形成的物像的大小仍然不等，致使双眼物像不易或不能融合为一，视皮质中枢只能抑制屈光不正较大眼睛的物像，日久遂发生弱视。此类弱视属中医"能远怯近"范畴，在中医药治疗中结合遮盖优势眼效果良好。

（二）李宗智论治弱视

1. 学术思想　李老师认为青少年特别是幼儿乃稚阴稚阳之体，其脏腑精气不满，容易受邪或是功能失调，尤其是小儿肝肺容易郁热，热阻气机，壮火食气，阳气不能发越，神光被蒙蔽：肺热而使金不生水，而肝热又使子盗母气，终至肾阴不足，而命门为水之宅，肾阴肾阳互根互长，阴不足而阳也不生，稚阳之气更难发越，易形成弱视、近视等。因此认为病因是肝肾脾胃虚损。李师还认为现代幼儿出生后户外运动过少，接受自然光线的刺激少。同时在家里接受电视、各种灯光的刺激过多，导致视网膜发育不良而弱视，故此病城市幼儿的发病率远远高于农村。

2. 典型病例　李某，女，5岁。双眼视物不清半年就诊，伴口干，小便黄；舌淡，边微红，苔薄白，脉细。测双眼裸眼视力（左0.3/0.8，右0.4/0.7）。诊断：双眼弱视。主要治疗措施：弱视综合调理方案。中医辨证为肝肾阴虚血弱，中药处方以滋阴养血明目为法。

处方：决明子9g，刺蒺藜9g，生白芍9g，丹参9g，广栀子仁9g，女贞子12g，葛根9g，黄芪9g，淡竹叶6g，7剂，水煎服，每日一剂。配合单眼遮盖法、单眼穿针练习等方案。半月后二诊：服用前方后，觉视物较前清楚，口干改善，但活动后稍乏力，去黄芪，换沙参12g，处方如下：决明子9g，刺蒺藜9g，生白芍9g，丹参9g，广栀仁9g，女贞子12g，葛根9g，沙参12g，淡竹叶6g，共7剂，水煎服，每日一剂。半月后三诊：复查视力，左眼0.5/1.0，右眼0.5/1.0，乏力改善，继续以上药7剂巩固，嘱多运动，亲近自然。

【文献选录】

《眼科心法要诀·能远怯近歌》曰："近视昏蒙远视明，阳光有余损阴精，须用地芝丸枳壳，菊花生地共天冬。【注】能远怯近者，谓视物远则能见，近则昏蒙也。盖由其人阳气有余，阴精不足，故光华散乱，不能收敛于近也。宜用地芝丸养阴，久服则目自愈。"

《秘传眼科龙木论·胎患内障》曰："此眼初患之时，皆因乳母多有吃食乖违，将息失度，爱食湿面五辛诸毒丹药，积热在腹，后此令胎中患眼，生后五六岁以来，不言不笑，睹无盼视，父母始觉，急须服药调理，不宜点诸毒药，烧炙头面，枉害形容。直至年长十五以来方始辨眼内翳状如青白色，盖定瞳人，犹辨三光，可令金针拨之；小儿内障，多有不堪疗者，宜仔细看之，方可医疗，宜服护睛丸，即不损眼也。"

【现代研究】

吴奇志选取2014年1月~2015年6月于眼科门诊确诊的弱视患儿54例（99眼）作为研究对象，肝肾不足型36例（66.7%），脾胃虚弱型14例（25.9%），脾肾阳虚型4例（87.4%），其中医证型与弱视程度差异无统计学意义（$P > 0.05$），屈光不正性患儿中以肝肾不足型为主，斜视性患儿以脾胃虚弱型为主，在治疗上均以中药、针灸治疗为主，以验光配镜治疗为辅，部分病例再辅以耳穴压豆疗法。对于肝肾不足证，治法以补益肝肾，滋阴养血为原则，方用四物五子汤加减或用杞菊地黄丸加减；脾胃虚弱证，则治以补气健脾，渗湿和胃，用方为参苓白术散加减；而脾肾阳虚证，治以温补脾肾，用方为金匮肾气丸加减。针灸多取百会、合谷、风池、外关等穴位。治疗1个月为1个疗程，连续治疗5个疗程后判定疗效，总有效率为90.74%。结果显示儿童弱视以肝肾不足型最为多见，证型与弱视分级存在明显关系，中医治疗有效。

葛惠玲等采用针刺治疗弱视患儿90例。对照组（80眼）用常规戴镜、遮盖、弱视治疗仪治疗；治疗组（86眼）用针刺加常规治疗，取穴百会、睛明、承泣、丝竹空、太阳、风池等，隔日1次，留针40分钟，手法以平补平泻为主。3个月为1个疗程，连续4个疗程。结果：治疗组治疗各类型引起的弱视总有效率均优于对照组（$P < 0.05$），尤其是对白内障术后弱视、屈光参差弱视，总有效率为100%。两组比较有显著差异（$P < 0.05$）。表明针刺使神经元的营养和保护作用加强，从而促进神经元和突触的发育，建立良好的视觉发育模式。

闰兆采用中药配合针灸治疗12~17岁青少年弱视共63例（126眼）。补中益气汤（黄芪10g，白术10g，陈皮10g，升麻6g，柴胡6g，人参10g，当归身6g，甘草3g）加减，体质较差者加阿胶6g，人参用15g；食欲较差者加山楂、麦芽、神曲各10g。每袋150mL，每服1袋，每日2次。针灸取攒竹和翳明、丝竹空和太阳、瞳子髎和鱼腰三组穴位交替针刺，隔日1次，留针40分钟，10天1个疗程、治疗2个疗程总结1次疗效，每例以6个疗程为限。结果：好转102只眼，无效24只眼，有效率81%。表明中医药治疗12~17岁青少年弱视有效。

李迎舒采用中西医结合治疗儿童弱视，西医疗法：戴镜、遮盖治疗、增视训练（CAM视觉刺激、红光闪烁、海丁格刷、后像治疗等），每天1次，每次合计20分钟，10天为1个疗程。联合耳穴压迫：贴按眼穴、目1、目2、神门、心、肝、肾、脾、皮质下等穴，每次5~10分钟，3天更换1次，两耳交替使用，15天为1个疗程。同时口服中药近视康（川芎10g，牡丹皮12g，当归10g，熟地黄18g，五味子6g，枸杞子20g，柴胡10g，白芍12g，菟丝子15g）。结果：与单纯西药治疗组相比，中西医结合治疗组的治愈率明显高于西医治疗组，二者差异具有统计学意义（$P < 0.05$），显示出中西医结合疗法的优势。

第八节 辘轳转关

辘轳转关是指以两眼不自主地向左右或上下不停地有节奏的往返颤动或旋转为主要表现的眼病。类似于西医学的眼球震颤。根据发生时间分为先天性和后天性两种，先天性眼球震颤又称为先天性眼球震颤综合征。根据病变发生部位分为传入性（知觉性）和传出性（运动性）眼球震颤。知觉性眼球震颤主要由于视力损害或丧失引起，运动性眼球震颤损害部位位于大脑额叶至眼外肌的传出通路上。根据眼球震颤形式又可分为钟摆型和冲动型或跳动型眼球震颤。视物疲劳或单眼遮盖时易发生，视近集合可抑制眼球震颤。部分患者有遗传因素；部分眼球震颤可随年龄增长逐渐好转。

【源流】

辘轳转关之病名首见于《世医得效方·卷十六·眼科七十二症方》，"辘轳转关四十九：此乃睛藏上下睑，不能归中，所以言之为辘轳也。其证亦难治，然当且服天门冬饮子"。《秘传眼科龙木论》称之为"辘轳转关外障"，《审视瑶函》称之为"目睛瞤动"，《目经大成》称之为"辘轳自转"。

【病因病机】

（一）先天禀赋不足，外风入侵

《张氏医通》及《审视瑶函·卷四附治小儿疹痘伤并暴赤疼痛翳膜诸方》载云："此症谓病目六气不和，或因风邪所击，脑筋如拽，神珠不待人转，而自蓦然察上，蓦然察下，下之不能上，上之不能下，或左或右，倏易无时，盖转动搏击不定，筋脉振惕，缓急无常，被其牵拽而为害，轻则气定，脉偏而珠歪，如神珠将反之状，甚则翻转而为瞳神反背矣。"

（二）肝风内动，筋脉拘急

《医宗金鉴·辘轳转关歌》及《眼科心法要诀·卷二·辘轳转关歌》载云："辘轳转关肝风盛，旋转睛珠辘轳同。"

（三）肝经风热壅盛

肝经风热壅盛，以致二目睛旋转不定，与辘轳相似。《秘传眼科龙木论·四十九·辘轳转关外障》曰："此眼初患之时，皆因膈中壅毒，肝脏热极，风毒入脑，致令眼吊起，睛瞳难以回转，不辨人物。"

【临床表现】

（一）自觉症状

视物昏蒙；因患儿年幼而不能自诉，多因目偏视而为家长所发现或在体检时查出。一般双眼外无红痛，唯目珠不由自主地或左右，或上下，或呈旋转地摆动。

（二）眼部检查

1. 视力 检查裸眼（矫正）、远（近）、单眼（双眼）、正位（静止眼位）和代偿头位的视力。多数眼球震颤患者有不同程度的视力减退，冲动型眼球震颤在静止眼位时视力最好。检查视力时，注意遮眼板应放在受检眼前 15cm 处，以避免遮眼而导致眼球震颤加重，造成所测视力差于实际视力。单、双眼视力的比较有助于制订治疗方案，如代偿头位视力好于正位视力两行以上，可行中间带移位术。

2. 眼球运动 呈不自主、节律性来回运动，可为冲动形、钟摆形。注视时眼球震颤强度增加，集合时眼球震颤控制，视力增加。检查时注意：①眼球震颤的类型与方向，水平、垂直、旋转、斜向和混合型眼球震颤。②眼球震颤的强度，仅向眼球震颤快相方向注视时出现眼球震颤为Ⅰ度；向眼球震颤快相方向和向前注视时均出现为Ⅱ度，各方向注视均出现为Ⅲ度。③眼球震颤的频率，每分钟 10～40 次为慢速，每分钟 41～100 次为中速，每分钟 100 次以上为快速。④眼球震颤的振幅，指眼球偏离注视点的幅度眼球偏移小于 5°（眼球移动 1mm 内）为细小眼球震颤，偏移 5°～15°（眼球移动 1～3cm）为中等眼球震颤；在 15° 以上（眼球移动 3mm 以上）为粗大眼球震颤。⑤观察有无眼球运动障碍及是否存在静止眼位。

3. 代偿头位 冲动型眼球震颤多有代偿头位，可将头扭向眼球震颤最轻的视野方向以获得双眼单视。多数在静止眼位。

4. 头部运动 常伴有点头样痉挛，以增进视力。多数在静止眼位。

5. 摆动幻视 后天性眼球震颤往往自觉物体向某一个方向转动。先天性眼球震颤表现为眼球不自主的有节律的摆动。

（三）特殊检查

1. 眼球震颤检查

（1）肉眼观察法：最常用，适用于粗大的自发性眼球震颤。但是因肉眼很难看出慢相角速度小于每秒 7°～8° 的眼球震颤，结果欠准确。检查时被检者端坐，头部固定，两眼注视眼前50cm处，检查者移动手指，使其随之向正前、上、下、左、右5个方向注视，观察在各个不同方向的眼球震颤情况。水平凝视时距中线的角度不应超过50°，若超过此限，正常人也会出现短暂的终末眼球震颤，影响结果的判断。

（2）眼球震颤电图：通过描记眼球震颤电流观察眼球震颤种类及眼位变化与振幅之间的关系。

（3）电视录像眼球震颤描记观察法：是将Frenzel眼镜法和电视录像描记分析相结合的方法。受检者在电视摄像机凸镜前戴上Frenzel眼镜（+15D～+20D）使受检者无法看清外界物体，以消除集合运动和注视对眼球震颤的影响，通过放大镜摄取眼球震颤影像，输入电视荧光屏被记录备用。若采用观察慢动作的录像技术，可更精确地分析眼球震颤。观察过程应在暗室内进行，室内不可有运动着的物体（如电扇等），以免受检者因企图看清快速运动的物体而影响检查结果。

2. 眼球震颤值 患者将视线从正前方注视转向静止眼位时眼球所移动的距离。先嘱患者注视眼前33cm处视标，用1m尺置于眼前，0刻度对准其颞侧瞳孔缘或角膜缘，嘱受检者随视标转向静止眼位，记录瞳孔缘或角膜缘移动的距离读数。眼球震颤值可反映代偿头位的程度。

3. 头位扭转角 采用弧形视野计检查，嘱受检者取代偿头位注视5m外的视标，此时患者为了看清目标，会选择将休止眼位或静息眼位（眼球震颤最轻的眼位，此眼位上的视力相对较好）对向正前方视标，从而导致面部向某一方向偏转。测量此时面部偏离正前方的角度，即鼻根部引矢状线与视野计相交的夹角度数，即为头位扭转角。头位扭转角的大小可以指导制订治疗方案，如三棱镜的配戴度数，手术时眼外肌的位移量等。

4. 三棱镜耐受试验 根据检查结果，试戴适当度数的三棱镜，观察代偿头位有无改善。

【诊断依据】

眼球运动呈不自主、节律性来回运动。

【治疗】

治疗原则：减轻或停止眼球震颤，纠正代偿头位，改善视功能。积极治疗原发病。中医辨证论治及其他具体治法如下。

（一）辨证论治

1. 先天禀赋不足，外风入侵证
证候：目珠转动如辘轳，与生俱来或幼年逐渐形成，或伴目珠发育不良，能远怯近，视物模糊；舌淡红，苔薄白，脉弱或缓。

治法：补益肝肾，益气祛风。

方药：杞菊地黄丸或天门冬饮子加减。枸杞子、菊花、熟地黄、山茱萸、山药、泽泻、茯苓、牡丹皮、天冬、茺蔚子、知母、防风、五味子、人参、羌活。

加减：若体弱气虚者，加党参、黄精以益气养阴；伴能远怯近者，可加何首乌、龙眼肉、肉苁蓉，以增滋补肝肾之功。

2. 肝风内动，筋脉拘急证

证候：小儿卒然惊悸，眼目翻腾；全身及舌脉无异常。

治法：平肝息风。

方药：钩藤饮子加减。钩藤、蝉蜕、防风、人参、麻黄、僵蚕、天麻、蝎尾、炙甘草、川芎、麝香。

加减：伴能远怯近者，可加菊花等清肝明目。

3. 肝经风热壅盛证

证候：小儿眼目翻腾，睑硬睛疼；舌红，苔黄，脉弦或洪。

治法：疏风解热，清肝明目。

方药：通肝散加减。白芍、柴胡、黄芩、细辛、决明子、龙胆、蔓荆子、青葙子、木贼草、蒺藜、防风、玄参。

加减：可酌情予以黄连加强清热作用；大便不通可加大黄通便；若阴虚则加生地黄、天冬、西洋参等滋阴清热；伴能远怯近者，可加菊花等清肝明目。

（二）外治疗法

《张氏医通》治用姜汁调香油，摩擦目眦及迎香、上星、风池、风府、太阳等穴。若暴起者，宜用里药，兼升补即愈。

（三）针刺治疗

可取瞳子髎、承泣、太阳、风池，右眼配左侧合谷、足三里，左眼配右侧合谷、足三里，每日1次，10次为1个疗程。

（四）西医治疗

知觉性眼球震颤应治疗原发病；先天性眼球震颤多伴有不同程度弱视，可采用视觉刺激疗法（光栅）、红光闪烁疗法治疗弱视。在此基础上，可采用：①矫正屈光不正；②三棱镜矫治，目的在于消除代偿性头位，增进视力；③对先天性眼球震颤可考虑手术，目的在于矫正代偿性头位、转变眼位、减轻眼球震颤、提高视力。其手术原则是将慢相侧两眼外肌后退，减弱其张力，使之与快相侧眼外肌平衡，眼位则从偏心注视位转到正前方注视位。

【预后转归】

眼珠震颤随年龄增长可能减轻，肝风内动性眼珠震颤，闭眼时震颤不减弱，病程短暂，一般经及时正确治疗1周之内消失，最长不超过3周。

【预防调护】

1. 加强体育锻炼，增强体质，注意预防感冒。
2. 治疗按医嘱执行。

【名医经验】

李太安论治辘轳转关经验

1. 学术思想　《眼科心法要诀·卷二·辘轳转关歌》曰："辘轳转关肝风盛，旋转睛珠辘轳同，轻则瞳斜重反背。"《医宗金鉴》云："辘轳转关肝风盛，旋转睛珠辘轳同，轻则瞳斜重反背。"李老认为辘轳转关根本在于肝风盛，故治疗以息风为主。余根据全身证候辨证论治，例如益气健脾，养肝等。

2. 典型病例　王某，男，3岁。1976年9月15日初诊。

其母代诉，患儿出生后身体健康，4个月前因喂乳不节引起食欲不振，脘腹胀满，大便泄泻，排便稀薄夹有乳瓣，经月余治疗，病已痊愈。继而出现双眼球旋转，醒即发作，持续不断，入眠则止，现已3个月。西医诊为"双眼旋转性眼球震颤"，用谷维素、维生素 B_1 等药治疗不效。

察患儿双眼球旋转不定，两眼黑睛略向内斜，视物不清；身体消瘦，面苍花白，舌淡苔薄白，指纹淡，此属辘轳转关证。患儿初患泄泻，久治而愈，然脾已受伤，致运化精微之功能失常，精微不足则化血无源，血不足而肝虚，虚则肝风内动，因肝开窍于目，虚风循径上干于目，故患是证。治当益气健脾，养肝息风。处方：党参5g，白术2g，炒山药6g，鸡内金2g，当归3g，白芍3g，何首乌5g，僵蚕2g，钩藤2g，生甘草2g。每日一剂，水煎服，两煮混合，徐徐服之。5剂后症状大减，又服3剂症状消失。因病久身羸，又给5剂，以巩固疗效。3年后获悉患儿两眼正常，病从未发。

按语：眼球震颤属常见病，但旋转型震颤较为罕见，中医学称为辘轳转关证，《医宗金鉴》云："辘轳转关肝风盛，旋转睛珠辘轳同，轻则瞳斜重反背……"但其治法是以息风为主，笔者根据患儿发病原因，论断为气血衰惫、肝风内动所致，故治以益气健脾养肝为主，佐以息风，收到满意效果。

【文献选录】

《眼科心法要诀·卷二·辘轳转关歌》曰："辘轳转关肝风盛，旋转睛珠辘轳同，轻则瞳斜重反背，初起钩藤饮蝎芎，参防二麻僵蚕草，后服天冬饮赤苓，羌活天冬五味子，人参知母蔚防风。"

《审视瑶函·卷四·附治小儿疹痘伤并暴赤疼痛翳膜诸方》曰："此症谓病目六气不和，或因风邪所击，脑筋如揪，神珠不待人转，而自蓦然察上，蓦然察下，下之不能上，上之不能下，或左或右，倏易无时，盖转动搏击不定，筋脉振惕，缓急无常，被其牵拽而为害，轻则气定，脉偏而珠歪，如神珠将反之状，甚则翻转而为瞳神反背矣。"

《秘传眼科龙木论·四十九·辘轳转关外障》曰："此眼初患之时。皆因膈中壅毒。肝脏热极。风毒入脑。致令眼吊起。睛瞳难以回转。不辨人物。"

第九节　目闭不开

目闭不开是指胞睑骤然闭合，不能自然睁开的眼病。本病多由情志因素或精神紧张诱发，多见于成年女性。

本病类似西医学的眼睑痉挛。是一种局限性肌张力障碍疾病，其特征为过度的不自主眼轮匝肌收缩所致闭眼，可单独出现或伴随其他症状。可分为良性特发性眼睑痉挛和继发性眼睑痉挛。常以频繁而不自主瞬目、双眉紧皱、眉下垂、上睑下垂、眼睑皮肤松弛、睑裂横径缩小及双侧眼睑阵挛性或强直性的不随意紧闭为其主要表现，严重的持续性的眼睑痉挛患者可因功能性盲而影响生活的自理能力。

【源流】

以往中医古籍对本病名的论述有"目闭""目不开"之称。《灵枢·大惑论》称为目闭，曰："卫气留于阴，不得泻于阳，留于阴则阴气盛，阴气盛则阴跷满，不得入于阳则阳气虚，故目闭也。"明代王肯堂《证治准绳·杂病·七窍门》谓："足太阳之筋为目上纲，足阳明之筋为目下纲，热则筋纵目不开。"此后王明芳主编《中医眼科学》从病名、病因病机、内外治等方面系统介绍了目闭不开的内容。

【病因病机】

目闭不开多因邪滞胞睑，闭阻经络；或精气虚衰，胞睑失养所致。明代傅仁宇在《审视瑶函·卷四》记载了小儿出生目闭不开的病因及治疗。"又小儿初生下眼不开者。由产母过食辛热等物。致成斯疾。治法当以熊胆少许蒸水洗眼上。一日七次。如三日不开，用生地黄散服。凡小儿不洗净，则秽汁必致浸渍于目中，使眼赤烂，至长不瘥"。清代张璐在《张氏医通·七窍门》对本病的辨证论治有较为详细的论述，谓："足太阳之筋为目上纲，足阳明之筋为目下纲，热则筋纵目不开，助阳和血汤；然又有湿热所遏者，则目胞微肿，升阳除湿防风汤；真阳不能上升者，则喜暖怕亮，补中益气汤；肝虚者则闭目不欲见人，金匮肾气丸。"结合临床可归纳如下。

（一）外感风热证

外感风热是指感受风热，邪滞胞睑的病理状态。眼位居高，易受风邪。风热外袭，胞睑筋纵，故目闭不开。《素问·太阴阳明论》说："伤于风者，上先受之。"症见：目闭难睁，全身兼见头痛鼻塞，身热恶寒，苔薄白，脉浮数。

（二）湿热郁遏证

湿热郁遏是指湿与热邪相互搏结，阻遏气机，气机升降失调的病理状态。患者感受湿热之邪或过食辛辣炙煿之品，湿热内生，阻遏胞睑，故胞睑重坠，闭合难开。湿性黏滞，易阻气机，故见胞睑肿胀、脘腹痞闷，大便溏泻。小便短赤，舌黄腻，脉濡数为湿热郁遏之象。明代傅仁宇《审视瑶函·卷四》曰："又小儿初生下眼不开者。由产母过食辛热等物。致成斯疾。"症见：目闭难开，胞睑重坠，全身兼见脘腹痞闷，大便溏泻，小便短赤，舌黄腻，脉濡数。

（三）肝气郁结证

肝气郁结是指情志不舒，肝失条达，气滞血郁的证候。患者情志抑郁或精神紧张致肝失条达。肝主筋，肝失条达，不能由阴出阳，阴阳不交，枢机不利，筋失所养，筋挛则目闭不开。《灵枢·本神》指出："和喜怒而安居处……如是则僻邪不至，长生久视。"症见：眼睑骤闭，胁痛，胸闷，月经不调，舌淡红，苔薄白，脉缓。

（四）脾虚气弱证

脾胃虚弱是指脾胃气虚，升举无力的证候。"脾主肌肉，司睑开合"，患者脾胃虚弱，清阳不升，上胞升举乏力，故目闭不开，喜暖怕亮。正如《素问·五脏生成》说："脾主运化水谷之精，以生养肌肉。"症见：目闭难睁，胞睑无红肿，喜暖怕亮，兼见语言低怯，气短乏力，舌淡苔薄，脉沉缓无力。

（五）肝肾不足证

肝肾不足是指肝肾精血衰微，目窍失养的证候。患者肝肾不足，精血虚衰，目失濡养，而目闭不开。肝肾不足，精血亏虚，不能上荣于头，则头晕耳鸣，夜寐多梦；腰膝酸软，舌淡苔白，脉沉细为肝肾不足之征象。正如《审视瑶函·目为至宝论》说："真血者，即肝中升运于目，轻清之血，乃滋目经络之血也。"症见：目闭不欲睁，目无肿赤，全身兼见头晕耳鸣，腰膝酸软，夜寐多梦，舌质淡苔薄白，脉沉细。

【临床表现】

（一）自觉症状

表现为目闭难睁，胞睑重坠。

（二）眼部检查

频繁而不自主瞬目、双眉紧皱，嘱其睁开，越睁反闭，可见挤眉皱额；眉下垂、上胞下垂、眼睑皮肤松弛、睑裂横径缩小及双侧眼睑阵挛性或强直性的不随意紧闭。

【诊断依据】

1. 双眼紧闭，不能自然睁开。
2. 可由情志因素或精神紧张诱发。

【辨治思路】

（一）辨证思路

1. 外感风热证 本证以目闭难睁，头痛鼻塞，身热恶寒为诊断要点。感受风热之邪，邪滞胞睑，胞睑筋纵不开；外感风热则头痛鼻塞，身热恶寒，苔薄白，脉浮数。

2. 湿热郁遏证 本证以目闭难睁，胞睑重坠，脘腹痞闷，大便溏泻，小便短赤为诊断要点。湿热之邪，闭阻胞睑，故胞睑重坠，闭合难开，脘腹痞闷，大便溏泻。舌黄腻，脉濡数为湿热内蕴之象。

3. 肝气郁结证 本证以眼睑骤闭，胁痛，胸闷，月经不调为诊断要点。情志抑郁或精神紧张致肝失条达，肝开窍于目，肝气郁结，气机不利故眼睑骤闭；胁痛，胸闷，月经不调，舌淡红，苔薄白，脉缓为肝气郁结之象。

4. 脾虚气弱证 本证以目闭难睁，胞睑无红肿，喜暖怕亮，语言低怯，气短乏力为诊断要点。脾胃虚弱，阳气下陷，上胞升举乏力，故而目闭不开。阳气虚则喜暖怕亮，语言低怯，气短乏力；舌淡苔薄，脉沉缓无力为脾胃虚弱的表现。

5. 肝肾不足证 本证以目闭不欲睁，目无肿赤，头晕目眩，神疲乏力，气短气促为诊断要点。肝肾不足，精气虚衰，胞睑失养，故而目闭不开。头晕耳鸣，腰膝酸软，夜寐多梦，舌质淡苔薄白，脉沉细为肝肾不足之象。

（二）症状识辨

双眼骤闭 双眼骤然紧闭，不能自然睁开，嘱其睁开，可见挤眉皱额；或眨目频繁；或越睁反闭，可持续数时甚至数天。因外感风热所致者，伴有头痛鼻塞，身热恶寒，苔薄白，脉浮数等症；胞睑重坠，小便短赤，舌黄腻，脉濡数为湿热内蕴，闭阻胞睑所致。伴喜暖怕亮，语言低怯，气短乏力，舌淡苔薄，脉沉缓无力为脾胃虚弱所致；伴头晕耳鸣，腰膝酸软，夜寐多梦，为肝肾不足所致。

（三）治疗思路

1. 治法与处方原则 通常病情进展缓慢，晚期患者可出现功能性盲影响生活，本病多因精神因素诱发，在治疗时除了辨证治疗外，同时注意解除导致眼部的不适之病，还要与心理疗法相结合。药物治疗只可缓解部分症状，不能从根本上治疗，尤其是以精神压力为诱因的患者。因情志致病的患者，应多予以开导，从根本上树立自信，消除心理障碍尤为重要。

2. 用药方式 本病多由情志因素或精神紧张诱发，多见于成年女性。在辨证用药同时应辅予疏肝理气之药。还应配合心理疗法。

（1）外感风热证：目闭不开外感风热者，除了疏风清热外，还应加疏肝活血之品以调和气血。金银花、连翘、刺蒺藜，疏风清热；防风、白芷、蔓荆子祛风解表；柴胡、香附、郁金、丹参疏肝活血。

（2）湿热郁遏证：目闭不开湿热郁遏者，当清热除湿。茯苓、滑石、木通、车前子淡渗利水，黄芩、黄连苦寒清热，是治气郁所化邪热而兼燥湿解毒，两组药物成为清热利湿主体。湿滞胞睑当令湿随气降，故用醒脾降气之陈皮，降气泻浊之枳壳。

（3）肝气郁结证：目闭不开肝气郁结者，除了疏肝解郁，还应养血健脾。柴胡、郁金、香附、素馨花、薄荷，疏肝解郁，使肝气得以条达；当归甘辛苦温，养血和血；白芍酸苦微寒，养血敛阴，柔肝缓急，白术、茯苓、炙甘草健脾去湿，使运化有权，气血化生有源。

（4）脾虚气弱证：目闭不开脾胃虚弱者，当补中益气、升阳举陷。黄芪味甘微温，入脾肺经，补中益气，升阳固表。人参、炙甘草、白术补气健脾。当归养血和营，协人参、黄芪补气养血；陈皮理气和胃，使诸药补而不滞。少量升麻、柴胡升阳举陷。炙甘草调和诸药。配以柴胡、香附、郁金疏肝解郁以防肝郁乘脾加重病情。

（5）肝肾不足证：目闭不开肝肾不足者，当补益肝肾。肾为水火之脏，内舍真阴真阳，阳气无阴则不化，"善补阳者，必于阴中求阳，则阳得阴助，而生化无穷"，故重用干地黄滋阴补肾生精，配伍山茱萸、山药补肝养脾益精，阴生则阳长。附子、桂枝辛温通阳，补肾阳，助气化，并非峻补元阳，乃在于微微生火，鼓舞肾气，即取"少火生气"之义。泽泻、茯苓利水渗湿；牡丹皮活血散瘀，伍桂枝则可调血分之滞，此三味寓泻于补，俾邪去而补药得力，并制诸滋阴药碍湿之虞。

【治疗】

本病治疗以辨证与辨病相结合，既要驱邪，又要扶正，调理脏腑气血，还要注重患者其他兼症。处方用药时，注意配伍疏肝解郁之药物。

（一）辨证论治

1. 外感风热证

证候：目闭不开，胞睑微红肿；头痛鼻塞，身热恶寒；苔薄白，脉浮数。

治法：疏风清热。

方药：银翘散加减。连翘、金银花、桔梗、薄荷、竹叶、生甘草、荆芥穗、淡豆豉、牛蒡子。

加减：胞睑肿胀痒甚者，加防风、蔓荆子、刺蒺藜、丹参、当归以祛风活血。

2. 湿热郁遏证

证候：目闭难开，胞睑稍有红肿；脘腹痞闷，大便溏泻，小便短赤；舌黄腻，脉濡数。

治法：清热除湿。

方药：除湿汤加减。连翘、滑石、车前子、枳壳、黄芩、黄连、木通、甘草、陈皮、荆芥、茯苓、防风。

加减：胞睑红肿者，加金银花、黄柏、栀子以助清热除湿之功。

3. 肝气郁结证

证候：眼睑骤闭；胁痛，胸闷，月经不调；舌淡红，苔薄白，脉缓。

治法：疏肝解郁。

方药：逍遥散加减。柴胡、当归、白芍、茯苓、白术、薄荷、煨姜、甘草。

加减：失眠多梦，精神恍惚，加大枣、小麦、茯神以定志安神、

4. 脾虚气弱证

证候：目闭不睁，胞睑无红肿；喜暖怕亮，语言低怯，气短乏力；舌淡苔薄，脉沉缓无力。

治法：补中益气，升阳举陷。

方药：补中益气汤加减。黄芪、炙甘草、人参、当归、橘皮、升麻、柴胡、白术。

加减：若神疲乏力、食欲不振者，加山药、白扁豆、莲子、砂仁以助益气健脾之功；若精神恍惚、胁痛胸闷者，加素馨花、香附以疏肝理气。

5. 肝肾不足证

证候：目闭不欲睁，目无肿赤；头晕耳鸣，腰膝酸软，夜寐多梦；舌质淡苔薄白，脉沉细。

治法：补益肝肾。

方药：肾气丸加减。熟地黄、山药、茯苓、牡丹皮、山茱萸、泽泻、附子、桂枝。

加减：夜尿多，神疲乏力，少气懒言者，加巴戟天、淫羊藿、肉苁蓉以增温补肾阳之功。

（二）中成药

1. 维 C 银翘片　具有疏风清热作用，适用于目闭不开外感风热证。

2. 逍遥丸　具有疏肝解郁作用，适用于目闭不开肝气郁结证。

3. 补中益气丸　具有补中益气、升阳举陷作用，适用于目闭不开脾虚气弱证。

4. 六味地黄丸　具有滋阴补肾作用，适用于目闭不开肾阴不足证。

5. 杞菊地黄丸　具有滋肾明目作用，适用于目闭不开肾阴不足证。

6. 明目地黄丸　具有滋肾明目作用，适用于目闭不开肾阴不足证。

7. 五子补肾丸　具有滋补肝肾、益精明目作用，适用于目闭不开肝肾阴亏证。

8. 补肾丸　具有滋阴补肾的作用，适用于目闭不开属肾阴不足证。

（三）单方验方

柴胡 24g，黄芩 12g，龙骨（先煎）30g，牡蛎（先煎）30g，白芍 30g，生甘草 15g，半夏 9g，桂枝 9g，炒大黄 9g，铅丹（分冲）1g，生姜 6g，大枣 6g，蜈蚣 2 条，煎服，每日一剂，一剂两煎，早晚一次。适用于本病之肝经郁结证。

（四）外治疗法

1. 注射肉毒杆菌毒素－A。

2. 复方樟柳碱注射液颞浅动脉旁皮下注射。

（五）针灸推拿疗法

1. 针刺双侧合谷、太冲穴，捻转平补平泻，留针 20 分钟。

2. 点按睛明、攒竹、四白等眼周穴位，加以按摩放松眼部肌肉 5 分钟。

（六）西医治疗

药物治疗效果欠理想。主要的药物：①抗精神病药物，吩噻嗪、丁酰苯、利血平。②情感障碍药物，碳酸锂、四苯喹嗪。③抗焦虑药物，眠尔通。④兴奋药，安非他命。⑤镇静药，苯巴比妥。⑥拟副交感神经药（卵磷脂、胆碱、毒扁豆碱）。⑦抗毒蕈碱药（酊颠茄、莨菪碱，儿茶酚胺合成抑制剂）。⑧抗组胺药，盐酸苯海拉明。⑨抗惊厥药物，氯硝西泮。

【预后转归】

严重的持续性的眼睑痉挛患者可因功能性盲而影响生活的自理能力。

【预防调护】

1. 注意解除导致眼部的不适之病。

2. 调饮食，减少情志刺激。

【名医经验】

张家驹论治目闭不开

1. 学术思想　目闭不开，临床少见，多由眼轮匝肌痉挛、功能失调引起。中医认为肝主筋，开窍于目，足厥阴肝经连目系，足少阳胆脉起于目锐眦。《灵枢·寒热病》曰："阳跷、阴跷，阴阳相交，阳入阴，阴出阳，交于目锐眦。阳气盛则瞋目，阴气盛则瞑目。"其他医书中尚有"肝中风者，目闭不开嗜卧"的记载。盖少阳、厥阴为阴阳出入之枢，倘肝胆郁热，气机壅塞，阴气充盛于内，不能由阴出阳，阴阳不交，枢机不利，故目闭不开，肝主筋，肝热阴分不足，筋失所养，筋挛亦能令目闭不开。

2. 典型病例　林姓患者，女，40岁，1982年2月19日初诊。

1980年春因精神刺激突然目闭不开，约半小时后，未经治疗，自行恢复。后发作日频，每日饭后均发，每次数分钟至半小时不等，神清，无抽搐，唯觉胸中满闷，烦躁欲哭。平日性急易怒，口常干苦，大便偏干，月经及饮食正常。查血压120/70mmHg，外眼、眼底、心电图、脑电图、血常规及血钙均正常，查体心肺、头部四肢均无异常，生理反射存在，未见有病理反射。西医诊断：癔病性目闭不开，曾用谷维素、地西泮（安定）、针灸及甘麦大枣汤治疗，无明显效果。中医会诊：舌淡红，苔边微黄，脉弦滑。辨证从目系肝经论治，治以调肝清热，缓急舒筋。方取柴胡龙牡汤合芍药甘草汤加蜈蚣，柴胡24g，黄芩12g，龙骨（先煎）、牡蛎（先煎）、白芍各30g，生甘草15g，半夏、桂枝、炒大黄各9g，铅丹（分冲）1g，生姜、大枣各6g，蜈蚣2条。仅服四剂，发作即止。

【文献选录】

《灵枢·大惑论》曰："卫气留于阴，不得泄于阳，留于阴则阴气盛，阴气盛则阴跷满，不得入于阳则阳气虚，故目闭也。"

《证治准绳·杂病·七窍门》曰："足太阳之筋为目上纲，足阳明之筋为目下纲，热则筋纵目不开。"

《审视瑶函·卷四》曰："又小儿初生下眼不开者。由产母过食辛热等物。致成斯疾。治法当以熊胆少许蒸水洗眼上。一日七次。如三日不开，用生地黄散服。凡小儿不洗净，则秽汁必致浸渍于目中，使眼赤烂，至长不瘥。"

《素问·太阴阳明论》曰："伤于风者，上先受之。"

《素问·五脏生成》曰："目受血而能视。"

《审视瑶函·目为至宝论》曰："真血者，即肝中升运于目，轻清之血，乃滋目经络之血也。"

《张氏医通·七窍门》曰："热则筋纵目不开，助阳和血汤；然又有湿热所遏者，则目胞微肿，升阳除湿防风汤；真阳不能上升者，则喜暖怕亮，补中益气汤；肝虚者则闭目不欲见人，金匮肾气丸。"

【现代研究】

汪月红等认为目闭不开病在于肝脾亏损，筋肉失荣，治疗本病 60 例，治疗组以四物汤为基础随症加味内服，对照组口服维生素 B_1、谷维素片、ATP 片、葡萄糖酸钙片。在此基础上两组病眼局部均滴牛磺酸滴眼液（奥视明）及抗生素滴眼液。结果治疗组总有效率 96.7%，对照组总有效率 76.7%，差异有统计学意义（$P < 0.05$）。

针刺在治疗该病上取得了显著的疗效，局部取穴为眼部周围穴位，全身取穴各有特点，但总体以调理肝脾为原则。周伟光治疗特发性眼睑痉挛患者 36 例，针刺主穴太阳、睛明、瞳子髎、丝竹空、攒竹、四白、阳白、头维。配穴根据灵龟八法，按时选取"八脉交会穴"八个穴位之一，并依据"八法交会歌"取相应对穴之一作为配穴同时使用，结果总有效率 94.44%。彭崇信将 104 例本病患者随机分为对照组和治疗组各 52 例，观察组以双龙戏珠针法（两根针方向相对应，分别沿上、下眼眶平刺，形成两根针上下包围眼球的状态。上方自攒竹刺入，透鱼腰、丝竹空；下方自瞳子髎下方沿眶下缘刺入，透承泣、至眶内下缘交界或至鼻骨）治疗；对照组口服维生素 B_1片、谷维素片、三磷酸腺苷片、葡萄糖酸钙片。总有效率，观察组 88.46%，对照组 42.30%。杜海英等采用排刺痉挛眼眼轮匝肌，同时配合风池、百会、攒竹、丝竹空、太阳等穴治疗本病 46 例；与口服安坦和联合巴氯芬治疗的 32 例对照。结果两组有效率分别为 93.5% 和 75%。周景辉等在常规针刺攒竹透鱼腰、太阳、头维、合谷、太冲等穴的基础上加巨刺法治疗眼肌痉挛 10 例，并与单纯常规针刺 10 例做对照，结果两组总有效率分别为 90% 和 70%。

参考文献

1. 茅祖裕. 青少年近视的病因与假性近视的探讨 [J]. 苏州医学院学报，1982（3）：77 - 79.

2. 关国华，黄仲委，余杨桂，等. 病理性近视的遗传因素与眼损害关系 [J]. 实用眼科杂志，1988，6（9）：545 - 548.

3. 钟润先. 预防为主防治结合，深入开展"防近"科学研究——各地21篇论文综合报道及十六种方法、十九种药物"防近"疗效的述评 [J]. 学校卫生，1985（3）：11 - 20.

4. 王永炎, 庄曾渊. 今日中医眼科 [M]. 北京: 人民卫生出版社, 2000: 333.

5. 杨寅, 陈迪, 梁远波, 等. 299 例北京市中小学生中医体质类型与近视关系的 Logistic 回归分析 [J]. 云南中医学院学报, 2013, 36 (6): 63-66.

6. 莫亚, 殷庆瑞, 段俊国, 等. 病理性近视与中医体质相关性的初步探析 [J]. 中国中医眼科杂志, 2014, 24 (5): 317-321.

7. 王鸿章, 杨芳, 谢学军, 等. 儿童近视与中医体质学的相关性分析 [J]. 四川中医, 2010, 28 (9): 24-27.

8. 李玉涛. 杞菊地黄口服液对老年性黄斑变性患者血液流变学的影响 [J]. 中国中医眼科杂志, 1994 (4): 210-211.

9. 谢学军, 廖品正, 李瑞荃, 等. 滋养肝肾、活血化瘀药对实验性糖尿病大鼠血液流变性的影响 [J]. 中药药理与临床, 1996 (4): 30-32.

10. 沈承沅. 中医与免疫 [J]. 浙江中医药大学学报, 1990 (2): 6-8.

11. 焦君良, 要丽瑛. 试论中医的"脾"与微量元素锌、铜的关系 [J]. 陕西中医药大学学报, 1993 (1): 10-13.

12. 张宁, 聂惠民, 王庆国, 等. 四理汤对厌食儿童发锌、铁、铅、镁、钙元素的影响 [J]. 北京中医药大学学报, 1994 (2): 52-53.

13. 黄仲委, 刘煜余, 杨桂. 近视Ⅲ号方对气虚大鼠环核苷酸的影响 [J]. 中国中医眼科杂志, 1999 (1): 10-12.

14. 柳璐, 魏英耐, 陈长青, 等. 电脑冲刺激穴位治疗青少年近视 112 眼 [J]. 中医研究, 2013, 26 (8): 54-55.

15. 吕晖, 王丽平, 沈凤仁, 等. 腹针治疗儿童近视眼临床疗效观察 [J]. 中国针灸, 2015, 35 (06): 567-570.

16. 钟瑞英, 王燕, 李志英. "治未病"指导推拿联合配戴个性化近用眼镜对儿童近视眼的防控作用 [J]. 广州中医药大学学报, 2018, 35 (1): 70-73.

17. 钟瑞英, 于蓝, 关国华. 综合疗法预防少年儿童近视的临床研究 [J]. 广州中医药大学学报, 2015, 32 (6): 1004-1007.

18. 张健, 金龙涛, 马玉琴, 等. 三步推拿法结合耳穴贴敷治疗青少年近视近期疗效观察 [J]. 时珍国医国药, 2013, 24 (11): 2693-2695.

19. 袁晓辉. 中医防治儿童弱视及远视概述 [J]. 四川中医, 1999, 7 (17): 18.

20. 王静波, 新青, 王学萍, 等. 中药治疗弱视疗效分析 [J]. 中医眼科杂志, 1994, 4 (4): 201-203.

21. 范玲, 魏伟, 吴锦芳, 等. 中西医结合治疗儿童弱视 [J]. 南京中医学院学报, 1992, 8 (2): 85.

22. 章静. 健心汤配合耳穴压豆治疗儿童远视眼 36 例 [J]. 陕西中医, 2014, 35 (7): 863-864.

23. 邹本宝, 王玉华, 牟善钦, 等. 针刺疗法治疗远视、弱视 [J]. 眼科研究, 1983 (4): 243-245.

24. 刘庆英. 中西医结合治疗儿童弱视 [J]. 中西医结合杂志, 1989, 9 (5): 300-301.

25. 杨文华，程静. 中药外敷并按摩青灵穴治疗飞行员早期老视的疗效观察 [J]. 中国疗养医学，2014，23（8）：700 - 701.

26. 刘宜群，蔡小嫚. 中医理疗技术防治老视的实验研究 [J]. 中华中医药杂志，2011，26（12）：2959 - 2961.

27. 白雪，曾庆华，李瑾，等. 久视对实验动物树鼩睫状肌组织的影响 [J]. 中国临床康复，2004（17）：3316 - 3318.

28. 韩城城，李颖，代丽丽，等. 成年近视患者 800 例视疲劳与眼动参数的调查分析 [J]. 疑难病杂志，2013，12（7）：531 - 534.

29. 卜文超. 养目汤治疗眼疲劳的临床观察 [J]. 云南中医学院学报，2001（2）：26 - 27.

30. 陈旭虹. 目窍与五脏相关理论在治疗风牵偏视中的应用 [J]. 浙江中医药大学学报，2008（2）：203 - 204.

31. 李太安. 辘轳转关证治验 [J]. 河南中医，1984（2）：12 + 16.

32. 史存娥，刘昌建. 按摩治疗小儿斜视 10 例 [J]. 山东中医杂志，1992（3）：31.

33. 周尚昆，钟舒阳，王慧娟，等. 唐由之研究员治疗风牵偏视的临床经验 [J]. 中国中医眼科杂志，2010，20（2）：94 - 95.

34. 庞赞襄. 中医眼科临床实践 [M]. 石家庄：河北人民出版社，1976.

35. 刘晓倩. 循经筋取穴治疗风牵偏视（风痰阻络型）的临床观察 [D]. 长春中医药大学，2016.

36. 陈旭虹. 目窍与五脏相关理论在治疗风牵偏视中的应用 [J]. 浙江中医药大学学报，2008（2）：203 - 204.

37. 刘远峰. 中医针刺治疗麻痹性斜视 13 例 [J]. 内蒙古医学杂志，2004（8）：650.

38. 王海燕，葛巍，洪亮. 中医辨证结合针刺治疗麻痹性斜视 56 例 [J]. 中医眼耳鼻喉杂志，2014，4（2）：74 - 76.

39. 吴奇志，杨多，金灿. 儿童弱视中医证型分析及中医治疗 [J]. 医学信息，2015（35）：47 - 48.

40. 葛惠玲，刘素清. 针刺治疗弱视患儿 90 例 [J]. 光明中医，2010，25（11）：2066 - 2067.

41. 闫兆，闫国太. 中医药治疗 12 岁 ~ 17 岁青少年弱视的疗效观察 [J]. 中国中医眼科杂志，2010，20（2）：110 - 112.

42. 李迎舒. 中西医结合治疗儿童弱视的临床观察 [J]. 中国中医眼科杂志，2011，21（3）：166 - 167.

43. 李太安. 辘轳转关证治验 [J]. 河南中医，1984（2）：12，16.

44. 汪月红，徐盈. 四物汤加味治疗胞轮振跳 30 例观察 [J]. 浙江中医杂志，2006（9）：516.

45. 周伟光. 灵龟八法开穴针刺治疗眼睑痉挛的疗效观察 [J]. 广西中医药，2009，32（6）：38 - 39.

46. 彭崇信. "双龙戏珠" 针法治疗胞轮振跳疗效观察 [J]. 广西中医学院学报，2009，12（4）：12.

47. 杜海英，俞兴源. 眼轮匝肌排针刺法治疗特发性眼睑痉挛疗效观察 [J]. 上海针灸杂志，2010，29（9）：584 - 585.

附 篇
FU PIAN

第二十二章　眼部先天异常

眼部先天异常是指眼部各组织器官在胚胎发育期由于各种疾病导致胚胎期眼部组织发育不全而出现各种形态或功能异常，根据组织部位不同，可分为眼眶先天异常、眼睑先天异常、角膜先天异常、晶状体先天异常、葡萄膜先天异常和视网膜先天异常等。

第一节　眼眶先天异常

一、先天性小眼球合并囊肿

先天性小眼球合并囊肿（congenital microphthalmos with cyst）是由于在胚胎发育阶段胚裂未闭合，神经上皮增殖在眼眶形成囊肿。囊壁是由发育不良的视网膜自眼球缺损处向眶内突出形成，外层绕以纤维血管组织，内容物为液体，与玻璃体相连。

【临床表现】

出生时即存在，单侧或双侧发病，囊肿位于眶下方，向前隆起，皮肤呈青蓝色，呈囊性感，有透光性。囊肿上方为与之相连的小眼球，小眼球大小不一，角膜小而混浊，眼内结构不清，无视力。有些小眼球被囊肿遮蔽埋于眶深部，囊肿可随眼球运动而活动。

【影像学检查】

B 型超声显示前部为小眼球，后部为与之相连的囊肿，呈葫芦状，仔细检查可见其相连处。CT 显示前部为小眼球，有些可见钙化，下方为与之相连的囊性病变。眶腔扩大。MRI 显示囊肿在 T_1WI 为低信号，与玻璃体信号相似。

【治疗】

手术摘除。如果眼球接近正常大小，结构完整，可保留眼球，只摘除囊肿；若眼球极小且无功能，将小眼球与囊肿一起摘除，同时安放义眼座，保证眼眶正常发育。

二、脑膜脑膨出

脑膜脑膨出（meningoencephalocele）是由于先天性眶骨缺失，脑膜或脑膜脑组织突入眼眶。根据病变的部位可分为前部膨出和后部膨出；根据突出的内容物可分为脑膜膨出和脑膜脑膨出。

【临床表现】

出生时即可出现临床表现。前部脑膜脑膨出表现为邻近内眦部光滑的、有波动感的肿物，少数病例发生于双侧。囊肿的搏动感与脉搏一致，压迫可使肿物退回至颅内，隆起度缩小，可出现搏动减弱、恶心、呕吐甚至昏迷等脑部症状。可有鼻泪管阻塞，也有些病例儿童时无症状，直到成年后形成继发性筛窦炎才发现原发病变。后部脑膜脑膨出比前部膨出发病慢，眼球向前下方突出，移位，并具有与脉搏一致的搏动。

【影像学检查】

B 型超声显示眶内囊性、无回声病变。CT 扫描是检查脑膜脑膨出的最好方法，它不但可以发现眶骨缺失，还可以显示眶内软组织病变，并能够确定病变的位置、范围。MRI 检查，肿物在 T_1WI 和 T_2WI 均显示为中等信号。

【治疗】

手术治疗，应与神经外科医生配合完成。

三、Crouzon 综合征

又名颅面骨发育不全，为常染色体显性遗传病，是由于颅面骨缝愈合过早所致，俗称"地包天"，又称 Morbus Crouzon 综合征或鹦鹉头。本病可导致严重的形态和功能障碍，常合并眼部、颅面部及全身的发育异常。

【临床表现】

常在出生后数月显现表现，男性多见。常染色体显性遗传，少数为散发病例。眼部表现为双眼突出，眶距增宽，常有外斜、视神经萎缩、弱视、眼球震颤、视力低下等。面腔体积缩小，双外侧眶缘距离增宽，眶腔短浅。凹盘状脸、上颌发育不良、下颌前突、鹦鹉鼻、上下齿反咬合、牙齿排列不整齐、额前突、颧弓高而窄等。全身见脑积水、颅压高、听力障碍、先天性心脏病、腭裂、并指（趾）等。

【影像学检查】

CT 对本病的诊断有重要意义，对本病及并发症的评估提供了客观依据。术前 CT 断层扫描和三维重建可以良好地显示颅骨、眼眶、上颌骨的结构和位置。

【治疗】

手术治疗。与整形外科配合手术治疗。

第二节　眼睑先天异常

一、先天性上睑下垂

先天性上睑下垂（congenital ptosis）是由于动眼神经核或上睑提肌发育不良，为常染色体显性遗传或隐性遗传，导致上睑部分或全部下垂。即在向前方注视时，上睑缘约遮盖上部角膜超过 2mm 的疾病。

【临床表现】

常为双侧，但两侧不一定对称，有时为单侧。常伴有眼球上转运动障碍，双眼上睑下垂较明显的患者眼睑皮肤平滑、薄且无皱纹。若瞳孔被眼睑遮盖，患者为克服视力障碍，额肌紧缩，形成较深的横行皮肤皱纹，牵拉眉毛向上呈弓形凸起。以此提高上睑缘位置；或患者仰头视物。

【治疗】

手术治疗。如果遮盖瞳孔，为避免弱视应尽早手术，尤其是单眼患儿。

二、内眦赘皮

内眦赘皮（epicanthus）是遮盖内眦部垂直的半月状皮肤皱褶，是一种常见的先天异常。本病为常染色体显性遗传，有的病例无遗传关系。

【临床表现】

常为双侧。皮肤皱褶起自上睑，呈新月状绕内眦部走行，至下睑消失。少数患者由下睑向上延伸，称为逆向性内眦赘皮。患者的鼻梁低平。捏起鼻梁皮肤，内眦赘皮可暂时消失。皮肤皱褶可遮蔽内眦部和泪阜，使部分鼻侧巩膜不能显露，常被误认为共同性内斜视，须用交替遮盖法仔细鉴别。

【治疗】

一般无需治疗，待鼻梁充分发育后，此皱襞大多消失。若为美容目的可行整形手术。

三、先天性睑裂狭小综合征

先天性睑裂狭小综合征（congenital blepharophimosis syndrome）的主要特征为睑裂缩小，也称先天性小睑裂。为常染色体显性遗传。可能为胚胎 3 个月前后，由于上颌突起发育抑制因子量的增加，与外鼻突起发育促进因子间的平衡失调所致。本症还有两眼内眦间距扩大，下泪点外方偏位。

【临床表现】

与正常相比，睑裂水平径及上下径明显变小。有的横径仅为 13mm，上下径仅为 1mm。同时还有上睑下垂、逆向内眦赘皮、内眦距离过远、下睑外翻、鼻梁低平、上眶缘发育不良等一系列眼睑和颜面发育异常，面容十分特殊。

【治疗】

可分期进行整形手术治疗。

四、双行睫

双行睫（distichiasis）为正常睫毛根部后方相当于睑板腺开口处生长另一排多余的睫毛，也称为副睫毛。为先天性睫毛发育异常，可能为显性遗传。

【临床表现】

副睫毛少则 3～5 根，多者 20 余根。常见于双眼上、下睑，但也有只发生于双眼下睑或单眼者，一般副睫毛短小细软，且色素少，但也有与正常睫毛相同者，排列规则，直立或向后倾斜。如果副睫毛细软，对角膜的刺激并不重。如果副睫毛较粗硬，常引起角膜刺激症状，裂隙灯检查可发现角膜下半部荧光素着染。

【治疗】

睫毛较软，对角膜刺激不重者，可涂用眼药膏或戴软角膜接触镜以保护角膜。如副睫毛多且硬，可电解其毛囊后拔除，或切开睑缘间部加以分离，暴露副睫毛毛囊后，在直视下逐一拔除，再将缘间部切口的前后唇会合复位。

五、先天性眼睑缺损

先天性眼睑缺损（congenital coloboma of the lid）为少见的先天异常。有的患者家族有近亲结婚史。有母亲和女儿或兄弟两人同时患本病的。

【临床表现】

多为单眼。发生于上睑者较多见。缺损部位以中央偏内侧者占绝大多数。缺损的形状多为三角形，基底位于睑缘。但也有呈梯形或横椭圆形者，如缺损较大，可使角膜失去保护而发生干燥或感染。

【治疗】

手术修补, 以保护角膜或改善面容。

第三节 泪器先天异常

一、泪腺异常

(一) 先天性无泪腺

先天性无泪腺 (congenital absence of the lacrimal gland) 极少见, 常见于无结膜、无眼球和隐眼畸形, 也见于一些无泪液的病例。

(二) 先天性无泪液

先天性无泪液 (congenital alacrima) 发生于 Riley-Day 综合征 (家族性自主神经功能异常) 和外胚层发育异常。常为双侧性, 也有单侧性。患者无泪, Schirmer 试验阴性, 任何刺激因素都不能使其流泪。患者早期可无症状, 以后发展为角结膜干燥, 表现为畏光, 结膜充血, 并有黏稠分泌物。角膜上皮深层和实质浅层点状混浊。结膜上皮最终水肿性退变。有时发生中心性角膜实质炎。可滴人工泪液或手术封闭泪点以尽量保持眼表面湿润, 对严重病例, 则须做部分睑缘缝合术以保护角膜。

(三) 反常性味觉 - 流泪反射

反常性味觉 - 流泪反射即吸吮或咀嚼时泪液增多, 亦称 "鳄鱼泪" (crocodile tears), 可以是单侧或双侧性, 常伴有第 VI 对脑神经麻痹, 或有广泛的颅骨、腭骨、脊柱和肢体畸形。此种异常可能为脑干异常累及上涎核和外展核, 也可能是面神经运动核附近的灰质柱分化异常。

二、泪道异常

(一) 泪小管和泪点缺如或闭锁

单纯泪点闭锁不少见, 表面开口甚小, 或被上皮遮盖而完全闭塞, 表现为一小凹或突起, 泪小管可正常。下泪小点受累较多, 亦有四个泪点全闭塞者。这些畸形多为常染色体显性遗传。泪小管正常, 泪点开口小者, 可用探针扩大, 无开口者, 做泪点切开术, 无泪小管者, 可做结膜泪囊造口术。

（二）额外的泪点和泪小管

多发生于下睑，在正常泪点的鼻侧另有一个泪点。也有三、四个泪点成群，并各有一泪小管者。泪小管的外侧端开口可以位于睑缘、眼睑皮肤面、结膜或泪阜上。额外的泪小管内侧端可以汇入一个泪总管，或分别进入泪囊，也可以终止于一个囊状盲端而与泪道无关。

（三）鼻泪管闭锁

鼻泪管闭锁是常见的先天性异常，多为管道化过程中的缺陷。阻塞部位最多在下口，有时是上皮残屑堵塞，有的是因管道化不完全而形成的皱褶、瓣膜或黏膜憩室。大部分的鼻泪管阻塞都是由于鼻泪管下口被一薄膜阻塞所致。这种先天异常可表现为常染色体显性遗传。婴儿有流泪或泪道有黏液脓性分泌物时，首先保守治疗几周，滴用抗生素眼液，每日多次向下按摩泪囊区，促使鼻泪管下口膜穿破。若无效，再试泪道冲洗。仍无效，再试用泪道探针探通，多数病例一次探通治愈。

（四）先天性泪囊瘘

可为单侧或双侧，也有一侧有两个瘘道者。开口于鼻外侧，内眦韧带下方，或位于上下泪小管之间，与泪囊相通，常流出清液，有的排出脓性分泌物。瘘道可烧灼封闭或手术切除。先天性泪囊瘘具有家族性，表现为常染色体显性遗传。

第四节 角膜先天异常

一、圆锥角膜

圆锥角膜（keratoconus）是一种表现为局限性角膜圆锥样突起，伴突起区角膜基质变薄的先天性角膜发育异常，它可以是一种独立的疾病，也可以是多种综合征的组成部分。为常染色体显性或隐性遗传。可伴有其他先天性疾患如先天性白内障、Marfan综合征、无虹膜、视网膜色素变性等。

【临床表现】

一般青春期前后，双眼发病，初期视力下降，能以近视镜片矫正，以后逐渐向不规则散光发展，需配戴接触镜矫正。其特征性的体征是出现向前锥状突起的圆锥，锥顶往往位于角膜中央偏鼻下侧，愈向锥顶角膜愈薄。圆锥可大可小，可圆形或卵圆形。角膜中央的感觉由敏感变为迟钝，称 Axenfeld 征，由于角膜前面呈圆锥状，当向下注视时，锥顶压迫睑缘出现一个弯曲，称 Munson 征，圆锥基底部的上皮下可见黄褐色的环称 Fleischer 环，主要由于泪液中含铁血黄素沉着于上皮或前弹力膜所致。角膜基质层可出现栅栏状排列的条纹，早期细，渐变粗，称 Vogt 条纹。前弹力层可发生自发性破裂而出现角膜水肿，修复后形成浅层瘢痕性混浊。也可因长期戴用接触镜磨损角膜表面，引起圆锥顶端的瘢痕或角膜上皮下的组织再生。这些混浊可引起严重的眩光，也可引起视力显著下降，用眼镜和接触镜均不能矫正。若角膜后弹力层发生破裂，角膜实质可突然发生水肿、混浊，称为急性圆锥角膜，此时视力可急剧下降。其后角膜水肿吸收，但角膜顶端残留不规则线状瘢痕和混浊，不规则散光加重，视力严重下降。

【诊断】

明显的圆锥角膜易于诊断，当外观及裂隙灯所见不典型时，早期圆锥角膜的诊断比较困难。目前，最有效的早期诊断方法为角膜地形图检查，显示角膜中央地形图畸变，颞下象限角膜变陡斜，随着病情的发展，角膜陡斜逐渐扩张到鼻下、颞上、鼻上象限。对可疑的进行性近视散光的青少年，应常规进行角膜地形图检查。其他的检查方法还有 Placido 盘、角膜曲率计、角膜测厚仪和超声生物显微镜。

【治疗】

轻度圆锥角膜患者可根据验光结果戴框架眼镜或硬性角膜接触镜提高视力。不能满意矫正视力，或圆锥角膜发展较快，应行角膜移植。早中期的圆锥角膜且角膜中央无混浊者，可考虑行板层角膜移植。如果圆锥突起很高，且角膜有全层不规则混浊时，应行穿透性角膜移植术。急性圆锥角膜宜延期手术。

二、大角膜

大角膜（megalocornea）是一种角膜直径较正常大而眼压、眼底和视功能在正常范围的先天性发育异常。若不合并其他异常，也称为单纯性角膜。可能与视杯发育过程中视杯增大受阻、视杯两前嵴闭合障碍，使视杯前部的空间增大，需要较大的角膜来填充。该病为 X 染色体连锁隐性遗传。

【临床表现】

患者多为男性，双侧性，对称，无进展。角膜水平径大于 13mm，垂直径大于 12mm，眼前段不成比例扩大。大角膜透明，角膜缘界限清晰。少数患者可合并眼病其他异常，如虹膜、睫状体、瞳孔及晶状体异常，或全身先天性异常，如 Marfan 综合征。

【治疗】

一般无需治疗。

三、小角膜

小角膜（microcornea）是一种角膜直径小于正常的先天性发育异常。少数患者可单独出现，多数患者伴有眼病其他先天性异常。发病原因不明，可能与婴儿生长停滞有关，也可能与视杯前嵴过度发育使角膜发育的空间减少有关。常染色体显性或隐性遗传。

【临床表现】

单眼或双眼发病，无性别差异。角膜直径小于10mm，角膜扁平，曲率半径增大，眼前节不成比例缩小。常伴有虹膜缺损、脉络膜缺损、先天性白内障等眼部先天异常和肌强直营养不良、胎儿酒精综合征和 Ehlers-Danlos 综合征等全身疾病。

【治疗】

目前无特殊治疗。

四、扁平角膜

扁平角膜（applanation）是一种角膜曲率低于正常的先天性发育异常，通常伴有其他眼部异常。发生原因为胚胎发育第7~10周时，神经嵴细胞第二次迁移形成角膜缘嵴失败，不能代替角膜基质向类巩膜组织分化，角膜缘缺失同时伴随着角膜弧度形成失败。为常染色体显性或较强的隐性遗传。

【临床表现】

角膜和相邻巩膜平坦，角膜曲率与巩膜边界不清。角膜曲率半径增大使其屈光力低于43D，通常为30~35D，多导致远视。但由于眼轴长度不同，各种不同类型屈光不正均可出现。扁平角膜常由于前房狭小出现闭角型青光眼，或由于房角畸形导致开角型青光眼。扁平角膜通常有角膜硬化或小角膜，还可伴有其他的眼部或全身性异常，如白内障、眼前段或后段缺损。

【治疗】

目前主要对其并发症的治疗，如对青光眼的治疗。

第五节 巩膜色调先天异常

一、蓝色巩膜

蓝色巩膜（blue sclera）是先天发育异常，比较罕见。本征有比较明显的遗传倾向，以常染色体显性遗传为主，也有少数隐性遗传病例。

通常是因为先天性巩膜透明度增加而透见下面的葡萄膜颜色所致。巩膜色调因人、年龄而异，本病一般除邻接角巩膜部 1~2mm 区外的全部巩膜外观，一律呈蓝色、青蓝色或淡蓝色。但只有在生后 3 年巩膜仍持续为蓝色时，才被视为病理状态。通常为双眼发病，对眼的功能无重大损害，由于巩膜菲薄，有时轻伤也可导致巩膜破裂。本病常伴有其他全身先天异常，如结缔组织特别是胶原纤维的紊乱。临床上常表现为一些综合征，如并发骨异常、神经性耳聋的 Van der Hoeve 综合征；并发皮肤弹力纤维过度增生变薄、关节松弛，容易脱臼和皮肤血管特殊脆性的 Ehlers-Danlos 综合征；并发晶状体脱位、细长指的 Marfan 综合征；等等。目前研究证实，伴有蓝色巩膜的综合征与基因突变和蛋白质表达异常有关，17 号染色体上的 COL1A1 的 "功能型 null" 同位基因或者 7 号染色体上的 COL1A2 是导致 I 型胶原减少的主要原因。

二、巩膜色素斑

巩膜色素斑（pigmentary patches of sclera）是前部巩膜表面，出现的蓝紫色的色素斑，推动球结膜时色素斑不随之移动。有些病例有遗传倾向，遗传方式多为常染色体显性遗传，但也有隐性者。色素斑有时均匀的一片，有时呈大理石状。睫状前血管穿过巩膜处出现的灰黑色或棕黑色色素斑多呈斑点状。有时可伴有眼内组织的黑色素沉着。偶尔前部巩膜表面有边界清楚、形似地图状的片状不规则色素斑，称为巩膜黑变症（scleral melanosis）。病侧眼虹膜呈深褐色，眼底也可见色素增多。多数为单眼，仅 10% 为双眼，同时伴有同侧颜面，特别是眼睑皮肤范围较广的色素斑，视功能一般均不受影响。色素斑可静止不变，也可有扩大，为葡萄膜色素过剩所致，临床上无特殊意义。

第六节　晶状体先天异常

一、晶状体形成异常

1. 先天性无晶状体　胚胎早期未形成晶状体板，为原发性无晶状体，极为罕见。当晶状体形成后发生退行性变性，使其结构消失，仅遗留其痕迹者为继发性无晶状体，多见于小眼球和发育不良的眼球。

2. 晶状体形成不全　晶状体泡与表面外胚叶分离延迟时，会发生角膜混浊和后部锥形角膜及晶状体前部圆锥畸形。晶状体纤维发育异常时可发生晶状体双核或无核或晶状体内异常裂隙。

【治疗】

无特殊治疗。

二、晶状体形态异常

1. 球形晶状体 又名小晶状体，多为双侧。晶状体呈球形，直径较小，前后径较长。充分散瞳后晶状体赤道部和悬韧带完全暴露。由于晶状体悬韧带松弛，晶状体前移，容易导致瞳孔阻滞而发生闭角型青光眼。

2. 圆锥形晶状体 晶状体前面或后面突出，呈圆锥形，通常为皮质突出，多发于胎儿后期或出生后。为少见的晶状体先天异常，前圆锥更为少见，常伴有先天性白内障和高度近视。

3. 晶状体脐状缺陷 极为少见。在晶状体前表面或后表面有一小的凹陷。

【治疗】

无症状和无并发症的一般无需治疗。球形晶状体者忌用缩瞳药，合并晶状体脱位、白内障者可手术治疗，有弱视者积极治疗弱视。

三、先天性晶状体异位或脱位

正常情况下，晶状体由悬韧带悬挂于瞳孔区正后方，其轴与视轴几乎一致。若出生后即有晶体位置异常，称为异位（ectopia lentis）。若在出生后因先天或后天因素造成晶体位置异常称为脱位（dislocation of lens）。但在先天性晶体位置异常的情况下，有时很难确定晶状体位置发生改变的时间，因此晶状体异位和脱位并无严格的分界，两个术语常通用。

先天性晶状体异位或脱位，可作为单独发生的先天异常；或与瞳孔异位和其他眼部异常伴发；或与中胚叶尤其是骨发育异常的全身综合征并发。以上情况，多由于一部分晶体悬韧带薄弱，牵引晶体的力量不对称，使晶体朝向发育较差的悬韧带相反方向移位。

【分类】

1. 单纯性晶状体异位 有较明显的遗传倾向，为规则的或不规则的常染色体显性遗传，少数为常染色体隐性遗传，常为双眼对称性。可伴有裂隙状瞳孔畸形。悬韧带发育不良的原因，可能与中胚叶发育紊乱有关。

2. 伴晶状体或眼部异常 常见的有小球形晶状体（microspherophakia）、晶状体缺损（coloboma of lens）和无虹膜症（aniridia）等。

3. 伴有全身性综合征

（1）马方综合征（Marfan syndrome）：是一种常染色体显性遗传病，最近发现本病由编码原纤维蛋白-1（原纤蛋白-1，FIBRILLIN-1）的基因 FBN1 的突变引起，病变侵犯全身结缔组织，主要累及眼部、骨骼和心血管系统。与下颌缩小、弓形上腭、蜘蛛样指趾、脊柱侧弯、胸部畸形、过强运动关节、主动脉瓣脱垂、主动脉扩张、近视和晶体脱位有很强的相关性。50%~80% 的患者眼部表现主要为晶状体脱位，尤其是向上方和颞侧移位。眼部还可有前房角异常，脉络膜和黄斑缺损，还可产生青光眼、视网膜脱离、眼球震颤、斜视、弱视等并发症。

（2）同型胱氨酸尿症（homocystinuria）：是一种常染色体隐性遗传病。多为双侧对称性，30% 出现在婴儿期，80% 出现在 15 岁以前。本病是由于缺乏脱硫醚合成酶，不能使同型胱氨酸转化为胱氨酸所致。它具有骨质疏松和全身血栓形成趋势。晶状体多向鼻下方移位，晶体易于脱至前房和玻璃体腔内。晶状体悬韧带的组织机构及超微结构有异常改变。眼部也可合并先天性白内障、视网膜变性和脱离、无虹膜等异常。实验室检查可检出血、尿中含有同型胱氨酸。

（3）球形晶状体-短矮畸形综合征（Marchesani syndrome）：是一种常染色体隐性遗传病，患者四肢短粗，身材矮小，心血管系统正常。晶状体呈球形，小于正常，常向鼻下方脱位，脱位后晶体进入前房，易发生青光眼，常伴有高度近视，亦可有其他眼部先天异常如上睑下垂、眼球震颤、小角膜等。

（4）埃勒斯-当洛综合征（Ehlers-Danlos syndrome）：患者全身表现为皮肤变薄、关节松弛而易脱臼。眼部主要表现为晶状体的不全脱位，同时可伴有因眼睑皮肤弹性纤维增加所致的睑外翻等。

【临床表现】

1. 晶状体不全脱位 也称半脱位。其产生的症状取决于晶体移位的程度。若晶体轴仍在视轴上，则仅出现由于悬韧带松弛、晶体弯曲度增加引起的晶体性近视。如果晶体轴发生水平性、垂直性或斜性倾斜，可导致用眼镜或接触镜无法矫正的严重散光。更常见的不全脱位是晶体纵向移位，可出现单眼复视。眼部检查可见前房加深，虹膜震颤，瞳孔区仍可见到部分晶状体，散瞳后可见到部分晶状体的赤道部，这一区域的晶状体悬韧带已断裂，玻璃体疝可脱入前房，表面有色素。检眼镜下可见到双影，系部分光线通过晶状体、部分未通过晶状体所致。

2. 晶状体全脱位 移位的晶状体完全离开瞳孔区，可脱位到以下部位：①瞳孔嵌顿，晶状体部分进入前房。②晶体脱入前房，脱位的晶状体多沉在前房下方，呈油滴状。③晶体脱入玻璃体腔，浮在玻璃体上或沉入玻璃体内。早期可在下方玻璃体腔见到可活动的透明晶状体，后期晶状体变混浊，并与视网膜粘连而固定。④严重外伤可以使晶状体脱位于球结膜下，甚至眼外。

晶体完全离开瞳孔区后，视力为无晶体眼视力，表现为严重的屈光不正，前房变深，虹膜震颤，还可引起以下并发症。

（1）葡萄膜炎：一种是葡萄膜组织受到脱位晶状体的机械性刺激而引起的炎症反应，还有一种是脱位晶状体皮质溢出，引起的晶体过敏性葡萄膜炎。两种葡萄膜炎都是顽固性的炎症，并可导致继发性青光眼。

（2）继发性青光眼：晶体脱入瞳孔区或玻璃体疝嵌顿在瞳孔而影响房水循环，导致急性眼压升高。长期晶体脱位可产生晶体溶解、破裂导致晶体溶解性青光眼。

（3）视网膜脱离：是常见而严重的并发症，尤其见于先天性异常如马方综合征，甚至为双眼性，由于脱位的晶体往往会妨碍寻找视网膜裂孔的准确位置和视网膜脱离的范围，所以晶体脱位引起的视网膜脱离治疗起来较为困难。

（4）角膜混浊：脱位的晶状体损伤角膜内皮，或引起继发性青光眼可导致角膜水肿混浊。

【治疗】

晶体脱位的治疗是困难的。因此应该慎重决定治疗方案。晶体脱位的治疗取决于晶体的位置、晶体的硬度、患眼的视力和对侧眼的视力、年龄、有无先天异常、有无出现并发症及手术的条件等。

1. 非手术治疗 对于没有并发症的晶体不全脱位，可以用眼镜或接触镜矫正有晶体区或无晶体区的屈光不正，恢复一定的视力。

2. 手术治疗 先天性晶状体脱位手术治疗的原则是提高视力和预防并发症。近年来随着现代玻璃体视网膜显微手术技术的日益成熟及设备的不断更新，扩大了手术适应证。小切口白内障超声乳化吸除术的应用，使得手术操作更为安全，组织损伤更少，并可通过巩膜缝线固定或不需缝线固定进行一期人工晶体植入，从而获得良好的术后视力。

手术适应证：①晶状体移位严重影响视力，戴镜不能矫正，尤其伴有白内障者。②脱位前房和瞳孔嵌顿的晶状体以及脱位的晶状体发生溶解、混浊引起严重的并发症者。③由于有晶体区的不规则散光而影响视网膜脱离的检查和手术。④小瞳孔和散瞳下的最佳矫正视力低于0.3，或虽然超过0.3，但散光严重，患者难于接受，也可考虑晶状体摘除。

具体手术方法根据脱位的范围而定，有以下几种。

（1）脱入前房的晶状体可从角巩膜缘做切口摘除。

（2）瞳孔嵌顿晶状体可经睫状体扁平部以玻璃体切割仪切除。

（3）晶状体半脱位可经睫状体平坦部切除，或在晶状体囊袋内植入张力环并固定后行囊外摘出或超声乳化吸除。

（4）脱入玻璃体腔的晶状体，可经睫状体平坦部切除；核较硬者可以应用超声粉碎吸除，或者以器械或氟化碳液体将晶状体浮至瞳孔区而从角膜缘切口取出。

四、先天性白内障

见第十八章第三节晶珠内障。

第七节　玻璃体先天异常

一、玻璃体动脉残留

玻璃体动脉残留（persistent hyaloid artery）是眼内最多见的血管异常。在胚胎发育过程中，自视神经乳头表面经玻璃体到晶状体后面有一玻璃体动脉，属于眼胚胎时期的暂时性血管系统，通常在胚胎 7 个月时血供停止，8 个月退行完全，玻璃体内动脉萎缩消失。在早产婴儿偶尔可见到未完全退行的玻璃体动脉，成人眼内的玻璃体动脉遗迹残留，则成为玻璃体动脉残留。其少数有血管未闭，多数为条索组织残存。

【临床表现】

1. 玻璃体动脉从视神经乳头到晶体全部残留，呈细线状或条索状，有的还有血液流通。有时可引起晶体的混浊或脱位。也有条索中断而残留一端在视神经乳头前，另一端在晶体后面。

2. 玻璃体动脉后段永存于视神经乳头上。视神经乳头前面有一灰白色半透明的条索状物残留，并伸向玻璃体，当眼球转动时可随之飘动。

3. 玻璃体动脉止端永存，附着于晶体后面，常位于晶体后极鼻侧偏下，这种血管残端呈螺旋状，在玻璃体内浮动。

【治疗】

患者多无症状，也可感到眼前有条索状黑影飘动，不影响视力，无需治疗。

二、原始玻璃体增生症

原始玻璃体增生症（persistent hyperplasia of primary vitreous）临床上少见，其原因为胚胎发育时期的原始玻璃体，在晶体后方增殖，形成纤维斑块。

【临床表现】

多单眼发病，临床表现为白瞳症，患眼眼球小，前房浅，晶状体后面有纤维组织伴有残留的玻璃体动脉，使瞳孔区呈白色反光，纤维斑块与睫状突相连，将睫状体突拉长且牵向瞳孔区。散瞳后可窥见平时看不到的睫状突，为本症的特征性表现。

【治疗】

原始玻璃体增生症宜在出生后 4~6 周做玻璃体切割手术。

第八节 葡萄膜先天异常

一、无虹膜

无虹膜（aniridia）是一种少见的眼部先天畸形，几乎都是双眼受累。常伴有角膜、前房、晶状体、视网膜和视神经异常，属常染色体显性遗传。虹膜完全缺失，可直接看到晶状体赤道部边缘、悬韧带及睫状突。可有畏光及各种眼部异常引起的视力低下，较多患者因进行性角膜、晶状体混浊或青光眼而失明。

【治疗】

本病治疗困难，预后不良。可戴有色角膜接触镜以减轻畏光症状。患者常因进行性角膜混浊、晶状体混浊或继发性青光眼而失明。

二、虹膜缺损

虹膜缺损（coloboma of iris）分为典型性和单纯性缺损两种。典型性虹膜缺损是位于下方的完全性虹膜缺损，形成梨形瞳孔，尖端向下，与手术切除者的不同点在于其缺损边缘为色素上皮所覆盖，常伴有其他眼部先天性畸形，如睫状体或脉络膜缺损等。单纯性虹膜缺损为不合并其他葡萄膜异常的虹膜缺损，表现为瞳孔缘切迹、虹膜孔洞、虹膜周边缺损、虹膜基质和色素上皮缺损等，多不影响视力。

三、永存瞳孔膜

永存瞳孔膜（persistent pupillary membrane），又称瞳孔残膜，为胚胎时期晶体表面的血管膜吸收不全的残迹。有丝状和膜状两种，一般一端始于虹膜小环，另一端附着在对侧的虹膜小环外，或附着于晶状体前囊。通常不影响视力和瞳孔活动，不需要治疗。对于影响视力的较厚的瞳孔残膜，可行手术或激光治疗。

四、虹膜色素上皮层异常

1. 虹膜瞳孔缘色素上皮增生 正常虹膜色素上皮为双层，在瞳孔缘形成上皮皱褶的镶边。异常情况下，色素上皮越过瞳孔领，覆盖于虹膜表面，甚至可达睫状体区，因系黑色，外观似虹膜缺损。增生外翻的色素上皮常呈多数放射形和绒状的条形突起。常伴有虹膜基质的痣样色素增生，还可有虹膜缺损、虹膜与晶体前囊粘连、瞳孔残膜、小眼球等。

2. 绒球从瞳孔缘的色素上皮长出葡萄样一团黑色小结节 双眼发生，多发生于瞳孔上缘。或为圆形，长大形成囊肿；或脱落游离于房水中。或为扁平形，卷曲延伸。多数患者有常染色体显性遗传的特征。

五、葡萄膜缺损

葡萄膜缺损（coloboma of uvea）系眼在早期发育为胚眼的过程中，胚裂闭合不全，导致相关位置的葡萄膜发育不全。同时相应部位的神经上皮和色素上皮也发育不全。这种眼内的先天性缺损，在眼底为视盘和脉络膜、视网膜，在睫状体和虹膜则包括它们的两层上皮组织。因胚裂位于视杯的下方略偏鼻侧，这些眼内组织的缺损也都在下方偏鼻侧，被称为眼的典型性缺损。而发生于胚裂位置以外，由其他原因导致的眼组织缺损，则称为非典型性缺损。

（一）典型性缺损

与胚裂有关的组织结构包括视盘、视网膜、脉络膜、睫状体、虹膜甚至晶体全部受累者称为完全性缺损。这种情况很少发生。多数表现为眼底的或虹膜睫状体各自的单独缺损，或两者都有一定范围的缺损。

1. 眼底的典型性缺损 多数是限于脉络膜和视网膜的缺损，也有同时存在视盘或睫状体或虹膜受累者，多数为双眼畸形。脉络膜视网膜典型性缺损表现为视盘下方，通过菲薄的视网膜透见白色巩膜背景卵圆形缺损区，间或缺损也包括视盘在内，偶尔包括睫状体和虹膜。缺损区边缘界限清楚，并常有色素沉着。缺损区常表现一定程度的凹陷向眼外扩张，显著者呈囊肿样。少数缺损区内有少许正常视网膜血管。患者的中心视力一般不受很大影响，而常能查出与缺损区相应位置的视野有缺损。

2. 睫状体和虹膜的典型性缺损 睫状体可出现单独的典型性缺损或作为胚裂完全性缺损的一个部分。小的睫状体缺损不易发现，大而宽的缺损，由于缺损两侧的睫状突增生突入玻璃体腔呈息肉状，有时可形成较大的上皮性囊肿。虹膜在下方偏内的缺损，若又伴有脉络膜视网膜下方的缺损时，易于明确是来源于胚裂前端的闭合不全。

3. 视神经入口处的缺损 可表现为完全性典型性缺损的一部分，也可能是在胚裂近端并有较大区域的脉络膜视网膜缺损。视神经入口处缺损的临床表现各异，轻者似一较深的生理凹陷，重者则凹陷深而大，有时还可伴有球后囊肿。眼底白色缺损区为圆形或竖卵圆形，可以毗连视盘，或占据视盘的一大部分或大部分甚至全部视盘区。比正常的视盘大2至数倍。视盘区表面呈白色，扩张凹陷处呈灰色。如存在一部分视盘结构，则表现为白色缺损区止端上方一个界限清楚但视盘不完整的粉红区，视网膜血管从此处通向视网膜。眼的其余结构可能正常，也可伴有其他异常。这种眼底缺损多为单眼发病。

（二）非典型性缺损

眼组织的非典型性缺损除黄斑缺损偶有发现以外，其他较少见。

1. 眼底的非典型性缺损　眼底的非典型性缺损除绝大多数发生的位置与典型性者不同外，其他的临床表现则大体相似。在缺损的位置有视功能的缺陷，表现为视野中的暗区。黄斑缺损是较多见的一种眼底非典型性缺损，有部分病例显示有家族遗传性。患者的视力极差，大多为近视，中心视野可查出中央绝对性暗点。可有眼球震颤。其在眼底表现为黄斑区椭圆形或圆形的缺损区，边界清楚，大小从一个到几个视盘直径不等。根据缺损区内色素的分布多少不一，可有三种类型。

（1）色素性黄斑缺损：缺损区表现为一显著的色素斑团，在其浅面的视网膜血管正常，而脉络膜毛细血管缺如。

（2）无色素性黄斑缺损：外观呈凿孔状，缺损区底部裸露大片白色巩膜，有一定程度的巩膜向外扩张，无视网膜和脉络膜血管，缺损区周围常有不规则的色素包绕。

（3）黄斑缺损伴异常血管：这种类型比较少见。可有视网膜和脉络膜血管的异常交通；缺损区中央发生血管入玻璃体，甚至向前达晶体。

2. 睫状体和虹膜的非典型性缺损

（1）睫状体缺损出现于非典型性位置，常伴有虹膜缺损和晶体缺损。缺损有时与玻璃体血管残留或晶体血管膜相连。

（2）虹膜的单纯性或非典型性缺损一般不合并葡萄膜其他部分的缺损。单纯性虹膜缺损无性别和单双侧眼的差别。缺损形状通常为梨形或三角形，较宽的底朝瞳孔缘，也有呈裂隙状的。缺损多位于虹膜下方或内下方。若缺损范围为虹膜某一扇形区到睫状体，称为全部，否则称为部分。缺损在瞳孔缘称为刻痕，在基质称为孔，缺损在睫状体缘，称为虹膜根部脱离。若虹膜缺损为全层，称为完全缺损；若仅为外胚叶或中胚叶缺损，称为不完全缺损或假性缺损。当中胚层组织，自瞳孔膜发出横跨于缺损区上时，称为桥状缺损。有遗传性的单纯性虹膜缺损大多为常染色体显性遗传，极少数表现为隐性遗传。

第九节　视网膜的先天异常

一、有髓神经纤维

有髓神经纤维（myelinated nerve fiber）发生于出生后 1 个月或数月内，髓鞘扩展到视网膜神经纤维层。可见沿视网膜神经纤维层排列方向分布的白色区域，常与视盘相连，边缘呈羽毛状，浓厚的有髓神经纤维可遮挡光线，使之不能到达感光细胞，从而造成响应的视野缺损。

二、先天性视网膜劈裂

先天性视网膜劈裂（congenital retinoschisis）又称 X 连锁青少年型视网膜劈裂症，常发生于男性青少年，双眼受累多见，为性连锁隐性遗传。病变处视网膜神经纤维层层间分离，均累及黄斑，表现为轮辐状、多囊状或花瓣状病变。可伴玻璃体积血及玻璃体腔半透明膜改变。

三、家族性渗出性玻璃体视网膜病变

家族性渗出性玻璃体视网膜病变（familial exudative vitreoretinopathy，FEV）常双眼发病，可有家族史，眼底表现为颞侧周边部视网膜血管突然中断。可引起视网膜下渗出、新生血管形成，视盘向颞侧牵拉，黄斑异位，严重者出现渗出性视网膜脱离。荧光素血管造影可发现颞侧视网膜无灌注区，周边血管呈"毛刷状"改变，可伴有新生血管荧光渗漏。

四、视网膜巨大血管

视网膜巨大血管较为少见，是一种起源于动脉或者静脉的视网膜异常大血管，位于后极部，可横跨过水平缝甚至黄斑中心凹。

五、视盘前血管襻

视盘前血管襻（prepapillary vascular loops）较为罕见，通常是单侧发病，没有症状。少数情况下会有出血进入玻璃体或继发视网膜分支静脉阻塞或分支动脉阻塞。

六、家族性视网膜动脉迂曲

家族性视网膜动脉迂曲（familial retinal arterial tortuosity）多影响视网膜动脉，但也可累及静脉。迂曲的血管容易发生阻塞和出血。

第十节　视神经先天异常

一、视神经未发育与发育不全

视神经未发育很罕见。患者无光感，瞳孔无直接光反射。常同时为小眼球，有白内障或眼底视网膜脉络膜缺损，并可能伴发中枢神经系统的发育不良。

视神经发育不全偶有发生，可单眼或双眼受累，男性较多。患者有不同程度的视力障碍，少数正常，也有只存光感者。眼底表现为视神经乳头明显较小，色苍白，视神经乳头周围有浓淡不一的黄白色环，眼底血管正常，黄斑中心反射正常或消失。多数患眼发生内斜视，双眼患者常有眼球震颤。患眼可能有视野的部分缺损，广泛缩窄或乳头黄斑束暗点，以及不对称的双颞侧或鼻侧偏盲等。此外还可伴有小眼球、无虹膜和其他眼组织缺损等先天异常。颅内伴发症较多见无脑畸形和水脑。

该病因尚不明了，少数为常染色体显性遗传。有些可能与孕妇服用药物或病毒感染有关。

二、视神经乳头的大小和形状异常

1. 大视神经乳头　正常视神经乳头大小的变异为（1.60±0.2）mm（竖径和横径的平均数）。大视神经乳头多在2.1~2.5mm。通常发生于单侧眼。受累眼视力常不受影响，生理盲点有相应扩大。很少伴发其他全身的先天异常。

2. 视神经乳头的形状和位置异常　正常视神经乳头的轻度形态变异比较多见，明显的先天性形较少发生，可以呈显著的卵圆形、竖椭圆形、横椭圆形或斜椭圆形，并可略现四方形、三角形、多边形、半月形或肾形等。高度变形的视神经乳头边缘常有弧形斑。

3. 视神经乳头大生理凹陷　正常情况下，视神经穿过筛板处形成一小的生理凹陷。先天性大凹陷则异常增大和加深，有时宛如视盘缺损。视网膜血管从其边缘呈屈膝状爬出，呈青光眼样凹陷或缺损样凹陷。但先天性大生理凹陷限制于视神经乳头境界之内，除偶尔到达颞侧缘，一般并不侵犯极边缘处；并且有时仅表现为视神经乳头的一部分凹陷。

4. 假性视神经炎或称假性视神经乳头水肿　与先天性视神经乳头凹陷相反，为视神经乳头处的神经纤维堆积并有过量神经胶质，呈隆起外观，是一种较常发现的先天异常。多为双眼对称。轻者仅视神经乳头鼻侧缘的境界模糊不清并现肿胀；显著者视神经乳头整个膨隆，血管迂曲，颜色发红似充血，隆起可高达10屈光度。这种先天异常几乎都见于眼球较小的远视眼，偶有家族倾向。应注意与病理性的视神经炎或视神经乳头水肿相鉴别。

三、先天性视神经乳头小窝

先天性视神经乳头小窝（congenital pit of optic disc）是一种较为罕见的视神经乳头的先天异常，发生率约为眼病患者的万分之一。一般为单侧发病，15%左右为双眼发生。临床表现为视神经乳头内圆形或卵圆形局限性的陷窝，呈灰色或灰蓝色；其大小及深浅因人而异；约半数以上位于视神经乳头的颞侧。小窝若紧邻视神经乳头边缘，绝大多数在靠近小窝处有视神经乳头周围的脉络膜视网膜病变。有小窝的视神经乳头一般都比正常增大。大多数视神经乳头仅有一个小窝，但偶有2个或2个以上者。有视神经乳头小窝的眼，约40%出现限于黄斑区的浆液性视网膜脱离。

眼底荧光血管造影，早期小窝处为弱荧光，后期显强荧光。伴有后极部视网膜脱离者，大多数血管造影均未见到荧光素渗漏，仅少数人可见到视网膜脱离区显示有荧光素的弥散性渗漏。病程后期色素上皮有色素脱失者，病灶区显示透见荧光。

视神经乳头小窝患眼除非有并发症，视力一般不受影响或影响不大。

四、先天性视神经乳头缺损

先天性视神经乳头缺损（congenital coloboma of optic disc）是由于胚裂的闭合异常所引起的视神经乳头的完全缺损或部分缺损；有时常可伴有虹膜和脉络膜的缺损。

眼底检查见视神经乳头的直径明显增大，可为正常视神经乳头的数倍，视神经乳头缺损区呈淡青色，边缘整齐，整个缺损区为一个大而深的凹陷，由视神经乳头进出的血管从缺损区的边缘处呈钩状弯曲分布于视网膜上。常常伴有视力下降，视野中生理盲点扩大。

五、牵牛花综合征

牵牛花综合征（morning glory syndrome）是一种较为罕见的非典型的和不能分类的视神经乳头先天性发育异常。多为单眼受累。

临床表现为在儿童时期即有视力减退或斜视，视力多在指数到0.02之间，并伴有一些其他的眼部先天异常，有时这些先天异常系在对侧眼发生，如视神经乳头缺损、永存玻璃体动脉、前房分裂综合征、小眼球、瞳孔残膜等。眼底见视神经乳头范围明显增大，相当于4~6个正常视神经乳头大小，呈粉红色，视神经乳头中心有一漏斗形的凹陷区，凹陷的底部为一些白色不透明绒毛状组织填满。视神经乳头周围有一宽大的灰白色或灰黑色高起的环状组织，环中常有色素沉着。此环之外周还有一宽窄不等的视网膜脉络膜的萎缩区，萎缩区内有时可见节段状的脉络膜血管。从这种变异视盘中部四周发出呈放射形的血管20~30支，径直延伸到视网膜周边部，这些血管的大小和形态相似，在检眼镜下常不易区分动静脉。畸形的视神经乳头形状似牵牛花。

荧光素眼底血管造影，可见到视网膜大血管的不同分支，异常的血管来自视网膜中央血管，并非来自睫状血管系统。

参考文献

1. 段俊国，毕宏生. 中西医结合眼科学［M］. 北京：中国中医药出版社，2016.
2. 高占国. 眼眶病临床实践与思考［M］. 北京：人民卫生出版社，2014.
3. 崔浩，王宁利，徐国兴. 眼科学［M］. 3版. 北京：北京大学医学出版社，2013.
4. 赵堪兴，杨培增. 眼科学［M］. 8版. 北京：人民卫生出版社，2013.
5. K. Bailey Freund，DavidSarraf. 视网膜图谱［M］. 2版. 赵明威，曲进锋，周鹏，主译. 北京：

中国科学技术出版社，2019.

6. 李凤鸣. 眼科全书 [M]. 北京：人民卫生出版社，1996.

7. 葛坚. 眼科学 [M]. 北京：人民卫生出版社，2005.

8. 刘家琦，李凤鸣. 实用眼科学 [M]. 2版. 北京：人民卫生出版社，2005.

9. 葛坚. 眼科学 [M]. 北京：人民卫生出版社，2002.

10. Paul Riordan-Eva John P. Whitcher. Vaughan &Asbury's General Ophthalmology [M]. 16版. 北京：人民卫生出版社，2006.

11. 胡诞宁. 眼科遗传学 [M]. 上海：上海科学技术出版社，1988.

12. 宋建星，孙美庆，陈江萍，等. 东方人内眦赘皮的解剖及治疗 [J]. 中华医学美学美容杂志，2001，7 (5)：251－253.

13. 赵宏武，卢范，宋建星. 内眦赘皮的解剖成因探究 [J]. 中国美容医学，2001，10 (3)：176－177.

14. 初歌今，张清炯，郭向明. 马凡综合征的临床诊断与分子生物学研究进展 [J]. 中国实用眼科杂志，2002，20 (4)：245－249.

第二十三章 眼部常见肿瘤

眼科肿瘤包括眼睑、泪器、结膜、角膜、葡萄膜、视网膜、视神经、眼眶等部位的肿瘤，可分为良性肿瘤和恶性肿瘤。对于眼科肿瘤的诊断不仅要根据眼部病变的特征，还应结合病理学检查及影像学检查，如超声检查、X线检查、CT扫描、MRI等相关检查。

第一节 眼睑肿瘤

眼睑良性肿瘤主要有色素痣、血管瘤、黄色瘤，眼睑恶性肿瘤主要有基底细胞癌、鳞状细胞癌、睑板腺癌等肿瘤。治疗均以手术为主，恶性肿瘤尚可结合放射及化疗。手术不仅要彻底切除肿瘤，还应兼顾眼睑对眼球的保护及美容。

一、良性肿瘤

1. 色素痣（nevus pigmentosus） 为眼睑的先天性病变，由痣细胞构成。一般在幼年时即有色素，亦有在青春期或成人时才出现色素。色素痣大多扁平，亦可稍隆起，境界清楚。组织学上可分为：①交界痣（junctional nevus），外观扁平，呈一致性棕色，边界清楚，痣细胞位于表皮和真皮交界处。②皮内痣（intradermal nevus），病变隆起，有时呈乳头瘤状，色素很少，如有则为棕色或黑色，痣细胞完全在真皮内。③复合痣（compound nevus），多为棕色，由前二型成分结合在一起。④蓝痣（blue nevus），一般为扁平，几乎出生时即有色素。呈蓝色或灰色。⑤先天性眼皮肤黑色素细胞增多症（congenital oculodermal melanocytosis），又称太田痣（nevus of Ota），是围绕眼眶、眼睑和眉部皮肤的一种蓝痣。

色素痣若静止不变，无迅速增大变黑或破溃出血等恶变迹象，不必治疗，若为美容，可采用冷冻或激光治疗，或手术切除，但必须切除完整彻底，否则残存的痣细胞可因刺激而恶变。

2. 血管瘤（hemangioma） 一种血管组织的先天性发育异常，可分为毛细血管瘤和海绵状血管瘤两类。前者表浅、扁平，色泽较红，累及的范围不一，可仅限于眼睑极少部分，亦可遮盖整个颜面；后者位于皮下较深层，呈紫蓝色，稍隆起，低头、咳嗽、用力或哭泣时可增大。

血管瘤可在出生时存在，或在出生后6个月内发生，由于其有自行退缩的倾向，故可观察至 5 岁以后治疗，若因肿瘤引起上睑不能睁开而影响视力者，则不能等待，应积极治疗，以免造成弱视。

目前治疗血管瘤的首选方法是直接向肿瘤内注射皮质类固醇或平阳霉素，或二者交替使用，若治疗无效，可改用冷冻、放射或手术切除。

3. 黄色瘤（xanthoma） 常见于中老年人，以女性为多。位于上睑内侧，双侧对称，呈柔软的扁平黄色斑，稍隆起，与周围正常皮肤的境界清楚。此种病变实际上并非肿瘤，而是类脂样物质在皮肤组织中的沉积。本病可发于遗传性血脂过高，糖尿病和其他继发性血脂过高患者，亦可见于血脂正常者。一般无需治疗，若为美容目的可行手术切除。

二、恶性肿瘤

1. 基底细胞癌（basal cell carcinoma） 为最常见的眼睑恶性肿瘤，多见于中老年人，性别无差异，病程较长，最长可达 20 年。其好发于下睑，初起时呈小结节，表面可见小的毛细血管扩张，因富含色素，有时被误认为黑色素痣或黑色素瘤。但其隆起较高，质地坚硬，生长缓慢。其表面覆盖的痂皮脱落，中央出现溃疡，溃疡边缘隆起潜行，形似火山口，并逐渐向周围组织侵蚀，引起广泛破坏。眼睑基底细胞癌可沿结膜侵犯泪道，并向眼眶和鼻腔发展。少数病例可发生淋巴结转移。

手术切除是治疗研究基底细胞癌的主要方法，手术切除范围应足够大，去除所有肿瘤组织，此肿瘤对放射治疗有效，应早期切除后再行放疗。

2. 鳞状细胞癌（squamous cell carcinoma） 比较少见，多发生于老年人。肿物呈硬性斑块状或结节状，边缘不整齐，常有溃疡，病变可累及睑缘。分化好的病变呈灰白色肉芽肿样外观，质地坚硬，可发生坏死和继发感染。其不但向周围和深部侵蚀，亦可侵犯皮下组织、睑板、眼球、眼眶和颅内，而且可通过淋巴系统向远处淋巴结转移。

肿瘤范围较小者，可手术彻底切除，再修复眼睑；若波及眼眶者，应行眶内容物切除术，再行放射治疗。

3. 睑板腺癌（carcinoma of meibomian gland） 多见于中老年人，且以女性为多，好发于上睑。早期表现为眼睑皮下结节，质硬，与皮肤无粘连，颇似睑板腺囊肿，易造成误诊，故中年以上睑板腺囊肿切除术后应常规做病检。切除术后迅速复发者尤应关注。肿块继续增大后可在结膜或皮下透见黄白色分叶状结节，继而形成溃疡或呈菜花样。其可向眶内侵犯，引起眼球突出。本病早期即可转移，可向局部淋巴结和内脏转移。

此肿瘤对放射线不敏感，应早期手术彻底切除，并行眼睑成形术。若病变广泛者，应行眶内容物及淋巴切除术。

4. 皮脂腺癌（sebaceous gland carcinoma） 常起源于睑板腺和睫毛的皮脂腺，

该病多发生于中老年人，女性多见，发生于 40 岁以前者多有眼部放射治疗史。本病好发于上睑，在我国占眼睑恶性肿瘤的第二位。本病初期为眼睑内坚韧的小结节，以后病变逐渐增大，睑板呈弥漫性斑块状增厚，睑结膜相对处呈黄色隆起。

治疗以手术切除为主。肿瘤较大，或复发性肿瘤，或累及球结膜和眼眶，应行部分或全眶内容切除术；如有区域淋巴结播散，则行局部区域淋巴结清扫术。对有手术禁忌证或局部切除术后复发者，可行眼部放射治疗。

第二节　泪器肿瘤

泪器肿瘤较少，主要为多形性腺瘤和泪腺囊样腺瘤，前者多为良性肿瘤，后者是泪腺常见的恶性肿瘤，治疗均宜早期手术切除。

一、良性肿瘤

泪腺多形性腺瘤（pleomorphic adenomas of the lacrimal gland）又称泪腺混合瘤。多见于年轻成年人（20～50岁），也可发生于各年龄组，没有性别差异。一般单侧受累，发病缓慢，表现为眼眶外上方慢性进行性包块，呈无痛性，病程较长，眼球受压向内下方移位，颞上方运动受限。CT 扫描可清楚显示肿瘤的大小及泪腺窝骨质变大。年龄大的患者可能为恶性混合瘤，生长较快，并有明显的骨质破坏。

本病宜早期手术，应尽可能连同包膜完整切除。若肿瘤发生恶变，应行眶内容物摘除术，受累的骨膜及骨质也应同时切除。

二、恶性肿瘤

1. 泪腺腺样囊性癌（adenoid cystic carcinoma the lacrimal gland） 泪腺最常见的恶性肿瘤。好发于 23～60 岁的患者，以女性较为多见。病程短，多在 6 个月内。本病发病较急，主要表现为颞上眶缘硬实固定肿块，不规则生长，眼球向前下方突出及运动障碍，有明显疼痛，复视等。X 线平片或 CT 扫描可显示骨质破坏。

本病病变高度恶性，手术不易彻底，复发率高。故临床一经确诊，宜立即行眶内容物摘除术，术后常联合放射治疗，但复发率较高。本病易向鼻窦、颅内扩展或远器官转移，预后不良。

2. 泪腺多形性腺癌（pleomorphic adenoid carcinoma of the lacrimal gland）又称恶性泪腺混合瘤，发病年龄较良性多形性腺瘤大，平均约为 53 岁，可由良性泪腺多形性腺瘤恶变而来。临床上曾有泪腺良性多形性腺瘤手术切除病史。CT 扫描显示泪腺区肿块致密影形状不规则，边界不清呈锯齿样，眶骨不均质破坏，病变沿眶外壁向后蔓延，向鼻窦或颅内等部位扩展，治疗上一旦确诊为恶性泪腺多形性腺瘤，应立即行眶内容物摘除术，受累的眶骨及鼻窦亦应切除干净，术后可辅助放射治疗。因其可侵犯邻近眶骨及颅骨，且可早期发生淋巴结转移，最终转移至肺，故疾病预后较差。

第三节　结膜肿瘤

结膜肿瘤主要有结膜色素痣、结膜血管瘤、浆细胞瘤、结膜皮脂瘤、结膜肉芽肿等，治疗应视病情而定。一般良性肿瘤小而无变化者，可不必处理，大而影响美观者，可考虑手术治疗。结膜血管瘤还可结合电凝、冷凝、放射及糖皮质激素局部注射。

一、良性肿瘤

1. 结膜色素痣（pigmented nevus of conjunctiva）　为源于神经外胚层的先天性良性肿瘤。最为常见，属于结膜的黑色素细胞增生性病变，病理组织学上由痣细胞组成，排列成巢或成行。可发生于球表、睫毛根部、泪阜和睑缘，极其少见于睑结膜或穹隆部，呈不规则的圆形，大小不等，境界清楚，扁平或微隆起于结膜面，一般为深棕或黑色，浓淡不等，痣内无血管。出生时常不明显，青春期有生长趋势，很少恶变。如痣体突然增大，表面粗糙，且有血管长入，提示有恶变可能。

结膜色素痣一般不需治疗，如影响外观，可手术局部切除，但要切除彻底，并常规送病理检查。若一旦发现有恶变，应手术广泛彻底切除，以免复发。

2. 结膜血管瘤（conjunctival angioma）　多为先天性，有多种表现形式，如孤立的、局限性或弥漫性毛细血管瘤，Sturge-Weber综合征的表现之一。临床表现为反复性结膜出血，裂隙灯检查可见孤立或局限性血管瘤。

结膜血管瘤的治疗包括局部皮质类固醇、激光光凝和放射治疗。

3. 浆细胞瘤（plasmacytoma）　并非真正肿瘤，是一种外观像肿瘤样的结膜和结膜下肿块，好发于穹隆部结膜，是慢性炎症刺激下大量浆细胞聚集所成。好发于沙眼人群。为表面光滑的淡红色或略带黄色的小结节，质地坚硬，弥漫性生长，无明显界限，肿瘤生长缓慢，无自愈或消退，但表面不形成溃疡，严重时使上睑肥厚下垂，病理检查发现瘤中常杂有玻璃样变或淀粉样变性。

治疗可结膜下或瘤体内磺胺嘧啶注射；或可行局部手术切除联合羊膜和结膜移植，术后局部持续利福平与环孢素滴眼。

4. 结膜皮脂瘤（dermolipoma of conjunctiva）　为先天性良性肿瘤，多位于颞上象限近外眦部的球结膜下，呈黄色，质软的光滑包块。包块可向上，向外延伸，并界于外直肌，上直肌之间。可向前生长至角膜、向后长入眼眶。多为双侧性。病理表现为实性皮样肿瘤，但上皮结构稀少或缺如，主要由脂肪组织构成。

由于结膜皮脂瘤多为眼睑遮盖，显露不多，故一般不需切除。若影响美容，可部分切除。前部切除时要注意勿损伤外直肌，后部切除更要谨慎，因其常与眶脂肪相连，手术可引起眶内出血等并发症，比原发病更为厉害。

5. 结膜肉芽肿（conjunctival granuloma） 为破溃的睑板腺囊肿或结膜囊内异物长期刺激而成，表现为有蒂，色红，质脆，大小不一，易出血的肿物。

结膜肉芽肿治疗宜手术切除。

二、恶性肿瘤

1. 卡波西肉瘤（Kaposi sarcoma） 多见于艾滋病患者。表现为红色或紫色的血管性结节，常最先出现于结膜上。常伴发疱疹病毒感染。

治疗除全身治疗艾滋病外，局部可按结膜血管瘤治疗方案处理。

2. 恶性黑色素瘤（malignant melanoma） 发生于成年人，多见于 40~60 岁。恶性黑色素瘤可呈黑色、棕色或淡红色。结膜黑色素瘤常侵犯角膜缘并波及周边部角膜，在球表的黑色素瘤，可在 1 年左右长至豌豆大小，肿瘤隆起，分叶或结节状，有时可出现血性泪水。

未确诊者，应对怀疑为恶性黑色素瘤的病灶做活检，以明确诊断。对已确诊者，应尽量手术切除干净，切缘干净无肿瘤细胞，不再做补充治疗，而是定期随访；切缘残留可疑肿瘤细胞浸润者，则行冷冻治疗或 β 射线照射。而眼内和眶内已被肿瘤波及或手术与放射治疗后复发者则行眶内容剜除术。

第四节 角膜肿瘤

原发于角膜的肿瘤极少。本节讨论的角膜肿瘤，严格地说，应称之为球表肿瘤（epibulbar tumors），因为肿瘤起始的最常见部位在角膜缘而非角膜中央。角膜缘直接与外界接触的睑裂区，更易受到各种致病因素的刺激，炎症、增生、变性和鳞状化生等病理改变在这一部位经常见到，这些都与肿瘤的发生有一定的关系。角膜肿瘤主要有角结膜皮样瘤、原位瘤、角膜鳞状细胞瘤等，治疗均宜手术切除，结合角膜移植术。球表肿瘤中，最常见的肿瘤是源于鳞状细胞的上皮性肿瘤。

一、良性肿瘤

1. 角结膜皮样瘤（dermoid tumor of cornea） 一种类似肿瘤的先天性异常，其来自胚胎性皮肤，肿物表面覆盖上皮，肿物内有纤维组织和脂肪组织，也可含有毛囊、毛发及皮脂腺、汗腺，是迷芽瘤中最有代表性的肿物。病变一般侵及角膜实质浅层，偶尔可达角膜全层甚至前房内。

肿物多位于颞下方球结膜及角膜缘处，单眼或双眼患病，为圆形淡黄色实性肿物，肿物的角膜区前缘，可见弧形的脂质沉着带，有时肿物可位于角膜中央，仅遗留周边角膜。常伴发附耳、耳前瘘管、眼睑缺损等其他先天异常。若角膜皮样瘤伴有耳郭畸形、脊柱异常等，即为 Coldenhar 综合征。

角结膜皮样瘤位于浅层或较小者，可行板层切除，或板层角膜移植术；对位于深层或较大者，宜行穿透角膜移植；位于角膜中央者要在 6 个月前手术切割，并做板层角膜移植，以防弱视。手术时如果见皮样瘤组织侵入全层角膜，则改做穿透性角膜移植。

2. 鳞状细胞乳头状瘤（squamous cell papilloma） 可发生在结膜的任何部位，也可发生于角膜缘。单个的乳头状瘤，基底宽阔且位于角膜缘者，多属肿瘤性质；而多发性乳头状瘤，常由乳头状瘤病毒引起。呈乳头状或草莓状，富含血管，易出血。肿瘤表面由于眼睑的长期摩擦可能出现角化。

治疗上单纯切除加冷冻有较好疗效，而儿童的多发性乳头状瘤手术后常有复发。

二、恶性肿瘤

1. 上皮内上皮癌（intraepithelial neoplasia） 又称 Bowen 病。多发于中年以上及老年男性，单眼发病，病程缓慢。病变好发于睑裂区之角膜缘，呈缓慢生长的灰白色或粉红色半透明隆起，表面布满新生血管少数可呈乳头状，界限清楚。

治疗可行手术彻底切除，切除范围可在边界以外 2mm。若肿瘤范围 < 1/2 全周的病例，在肿瘤切除同时联合羊膜贴敷；若肿瘤范围 > 1/2 全周，除手术切除外，应联合角膜缘移植及羊膜贴敷。

2. 鳞状细胞癌（squamous cell carcinoma） 一种眼表的原发性上皮恶性肿瘤。以中老年男性居多，病变好发于睑裂区角膜缘部位，以颞侧多见。初期肿瘤隆起，基底宽且有血管，外观呈菜花状或乳头状，新生血管丰富，邻近球结膜充血明显。

鳞状细胞癌极少远处转移，但治疗不彻底时易于复发。对于鳞状细胞癌的治疗，早期应彻底切除联合角膜移植或羊膜贴敷术，辅以局部冷冻，疑有残留肿瘤细胞者，术后要追加 β 射线照射或冷冻治疗。

第五节 葡萄膜肿瘤

葡萄膜肿瘤主要有虹膜色素痣、虹膜囊肿、脉络膜血管瘤、脉络膜恶性黑色素瘤、脉络膜转移瘤、脉络膜骨瘤等，对虹膜色素痣小而无变化者，不必治疗，迅速增大有恶变者，宜手术切除；虹膜囊肿、脉络膜血管瘤、脉络膜骨瘤多采用激光治疗；脉络膜恶性黑色素瘤为恶性肿瘤，局限性者可考虑局部切除，激光光凝和放疗，范围较大者可行眼球摘除，甚者行眼眶内容物剜除术。对于脉络膜转移癌，由于多为癌症晚期，可考虑化疗或放疗。

一、良性肿瘤

1. 虹膜色素痣（pigmented nevus of iris） 虹膜浅基质层内异常的色素细胞的聚集。在虹膜表面呈深褐色斑，大小不一，表面平整，边界清晰，轻度隆起，为良性，不必治疗。若虹膜色素痣突然颜色加深且增大，是恶变的征兆，应早日予以手术切除。若合并青光眼者需行手术治疗。如不能确诊，应随访观察，密切注视其大小及颜色的变化。

2. 虹膜囊肿（iris cyst） 按病因可分为先天性、外伤植入性、炎症渗出性、寄生虫性等。其中以外伤植入性最常见，主要为眼球穿通伤或眼内手术的部分结膜或角膜上皮组织被带入眼内，并植入在虹膜上所致。

虹膜囊肿若位于虹膜前面，易早期诊断，但若位于虹膜后面，只有长大时或散瞳时才能在瞳孔区被察觉。不论何种虹膜囊肿，体积增大后均可引起青光眼。目前多采用激光和手术治疗。

3. 脉络膜血管瘤（choroidal hemangioma） 为先天性血管畸形形成的错构瘤，多发于青年人。分弥漫型和孤立型两种。两种类型眼内均可出现渗出性视网膜脱离、视网膜变性、继发青光眼等。病变主要位于视盘及后极部附近，早期肿瘤眼底表现为淡红色的圆形或近似球形隆起，边界不清，视网膜有浆液性脱离。晚期为灰白色，边缘陡峭，常伴有黄斑损害，视力严重减退，最后因发生广泛的视网膜脱离和青光眼而失明。超声波和 CT、MRI 有助于诊断，而 ICG 为脉络膜血管瘤最具诊断价值的检查。

孤立型脉络膜血管瘤治疗效果较弥漫型好。无症状时可观察不予治疗。出现视力下降特别是黄斑视网膜渗出脱离时，应及时行氩激光光凝治疗。而弥漫型脉络膜血管瘤治疗困难。若无渗出性视网膜脱离可观察，若出现视网膜脱离时，可试行激光或冷凝治疗，但本病视力预后较差。如果脉络膜血管瘤伴有颜面血管瘤，或脑膜血管瘤以及青光眼，称为 Sturge-Weber 综合征。

4. 脉络膜骨瘤（choroidal osteoma） 一种缓慢生长的良性肿瘤，好发于青年女性，单眼居多。肿瘤的生长和对视力的影响缓慢，多数患者无症状，有表现为视力下降、视物变形和视野缺损等。肿瘤多位于视盘附近，呈黄白色或橘红色的扁平隆起，表面可见色素沉着，肿物边缘不规则，似伪足向四周伸出，可形成视网膜下新生血管，伴有出血或浆液性视网膜脱离。眼底荧光血管造影、超声波及 CT 检查有助于诊断。

无症状的脉络膜骨瘤以临床观察为主，目前尚无方法可限制肿瘤的生长。位于黄斑区以外的肿瘤及视网膜下新生血管可考虑激光光凝，位于黄斑区视网膜下新生血管，可考虑光动力疗法治疗。

二、恶性肿瘤

1. 脉络膜恶性黑色素瘤（malignant melanoma of the choroid） 成人最常见的

眼内恶性肿瘤，居眼内肿瘤的第二位。多见于50岁以上的中老年人，男性稍多于女性，常为单侧性。若位于眼底的周边部，早期无自觉症状；若肿瘤位于后极部，早期即出现为视力减退，视物变形，视野缺损，眼前黑影，色觉异常及持续性远视屈光度数增加等。整个病程可分成眼内期、继发性青光眼期、眼外蔓延及全身转移期的四个阶段。易发生眼外和全身性转移，可转移至巩膜外、视神经、肝、肺、肾和脑等组织，预后差。恶性黑色素瘤可因渗出物、色素及肿瘤细胞阻塞房角，或肿瘤压迫涡静脉，或肿瘤坏死所致的大出血等，引起继发性青光眼。多数肿瘤因血供不足而发生坏死，引起葡萄膜炎或全眼球炎。

对本病宜早期诊断，应详细询问病史、家族史，进行细致的眼部及全身检查，巩膜透照、超声波、眼底血管荧光造影、CT及磁共振等检查有助于诊断。

局限性脉络膜黑色素瘤可考虑局部切除，激光光凝和放疗。后极部大范围肿瘤，宜做眼球摘除。肿瘤已穿破眼球壁者，应做眼眶内容物剜除术。

2. 脉络膜转移癌（metastatic carcinoma of the choroid） 为其他脏器的恶性肿瘤通过血运转移至脉络膜所致。临床以乳腺癌转移最为常见，其次为肺癌，其他包括肾癌、消化道癌、甲状腺癌和肝癌等的转移。眼底后极部透过视网膜可见有一个或多个、圆形、边界不清、扁平的实质性肿物。转移癌最常通过视神经周围的睫状后短动脉进入后极部脉络膜，临床患者会出现眼痛、头痛，视力下降，可伴闪光感或飞蚊感，也可能出现进行性远视及中心暗点，随着肿瘤增长，中心暗点也不断增大，晚期可发生广泛视网膜脱离。当恶性肿瘤患者出现视力下降、视物变形、眼痛等症状时，要警惕眼部发生转移癌，需做进一步检查。

根据病史、原发病灶，结合CT、磁共振、超声波和眼底血管荧光造影等检查有助于诊断。

由于多为癌症晚期，其他部位可能已有多处转移，可根据情况考虑化疗、放疗、内分泌治疗、手术治疗或定期观察，本病预后较差。

第六节 视网膜肿瘤

视网膜肿瘤主要有视网膜血管瘤和视网膜母细胞瘤，前者为先天性血管异常，治疗以激光光凝或冷凝为主；后者为婴幼儿最常见的眼内恶性肿瘤，治疗宜早期手术，并结合放射治疗与化学治疗。

一、良性肿瘤

1. 视网膜血管瘤（retinal angiomatosis） 属于先天性血管异常，起源于视网膜血管，由毛细血管组成，发生在视网膜或视盘，早期病变较小，检眼镜下不易发现，多无自觉症状。随着瘤体的增大，可见橘红色球形隆起的肿块，有粗大的视网膜动静脉与之相连。肿瘤可以渗出血浆，引起血管瘤附近的视网膜发生浆液性脱落，也可见到黄白色脂质渗出物，如果视网膜脱落影响到黄斑区，则可影响视力。

视网膜血管瘤单独发生在视网膜时又称为 von Hippel 病，若伴有中枢神经系统血管瘤则称 von Hippel-Lindau 病。

对于视网膜血管瘤的治疗，可用激光光凝或冷凝直接凝固血管瘤，促使血管闭塞，瘤体缩小，渗出吸收。

2. 视网膜囊肿 可分为先天性和继发性两种。临床上完全孤立且边界清晰的视网膜囊肿较少见，不少囊肿伴有一定程度的视网膜脱离。对视网膜囊肿的诊断可使用巩膜透照法，必要时，对可疑病例可在准确定位后谨慎使用穿刺检查。

二、恶性肿瘤

视网膜母细胞瘤（retinoblastoma）是婴幼儿最常见的眼内恶性肿瘤，不仅致盲而且危及生命。双眼患者为 13 个月龄（3 岁以上少见），单眼患者为 24 个月龄（7 岁以上少见），偶见于成年人。本病具有遗传因素，与基因的变异有一定的关系。但无种族、性别或眼别的差异。单眼发病多于双眼，单眼病例占 60% ~ 82%，双眼病例占 18% ~ 40%。

本病约 40% 为遗传型，由患病的父母或父母为突变基因携带者遗传，或由正常父母的生殖细胞突变所致，为常染色体显性遗传，此型发病早，多为双眼发病，视网膜上可有多个肿瘤病灶，且易发生第二恶性肿瘤。约 60% 的病例属非遗传型，由患者本人的视网膜母细胞发生突变（体细胞突变）所致，多为单眼发病，散发性，发病年龄稍大，此型不遗传，视网膜上仅有单个病灶，不易发生第二恶性肿瘤。

根据视网膜母细胞瘤的发展过程，可分为眼内生长期、青光眼期（眼内压增高期）、眼外扩展期和全身转移期四期。由于肿瘤生长部位、速度和分化程度不同，临床表现也不尽相同。

眼内期：由于肿瘤发生于婴幼儿，早期不易发现。若肿瘤位于后极部或累及黄斑区则影响视力，出现斜视，或因肿瘤发展较大，瞳孔区呈现黄白色反光，如"猫眼"时，才引起家长注意而就医。眼底检查可见视网膜上有圆形或椭圆形的结节隆起的黄白色肿块，以后极部偏下方为多见，肿块的表面可有视网膜血管扩张或出血，或伴有浆液性视网膜脱落，肿瘤可播散于玻璃体及前房中，造成玻璃体混浊，假性前房积脓，角膜后沉着物，或在虹膜表面形成灰白色肿瘤结节。

青光眼期：肿瘤继续生长可使眼内容物增多，而引起眼压升高，继发青光眼，出现结膜充血，角膜水肿，雾状混浊，甚者角膜变大，眼球膨大，形成"牛眼"或巩膜葡萄肿。

眼外扩展期：肿瘤向外发展，可向前穿破眼球壁而突出睑裂之外，或向后穿出而占据眼眶位置，致使眼球突出，运动障碍。

全身转移期：肿瘤细胞可经视神经或眼球壁上神经血管的孔道向颅内或眶内发展，或经淋巴管的附近淋巴结、软组织转移或经血循环向全身转移，最终导致死亡。

根据患者年龄、病史及典型的临床表现，结合超声波、X 线摄片、CT 扫描及核磁共振，即可明确诊断。眼 B 超检查早期可发现实质性肿块回波，晚期可见肿块坏死空隙形成囊性回波。眼眶 X 线摄片可显示肿瘤内有钙化点阴影。CT 扫描及核磁共振检查可显示眼球内或眼眶内实质性占位性病变。

目前对视网膜母细胞瘤的治疗常用的方法有手术治疗、放射治疗、局部光凝治疗、冷冻治疗、加热治疗及化学治疗等。若病变局限于眼内但超过一个象限者，以眼球摘除为首选治疗，若肿瘤扩散到巩膜或视神经，应进行眶内容物剜除术，术后应联合放射治疗与化学治疗。

第七节　视神经肿瘤

视神经肿瘤主要为视神经胶质瘤和视神经脑膜瘤，治疗均应尽早手术彻底切除。

1. 视盘血管瘤（hemangioma of optic disc）　视网膜血管瘤的一部分。分为毛细血管性血管瘤和海绵状血管瘤两种。其中海绵状血管瘤极为罕见。对仅有视盘（或视网膜）血管瘤而无全身其他部位的血管瘤或其他肿瘤的患者，应定期随访，对有症状的视盘毛细血管性血管瘤，最好采用传统激光光凝或经瞳孔温热疗法栓塞血管瘤体，以封闭血管瘤。而海绵状血管瘤属静脉畸形，一般不会发展，因此，通常不需要处理。

2. 视盘黑色素细胞瘤（melanocytoma of optic disc）　一种位于视盘内的良性浓密的色素痣样肿瘤，好发于中年人，性别无明显差异，多为单眼发病，双眼发病者极为罕见。

肿瘤可发生于视盘的任何部位，生长缓慢，占据视盘的一半甚至大部分，视盘的直径明显大于正常，在视盘上可见黑色或灰黑色的肿块，突出于视盘头表面，突向玻璃体，并可遮蔽部分视网膜血管，多无自觉症状。

本病是一种良性肿瘤，发展极为缓慢，一般不需任何治疗，但应定期复查，不应轻易摘除眼球。

3. 视神经脑膜瘤（meningioma of optic nerve）　起源于视神经鞘蛛网膜外层表面的帽细胞，由硬脑膜或蛛网膜的内层细胞组成。属于良性肿瘤，多见于中年女性，偶发于儿童，发病年龄越小，恶变程度越高。单眼发病为主，偶见双眼发病。病程较长，发展缓慢，少数可发生恶变而迅速增长。

临床表现为眼球突出，视力减退及眼球运动障碍。眼球呈进行性突出，早期向正前方突出，晚期肿瘤增大向颞下方突出，伴有眼球运动障碍。

CT 及 MRI 检查可显示视神经增粗或呈梭形及圆形的肿块，有时在肿瘤中央可见视神经线状阴影（铁轨征）。CT 扫描有时可见钙化灶。

对视神经脑膜瘤的治疗，目前主要采用放射疗法治疗，手术治疗仅针对肿瘤进行增大、视力丧失和严重突眼的患者。

4. 视神经胶质瘤（optic glioma） 发生于儿童的视神经胶质瘤属于良性肿瘤，多在 5 岁左右发病，71% 在 10 岁以内发病，发生于成年人则多为恶性视神经胶质瘤或称恶性视神经星形细胞瘤。

临床主要表现为视力减退和眼球突出，其特征是视力障碍在先，眼球突出在后。眼球突出方向多向正前方，呈非搏动性及不能压回性突眼，严重突出者可向颞下方突出。CT 或 MRI 检查可见相应视神经处椭圆形的肿块，并常可见肿瘤中部特征性的弯曲。

良性的视神经胶质瘤主要由实性增生的毛细胞性星形细胞所组成，恶性视神经胶质瘤由伴多形核及有丝分裂象的低分化纤维性星形细胞所组成。

X 线和 CT 扫描均可显示视神经孔或视神经管扩大。CT 及 MRI 可显示眶内眼球后有椭圆形肿物，位于肌肉圆锥内，边界光滑清楚，密度均匀一致。

眶内段视神经胶质瘤应尽早手术切除，手术预后良好，很少复发或恶变。但若肿瘤侵犯颅内，则可导致颅内压增高或视交叉和对侧视神损害，预后较差。

第八节 眼眶肿瘤

眼眶肿瘤多原发于眼眶，亦可由邻近组织包括眼睑、眼球、鼻窦、鼻咽部和颅腔内等部位的肿瘤扩展而来，或为远处的转移癌。常见的眼眶肿瘤有眶皮样囊肿、海绵状血管瘤、眶脑膜瘤、横纹肌肉瘤、眼眶绿色瘤等，临床多表现为眼球突出，运动障碍，治疗大多以手术为主，对于横纹肌肉瘤等恶性肿瘤还应结合化疗与放疗。

一、良性肿瘤

1. 眶皮样囊肿（dermoid cyst of orbit） 起源于胚胎时期，是一种迷芽瘤。位于眶缘的囊肿在幼儿期可发现肿物，由于病情发展，位于眶缘之后的囊肿，尤其是眶深部皮样囊肿往往至青少年时期才出现症状，老年发病者也可见到。

皮样囊肿为先天性肿物，发展缓慢，位于眶缘者，多发生于眶缘外上侧，其次是眶上缘和内上缘，也可发生于眼眶外上的颞窝上部；位于眶内者多发于眼眶外上缘，也可见于内上或内下眶缘。位于眶缘部的囊肿，可见在眶缘局部隆起，皮下触及圆形肿物，表面光滑，边界清楚，大小不一，压之不痛，推之可移，与皮肤无粘连。视力、眼球位置及眼球运动无改变，肿物较大者可影响上睑形状，或压迫眼球引起屈光不正。位于眶深部的囊肿，常表现眼球突出并向下移位，病变进展缓慢，甚至静止较长一段时间。少数患者囊肿破裂，引起炎性反应，眼眶压痛及眼睑水肿、瘘管形成或颞部膨隆、眼球运动障碍及视神经萎缩。CT 扫描可发现占位性病变，内密度不均，眶壁凹陷等改变。超声波检查可显示边界清楚的占位性病变，可有液体暗区。

对于眶皮样囊肿的治疗，应手术完全切除，并将囊壁及囊内容物去除干净，保留眼眶正常结构及功能。位于骨膜下者，囊壁刮除后用碳酸腐蚀，75% 乙醇中和，生理盐水冲洗，以免复发。对于增长缓慢的皮样囊肿，如无明显炎症现象，无功能及美容障碍，允许一定时期的观察。

2. 海绵状血管瘤（cavernous hemangioma） 成年人最常见的原发于眶内的肿瘤，属于典型的眶内良性肿瘤，多见于成年人，且以女性为多。多发生于一侧眼眶，眶内一个肿瘤，也可一眶多发，偶见发生于两侧眶内。多位于肌锥内或视神经的外侧，生长缓慢。

临床表现为不受体位影响的慢性渐进性眼球突出，视力减退，眼睑或结膜透见紫蓝色肿物，晚期眼球向肿瘤方向转动不足，眼底早期可见原发性视神经萎缩，或见视神经乳头水肿，位于眶缘的肿物可在眶缘部扪及肿物，中等硬度，稍具弹性或囊性感，表面光滑，边界清楚，可推动，有漂浮感，不能扪及肿物的病例，眼球回纳有弹性阻力。

X 线检查早期为正常，长期高眶内压引起眶容积扩大。B 超检查有特征性声像图：病变呈圆形或类圆形，边界清楚圆滑，内回声多而强，且分布均匀，中等度声衰减，压之可变形。CT 扫描可准确提示肿瘤所在的位置、数目、大小与邻近组织的关系。

对发展缓慢，体积小，视力好，在不影响视力和美容的情况下，可观察，若影响视力及美容时，宜手术治疗。

3. 眶脑膜瘤（meningioma of orbit） 常见的眶内肿瘤。多见于中年妇女，大多为良性病变，起病缓慢，病程较长。

临床表现以眼球突出，视力严重减退和眼球运动障碍为主要特征。视神经鞘脑膜瘤早期可引起视盘水肿，影响视力，继而视神经萎缩，肿瘤可突破硬膜向眶内侵犯，而致眼球突出，眼球运动障碍。

继发于颅内脑膜瘤，多来自蝶骨，经视神经管或眶上裂、眶骨壁向眶内蔓延。源于蝶骨鞍部的肿瘤，邻近视神经，较早引起视力减退、视盘水肿和视神经萎缩。颅内压增高时，引起 Foster-Kennedy 综合征，即同侧视神经萎缩和对侧视盘水肿，并可损及第Ⅲ、Ⅳ、Ⅵ对脑神经及第Ⅴ对脑神经眼支诸神经（动眼神经、滑车神经、外展神经及三叉神经眼支诸神经）。肿瘤蔓延至眶内，可引起眼球突出。源于蝶骨外侧骨翼的脑膜瘤常引起眶壁增生、颞窝肿块和眼球突出，眼睑和球结膜水肿，而视力减退及眼球运动障碍则发生较晚。

X 线摄片显示眶腔扩大，眶骨增生肥厚伴有肿瘤内异常钙化，有的见视神经孔和眶上裂扩大。B 超可发现视神经增粗及眶内肿块，CT 和 MRI 均可显示眶内及颅内肿块。

　　对眶脑膜瘤的治疗，主要是手术切除，放射治疗无效，手术切除越完全，复发机会越少。

二、恶性肿瘤

　　1. 横纹肌肉瘤（rhabdomyosarcoma）　　为儿童期最常见的眶内恶性肿瘤，多见于 10 岁以下的儿童，平均年龄 7 岁，发病原因不明，一般多发于单眼，偶见双侧眼眶，恶性程度高，发展迅速，预后不良。

　　多见于眶上部，也可发生于眶内任何部位。临床表现为急速发展的眶部肿块，同时具备眼眶占位性病变和炎症。眼球突出，多向外下方移位。1~2 周内眼球突出于眼眶之外，常伴有上睑下垂，眼睑水肿，球结膜充血水肿，有时可误诊为眶蜂窝织炎。若肿瘤侵及视神经和眼外肌，则视力丧失，眼球运动障碍。晚期肿瘤可侵及整个眼眶，累及鼻窦，甚至进入颅内。

　　X 线检查眶内密度增高，眼眶不扩大，晚期有骨质破坏。B 超探查显示内回声少，透声性强。CT 和 MRI 检查能明确肿瘤的部位和范围。（CT 表现为形状不规则，边界不清楚的高密度阴影）

　　对于横纹肌肉瘤的治疗，传统治疗方法包括化学药物治疗、放射治疗和手术治疗。疗效与肿瘤的恶性程度、组织类型、病程、治疗手段选择正确与否、患者的个体差异等密切相关。目前主要采用眶内容物剜出术与放射治疗和化学治疗相结合的综合治疗。

　　2. 眼眶绿色瘤（chloroma of orbit）　　骨髓性白血病细胞在眶内骨膜下和软组织内形成的一种局限性浸润。多见于 10 岁以下儿童，病程发展迅速，患儿可在数周或数月内死亡。

　　临床表现以眼球突出和眶部肿物为特征。肿物多位于眶上部，其次位于眶下部，眶缘可触及质地坚硬的肿块，表面不光滑，不能移动。眼睑肿胀隆起，呈淡绿色，表面血管迂曲扩张。眼球突出多向下或向上移位。患眼常伴有明显的炎症反应，结膜水肿充血，睑裂闭合不全，角膜混浊溃疡，视盘水肿，眼球运动障碍等。全身检查可发现肝、脾和淋巴结肿大。血液和骨髓检查有助于诊断。

　　对绿色瘤的治疗，宜针对白血病以化疗及放疗为主。

第二十四章 常见全身疾病的眼部表现

眼是人身整体的一部分，眼与全身各系统关系十分密切，许多眼病可由全身疾病引起，如糖尿病视网膜病变、高血压性视网膜病变等；不少系统性疾病会出现眼部改变，如血液系统疾病、代谢性疾病、神经系统疾病等都可能出现眼部损害。有些眼部表现具有特殊临床意义，甚至仅根据眼部病变即可对全身某些疾病做出早期诊断，如糖尿病视网膜病变的典型眼底病变；有些根据眼部表现可判断全身病的预后，如高血压病的视网膜病变等。在某些眼病的防治上，全身病的基本防治知识十分重要，如血糖、血压、血脂的控制对糖尿病眼部病变的防治，早产儿治疗用氧规范化对防止早产儿视网膜病变的重要性等。眼科医生必须了解全身病的基础知识，其他临床医生也必须了解眼部检查对系统性疾病的重要性。

第一节 内科病的眼部表现

一、动脉硬化与高血压

动脉硬化的共同特点是动脉非炎症性、退行性和增生性的病变，一般包括老年性动脉硬化、动脉粥样硬化和小动脉硬化等。

1. 动脉硬化性视网膜病变 通常眼底所见的视网膜动脉硬化为老年性动脉硬化和小动脉硬化。硬化程度反映了脑血管和全身其他血管系统的情况。老年性动脉硬化多发生在50～60岁及以上，为全身弥漫性动脉中层玻璃样变性和纤维样变性。小动脉硬化是对血压缓慢而持续升高的一种反应性改变，常与高血压同时存在。动脉硬化性视网膜病变眼底主要表现为：①视网膜动脉弥漫性变细、弯曲度增加、颜色变淡，动脉反光增宽，血管走行平直。②动静脉交叉处见静脉隐蔽、静脉斜坡现象，血管走行平直。③视网膜特别是后极部可见渗出和出血，一般不伴有水肿。

2. 高血压性视网膜病变 高血压病是以体循环动脉压增高为主要表现的临床综合征，分为原发性高血压和继发性高血压两类。95%以上的高血压患者是原发性高血压，又分为良性高血压和恶性高血压。高血压患者眼底改变与年龄、血压升高程度、病程长短有关。年龄愈大、病程愈长、眼底改变的发生率愈高。恶性急性高血压所致的视网膜病变，多见于40岁以下青年，以视盘水肿和视网膜水肿为最主要的改变，又称为高血压性视神经视网膜病变。同时可见视网膜火焰状出血、棉絮斑、硬性渗出及脉络膜梗死灶。良性慢性高血压所致的视网膜病变，视网膜动脉血管痉挛、变窄，血管壁增厚，严重时出现渗出、出血和棉絮斑。临床上对该病的病变进展和严重程度进行分级。目前国际上普遍应用是 Keith-Wagener 分级方法，分为四级。

Ⅰ级见于轻度高血压患者，视网膜小动脉不规则和极轻微收缩。年龄较大者通常没有小动脉收缩，但由于硬化的小动脉壁增厚，所以小动脉反光增宽。

Ⅱ级小动脉与Ⅰ级相似，但动静脉交叉处的视网膜静脉变细，检查可见动静脉交叉压迹。

Ⅲ级视盘附近有表浅的火焰状出血和软性渗出，视网膜水肿。偶见硬性渗出。

Ⅳ级视盘水肿是恶性高血压先兆体征。慢性视网膜水肿可造成以黄斑为中心的放射状硬性渗出，即星芒状黄斑渗出。

二、糖尿病

1. 糖尿病视网膜病变（DR） 糖尿病导致的视网膜微血管损害所引起的一系列典型病变，是一种影响视力甚至致盲的慢性进行性疾病。早期的病理改变有毛细血管内皮细胞的基底膜增厚，周细胞丧失，毛细血管自动调节功能失代偿，继而内皮细胞屏障功能损害，血液成分渗出，毛细血管闭塞。广泛的视网膜缺血，可引起视网膜水肿和新生血管形成。黄斑囊样水肿和新生血管引起的并发症是造成视力下降或丧失的主要原因。

根据我国糖尿病视网膜病变临床诊疗指南，非增生性糖尿病视网膜病变分为：Ⅰ期（轻度非增生期），仅有毛细血管瘤样膨出改变。Ⅱ期（中度非增生期），介于轻度到重度之间的视网膜病变，可合并视网膜出血、硬渗和/或棉絮斑。Ⅲ期（重度非增生期），每象限视网膜内出血>20个出血点，或者至少2个象限已有明确的静脉串珠样改变，或者至少1个象限视网膜内微血管异常，无明显特征的增生性DR。

增生性糖尿病视网膜病变分为：Ⅳ期（增生早期），出现视网膜新生血管或视神经乳头新生血管，当视神经乳头新生血管大于1/4～1/3视神经乳头直径或视网膜新生血管大于1/2视神经乳头直径，或伴视网膜前出血或玻璃体出血时称"高危增生型"。Ⅴ期（纤维增生期），出现纤维膜，可伴视网膜前出血或玻璃体出血。Ⅵ期（增生晚期），牵拉性视网膜脱离，合并纤维膜，可合并或不合并玻璃体积血，也包括虹膜和房角的新生血管。

2. 糖尿病性白内障 糖尿病的并发症之一，可分为两种类型：真性糖尿病性白内障和糖尿病患者的年龄相关性白内障。糖尿病患者的年龄相关性白内障，多发生于老年患者，其症状体征与年龄相关性白内障相似，发展快慢与患者血糖高低有一定关系。真性糖尿病性白内障多见于1型的青少年糖尿病患者。多为双眼发病，发展迅速，晶状体后囊下皮质区出现无数分散的、灰色或蓝色雪花样或点状混浊，可于短时间内发展为完全性白内障。常伴有屈光改变，血糖升高时，血液中无机盐含量下降，房水渗入晶状体使之变凸，出现近视；血糖降低时，晶状体内水分渗出，晶状体变扁平而出现远视。

3. 糖尿病视神经病变 糖尿病性视神经乳头病变主要发生在青年起病的 1 型糖尿病患者，主要表现为视力下降，视神经乳头水肿，其周围毛细血管扩张，可有出血及棉絮样斑，视野生理盲点扩大，荧光素眼底血管造影早期可显示视盘毛细血管扩张，后期荧光渗漏成高荧光。糖尿病缺血性视神经病变主要表现为视力突然减退，早期眼底视神经乳头可正常或局部充血，边界不清，后期色淡或苍白。视野表现为与生理盲点相连的象限性或扇形缺损。造影早期表现为动脉早期呈低荧光，造影后期毛细血管渗漏成高荧光。

4. 糖尿病性眼肌麻痹 常发生在 40 岁以上的糖尿病患者，与糖尿病病程、轻重无关。主要累及外展神经和动眼神经。外展神经受累表现为单眼内斜位，外转受限。动眼神经麻痹，表现为上睑下垂、眼球向外下方移位并轻度内旋，瞳孔一般不受影响。

三、肾脏疾病

肾脏疾病主要指肾小球肾炎。肾小球肾炎分为急性和慢性，二者均可引起眼部变化。急性肾小球肾炎多发生于儿童，男性多于女性。慢性肾小球肾炎可发生于任何年龄，但以中青年为主，男性居多。

急性肾小球肾炎多表现为眼睑水肿，还常伴有因高血压引起的眼底病变，表现为视网膜血管痉挛、视网膜出血和渗出等。急性肾小球肾炎痊愈，眼底病理改变可以恢复。

50% 以上的慢性肾炎患者发生眼底改变。约 75% 的慢性肾炎伴肾功能不全患者有眼底改变。尿毒症患者几乎全部有眼底改变。眼底表现为视网膜动脉细，呈铜丝状或银丝状。视网膜见动静脉交叉压迹，静脉迂曲扩张。视网膜弥散性灰白色水肿、硬性渗出，黄斑星芒状渗出。视网膜出血、棉絮斑以及视盘充血、水肿。视盘水肿、视网膜棉絮斑提示预后较差。慢性肾功能不全患者还可出现角膜带状变性和白内障。肾透析者视网膜水肿更加明显。肾脏移植患者因糖皮质激素和其他免疫抑制药的使用，可发生白内障、巨细胞病毒感染综合征等。

四、血液病

临床常见与眼相关的血液病主要有贫血、白血病。

（一）贫血

贫血是指人外周血液，血红蛋白含量低于正常。失血、溶血、缺铁或造血功能障碍均可引起贫血。贫血的症状依贫血原因、程度而有差异，在眼部可出现视力下降、视力疲劳或视野缺损等症状，结膜苍白。眼底改变的轻重取决于各类贫血的严重程度、起病的急缓和个体反应。轻度贫血眼底可正常，如果血红蛋白浓度或红细胞计数降低到正常的30%~50%，则可出现眼底变化。最常见的体征是视网膜出血。通常呈火焰状或圆点状，也可为线状或不规则性，多位于后极部。视网膜血管颜色变淡，动脉管径正常或稍细，静脉扩张迂曲、色淡。视网膜有棉絮斑，偶尔可见硬性点状渗出。视网膜水肿表现为眼底色淡或视网膜呈雾状混浊，可局限在后极部或整个视网膜。视盘色淡、水肿，严重者可出现缺血性视神经病变或视神经炎外观；或表现为视神经萎缩，可致失明。

(二) 白血病

白血病 (leukemia) 是造血系统的恶性增生性疾病，任何年龄均可发病，以学龄前和学龄期小儿最多见，小儿患者中90%以上为急性白血病，在我国占小儿恶性肿瘤的首位。慢性患者仅占3%~5%。本病病因尚未完全明了，可能与病毒因素、物理和化学因素及体质因素有关。研究发现人类T细胞白血病病毒可引起人类T淋巴细胞白血病；电离辐射及苯、氯霉素、保泰松和细胞毒药物均可诱发白血病。白血病虽不属遗传性疾病，但与遗传素质有关。

1. 全身表现 早期可有乏力，面色苍白，鼻衄或牙龈出血，伴发热、贫血及肝、脾、淋巴结肿大，病情进展可有骨、关节、中枢神经系统、睾丸浸润及严重出血倾向。

2. 眼部表现 可见眼睑皮下瘀血，皮下结节，球结膜颜色淡，结膜下出血，眼底受累可出现视力下降，视野损害，可见视盘水肿，视网膜动脉大多正常，静脉扩张，充盈，部分有白鞘。可有浅层火焰状及深层圆形或不规则型出血，典型的罗特斑 (Roth spot) 表现为含白色中心的出血斑。大量出血时可突破内界膜进入玻璃体。视网膜硬性渗出及棉絮斑少见，若出现结节状浸润则提示预后不良。慢性白血病患者周边部视网膜可见微动脉瘤，少数有周边血管闭塞和新生血管。儿童易发生眼眶浸润，表现为眼球突出，运动障碍，上睑下垂，结膜充血水肿，眶缘可触及坚硬肿块，称"绿色瘤"。虹膜浸润的表现类似虹膜睫状体炎。少见的并发症还有角膜溃疡，继发性青光眼及眼前段缺血等。

白血病性视网膜病变在一定程度上可作为全身病情的反映，视网膜病变常随全身病情好转或恶化而改善或加剧，有报道显示急性白血病患者如合并黄斑部出血则提示颅内出血的发生率高，如出现视网膜结节状浸润则提示预后不良。

五、结核病

近年来结核病重新成为危害公众健康的严重问题，结核性眼病也随之增多。结核杆菌主要从肺部感染病灶通过血行播散到眼部，最常见的眼部表现是脉络膜炎，视网膜结核多继发于邻近的结核性脉络膜炎。其常可累及除晶状体外的眼部组织。

1. 眼表结核

（1）眼眶结核：少见。分为原发性和继发性。后者是由泪囊、眼球、视神经、鼻窦等感染所致。患者有疼痛感、流泪和眼球突出等症状。眼睑和球结膜水肿，睑外翻，眶骨壁上下缘隆起，晚期形成冷脓肿并有瘘管和死骨形成。

（2）眼睑结核：由眼睑皮肤损伤的直接感染，或体内结核灶蔓延及经血行播散而成。易被误诊为睑板腺囊肿或眼睑弥漫性肿胀。初期表现为大小不等的圆形结节，以后逐渐坏死，形成溃疡及瘘管，经久不愈，溃疡痊愈后，常形成瘢痕引起睑外翻。

（3）泪器结核：以结核性泪腺炎多见。

（4）结膜结核：较少见。多为青年人，常为单眼。常累及上睑结膜，可伴有耳前淋巴结肿大。因患者的免疫状态不同而有多种表现：①结核瘤，开始表现为急性结膜炎，急性期后发展为结核灶。②结膜寻常狼疮，少见。病变处结膜一致性增厚，可见红斑，红斑中可见小溃疡。③疱疹性结膜炎或泡性角结膜炎，多见于儿童。

（5）角膜结核：多继发于邻近组织病灶。年轻女性多见，易反复发作。临床表现为：①结核性角膜溃疡，类似于匐行性角膜溃疡。②角膜基质炎，最常见，为角膜对结核菌蛋白的一种过敏反应。③泡性角膜炎。④深层中央性角膜炎，与病毒性盘状角膜炎相似。

（6）巩膜结核：多继发于邻近病灶，也可因对结合蛋白过敏而发生。表现为表层巩膜炎、巩膜炎、前巩膜炎及后巩膜炎。当前巩膜炎症向角膜方向蔓延时，可形成角巩膜炎或硬化性角膜炎。

2. 眼内结核 发病年龄范围广，1～75 岁皆可出现，平均年龄 31.6 岁，男女均可发病，单眼多见。

（1）虹膜结核：以慢性虹膜炎多见。

（2）睫状体结核：葡萄膜结核主要累及睫状体或从睫状体开始发病，病程长。常出现前房闪辉、玻璃体混浊，一些患者继发闭角型青光眼。

（3）脉络膜结核：脉络膜结核结节是眼内结核病最典型表现。可一至数个视盘大小，边界清楚，多累及后极部，结核结节色素改变取决于病变时间，旧病灶色素过度沉着。也可出现浆液性视网膜脱离，大多眼前段正常，无玻璃体炎症状，少数可并发全葡萄膜炎。

（4）视网膜结核：常有邻近脉络膜结核蔓延引起，极少数因结核杆菌直接感染致病。多为单眼，灶性，多色素沉着，1/3～3 个视盘大小，常伴有脉络膜结核结节。

（5）视网膜静脉周围炎：多发于 30～40 岁男性，90% 表现为突发、无痛性由眼底静脉出血导致的单眼视力丧失。大多数患者（90%）数月后累及对侧眼。眼底表现为视网膜血管鞘等血管异常，广泛纤维血管增生伴有反复发作的静脉出血。可能与结核菌素过敏有关。

六、维生素缺乏

(一) 维生素A缺乏症

维生素A是视黄醇、视黄醛、视黄酸的总称。维生素A是眼视网膜光感受器中视黄醛与视蛋白结合形成视紫红质，维持杆细胞暗光下视觉的必不可少的物质。维生素A还参与上皮组织新陈代谢，维持正常的角膜功能。鱼油、动物肝脏及胡萝卜中均含有丰富的维生素A。正常人体内每日需5000~7000U。正常血液中维生素A含量为50~70U/L。当血中维生素A浓度<50U/L时，上皮的维持及视觉代谢即受到影响。原因主要是摄入不足或吸收障碍（如胆汁缺乏或腹泻等）。

其眼部表现为结膜及角膜干燥、增厚、上皮角化。严重者可产生角膜基底膜变性、炎症、浸润、穿孔，结膜组织暴露部分增厚形成Bitot斑。结膜角膜敏感度下降。角膜结膜化、角化，晚期瘢痕形成。可形成夜盲及全身皮肤干燥脱屑。

长期慢性腹泻的患者，尤其小儿应注意维生素A缺乏，查血维生素A含量可明确诊断。对于有角膜并发症的患儿应与非维生素A缺乏的角膜感染相鉴别。

(二) B族维生素缺乏

B族维生素中维生素B_1、B_2、B_{12}缺乏对人体健康影响较大。蔬菜及肉类富含B族维生素。

1. 维生素B_1缺乏　维生素B_1即硫胺素（thiamine），是硫胺素焦磷酸盐（thiamine pyrophosphate，TPP）的前体，是人体三羧酸循环中的重要辅酶，对脑细胞活性与神经冲动传导功能有作用。正常人每天需要量为1.0~1.5mg，正常血浆水平为21μg/L。若缺乏时可引起一系列神经及循环系统症状，如高排出的心力衰竭、多发性周围神经病变、行走无力等，临床上称为脚气病（beriberi）。眼部表现有角结膜上皮损害、浅层角膜炎、眼肌麻痹、眼球震颤、球后视神经炎及视神经萎缩。

2. 维生素B_2缺乏　维生素B_2即核黄素（riboflavin），正常人每日需要量为1.2~1.7mg，若缺乏时可出现舌、唇、口角等皮肤黏膜病变。眼部表现为睑缘炎、角膜炎、酒糟鼻性角膜炎、角膜缘区新生血管形成、白内障等。

3. 维生素B_{12}缺乏　维生素B_{12}每日需2μg，血浓度为350μg/L。维生素B_{12}是人体代谢中某些重要物质合成的辅酶，参与核糖核酸转变为脱氧核糖核酸的过程。缺乏时可致神经系统异常，因大脑神经系统受累可产生神情淡漠、幻听、幻视、昏睡。眼部如视神经受累可产生萎缩、弱视、中心暗点、烟草弱视，系继发维生素B_{12}缺乏所致。周围神经系统受累可产生脱髓鞘病变，皮肤感觉异常或肢体运动异常。

（三）维生素 PP 缺乏

维生素 PP 即烟酸（nicotinic acid），正常成人每日需要量约 75mg，缺乏时则出现皮肤、胃肠道、神经系统损害。眼部可出现视网膜或视神经炎症。

（四）维生素 C 缺乏

维生素 C 即抗坏血酸（ascorbic acid），正常成人每日需要量约 75mg，儿童 30~50mg，孕乳期 100~150mg。若不足时可引起维生素 C 缺乏症，眼部表现为各个部位的出血，另外，容易发生白内障。

（五）维生素 D 缺乏

当维生素 D 不足时引起钙磷酸代谢紊乱，生长发育的婴幼儿会患佝偻病，成年人会患软化病。眼部表现为眼眶狭窄、眼球突出、眼睑痉挛及屈光不正等，部分由于钙的缺乏会发生低钙性白内障。

第二节　外科病的常见眼部表现

外科疾病中的颅脑外伤、胸腹挤压伤、颜面疖肿等均可以引起眼部病变，有时外伤引起的体部病变症状明显，往往掩盖了可能导致严重视功能损害的眼部病变，应引起急诊科、外科及眼科医生的警惕。

一、颅脑外伤

常由于外伤部位、暴力的程度、受伤方式不同而出现不同的眼部表现。

（一）硬脑膜外血肿

常见于顶骨或颞骨骨折，以脑膜中动脉主干损伤产生的颞部血肿最多。若不及时手术多导致死亡。本病的一个重要体征为瞳孔改变。外伤后几分钟，同侧眼瞳孔缩小，持续数分钟；然后瞳孔开大，1~2 小时呈高度僵直性开大。此时，多可挽救患者生命。如果一侧或双侧瞳孔开大、僵直达 30 分钟以上，很少有存活者。此外，眼部还可以表现出眼球运动神经麻痹。幕上硬脑膜外血肿合并广泛脑挫裂伤时，可见视网膜前出血。

（二）硬脑膜下血肿

多因外伤引起颅内小静脉的破裂引起颅内压升高所致。可分为急性、亚急性和慢性。眼部表现为同侧瞳孔开大；轻度的颅脑损伤患者眼底多无变化，较严重者常出现轻度视盘水肿、视网膜水肿，静脉充盈等变化；眼球运动神经麻痹。

（三）颅底骨折

双侧眼睑、结膜、眼眶皮下瘀血。颅前凹骨折还可有眼球突出或眼眶皮下气肿。

（四）颅骨骨折

常同时伴有视神经管骨折。骨折片可压迫视神经引起失明。患者在受伤时常处于昏迷或衰竭状态下，易忽略眼部特征，最终发生视神经萎缩。因此，对颅脑损伤者，应特别注意双侧瞳孔的改变。若发现一侧瞳孔直接对光反射消失，间接对光发射存在，则表明该侧视神经受损，应及时做 X 线或 CT 检查，发现视神经管骨折，可考虑手术。

（五）视路损伤

严重颅脑损伤时，可引起不同部位的视路损伤，如视交叉、视束损伤，产生相应的视野缺损，或伴有眼球运动神经麻痹。

（六）视神经损伤

颅脑外伤，如头颅或眶部受钝力冲击、挤压，引起骨折、出血，可直接或间接挫伤视神经，据外力作用部位、伤害程度，可引起视神经震荡、视神经鞘膜内出血、视神经钝挫伤，直至视神经断裂、撕脱，造成不同程度的视功能损害甚至完全失明。

二、与外伤有关的视网膜病变

（一）远达性视网膜病变

远达性视网膜病变（Purtscher's retinopathy）是因车祸、地震、房屋倒塌等所引起的对头颅胸腹部和四肢等处的急性挤压伤。可引起一眼或双眼的视网膜病变，视力下降。在没有外伤的情况下，其他一些疾病凡能激活补体的，也可以引起类似的眼底改变。因 Purtscher 视网膜病变原描述为与外伤有关，这种病变则称为"类 Purtscher 视网膜病变"。例如，急性胰腺炎引起的视网膜病变；还有胶原血管病，如系统性红斑狼疮或分娩等。

其发病机制可能因系统性组织严重损伤，激活补体，颗粒细胞凝聚，白细胞栓子形成；局部的视网膜血管损伤，引起补体介导的白细胞凝聚和阻塞。挤压性损伤或长骨骨折，可引起类似的视网膜表现。

眼部表现：①可有眼睑、结膜的充血、水肿，或眼球突出，视力下降。②视网膜静脉充盈迂曲，视网膜浅层于血管附近及视盘与黄斑间，有类圆形约 1/4PD 大小的棉絮斑，呈灰白色，分散或融合；网膜浅层火焰状或线状出血；部分见视盘水肿或玻璃体出血。③眼底改变发生在前述挤压伤1~2天，多在1~2个月自行消退。视网膜恢复正常外观或残留色素紊乱；视功能可有不同程度恢复，严重者造成永久性损害。

（二）Terson 综合征

由急性颅内出血引起的玻璃体、内界膜下或玻璃体后出血。机制不清，推测引起了眼内静脉压急剧升高，造成视盘周和视网膜血管破裂。约2/3的蛛网膜下出血伴有眼内出血，约6%有玻璃体出血。可发生于任何年龄，多见于30~50岁人群，少有视网膜脱离。

（三）Valsalva 视网膜病变

腹腔内压力（如咳嗽、呕吐、举重、大便用力）突然升高，可使眼内静脉压上升到足以使黄斑部的毛细血管破裂，出血位于内界膜下，通常较小，偶有1~2PD，视力仅稍有下降，预后好，出血在数月内自发消退。应注意的鉴别诊断有：①玻璃体后脱离可引起出血或由视网膜大动脉瘤破裂引起的出血。②周边部视网膜裂孔或小动脉上的动脉瘤引起的出血。

三、面部疖肿及体内深部脓肿

面部特别是眉尖及两侧口角之间的危险三角区，发生疖肿等化脓性感染时，常处理不当或因挤压使脓毒栓子进入面静脉、内眦静脉、经眼静脉汇入海绵窦，引起海绵窦静脉炎或海绵窦血栓症。体内深部脓肿，致病菌可进入血液形成菌血症或败血症，引起转移性眼内炎或球后及其他部位的脓肿。

第三节　妇产科病的常见眼部表现

妇产科疾病中以妊娠高血压综合征眼部异常表现较为突出，本节对此作重点介绍。妊娠高血压综合征（pregnancy induced hypertension，PIH）简称妊高征，是妊娠期特有疾病。主要发生在妊娠20周后，临床上以高血压、水肿与蛋白尿为其特征。眼部可有眼睑及结膜水肿，球结膜小血管弯曲成蛇状，并有贫血表现。眼底与急性高血压性视网膜病变相同，视网膜血管痉挛狭窄，有水肿、出血及棉絮斑样渗出。荧光素眼底血管造影可见血管周围及视神经乳头毛细血管荧光渗漏。一般产后血压恢复正常以后，多能自行好转，严重者有后遗症。

妊高征的确切病因至今尚未完全明了，国内外学者提出了多种病因学说，如免疫学说，子宫-胎盘缺血学说，遗传学说，血管活性物质失衡、凝血系统与纤溶系统失调学说，缺钙及其他，仅能各自说明部分病机。本病应是多因素综合作用结果，全身小动脉痉挛、血管内皮细胞广泛损伤是其基本病理改变。眼部病变的发生亦由此引起。

【眼部表现】

临床表现主要有高血压、蛋白尿、水肿，相关的内容请参考妇产科专著。眼底变化是反映妊高征严重程度的一项重度参考指标，因为全身唯一能见到反映体内器官小动脉情况的是视网膜小动脉。妊高征的眼底改变可分为3期。第一期，血管痉挛期，可见动脉管径粗细不均，管壁反光增强，继而进展至缩窄，动静脉比例由正常的2：3或3：5变为1：2或1：3。第二期，血管硬化期，出现水肿，渗出。第三期，视网膜病变期，水肿明显，有时有棉絮状渗出，甚至可见火焰状出血。水肿、渗出严重时可引起浆液性视网膜脱离。患者可有视物模糊，甚至突然失明。这些病变多于产后可逐渐恢复，视力也可逐渐好转。但部分病例可保留视功能损害。

重度妊高征（先兆子痫）可出现明显视力障碍。子痫前期患者中视网膜损害致暂时性视力丧失者为1%~3%，子痫抽搐后，40%患者有视网膜血栓形成、视物模糊、盲点，少数发生全盲，视网膜脱离发生率1%~5%；有研究发现，大脑血管交感神经支配在大脑的不同部位有差别，后脑较差，易受缺血影响。当脑血管痉挛缺血脑水肿出现，大脑后叶循环自动调节丧失致后叶循环障碍或基底动脉缺血，或脑缺血，可损害视觉中枢，发生偏盲、黑矇或双目失明。妊高征的皮质盲患者在失明前有剧烈头痛。CT检查可见大脑弥漫性水肿，脑沟消失，脑室缩小。妊高征所致之视网膜病变多在产后两周恢复，视网膜脱离可能在产后2个月恢复，可能有10%患者留有后遗症。

【治疗】

妊高征的出现与胎儿及孕妇的健康密切相关，有视觉障碍表现者，应请眼科医生共同处理。病变出现早而广泛者，胎儿死亡率高，也影响孕妇产后视功能，若发生视网膜病变如严重的渗出、出血或视网膜脱离者，应建议终止妊娠。

第四节　儿科病的常见眼部表现

一、早产儿视网膜病变

早产儿视网膜病变（retinopathy of prematurity，ROP）以往曾称为晶状体后纤维增生症或Terry综合征。为更全面反映本病的实质，近年来将其命名为早产儿视网膜病变，是未成熟或低体重出生婴儿的增生性视网膜病变。该疾患占儿童致盲原因的6%~8%，孕期34周以下，出生体重低于1500g及生后吸氧史者，发生率约为60%，是世界范围内重要致盲眼疾之一。随着医学的发展，低体重及极低体重儿成活率的提高，ROP 的发病率呈上升趋势，近年引起了我国医学界的重视。

ROP 是一多因素所致眼病。出生时孕期短、低体重、给氧治疗及母亲产前服用 β 肾上腺素受体阻滞药与发病关系密切，尤其与给氧治疗关系最为密切。目前普遍认为，ROP 的发生与"相对缺氧"有关，即在高浓度给氧后，又突然停止给氧，从而导致组织的相对缺氧，促使视网膜新生血管形成。视网膜的发育过程在胚胎 4 个月时，由中胚叶分化而来的视网膜血管出现于视神经乳头周围，随着胚胎发育，血管向鼻侧和颞侧延伸，胚胎 8 个月时接近颞侧锯齿缘，有的在足月出生时才到达锯齿缘。故早产儿的视网膜血管尚处于未到达锯齿缘的非成熟阶段。其视网膜周边部为无血管区。早产儿胎龄越短，体重越低，发育越不成熟，此无血管空白区越大。胎儿期向周边发育的视网膜血管前端组织对氧需求特别敏感。当出生后吸入高浓度氧时，网膜血管收缩，甚至闭塞。当停止吸氧时，氧张力降低，随之出现视网膜缺血、缺氧、刺激新生血管形成及纤维组织增殖，形成 ROP。

【临床表现】

根据不同时期的眼底病理表现，临床上分为 3 个阶段，即急性活动期、退行期及瘢痕期。

1. 急性活动期 视网膜血管迂曲扩张，静脉更为明显。眼底周边部可见有血管的视网膜向前融合于无血管的视网膜。随疾病的进展，新生血管逐渐增多，并伴纤维组织增生，周边部视网膜呈局限性嵴状隆起，隆起处可见增殖的血管条索。此条索亦可向玻璃体内发展，引起玻璃体出血、增殖性玻璃体视网膜病变及继发性视网膜脱离。

2. 退行期 急性活动期病变的进展，可在不同阶段中止。在退行期，有血管区和无血管区的分界线的颜色，由灰白色变为粉红色。隆起嵴上的血管可继续向前发展为正常视网膜毛细血管，周边视网膜逐渐透明，可不留后遗症或残存不规则色素斑。病变范围广泛者，退行后所留瘢痕范围大。1/5～1/4 的患眼继续发展进入瘢痕期。眼底的最后表现，取决于急性活动期的病变范围及严重程度。

3. 瘢痕期 轻者，仅表现为眼底色调苍白，视网膜血管较细，周边部视网膜常有不规则色素斑沉着，玻璃体轻度混浊。重者，周边部视网膜可见机化团块，视网膜可被牵拉移位，形成一个或数个皱褶，多向颞侧周边部伸展。更严重者，视神经乳头可被牵拉移位，晶状体后方可见灰白色机化膜及视网膜结缔组织增生，可遮盖部分或全部瞳孔区，形成小儿白瞳症。更甚者，在晶状体后间隙内亦可充满结缔组织和机化的视网膜，前房变浅，虹膜后粘连及广泛的虹膜前粘连，可致继发性青光眼。眼球可因发育障碍而变小或下陷。

【诊断】

1984 年，有关 ROP 的特别会议，制定了 ROP 的统一诊断标准。其活动期按区域定位，按时钟记录病变范围，根据其病程及严重程度分为 5 期。见表 24 - 4 - 1。

表 24 - 4 - 1   早产儿视网膜病变国际分类法

部位
Ⅰ区：以视盘为中心，60°范围内的后部视网膜
Ⅱ区：从Ⅰ区向前到鼻侧锯齿缘的距离的圆形范围
Ⅲ区：余下的颞侧周边视网膜
范围按累及的钟点数目计
严重程度
第1期：在血管化与非血管化视网膜之间存在分界线
第2期：分界线抬高、加宽、体积变大，形成嵴
第3期：嵴伴有视网膜外纤维血管组织增生，按增生量可分为轻、中、重
第4期：不完全视网膜脱离，A，中心凹不累及；B，中心凹累及
第5期：漏斗状视网膜全脱离。前部及后部可分别开放或关闭

除上述诊断标准外，其附加病变是指视网膜后极部血管扩张、扭曲，玻璃体混浊，虹膜血管扩张及瞳孔强直。此种表现体征的出现，为 ROP 病变迅速发展的表现。

其瘢痕期病变，为整个病理过程中的最终眼底改变。根据其临床表现及反映其严重程度的五度分类法，可确诊。

【鉴别诊断】

本病应注意与下述常发生于新生儿或婴幼儿期的眼病相鉴别。

（1）家族性渗出性玻璃体视网膜病变：该病为常染色体显性遗传病，眼底改变类似 ROP。但其眼底病理改变不像 ROP 那样双眼对称，且无早产史。

（2）视网膜母细胞瘤：该眼病在呈现白瞳症时需与 ROP 鉴别。但一般无早产史。影像学检查有助于鉴别。超声波检查，前者可见高浓度回声波，且常有钙化灶。ROP 则为一般视网膜脱离回声像。

（3）Coats 病：多为单眼发病，无早产史。发病年龄较大，多见于男性青少年。超声波检查呈现为无数点状回声波。

（4）转移性眼内炎：亦可表现为白瞳症。临床所见其玻璃体混浊征象及超声波检查，可以鉴别。

（5）残存性原始玻璃体增生症（PHPV）：为先天异常，多单眼发病，无早产史。晶状体后残存的原始玻璃体增殖，呈灰白色，常无血管。超声波检查均有助于鉴别。

【治疗】

1. 全身治疗　目前尚无有效控制 ROP 发生、发展的药物。抗氧化剂的应用，理论上可防止或抑制 ROP 的发生、发展，如维生素 E 等，但确切疗效有待于进一步探讨。

2. 手术治疗

（1）冷凝治疗：适合于早期 ROP 患儿，即 1 期、2 期、3 期、4A 期的患儿。目前认为，1 期和 2 期 ROP，仅需密切观察。当其发展到 2 期或 3 期以上病变，必须行冷凝治疗。术后眼局部应用类固醇药物、睫状肌麻痹药及抗生素等。

（2）激光治疗：与冷凝治疗相比，光凝治疗的优点在于其操作简便，能同时破坏视网膜内网状层至色素上皮层各层次的结构，对脉络膜损伤小，不损害巩膜。目前应用的激光光凝疗法有氩激光光凝，二极管半导体激光光凝（经瞳孔眼内光凝和经巩膜眼外光凝）

（3）巩膜扣带术：对 4 期 ROP，即有部分视网膜脱离者，必须行巩膜扣带术治疗。手术方法与成人巩膜扣带术基本相同，但由于 ROP 患儿眼球较小，巩膜较薄，眼部血流易受眼压影响等特点，术中环扎带不宜太紧。另外，为了不影响患儿眼球和眼眶的发育，术后 1 年要常规取出环扎带。视网膜复位不牢者，可适当延长拆除时间。

（4）玻璃体切割术：对已发展到第 5 期的视网膜脱离者，应行玻璃体切割联合视网膜复位术。有的虽为第 4 期尚未发生全视网膜脱离，但玻璃体机化组织牵拉较重，单纯行巩膜扣带术难以奏效者，一般也应同时行玻璃体切割术。

二、麻疹

麻疹（measles）是由麻疹病毒（MV）引起的一种流行性急性传染病，儿童患病率极高。临床特征为发热、流涕、咳嗽、眼结膜充血，麻疹黏膜疹及全身斑丘疹。患者是唯一的传染源，在出疹期传染性大，主要通过呼吸道飞沫传播。

病毒侵入人体后潜伏期为 10 天左右，出现发热、眼及呼吸道的卡他性症状，临床上分为卡他期、发疹期、恢复期。早期可见眼睑轻度水肿、结膜充血、流泪、畏光、点状角膜上皮病变、绝大多数患者眼部症状可自愈且无后遗症，约 4% 的患者因病情严重、体质虚弱、抵抗力低下会出现角膜大面积糜烂，易继发细菌感染，从而导致角膜溃疡、穿孔。最终形成角膜白斑，从而严重影响视力。并可激发青光眼、角膜葡萄肿，更为严重者出现眼内炎、眼球萎缩。我国部分地区对小儿麻疹患者有禁食鸡蛋、关闭门窗、严密包裹患儿、不能走出室外等不良习惯，致使上述并发症明显增加。少数病例也可见到急性泪囊炎、虹膜睫状体炎、脉络膜炎、脉络膜视网膜炎、眼内炎、视神经乳头水肿、视神经乳头炎、球后视神经炎、视神经萎缩等。其他如眼球筋膜炎及眶蜂窝织炎也偶尔可见。视神经视网膜炎通常发生在最初的皮疹出现后 1～2 周，表现为视盘和黄斑弥漫性水肿伴静脉扩张、黄斑区星芒状改变，视力急剧下降，水肿消退后可有一定程度的改善。几周至几月内，出现继发性视神经萎缩、视网膜血管变细和色素性变性。由视神经炎导致的视力减退和色素变性，可在以后的许多年内逐渐加重。

麻疹是常见于儿童的急性传染性疾病，诊断并不困难，但对其眼部病变的认识很不充分，应加强宣传，并协助内儿科医师，防止眼部病变影响儿童视功能。

三、风疹

风疹（rubella）是由风疹病毒引起的传染病。多发生于儿童。临床特征为低热、轻度上呼吸道炎，耳后、枕后淋巴结肿大及特殊斑丘皮疹。本病与麻疹相似，症状较轻。但在妊娠头 3 个月内，如母体感染风疹病毒，81% 受感染的胎儿将产生一种或多种先天性异常，如先天性白内障、先天性心脏病等。风疹病毒存在于早期患者的口、鼻、眼等分泌物中，通过直接接触传播。

1. 全身表现 往往表现为轻型自限性疾病，伴有低热、淋巴结炎和皮疹等症状。潜伏期 14～17 天。

2. 眼部表现 43% 患有先天性风疹病毒的儿童会有眼部表现，可累及眼的各种组织，但临床上最为常见的是白内障和色素性视网膜病变。在先天性风疹患者中，约70% 有白内障，并多为双眼，临床上可见晶状体中央有一密度较高的混浊区，其周围为一比较正常的囊和皮质区域包绕，与其他类型先天性白内障不同，风疹性白内障基本上无晶状体上皮细胞后移或晶状体上皮细胞形状的改变，晶状体中央核全部崩溃，晶状体水肿。风疹性视网膜病变是进行性的，病变包括"椒盐样"色素改变或斑驳状、片状、不规则的，周边部色素改变更多表现为点片样或尘样，可累及单眼或双眼，或仅累及一眼的一或二个象限，视神经可呈苍白色，视网膜血管正常。此种视网膜病变一般对视力影响不大，但伴随终身。极少数患者晚期可出现黄斑区脉络膜新生血管膜，造成视力的显著减退。

其他眼部表现包括角膜轻度混浊水肿，虹膜、睫状体、前房角发育不良，青光眼，先天性小眼球，眼球震颤，高度屈光不正，斜视等。其中多数患者角膜混浊可自行消退，严重者角膜混浊不能恢复透明。青光眼因在出生时不易做出诊断，常是导致失明的重要原因。

第五节 耳鼻喉科病的眼部表现

一、耳鼻喉科炎症

（一）扁桃体炎

扁桃体炎分急性和慢性，是由于体内致病菌滞留形成慢性病灶，细菌及其毒素经血行至葡萄膜，可能导致眼葡萄膜炎组织过敏而发生虹膜睫状体炎或全葡萄膜炎。

（二）中耳炎

化脓性中耳炎，又分为急性和慢性两种。化脓性中耳炎严重病例可有急性化脓性乳突炎，可引起局部脓肿、脑膜炎或大脑颞叶脓肿，出现高热中毒症状并有头痛、呕吐，眼底有视神经乳头水肿等颅内压增高表现，视野表现为病灶对侧双眼上象限同侧偏盲。当有乙状窦、横窦及海绵窦血栓时会出现眼睑结膜充血水肿、眼球突出等。中耳炎也可以波及内耳产生眼球震颤及眩晕。或者因慢性感染灶引起葡萄膜炎/视神经视网膜炎等病变。

（三）鼻窦炎

鼻窦炎主要是化脓性炎症，有急性和慢性两种。眼眶与鼻窦紧邻，鼻窦的炎症常可侵犯眼眶，引起严重的眶蜂窝织炎、眶脓肿、眼球突出等。也可引起轻度反应性的眼睑出血水肿，眼球轻度突出。

二、耳鼻喉科肿瘤

（一）鼻窦肿瘤

鼻窦源性肿瘤或囊肿可直接侵及眶内引起眼球突出。来自上颌窦肿瘤使眼球向前、上突出。来自颌窦肿瘤使眼球向前下突出。来自蝶窦及后组筛窦肿瘤多使眼球向正前方突出。肿瘤可以压迫视神经出现视力及视野损害，肿瘤波及眼外肌时，引起相应的斜视及眼球运动障碍。

（二）鼻咽癌

鼻咽癌为鼻咽部原发性恶性肿瘤。眼部损害常由于转移而引起。如经颅底破裂孔等处侵入颅中窝，可引起第Ⅲ～Ⅵ对脑神经及视神经受损。经鼻腔入筛窦而后进入眼眶引起眼球突出，也可以经翼腭窝以及眶下裂侵入眼眶，引起突眼及眼外肌麻痹等。另外可因三叉神经受损而引起眼球及眼眶疼痛/角膜感觉减退或消失，形成麻痹性角膜炎或溃疡，也可以表现为 Horner 综合征，鼻咽癌局部放射性治疗可引起放射性视神经视网膜病变而严重损害视功能。

第六节　神经与精神科病的眼部表现

一、多发性硬化

多发性硬化（multiple sclerosis）是一种青壮年起病的中枢神经系统炎症性脱髓鞘

性自身免疫性疾病。常见年轻人患病，好发年龄为 14～30 岁。男：女为 2：1。多有中枢神经系统症状。常以视神经、脊髓、小脑和脑干受损为主。以眼部症状为首发者亦较多见。

全身症状可有头痛、末梢神经炎、肌力亢进、皮肤感觉神经异常，也可无症状。表现为一眼或双眼视力下降、约 50% 病例发生球后视神经炎，一般在数周内大部分恢复，但常反复发作，视野可有中心或旁中心暗点，视野缺损。眼肌麻痹表现为病变侧眼内收不足，向外注视时出现单眼水平性眼震，脑脊液检查异常。CT 示颅腔及脊髓白质有斑块样病灶。部分视神经损害严重者可出现视神经萎缩。

该病患者常首发眼部症状，反复发作，应与其他原因致急性球后视神经炎相鉴别。应请神经科会诊。可进行腰穿脑脊液检查，结果阴性可排除。

二、视神经脊髓炎

视神经脊髓炎（optical neuromyelitis）又称 Devic 病，是先后或同时累及视神经和脊髓的一种脱髓鞘疾病。可表现为急性视神经炎或球后视神经炎，同时或前后发生的由脊髓炎引起的截瘫。视力多急剧下降至光感或完全失明，巨大中心暗点或视野向心性缩小。偶伴有眼外肌麻痹。

三、震颤麻痹

震颤麻痹又称为帕金森病，是一种锥体外系统的慢性进行性疾病。多发于 50～60 岁。眼肌痉挛、瞬目和眼球活动减少，视野外侧缩小或向心性缩小。可有球后视神经炎或视神经萎缩，视网膜小动脉硬化。动眼危象见于脑炎后震颤综合征，表现为阵发性眼球向上偏斜。

四、脑血管疾病

（一）脑动脉阻塞

因损害部位不同，眼部表现也不同。颈总动脉或颈内动脉阻塞，表现为患侧眼一过性黑矇或持续性失明。双眼出现病灶对侧的同向偏盲，或患侧全盲及对侧眼颞侧偏盲。患侧缺血性视神经病变；眼动脉阻塞表现为一过性视力丧失，眼窝部暂时性疼痛，部分或完全性眼球运动障碍。角膜感觉减退或丧失。眼底可以无改变，或表现为视盘和视网膜颜色略淡，视网膜动脉细。大脑中动脉阻塞表现为病灶对侧的同向偏盲，无黄斑回避；也可呈下 1/4 偏盲。大脑后动脉阻塞表现为病灶对侧同向偏盲，有黄斑回避及皮质盲或象限盲。基底动脉阻塞表现为瞳孔缩小，第Ⅲ、Ⅳ、Ⅵ对脑神经麻痹。

（二）颅内动脉瘤

颅内动脉瘤是自发性蛛网膜下腔出血的主要原因。可发生于颅内动脉的任何部位，好发于颈内动脉及后交通动脉的分叉处。自觉眼眶及额部疼痛，复视、视力减退、眼球突出等。眼睑充血肿胀，下睑外翻，球结膜水肿，静脉怒张，结膜下出血斑。双侧瞳孔不等大。眼底改变表现为视盘水肿，视网膜静脉怒张、弯曲，视网膜出血。病程长者可见同侧视神经萎缩；可有眼球搏动。因脑神经损害可致眼球运动障碍。动脉瘤压迫视交叉与视神经交界处的外侧，可出现同侧眼鼻侧暗点或缺损，对侧眼颞上象限视野缺损。如动脉瘤压迫一侧视交叉，使视交叉向对侧移位，出现双鼻侧偏盲。

（三）颅内出血

1. 蛛网膜下腔出血 有脑神经麻痹；视网膜小动脉狭窄或节段性收缩，视网膜静脉充盈、扩张，视网膜出血或前出血。严重者出现视盘水肿。

2. 脑出血 80%的脑出血发生在基底节附近。①若为壳核、外囊出血，可表现为瞳孔不等大，双眼同侧偏盲，视盘水肿等。②丘脑出血时，瞳孔缩小、不等大、对光反应消失；眼球垂直方向运动障碍，双眼向下或鼻下方凝视。若出血进入第三脑室，两眼向瘫痪侧凝视，视盘水肿，少见偏盲。③脑室出血时，瞳孔不等大，对光反应迟钝或消失。双眼同向运动麻痹，视盘水肿。④脑干出血表现为双侧瞳孔缩小，对光反应消失或减弱。极重者，瞳孔散大或不等大。双眼球固定于正中位，第Ⅴ、Ⅵ、Ⅶ、Ⅷ对脑神经麻痹。双眼向病灶侧凝视，或双眼球摆动。一侧或双侧上睑下垂等。

（四）静脉窦血栓

静脉窦血栓包括：①海绵窦血栓，可有视力下降，眼眶疼痛；眼睑水肿，结膜充血水肿，结膜巩膜静脉明显扩张、弯曲；眼球突出；眼底视盘水肿、视网膜静脉扩张及视网膜出血；脑神经麻痹等。②上矢状窦血栓，视力下降，甚至黑矇，复视；双侧或一侧外展神经麻痹；偏盲，视盘水肿、视网膜出血。

五、颅内肿瘤

额叶、枕叶和颞叶的肿瘤、脑垂体瘤及小脑肿瘤等可有两大类眼部表现。①颅内压增高引起的原发性视盘水肿，晚期出现视神经萎缩。②视野改变，与肿瘤定位有关。额叶肿瘤表现为向心性视野缩小，伴患侧视神经萎缩、对侧视盘水肿，称 Foster-Kennedy 综合征；颞叶肿瘤表现为同侧偏盲或上象限盲；枕叶肿瘤表现为对侧同向偏盲，常有黄斑回避。

六、颅内炎症

（一）脑炎

流行性乙型脑炎属神经系统病毒性疾病，由蚊虫传播，儿童多见，起病急，常见高热、惊厥，有眼痛、畏光等症。脑干和枕叶、颞叶病变较重时，可有上睑下垂、眼球震颤、眼外肌麻痹，睑闭合不全；结膜炎、角膜知觉迟钝或消失；瞳孔扩大或缩小，不等大，对光反应迟钝或消失。眼底视盘充血、水肿，视网膜静脉扩张，动脉明显变细，后极部视网膜水肿。少数有视神经乳头炎、视神经萎缩及皮质盲。

（二）脑膜炎

眼球运动神经受损引起眼肌麻痹，结膜炎，角膜浅层溃疡和实质层浸润。昏迷者发生暴露性角膜炎。呼吸衰竭时有瞳孔异常，早期瞳孔缩小或时大时小，继之瞳孔散大，对光反射迟钝或消失。可见视神经炎、视神经视网膜炎或视神经萎缩、转移性眼内炎或全眼球炎等。

七、癔症

癔症即歇斯底里，为癔症个体受刺激而引起的精神障碍。眼部可有双眼复视，视野缩小；畏光、异物感，眼球或眼眶剧痛；色觉异常；并可有眼球运动障碍、眼球震颤、眼睑痉挛、调节痉挛或调节麻痹等。癔症性失明又称为精神性盲，因强烈精神刺激，视皮质视觉投射区出现局部性抑制所致。上述眼部不正常表现属功能性，瞳孔及眼底检查多正常，且这些症状可能在暗示下加重、缓解或消失。

第七节　皮肤及性传播疾病的眼部表现

一、梅毒

梅毒是由梅毒螺旋体所引起的慢性全身性传染病，可侵犯人体多个器官，危害极大。梅毒可分为获得性梅毒和先天性梅毒两类，二者均可累及眼部，表现为角膜基质炎、虹膜睫状体炎或葡萄膜炎。先天性梅毒还可见孤立或多灶性脉络膜视网膜炎，表现为出生后不久即双眼发病，眼底见弥漫性散在细小的蓝黑色斑点和同样大小的脱色素斑点，呈椒盐状眼底。周边或全眼底散在片状脉络膜视网膜萎缩区及骨细胞样色素沉着。可有视神经炎、视神经视网膜炎、视神经萎缩。因脑血管梅毒侵犯脑神经可致斜视、上睑下垂、神经麻痹性角膜炎等。二期梅毒患者偶见单纯性结膜炎、巩膜炎和眶骨骨膜炎。

二、获得性免疫缺陷综合征

获得性免疫缺陷综合征又称艾滋病。常发生于性混乱、同性恋、静脉注射毒品、输血及使用血液制品者，也可见于儿童。本病在不同时期均可累及眼部，引起视力损害或丧失。

1. 微血管病变 球结膜微血管管腔不规则、节段性血柱、毛细血管瘤、小动脉狭窄等。视网膜棉绒斑，后极部片状、火焰状出血、Roth 斑，毛细血管瘤及血管白鞘等。黄斑区水肿渗出。

2. 眼部感染 ①巨细胞病毒性视网膜炎。②弓形虫性视网膜脉络膜炎。③眼部带状疱疹。表现为皮疹重、病程长、常合并角膜炎、葡萄膜炎。④水痘－带状疱疹病毒性视网膜炎或急性视网膜坏死。⑤角膜炎，表现为单纯疱疹性、真菌性、细菌性角膜炎。⑥真菌性眼内炎。

3. 眼部肿瘤 ①卡波西肉瘤：肉瘤位于眼睑、结膜、睑板腺、泪腺、虹膜、眼眶等部位。下睑及下穹隆部为最早发生的部位。肉瘤呈暗红、青紫或鲜红色，扁平斑状、结节状或弥漫性，或孤立，或呈多发性。②眼眶淋巴瘤：表现为上睑下垂、眼球运动障碍、瞳孔对光反应迟钝或消失。

4. 神经性眼部 异常有脑血管性并发症时，脑神经障碍，可引起上睑下垂、眼肌麻痹、视盘水肿、视盘炎、球后视神经炎、视神经萎缩等。

三、Stevens-Johnson 综合征

Stevens-Johnson 综合征又称多形渗出性红斑症，是一种严重的皮肤黏膜病。发病可能与病毒或药物过敏有关。全身表现为急性呼吸道感染、高热、恶寒、皮肤多形性渗出性红斑、口炎、龟头炎、尿道炎、阴道炎等。眼部表现为眼睑红肿糜烂，结膜充血水肿并见大泡样损害，卡他性、出血性结膜炎，浅层或深层角膜炎，角膜溃疡甚至穿孔，睑球粘连，睑内翻等。

第八节 遗传性代谢性疾病的常见眼部表现

一、白化病

本病为先天性色素缺乏的常染色体隐性遗传性疾病。眼白化病（ocular albinism）为全身白化病的一部分，但亦可单纯存在，仅限于眼底病，称为白化病眼底（albinotic fundus），多发于男性。

完全者属常染色体隐性遗传，不完全者间有显性遗传，眼白化病及白化病眼底主要为性连锁隐性遗传。由于体内缺乏酪氨酸酶，使色素细胞颗粒不能形成色素沉着，

眼白化病以视网膜色素上皮层（色素虹膜/睫状体）缺少为特征。

【临床表现】

1. 全身白化病有皮肤、毛发及眼部色素缺乏或缺少，眼部的眉毛、睫毛、睑皮肤皆呈白色或淡黄色。

2. 严重畏光、视力差。多有屈光不正、有水平或旋转性眼震。视野可向心性狭窄并有中心暗点，但色觉、暗适应、ERG 均可正常。

3. 结膜有充血，虹膜浅灰，瞳孔呈红色反光，眼底呈橙红色，检眼镜下黄斑及黄斑中心凹不能看清，视网膜脉络膜血管皆清晰可见。

【治疗】

白化病缺乏特殊治疗方法，且多有畏光、屈光不正及视力差等眼科症状，眼科医生应通过验光配镜尽可能提高部分视力，配戴适度的有色镜片以减轻畏光现象，必要时应争取配戴有屈光度的变色镜以改善患者视功能，提高生活质量。

二、肝豆状核变性

肝豆状核变性又名 Wilson 病，是一种少见的常染色体隐性遗传的铜代谢障碍所引起的肝硬化和脑变性疾病，主要病变为基底节变性、肝硬化和肾脏损害。多侵犯 10～25 岁青少年，临床上以进行性的肢体震颤、肌强直及智力减退为其特征。眼部出现特征性的角膜缘棕绿色环（Kayser-Fleischer 环），裂隙灯检查可见角膜缘处有 1～3mm 宽的色素颗粒组成的环，呈棕黄色或略带绿色，位于角膜后弹力层及附近组织内，色素环与角膜缘间有一透明带。晶状体前囊或囊下葵花状浑浊。可伴有眼肌麻痹、眼球震颤及色盲等。角膜色素环为本病唯一的特征性体征，眼科医生发现这一改变应与内科医生联系进行相关检查以便尽早明确诊断进行相应治疗。

第九节　自身免疫性疾病引起的眼部表现

一、系统性红斑狼疮

系统性红斑狼疮是一种多系统损害的自身免疫病。多见于 20～40 岁女性。偶见眼部损害，表现为眼睑皮肤可见微隆起或萎缩的红斑、色素沉着或脱失。睑缘干燥有鳞屑。可发生继发性干燥综合征、边缘性角膜溃疡。约 15% 的患者出现眼底改变，表现为视盘充血和水肿、缺血性视神经病变。急性期，视网膜后极部因缺血还可见棉绒斑，缓解期消失。可见视网膜出血和水肿，视网膜动脉或静脉阻塞。发生眼部损害可影响视力，但及时治疗，多数可以逆转。

二、强直性脊柱炎

强直性脊柱炎是一种主要累及脊柱关节和骶髂关节的自身免疫性疾病。此病多发于青壮年，男性占大多数，常诉有腰骶部疼痛和僵直，于早晨最为明显，活动后减轻。绝大多数患者表现为急性非肉芽肿性前葡萄膜炎。多双眼受累，但一般先后发病，易复发，双眼往往呈交替性发作。诊断主要根据腰骶髂部疼痛、骶髂关节、脊椎改变和葡萄膜炎的临床特点。骶髂关节 X 线检查可发现软骨板模糊、骨侵蚀、骨硬化、关节间隙纤维化、钙化、骨化及骨性强直等改变。HLA-B27 阳性对诊断有一定帮助。

三、白塞综合征

白塞综合征是以葡萄膜炎、口腔黏膜和外阴部溃疡、皮肤损害为特征的一种多系统受累的自身免疫性疾病。眼部表现为反复发作的非肉芽肿性全葡萄膜炎。部分患者可伴有前房积脓，眼底表现为视网膜炎、视网膜血管炎。随着病情发展，可出现并发性白内障、继发性青光眼等。国际白塞病研究组制定的诊断标准为：

（1）复发性口腔溃疡（一年内至少复发 3 次）。

（2）下面 4 项中出现 2 项即可确诊：①复发性生殖器溃疡或生殖器瘢痕。②眼部损害（前葡萄膜炎、后葡萄膜炎、玻璃体内细胞或视网膜血管炎）。③皮肤损害（结节性红斑、假毛囊炎或脓丘疹或发育期后的痤疮样结节）。④皮肤过敏反应试验阳性。

四、原发性干燥综合征

原发性干燥综合征是一种侵犯唾液腺和泪腺为主的慢性炎症性自身免疫性疾病。发病年龄多为 40 ~ 50 岁，女性患者明显多于男性。眼部表现为眼干、刺痛、异物感、灼热感、眼痒、眼睑开启困难、少泪等症状。眼睑皮肤干燥或轻度水肿，结膜干燥充血，角膜上皮剥脱，角膜点状、线状混浊，荧光素染色阳性，泪膜破裂时间变短等。

五、重症肌无力

重症肌无力是一种自身免疫性疾病，主要损害横纹肌。多发生于 20 ~ 40 岁，女性多见，也可见于幼儿和小儿。90% 病例有眼外肌受累。80% ~ 90% 的成人患者以眼睑下垂、复视为首发症状，双眼可同时或光后发病，晨起及睡眠后减轻，午后及疲劳时加重。双眼累及的肌群常不相同。病情严重者，眼球固定不动，眼睑闭合不全。诊断主要根据：受累肌无力表现为晨轻暮重，休息后减轻，劳累后加重。

受累肌反复运动，如闭眼、睁眼，可出现暂时性瘫痪。可疑病例肌内注射新斯的明后症状可明显缓解。胸片了解胸腺情况有助于诊断。

第十节 药物引起的眼部表现

一、糖皮质激素

长期局部、眼周、吸入或全身应用糖皮质激素，可引起眼压升高，造成糖皮质激素性青光眼。眼压升高的程度与激素种类、浓度、频度和用药持续时间有关。个体对糖皮质激素的敏感性存在一定差异。原发性开角型青光眼患者对局部应用糖皮质激素反应更加敏感，应用糖皮质激素后眼压可明显升高。因此对于可以青光眼或有青光眼家族史的个体，应避免长期应用糖皮质激素。对临床需要长期糖皮质激素治疗的患者，应密切观察眼压情况。糖皮质激素性青光眼临床表现与原发性开角型青光眼相似，用药史有助于鉴别诊断。多数病例停用糖皮质激素后眼压可逐渐恢复正常，对少数停药后眼压仍持续升高的患者，可按开角型青光眼治疗原则处理。

长期应用糖皮质激素还可引起白内障，诱发或加重单纯疱疹病毒性角膜炎。治疗全身性血管病时，全身用药与浆液性视网膜脱离有关，可能形成泡状视网膜脱离。

二、乙胺丁醇

乙胺丁醇为抗结核病药。少数长期应用此药的患者可出现视神经炎（每日用量超过25mg/kg）、视交叉受损。前者视力下降，后者引起双颞侧偏盲。

三、利福平

利福平为抗结核病药。主要与其他抗结核药联合用于各种结核病的治疗。长期应用者眼部表现为有色泪液，即橘红色或粉红色泪液，以及渗出性结膜炎、睑缘结膜炎等。

四、氯喹

氯喹用于治疗疟疾急性发作，也可用于肝阿米巴病、肺吸虫病、结缔组织病等。长期或大剂量应用氯喹，总剂量超过100g或长期服用超过1年，可引起眼部损害。大多数患者角膜上皮或上皮下有细小的灰白色小点，呈环状沉着，但仅引起轻度视物模糊，停药后即可逆转。氯喹也可引起少见的更严重的视网膜病变，导致中心视力下降，周边视野向心性缩小，眼底表现为黄斑色素沉着，外周环形脱色素区，周边再外围色素沉着，呈"靶心"状，晚期血管变细，视神经萎缩呈蜡黄色。氯喹对视网膜的损害为不可逆性，且具有蓄积作用。因此，在使用该药的过程中，应该定期监测视力、色觉、眼底及视野。

第二十五章　防盲治盲

盲和视力损伤不但给患者造成巨大的痛苦和损失，还加重了家庭和社会负担，同时还是严重的公共卫生、社会和经济问题。因此防盲治盲具有重要意义。防盲治盲（blindness prevention and treatment）既是公共卫生事业的一部分，又是眼科学的重要组成部分。眼科医生所从事的工作是为了防盲治盲，而对盲和视力损伤进行流行病学调查，对引起盲和视力损伤的主要眼病进行病因和防治方法的研究，以及对防盲治盲工作进行规划、组织和实施等也都是防盲治盲工作的重要内容。在世界范围内为改善卫生保健的努力中，应该予以更多的关注。不少盲目如能早期预防和及时治疗是可以避免的。

第一节　盲和视力损伤的标准

眼科所谓的盲，是指视力的完全丧失。但是从社会学角度而言，盲又是指双目失去清晰识别周围环境的能力。不能承担某些工作，不能胜任某些职业的称为职业盲；生活不能自理者称为生活盲。长期以来，各国采用的盲和视力损伤的标准并不一致。这对盲和视力损伤的流行病学研究、防盲治盲工作的开展和国际交流造成了困难。世界卫生组织（WHO）于 1973 年提出了盲和视力损伤的分类标准（表 25 - 1 - 1），并鼓励所有国家的研究工作者和有关机构采用这一标准。我国于 1979 年第二届全国眼科学术会议决定采用这一标准。这一标准将盲目和视力损伤分为五级。因为有人识别周围环境的能力不仅依靠其中央视力的敏感度，也依靠其视野范围的大小，该标准还考虑到视野的情况，规定以中央注视点为中心，视野半径 ≤10°、但 >5°时为 3 级盲，视野半径 ≤5°时为 4 级盲。在实际工作中，为了能全面地反映盲和视力损伤的实际情况，又将盲和低视力分为双眼盲、双眼低视力、单眼盲、单眼低视力，如果一个人双眼的视力均小于 0.05，则为双眼盲；如果一个人双眼的视力均小于 0.3、但又大于或等于 0.05 时，则为双眼低视力。如果一个人，只有一只眼的视力小于 0.05，另一只眼的视力大于或等于 0.05 时，则称为单眼盲。如果一个人只有一只眼视力小于 0.3，但大于或等于 0.05 时则称为单眼的低视力。根据这一规定，一些人既符合单眼盲，又符合单眼低视力的标准。在实际统计中，这些人将归于单眼盲中，而不归于单眼低视力中。如好眼最佳矫正视力优于 0.05，但视野 <10°者也为盲。

表 25 – 1 – 1　视力损伤的分类（WHO，1973）

视力损伤		最好矫正视力	
类别	级别	较好眼小于	较差眼等于或大于
低视力	1	0.3	0.1
	2	0.1	0.05（指数/3m）
盲	3	0.05	0.02（指数/1m）
	4	0.02	光感（LP）
	5	无光感（NLP）	

　　这一标准将盲和视力损伤分为五级，实际上，各国社会状况不同，采用的盲和视力损伤的标准也有所不同。目前，一些国家采用下列标准：①视力正常者，双眼中较差眼的视力≥0.3 者。②视力损伤者，双眼中较差眼的视力 <0.3、但≥0.1 者。③单眼盲者，双眼中较差眼的视力 <0.1，但较好眼视力≥0.1 者。④经济盲者，双眼中较好眼的视力 <0.1、但≥0.05 者。⑤社会盲者，双眼中较好眼的视力 <0.05 者。对于这种分类方法，我们在阅读文献、进行国际交流时应予以注意。

第二节　世界防盲治盲状况

　　盲和视力损伤是世界范围内的严重公共卫生、社会和经济问题。根据 WHO 的报告，1972 年全球盲人数为 1000 万～1500 万人，但认为这是一个低估的数字。1978 年WHO 估计全球盲人数为 2800 万人。1984 年又估计为 3100 万人。1990 年再次估计为3800 万人。目前估计全世界视力损伤的人群为 1.61 亿人，其中 3700 万是盲人，1.24亿为低视力者。全世界盲人患病率为 0.7%。世界上大多数盲人生活在第三世界，特别是在第三世界的农业地区。由于感染、营养不良及缺乏眼的卫生保健工作，而使盲人的发病率较高。因此，这些国家的发病率较工业化或发达国家高 10～40 倍。目前大约 60% 的盲人生活在非洲下撒哈拉地区、中国和印度。随着人口的增长和老龄化，世界上盲人的数量仍在大幅度增加。1978—1990 年，世界盲人数增加了 1000 万人。如果这种趋势持续下去，到 2020 年盲人数将增加 1 倍。

　　全世界致盲的原因，白内障占 47.8%，沙眼占 3.6%，河盲（盘尾丝虫病）占0.8%，各种原因引起的儿童盲占 3.9%，青光眼占 12.3%，糖尿病性视网膜病变占4.8%，年龄相关性黄斑变性占 8.7%，角膜混浊占 5.1%，其他原因占 13.0%。在发展中国家，大部分盲人可通过利用适当的资源与技术将其治愈或预防，此即称为可避免盲。例如，由于感染或营养不良引起的盲，是很容易预防的。而白内障引起的视力丧失，也可通过手术使视力恢复。在发展中国家比较贫困的农村地区，沙眼及其合并症患者可通过大面积用药，改良水源，改善生活习惯及群众防治等办法而得到控制。

成年人患内翻倒睫，也可通过简单的手术得到矫治。根据 WHO 估计，通过眼保健教育和加强眼保健工作，全球 80% 的盲人是可以避免的，只有 20% 的盲和视力损伤目前尚无有效的预防和治疗方法，但通过低视力保健和康复治疗，可以使他们得到程度不等的帮助，以便提高生活质量，适应社会发展的需要。

全世界盲的发病具有以下一些特点：①不同地区由于经济社会状况的不同，盲患病率明显不同。盲患病率在发达国家为 0.3% 左右，而在发展中国家为 0.6% 以上。②不同年龄人群中盲患病率明显不同，老年人群中明显增高。发展中国家老年人群盲患病率增高更为明显。③低视力患病率约为盲患病率的 2.9 倍。如果不做好低视力患者的防治，盲人数将会急剧增加。④不同经济地区盲的主要原因明显不同，经济发达地区为老年性黄斑变性、糖尿病性视网膜病变等，而发展中国家以老年性白内障和感染性眼病为主。⑤由于世界人口的增长和老龄化，盲人数将继续增加。

盲给社会造成巨大的负担，并使劳动及生产力丧失。在许多发展中国家由于大量盲人的存在，他们的生活质量受到了严重的影响，因而出现盲人寿命的缩短。但是如果我们能采取积极的预防及治疗措施，可使盲患病率下降。这不但可使盲人复明，产生巨大的社会效益，而且使全社会增加了生产力，也可产生巨大的经济效益。

WHO 等国际组织和各国已为尽快减少世界的盲人负担做了大量工作。WHO、一些国际非政府组织联合于 1999 年 2 月发起"视觉 2020，享有看见的权利"行动，目标是在 2020 年全球根治可避免盲。1999 年 9 月在北京召开的国际防盲协会第六届全体大会也以"动员全世界各方面力量，同心协力，在 2020 年前根治可避免盲，达到人人享有看见的权利"为主题。现已确定白内障、沙眼、河盲、儿童盲、屈光不正和低视力等眼病作为"视觉 2020"（vision 2020）行动的重点。这次行动将通过以下措施来解决可避免盲：①预防和控制眼病。②培训眼保健人员。③加强现有的眼保健设施和机构。④采用适当和能负担得起的技术。⑤动员和开发资源用于防治盲人。

第三节　我国防盲治盲的历史与现状

一、历史

1949 年前后，我国曾是盲和视力损伤十分严重的国家之一。当时卫生条件极差，眼病非常普遍，以沙眼为主的传染性眼病、维生素 A 缺乏、外伤和青光眼是致盲的主要原因。沙眼患病率为 50%，而在偏远农村的患病率高达 80% ~ 90%。新中国成立之后，各级政府大力组织防治沙眼的工作。全国许多医院眼科开展了沙眼的流行病学调查、临床诊断、分类标准、药物治疗及病理等方面的研究工作，并于 1955 年在世界上首次成功分离出沙眼衣原体。1956 年在全国农业发展纲要中，沙眼被列为紧急防治的疾病之一。全国眼科医师响应政府号召，积极参与防治沙眼工作，许多眼科医师深入农村、基层，建立沙眼防治网站，使全国沙眼患病率和严重程度明显下降。党的十一届三中全会以后这项事关全国人民眼部健康和生活质量的工作又重新开展起来。1984 年国家成立全国防盲指导组，统筹全国防盲治盲工作，制定了《1991—2000 年全国防盲和初级眼保健工作规划》。全国各省、市、县建立了相应机构，形成了全国性的防盲治盲技术指导体系。为大规模开展防盲治盲工作奠定了组织基础。1996 年卫生部等国家部委发出通知，规定 6 月 6 日为"全国爱眼日"。同时眼科医师为配合此项工作的开展，通过各种途径大力普及眼病防治和眼保健知识，增强公众的自我眼保健能力。1980 年全国各地进行眼病流行病学调查，明确白内障为致盲主要原因。我国防盲治盲工作的重点逐步转向白内障的筛查和手术治疗。全国残疾人联合会把白内障复明纳入工作范围，在全国有组织地开展宣教和治疗工作，极大地推动了防盲治盲工作的进展。1988 年国务院批准实施的《中国残疾人事业五年工作纲要》将白内障手术复明列为抢救性的残疾人三项康复工作之一。1991 年国务院批准的《中国残疾人事业"八五"计划纲要》中又明确规定了白内障复明任务。全国各省、市、自治区也相继成立了防盲指导组，认真规划防盲治盲工作，积极开展以白内障为主的致盲眼病防治工作。建立和健全了我国防盲治盲网络。同时眼科事业得到了很大发展，全国现有眼科医师约 23 000 多人。许多地方眼科技术和设备都有了很大的发展，除了诊治眼科常见病之外，还能开展先进和复杂的手术。WHO 和一些非政府组织也大力支持我国的防盲治盲工作。所有这些，使我国防盲治盲工作呈现了前所未有的大好局面。

二、现状

我国是世界上盲目严重的国家之一。盲目和严重视力损伤可直接或间接增加社会的经济负担。多数盲人的生活常不能自理，就业机会少，需要社会的救济和家庭的供养，因此直接造成家庭贫困。而盲目和严重视力损伤造成的巨大精神痛苦，是难以用经济来估计的。根据 1980 年以后我国各地陆续进行的盲和视力损伤流行病学调查，估计我国盲患病率为 0.5%～0.6%，盲人数为 670 万人，双眼低视力患病率为 0.99%，患者数为 1200 万人。盲和低视力的患病率随年龄增加而明显增加，在我国盲人中，女性比例明显高于男性，这可能是由于社会环境、习俗及女性寿命较长有关。城市中高中以上文化水平盲的患病率显著低于农村及文盲半文盲人群。这可能与生活及科学知识水平有关。我国每年新增盲人约为 45 万，几乎每分钟就有一位新盲人出现。随着我国人口的增加和老龄化，与年龄相关的眼病也将大量增加。如果不采取切实有效措施做好防盲治盲工作，我国的盲人数将会急剧增加。

目前我国盲的主要病因依次是白内障（46.1%）、角膜病（15.4%）、沙眼（10.9%）、青光眼（8.8%）、视网膜脉络膜病（5.5%）、先天或遗传性眼病（5.1%）、视神经病（2.9%）、屈光不正（或）弱视（2.9%）和眼外伤（2.6%）。各地在调查中发现，80% 以上盲和视力损伤是可以预防和可以治疗的。

我国防盲治盲工作正以多样化形式发展。建立并采用以县、乡及村三级防盲治盲网络开展眼病防治工作的形式，将防盲治盲工作纳入了我国初级卫生保健，这样可以发挥各级眼病防治人员的作用，形成一个发现和转诊盲人的体系。这一体系的建立，可持续有效地发挥防盲治盲的作用。由于我国幅员辽阔，各地的社会经济发展水平和眼科资源的分布极不平衡，因此有些地区仅依靠当地眼科医生很难在较短时间内为白内障盲人解困。组织眼科手术医疗队、手术车到农村和边远地区巡回开展白内障复明手术，也是防盲治盲的一种有效形式，可在短期内救治大量白内障盲人，同时也起到宣传动员作用，使更多的人了解和支持防盲治盲工作。开展评选"防盲先进县"是我国现阶段做好防盲治盲工作行之有效的方法。这些防盲先进县有一些共同的特点：①政府重视，有关部门密切配合是搞好工作的关键。这些县先后成立了县级防盲治盲领导小组，规划、组织和协调了全县的防盲治盲工作。②将三级眼病防治网，建立在原有的县、乡、村三级医疗卫生网上，组成了眼病转诊系统。③积极培训基层眼病防治人员。掌握盲和低视力标准，筛选当地盲和低视力患者，充分发挥各级卫生人员的积极性。④大力宣传普及眼病防治知识。⑤筛选白内障盲人，积极组织手术治疗，使盲患病率有所下降。十多年来我国大规模地开展防盲治盲工作，也为我国锻炼和培养了一支防盲治盲队伍。

目前我国的防盲治盲工作也存在一些问题，主要是组织领导有待于进一步加强，防盲治盲的实际需要和效率不高之间存在着矛盾，大规模白内障手术治疗的质量有待于进一步提高。

我们还应该充分重视和发掘中医学对防盲治盲的作用。中医眼科对古人"治未病"的预防思想加以发挥，提出"未病先防、已病防变、病愈防复"的预防观点。未病先防，强调顺应四时，防止外邪侵袭；调和情志，避免脏腑内损；讲究用眼卫生，爱惜目力；饮食有节，起居有常；劳逸适度，亦勿过逸；避戒烟酒等不良嗜好；加强锻炼，增强体质；坚持做眼保健操；注意安全，防止眼部外伤；注重优生，防止遗传性、先天性眼疾。已病防变方面，强调不仅要早期诊断、及时治疗，而且应根据眼病传变规律，用药物先安未受邪之地。在病愈防复发方面，认为应适当服药调理以善后；定期复查，以防患于未然；节约目力，进一步巩固疗效；加强锻炼，调和情志，起居有节，避感外邪；注意饮食调剂，既要增加营养，也应适当忌口。在预防眼病和保护视力方面中医眼科发挥着越来越大的作用，受到眼科医家和社会民众的广泛重视。

三、几种主要致盲眼病的防治

（一）白内障

白内障是致盲的主要原因，估计目前全世界有 2000 万人因此而失明。我国目前盲人中约有半数是由白内障引起的，估计积存的急需手术治疗的白内障盲人有 290 多万人。我国每年新增白内障盲人约为 40 万人。随着人口数量的增加和人口老龄化问题的加剧，估计到 2020 年我国白内障盲人数将达 500 多万，白内障盲积存数将比现在增加近一倍。我国幅员辽阔，不同地区的白内障发病率也有很大差别，南方和西藏地区的发病率要明显高于北方，这与地理纬度和海拔高度有密切关系。在初患白内障时可以行药物治疗，中医眼科从病因病机入手，辨证施治，可停止或减缓晶体混浊的发展，这对于延缓手术、提高生活质量有积极的意义，而一旦晶体混浊明显影响生活则可以通过手术将大多数因白内障致盲的盲人的视力恢复到接近正常水平。因此白内障是防盲治盲最优先考虑的眼病。

目前国际上通常以白内障手术率（cataract surgical rate，CSR）衡量白内障盲的防治状况。CSR 是指每年每百万人群中所做的白内障手术数，是一个表示不同地区眼保健水平的测量指标。目前世界各国之间 CSR 差别很大，发达国家约为 5000，印度约为 3100，东南亚国家约为 1000，非洲最低仅为 200。而我国经过多年努力目前为 500，西藏为最高，达 1500，最低的省仅为 30 左右。我国 CSR 低反映了我国防治白内障盲的任务还很艰巨。在发展中国家，白内障手术的效率很低，有以下的原因：

（1）经济不够发达，制约了部分白内障盲人的治疗机会。

（2）白内障患者存在着文化、观念等方面的原因。

（3）眼科资源分布不合理。

（4）缺乏防盲治盲的现代观念和技术。在白内障手术治疗中，应当强调提高白内障手术质量：①对于大规模手术治疗白内障的基本要求是使患者获得恢复视力和生活质量的高成功率。②向患者提供可负担的和可接近的服务，特别在缺医少药的人群中。大规模手术治疗白内障盲应本着低价位、高质量、多数量的原则进行。③采取措施增加现有白内障手术设施的利用率。所采用的策略包括协调工作、培训人员和加强管理、监察和评价服务质量。

（二）角膜病

各种角膜病引起的角膜混浊也是我国致盲的主要原因，其中以感染所致的角膜炎症为多见。因此积极预防和治疗细菌性、病毒性、霉菌性等角膜炎是防止角膜病致盲的积极措施。

一旦因角膜病致盲，角膜移植术是最有效的治疗手段。虽然近年来在我国的不少地区设立了眼库，为角膜移植患者提供了一定量的供体，但角膜供体的来源还是受到很大的限制，使很多因角膜病致盲的患者不能及时通过手术复明，影响该手术的开展。只有在社会各界的大力支持、宣传鼓励下，才能带动更多的人加入到捐献角膜的行列中，使更多的角膜病盲人重见光明。多角度加强角膜病的防治研究也是减少因角膜病致盲的重要措施。特别要对单疱病毒性角膜炎的免疫研究、角膜移植术后免疫排斥反应的控制、角膜移植术供体角膜材料的保存、角膜内皮细胞保护、人工角膜的研制、角膜干细胞等方面进行深入研究。

中医学在角膜病（黑睛疾病）的防治方面有独到之处。应积极采用中医中药治疗和防止复发，对于角膜疾病的预防、治疗和防止复发有着十分积极的意义。

（三）沙眼

沙眼是世界上社会经济不发达地区常见病，是缺少住房、水和基本医疗卫生设施所致。目前主要在非洲、东地中海、东南亚和西太平洋地区 49 个国家流行。它是世界上最常见的可预防的致盲眼病，估计现有 560 万人因此而失明或视力损伤，有 1.46 亿例活动性沙眼患者需要治疗。以沙眼为主的传染性眼病曾是我国致盲的最主要原因，沙眼患病率曾高达 50% ~90%。经半个世纪的努力，我国沙眼的患病率和严重程度明显下降。但在农村和边远地区，沙眼仍是严重的致盲眼病。根据 1980 年我国上海、北京、广东和黑龙江等省市的调查，沙眼患病率为 10.56% ~52.63%。1987 年全国视力残疾调查表明，沙眼致盲占盲人总数的 10.87%。目前沙眼在我国很少致盲，沙眼发病严重的地方主要是缺乏公共卫生服务的边远、贫困地区。

对于沙眼防治，"视觉 2020" 行动已经制定 "手术、抗生素、清洁面部和改善环境"（surgery, antibiotics, facial cleanliness, and environmental improvement, SAFE）的防治策略，我们应当积极应用。随着我国社会经济的不断发展，可以预料，通过实施 SAFE 防治策略，有可能最终消灭作为致盲疾病的沙眼。

（四）青光眼

虽然 "视觉 2020" 行动还没有将青光眼列入防治重点，但青光眼在我国是严重损害视力的常见眼病，是我国主要致盲病因之一。近年来青光眼的普查发现，原发性青光眼发病率约为 1%，40 岁以上的发病率约为 2.5%。由于青光眼引起的视功能损害是不可逆的，后果极为严重，因此预防青光眼盲十分重要。一般地说，青光眼的发生是不能预防的，但只要早期发现，合理治疗，绝大多数患者可终身保持有用的视功能。在人群中筛查青光眼患者是早期发现青光眼切实可行的重要手段。进一步普及青光眼的知识有可能使患者及早就诊。对于确诊的青光眼患者应当合理治疗，定期随诊。应当积极开展青光眼的病因、诊断和治疗方面的研究，特别是视神经保护的研究，而采用中医药在防治青光眼、保护视功能等方面的经验，可提高防治效果。此外，努力开发治疗青光眼的新药物、新手术也是预防青光眼盲的重要措施之一。

（五）儿童盲

儿童盲也是 "视觉 2020" 行动提出的防治重点。主要由维生素 A 缺乏、麻疹、新生儿结膜炎、先天性或遗传性眼病和未成熟儿视网膜病变引起。不同国家儿童盲的原因有所不同。由于考虑到儿童失明后持续的年数较成人长，而且失明对儿童身心健康均会产生深刻影响。因此儿童盲被认为是优先考虑的领域。估计全世界有儿童盲150万人，其中100万生活在亚洲，30万在非洲。每年约有50万儿童成为盲人，其中60%在儿童期就已死亡。"视觉2020"行动对防治儿童盲采取以下策略：①在初级卫生保健项目中加强初级眼病保健项目，以便消灭可预防的致病原因。②进行手术等治疗服务，有效地处理"可治疗的"眼病。③建立光学和低视力服务设施。

在我国儿童盲主要是由先天或遗传性眼病所致。应当加强宣传，避免近亲结婚，开展遗传咨询，提倡优生优育，注意孕期保健和检查，可以有效地减少这类眼病发生。同时在一些地区也应注意维生素A缺乏和未成熟儿视网膜病变的防治。此外儿童眼外伤也是引起儿童盲的原因，应做好宣传，加强监护，教育儿童不随意燃放烟花鞭炮、乱投石块、玩耍锐利器具。

（六）屈光不正和低视力

向屈光不正者提供矫正眼镜和解决低视力矫正问题也已包括在"视觉2020"行动中。WHO估计目前有3500万人需要低视力保健服务。当人口老龄化时，这一数字将会迅速增加。"视觉2020"行动将通过初级保健服务、学校中普查视力和提供低价格的眼镜，努力向大多数人提供能负担得起的屈光服务和矫正眼镜，以及提供低视力服务。我国是近视眼的高发地区。根据1998年在北京顺义区以人群为基础的调查，15岁男、女儿童近视眼的患病率分别高达37.6%和55.0%，并有随年龄增加的趋势。而上海市近期的一项调查则显示，中小学生的视力低下率为54.2%，初中为61.1%，高中则达到72.2%。由此可见，屈光不正和低视力问题的严重性。而由于对近视眼的认识不足及配镜设施、经济和服务便利等因素，相当一部分应当配戴眼镜的儿童不能及时配戴眼镜。对此应当进一步加强对屈光不正防治研究，培训足够的验光人员，普及验光配镜设施，使屈光不正的患者得到及时恰当的屈光矫正。

第四节　盲和低视力的康复

一些眼病患者虽经积极治疗，仍处于盲和低视力状态，给他们的生活、教育、工作带来很大的困难。对于这些患者并不意味着束手无策毫无希望，应当采取积极的康复（rehabilitation）措施，尽可能地使这些患者能过着接近正常人的生活。关注处于盲和低视力状态患者的康复，也是眼科医生的责任。应当尽快地使盲人适应生活。盲人适应生活的能力可因盲发生年龄、患者的性格、受教育程度、经济状况及其他因素而有很大的差别。老年盲人相对青壮年来说可能会较平静地接受盲的事实。出生时就失明或视力是逐渐丧失的人比较视力突然丧失的人会相对平静地接受盲的事实。

不同类型的盲人会有不同的需要，因此盲人的康复应根据每个盲人的年龄、生活状况、教育程度等具体情况采取个体化康复目标。老年盲人可能最需要适应家庭生活方面的训练，而年轻的盲人则需要适应社会生活、教育、工作等比较全面的训练，包括盲文方面的训练。

对于仍有部分视力的盲人和低视力患者来说，助视器在视力残疾的康复中是最为重要的工具之一，可以改进他们的视觉活动能力，使他们利用残余视力工作和学习，以便获得较高的生活质量。有了良好的工具，还有如何使用的问题，即如何充分发挥助视器的效用，这便需要训练，才能收到最佳的效果。

助视器可以分为两大类。即光学性与非光学性助视器。

一、光学性助视器

光学性助视器是一种装置或设备。借其光学性能的作用来提高视力残疾患者的视觉活动水平。它可以是凸透镜、三棱镜、平面镜或电子设备。凸透镜对目标能产生放大作用，三棱镜或平面镜可以改变目标在视网膜上的成像位置，电子设备亦可产生放大作用。

实际上没有一种助视器能取代正常眼球的全部功能。视力残疾患者因工作、生活及学习等各种不同的要求，常常需要一种以上的助视器。

目前使用的助视器有远用和近用两种。常用的远用助视器为放大 2.5 倍的 Galileo 望远镜，以看清远方景物。望远镜最大缺点是视野缩小。同时在戴望远镜转动头部时，目标间反力"向运动"这种情况如不经过严格训练很难适应。因此这种助视器不适合行走时佩戴。近用的助视器有以下几种。

1. 手持放大镜　它是一种手持的，可在离眼不同距离使用的凸透镜，即眼与透镜间距离可任意改变的近用助视器。可使视网膜成像增大。它最适于短时间读看细小目标，如读温度计的刻度、标签、电话本、节目单、药品说明书及工具书如字典等。手持放大镜的主要优点是工作或阅读距离可以改变，放大倍数可以改变，适合于旁中心注视及视野小的患者。它适合于短时间阅读细小目标。另外它的价格便宜，易于买到，使用方便且不惹人注目，对照明要求也不高。

缺点是需占用一只手，视野比较小，尤其是在放大倍数较高时，另外不易有双眼单视，老年人有手颤动时不易保持稳定的焦距。

2. 眼镜式助视器　主要用于阅读，其优点是有恒定的放大作用，而且视野较大，携带方便，使用时双手可自由活动，如可写字及操作。有双眼单视，美观及价格较低，容易得到等优点。它的缺点是使用它阅读及工作距离较近，放大倍数越大越明显。

3. 立式放大镜　它是由固定在一个支架上的凸透镜构成。目标与透镜间的距离多为恒定的（固定焦距），以减少透镜周边部的畸变。立式放大镜的主要优点为有比较正常的阅读距离，适用于短时间细致工作及老年人或小儿用手持放大镜拿不稳，或拿不动（不持久）者。若本身带有光源，则使用更为方便。主要缺点是视野小，阅读姿势易于疲劳。如不用阅读架，眼与放大镜不呈直角则易有像的畸变。立式放大镜适合于视野损害较严重，而视力相对比较好的患者。儿童也比较易于接受这种放大镜。

4. 双合透镜放大镜 由一组消球面差正透镜组合，固定于眼镜架上，有多种放大倍数，可以根据需要选用。其优点是近距离工作时不需用手扶持助视器，但焦距短，照明的要求高。

5. 近用望远镜 在望远镜上加阅读帽而制成。其主要优点是比同样放大倍数的普通眼镜助视器阅读或工作距离远。中距望远镜适合一些特殊工作，如打字、读乐谱、修理半导体收音机、电视机等，双手可自由活动。它的缺点是视野小，景深比眼镜助视器及手持放大镜短。

6. 电子助视器 即闭路电视，包括摄像机、电视接受器、光源、监视器等，对阅读物有放大作用。其优点是放大倍数高，且放大倍数可随时改变，视野大，可以调节对比度和亮度，体位不受限制，无需外部照明，更适用于视力损伤严重、视野严重缩小和旁中心注视者。缺点是价格较贵，比较笨重，携带不便，维修问题及需练习使用。

二、非光学助视器

通过改善周围环境的状况来增强视功能的各种设备或装置称为非光学助视器的应用，也可以与各种光学助视器联合应用来改善患者的视功能。

非光学助视器包括大号字的印刷品、改善照明、阅读用的支架等，也有助于患者改善视觉活动能力。许多低视力患者常诉说对比度差和眩光，戴用浅灰色的滤光镜可减少光的强度，戴用琥珀色或黄色的滤光镜片有助于改善对比敏感度。

现代科学技术的进步会对盲人带来方便。声呐眼镜、障碍感应发生器、激光手杖、字声机、触觉助视器等虽然不能给盲人获得正常人那样的影像，但明显提高了他们的生活质量。人工视觉的研究为盲人重建视觉带来了希望。

助视器或其他非视觉性设备在眼科康复中是一种有利的不可缺少的工具，再加上科学的训练，视力残疾的康复才能收到较满意的效果。

盲人的教育和就业问题也是一个很重要的问题。我国主要通过民政部门和残疾人联合会开展工作，很多地方设立了盲童学校，进行文化和专业技术培训，盲人还可以进入大学深造。国家对吸收盲人的单位给予优惠政策，有助于全社会都来关心盲人，使他们能像正常人一样幸福地生活。

20 世纪的科学发展史极其辉煌，生物科学的突破性进展，极大地促进了西学的进步，眼科学作为临床医学的分支，发展尤为迅速，如精密电子仪器、人工合成材料、显微手术技术、激光技术、超声测定等高新技术已在临床广泛应用，从而保护了人类的视觉功能，提高了人类的生存质量。20 世纪所取得的伟大成就，使我们有信心预言

21 世纪的自然科学必将取得更为惊人的进步。21 世纪是生命科学的世纪，人类将对遗传基因的调控、疾病损伤的修复等有更新的认识。眼科学界对眼病的治疗也将出现突破性进展。

1. 新世纪将为防盲治盲作出新贡献　保护人类的视觉功能，提高人们的生活质量，是眼科医生的奋斗目标。配合 WHO 发起的"视觉 2020，享有看见的权利"行动，提出 2020 年要在全球根治可避免盲。从我国目前情况来看，搞好防盲治盲的关键是提高效率。我们应当在眼科常见致盲性眼病的流行病学调查的基础上，根据我国盲和视力损伤的严重情况和人力、财力资源制定防治规划，争取在尽量短的时间内根治我国的可避免盲。当前最为严重的是白内障盲问题。要提高白内障手术效率，单靠眼科医生是不够的，需要集中各方面的力量共同工作。提高白内障手术效率还应当掌握防盲治盲工作的"三 A"原则，即开展防盲治盲工作应当是适当的（appropriate）、能负担的（affordable）、可接近的（accessible）。"适当的"原则是指防盲治盲应当因地制宜，采取各种符合当地情况的切实有力的方法和措施。"能负担的"原则是指防盲治盲应当和各地社会经济发展水平相适应，能被国家、社会和个人所负担。"可接近的"原则是指应当使盲和视力损伤者能有途径充分使用防盲治盲的服务设施。提高防盲治盲的工作质量，特别是一定要把手术质量放在首位。人员培训也是开展防盲治盲的核心问题。在防盲治盲工作中，应当注意充分发挥眼科医生的作用。同时我们应当在积极开发我国防盲治盲资源前提下，加强与 WHO 和国际非政府防盲组织的合作，争取更多的资源，努力创造防盲治盲工作的新局面，达到 2020 年根治可避免盲的宏伟目标。

2. 眼前段疾病的诊疗新技术将逐渐普及和提高　先进的小切口手法切核白内障摘出术、超声乳化吸除技术将成为常规手术方法。涡流乳化白内障吸出技术可望得到发展；研制新合成材料，以开展微切口囊袋内注入式人工晶状体移植新技术，实现具有调节力的人工晶状体植入目标；发展和完善有晶状体眼的人工晶体植入，使之成为一种矫正屈光不正的新方法。

3. 建立获取和捐献眼球的有关法律法规　进入 21 世纪，获取和捐献死者的眼球将成为受法律保护的公民权利和义务。眼库的建立和健全，将为角膜移植复明术提供充足的材料和条件。角膜保存方法和防治免疫排斥的方法将日趋完善。

4. 扭转青光眼是不可逆眼病的"定论"是人们的希望　青光眼治疗在降低眼压的同时，对视神经进行保护，促使神经再生，是更为重要的课题。对视网膜神经节细胞凋亡因素的研究或许会带来某些启示。新的青光眼早期诊断手段将不断出现，不同作用机制的抗青光眼药物及新的抗青光眼手术的应用必将逐步提高青光眼的治疗水平。中医药对视神经功能的保护作用给青光眼防治开辟了更广的领域。

5. 眼后段手术将发展迅速　21 世纪将进一步研制无毒害且性能良好的眼内填充物；研究增殖性玻璃体视网膜病变的 PVR 成因，用酶控制玻璃体病变的发生与发展，扩展内镜的应用范围等将使眼后段疾病诊断治疗水平得到很大提高。

6. 感觉通路的再建 视网膜移植已获成活，但应使其产生视觉功能，为视网膜变性疾病提供新的治疗途径。研究视神经再生视神经移植将成为眼病研究的热点。

7. 用分子生物学和免疫学研究方法揭示眼病的发生规律 现代的分子生物学研究手段，将为眼病的防治提供理论依据。应用基因工程研究方法可望对某些眼病进行基因治疗，特别是基因缺陷性眼病。

8. 视觉补偿及视觉再建视功能的重新建立将是 21 世纪的新课题 开发和研制人工智能眼，可使盲人"重见光明"。

参考文献

1. 葛坚. 眼科学 [M]. 北京：人民卫生出版社，2002.

2. 葛坚. 眼科学 [M]. 北京：人民卫生出版社，2002.

3. 唐由之，肖国士. 中医眼科全书 [M]. 北京：人民卫生出版社，1996.

4. 段广才. 临床流行病学与统计学 [M]. 郑州：河南医科大学出版社，2002.

5. 赵家良. 深入开展防盲治盲是我国眼科医师的社会责任 [J]. 中华眼科杂志，2005，40（1）：3 – 5.

6. 赵家良. 我国防盲治盲工作的进展 [J]. 中华眼科杂志，2005，41（8）：697 – 701.

7. 赵家良. 我国防盲治盲工作的现况和发展方向 [J]. 中华医学杂志，2007，87（14）：939 – 941.

8. 李美玉. 21 世纪将为人类的防盲治盲作出新贡献 [J]. 中华眼科杂志，2000，36（1）：7 – 9.

9. 赵家良. "视觉 2020" 行动与我国防盲治盲工作 [J]. 中华眼科杂志，2002，38（10）：577 – 579.

10. 胡铮. 开创防盲治盲的新局面 [J]. 中华眼科杂志，2001，37（1）：1 – 2.

11. 赵家良. 我国防盲治盲工作的回顾与展望 [J]. 中华眼科杂志，2000，36（3）：179 – 181.

12. 赵家良，胡铮. 北京市顺义区防盲治盲十八年 [J]. 中华眼科杂志，2003，39（5）：267 – 270.

13. 管怀进，龚启荣，缪宝迎，等. 初级眼保健网络与防盲治盲工作方法的探讨 [J]. 中华眼科杂志，2001，37（1）：9 – 11.

附录1 眼科相关正常值

一、解剖生理正常值

眼球前后径24mm，垂直径23mm，水平径23.5mm

  眼内轴长（角膜内面–视网膜内面）22.12mm，容积6.5mL，重量7g

  突出度12~14mm，两眼相差不超过2mm

眼眶深40~50mm，容积25~28mL

  视神经孔直径4~6mm，视神经管长4~9mm

睑裂平视时高8mm，上睑遮盖角膜1~2mm，长26~30mm

  内眦间距30~35mm，平均34mm

  外眦间距88~92mm，平均90mm

  睑板中央部宽度上睑6~9mm，下睑5mm

泪膜厚度7μm，总量7.4μL，更新速度12%~16%/分钟，pH 6.5~7.6

  渗透压296~308mOsm/L

角膜横径11.5~12.0mm，垂直径10.5~11.0mm

  厚度中央部约0.5mm，周边部约1.0mm

  曲率半径前面7.8mm，后面6.8mm

  屈光力前面+48.83D，后面–5.88D，总屈光力+43D

  屈光指数1.337

  内皮细胞数2899±410/mm^2

角膜缘宽1.5~2mm

巩膜厚度眼外肌附着处0.3mm，赤道部04–0.6mm，视神经周围1.0mm

瞳孔直径2.5~40mm（两眼差<0.25mm）

  瞳距男60.9mm，女58.3mm

睫状体宽度6~7mm

脉络膜平均厚度约0.25mm，脉络膜上腔间隙10~35μm

视网膜视盘直径1.50mm×1.75mm

  黄斑直径2mm，中心凹位于视盘颞侧缘3mm，视盘中心水平线下0.8mm

  视网膜动静脉直径比例动脉:静脉=2:3

  视网膜中央动脉收缩压60~75mmHg，舒张压36~45mmHg

视神经全长 40mm（眼内段 1mm，眶内段 25～30mm，管内段 6～10mm，颅内段 10mm）

前房中央深度 2.5～3.0mm

房水容积 0.15～0.3mL，前房 0.2mL，后房 0.06mL

　　比重 1.006，pH 7.5～76

　　屈光指数 1.3336～1.336

　　生成速率 2～3μL/min，流出易度 0.22～0.28μL/（min·mmHg）

　　氧分压 55mmHg，二氧化碳分压 40～60mmHg

晶状体直径 9mm，厚度 4mm，体积 0.2mL

　　曲率半径前面 10mm，后面 6mm

　　屈光指数 1.437

　　屈光力前 +7D，后面 +11.66D，总屈光力 +19D

玻璃体容积 4.5mL，屈光指数 1.336

睫毛，上睑 100～150 根，下睑 50～75 根，寿命 3～5 个月。拔除后 1 周生长 1～2mm，10 周可达正常长度

结膜囊深度（睑缘至穹隆部深处）上方 20mm，下方 10mm

　　穹隆结膜与角膜缘距离上下方均为 8～10mm，颞侧 14mm，鼻侧 7mm

泪器泪点直径 0.2～0.3mm，距内眦 6.0～6.5mm

　　泪小管直径 0.5～0.8mm，垂直部 1～2mm，水平部 8mm。直径可扩张 3 倍

　　泪囊长 10mm，宽 3mm，上 1/3 位于内眦韧带以上

　　鼻泪管全长 18mm，下口位于下鼻甲前端之后 16mm

　　泪囊窝长 17.86mm，宽 8.01mm

　　泪腺眶部 20mm×11mm×5mm，重 0.75g

　　睑部 15mm×7mm×3mm，重 0.2g

　　泪液正常清醒状态下，每分钟分泌 0.9～2.21μL，每眼泪液量 7～12μL

　　比重 1.008，pH7.35，屈光指数 1.336，

　　渗透压 295～309mOsm/L，平均 305mOsm/L

眼外肌肌腱宽度内直肌 10.3mm，外直肌 9.2mm，上直肌 10.8m，下直肌 9.8mm

　　上斜肌 9.4mm，下斜肌 9.4mm

直肌止点距角膜内直肌 5.5mm，下直肌 6.5mm，外直肌 6.9mm，上直肌 7.7mm

锯齿缘距角膜缘 7～8mm

赤道部距角膜缘 14.5mmn

二、检查部分

视力检查，正常远视力（5m 处）：1.0～1.5

正常近视力（30cm 处）：1.0~1.5

视野检查用直径为 3mm 的白色视标，检查周边视野。正常：颞侧 90°，鼻侧 60°，上方 55°，下方 70°。用蓝、红、绿色视标检查，周边视野依次递减 10°左右。

泪液检查泪膜破裂时间 10~45s，<10s 为泪膜不稳定

Schirmer 试验（10~15）mm/5min，<10mm/5min 为低分泌，<5mm/5min 为干眼

眼压和青光眼的相关数据

平均值 10~21mmHg，病理值 >21mmHg

双眼眼压差 =5mmHg，24h 眼压波动 =8mmHg

房水流畅系数（C）正常值：0.19~0.65

病理值≤0.13

房水流量（F）正常值 1.84±0.05μL/min，>4.5μL/min 为分泌过高

压畅比（PC）正常值 =100，病理值 =120

巩膜硬度（E）正常值 0.0215

C/D 比值正常 =0.3，两眼相差 =0.2，C/D 比值 =0.6 为异常

饮水试验饮水前后相差正常值 =5mmHg，病理值 =8mmHg

暗室试验试验前后眼压相差正常值 =5mmHg，病理值 =8mmHg

暗室加俯卧试验试验前后眼压相差正常值 =5mmHg，病理值 =8mmHg

眼底荧光血管造影臂 – 脉络膜循环时间平均 8.4s，臂 – 视网膜循环时间平均 7~12s

附录2 眼科解剖及疾病名称中西医对照

一、眼科解剖名称中西医对照

中医学名称	西医学名称
眼珠（目珠、睛珠）	眼球
眼睑（胞睑、睑胞、睥、目睥）	眼睑
上胞（上睥、上睑）	上眼睑
下睑（下睥、下胞）	下眼睑
内睑（睥内）	睑结膜
睑弦（眼弦、胞沿、眼棱、睥沿）	睑缘
睫毛	睫毛
睑裂	睑裂
内眦（大眦）	内眦
外眦（锐眦、小眦）	外眦
泪泉	泪腺
泪窍（泪堂、泪膛、泪孔）	狭义指泪点、广义指泪道
白睛（白眼、白仁、白珠、白轮）	球结膜、前部巩膜
黑睛（黑眼、乌睛、乌珠、乌轮、黑珠、青睛、神珠）	角膜
黄仁（眼帘、虹彩）	虹膜
神水	含泪液、房水
瞳神（瞳子、金井、瞳仁、瞳人）	狭义指瞳孔，广义指瞳孔及眼内组织
晶珠（黄睛、睛珠）	晶状体
神膏（护睛水）	玻璃体
视衣	视网膜、脉络膜
目系（眼系、目本）	视神经及其血管
眼带（睛带）	眼外肌
眼眶（目眶）	眼眶

二、眼科疾病名称中西医对照

中医疾病名称	西医疾病名称
针眼	麦粒肿
眼丹	眼睑丹毒
眼睑丹毒	眼睑丹毒
胞生痰核	睑板腺囊肿、霰粒肿
睑弦赤烂	睑缘炎
风赤疮痍	眼睑湿疹
眼睑带疮	眼睑带状疱疹
椒疮	沙眼
粟疮	结膜滤泡症、滤泡性结膜炎
春夏奇痒症	春季卡他性结膜炎
时复目痒	春季卡他性结膜炎
胞肿如桃	眼睑炎性水肿
胞轮振跳	眼轮匝肌痉挛
目劄	小儿多瞬症、小儿多动症、小儿慢性结膜炎
上胞下垂	眼睑下垂
倒睫拳毛	倒睫
睥急紧小	睑裂缩小
睥肉粘轮	睑球粘连
睥翻粘睑	睑外翻
皮宽弦紧	倒睫
睑内结石	睑结膜结石
鸡冠蚬肉	睑结膜浆细胞瘤、睑板腺癌、眦部皮肤结膜基底细胞癌
流泪症	泪溢症
漏睛	慢性泪囊炎
漏睛疮	急性泪囊炎
眦帷赤烂	眦角性睑缘炎
赤脉传睛	眦部结膜炎
胬肉攀睛	翼状胬肉
暴风客热	急性卡他性结膜炎
风热赤眼	急性卡他性结膜炎

续表

中医疾病名称	西医疾病名称
天行赤眼	病毒性结膜炎、流行性出血性结膜炎
天行赤眼暴翳	流行性角膜结膜炎
脓漏眼	淋菌性结膜炎
赤丝虬脉	慢性结膜炎
白涩症	干眼
白睛溢血	结膜下出血
金疳	泡性结膜炎
胬肉攀睛	翼状胬肉
流金凌木	假性翼状胬肉
黄油症	睑裂斑
偏漏	穿孔性巩膜软化症
状若鱼胞	结膜非炎症性水肿、球结膜囊肿、球结膜淋巴管扩张症等
火疳	前部巩膜炎
白睛青蓝	深层巩膜炎
白膜侵睛	硬化性角膜炎
银星独见	浅点状角膜炎
聚星障	单疱病毒性角膜炎
风轮赤豆	束状角膜炎
花翳白陷	蚕食性角膜溃疡、边缘性角膜溃疡、病毒性角膜溃疡
凝脂翳	化脓性角膜溃疡
黄液上冲	前房积脓
湿翳	真菌性角膜溃疡
蟹睛	角膜穿孔、虹膜脱出
正漏	角膜瘘
混睛障	角膜基质炎
木疳	泡性角膜炎
黑翳如珠	角膜后弹力层膨出
旋胪泛起	圆锥角膜
暴露赤眼生翳	暴露性角膜炎
赤膜下垂	角膜血管翳
血翳包睛	角膜血管翳

续表

中医疾病名称	西医疾病名称
宿翳	角膜瘢痕
疳积上目	角膜软化症
旋螺尖起	角膜葡萄肿
偃月障	角膜变性
偃月侵睛	角膜变性
瞳神紧小	虹膜睫状体炎
瞳神干缺	陈旧性虹膜睫状体炎
瞳神欹侧	瞳神形态异常
瞳神散大	瞳孔散大
绿风内障	急性闭角型青光眼
青风内障	开角型青光眼
乌风内障	慢性闭角型青光眼、闭角型青光眼早期
黑风内障	闭角型青光眼慢性期
黄风内障	青光眼绝对期并发白内障
圆翳内障	老年性白内障
胎患内障	先天性白内障
惊振内障	外伤性白内障
金花内障	并发性白内障
云雾移睛	玻璃体混浊
蝇翅黑花	玻璃体混浊
血溢神膏	玻璃体积血
血灌瞳神（前部）	前房积血
血灌瞳神（后部）	玻璃体积血
暴盲	视力骤降的眼底病，包括视网膜中央动脉阻塞、急性视神经炎、视盘血管炎、眼内出血（视网膜中央静脉阻塞、视网膜静脉周围炎、眼球挫伤、高血压性视网膜病变、糖尿病性视网膜病变、黄斑出血）、皮质盲、癔病性黑矇、急性药物中毒
络阻暴盲	视网膜动脉阻塞
络瘀暴盲	视网膜静脉阻塞
络损暴盲	视网膜静脉周围炎
目系暴盲	急性视神经炎、球后视神经炎、缺血性视神经病变

续表

中医疾病名称	西医疾病名称
视衣脱离	视网膜脱离
消渴内障	糖尿病性视网膜病变
青盲	视神经萎缩
高风内障	原发性视网膜色素变性
视瞻昏渺	视力缓慢下降眼底病，包括视网膜炎、脉络膜炎、年龄相关性黄斑变性
视瞻有色	中心性浆液性视网膜脉络膜病变
通睛	共同性斜视
小儿通睛	共同性斜视
风牵偏视	麻痹性斜视
目偏视	共同性斜视、麻痹性斜视
瞳神反背	共同性斜视
异物入目	结膜、角膜异物
撞击伤目	机械性非穿透性眼外伤
真睛破损	机械性穿透性眼外伤
酸碱入目	化学性眼损伤
辐射伤目	辐射性眼损伤
光电伤目	电光性眼炎
热烫伤目	眼热烧伤
近视	近视眼
能近怯远	近视眼
远视	远视眼
能远怯近	远视眼
老视	老花眼
目倦	视疲劳
肝劳	视疲劳
弱视	弱视
辘轳转关	眼球震颤
目闭不开	眼睑痉挛
神水将枯	口、眼干燥综合征
眉棱骨痛	眶上神经痛
突起睛高	急性炎症性突眼，如眼眶蜂窝织炎、眶骨膜炎、眼球筋膜炎、全眼球炎等

中医疾病名称	西医疾病名称
鹘眼凝睛	甲状腺相关性眼病
珠突出眶	间歇性眼球突出
目眶瘕瘤	眼眶炎性瘕瘤

附录3 方剂名录

二画：二十八七九人

三画：三大小千川万

四画：开天五止内化分丹乌升六

五画：玉甘正左右石龙平四仙白归半生失宁加

六画：芎芍地托竹当血导羊百决冲防如

七画：杞还抑扶吴助羌补沈驱附谷冶没坠

八画：拨明肾知泻定和经肥参驻

九画：荆茶栀牵顺钩独修香穿活将祛洗神养退除

十画：桂桃真破柴逍涤益调海消凉桑通酒

十一画：菊黄排理眼银猪麻羚清望绿

十二画：散葛舒普温滋犀疏

十三画：槐新解

十四画：蝉

十五画：镇

十七画：藁

二画

1. 【二圣散】(《眼科阐微》)：明矾　胆矾　大枣

2. 【二至丸】(《医方集解》)：墨旱莲　女贞子

3. 【二陈汤】(《太平惠民和剂局方》)：半夏　橘红　茯苓　炙甘草

4. 【二明丸】(《圣济总录》)：苍术　木贼

5. 【十珍汤】(《审视瑶函》)：生地黄　当归　天冬　麦冬　白芍　人参　知母　地骨皮　牡丹皮　甘草

6. 【十灰散】(《十药神书》)：大蓟　小蓟　荷叶　侧柏叶　白茅根　大黄　栀子　棕榈　茜草　牡丹皮

7. 【十全大补汤】(《太平惠民和剂局方》)：人参　肉桂　白术　茯苓　甘草　地黄　白芍　当归　川芎　黄芪　生姜　大枣

8. 【八物汤】(《银海精微》)：黄芪　茯苓　熟地黄　人参　当归　白芍　川芎　菊花

9. 【八珍汤】(《正体类要》)：当归 川芎 熟地黄 白芍 人参 白术 茯苓 甘草

10. 【八味大发散】(《眼科奇书》)：麻黄 细辛 蔓荆子 藁本 羌活 防风 川芎 白芷

11. 【七制香附丸】(《目经大成》)：香附

12. 【七福饮】(《目经大成》)：人参 白术 当归 地黄 酸枣仁 远志 甘草

13. 【七仙丸】(《普济方》)：菟丝子 巴戟天 熟地黄 肉苁蓉 枸杞子 车前子 菊花

14. 【九子丸】(《圣济总录》)：蔓荆子 枸杞子 菟丝子 五味子 青葙子 决明子 楮实子 地肤子 茺蔚子

15. 【人参养荣汤】(《太平惠民和剂局方》)：白芍 当归 陈皮 黄芪 肉桂 人参 白术 炙甘草 熟地黄 五味子 茯苓 远志 生姜 大枣

三画

1. 【三仁汤】(《温病条辨》)：杏仁 滑石 薏苡仁 白豆蔻 半夏 厚朴 通草 竹叶

2. 【三仁五子丸】(《济生方》)：柏子仁 五味子 枸杞子 菟丝子 覆盆子 车前子 肉苁蓉 熟地黄 酸枣仁 薏苡仁 当归 茯苓 沉香

3. 【三黄汤】(《银海精微》)：黄连 黄芩 大黄

4. 【大柴胡汤】(《金匮要略》)：柴胡 黄芩 芍药 半夏 枳实（炙） 大黄 大枣 生姜

5. 【大黄当归散】(《医宗金鉴》)：当归 黄芩 栀子 大黄 红花 苏木 菊花 木贼

6. 【大补参芪丸】(《秘传眼科纂要》)：人参 黄芪 白术 茯苓 当归 生地黄 石斛 川芎 石菖蒲 枸杞子 甘草

7. 【大补黄芪汤】(《目经大成》)：人参 黄芪 当归 地黄 白术 茯苓 川芎 肉桂 肉苁蓉 山茱萸 五味子 防风 甘草

8. 【小柴胡汤】(《伤寒论》)：柴胡 黄芩 人参 甘草 半夏 生姜 大枣

9. 【小续命汤】(《备急千金要方》)：麻黄 防己 桂心 杏仁 防风 生姜 附子 川芎 白芍 黄芩 人参 甘草

10. 【千金托毒散】(《外科证治全书》)：人参 生黄芪 防风 厚朴 当归 官白芷 川芎 桔梗 白芍 甘草

11. 【川芎茶调散】(《太平惠民和剂局方》)：川芎 荆芥 薄荷 防风 羌活 白芷 细辛 甘草

12. 【万应蝉花散】(《原机启微》)：石决明 蝉蜕 蛇蜕 羌活 防风 川芎

赤芍　当归　茯苓　苍术　炙甘草

四画

1.【开郁行血汤】(《眼科集成》)：柴胡　香附　赤芍　川芎　防风　茵陈　栀子　石膏　泡参　麦冬　天冬　阿胶

2.【开明丸】(《审视瑶函》)：菟丝子　枸杞子　五味子　蕤仁　茺蔚子　决明子　青葙子　地肤子　车前子　防风　细辛　杏仁　葶苈子　麦冬　黄芩　泽泻　官桂　羊肝　熟地黄

3.【天麻钩藤饮】(《中医内科杂病证治新义》)：天麻　钩藤　石决明　黄芩　栀子　川牛膝　益母草　杜仲　桑寄　生夜　交藤　茯神

4.【天麻退翳散】(《审视瑶函》)：羌活　防风　天麻　石决明　荆芥穗　白芷　菊花　蒺藜　蔓荆子　蝉蜕　僵蚕　木贼　密蒙花　熟地黄　当归　赤芍　川芎　枳壳　麦冬　黄芩

5.【天王补心丹】(《校注妇人良方》)：人参　茯苓　生地黄　酸枣仁　远志　柏子仁　当归　丹参　玄参　天冬　麦冬　五味子　桔梗　朱砂

6.【天冬饮子】(《审视瑶函》)：天冬　熟地黄　当归　白芍　川芎　茯苓　知母　茺蔚子　五味子　羌活　防风　荆芥穗

7.【天门冬饮子】(《世医得效方》)：天冬　知母　茺蔚子　防风　五味子　茯苓　羌活　人参

8.【五加皮汤】(《圣济总录》)：五加皮　桑白皮　独活　玄参　麦冬　茯神

9.【五退散】(《太平惠民和剂局方》)：蛇蜕　蝉蜕　蚕蜕　猪蹄　防风　菊花　决明子　石决明　穿山甲　甘草　薄荷

10.【五味消毒饮】(《医宗金鉴》)：金银花　野菊花　蒲公英　紫花地丁　紫背天葵子

11.【五苓散】(《伤寒论》)：茯苓　猪苓　泽泻　白术　桂枝

12.【五皮散】(《中藏经》)：桑白皮　陈橘皮　生姜皮　大腹皮　茯苓皮

13.【止泪补肝散】(《银海精微》)：当归　熟地黄　白芍　川芎　蒺藜　木贼　防风　夏枯草

14. 内疏黄连汤 (《医宗金鉴》)：栀子　连翘　黄连　黄芩　木香　槟榔　大黄　桔梗　薄荷　当归　赤芍　甘草

15.【化坚二陈丸】(《医宗金鉴》)：陈皮　制半夏　茯苓　甘草　僵蚕　黄连

16.【化风丹】(经验方，载《遵义市志》)：羌活　独活　荆芥　防风　薄荷　川芎　钩藤　天麻　蝉蜕　甘草

17.【分珠散】(《审视瑶函》)：槐花　生地黄　龙胆　黄芩　栀子　赤芍　当归尾　白芷　荆芥　甘草

18. 【丹栀逍遥散】(《内科摘要》)：当归 芍药 茯苓 白术 柴胡 牡丹皮 栀子 甘草

19. 【乌梅丸】(《伤寒论》)：乌梅 细辛 干姜 黄连 当归 附子 蜀椒 桂枝 人参 黄柏

20. 【乌风补肝散】(《医宗金鉴》)：川芎 熟地黄 当归 蒺藜 白芍 木贼 夏枯草 防风

21. 【升阳益胃汤】(《目科捷径》)：党参 黄芪 茯苓 白术 厚朴 炙甘草 升麻 黄小米

22. 【六味地黄丸】(《小儿药证直诀》)：熟地黄 山茱萸 山药 泽泻 牡丹皮 茯苓

五画

1. 【玉女煎】(《温病条辨》)：石膏 知母 生地黄 玄参 麦冬

2. 【玉泉丸】(《中国中成药优选》)：葛根 天花粉 生地黄 麦冬 五味子 糯米 甘草

3. 【甘草泻心汤】(《伤寒论》)：黄连 黄芩 人参 半夏 干姜 大枣 炙甘草

4. 【甘露消毒丹】(《医效秘传》)：滑石 白豆蔻 藿香 石菖蒲 薄荷 黄芩 连翘 射干 木通 茵陈 川贝母

5. 【甘菊花散】(《太平惠民和剂局方》)：木贼 蒺藜 菊花 防风 木香 甘草

6. 【甘露饮】(《太平惠民和剂局方》)：生地黄 熟地黄 天冬 麦冬 石斛 黄芩 茵陈 枇杷叶 枳壳 甘草

7. 【甘露饮】(《阎氏小儿方论》)：熟地黄 麦冬 枳壳 甘草 茵陈 枇杷叶 石斛 黄芩 生地 黄天冬

8. 【正容汤】(《审视瑶函》)：羌活 防风 秦艽 白附子 胆南星 僵蚕 半夏 木瓜 黄松节 生姜 甘草

9. 【左归丸】(《景岳全书》)：熟地黄 山药 枸杞子 山茱萸 菟丝子 川牛膝 鹿胶 龟胶

10. 【左归饮】(《景岳全书》)：熟地黄 山药 枸杞子 炙甘草 茯苓 山茱萸

11. 【左金丸】(《丹溪心法》)：黄连 吴茱萸

12. 【右归丸】(《景岳全书》)：熟地黄 山药 山茱萸 枸杞子 菟丝子 鹿角胶 杜仲 肉桂 当归 制附子

13. 【右归饮】(《景岳全书》)：熟地黄 山药 山茱萸 枸杞子 炙甘草 杜仲 肉桂 制附子

14.【石决明散】(《普济方》)：石决明　决明子　赤芍　麦冬　青葙子　木贼　大黄　栀子　羌活　荆芥

15.【石斛夜光丸】(《原机启微》)：天冬　麦冬　人参　菟丝子　五味子　杏仁　茯苓　枸杞子　牛膝　生地黄　熟地黄　菊花　蒺藜　石斛　肉苁蓉　川芎　犀角　枳壳　山药　青葙子　防风　黄连　决明子　羚羊角　甘草

16.【龙胆泻肝汤】(《医方集解》)：龙胆　栀子　黄芩　柴胡　车前子　泽泻　木通　当归　生地黄　生甘草

17.【龙胆草散】(《普济方》)：龙胆　羌活　防风　菊花　赤芍　蒺藜　茯苓　甘草

18.【龙胆丸】(《证治准绳》)：苦参　龙胆　牛蒡子

19.【平肝清火汤】(《审视瑶函》)：车前子　连翘　夏枯草　白芍　当归　生地黄　枸杞子　柴胡

20.【四苓散】(《丹溪心法》)：白术　茯苓　猪苓　泽泻

21.【四君子汤】(《太平惠民和剂局方》)：人参　白术　茯苓　炙甘草

22.【四物汤】(《仙授理伤续断秘方》)：熟地黄　当归　白芍　川芎

23.【四顺清凉饮子】(《审视瑶函》)：当归　龙胆　黄芩　黄连　桑白皮　熟大黄　枳壳　车前子　生地黄　赤芍　川芎　羌活　防风　木贼　柴胡　炙甘草

24.【四物五子丸】(《审视瑶函》)：熟地黄　当归　川芎　白芍　枸杞子　覆盆子　地肤子　车前子　菟丝子

25.【四物退翳汤】(《眼科证治经验》)：生地黄　赤芍　当归　川芎　蝉蜕　木贼　谷精草　密蒙花

26.【四味大发散】(《眼科奇书》)：麻黄　细辛　蔓荆子　藁本

27.【四味肥儿丸】(《证治准绳》)：芜荑　神曲　麦芽　黄连

28.【四物补肝散】(《审视瑶函》)：熟地黄　香附　当归　白芍　川芎　夏枯草　甘草

29.【仙方活命饮】(《校注妇人良方》)：金银花　白芷　天花粉　甘草　当归　赤芍　乳香　没药　穿山甲　皂角刺　贝母　陈皮　防风

30.【白虎汤】(《伤寒论》)：石膏　知母　甘草　粳米

31.【白薇丸】(《审视瑶函》)：白薇　石榴皮　白蒺藜　防风　羌活

32.【白附子散】(《证治准绳》)：荆芥　白菊花　防风　木贼　白附子　甘草　苍术　人参　羌活　蒺藜

33.【白虎加人参汤】(《伤寒论》)：人参　石膏　知母　甘草　粳米

34.【归脾汤】(《济生方》)：人参　黄芪　白术　茯神　酸枣仁　当归　远志　木香　龙眼肉　甘草　生姜　大枣

35.【归芍红花散】(《审视瑶函》)：当归　大黄　赤芍　红花　栀子　黄芩　白

芷　生地黄　连翘　防风　甘草

36.【半夏白术天麻汤】(《医学心悟》)：半夏　天麻　茯苓　橘红　白术　甘草　生姜　大枣

37.【生蒲黄汤】(《中医眼科六经法要》)：生蒲黄　生地黄　牡丹皮　墨旱莲　荆芥　炭郁金　丹参　川芎

38.【生脉散】(《医学启源》)：人参　麦冬　五味子

39.【生熟地黄丸】(《审视瑶函》)：生地黄　熟地黄　川牛膝　石斛　枳壳　杏仁　羌活　防风　菊花

40.【失笑散】(《和剂局方》)：五灵脂　蒲黄

41.【宁血汤】(《中医眼科学 1986 年》)：仙鹤草　生地黄　栀子炭　白茅根　侧柏叶　墨旱莲　白蔹　白芍　白及　阿胶

42.【加味肾气丸】(《济生方》，即济生肾气丸)：熟地黄　炒山药　山茱萸　泽泻　茯苓　牡丹皮　肉桂　炮附子　川牛膝　车前子

43.【加味修肝散】(《银海精微》)：羌活　防风　麻黄　荆芥　薄荷　栀子　黄芩　连翘　大黄　菊花　木贼　蒺藜　当归　赤芍　川芎　桑螵蛸　甘草

44.【加味四物汤】(《眼科秘书》)：当归　川芎　熟地黄　白芍　茯神　远志　酸枣仁　柏子仁

45.【加味洗心散】(《不空和尚·目医三种》)：黄连　黄芩　栀子　羌活　防风　龙胆　石膏　连翘　柴胡　川芎　薄荷　生地黄　白芍　甘草

46.【加味坎离丸】(《审视瑶函》)：熟地黄　当归　白芍　川芎　女贞子　枸杞子　知母　黄柏　菊花

47.【加味六味地黄丸】(《审视瑶函》)：生地黄　茯苓　山茱萸　山药　牡丹皮　泽泻　枸杞子　菊花　北五味　蒺藜

48.【加减驻景丸】(《银海精微》)：熟地黄　当归　楮实子　车前子　五味子　枸杞子　菟丝子　花椒

49.【加减地黄丸】(《原机启微》)：生地黄　熟地黄　牛膝　当归　枳壳　杏仁　羌活　防风

50.【加减八正散】(《严氏济生方》)：瞿麦　车前子　萹蓄　滑石　木通　灯心草　竹叶　桑白皮　栀子　大黄　生地黄　甘草

51.【加减化斑汤】(《眼病的辨证论治》)：生石膏　山药　石决明　玳瑁　玄参　生地黄　知母　牡丹皮　黄连　葛根　青黛　紫草　羚羊角　甘草

六画

1.【芎归补血汤】(《原机启微》)：熟地黄　生地黄　天冬　当归　白芍　川芎　白术　炙甘草　牛膝　防风

2.【芍药清肝散】(《原机启微》)：羌活 防风 川芎 柴胡 桔梗 薄荷 黄芩 荆芥穗 前胡 栀子 知母 石膏 滑石 芍药 大黄 芒硝 白术 甘草

3.【地芝丸】(《审视瑶函》)：生地黄 天冬 枳壳 菊花

4.【托里消毒散】(《医宗金鉴》)：生黄芪 人参 白术 茯苓 皂角刺 桔梗 当归 白芍 川芎 金银花 白芷 甘草

5.【竹叶泻经汤】(《原机启微》)：柴胡 黄连 栀子 黄芩 大黄 决明子 羌活 升麻 赤芍 泽泻 茯苓 车前子 竹叶 炙甘草

6.【当归龙胆汤】(《银海精微》)：防风 龙胆 黄连 黄芩 黄柏 石膏 羌活 升麻 甘草 当归 柴胡 黄芪 五味子 赤芍

7.【当归活血饮】(《审视瑶函》)：熟地黄 苍术 当归 白芍 川芎 黄芪 羌活 防风 薄荷 甘草

8.【当归养荣汤】(《原机启微》)：熟地黄 当归 白芍 川芎 羌活 防风 白芷

9.【当归四逆汤】(《伤寒论》)：当归 桂枝 芍药 细辛 通草 甘草 大

10.【当归补血汤】(《原机启微》)：生地黄 熟地黄 天冬 川芎 牛膝 白芍 白术 当归

11.【当归饮子】(《济生方》)：当归 白芍 荆芥 防风 白蒺藜 黄芪 何首乌 生地黄 川芎 甘草

12.【血府逐瘀汤】(《医林改错》)：桃仁 红花 当归 生地黄 赤芍 牛膝 川芎 枳壳 柴胡 桔梗 甘草

13.【导赤散】(《小儿药证直诀》)：生地黄 木通 淡竹叶 甘草

14.【羊肝丸】(《眼科神方》)：羊肝 荆芥 防风 细辛 菊花 蝉蜕 薄荷 蒺藜 木贼 石决明 熟地黄 白芍 赤芍 知母 黄柏 甘草

15.【百合固金汤】(《慎斋遗书》)：熟地黄 生地黄 玄参 麦冬 百合 当归 白芍 贝母 桔梗 甘草

16.【决明夜灵散】(《原机启微》)：夜明砂 石决明 羊肝

17.【冲和养胃汤】(《原机启微》)：人参 黄芪 白术 茯苓 羌活 当归 白芍 升麻 葛根 柴胡 防风 五味子 生姜 甘草

18.【防风羌活汤】(《审视瑶函》)：防风 羌活 川芎 细辛 半夏 白术 黄芩 胆南星 甘草

19.【防风通圣散】(《黄帝素问宣明论方》)：防风 荆芥 川芎 麻黄 薄荷 大黄 芒硝 滑石 栀子 石膏 桔梗 连翘 黄芩 当归 芍药 白术 甘草

20.【防风散结汤】(《审视瑶函》)：玄参 土贝母 陈皮 天花粉 黄芩 防风 白芷 苍术 前胡 桔梗 赤芍

21.【如意金黄散】(《外科正宗》)：姜黄 大黄 黄柏 苍术 厚朴 陈皮 甘

草　生天　南星　白芷　天花粉

七画

1.【杞菊地黄丸】(《医级》)：枸杞子　菊花　熟地黄　山茱萸　山药　泽泻　茯苓　牡丹皮

2.【还阴救苦汤】(《原机启微》)：黄芩　黄连　黄柏　龙胆　连翘　羌活　防风　细辛　升麻　苍术　藁本　柴胡　桔梗　知母　生地黄　川芎　当归尾　红花　炙甘草

3.【还阴解毒汤】(《审视瑶函》)：川芎　当归　土茯苓　金银花　连翘　甘草　黄连　黄芩　苦参　麦冬　玄参　生地黄　白芍

4.【抑阳酒连散】(《原机启微》)：黄芩　黄连　黄柏　栀子　生地黄　知母　寒水石　羌活　防风　防己　蔓荆子　前胡　白芷　独活　甘草

5.【扶阳助胃汤】(《目经大成》)：人参　肉桂　附子　干姜　吴茱萸　草豆蔻　益智仁　白术　甘草　橘皮　白芍

6.【吴茱萸汤】(《审视瑶函》)：半夏　吴茱萸　人参　茯苓　川芎　白芷　陈皮　炙甘草　生姜

7.【助阳活血汤】(《原机启微》)：黄芪　柴胡　当归　防风　蔓荆子　白芷　升麻　炙甘草

8.【助阳和血汤】(《兰室秘藏》)：蔓荆子　白芷　柴胡　黄芪　当归　防风　升麻

9.【羌活胜风汤】(《原机启微》)：羌活　独活　柴胡　黄芩　白术　荆芥　白芷　防风　桔梗　前胡　薄荷　川芎　枳壳　甘草

10.【羌活除湿汤】(《眼科捷径》)：羌活　藁本　防风　苍术　柴胡　升麻

11.【羌活散】(《太平圣惠方》)：羌活　防风　川芎　黄芩　蔓荆子　菊花　石膏　甘草

12.【补肾丸】(《济生方》)：磁石　熟地黄　石斛　枸杞子　菟丝子　覆盆子　肉苁蓉　楮实子　车前子　五味子　沉香　青盐

13.【补肺汤】(《永类钤方》)：人参　黄芪　五味子　熟地黄　桑白皮　紫菀

14.【补阳还五汤】(《医林改错》)：黄芪　桃仁　红花　当归尾　赤芍　地龙　川芎

15.【补水宁神汤】(《审视瑶函》)：熟地黄　生地黄　白芍　当归　麦冬　茯神　五味子　甘草

16.【补心丸】(《秘传眼科纂要》)：川芎　当归　白芍　生地黄　麦冬　枸杞子　茯神　酸枣仁　菊花　甘草　朱砂

17.【补心汤】(《秘传眼科纂要》)：当归　人参　麦冬　生地黄　知母　黄芪

远志　甘草　桔梗　连翘

18.【补水安神汤】(《眼科集成》)：熟地黄　生地黄　白芍　当归　西洋参　麦冬　五味子　酸枣仁　茯神　朱砂

19.【补中益气汤】(《脾胃论》)：黄芪　人参　白术　当归　升麻　柴胡　陈皮　甘草

20.【沈氏息风汤】(《沈氏尊生书》)：犀角　沙参　黄芪　天花粉　生地黄　当归　麻黄　蛇蜕　钩藤　防风

21.【驱风上清散】(《审视瑶函》)：柴胡　黄芩　川芎　荆芥　防风　羌活　白芷　甘草

22.【驱风一字散】(《审视瑶函》)：川乌　川芎　荆芥穗　羌活　防风

23.【驱风散热饮子】(《审视瑶函》)：连翘　牛蒡子　羌活　防风　薄荷　大黄　栀子　赤芍　当归尾　川芎　甘草

24.【附子理中丸】(《太平惠民和剂局方》)：附子　白术　人参　干姜　炙甘草

25.【附子理中汤】(《阎氏小儿方论》)：人参　白术　干姜　炙甘草　黑附子

26.【阿胶鸡子黄汤】(《通俗伤寒论》)：阿胶　鸡子黄　芍药　生地黄　牡蛎　石决明　钩藤　络石藤　茯神　炙甘草

27.【谷精草汤】(《审视瑶函》)：谷精草　菊花　荆芥穗　连翘　桔梗　牛蒡子　龙胆　决明子　玄参　芍药　灯心草

28.【冶金煎】(《目经大成》)：玄参　桑白皮　枳壳　杏仁　旋覆花　防风　白菊花　黄连　黄芩　葶苈子

29.【没药散】(《太平圣惠方》)：没药　血竭　大黄　芒硝　生地黄　干地黄

30.【坠血明目饮】(《审视瑶函》)：生地黄　赤芍　当归尾　川芎　石决明　牛膝　知母　白蒺藜　细辛　人参　山药　五味子　防风

八画

1.【拨云退翳丸】(《普济方》)：防风　白芷　荆芥穗　蔓荆子　木贼　密蒙花　菊花　薄荷　蛇蜕　蝉蜕　楮实子　瓜蒌根　当归　黄连　川芎　甘草

2.【明目细辛汤】(《审视瑶函》)：川芎　藁本　麻黄　细辛　羌活　防风　荆芥穗　蔓荆子　花椒　桃仁　红花　当归　生地黄　茯苓

3.【明目地黄丸】(《审视瑶函》)：熟地黄　生地黄　山药　山茱萸　泽泻　牡丹皮　柴胡　茯神　当归身　五味子

4.【明目地黄汤】(《眼科证治经验》)：熟地黄　山药　山茱萸　牡丹皮　茯苓　泽泻　当归　白芍　枸杞子　菊花　石决明　蒺藜

5.【肾气丸】(《《金匮要略》》)：生地黄　山药　山茱萸　泽泻　茯苓　牡丹皮　桂枝　附子

6. 【知柏地黄丸】(《医宗金鉴》): 熟地黄　山茱萸　山药　泽泻　茯苓　牡丹皮　知母　黄柏

7. 【泻白散】(《小儿药证直诀》): 地骨皮　桑白皮　甘草　粳米

8. 【泻心汤】(《银海精微》): 黄芩　黄连　大黄　连翘　赤芍　车前子　薄荷　菊花　荆芥

9. 【泻肝散】(《银海精微》): 玄参　大黄　当归　芒硝　黄芩　龙胆　知母　车前子　桔梗　羌活

10. 【泻肝汤】(《眼科集成》): 龙胆　黄芩　栀子　大黄　荆芥　防风　柴胡　前胡　当归　青皮　木贼　蒺藜　石决明

11. 【泻肝饮子】(《秘传眼科龙木论》): 大黄　芒硝　黄芩　细辛　车前子　桔梗　知母

12. 【泻热黄连汤】(《东垣十书》): 龙胆　黄芩　黄连　升麻　生地黄　柴胡

13. 【泻黄散】(《小儿药证直诀》): 石膏　栀子　藿香　甘草　防风

14. 【泻肺饮】(《秘传眼科纂要》): 生石膏　黄芩　桑白皮　栀子　连翘　羌活　荆芥　防风　白芷　赤芍　木通　枳壳　甘草

15. 【泻肺汤】(《审视瑶函》): 桑白皮　黄芩　地骨皮　知母　麦冬　桔梗

16. 【泻肺散】(《眼科集成》): 桑白皮　地骨皮　桔梗　陈皮　甘草　苏木引

17. 【泻脑汤】(《审视瑶函》): 桑白皮　地骨皮　黄芩　菊花　旋覆花　茯苓　泽泻　玄参　麦冬　桔梗　甘草

18. 【泻脾除热饮】(《银海精微》): 黄芪　防风　茺蔚子　桔梗　大黄　黄芩　黄连　车前子　芒硝

19. 【定志丸】(《审视瑶函》): 人参　茯神　远志　石菖蒲

20. 【和肝饮】(《眼科集成》): 柴胡　生地黄　牡丹皮　栀子　白芍　当归　川芎　薄荷　香附　白豆蔻　茯苓　甘草　蝉蜕　决明子

21. 【经效散】(《审视瑶函》): 柴胡　犀角　大黄　当归尾　赤芍　连翘　甘草梢

22. 【肥儿丸】(《医宗金鉴》): 人参　白术　茯苓　炙甘草　神曲　山楂　麦芽　黄连　胡黄连　使君子　芦荟

23. 【参苓白术散】(《太平惠民和剂局方》): 人参　茯苓　白术　山药　扁豆　莲子肉　薏苡仁　砂仁　桔梗　陈皮　甘草

24. 【驻景丸加减方】(《中医眼科六经法要》): 楮实子　菟丝子　五味子　枸杞子　车前子　茺蔚子　寒水石　木瓜　紫河车粉　三七粉

九画

1. 【荆防败毒散】(《摄生众妙方》): 荆芥　防风　羌活　独活　柴胡　前胡

桔梗　枳壳　茯苓　川芎　甘草

2.【茶调散】(《眼科切要》)：羌活　防风　荆芥　川芎　菊花　薄荷　木贼
石决明　石膏　甘草

3.【栀子胜奇散】(《原机启微》)：栀子　黄芩　羌活　防风　蒺藜　蔓荆子
荆芥穗　蝉蜕　密蒙花　谷精草　菊花　木贼　决明子　川芎　甘草

4.【牵正散】(《杨氏家藏方》)：白附子　僵蚕　全蝎

5.【顺经汤】(《审视瑶函》)：当归　川芎　赤芍　柴胡　桃仁　香附　乌药
青皮　陈皮　红花　苏木　玄参

6.【钩藤饮子】(《审视瑶函》)：钩藤　麻黄　防风　川芎　生姜　天麻　全蝎
僵蚕　人参　甘草

7.【独活寄生汤】(《备急千金要方》)：独活　桑寄生　杜仲　秦艽　防风　细
辛　桂心　干地黄　牛膝　人参　茯苓　甘草　当归　芍药　川芎

8.【修肝散】(《银海精微》)：防风　羌活　薄荷　麻黄　菊花　栀子　连翘
大黄　赤芍　当归　苍术　木贼　甘草　黄芩

9.【香贝养荣汤】(《医宗金鉴》)：白术　人参　茯苓　陈皮　当归　贝母　香
附　白芍　夏枯草　竹茹

10.【穿针散】(《普济方》)：羌活　木贼　细辛　菊花　香附

11.【活血汤】(《秘传眼科纂要》)：当归尾　桃仁　红花　苏木　乳香　没药
荆芥　防风　白芷　枳壳　甘草

12.【将军定痛丸】(《审视瑶函》)：黄芩　大黄　僵蚕　天麻　半夏　陈皮　桔
梗　礞石　白芷　薄荷

13.【祛风止痛汤】(经验方)：防风　独活　红花　槲寄生　老鹳草　威灵仙
续断　制草乌

14.【祛风汤】(《秘传眼科纂要》)：防风　白芷　茺蔚子　藁本　菊花　麻黄
蒺藜　升麻　细辛　何首乌　当归　川芎

15.【祛瘀汤】(《中医眼科学讲义》1964年)：当归尾　川芎　桃仁　泽兰　丹
参　郁金　生地黄　赤芍　墨旱莲　仙鹤草

16.【洗心散】(《审视瑶函》)：大黄　黄连　黄芩　荆芥穗　防风　当归　赤芍
知母　玄参　桔梗

17.【洗心汤】(《审视瑶函》)：黄连　生地黄　栀子　当归　菊花　木通　甘草

18.【洗肝散】(《审视瑶函》)：当归尾　生地黄　赤芍　菊花　木贼　蝉蜕　甘
草　羌活　防风　薄荷　川芎　苏木　红花　蒺藜

19.【神效退翳散】(《普济方》)：龙胆　栀子　大黄　黄连　黄芩　决明子　防
风　荆芥　连翘　薄荷　当归　川芎

20.【神效散】(《圣济总录》)：石决明　黄连　密蒙花

21.【神效黄芪汤】(《审视瑶函》)：人参　黄芪　蔓荆子　甘草　白芍　陈皮

22.【养肝丸】(《严氏济生方》)：当归　白芍　熟地黄　蕤仁　车前子　防风　枳实

23.【养阴活络退翳汤】(《中医眼科临床实践》)：羌活　防风　黄芩　木贼　菊花　蝉蜕　决明子　橘红　旋覆花　半夏　银柴胡　生地黄　知母　天花粉　甘草

24.【养阴清肺汤】(《重楼玉钥》)：生地黄　麦冬　玄参　白芍　甘草　牡丹皮　贝母　薄荷

25.【退热散】(《审视瑶函》)：赤芍　黄连　黄芩　黄柏　当归　栀子　生地黄　牡丹皮　木通　甘草

26.【退赤散】(《审视瑶函》)：桑白皮　牡丹皮　甘草　黄芩　天花粉　桔梗　赤芍　当归　尾瓜　蒌仁　麦冬

27.【退血散】(《证治准绳》)：当归　赤芍　木贼　防风　细辛　龙胆

28.【退红良方】(《中医眼科学讲义》1964年版)：龙胆　栀子　夏枯草　黄芩　连翘　密蒙花　决明子　桑叶　菊花　生地黄

29.【除风益损汤】(《原机启微》)：熟地黄　白芍　当归　川芎　藁本　前胡　防风

30.【除风清脾饮】(《审视瑶函》)：陈皮　连翘　黄芩　黄连　知母　桔梗　大黄　芒硝　荆芥　防风　玄参　生地黄

31.【除湿汤】(《秘传眼科纂要》)：连翘　茯苓　滑石　车前子　木通　黄芩　黄连　陈皮　枳壳　荆芥　防风　甘草

十画

1.【桂枝汤】(《伤寒论》)：桂枝　芍药　甘草　生姜　大枣

2.【桃红四物汤】(《医垒元戎》录自《玉机微义》)：桃仁　红花　当归　川芎　白芍　熟地黄

3.【真武汤】(《伤寒论》)：茯苓　白芍　白术　生姜　制附子

4.【破血汤】(《秘传眼科纂要》)：刘寄奴　红花　苏木　生地黄　赤芍　牡丹皮　菊花　桔梗　甘草

5.【破血红花散】(《银海精微》)：当归尾　川芎　赤芍　苏木　红花　枳壳　黄连　黄芪　栀子　连翘　升麻　大黄　苏叶　白芷　薄荷

6.【柴胡疏肝散】(《证治准绳》)：陈皮　柴胡　川芎　枳壳　芍药　甘草　香附

7.【柴葛解肌汤】(《医学心悟》)：柴胡　葛根　甘草　黄芩　赤芍　知母　浙贝母　生地黄　牡丹皮

8.【柴胡复生汤】(《原机启微》)：羌活　独活　川芎　白芷　藁本　桔梗　柴

胡　薄荷　蔓荆子　黄芩　茯苓　苍术　白芍　五味子　炙甘草

9.【柴胡参术汤】(《审视瑶函》)：人参　白术　熟地黄　白芍　川芎　当归
青皮　柴胡　甘草

10.【柴芍六君子汤】(《医宗金鉴》)：人参　白术　茯苓　陈皮　半夏　炙甘草
柴胡　白芍　钩藤

11.【逍遥散】(《太平惠民和剂局方》)：柴胡　当归　茯苓　芍药　白术　薄荷
生姜　甘草

12.【涤痰汤】(《奇效良方》)：胆南星　半夏　枳实　茯苓　橘红　石菖蒲　人
参　竹茹　甘草　生姜

13.【益气聪明汤】(《东垣试效方》)：黄芪　人参　升麻　葛根　蔓荆子　白芍
黄柏　甘草

14.【益阴肾气丸】(《原机启微》)：熟地黄　生地黄　山药　牡丹皮　五味子
当归尾　山茱萸　泽泻　茯苓　柴胡

15.【调气汤】(《审视瑶函》)：白芍　香附　当归　枳壳　陈皮　茯苓　知母
黄柏　生地黄　甘草

16.【调中益气汤】(《审视瑶函》)：黄芪　人参　升麻　柴胡　木香　苍术　陈
皮　甘草

17.【海藏地黄散】(《审视瑶函》)：熟地黄　生地黄　玄参　黄连　当归　酒大
黄　犀角　木通　羌活　防风　蝉蜕　木贼　谷精草　沙苑子　白蒺藜　甘草

18.【海藻玉壶汤】(《外科正宗》)：海藻　贝母　陈皮　昆布　连翘　青皮　川
芎　当归　半夏　甘草　独活　海带

19.【消翳汤】(《秘传眼科纂要》)：密蒙花　荆芥　防风　柴胡　蔓荆子　木贼
当归尾　川芎　枳壳　生地黄　甘草

20.【消风除热汤】(《眼科集成》)：柴胡　前胡　荆芥　黄芩　防风　白芷　薄
荷　龙胆　大黄　葛根　石膏　甘草

21.【消疳退云饮】(《审视瑶函》)：陈皮　厚朴　苍术　莱菔子　枳壳　青皮
神曲　黄芩　栀子　密蒙花　黄连　菊花　决明子　柴胡　桔梗　炙甘草

22.【消疳散】(《审视瑶函》)：使君子　雷丸

23.【消风散】(《太平惠民和剂局方》)：荆芥穗　羌活　防风　薄荷　僵蚕　蝉
蜕　陈皮　厚朴　人参　茯苓　广藿香　川芎

24.【凉膈清脾饮】(《审视瑶函》)：黄芩　栀子　石膏　荆芥穗　薄荷　连翘
生地黄　防风　赤芍　甘草　灯心草

25.【凉膈连翘散】(《银海精微》)：连翘　大黄　黄芩　黄连　栀子　芒硝　薄
荷　甘草

26.【凉肺散】(《活幼心书》)：生地黄　桑白皮　白芍　当归身　元参　菊花

麦冬　甘草　细辛　车前子

27.【桑菊饮】(《温病条辨》)：桑叶　菊花　杏仁　连翘　薄荷　桔梗　芦根　甘草

28.【桑白皮汤】(《审视瑶函》)：桑白皮　地骨皮　黄芩　菊花　旋覆花　茯苓　泽泻　玄参　麦冬　桔梗　甘草

29.【桑白皮散】(《审视瑶函》)：玄参　桑白皮　枳壳　杏仁　旋覆花　防风　白菊花　黄连　黄芩　葶苈子　天花粉　甘草

30.【桑螵蛸酒调散】(《银海精微》)：当归　羌活　麻黄　菊花　桑螵蛸　大黄　茺蔚子　苍术　赤芍　甘草

31.【通窍活血汤】(《医林改错》)：赤芍　川芎　桃仁　红花　鲜姜　大枣　老葱　麝香　黄酒

32.【通脾泻胃汤】(《审视瑶函》)：麦冬　知母　石膏　黄芩　熟大黄　天冬　玄参　茺蔚子　车前子　防风

33.【通血散】(《异授眼科》)：决明子　防风　荆芥　赤芍　当归　大黄　山栀　羌活　木贼　蒺藜　甘草

34.【通神散】(《银海精微》)：白菊花　谷精草　绿豆皮　石决明

35.【通明补肾丸】(《银海精微》)：熟地黄　人参　肉苁蓉　菟丝子　楮实子　枸杞子　五味子　当归　菊花　牛膝　知母　黄柏　青盐

36.【通肝散】(《张氏医通》)：栀子　白蒺藜　羌活　荆芥穗　当归　牛蒡子　甘草

37.【酒调洗肝散】(《审视瑶函》)：黄芩　栀子　大黄　玄参　知母　生地黄　当归尾　桔梗　玄明粉

十一画

1.【菊花决明散】(《原机启微》)：决明子　石决明　石膏　木贼　防风　羌活　蔓荆子　甘菊花　甘草　川芎　黄芩

2.【菊花通圣散】(《济生方》)：菊花　石膏　黄芩　黄连　防风　荆芥　栀子　薄荷　连翘　赤芍　紫草

3.【菊花通圣散】(《审视瑶函》)：防风　荆芥　川芎　麻黄　薄荷　大黄　芒硝　滑石　栀子　石膏　桔梗　连翘　黄芩　当归　芍药　白术　甘草　菊花　羌活　白蒺藜　黄连

4.【黄连解毒汤】(《外台秘要》)：黄连　黄芩　黄柏　栀子

5.【黄连温胆汤】(《六因条辨》)：半夏　竹茹　枳实　陈皮　茯苓　甘草　黄连　生姜　大枣

6.【排风散】(《证治准绳》)：天麻　桔梗　防风　五味子　乌蛇　细辛　芍药

干蝎

7. 【理中丸】（《伤寒论》）：人参　干姜　炙甘草　白术

8. 【眼珠灌脓方】（《韦文贵眼科临床经验选》）：生石膏　栀子　大黄　玄明粉　瓜蒌仁　枳实　黄芩　夏枯草　竹叶　金银花　天花粉

9. 【银翘散】（《温病条辨》）：金银花　连翘　桔梗　薄荷　牛蒡子　荆芥穗　淡豆豉　芦根　淡竹叶　生甘草

10. 【银花复明汤】（《中医眼科临床实践》）：金银花　蒲公英　桑白皮　黄芩　黄连　龙胆　生地黄　天花粉　知母　大黄　玄明粉　木通　蔓荆子　枳壳　甘草

11. 【银花解毒汤】（《中医眼科临床实践》）：金银花　黄芩　蒲公英　炙桑白皮　天花粉　龙胆　大黄　蔓荆子　枳壳　甘草

12. 【猪苓散】（《审视瑶函》）：猪苓　木通　萹蓄　滑石　苍术　狗脊　大黄　栀子　车前子

13. 【猪肝散】（《银海精微》）：猪肝　蛤粉　夜明砂　谷精草

14. 【麻辛附子汤】（《眼科集成》）：麻黄　附子　干姜　杏仁　白芷　升麻　防风　枳壳　菊花　川芎　细辛　甘草　生姜　大葱

15. 【羚羊角丸】（《太平圣惠方》）：羚羊角　犀角屑　石决明　栀子　决明子　蔓荆子　车前子　蓝实　甘菊花　独活　防风　甘草

16. 【羚羊角汤】（《秘传眼科龙木论》）：羚羊角　人参　地骨皮　玄参　羌活　车前子

17. 【羚角钩藤汤】（《通俗伤寒论》）：羚羊角　钩藤　桑叶　川贝母　菊花　生地黄　白芍　竹茹　茯神　甘草

18. 【羚犀逍遥散】（《眼科集成》）：当归　白芍　柴胡　香附　白豆蔻　茯苓　薄荷　僵蚕　羚羊角　犀角　甘草

19. 【羚羊角饮子】（《审视瑶函》）：羚羊角　细辛　大黄　知母　防风　芒硝　五味子

20. 【清燥救肺汤】（《医门法律》）：桑叶　杏仁　枇杷叶　石膏　阿胶　麦冬　麻仁　人参　甘草

21. 【清脾除湿饮】（《医宗金鉴》）：泽泻　茯苓　苍术　白术　茵陈　栀子　黄芩　玄明粉　枳壳　甘草　生地黄　连翘　麦冬

22. 【清气化痰丸】（《医方考》）：胆南星　陈皮　杏仁　枳实　黄芩　瓜蒌仁　杏仁　茯苓　制半夏

23. 【清瘟败毒饮】（《疫疹一得》）：生石膏　犀角　知母　生地黄　牡丹皮　赤芍　黄连　黄芩　栀子　连翘　玄参　桔梗　淡竹叶　甘草

24. 【清痰饮】（《不空和尚·目医三种》）：法半夏　陈皮　石膏　黄芩　茯苓　炒栀子　天花粉　枳壳　青黛　胆南星

25.【清脾散】(《审视瑶函》)：薄荷　防风　升麻　栀子　黄芩　石膏　藿香　陈皮　赤芍　枳壳　甘草

26.【清脾凉血汤】(《医宗金鉴》)：防风　荆芥　连翘　蝉蜕　玄参　大黄　赤芍　竹叶　白鲜皮　苍术　陈皮　厚朴　甘草

27.【清胃散】(《外科正宗》)：黄连　黄芩　石膏　生地黄　牡丹皮　升麻

28.【清胃汤】(《审视瑶函》)：石膏　栀子　黄芩　黄连　荆芥　防风　连翘　当归尾　苏子　陈皮　枳壳　甘草

29.【清营汤】(《温病条辨》)：犀角　生地黄　黄连　竹叶心　金银花　玄参　麦冬　丹参　连翘

30.【清肾抑阳丸】(《审视瑶函》)：生地黄　黄柏　枸杞子　当归　白芍　决明子　知母　黄连　寒水石　茯苓　独活

31.【清痰汤】(《赤水玄珠》)：半夏　陈皮　茯苓　枳实　胆南星　竹茹　木瓜　黄芩　丹参　甘草

32.【望月丸】(《审视瑶函》)：望月砂　石决明　决明子　谷精草　木贼　防风　当归　芍药　荆芥

33.【绿风羚羊饮】(《医宗金鉴》)：羚羊角　玄参　知母　黄芩　茯苓　防风　细辛　桔梗　车前子　大黄

十二画

1.【散热消毒饮子】(《审视瑶函》)：牛蒡子　羌活　黄芩　黄连　连翘　防风　薄荷

2.【散风除湿活血汤】(《中医眼科临床实践》)：羌活　独活　防风　当归　川芎　白术　苍术　鸡血藤　忍冬藤　赤芍　红花　前胡　枳壳　甘草

3.【葛花解毒饮】(《审视瑶函》)：黄连　玄参　当归　龙胆　茵陈　甘草　葛花　熟地黄　茯苓　山栀子　连翘　车前子

4.【疏肝解郁益阴汤】(《中医眼科临床实践》)：当归　白芍　白术　丹参　赤芍　银柴胡　熟地黄　山药　生地黄　茯苓　枸杞子　焦神曲磁石　升麻　五味子　生栀子　甘草

5.【普济消毒饮】(《东垣试效方》)：黄连　黄芩　板蓝根　马勃　升麻　甘草　连翘　薄荷　僵蚕　柴胡　玄参　牛蒡子　陈皮　桔梗

6.【温胆汤】(《三因极一病证方论》)：半夏　竹茹　枳实　陈皮　炙甘草　茯苓　生姜　大枣

7.【温经益元散】(《目经大成》)：人参　黄芪　肉桂　附子　鹿茸　白术　当归　酸枣仁　枸杞子　丁香　姜枣

8.【滋阴退翳汤】(《眼科临证笔记》)：玄参　知母　生地黄　麦冬　蒺藜　木

贼　青葙子　菊花　蝉蜕　菟丝子　甘草

9.【滋阴降火汤】(《审视瑶函》)：熟地黄　生地黄　当归　川芎　白芍　麦冬
知母　黄柏　黄芩　柴胡　甘草

10.【滋阴地黄丸】(《原机启微》)：生地黄　熟地黄　五味子　当归　天冬　人
参　枳壳　黄连　地骨皮　黄芩　甘草

11.【犀角地黄汤】(《备急千金要方》)：犀角　生地黄　芍药　牡丹皮

12.【疏风清肝汤】(《一草亭目科全书》)：当归　赤芍　金银花　连翘　栀子
菊花　荆芥穗　防风　柴胡　薄荷　川芎　甘草　灯心草

十三画

1.【槐花当归散】(《普济方》)：槐花　何首乌　川芎　当归　甘草

2.【新制柴连汤】(《秘传眼科纂要》)：柴胡　黄连　龙胆　栀子　黄芩　荆芥
防风　蔓荆子　赤芍　木通　甘草

3.【解郁逍遥散】(《眼科集成》)：当归　白芍　柴胡　密蒙花　茯苓　薄荷
白蔻仁　半夏　川芎　夜明砂　青皮　槟榔　浙贝母　礞石　菊花　石决明　决明子
谷精草

4.【解毒散瘀饮】(《眼底出血》)：龙胆　黄芩　栀子　大黄　生地黄　赤芍
金银花　土茯苓　滑石　当归　枳壳　白花蛇　舌草

十四画

1.【蝉花散】(《太平惠民和剂局方》)：蝉蜕　谷精草　白蒺藜　木贼　蔓荆子
菊花　荆芥穗　川芎　黄芩　栀子　羌活　防风　决明子　密蒙花　甘草

2.【蝉花无比散】(《审视瑶函》)：石决明　蝉蜕　蛇蜕　羌活　防风　川芎
赤芍　当归　茯苓　苍术　炙甘草　蒺藜

十五画

1.【镇肝熄风汤】(《医学衷中参西录》)：牛膝　龟甲　玄参　天冬　白芍　龙
骨　牡蛎　代赭石　川楝子　麦芽　茵陈　甘草

十七画

1.【藁本乌蛇汤】(《银海精微》)：藁本　乌蛇　羌活　防风　细辛　白芍
川芎

2.【藁本汤】(《不空和尚·目医三种》)：细辛　藁本　羌活　牛蒡子　川芎
蝉蜕

参考文献

1. 李传课. 中医药学高级丛书·中医眼科学 [M]. 2 版. 北京：人民卫生出版社，2011.

2. 彭清华. 中医眼科学 [M]. 北京：中国中医药出版社，2012.

3. 彭清华. 中医眼科学 [M]. 北京：中国中医药出版社，2016.

4. 曾庆华. 中医眼科学 [M]. 2 版. 北京：中国中医药出版社，2007.

5. 廖品正. 中医眼科学 [M]. 上海：上海科学技术出版社，1986.

6. 成都中医学院. 中医眼科学 [M]. 北京：人民卫生出版社，1985.

7. 唐由之. 中国医学百科全书·中医眼科学 [M]. 上海：上海科学技术出版社，1985.

8. 唐由之，肖国士. 中医眼科全书 [M]. 2 版. 北京：人民卫生出版社，2011.

9. 李传课. 中医眼科临床手册 [M]. 2 版. 上海：上海科学技术出版社，2002.

10. 彭清华，彭俊. 眼科名家临证精华 [M]. 北京：中国中医药出版社，2018.

11. 肖国士，庄铭聪. 眼科辨治精华 [M]. 北京：学苑出版社，2003.

12. 彭清华. 眼科活血利水法的研究 [M]. 北京：中国中医药出版社，2018.

13. 彭清华. 眼底病特色专科实用手册 [M]. 北京：中国中医药出版社，2007.

14. 彭清华. 眼科病名家医案·妙方解析 [M]. 北京：人民军医出版社，2007.

15. 彭清华. 中医眼科名家十讲 [M]. 北京：人民卫生出版社，2011.

16. 彭清华. 全国中医眼科名家学术经验集 [M]. 北京：中国中医药出版社，2014.

17. 彭清华，彭俊. 中医眼科名家临床诊疗经验 [M]. 北京：化学工业出版社，2018.

18. 彭清华，魏湘铭. 中西医临床用药手册·眼科分册 [M]. 长沙：湖南科学技术出版社，2009.

19. 朱文锋. 中医诊断与鉴别诊断学 [M]. 北京：人民卫生出版社，1999.

20. 李传课. 角膜炎证治经验 [M]. 北京：人民卫生出版社，1990.

21. 李志英. 中医眼科疾病图谱 [M]. 北京：人民卫生出版社，2010.

22. 李传课. 中西医结合眼科学 [M]. 北京：中国中医药出版社，2001.

23. 段俊国. 中西医结合眼科学 [M]. 北京：中国中医药出版社，2005.

24. 彭清华. 中西医结合眼科学 [M]. 北京：中国中医药出版社，2010.

25. 彭清华. 中西医结合眼底病学 [M]. 北京：人民军医出版社，2011.

26. 彭清华. 中西医临床用药手册·眼科分册 [M]. 长沙：湖南科学技术出版社，2010.

27. 彭清华. 中西医结合眼科学 [M]. 北京：人民卫生出版社，2019.

28. 张仁俊，徐锦堂. 中西医角膜病学 [M]. 北京：人民军医出版社，2004.

29. 李凤鸣. 中华眼科学 [M]. 2 版. 北京：人民卫生出版社，2005.

30. 陈祖基. 实用眼科药理学 [M]. 北京：中国科学技术出版社，1993.

31. 阎晓然，王少华. 眼科临床用药指南 [M]. 北京：人民卫生出版社，2005.

32. 黎晓新，王景昭. 玻璃体视网膜手术学 [M]. 北京：人民卫生出版社，2000.

33. 刘家琦，李凤鸣. 实用眼科学 [M]. 2 版. 北京：人民卫生出版社，1999.

34. 惠延年. 眼科学 [M]. 5 版. 北京：人民卫生出版社，2002.

35. 葛坚. 眼科学 [M]. 北京：人民卫生出版社，2002.

36. 杨培增. 临床葡萄膜炎 [M]. 北京：人民卫生出版社，2004.

37. 李美玉. 青光眼学 [M]. 北京：人民卫生出版社，2004.

38. 葛坚. 眼科学 [M]. 北京：人民卫生出版社，2005.

39. 瞿佳. 眼镜学 [M]. 北京：中国标准出版社，1993.

40. 吕帆. 隐形眼镜学 [M]. 上海：上海科学技术出版社，1997.

41. 陈松. 现代老年性黄斑变性基础与临床研究 [M]. 天津：天津科学技术出版社，2007.

42. 吴乐正，吴德正. 临床视觉电生理学 [M]. 北京：科学出版社，1999.

43. 袁援生，陈晓明. 现代临床视野检测 [M]. 北京：人民卫生出版社，1999.

44. 宋国祥. 眼眶病学 [M]. 北京：人民卫生出版社，1999.

45. 张承芬. 眼底病学 [M]. 北京：人民卫生出版社，1998.

46. 张效房，杨进献. 眼外伤学 [M]. 郑州：河南医科大学出版社，1997.

47. 张惠蓉. 视网膜病临床和基础研究 [M]. 太原：山西科学技术出版社，1995.

48. 阎晓然，王少华. 眼科临床用药指南 [M]. 北京：人民卫生出版社，2005.

49. 战国·佚名. 灵枢经 [M]. 太原：山西科学技术出版社，2011.

50. 汉·张仲景. 金匮要略 [M]. 北京：人民卫生出版社，2006.

51. 晋·皇甫谧. 针灸甲乙经 [M]. 北京：人民卫生出版社，2006.

52. 隋·巢元方. 诸病源候论 [M]. 北京：中国医药科技出版社，2011.

53. 宋·王怀隐. 太平圣惠方 [M]. 北京：人民卫生出版社，1982.

54. 元·朱震亨. 医学发明 [M]. 上海：上海古籍出版社，2011.

55. 元·危亦林. 世医得效方 [M]. 上海：上海科学技术出版社，1964.

56. 元末·孙思邈. 银海精微 [M]. 上海：上海普通书局，民国 3 年（1914 年）.

57. 元·倪维德. 原机启微 [M]. 北京：中国中医药出版社，2015.

58. 明・傅仁宇. 审视瑶函 [M]. 民国石印本.

59. 明・王肯堂. 证治准绳 [M]. 上海：上海科学技术出版社，1984.

60. 明・张景岳. 类经・疾病类 [M]. 太原：山西科学技术出版社，2013.

61. 清・张璐. 张氏医通 [M]. 太原：山西科学技术出版社，2010.

62. 清・黄庭镜. 目经大成 [M]. 图书公司石印本.

63. 清・吴谦. 医宗金鉴・眼科心法要诀 [M]. 北京：人民卫生出版社，1964.

64. 秘传眼科 [M]. 北京：人民卫生出版社，2006.

附：彩图

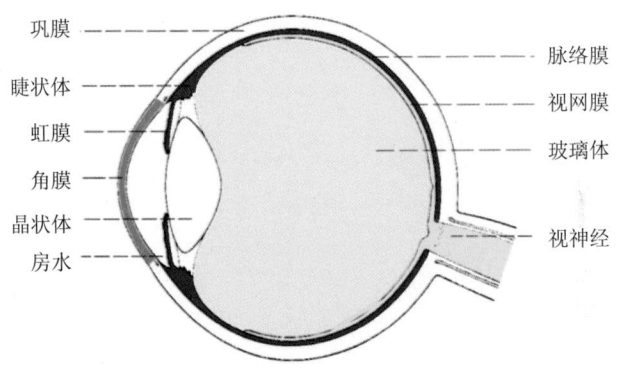

图7－1－1　眼球剖面示意

巩膜 —— 脉络膜
睫状体 —— 视网膜
虹膜 —— 玻璃体
角膜
晶状体 —— 视神经
房水

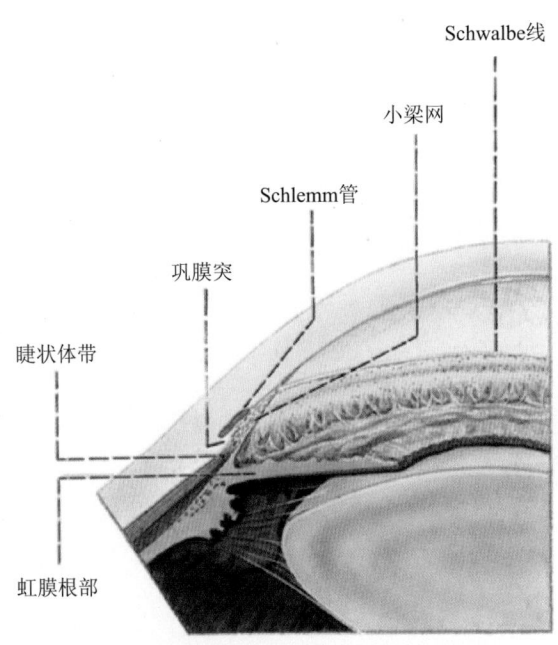

图7－1－3　前房角结构示意

Schwalbe线
小梁网
Schlemm管
巩膜突
睫状体带
虹膜根部

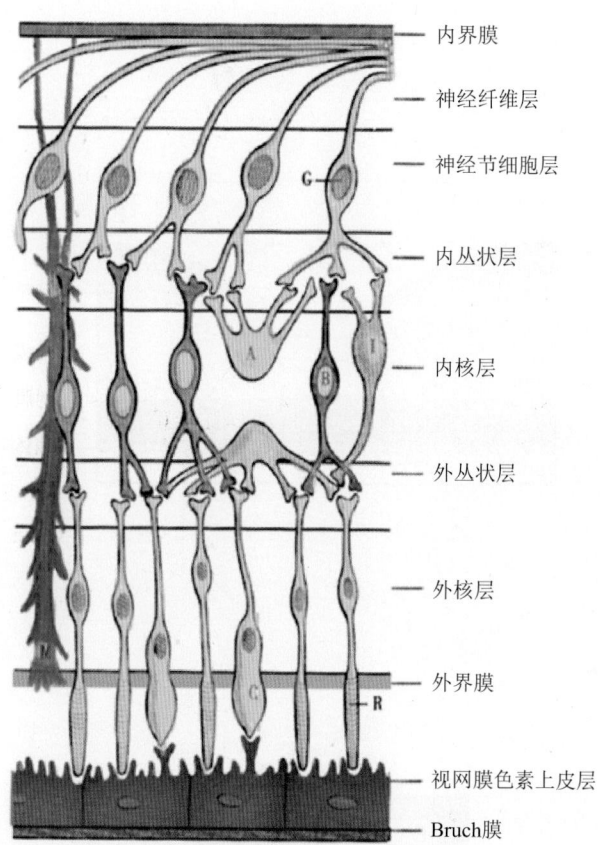

图 7 –1 –4　视网膜组织结构示意

内界膜
神经纤维层
神经节细胞层
内丛状层
内核层
外丛状层
外核层
外界膜
视网膜色素上皮层
Bruch膜

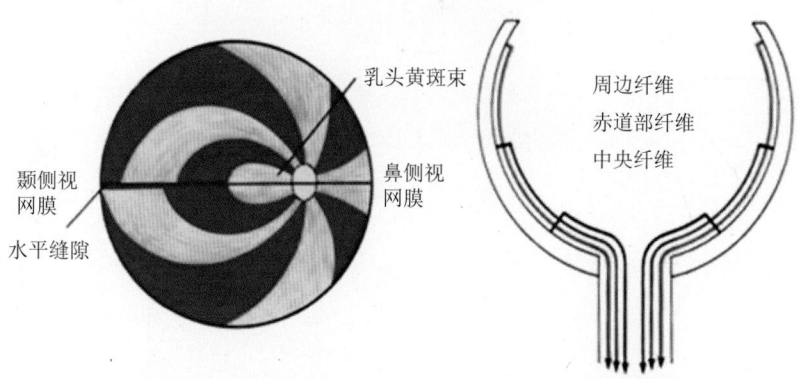

乳头黄斑束
周边纤维
赤道部纤维
中央纤维
颞侧视
网膜
鼻侧视
网膜
水平缝隙

图 7 –1 –5　视网膜神经纤维相对位置示意

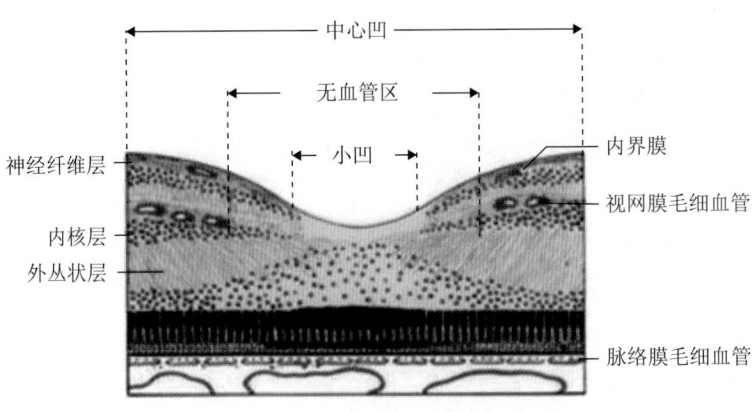

图 7 -1 -6 黄斑组织结构示意

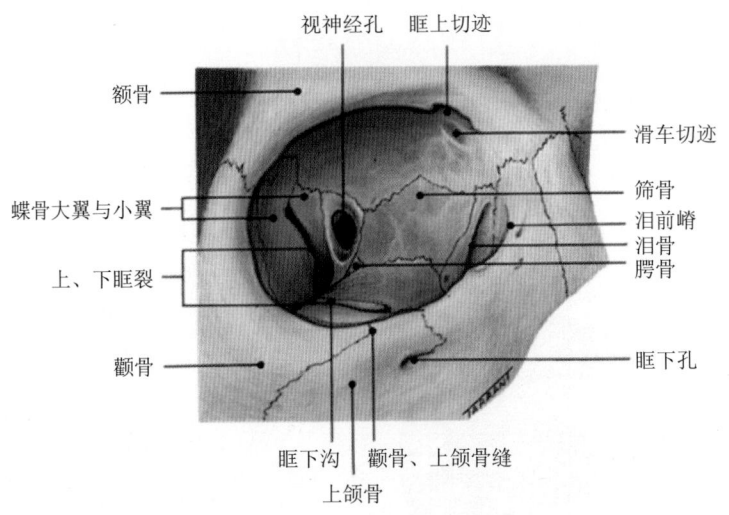

图 7 -2 -1 眼眶前面观

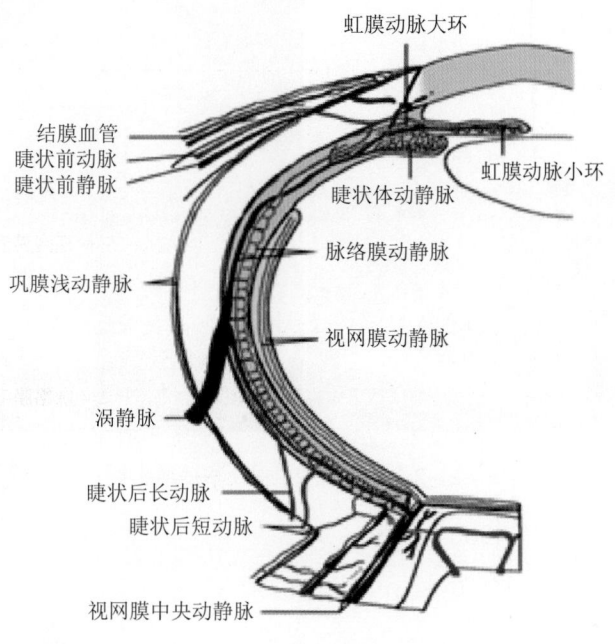

图 7 -4 -1 眼球的血液供应

虹膜动脉大环

结膜血管
睫状前动脉
睫状前静脉

睫状体动静脉

虹膜动脉小环

脉络膜动静脉

巩膜浅动静脉

视网膜动静脉

涡静脉

睫状后长动脉

睫状后短动脉

视网膜中央动静脉

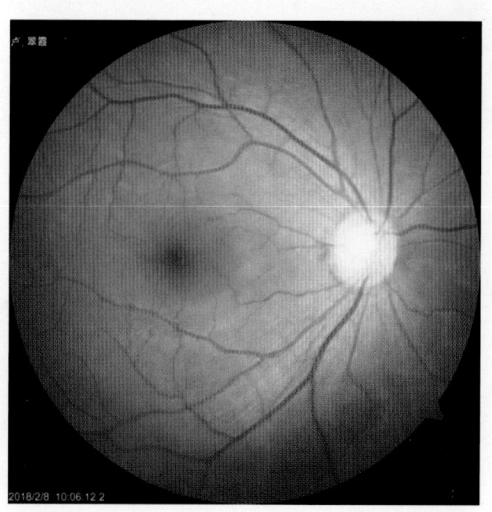

图 8 -2 -1 正常眼底照相

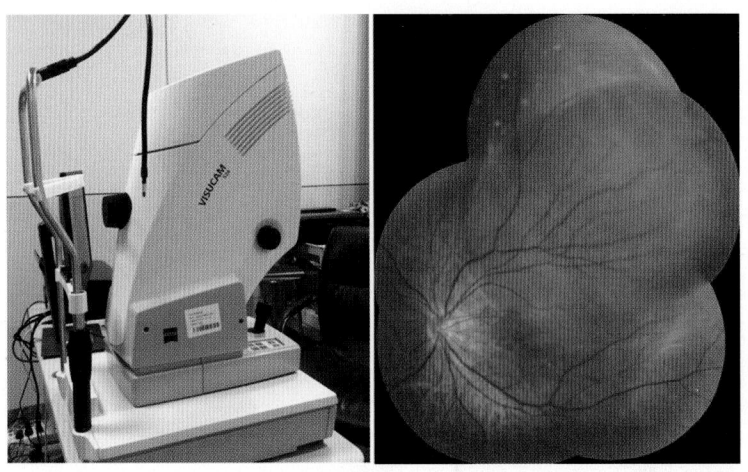

图 8 -2 -2　眼底照相机以及眼底照相拼图

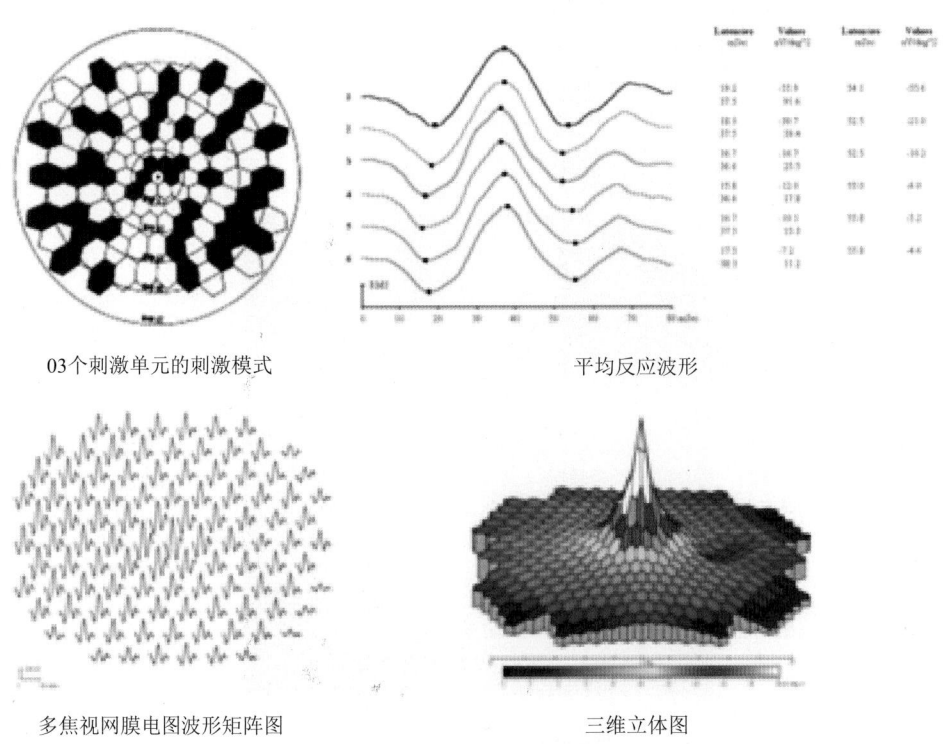

03个刺激单元的刺激模式　　　　　平均反应波形

多焦视网膜电图波形矩阵图　　　　　三维立体图

图 8 -2 -12　多焦视网膜电图结果示意

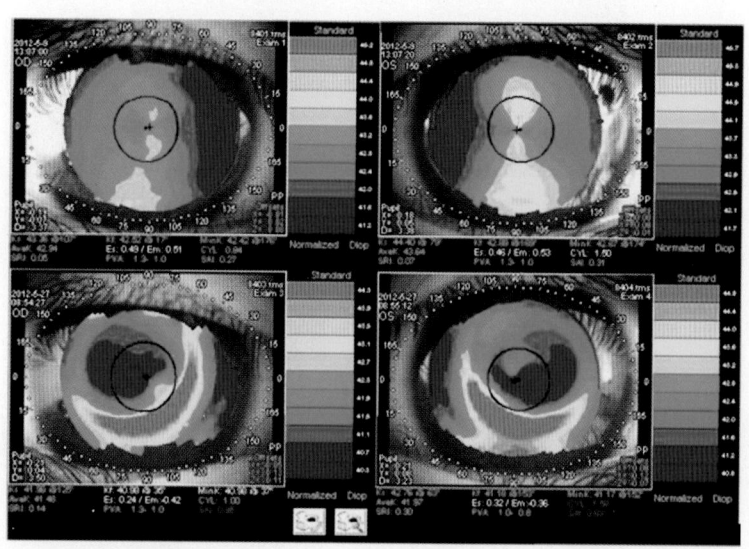

图 8 –2 –21　角膜地形图

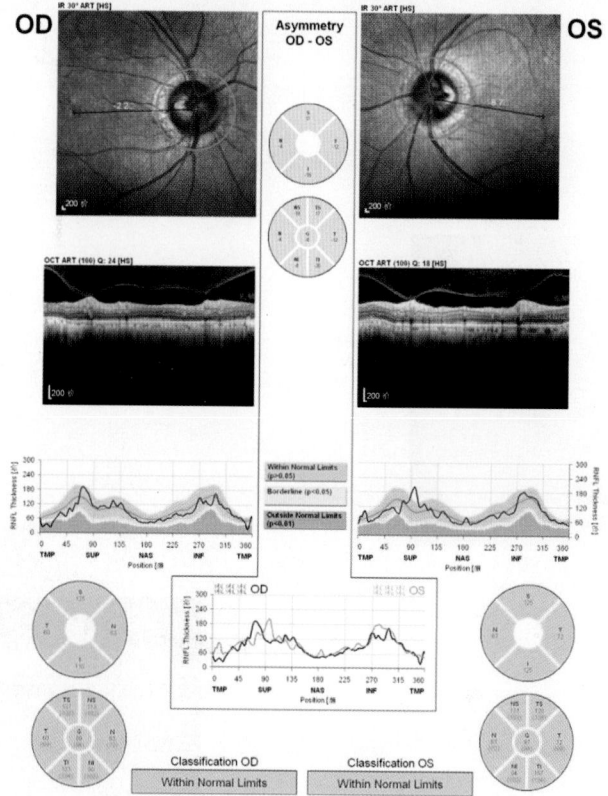

图 8 –2 –26　正常视神经纤维层厚度的 OCT 图像

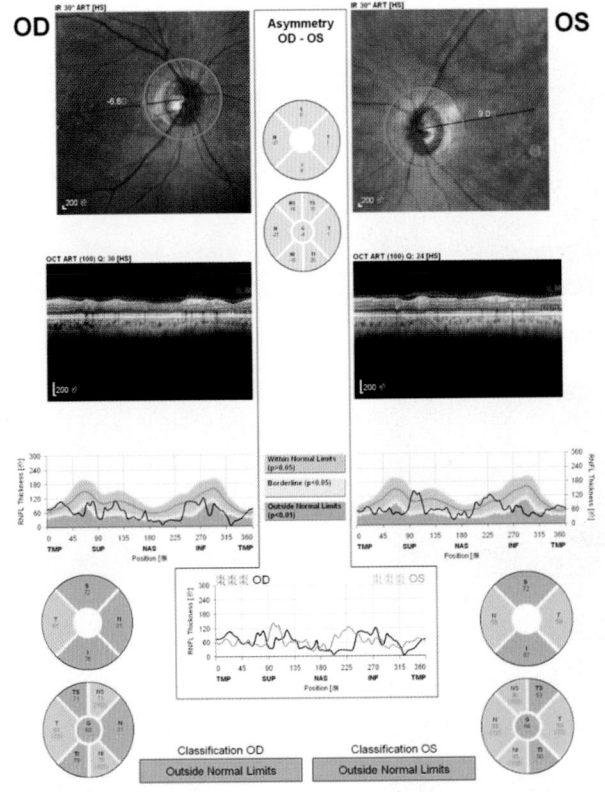

图 8 -2 -29 视神经纤维层损害的 OCT 图像

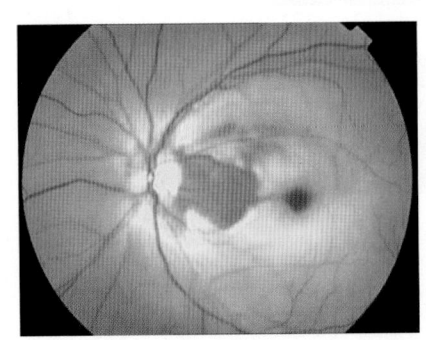

图 18 -5 -1 络阻暴盲（视网膜中央动脉阻塞 14 小时）

图 18 -5 -2 络阻暴盲（视网膜下半支动脉阻塞）

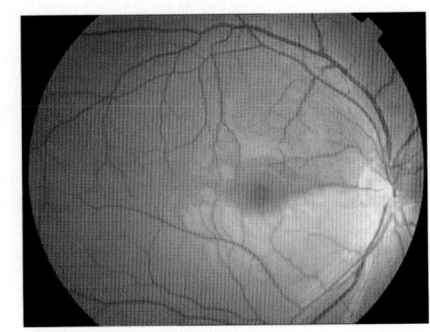

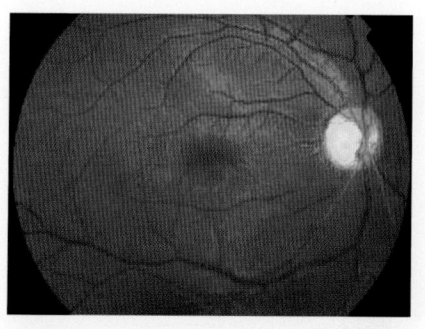 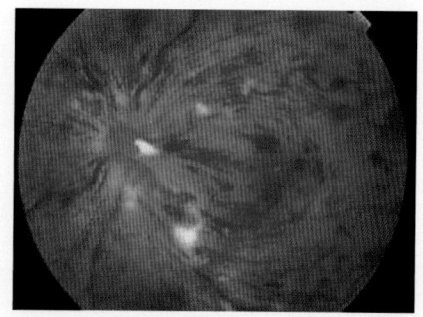

图 18 –5 –3 目系暴盲（前部缺血性视神经病变） 图 18 –5 –4 络瘀暴盲（视网膜中央静脉阻塞）

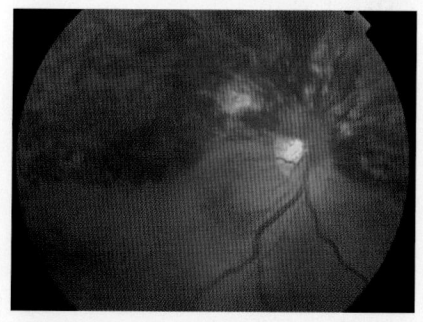 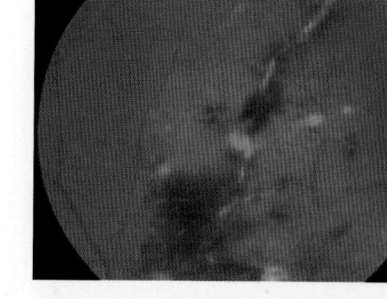

图 18 –5 –5 血瘀暴盲（视网膜上支静脉阻塞图） 图 18 –5 –6 络损暴盲（视网膜静脉周围炎）

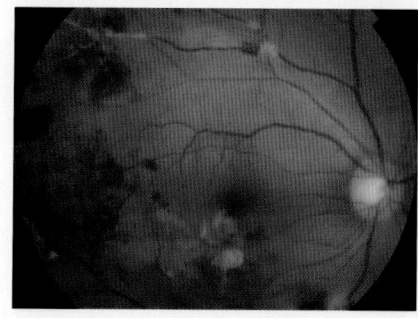 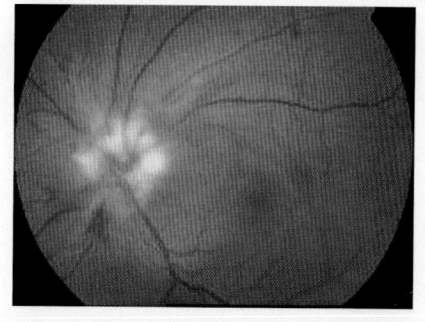

图 18 –5 –7 络损暴盲（视网膜血管炎） 图 18 –5 –8 目系暴盲（急性视神经炎）

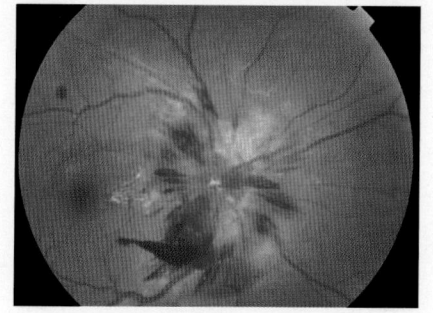

图 18 –5 –9 目系暴盲（视盘血管炎） 图 18 –5 –10 目系暴盲（视神经脊髓炎谱系疾病）

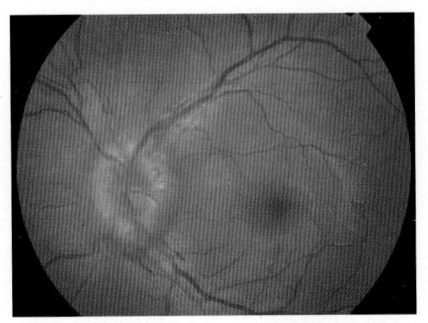

图 18 -5 -11　视盘水肿

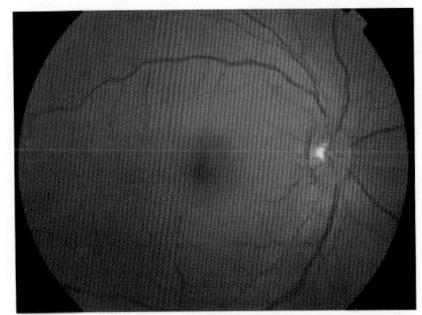

图 18 -7 -1　糖尿病视网膜病变 Ⅰ 期

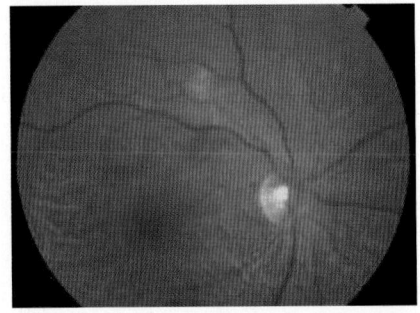

图 18 -7 -2　糖尿病视网膜病变 Ⅱ 期

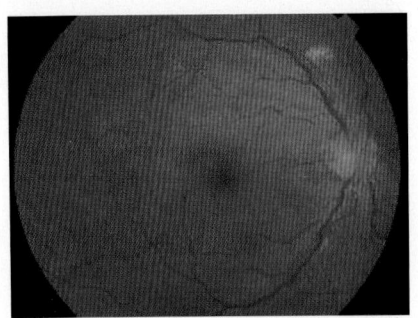

图 18 -7 -3　糖尿病视网膜病变 Ⅲ 期

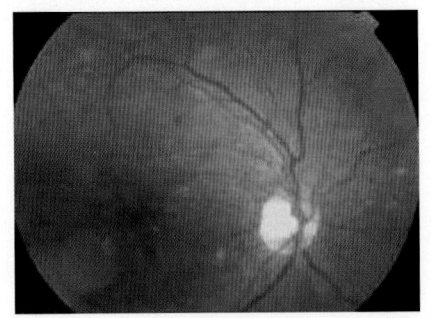

图 18 -7 -4　糖尿病视网膜病变 Ⅳ 期

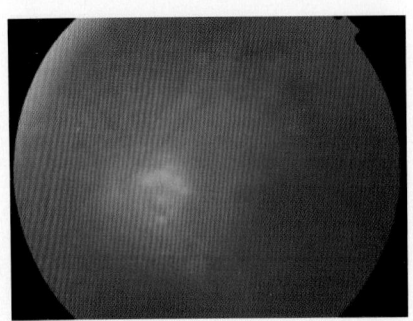

图 18 -7 -5　糖尿病视网膜病变 Ⅴ 期

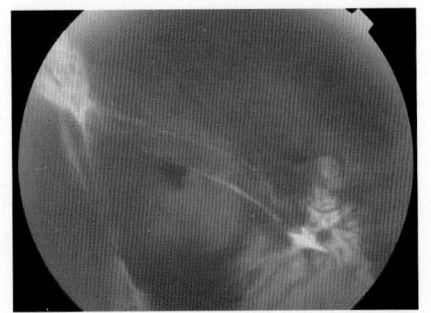

图 18 -7 -6　糖尿病视网膜病变 Ⅵ 期